Sanders' Paramedic Textbook（Fifth Edition）

美国应急医学救援教材 （下）

（美）米克·J. 桑德斯（Mick J. Sanders）
（美）金姆·J. 麦肯纳（Kim D. McKenna） 原著

彭碧波 主译

中国科学技术出版社
·北 京·

医学

第七部分

第 22 章

眼耳鼻喉疾病

美国 EMS 教育标准技能

医学

将评估结果与流行病学和病理生理学知识相结合，以形成现场印象，并为患者制订全面的治疗方案。

眼耳鼻喉疾病

解剖学、生理学、流行病学、病理生理学、社会心理影响、表现、预后和管理

眼、耳、鼻、喉的常见或主要疾病，包括鼻出血

学习目标

完成本章学习后，紧急救护员能够：

1. 标注眼球解剖结构；
2. 描述眼部疾病的病理生理学、体征和症状及具体的治疗方法：结膜炎、角膜擦伤、异物、炎症（睑板腺囊肿和睑腺炎）、青光眼、虹膜炎、视盘水肿、视网膜脱离、视网膜中央静脉阻塞、视网膜中央动脉阻塞和眶蜂窝织炎；
3. 标注耳部解剖结构；
4. 描述耳部疾病的病理生理学、体征和症状及具体的治疗方法：异物、耵聍栓塞、迷路炎、梅尼埃病、良性阵发性位置性眩晕，中耳炎、鼓膜穿孔；
5. 标注鼻咽解剖结构；
6. 描述鼻部疾病的病理生理学、体征和症状及具体的治疗方法：鼻出血、异物、鼻炎、鼻窦炎；
7. 标注口腔解剖结构；
8. 描述口咽、咽喉疾病的病理生理学、体征和症状及具体的治疗方法：牙痛、牙脓肿、脓性颌下炎、会厌炎、喉炎、气管炎、口腔念珠菌病、扁桃体周脓肿、咽炎、扁桃体炎及颞下颌关节紊乱。

重点术语

闭角型青光眼： 一种与前房角堵塞有关的青光眼，多为慢性的。

良性阵发性位置性眩晕： 内耳椭圆囊内的碳酸钙晶体脱落，进入半规管，头部运动到一定位置时出现眩晕，并伴有眼球震颤。

视网膜中央静脉阻塞： 视网膜中央静脉的血液供应受阻。

视网膜中央动脉阻塞： 视网膜中央动脉血液供应受阻。

耵聍： 在外耳道产生的一种黄色蜡状分泌物，又称为耳垢。

睑板腺囊肿： 因睑板腺出口堵塞、分泌物潴留而出现在眼睑上的小肿块。

结膜炎： 由细菌或病毒感染、变态反应或环境因素引起的结膜炎症。

角膜擦伤： 角膜表面的刮伤或划伤。

会厌炎： 会厌炎症。体征和症状包括发热、咽痛、哮吼样咳嗽、呼吸困难、流涎、说话含糊不清等。

鼻出血：鼻内出血。

青光眼：眼内压升高并导致视神经受损的一种疾病。

睑腺炎：眼睑腺体急性感染，俗称为麦粒肿。

虹膜炎：发生于眼球虹膜的炎症。

迷路炎：被称为迷路的内耳结构发炎和肿胀。

喉炎：喉黏膜和黏膜下组织的炎症。

脓性颌下炎：一种发生于舌下间隙的蜂窝织炎。

梅尼埃病：引起眩晕和耳鸣的内耳疾病。

单核细胞增多症：EB病毒引起的急性自限性传染病，临床特征是发热、咽痛和淋巴结肿大，尤其是颈部淋巴结。

开角型青光眼：一种青光眼类型。眼球的结构正常，但是房水无法通过小梁网正常流动。

口腔念珠菌病：口腔黏膜被念珠菌属的酵母真菌感染，也称为鹅口疮。

眶蜂窝织炎：眼眶软组织的急性炎症，累及眼睑、眉毛和颊部。

中耳炎：中耳全部或部分结构的炎性病变。

视盘水肿：颅内压升高引起的视盘肿胀。

鼓膜穿孔：鼓膜洞穿或破裂，通常由外伤或感染引起。

扁桃体周脓肿：扁桃体周围组织间隙的化脓性炎症。

咽炎：咽部的炎症。

视网膜脱离：视网膜神经上皮层与色素上皮层的分离。

鼻炎：鼻黏膜的炎症。

鼻窦炎：鼻窦的炎症。

脓毒性咽喉炎：链球菌引起的咽喉感染。

颞下颌关节紊乱：引起颞下颌关节疼痛的综合征。

耳鸣：无外界声音刺激，主观听到持续声响的症状。

扁桃体炎：扁桃体的炎症。

气管炎：病毒或细菌引起气管炎症。

牙关紧闭：下颌肌肉痉挛引起的下颌活动受限。

眩晕：患者感到自己或周围物体旋转，站立或坐位时无法保持正常的平衡。

在院前环境下经常会碰到影响患者耳、眼、鼻及喉部的疾病[1]。本章将回顾这些器官的解剖学构造，并讨论常见疾病的具体表现、症状和治疗方法。

注意

眼、耳、鼻和喉部的许多疾病可以是良性的，不需要紧急转运；然而，严重的危及生命的疾病通常并不引人注意。对重大疾病保持高度的警惕有助于患者救护。

第1节　眼部疾病

眼球壁由3层膜构成：纤维膜、血管膜和视网膜。其中，纤维膜分为角膜和巩膜2部分，血管膜分为脉络膜、睫状体和虹膜3部分（图22-1）。此外，还有起保护、润滑、运动和支持作用的眼副器，包括眼睑、结膜和泪腺。框22-1列出了本章介绍的眼部疾病。

框22-1　眼部疾病

结膜炎
角膜擦伤
异物
炎症（睑板腺囊肿和睑腺炎）
青光眼
虹膜炎
视盘水肿
视网膜脱离
视网膜中央动脉阻塞
眶蜂窝织炎

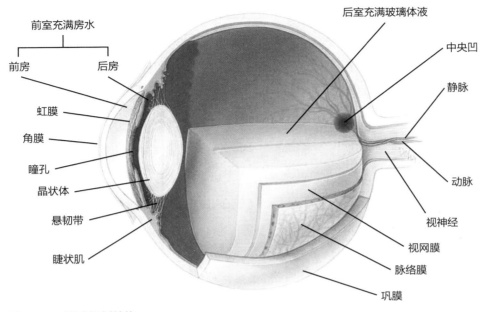

图 22-1 眼球解剖结构

前室充满房水

前房

后房

虹膜

角膜

瞳孔

晶状体

悬韧带

睫状肌

后室充满玻璃体液

中央凹

静脉

动脉

视神经

视网膜

脉络膜

巩膜

注意

眼球运动是由脑神经Ⅲ、Ⅳ和Ⅵ控制的。救护员应该注意，眼视觉障碍可能会是卒中、肿瘤或其他神经系统疾病的早期症状。对于有眼球运动障碍的患者时，救护员必须要考虑这些疾病的可能性。

思考

对一个无意识的患者，你会采用哪种评估方法来确定脑神经Ⅲ是否受压？

结膜炎

结膜炎是指结膜的炎症。结膜炎的 2 种常见原因是感染（细菌或病毒）和变态反应（图 22-2）。在新生儿中，结膜炎可能是因泪管未完全打开而引起的。

注意

结膜炎也可能是由刺激眼睛的药物引起的，包括眼睛意外接触化学物质和异物入眼（见第 39、第 40 章）。

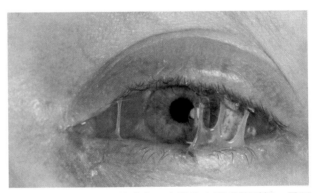

图 22-2 淋球菌性结膜炎，由淋病奈瑟球菌引起，显示眼红和大量分泌物

由病毒或细菌感染引起的结膜炎具有很强的传染性。因此，早期诊断和治疗可以预防疾病的传播。这种类型的结膜炎会累及双眼，往往与感冒有关。如果是病毒引起的，可能会产生水状黏液分泌物。如果是细菌引起的，分泌物可能是黏稠的、黄绿色的。大多数细菌感染都与呼吸道感染或咽痛有关。与成年人相比，儿童更易发生细菌性结膜炎。为防止传染性结膜炎的传播，应提醒患者不要用手接触眼睛，并采取以下预防措施：

- 洗手要彻底且要勤洗手；
- 每天更换毛巾和浴巾，且不和他人混用；

·勤换枕套；

·不要使用眼部化妆品，尤其是睫毛膏；

·避免使用他人的眼部化妆品或个人护眼用品；

·正确护理接触镜。

结膜炎也可能由花粉等变应原暴露引起（见第26章）。这类炎症常导致眼睛流泪和发痒，有时还会打喷嚏和流涕。

治疗注意事项

虽然结膜炎对眼睛有刺激性，但几乎不影响视力。细菌性眼部疾病通常使用抗生素滴眼液或眼膏治疗[2]。症状一般在1~2天好转。病毒性和过敏性结膜炎通常使用非处方药（如抗组胺药和减充血药）来缓解症状。如果病情严重，可开具如类固醇、抗炎药等药物。病毒性和过敏性结膜炎的症状可能需要几天至一周或更长的时间才能消退。

角膜擦伤

顾名思义，角膜擦伤是角膜表面的刮伤或划伤。它最常见于外伤，如被树枝或四肢击中眼睛；位于上眼睑下面的异物（如灰尘等）也可能导致角膜擦伤。配戴隐形眼镜时间过长也会造成角膜擦伤，或者在配戴或移除隐形眼镜过程中，隐形眼镜、手指或指甲划伤角膜。角膜擦伤的症状和体征包括[3]：

·疼痛（可能很严重）；

·感觉眼中有异物；

·流泪和红肿；

·畏光；

·视物模糊；

·眼周肌肉痉挛导致患者斜视。

治疗注意事项

角膜擦伤患者的院前救护通常仅限于一些支持措施，以缓解疼痛，防止进一步的伤害。治疗方法包括应用眼科局部麻醉药，如丁卡因，并覆盖患眼。角膜擦伤患者应交由医师评估。

注意

应用丁卡因的患者应注意不要揉搓眼睛或眼睑。这样做可能会加重被麻醉的眼睛的损伤。由于丁卡因可能会减缓愈合过程，因此仅用于急性疼痛管理，以方便检查，而不应作为一种常规镇痛方法。

异物

眼中出现异物并不少见。它们常常对患者的眼睛有刺激性，但很少影响视力。常见的主诉是疼痛、流泪和眼睛的肿胀感。

治疗注意事项

微小的异物可以用洗眼杯或用0.9%的氯化钠溶液冲洗眼睛。应叮嘱患者不要揉搓患眼的眼睑，因为这样可能会导致角膜擦伤。眼中较大的或穿透性的异物是很严重的（见第39章）。

眼睑炎症

眼睑炎症通常由腺体阻塞或细菌感染引起。2种常见的眼睑炎症是睑板腺囊肿和睑腺炎。

睑板腺囊肿是眼睑上的小肿块，由睑板腺出口堵塞、分泌物潴留引起（图22-3）。肿块呈现局部性和坚硬性，并可能会在几天到几周内变大。症状包括压痛、流泪、胀痛和畏光（畏光）[4]。

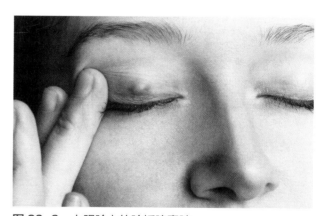

图22-3 上眼睑上的睑板腺囊肿

你知道吗

每个上下眼睑内大约有40个睑板腺。这些腺体分泌油脂，覆盖泪液表面，防止泪液过度蒸发。出现炎症时，炎性分泌物通过睫毛后面的一个小孔流出。

睑腺炎俗称为麦粒肿，是一种急性眼睑腺体感染。通常，睑腺炎比炎症引起的睑板腺囊肿更痛苦，且可能会转变为化脓性感染（图22-4）。睑腺炎疼痛能够引起眼睛、眼睑和脸颊组织周围红肿。睑腺炎可能仅限于一侧眼睑或同时出现在两侧眼睑上。

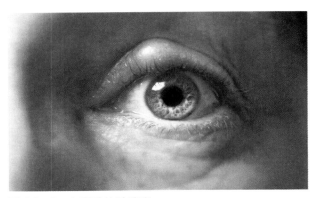

图 22-4 上眼睑的睑腺炎

治疗注意事项

这些眼睑炎症不经治疗通常在 5~7 天消退[5]。家庭护理包括每天热敷 3~4 次，并用温水和温和型肥皂或洗发水轻轻擦洗患处。叮嘱患者不要挤压或刺破发炎区域，以免导致严重的感染。炎症消除前，应避免使用眼部彩妆、眼部乳液和眼霜。如果进一步恶化为发热或头痛，则请医师评估处置。

青光眼

青光眼是一组影响视神经的疾病（框 22-2）。当角膜和虹膜之间的前房内积聚了过多的房水时，就会导致青光眼。这种液体一般通过网状通道（小梁网）流出眼球（图 22-5）。如果该通道堵塞，就会使眼内压增加，进而损害视神经并导致视力丧失。如果不治疗，这种疾病会导致永久性失明。这种疾病通常发生于双眼，但对一只眼的影响大于另一只眼。通道堵塞的直接原因不明，但似乎有遗传性因素[6]。其他导致该病的危险因素包括：

- 非裔美国人、西班牙人；

框 22-2　青光眼的 2 种常见类型

开角型青光眼是一种青光眼类型。患者的眼球结构正常，但房水无法通过小梁网正常地流动。

闭角型青光眼是另一种青光眼类型。一个原因是虹膜和角膜之间的夹角（小梁网的位置）太小，所以房水流动不畅。另一个原因是瞳孔张开过度时缩小了夹角，并且阻断了房水通过通道流动（图 22-6）。

- 年龄超过 40 岁；
- 严重近视或远视；
- 糖尿病；
- 偏头痛；
- 眼损伤；
- 应用皮质类固醇药物（如强的松）。

青光眼会发生于任何年龄段（包括儿童和婴儿），但最常发生在 40 岁以后（见第 48 章）。早期可能没有任何青光眼的症状（每 1~2 年进行一次早期筛查是很重要的）。通常，青光眼的第一个症状是周边视觉丧失，但经常被忽视。如果眼内压急剧升高，患者可能会突然出现眼睛疼痛、头痛、呕吐和视物模糊。患者也可能会抱怨在灯光周围看到光晕，这是角膜肿胀导致的。

思考

如果患者出现这些症状和体征，你在鉴别诊断时应该考虑哪些其他类型的疾病？

治疗注意事项

青光眼患者的院前救护主要是支持性的。如果症状突然发作，则应尽快请医师评估。治疗青光眼的方法包括使用滴眼液以减少眼内液体的形成、进行激光手术以增加眼内液体流出，或者进行显微手术以建立一个新通道，将眼内液体排出。有时候，需要综合所有这些方法来预防患者失明。

虹膜炎

虹膜炎（前葡萄膜炎）是发生于眼球虹膜的炎症。如果不治疗，可能导致失明（图 22-7）。虹膜炎的病因包括眼外伤、炎症和自身免疫性疾病、感染及癌症。炎症的原因包括类风湿性关节炎、狼疮、克罗恩病、莱姆病、疱疹、梅毒、结核病和白血病[7]。虹膜炎可分为急性或慢性。急性虹膜炎发作很突然，通常在治疗数周内痊愈。慢性虹膜炎则会持续数月或数年，甚至有更高的视力障碍或失明的风险。虹膜炎可累及一只眼内或同时累及两只眼。虹膜炎的体征和症状包括眼睛红肿、眼球或眶周疼痛、畏光及视物模糊。

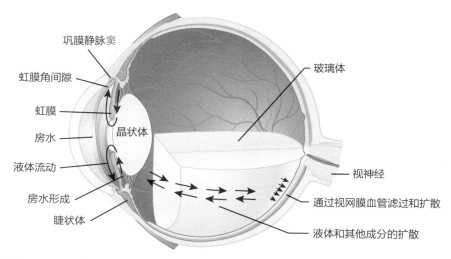

图 22-5 眼内液体的形成和流动

资料来源: Hall J. *Guyton and Hall Textbook of Medical Physiology*. 12th ed. Philadelphia, PA: Saunders; 2011.

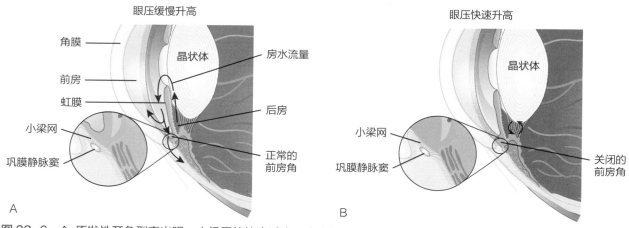

图 22-6 A. 原发性开角型青光眼, 小梁网的堵塞减少了房水的流出; B. 原发性闭角型青光眼 (急性), 虹膜与前房的夹角变小, 阻碍房水流出

资料来源: Christensen BL, et al. *Adult Health Nursing*. 6th ed. St Louis, MO: Mosby; 2010.

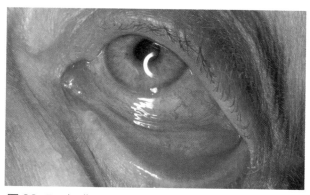

图 22-7 虹膜炎

治疗注意事项

　　虹膜炎的院前救护主要是支持性的。治疗方法

可能包括使用多种甾体类抗炎滴眼液、降压滴眼液，并口服和注射类固醇以减轻炎症。

视盘水肿

　　视盘水肿是颅内压升高引起的视盘肿胀。颅内压增高的原因很多，包括脑水肿、颅内出血、肿瘤、脑炎和脑脊髓液增加（见第 24、第 39 章）。视盘水肿通常是双侧的，其中一只眼睛可能会比另一只更严重。可用检眼镜（见第 19 章）检查诊断该病。视盘水肿的症状包括（图 22-8）：

· 视网膜静脉扩张（通常是最先出现的症状）；

· 视网膜静脉搏消失；

· 视盘上方或邻近位置出血；

· 视盘边缘模糊；

· 视盘隆起；

· Paton 线（同心性弧形线条）。

患者的主诉可能会包括头痛，通常在清醒时更为严重，咳嗽、屏住呼吸或紧张时会加重病情。其他症状包括恶心、呕吐和视力障碍（复视及闪光感或视觉模糊）。

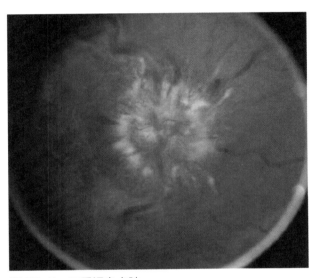

图 22-8 严重视盘水肿

资料来源：Bababeygy SR, Repka MX, Subramanian PS. Minocycline-associated pseudotumor cerebri with severe papilledema. *J Ophthalmol*. 2009;(10):203583.

注意

患有婴儿摇晃综合征的婴儿可有昏迷、视盘水肿症状。因此，如果婴儿有这些症状应该怀疑婴儿摇晃综合征。

治疗注意事项

视盘水肿的院前救护主要是支持性的。治疗方法取决于疾病的病因。在确定并治疗潜在病因之后，可利用利尿药以减少脑脊液增加，以及使用皮质类固醇缓解炎症。如果早期诊断和治疗视盘水肿，常可避免永久性视力损害。

视网膜脱离

视网膜是眼内部的感光组织。它通过视神经向大脑发送视觉信息。如果视网膜脱离，视网膜的神经上皮层便与色素上皮层分离，使视网膜细胞与供应氧气和营养物的血管分离[8]。视网膜撕裂、断裂或缺损都会导致视网膜脱离。

视网膜脱离属于急症，可能导致永久性视力丧失。这种疾病会发生在任何年龄段，但常发生在以下情况中[9]：

· 高度近视；

· 另一只眼曾发生过视网膜脱离；

· 有视网膜脱离家族史；

· 白内障手术史；

· 有其他眼部疾病或障碍；

· 有眼外伤史；

· 糖尿病患者。

视网膜脱离的症状和体征包括：感觉眼前飞蚊的数量突然或逐渐增加，呈网状或点状；或者眼前闪光感。另一个症状则是眼前有被幕布遮挡的感觉。

思考

如果丧失视力，你的生活将会发生什么变化？

治疗注意事项

和多数眼部疾病一样，视网膜脱离的院前救护也主要是支持性的。因为这类疾病属于急症，应迅速将患者送至医院。视网膜小面积撕裂可以通过激光手术或冷冻疗法修复。视网膜完全脱落则可能需要手术，且通常需要住院治疗。如果尽早治疗，大约 90% 的患者都可以成功治愈并恢复不同程度的视力。如果视网膜脱离能够在黄斑（视网膜中心区域）脱离之前修复，则视觉效果最佳[9]。

视网膜血管阻塞

视网膜血管阻塞是指视网膜内血管阻塞。它是常见的致盲原因[10-12]。视网膜血管阻塞包括视网膜中央静脉阻塞（CRVO）和视网膜中央动脉阻塞（CRAO）。美国人群调查显示，CRVO 在普通人群中发病率为 0.7%~1.6%；CRAO 不太常见[13]。

视网膜中央静脉阻塞

视网膜中央静脉阻塞（CRVO）是视网膜中央静脉的血液供应受阻。视网膜是眼球壁最内层的感光层。静脉阻塞导致静脉壁渗漏血液和多余的液体进入视网膜。当液体聚集在黄斑（黄斑水肿）时，视物模糊，并且视野中可能出现漂浮物。严重时，患者的眼睛会有压痛，一只眼全部或部分视力丧失。黄斑水肿是 CRVO 患者视力下降的主要原因之一 [14]。CRVO 通常与青光眼、糖尿病、年龄相关的血管疾病、高血压和血液疾病相关 [15]。

医师会对 CRVO 患者进行评估，以确定是属于缺血性或非缺血性阻塞，并制订治疗方案。CRVO 并发症的治疗包括：局部激光治疗（如果存在黄斑水肿）；向眼睛注射抗血管内皮生长因子药物（研究性的）；激光治疗以防止新生的血管导致青光眼；控制可变危险因素。结局各不相同。患者通常能恢复一定视力。

视网膜中央动脉阻塞

CRAO 是视网膜中央动脉血液供应受阻。它本质上是一种发生于眼部的卒中 [16-17]。CRAO 导致一只眼突然无痛性视力丧失。CRAO 属于眼部急症，应与急性缺血性卒中一起治疗。必须尽快恢复视网膜血液循环，最好在 100 分钟内恢复，以防止永久性视力丧失。不可逆的视力丧失通常发生在 4 小时后。偶尔，在完全阻塞发生之前，患者可能会经历一过性黑矇。这相当于视网膜动脉短暂性缺血发作。CRAO 的病因包括栓子（颈动脉和心脏）、血栓形成、高血压或与偏头痛或心房颤动相关的单纯性血管痉挛（罕见）。因此，需要对患者进行全面评估，以排除其他全身性疾病。

治疗注意事项

视网膜血管阻塞的院前救护主要是支持性的。需要快速将患者送到医院进行评估。

眶蜂窝织炎

眶蜂窝织炎是眼眶软组织的急性炎症，累及眼睑、眉毛和颊部（图 22-9）。眶蜂窝织炎是一种很危险的感染，如果不治疗，可能会造成严重的后果，如失明，尤其是儿童。该病的其他并发症包括听力丧失、败血症、静脉窦血栓和脑膜炎。

眶蜂窝织炎常由细菌感染引起，金黄色葡萄球菌、肺炎链球菌和流感嗜血杆菌感染是最常见的原因 [18]。眶蜂窝织炎的症状和体征包括：

- 发热，体温通常高于 38.9℃；
- 上下眼睑肿痛；
- 眼睑发亮、发红或发紫；
- 眼痛；
- 眼部肌肉无力，引起复视；
- 眼睛凸出；
- 全身乏力；
- 眼球运动疼痛或困难。

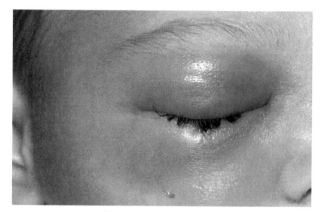

图 22-9 眶蜂窝织炎

治疗注意事项

眶蜂窝织炎院前救护的重点是识别症状和体征及快速转运至医院进行评估。患者通常会住院进行诊断性试验。治疗方法包括静脉注射抗生素，有时还会进行外科手术以排脓引流。只要及时治疗，大多数患者都会完全康复。

思考

如果眶蜂窝织炎患者伴有脓毒症，可能还会出现哪些症状和体征？

第 2 节 耳部疾病

耳朵可分为外耳、中耳和内耳 3 部分。外耳和中耳仅与听觉有关。内耳则有听觉和平衡觉的功能（图 22-10）。框 22-3 列出了常见的耳部疾病。

异物

耳朵里有异物是很常见的现象，尤其是在幼儿中。大多数异物都存在耳道内。幼儿耳朵中常见的异物包括食材和玩具。儿童和成年人在睡觉时也会有昆虫进入耳道。耳内异物很容易被检出，因为患

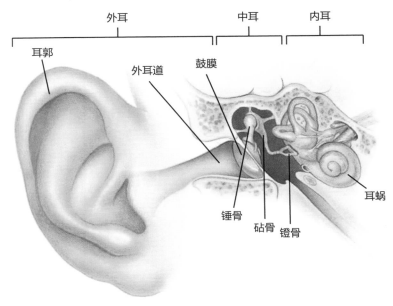

外耳　中耳　内耳

耳郭　外耳道　鼓膜

耳蜗

锤骨　砧骨　镫骨

图 22-10　耳部解剖结构

耳会感到压力、不适、听力下降等。如果异物未能检出，可能会导致严重的感染。有尖锐棱角的异物或清除异物的操作还会导致耳出血。

注意

幼儿耳中和鼻内插入异物并不少见。救护员应警惕这类事情的发生，应该提醒所有儿童不要往耳朵或鼻子里塞小东西。众所周知，昆虫会爬进耳道。救护员可以用矿物油粘住，或者用酒精杀死耳道里的昆虫，从而减轻患者的痛苦。

耳内异物很少需要紧急处置。大多数异物在诊室或诊所就可以轻松地取出。有些异物确实需要立即清除，包括会引起化学灼伤的纽扣式电池及潮湿时会膨胀的食物和植物材料。如果患者有明显的疼痛或不适，医师也应立即进行评估。

治疗注意事项

耳内异物的院前救护仅限于对外耳道进行轻柔的检查。轻轻向后拉耳郭（改变耳道的形状），同时用笔形电筒或检耳镜查看耳道。可见的异物有时很容易通过鳄牙钳清除。但注意不要把异物推入耳道深处，这会使异物更难取出，也可能损伤耳膜。对需要医师评估的患者，建议在检查前禁食禁水，因为可能需要镇静才能安全清除异物。住院治疗包括诊断性影像学检查、耳道冲洗、抽吸、手术清除异物和使用抗生素。

思考

如果耳内有活体昆虫，那么患者会有哪些症状和体征？

耵聍栓塞

耵聍（耳垢）是由位于外耳道的耵聍腺产生的。耵聍能够保护和润滑外耳道的皮肤，还能使耳道免受细菌、真菌、昆虫的侵害。耵聍是黄色的蜡状物质。多余的耵聍会嵌塞在耳内，压在耳膜上。过多的耵聍会阻碍声音在耳道内通过，影响听力。耵聍栓塞的体征和症状包括：

- 耳痛、耳胀或耳朵被塞住的感觉；
- 部分听力丧失，并可能继续恶化；
- 耳鸣、耳内有响声或噪声；

框 22-3　耳部疾病

异物
耵聍栓塞
迷路炎
梅尼埃病
中耳炎
鼓膜穿孔

- 耳朵发痒、有异味或产生分泌物；
- 咳嗽。

许多患者定期使用棉签清理自己耳内多余的耵聍。这是很危险的做法，因为这样可能会把耵聍推到耳内更深的地方。不建议从耳道取出耵聍，除非发生了耵聍栓塞[19]。对耵聍栓塞可采取软化的办法，包括用温水、0.9%的氯化钠溶液和滴耳液（如矿物润滑油、婴儿润肤油、甘油及其他滴剂）冲洗[19]。

注意

如果患者有糖尿病、鼓膜穿孔、鼓膜插管或免疫功能低下，则不应该冲洗耳朵。

资料来源：Schwartz SR, Magit AE, Rosenfield RM, et al. Clinical practice guideline (update): earwax (cerumen impaction). *Otolaryngol Head Neck Surg.* 2017;156(suppl 1):S1–S29.

治疗注意事项

耵聍栓塞的院前救护主要是支持性的。应该鼓励患者去医院取出耵聍。耳鼻喉科医师使用专门的设备和手段取出耵聍。

迷路炎

迷路炎是一种耳部疾病，是指被称为迷路的内耳结构的发炎和肿胀（见第 10 章）。迷路这一平衡控制区发炎会引起眩晕，也可能会造成暂时性听力丧失和耳鸣。迷路炎可由病毒感染引起，很少由细菌感染引起。常见的诱因是上呼吸道感染和中耳感染。

注意

眩晕是指患者感到自己或周围物体在旋转，无法保持正常的平衡。患者可能还有坠落或倾斜的感觉。眩晕会引起恶心和呕吐，并且可能会损害患者行走或站立的能力。眩晕和共济失调（肌肉协调失常）也可能是卒中的信号（见第 26 章）。

治疗注意事项

迷路炎患者的院前救护主要是支持性的。建议患者在走时小心摔倒并且有人搀扶。大多数迷路炎都可以自愈。如果是感染导致的迷路炎，可以服用抗生素。如有恶心呕吐的症状，也可服用镇吐药。

梅尼埃病

梅尼埃病是一种内耳疾病。像迷路炎一样，这种疾病会导致眩晕、耳鸣和波动性听力下降。梅尼埃病的症状与膜迷路积水相关。该病的病因可能会包括环境因素，如噪声污染、病毒感染及生物因素。据估计，约有 61.5 万名美国人被诊断患有该病，每年有 45500 例新病例被确诊[20]。

梅尼埃病的典型表现是持续数小时的眩晕、耳鸣和听力丧失的综合征。通常，症状突然出现，可以一天一次，也可以一年一次。眩晕通常会使人虚弱，并导致严重的恶心和呕吐。其他症状可能还包括头痛、腹部不适和腹泻。

治疗注意事项

像大多数耳部疾病一样，梅尼埃病的院前救护主要是支持性的。该病无法治愈。治疗方法包括药物和饮食限制，以减少液体潴留。也可以采用改善内耳血液循环的药物。戒烟和减压也有助于减轻症状。

思考

除了迷路炎和梅尼埃病，还有哪些疾病会引起眩晕？

良性阵发性位置性眩晕

良性阵发性位置性眩晕（BPPV）是引起眩晕的最常见原因。这种情况至少占美国眩晕患者的 20%[21]。在儿童中比较罕见，但在成年人中常见，特别是在 60 岁以上人群中[22]。内耳椭圆囊内的碳酸钙晶体脱落进入半规管，当头部运动到一定位置时引起眩晕，并伴有眼球震颤。当晶体停止运动时，眼球震颤和眩晕也消失。BPPV 常被误诊。BPPV 可伴有其他内耳疾病（如梅尼埃病）。BPPV 持续时间不长（不超过 20 秒）。

治疗注意事项

BPPV 的院前救护主要是支持性的。根据医师的评估，BPPV 的治疗方案包括监测病情、前庭神经抑制药物、前庭康复训练、移动头部使晶体移出半规管，严重者可进行手术。治疗 BPPV 有效率约为 90%[23]。

中耳炎

中耳炎是指中耳全部或部分结构的炎性病变。中耳炎常发生于婴幼儿，也可发生于成年人。这是5岁以下儿童常见的疾病，需要药物治疗[24]。

中耳炎发生在鼓膜与内耳之间，累及咽鼓管（图22-11）。中耳炎通常由病毒或细菌感染引起，导致咽痛、感冒或其他呼吸系统疾病，进而蔓延至中耳。中耳炎可能是急性的或慢性的。中耳炎的症状和体征包括：

- 寒战；
- 腹泻；
- 耳内流脓；
- 耳痛；
- 耳内噪声或嗡嗡声；
- 发热；
- 听力丧失；
- 耳内或耳道内不适；
- 烦躁；
- 全身乏力；
- 恶心；
- 呕吐。

中耳炎会引起剧烈疼痛，并可能产生严重后果。如果不及时治疗，感染会从中耳蔓延至脑部，

注意

儿童发生耳部感染的概率比成年人高。这种易感性是由于儿童的免疫系统发育不成熟造成的。这也与儿童的咽鼓管直且短、便于细菌进入中耳有关。还有一个因素是靠近咽鼓管的腺样体肥大。腺样体肥大会堵塞咽鼓管开口，引发分泌性中耳炎。据估计，75%的儿童在3岁前至少会经历一次中耳炎发作。这些儿童中有一半在3岁前会发生3次或更多的耳部感染。

资料来源：Ear infections in children. National Institute on Deafness and Other Communication Disorders website. https://www.nidcd.nih.gov/health/ear-infections-children. Updated May 12, 2017. Accessed October 7, 2017.

并可能会导致永久性听力丧失。因为该病常常发生于说话和沟通能力有限的儿童，所以救护员应特别注意儿童的体征和症状，如烦躁、总是揪着自己的耳朵、发热和耳内流脓。父母或其他照料者可能会发现孩子出现失去平衡、失眠和听力困难的表现。

治疗注意事项

中耳炎患儿需要由医师进行评估。患病期间，患儿应避免与其他生病的儿童接触；儿童不应暴露于环境烟雾中，这可能会使病情恶化。医师评估包括用检耳镜检查外耳和鼓膜，也可用各种试

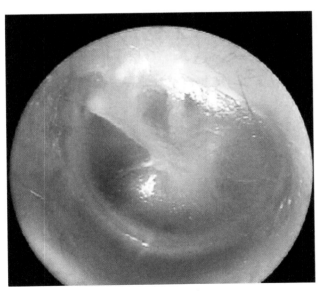
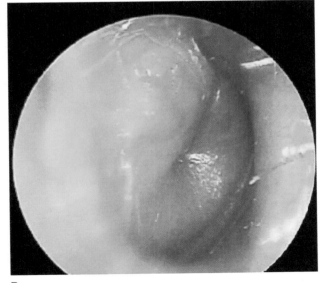

A　　　　　　　　　　　　　　　　　　　　B

图22-11　A. 正常鼓膜；B. 发生中耳炎时的鼓膜

资料来源：Kuruvilla A, Shaikh N, Hoberman A, and Kovačević J, Automated diagnosis of otitis media: vocabulary and grammar. *Int J Biomed Imaging*. 2013(1):1-15.

验来评估中耳积液、鼓膜运动和听力。处方药包括治疗细菌感染的抗生素、减轻疼痛和发热的药物。感染被根除后，积液仍可能潴留于中耳数月，因此需要医师随访。其他治疗方法包括腺样体手术切除和鼓膜置管术（鼓膜切开术）。通常这些手术是同时进行的。

鼓膜穿孔

鼓膜穿孔是指鼓膜洞穿或破裂。造成穿孔的原因通常是外伤或感染。外伤包括耳部钝挫伤、耳气压伤、颅骨骨折、爆炸伤及耳内异物。中耳炎是一种可以导致鼓膜穿孔的感染（中耳炎伴穿孔）。感染引起的穿孔的症状和体征是中耳感染，包括听力下降和偶尔有血性分泌物。穿孔通常不会持续疼痛。

治疗注意事项

鼓膜穿孔常使患者感到焦虑，尤其是与外伤有关的穿孔。然而，鼓膜穿孔的院前救护主要是支持性的。大多数鼓膜穿孔无须治疗，在破裂的数周内即可自愈。有些穿孔则可能需要几个月才能愈合。在愈合过程中，应保护患耳，免受水和外伤的伤害。无法自行愈合的穿孔需要先进的技术手段或外科手术来修补鼓膜。这些技术通常能够恢复或改善听力。

鼓膜穿孔导致的听力损失的程度与鼓膜孔的大小和位置有关。靠近内耳结构的大孔会造成更大的听力损失，可能很严重。穿孔引起的慢性感染也可能导致听力逐渐丧失。患者必须接受医师的评估以确定潜在病因。

第3节　鼻部疾病

鼻是嗅觉器官。鼻位于脸部中央，由外鼻、鼻腔（图 22-12）和鼻旁窦组成。

- 外鼻位于面部中央，以鼻骨和鼻软骨为支架，外被皮肤，内覆黏膜，分为骨部和软骨部。
- 鼻腔由骨和软骨及其表面被覆的黏膜和皮肤构成，位于呼吸道起始部，是顶部窄、底部宽、前后狭长的腔隙。鼻腔被鼻中隔分为左、右两腔。
- 鼻旁窦。鼻腔周围含气颅骨内的空腔，分别位于额骨、筛骨、蝶骨和上颌骨内，窦壁内覆黏膜。

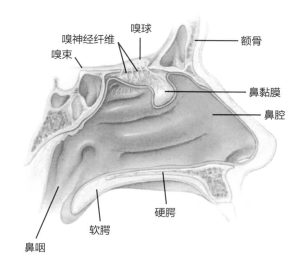

图 22-12　鼻腔解剖结构

资料来源：Shade BR. *Mosby's EMT-Intermediate for the 1999 National Standard Curriculum.* 3rd ed. St. Louis, MO: Mosby; 2007.

框 22-4 列出了常见的鼻部疾病。

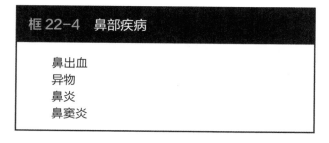

框 22-4　鼻部疾病

鼻出血
异物
鼻炎
鼻窦炎

鼻出血

鼻出血是指鼻内出血（图 22-13）。60% 的人出现过鼻出血[25]。鼻出血最常见的是鼻腔前部，源自鼻中隔。较少见的是，起源于鼻腔后部或鼻咽的鼻后部出血。鼻出血最常见的原因是局部外伤（挖鼻孔），其次是面部创伤、异物、鼻腔或鼻窦感染及长期呼吸干燥空气。其他较不常见的鼻出血原因包括[26]：

- 经鼻气管插管；
- 局部鼻腔用药；
- 上呼吸道感染（特别是儿童）；
- 口服抗凝血药物；
- 影响凝血的系统性疾病，如脾大、血小板减少、血友病、血小板异常、肝脏疾病、肾衰竭、慢性酒精中毒、艾滋病相关疾病；
- 干燥的气候；
- 血管疾病（如硬化、肿瘤、动脉瘤、子宫内膜异位症）；
- 吸食可卡因或其他毒品。

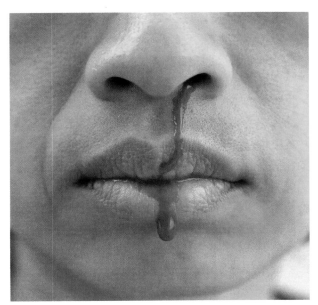

图 22-13 鼻出血

注意

　　鼻出血会发生在任何年龄段，但最常见于 2~10 岁的儿童和 45~65 岁的成年人。鼻出血通常发生在早上。

资料来源：Approach to the adult with epistaxis. UpToDate website. https://www.uptodate.com/contents/approach-to-the-adult-with-epistaxis. Updated July 26, 2017. Accessed February 10, 2018.

治疗注意事项

　　大部分发生在鼻腔前部的鼻出血都是肉眼可见的。如果不可见，那么出血点则很可能是在鼻腔后部。如果出血来自两侧鼻孔或血液引流至后咽，更是如此。鼻腔后部出血时可导致大量失血，发生低血容量、心肌梗死、卒中、呼吸窘迫或误吸等并发症，特别是老年人或服用抗凝血药的患者[27]。如果时间允许，应该询问患者先前的鼻出血情况、可能引起或加重鼻出血的药物（如阿司匹林、非甾体抗炎药、达比加群、利伐沙班、阿哌沙班和华法林）使用情况、是否患有高血压、家族病史及既往病史。

注意

　　高血压通常不是引起鼻出血的直接原因。鼻出血患者常因为焦虑而血压升高。然而，高血压患者鼻出血往往是由长期疾病引起的而非高血压。因此，治疗应以控制出血和缓解焦虑（降低血压）为主要手段。

证据显示

　　荷兰某地区的救护车配备了 HemCon 鼻塞。这种鼻塞是一种海绵，在接触液体时膨胀，以填充鼻腔，并对出血区域施加压力。研究的目的是探讨鼻塞对严重鼻出血的止血效果。如果患者的鼻出血在应用标准化治疗方法后 15 分钟内没有停止，插入鼻塞。该装置在 2.5 年内使用了 33 次。25 例患者使用鼻塞成功止血。EMS 人员表示，这种装置很有效，并且患者能很好地耐受。

资料来源：Te Grotenhuis R, van Grunsven PM, Heutz WMJM, Tan, ECTH. Use of hemostatic nasal plugs in emergency medical services in the Netherlands: a prospective study of 33 cases. *Prehosp Emerg Care*. 2018;22(1):91-98.

　　鼻出血的院前救护包括控制出血，使患者镇静。为了控制出血，应让有意识的患者保持直立且前倾的姿势。无意识的患者如果伤势不复杂，则应侧卧。同时应该按压鼻部约 5 分钟或直到出血停止。院前环境下不宜填塞鼻腔以控制出血（图 22-14）。如果出血很严重或持续时间很长，应立即处置以防休克并转运至医院进行评估。

异物

　　鼻内有异物是很常见的现象。在幼儿的鼻内经常会发现豆类或其他食物、串珠、纸团及橡皮头。异物通常位于鼻腔前部或中部。大多数病例并不严重，且多数异物很容易清除。鼻内异物的体征和症状包括患侧鼻孔气流受阻、鼻腔不适、撕裂状疼痛和单侧鼻腔分泌物（有时会发出恶臭）。

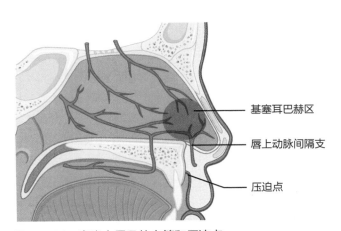

基塞耳巴赫区

唇上动脉间隔支

压迫点

图 22-14 鼻出血累及的血管和压迫点

资料来源：Kulig K. Epistaxis. In: Rosen P, et al. *Emergency Medicine: Concepts and Clinical Practice*. St. Louis, MO: Mosby; 1983.

注意

如果儿童将异物插入鼻内，并且怀疑放入了多个异物，还应检查耳内是否有异物。

治疗注意事项

鼻内异物的院前救护仅限于轻柔地检查鼻腔。对于能配合的患者，可以指导其擤鼻子以排出异物。容易看到的异物可以用鳄牙钳取出。患者必须配合治疗，并且要特别注意不要把异物推入鼻腔深处。大多数情况下，患者还需要医师评估和局部麻醉。对儿童进行检查则需要约束或镇静。清除鼻内异物的方法包括用钳子取出和冲洗去除，或者使用留置导管清除，导管越过异物后，给气囊充气，将异物从鼻内推出。

鼻炎

鼻炎是指鼻黏膜的炎症，通常由病毒、细菌或变应原引起。鼻内异物也会引起鼻炎。鼻炎的特征性表现是流涕，是组胺分泌增加造成的。组胺增加导致黏液的分泌增多。鼻炎的其他症状还包括鼻塞、眼睛和鼻子发痒。

治疗注意事项

鼻炎患者的院前救护主要是支持性的，几乎不需要紧急救护或转运。如果症状持续发作，建议患者到医院就诊。鼻炎的治疗方法通常包括使用抗组胺药、避免接触变应原或刺激物；如果是细菌引起的鼻炎，可以给予抗生素。

鼻窦炎

鼻窦炎（鼻窦感染）是指鼻窦的炎症。该病可能是由病毒、细菌或真菌感染引起的。鼻窦炎的症状包括头痛和眼、鼻或脸颊区域有压痛。通常，不适仅限于头部一侧。鼻窦炎可能有咳嗽、发热、口腔异味（口臭）及鼻塞等症状。鼻塞会产生稠密的分泌物。在美国，鼻窦炎是很普遍的疾病[28]。

鼻旁窦是鼻腔周围含气颅骨内的空腔，包括额窦（位于额骨）、上颌窦（位于颧骨后面）、筛窦（位于两眶之间）和蝶窦（位于蝶骨体中线）。通常，鼻窦内积聚的黏液会流入鼻腔，然后排出。当患者感冒或出现变态反应时，鼻窦发生炎症，黏液无法排出，导致充血和感染。鼻窦炎可能是急性的或慢性的（持续 3 个月或更长）。慢性鼻窦炎会破坏鼻窦和颧骨，因此有时需要外科手术进行治疗。

治疗注意事项

鼻窦炎的院前救护主要是支持性的。鼻窦炎的体征和症状很容易与感冒或变态反应的体征和症状混淆，框 22-5 可辅助医师进行鉴别诊断。治疗方

框 22-5　鼻窦炎、变态反应及感冒的体征和症状

体征 / 症状	鼻窦炎	变态反应	感冒
面部压力 / 疼痛	存在	有时存在	有时存在
病期	10 ~ 14 天以上	浮动变化的	不足 10 天
鼻涕	发白的或有色的	清澈的、薄的、湿润的	厚的、发白的，或薄的
发热	有时存在	不存在	有时存在
头痛	有时存在	有时存在	有时存在
上牙疼痛	有时存在	不存在	不存在
口腔异味	有时存在	不存在	不存在
咳嗽	有时存在	有时存在	存在
鼻充血	存在	有时存在	存在
喷嚏	不存在	有时存在	存在

资料来源：Sinusitis—more than just a cold or allergy. Ear, Nose, and Throat SpecialtyCare website. http://www.entsc.com/patient-corner/educational-brochures/sinusitis-more-than-just-a-cold-or-allery/. Accessed February 10, 2018.

法包括使用抗生素治疗细菌感染、使用抗组胺药及减充血药。

第4节　口咽、咽喉疾病

口咽部开始于腭垂水平，向下延伸至会厌水平。口咽与口腔相通。口腔包含唇、颊、牙、舌、硬腭、软腭和腭扁桃体。咽喉由咽部和喉部组成。咽喉还包括会厌，将食管和气管隔开（图22-15）。框22-6列出了这些结构的常见疾病。

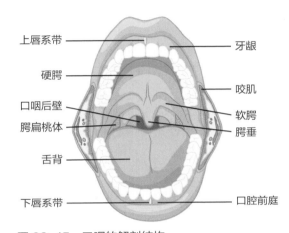

图 22-15　口咽的解剖结构

框 22-6　口咽、咽喉疾病

牙痛、牙脓肿	气管炎
脓性颌下炎	口腔念珠菌病
异物 [a]	扁桃体周脓肿
会厌炎	咽炎、扁桃体炎
喉炎	颞下颌关节紊乱

[a] 异物阻塞呼吸道见第15章。

牙痛及牙脓肿

牙痛通常指牙齿或颌骨周围的疼痛。牙痛的常见病因包括龋齿、牙脓肿、牙隐裂、牙根裸露和牙龈疾病。牙痛最常见的病因是龋齿和牙龈疾病。

正常成年人口腔有32颗牙齿。每颗牙齿由2部分组成：牙冠和牙根。牙冠是暴露于口腔，露出牙龈以外的部分。牙根是嵌入牙槽的部分。牙的坚硬组织包括3层：牙釉质、牙本质、牙骨质。牙的软组织包括牙髓和牙周膜（图22-16）。牙痛的症状包括：

- 牙齿剧烈的、抽搐的或持续的疼痛；
- 牙周肿胀；
- 发热或头痛；
- 牙齿感染导致的难闻的分泌物。

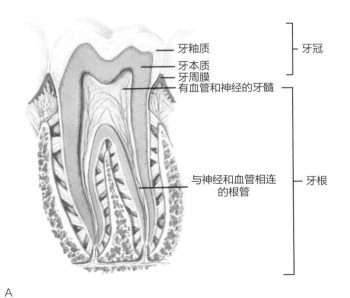

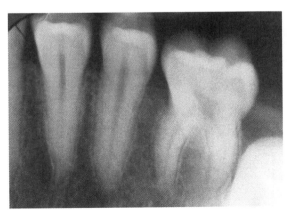

图 22-16　牙齿解剖。A. 下颌磨牙的矢状面；B. 健康牙齿的X线片

治疗注意事项

牙痛患者的院前救护主要是支持性的。治疗方法根据牙痛的性质而有所不同，可能包括牙洞填充、拔牙、根管治疗、光疗（以减轻疼痛），以及抗生素药物（治疗细菌感染）。牙齿感染的正确诊断和治疗是很重要的。感染不经治疗，可蔓延至面部和颅骨的其他位置，甚至可能进入血液中（脓毒症）。牙外伤患者的院前救护将在第 39 章讨论。

思考

对于主诉牙痛的高风险患者，应排除哪些重大的疾病？

脓性颌下炎

脓性颌下炎也称为路德维希咽峡炎，是一种发生于舌下间隙的蜂窝织炎。它可能发生在牙脓肿或扁桃体周脓肿、腮腺感染之后。脓性颌下炎常见于成年人。这种疾病可迅速引起组织肿胀。肿胀可能会堵塞呼吸道或阻碍唾液吞咽。脓性颌下炎的体征和症状包括[29]：

- 呼吸困难；
- 吞咽困难；
- 发热和寒战；
- 颈部痛；
- 颈部肿胀；
- 颈部红肿；
- 乏力、疲惫；
- 流涎；
- 耳痛；
- 言语不清；
- 喘鸣。

治疗注意事项

化脓性颌下炎是一种可能危及生命的急症。院前救护可包括呼吸道管理和通气支持，同时快速转运到医院。医师可能会开放气道、计算机断层扫描、血液培养以识别细菌、静脉注射抗生素，以及手术引流导致肿胀的液体。虽然脓性颌下炎可以成功治愈，但可能出现完全性气道阻塞、脓毒症和感染性休克等并发症。插管往往比较困难，如果插管或通气不可行，则可能需要环甲膜切开术[30]。

会厌炎

顾名思义，会厌炎就是会厌的炎症。该病是由细菌感染引起的，可导致危及生命的呼吸道阻塞。它可能发生于任何年龄段。细菌感染会引起会厌和声门上结构的水肿和肿胀。在儿童，这种病通常是突然发作的，经常发生在孩子上床睡觉之后。会厌炎的体征和症状包括呼吸困难、咽痛、吞咽疼痛、流涎、发热及说话含糊不清，通常还伴有喘鸣[31]。

注意

HiB 疫苗大大降低了儿童会厌炎的患病率。

资料来源：Epidemiology and prevention of vaccine–preventable diseases: *Haemophilus influenzae* type b. Centers for Disease Control and Prevention website. https://www.cdc.gov/vaccines /pubs/pinkbook/hib.html. Updated September 29, 2015. Accessed February 10, 2018.

治疗注意事项

会厌炎属于急症，需要迅速识别并立即转运以接受治疗（见第 47 章）。会厌炎患者可能突发呼吸道阻塞，这可能是由轻微的咽喉刺激、病情加重和焦虑引起的。因此，救护时需要特别小心。疑似会厌炎患者不应该平躺，而应该以舒适的姿势进行转运，这样有利于患者呼吸。在现场不应该进行静脉注射，以免造成儿童焦虑和激动。应使用面罩给予高浓度氧气，除非这样会引起患者焦虑。如果在急救人员到达之前患者已停止呼吸，应该由最有经验的救护员对患者进行插管（因为插管可能会很困难）。住院治疗包括高级人工气道管理和循环支持、通过外科手术放置气道，以及静脉注射抗生素。

喉炎

喉炎是指喉黏膜和黏膜下组织的炎症。通常伴有声音嘶哑或不能发声、颈部腺体和淋巴结肿大。最常见的喉炎是由病毒引起的，通常伴有上呼吸道感染。其他病因包括变态反应、细菌感染、支气管炎、肺炎、流感、刺激物或化学物质暴露。

治疗注意事项

通常喉炎不是一种很严重的疾病，不治疗也可自愈（只有极少数病例会发生呼吸窘迫）。喉炎的院前救护主要是支持性的。如果症状持续存在，建议患者到医院就诊。治疗方法包括禁声和在家中加湿空气。如果感染是细菌性的，药物治疗包括镇痛药、减充血药和抗生素。患有喉炎的幼儿可能需要由专家进行进一步的评估。

气管炎

气管炎是指病毒或细菌引起的气管炎症。气管炎主要发生在环状软骨水平，这是气管最狭窄的部分。气管炎通常发生于婴幼儿（1~5岁），但也可能发生于年龄稍大的儿童。该病往往伴随病毒性上呼吸道感染（见第48章）。气管炎的体征和症状主要是呼吸窘迫或呼吸衰竭（取决严重程度），包括躁动、高热、吸气性和呼气性喘鸣、痰咳、声音嘶哑及咽痛。

> **注意**
>
> 气管炎是一种罕见的上呼吸道阻塞的病因，但是比急性会厌炎更普遍。

治疗注意事项

气管炎紧急救护的重点是提供呼吸道管理、通气和循环的支持，并快速转运至医疗机构。如果在现场出现呼吸衰竭或停止，则需要进行气管插管和吸痰。如果呼吸道肿胀和黏液或脓液积聚，可能需要进行高压面罩通气。在儿童呼吸道稳定之后，住院治疗包括静脉注射抗生素。

口腔念珠菌病

口腔念珠菌病（也称为鹅口疮）是口腔黏膜被念珠菌属的酵母真菌感染[32]。感染通常表现为黏膜上的厚厚的或乳白色的沉积（图22-17）。黏膜上可能出现炎症，可能会疼痛，受刺激还可能会出血。口腔念珠菌病最常见于婴幼儿和免疫功能受损者。该病具有传染性，但很少在免疫功能正常的人群中传播。口腔念珠菌病的风险人群包括：

- 新生儿；
- 糖尿病患者；
- 服用抗生素或吸入糖皮质激素者；
- 免疫功能缺陷患者（AIDS患者、癌症患者）；
- 口腔溃疡患者；
- 义齿佩戴者。

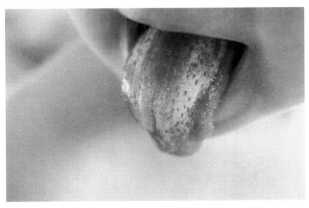

图22-17 口腔念珠菌病婴儿常发生的真菌感染

治疗注意事项

口腔念珠菌病患者很少需要紧急救护。治疗方案一般为局部应用或口服抗真菌药物。如果病情严重，可能需要静脉注射抗真菌药物。

扁桃体周脓肿

扁桃体周脓肿是发生于扁桃体周围组织间隙的化脓性炎症。它是扁桃体炎（扁桃体感染）的并发症，也是成年人头部和颈部最常见的深部感染。这种病在20~40岁的人群中最常见，他们一般具有慢性扁桃体炎[32]。症状包括发热、咽痛、呼吸困难、嗓音改变、流涎、口臭、颈部淋巴结肿大、腭垂偏向一侧、扁桃体红斑和牙关紧闭（下颌肌肉痉挛）。

治疗注意事项

扁桃体周脓肿的院前救护主要是支持性的。治疗方法包括使用抗生素药物，或采取排脓措施，如穿刺或切开引流，最后还可以行扁桃体切除术。

咽炎、扁桃体炎

咽炎和扁桃体炎是咽部的炎症。如果主要累及扁桃体，那就是扁桃体炎；如果主要累及咽部，那就是咽炎。咽部炎症最常见的病因是病毒，但也可能是细菌（尤其是链球菌）引起的，进而导致脓毒性咽喉炎。咽炎和扁桃体炎的体征和症状取决于基础疾病，如普通感冒、流感、单核细胞增多症[33]。

- 普通感冒引起的咽痛：

▪打喷嚏；

▪咳嗽；

▪低烧（体温低于38.9℃）；

▪轻微的头痛。

· 流感引起的咽痛：

▪乏力；

▪身体疼痛；

▪寒战；

▪发热（体温高于38.9℃）。

· 单核细胞增多症引起的咽痛：

▪乏力；

▪颈部及腋下淋巴结肿大；

▪扁桃体肿大；

▪头痛；

▪食欲不振；

▪肝脾肿大；

▪皮疹。

注意

扁桃体炎可能是由细菌或病毒感染引起的。病情可能是急性的、复发的或慢性的。

在美国，几乎所有儿童都患过扁桃体炎。但是，扁桃体炎的并发症很少见。单纯疱疹病毒、化脓性链球菌、EB病毒、巨细胞病毒、腺病毒、麻疹病毒是急性咽炎和急性扁桃体炎的主要致病因素。

资料来源：Tonsillitis. American Academy of Otolaryngology–Head and Neck Surgery website. http://www.entnet.org/content/tonsillitis. Accessed February 11, 2018.

治疗注意事项

咽炎或扁桃体炎患者的院前救护主要是支持性的，几乎不需要紧急救护。治疗方法包括使用抗组胺药、止咳药和解热药。如果怀疑是需要使用抗生素的细菌感染或单核细胞增多症，则需要进行咽培养和血液分析。病情严重或反复发作的扁桃体炎则可能需要行扁桃体切除术。

思考

如果患者的咽炎与脓毒性咽喉炎有关，并且未接受治疗，可能会出现哪些并发症？

颞下颌关节紊乱

颞下颌关节是指由下颌骨的下颌头与颞骨下颌窝及关节结节形成的关节（图22-18）。颞下颌关节紊乱是引起该区域关节疼痛的综合征。颞下颌关节紊乱会影响说话、吃饭、咀嚼、吞咽和面部表情。严重时，颞下颌关节紊乱可以影响一个人的呼吸功能。在美国，约3500万人罹患颞下颌关节紊乱。寻求治疗的大多数是育龄期妇女[34]。

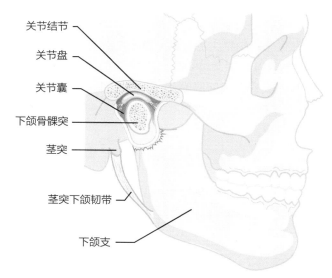

图22-18 颞下颌关节的结构

资料来源：From Seidel H, et al. *Mosby's Guide to Physical Examination*. 6th ed. St. Louis, MO: Mosby; Figure 21–4, page 695.

可能导致颞下颌关节紊乱的危险因素包括颌骨损伤、关节炎、牙科手术、感染、自身免疫性疾病、气管内插管时下颌被拉伸、紧咬牙或磨牙。颞下颌关节紊乱也可能是其他疾病的症状，如鼻窦或耳部感染、牙周疾病、头痛和面部神经痛。不良的饮食习惯、压力及缺乏睡眠也可能导致颞下颌关节紊乱。与颞下颌关节紊乱有关的主诉包括：

· 颈部、肩部疼痛；

· 头痛；

· 下颌肌肉僵硬；

· 下颌运动受限；

· 张口或闭口时，下颌关节疼痛的"咔嗒"声、弹响或嘎嘎声；

· 上下牙咬合时错位；

· 耳鸣；

· 耳痛；

·听力下降;
·目眩和视力出现问题。

治疗注意事项

虽然颞下颌关节紊乱的症状通常是暂时性的,但可能很痛苦。此外,患者往往会感到焦虑。院前救护的重点是稳定患者的情绪和提供让患者感觉舒适的护理措施。医师应进行头部、颈部、面部和下颌的诊断检查。此外,还应采集患者的完整病史以排除造成关节紊乱的其他可能原因。牙科医师、睡眠专家、耳鼻喉专家、神经学专家、内分泌学专家、风湿病学专家及疼痛学专家均有可能参与患者治疗和康复。

总结

·眼由眼球和眼副器组成。眼副器起保护、润滑、运动和支持眼球的作用。脑神经控制视觉、瞳孔收缩和眼球运动。如果这些功能受损,可以考虑神经系统疾病。
·结膜炎是指结膜炎症。病毒或细菌感染引起的结膜炎具有传染性。
·角膜擦伤是角膜表面的刮伤或划伤。症状和体征包括疼痛、流泪、红肿、畏光、视物模糊等。治疗方法包括应用眼科局部麻醉药,并覆盖患眼。
·异物入眼能引起疼痛和流泪。冲洗能够清除较小的异物。
·眼睑炎症常见的2种类型是睑板腺囊肿(睑板腺出口堵塞)和睑腺炎(麦粒肿)。
·青光眼是由过量房水引起的眼内压升高导致的。青光眼会损害视神经。如果不治疗可能导致永久性失明。症状和体征包括周边视觉丧失、疼痛、头痛、呕吐或视物模糊。
·虹膜炎是指虹膜发炎。如果不治疗会导致失明。
·视盘水肿是颅内压升高引起的视盘肿胀。升高的颅内压可能与疾病或损伤有关。
·视网膜是感光组织。视网膜上的撕裂、断裂或缺损都会导致视网膜脱离。若不及时治疗会导致失明。体征和症状包括眼前飞蚊数量增加、眼前闪光感或眼前被幕布遮挡的感觉。
·视网膜中央动脉阻塞是视网膜中央动脉血液供应受阻。如果没有在4小时内恢复血液循环,则会发生永久性视力丧失。其特征是突发无痛性视力丧失或一过性黑矇。

·眶蜂窝织炎是眼眶软组织的感染,可导致严重的并发症,如听力丧失、败血症、静脉窦血栓和脑膜炎。其症状和体征包括发热,眼睑肿痛,眼睑闪光、发红或发紫,眼痛,复视,眼睛凸出,全身乏力和眼球运动障碍。治疗方法包括静脉注射抗生素,有时还需要进行外科手术以排脓引流。
·当过多的耵聍(耳垢)嵌塞在耳内,就会引起耳痛、部分听力丧失、耳鸣、发痒、异味或产生分泌物。通常,清除耵聍就能消除这些症状。
·内耳发炎和肿胀会引起迷路炎,进而导致眩晕和耳鸣。
·梅尼埃病会引起眩晕、耳鸣和波动性听力下降。眩晕会导致恶心和呕吐。
·良性阵发性位置性眩晕是内耳椭圆囊内的碳酸钙晶体进入半规管引起的,头部运动到一定位置会出现眩晕,并伴有眼球震颤。院前救护主要是支持性的。
·中耳炎是指中耳全部或部分结构的炎性病变。除了疼痛,中耳炎还有许多其他症状和体征。
·外伤或感染可导致鼓膜穿孔。这会导致短暂的疼痛、听力下降,偶尔有血性分泌物。
·鼻出血是指鼻内出血。鼻出血时让患者保持直立、前倾的姿势,以控制鼻出血。同时按压鼻部直到出血停止。如果出血严重或持续时间很长,应立即处置,以防休克。
·幼儿鼻内经常发现异物,应立即送至医院进行检查并取出。

- 鼻炎常表现为流涕。常见的病因是鼻内感染、过敏或异物。
- 鼻窦炎是指鼻窦的炎症。鼻窦炎的体征和症状包括咳嗽、发热、口臭、鼻塞、头痛及眼部、鼻部或脸颊的压痛。
- 牙痛常由龋齿、牙脓肿、牙隐裂、牙根裸露或牙龈疾病引起。应立即送至医院进行治疗，缓解疼痛。
- 脓性颌下炎是指发生于舌下间隙的蜂窝织炎。它能迅速引起组织肿胀和呼吸道阻塞。脓性颌下炎的体征和症状包括呼吸困难、吞咽困难、发热、寒战、颈痛、颈部红肿或肿胀、乏力和疲惫、流涎、耳痛、言语不清或喘鸣。脓性颌下炎患者需要紧急转运至医疗机构。

- 会厌炎是由细菌感染引起的会厌炎症。它会导致呼吸道阻塞。会厌炎的体征和症状包括呼吸困难、咽痛、发热、流涎和说话含糊不清。会厌炎患者可能突发呼吸道阻塞。除非发生呼吸道阻塞，否则尽量减少干预。
- 喉炎是指喉黏膜和黏膜下组织的炎症，通常伴有声音嘶哑、喉部腺体或淋巴结肿大。
- 气管炎是指病毒或细菌引起的气管炎症。气管炎可能导致呼吸衰竭。做好呼吸道管理，必要时协助通气。
- 口腔念珠菌病是口腔黏膜被酵母真菌感染。患者的舌和口腔黏膜上覆盖着厚厚的或乳白色的沉积。

参考文献

[1] National Highway Traffic Safety Administration. *The National EMS Education Standards.* Washington, DC: US Department of Transportation/National Highway Traffic Safety Administration; 2009.

[2] Facts about pink eye. National Eye Institute (NEI) website. https://nei.nih.gov/health/pinkeye/pink_facts. Accessed February 11, 2018. Chapter 22 Diseases of the Eyes, Ears, Nose, and Throat 8999781284560435_CH22_0875_0900.indd 899 18/07/18 6: 47 PM.

[3] Corneal abrasion symptoms. American Academy of Ophthalmology website. https://www.aao.org/eye-health/diseases/corneal-abrasion-symptoms. Published July 3, 2012. Accessed February 11, 2018.

[4] Chalazion. MedlinePlus website. https://medlineplus.gov/ency/article/001006.htm. Updated December 21, 2017. Accessed February 11, 2018.

[5] Chalazion. American Optometric Association website. https://www.aoa.org/patients-and-public/eye-and-vision-problems/glossary-of-eye-and-vision-conditions/chalazion. Accessed February 11, 2018.

[6] The genetics of glaucoma. Glaucoma Research Foundation website. https://www.glaucoma.org/glaucoma/the-genetics-of-glaucoma-what-is-new.php. Accessed February 11, 2018.

[7] Iritis overview. Iritis Organization website. http://www.iritis.org. Accessed February 11, 2018.

[8] Retinal detachment. Mayo Clinic website. www.mayoclinic.com/health/retinal-detachment/DS00254. Accessed February 11, 2018.

[9] Retinal detachment. National Eye Institute website. www.nei.nih. gov/health/retinaldetach. Accessed February 11, 2018.

[10] Cheung N, Klein R, Wang JJ, et al. Traditional and novel cardiovascular risk factors for retinal vein occlusion: the multiethnic study of atherosclerosis. *Invest Ophthalmol Vis Sci.* 2008; 49 (10): 4297–4302.

[11] Klein R, Klein BE, Moss SE, et al. The epidemiology of retinal vein occlusion: the Beaver Dam Eye Study. *Trans Am Ophthalmol Soc.* 2000; 98: 133–141.

[12] Rogers SL, McIntosh RL, Lim L, et al. Natural history of branch retinal vein occlusion: an evidence-based systematic review. *Ophthalmology.* 2010; 117 (6): 1094–1101.

[13] Woo SCY, Lip GYH, Lip PL. Associations of retinal artery occlusion and retinal vein occlusion to mortality, stroke, and myocardial infarction: a systematic review. *Eye.* 2016; 30 (8): 1031–1038.

[14] London NJ, Brown G. Update and review of central retinal vein occlusion. *Curr Opin Ophthalmol.* 2011; 22 (3): 159–165.

[15] Krzystolik MG, Greenberg PB. Retinal diseases and treatments. Southern New England Retinal Associates website. http://www.sneretina.com/retinal-diseases-and-treatments/retinal-vein-and-retinal-artery-occlusion.asp. Accessed March 23, 2018.

[16] Varma DD, Cugati S, Lee AW, Chen CS. A review of central retinal artery occlusion: clinical presentation and management. Eye. 2013; 27 (6): 688–697.

[17] Dattilo M, Biousse V, Newman NJ. Update on the management of central retinal artery occlusion. *Neurol Clin.* 2017; 35 (1): 83–100.

[18] Sadaka A. Orbital cellulitis organism-specific therapy. Medscape website. https://emedicine.medscape.com/article/2017176–

overview. Updated July 12, 2016. Accessed February 11, 2018.

[19] Earwax and care. American Academy of Otolaryngology—Head and Neck Surgery website. http://www.entnet.org/content/earwax-and-care. Accessed February 11, 2018.

[20] Ménière disease. National Institute on Deafness and Other Communication Disorders website. https://www.nidcd.nih.gov/health/menieres-disease. Accessed February 11, 2018.

[21] Li JC. Benign paroxysmal positional vertigo. Medscape website. https://emedicine.medscape.com/article/884261-overview. Updated February 15, 2018.

[22] Woodhouse S. Benign paroxysmal positional vertigo（BPPV）. VEDA website. http://vestibular.org/understanding-vestibular-disorders/types-vestibular-disorders/benign-paroxysmal-positional-vertigo.

[23] Parnes LS, Agrawal SK, Atlas J. Diagnosis and management of benign paroxysmal positional vertigo（BPPV）. *CMAJ.* 2003; 169（7）: 681-693.

[24] Minovi A, Dazert S. Diseases of the middle ear in childhood. *J GMS Curr Top Otorhinolaryngol Head Neck Surg.* 2014; 13: Doc11.

[25] Alter H. Approach to the adult with epistaxis. UpToDate website. https://www.uptodate.com/contents/approach-to-the-adult-with-epistaxis. Updated July 26, 2017. Accessed February 11, 2018.

[26] Suh JD, Garg R. Epistaxis（nosebleeds）. American Rhinologic Society website. http://care.american-rhinologic.org/epistaxis. Accessed February 11, 2018.

[27] Te Grotenhuis R, van Grunsven PM, Heutz WMJM, Tan ECTH.

Use of hemostatic nasal plugs in emergency medical services in the Netherlands: a prospective study of 33 cases. *Prehosp Emerg Care.* 2018; 22（1）: 91-98.

[28] Sinusitis. American Academy of Otolaryngology—Head and Neck Surgery website. http://www.entnet.org/content/sinusitis. Accessed February 11, 2018.

[29] Costain N, Marrie TJ. Ludwig's angina. *Am J Med.* 2011; 124（2）: 115-117.

[30] Chow AW. Submandibular space infections（Ludwig's angina）. UpToDate website. https://www.uptodate.com/contents/submandibular-space-infections-ludwigs-angina. Updated July 26, 2017. Accessed February 11, 2018.

[31] Epiglottitis（supraglottitis）: clinical features and diagnosis. UpToDate website. https://www.uptodate.com/contents/epiglottitis-supraglottitis-clinical-features-and-diagnosis. Updated May 3, 2017. Accessed February 11, 2018.

[32] Flores J. Peritonsillar abscess in emergency medicine. Medscape website. http://emedicine.medscape.com/article/764188-overview#showall. Updated February 1, 2017. Accessed February 11, 2018.

[33] National Center for Immunization and Respiratory Diseases. Epstein-Barr virus and infectious mononucleosis: about infectious mononucleosis. Centers for Disease Control and Prevention website. https://www.cdc.gov/epstein-barr/about-mono.html. Updated September 14, 2016. Accessed February 11, 2018.

[34] TMJD basics. The TMJ Association website. http://www.tmj .org/site/content/tmd-basics. Accessed February 11, 2018.

推荐书目

Gibson AM, Benko KR, eds. *Head, Eyes, Ears, Nose, and Throat Emergencies. An Issue of Emergency Medicine Clinics.* Vol 31-2. St. Louis, MO: Elsevier; 2013.

Leong P. *ENT Emergencies Handbook: Community ENT Presents ENT Emergencies Handbook.* Lazy Ink Publishing; 2014.

Ludman HS, Bradley PJ, eds. *ABC of Ear, Nose and Throat.* 6th ed. West Sussex, UK: Wiley-Blackwell; 2013.

Ragge N. *Immediate Eye Care.* London, UK: Wolfe; 1990.

Tillotson J, Whittingham E. *Eye Emergencies: A Practitioner's Guide.* 2nd ed. Cumbria, UK: M&K Publishers; 2015.

（徐青，安丽娜，喻慧敏，申凤兰，译）

第23章

呼吸系统疾病

美国 EMS 教育标准技能

医学

将评估结果与流行病学和病理生理学知识相结合，以形成现场印象并为患者制订全面的治疗方案。

呼吸道

呼吸道的解剖结构、体征、症状和管理
- 上呼吸道
- 下呼吸道

呼吸系统疾病的生理学、病理生理学、评估和管理
- 会厌炎（见第 47 章）
- 直发性气胸
- 肺水肿
- 慢性阻塞性肺疾病
- 哮喘
- 环境 / 工业暴露（见第 33 章）
- 有毒气体（见第 33 章）
- 百日咳（见第 47 章）
- 囊性纤维化（见第 50 章）
- 肺栓塞
- 肺炎
- 病毒性呼吸道感染

解剖学、生理学、流行病学、病理生理学、社

会心理影响、表现、预后和管理
- 急性上呼吸道感染
- 自发性气胸
- 阻塞性和限制性肺疾病
- 肺部感染
- 肺癌
- 百日咳
- 囊性纤维化

休克和复苏

将病因和病理生理学知识综合应用于心搏骤停和骤停前状态的管理。

将病因和病理生理学知识综合应用于休克、呼吸衰竭或呼吸停止的管理，重点是早期干预。

学习目标

完成本章学习后，紧急救护员能够：
1. 区分与通气、弥散和灌注有关的呼吸系统急症的病理生理学机制；
2. 概述对呼吸系统急症患者进行评估的过程；
3. 描述阻塞性呼吸道疾病、肺炎、急性呼吸窘迫综合征、肺栓塞、上呼吸道感染、自发性气胸、高通气综合征和肺癌患者的病因、并发症、体征和症状，以及院前救护。

重点术语

急性呼吸窘迫综合征： 一种以进行性呼吸窘迫和难治性低氧血症为特征的综合征，主要有急性肺部炎症和弥漫性肺泡毛细血管损伤等病理改变特征。

吸入性肺炎： 异物进入气管引起的肺组织炎症。

扑翼样震颤： 腕和掌指关节快速而不规则的阵发性鸟翼拍击样的屈伸动作，与高碳酸血症、肝功能衰竭或肾衰竭等有关。

哮喘： 以反复发作的阵发性呼吸困难、咳嗽、哮鸣音为特征的呼吸系统疾病，由支气管收缩和黏稠的黏液性支气管分泌物引起。

细菌性肺炎： 一类与细菌感染有关的肺炎。

双水平气道正压通气： 结合压力控制通气和持续气道正压通气的通气模式，呼气相和吸气相压力可自由调节。

肺小疱： 肺与脏层胸膜之间的含气间隙。

支气管扩张： 由于支气管慢性化脓性炎症和纤维化使支气管壁肌肉和弹性组织被破坏而引起的支气管异常扩张。

肺大疱： 肺实质内异常含气囊腔。

慢性支气管炎： 气管、支气管及其周围组织的慢性炎症。

持续气道正压通气： 对于有自主呼吸的患者，在呼吸周期中给予持续的正压气流，使气道保持正压的机械通气。

低氧环境： 周围环境的氧气浓度低于 21%。

弥散： 气体交换的过程。在这个过程中，气体从高浓度区域向低浓度区域移动。

肺气肿： 由肺部病理性变化引起，特点是在肺泡壁过度膨胀和发生破坏性变化，导致肺部弹性丧失、气体交换受阻，呼气时肺泡排空不完全。

声门： 声带及声带之间的裂隙。

咯血： 喉及喉以下呼吸道内出血经口排出。

高通气综合征： 呼吸快而深，导致二氧化碳排出过量，进而引发呼吸性碱中毒。

肺癌： 一种以肺组织中细胞异常增殖、不可控制为特征的疾病。

转移： 肿瘤细胞离开原发部位，经多种途径到达其他组织或器官后继续增殖、生长。

支原体肺炎： 一种由肺炎支原体引起的呼吸道和肺部急性炎症改变。

濒死性哮喘： 伴有呼吸骤停、血压下降、心输出量减少的哮喘急性发作。

无创正压通气： 无须建立人工气道的正压通气方式。常通过鼻或面罩连接，也有少部分通过鼻塞、鼻咽管或喉罩连接。

最大呼气流量： 一个人呼出气体的最快速度。

灌注： 血液通过肺组织循环至器官或组织。

肺炎： 呼吸性细支气管、肺泡和肺间质的炎症，是由感染引起的。

呼气末正压通气： 在呼气末期呼吸道保持一定正压的通气模式。

肺栓塞： 肺动脉及其分支被血栓或其他类型的栓子阻塞。

呼吸： 机体与外界环境进行气体交换，吸入氧和排出二氧化碳的过程。

呼吸衰竭： 各种原因引起的肺通气和（或）换气功能严重障碍，以致机体不能在静息状态下进行有效的气体交换，严重缺氧伴（或不伴）二氧化碳潴留，进而引起一系列病理生理改变、代谢紊乱。

自发性气胸： 肺大疱破裂时，导致空气从肺内进入胸膜腔而引起的疾病。

哮喘持续状态： 常规治疗无效，持续时间在 12 小时以上的严重哮喘发作。

上呼吸道感染： 鼻腔、咽部和喉部炎症的总称。

通气： 空气进出肺部的机械运动。

呼吸系统急症在院前环境中很常见。在美国，每年有 370 万人因呼吸系统急症紧急就诊[1]，每年有超过 40 万人死于呼吸系统急症。慢性下呼吸道疾病是美国第三大死亡原因[2]。因此，呼吸系统急症患者需要最优先的救护。救护员必须在将患者转运至医院的途中，快速评估呼吸窘迫，查明病因，启动救护。

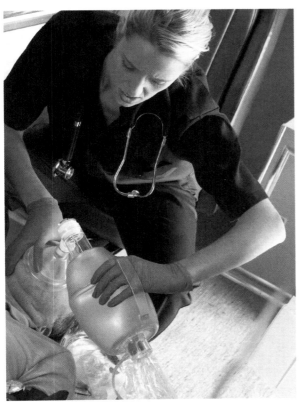

注意

本书描述了各种疾病的年龄相关变化和患者评估的方法。儿童的呼吸系统疾病将在第47章讨论；老年人特有的呼吸系统疾病将在第48章介绍；传染病相关（如结核）的呼吸系统疾病将在第27章介绍。与创伤有关的呼吸系统急症将在第九部分介绍。

第1节 解剖学及生理学概要

呼吸系统分为上呼吸道和下呼吸道。以声门（声带及其正中的开口）为界，位于声门以上的结构为上呼吸道，位于声门以下的结构为下呼吸道。上呼吸道和下呼吸道结构包括以下结构（图23-1）。

- 上呼吸道结构：
  - 鼻咽；
  - 口咽；
  - 喉咽；
  - 喉。

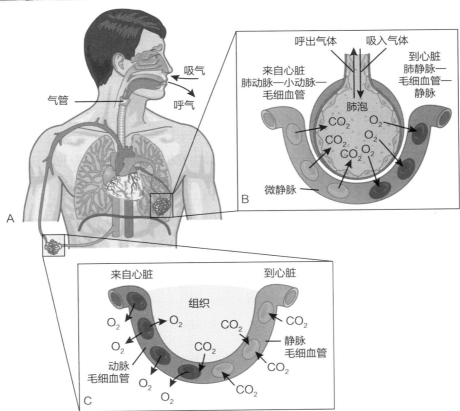

图23-1 肺部的结构。A. 呼吸结构在体内的位置；B. 气管、肺泡（气囊）和毛细血管（小血管）的放大图；C. 毛细血管和组织之间的气体交换

资料来源：How the Lungs Work. U.S. Department of Health & Human Services website. www.nhlbi.nih.gov/health-topics/how-lungs-work. Accessed March 16, 2018.

- 下呼吸道结构：
  - 气管；
  - 支气管树；
  - 肺叶；
  - 肺泡。

生理学

人体细胞与外界环境之间的气体交换是呼吸的生理机制。为了实现气体交换，空气必须能自由进出肺部。这个过程被称为通气，它将氧气带到肺部并消除二氧化碳，完成内呼吸和外呼吸。

- **外呼吸**：氧气和二氧化碳在肺泡和肺毛细血管之间交换的过程。
- **内呼吸**：氧气和二氧化碳在毛细血管内的红细胞和组织细胞之间交换的过程。

影响肺呼吸的因素还有很多。其中一个因素是胸壁（膈肌、肋骨、肋间肌、辅助呼吸肌）的结构和功能。另一个因素是中枢神经系统对呼吸的控制（延髓、膈肌的膈神经、脊神经，以及防止过度充气反射作用）。由缓冲系统调节的酸碱平衡在呼吸中也起着重要作用（见第 11 章）。

第 2 节 病理生理学

多种疾病影响肺部气体交换的能力。只有发生气体交换，才能满足细胞的需求和排泄废物（见第 10、第 15 章）。造成呼吸系统急症的疾病包括与通气、弥散和灌注有关的疾病。框 23-1 列出了呼吸系统疾病的风险因素。

通气

通气是指空气进出肺部的机械运动。以下结构对正常通气非常重要：

- 神经呼吸中枢（能够启动通气）；
- 脑干与呼吸肌之间的神经；
- 膈肌和肋间肌；
- 上呼吸道；
- 下呼吸道；
- 肺泡。

与通气相关的病理生理机制包括上呼吸道和下呼吸道阻塞、胸壁损伤、肺组织疾病及呼吸中枢损伤。通气功能障碍的紧急救护包括确保上呼吸道、下呼吸道通畅，同时提供辅助通气（框 23-2）。

弥散

弥散是指气体交换的过程。气体交换发生在充满空气的肺泡和肺毛细血管之间。气体交换是由浓度梯度驱动的，气体从高浓度区域向低浓度区域移动（直到浓度相等）。以下结构对于弥散非常重要：

- 肺泡和毛细血管壁；
- 肺泡和毛细血管壁之间的间隙。

与弥散相关的病理生理机制包括周围空气中的氧气浓度不足、肺泡病变、间质性肺炎和毛细血管病变（框 23-3）。与弥散有关疾病的紧急救护包括给予高浓度氧气。治疗也应该减轻间质性肺炎的症状。

框 23-1 与呼吸系统疾病有关的风险因素

内在因素

遗传易感性可能影响以下疾病的发展：
- 哮喘
- 阻塞性肺疾病
- 癌症

心脏疾病或血液循环障碍可能影响以下疾病的进展：
- 肺水肿
- 肺栓塞

压力可能会加重病情：
- 呼吸系统疾病的严重程度
- 哮喘和慢性阻塞性肺疾病的发作频率

外在因素

吸烟会加重：
- 慢行阻塞性肺疾病和癌症的患病率
- 几乎所有呼吸系统疾病的严重程度

室内外环境污染会加重：
- 慢行阻塞性肺疾病患病率
- 所有阻塞性呼吸道疾病的严重程度

资料来源：Peres J. No clear link between passive smoking and lung cancer. *J Natl Cancer Inst*. 2013; 105（24）: 1844-1846.

框 23-2　导致通气相关疾病的原因

上呼吸道阻塞
- 过敏反应和血管性水肿
- 创伤
- 会厌炎
- 喉气管支气管炎
- 脓肿
- 异物阻塞
- 扁桃体炎症

下呼吸道阻塞
- 创伤
- 阻塞性或限制性肺疾病
- 肺气肿
- 慢性支气管炎
- 黏液阻塞
- 反应性呼吸道疾病

- 平滑肌痉挛，包括哮喘
- 呼吸道水肿

中枢神经系统损害
- 中毒或药物过量
- 脑损伤
- 卒中或脑出血
- 脊髓损伤

胸壁损伤
- 自发性气胸
- 胸膜炎症
- 胸腔积液
- 神经肌肉疾病
- 肌肉硬化
- 肌营养不良

框 23-3　导致弥散相关疾病的病因

周围空气中的氧气浓度不足
肺泡病变
石棉沉着病及其他由环境引起的肺部疾病
与慢性阻塞性肺疾病相关的肺大疱或肺小疱
吸入性损伤
间质性肺炎
肺水肿
急性肺损伤
急性呼吸窘迫综合征
溺水

框 23-4　导致灌注相关疾病的病因

血容量/血红蛋白水平不足
低血容量
贫血
循环血流受阻
肺栓塞

灌注

　　灌注是指血液通过肺组织（毛细血管）循环至器官和组织的过程。以下条件对灌注非常重要：
- 充足的血容量；
- 血液中充足的血红蛋白；
- 未闭塞的肺毛细血管；
- 心脏有效泵血，进而通过肺毛细血管提供畅通的血液流动。

　　与灌注相关的病理生理机制包括血容量不足、循环血流受阻和毛细血管壁的问题（框 23-4）。与灌注相关疾病的紧急救护包括确保充足的循环血流量和血红蛋白，也可能需要强化左心功能（见第 21 章）。

不明肺部疾病诊断

　　如果患者疾病诊断不明确，救护员应该设法确定是否与通气、弥散或灌注有关，还是与多种因素有关。对不明肺部疾病诊断的患者，救护员应重点关注引起呼吸系统急症的相关疾病。

　　如果是通气障碍，可采用机械方法（如打开气道、解除呼吸道阻塞、清除呼吸道分泌物、使用气道辅助装置）帮助患者消除通气障碍，然后手动或机械通气。针对阿片类药物过量的影响可以逆转这一情况，可使用纳洛酮等药物改善通气。在采取初步措施打开气道并实施通气后，再进行药物治疗。

　　如果是弥散障碍，治疗目的是改善肺泡和肺毛细血管之间的气体交换。例如，应用药物改善呼吸和减轻呼吸道炎症，或者采用 NIPPV，如 BiPAP 或 CPAP 通气，提供必要的通气支持。

　　如果是灌注障碍，则要改善肺组织的血液循环。不管是哪一种因素导致的呼吸系统疾病，所有呼吸功能障碍的患者都应根据需要吸入高浓度氧气和呼吸机支持。

呼吸衰竭

救护员经常遇到有呼吸窘迫症状的患者。大多数病例没有生命危险，或者最初的干预措施有效。在少数病例中，患者出现或发展为呼吸衰竭。呼吸衰竭是各种原因引起的肺通气和（或）换气功能严重障碍，以致机体不能在静息状态下进行有效的气体交换，严重缺氧伴（或不伴）二氧化碳潴留，进而引起一系列病理生理改变、代谢紊乱。当出现呼吸衰竭时，早期识别和干预至关重要，因为这些患者的病死率可能超过 30%[3]。事实上，因呼吸衰竭入院的患者存活出院的可能性是癌症或心脏病患者的 4 倍[1]。呼吸衰竭患者可能有下列情况之一。

- **低氧血症型呼吸衰竭。** PaO_2 小于 60 mmHg（一般为动脉血氧饱和度小于 90%）。
- **通气失败。** PCO_2 大于 50 mmHg。
- **低氧血症型呼吸衰竭和通气失败，pH 值下降。**

一些患者在呼叫紧急救护时就已出现呼吸衰竭，而另一些患者在院前救护期间出现呼吸衰竭。除了患者的基础疾病的特征外，以下体征或症状提示可能出现呼吸衰竭：

- 吸氧后血氧饱和度水平降低；
- 呼气末二氧化碳水平上升；
- 乏力；
- 意识下降；
- 鼻煽；
- 通气时胸部和腹部像跷跷板样起伏；
- 心律失常；

注意

肺部疾病可能与暴露于缺氧的环境有关，如充满有毒气体的现场。在现场评估期间，与患者接触前，应确保救援人员处于安全的环境中。必要时，应该为救援人员提供特殊装备，以确保现场安全。环境中氧气浓度低于 21% 时，定义为贫氧环境（氧气浓度低于 16% 非常危险）。氧气可以被有毒气体或惰性气体（如一氧化碳、甲烷气体）消耗或置换，这通常发生在密闭或封闭的空间内。有毒气体会损伤下呼吸道，导致支气管痉挛、降低血液携带氧气的能力或细胞利用氧气的能力（如暴露在氰化氢环境中）（见第 33 章）。

- 发绀。

如不对呼吸衰竭进行干预，通常会导致呼吸停止或心脏停搏。NIPPV 用于治疗阻塞性肺疾病和心力衰竭相关的呼吸衰竭[4]（见第 15 章）。NIPPV 失败并需要紧急插管的患者病死率通常较高。

第 3 节 评估结果

初步检查

通过初步检查可以对患者形成一个总体印象。初步检查的重点是发现和治疗一切影响呼吸和血液循环的危及生命的疾病。初步检查和复苏优先于对患者进行的详细检查。成年人出现的危及生命的呼吸窘迫症状包括：

- 精神状态异常；
- 严重发绀；
- 喘鸣；
- 不存在呼吸困难但无法言语；
- 心动过速（>130 次 / 分）；
- 脸色苍白、出汗；
- 辅助呼吸肌收缩或参与呼吸运动。

呼吸窘迫患者的初步检查是快速评估肺部呼吸音。异常呼吸音包括呼吸音消失或减弱、湿啰音、哮鸣音和干啰音。

重点病史

救护员应该确定患者的主诉。主诉可能包括呼吸困难、胸痛、咳嗽、咯血（咯出呼吸道中的血）、喘鸣和呼吸道感染的体征（如发热、痰量增多）。病史采集应关注患者以往是否出现过相似或完全相同的症状。如果疾病是慢性的，那么患者对病情严重程度的客观描述往往能准确反映当前疾病的严重程度。

询问患者"你上次出现这么严重的发作时有什么不适？"这一问题，这对预测本次发作接下来会发生什么是非常有用的。下面是采集呼吸窘迫患者的病史可能会询问的问题。为方便记忆，这些问题可以用首字母缩写词"OPQRST"（发病、诱发、性质、位置 / 扩散、严重程度、时间）表达。

发病（onset）。 当呼吸困难发作时，你正在做什么？你认为是什么引起疾病发作？你的呼吸困难是逐步开始的还是突然发作的？当呼吸困难开始时，你有痛感吗?

诱发(provocation)。平躺或坐立的姿势让你的呼吸更顺畅还是更困难?你呼吸时有痛感吗?如果有,当你深呼吸时,疼痛会加重还是保持不变?

性质(quality)。当你呼气或吸气时会感到呼吸困难吗?如果你呼吸时感到疼痛,是刺痛还是闷痛的?

位置/扩散(region/radiation)。胸部哪个区域感觉不适?你能用手指出疼痛的具体位置吗?疼痛有扩散到其他部位吗?还是持续停留在同一部位?

严重程度(severity)。如果用0~10分(10分表示最严重的)来评分,你如何评价你的呼吸困难程度?

时间(time)。呼吸困难是什么时候开始的?从发病后一直持续吗?如果你曾经出现过这种呼吸困难,它持续了多长时间?

注意

要询问患者是否曾使用过插管来治疗呼吸系统疾病。之前的插管病史表明患者具有严重的肺部疾病。这也提示可能需要再次进行插管。

在采集患者病史后,救护员还应该了解患者的用药史。用药史包括最近使用的药物、药物过敏、心脏药物和肺部药物(如家庭氧疗,吸入、口服或注射拟交感神经药,吸入或口服皮质类固醇,以及色甘酸钠、甲基黄嘌呤、白三烯抑制剂、抗生素)。获得患者的用药史(包括患者何时、为什么服用这些药物)可以帮助救护员确定呼吸系统急症的性质。

二次评估

二次评估应该以救护员对患者的总体印象和患者的主诉为指导。作为二次评估的一部分,救护员应该注意患者的体位、精神状态、言语能力、呼吸状态及皮肤颜色(见第20章)。评估生命体征时应注意下列事项[3]。

- **脉率**。心动过速可能是低氧血症的征兆。呼吸系统疾病引起的心动过缓是严重低氧血症和心搏骤停的征兆。
- **血压**。高血压可能是由于患者使用药物治疗心脏病和呼吸系统疾病导致的(心力衰竭患者通常都有高血压)。高血压也可能是由患者的恐惧和焦虑引起的。与高血压一样,低血压可由药物引起。低血压也可能是由于某些呼吸系统疾病引起的失水和脱水造成的(肺炎患者常常脱水)。
- **呼吸频率**。呼吸频率不能准确反映呼吸状态,除非呼吸速度非常缓慢。呼吸频率的变化趋势对评估慢性呼吸系统疾病患者是至关重要的。患者呼吸速率缓慢且没有任何改善则提示呼吸衰竭和呼吸功能不全。患有重症或创伤的患者常常会出现异常呼吸模式,包括呼吸过速、潮式呼吸、中枢神经源性过度通气、库斯莫尔呼吸、共济失调性呼吸、深吸气性呼吸和呼吸暂停。

在患者的面部和颈部可以对缩唇呼吸、打鼾声、鼻煽、辅助呼吸肌的使用进行评估。婴儿明显的头部摆动提示他们在使用辅助呼吸肌呼吸。缩唇呼吸和打鼾声有助于维持气道压力(即使是在呼气时)。这种压力对因疾病而失去外部支持的支气管壁有支撑作用。使用辅助呼吸肌会很快导致呼吸肌疲劳。救护员应该询问患者咳痰的情况。痰量增加提示感染。绿色或黄色的浓痰表明可能是肺炎,浅灰色的痰可能与炎症有关,淡红色、泡沫状的痰与严重晚期肺水肿有关(见第21、第44章)。救护员还应评估患者颈部是否有颈静脉怒张。颈静脉怒张可能是严重肺充血导致的右心衰竭的征象。

应检查患者胸部有无损伤或慢性病的症状。例如,长期肺气肿引起的桶状胸。胸部检查的其他项目包括是否使用辅助呼吸肌以促进呼吸、胸壁是否匀称、患者胸部的呼吸音是否正常。

同时,还应该检查患者的肢体是否存在周围性发绀、凹陷性水肿、杵状指、扑翼样震颤及手足痉挛。当血液中大量的血红蛋白不输送氧气时,就会引起周围性发绀。凹陷性水肿是心力衰竭的征兆。杵状指是指手指末端异常肿大(图23-2),表明患者患有长期慢性低氧血症。扑翼样震颤是腕和掌指关节有快速而不规则的阵发性鸟翼拍击样的屈伸动作,与高碳酸血症、肝功能衰竭或肾衰竭等有关。手足痉挛包括手、拇指、足或足趾的痉挛。它们通常与过度通气导致的低碳酸血症有关。

呼吸系统疾病患者的体格检查结果应记录在患者救护报告中,并传递给医疗机构。

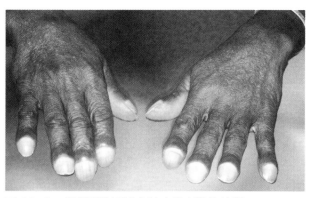

图 23-2　发绀型先天性心脏病患者的杵状指

第 4 节　诊断试验

适用于某些呼吸系统疾病患者的诊断试验包括脉搏血氧仪、二氧化碳监测仪和峰流速仪的使用。脉搏血氧仪可以测量血氧饱和度。二氧化碳监测仪监测呼气末二氧化碳水平。峰流速仪可评估阻塞性肺疾病患者排出气体的能力。

注意

其他呼吸监测仪可供 EMS 和消防机构使用。这些设备（如 Rad57）能够检测碳氧血红蛋白水平、血红蛋白水平、高铁血红蛋白水平及动脉血氧含量。

脉搏血氧仪

脉搏血氧仪有助于评估患者的氧合情况。该装置是将一个探针放在手指、足趾或耳垂的位置，通过测量透射过动脉的红光和近红外光来确定氧合程度。氧合血红蛋白吸收近红外光多过红光，而还原血红蛋白吸收红光多过近红外光。脉搏血氧仪可以测量这种差异并计算血氧饱和度。正常血氧饱和度

的下限是 93% ~ 95%，上限是 99% ~ 100%。血氧饱和度读数低于 90% 则表明 PaO_2 为 60 mmHg 或更低。75% 的血氧饱和度表示 PaO_2 为 40 mmHg。50% 的血氧饱和度表示 PaO_2 为 27 mmHg。

二氧化碳监测仪

二氧化碳监测仪是一种无创的测量技术，主要用在院前环境中以确保气管导管放置正确。当与脉搏血氧仪和心电监测仪配合使用时，二氧化碳监测仪也可以反映通气、血液循环和新陈代谢的情况。它是有效心肺复苏的指标，也有助于确诊肺栓塞。对于出血患者，二氧化碳监测仪可以间接反映组织灌注情况和休克患者液体复苏的有效性[5]（见第 35 章）。

注意

尽管二氧化碳监测仪是直接测量肺内通气情况的，也可以间接评估新陈代谢和血液循环情况。例如，新陈代谢加快会增加二氧化碳生成量，进而导致呼气末二氧化碳水平上升。而心输出量减少则会降低二氧化碳向肺部输送，进而导致呼气末二氧化碳水平降低。

在自主呼吸内科患者中应用二氧化碳监测仪

二氧化碳监测仪用数字和图形表示呼气时二氧化碳浓度，一般是通过连接于氧气面罩、鼻导管或气管导管上的二氧化碳适配器。在整个呼吸周期，二氧化碳浓度在二氧化碳描记图通常表现为波形图（以 mmHg 计量）。二氧化碳监测仪只显示 PCO_2 的数值而不是波形图。在二氧化碳描记图上，每个波形都包含 4 个阶段（图 23-3）。第 1 阶段（A—B）表示从解剖无效腔呼出的空气，二氧化碳浓度很低。第 2 阶段（B—C）表示来自解剖无效腔气体和肺泡气体的混合物，二氧化碳浓度开始上升。第

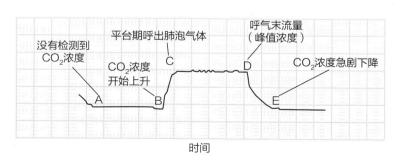

图 23-3　二氧化碳浓度变化波形图

3阶段（C—D）表示进入平台期，肺泡气体被呼出。第4阶段（D—E）表示吸气的过程，D是呼气末容积（最大浓度），E表示二氧化碳浓度急剧下降。框23-5展示了3种常见的波形，在院前环境中它们对监测内科患者的呼吸情况是很有价值的。

波形图有助于检测发现二氧化碳再呼吸，也有助于诊断与无效腔增加相关的疾病[5]。例如，阻塞性肺疾病或肺栓塞患者的波形图通常在第2阶段有一个下降的角度并且第3阶段曲线的斜率通常不会到达平台状态。这与通气血流比例失调及肺泡的不均匀排空有关。通气血流比例失调可能是由血液分流导致的，如肺不张中所见；也可能是由肺部的无效腔引起的，如肺栓塞中所见。所有这些疾病都会导致二氧化碳浓度不断增加。如果波形图显示呼气末期才出现平稳状态，则提示是心力衰竭、慢性阻塞性肺疾病和肺栓塞（图23-4）。

框23-5　内科患者的3种常见的二氧化碳波形图

1. 二氧化碳浓度下降

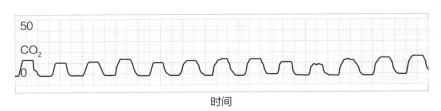

可能病因：焦虑、支气管痉挛、肺栓塞、心输出量减少、低血压、肺水肿

2. 二氧化碳浓度上升

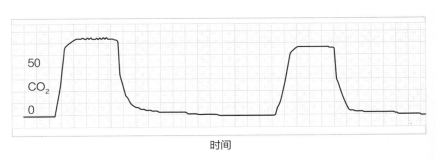

可能病因：镇静、药物过量、通气不足、慢性高碳酸血症

3. "鲨鱼鳍"波形提示长时间呼气

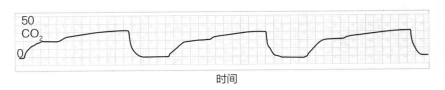

可能病因：哮喘、支气管痉挛、支气管收缩、肺泡排空不均匀、呼吸困难

呼气末二氧化碳
　　正常值：35~45 mmHg
　　通气不足/高碳酸血症：大于45 mmHg
　　通气过度/低碳酸血症：小于46 mmHg

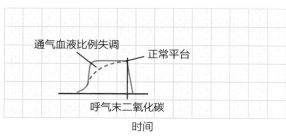

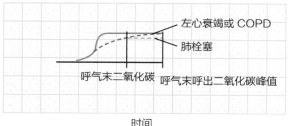

图 23-4　呼气末二氧化碳水平异常的波形图

峰流速仪

峰流速仪（图 23-5）用于肺功能评估，主要是测量患者的最大呼气流速（PEFR）。PEFR 是测量一个人呼出气体速度的指标，常被用于确定哮喘发作的严重程度，还可以评估院前环境中呼吸系统疾病的治疗效果。使用峰流速仪评估需要患者配合，尽最大努力呼吸，同时也需要救护员给予指导。

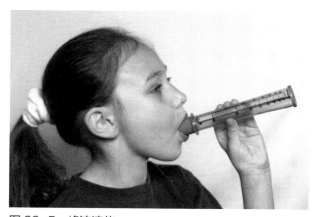

图 23-5　峰流速仪

为了确定基线水平（给药前），救护员应该指导患者充分吸气，然后用力向峰流速仪呼气（应该告诉孩子们像吹灭蜡烛或吹气球一样呼气）。以 L/min 为计量单位。之后再进行 2 次测量，从 3 次的读数中选取最高值作为 PEFR。然后，将测量结果与正常参考值做比较分析。如果 PEFR 测量值与参考值的差异

小于 20%，则是轻度哮喘；差异为 20%～30% 是中度哮喘；差异超过 30% 是重度哮喘[6]。在整个治疗过程中，应反复多次测量 PEFR，以评估患者药物治疗的效果。

注意

5 岁以下的儿童大多数不能有效进行 PEFR 检查。此外，该检查也不应用于严重呼吸窘迫患者。应用药物疗法来逆转支气管痉挛是最优选择。

第 5 节　阻塞性呼吸道疾病

阻塞性呼吸道疾病是一种常见的呼吸系统疾病。在美国，大约 3200 万人患有阻塞性肺疾病[7]。某些阻塞性肺部疾病的诱发因素包括吸烟、环境污染、工业化学物质暴露和肺部感染。阻塞性呼吸道疾病是 3 种不同疾病共存的三联征，它们是慢性支气管炎、肺气肿和哮喘，前 2 种统称为慢性阻塞性肺疾病。然而它们经常不同程度地出现在同一患者身上。

注意

许多医师和其他卫生保健卫生人员都会使用肺功能检查来诊断慢性阻塞性肺疾病。这些检查还有助于他们确定病情的严重程度并评级。它为评估慢性阻塞性肺疾病患者的治疗效果和疾病进展提供了一种方法。

资料来源：Peak expiratory flow（PEF）meter demonstration for health centers. Public Health Resources website. https://publichealthresources.blogspot.com/2014/03/peak-expiratory-flow-pef-meter.html. Accessed on March 16, 2018.

慢性支气管炎

慢性支气管炎是指气管、支气管黏膜及其周围组织的慢性炎症（图 23-6）。虽然该病可以预防，但 2015 年美国仍有超过 930 万人确诊此病[8]。该病的特征是分泌黏液的腺体数量和大小均增加。这是长期暴露于刺激物（最常见的刺激物是香烟烟雾）的结果。无其他明确病因，连续 2 年出现咳嗽伴咳痰，每次持续时间 3 个月以上，即可确诊慢性支气管炎[9]。肺泡并未受到严重的影响，因此弥散保持相对正常。

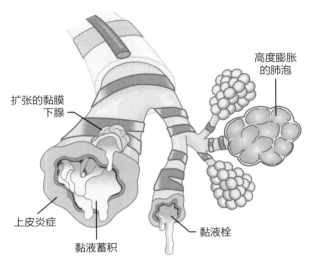

扩张的黏膜下腺

高度膨胀的肺泡

上皮炎症

黏液蓄积

黏液栓

图 23-6　慢性支气管炎。支气管内充满黏液

重度慢性支气管炎患者因肺部通气血流比例的改变和通气不足造成 PO_2 较低。由于缺氧和液体潴留，这些患者有时被称为紫肿型患者。通气不足会引起高碳酸血症（二氧化碳浓度过高）、低氧血症（氧气浓度过低）和 $PaCO_2$ 增加。慢性支气管炎患者常会发生呼吸道感染，最终导致肺组织瘢痕化。一段时间后，肺部会发生不可逆转的变化。这些变化可能引起肺气肿或支气管扩张。支气管扩张是指支气管的异常扩张，是由支气管壁慢性化脓炎症和纤维化使支气管壁肌肉和弹性组织被破坏而引起的。

肺气肿

肺气肿是由肺部病理性变化引起的。它是多年缓慢发展过程的末期。肺气肿的特点是在终末细支气管远端的气道的弹性减弱，异常增大，呈永久性异常扩张，并伴有肺泡破裂与塌陷（图 23-7）。肺气肿病会减少可用于气体交换的肺泡数量，也会降低剩余肺泡的弹性。肺泡弹性丧失导致肺泡内气体排空不完全，余气量增加，而肺活量仍保持相对正常。

相应地，PaO_2 减少会导致红细胞生成量增加和红细胞增多症（血细胞比容升高）。与原发性肺气肿患者相比，血细胞比容升高在慢性支气管炎患者中更为常见。这是因为慢性支气管炎往往是慢性缺氧造成的。肺泡膜表面积减少和肺部毛细血管数量减少都会减少气体交换面积。这些因素都会导致肺部血流阻力增加。

肺气肿对气流进出肺部也会产生一定的阻力。

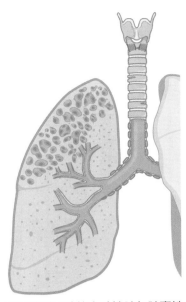

图 23-7　肺泡破裂导致的大叶性肺气肿囊性病变

然而，大多数肺部过度膨胀是由积气导致的，其次是由于回缩弹性丧失造成的（图 23-8）。慢性支气管炎患者在吸气和呼气时，气道阻力均增加。相比之下，肺气肿患者仅在呼气时气道阻力增加。慢性阻塞性肺疾病患者通常会将呼气从被动的、无意识的行为变为肌肉的行为。这类患者有时也被称为"红喘型"患者，因为在用力呼气时患者脸部变红。逐渐地，胸部由于积气变为桶状。随后，患者必须使用颈部、胸部和腹部的辅助呼吸肌使空气进出肺部。肺部完全排气变得越来越困难，最终肺部完全无法排气。通常，肺气肿患者都比较消瘦，这是因为饮食摄入不足和呼吸做功消耗的热量增加（表 23-1）。肺气肿患者常会因肺泡壁破损而产生肺大疱（肺实质内异常含气囊腔），也可能会产生肺小疱（肺与脏层胸膜之间的含气间隙）。当肺大疱塌陷或肺小疱破裂时，肺气肿患者出现弥散障碍的概率增加，也可能会引起气胸。

表 23-1　肺气肿与慢性支气管炎的体征和症状比较

肺气肿	慢性支气管炎
桶状胸	超重
干咳	痰咳
哮鸣音及干啰音	粗干啰音
面色发红	慢性发绀
活动时重度呼吸困难	轻度慢性呼吸困难
吸气时间延长（缩唇呼吸）	吸气和呼气均受阻

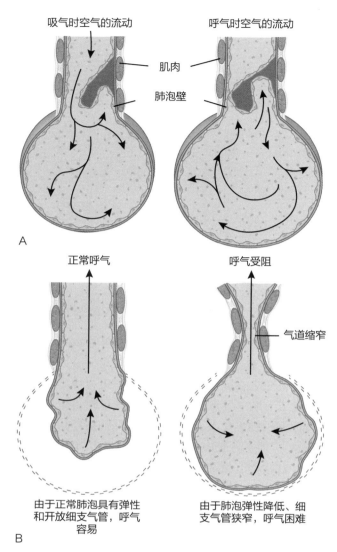

吸气时空气的流动 呼气时空气的流动

肌肉

肺泡壁

A

正常呼气 呼气受阻

气道缩窄

由于正常肺泡具有弹性 由于肺泡弹性降低、细
和开放细支气管，呼气 支气管狭窄，呼气困难
容易

B

图 23-8 A. 慢性阻塞性肺疾病机制：呼气时，黏液栓
和气道缩窄导致积气和过度充气；吸气时，气道扩张，使
气体穿过阻塞区域。这种积气常发生在哮喘和慢性支气
管炎患者中。B. 肺气肿机制：受损的肺泡壁无法支撑并
保持气道开放，同时肺泡也丧失了弹性回缩的特性。这 2
个因素共同导致呼气时气道塌陷

思考

对有持续性创伤的慢性阻塞性肺疾病患者，应用
颈托、短小的脊柱固定板或脊柱背心，以及以仰卧姿
势固定在较长的脊柱固定板上会有什么效果？

慢性阻塞性肺疾病的评估

通常，慢性阻塞性肺疾病患者知道并且已经适
应了他们所患的疾病。如果需要对患者进行紧急救

护，则表明患者的病情发生了重大变化。慢性阻塞
性肺疾病患者常常会突发呼吸困难，甚至在休息时
也会发作，症状常表现为咳痰增加或变化，或者伴
随疾病的不适感增加。其他常见主诉包括失眠和复
发性头痛。

救护员到达现场时，慢性阻塞性肺疾病患者很
可能会出现呼吸窘迫。通常患者保持直立坐姿、身体
前倾以保持呼吸顺畅。除了使用辅助呼吸肌，患者还
通常采用缩唇呼吸以维持气道正压。低氧血症和高碳
酸血症会引发呼吸过速、出汗、发绀、意识混乱、烦
躁和嗜睡。

其他症状包括哮鸣音、干啰音和湿啰音。呼吸
音和心音也会减弱。这可能是气体交换减少和胸腔
增大导致的。在失代偿晚期，患者可能会出现周围
性发绀、杵状指和右心衰竭的症状。患者的心电图
可能会提示心律失常或右心房增大，包括在 Ⅱ 导联、
Ⅲ 导联和 aV$_F$ 导联中出现又高又尖的 P 波。

治疗

对慢性阻塞性肺疾病患者来说，院前救护的主要
目的是通过改善通气来纠正低氧血症。这个目的可以
通过吸氧、NIPPV 和药物治疗实现。药物治疗可能会
导致严重的不良反应和并发症，特别是在救护员到
达前使用过药物。因此，对救护员来说，了解患者
用药史、家庭用氧史及药物过敏史是至关重要的。

所有呼吸窘迫患者都应该建立静脉通路，并进
行心电监测。如果患者是痰咳，应该鼓励患者咳出
痰液。同时将痰液收集并送至实验室进行分析。

某些慢性阻塞性肺疾病患者依靠低氧驱动通
气。救护员不应该在院前环境下因为害怕减少低氧
驱动拒绝给氧，而应该根据血氧饱和度给氧。有
些患者还需要辅助通气。此外，他们还可能需要
CPAP 或 BiPAP（图 23-9）。CPAP 和 BiPAP 能够
改善氧合作用，减少呼吸做功，防止肺不张并允许
给药。正压通气也可以免去气管插管的需要，避免
有创气道管理相关的风险及并发症。

在院前环境下，用于缓解支气管痉挛和抑制支
气管收缩的药物是 β 受体激动药（如左旋沙丁胺
醇和沙丁胺醇）。雾化抗胆碱药物（如异丙托溴铵）
常与 β 受体激动药一起使用，以促进支气管扩张和
黏液生成。在某些情况下，给予类固醇药物（如甲
基强的松龙）可减轻炎症反应。

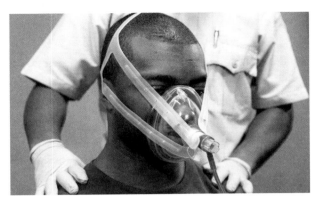

图 23-9　患者正在接受持续气道正压通气治疗

哮喘

哮喘或反应性呼吸道疾病是一种常见的疾病。在美国，1800万人患病，其中包括620万名儿童[10]。

该病每年会造成3600多人死亡。哮喘在儿童和青年人中最为常见[11]。然而，它也可能发生在任何年龄段。儿童病情恶化的因素往往是外在（外部的）因素。相反，成年人病情恶化的因素则多为内在（内部的）因素（图23-10）。通常，儿童哮喘会随着年龄的增长而好转或缓解。而在成年人哮喘常常是持续性的。

哮喘泛指以慢性呼吸道炎症为特征的疾病[11]。出现哮鸣、气短、呼气延长、胸闷、咳嗽等呼吸道症状可以确诊。

哮喘发作的病理生理机制

哮喘急性发作持续时间不同。在各个发作期之间，患者没有任何病症。发作的特点是支气管平滑肌收缩引起的可逆性气流阻塞、黏液分泌过多导

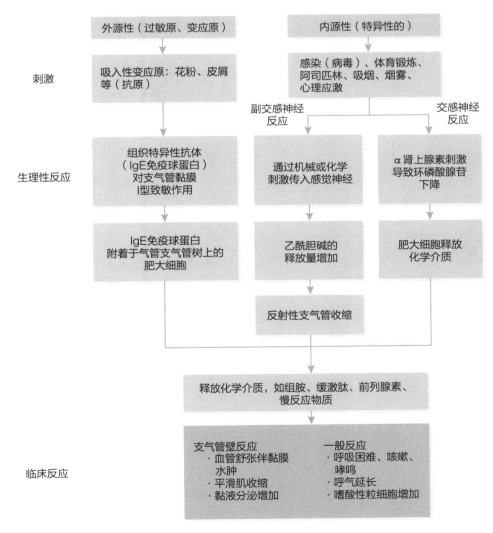

图 23-10　内源性和外源性支气管哮喘

致支气管阻塞，以及支气管壁炎症改变。气流阻力增加会导致肺泡通气不足、通气血流比例严重失调（引起低氧血症）和二氧化碳潴留（引起过度通气）（图23-11）。吸气受阻和明显的呼气受阻导致肺内积气，气道压力升高。

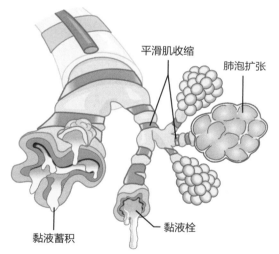

　　图23-11　支气管哮喘时，黏液蓄积、黏膜水肿及平滑肌痉挛造成小气道阻塞，进而呼吸变得吃力，呼气也很困难

　　在急性哮喘发作期间，气道阻力增加、呼吸动力增加和积气等因素叠加在一起，对呼吸肌造成过度的需求，导致辅助呼吸肌使用增多，也增加了呼吸肌疲劳的概率。如果呼吸困难持续，胸腔内高压会导致返回左心室的血量（左心室前负荷）减少，结果是心输出量减少和收缩压下降（濒死性哮喘）。

患者也可能出现奇脉。如果发作继续，低氧血症、血流量和血压的变化可能导致死亡。大多数哮喘相关的死亡都发生在院外。与重症哮喘相关的最常见的死亡原因是窒息。其他可能导致心脏停搏的因素有高碳酸血症和酸中毒、与静脉回流减少相关的低血压和精神状态改变。在院前环境下，重症哮喘患者的并发症包括[12]：

- 肺水肿；
- 肺不张；
- 肺炎；
- 张力性气胸（通常是双侧的）。

　　濒死性哮喘患者可能伴有其他疾病，包括心脏病、肺部疾病、急性过敏性支气管痉挛或过敏反应、药物的使用或滥用（β受体阻断药、可卡因或阿片类药物）以及长期皮质类固醇治疗于近期停止（合并肾上腺功能不全）。

评估

　　当救护员到达时，哮喘患者通常都会保持直立坐姿，身体前倾、双手放在膝关节上（三角架位），并使用辅助呼吸肌帮助呼吸。哮喘患者具有明显的呼吸窘迫症状，呼吸过速且呼吸声大，还可听到哮鸣音。

注意

　　哮鸣的严重程度与气道阻塞程度无关。无哮鸣可能表明存在气道阻塞，而哮鸣音增加也可能表明支气管扩张治疗对患者有效。

　　救护员应注意患者的精神状态。嗜睡、疲惫、躁动、鼻煽和意识混乱都是呼吸衰竭的征兆。必须尽快获得患者的病史，详细了解当前疾病发作的时间、严重程度、诱因、用药情况及有无变态反应。关键是要查明是否需要插管来缓解哮喘的症状。

　　听诊时，救护员可能会注意到患者呼气相延长。通常，哮鸣是在空气通过狭窄气道时听到的。吸气哮鸣（不同于吸气喘鸣）并不代表上呼吸道阻塞，而是提示大中型肌性气道阻塞。这说明阻塞程度比只听到呼气哮鸣时严重。吸气哮鸣也可能提示较粗大的气道内充满了分泌物。"沉默肺"（即没有可听诊到的哮鸣或呼吸音）可能提示空气流动太弱以致无法产生呼吸音的严重阻塞。重症哮喘的其他症状如下：

- 意识水平降低；

- 出汗、脸色苍白；
- 三凹征；
- 无法正常言语，只能说出一两个字；
- 肌肉松弛无力；
- 脉率 >130 次 / 分；
- 呼吸频率 >30 次 / 分；
- 奇脉 >20 mmHg；
- 精神状态改变或严重躁动；
- 呼气末二氧化碳水平 >45 mmHg。

注意

哮喘发作属于急症。救护员应当积极控制患者病情。哮喘病情恶化非常迅速且危及生命。因此，救护员必须仔细持续监控患者状态。初步干预的目的是确保呼吸道畅通、补充供氧及逆转支气管痉挛。

治疗

吸氧应使血氧饱和度达到 93%～95%（6～11 岁儿童为 94%～98%）。高浓度给氧后，应进行药物治疗（框 23-6）。药物治疗要根据患者的年龄和严重程度确定。雾化吸入沙丁胺醇是目前美国治疗哮喘的主要方法。速效 β_2 受体激动药能够刺激 β 肾上腺素受体，因此可以作为速效支气管扩张药使用。该药物的不良反应有短暂性心动过速和震颤。其他

框 23-6　哮喘常用药

雾化 β_2 受体激动药
　　沙丁胺醇、左旋沙丁胺醇、吡布特罗、沙美特罗
　　吸入性抗胆碱药物
　　异丙托溴铵

皮质类固醇（静脉注射）
　　甲基强的松龙
　　地塞米松

皮质类固醇（吸入）
　　氟羟强的松龙

白三烯调节剂
　　孟鲁司特、扎鲁司特、齐留通
　　硫酸镁（静脉注射）
　　肾上腺素或特布他林（皮下或肌内注射）

用于治疗哮喘的雾化药物包括左旋沙丁胺醇、异丙托溴铵，或者联合使用沙丁胺醇及异丙托溴铵。皮质类固醇可静脉注射、肌内注射或口服。2 岁以上儿童可考虑使用硫酸镁，重症支气管痉挛可考虑静脉给药[11]。

如果重症哮喘患者对最初的用药没有反应，可以肌内注射肾上腺素。NIPPV 对处理即将发生呼吸衰竭的反应性呼吸道疾病是有益的。在某些情况下，如果患者有足够的自主呼吸，可避免插管[12]。

静脉输液可用于补液。所有急性哮喘患者均应以舒适的体位转运，以最大限度地利用呼吸肌。同时还应该监测这些患者有无心律失常。

思考

如果患者无法握住喷雾器吹口或需要使用面罩装置进行通气，你该怎么促进患者支气管扩张？

在极少数情况下，重症哮喘患者需要高级人工气道管理。哮喘患者出现呼吸暂停和昏迷应立即进行气管插管。此外，出现下列情况也应考虑进行插管[13]：

- 进行支气管扩张治疗后，肺功能检查显示恶化；
- PaO_2 降低；
- $PaCO_2$ 上升；
- 进行性呼吸性酸中毒；
- 精神状态下降；
- 躁动加剧。

如果意识清醒患者需要进行气管插管，应由受过训练的并获得快速顺序诱导插管授权的救护员进行操作。以下为关键性操作[12]：

- 应用氯胺酮或依托咪酯使患者镇静；
- 使用琥珀胆碱或维库溴铵使患者肌肉松弛；
- 选择适合患者的最大的气管内管，以减少气道阻力[12]；
- 插管并确认置管后，立即经气管插管雾化吸入 2.5～5 mg 沙丁胺醇；
- 通过临床检查和二氧化碳描记图确认气管插管的位置；
- 给患者的肺部进行通气，频率为 6～10 次 / 分，潮气量为 6～8 mL/kg；吸气时间较短、呼气时间延长，使空气得以排出并避免突发低血压（尤其是老年肺气肿患者）。

即使气管插管，给患者肺部通气有时依然很困难。当进行正压通气时，呼吸叠加会在高气道压力下引起内源性呼气末正压（PEEP）。这种情况会导致过度通气、张力性气胸和低血压。为了避免这个结局，应降低呼吸频率，并缩短吸气时间（成年人 80～100 L/min）和延长呼气时间（吸呼比为 1：4 或 1：5）。可能会发生轻度的高碳酸血症。插管后应给予患者镇静药以促进最大通气。吸入的支气管扩张药可通过通气回路给药。

如果哮喘患者在插管后病情急剧恶化，应评估有无所列原因并纠正：导管移位、导管阻塞、气胸（或内源性 PEEP）和设备故障（见第 15 章）[12]。

如果哮喘患者出现心脏停搏，美国心脏协会建议考虑几个方面：低呼吸频率和低潮气量的通气是合理的（Ⅱa 类），这是为了尽量减少内源性 PEEP 的影响。此外，短暂停顿，将患者与口罩装置或呼吸机的连接断开，然后进行胸外心脏按压，可能会有效缓解积气（Ⅱa 类）。应评估心脏停搏的哮喘患者是否存在张力性气胸（Ⅰ类）。

注意

气管插管后，气流阻塞状况立刻消失则表明诊断为急性哮喘可能是错误的，问题可能出在上呼吸道。

哮喘持续状态

哮喘持续状态是一种常规治疗无效的严重的、持续的哮喘发作。它可能是由于气道痉挛引起的突然发作，也可能是呼吸道感染或长时间接触一种或多种变应原引起的，发病时症状不显著。哮喘持续状态属于急症，需要尽早识别并立即将患者转运至医院，因为这些患者有呼吸衰竭的风险。

哮喘持续状态患者的治疗与哮喘急性发作患者的治疗是一样的。更重要的是快速转运。此外，这些患者通常会脱水，一般需要静脉补液。同时应该密切监测患者的呼吸状态，也应该给予患者高浓度氧气。应预先考虑到插管和呼吸机支持。也可能需要雾化吸入和静脉注射支气管扩张药。

思考

重新评估哮喘持续状态患者的病情时，呼吸和心率均降低是好现象还是坏征兆？为什么？

鉴别诊断

通常，哮鸣通常伴哮喘出现。但是，哮鸣可能会出现在所有引起呼吸困难的疾病中（表 23-2）。例如，呼吸过速、哮鸣和呼吸窘迫可能提示心力衰竭、肺炎、肺水肿、肺栓塞、气胸、吸入有毒物质、吸入异物和其他各种病理状态。对患者实施紧急救护应以患者评估和准确病史为基础。

表 23-2　与喘鸣有关的疾病及症状	
疾病	**症状**
哮喘	痰咳、胸闷
细菌性肺炎	痰咳、胸膜痛、发热
慢性支气管炎	慢性痰咳
肺气肿	咳嗽
吸入异物	咳嗽
心力衰竭	咳嗽、端坐呼吸、夜间呼吸困难
气胸	突发剧烈的胸膜痛、呼吸困难
肺部疾病	呼吸过速、咳嗽、充血
肺栓塞	突发剧烈的胸膜痛、心动过速、缺氧
吸入有毒物质	咳嗽、疼痛

第 6 节　肺炎

肺炎是一组非特异性感染（而非一种单一的疾病），会引起呼吸性细支气管和肺泡的急性炎症过程。每年会有超过 5 万名美国人死于肺炎[14]（图 23-12）。细菌、病毒或真菌感染都会引起肺炎。相关的风险因素包括吸烟、酗酒、暴露于低温环境及低龄或高龄。这类疾病可能通过呼吸道飞沫传播，也可能通过口鼻吸入细菌传播。

肺炎可分为病毒性、细菌性、支原体性或吸入性肺炎等。通常，肺炎会表现出典型的体征和症状（典型性肺炎）。症状包括痰咳、胸膜炎性痛、呼吸过速、偶尔呼吸音（哮鸣音、湿啰音、干啰音）及伴有寒战的发热（通常与细菌感染有关）。它也可能会造成非特异性症状，在儿童、中老年患者和体弱患者中尤其如此。非特异性症状包括干咳、头痛、乏力及咽痛（非典型性肺炎）。

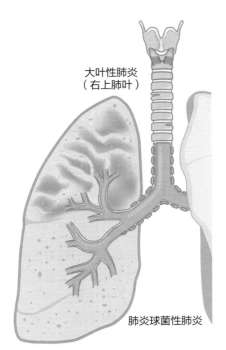

大叶性肺炎
（右上肺叶）

肺炎球菌性肺炎

图 23-12　肺炎是指呼吸性细支气管和肺泡的炎症过程，是由感染引起的

注意

社区获得性肺炎是指从环境中获得的感染。这类肺炎包括由于使用了能够改变人体免疫力的药物而间接获得的感染。近年来，这些感染的发生率有所上升。这是因为 65 岁以上人口比例增加，也是因为越来越多的患者因恶性肿瘤、移植手术或自身免疫性疾病使用免疫抑制药。

资料来源：Walls R, Hockberger R, Gausche-Hill M. *Rosen's Emergency Medicine：Concepts and Clinical Practice*. 9th ed. Philadelphia, PA：Elsevier；2017.

病毒性肺炎

流感病毒是病毒性肺炎最常见的病因（框 23-7）。流感作为流行病经常发生在学龄儿童、新兵和疗养院居民等小群体中。由病毒引起的肺间质感染造成患者继发细菌性肺炎。

细菌性肺炎

在 2000 年以前，肺炎链球菌肺炎占细菌性肺炎的 90%。每年每 500 人中就有 1 人感染肺炎链球菌。细菌性肺炎发病率的下降与婴儿接种肺炎球菌疫苗有

框 23-7　流感病毒

流感是一种影响全身的急性、发热性疾病。它与上呼吸道和下呼吸道病毒感染有关，通常表现为突发严重且长期的咳嗽、发热、头痛、肌肉疼痛和轻微的咽痛。在所有的病毒中，流感病毒和副流感病毒是严重呼吸道感染最常见的病因。而且，它们的发病率和病死率很高。

甲型、乙型和丙型流感病毒（及多个毒株）暴露后可迅速引起呼吸道感染（通常在 24～48 小时发病）。患者吸入携带病毒的感染者呼吸道飞沫（如感染者打喷嚏时）。飞沫穿透上呼吸道黏膜细胞表面，最终传播至下呼吸道，导致细胞炎症和纤毛破坏。没有纤毛，清除呼吸道中的黏液变得更加困难。因此，常常发生继发性细菌感染，进而导致肺炎或急性呼吸衰竭，在慢性肺病患者中尤其如此。

流感有可能在高危人群中（包括患有慢性心肺疾病或代谢障碍的成年人和儿童、疗养院的居民和医护人员）广泛传播。目前的疫苗对某些病毒毒株有效。这些疫苗的不良反应极小。如果患者无并发症，流感是自限性的。急性症状一般持续 2～7 天，接下来是大约 1 周的恢复期。

注：相比其他流感病毒，2009 年爆发的 H1N1 影响的多为健康的年轻人和孕妇（见第 28 章）。

关。发病高峰出现在冬季和初春。2012 年，一种可以有效预防成年人感染这种肺炎的疫苗上市，使发病率进一步下降[15]。

细菌性肺炎也可由黏液和唾液吸入引起。因此，昏迷或伴有癫痫发作、咳嗽反射受到抑制和分泌物增多的患者易患细菌性肺炎。其他可能导致细菌性肺炎的风险因素包括：

- 感染（上呼吸道感染、术后感染）；
- 异物吸入；
- 酗酒或其他药物成瘾；
- 心力衰竭；
- 卒中；
- 晕厥；
- 肺栓塞；
- 慢性疾病（慢性呼吸系统疾病、糖尿病、心力衰竭）；
- 长期制动；
- 免疫缺陷。

你知道吗

肺炎球菌多糖疫苗

在美国，肺炎球菌疾病是可预防疾病，也是造成死亡的主要原因。这种疾病可能导致肺部（肺炎）、血液（菌血症）和脑部（脑膜炎）的严重感染。每 20 名肺炎球菌性肺炎患者中就有 1 人死亡，每 6 名菌血症或脑膜炎患者中就有 1 人死亡。

13 价肺炎球菌结合疫苗（PCV13）可预防 13 种肺炎球菌。65 岁以上和 19 岁以上患有某些疾病的成年人应在接种 23 价肺炎球菌多糖疫苗（PPSV23）疫苗之前接种 PCV13 疫苗。

PPSV23 可预防 23 种肺炎球菌，包括最有可能引起严重疾病的细菌。在接种疫苗的大多数健康成年人中，在接种后 2 ~ 3 周，疫苗针对大多数或所有这些类型细菌对人体产生保护作用。

根据年龄、首次给药时间和患其他疾病情况，成年人接种 1 ~ 3 剂。建议以下人群接种疫苗：

- 所有 65 岁及以上的成年人；
- 19 岁及以上有特定疾病的成年人；
- 19 岁及以上吸烟的成年人。

以下人群不应接种疫苗：对疫苗或疫苗某种成分过敏者。另一种类型的肺炎球菌疫苗（肺炎球菌结合疫苗，PCV）常推荐 5 岁以下儿童使用。

资料来源：Pneumococcal vaccines（PCV13 and PPSV23）: addressing common questions about pneumococcal vaccination for adults. Centers for Disease Control and Prevention website. https://www.cdc.gov/vaccines/hcp/adults/downloads /fs-pneumo-hcp.pdf. Updated May 2016. Accessed March 14, 2018.

支原体肺炎

支原体肺炎是由肺炎支原体感染引起的。它会导致学龄儿童和年轻人轻度上呼吸道感染。支原体肺炎是通过被感染的呼吸道分泌物进行传播的，因此会在家庭成员之间迅速传播。这类肺炎可以使用抗生素有效治疗。

吸入性肺炎

吸入性肺炎是指异物进入气管引起的肺组织炎症。吸入性肺炎在意识水平改变的患者（如头部损伤、癫痫发作、饮酒或服用其他药物、麻醉、感染、休克）、气管插管患者及吸入异物患者中很常见。吸入性肺炎的常见原因包括咳嗽或呕吐反射受到抑制、患者无法排出分泌物或胃内容物，以及无法保护气道。

吸入性肺炎也可能是非细菌性的。例如，它可能是由胃内容物、有毒物质或惰性物质误吸引起的。这种肺炎有别于感染性肺炎或细菌性肺炎（作为继发性并发症）。即使使用抗生素治疗细菌性吸入性肺炎，预后也较差。

肺炎的治疗

肺炎的病理生理机制依赖于致病的病原体。在病毒性肺炎和支原体肺炎中，支气管的炎症反应会损伤纤毛和上皮细胞，导致充血，某些情况下还会导致出血。症状和体征包括胸痛、咳嗽、发热及呼吸困难，偶尔咯血。通常患者主诉全身不适，还有上呼吸道和胃肠道的症状。胸部听诊可能听到喘鸣和细湿啰音。在无并发症的情况下，症状通常在 7 ~ 10 天内消失。

细菌性肺炎开始于肺泡感染。一段时间后，这种感染使肺泡充满液体和脓性痰。感染从一个肺泡扩散至另一个肺泡。当这种情况发生时，肺的大部分区域，甚至整个肺叶都可能实变。肺叶实变会降低呼吸膜的有效表面积，也会降低通气血流比例。这种效应都会导致低氧血症。细菌型肺炎患者通常伴有寒战、发热、呼吸过速、心动过速、咳嗽和咳痰。痰可能是铁锈色的（肺炎球菌肺炎的典型颜色），但更多的是黄色、绿色或灰色。其他症状包括厌食、腰部或背部疼痛及呕吐。如果无并发症，使用抗生素治疗，患者 3 ~ 5 天开始恢复。通常，抗生素要持续使用 7 ~ 10 天。

吸入性肺炎的病理生理机制是基于吸入物质的体积和 pH 值。如果 pH 值低于 2.5（如吸入胃内容物时），就可能出现肺不张、肺水肿、出血和细胞坏死。肺泡毛细血管膜也可能受损，进而导致肺泡内液体蓄积。如果病情严重，可能导致急性呼吸窘迫综合征。患者的体征和症状随病情和损伤严重程度（如溺水、异物吸入、胃内容物吸入）而异。临床表现包括呼吸困难、咳嗽、支气管痉挛、哮鸣音、干啰音、湿啰音、发绀及心肺功能不全。在这些患者中，很大一部分可能发展为肺部感染。

思考

　　救护员可以采取哪些措施来减少患者发生吸入性肺炎的风险？

　　肺炎患者的院前救护包括给予气道支持，补充氧气，如有必要给予辅助通气、静脉输液以维持血压，稀释黏液，进行心电监护，转运至医院进行评估。如果患者有哮鸣音，可以使用支气管扩张药。对某些吸入性肺炎的患者，可能还需要抽吸。普通患者的治疗通常包括卧床休息、使用镇痛药、减充血药、祛痰药、解热药及抗生素。如果病情严重，可能需要支气管镜检查、气管插管和机械通气。

第7节　急性呼吸窘迫综合征

　　急性呼吸窘迫综合征（ARDS）是一种以进行性呼吸困难和难治性低氧血症为特征的综合征，主要有急性肺部炎症和弥漫性肺泡毛细血管损伤等病理改变[16]。导致 ARDS 的所有疾病都会引起严重的非心源性肺水肿。每年都有近 20 万人因 ARDS 或肺损伤入院治疗[4]。ARDS 为创伤、胃内容物误吸、体外循环手术、革兰氏阴性脓毒症、多次输血、氧中毒、有毒物质吸入、药物过量、肺炎和感染的并发症。不管是什么病因，毛细血管通透性增加（高渗性非心源性肺水肿）都会导致出现肺部水肿、充血、出血及实变的临床症状，且伴有跨肺泡膜扩散能力下降，通气血流比例失调（图 23-13）。肺部顺应性降低。这就要求患者增加气道压力确保呼吸。

　　肺水肿伴 ARDS 会导致严重的低氧血症、肺内分流、肺顺应性降低，在某些情况下还会导致肺组织不可逆的损伤。这种综合征的独特之处在于，大多数患者在患病前都具有健康的肺。也就是说，患者没有近期呼吸道疾病或损伤的病史。ARDS 在男性中比女性更常见。在美国，每年有约 19 万人发病[17]。ARDS 病死率大于 65%。并发症包括呼吸衰竭、心律失常、弥散性血管内凝血、气压性损伤、心力衰竭和肾衰竭。

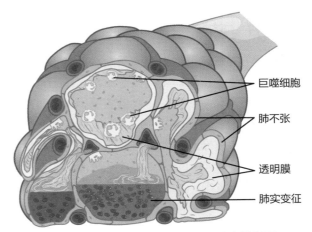

巨噬细胞

肺不张

透明膜

肺实变征

图 23-13　急性呼吸窘迫综合征患者的肺泡横断面

治疗

　　根据 ARDS 的病因和严重程度，院前救护可能包括补液以维持心输出量和组织灌注；药物治疗以支持机械通气；使用药物（如皮质类固醇）以稳定肺部、毛细血管及肺泡壁；给予利尿药[18-19]。

　　通常，ARDS 患者在最初受伤或疾病发作后的 12~72 小时会有呼吸过速、呼吸困难及气体交换受阻等症状。ARDS 通常是由另一种疾病或损伤引起的。因此，救护员应当考虑到引起 ARDS 的潜在疾病。他们也应该提供补充氧气和通气支持（包括 NIPPV），以改善动脉血氧合作用（通过脉搏血氧仪评估）。大多数中度至重度呼吸窘迫患者都需要机械通气。这种通气遵循肺保护性通气策略，并注意以下几方面：

- 低潮气量（6 mL/kg）；
- 气道平台压上限（<30 cmH$_2$O）；
- 使用 PEEP（从 58 cmH$_2$O 开始）以避免氧中毒（吸入氧浓度 <60%）；
- 呼吸频率为 12~15 次 / 分。

　　如果可能，应采用设定容量的通气模式，如辅助控制通气、同步间歇指令通气或压力调节容量控制通气（见附录）。

　　医院还可采用其他措施，包括特殊模式的通气（气道压力释放）、神经肌肉阻断、一氧化氮吸入、俯卧位和体外膜肺氧合。

第8节　肺栓塞

肺栓塞是肺动脉及其分支被血栓或其他类型的栓子阻塞（图23-14）。肺栓塞通常起源于下肢或骨盆。肺栓塞是一种比较常见的疾病，估计每年多达90万人发病。其中，有6万到10万人死亡[20]。猝死是约1/4肺栓塞患者的首发症状。严重肺栓塞患者发生休克和心力衰竭，病死率可高达30%[21]。急性肺栓塞患者中，发生心脏停搏者不到5%[22]。

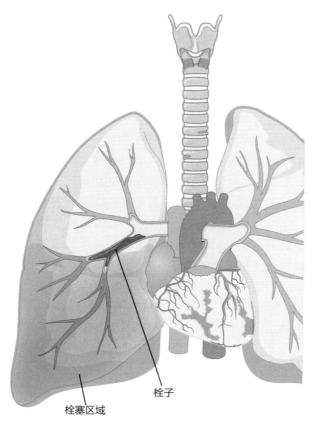

栓子

栓塞区域

图23-14　肺栓塞

肺栓塞通常以静脉病变开始。最常见的原因是血栓从下肢大静脉离开造成的，但也可能是由于脂肪、空气、破裂的静脉导管、羊水或肿瘤组织造成的。血栓或栓子通过静脉系统到达右心房、右心室，随后进入肺动脉，阻塞了到肺部的血液供应。血栓形成最常见的部位是下肢和骨盆的深静脉。框23-8列出了导致静脉血栓形成的六大因素。

当一个或多个肺动脉被阻塞时，肺部某个区域可能无血液流动，但仍在继续通气。由于缺乏血液，

框23-8　静脉血栓形成的影响因素

静脉淤滞
- 过程延长
- 长期卧床
- 肥胖
- 高龄
- 静脉曲张

静脉损伤
- 胸部、腹部、骨盆或下肢的外科手术
- 烧伤
- 长骨骨折
- 骨盆或下肢骨折

高凝状态
- 恶性肿瘤（尤其是伴有转移）
- 使用口服避孕药
- 妊娠
- 自身免疫功能障碍
- 先天性或获得性凝血功能障碍

疾病
- 慢性肺部疾病伴红细胞增多症
- 心力衰竭
- 镰状细胞贫血
- 癌症
- 心房颤动
- 心肌梗死
- 既往肺栓塞
- 既往深静脉血栓
- 感染
- 糖尿病

资料来源：Risk factors for venous thromboembolism（VTE）. American Heart Association website. http: //www.heart.org/HEARTORG/Conditions/VascularHealth/VenousThromboembolism/Risk-Factors-for-Venous-Thromboembolism-VTE_UCM_479059_Article.jsp. Updated February 7, 2018. Accessed March 14, 2018.

血管发生收缩。如果血管阻塞十分严重（60%或以上的肺血管供应被阻断），患者可能迅速发生低氧血症、急性肺动脉高压、全身性低血压及休克，甚至会死亡[23]。

体征和症状

因血栓大小不一、位置不同，肺栓塞患者会有

不同的表现和各种各样的体征和症状。体征和症状包括呼吸困难、咳嗽、咯血（罕见）、疼痛、焦虑、晕厥、低血压、出汗、呼吸过速、心动过速、发热、颈静脉怒张。此外，也可能存在胸部肌僵直、胸膜炎性痛、胸膜摩擦音、湿啰音及局部喘鸣音。如果栓子很大，还可能发生突发心脏停搏。对于任何心肺系统有问题且无法解释的患者，救护员都应该考虑肺栓塞，尤其是当存在危险因素时。如前所述，持续的二氧化碳描记波形可能有助于诊断肺栓塞患者。在与肺栓塞有关的心脏停搏事件中，可电击节律并不常见。在心脏停搏期间，36% ~ 53% 的患者处于无脉性电活动状态。

思考

如果你需要鉴别诊断肺栓塞及其他具有相似体征和症状的疾病，患者评估中的哪些信息可能会有帮助？

治疗

肺栓塞的院前救护主要是支持性的。救护员应给予患者高浓度氧气，使用心电监测仪和脉搏血氧仪，同时建立静脉通路。转运患者时，应使其保持舒适的姿势。最终救护可能需要住院进行纤维蛋白溶解治疗、手术或经皮取栓；如果出现心脏停搏，进行体外心肺复苏。

注意

心电图可显示肺栓塞患者的心电活动变化（图 23-15）。这些发现可能包括：

- 窦性心动过速（未显示）；
- 右束支传导阻滞；
- $V_1 \sim V_4$ 导联或下壁导联的 T 波倒置（由于肺高压）；
- 心电轴右偏（或极端右偏）（未显示）；
- V_2 导联中 R 波明显（由于右心室扩张）；
- Ⅱ 导联中 P 波峰值大于 2.5 mm（由于右心房增大）（未显示）；
- S1Q3T3 模式（Ⅰ 导联中有一个显著的 S 波，Ⅲ 导联有一个 Q 波，Ⅲ 导联中 T 波倒置）。

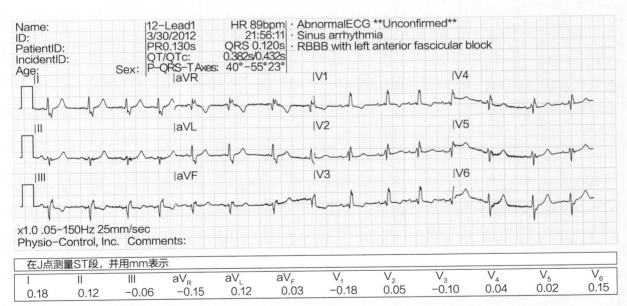

图 23-15 肺栓塞患者心电图

资料来源：Ferrari E, Imbert A, Chevalier T, Mihoubi A, Morand P, Baudouy M. The ECG in pulmonary embolism: predictive value of negative T waves in precordial leads. *Chest.* 1997; 111（3）: 537–543.

第 9 节　上呼吸道感染

　　上呼吸道感染是鼻腔、咽部和喉部炎症的总称。它是所有疾病中最常见的一种。成年人平均每年感冒 2 ~ 3 次[24]。这些疾病包括普通感冒、咽炎、扁桃体炎、鼻窦炎和喉炎。这些疾病几乎不会有生命危险。但是，它们往往会加重肺部的基础疾病。它们也会导致免疫功能低下的患者发生严重感染。勤洗手是防止呼吸道感染传播的一个关键措施。另一个关键措施是在打喷嚏或咳嗽时用手捂住口鼻。

注意

治好你的咳嗽

- 咳嗽或打喷嚏时用纸巾捂住口鼻。把用过的纸巾扔进废纸篓里。
- 如果你没有纸巾，咳嗽或打喷嚏时用袖子或肘部捂住口鼻，而不是你的手。
- 经常用肥皂和温水洗手。如果没有肥皂和水，请使用含乙醇的洗手液。

资料来源: Cover your cough: stop the spread of germs that can make you and others sick! Centers for Disease Control and Prevention website. https://www.cdc.gov/flu/pdf/protect/cdc_cough.pdf. Accessed March 14, 2018.

　　各种细菌和病毒都能够引起上呼吸道感染。其中，A 族链球菌引起的感染占 15% ~ 30%，50% 的病例无明确的细菌或病毒原因[25]。上呼吸道感染的体征和症状包括:

- 咽痛;
- 发热;
- 寒战;
- 头痛;
- 面部疼痛（鼻窦炎）;
- 脓性鼻涕;
- 口臭;
- 颈淋巴结病（颈部淋巴结肿大）;
- 咽部红斑（咽部炎症 / 刺激）。

思考

　　哪些上呼吸道感染会危及生命？请列举两三种。

治疗

　　大多数上呼吸道感染是自限性的，很少或几乎不需要院前紧急救护。因此，该病院前救护的目的是缓解症状。

第 10 节　自发性气胸

　　通常，当肺大疱破裂时，会发生原发性自发性气胸，导致空气从肺内进入胸膜腔。这种类型的气胸可能会发生在 20 ~ 40 岁看似健康的人群中。这些患者通常是又高又瘦的男性且胸部狭长（与之不同，继发性自发性气胸则可能是由基础疾病引起的，如慢性阻塞性肺疾病）。在某些人群中，自发性气胸的发生率较高。这些群体包括患有肺炎的 AIDS 患者及过度吸食精炼可卡因、大麻或吸入型毒品（如胶剂、气溶胶、溶剂、挥发性溶剂）的吸毒者。对慢性阻塞性肺疾病患者也应考虑是否患有自发性气胸，尤其是患者接受过正压通气治疗。

　　大多数原发性自发性气胸患者的耐受性良好，气胸仅侵占 20% 的肺部（部分性气胸）。体征和症状包括气短、突发性胸痛、面色苍白、多汗和呼吸过速。严重时，气胸会占据单侧胸的 20% 以上，并出现下列体征和症状[26]:

- 精神状态改变;
- 发绀;
- 心动过速;
- 患侧呼吸音减弱;
- 局部叩诊过清音;
- 皮下气肿。

注意

　　严重时，自发性气胸可引起张力性气胸（见第 41 章）。当这种情况发生时，静脉回流到心脏受阻，可能导致心血管完全塌陷。

治疗

　　自发性气胸的院前紧急救护措施取决于患者的症状和呼吸窘迫程度。给予高浓度氧气有助于缓解气胸，严重时还需要呼吸道管理和循环支持。这类患者应保持舒适的姿势转运至医院接受评估，可能需要行胸膜腔减压术。某些情况下还需要进行手术，这是为了使肺复张或防止气胸复发。如果出现张力性气胸的体征和症状，应行胸腔穿刺减压术。

第 11 节 高通气综合征

高通气综合征是指呼吸快而深，二氧化碳排出过量，导致呼吸性碱中毒。该综合征会引起低碳酸血症，导致脑血管收缩、脑灌注减少、感觉异常、眩晕或甚至有欣快感。多种疾病可引起高通气综合征情况如下：

- 焦虑；
- 缺氧；
- 肺部疾病；
- 心血管疾病；
- 代谢紊乱；
- 神经系统疾病；
- 发热；
- 感染；
- 疼痛；
- 妊娠；
- 某些药物。

思考

如何鉴别诊断焦虑引起的过度通气与重大疾病或有毒物质摄入引起的过度通气？

高通气综合征的体征和症状包括呼吸过速和高呼气量导致的呼吸困难、胸痛、面部麻刺感和手足痉挛。该综合征的病因不同，其他评估结果也各不相同。患者呼气末二氧化碳水平较低，分压小于 35 mmHg。

治疗

如果高通气综合征是由焦虑引起的（心因性呼吸困难），那么院前救护主要是支持性的，包括镇静和安抚的措施。救护员也可以会怀疑该综合征是由疾病（如糖尿病、肾脏疾病）或某些药物摄入引起的。无论是什么原因，救护措施都包括补充氧气、呼吸道管理和通气支持。所有过度通气的患者都应该保持镇静，在救护员指导下通气。如果患者正在代偿缺氧或代谢性酸中毒，则不要试图减缓通气。

如果过度通气比较严重，或者是由疾病或某些药物摄入引起的，则应将患者转运至医院进行评估。

第 12 节 肺癌

肺癌（支气管肺癌）在美国发病率较高。据估计，每年新增 22.5 万例病例[27]。大多数肺癌发生在 55~65 岁的人群中。在所报告的新增病例中，大多数患者在 1 年内死于该病；20% 的患者仅局部肺受累，25% 的患者通过淋巴系统转移，55% 的患者出现远处转移癌[28]。肺癌最常见的原因是吸烟。重度吸烟者（每天超过 1 包）患肺癌的概率比不吸烟者大 20 倍[27]。其他风险因素包括被动吸烟（接触别人的香烟烟雾），石棉、氡气、灰尘或煤制品暴露，放射治疗（通常用于治疗其他癌症），肺纤维化，HIV 感染，遗传因素，饮酒，以及接触其他有毒物质。

病理生理机制

和其他癌症一样，肺癌也是细胞异常增殖而形成非正常组织。至少有十几种不同类型的肿瘤与原发性肺癌有关（图 23-16）。肺癌主要分两大类，即小细胞肺癌和非小细胞肺癌（又可细分为鳞状细胞癌、腺癌和大细胞癌）。每种细胞类型的肺癌都有不同的生长模式。每位患者对治疗也有不同的反应。大多数细胞异常增殖始于支气管或细支气管。肺部也是其他原发癌（乳腺癌）常见的转移部位。

体征和症状

肺癌早期的体征和症状往往是非特异性的。吸烟者常把这些症状归咎于吸烟。这些症状包括咳嗽、痰咳、下呼吸道阻塞（表现为哮鸣）和呼吸系统疾病（如支气管炎）。随着病情的进展，可能会出现下列体征和症状：

- 咳嗽；
- 咯血（情况很严重）；
- 呼吸困难；
- 声音嘶哑或改变；
- 吞咽困难；
- 体重减轻、厌食；
- 虚弱；
- 胸痛。

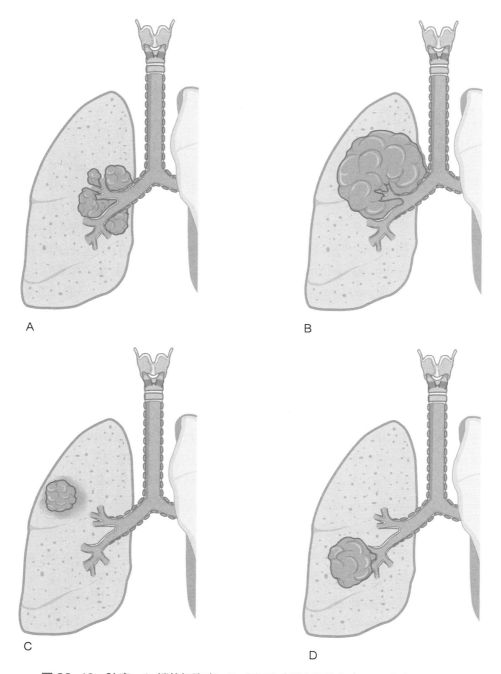

A

B

C

D

图 23-16 肺癌。A. 鳞状细胞癌；B. 小细胞（燕麦细胞）癌；C. 腺癌；D. 大细胞癌

肺癌患者可能会因为呼吸窘迫、化疗或放疗引起的并发症而呼叫救护员。这些疗法对正常的人体细胞和癌细胞都有毒性。相关不良反应通常包括恶心、呕吐、乏力和脱水。应给予患者精神及心理支持。

治疗

大多数肺癌患者都知道自己的病情。肺癌的院前救护包括呼吸道管理及血液循环支持，补充氧气（根据患者的症状和脉搏血氧饱和度），转运至医院接受评估。根据患者的病情，可能需要进行静脉输液来增强水合作用和稀释痰液；也可能需要药物（如支气管扩张药和皮质类固醇）治疗以改善呼吸作用，同时需要镇痛药以减轻疼痛。终末期患者可能会有预先指示或不予复苏术指令。在这种情况下，也应该向患者的家属提供精神支持。

第13节　呼吸衰竭

如本章所述，呼吸系统急症是由多种疾病引起的，包括通气失败、氧合不良和休克。当肺部气体交换严重受阻而导致低氧血症时，就会发生呼吸衰竭（氧合不良），伴或不伴高碳酸血症（通气失败）。图23-17总结了呼吸衰竭的各种病因和救护措施。

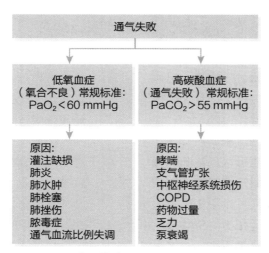

图 23-17　呼吸衰竭的病因

资料来源: Mosier JM, Hypes C, Joshi R, Whitmore S, Parthasarathy S, Cairns CB. Ventilator strategies and rescue therapies for management of acute respiratory failure in the emergency department. Ann Emerg Med. 2015; 66（5）: 529–541. Art located at https://ars.els-cdn.com/content/image/1-s2.0-S0196064415003790-gr1_lrg.jpg.

总结

- 呼吸系统急症包括与通气、弥散和灌注相关的疾病。通气是指空气进出肺部的机械运动。弥散是气体交换的过程。灌注是指血液通过肺组织的血液循环。
- 救护员应评估患者的主诉，检查是否有呼吸窘迫的体征和症状，采集既往病史。体格检查应确定各项生命体征、呼吸功增加的指标、呼吸音及周围性发绀或凹陷性水肿等。二氧化碳监测仪、脉搏血氧仪和峰流速仪可以作为体格检查的补充。
- 阻塞性呼吸道疾病是3种不同疾病共存的三联征，即慢性支气管炎、肺气肿和哮喘。对于这些患者院前救护的主要目的是通过改善通气来纠正低氧血症。
- 慢性支气管炎是气管、支气管黏膜及其周围组织的慢性炎症，特征是黏液分泌过多。这些患者通常具有较低的血氧水平和较高的二氧化碳水平。
- 肺气肿会导致终末细支气管远端的气道异常增大及肺泡破裂和塌陷。
- 哮喘或反应性呼吸道疾病具有多方面特征：支气管平滑肌收缩引起的可逆性气流阻塞；黏液分泌过多导致支气管堵塞，支气管壁炎症改变。典型的哮喘患者具有明显的呼吸窘迫症状，呼吸过速且呼吸声大。治疗以扩张支气管、改善氧合和减轻炎症为主。
- 肺炎是指一组非特异性感染（细菌、病毒或真菌感染）。肺炎的体征和症状包括胸膜炎性痛、痰咳、发热及呼吸困难，偶尔咯血。肺炎患者的院前救护包括气道支持，补充氧气，如有必要给予辅助通气、静脉输液，进行心电监护及转运。

- 呼吸窘迫综合征是一种以进行性呼吸困难和难治性低氧血症为特征的综合征，主要有急性肺部炎症和弥漫性肺泡毛细血管损伤等病理改变。该病通常是疾病或损伤的并发症。呼吸窘迫综合征患者肺部水肿、充血、出血和实变，且伴跨肺泡膜扩散能力降低。院前救护包括补充氧气和通气支持。

- 呼气末正压通气用于维持呼气末的压力。在呼吸循环中保持呼气未正压可以保证肺泡开放，并将液体从肺泡中挤回组织间隙或毛细血管中。持续气道正压通气可以用于维持整个呼吸循环中的稳定的气道压力。持续气道正压通气能改善氧合，防止肺不张。双水平气道正压通气则可在整个呼吸周期中提供不同的气道压力。

- 肺栓塞是肺动脉及其分支被血栓或其他类型的栓子阻塞。当一个或多个肺动脉被阻塞时，肺部某个区域仍在通气但无灌注，可能会发生低血压、休克和死亡。院前救护主要是支持性的，包括补充氧气、静脉输液和转运以接受最终治疗。

- 上呼吸道感染会累及鼻腔、咽部和喉部。上呼吸道感染的体征和症状包括咽痛、发热、寒战、头痛、面部疼痛、口臭，颈部淋巴结肿大和咽部发红。院前救护的目的是缓解症状。

- 当肺大疱破裂时，通常会发生原发性自发性气胸，导致空气从肺内进入胸膜腔。体征和症状包括气短、突发性胸痛、面色苍白、多汗和呼吸过速。院前救护取决于患者的症状和呼吸窘迫的程度。

- 高通气综合征是指呼吸快而深，引起二氧化碳排出过量，导致呼吸性碱中毒。如果该综合征是由焦虑引起的。院前救护主要是支持性的（即采取镇静或安慰的措施）。救护员也可以怀疑该综合征是否由疾病或某些药物摄入引起的。无论是什么原因引起的，院前救护包括补充氧气及呼吸道管理和通气支持。

- 肺癌是细胞异常增殖形成非正常组织。随着病情的进展，体征和症状可能会包括咳嗽、咯血、呼吸困难、声音嘶哑或改变、吞咽困难、体重减轻、厌食、虚弱或胸痛。院前救护包括呼吸道管理和循环支持。

参考文献

[1] Prekker ME, Feemster LC, Hough CL, et al. The epidemiology and outcome of prehospital respiratory distress. *Acad Emerg Med.* 2014; 21（5）: 543–550.

[2] Kochanek KD, Murphy SL, Xu J, Arias E. Mortality in the United States. *NCHS Data Brief.* 2014 December;（178）: 1–8.

[3] Wilkins RL, Stoller JK, Kacmarek RM, Shelledy DC, Kester L. *Egans' Fundamentals of Respiratory Care.* 9th ed. St. Louis, MO: Mosby; 2009.

[4] Mosier JM, Hypes C, Joshi R, Whitmore S, Parthasarathy S, Cairns CB. Ventilator strategies and rescue therapies for management of acute respiratory failure in the emergency department. *Ann Emerg Med.* 2015; 66（5）: 529–541.

[5] Kheng CP, Rahman NH. The use of end–tidal carbon dioxide monitoring in patients with hypotension in the emergency department. *Int J Emerg Med.* 2012; 5: 31.

[6] Bhatt N, Allen B. Pulmonary function testing and asthma. Ohio Asthma Coalition website. http://www.ohioasthmacoalition .org/professionals/documents/oacpfttalkallan.bhatt.pdf. Accessed March 14, 2018.

[7] Mosenifar Z. Chronic obstructive pulmonary disease（COPD）. Medscape website. https://emedicine.medscape.com/article / 297664–overview. Updated September 25, 2017. Accessed March 14, 2018.

[8] Centers for Disease Control and Prevention/National Center for Health Statistics. Chronic obstructive pulmonary disease（COPD）includes: chronic bronchitis and emphysema. Centers for Disease Control and Prevention website. https://www.cdc .gov/nchs/fastats/copd.htm. Updated May 3, 2017. Accessed March 14, 2018.

[9] Han MK, Dransfield MT, Martinez FJ. Chronic obstructive pulmonary disease: definition, clinical manifestations, diagnosis, and staging. UpToDate website. https://www.uptodate.com / contents/chronic–obstructive–pulmonary–disease–definition–clinical–manifestations–diagnosis–and–staging. Updated January 11, 2018. Accessed March 14, 2018.

[10] Centers for Disease Control and Prevention/National Center for Health Statistics. Asthma. Centers for Disease Control and Prevention website. https://www.cdc.gov/nchs/fastats/asthma.htm. Updated March 31, 2017. Accessed March 14, 2018.

[11] Reddel HK, Bateman ED, Becker A, et al. A summary of the new GINA strategy: a roadmap to asthma control. *Eur Respir J.* 2015;

46（3）：622–639.

［12］Part 10: special circumstances of resuscitation. *Web-based Integrated 2010 and 2015 American Heart Association Guidelines for Cardiopulmonary Resuscitation and Emergence Cardiovascular Care.* American Heart Association website. https://eccguidelines.heart.org/index.php/circulation/cpr–ecc–guidelines–2/part–10–special–circumstances–of–resuscitation/. Accessed March 14, 2018. 930 Part 7 Medical 9781284560435_CH23_0901_0932.indd 930 18/07/18 6: 29 PM.

［13］Asthma: an evidence–based management update; airway management. EB Medicine website. https://www.ebmedicine.net/topics.php?paction=showTopicSeg&topic_id=59&seg_id=1860. Accessed March 14, 2018.

［14］Centers for Disease Control and Prevention/National Center for Health Statistics. Pneumonia. Centers for Disease Control and Prevention website. https://www.cdc.gov/nchs/fastats/pneumonia.htm. Updated January 20, 2017. Accessed March 14, 2018.

［15］Yildirim I, Shea KM, Pelton SI. Pneumococcal disease in the era of pneumococcal conjugate vaccine. *Infec Dis Clin North Am.* 2015; 29（4）: 679–697.

［16］McCance L, Huether S. *Pathophysiology: The Biologic Basis for Disease in Adults and Children.* 7th ed. St. Louis, MO: Mosby; 2014.

［17］Modrykamien AM, Gupta P. The acute respiratory distress syndrome. *Proc（Bayl Univ Med Cent）.* 2015; 28（2）: 163–171.

［18］Miyakawa L, Love A, Seijo L, et al. The role of high flow nasal oxygen in patients with acute respiratory distress syndrome. *Am J Resp Crit Care Med.* 2017; 195: A3681.

［19］Frat JP, Thille AW, Mercat A, et al. High flow oxygen through nasal cannula in acute hypoxemic respiratory failure. *N Engl J Med.* 2015; 372（23）: 2185–2196.

［20］Division of Blood Disorders National Center on Birth Defects and Developmental Disabilities, Centers for Disease Control and Prevention. Venous thromboembolism（blood clots）: data and statistics. Centers for Disease Control and Prevention website. https://www.cdc.gov/ncbddd/dvt/data.html. Updated June 22, 2015. Accessed March 14, 2018.

［21］Bělohl á vek J, Dytrych V, Linhart A. Pulmonary embolism, part I: epidemiology, risk factors and risk stratification, pathophysiology, clinical presentation, diagnosis and nonthrombotic pulmonary embolism. *Exp Clin Cardiol.* 2013; 18（2）: 129–138.

［22］Goldhaber SZ. Pulmonary thromboembolism. Kasper DL, Braunwald E, Fauci AS, et al., eds. *Harrison's Principles of Internal Medicine.* 16th ed. New York, NY: McGraw-Hill; 2005.

［23］Ireland R. Danger, diagnosis and treatment of pulmonary embolisms. JEMS website. http://www.jems.com/articles/print/volume–39/issue–7/features/danger–diagnosis–treatment–pulmonary–emb.html. Published July 11, 2014. Accessed March 14, 2018.

［24］National Center for Immunizations and Respiratory Diseases, Division of Viral Diseases. Common colds: protect yourself and others. Centers for Disease Control and Prevention website. https://www.cdc.gov/features/rhinoviruses/index.html. Published February 12, 2018. Accessed March 14, 2018.

［25］Reglinski M, Sriskandan S. *Molecular Medical Microbiology.* 2nd ed. Philadelphia, PA: Elsevier; 2015.

［26］Hess DR, MacIntyre R, Galvin WF, Moshoe SC. *Respiratory Care: Principles and Practice.* 3rd ed. Jones & Bartlett Learning; 2016.

［27］Midthun DE. Overview of the risk factors, pathology, and clinical manifestations of lung cancer. UpToDate website. https://www.uptodate.com/contents/overview–of–the–risk–factors–pathology–and–clinical–manifestations–of–lung–cancer?source=search_result&search=lung%20cancer%20 incidence%20usa & selected Title=9~150. Updated February 3, 2017. Accessed March 14, 2018.

［28］Walls R, Hockberger R, Gausche-Hill M. *Rosen's Emergency Medicine: Concepts and Clinical Practice.* 9th ed. Philadelphia, PA: Elsevier; 2017.

推荐书目

Beachey W. *Respiratory Care Anatomy and Physiology.* 4th ed. Philadelphia, PA: Elsevier; 2018.

DiPrima PA. *EMS Respiratory Emergency Management Demystified.* New York, NY: McGraw-Hill; 2014.

Hsieh A. EMS use of CPAP for respiratory emergencies: CPAP for emergency management of congestive heart failure and other respiratory emergencies has become the standard of care. EMS1.com website. https://www.ems1.com/ems–products/medical–equipment/airway–management/articles/1349608–EMS–use–of–CPAP–for–respiratory–emergencies/. Published October 24, 2016. Accessed March 14, 2018.

McEvoy M. How to assess and treat acute respiratory distress: a rapid and thorough assessment is critical for patients with acute respiratory distress. *JEMS* website. http://www.jems.com/articles/print/volume–38/issue–8/patient–care/how–assess–and–treat–acute–respiratory–d.html. Published July 19, 2013. Accessed March 14, 2018.

Peres J. No clear link between passive smoking and lung cancer. *J Natl Cancer Inst.* 2013; 105（24）: 1844–1846.

Prekker ME, Feemster LC, Hough CL, et al. The epidemiology and outcome of prehospital respiratory distress. *Acad Emerg Med.* 2014; 21（5）: 543–550.

Walsh BK. *Neonatal and Pediatric Respiratory Care.* 4th ed. Philadelphia, PA: Elsevier; 2015.

（高红梅，周小双，潘振静，赵红丹，译）

第 24 章

神经系统疾病

美国 EMS 教育标准技能

医学

将评估结果与流行病学和病理生理学知识相结合，以形成现场印象并为患者制订全面的治疗方案。

神经病学

解剖学、生理学、病理生理学和评估
- 卒中、颅内出血和短暂性缺血发作
- 癫痫发作
- 癫痫持续状态
- 头痛

解剖学、生理学、流行病学、病理生理学、心理社会影响，以及表现、预后和管理
- 卒中、颅内出血、短暂性脑缺血发作
- 癫痫发作
- 癫痫持续状态
- 头痛
- 虚弱和乏力
- 中枢神经系统感染
- 脑脓肿
- 中枢神经系统肿瘤
- 痴呆
- 阿尔茨海默病
- 亨廷顿病
- 肌营养不良
- 脱髓鞘疾病
- 周围神经病变
- 帕金森病
- 脑神经疾病
- 运动神经元疾病
- 脑积水（见第 47 章）

学习目标

完成本章学习后，紧急救护员能够：
1. 描述神经系统的解剖结构和生理机制；
2. 概述神经系统中可能改变脑灌注压的病理生理变化；
3. 描述神经系统疾病患者的评估；
4. 描述神经系统疾病的病理生理机制、体征和症状及具体治疗方法：昏迷、卒中和颅内出血、癫痫发作、头痛、脑肿瘤和脑脓肿及退行性神经系统疾病。

重点术语

失神发作：以突然发生的意识短暂丧失为特征的癫痫发作。

动作电位：可兴奋细胞受到刺激时在静息电位的基础上产生的可传播的电位变化。

阿尔茨海默病：一种进行性发展的神经退行性疾病。临床表现为认知和记忆功能不断减退，日常生活能力下降，并有各种神经精神症状和行为障碍。

健忘：记忆丧失的一种精神病理状态。

肌萎缩侧索硬化：一种损伤上运动神经元、下运动神经元的慢性退行性疾病。

动静脉畸形：动脉和静脉直接交通的血管畸形，通常发生在胎儿发育时期或出生后不久。

失张力发作：突然失去肌张力，以至于不能保持姿势或跌倒。

先兆：偏头痛或癫痫发作之前的感觉。

自动症：在癫痫发作过程中或发作后的意识模糊的状态下，出现一些不自主、无意识的动作，可以是发作前正在进行动作的简单继续，也可以是发作中新出现的动作。

轴突：神经元从胞体发出的细长的突起，把神经元发出的冲动传递给另一个神经元。

巴宾斯基反射：触摸新生儿足底外侧缘时，大脚趾向上弯曲而其他脚趾呈扇形样张开的反应。这种反射一般出生后 8~12 个月消失。

特发性面神经麻痹：茎乳孔内面神经非特异性炎症所导致的面神经麻痹。

脑脓肿：细菌或其他病原体经播散或血行播散侵入脑内，引起脑实质内局限性化脓性炎症和脓腔形成。

脑肿瘤：颅内良性或恶性的肿块。

胞体：神经元的中心部分，包含细胞膜、细胞核和细胞质，不包括任何突起。胞体主要与细胞的新陈代谢有关，而不具有特定的功能。

中枢神经系统：包括脑和脊髓。

脑动脉瘤：脑动脉管壁的一种瘤状突出。

脑血流量：单位时间内通过单位体积脑组织的血流量。

脑栓塞：各种栓子（如心源性栓子、动脉源性栓子、脂肪、肿瘤或空气等）随血流进入脑动脉，阻塞血管，引起脑部缺血坏死及功能障碍。

脑灌注压：平均动脉压与颅内压的差值。

脑血栓形成：脑动脉管壁发生病损，形成血栓，使管腔变狭或闭塞，甚至引起局部脑组织坏死的一种急性缺血性脑血管疾病。

脑血管意外：脑血液循环障碍引起的疾病。

脑脊液：充满脑室、蛛网膜下腔和脊髓中央管的无色透明的液体。

大脑动脉环：又称为威利斯环，是由大脑前动脉、颈内动脉、大脑后动脉及前、后交通动脉连接形成的动脉环，位于脑底部。

昏迷：一种异常的深度无意识状态，言语或物理刺激也无法唤醒患者。

复杂部分性发作：癫痫发作的一个临床类型。发作时有不同程度意识障碍。

虚构：患者在回忆时将过去事实上从未发生的事或体验说成是确有其事的现象。

库欣反射：机体通过增加平均动脉压来代偿脑灌注压降低的一种反应。

去大脑强直：表现为伸肌张力增高，两上肢过伸并内旋，下肢也过度伸直。

去皮质强直：上肢屈曲内收、双下肢伸直和足屈曲等异常姿势。

痴呆：一种获得性、进行性的多项认知功能障碍的临床综合征，以缓慢出现的智力减退为主要特征。

脱髓鞘疾病：以神经髓鞘脱失为主，而神经元胞体和轴突受累相对较轻的一组疾病。

树突：神经元胞体向外伸出的树枝状突起，接受其他神经元传来的冲动并向胞体传递。

不良共轭凝视：双眼眼球运动不能同步，可能提示神经损伤。

肌张力障碍：主动肌与拮抗肌收缩不协调导致的以不自主运动和姿势异常为特征的综合征。

效应器官：对中枢神经系统的神经冲动产生效应（如肌肉收缩或腺体分泌）的结构。

脑炎：各种病原微生物（如病毒、细菌、螺旋体、立克次体等）感染脑实质所引起的炎症反应。

癫痫：由多种病因引起的，以脑神经元过度放电导致的突然、反复和短暂的中枢神经系统功能失常为特征的慢性脑部疾病。

部分性发作：一种限于一侧大脑半球的癫痫发作。这些癫痫发作通常由运动或感觉皮质损伤引起，并可能以有序的方式扩散到周围区域（杰克逊癫痫）。

凝视瘫痪：双眼在协同运动时不能同时向下、向上或一侧转动的眼球运动障碍。

全面性发作：两侧大脑半球神经元病理活动引起的癫痫发作。

格拉斯哥昏迷量表：评估危重患者意识障碍程度及预测昏迷持续时间和最终结局的评分量表。

舌咽神经痛：在舌咽部及耳深部出现的反复发

作的阵发性剧痛。

吉兰－巴雷综合征：由病毒感染、自身免疫等多种致病因素所引起的一种迟发性变态反应所导致的急性或亚急性多发性周围神经、神经根炎症性脱髓鞘疾病。

偏侧面肌痉挛：一侧面神经受激惹而产生的功能紊乱综合征，特征是单侧面肌频繁的不自主收缩。

偏瘫：一侧上下肢的运动障碍，有时伴有眼裂以下面肌和舌肌的瘫痪。

出血性卒中：脑血管破裂引起的卒中。

稳态：体内环境在神经系统、体液及免疫系统的调控下得以保持相对恒定的一种状态。

亨廷顿病：一种以舞蹈样不自主运动和进行性认知障碍为主要表现的神经系统变性病。

中间神经元：在其他神经元之间传递冲动的神经元，在感觉神经元和运动神经元之间起联络作用。

脑出血：无外伤情况下，脑组织或脑室内血管破裂引起的出血。

颅内压：颅腔内容物（脑组织、脑脊髓液和血液）对颅腔壁产生的压力。

缺血性卒中：由于脑的供血动脉（颈动脉和椎动脉）狭窄或闭塞、脑供血不足导致的卒中。

杰克逊癫痫：由于大脑局部神经元异常放电而引起的运动、感觉或自主神经功能的暂时性失调，也称为部分性发作。

大血管闭塞：为急性缺血性卒中，累及大血管，如椎动脉、基底动脉、颈动脉或大脑中动脉和前动脉，常预后不良。

洛杉矶运动量表：在洛杉矶院前卒中筛查量表基础发展出来的一个简短的卒中量表，有助于识别大血管闭塞的患者。

洛杉矶院前卒中筛查量表：一种院前卒中筛查工具。

平均动脉压：一个心动周期中动脉血压的平均值。一般来说，大约等于舒张压加 1/3 的脉压。

脑膜炎：发生于脑和脊髓软脑膜的炎症。

偏头痛：一种反复发作的原发性头痛，常伴有恶心、呕吐和畏光等症状。

运动神经元：将冲动从中枢神经系统传递至肌肉和腺体的传出神经元。

运动性发作：主要表现为肌肉活动发生变化，出现虚弱、抽搐和身体某些部位僵硬等症状。

多发性硬化：以中枢神经系统原发性髓鞘脱失为主要病理特征的自身免疫性疾病。临床以病变部位和时间的多发性为特点。

肌营养不良：一组主要累及骨骼肌的遗传性疾病。临床表现为慢性进行性骨骼肌无力萎缩。

肌阵挛发作：突发的短暂的肌肉收缩，通常同时出现在身体两侧。

神经胶质细胞：存在于神经元周围，保护和支持神经元的细胞。

神经元：神经系统结构和功能的基本单位，由胞体、树突和轴突组成。

非癫痫性发作：由心理原因而非大脑电活动引起的癫痫发作。

非运动性发作：累及感官的癫痫发作，引起嗅觉、味觉和听觉的变化。患者还可能出现视觉或听觉幻觉。

正常压力脑积水：多余的脑脊液积聚在脑室内致脑室逐渐扩大，而颅内压正常的一种综合征。

颈强直：被动屈颈明显受限，头侧弯也受到一定的限制，提示脑膜刺激征。

眼球震颤：眼睛自发的有节律的摆动。

帕金森病：一种因中脑多巴胺代谢失调引起的神经系统疾病。临床表现为静止性震颤、肌强直、运动迟缓和姿势步态异常等。

周围神经系统：位于脑和脊髓之外的神经结构，包括脑神经、脊神经和自主神经。

周围神经病变：周围神经系统的疾病和障碍，受累部位（通常是四肢）感觉疼痛和不适。

郎飞结：有髓神经纤维两段髓鞘之间的无髓鞘部分。

反射：在中枢神经系统参与下，机体对内外环境刺激所作出的适应性反应。反射弧是反射活动的结构基础。

施万细胞：形成周围神经髓鞘和神经膜的一类神经胶质细胞。

癫痫发作：大脑中一个或多个神经元的异常电活动而导致行为或意识的暂时改变。

感觉神经元：将冲动从全身各处传递至中枢神经系统的神经元。

窦性头痛：以前额、鼻区及眼部疼痛为特征的头痛。

脊髓肿瘤：生长于脊髓或邻近组织的肿瘤。

癫痫持续状态：癫痫发作持续 30 分钟及以上，或者两次或多次癫痫发作而在发作间期意识没有完全恢复。

蛛网膜下腔出血：脑动脉破裂后，血液直流入蛛网膜下腔的急性出血性脑血管病。

突触：一个神经元（突触前神经元）的轴突末梢与另一个神经元（突触后神经元）的树突之间特化的接触区域。

紧张性头痛：面部、颈部和头皮的肌肉收缩引起的头痛。

托德瘫痪：癫痫发作后，在发作累及的部位可出现一过性肌力减弱或瘫痪。数分钟至数小时恢复，一般不超过 48 小时。

强直阵挛发作：全面性发作中最常见的发作类型，临床上以意识丧失及先强直后阵挛发作形式为特点。

短暂性脑缺血发作：局部脑血液循环障碍引起突发的短暂的局部神经功能障碍。

三叉神经痛：三叉神经（脑神经Ⅴ）分布区内阵发性剧痛。

急性神经系统疾病需要快速评估和治疗。救护员必须将理论知识和实践技能结合，采取适当的、积极的干预措施。这样做能够有效降低发病率和病死率。正确的诊断和治疗是患者恢复和康复的基础。

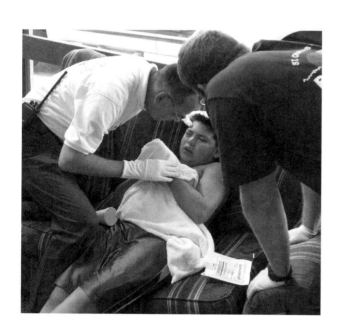

第 1 节　解剖学及生理学概要

神经系统分为中枢神经系统和周围神经系统（图 24-1）。机体保持平衡状态（稳态）主要是神经系统协调和控制的结果。中枢神经系统由脑和脊髓组成。发自中枢神经系统的共计 43 对神经构成了周围神经系统，其中 12 对脑神经与脑相连，31 对脊神经与脊髓相连（见第 10 章）。

神经系统的细胞

神经系统细胞包括神经元（神经系统结构和功能的基本单位）和神经胶质细胞（保护和维持功能神经元的特殊细胞）。每个神经元主要有 3 个组成部分：①细胞体，内有单个且相对较大的细

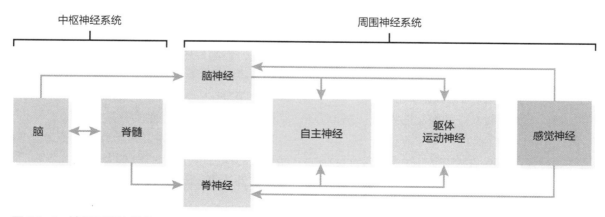

图 24-1　神经系统的划分

胞核，核仁明显；②树突，细胞体向外伸出的树枝状突起，通常有多个；③轴突，细胞体发出的一条细长的突出，全长粗细均匀一致（图24-2）。树突向细胞体传递冲动，轴突将冲动从细胞体传递出去。在中枢神经系统中，由神经胶质细胞的细胞质延展形成的支持性、保护性鞘管包围着轴突（无髓

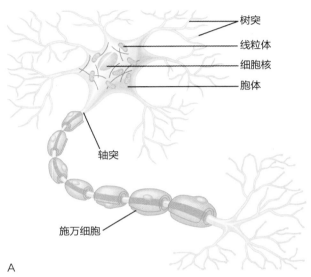

A

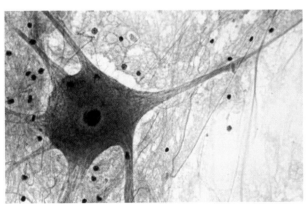

B

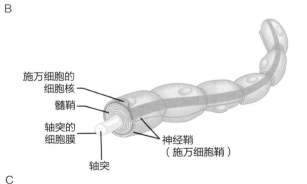

C

图24-2　A. 典型的神经元，显示树突、细胞体和轴突；B. 神经元显微照片；C. 有髓鞘的轴突被切开，显示施万细胞同心包裹而形成的髓鞘

轴突）。在中枢神经系统中，施万细胞也包围着轴突（有髓轴突）。

　　成束的平行轴突及其相关鞘管都是白色的，因此被称为白质。动作电位在神经元细胞体中启动，通过传导通路或神经束经轴突将信息从神经元传递到组织，如腺体和肌肉。在周围神经系统中，轴突束及其鞘管称为神经。神经元胞体聚集在一起，呈灰色，称为灰质。大脑和小脑的外层由灰质组成，形成大脑皮质和小脑皮质。

神经元的类型

　　根据功能和传导冲动的方向，神经元可分为感觉神经元、运动神经元或中间神经元。感觉神经元又称为传入神经元，将冲动从全身各处传递至中枢神经系统。感觉神经元对触摸、声音和光等刺激及其他作用于感觉器官细胞的刺激做出反应。

　　运动神经元又称为传出神经元，则以相反的方向传导冲动，将冲动从中枢神经系统传递至支配肌肉和腺体。

　　中间神经元则是在其他神经元之间传递冲动的神经元，在感觉神经元和运动神经元之间起联络作用。

冲动传导

　　神经系统中的神经冲动传导类似于通过心脏的电冲动传导。在静息状态下，神经元外部带正电，内部带负电。当神经元受到压力、温度或化学变化的刺激时，细胞膜对钠离子的通透性增加。因此，带正电的钠离子进入神经元内部，引起电位变化，产生神经冲动。一个神经元的电位变化可导致另一神经元的改变，从而导致神经冲动（动作电位）的传播（图24-3）。

　　思考
　　列举一些压力、温度和化学物质刺激神经的例子。

　　在无髓鞘的轴突中，神经冲动（动作电位）沿着整个轴突神经膜传播。然而，有髓鞘轴突的髓鞘呈节段状中断，相邻两髓鞘间的区域被称为郎飞结。神经冲动在有髓鞘的轴突中是以跳跃的方式传导（跳跃式传导）。因此，有髓鞘的轴突传导神经冲动（动作电位）比无髓鞘的轴突更快。

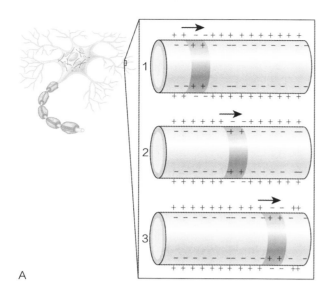

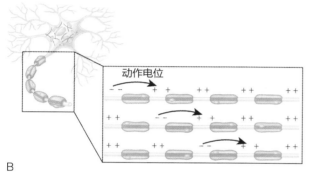

图 24-3 神经冲动的传导。A. 在无髓神经纤维中，神经冲动（动作电位）连续传导；B. 在有髓神经纤维中，动作电位以"跳跃"的方式快速传导

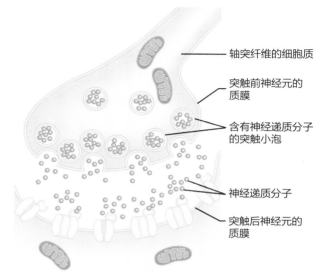

图 24-4 突触的构成。示意图显示了突触前神经元的轴突末梢和突触间隙。当动作电位到达突触前神经元的轴突末梢时，神经递质分子被从轴突末梢的突触小泡释放到突触间隙。突触后神经元质膜内的神经递质分子和受体分子的结合触发了突触后神经元内的冲动传导

表 24-1 主要的神经递质	
神经递质	**突触后效应**
乙酰胆碱	兴奋性
去甲肾上腺素	兴奋性
肾上腺素	兴奋性
多巴胺	兴奋性

突触

一个神经元（突触前神经元）的轴突末梢与另一个神经元（突触后神经元）的树突之间特化的接触区域称为突触。组成突触的结构有突触前成分、突触间隙和突触后成分。在每个突触前成分内是含有神经递质的突触小泡（图 24-4）。

每个到达突触前成分的动作电位都会引发一系列特定的事件，导致神经递质的释放。神经递质穿过突触间隙在短距离内迅速扩散，然后在突触后膜与特定的受体分子结合。在突触后神经元产生冲动并传导后，神经递质的活动也迅速结束。有几种物质已被确定为神经递质，另一些仅被认为是神经递质。已知的神经递质包括乙酰胆碱、去甲肾上腺素、肾上腺素和多巴胺（表 24-1）。

反射

反射是在中枢神经系统参与下，机体对内外环境刺激所作出的适应性反应。反射弧是反射活动的结构基础，由感受器、传入神经元、中间神经元、传出神经元和效应器 5 部分组成。效应器是产生效应（如肌肉收缩和腺体分泌）的结构。反射活动各不相同。一些反射是为了使身体免受痛苦的刺激，一些反射是为了防止身体因外力而突然下落或移动，其他反射则负责维持相对恒定的血压、体液 pH 值、血液二氧化碳水平和水摄入量。所有反射都是为了保持稳态。也就是说，它们都具有维持健康生存的作用。

感受器启动的动作电位沿周围神经系统的感觉

神经元传递至中枢神经系统。在那里它们与中间神经元形成突触。中间神经元与脊髓中的运动神经元形成突触，运动神经元的轴突从脊髓发出并通过周围神经系统将神经冲动传递到肌肉或腺体，导致效应器做出反应。图 24-5 显示了导致髌骨反射（膝跳反射）的神经冲动传导。

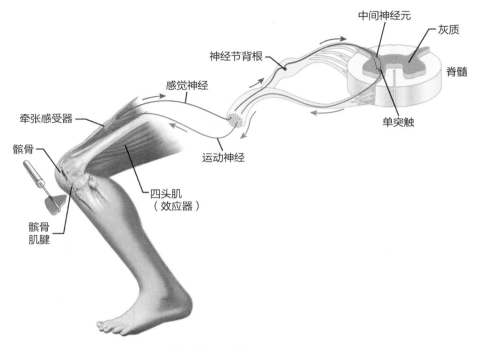

图 24-5　髌骨反射（膝跳反射）的神经通路

血液供应

　　脑动脉的供血来自椎动脉和颈内动脉（图 24-6）。双侧椎动脉通过枕骨大孔进入颅顶，联合形成基底动脉。基底动脉分支供应脑桥和小脑。然后，它又分成大脑后动脉，供应大脑后部。

　　颈内动脉通过颈动脉管进入颅腔，形成大脑前动脉。大脑前动脉向大脑额叶供血大脑中动脉，它们为大脑皮质外侧提供很大一部分血液。每支颈内动脉还分支出一支后交通动脉，且后交通动脉与同侧大脑后动脉相连。两支大脑后动脉在它们共同的起源——基底动脉处相连。两侧大脑前动脉借前交通动脉相连。这样，它们围绕着脑垂体和大脑形成了一个环，即大脑动脉环，又称为威利斯环。大脑动脉环为脑部的血液供应提供了重要的保障，在椎动脉或颈内动脉阻塞时，它仍然可以确保血液供应到脑部的所有区域。

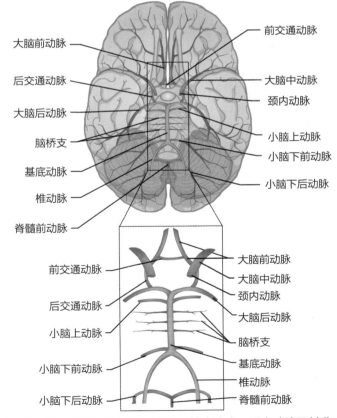

图 24-6　脑的下视图显示了椎动脉、基底动脉、颈内动脉及其分支

从脑部血液流出的静脉形成静脉窦。最终，它们汇入颈内静脉（图24-7）。这些静脉从颅腔流出，并与其他从头部和面部发出的静脉相连。颈内静脉与身体两侧的锁骨下静脉相连。

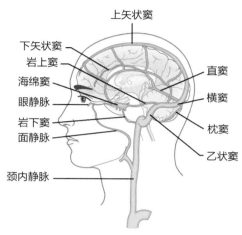

图24-7　静脉窦与脑部相连

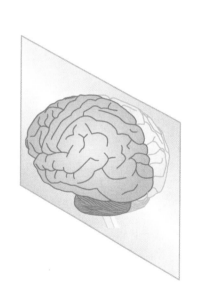

图24-8　大脑的构造

脑室

每个大脑半球都有一个内含脑脊液的空腔，这个空腔被称为侧脑室。侧脑室经室间孔与第三脑室相通。第三脑室位于两侧丘脑之间的间脑中心。第三脑室通过狭窄的管道与第四脑室（位于延髓、脑桥和小脑之间的脑室）相通，这条管道被称为中脑导水管。第四脑室与脊髓中央管相连。

思考

如果其中一条管道堵塞会发生什么？

脑的构造

成年人的脑主要由脑干（延髓、脑桥、中脑和网状结构）、小脑、间脑（下丘脑和丘脑）及端脑（大脑）组成（图24-8）。

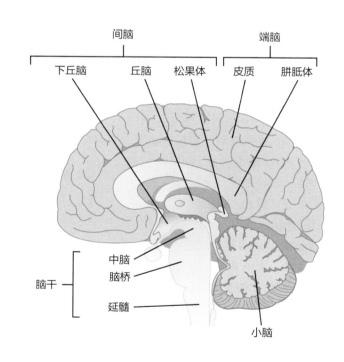

第2节　神经系统病理生理学

一些神经系统急症是由于结构性改变或损伤、血液循环系统变化或影响脑血流量的颅内压变化造成的。颅内主要有3种结构：脑组织（80%）、血液（10%）和脑脊液（10%）。脑组织的主要成分是水，包括细胞内液和细胞外液。血液存在于大脑底部的主要动脉中，脑实质中的动脉分支、小动脉、毛细血管和小静脉，皮质静脉和硬脑膜窦中。水主要存在于脑室、脑脊液、细胞内液和细胞外液中。

脑血流量

尽管脑仅占成年人体重的2%，但人体总耗氧量的20%和葡萄糖总消耗量的25%均用于脑代谢[1]。

氧气和葡萄糖的运输取决于脑血流量。

脑血流量是单位时间内通过单位体积脑组织的血流量。平均动脉压减去颅内压则可得到脑灌注压。平均动脉压均等于舒张压加上脉压的 1/3。正常颅内压小于或等于 10 ~ 15 mmHg。正常平均动脉压的正常范围是 70 ~ 95 mmHg。因此，脑灌注压的正常范围应该是 60 ~ 80 mmHg（60 mmHg 是器官血流量的最小阈值[2]）。随着颅内压升高并接近平均动脉压，流量梯度降低，脑血流量减少；换句话说，当颅内压升高时，脑灌注压降低（图 24-9）。随着脑灌注压降低，大脑中的血管扩张（脑血管舒张），导致脑血容量增加（颅内压上升）和进一步的脑血管舒张。大多数 EMS 系统并不计算脑灌注压，因为院前环境下不测量平均动脉压和颅内压。保持不低于 90 mmHg 的收缩压有助于脑损伤患者维持足够的平均动脉压[3]。

注意

正常脑内的血管张力是由 $PaCO_2$、PaO_2、自主神经和神经体液控制来进行调节的。$PaCO_2$ 对颅内血管直径和随后脑血管内阻力的影响最大。随着二氧化碳的增加，脑血液量增加和颅内压升高。当自我调节功能受损时，颅内压降低导致脑血液量减少；当中度或重度颅脑损伤时，脑血液量下降可能达到缺血水平，进一步加重继发性损伤。因此，应严格避免伴有低碳酸血症的过度通气。应严格滴定给氧量，以避免发生低氧血症。

资料来源：Kacmarek RM, Stoller JK, Heuer AJ. *Egan's Fundamentals of Respiratory Care*. 11th ed. St. Louis, MO: Elsevier; 2017; Armstead WM. Cerebral blood flow autoregulation and dysautoregulation. *Anesthesiol Clin*. 2016; 34（3）: 465–477; and Tameem A, Krovvidi H. Cerebral physiology. *Contin Educ Anaesth Crit Care Pain*. 2013; 13（4）: 113–118.

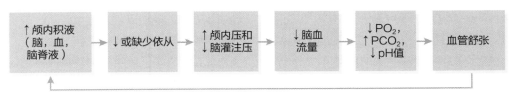

图 24-9　颅内压升高的病理生理机制

脑灌注压

如前所述，脑血流量取决于脑灌注压，因为脑灌注压代表着流过脑的血流的压力梯度。当脑灌注压为 50 ~ 160 mmHg 时，脑血流量保持不变。如果脑灌注压降至 40 mmHg 以下，脑血流量也会随之降低，这会严重影响脑代谢。当颅内压轻度至中度地升高时，平均动脉压通常也会上升。平均动脉压升高会导致脑血管收缩，也会阻碍血容量和脑血流量的增加。

反过来，如果平均动脉压下降，就会导致脑动脉扩张、脑血流量增加。因此，平均动脉压为 60 ~ 150 mmHg 时，脑血流量可能会保持稳定。然而，当颅内压显著升高时（升高 22 mmHg 以上），即使全身动脉压升高，脑组织灌注仍会减少。因此，如果出现肿块或脑水肿进展，必须立即减少水肿，以防止颅内压升高、压迫脑组织。

神经系统评估

如处置其他疾病患者一样，非创伤性神经系统急症患者的救护也是从初步检查开始的。救护员应通过系统的方法对患者进行检查，以确保不会遗漏那些表明是急症的体征和症状。在事故现场及转运患者至医疗机构的途中，紧急救护的目标是保持气道开放，充分通气；稳定和维持心血管系统；干预以防止进一步脑损伤；保护患者免受进一步的伤害。

初步检查

救护员应该从评估现场安全性及出血、气道、呼吸、血液循环、伤病情、暴露情况开始初步检查。初步检查包括患者的意识水平。同时，必须确保气道通畅。如果在救护员到达时患者已经失去意识且有理由怀疑是颈椎损伤，那么救护员应该采取预防措施，打开患者气道并限制颈椎活动。要记住，失去意识的患者在无辅助措施的情况下是无法维持气道通畅的。因此，呼吸道评估应考虑是否需要气道辅助装置（包括放置高级气道装置），同时密切监测呼吸频率和每分通气量的变化，因为颅内压升高可能导致异常呼吸模式和呼吸停止。救护员还应该密切观察患者呕吐或误吸，这可能是颅内压升高引起的。应准备好吸引器。

注意

心脏病专家的口头禅是"时间就是心肌。"而许多神经病学家认为"时间就是大脑"。迅速稳定患者的病情及转运患者以接受最终治疗是处置神经系统急症患者的最佳方法。

对于大多数神经系统急症的患者，应确保足够的通气和补充氧气。即使是短时间缺氧，对脑损伤患者来说也是非常危险。$PaCO_2$ 升高或 PO_2 降低都会导致脑血管扩张。这可能是由于大脑代谢需求增加所致。随着 $PaCO_2$ 下降，脑血容量和流向脑部的血流量减少。因此，应用二氧化碳波形描记图和脉搏血氧仪对患者进行监测，以便及时发现通气不足、呼气末二氧化碳水平或每分通气量的变化。

患者评估

对患有神经系统疾病的患者进行评估可能很难，如果患者存在精神障碍尤其如此。评估的关键是为查找神经系统急症的病因提供线索。评估要素包括患者病史、发病情况、生命体征、呼吸模式和神经病学检查。

病史。任何危及生命的疾病经过确诊和治疗后，救护员都应该记录下详尽的病史。可以从患者（如果可能）、患者家属或旁观者处获得相关信息。患者病史包括 6 项重要内容。

1. 患者的主诉及发病情况。

2. 相关的基础疾病：神经系统疾病（如多发性硬化症）；既往脑卒中；慢性癫痫发作；糖尿病；高血压。

3. 酒精或其他药物的使用。

4. 相似症状的既往病史。

5. 处方药。

6. 近期创伤（尤其是头部创伤）。

如果患者意识丧失，救护员应该查明原因，如患者的体位（坐位、站位、卧位）不当、患者主诉头痛、有癫痫发作或发生过跌落。如果无法获取既往病史，救护员应该假设这种意识丧失是突发的，并怀疑患者颅内出血。此外，救护员还应该留意一切环境线索，包括目前使用的处方药、医疗警示标识、饮酒或吸毒用具。

思考

患者病史的 6 项重要内容是怎么导致患者神经系统状态发生变化的？

生命体征。救护员应该经常检查和记录患者的生命体征。这种监测很重要，因为神经系统急症患者的生命体征可能会迅速改变。对精神状态改变的患者，应用心电监测仪检查是否存在心律失常，同时应用脉搏血氧仪和二氧化碳监测仪，并检测血糖。

当颅内压开始上升时，有意识的患者可能会抱怨头痛、恶心及呕吐。进展性高血压伴心动过缓和呼吸抑制是颅内压升高的结果。这种情况就是库欣反射。颅内压升高的晚期以收缩压增高、脉压变宽、脉搏和呼吸频率下降为特征（图 24-10）。在终末期，随着颅内压持续升高及脑组织和动眼神经受压，瞳孔大小不对等。通常脉率降低，血压下降，尤其是在出现脑疝后。低血压是这些患者晚期不祥的预兆。

呼吸模式。神经系统急症患者的呼吸模式可能是正常的或异常的。即使没有造成呼吸停止的延髓下呼

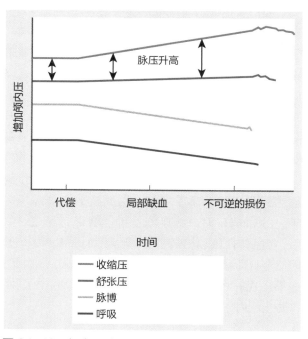

图 24-10　颅内压升高的生命体征

吸中枢损伤，也可能会出现呼吸频率和节律异常。这些异常表现能够为确定脑的哪一部分出现问题提供线索，也可能表明神经系统疾病的严重程度。即使头部创伤相对较小，也会发生呼吸暂停伴随意识丧失。但是，急性呼吸停止通常是由延髓呼吸中枢损伤（脑干受压或梗死）引起的。神经通路的损伤（从皮质到延髓的任何部位）产生的呼吸节律问题比呼吸停止更常见。异常呼吸模式（见第15章）如下：

- 潮式呼吸；
- 中枢神经源性过度通气；
- 共济失调性呼吸；
- 深吸气性呼吸；
- 腹式呼吸。

思考

如果患者具有共济失调性呼吸或深吸气性呼吸，哪种呼吸控制中枢可能受到了影响？

第3节 神经功能评估

有些神经系统并发症很严重（如偏瘫），其他则可能很轻（如意识水平下降）。意识水平突然或迅速下降是重症神经系统疾病最具指示性的体征。

AVPU评分（唤醒和警觉、对言语刺激的反应、对疼痛刺激的反应及无反应）有助于确定患者的基线神经功能状态。初步评估时还可应用格拉斯哥昏迷量表（框24-1）进行评估。这些评估都应该经常进行并记录患者精神状态的改变。

在评估患者的神经功能状态时，救护员应该使用术语描述患者对某些刺激的反应。如"患者对事件没有记忆""患者按照命令行动"及"患者因疼痛刺激而睁不开眼睛"。对患者反应的准确描述有助于其他人参与患者的救护，跟踪病情的进展。

姿势、肌张力和瘫痪

严重的神经系统急症可能伴有异常或反常的姿势（图24-11）、四肢无力或瘫痪。一般来说，姿势障碍是由屈肌痉挛、伸肌痉挛或肌肉松弛造成的。上肢屈曲内收、下肢伸直和足屈曲等异常姿势称为去皮质强直。这种异常的姿势被认为是丘脑或大脑半球损伤造成的。伸肌张力增高、上肢过伸且内旋，

框24-1 格拉斯哥昏迷量表

格拉斯哥昏迷量表（GCS）用于评价睁眼反应、言语反应和运动反应，以及脑干反射功能。GCS评分范围3~15分，评分为9~12分表示中度脑损伤，8分及以下表明重度脑损伤。已有证据表明低氧血症和低血压会错误地造成GCS评分低。因此，应该在初步检查之后及开放气道和充分通气之后进行GCS评分。

资料来源：McSwain NE, ed. *Prehospital Trauma Life Support*. Burlington, MA: Jones & Bartlett Learning; 2016.

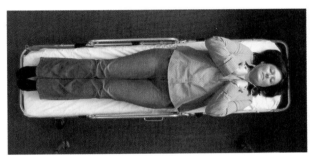

A

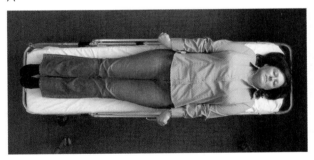

B

图24-11 A. 屈曲；B. 异常伸展

下肢也过度伸直的姿态称为去大脑强直。去大脑强直的预后比去皮质强直的预后更差，它提示大脑和中脑功能障碍。肌肉松弛通常是由脑干或脊髓功能障碍引起的，预后极差。

异常反射在去皮质强直或去大脑强直患者中并不少见。巴宾斯基反射是指当足底被触摸时，新生儿大脚趾向上弯曲而其他脚趾呈扇形样张开的反应。这种反射一般出生后8~12个月消失，2岁后被认为是异常反射，提示神经系统损伤（图24-12）。严重的神经系统损伤也可能导致患者括约肌张力下降、大小便失禁。

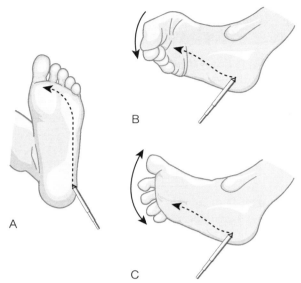

图24-12　巴宾斯基反射。A.使用物对足底外侧表面轻轻施加压力，从足跟开始，向前至小趾跟部，再转向内侧，在踇趾下方结束；B.正常反射是所有足趾都屈曲；C.巴宾斯基反射是踇趾背屈或伸展、有或无其他脚趾扇形外展

注意
　　巴宾斯基征存在表明一种病理状态。

瞳孔反射

　　对无意识患者进行瞳孔检查是非常重要的。通常根据瞳孔的外观及反应，救护员能够大致推测出是否使用了非法药物。如果观察到患者的瞳孔不正常（在相对对称性、大小和对光反射方面），需要注意这些不正常是单侧的还是双侧的。如果双侧瞳孔都散大，且对光反射消失，可能是脑干受累。瞳孔散大，需警惕患者有无急性颅内病变。阿片类药物过量、使用滴眼液或脑桥卒中（脑干内血流中断时发生的一种卒中）可以看到针尖样瞳孔。针尖样瞳孔可能发生于严重的脑缺氧或毒性反应中。瞳孔不等大或眼科手术史也可解释瞳孔异常。非法药物或某些药物的毒性作用可能会引起眼球震颤。

　　瞳孔收缩是由副交感神经纤维控制的。这些纤维起源于中脑，伴随着动眼神经（脑神经Ⅲ）（图24-13）。

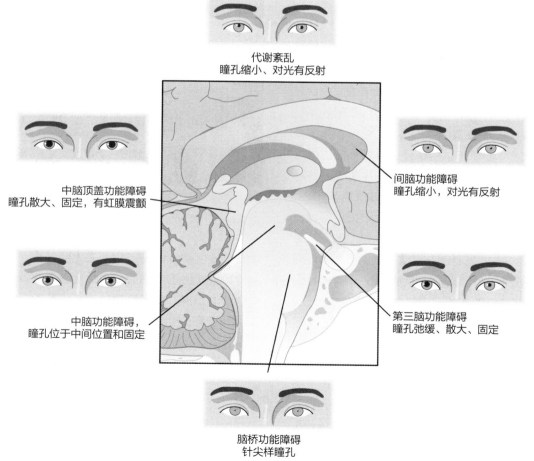

代谢紊乱
瞳孔缩小、对光有反射

中脑顶盖功能障碍
瞳孔散大、固定，有虹膜震颤

间脑功能障碍
瞳孔缩小，对光有反射

中脑功能障碍，
瞳孔位于中间位置和固定

第三脑功能障碍
瞳孔弛缓、散大、固定

脑桥功能障碍
针尖样瞳孔

图24-13　不同意识水平下的瞳孔状态

瞳孔散大涉及穿过整个脑干的纤维，这些纤维最后返回颈交感神经。中脑损伤会阻断这2条通路。一般来说，它会导致瞳孔固定在中等大小。脑神经Ⅲ受压使副交感神经活动中断，表现为单侧、固定、散大的瞳孔。任何无意识患者突然出现固定的、散大的瞳孔提示患者可能患有严重的神经系统疾病[3]。出现这种情况需要立即将患者转运至医疗机构。表24-2列出12对脑神经评估方法。

眼外肌运动

有意识的患者应该能够在不移动头部的情况下向6个方向转动眼睛。救护员可以通过患者眼球跟随手指移动的情况来评价眼外肌运动。测试时，救护员先移动手指到最左边，接着上下移动，然后移动到最右边，最后再上下移动。如果患者眼球运动异常，应该记录下来。

思考

哪种脑神经控制眼球运动？

凝视瘫痪是指双眼在协同运动时不能同时向下、向上或向一侧转动的眼球运动障碍，出现共轭凝视异常。如果两只眼睛在静止时偏向任何一侧，则意味着

脑组织受损（病变）。如果病变具有刺激性病灶，双眼就会远离病变一侧。如果病变具有破坏性病灶，双眼就会看向病变一侧。静息时双眼不能协同运动（不良共轭凝视），提示脑干损伤（图24-14）[4]。凝视瘫痪一般在几天内就能缓解，尽管有些凝视障碍可能还存在。通常病灶范围越大，持续时间越长[5]。

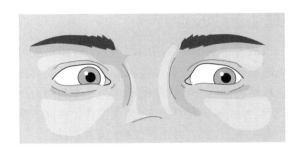

A

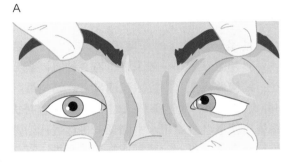

B

图24-14 A.共轭凝视；B.不良共轭凝视

表24-2 脑神经评估方法			
神经序号	名 称	功 能	测 试
Ⅰ	嗅神经	嗅觉	让患者闻一闻熟悉的气味
Ⅱ	视神经	视力 视野	让患者辨别伸出的手指数 检查周边视觉
Ⅲ	动眼神经	瞳孔反应	将光线照向患者眼睛
Ⅳ	滑车神经	眼球运动	让患者保持头部不动，眼睛随着手指移动
Ⅴ	三叉神经	面部感觉 运动功能	触摸患者脸部，让患者说出感觉 让患者保持嘴部张开
Ⅵ	展神经	运动功能	检查眼球外展运动
Ⅶ	面神经	运动功能 感觉	让患者微笑，使面部产生皱纹，面颊鼓起 辨别不同的味道
Ⅷ	前庭蜗神经	听觉 平衡觉	在耳旁打响指 进行闭目直立试验
Ⅸ	舌咽神经	吞咽和发声	让患者吞咽并发出"啊"的声音
Ⅹ	迷走神经	咽反射	使用压舌板检查
Ⅺ	副神经	颈部运动	让患者耸肩
Ⅻ	舌下神经	舌头运动及力度	让患者伸出舌头，用压舌板施加阻力

在损伤急性期，凝视麻痹可能是大动脉闭塞的一个很好的预测指标。将其用于院前救护并增加它在改良卒中量表评分中的权重，可能可以缩短超急性期卒中"从症状出现到治疗的时间"[6]。

第 4 节　特定中枢神经系统疾病病理生理学及治疗

造成神经系统疾病的原因很多。救护员应尽力避免隧道视野，考虑各种病因。本章讨论的具体疾病包括结构性病变和代谢性昏迷、卒中和颅内出血（包括短暂性脑缺血发作）、癫痫发作、头痛、脑肿瘤和脑脓肿，以及几种退行性神经系统疾病。

昏迷

昏迷是一种异常的深度无意识状态，患者无法被外界刺激唤醒。一般来说，有 2 种机制会导致昏迷：结构性病变、中毒或代谢异常。结构性病变（如肿瘤或脓肿）通过破坏或侵入脑干中的网状激活系统而使患者的意识水平降低。中毒或代谢性异常包括有毒物质摄入、缺氧或缺乏葡萄糖。这 2 种机制都可能导致脑功能衰退，伴或不伴网状激活系统抑制。这 2 种主要机制包含昏迷的 6 种常见病因（框 24-2）。昏迷的常见病因可以用英文首字母缩写词"AEIOUTIPS"来记忆（框 24-3）。

结构性病变与中毒或代谢异常导致的昏迷的鉴别

结构性病变和中毒或代谢异常导致的昏迷的区别主要体现在两个方面。在结构性病变导致的昏迷中，神经系统的症状一般是单侧的或不对称的；在中毒或代谢导致的昏迷中，神经系统的症状在身体两侧的表现通常是一样的。此外，中毒或代谢异常导致的昏迷通常发病较缓慢，而结构性病变导致的昏迷则是急性发作。瞳孔的变化是区分结构性病变和中毒或代谢引起昏迷的最重要依据。两眼瞳孔反应相同表明昏迷是中毒或代谢异常导致的。瞳孔反应迟钝或不对称表明昏迷是结构性病变导致的。

与中毒或代谢异常导致的昏迷不同，结构性病变导致的昏迷会逐步进展。这种病因通常是由脑部局部受压引起的。该综合征通常是突然发作的，而且症状是不对称的，如身体一侧肢体无力（偏瘫）。一般来说，结构性病变会损害网状激活系统，这是颅内压升高和脑疝引起的。这类损伤需要尽快进行手术干预。了解中毒或代谢导致的昏迷与结构性病变导致的昏迷之间的差异能够帮助救护员预见患者病情的进展。

注意

一些精神疾病患者也会出现类似昏迷的状态。在这些疾病中，无意识状态并不是身体原因导致的。由于精神疾病而出现无意识状态的患者，通常也会对物理或言语刺激做出反应。相比之下，因结构性病变而昏迷的患者无反应。

框 24-2　昏迷的 6 种常见病因

结构性病变
- 颅内出血
- 头部外伤
- 脑肿瘤或其他占位性病变

代谢紊乱
- 缺氧
- 低血糖
- 糖尿病酮症酸中毒
- 硫胺素缺乏
- 肾衰竭、肝衰竭
- 癫痫发作后期

中毒综合征
- 抗胆碱药
- 拟胆碱药
- 阿片类药物
- 致幻剂
- 镇静催眠药
- 拟交感神经药

心血管系统疾病
- 高血压性脑病
- 休克
- 心律失常
- 卒中

呼吸系统疾病
- 慢性阻塞性肺疾病
- 吸入有毒物质（如一氧化碳中毒）

感染
- 脑膜炎
- 脓毒症

框 24-3 昏迷的常见病因（AEIOUTIPS）

A: acidosis or alcohol（酸中毒或酒精）
E: epilepsy（癫痫），endocrine（内分泌的），electrolytes（电解质）
I: infection（感染）
O: overdose（阿片类药物或其他药物服药过量）
U: uremia（尿毒症）
T: trauma（创伤）
I: insulin（胰岛素）
P: poisoning（中毒），psychogenic causes（精神原因）
S: stroke（卒中），shock（休克），syncope（晕厥），space-occupying lesion（占位性病变），subarachnoid hemorrhage（蛛网膜下腔出血）

评估及治疗

不论是哪种原因导致的昏迷，院前救护都应该维持重要的机体功能，防止患者病情进一步恶化，必要时建立静脉通路给药、输液，或者对潜在的昏迷原因进行治疗。与其他急症一样，维持气道通畅和补充高浓度氧气的通气支持是患者救护的首要任务。同时还应该快速将患者转运以便接受最终治疗。

如果呼吸异常缓慢或变浅，每分通气量不足，应该给予通气支持。如果患者无意识且没有咽反射，应给予气管插管。确保气道通畅后，救护员应该按照下列步骤治疗不明病因的昏迷患者。

1. 建立静脉通路给药、输液，控制低血压（如果存在）。
2. 监测患者的心电活动、血氧饱和度、呼气末二氧化碳水平。

注意

纳洛酮只适用于通气不足和意识水平改变的疑似使用麻醉药物的患者。依赖麻醉药物的患者可能会出现严重的戒断症状，包括恶心、呕吐、躁动和腹痛。救护员应对这些有所准备。当纳洛酮经静脉途径而不是经鼻途径给予时，戒断后躁动的发生似乎更频繁。如果呼吸抑制复发，可能需要重复给予纳洛酮，因为一些麻醉药（特别是口服缓释制剂）的作用时间可能比纳洛酮更长。滴定给予初始剂量和维持剂量，保证患者充分通气。

资料来源：Sabzghabaee AM, Eizadi-Mood N, Yaraghi A, Zandifar S. Naloxone therapy in opioid overdose patients: intranasal or intravenous? A randomized clinical trial. *Arch Med Sci*. 2014; 10（2）：309-314.

3. 检测血糖水平（见第 25 章）。如有必要，则给予右旋糖酐。
4. 如果怀疑阿片剂过量，则给予纳洛酮。
5. 如果患者仍处于昏迷状态，则应该以侧卧位转运。这样有助于引流分泌物，避免胃内容物误吸。密切监测患者的气道，并准备吸引器。让患者轻轻地闭上眼睛，并用湿纱布覆盖，以防止角膜干燥。

卒中与颅内出血

卒中或脑血管意外是指流向脑部的血流突然中断，导致神经功能缺损。卒中是一种很严重的疾病，每年超过 80 万名美国人发生卒中[7]。卒中是美国的第五大死亡原因，每年约有 14 万人因卒中而死。卒中常常严重影响幸存者的神经功能。根据美国心脏协会（AHA）的统计，发生卒中的人群中存在较强的风险因素，这些风险因素分为可干预的或不可干预的。

可干预的风险因素如下[8]：
- 高血压；
- 吸烟；
- 心脏病（心肌病、射血分数下降）；
- 心房颤动；
- 糖尿病；
- 高凝状态（包括红细胞增多症、口服避孕药）；
- 颈动脉疾病；
- 外周动脉疾病；
- 镰状细胞病；
- 膳食；
- 肥胖；

- 高胆固醇血症。

不可干预的风险因素如下：

- 年龄（55 岁之后每 10 年卒中风险翻倍）；
- 性别（女性比男性更易患病）；
- 种族；
- 既往卒中、短暂性脑缺血发作、心脏病发作；
- 遗传因素。

以下因素也可能与卒中风险有关：

- 地理位置（美国东南部卒中风险较高，人群中高血压患病率较高）；
- 低收入；
- 酗酒或吸毒；
- 睡眠质量差。

预防卒中最好的方法就是尽早识别具有患病风险的个体，然后尽可能多地控制风险因素。有效的预防措施包括控制高血压、改变不良生活习惯和药物治疗。

病理生理学机制

血液通过四大血管到达大脑，包括 2 条颈动脉和 2 条椎动脉。2 条颈动脉提供约 80% 的脑血流量。2 条椎动脉结合形成基底动脉（供应 20% 的脑血流量）。这 2 个系统在不同的层次相互连接，最主要的是大脑动脉环。此外，通过面部和头皮的血管与硬脑膜和蛛网膜之间的连接，可以向脑部提供侧支血流。侧支循环血流量因个人而异。除此之外，大脑深部并没有侧支循环[9]。因此，任何一种远端血管的闭塞都可能会导致缺血和梗死。

正常情况下，脑血流量是通过脑血管调节的。脑血管收缩或扩张可维持正常灌注压，即使患者患有低血压。动脉灌注受氧气和葡萄糖水平影响（缺血和酸中毒可致血管扩张）。血管闭塞或出血会导致脑的一部分突然停止血液循环，而自动调节机制不能很好地纠正这个问题。未纠正的缺血会在短时间导致神经功能障碍和死亡。卒中的发病和症状取决于脑部受累的区域。值得注意的是，虽然部分缺血组织不会恢复，但周围有一个区域，在必要时可通过适当管理和快速干预得以保留。

思考

脑部能够储存多少氧气和葡萄糖以应对紧急情况？

卒中的类型

卒中泛指脑部某一部分血流量严重减少的神经系统表现。美国心脏协会将卒中划分为两大类：缺血性卒中（也称为闭塞性卒中）和出血性卒中。每一大类别的卒中又可细分。缺血性卒中分为脑血栓形成（血栓形成于血管）和脑栓塞（血栓形成于其他部位但滞留在脑血管）。出血性卒中分为颅内出血和蛛网膜下腔出血。

注意

缺血性卒中是由血液凝结引起的。这种类型的卒中占所有卒中的 85%。它是目前唯一使用纤维溶解药物治疗的卒中类型。

资料来源: National Center for Chronic Disease Prevention and Health Promotion, Division for Heart Disease and Stroke Prevention. Stroke facts. Centers for Disease Control and Prevention website. https://www.cdc.gov/stroke/facts.htm. Updated September 6, 2017. Accessed March 25, 2018.

确定卒中的起因往往很困难，通常没有必要在院前环境下确定。对所有卒中患者来说，最佳救护方法就是通气支持和维持脑灌注并快速转运医院。救护员应了解每种卒中体征和症状，这样能够尽快采取正确的救护措施，防止病情加重（表 24-3）。详尽的病史和体格检查也有助于其他参与患者护理的人了解病情。

表 24-3　鉴别诊断缺血性卒中与出血性卒中	
缺血性卒中	**出血性卒中**
常见	罕见
通常是动脉粥样硬化或栓塞的结果	通常是脑动脉瘤、动静脉畸形、高血压的结果
发展缓慢	发展快捷
有较长血管病史	与高强度压力、疲劳或其他导致血压突然升高的原因有关
可能与心脏瓣膜病、心房颤动有关	可能与服用可卡因及拟交感胺类药有关
心绞痛病史、既往卒中	血管破裂前无临床症状

缺血性卒中。约 85% 的卒中都是缺血性卒中[10]，其中一些是由脑血栓形成引起的。脑血栓形成是动脉粥样硬化斑块或脑内肿块的压力造成的。脑血栓引起

的卒中通常与长期血管病史有关。因此，大多数缺血性卒中患者年龄较大，而且身体其他部位患有动脉粥样硬化性疾病（心绞痛、跛行、既往卒中）。脑血栓的体征和症状包括：

- 病灶对侧肢体出现轻偏瘫或偏瘫；
- 病灶对侧肢体出现麻木（感觉减退）；
- 失语症；
- 意识混乱或昏迷；
- 惊厥；
- 失禁；
- 复视（重影）；
- 单眼失明（无痛性单眼视觉丧失）；
- 面部麻木；
- 构音障碍（口齿不清）；
- 头痛；
- 头晕或眩晕；
- 共济失调。

当颅内血管被异物阻塞时，就会发生脑栓塞造成的卒中。栓子常常来自动脉粥样硬化斑块（源自头部、颈部或心脏的大血管）。在心脏瓣膜疾病和心房颤动患者中，心脏瓣膜上或心脏腔室内形成血栓非常普遍。其他病因包括胸部损伤引起的空气栓塞和长骨损伤后造成的脂肪栓塞，但比较少见。侵入心脏的细菌和真菌也会产生栓子。口服避孕药的女性和镰状细胞病患者，因脑血栓和脑栓塞造成的卒中风险都比较高。脑栓塞造成的卒中的体征和症状与脑血栓造成的卒中相似，但是脑栓塞的体征和症状发展得更快。此外，它们通常有明确的病因（如心房颤动）。

大血管闭塞属于缺血性卒中，累及主要的脑血管，病死率高，功能结局较差。大血管闭塞累及的血管还包括椎动脉、基底动脉、颈动脉或大脑中动脉和前动脉[11]。这类卒中最好在具备血管内治疗（血栓切除术）能力的综合卒中中心进行治疗。联合委员会为它所认可的医院的卒中方案提供以下高级认证：急性卒中准备医院，初级卒中中心，具有血栓切除术能力的卒中中心和综合卒中中心[12]。救护员必须对各级卒中中心的能力有一定了解，以便决定将患者转运到哪个中心，为患者提供转运后最好的治疗。

影响后循环的卒中可能具有更细微的体征和症状。它们不太常见，容易漏诊。这类卒中的体征和症状差异很大，可能有以下表现[13]：

- 视觉障碍（可能包括部分视野丢失；看到不存在的物体；看不见，但能够对环境照明的移动或变化做出反应）；无法识别熟悉的物体；颜色感知或识别能力改变；眼球震颤；凝视异常或霍纳综合征（瞳孔缩小、上睑下垂、脱水）；
- 共济失调（可能包括蹒跚步态或手眼协调能力丧失）；
- 没有支撑很难坐立；
- 吞咽困难；
- 构音障碍；
- 记忆力减退或意识混乱；
- 后头痛或面部疼痛；
- 头晕，身体摇晃、歪斜；
- 偏瘫或轻偏瘫。

出血性卒中。脑出血造成的卒中约占所有卒中的13%[14]。脑内任何部位都可能会发生出血，包括硬膜外隙、硬膜下隙、蛛网膜下隙、脑实质内和脑室内。最常见的病因是脑动脉瘤、动静脉畸形和高血压。脑动脉瘤和动静脉畸形是先天性异常。破裂前，这些患者通常无症状。与脑血栓和脑栓塞具有相对较高的存活率不同，50%～80%的脑出血患者都有生命危险[15]。

注意

脑动脉瘤是指脑动脉管壁的一种瘤状突出。脑动脉瘤会压迫神经或脑组织。脑动脉瘤也会破裂或渗漏，导致血液流入周围组织。脑动脉瘤可以发生在脑的任何部位，但大多数位于脑底部和颅底之间的动脉环上。

动静脉畸形是指静脉和动脉直接交通的血管畸形。这些缺陷通常形成于胎儿发育时期或出生后不久。动静脉畸形会发生在身体的许多部位，发生于脑或脊髓的动静脉畸形会导致出血或卒中。

资料来源：Arteriovenous malformations and other vascular lesions of the central nervous system fact sheet. National Institute of Neurological Disorders and Stroke website. https://www.ninds.nih.gov/Disorders/Patient-Caregiver-Education/Fact.

出血性卒中的发生通常与高强度压力及极度疲劳有关。可卡因和其他拟肾上腺素类药物也可能引起的血压迅速升高而导致颅内出血。卒中是突然发作的。刚开始，患者通常会感到头痛（有时患者描述为"爆炸性头痛"或最剧烈的头痛）。除了头痛外，患者还有恶心、呕吐症状，精神状态逐渐恶化。某些患者还会抱怨颈强直。在出血时，患者通常丧失意识或癫痫发作。随着出血范围进一步扩大，颅内压升高。在这种情况下，患者昏迷，同时伴高血压、心动过缓及呼吸减弱（库欣反射）。

思考

为什么出血性卒中的病死率高于脑栓塞呢？

短暂性脑缺血发作

短暂性脑缺血发作（TIA）是由局部脑血液循环障碍引起突发的短暂的神经功能障碍，可能持续数分钟至数小时。TIA被认为是卒中的最重要的指标；如果治疗不及时，超过5%的TIA患者会在7天内发生完全性卒中[16]。15%的卒中首先表现为TIA[17]。约有1/3的TIA患者会在一年内发生卒中[18]。因存在进展为完全性卒中的风险，TIA应引起高度重视。

TIA的体征和症状与卒中的特征相同：虚弱、瘫痪、面部麻木及言语障碍。所有的症状都对应于特定脑动脉的血管闭塞。大多数TIA患者都需要住院观察、评估及治疗血管疾病。

你知道吗

与卒中类似的疾病

少数患者被诊断为卒中，但他们的体征和症状实际上是由其他原因引起的。类似卒中的疾病包括药物中毒、低血糖和脑炎等。将这些疾病误诊为卒中会导致对患者的不当干预，并且无法纠正真实的病因。

托德瘫痪就是一种类似卒中的疾病。患有托德瘫痪的患者通常会在运动性癫痫发作后出现瘫痪或肌无力（通常是单侧），几天内恢复正常。如果患者有癫痫发作的病史，则鉴别诊断时应考虑与卒中类似的疾病。

资料来源：Onder H. Todd's paralysis: a crucial entity mas-querading stroke in the emergency department. *J Emerg Med*. 2017; 52（4）：e153–e155.

救护员在卒中患者救护中的职责

在卒中患者救护中，救护员的职责是迅速识别卒中发作、通知医疗机构及迅速将患者转运至医院进行评估和治疗。卒中治疗的要点可以概括为8个"D"：察觉（detection）、派遣（dispatch）、运送（delivery）、门口（door）、数据（data）、决策（decision）、用药（drug）及处置（disposition）（框24-4）。前3个"D"表示公众和EMS人员的职责。

你知道吗

初级卒中中心

联合委员会对初级卒中中心提供认证，以促进卒中护理服务质量的提高。获得认证意味着该中心具备提供专门护理的能力。急性卒中准备医院24小时都有卒中专家值班，可以使用溶栓药物和转移患者。初级卒中中心有经过卒中管理培训的专业人员和专门的卒中科。有血栓切除能力的卒中中心可以进行血管内血栓切除术以治疗卒中。综合卒中中心拥有专门的卒中重症监护病房、专业人员和先进的设备。

资料来源：Facts about Joint Commission stroke certification. The Joint Commission website. https://www.jointcommission.org/facts_about_joint_commission_stroke_certification/. Published April 21, 2017. Accessed March 25, 2018.

注意

大约85%的卒中都发生在家中。针对卒中高风险人群及其亲属的公共教育项目，已被证明能够缩短将患者送达急症科的时间（见第3章）。美国心脏协会和美国卒中协会为提高卒中患者存活率针对"生存链"的4个环节提出要求。

1. 快速识别卒中的警示体征并做出反应。
2. 快速EMS调度。
3. 快速EMS转运及提前通知医院。
4. 医院内快速诊断和治疗。

资料来源：Barbour V, Thakore S. Improving door to CT scanner times for potential stroke thrombolysis candidates—the emergency department's role. *BMJ Qual Improv Rep*. 2017; 6（1）.

框 24-4 卒中治疗的 8 个 "D"

察觉（detection）：患者本人、家属或旁观者发现卒中或 TIA 的体征和症状。

派遣（dispatch）：接到急救电话后，EMS 调度员派遣具有交通优先权的 EMS 团队。

运送（delivery）：EMS 团队迅速响应，确认卒中的体征和症状，并将患者转运至合适的医疗机构。

门口（door）：患者被送至医疗机构。这一医疗机构可在到达后 1 小时内提供溶栓治疗。

数据（data）：获得计算机断层扫描（CT）和实验室数据。

决策（decision）：确定患者是否适合进行溶栓治疗或其他疗法。

用药（drug）：符合条件的患者接受溶栓治疗。

处置（disposition）：将患者送至卒中病房或重症监护病房。

资料来源：American Heart Association. *2015 Handbook of Emergency Cardiovascular Care for Healthcare Providers.* Dallas, TX: American Heart Association; 2015.

评估

对可能发生卒中或 TIA 的患者进行的初步检查，程序与急症患者或伤者的初步检查一致。重点是保持气道通畅，并适当补充氧气以确保足够的通气。如果患者意识清醒且能够言语，则应采集详尽的病史。采集患者病史应包括以下重要内容：

- 症状发作的准确时间；
- 既往神经系统症状（如 TIA）；
- 既往神经功能障碍；
- 初始症状及其进展；
- 意识水平改变；
- 诱发因素；
- 头晕；
- 心悸；
- 既往重大病史（高血压、糖尿病、吸烟、口服避孕药、心脏病、镰状细胞病、卒中）。

辛辛那提院前卒中量表。 除了前面介绍的异常的神经系统体征和症状外，其他方法也可用来筛查卒中。其中的一个方法就是辛辛那提院前卒中量表（CPSS）。该量表从 3 个方面（面肌运动、上肢运动及言语）进行评估，识别可能发生卒中的患者

（框 24-5）。根据院前救护员的评分，CPSS 敏感性为 59%，特异性为 89%[19]。

框 24-5 辛辛那提院前卒中评分

面部运动（让患者露出牙齿或微笑）
- 正常：面部两侧运动一致
- 异常：面部两侧运动不一致

手臂运动（让患者闭上眼睛并伸出双臂）
- 正常：双臂同时移动或双臂均保持不动
- 异常：一只手臂不动，另一只手臂下落

言语（让患者说一句话）
- 正常：患者发音正确，不含糊
- 异常：患者发音含糊、用词错误或根本无法开口说话

洛杉矶院前卒中筛查量表。 洛杉矶院前卒中筛查量表（LAPSS）是筛查卒中的另一种工具。这种筛查量表要求检查者先排除导致意识水平改变的其他病因（如低血糖或癫痫发作），然后检查面部表情、握力及臂力的对称性（框 24-6），任何一种不对称均提示可能患有卒中。和 CPSS 一样，LAPSS 也能在院前环境下快速运用。LAPSS 的敏感性为 97%，特异性为 93%[20]。

洛杉矶运动量表。 洛杉矶运动量表（LAMS）是在 LAPSS 基础上发展出来的一个简短的卒中量表，在院前环境下很容易实施评估（表 24-4），也可与 CPSS 一起评估。LAMS 可用于识别大血管闭塞患者，尽管有效性尚未得到院前急救人员的验证[21]。这些患者可以从血管内再通治疗中获益，如果当地条件允许，应被送往综合卒中中心[22]。LAMS 评分为 4 分或更高的患者发生大血管堵塞的可能性比低于 4 分的患者要高出 7 倍。

面部—手臂—言语—时间测试。 面部—手臂—言语—时间（FAST）测试是一种帮助患者、家庭成员和公众识别疑似卒中患者及确认有必要呼叫 EMS 的方法：

- 面部下垂。脸部的一部分（通常是一侧）下垂，难以移动。这一点可以通过扭曲的笑容确认。
- 手臂无力。患者无法完全抬起手臂。
- 言语困难。患者不能理解或发出语言，或者

框 24-6　洛杉矶院前卒中筛查量表

　　洛杉矶院前卒中筛查量表（LAPSS）用于评估急性、非昏迷状态、非外伤性神经系统疾病患者。如果 6 个筛查项目的回答均为"是"（或"未知"），则应在送达接收医院前通知医院为潜在卒中患者。如果有任何一个回答为"否"，则执行适当的治疗方案。

　　解释说明：93% 的卒中患者评估结果为阳性（所有检查项目都为"是"或"未知"，即敏感性 93%）。在全部阳性患者中，97% 患有卒中（特异性 97%）。即使某位患者不符合 LAPSS 的标准，也可能患有卒中。

	是	未知	否
1. 年龄 > 45 岁	☐	☐	☐
2. 癫痫发作史或失神发作	☐	☐	☐
3. 症状持续时间 > 24 小时	☐	☐	☐
4. 在初始阶段，患者不是坐轮椅或卧床不起的	☐	☐	☐
5. 血糖水平为 60～400 mg/L	☐	☐	☐
6. 下列 3 种体征中任何一种出现明显不对称（左右）：	☐	☐	☐

	相等的或对称的	右边较弱	左边较弱
面部表情（微笑 / 做鬼脸）	☐	☐下垂	☐下垂
握力	☐	☐虚弱	☐虚弱
	☐	☐无力	☐无力
臂力	☐	☐向下偏移	☐向下偏移
	☐	☐迅速下垂	☐迅速下垂

资料来源: Kidwell CS, Saver JL, Schubert GB, Eckstein M, Starkman S. Design and retrospective analysis of the Los Angeles Prehospital Stroke Screen（LAPSS）. *Prehosp Emerg Care*. 1998; 2（4）: 267-273.

表 24-4　洛杉矶运动量表

项　目	评　分
面部下垂	
未出现	0
出现	1
手臂偏移	
未出现	0
飘落	1
快速下降	2
握力	
正常	0
握力弱	1
无握力	2

言语困难。

- 时间。如果发现上述任何症状，一定要立即拨打急救电话。

　　其他体征和症状。除了卒中量表外，患者还可能有其他症状和体征。救护员应注意以下问题。

- 忽视。患者似乎没有意识到身体一侧受累。例如，如果左侧瘫痪，救护员可能发现患者的头部转向右侧。
- 视觉问题。患者的一只眼睛出现视力变化或失明，或者撞到了物体，或者阅读时只能看到打印页面的一半。

管理

　　一旦怀疑是卒中，就应缩短现场处置时间，尽快开始治疗（图 24-15），在发病后 4.5 小时内（某些中心已将这一时间范围延长到 6 小时或更多）给予纤维蛋白溶解药物[23-24]。即使患者需要进行血管

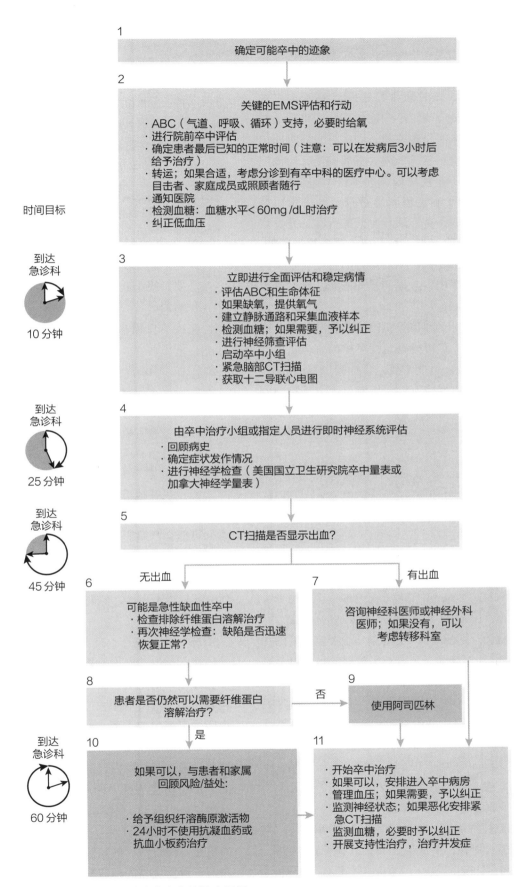

图24-15 对疑似脑卒中患者的治疗目标

内治疗，也建议采用这种方法。治疗血管内血栓的最佳时间为症状出现 6 小时内，此时是大脑内动脉或大脑中动脉导致的卒中（1 级）。然而，对于某些大动脉闭塞患者，该时间窗可延长至 24 小时[25]。只要可能，救护员应确定卒中症状和体征出现的时间。如果患者醒来时出现症状，则应将发病时间记录为患者最后一次正常的时间。重要的是，应该记录实际时间，而不是使用模糊的术语（如"3 小时前"），这样有助于确定患者是否符合纤维蛋白溶解或血管内治疗的条件。随着时间的推移，并发症（如脑出血）的风险增加。除了初步调查和管理外，救护员能为卒中患者提供的最重要的帮助就是快速识别可能发生的卒中，并提前通知医院，然后迅速转运到医院进行最终治疗。

气道。咽喉、舌和口腔肌肉麻痹会导致部分或完全呼吸道阻塞（这可能是急性卒中的一个重要问题）。为防止误吸，可能需要经常抽吸口咽或鼻咽。如果可能，患者应保持有助于引流口腔分泌物的姿势。救护员应避免患者口服任何东西，直到评估完患者的误吸风险。

思考

在体格检查中，你如何检查患者的咽喉、舌和口腔肌肉是否麻痹？

呼吸。通气不足应采取补充氧气或正压通气的方法。通气不足会导致缺氧和高碳酸血症、心搏和呼吸不稳定。缺氧的（血氧饱和度小于 94%）卒中患者应给予补充氧气，使血氧饱和度保持在 96% 以上[26]。虽然在住院治疗期间高氧（过量氧）会影响患者的预后[27]，但院前对缺氧患者进行氧疗时，患者只是短时间的高氧，因此不必过于谨慎。

血液循环。心脏停搏不常见，但可能是由呼吸停止引起的。心律失常经常发生。因此，需要持续监测患者的心电活动和血压。上肢血压读数变化达到或超过 10 mmHg 可能提示主动脉夹层和脑部血液供应受损。卒中症状伴低血压应考虑血管夹层（颈动脉、主动脉）或非神经病学病因。

其他支持性措施。如果气道通畅且病情允许，应让患者保持仰卧位，头部抬高 15° 以利于静脉回流。在运送患者至医院的途中，救护员可提供如下干预。

1. 通知医院接收疑似卒中患者。

注意

许多患者卒中后发展为高血压。然而，这种高血压通常不需要紧急治疗。脑卒中后血压升高不是高血压急症，除非患者有其他疾病，如急性心肌梗死或左心衰竭。对于疑似卒中患者，不建议在院前环境下治疗高血压，因为快速降低血压会扩大缺血的区域。如果附近有卒中中心，救护员应联系并转运患者至卒中中心。

资料来源：Ovbiagele B, Turan N, eds. Ischemic *Stroke Therapeutics: A Comprehensive Guide*. New York, NY: Springer International Publishing; 2016.

2. 建立静脉通路，并抽取血液样本。如有必要，纠正低血压、低血容量。
3. 监测患者心电活动。
4. 检测血糖水平（如果低于 60 mg/dL，应予以纠正）。
5. 如果无法与患者沟通，考虑请目击者随行，以确定发病时间。如果无法实现，则尽可能获取最可靠的信息。
6. 保护患者瘫痪的四肢。
7. 保持患者正常的体温。
8. 使用苯二氮䓬类药物控制癫痫发作。
9. 提供其他干预措施，使患者感觉舒适。

救护员必须考虑到卒中患者所经历的灾难性的事件可能会严重影响生活质量。这些患者常常因为自己无法移动或沟通而感到害怕、局促不安、困惑和沮丧，因此他们会有特殊的生理及情感需求。像所有其他患者一样，他们应该受到悉心的照顾。

住院治疗

在抵达急诊科时，疑似非出血性卒中的患者会接受评估以确定是否可以进行溶栓治疗。这项评估包含对紧急卒中的评估，以确定患者的意识水平；也能确定卒中的类型、发生位置及严重程度。这种评估需借助于格拉斯哥昏迷量表和其他标准化量表。这些量表和其他院内诊断有助于评估患者的神经功能。神经功能与卒中的严重程度和远期预后有关。这些评估也有助于识别能够从溶栓治疗中获益的卒中患者。快速 CT 扫描是排除颅内出血的关键。颅内出血是溶栓治疗的禁忌证。纤维蛋白溶解药有潜在的不良反应。医师应根据纳入排除标准对患者进行评估，以确保他们可以进行溶栓治疗。

癫痫发作

癫痫发作是行为或意识的短暂改变，是由大脑中一个或多个神经元的异常电活动引起的。据估计，在美国每年有30万人首次出现癫痫发作。其中，有12万人年龄在18岁以下，7.5万～10万名5岁以下的儿童为热性癫痫发作[28]。有反复发作的倾向被称为癫痫（框24-7）。癫痫不包括可纠正或可避免的原因（如戒酒）引起的癫痫发作。

思考

父母看到自己的孩子热性癫痫发作后会有什么样的感受？你应该如何回应这些情绪？

癫痫发作的深层次原因尚不清楚。但是，通常认为癫痫发作是由结构性病变或脑代谢问题引起的。这会导致脑细胞对钠离子、钾离子的通透性改变。当发生改变时，神经元去极化和释放电冲动的能力有时会导致癫痫发作。可能引起癫痫发作的几个因素如下[3]：

- 卒中；
- 头部外伤；
- 有毒物质（包括酒精或其他毒品的戒断）；
- 缺氧；
- 低灌注；
- 低血糖；
- 感染；
- 代谢异常；
- 脑部肿瘤或脓肿；
- 血管疾病；
- 子痫；
- 药物过量。

框24-7　癫痫相关统计数据

- 美国有220万人，全世界有6500多万人患有癫痫。
- 在美国，每年确诊15万例新发癫痫病例。
- 在美国，每26个人中就有1人患有癫痫。
- 2岁以下婴儿和65岁以上成年人发病率最高。
- 在美国，癫痫是仅次于偏头痛、卒中和阿尔茨海默病的第四大神经系统疾病。
- 男性患癫痫的风险略高于女性。
- 非裔美国人的发病率较高。
- 70%的新发病例没有明显的病因。

资料来源: Shafer PO, Sirven JI. Epilepsy statistics. Epilepsia Foundation website. https://www.epilepsy.com/learn/about-epilepsy-basics/epilepsy-statistics. Published October 2013. Accessed March 25, 2018.

在院前环境下，确定癫痫发作的病因并没有控制并发症及识别癫痫发作是否可逆（如低血糖引起的）那么重要。

癫痫发作的类型

所有的癫痫发作都是病理性的。它们可能来自脑部任何区域，因此有许多临床表现。2017年，国际抗癫痫联盟修订了癫痫发作分类，目的是使癫痫的诊断和鉴别更加容易和准确。根据癫痫发作的起始部位、患者在癫痫发作期间的意识水平及癫痫发作的其他特征，癫痫发作分为3个基本类型：部分性发作、全面性发作和不能分类的发作（图24-16）[29]。

部分性发作。 部分性发作是一种局限于大脑一侧半球的癫痫发作。这类癫痫发作通常是由运动皮质或感觉皮质损伤引起的，并可能以有序的方式扩

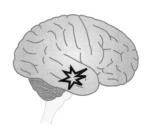 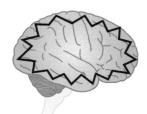 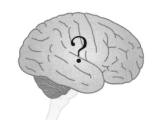

部分性发作　　　全面性发作　　　不能分类的发作

图24-16　癫痫发作的类型

资料来源：*Epilepsia*, a journal of the International League Against Epilepsy

散到周围区域（杰克逊癫痫）。根据患者的症状，又可以细分为不同的类别。如果患者在癫痫发作期间对周围环境有意识，则称为单纯部分性发作。即使在癫痫发作期间不能说话或不能做出反应，那些有局灶意识的患者仍然对周围的环境有意识。如果在癫痫发作期间患者意识水平发生变化，则认为是复杂部分性发作。这种类型的发作通常源于颞叶病变。在某些情况下，如独居或在睡觉时癫痫发作的患者，无法确定意识状态，这种类型的发作被称为意识不明。在这些情况下，部分性发作可按运动发作分为运动性发作和非运动性发作。

注意

一些部分性发作可能源于一侧大脑半球，并扩散到两侧大脑半球，表现出运动性发作。这些癫痫发作称为局部至双侧强直阵挛发作。局部至双侧强直阵挛发作反映的是癫痫的传播模式，而不是特定的发作类型。这一特征对于区分从一侧半球开始的部分性发作和同时发生于两侧半球的全面性发作很重要。

资料来源：Focal seizure by feature: aura. International League Against Epilepsy website. https://www.epilepsydiagnosis.org /seizure/aura-overview.html. Accessed March 26, 2018.

运动性发作会引起肌肉活动的变化，如虚弱、抽搐和身体某些部位僵硬。这些变化可能会影响身体一侧或两侧的肌肉，影响言语，可能还影响协调动作（自动症，如咂嘴和重复的手部动作）。非运动症会影响感官，导致嗅觉、味觉和听觉改变，也可能出现视觉或听觉幻觉。这些变化可以在意识改变或没有改变的情况下出现，被认为是癫痫发作先兆。癫痫发作先兆可能是一个孤立的事件，也可能发展为部分性发作或强直阵挛发作[30]。其他类型的非运动性部分性发作包括自主神经性发作（例如，胃、胸部或头部出现奇怪的感觉，心率或呼吸的变化，多汗，或者出现"鸡皮疙瘩"）和情绪与认知障碍（例如，记忆和言语出现问题，无法解释的恐惧或抑郁，出体体验，似曾相识的感觉）。

全面性发作。全面性发作是指两侧大脑半球神经元病理活动引起的癫痫。与部分性发作一样，全面性发作分为运动性和非运动性（失神）发作。全面性发作患者的意识可能会受到一定影响。因此，没有专门术语来描述全面性发作患者的意识。运动

注意

癫痫发作应根据最早出现的运动性发作或非运动性发作的特征进行分类。根据发病情况的分类建立在解剖学基础上，而按意识水平的分类建立在行为基础上。这2种分类方法可以同时使用。

资料来源：Fisher RS, Cross JH, French JA, et al. Operational classification of seizure types by the International League Against Epilepsy: Position Paper of the ILAE Commission for Classification and Terminology. *Epilepsia*. 2017; 58: 522–530.

性发作同时具有僵硬（强直）和抽搐（阵挛）运动的特点，也可能包括以下特点。

- 失神发作（以前称作癫痫小发作）最常见于4～12岁的儿童。它们与短暂的意识丧失有关，但没有失去姿势。然而，有些孩子会有眨眼、咂嘴，或者肌肉单独收缩。这种癫痫发作通常持续不到15秒，在此期间患者对周围的环境无意识。失神发作结束后患者立即恢复正常。大多数患者在20岁时病情有所缓解，但随后可能出现全面性发作。

- 失张力发作会导致肌张力突然丧失，不能保持姿势或跌倒。失张力发作患者有时须戴防护帽。这种癫痫发作往往对药物治疗有耐药性。

- 肌阵挛发作是指突发的短暂的肌肉收缩，经常同时出现在身体两侧，偶尔出现在单侧肢体。患有这种疾病的患者经常把这种感觉比作突然耸耸肩或睡觉时一只脚突然抽搐。

- 强直阵挛发作很常见，有较高发病率和病死率[31]。发作前可能会出现先兆，作为即将发作的警告。强直阵挛发作的特点是突然失去意识，伴肌肉张力丧失。强直期包括伸肌张力活动（有时屈曲）和呼吸暂停，可能发生咬舌、尿失禁或大便失禁。强直期仅持续数秒，随后为阵挛期（僵硬与松弛交替），这一阶段通常持续1～3分钟。在此期间大量自主神经放电，导致过度通气、流涎和心动过速。强直阵挛发作后，患者通常会有一段时间的嗜睡或无意识状态，这种情况会在几分钟到几小时后消失。在恢复意识时，患者经常感到意识混乱和疲劳，并有短时间正常脑功能中断。强直阵挛发作结束至恢复正常状态的时期称为发作后期。强直阵挛发作可能会延

长或在患者恢复意识之前复发。当这种状态发生时，说明患者处于癫痫持续状态。

注意

癫痫最常见的死亡原因是癫痫猝死。这个诊断是因为尸检没有发现其他明确病因。只有大约1/3的患者有死亡前癫痫发作的证据。这些患者经常是俯卧的。

资料来源：SUDEP. Epilepsy Foundation website. https://www.epilepsy.com/learn/early-death-and-sudep/sudep. Accessed March 26, 2018.

注意

非癫痫性发作类似真正的癫痫发作。但是，它与脑电生理活动无关，而是心理原因引起的。常规的治疗对这类癫痫发作无效。非癫痫性发作有时可以通过命令或疼痛刺激（如摩擦胸骨）来制止。这些方法可能有助于区分病理性与心因性癫痫发作。需要指出的是，某些非癫痫性疾病能够引起危及生命的癫痫发作。

评估

评估过程由患者癫痫发作的状态决定。大多数情况下，在救护员到达现场之前患者的癫痫发作就已经结束了。如果可能，评估应该包含病史采集和全面的体格检查，以及神经系统的评估。

病史。如果患者处于发作后期，那么救护员可以从家属或目击整个事件的旁观者中采集病史信息。患者病史应包括以下信息。

1. 癫痫发作史：
- 发作频率；
- 服用处方药（如卡马西平、左乙拉西坦、苯巴比妥）的依从性，以及用药的变化；
- 使用非处方药补充剂、酒精和违禁药品。
2. 癫痫发作的情况：
- 癫痫发作持续时间；
- 患者癫痫发作的典型或非典型表现；
- 先兆症状；
- 全面性发作或部分性发作；
- 失禁；
- 咬舌。
3. 近期或既往头部外伤史：
- 恢复基线心理状态的时间。

4. 近期发热史、头痛史、颈强直史（颈部屈曲僵硬，表明脑膜受到刺激）。
5. 既往重大病史：
- 糖尿病；
- 心脏病；
- 卒中。

体格检查。在体格检查期间，保持患者气道通畅始终是最重要的。救护员也应该留意外伤（头部或颈部外伤、舌损伤、口腔撕裂）的体征。这些损伤可能发生在癫痫发作前或发作期间。体格检查还包括以下项目：
- 感觉神经评估，包括是否存在健忘；
- 脑神经评估，特别是瞳孔检查；
- 运动和感觉功能评估，包括协调性（异常可能是由代谢紊乱、脑膜炎、颅内出血和滥用药物引起的）；
- 评估有无低血压、缺氧和低血糖；
- 评估尿液或粪便（提示大小便失禁）；
- 自动症；
- 心律失常。

思考

丙戊酸钠中毒的体征和症状是什么？

注意

迷走神经刺激器（VNS）是用于治疗某些对药物治疗无反应的部分性发作频繁的患者（该装置还用于治疗几种形式的抑郁症）。该装置通常被植入左胸，导线通过颈部固定，连于迷走神经（脑神经X）上。VNS定期向迷走神经发出电冲动，引起大脑内 γ-氨基丁酸和甘氨酸的大量释放。该装置可以由患者手动开启或关闭。尽管确切的作用机制还不清楚，但是VNS对控制某些患者的癫痫发作是很有效的。

资料来源：Alonso-Vanegas MA. Vagus nerve stimulation for intractable seizures. In: Rocha L, Cavalheiro E, eds. *Pharmacoresistance in Epilepsy*. New York, NY: Springer; 2013.

鉴别诊断晕厥与癫痫发作。晕厥是由于脑血流量的暂时降低而导致的完全性意识丧失。因为晕厥和癫痫发作的表现类似，所以确定患者是晕厥发作还是癫痫发作是很困难的。它们主要的区别在于发作前后患者的症状（表24-5）。

表 24-5　鉴别诊断晕厥与癫痫发作

特　征	晕　厥	癫痫发作
姿势	晕厥通常发生于患者站立时	癫痫可能发生于患者的任何姿势时
先兆	患者通常会出现头晕	发作前几乎没有任何先兆
意识水平	通常，当患者变为仰卧位时会马上恢复意识；乏力、意识混乱和头痛持续时间不超过 15 分钟	患者意识丧失可能会持续几分钟甚至数小时；乏力、意识混乱和头痛时间持续超过 15 分钟
强直阵挛运动	阵挛性运动（如果存在）持续时间较短	强直阵挛运动发生在意识丧失期间
心电图分析	在部分患者，迷走神经张力增加引起心动过缓	癫痫发作时肌肉用力引起心动过速

治疗

　　对癫痫发作患者进行治疗的第一步是保护患者免受外伤。最好移除患者周围的障碍物。如有必要，可以转移患者至安全区域，如铺有地毯的地面或柔软的草地。任何时候都不应该限制癫痫患者的活动，也不应该在患者的牙齿之间强制塞入物体以维持气道通畅。限制患者活动可能会伤害患者本人或救护员。为确保气道通畅或防止患者咬舌头而将物体强制塞入患者口腔，可能会引起呕吐、误吸或喉痉挛。可以考虑放置鼻咽管和呼气末二氧化碳监测仪。

　　大多数单一类型癫痫发作患者在发作后期可取侧卧位接受治疗，这有助于引流口腔分泌物和吸痰（如有必要）。同时，应该通过非重吸入面罩给予补充氧气。应将患者转移至安静的地方（远离旁观人群）以保护患者隐私。患者在癫痫发作后往往会感到尴尬或害羞，尤其是患者发生失禁时。

　　应鼓励所有的癫痫发作患者寻求治疗。某些患者应该送到急诊科接受医师的评估和治疗。这些包括有癫痫发作史但此次癫痫发作与以往不同的患者，以及由于其他异常事件（如创伤）并发癫痫发作的患者。所有首次癫痫发作的患者都应该送至急诊科接受评估。根据患者的状态和癫痫病史，可能需要静脉注射给药。然而，很少有单一类型癫痫发作的患者需要在院前环境下接受药物治疗。

癫痫持续状态

　　国际抗癫痫联盟将癫痫持续状态定义为终止癫痫发作的机制失效或导致持续 4~5 分钟或更长时间的强直阵挛发作的机制启动[32]。持续 30 分钟或更长时间的癫痫反复发作可能会产生长期影响，包括不可逆的脑损伤。

　　癫痫持续状态属于急重症，需要立即治疗以停止发作。除了神经损伤外，癫痫持续状态还可能导致肺水肿、酸中毒和死亡。癫痫持续状态的相关并发症包括误吸、长骨和脊柱骨折。成年人癫痫持续状态的一个常见原因是没有服用抗惊厥处方药物。

　　癫痫持续状态患者的救护首先要保护他们不受伤害，用口腔或鼻腔辅助物保护气道，必要时补充氧气和提供通气支持。所有癫痫持续状态患者都应被送往医疗机构进行评估。用于阻止癫痫发作的抗惊厥药物包括劳拉西泮或咪达唑仑（鼻内给药、肌内注射、口腔给药）。如果没有，则使用地西泮（静脉注射）[33]。如果出现低血糖，可缓慢静脉滴注葡萄糖（10%、25% 或 50%）。对妊娠晚期或产后不

证据显示

　　研究人员采用随机、双盲、非劣效性研究，比较了咪达唑仑与劳拉西泮安全终止小儿癫痫发作的有效性。癫痫发作时间超过 5 分钟的儿童被随机分为 2 组，分别接受肌内注射咪达唑仑或静脉注射劳拉西泮。到达急诊科室时，咪达唑仑组 73.4% 的患者和劳拉西泮组 64.0% 的患者没有癫痫发作（约 10 个百分点的绝对差异；95%CI：4.0～16.1；非劣效性和优越性比较，均 $P<0.001$）。虽然静脉注射劳拉西泮（平均 1.6 分钟）与肌内注射咪达唑仑（3.3 分钟）相比，癫痫发作停止更快，但咪达唑仑组停止发作的时间更长，因为不需要建立静脉通路。两组的并发症发生率没有显著差异。咪达唑仑组入院人数较少（$P=0.01$）。研究人员得出结论，在院前环境下，咪达唑仑与静脉注射劳拉西泮一样安全有效。

资料来源：Silbergleit R, Durkalski V, Lowenstein DH, et al. Intramuscular versus intravenous therapy for status epilepticus. *N Engl J Med*. 2012; 366（7）：591-600.

久的患者，如果怀疑子痫是癫痫发作的原因，则可以考虑使用硫酸镁。在使用这些药物时，救护员应密切监测患者的血压和呼吸状况，包括二氧化碳波形。他们应该为呼吸抑制或呼吸停止做好准备。如果患者的血压开始下降，或者呼吸频率下降，或呼气末二氧化碳水平升高，救护员应停止药物治疗并咨询医师。

头痛

大多数头痛只是轻微的健康问题，而且用镇痛药即可缓解。根据病因分类，头痛分为紧张性头痛、偏头痛和窦性头痛。治疗这些头痛的有效疗法包括处方药和非处方药、草药疗法、冥想、指压按摩、香薰疗法等。头痛是一种极其普遍的主诉，14%的美国人在过去的3个月里发生了偏头痛或严重的头痛[34]。头痛可能源于脑膜、头皮及血管和肌肉。

注意

救护员应该首先想到严重的头痛可能是严重疾病的征兆。造成头痛的危及生命的病因包括高血压、卒中、肿瘤、有毒物质暴露（如一氧化碳中毒）等。

紧张性头痛是由脸部、颈部和头皮的肌肉收缩引起的。这种类型的头痛有多种原因，包括压力、持续的噪声、眼疲劳和不良的姿势。紧张性头痛（通常形容为持续的钝痛，无搏动性）可能会持续数天或数周。疼痛会引起不同程度的不适。这类头痛可能是短暂的和罕见的或慢性的。大多数紧张性头痛可以使用非处方镇痛药缓解。

偏头痛是一种严重的失能性头痛。这类头痛通常伴有恶心、呕吐和畏光等症状。偏头痛发作时往往是从头部一侧剧烈的搏动性疼痛开始，并且疼痛可能会扩散蔓延，常常伴有恶心和呕吐。复杂性偏头痛可能与神经功能缺损有关。偏头痛的症状与血管的收缩和扩张有关，这可能是由5-羟色胺或激素代谢异常引起的[35]。过量食用咖啡因等多种食物、海拔的变化及极端的情绪都可能引发偏头痛。用于治疗偏头痛的药物种类繁多，包括β受体阻断药、钙通道阻滞药、抗抑郁药、抗惊厥药、镇吐药、非甾体抗炎药和5-羟色胺抑制药。

窦性头痛的特征是前额、鼻区和眼部疼痛。这类头痛常常会引起脸后部的压力感。鼻窦腔黏膜的变态反应、炎症或感染通常是造成头痛的原因。窦性头痛使用药物治疗即可，如镇痛药、减充血药及治疗感染的抗生素。

治疗

许多引起头痛的因素是可以预防的。常见的头痛的诱因有三餐不规律、长时间的旅行、嘈杂的环境和食品添加剂（在易感个体中）等。头痛几乎不需要任何院前救护。但应该获取头痛的完整病史。这样有助于辨别比头痛本身更严重的病症。例如，头痛可能是动脉瘤或卒中的征兆。

评估应包括以下内容：
- 患者的整体健康状况；
- 既往病史；
- 用药情况；
- 既往头痛经历；
- 发病时间（慢性或突发的）；
- 相关症状和神经系统表现。

在获得患者病史和完成神经系统检查后，对紧张性头痛、偏头痛和窦性头痛患者的院前救护主要是支持性的。有些情况也可能需要将患者送至医院进行评估。这些患者常常畏光，因此救护车上的灯光应适当调暗。镇吐药可能有助于缓解症状。头痛患者因有更严重反跳性头痛（经常使用镇痛药物治疗头痛的患者因过度使用镇痛药物而引起的头痛）的危险，应避免使用麻醉药品。

虚弱和乏力

当患者主诉虚弱或乏力时，可能存在许多潜在的神经系统和非神经系统的病因[36]。此外，虚弱和乏力可能是多种病因共同作用的结果，或者某一初期并不明显的具体病因（框24-8）。虚弱和乏力绝不能忽视，因为它们对患者来说意义重大，可能意味着疾病的开始。

在评估过程中，救护员应确定虚弱是单侧的还是全身性的，对称的还是非对称性的，发生在近端还是远端。单侧无力常与卒中、脑内或蛛网膜下腔出血和托德瘫痪（癫痫发作后的局部一过性肌力减退或瘫痪）有关。当虚弱累及身体两侧时，应考虑神经系统疾病，如由炎症或压迫引起的脑干卒中和脊髓疾病。周围神经疾病引起的双侧无力包括吉兰-巴雷综合征和蜱麻痹。神经肌肉疾病，如重症

注意

据报道，全身无力和虚弱是急诊科老年患者中第五位最常见的主诉。在这些患者中，50% 被发现有急症。在老年人群中，迅速排除心血管疾病引起的虚弱很重要。非典型表现，包括全身无力，可能是急性冠脉综合征的唯一初始症状。其他心脏原因包括心律失常。

资料来源：Bhalla MC. Generalized weakness in the elderly. In: Kahn JH, Magauran BG Jr, Olshaker JS, eds. *Geriatric Emergency Medicine: Principles and Practice*. Cambridge, England: Cambridge University Press; 2014: 51–58; and Carro A, Kaski JC. Myocardial infarction in the elderly. *Aging Dis*. 2011; 2（2）: 116–137.

框 24-8 可能导致虚弱和乏力的原因

心脏疾病
　　急性心肌梗死
　　心律失常

内分泌/代谢疾病
　　艾迪生病
　　甲状旁腺功能亢进
　　电解质紊乱
　　甲状腺毒症
　　低血糖
　　感染

神经系统疾病
　　卒中
　　肌萎缩侧索硬化
　　吉兰－巴雷综合征
　　多发性硬化症
　　重症肌无力
　　神经损伤

肌病
　　肌营养不良

中毒
　　肉毒梭菌中毒
　　杀虫剂、神经毒气暴露

其他
　　贫血
　　精神疾病
　　药物
　　营养不良

肌无力，可引起任何肌群无力。

护理人员应该通过鼓励患者"讲故事"，以一种非结构化的格式采集病史，以确定患者所说的"虚弱"是什么意思。例如，患者将虚弱描述为气短，爬楼梯时需要休息，则与最初将虚弱描述为"全身疲惫"是截然不同的。完整的病史应包括发病的时间进程、分布（局部或全身）、加重和缓解病情的因素、相关体征和症状、疾病发生的环境及对日常活动的影响。过去的医疗历史和当前的用药可能会提供重要的线索。

体格检查应包括生命体征评估和神经肌肉检查，检查有无肌肉萎缩、压痛和感觉障碍。体格检查将确定是否存在虚弱的客观证据。最后，诊断性评估对于排除可治疗的导致虚弱的病因（如低血糖或 ST 段抬高心肌梗死）非常重要。在许多患者，院前无法诊断出虚弱的原因。救护员必须处理危及生命的情况，并将患者送到医院进行更全面的评估。

中枢神经系统感染

中枢神经系统感染导致的病情非常严重，很难治疗。最常见的中枢神经系统感染包括脑膜炎、脑炎和脑脓肿。与其他器官系统感染相比，这些感染往往会导致更高的发病率和病死率，特别是在免疫系统功能较弱的人群中[37]。细菌和病毒是引起中枢神经系统感染的最常见原因。引起中枢神经系统感染的病毒包括疱疹病毒、虫媒病毒、肠道病毒、柯萨奇病毒和肠道病毒。引起中枢神经系统感染的细菌有链球菌和葡萄球菌。

脑膜炎和脑炎

脑膜炎是发生于脑和脊髓外软脑膜的炎症。脊髓炎是指脊髓的炎症。当脑和脊髓同时受累时，这种炎症被称为脑脊髓膜炎。大多数脑膜炎是由病毒感染引起的，但细菌和真菌也可能引起感染。脑膜炎通常会引发头痛、发热和颈部强直等症状。有些脑膜炎患者不治疗也会在几周内好转。对于某些患者来说，脑膜炎危及生命，需要紧急抗生素干预。病毒感染（病毒性或无菌性脑膜炎）最常见。细菌性脑膜炎包括肺炎链球菌（肺炎球菌）、脑膜炎球菌（脑膜炎奈瑟菌）、流感嗜血杆菌（嗜血杆菌）和单核细胞性李斯特菌（李斯特菌）感染。某些细菌感染可能与肾脏疾病、肾上腺疾病和休克有关。

　　脑炎是各种病原微生物感染脑实质引起的炎症反应。和脑膜炎一样，脑炎也是由相同的病毒或细菌感染引起的。脑炎的其他原因可能包括狂犬病、真菌、寄生虫、自身免疫性疾病和某些药物。在美国，大多数确诊的脑炎病例是由肠道病毒、单纯疱疹病毒 1 型和 2 型、狂犬病毒（即使没有被动物咬伤，如接触蝙蝠）或虫媒病毒（如西尼罗病毒）感染的。每年数千例脑炎病例报道，但实际患者人数可能更多，因为大多数患者的症状可能很轻，甚至没有[38]。

　　某些细菌性脑膜炎和脑炎具有传染性，可通过与唾液、鼻腔分泌物、粪便或呼吸道和咽喉分泌物传播（通常通过接吻、咳嗽、共用杯具、餐具、牙刷、口红或香烟等物品传播）。脑膜炎球菌性脑膜炎暴发比较罕见，但可在社区、学校、社区和其他人群中发生。未接种常规疫苗的儿童患某些类型脑膜炎的风险增加。美国 CDC 建议所有青少年和青壮年接种脑膜炎球菌疫苗[39]。病毒性和细菌性脑膜炎和脑炎的早期体征和症状可能与流感类似。可能的体征和症状包括：

- 突然高热；
- 颈部强直；
- 剧烈头痛，似乎不同于正常头痛；
- 头痛伴恶心或呕吐；
- 意识混乱、定向障碍；
- 癫痫发作；

- 嗜睡或觉醒障碍；
- 畏光；
- 没有食欲，也不感到口渴；
- 皮疹（伴脑膜炎球菌性脑膜炎）。

　　婴儿脑膜炎或脑炎的重要症状包括发热、嗜睡、不能醒来进食、呕吐、身体僵硬、不明原因或不寻常的易怒及囟门饱满或凸起。患有脑膜炎的婴儿可能很难安抚，抱起时甚至哭得更厉害。

　　脑膜炎和脑炎的院前救护主要是支持性的。大多数患者都需要医师的评估，以提供适当的干预。为预防疾病传播，救护员和患者都应该戴口罩，而且救护员也应该采取标准预防措施（见第 27 章）。

脑脓肿

　　脑脓肿是指细菌或其他病原体经播散或血行播散侵入脑内，引起脑实质内局限性化脓性炎症和脓腔形成。脑脓肿通常开始于鼻腔、中耳或乳突感染，也可能发生在手术或穿透性颅脑外伤后，特别是当骨碎片残留在颅脑组织中时。脑脓肿的临床表现通常是非特异性的，可能与颅内感染有关（如发热），还可能与颅内肿块的扩大有关（如恶心、呕吐、癫痫发作、精神状态改变）。头痛是最常见的早期症状。通常建议穿刺引流或切除，并辅以抗生素治疗。每 10 万人中仅有 1 人发生脑脓肿。男性的发病率是女性的 2 倍，脑脓肿形成的平均年龄为 24~57 岁[40]。

中枢神经系统肿瘤

　　中枢神经系统肿瘤包括脑肿瘤和脊髓肿瘤。这些肿瘤的发病率 70 岁前持续升高，70 岁后开始降低。中枢神经系统肿瘤是儿童中第二常见的肿瘤[41]。

　　脑肿瘤是指颅内的肿块。肿块可能是恶性的，也可能是良性的。遗传因素可能对脑肿瘤的发生发展有一定作用。脑肿瘤还与一些危险因素有关，包括辐射暴露、吸烟、饮食习惯、病毒暴露和某些药物。肿瘤的症状取决于肿瘤的大小、位置、生长速度及是否有出血或水肿。脑肿瘤可能引起局部或全身反应。局部反应是由脑肿瘤对脑特定部位的破坏性作用及使脑血流量减少的压迫引起的（图 24-17）。脑肿瘤的症状是多种多样的，可能包括[42]：

- 头痛（约 50%）；
- 癫痫发作；
- 虚弱；

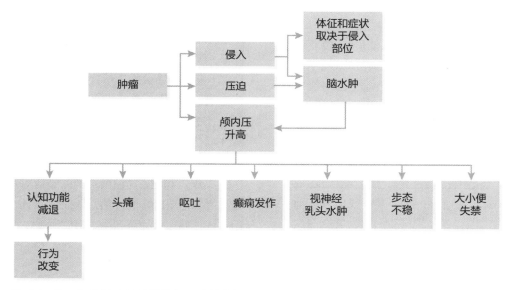

图 24-17 与脑肿瘤相关的体征和症状的起源

- 感觉丧失；
- 视觉障碍；
- 失语症；
- 认知功能障碍；
- 呕吐（通常由突然的体位变化引起）。

颅顶内病变通过扩张或拉伸头部和颈部的动脉及其他对疼痛敏感的结构而产生痛感。患者可能会出现头痛，但如果没有出血往往较晚才能发现，因为出血会引起疼痛的突然发作[3]。脑肿瘤的主要治疗方法是手术切除或射波刀切除。如果肿瘤无法完全切除，可以采用外科减压术，也可以使用化学治疗和放射治疗减小肿块。

像脑一样，脊髓也会受到压迫。在没有外伤的情况下，脊髓受压可能由骨、血肿、脓肿、肿瘤或椎间盘突出引起。脊髓受压会影响机体正常的功能。脊髓受压可能突然发作，立即引起症状，也可能在数周或数月内逐渐发作。轻微压迫可能会导致轻微症状，如背部疼痛（可能会蔓延至下肢或足，也可能不会）、轻微肌无力及四肢麻刺感。男性患者可能会出现排尿困难、尿潴留和勃起功能障碍。如果压迫是由肿瘤、脓肿或血肿引起的，那么背部可能会有压痛。严重的脊髓压迫可能会阻断神经冲动，导致严重的肌无力、麻木、尿潴留、大小便失禁。如果所有神经冲动都被阻断，就会导致瘫痪和感觉完全丧失。最终救护方案取决于压迫的原因。在某些患者，可能需要手术来缓解压迫和防止永久性神经损伤。

注意

对有脊柱手术史或硬膜外置管史的患者，或者糖尿病患者或静脉吸毒者，应怀疑有硬脊膜外脓肿。患者通常表现为背痛、发热和进行性神经功能缺损。如果不治疗，硬脊膜外脓肿会导致严重失能和永久性虚弱或截瘫。

资料来源：Davis DP, Wold RM, Patel RJ, et al. The clinical presentation and impact of diagnostic delays on emergency department patients with spinal epidural abscess. *J Emerg Med.* 2004；26（3）：285-291.

治疗

中枢神经系统肿瘤患者的院前救护包括转运途中为患者提供情感支持、控制癫痫发作及提供呼吸道管理、通气支持和循环支持。如果患者病情允许，应该采集重点病史并对神经系统进行评估。重点病史应包括：

- 既往重大病史（如肿瘤切除手术、放射治疗）；
- 任何头痛的病史和描述；
- 头晕或意识丧失；
- 癫痫发作；
- 胃肠功能紊乱（呕吐、腹泻）；
- 新发共济失调、行走困难或保持平衡困难；
- 行为或认知改变；
- 虚弱或瘫痪；
- 视觉障碍。

其他神经性疾病

神经系统疾病还有很多，但这些疾病的病理生理学机制还未完全探究清楚。其中一些疾病可能累及施万细胞、脑脊液或中枢神经系统的神经元轴突。还有一些可能是血液循环和免疫系统功能紊乱、细菌毒素和化学物质暴露引起的。这些特殊的神经系统疾病包括[33]：

- 痴呆，包括阿尔茨海默病；
- 亨廷顿病；
- 肌营养不良；
- 脱髓鞘疾病，如多发性硬化；
- 周围神经病变，如吉兰－巴雷综合征；
- 运动障碍，如帕金森病和肌张力障碍；
- 脑神经疾病，包括特发性面神经麻痹；
- 运动神经元疾病，如肌萎缩侧索硬化。

痴呆

痴呆是一种获得性、进行性的多项认知功能障碍的临床综合征，以缓慢出现的智力减退为主要特征。它通常表现为无法学习新鲜事物或无法想起最近发生的事情。痴呆通常是由卒中、遗传或病毒因素及阿尔茨海默病引起的大脑疾病。痴呆往往是不可逆转的。由于患者的认知功能逐渐丧失，最终会完全依赖他人。在疾病发展过程中，患者常常会试图通过虚构（编造故事以填补记忆空白）来掩盖自己记忆丧失。记忆力减退可能会是痴呆的早期症状。最终，有些患者进食、如厕和身体活动都需要有人看护。疗养院常住者中有50%都患有痴呆症。2000—2013年，75岁以上男性痴呆病死率增加21%，女性病死率增加31%[43]。该病的院前救护主要是支持性的。

注意

对新出现精神状态改变（如意识混乱或嗜睡）的患者，应评估寻找导致这些症状的器质性病因，如感染。刺激脑及脑膜发生炎症的感染能够引起神经系统疾病，如脑炎和脑膜炎。

阿尔茨海默病是一种进行性发展的神经退行性疾病。该病是痴呆最常见的病因，是美国第六大死因[44]。随着人口老龄化的发展，到2050年美国阿尔茨海默病的患病率有可能翻两番。目前，美国阿尔茨海默病患者超过500万例[45]。阿尔茨海默病并不直接造成死亡；但这些患者最终停止进食，造成营养不良、身体状况恶化（框24-9）。

框24-9 阿尔茨海默病的表现

1. 记忆丧失，影响日常生活
2. 计划或解决问题遭遇挑战
3. 难以完成家居生活、工作或休闲娱乐中熟悉的任务
4. 对事件、时间或地点的记忆混乱
5. 难以理解视觉表象或空间关系
6. 说话和写作中用词出现障碍
7. 乱放东西且失去追溯步骤的能力
8. 判断力下降
9. 毫无根据地怀疑家人、朋友和照护人员
10. 退出工作或社会活动
11. 情绪或性格发生变化
12. 说话吞咽、行走困难

资料来源：Ten early signs and symptoms of Alzheimer's. Alzheimer's Association website. https://www.alz.org/10-signs-symptoms-alzheimers-dementia.asp. Accessed March 26, 2018.

阿尔茨海默病的病因尚不清楚。可能的病因包括谷氨酸代谢异常、慢性感染、金属制品中毒、脑内化学物质（如乙酰胆碱）减少及遗传因素。阿尔茨海默病的早期症状主要与记忆力减退有关，尤其是记忆和回忆新事物的能力。随着病情的进展，就会出现焦虑、暴力行为及抽象思维障碍。判断和认知障碍开始影响工作和社会交往。在阿尔茨海默病晚期，患者通常卧床不起且对周围环境完全没有意识。一旦患者卧床，压疮、进食问题及急性肺炎都会缩短患者的寿命。目前，尚没有治愈阿尔茨海默病的方法。治疗主要包括用药以减缓疾病进展、给予患者及其亲属护理服务和社会关怀。

痴呆也被认为是帕金森病的一种症状。

亨廷顿病

亨廷顿病是一种以舞蹈样不自主运动和进行性认知障碍为主要表现的神经系统变性病。亨廷顿病是一种罕见的遗传性疾病，通常是由父母遗

传给孩子[46]。亨廷顿病的早期症状有情绪波动、抑郁、易怒、记忆力衰退和无法做决定。随着病情的进展，患者逐渐丧失说话、行动和思考能力。患者可能会无法自己进食或吞咽食物和水。疾病的进展速度和发病年龄因人而异。许多药物可用于缓解亨廷顿病的症状，但无法改变病程。亨廷顿病的院前救护主要是支持性的。

注意

大约有 3 万名美国人患有亨廷顿病。患有亨廷顿病的父母的每个孩子都有 50% 的概率继承亨廷顿病基因。如果孩子没有遗传到亨廷顿病基因，他或她就不会患这种病，也不能传给下一代。继承亨廷顿病基因的人就会患这种病。携带该基因的人应接受遗传咨询和基因检测。

资料来源：Life with Huntington's disease. Huntington's Disease Foundation website. http://www.huntingtonsdiseasefoundation.org/life-with-hd-1. Accessed March 26, 2018.

肌营养不良

肌营养不良是一组主要累及骨骼肌的遗传性疾病。临床表现为慢性进行性骨骼肌无力萎缩。该病根据症状出现的年龄、疾病的进展速度和遗传的方式划分为不同类型。进行性假肥大性肌营养不良是最常见的类型。它是由缺乏抗肌萎缩蛋白导致的。该蛋白质有助于保持肌肉细胞完整。每 7250 名男童中就有 1 名患有此病[47]。它是通过一种隐性的性连锁基因遗传的，只有男性会发病，而女性携带致病基因。

肌营养不良通常是由儿科医师首先诊断出来的，医师注意到儿童在学习坐起和行走时很缓慢，然后通过血液检测确诊。该检测揭示了受损肌肉细胞中释放出大量的酶。也可以通过神经传导研究确诊，有时也通过肌活组织检查确诊。肌营养不良很少在 3 岁前确诊。随着病情的进展，患儿会出现行走摇摇摆摆，爬楼梯困难的症状。肌肉（特别是小腿的肌肉）变得笨重，因为肌肉被脂肪所取代。到了 12 岁左右，患儿将无法正常行走。2007 年，能够活过 20 岁的患者刚过一半；现在很多人可以活到 30 岁[48]。患者死亡通常是由肺部感染和心力衰竭引起的。

思考

你如何确定儿童的功能基线水平？

对于肌营养不良，目前尚无有效的治疗方法。患儿的父母或兄弟姐妹应该接受遗传咨询。某些类型的肌营养不良可以在出生前通过血液分析和羊膜腔穿刺术（羊水检测）确诊。

脱髓鞘疾病

脱髓鞘疾病的共同特点是神经髓鞘的脱失。髓鞘的脱失影响了神经冲动有序而快速的传导，而神经组织的其他成分则大部分未受累。这类进展性疾病中最重要的是多发性硬化（其他脱髓鞘疾病见框 24-10）。虽然病因尚不清楚，但多发性硬化被认为是一种自身免疫性疾病。机体的防御系统将髓鞘视为外来物，对它们进行破坏（脱髓鞘），最终导致神经纤维损伤。

多发性硬化是青壮年中最常见的神经系统获得性疾病。据估计，全世界有 230 万人患有该病[49]。该病女性和男性的比率为 3∶2[50]。其症状根据脑和脊髓受累部位不同而有所差异。多发性硬化主要侵犯脑白质，呈多病灶。多发性硬化早期症状不明显且多种多样，从麻木、麻刺感至瘫痪、失禁，可能会持续数周至数月。脑白质受损可能会导致乏力、眩晕、动作笨拙、步态不稳、言语不清、视物模糊或复视、面部麻木或疼痛。有些患者的多发性硬化为复发缓解型，两次发作之间无症状。而其他

框 24-10   其他脱髓鞘疾病

- 视神经脊髓炎（德维克病）：由视神经炎症（视神经炎）和脊髓炎症（脊髓炎、进行性坏死性脊髓病）同时存在的脱髓鞘性疾病。
- 急性播散性脑脊髓炎：一种免疫介导的炎症性脱髓鞘性疾病，主要累及脑白质和脊髓，常表现为急性出血性脑炎（韦斯顿-赫斯特综合征）。
- 脱髓鞘伴自身免疫性疾病：如系统性红斑狼疮、舍格伦综合征。
- 结节病相关脱髓鞘：髓鞘或神经纤维的破坏与多系统炎症有关。在多系统炎症中，肉芽肿或炎性细胞团块（结节病）形成于各种器官。
- 移植物抗宿主病：骨髓移植的一种并发症，供体骨髓移植物中的 T 细胞攻击受体的组织。

患者则属于进展性，自首次发作起病情逐渐进展（框 24-11）。

可根据临床诊断标准和与符合多发性硬化的磁共振成像检查结果确诊多发性硬化。患者应接受药物治疗（如皮质类固醇、免疫调节药物），以控制急性发作的症状，防止病情加重。该病也可通过物理疗法治疗以维持患者的活动性和独立性。目前还没有治愈多发性硬化的方法。

框 24-11　多发性硬化的类型

- 临床孤立综合征（CIS）：神经系统症状首次发作，持续至少 24 小时；患者可能会或可能不会出现多发性硬化。
- **复发 - 缓解型多发性硬化（RRMS）：** 临床中最常见，疾病早期出现多次复发和缓解，可急性发病或病情恶化，之后可以恢复，两次发作之间病情稳定。
- **原发进展型多发性硬化（PPMS）：** 发病后轻偏瘫或轻截瘫在相当长时间内缓慢进展。
- **继发进展型多发性硬化（SPMS）：** RRMS 型患者经过一段时间可转为此型，病情进行性加重不再缓解。

多发性硬化的变异被认为是边缘性多发性硬化，包括肿瘤样多发性硬化、马尔堡多发性硬化、Balo 同心圆性硬化、弥漫性硬化（希尔德病）和视神经脊髓炎频谱系疾病。在首次出现时并不总是能够鉴别诊断这些疾病，但急性发作的治疗不应拖延。

资料来源: Types of MS. National Multiple Sclerosis Society website. https://www.nationalmssociety. org/What-is-MS/Typesof-MS. Accessed March 26, 2018; Rahmlow MR, Kantarci O. Fulminant demyelinating diseases. *The Neurohospitalist*. 2013; 3 (2): 81-91.

思考

一个长期接受类固醇治疗的患者，在什么情况下有风险?

周围神经病变

顾名思义，周围神经病变是指周围神经系统的疾病和障碍，受累部位（通常是四肢）感觉疼痛和不适。大多数神经病变源于轴突或髓鞘的损伤或刺激。这些损伤会减慢或完全阻断电信号的通过。周围神经病变可根据损伤的部位及分布进行分类。例如，对感觉神经纤维的损伤可能会导致麻木和麻刺感、冰冷感或痛感。这些感觉往往起始于手部和足部，然后向躯体扩散。对运动神经纤维的损伤可能导致肌无力和肌肉萎缩。对自主神经系统的损伤可能导致视物模糊、排汗受阻或缺失、血压波动（伴晕厥）、胃肠道紊乱、大小便失禁和阳痿。

一些周围神经病变没有明确的病因。其他可能有具体的病因，包括：

- 糖尿病；
- 营养不足（特别是 B 族维生素）；
- 酗酒；
- 尿毒症；
- 铅中毒；
- 药物中毒；
- 病毒感染（如吉兰 - 巴雷综合征）；
- 类风湿性关节炎；
- 外周血管疾病；
- 系统性红斑狼疮；
- 恶性肿瘤（如肺癌）；
- 淋巴瘤；
- 白血病；
- 遗传性神经疾病（如腓骨肌萎缩症）。

如果可能，治疗应针对病因（例如，针对糖尿病患者控制血糖、改善营养）。如果治疗有效且受损神经的细胞体没有被破坏，那么病变的神经完全恢复是有可能的[51]。

吉兰 - 巴雷综合征是由病毒感染、自身免疫等多种致病因素所引起的一种迟发性变态反应所导致的急性（或亚急性）多发性周围神经、神经根炎症性脱髓鞘疾病。每 10 万人中约有 1 人患有此病，并且可在任何年龄发作[52]。该综合征初期的症状包括明显的无力感和感觉变化。这些表现从下肢开始，可能会扩散至上肢和上身，随后症状加重，直至肌肉再也无法发挥作用，导致完全或近乎完全麻痹，危及生命。患者通常需要机械通气以维持呼吸。但是，大多数患者都能从吉兰 - 巴雷综合征中恢复过来，尽管有些患者仍会存在不同程度的虚弱。

通常在患者出现呼吸道或胃肠道病毒感染症状几天或几周后发生吉兰 - 巴雷综合征[52]。手术或接种疫苗偶尔也会引起该综合征。近年发现吉兰 - 巴雷综合征患者感染寨卡病毒[53]。综合征可能会在数小时或数天内发生，也可能 3 ~ 4 周后才发生。救护员应注意维持患者的生命功能。一些患者可能需要接受血浆置换和大剂量免疫球蛋白治疗。

运动障碍

肌张力障碍是指主动肌与拮抗肌收缩不协调导致的以不自主运动和姿势异常为特征的综合征。在美国，每年有 25 万人患病[54]。肌张力障碍会导致肌肉痛性痉挛、异常的固定姿势和奇怪的运动模式。局限性肌张力障碍可能是斜颈（颈部痛性痉挛）导致的，也可能是脊柱侧凸（脊柱的异常弯曲）导致的。全身性肌张力障碍是由各种神经系统疾病引起的，包括帕金森病和卒中；也可能是精神分裂症的特征或一些抗精神病药的不良反应（见第 35 章）。某些类型肌张力障碍可采取药物治疗，如苯扎托品或苯海拉明。这些药物有助于逆转症状、防止复发。

帕金森病是由脑基底神经节的神经细胞变性或原因不明的损伤造成的。变性会导致多巴胺缺乏，这会阻止基底神经节改变控制肌肉收缩的神经通路，结果就是肌肉过度紧张，引起震颤、关节僵硬及动作迟缓。在美国，约 100 万人患帕金森病，每年有 6 万例新确诊病例[55]。如果不及时治疗，该病会在 10 ~ 15 年逐渐进展，最终导致严重肌无力和无行为能力。帕金森病是 60 岁以上人群神经系统疾病的主要病因。

帕金森病通常始于一只手、一只手臂或一条腿的轻微震颤。在早期，当四肢处于静止状态时，震颤更为严重。在后期，帕金森病会累及身体两侧，导致肌肉僵硬、无力和颤抖。其他症状包括异常行走模式（拖着脚走），可能会突然地、不可控地小跑起来；双手持续颤抖，有时伴随着摇头；永久性弯腰僵直；不眨眼、面部表情固定。随着病情进展，患者说话也变得缓慢且犹豫；平衡能力也逐渐减退，增加了跌倒和严重受伤的风险。同时，吞咽困难增加，这可能导致患者发生异物阻塞呼吸道或误吸。将食物或液体吸入肺部可能导致肺炎。在晚期，患者智力也受到影响，痴呆可能是帕金森一个表现。

早期帕金森病可以通过心理治疗、体育锻炼来治疗。随着病情的进展，可能需要采取药物治疗，包括各种类似或替代多巴胺（如左旋多巴和卡比多巴）的药物组合。这些药物可以缓解特定症状，但会导致明显的运动障碍和其他不良反应。如果药物疗法失败，则实施脑部手术以缓解震颤和僵直。

注意

正常压力脑积水（NPH）是一种影响老年人的综合征。它是由脑室中脑脊液异常增加造成的，可能与蛛网膜下腔出血、头部外伤、感染、肿瘤或手术并发症有关，病因通常不明。NPH 类似帕金森病、阿尔茨海默病和其他退行性神经系统疾病。患者可能出现步态异常、精神运动迟缓、大小便失禁、进行性痴呆和健忘。NPH 可以通过计算机断层扫描（CT）或磁共振成像（MRI）来确诊。可以通过手术植入一个分流导管排出多余的脑脊液来治疗 NPH。

资料来源：Normal Pressure Hydrocephalus Information Page. National Institute of Neurological Disorders and Stroke website. https://www.ninds.nih.gov/disorders/all-disorders/normal-pressure-hydrocephalus-information-page. Updated May 24, 2017. Accessed May 16, 2018.

脑神经疾病

脑神经疾病会影响脑神经中枢之间的联系，可能导致嗅觉、视觉、面部感觉或表情、味觉、听觉和平衡觉等功能障碍。脑神经疾病包括三叉神经痛、舌咽神经痛和面肌痉挛。由于脑神经疾病的病因往往不清楚，有时治疗很困难。治疗包括使用药物抑制神经冲动；如果病因是肿瘤或病变，则需要手术切除。对脑神经疾病的院前救护主要是支持性的。

三叉神经痛是指三叉神经（脑神经 V）分布区内阵发性剧痛，如电击、刀割、烧灼，累及一侧颊部、嘴唇、牙龈或颏部。疼痛通常持续几秒到几分钟，但是疼痛剧烈以致发作时无法正常工作。三叉神经痛的痛感通常起始于脸部的触发点，触摸、清洗、剃须、吃喝或讲话均可触发。三叉神经痛在 50 岁以下的人群中不常见，但可能与青年人的多发性硬化有关。通常应用卡马西平治疗。

偏侧面肌痉挛是一侧面神经受激惹而产生的功能紊乱综合征，特征是单侧面肌频繁的不自主收缩。最常见的原因是血管压迫面部神经（脑神经 IX），但也可能是由损伤或肿瘤引起的。男性和女性都会罹患该病，但更常见于中年或老年女性。通常首发症状是眼睑肌间歇性抽搐，导致眼睛被迫闭上；然后痉挛会逐渐蔓延到面下部的肌肉，导致嘴巴被拉扯到一侧；最终痉挛几乎累及面部一侧所有的肌肉。

特发性面神经麻痹（又称为贝尔麻痹）是指面部肌肉麻痹。特发性面神经麻痹是由面神经（脑神经Ⅶ）炎症引起的（图24-18）。它通常是单侧的、短暂的，且发病很突然。特发性面神经麻痹是面神经麻痹最常见的类型，每60人中就会有1例特发性面神经麻痹[56]。面神经炎症的原因尚不清楚。但是，它与既往或目前的感染有关，包括莱姆病、疱疹病毒感染、腮腺炎及HIV感染。注意应与卒中鉴别诊断（框24-12）。

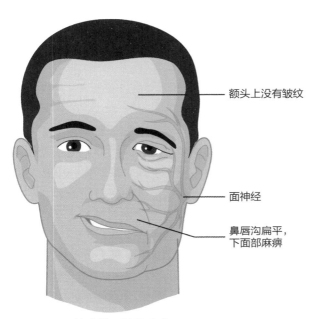

额头上没有皱纹

面神经

鼻唇沟扁平，下面部麻痹

图24-18 特发性面神经麻痹

思考

在现场，您发现一名特发性面神经麻痹患者，您会让他离开吗？

特发性面神经麻痹通常会导致面部一侧的眼睑和嘴角下垂，有时还伴有麻木和疼痛。受累的神经分支不同，可能会出现味觉受损或声音异常响亮。治疗方法包括使用抗病毒、抗炎药物及镇痛药以缓解神经炎症反应。通常恢复正常需要2周至2个月时间。治疗时要避免受累眼睛角膜干燥和损伤，这是因为麻痹会影响眼睑闭合进而导致干燥和损伤。最好通过使用润滑眼膏和眼罩来预防这些情况的发生。

运动神经元疾病

肌萎缩侧索硬化（ALS）是一组罕见的运动神经元疾病。发生这些疾病时，脑和脊髓中控制肌肉活动的神经退行性变性。ALS通常发生在50岁以上的人群中，男性比女性更常见。在美国，每年约有6000人被诊断为ALS，超过2万名美国人患有这种疾病[57]。大约10%的ALS病例是家族性的。

运动神经元疾病可能与上下神经元束的退行性变性有关。当仅有舌、颌部、面部和喉部的肌肉受累时，称为进行性延髓麻痹。当仅有皮质脊髓束受累时，称为原发性侧索硬化。当仅有下运动神经元受累时，称为进行性迟发性脊髓性肌萎缩。ALS这一术语主要用于描述出现在四肢和躯干的神经元体征。

ALS患者通常是手部及手臂无力，且伴随着不自主颤抖（肌束震颤）。病情逐步进展，最后累及四肢所有的肌肉及与呼吸和吞咽相关的肌肉。在终

框24-12 特发性面神经麻痹或卒中

为了确定面肌无力是特发性面神经麻痹还是卒中的表现，救护员应首先评估以下因素：

- 症状和体征出现的速度有多快？卒中多在几分钟内出现，而特发性面肌麻痹的症状和体征可能在几小时或几天内出现。
- 患者的神经系统状况如何？
  - 检查口腔。看看鼻唇沟是否还很明显或已经消失了。特发性面肌麻痹会导致鼻唇沟变平或消失。让患者微笑，看看面部两侧是否不对称。
  - 检查眼睛。观察两眼睑裂，看看一只眼睛是否比另一只眼睛睁得更大。然后，让患者紧紧闭上眼睛，直到睫毛看不见为止。如果一只眼睛没有完全闭上，则怀疑面神经麻痹。
  - 让患者皱起额头或扬起眉毛，做出惊讶的表情。如果病变在脑内部，额头两侧的皱纹均等。如果是周围神经病变，受累一侧肌肉松弛或皱纹较少。
- 还有其他神经系统疾病症状吗？如果患者其他神经学检查失败（辛辛那提院前卒中量表、口齿不清、复视、吞咽困难、共济失调、眩晕或其他症状），怀疑卒中或其他神经系统急症。

资料来源：Loomis C, Mullen MT. Differentiating facial weakness caused by Bell's palsy vs. acute stroke. *JEMS* website. http://www.jems.com/articles/print/volume-39/issue-5/features/differentiating-facial-weakness-caused-b.html?c=1. Published May 7, 2014. Accessed March 26, 2018.

末期，患者一般无法讲话、吞咽或运动。但是，患者的意识和思维仍维持正常。患者通常在确诊 2～4 年后死亡，这是由呼吸肌受累、吸入性肺炎和营养不足导致的。在某些情况下，可以通过使用喂食管和呼吸机延长患者生命。通常，救护的目的是提供情感支持和缓解不适。

思考

为什么会认为肌萎缩性侧索硬化患者有智力受损患者的倾向？

神经系统疾病的鉴别诊断

鉴别诊断神经系统疾病的关键是首先考虑哪些疾病是最有可能和最危险的。各种神经系统疾病的症状和体征经常重叠，使诊断变得困难。而且，在许多情况下，患者的疼痛与病情严重程度之间几乎没有关联。

鉴别诊断首先要有完整的病史和详细的体格检查。这种评估，再结合个人经验，可以帮助救护员识别原发疾病的症状和体征。

总结

- 机体保持平衡状态（稳态）的能力来自神经系统的协调和控制。椎动脉和颈内动脉向脑部供血。
- 神经系统急症可能与结构性改变或损伤、血液循环系统变化或影响脑血流量的颅内压变化有关。
- 脑血流量取决于脑灌注压。当平均动脉压降低时或当颅内压升高时，脑灌注压下降（脑灌注压等于平均动脉压减去颅内压）。
- 应该从评估现场安全及出血、气道、呼吸、血液循环、病情、暴露情况开始初步检查。初步检查包括患者的意识水平。患者评估包括患者病史、发病情况、生命体征、呼吸模式和神经病学检查。
- 神经功能评估可能会包括 AVPU 评分（唤醒和警觉、对言语刺激的反应、对疼痛刺激的反应及对其他刺激的反应），格拉斯哥昏迷量表，姿势、肌张力和瘫痪、反射作用、瞳孔反射、眼外肌运动。
- 昏迷是一种异常的深度无意识状态，患者无法被外界刺激唤醒。一般来说，有 2 种机制会导致昏迷：结构性病变、中毒或代谢异常。
- 卒中是指流向脑部的血流突然中断，导致神经功能缺损。卒中可分为缺血性卒中和出血性卒中。卒中量表可用来评估是否存在卒中。如果存在，则应迅速转运至卒中中心（如果有）。

- 癫痫发作是行为或意识的短暂性改变，是由大脑中一个或多个神经元的异常电活动引起的。在院前环境下，确定癫痫发作病因不如采取急救措施那么重要。急救措施包括控制并发症及识别癫痫发作是否可逆（如低血糖引起的）。
- 常见的头痛有紧张性头痛、偏头痛和窦性头痛。
- 中枢神经系统肿瘤是指位于颅内或脊髓内的肿块。肿块可能是恶性的，也可能是良性的。遗传因素对脑肿瘤的发展有一定作用。脑肿瘤也与其他危险因素相关，包括辐射暴露、吸烟、饮食习惯、病毒暴露及某些药物的使用。
- 脑脓肿是指细菌或其他病原体经播散或血行播散侵入脑内，引起脑实质内局限性化脓性炎症和脓腔形成。通常始于鼻腔内、中耳内或乳突感染。
- 痴呆是一种获得性、进行性的多项认知功能障碍的临床综合征，以缓慢出现的智力减退为主要特征。阿尔茨海默病是痴呆症最常见的病因。
- 亨廷顿病是一种以舞蹈样不自主运动和进行性认知障碍为主要表现的神经系统变性病。
- 肌营养不良是一组主要累及骨骼肌的遗传性疾病。临床表现为慢性进行性骨骼肌无力萎缩。
- 多发性硬化患者的脑白质损伤可能会导致乏力、眩晕、动作笨拙、步态不稳、言语不清、视物模糊或复视、面部麻木或疼痛。

- 吉兰-巴雷综合征是由病毒感染、自身免疫等多种致病因素所引起的一种迟发性变态反应所导致的急性（或亚急性）多发性周围神经、神经根炎症性脱髓鞘疾病。
- 肌张力障碍是指主动肌与拮抗肌收缩不协调导致的综合征，会导致肌肉痛性痉挛、异常的固定姿势和奇怪的运动模式。
- 帕金森病通常始于一只手、一只手臂或一条腿的轻微震颤。在后期，帕金森病将会影响身体两侧，导致肌肉僵硬、无力及颤抖。
- 三叉神经痛是指三叉神经（脑神经V）分布区内阵发性剧烈疼痛。
- 偏侧面肌痉挛是一侧面神经受激惹而产生的功能紊乱综合征，特征是单侧面肌频繁的不自主收缩。
- 特发性面神经麻痹是指茎乳孔内面神经非特异性炎症所导致的周围性面神经麻痹，是由面神经（脑神经Ⅶ）炎症引起的。该病通常是单侧的、短暂的，且发病突然。
- 肌萎缩侧索硬化是一组罕见的神经系统疾病。发生这些疾病时，脑和脊髓中控制肌肉活动的神经退行性变性。

参考文献

［1］Magistretti P, Pellerin L, Martin JL. Brain energy metabolism: an integrated cellular perspective. In: Bloom FE, Kupfer DJ, eds. *Psychopharmacology: The Fourth Generation of Progress*. New York, NY: Raven Press; 1995: 657–670.

［2］Smith ER, Amin-Hanjani S. Evaluation and management of elevated intracranial pressure. UpToDate website. https://www.uptodate.com/contents/evaluation–and–management–of–elevated–intracranial–pressure–in–adults. Updated June 21, 2017. Accessed March 27, 2018.

［3］National Association of Emergency Technicians. *PHTLS: Prehospital Trauma Life Support*. 8th ed. Burlington, MA: Jones & Bartlett Learning; 2014.

［4］Bader K, ed. *AANN Core Curriculum for Neuroscience Nursing*. 6th ed. Chicago, IL: American Association of Neuroscience Nurses; 2016.

［5］Brazis PW, Masdeu JC. *Localization in Clinical Neurology*. 6th ed. Philadelphia, PA: Wolters Kluwer, Lippincott Williams & Wilkins; 2011.

［6］Mahdi Z, Kumar A, Kumar TA, Bhattacharya P, Madhavan R. Gaze deviation and acute stroke care strategies. *Neurology* website. http://n.neurology.org/content/86/16_Supplement/I6.001.short. Published April 4, 2016. Accessed March 27, 2018.

［7］National Center for Chronic Disease Prevention and Health Promotion, Division for Heart Disease and Stroke Prevention. Stroke facts. Centers for Disease Control and Prevention website. https://www.cdc.gov/stroke/facts.htm. Updated September 6, 2017. Accessed March 25, 2018.

［8］Stroke risks. American Stroke Association website. http://www.strokeassociation.org/STROKEORG/AboutStroke/UnderstandingRisk/Understanding–Stroke–Risk_UCM_308539_SubHomePage.jsp. Accessed March 27, 2018.

［9］Grotta JC, Albers GW, Broderick JP, et al. *Stroke: Pathophysiology, Diagnosis, and Management*. 6th ed. New York, NY: Elsevier; 2016.

［10］Jauch EC. Ischemic stroke clinical presentation. Medscape website. https://emedicine.medscape.com/article/1916852–clinical?pa=GUiOzIRVPS7%2BOpibj9rMoVNgH Eq7rF%2BpN%2FuyexPZaYzTddREJA2YdYwvtgNBulZ%2B% 2F%2BDiMdbwX%2FCudkoN5FTRmXum7wC6L3C41M8% 2BukeCQMU%3D. Updated February 15, 2018. Accessed March 27, 2018.

［11］Lima FO, Furie KL, Silva GS, et al. Prognosis of untreated strokes due to anterior circulation proximal intracranial arterial occlusions detected by use of computed tomography angiography. *JAMA Neurol*. 2014; 71（2）: 151–157.

［12］Facts about Joint Commission stroke certification. The Joint Commission website. https://www.jointcommission.org /facts_about_joint_commission_stroke_certification/. Published April 21, 2017. Accessed March 27, 2018.

［13］Helseth EK. Posterior cerebral artery stroke clinical presentation. Medscape website. https://emedicine.medscape.com / article/2128100–clinical. Updated July 13, 2017. Accessed March 27, 2018.

［14］Hemorrhagic strokes（bleeds）. American Stroke Association website. http://www.strokeassociation.org/STROKEORG / AboutStroke/TypesofStroke/HemorrhagicBleeds/Hemorrhagic-Strokes–Bleeds_UCM_310940_Article.jsp#.We3ndHZrz1I. Accessed March 27, 2018.

［15］Birenbaum D. Emergency neurological care of strokes and bleeds. *J Emerg Trauma Shock*. 2010; 3（1）: 52–61.

［16］Koenig KL. Who's at risk for stroke after TIA? *NEJM* Journal Watch website. https://www.jwatch.org/em200702230000002/2007/02/23/who-s-risk-stroke-after-tia. Published February 23, 2007. Accessed March 27, 2018.

［17］Stroke, TIA and warning signs. American Stroke Association website. https://www.strokeassociation.org/idc/groups / stroke-public/@wcm/@hcm/@sta/documents/downloadable/

ucm_309532.pdf. Accessed March 27, 2018.

［18］ TIA（transient ischemic attack）. American Stroke Association website. http://www.strokeassociation.org/STROKEORG/AboutStroke/TypesofStroke/TIA/Transient-Ischemic-Attack-TIA_UCM_492003_SubHomePage.jsp. Accessed March 27, 2018.

［19］ American Heart Association. *Advanced Cardiac Life Support Provider Manual*. Dallas, TX: American Heart Association; 2010.

［20］ Nentwich LM, Magauran BG, Kahn JH. Acute ischemic stroke. *Emerg Med Clin North Am*. 2012; 30（3）: 15-16.

［21］ Krebs W, Sharkey-Toppen TP, Cheek F, et al. Prehospital stroke assessment for large vessel occlusions: a systematic review. *Prehosp Emerg Care*. 2018; 22（2）: 180-188.

［22］ Nazliel B, Starkman S, Liebeskind DS, et al. A brief prehospital stroke severity scale identifies ischemic stroke patients harboring persisting large arterial occlusions. *Stroke*. 2008; 39（8）: 2264-2267.

［23］ American Heart Association. *2015 Handbook of Emergency Cardiovascular Care for Healthcare Providers*. Dallas, TX: American Heart Association; 2015.

［24］ Powers WJ, Derdeyn CP, Biller J, et al. 2015 American Heart Association/American Stroke Association focused update of the 2013 guidelines for the early management of patients with acute ischemic stroke regarding endovascular treatment. *Stroke*. 2015; 46（10）: 3020-3035.

［25］ Powers WJ, Rabinstein AA, Ackerson T, Adeoye OM, Bambakidis NC, Becker K, Biller J, Brown M, Demaerschalk BM, Hoh B, Jauch EC, Kidwell CS, Leslie-Mazwi TM, Ovbiagele B, Scott PA, Sheth KN, Southerland AM, Summers DV, Tirschwell DL; on behalf of the American Heart Association Stroke Council. 2018 Guidelines for the early management of patients with acute ischemic stroke: a guideline for healthcare professionals from the American Heart Association/American Stroke Association. *Stroke*. 2018; 49: e46-e99.

［26］ American Heart Association. *Advanced Cardiac Life Support*. Dallas, TX: American Heart Association; 2016.

［27］ Rincon F, Kang J, Maltenfort M, et al. Association between hyperoxia and mortality after stroke: a multicenter cohort study. *Crit Care Med*. 2014; 42（2）: 387-396.

［28］ Goldenberg MM. Overview of drugs used for epilepsy and seizures: etiology, diagnosis, and treatment. *Pharm Ther*. 2010; 35（7）: 392-415.

［29］ Fisher RS, Shafer PO, D'Souza C. 2017 revised classification of seizures. Epilepsy Foundation website. https://www.epilepsy.com/article/2016/12/2017-revised-classification-seizures. Published December 2016. Accessed March 27, 2018.

［30］ Focal seizure by feature: aura. International League Against Epilepsy website. https://www.epilepsydiagnosis.org/seizure/aura-overview.html. Accessed March 26, 2018.

［31］ Devinsky O, Spruill T, Thurman D, et al. Recognizing and preventing epilepsy-related mortality: A call for action. *Neurology*. 2016; 86（8）: 779-786.

［32］ Trinka E, Cock H, Hesdorffer D, et al. A definition and classification of status epilepticus—report of the ILAE Task Force on Classification of Status Epilepticus. *Epilepsia*. 2015; 56（10）: 1515-1523.

［33］ National Association of EMS Officials. *National Model EMS Clinical Guidelines*. Version 2.0. National Association of EMS Officials website. https://www.nasemso.org/documents/National-Model-EMS-Clinical-Guidelines-Version2-Sept2017.pdf. Published September 2017. Accessed March 27, 2018.

［34］ Burch R, Loder S, Loder E, Smitherman T. The prevalence and burden of migraine and severe headache in the United States: updated statistics from government health surveillance studies. *Headache*. 2015; 55（1）: 21-23.

［35］ Warnock JK, Cohen LJ, Blumenthal H, et al. Hormone-related migraine headaches and mood disorders: treatment with estrogen stabilization. *Pharmacotherapy*. 2017; 37（1）: 120-128.

［36］ Asimos AW. Evaluation of the patient with acute weakness in the emergency department. UpToDate website. https://www.uptodate.com/contents/evaluation-of-the-adult-with-acute-weakness-in-the-emergency-department. Updated April 26, 2017. Accessed March 5, 2018.

［37］ Parikh V, Tucci V, Galwankar S. Infections of the nervous system. *Int J Crit Illn Inj Sci*. 2012; 2（2）: 82-97.

［38］ Meningitis and encephalitis fact sheet. National Institute of Neurological Disorders and Stroke website. https://www.ninds.nih.gov/Disorders/Patient-Caregiver-Education/Fact-Sheets/Meningitis-and-Encephalitis-Fact-Sheet. Accessed March 27, 2018.

［39］ National Center for Immunization and Respiratory Diseases, Division of Bacterial Diseases. Meningococcal vaccines for preteens, teens. Centers for Disease Control and Prevention website. https://www.cdc.gov/features/meningococcal/.Updated April 24, 2017. Accessed March 27, 2018.

［40］ Patel K, Clifford DB. Bacterial brain abscess. *Neurohospitalist*. 2014; 4（4）: 196-204.

［41］ Lau C, Teo W-Y. Epidemiology of central nervous system tumors in children. UpToDate website. https://www.uptodate.com/contents/epidemiology-of-central-nervous-system-tumors-in-children. Updated September 1, 2017. Accessed March 27, 2018.

［42］ Wong ET. Overview of the clinical features and diagnosis of brain tumors in adults. UpToDate website. www.uptodate.com/contents/overview-of-the-clinical-features-and-diagnosis-of-brain-tumors-in-adults?source=search_result&search=brain%20tumor%20signs%20and%20symptoms&selected Title=1~150. Updated July 19, 2017. Accessed March 5, 2018.

［43］Centers for Disease Control and Prevention. QuickStats: death rates from dementia among persons aged ≥ 75 years, by sex and age group—United States, 2000–2013. *Morb Mortal Wkly Rep.* 2015; 64（20）: 561.

［44］Taylor C, Greenlund S, McGuire L, Lu H, Croft J. Deaths from Alzheimer's disease—United States, 1999–2014. *Morb Mortal Wkly Rep.* 2017; 66（20）: 521–526.

［45］2018 Alzheimer's disease facts and figures. Alzheimer's Association website. https://www.alz.org/facts/. Accessed March 27, 2018.

［46］Huntington disease. National Library of Medicine, National Institutes of Health website. https://ghr.nlm.nih.gov/condition/huntington–disease. Accessed March 27, 2018.

［47］Romitti PA, Zhu Y, Puzhankara S, et al. Prevalence of Duchenne and Becker muscular dystrophies in the United States. *Pediatrics.* 2015; 135（3）: 513–521.

［48］Duchenne muscular dystrophy（DMD）. Muscular Dystrophy Association website. https://www.mda.org/disease/duchenne–muscular–dystrophy. Accessed March 27, 2018.

［49］Multiple sclerosis FAQs. National Multiple Sclerosis Society website. https://www.nationalmssociety.org/What–is–MS/MS–FAQ–s. Accessed March 27, 2018.

［50］About MS. National Multiple Sclerosis Society website. https://www.nationalmssociety.org/For–Professionals/Clinical–Care/About–MS. Accessed March 27, 2018.

［51］Menorca RMG, Fussell TS, Elfar JC. Peripheral nerve trauma: mechanisms of injury and recovery. *Hand Clin.* 2013; 29（3）: 317–330.

［52］Guillain–Barré syndrome fact sheet. National Institute of Neurological Disorders and Stroke website. https://www.ninds.nih.gov/Disorders/Patient–Caregiver–Education/Fact–Sheets/Guillain–Barr%C3%A9–Syndrome–Fact–Sheet. Accessed March 5, 2018.

［53］Centers for Disease Control and Prevention, National Center for Emerging and Zoonotic Infectious Diseases, Division of Vector–Borne Diseases. Zika and Guillain–Barré syndrome. Centers for Disease Control and Prevention website. https://www.cdc.gov/zika/healtheffects/gbs–qa.html. Updated August 9, 2016. Accessed March 27, 2018.

［54］Dystonia. American Association of Neurological Surgeons website. http://www.aans.org/Patients/Neurosurgical–Conditions–and–Treatments/Dystonia. Accessed March 27, 2018.

［55］Statistics. Parkinson's Foundation website. http://www.parkinson.org/Understanding–Parkinsons/Causes–and–Statistics/Statistics. Accessed March 5, 2018.

［56］Cirpaciu D, Goanta CM, Cirpaciu MD. Recurrences of Bell's palsy. *J Med Life.* 2014; 7（Spec No. 3）: 68–77.

［57］Who gets ALS? ALS Association website. http://www.alsa.org /about–als/facts–you–should–know.html. Updated June 2016. Accessed March 27, 2018.

推荐书目

Brandler ES, Sharma M, Sinert RH, Levine SR. Prehospital stroke scales in urban environments: a systematic review. *Neurology.* 2014; 82（24）: 2241–2249.

Jagoda AS, Quint DJ, Henry GL, Little N, Pellegrino TR. *Neurologic Emergencies.* 3rd ed. New York, NY: McGraw–Hill; 2010.

Loomis C, Mullen MT. Differentiating facial weakness caused by Bell's palsy vs. acute stroke. JEMS website. http://www.jems .com/articles/print/volume–39/issue–5/features/differentiating–facial–weakness–caused–b.html?c=1. Published May 7, 2014. Accessed March 26, 2018.

Pellock JM. *Neurologic Emergencies in Infancy and Childhood.* 2nd ed. St. Louis, MO: Elsevier; 2013.

Rudd M, Buck D, Ford GA, Price CI. A systematic review of stroke recognition instruments in hospital and prehospital settings. *Emerg Med J.* 2016; 33（11）: 818–822.

Sullivan B. Stroke scales: 10 things you need to know to save lives. EMS1.com website. https://www.ems1.com/mobile–healthcare/articles/3014604–Stroke–scales–10–things–you–need–to–know–to–save–lives/. Published July 23, 2015. Accessed March 5, 2018.

Weiner WJ, Shulman LM. *Emergent and Urgent Neurology.* 2nd ed. Lippincott Williams & Wilkins; 1998.

（于瑾，安丽娜，李胜男，潘奕婷，译）

第 25 章

内分泌疾病

美国 EMS 教育标准技能

医学

将评估结果与流行病学和病理生理学知识相结合，以形成现场印象并为患者制订全面的治疗方案。

内分泌疾病

解剖学、生理学、流行病学、病理生理学、社会心理影响，以及表现、预后和管理

- 糖尿病急症
- 糖尿病
- 肾上腺疾病
- 垂体和甲状腺疾病

学习目标

完成本章学习后，紧急救护员能够：

1. 描述内分泌腺分泌的激素是如何帮助机体维持内环境稳态的；
2. 描述胰腺的解剖学和生理学机制及激素维持正常葡萄糖代谢的途径；
3. 以病理生理学为基础讨论糖尿病和糖尿病急症（如低血糖、糖尿病酮症酸中毒和高血糖高渗性非酮症综合征）的主要体征和症状、患者评估及治疗；
4. 以病理生理学为基础讨论甲状腺疾病的主要体征和症状、患者评估及治疗；
5. 以病理生理学为基础讨论库欣综合征和艾迪生病相关急症的主要体征和症状、患者评估及治疗。

重点术语

艾迪生病：肾上腺皮质分泌的皮质类固醇激素不足而引起的一种罕见且潜在的危及生命的疾病。

库欣综合征：肾上腺皮质长期过量分泌皮质类固醇激素而引起的一系列疾病。

尿崩症：一种以多尿、烦渴、多饮为特征的疾病，是由抗利尿激素分泌不足引起的。

糖尿病：一组因胰岛素绝对或相对分泌不足以及靶组织细胞对胰岛素敏感性降低引起蛋白质、脂肪和电解质等代谢紊乱的综合征。

糖尿病酮症酸中毒：胰岛素缺乏或作用不足引起的糖尿病急性并发症，特征是高血糖、低血容量、酸中毒和电解质紊乱。

内分泌腺：由内分泌细胞构成的没有导管的腺体。其分泌物直接进入周围的毛细血管和淋巴管中。

外分泌腺：有导管（单细胞腺无导管）的腺体，分泌物不进入血液，而是通过导管输送到器官表面或体表。

妊娠期糖尿病：在妊娠期间发生的糖尿病，通常分娩后消失，但是某些妇女可能会在数年后复发。

胰高血糖素：一种由胰岛 A 细胞分泌的激素，

能够促进肝脏中的糖原分解为葡萄糖。

糖异生：由脂肪酸和蛋白质而非糖类形成葡萄糖的过程。

糖原分解：糖原分解为葡萄糖的过程。

格雷夫斯病：一种由甲状腺激素分泌过多导致颈部肿大、眼球突出的疾病，以腺体肿大（甲状腺肿）为特征。

生长激素：一种由脑垂体前叶产生并分泌的多肽激素，对胰岛素具有拮抗作用。

激素：内分泌腺分泌的生物活性物质，具有调节机体代谢、生长、发育和繁殖的作用。

激素受体：存在于靶细胞表面或细胞内能与特定激素相结合的蛋白质。

高血糖：血液中葡萄糖含量大于正常值。

高血糖高渗性非酮症综合征：一种酮体水平正常的糖尿病状态。它是由细胞外液渗透压升高引起的，进而导致细胞内液脱水。

低血糖：血液中葡萄糖含量小于正常值。

胰岛素：由胰岛 B 细胞分泌的激素。

生酮作用：酮体的形成或产生。

酮体：脂肪酸在肝脏内氧化分解生成的中间产物。

黏液性水肿：甲状腺功能降低、甲状腺激素缺乏导致的皮肤非凹陷性水肿。

非类固醇激素：主要由氨基酸合成的激素，如胰岛素、甲状旁腺激素等。

类固醇激素：内分泌细胞合成胆固醇得到的激素，包括皮质醇、醛固酮、雌激素、孕酮和睾酮。

甲状腺危象：甲状腺功能亢进最严重的并发症，临床表现为高热、大汗、心动过速、烦躁、焦虑不安、谵妄、恶心、呕吐、腹泻，严重者可出现心力衰竭、休克和昏迷等。

甲状腺毒症：血液循环中甲状腺激素过多，引起以神经、血液循环、消化等系统兴奋性增高和代谢亢进为主要表现的一组临床综合征。

1 型糖尿病：胰岛 B 细胞被破坏引起的胰岛素绝对缺乏导致的糖尿病，可能发生在任何年龄段，且需要终身胰岛素治疗。

2 型糖尿病：通常是由于胰岛 B 细胞产生的胰岛素减少和（或）组织对胰岛素的敏感性降低（胰岛素抵抗）导致的糖尿病。

内分泌系统和神经系统调节机体的多种功能并在数百万细胞之间建立起联系。救护员会遇到许多患有内分泌系统疾病的患者。这些疾病的范围从细微的功能变化到危及生命的重症。

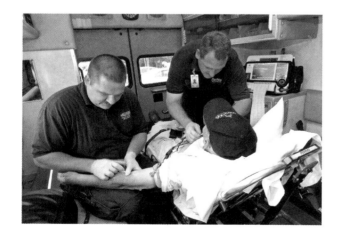

第 1 节　解剖学和生理学概要

内分泌系统由产生和分泌激素的无导管腺体和组织构成。主要的内分泌腺有脑垂体、甲状腺、甲状旁腺、肾上腺、胰岛、胸腺和性腺等（图 25-1，表 25-1）。在肾脏和胃肠道黏膜内也发现了能够分泌激素的特殊细胞群。

内分泌腺分泌的激素直接进入血液，调节各种代谢功能。内分泌腺分泌的激素通过血液（或组织液）输送到全身，在身体各个部位发挥作用。内分泌腺释放激素，响应细胞环境的变化，维持激素或其他物质的正常水平（稳态），或者促进或抑制器官功能。内分泌系统能够调控生殖、生长和发育及能量代谢。

激素大致分为蛋白质类、多肽类、氨基酸衍生物或脂类。激素还可分为类固醇类和非类固醇类。类固醇激素是由内分泌细胞合成胆固醇得到的。这类激素包括皮质醇、醛固酮、雌激素、孕酮和睾酮。非类固醇激素主要由氨基酸合成。这类激素包括胰岛素和甲状旁腺激素等。

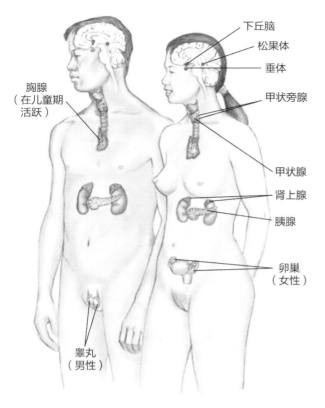

图 25-1 主要的内分泌腺

下丘脑
松果体
垂体
甲状旁腺
甲状腺
肾上腺
胰腺
卵巢（女性）
胸腺（在儿童期活跃）
睾丸（男性）

激素受体

每种激素会对特定的器官或组织产生作用，或者对全身产生普遍性影响（表 25-1）。在前一种情况下，激素的靶器官和靶组织都有激素受体，能够对特定的激素产生反应。激素作用于具有对应受体的细胞，激活特定的细胞功能或细胞活动。

激素受体位点可能位于细胞表面或细胞内。相比于具有多个受体位点的细胞，具有较少受体位点的细胞会较少与激素结合（图 25-2）。此外，特

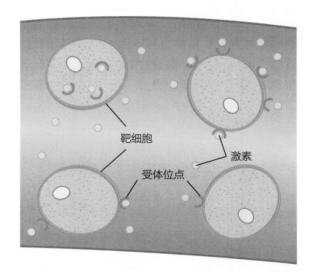

靶细胞
激素
受体位点

图 25-2 靶细胞的概念

思考

如何理解激素和靶器官的关系就像锁和钥匙的关系一样？

内分泌腺	位置 / 描述	产生的激素	腺体 / 激素功能	功能异常造成的影响
下丘脑	位于大脑中下部，与神经系统、内分泌系统沟通	生长激素释放激素	刺激垂体分泌生长激素	青春期提前
		促甲状腺激素释放激素	刺激垂体分泌促甲状腺激素	甲状腺疾病
		促肾上腺皮质激素释放激素	刺激垂体分泌促肾上腺皮质激素	
		促性腺激素释放激素	刺激垂体分泌黄体生成素和卵泡刺激素	青春期提前
		催乳素抑制激素（多巴胺）	抑制催乳素分泌	
		催产素（由下丘脑产生，由垂体贮存和释放）	分娩时刺激子宫收缩	
		抗利尿激素（由下丘脑产生，由垂体贮存和释放）	保持水分平衡	尿崩症
		生长抑素	抑制垂体释放生长激素，可能对促甲状腺激素、促肾上腺皮质激素释放也有一定影响	

表 25-1 内分泌腺、激素及功能异常造成的影响

续表

内分泌腺	位置 / 描述	产生的激素	腺体 / 激素功能	功能异常造成的影响
脑垂体	位于下丘脑下部，窦腔后部	催乳素	促进乳汁分泌	乳溢（由于高催乳素水平导致在妊娠期及正常母乳喂养以外的时期分泌乳汁）
		生长激素	促进儿童生长、细胞生成，帮助成年人维持肌肉和骨骼质量	肢端肥大症或巨人症、生长激素缺乏
		促肾上腺皮质激素	刺激肾上腺产生激素（皮质醇、雄激素及醛固酮）	库欣病
		促甲状腺激素	刺激甲状腺激素分泌	甲状腺功能亢进或甲状腺功能减退
		黄体生成素、卵泡刺激素	调节睾酮、雌激素及生育能力	经期不规律、性冲动丧失、不孕不育
甲状腺	位于颈部甲状软骨下方，气管两旁	甲状腺素（T4）、三碘甲状腺原氨酸（T3）	有助于调节代谢率	甲状腺疾病（包括甲状腺功能减退症和甲状腺功能亢进症）、甲状腺肿、甲状腺危象、甲状腺毒症
		降钙素	有助于调节骨骼状态、血钙含量	
甲状旁腺	位于甲状腺后部、附近或下部	甲状旁腺激素	调节血钙含量	甲状旁腺功能亢进，甲状旁腺功能减退
肾上腺	2 个三角形器官，位于肾的上部	肾上腺素、去甲肾上腺素	血压调节、应激反应和心率	嗜铬细胞瘤（肾上腺肿瘤导致肾上腺素和去甲肾上腺素水平升高）
		醛固酮	维持水、电解质平衡	
		皮质醇	应激反应	库欣综合征、艾迪生病
		硫酸脱氢表雄酮	控制青春期体毛的发育	
卵巢（女性）	2 个，位于骨盆	雌激素、孕酮	维持女性性特征	多囊卵巢综合征
睾丸（男性）	2 个，位于阴囊	睾酮	维持男性性特征	性腺功能减退
胰腺	位于胃的后部、脾和十二指肠之间	胰岛素、胰高血糖素、生长抑素	调节血糖 [a]	糖尿病、高渗性高血糖非酮症综合征、佐林格－埃利森综合征
松果体	位于间脑顶部	褪黑激素	尚不明确；有助于控制睡眠模式，影响生育能力；参与应激反应	

[a] 在胃肠道中，生长抑素抑制分泌素、胃泌素等胃肠道激素的释放。

资料来源：Endocrine system and syndromes. Lab Tests Online website. https://labtestsonline.org/conditions/endocrine-system-and-syndromes. Updated January 24, 2018. Accessed February 13, 2018.

定的激素受体无论是否存在异常都可能导致内分泌失调。

激素分泌的规律

所有的激素都利用反馈机制发挥作用。反馈分为正反馈、负反馈。反馈机制有助于维持机体内环境稳态。

分娩过程是一个正反馈的例子。分娩时，催产素刺激子宫收缩。当婴儿向产道移动时，子宫颈内的压力受体向大脑发送分泌催产素的信息。催产素通过血液到达子宫，刺激子宫壁肌肉收缩更加剧烈。子宫收缩持续加剧，直到婴儿分娩。当对压力受体的刺激结束时，催产素停止分泌，子宫也停止收缩。

负反馈（图25-3）是维持机体内环境稳态最常用的机制。例如，一个人吃完糖果棒后，会出现下列情况。

1. 摄入的乳糖或蔗糖中的葡萄糖在肠道内被吸收，因此血液中的葡萄糖含量升高；
2. 血糖浓度的升高刺激胰腺释放胰岛素，胰岛素促进细胞摄取葡萄糖，因此血糖水平下降；
3. 当血糖水平已明显下降，胰岛 B 细胞停止产生和释放胰岛素。

下丘脑受体调节血液甲状腺激素水平也是通过负反馈实现的。低水平的促甲状腺激素刺激下丘脑释放促甲状腺激素释放激素，刺激垂体前叶释放促甲状腺激素，促甲状腺激素与甲状腺上皮细胞上的受体结合，刺激甲状腺激素的合成和分泌。当血液中甲状腺激素浓度高于一定阈值时，下丘脑分泌促甲状腺激素释放激素的神经元受到抑制，停止分泌。

注意

区分负反馈与正反馈简单的方法：
1. 负反馈通常是使系统或机体恢复到正常状态（即稳态）。
2. 正反馈倾向于使系统或机体偏离正常状态。

内分泌疾病

内分泌疾病是由一种或多种激素分泌不均衡造成的，也可能是机体利用激素的能力变化造成的。内分泌疾病的临床疗效取决于功能障碍的程度，以及患者的年龄和性别。

内分泌疾病很多，但本章主要介绍救护员最经常遇到的内分泌系统疾病。救护员应记住，大多数内分泌疾病与激素失衡或营养缺乏有关。确诊后，大多数内分泌疾病患者需要终身治疗。

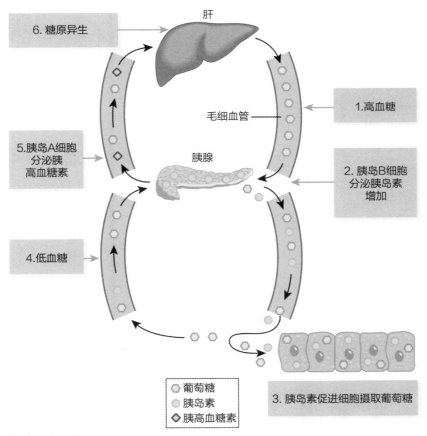

图 25-3　负反馈

资料来源：Pathophysiology for the Health Professions. 3rd ed. St. Louis, MO: Saunders; 2006.

第 2 节　胰腺疾病——糖尿病

糖尿病是一组因胰岛素绝对或相对分泌不足以及靶组织细胞对胰岛素敏感性降低引起蛋白质、脂肪和电解质等代谢紊乱的综合征。在美国，超过3000 万名成年人患有糖尿病。据估计，还有 8400 万人患有前驱糖尿病[1]。糖尿病具有潜在的致死性。

胰腺的解剖学和生理学

胰腺在糖类、脂肪和蛋白质的吸收及利用中起着重要的作用。它是血液中葡萄糖含量的主要"调节器"。胰腺位于腹膜后，右侧与十二指肠相邻，左侧延伸至脾。胰腺具有外分泌和内分泌功能。外分泌腺的分泌物通过导管输送到器官表面或体表。内分泌腺直接分泌化学物质（不通过导管）进入毛细血管和淋巴管。胰腺外分泌部由腺泡（分泌胰液的腺体）和导管系统组成。导管系统将胰液运送至小肠。内分泌部由分泌激素的胰岛细胞构成（图 25-4 ）。

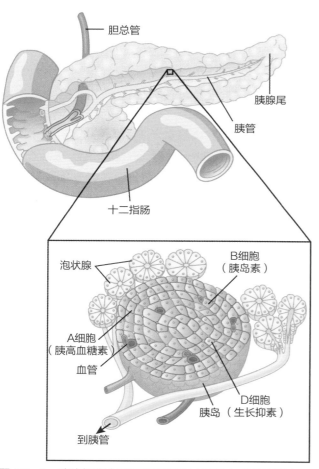

图 25-4　胰腺细胞中可见胰岛细胞（胰岛）或分泌激素的部位

胰岛

在胰腺的导管和腺泡之间散布着约 50 万 ~ 100 万个胰岛细胞。每个胰岛由 B 细胞、A 细胞和 D 细胞组成。

· B 细胞产生并分泌胰岛素。
· A 细胞产生并分泌胰高血糖素。
· D 细胞产生并分泌生长抑素，这种激素抑制生长激素和促甲状腺激素的分泌，也被认为抑制胰岛素和胰高血糖素的分泌，从而防止血糖水平快速波动。

胰岛受自主神经支配，并且每个胰岛周围都有发达的毛细血管网。

思考

如果患者的部分胰腺因外伤必须切除，那么患者还能够产生胰岛素和胰高血糖素吗？

胰腺分泌的激素

胰岛素。 胰岛素是一种小分子蛋白质。当血糖水平升高时，胰岛 B 细胞释放胰岛素。胰岛素的主要功能如下：

· 增加葡萄糖向细胞内转运；
· 增加细胞的葡萄糖代谢；
· 提高肝糖原水平；
· 使血糖浓度降至正常水平。

胰岛素的许多功能拮抗胰高血糖素的作用。

胰高血糖素。 胰高血糖素是血糖水平下降时由 A 细胞释放的一种激素。胰高血糖素有 2 个主要功能：一是通过促进肝糖原分解，使血糖升高；二是通过脂肪和脂肪酸的分解，促进糖异生，从而维持正常的血糖水平（图 25-5 ）。

交感神经兴奋和葡萄糖浓度的降低会增加胰高血糖素的分泌，胰高血糖素主要作用于肝细胞以增加糖原的分解速率和肝脏分泌的葡萄糖。肝脏中释放的葡萄糖有助于维持血糖水平。血糖水平升高对胰高血糖素的分泌有抑制作用。此外，葡萄糖和氨基酸浓度的增加会刺激胰岛 B 细胞分泌胰岛素。此外，副交感神经兴奋会促进胰岛素的分泌。胰岛素作用于大多数组织，以增加对葡萄糖和氨基酸的摄取。随着血液中葡萄糖和氨基酸水平的降低，胰岛

正常的血糖水平

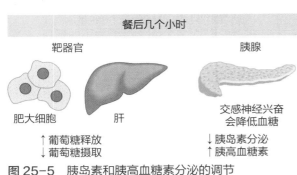

餐后不久		
靶器官		胰腺
肥大细胞	肝	副交感神经兴奋会增加血糖
↓葡萄糖释放 ↑葡萄糖摄取		↑胰岛素分泌 ↓胰高血糖素

餐后几个小时		
靶器官		胰腺
肥大细胞	肝	交感神经兴奋会降低血糖
↑葡萄糖释放 ↓葡萄糖摄取		↓胰岛素分泌 ↑胰高血糖素

图25-5　胰岛素和胰高血糖素分泌的调节

素的分泌也会减少。

注意

　　糖原分解和糖异生是两个易混淆的术语。糖原分解是指葡萄糖的分解。糖异生作用是指"新"葡萄糖的生成。

　　生长激素。生长激素是一种多肽激素，是由垂体前叶产生并分泌的。生长激素的分泌是由多种生理刺激触发的，包括运动、压力、睡眠和低血糖。生长激素对胰岛素有拮抗作用，能够减少胰岛素对细胞的作用，降低肌肉、脂肪和肝脏细胞摄取葡萄糖的能力。

葡萄糖代谢的调节

　　正常情况下，人体血液中的血糖水平维持在 $60 \sim 120 \ mg/dL$。正常空腹血糖低于 $100 \ mg/dL$[2]。要想了解葡萄糖代谢，就必须掌握食物摄取和消化的知识。

饮食摄入量

　　食物的三大主要有机成分包括糖类、脂肪和蛋白质（食物中也含有矿物质和维生素）。糖类存在于所有含糖的淀粉类食物中，是人体主要的能量来源。糖类产生单糖（葡萄糖）。除了供给人体所需的能量，多余的葡萄糖就会储存在肝脏和肌肉中作为糖原以满足短期能量需求，或者储存在脂肪组织中以备中长期需求。

消化的过程

　　在食物化合物能够被人体细胞利用之前，它们必须已经被消化、吸收至血液中。消化始于口腔，然后通过物理外力（咀嚼）和化学力（酶水解）将食物粉碎、分解到可溶的分子和可被吸收的颗粒。食物被吞咽后就进入胃中。在那里，各种营养物质被吸收到血液循环系统中，包括葡萄糖、盐、水和一些其他物质（酒精及某些其他药物）。剩余的物质（食糜）从胃进入小肠以完成进一步的消化。

　　十二指肠发出激素释放信号，促使胰腺释放分解酶、胆囊释放胆汁盐。这些酶和盐可以中和酸并帮助乳化脂肪。糖类分解为单糖被吸收，脂肪分解为脂肪酸和甘油被吸收，蛋白质分解为氨基酸被吸收。随后，这些营养物质通过门静脉经肠道输送到肝脏（食物残渣中的水和剩余的盐在结肠中被吸收）。肝脏将吸收的葡萄糖合成糖原，将吸收的脂肪酸合成脂蛋白，将吸收的氨基酸合成人体健康所需的各种蛋白质。

　　糖类代谢。胰岛素的分泌受化学物质、神经和激素的控制。在摄入糖类以后，血糖浓度的增加、副交感神经兴奋和参与消化调节的胃肠道激素都会刺激胰岛 B 细胞释放胰岛素。胰岛素通过血液输送到靶组织。在那里，胰岛素与细胞膜表面特定的化学受体结合，使葡萄糖进入细胞（表25-2）。这样细胞就将葡萄糖作为能量加以利用，同时防止替代能源（蛋白质和脂肪）的分解。此外，胰岛素还促进葡萄糖进入肝脏，转化为糖原储存。葡萄糖的快速摄取和储存通常能够防止血糖水平大幅度升高，甚至是在正常用餐之后。当血糖水平开始下降时，肝脏将葡萄糖释放回循环的血液中。

思考

　　为什么糖尿病患者在感觉血糖水平过低时选择食用糖类而不是蛋白质或脂肪？

　　因此，餐后肝脏会从血液中清除多余的葡萄糖，而在两餐之间需要的时候，肝脏又向血液中释

表 25-2　胰岛素和胰高血糖素对靶组织的影响		
靶组织	**对胰岛素的反应**	**对胰高血糖素的反应**
骨骼肌、心肌、软骨、骨、成纤维细胞、白细胞和乳腺	葡萄糖摄取和糖原合成增加，某些氨基酸的摄取增加	影响不大
肝脏	糖原合成增加，用作能量的葡萄糖利用（糖酵解）增加	糖原分解为葡萄糖（糖原分解）和释放到血液中的葡萄糖迅速增加
		氨基酸（甚至是脂肪）转变成葡萄糖（糖异生）增多
		脂肪酸代谢增加，导致血液中酮的增加
脂肪细胞	葡萄糖摄取、糖原合成、脂肪合成和脂肪酸摄取增加，糖酵解增加	高浓度胰高血糖素会导致脂肪分解（脂解作用），但在大多数情况下可能无影响
神经系统	除了饱中枢的葡萄糖摄取增加外，影响不大	没有影响

资料来源：Seeley R. *Anatomy and Physiology*. 11th ed. St. Louis，MO：Mosby；2017.

放葡萄糖。在正常情况下，一餐中大约 60% 的葡萄糖都以糖原的形式储存在肝脏中，随后慢慢释放。

如果饭后肌肉不运动，那么胰岛素会将大量的葡萄糖输送到肌肉细胞，以肌糖原的形式储存。肌糖原与肝糖原不同，它不能转化为葡萄糖释放到血液中，储存的糖原必须被肌肉用作能量。

大脑被认为是对胰岛素敏感的器官，负责各种代谢性疾病（肥胖、阿尔茨海默病等）的生理变化[3]。但在葡萄糖摄取方面，大脑和其他身体组织大不相同。脑细胞没有足够的储存能力以维持自身的葡萄糖供应；而且脑组织通常只利用葡萄糖供给能量，而无法依赖储存的糖原。所以，必须将血糖维持在能为脑组织提供足够能量的水平。当血糖水平过低时，低血糖的体征和症状会迅速出现，包括出汗、心慌、手抖、乏力，严重者可出现精神状态改变、昏厥、抽搐，甚至昏迷。

脂肪代谢。只有部分糖原可以储存在肝脏和骨骼肌当中。据估计，1/3 的葡萄糖通过肝脏转化为脂肪酸。在胰岛素的作用下，脂肪酸转化为甘油三酯（可储存的脂肪），储存在脂肪组织中。在缺乏胰岛素的情况下，储存的脂肪被分解，血浆中游离脂肪酸的浓度迅速上升。血液中胰岛素水平过低会导致血浆中甘油三酯和胆固醇（以脂蛋白的形式存在）水平升高，这会导致严重糖尿病患者并发动脉粥样硬化[1]。

如有必要（如胰岛素水平较低），肝脏中的脂肪酸也可以被代谢并用作能量。肝脏中脂肪酸分解的副产物是乙酸。乙酸转化为乙酰乙酸和 β - 羟丁酸。这些产物作为酮体被释放到循环的血液中。酮体可能会导致糖尿病患者酸中毒和昏迷（糖尿病酮症酸中毒）。

注意

昏迷在糖尿病患者中比较少见，但救护员必须留意会增加昏迷风险的情况。糖尿病患者昏迷最常见 3 种原因是严重的低血糖、严重的糖尿病酮症酸中毒和高血糖高渗状态。如果患者注射过量胰岛素，或者在低血糖期间饮酒或运动已耗尽机体的糖原供应，则容易发生低血糖昏迷。

资料来源：Diabetic coma. Diabetes.co.uk website. https:www.diabetes.co.uk/diabetes-complications/diabetic-coma.html. Accessed February 15, 2018.

蛋白质代谢。胰岛素除了影响糖类和脂肪代谢外，还会影响蛋白质的储存。通过生长激素和胰岛素的作用，氨基酸被主动转送到机体各种细胞中。大多数氨基酸被用作"积木"以形成新的蛋白质，这被称作蛋白质合成。然而，一些氨基酸在肝脏经最初的分解之后，转化为葡萄糖进入代谢循环。

在缺乏胰岛素的情况下，蛋白质停止储存，开始分解（特别是在肌肉中），大量的氨基酸被释放到循环血液中。多余的氨基酸直接用作能量来源或作为底物参与糖异生。氨基酸的降解导致尿液中的尿素增加。这种"蛋白质消耗"对糖尿病有很严重的影响，会导致人体极度衰弱和多种器官功能障碍。

胰高血糖素及其功能

胰高血糖素具有一些与胰岛素相反的功能。其中最重要的是增加血糖浓度。胰高血糖素对葡萄糖代谢有 2 个主要作用：一个是促进糖原分解，另一个是促进葡萄糖的生成（糖异生作用）。

随着血糖水平恢复正常（饮食摄入后的几个小时），胰岛素分泌减少；然后血糖水平开始下降，胰高血糖素、皮质醇、生长激素和肾上腺素（来自交感神经刺激）开始分泌。这会促使糖原和其他葡萄糖储存部位开始释放葡萄糖。糖原转化为葡萄糖并释放到血液中。大多数组织的葡萄糖摄取都有助于维持正常功能所需的血糖水平（图 25-6）。

概括起来，实现血糖调节有以下 4 种机制。

1. 肝脏发挥血糖缓冲系统的作用。它从血液中清除多余的葡萄糖并将其合成为糖原。当葡萄糖浓度和胰岛素分泌下降时，肝脏又将糖原分解成葡萄糖输送回血液中。

2. 胰岛素和胰高血糖素发挥负反馈调节作用。它们的作用是维持正常的血糖水平。当血糖水平升高时，分泌胰岛素使血糖降至正常水平。当血糖水平下降时，则分泌胰高血糖素使血糖升至正常水平。

3. 低血糖会刺激交感神经系统，使肾上腺素分泌增多。肾上腺素和去甲肾上腺素具有类似胰高血糖素的作用，能够促进肝糖原分解。

4. 生长激素和皮质醇对血糖水平的即时调节作用不明显。它们是在长时间的低血糖的情况下分泌的。它们能提高葡萄糖的产生速率，并降低葡萄糖消耗速率。

思考

血糖水平下降时患者会释放肾上腺素，此时患者会出现什么体征和症状？

糖尿病的病理生理学机制

糖尿病是美国的第七大死因[4]。该病的特征是胰岛素分泌和作用缺陷。糖尿病通常伴有液体摄入量增加（烦渴）、含葡萄糖的尿液增加（多尿、糖尿）及体重减轻。

糖尿病一般分为 1 型或 2 型。1 型糖尿病之前又称为胰岛素依赖型糖尿病（IDDM）。2 型糖尿病又称为非胰岛素依赖型糖尿病（NIDDM）。经美国糖尿病协会和世界卫生组织认可的一种现行的分类系统确定了糖尿病的 4 种类型：1 型、2 型、妊娠期糖尿病和其他原因引起的特殊类型的糖尿病[5]。

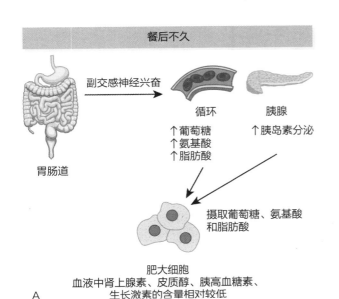

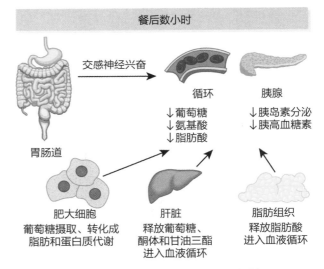

图 25-6 A. 饭后不久，葡萄糖、氨基酸和脂肪酸从肠道进入血液。葡萄糖和氨基酸刺激胰岛素的分泌。细胞摄取葡萄糖和氨基酸，并用于新陈代谢。B. 饭后数小时，肠道吸收减少，血液中葡萄糖、氨基酸和脂肪酸的水平下降。因此，胰岛素分泌减少，胰高血糖素、肾上腺素及生长激素分泌增加。细胞摄取葡萄糖减少，脂肪和蛋白质的消耗增加

注意

尿崩症是一种以多尿、烦渴、多饮为特征的疾病。尿崩症不同于糖尿病。尽管二者都具有尿液增多和烦渴的症状，但是这两种病完全不相关。多种原因都会导致尿崩症。最常见的原因是缺乏抗利尿激素。该激素通常作用于肾脏，通过增加尿液的浓度来减少尿液量。

大多数尿崩症患者都知道自己患有该病。当患者出现尿液增多和烦渴的症状，救护员应该考虑鉴别诊断是否患有尿崩症。

1 型糖尿病

1 型糖尿病的特征是胰岛 B 细胞被破坏引起的胰岛素绝对缺乏。所有糖尿病患者中仅有 5% ~ 10% 患有 1 型糖尿病[6]。它可能发生在任何年龄段。但在儿童中，10 ~ 14 岁为发病高峰[7]。大约一半的 1 型糖尿病发生在成年期，即成人晚发自身免疫性糖尿病。

遗传因素是 1 型糖尿病的一个原因。基因变异或遗传易感性会导致机体破坏自身的胰岛素分泌细胞。一个人的父母或兄弟姐妹患有 1 型糖尿病，那么他有 10% 的概率患上此病[8]。1 型糖尿病在秋冬季节发病率较高。一些证据表明它与可能病毒、卫生和饮食有关[9]。

1 型糖尿病的症状通常是突然出现的，包括多尿、烦渴、头晕、视物模糊及不明原因的体重快速减轻。这种疾病需要终身的胰岛素治疗、加强运动和调节饮食习惯。

2 型糖尿病

2 型糖尿病源于胰岛 B 细胞产生的胰岛素减少和（或）组织对胰岛素的敏感性降低（胰岛素抵抗）。在疾病晚期，许多 2 型糖尿病患者的胰岛 B 细胞分泌胰岛素减少。大多数 2 型糖尿病患者都有胰岛素抵抗，这意味着他们的胰岛素受体太少或存在缺陷。因此，循环胰岛素不能正常发挥作用。

2 型糖尿病占所有糖尿病确诊病例的 90% ~ 95%[10]。这种疾病最常见于 45 岁以上的成年人、有妊娠期糖尿病病史的妇女、超重者、代谢综合征患者（框 25-1）[11]。肥胖者容易患 2 型糖尿病，因为肥胖者比正常体重的人需要更多的胰岛素来控制代谢。由于肥胖儿童增多，越来越多的儿童和年轻人被诊断患有 2 型糖尿病。

框 25-1　代谢综合征

许多具有胰岛素抵抗和血糖水平过高的人还有其他疾病。这些疾病会增加 2 型糖尿病和心血管疾病的风险，包括腰围超标、高血压及血液中胆固醇和甘油三酯水平异常。具有多种疾病的患者应该都有代谢综合征。具有下列任意 3 种情况则定义为代谢综合征：

- 腰围超过 100 cm 的男性或超过 90 cm 的女性；
- 甘油三酯水平为 150 mg/dL 及以上，或者正在使用药物治疗升高的甘油三酯；
- 高密度脂蛋白水平低于 40 mg/dL 的男性、低于 50 mg/dL 的女性，或者正在使用药物治疗低水平高密度脂蛋白；
- 血压为 130/85 mmHg 及以上，或者正在使用药物控制血压升高；
- 空腹血糖水平为 100 mg/dL 及以上，或者正在使用药物控制血糖水平升高。

资料来源：About metabolic syndrome. American Heart Association website. http://www.heart.org/HEARTORG/Conditions/More/MetabolicSyndrome/About-Metabolic-Syndrome_UCM_301920_Article.jsp#.WeybXUyZPOQ. Updated

注意

前驱糖尿病在美国越来越普遍。前驱糖尿病患者的血糖水平高于正常值但尚未达到糖尿病的诊断标准。这种疾病会增加患者发展为 2 型糖尿病、心脏病和卒中的风险。据美国国立卫生研究院估计，8400 万名 20 岁及以上的成年人患有前驱糖尿病。除非采取措施防止或延缓糖尿病的发生，否则前驱糖尿病患者极有可能在 10 年内发生 2 型糖尿病。预防措施包括减肥、改善饮食和运动锻炼。

资料来源：Centers for Disease Control and Prevention. National diabetes statistics report, 2017. Centers for Disease Control and Prevention website. https://www.cdc.gov/diabetes/data/statistics/statistics-report.html. Updated July 17, 2017. Accessed February 14, 2018.

大多数 2 型糖尿病患者需要口服降血糖药、加强运动和调节饮食习惯以控制病情。少数患者需要胰岛素。如果存在 2 型糖尿病体征，病情会逐步进展，包括所有与 1 型糖尿病相关的体征和症状，还包括乏力、饥饿感、伤口愈合缓慢及四肢麻刺、麻木和疼痛。

思考

1 型糖尿病患者还是 2 型糖尿病患者出现糖尿病相关并发症的风险更高？

妊娠期糖尿病

妊娠期糖尿病常发生于妇女妊娠晚期。尽管这种类型的糖尿病分娩后即可恢复正常，但有些妇女会在 5 ~ 10 年出现 2 型糖尿病[12]。

其他特殊类型的糖尿病

相比 1 型和 2 型糖尿病，其他类型的糖尿病很少见但仍存在。其他类型的糖尿病主要由以下病因引起[11]：

- 胰岛 B 细胞功能、胰岛素分泌和胰岛素作用的遗传性缺陷；
- 胰腺疾病或造成胰腺损伤的疾病，如胰腺炎、创伤和囊性纤维化；
- 由某些不利于胰岛素作用的疾病所引起的特定激素过量（如库欣综合征中的皮质醇增多）；
- 减弱胰岛素作用的药物（如糖皮质激素）或破坏 B 细胞的化学物质；
- 感染，如先天性风疹综合征和巨细胞病毒感染；
- 罕见的免疫性疾病（如红斑狼疮）；
- 与糖尿病相关的遗传综合征，如唐氏综合征。

患者也可能表现出不止一种糖尿病的特征。

糖尿病的影响

大多数糖尿病的影响可以归结于以下 3 种胰岛素水平降低的后果[13]：

- 人体细胞对葡萄糖的利用率降低，导致血糖水平升高；
- 机体存储的脂肪调动显著增加，导致脂肪代谢异常，短期脂肪代谢异常会引起糖尿病酮症酸中毒，长期则会引起严重的动脉粥样硬化；
- 人体组织中的蛋白质损耗和肌肉萎缩。

流失在尿液中的葡萄糖

当进入肾脏的葡萄糖量超过肾脏重吸收葡萄糖的能力时，很大一部分葡萄糖"溢出"进入尿液。流失在尿液中的葡萄糖会导致多尿，这是因为葡萄糖的渗透作用阻止肾脏重吸收水（渗透性利尿），

最终结果是脱水。如果不及时治疗，脱水可导致低血容量性休克。

糖尿病性酸中毒

糖类代谢转变为脂肪代谢会引起酮体（酮酸）的生成。酮体是酸性的，酮体不断生成会导致代谢性酸中毒。通常呼吸系统能够部分补偿这种酸中毒（表现为库斯莫尔呼吸）。肾脏对酸的清除能力远不及酮体生成的速度。最终，导致严重的酸中毒。这种酸中毒，通常还伴有渗透性利尿引起的严重脱水，可导致死亡。继发于酸中毒的高钾血症也会导致心律失常，甚至可能危及生命。

糖尿病慢性并发症

糖尿病是一种全身性疾病，会引起许多长期的并发症[14]。

- **失明**。糖尿病是成年人失明的主要原因[15]。
- **肾脏疾病**。约 20% 的 20 岁以上糖尿病患者会发展为某种肾脏疾病，如终末期肾衰竭。
- **周围神经病变**。这种病变会导致手部和足部的神经损伤、足部感染的发病率增加
- **自主神经病变**。这种病变对控制自主功能和非自主功能的神经造成损伤，也可能影响性功能、膀胱和肠道控制、血压。
- **心脏病和卒中**。糖尿病患者死于心脏病的概率是非糖尿病患者的 2 ~ 4 倍[16]，患卒中的概率是非糖尿病患者 2 ~ 4 倍[17]。
- **高血糖和高脂血症**。这些并发症有可能引起动脉粥样硬化。
- **周围血管疾病**。这种疾病继发于动脉粥样硬化，可能导致截肢。

免疫功能降低也是糖尿病的长期并发症。这会导致糖尿病患者患流感等传染病的发生率和病死率升高。这些患者也易患上外科手术和其他侵入性操作（如静脉输注、膀胱导尿管植入术）导致的感染相关并发症。

治疗糖尿病

糖尿病的治疗包括药物治疗（胰岛素或口服降糖药）、饮食调节和运动锻炼。这些疗法既能控制患者的血糖水平，还有助于恢复正常的新陈代谢。

胰腺移植仍然是糖尿病的实验治疗方法。在一

项很有前途的在研技术项目中，胰岛细胞来自供体并植入糖尿病患者的门静脉[18]。随着时间的流逝，新的胰岛细胞会附着在血管上并释放胰岛素。与其他移植一样，患者必须服用免疫抑制药物以防止排斥反应。这些药物有明显的不良反应。

你知道吗

糖尿病足

大约 25% 的糖尿病住院患者患有足部疾病。这些疾病是由感觉神经病变、缺血和感染引起的。丧失知觉时，穿不合适的鞋容易导致压迫性坏死。此外，足部的小伤口经常不被重视，容易引起足部溃疡和感染。足部损伤最常见的原因是足底骨突受压。

应注意评估糖尿病患者的足部。糖尿病可能造成感染性溃疡、足部组织中的异物及骨骼畸形。全层皮肤溃疡和蜂窝织炎可能会影响四肢，导致脓毒症。糖尿病足患者不应对患处施压或加压。伤口应该包扎好。治疗方法包括清除坏死组织、晚期伤口护理和抗生素治疗。某些患者必须住院治疗。

资料来源：Thewjitcharoen Y, Krittiyawong S, Porramatikul S, et al. Outcomes of hospitalized diabetic foot patients in a multi-disciplinary team setting: Thailand's experience. *J Clin Transl Endocrinol*. 2014; 1 (4): 187-191.

胰岛素

人工合成胰岛素可分为短效、中效及长效制剂（表25-3）。为了方便使用，通常将几种类型的胰岛素预先混装在小瓶中。胰岛素通常通过注射而不是口服给药，因为它是一种容易在消化过程中被分解的蛋白质。1型糖尿病患者通常每天使用 1~2 剂长效胰岛素制剂。用餐时，这些患者也会使用短效胰岛素（只持续几个小时）[19]。

注意

糖化血红蛋白 A1c（Hgb A1c）是糖尿病诊断的常规指标。它表明了附着在血红蛋白 A 蛋白上的葡萄糖的量，反映患者过去 2~3 个月的平均血糖水平。Hgb A1c 检测结果以百分比的形式呈现。无糖尿病者 A1c 水平大约为 5%。美国临床内分泌医师协会建议 Hgb A1c 控制在 6.5% 及以下。许多糖尿病患者都清楚自己的 Hgb A1c。

资料来源：Garber AJ, Abrahamson MJ, Barzilay JI, et al. Consensus statement by the American Association of Clinical Endocrinologists and American College of Endocrinology on the comprehensive type 2 diabetes management algorithm: 2017 executive summary. *Endocr Pract*. 2017; 23 (2): 207-238.

2015 年，一种吸入型速效胰岛素（Afrezza）获准，用于1型或2型糖尿病患者的治疗。用餐开始时，患者通过特别装置吸入药物。该药物与可注射的长效胰岛素一起联用[20]。

胰岛素泵（图25-7）可使患者自行施用胰岛素。该泵通过一根通过针头插入皮下组织的塑料导管，输送连续的"基础"水平的胰岛素。患者每 2~3 天更换新的导管。患者在进食后以推注剂量补充胰岛素。该推注剂量是根据患者的能量摄入量计算得出的。必须定期监测葡萄糖水平，以确保胰岛素剂量合适。剂量取决于各种因素，如运动或感染。部分胰岛素泵还具有连续的葡萄糖监测功能。

口服降糖药

一些口服降糖药能够刺激胰腺释放胰岛素。但它们只对那些能够产生胰岛素 B 细胞的（2型糖尿病）患者才有效。其他药物则是能够帮助机体更好地利用胰岛素或阻止机体产生或吸收葡萄糖（表25-4）。口服降糖药可能会有严重的不良反应，因此需要密切监测患者（如定期检查肝功能和肾功能）。

表25-3 胰岛素类型

胰岛素类型	名　　称	起效时间[a]	达峰时间[a]	持续时间[a]
速效	谷赖胰岛素，门冬胰岛素，赖脯胰岛素	15 分钟	1 小时	2~4 小时
常规（短效）	优泌林 R，诺和灵 R	30 分钟	2~3 小时	3~6 小时
中效	优泌林 N，诺和灵 N	2~4 小时	4~12 小时	12~18 小时
长效	地特胰岛素，甘精胰岛素	几个小时	超过 24 小时	24 小时

[a] 这些参数的值均为近似值。

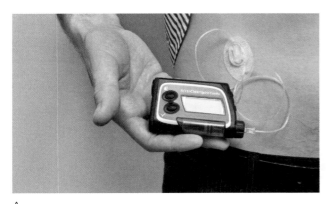
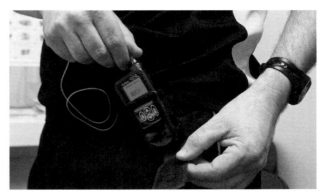

A   B

图 25-7 胰岛素泵。A. 装置及插入点位；B. 使用胰岛素泵的糖尿病患者

表 25-4 治疗糖尿病的药物		
通用名	商品名	效　果
双胍类药物		
二甲双胍	格华止	阻止肝脏生成葡萄糖；提高组织对胰岛素的敏感性
磺脲类药物（二代）		
格列美脲	亚莫利	刺激胰腺释放胰岛素
格列吡嗪	利糖妥片	同上
格列本脲	达安疗、优降糖	同上
美格列脲类药物		
瑞格列奈	诺和龙	刺激胰腺释放胰岛素
那格列奈	唐力	同上
噻唑烷二酮类药物		
吡格列酮	爱妥糖	增加靶细胞对胰岛素的敏感性
罗格列酮	文迪雅	同上
α-葡糖苷酶抑制药		
阿卡波糖	阿卡波斯	减缓糖的消化，阻止淀粉的分解
米格列醇	德赛天	同上
二肽基肽酶-4（DPP-4）抑制剂		
西格列汀	捷诺维	通过抑制 DPP-4 的作用而增强肠促胰岛素效应
沙格列汀	安立泽	同上
利格列汀	欧唐宁	同上
阿格列汀	尼欣那	同上
钠-葡萄糖协同转运蛋白 2（SGLT2）抑制剂		
卡格列净	怡可安	减少肾脏对葡萄糖的重吸收，促进葡萄糖排出体外
达格列净	安达唐	同上
恩格列净	欧唐静	同上

续表

通用名	商品名	效　果
胆汁酸螯合剂		
考来维仑	考来维仑	降低胆固醇和血糖
胰高血糖素样肽 -1（GLP-1）受体激动药		
度拉糖肽	度易达	通过增强胰岛素分泌、减缓胃排空和降低胰高血糖素水平来降低血糖 [a]
利拉鲁肽	诺和力	同上
艾塞那肽	百泌达、百达扬	同上

[a] Sanjay K, Baruah MP, Sahay RK, et al. Glucagon-like peptide-1 receptor agonists in the treatment of type 2 diabetes: past, present, and future. *Indian J Endocrinol Metab*. 2016; 20（2）: 254-267.

资料来源: American Diabetes Association. What are my options? American Diabetes Association website. http://www.diabetes.org /living-with-diabetes/treatment-and-care/medication/oral-medications/what-are-my-options.html.Updated March 3, 2015. Accessed February 14, 2018.

注意

2 型糖尿病患者低血糖发作时，应立刻转运至医院进行评估。拒绝转运的患者应告知相关风险及必要。此外，应有人陪伴患者。

糖尿病急症

糖尿病可能导致 3 种危及生命的疾病：低血糖（胰岛素休克）、高血糖（糖尿病酮症酸中毒）和高血糖高渗性非酮症综合征。

低血糖

低血糖是血液中葡萄糖水平低于正常值（70 mg/dL）而出现的综合征[21]。通常在血糖水平低于 60 mg/dL 或稍微高一点（血糖水平下降很快）时，出现症状。对于糖尿病患者，低血糖反应通常是由以下原因引起的：

- 胰岛素（或某些类型口服降糖药）过量；
- 饮食摄入量减少（延迟或错过用餐）；
- 异常或剧烈的体力活动；
- 特定抗生素的使用（同时口服降糖药）（框 25-2）。

部分 2 型糖尿病患者发生低血糖的风险较高，这些患者的情况包括使用胰岛素或磺酰脲类口服降糖药，有严重的肾脏疾病，年满 77 岁，以及在 1 年内曾因低血糖急诊[22]。

非糖尿病患者也可能发生低血糖症。这种情况

框 25-2　与低血糖有关的抗生素

在使用磺酰脲类药物的患者中，联用无相互作用的抗菌药物与联用以下抗生素相比，低血糖发生率更低：克拉霉素（*OR*: 3.96），左氧氟沙星（*OR*: 2.60），磺胺甲恶唑 - 甲氧苄啶（*OR*: 2.56），甲硝唑（*OR*: 2.11）和环丙沙星（*OR*: 1.62）。研究数据表明，当糖尿病患者服用这 5 种抗生素之一时，低血糖事件发生率为 13.2%。

资料来源: Parekh TM, Raji M, Lin Y, et al. Hypoglycemia after antimicrobial drug prescription for older patients using sulfonylureas. *JAMA Intern Med*. 2014; 174（10）: 1605-1612.

通常是体力消耗过度、饮酒或药物作用、妊娠和哺乳期，或者饮食摄入减少导致的。以下原因和诱因不常见：

- 慢性酒精中毒（酒精消耗肝糖原储存）；
- 肾上腺功能障碍；
- 肝脏疾病（如肝功能不全或衰竭）；
- 营养不良；
- 胰腺肿瘤；
- 癌症；
- 体温过低；
- 脓毒症；
- 使用 β 受体阻断药（如普萘洛尔）；
- 给患病的婴儿或儿童使用水杨酸盐类药物（如阿司匹林）；

· 胰岛素、口服降血糖药或水杨酸盐类药物使用过量。

注意

当血糖水平迅速下降到正常人的空腹水平以下时，会出现相对性低血糖。在空腹血糖水平较高的糖尿病患者中，这种情况容易被忽视。即使接近正常的血糖指标，这些患者可能也会有症状。这种情况在母亲患有糖尿病的新生儿中也很常见。

体征和症状。 低血糖的体征和症状通常迅速出现，一般在几分钟内。它们与机体释放肾上腺素以代偿血糖下降有关。在早期，患者可能会抱怨极度饥饿。随后由于供应脑部的葡萄糖减少，患者可能表现出以下一种或多种体征和症状：

· 紧张、颤抖；
· 易怒；
· 精神病的（好斗的）行为；
· 虚弱和共济失调；
· 意识混乱；
· 中毒；
· 微弱且快速的脉搏；
· 皮肤湿冷；
· 嗜睡；
· 惊厥；
· 昏迷（严重时）；
· 心搏骤停。

任何表现出行为改变、意识混乱、异常神经体征或意识丧失的糖尿病患者都应怀疑低血糖。这属于急症，需要立即给予患者葡萄糖，以防止永久性脑损伤或脑死亡。

大多数糖尿病患者了解到低血糖的体征和症状，因此可以及时采取措施加以纠正。这些患者中有一小部分患者的自主神经反应减弱，并出现了低血糖性意识障碍，即在出现心悸、出汗、颤抖和焦虑等自主神经症状之前，中枢神经系统中的葡萄糖水平开始降低。这些患者易出现严重的低血糖[23]。

思考

为什么要将低血糖作为急症来处理？

糖尿病酮症酸中毒

糖尿病酮症酸中毒（DKA）是胰岛素缺乏或作用不足引起的糖尿病急性并发症（框25-3）。低胰岛素水平会阻止葡萄糖进入细胞，因此葡萄糖在血液中积聚。此时如果细胞急需葡萄糖，就开始消耗其他能量来源，主要是脂肪。脂肪代谢生成脂肪酸和甘油。甘油为细胞提供一些能量，但是脂肪酸进一步代谢形成酮酸，导致酸中毒。

框 25-3　糖尿病酮症酸中毒的常见原因

· 感染
· 疑似糖尿病
· 胰岛素剂量不足
· 未服用胰岛素
· 感染
· 压力增加（外伤或手术）
· 饮食摄入量增加
· 代谢率降低
· 其他不常见的发病诱因，包括心理压力大、饮酒（通常伴有低血糖）及怀孕

资料来源: Umpierrez GE, Murphy MB, Kitabchi AE. Diabetic ketoacidosis and hyperglycemic hyperosmolar syndrome. *Diab Spectrum*. 2002;15（1）:28.

酸中毒使细胞内钾离子向血管内转移。随后的多尿导致尿液中钾离子浓度过高而全身钾离子缺乏。此外，通常细胞外液中的钠离子浓度通过渗透稀释而降低。钠离子被增多的氢离子替代，进一步加剧酸中毒。当血糖水平升高时，患者会发生渗透性利尿。多尿再加上呕吐会导致患者脱水及休克。尽管钾离子丢失严重，患者仍处于高血钾状态。这会导致心律失常和心电图异常（如 T 波高尖、PR 间期延

注意

患者很可能出现糖尿病酮症酸中毒但是不知道自己患有糖尿病（即尚未确诊糖尿病）。这种情况在儿童中常见[9]。

资料来源: Chumięcki M, Prokopowicz Z, Deja R, Jarosz-Chobot P. Frequency and clinical manifestation of diabetic ketoacidosis in children with newly diagnosed type 1 diabetes [in Polish]. *Pediatr Endocrinol Diab Metab*. 2013; 19（4）: 143-147.

长和 QRS 波群变宽）。电解质紊乱也可能导致神经肌肉的活动改变，包括惊厥。

体征和症状。DKA 的体征和症状通常与低血容量和酸中毒相关。它们通常发病缓慢（超过 12～48 小时），并出现如下症状：

- 多尿；
- 血糖水平升高；
- 皮肤温暖干燥；
- 黏膜干燥；
- 心动过速、细脉；
- 直立性低血压；
- 体重减轻；
- 烦渴；
- 多食；
- 酸中毒；
- 腹痛（通常为广泛性的）；
- 厌食、恶心、呕吐；
- 酮臭味（烂水果的气味）；
- 库斯莫尔呼吸（当机体试图降低二氧化碳水平时）；
- 意识水平下降。

DKA 患者很少出现深度昏迷。如果患者反应迟钝，应评估其他原因，如头部损伤、卒中或药物过量。

注意

血糖升高多见于卒中早期。据估计，高达 1/3 的急性卒中患者曾被诊断过或最近被诊断为糖尿病。这些患者中大部分很可能发生应激性高血糖，部分原因是通过皮质醇和去甲肾上腺素的释放。这种高血糖与不良预后有关，如糖依赖症或脑出血。如果 50 岁以上的患者被怀疑有短暂性脑缺血发作或卒中，那么给予高浓度葡萄糖溶液可能会加重脑损伤。但如果患者血糖过低，则不应停用葡萄糖。

资料来源：Snarska KK, Bachórzewska-Gajewska H, Kapica-Topczewska K, et al. Hyperglycemia and diabetes have different impacts on outcome of ischemic and hemorrhagic stroke. *Arch Med Sci.* 2017; 13（1）: 100-108.

思考

如何区分患者是库斯莫尔呼吸还是过度通气？

高血糖高渗性非酮症综合征

高血糖高渗性非酮症综合征（HHNS）是一种急性糖尿病代谢失调疾病。它是一种危及生命的急症，特点是血糖显著升高、高渗脱水，以及意识水平下降[24]。该综合征常发生于老年 2 型糖尿病患者或疑似糖尿病患者（框 25-4）。该综合征很容易被误诊为 DKA。但与 DKA 不同的，HHNS 患者有足够的胰岛素可以阻止脂肪代谢（生酮作用）和酮症酸中毒的发展。然而，胰岛素的量可能不足以防止高血糖或减少肝脏糖异生。

HHNS 是持续性高血糖引起的高渗状态导致的，会导致渗透性利尿，引起显著脱水及电解质紊乱。在 HHNS 患者中，蛋白质和脂肪不会像在 DKA 患者中那样产生新的葡萄糖，除非血糖水平极高[25]。这类患者的血糖水平通常在 600 mg/dL 以上。他们也较少形成酮症，患酸血症的概率没有 DKA 患者高（图 25-8）。

注意

当糖尿病（或非糖尿病）患者无法饮用足够的液体以弥补尿液排出的损失时，就会发生 HHNS。这种疾病可能是由卒中、阿尔茨海默病及其他能够导致脱水的疾病引起的，也可能是由于药物使用、创伤、烧伤和透析导致的。

HHNS 往往发展缓慢，通常需要数天的时间。它具有很高的病死率。早期症状和体征大多与体液耗竭有关，即多尿和多饮。相关的体征和症状可能包括直立性低血压、黏膜干燥和心动过速。中枢神经系统功能障碍可能导致嗜睡、意识混乱和昏迷。

糖尿病患者的评估

糖尿病急症患者可能会出现一系列的体征和症状，其中许多体征和症状可能会更像其他常见的疾病。因此，救护员必须对与糖尿病有关的疾病保持高度的怀疑。

除了对患者进行评估和实施紧急救护措施（初步评估、体格检查和对危及生命的疾病或损伤的治疗），救护员还应寻找提示患有糖尿病的证据，如胰岛素泵、胰岛素注射器和糖尿病药物（胰岛素通常保存在冰箱里）。在糖尿病患者评估中，病史采

框 25-4　高血糖高渗性非酮症综合征的病因

外在损害
- 创伤
- 烧伤
- 透析
- 静脉高营养

疾病过程
- 库欣综合征及其他内分泌疾病
- 出血
- 心肌梗死
- 肾脏疾病
- 硬膜下血肿
- 脑血管意外
- 感染
- 唐氏综合征

药物
- 抗代谢药
- 左旋天冬酰胺酶
- 氯丙嗪
- 氯磺丙脲
- 西咪替丁
- 氯甲苯噻嗪
- 去羟肌苷
- 依他尼酸
- 呋塞米
- 糖皮质激素
- 免疫抑制药
- 苯妥英
- 普萘洛尔
- 噻嗪类药

资料来源: Marx J, Hockberger R, Walls R. *Rosen's Emergency Medicine*: *Concepts and Clinical Practice*. 8th ed. St. Louis, MO: Mosby; 2014.

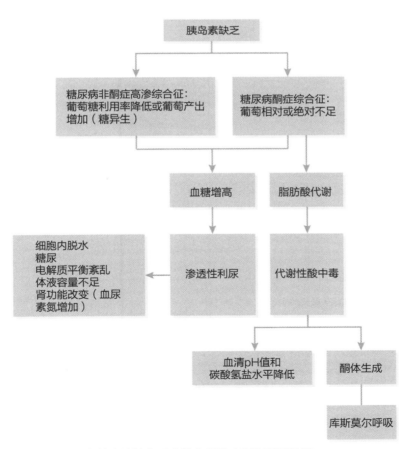

图 25-8　高血糖高渗性非酮症综合征的病理生理学机制

资料来源: Sole ML. *Introduction to Critical Care Nursing*. 5th ed. St. Louis, MO: Saunders; 2009.

集应包括发病症状、食物摄入、胰岛素或口服降血糖药的使用、饮酒或其他药物的使用、发病诱因（运动、感染、疾病、压力）及任何相关的症状。

低血糖糖尿病患者的治疗

在给予葡萄糖之前应采集患者血样检测血糖水平。在现场使用血糖仪进行血糖测定（图 25-9）。血糖读数低于 70 mg / dL（因治疗方案不同而异）且体征和症状与低血糖相符的患者通常应给予葡萄糖[26]。

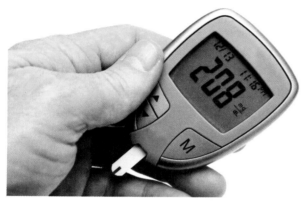

图 25-9　用于检测血糖水平的血糖仪

注意

如果患者不小心使用了过量的胰岛素，通常需要接受医师的评估。这些患者可能发展为迟发性、严重性和迁延性低血糖症，尤其是使用长效胰岛素制剂的患者[16]。

资料来源：Hoffman RS, Howland MA, Lewin NA, Nelson LS, *Goldfrank LR. Goldfrank's Toxicologic Emergencies*. 10th ed. New York, NY: McGraw-Hill; 2015.

葡萄糖给药的方式有多种。如果患者意识清醒且能吞咽，首先吃一些糖，如水果糖块、含糖的橙汁、高热量软饮、含服应用葡萄糖凝胶制剂。另一种方法是通过外周静脉缓慢注射葡萄糖（50%、25% 或 10%）（框 25-5）。根据医疗指南，可以重复给药（框 25-6）。

对无意识患者的院前救护应该是呼吸道管理，如有需要应给予氧气吸氧及通气和循环系统支持。应建立静脉通路以便给药或输液。在给予葡萄糖之前，应先检测患者的血糖水平。如果怀疑是酒精中毒或其他药物滥用行为，可以使用硫胺素或纳洛

框 25-5　静脉注射葡萄糖的注意事项

- 50% 的葡萄糖不应用于婴幼儿或疑似卒中患者。
- 使用 50% 的葡萄糖可能会导致酗酒者及其他缺乏硫胺素患者出现神经系统并发症。因此，对疑似缺乏硫胺素的患者，应考虑在给予葡萄糖之前或期间同时给予硫胺素。
- 静脉给予葡萄糖可能会提高 Hgb A1c 水平。

框 25-6　葡萄糖制剂

浓缩葡萄糖溶液用于静脉注射，通常有几种浓度。高浓度葡萄糖溶液可能渗入组织，导致局部组织脱落和坏死。因此，必须通过一个粗大而稳定的静脉给予浓缩葡萄糖溶液。也可以通过骨髓腔内途径给予葡萄糖。以下浓度最常用于院前救护：

- 50% 葡萄糖水溶液，建议成年人和 8 岁以上儿童使用；
- 25% 葡萄糖水溶液，适用于成年人和儿童；
- 10% 葡萄糖水溶液，可安全用于所有患者；推荐用于新生儿。

注意：50% 的葡萄糖酸性较强，渗透压很高。如果通过已经渗漏的静脉注射，它被认为具有致组织坏死的作用，可引起间隔综合征或组织坏死。它能迅速将血糖升高到预期水平以上。由于这些原因，许多 EMS 机构倾向于使用 10% 葡萄糖来纠正低血糖。

资料来源：Hern HG, Kiefer M, Louie D, Barger J, Alter HJ. D10 in the treatment of prehospital hypoglycemia: a 24 month observational cohort study. *Prehosp Emerg Care*. 2017; 21（1）: 63-67; Chinn M, Colella MR. Prehospital dextrose extravasation causing forearm compartment syndrome: a case report. *Prehosp Emerg Care*. 2017; 21（1）: 79-82; and Moore C, Woollard M. Dextrose 10% or 50% in the treatment of hypoglycaemia out of hospital? A randomized controlled trial. *Emerg Med J*. 2005; 22: 512-515.

酮，或者二者同时使用。

如果无法建立静脉通路，可通过肌内途径或鼻腔黏膜[27]给予雾化胰高血糖素（按照治疗方案[26]）。胰高血糖素可通过刺激肝糖原分解来提高血清葡萄糖水平，但对任何肝糖原减少的患者无效。这些患者包括患有慢性酒精中毒或肝病的患者，营养不良

或某些特定饮食的患者及耐力运动员。

如果患者有胰岛素泵，救护员应启用胰岛素泵，同时给予葡萄糖或胰高血糖素。如果患者的格拉斯哥昏迷量表评分低于 15，并且患者无法口服葡萄糖或无法给予高级生命支持，应停止或禁用泵（卸下电池或断开装置的连接[26]）。

一些出现低血糖反应的糖尿病患者可以在现场接受救护。其他患者可能需要转运至医院进行评估（框 25-7）。救护员应咨询医学指导或遵循既定治疗方案。如果接受葡萄糖治疗的患者拒绝转运，则救护员应确保在患者离开现场之前已告知其复发低血糖的可能性。此外，救护员应确保患者的膳食富含糖类和蛋白质。膳食应在摄入葡萄糖后 30 分钟内食用，最好在救护员离开现场之前食用。

框 25-7 低血糖发作后患者的表现

低血糖治疗后无症状且达到以下标准的患者无须转运。

1. 患者没有惊厥。
2. 多次测量，血糖水平大于 80 mg/dL。
3. 患者仅服用胰岛素或二甲双胍来控制糖尿病。磺酰脲类药物（格列美脲、格列本脲、格列吡

嗪）具有较长的半衰期，从而增加了反复出现低血糖的风险。
4. 患者可以迅速获得并摄入以糖类为基础的膳食。
5. 患者、法定监护人（如果有）和 EMS 机构同意不转运。

证据显示

一项研究试图描述美国院前低血糖治疗的差异性。研究人员评估了 EMS 在网站（www.emsprotocols.org）上发布的院前医疗指南，并搜索了美国 50 个人口最多的城市的院前医疗指南，评估了 185 个 EMS 机构的医疗指南。其中，70% 仅使用 50% 的葡萄糖治疗成人低血糖症，8% 仅使用 10% 的葡萄糖，22% 使用 10% 或 50% 的葡萄糖。在这些机构中，97% 的机构允许在无法建立血管通路时使用胰高血糖素。研究人员得出结论，不同的 EMS 机构的低血糖症治疗方案存在很大差异。

资料来源：Rostykus P, Kennel J, Adair K, et al. Variability in the treatment of prehospital hypoglycemia: a structured review of EMS protocols in the United States. *Prehosp Emerg Care*. 2016; 20（4）：524–530.

化物）、呋塞米、胰岛素和碳酸氢钠。如果血糖水平高于 250 mg/dL，则救护员应静脉输注 0.9% 的氯化钠溶液：成人 1 L 推注，必要时再重复 1 L 推注。儿科患者的液体复苏以 10～20 mL/kg 的剂量推注，重复进行至总剂量为 40 mL/kg[26]。

在完成初步检查并确定患者血糖过高后评估有无脱水症状。如怀疑脓毒症，应对患者进行评估以确定可能的感染源。救护员应评估十二导联心电图有无高尖的 T 波或其他高钾血症指标。

注意

施用一剂葡萄糖可使 DKA 或 HHNS 轻微恶化。但对于低血糖患者，葡萄糖可以挽救生命。因此，在某些情况下，如果无法快速测量昏迷患者的血糖时，可能仍会给予葡萄糖。

资料来源：Marx J, Hockberger R, Walls R. *Rosen's Emergency Medicine: Concepts and Clinical Practice*. 8th ed. St. Louis, MO: Mosby; 2014.

高血糖糖尿病患者的治疗

对 DKA 或 HHNS 患者的最终治疗是给予胰岛素、补充液体、电解质监测，以及治疗基础病因和住院观察。如果存在高钾血症的迹象，则应严密监测患者有无严重心律不齐，以免发生心搏骤停。心律不齐是由电解质紊乱（高钾血症）引起的，可能需要药物治疗，如沙丁胺醇、钙（葡萄糖酸盐或氯

鉴别诊断

糖尿病患者的体征和症状会与其他疾病有重叠，因此很难确诊。目前，血糖水平是糖尿病诊断的一项重要的标准。表 25-5 列出的体征和症状有助于疑难病例的鉴别诊断。

表 25-5　糖尿病急症的鉴别诊断			
项　目	低血糖	DKA	HHNS
病史			
食物摄入	不足	过量	过量
胰岛素剂量	过量	不足	不足
发病	迅速	渐进	渐进
感染	罕见	常见	常见
胃肠道			
口渴	不存在	强烈	强烈
饥饿感	强烈	不存在	强烈
呕吐	罕见	常见	罕见
呼吸系统			
呼吸	正常或快速	深且快速	浅 / 快速
呼吸气味	正常	丙酮气味	正常
心血管系统			
血压	正常	较低	较低
脉搏	正常、过快或洪脉	快速且微弱	快速且微弱
皮肤	苍白且湿润	温热且干燥	温热且干燥
神经系统			
头痛	存在	不存在	易激
意识	易激	不安的	癫痫发作或昏迷
	癫痫发作或昏迷	昏迷（较罕见）	易激
排尿			
糖尿	不存在	存在	存在
丙酮	通常不存在	通常存在	不存在
血糖水平	< 60 mg/dL	> 300 mg/dL	> 600 mg/dL
疗效	立即见效（给予葡萄糖后[a]）；口服葡萄糖或胰高血糖素反应较慢	逐步见效（给药及补液后 6 ~ 12 小时）	逐步见效（给药及补液后 6 ~ 12 小时）

[a] 如果低血糖发作时间延长或严重，反应可能会延迟，可能需要追加剂量。

资料来源：Freeman Clark JB，Queener SF，Karb VB. *Pharmacological Basis of Nursing*. 4th ed. St. Louis，MO：Mosby；1993.

第 3 节　甲状腺疾病

常见的甲状腺疾病包括甲状腺功能亢进和甲状腺功能减退。甲状腺功能亢进是指血液中甲状腺激素过量，可能会导致甲状腺毒症。甲状腺功能减退是指血液中甲状腺激素不足，可能会导致黏液性水肿。

甲状腺的解剖学和生理学

甲状腺位于颈部甲状软骨下方。它由 2 个侧叶组成，气管两侧各有 1 个，由称为峡部的狭窄组织相连（图 25-10）。

甲状腺组织由 2 种分泌细胞组成：滤泡细胞和

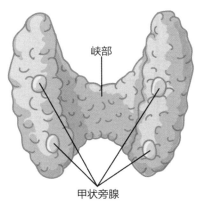

图 25-10 甲状腺

滤泡旁细胞（C 细胞）。滤泡细胞排列构成了腺体的大部分。它们分泌甲状腺素（T₄）和三碘甲状腺原氨酸（T₃）。滤泡旁细胞在滤泡细胞之间单独或成群出现。这些细胞分泌降钙素，有助于调节体内钙的水平。

甲状腺激素在控制机体代谢中起着关键作用，对儿童正常的身体发育和智力发展至关重要。T₃ 和 T₄ 的分泌受到反馈系统的控制（降钙素的分泌是由血液中钙的水平直接调节的，不受垂体和下丘脑的控制）。反馈系统包括垂体和下丘脑。

甲状腺疾病的原因

甲状腺疾病可能是由腺体本身的缺陷或下丘脑—垂体激素控制系统的障碍而造成的（框 25-8）。

框 25-8　甲状腺疾病的病因

- 先天性缺陷
- 遗传性疾病
- 感染（甲状腺炎）
- 肿瘤（良性或恶性）
- 自身免疫性疾病
- 青春期或妊娠期内分泌失调
- 营养性疾病

甲状腺疾病通常进展缓慢，非特异性的体征和症状可能持续数月至数年，最终可能导致急性发作（甲状腺危象）。甲状腺功能亢进的非特异性体征和症状包括乏力、焦虑、心悸、多汗、体重减轻、腹泻和不耐热。表 25-6 列出了甲状腺功能亢进和甲状腺功能减退的体征、症状和常用药物。

表 25-6　甲状腺功能亢进和甲状腺功能减退的体征、症状及用药	
甲状腺功能亢进	**甲状腺功能减退**
眼球突出	面部水肿
甲状腺肿	颈静脉怒张（有时也会出现甲状腺肿）
皮肤温暖湿润	皮肤凉
不耐热	畏寒
发热	体温过低
易怒或精神病	昏迷
极度活跃	虚弱
体重减轻	体重增加
治疗常用药物	
碘剂	左甲状腺素
甲巯咪唑	碘塞罗宁
丙硫氧嘧啶	复方甲状腺素
普萘洛尔	

甲状腺毒症

甲状腺毒症是指血液循环中甲状腺激素过多，引起以神经、血液循环、消化等系统兴奋性增高和代谢亢进为主要表现的一组临床综合征。甲状腺危象是甲状腺功能亢进最严重的并发症，临床表现为高热、大汗、心动过速、烦躁、焦虑不安、谵妄、恶心、呕吐、腹泻，严重者可出现心力衰竭、休克和昏迷等。甲状腺毒症会随着时间进一步进展。甲状腺危象是一种罕见的自发性疾病，可能是由于感染、压力或甲状腺手术引起的。

多数甲状腺功能亢进都是由格雷夫斯病（毒性弥漫性甲状腺肿）引起的[28]。格雷夫斯病是一种由甲状腺激素分泌过多导致颈部肿胀、眼球突出的疾病，以腺体肿大（甲状腺肿）为特征。（图 25-11）。格雷夫斯病多见于年轻女性，可能是自身免疫过程中抗体刺激甲状腺细胞引起的。

甲状腺危象的急性发作的体征和症状可能与肾上腺素能兴奋有关，包括：

- 严重心动过速；
- 心力衰竭；
- 心律失常；

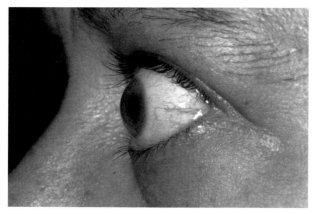

图25-11 格雷夫斯病患者眼球突出

- 休克；
- 高热；
- 焦躁；
- 腹部疼痛；
- 谵妄；
- 昏迷。

救护员应考虑到引起肾上腺能兴奋相关症状的其他原因，特别是低血糖、使用可卡因和安非他明、酒精和其他药物的戒断。

思考

哪些急症会出现类似甲状腺危象的体征和症状？

治疗

轻度甲状腺功能亢进症无须急救，最好是定期检查治疗。但是，甲状腺危象属于急症，需要立即治疗。急救的目的是提供呼吸道管理、通气和循环支持及快速转运至医疗机构。院内救护的重点是通过抗甲状腺药物抑制激素合成，阻断激素释放和甲状腺激素的外周效应，并为维持患者的重要功能提供支持。还可应用β受体阻断药以控制心率、震颤和焦虑感。

注意

对所有患甲状腺相关疾病的患者都应密切监测有无心律失常。心房颤动和室上性心动过速在这些患者中很常见。不对甲状腺疾病进行治疗，一切控制心率的努力都是徒劳的。

黏液性水肿

黏液性水肿是甲状腺功能减退、甲状腺激素缺少引起的皮肤非可凹性水肿。它可能与甲状腺炎症（如桥本甲状腺炎）或甲状腺萎缩有关，也可能是治疗甲状腺功能亢进的结果。黏液性水肿导致皮肤内黏液物质堆积，进而导致皮肤和其他组织（尤其是唇、鼻和咽喉咙）的增厚（图25-12）。这种疾病在40岁以上的成年人中常见，尤其是女性。

注意

儿童及青少年甲状腺功能减退的症状与成年人不同。在新生儿中，甲状腺功能减退会引起呆小症，表现为黄疸、食欲不振、便秘、哭声嘶哑、脐疝及骨骼生长缓慢。如果在出生几个月内未得到诊断治疗，甲状腺功能减退会导致智力受损。从儿童时期开始的甲状腺功能减退（青少年甲状腺功能减退症）使生长发育减缓生长，有时会导致四肢不成比例的缩短，牙齿发育也会迟缓。

黏液性水肿昏迷是一种罕见的疾病。除了黏液性水肿，还有体温过低和意识水平下降的特征，属于急症。黏液性水肿昏迷可能是由下列因素造成的：

- 暴露于低温环境；
- 感染（通常是肺部）；

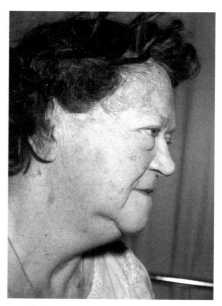

图25-12 黏液性水肿。特征是面部水肿，包括眼眶周围水肿、眉毛一侧稀疏、头发稀疏干燥

- 心力衰竭；
- 创伤；
- 使用药物（镇静药、催眠药、麻醉药）；
- 卒中；
- 内出血；
- 缺氧；
- 高碳酸血症；
- 低钠血症；
- 低血糖症。

治疗

　　黏液性水肿的院前救护是治疗威胁生命的疾病（呼吸及循环衰竭）并快速转运至医疗机构由医师进行评估。转运途中，应维持患者体温并密切监测有无心律失常。一旦排除导致昏迷的其他原因，而且患者的病情稳定，那么可以口服甲状腺素治疗黏液性水肿的。这种治疗必须终身进行。

　　注意

　　与甲状腺疾病相关的甲状腺肿通常会累及患者的颈部和咽喉。如果需要插管，那么可能会出现困难气道。

第 4 节　肾上腺疾病

　　肾上腺疾病包括库欣综合征和艾迪生病等。库欣综合征是由肾上腺皮质分泌激素过多引起的。艾迪生病则是由肾上腺皮质分泌激素不足引起的。

肾上腺的解剖学和生理学

　　肾上腺是位于双肾上方的三角形内分泌腺（图 25-13）。腺体分为肾上腺髓质和肾上腺皮质，内部是髓质，周围部分是皮质。肾上腺髓质分泌肾上腺素和去甲肾上腺素。肾上腺皮质产生维持体液和电解质平衡所必需的其他激素（如皮质醇和醛固酮）。

库欣综合征

　　库欣综合征是一种罕见的由肾上腺皮质长期分泌过量皮质类固醇激素引起的一系列疾病，主要发生于 30 ~ 50 岁的女性[29]。该综合征可由肾上腺肿瘤直接引起，进而导致皮质类固醇分泌过多。它也

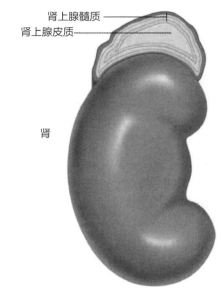

图 25-13　肾上腺

可能是长期使用皮质类固醇药物引起的，如强的松、地塞米松或甲基强的松龙。这些药物用于治疗类风湿性关节炎、炎性肠病和哮喘。该综合征还可能是垂体瘤导致肾上腺增大而引起的。垂体通过产生促肾上腺皮质激素来调节肾上腺的活动，刺激肾上腺皮质的生长。

　　库欣综合征患者具有特征性表现（图 25-14），

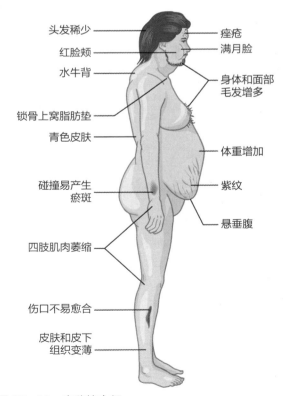

头发稀少
红脸颊
水牛背
锁骨上窝脂肪垫
青色皮肤
碰撞易产生瘀斑
四肢肌肉萎缩
伤口不易愈合
皮肤和皮下组织变薄
痤疮
满月脸
身体和面部毛发增多
体重增加
紫纹
悬垂腹

图 25-14　库欣综合征

如脸变圆（"满月"脸）、脸颊变红（图25-15）。同时，躯干部会由于脂肪代谢紊乱而变得肥胖，肌肉萎缩使四肢虚弱无力。面部出现痤疮，腹部、大腿和乳房出现紫纹。皮肤通常会变薄且容易出现瘀伤。骨质疏松，增加了骨折的风险。库欣综合征的其他特征如下：

- 体毛和面部毛发增加；
- 水牛背；
- 锁骨上窝脂肪垫；
- 体重增加；
- 高血压；
- 精神障碍（抑郁、偏执狂）；
- 失眠；
- 糖尿病。

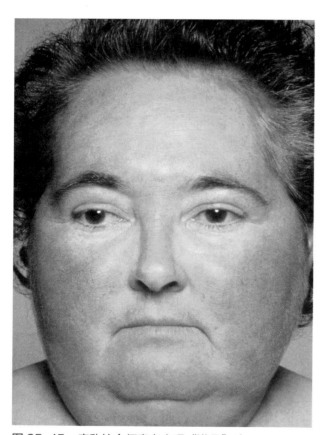

图25-15 库欣综合征患者出现"满月"脸

思考

你认为库欣综合征患者对自己的身体印象如何？

治疗

库欣综合征患者的院前急救主要是支持性的。

检测血液和尿液中的激素水平，以及使用放射成像技术（如CT可以诊断该综合征）。如果造成该综合征的原因是皮质类固醇激素药物过量，调整药物剂量后会发现该综合征是可逆的。如果病因是肾上腺肿瘤或增生，可能需要手术切除腺体。如果肿瘤位于垂体，治疗方法包括手术、放疗和药物治疗。治疗通常都是成功的，但终身需要激素替代治疗。

艾迪生病

艾迪生病是肾上腺皮质分泌的皮质类固醇激素不足而引起的一种罕见且潜在的危及生命的疾病。该病可由任何破坏肾上腺皮质的疾病过程引起，包括肾上腺出血或梗死、感染（结核病，真菌、病毒感染）和自身免疫性疾病。然而，艾迪生病最常见的病因是肾上腺组织萎缩。发生这种情况时，皮质类固醇激素分泌不足以满足人体新陈代谢的需要。艾迪生病相关的体征和症状包括：

- 乏力；
- 消瘦；
- 厌食；
- 皮肤色素沉着（垂体分泌的促黑素细胞激素增加，刺激黑色素形成）（图25-16）；
- 低血压；
- 低钠血症；
- 高钾血症；
- 胃肠道紊乱（恶心、呕吐、腹泻）。

艾迪生病通常发病缓慢，病程较长。但是，精神压力或生理应激可引起急性发作（艾迪生病危象），包括手术、酒精中毒、体温过低、心肌梗死、严重疾病、外伤、低血糖及感染。在这些事件中，肾上腺不能促进皮质类固醇激素的分泌以帮助机体应对压力。

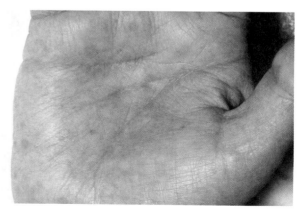

图25-16 艾迪生病患者出现色素沉着

因此，患者血糖水平下降；机体失去调节钠、钾含量及体液中水含量的能力，造成脱水及严重肌无力；血容量和血压下降；机体无法维持有效的血液循环。在院前环境下需要呼吸道管理、通气和循环支持。应密切监测血糖水平。高钾血症引起的心电图表现可能包括 T 波增高、P 波变平及 QRS 波群变宽。一些 EMS 机构会采用氢化可的松来治疗肾上腺功能不全。

注意

许多艾迪生病患者随身携带氢化可的松以防出现危象。救护员可能需要联系医疗机构，以便给病情不稳定的患者用药。

治疗

院内救护包括维持患者生命及纠正钠缺乏症和脱水。危及生命的病情得到控制后，可以给予皮质类固醇激素。通常建议患者在出现心理和生理应激

期间增加这些药物的剂量。

表 25-7 比较了库欣综合征和艾迪生病体征和症状。

表 25-7 肾上腺疾病的体征、症状及用药	
皮质类固醇激素过量 （库欣综合征）	**肾上腺功能不全 （艾迪生病）**
体重增加	体重减轻
虚弱	虚弱
水牛背	低血压
痊愈缓慢	胃肠道疾病
体毛和面部毛发增加	皮肤色素沉着
治疗常用药物	
帕瑞肽	地塞米松
美替拉酮	氢化可的松
酮康唑	

总结

- 内分泌系统由内分泌腺体和组织构成。这些腺体和组织产生并分泌激素。内分泌腺分泌的激素直接进入血液。它们对多种代谢功能起调节作用。所有激素都利用反馈机制发挥作用。反馈分为正反馈、负反馈。反馈机制有助于维持机体内环境稳态。
- 胰岛由 B 细胞、A 细胞及 D 细胞形成。B 细胞分泌胰岛素。A 细胞分泌胰高血糖素。D 细胞产生并分泌生长抑素。
- 胰岛素的主要作用是促进细胞摄取葡萄糖、增强细胞的葡萄糖代谢、提高肝糖原水平及使血糖浓度降至正常水平。
- 胰高血糖素有 2 个主要作用：一是通过促进肝糖原分解以提高血糖水平，二是通过脂肪和脂肪酸的分解，促进糖异生，从而维持正常的血糖水平。
- 糖尿病的主要特征是胰岛素分泌和作用缺陷。糖尿病一般分为 1 型和 2 型。1 型糖尿病的特征是胰岛 B 细胞被破坏引起胰岛素绝对缺乏。

治疗方法包括给予胰岛素、加强运动及调节饮食习惯。2 型糖尿病是 B 细胞产生的胰岛素减少和（或）组织对胰岛素的敏感性降低（胰岛素抵抗）引起的。多数 2 型糖尿病患者需要口服降血糖药、加强运动及调节饮食习惯来控制病情，少数患者则需要给予胰岛素。
- 低血糖是血液中葡萄糖水平低于 70 mg/dL 而出现的综合征。有行为变化或无意识的糖尿病患者应接受低血糖治疗。低血糖属于急症，需要立即给予葡萄糖，以防止永久性脑损伤或脑死亡。
- 糖尿病酮症酸中毒是胰岛素缺乏或作用不足引起的糖尿病急性并发症。糖尿病酮症酸中毒的体征和症状与低血容量有关，通常发病缓慢。
- 高血糖高渗性非酮症综合征是一种危及生命的急症。高血糖高渗性非酮症综合征常发生于老年 2 型糖尿病患者，也经常发生于疑似糖尿病患者。高血糖会引起高渗状态，导致渗透性利尿、脱水及电解质紊乱。

- 糖尿病患者病史应包括发病症状、食物摄入、胰岛素或口服降血糖药的使用、酒精或其他药物的使用、发病诱因及任何相关的症状。
- 血糖读数低于 70 mg/dL（根据医疗指南而异）及符合低血糖体征和症状的患者通常都应给予葡萄糖。
- 甲状腺毒症是甲状腺激素过多引起的一组临床综合征。
- 甲状腺危象是甲状腺功能亢进最严重的并发症。

- 黏液性水肿是甲状腺功能减退、甲状腺激素缺乏引起的皮肤可凹陷性水肿。黏液性水肿昏迷是一种罕见病，除了黏液性水肿外，还有低体温和意识水平下降的特征，属于急症。
- 库欣综合征是肾上腺皮质长期分泌过量皮质类固醇激素引起的。
- 艾迪生病是肾上腺皮质分泌的皮质类固醇激素不足而引起的一种罕见且潜在的危及生命的疾病。

参考文献

［1］ Statistics about diabetes. American Diabetes Association website. http://www.diabetes.org/diabetes-basics/statistics/.Published 2017. Accessed February 15, 2018.

［2］ Diagnosing diabetes and learning about prediabetes. American Diabetes Association website. http://www.diabetes-basics/diagnosis/. Updated November 21, 2016. Accessed February 15, 2018.

［3］ Lee SH, Zabolotny JM, Huang H, et al. Insulin in the nervous system and the mind: Functions in metabolism, memory, and mood. *Molecular Metabolism*. 2016; 5（8）: 589-601.

［4］ Centers for Disease Control and Prevention/National Center for Health Statistics. Leading causes of death. Centers for Disease Control and Prevention website. https://www.cdc.gov/nchs/fastats/leading-causes-of-death.htm. Updated March 17, 2017. Accessed February 15, 2018.

［5］ American Diabetes Association. Classification and diagnosis of diabetes. *Diab Care*. 2015; 38（suppl 1）: S8-S16.

［6］ Type 1 diabetes. American Diabetes Association website. http://www.diabetes.org/diabetes-basics/type-1/. Accessed February 15, 2018.

［7］ Imperatore G, Mayer-Davis E, Orchard TJ, Zhong VW. Prevalence and incidence of type 1 diabetes among children and adults in the United States and comparison with non-US countries. In: Cowie C, Casagrande S, Menke A, et al., eds. *Diabetes in America*. 3rd ed. Bethesda, MD: National Institutes of Health; 2016.

［8］ Rewers M, Stene LC, Norris JM. Risk factors for type 1 diabetes. In: Cowie C, Casagrande S, Menke A, et al., eds. *Diabetes in America*. 3rd ed. Bethesda, MD: National Institutes of Health; 2016.

［9］ Nelsen D, Krych L, Buschard K, Hansen CHF, Hansen AK. Beyond genetics: influence of dietary factors and gut microbiota on type 1 diabetes. *FEBS Lett*. 2014; 588（22）: 4234-4243.

［10］ McCance K, Heuther S. *Pathophysiology*: *The Biologic Basis for Disease in Adults and Children*. 5th ed. St. Louis, MO: Mosby; 2006.

［11］ National Institute of Diabetes and Digestive and Kidney Diseases. *Causes of Diabetes*（14-5164）. Bethesda, MD: National Institutes of Health; 2014.

［12］ Herath H, Herath R, Wickremasinghe R. Gestational diabetes mellitus and risk of type 2 diabetes 10 years after the index pregnancy in Sri Lankan women: a community based retrospective cohort study. *PLoS One*. 2017; 12（6）: e0179647. doi: 10.1371/journal.pone.0179647.

［13］ McCance K, Heuther S. *Pathophysiology*: *The Biologic Basis for Disease in Adults and Children*. 7th ed. St. Louis, MO: Mosby; 2014.

［14］ Centers for Disease Control and Prevention. National diabetes statistics report, 2017. Centers for Disease Control and Prevention website. https://www.cdc.gov/diabetes/data/statistics/statistics-report.html. Updated July 17, 2017. Accessed February 14, 2018.

［15］ National Center for Chronic Disease Prevention and Health Promotion, Centers for Disease Control and Prevention. Diabetic retinopathy. Centers for Disease Control and Prevention website. https://www.cdc.gov/visionhealth/pdf/factsheet.pdf. Accessed February 14, 2018.

［16］ Cardiovascular disease and diabetes. American Heart Association website. http://www.heart.org/HEARTORG/Conditions/More/Diabetes/WhyDiabetesMatters/Cardiovascular-Disease-Diabetes_UCM_313865_Article.jsp/#.We0DhEyZPOQ. Published August 2015. Accessed February 15, 2018.

［17］ Diabetes and stroke. National Stroke Association website. http://www.stroke.org/sites/default/files/resources/Diabetes Brochure.pdf. Published 2013. Accessed February 15, 2018.

［18］ Pancreatic islet transplantation. National Institute of Diabetes and Digestive and Kidney Diseases website. https://www.niddk.nih.gov/health-information/diabetes/overview/insulin-medicines-treatments/pancreatic-islet-transplantation. Published September 2013. Accessed February 15, 2018.

［19］ Insulin basics. American Diabetes Association website. http://www.diabetes.org/living-with-diabetes/treatment-and-care/medication/insulin/insulin-basics.html. Published July 16, 2015. Accessed February 15, 2018.

［20］ MannKind Corporation. Afrezza how-to guide. Afrezza website. https://www.afrezza.com/afrezza-how-to-guide/. Published November 2017. Accessed February 15, 2018.

［21］ Hypoglycemia（low blood glucose）. American Diabetes

Association website. http://www.diabetes.org/living-with-diabetes/treatment-and-care/blood-glucose-control/hypoglycemia-low-blood.html. Updated July 1, 2015. Accessed February 15, 2018.

[22] Karter AJ, Warton EM, Lipska KJ, et al. Development and validation of a tool to identify patients with type 2 diabetes at high risk of hypoglycemia-related emergency department or hospital use. *JAMA Intern Med.* 2017; 177（10）: 1461-1470.

[23] Martín-Timón I, del Cañizo-Gómez FJ. Mechanisms of hypoglycemia unawareness and implications in diabetic patients. *World J Diab.* 2015; 6（7）: 912-926.

[24] Avichal D. Hyperosmolar hyperglycemic state. Medscape website. https://emedicine.medscape.com/article/1914705-overview. Published March 27, 2017. Accessed February 15, 2018.

[25] Gosmanov AR, Gosmanova EO, Kitabchi AE. Hyperglycemic crises: diabetic ketoacidosis（DKA）, and hyperglycemic hyperosmolar state（HHS）. In: De Groot LJ, Chrousos G, Dungan K, et al., eds.

Endotext [Internet]. National Center for Biotechnology Information website. https://www.ncbi.nlm.nih.gov/books/NBK279052/. Updated May 19, 2015. Accessed February 15, 2018.

[26] National Association of EMS Officials. *National Model EMS Clinical Guidelines.* Version 2.0. National Association of EMS Officials website. https://www.nasemso.org/documents/National-Model-EMS-Clinical-Guidelines-Version2-Sept2017. pdf. Published September 2017. Accessed February 15, 2018.

[27] Rickels MR, Ruedy KJ, Foster NC, et al. Intranasal glucagon for treatment of insulin-induced hypoglycemia in adults with type 1 diabetes: a randomized crossover noninferiority study. *Diab Care.* 2015; 39（2）: 264-270.

[28] Goldman L, Schafer A. *Goldman-Cecil Medicine.* 25th ed. Philadelphia, PA: Elsevier Saunders; 2016.

[29] Endocrine facts and figures: adrenal. Endocrine Society website. http://endocrinefacts.org/health-conditions/adrenal/3-cushings/. Published 2016. Accessed February 15, 2018.

推荐书目

Gardner DG, Shoback D. *Greenspan's Basic and Clinical Endocrinology.* 10th ed. New York, NY: McGraw-Hill Education; 2018.

Hsieh A. Four endocrine emergencies EMS providers need to know. EMS1. com website. https://www.ems1.com/ems-products/Medical -Monitoring/articles/3019584-4-endocrine-emergencies-EMS-providers-need-to-know/. August 4, 2015. Accessed February 15, 2018.

Matfin G, ed. *Endocrine and Metabolic Medical Emergencies: A Clinician's Guide.* Washington, DC: Endocrine Press, Endocrine Society; 2014.

（王宏宇，金哈斯，译）

第 26 章

免疫系统疾病

美国 EMS 教育标准技能

医学

将评估结果与流行病学和病理生理学知识相结合，以形成现场印象，并为患者制订全面的治疗方案。

免疫学

识别和管理与以下状况有关的休克和呼吸困难
- 过敏反应

过敏性疾病或急症患者的解剖学、生理学、病理生理、评估和处理
- 变态反应和过敏反应

解剖学、生理学、流行病学、病理生理学、社会心理影响，以及常见免疫系统疾病或急症患者的表现、预后和管理
- 超敏反应
- 变态反应和过敏反应
- 结缔组织病
- 移植并发症

学习目标

完成本章学习后，紧急救护员能够：

1. 概述免疫系统的结构；
2. 区分固有免疫和获得性免疫；
3. 区分正常的免疫应答和变态反应；
4. 描述抗原抗体反应；
5. 区分 4 种类型的超敏反应；
6. 基于对疾病相关的病理生理学机制的理解，描述局部变态反应的体征、症状和治疗；
7. 鉴别过敏反应相关的过敏原；
8. 描述过敏反应的病理生理学机制、体征和症状及治疗；
9. 描述过敏反应的病理生理学机制、体征和症状及治疗；
10. 定义结缔组织病，解释它与自身免疫性疾病的关系；
11. 描述系统性红斑狼疮硬皮病的病理生理学机制、体征和症状及患者院前救护注意事项；
12. 鉴别器官移植相关的主要并发症；
13. 识别器官移植相关的感染；
14. 识别器官排斥的特征；
15. 识别抗排斥药物相关的不良反应。

重点术语

获得性免疫：接触特定抗原后产生的免疫，也称为适应性免疫。

变应原：能够在体内产生超敏反应的抗原物质。

变态反应：对曾经接触过且已产生抗体的变应原的超敏反应。

同种异体移植术：同一种属但遗传基因不同的个

体之间进行的细胞、组织或器官移植。

类过敏反应：一种不需要事先接触抗原，也无抗体参与的反应，症状与过敏反应基本一样。

过敏反应：一种速发的、危及生命的超敏反应。

血管性水肿：皮下或黏膜下组织的局限性水肿反应，会出现巨大的风团。

抗体：在抗原物质刺激下，由 B 细胞分化成的浆细胞所产生的、可与相应抗原发生特异性结合反应的免疫球蛋白。

抗原抗体反应：抗原刺激抗体的形成，之后抗体与抗原结合。这种结合使抗原更易被吞噬细胞的摄取和破坏，或者更易被外毒素的中和。

抗原：一类能刺激机体免疫系统使之产生特异性免疫应答，并能与相应免疫应答产物（抗体或抗原受体）在体内外发生特异性结合的物质。

自身免疫性疾病：机体对自身抗原产生免疫反应而导致自身组织受损所引起的疾病。

B 淋巴细胞：接受抗原刺激后分化成浆细胞，产生抗体，介导体液免疫的淋巴细胞。

嗜碱性粒细胞：含有嗜碱性颗粒的白细胞，数量增多多见于某些过敏性疾病、血液病、恶性肿瘤及传染病。

双相反应：一种过敏反应消退后，没有进一步接触触发过敏的物质，但是数小时或数天后复发。

细胞免疫：T 细胞接受某种抗原刺激后，产生效应 T 细胞，破坏、清除相应抗原的过程。

结缔组织病：一类以血管及结缔组织慢性炎症为基础的自身免疫性疾病。

脱颗粒：肥大细胞和嗜碱性粒细胞中的分泌小泡（颗粒）释放内含物质的过程。它在变态反应中发挥着作用。

嗜酸性粒细胞趋化因子：过敏反应过程中释放的一组活性物质，包括组胺和白三烯。

嗜酸性粒细胞：含有嗜酸性颗粒的白细胞，在抗寄生虫感染和 I 型过敏反应中发挥重要作用。

红斑：皮肤毛细血管充血而引起的皮肤发红。

Fc 受体：位于特定细胞表面的蛋白质，能与免疫球蛋白 Fc 片段结合的受体。Fc 受体与附着在受感染细胞或入侵病原体上的抗体结合。

组胺：肥大细胞和嗜碱性粒细胞中释放的化学物质，可引起血管舒张、毛细血管通透性升高和平滑肌收缩。

体液免疫：B 淋巴细胞在抗原刺激下分化增殖为浆细胞，进而产生抗体的特异性免疫应答。

免疫系统：由免疫细胞、免疫组织和免疫器官构成的复合系统，它们共同作用以保护机体不受外来物质的"攻击"。

免疫球蛋白 A（IgA）：在黏膜免疫中起关键作用的抗体。

免疫球蛋白 D（IgD）：存在于大多数处于发育早期的 B 细胞表面的抗体。IgD 给予 B 细胞激活信号。

免疫球蛋白 E（IgE）：在变态反应中起重要作用的抗体，特别是与 I 型过敏反应有关。

免疫球蛋白 G（IgG）：含量最多的一种抗体，分布在血液和组织液中。

免疫球蛋白 M（IgM）：B 细胞产生的基本抗体，也是初次接触抗原时最早出现的抗体。

免疫记忆：再次暴露于先前接触过的抗原后，机体迅速产生大量特异性免疫细胞的能力。

免疫学：研究免疫系统的结构和功能的医学分支学科。

免疫抑制：内外因素所致免疫系统功能降低或消失的现象。

同基因移植术：基因相同的个体之间进行细胞、组织或器官的移植。

白三烯：在白细胞中自然产生的一类具有生物活性的化合物，且能够调节变态反应和炎症反应。

淋巴细胞：淋巴器官和淋巴组织中形成的一种白细胞，主要有 B 细胞、T 细胞和 NK 细胞。

巨噬细胞：单核吞噬细胞系统中高度分化、成熟的长寿命的细胞类型，具有较强的吞噬功能。

肥大细胞：一类胞质内富含嗜碱性颗粒的细胞。颗粒中含组胺、肝素和各种酶类，参与 I 型超敏反应。

记忆细胞：对第一次接触的抗原产生记忆的细胞，可加速第二次免疫应答。

固有免疫：个体在长期进化中所形成的、与生俱有的抵抗病原体侵袭、清除体内抗原性异物的防御能力。

器官移植：用功能正常的器官来置换病变或缺损的器官，借以维持和重建机体的正常生理功能的技术。

病原体：能使人、宿主动物或植物等发生疾病的微生物的总称。

病原微生物：能引起感染的微小病原体，如细菌、寄生虫、真菌和病毒。

　　吞噬作用：吞噬细胞摄取颗粒物质（如其他细胞、细菌、坏死组织碎片和杂质颗粒）的过程。

　　瘙痒：一种不愉快的皮肤症状，患者渴望摩擦或搔抓皮肤以求缓解。

　　雷诺现象：由寒冷或情感等因素诱发手指、足趾动脉痉挛而引起的皮肤苍白、发绀或潮红现象。

　　硬皮病：一种以皮肤和（或）内脏组织胶原纤维进行性硬化为特征的自身免疫性结缔组织病。

　　致敏作用：针对抗原产生特异性抗体的反应。

　　系统性红斑狼疮：自身免疫介导的、以免疫性炎症为突出表现的弥漫性结缔组织病。

　　T 淋巴细胞：介导细胞免疫的淋巴细胞。

　　血栓烷：脱粒血小板合成并释放的化合物，可引起血管收缩并促进其他血小板脱粒。

　　荨麻疹：一种瘙痒性皮疹，其特征是边界清楚、中心苍白的各种形状及大小的风团。

　　风团：变态反应引起的皮肤局部肿胀。

　　免疫学是研究免疫系统结构和功能的医学分支学科。健康的免疫系统是人体抵御疾病的最佳屏障。然而，有时人体免疫系统也会出错，攻击自身组织和器官。免疫功能紊乱的人易患多种疾病，其中一些疾病可能危及生命。本章介绍了免疫系统和院前救护中常见的免疫系统疾病，包括变态反应和过敏反应、结缔组织病和移植性疾病。

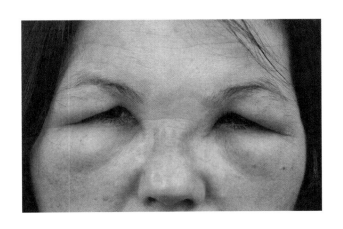

第 1 节　免疫系统概述

　　免疫系统是由免疫细胞、免疫组织和免疫器官构成的复合系统，它们共同作用以保护机体不受外来物质的"攻击"。外来物质大多是病原微生物或病原体，如能引起感染的细菌、寄生虫、真菌和病毒。免疫系统的主要作用是防止这些外来物质进入体内。如果阻止失败，免疫系统发动攻击，破坏这些外来物质。

免疫系统的构成

　　免疫系统的器官包括脾、扁桃体（含咽扁桃体，又称为腺样体）、淋巴结和胸腺（图 26-1）。这些器官遍布全身，是淋巴细胞的重要前哨，是免疫系统的重要组成。

淋巴细胞

　　淋巴细胞是免疫系统的基本细胞单位。循环白细胞中约 25% 为淋巴细胞。淋巴细胞分为两大类：B 淋巴细胞（B 细胞）和 T 淋巴细胞（T 细胞）。这 2 类淋巴细胞的作用是不同的、互补的。

　　B 细胞产生抗体。抗体是蛋白质，不是细胞。从某种意义上说，它们是寻找特定"入侵者"或抗原的"魔术弹"。抗原具有被识别为异物的标记分子。一旦发现抗原，抗体就会启动破坏它们的程序。

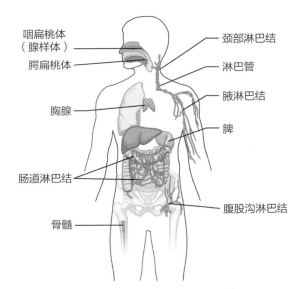

咽扁桃体
（腺样体）
腭扁桃体
胸腺
肠道淋巴结
骨髓

颈部淋巴结
淋巴管
腋淋巴结
脾
腹股沟淋巴结

图 26-1　免疫系统的构成

血液和淋巴液中的抗体构成了体液免疫的基础。**体液免疫是 B 细胞在抗原（如细菌和异体组织）刺激下分化为浆细胞，进而产生抗体的特异性免疫应答。**

注意

　　白细胞摄取和杀灭病原体的过程被称为吞噬作用。巨噬细胞是特殊的白细胞，它们负责清除死细胞及细胞碎片。

　　像 B 细胞一样，T 细胞也仅对特定的有产生反应，但不产生抗体，而是执行其他任务。**T 细胞介导细胞免疫**，可激活攻击和破坏外来物质的淋巴细胞。T 细胞共有 3 种：

- 细胞毒性 T 细胞，通过化学物质攻击入侵的有机体。
- 辅助性 T 细胞，促进 B 细胞产生抗体。
- 调节性 T 细胞，有助于调节免疫应答，从而保护机体免受自体的攻击。

你知道吗

抗体的解剖学原理

　　抗体有 5 种类型：免疫球蛋白 A（IgA）、免疫球蛋白 D（IgD）、免疫球蛋白 E（IgE）、免疫球蛋白 G（IgG）和免疫球蛋白 M（IgM）。IgA 主要存在于黏膜组织，防止抗原入侵。IgE 结合特定抗原引起变态反应。IgD 的确切功能还不确定，通常认为它与嗜碱性粒细胞和肥大细胞结合，激活细胞产生参与呼吸免疫防御的抗菌因子。最大的抗体是 IgM，最常见的抗体是 IgG，二者在抵御多种细菌和其他抗原方面起主要作用。

　　每个抗体由氨基酸（组成蛋白质的基本单位）链组成。2 条长且粗的氨基酸链连接形成"Y"形，另有 2 条小且细的氨基酸链沿着"Y"形的分支排列。这 4 条链的末端是抗体与特定的抗原结合的部位（图 26-2）。某些种类免疫球蛋白（如 IgG 或 IgM）通过血液中的酶链反应破坏抗原。

资料来源：Kato A, Hulse KE, Tan BK, Schleimer RP. B lymphocyte lineage cells and the respiratory system. *J Allergy Clin Immunol*. 2013; 131（4）：933–957.

固有免疫和获得性免疫

　　B 细胞和 T 细胞一旦被抗原激活，其中一些细胞就会成为记忆细胞。记忆细胞对抗原具有特异性

的识别能力。当抗原二次感染机体时，记忆细胞可直接增殖、分化，产生浆细胞，进而产生抗体，与抗原结合。许多记忆细胞将会永久留在淋巴结、胃肠道和脾中。其他记忆细胞则通过淋巴系统和血液流动，在那里它们与其他淋巴细胞结合，并能识别所选择的抗原。在下一次机体接触已经产生记忆细胞的同一抗原时，记忆细胞能够确保免疫系统立刻启动并破坏抗原。这种记忆称为免疫记忆。产生免疫记忆的过程称为免疫。免疫可以是固有免疫，也可以是获得性免疫。

固有免疫

　　固有免疫也称为先天免疫或非特异性免疫。它是一种"天然"存在的免疫。这种类型的免疫并不针对特定抗原，它不需要之前接触过抗原。例如，新生儿从母亲那里得到抗体，因此出生时即存在固有免疫（抗体 IgG 穿过胎盘，使新生儿对母亲免疫的微生物产生同样的免疫。哺乳期的婴儿也会从母乳中获得 IgG 以保护婴儿的胃部）。固有免疫也可能有遗传性。这种免疫应答迅速，是机体抵御病原体的第一道防线。

　　固有免疫可以是被动的，也可以是主动的。出生时即存在的固有免疫是被动的。被动免疫通过人工方法给人或动物直接输入免疫物质（如抗毒素、丙种球蛋白、抗菌血清、抗病毒血清）而获得免疫力。这种免疫效应快，但维持时间短，但有一定风险。

　　感染和疫苗接种可能触发主动免疫。例如，接触过某种疾病的患者可以获得主动免疫。接触过引起疾病的特定病原体的人也会对这种特定疾病产生免疫。接种无活性（非感染性）病原体的疫苗也会提供主动获得免疫。

注意

　　被动的固有免疫是通过将一个人产生的抗体转移到另一个人来实现的。主动的固有免疫则是免疫系统产生针对特定病原体的抗体。固有免疫能够为机体提供短暂的保护。

获得性免疫

　　获得性免疫也称为适应性免疫。它是接触特定抗原后产生的免疫。这种类型的免疫是在 B 细

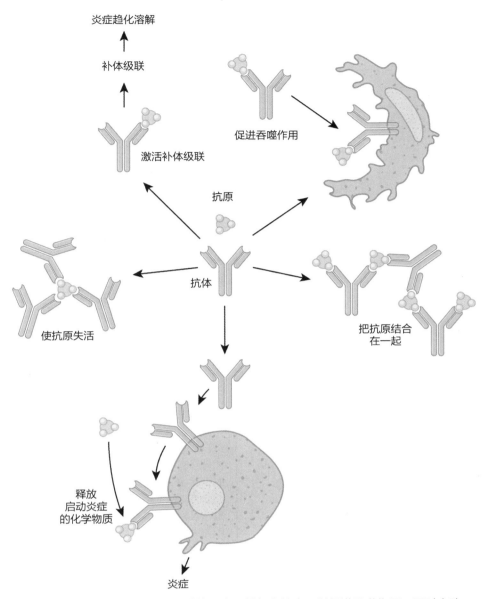

炎症趋化溶解

补体级联

激活补体级联

促进吞噬作用

抗原

抗体

使抗原失活

把抗原结合在一起

释放启动炎症的化学物质

炎症

图 26-2 抗体作用于抗原，使抗原失活并与之结合，以促进吞噬作用，同时启动炎症反应和激活补体级联

胞和 T 细胞被激活后"获得的"，从而产生免疫记忆。获得性免疫也可能通过接种含有微弱作用的特定抗原的疫苗来产生。通常获得性免疫是一种长期免疫，被认为是永久性免疫。获得性免疫的应答速度比固有免疫慢。但是，免疫记忆能够显著提高后续对同一种抗原的应答速度。获得性免疫是机体抵御入侵病原体的第二道防线（表 26-1）。与固有免疫一样，获得性免疫也可以是被动的（通过抗体转移获得的免疫）或主动的（通过免疫接种）（图 26-3）。

表 26-1 固有免疫和获得性免疫的特征

固有免疫	获得性免疫
非抗原依赖性	抗原依赖性
立即应答	应答需要一定时间
无免疫记忆	有免疫记忆

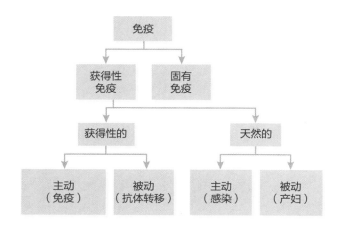

图 26-3　被动免疫与主动免疫

第 2 节　免疫应答

抵御感染的前两道防线（固有免疫和获得性免疫）通过相同的机制对所有病原体做出应答。然而，免疫应答对病原体具有特异性（见第 28 章）。构成免疫应答的免疫系统具有 4 个特征。

1. 具有识别抗原的能力。因此，通常只对外来抗原做出应答。
2. 产生具有抗原特异性的抗体。也就是说，出现新的抗原就会产生新的抗体。
3. 某些生成抗体的淋巴细胞会产生记忆细胞，从而能对相同抗原的入侵做出快速的响应。
4. 具有自我调节性，只有当病原体入侵时才会被激活。这种特性可以防止健康组织被破坏。当免疫系统的这种功能出现异常时，就会出现变态反应和自身免疫性疾病。在器官移植或患有严重自身免疫性疾病患者中，免疫系统的功能也可能需要药物的调节。

思考

哪些主要免疫功能异常会导致危及生命的呼吸和血液循环系统问题？

第 3 节　变态反应

外源性抗原可以通过注射、摄取、吸入或接触等方式进入体内（见第 33 章）。抗原刺激免疫系统产生抗体，然后抗体中和抗原并将其从体内清除。这种正常的抗原抗体反应通过激活免疫应答来保护

机体免受疾病的侵害。

免疫应答通常是保护性的。但是，它们有时会对人们经常接触且无害的抗原（如花粉）过度敏感。这种反应被称为变态反应。引起变态反应的抗原或物质称为变应原。常见的变应原包括药物、昆虫叮咬、食物、乳胶（框 26-1）、动物、花粉和霉菌。健康的机体通过激活免疫系统对抗原做出回应。

框 26-1　乳胶过敏

20 世纪 80 年代中期，AIDS 流行并导致手套使用量大幅增加之后，乳胶过敏才为人们所了解。除了乳胶手套，医护人员和乳胶敏感患者还会接触到医疗器械、外科手术设备和其他器具上的乳胶。

乳胶过敏的症状小到轻微的不适，大到危及生命的过敏反应。乳胶过敏最常见的首发症状是荨麻疹，好发于手部，但也可能是广泛存在的。对乳胶的Ⅰ型超敏反应可表现为皮疹、流泪、鼻炎、喘鸣、支气管痉挛、喉头水肿、低血压、心律失常，偶尔会出现呼吸或心搏骤停。

许多医疗机构、EMS 机构和其他公共服务机构通过建立"乳胶安全"环境和针对乳胶过敏患者使用无乳胶设备来解决这一问题。在必须使用乳胶手套时，佩戴低蛋白无尘手套；在血源性病原体暴露风险较低时，使用无乳胶合成手套。应询问所有患者是否乳胶过敏，如乳胶过敏应当记录在患者的救护报告中，并将该信息告知医疗机构。

资料来源：Gad SC, McCord MG. *Safety Evaluation in the Development of Medical Devices and Combination Products*. 3rd ed. Boca Raton, FL: CRC Press; 2008.

变态反应（也称为超敏反应）是指机体对某些抗原初次应答致敏后，再次接受相同抗原刺激时所出现的异常过度免疫应答。这就是致敏作用。当抗体与特异性外源抗原结合时，变态反应开始，最终导致超敏反应，或者导致抗体黏附至肥大细胞或嗜碱性粒细胞。肥大细胞是一类胞质内富含嗜碱性颗粒的细胞。颗粒中含组胺、肝素和各种酶类，分布于多种组织中。肥大细胞与嗜碱性粒细胞类似，嗜碱性粒细胞是一类通过释放化学介质参与炎症的白细胞。肥大细胞、嗜碱性粒细胞及这些化学介质在过敏反应中起着重要作用（图 26-4）。

变态反应可分为轻度、中度或重度[1]。轻度和

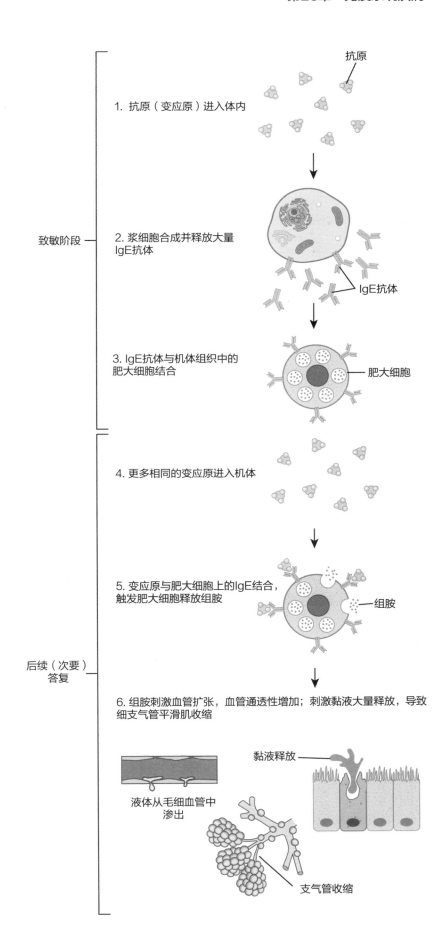

致敏阶段

1. 抗原（变应原）进入体内

抗原

2. 浆细胞合成并释放大量IgE抗体

IgE抗体

3. IgE抗体与机体组织中的肥大细胞结合

肥大细胞

后续（次要）答复

4. 更多相同的变应原进入机体

5. 变应原与肥大细胞上的IgE结合，触发肥大细胞释放组胺

组胺

6. 组胺刺激血管扩张，血管通透性增加；刺激黏液大量释放，导致细支气管平滑肌收缩

黏液释放

液体从毛细血管中渗出

支气管收缩

图 26-4　在变态反应中，变应原刺激机体产生大量的IgE，这是一种由浆细胞产生的抗体。IgE 附着于肥大细胞，这是致敏阶段。当抗原再次进入时，它与肥大细胞上的 IgE 抗体结合，触发组胺和其他化学物质的大量释放。组胺引起血管扩张，血管通透性增加，促进呼吸道黏液的大量释放。在某些人群中，肥大细胞释放的化学介质导致细支气管平滑肌收缩，造成呼吸困难

中度变态反应通常是局限性的，累及皮肤、呼吸道及胃肠道，但不会危及生命。重度变态反应也会累及这些人体系统并可能危及生命。

超敏反应的类型

超敏反应分为 4 种不同的类型（表 26-2）：

Ⅰ型：速发型反应（IgE 介导的）；

Ⅱ型：细胞毒性反应（组织特异性）；

Ⅲ型：免疫复合物型介导的反应；

Ⅳ型：迟发型反应（细胞介导）。

Ⅰ型超敏反应迅速、强烈，可能危及生命。

框 26-2 列举了部分可能引起超敏反应的抗原。对这些抗原及其他药物过敏的患者应避免暴露。

局限性的变态反应

与变应原的接触意味着与相关抗体建立起联系。每个抗体与入侵的生物体在不同的位点结合，从而改变了抗体在肥大细胞表面的排列方式，导致肥大细胞破裂并释放活跃的化学介质进入周围的体液。局限性的变态反应不累及全身。在这些情况下，

表 26-2　不同类型超敏反应的比较

特　征	Ⅰ型（速发型）	Ⅱ型（细胞毒性）	Ⅲ型（免疫复合物介导）	Ⅳ型（迟发型）
抗体	IgE	IgG、IgM	IgG、IgM	无
抗原	外源性	细胞表面	病毒（可溶性）	组织和器官
发病	数分钟之内	数分钟到数小时	3~8 小时	48~72 小时
外观	风团及皮肤红肿等	细胞溶解及坏死	红斑、水肿、坏死	红斑及硬化
细胞类型（组织学）	嗜碱性粒细胞与嗜酸性粒细胞	抗体与补体	补体与中性粒细胞	单核细胞与淋巴细胞
由……触发	抗体	抗体	抗体	T 细胞
举例	荨麻疹、花粉病	溶血性贫血、肾小球肾炎	系统性红斑狼疮、血清病	接触性皮炎、移植排斥

框 26-2　可能引起变态反应和过敏反应的物质

药物和生物制剂

抗生素

抗癌药物

阿司匹林

头孢菌素类

化疗药物

胰岛素

局部麻醉药

肌肉松弛药

非甾体抗炎药

阿片类药物

疫苗

蚊虫叮咬

蜜蜂

火蚁

黄蜂

胡蜂

食物

鳕鱼、大比目鱼、贝类

棉籽

蛋清

食品添加剂

杧果

牛奶

花生、大豆

芝麻、葵花籽

草莓

树生坚果

小麦和荞麦

其他

静脉注射造影剂

肥大细胞和嗜碱性粒细胞释放介质的位点是局限性的。局限性的变态反应的常见体征和症状包括：

- 结膜炎；
- 鼻炎；
- 血管性水肿；
- 荨麻疹；
- 瘙痒症。

局限性的变态反应最佳治疗方法是使用与组胺竞争受体位点的药物。这种竞争能阻止组胺发挥其生理作用。常见的抗组胺药物有口服或鼻用减充血药（处方药）、苯海拉明（处方或非处方）。其他治疗局限性的变态反应的药物包括类固醇和外用乳膏。

第4节 过敏反应

过敏反应是一种速发的，全身性的、危及生命的过敏反应。它会引起心血管系统、呼吸系统、胃肠道和皮肤系统发生重大变化。在院前救护时，及时的识别病症和适当的药物治疗对患者的生存是至关重要的。过敏反应是变态反应最极端的形式，在美国，每年有63~99人死于过敏反应[1]。快速识别和积极治疗对治疗过敏反应非常重要。大多数过敏反应导致的死亡发生在症状出现后1小时内[2]。

致病因子

几乎任何物质都可能引起过敏反应。与过敏反应相关的最常见抗原物质是食物（尤其是坚果和贝类）及青霉素等药物（通过口服或注射）。无论抗原是什么，敏感个体出现过敏反应风险都会随着暴露频率增加而增加。接触时间长短或疫苗接种的部位也对风险增加有一定程度影响。

过敏反应的病理生理学机制

一个人必须首先暴露于特定的抗原才能产生超敏反应。首次暴露时，抗原通过注射、摄取、吸入或吸收进入机体。然后，抗原激活免疫系统。在这一过程中，易感人群会产生大量的IgE抗体。IgE抗体离开淋巴系统，并与血液中循环的嗜碱性粒细胞细胞膜上的IgE特异性Fc受体及血管周围组织中的肥大细胞结合。抗体以非活性状态停留在那里，直到相同的抗原再次进入体内才被激活（图26-5）。在下一次暴露于特异性抗原时，抗原就会交联IgE

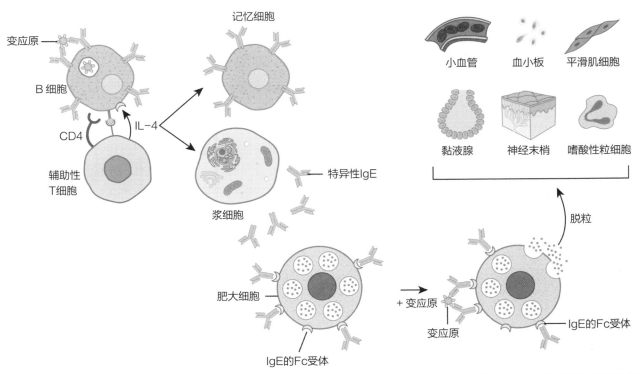

图26-5 变态反应的一般机制。抗原暴露会激活B细胞形成分泌IgE的浆细胞。分泌的IgE与肥大细胞和嗜碱性细胞上的IgE特异性Fc受体结合。在第二次暴露于抗原后，结合的IgE发生交联，导致肥大细胞和嗜碱性细胞释放内含化学介质，引起平滑肌收缩，血管通透性升高，血管扩张

分子，导致肥大细胞和嗜碱性粒细胞脱颗粒（释放内含化学介质）及过敏反应发作（框26-3）。

框26-3　过敏反应

致敏或产生过敏反应必须满足的3个条件：
1. 必须发生抗原诱导的对免疫系统的刺激，并伴随特异性IgE抗体的形成；
2. 初次接触抗原后必须有一段潜伏期，使肥大细胞和嗜碱性粒细胞处于致敏状态；
3. 机体必须再次接触同样的特异性抗原。

注意

类过敏反应是一种不需要事先接触抗原，也无抗体参与的反应，症状与过敏反应基本一样。例如，某些患者因静脉用药导致过量的组胺释放，从而出现类过敏反应。对急性反应来说，二者区别并不重要，治疗方法是相同的。

资料来源：Walls RM, Hockberger RS, Gausche-Hill M. *Rosen's Emergency Medicine: Concepts and Clinical Practice*. 9th ed. St. Louis, MO: Elsevier; 2018.

靶细胞的脱颗粒与从受影响的嗜碱性粒细胞和肥大细胞中释放出来的化学介质有关。这些化学介质包括组胺、白三烯、嗜酸性粒细胞趋化因子、中性粒细胞、肝素、激肽、前列腺素和血栓烷。所有这些化学介质都会介导或触发全身性反应。

组胺是一种由肥大细胞和嗜碱性粒细胞释放的蛋白质，能增强血管的通透性，引起毛细血管和静脉的扩张及胃肠道和支气管树内的平滑肌收缩。胃部、鼻部和泪腺的分泌物也随之增加，造成流泪和流涕。毛细血管通透性升高使血浆渗透至细胞间隙，减少了可供心脏泵血的血管内容量。体循环血管深度舒张进一步降低了心脏前负荷，进而降低了每搏输出量和心输出量。这些反应会导致面部发红、荨麻

疹、血管性水肿和低血压（图26-6）。组胺起效迅速，但是作用时间短，因为它们很快就被血浆酶分解了。图26-7显示了过敏性休克的病理生理学机制。

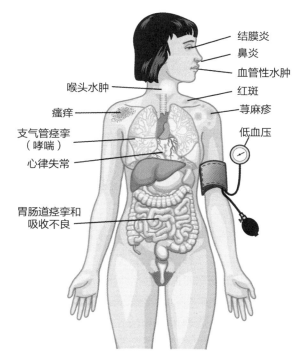

图26-6　Ⅰ型超敏引起的过敏反应的表现包括瘙痒、血管性水肿（面部、手、足或生殖器肿胀）、喉头水肿、荨麻疹（风团）、支气管痉挛、低血压、心律失常和胃肠道痉挛

白三烯是最强效的支气管收缩药，会引起哮鸣、冠状动脉血管收缩和血管通透性升高。白三烯起效速度比组胺慢，但作用时间比组胺长得多。

嗜酸性粒细胞趋化因子是过敏反应过程中释放的一组活性物质，包括组胺和白三烯。过敏反应过程将嗜酸性粒细胞吸引到炎症部位。嗜酸性粒细胞含有一种能够释放白三烯的酶。

其余化学介质（肝素、中性粒细胞、血栓烷、前列腺素和激肽）也有不同作用，包括发热、寒战、支气管痉挛和肺血管收缩。这些复杂的化学过程可

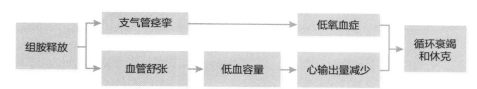

图26-7　过敏性休克的病理生理学机制

迅速导致上呼吸道阻塞、支气管痉挛、心律失常、心肌缺血、循环衰竭及休克。

评估发现

鉴别过敏反应和其他可能与过敏反应类似的疾病，需要准确的病史和体格检查（框26-4）。院前评估错误可能会产生危及生命的后果。可能出现类似过敏反应的体征和症状的疾病包括：

- 重症哮喘伴呼吸衰竭；
- 上呼吸道阻塞；
- 中毒性或脓毒性休克；
- 肺水肿（伴或不伴心肌梗死）；
- 药物过量；
- 对抗精神病药物的排斥反应；
- 鲭鱼中毒；
- 血管紧张素转换酶抑制药造成血管性水肿；
- 低血容量性休克。

对呼吸系统的影响

发生过敏反应时，呼吸系统的首发症状并不相同（框26-5）。症状从轻微的打喷嚏和咳嗽到完全性呼吸道阻塞（由喉部或会厌水肿引起的）。患者可能还会有咽喉发紧和呼吸困难的症状。喘鸣或声音变化可能也很明显。组胺、白三烯和前列腺素的作用导致的下呼吸道支气管痉挛及相关黏液分泌过多，可能会引起哮鸣和明显的呼吸窘迫，随后症状迅速发展。

对心血管系统的影响

过敏反应的心血管症状从轻度低血压到血管塌陷，甚至深度休克。心律失常（包括严重的心动过缓）也很常见。它们可能与严重缺氧和循环体液量流失有关。如果出现心肌缺血，患者可能出现胸痛。

对胃肠道系统的影响

过敏反应的胃肠道症状可能有恶心、呕吐、腹泻和严重的腹部绞痛。胃肠道活动的增加与平滑肌收缩、黏液分泌增加及由化学介质引发的从肠壁向肠腔溢出液体有关。

对神经系统的影响

神经系统的反应在很大程度上是由与过敏反应带来的气体交换障碍和休克造成的。起初，患者可能会表现出焦虑不安。随着缺氧和休克进一步加重，患者脑功能受到影响，可能导致患者出现意识混乱、头痛、晕厥、惊厥和昏迷等症状。

对皮肤的影响

鉴别过敏反应和其他疾病最主要的依据是皮

框26-4 诊断过敏反应的临床标准

当符合下列3条标准中的任何一条时，极有可能是过敏反应。

1. 急性发作（几分钟至数小时），累及皮肤、黏膜组织或二者（如全身性荨麻疹、瘙痒、红斑、血管性水肿），并且至少包含下列症状之一：
   - 呼吸功能损伤（如呼吸困难、哮鸣和支气管痉挛、喘鸣、最大呼气流量降低、低氧血症）；
   - 血压降低或终末器官功能障碍相关症状（如肌张力减退、晕厥、大小便失禁）。
2. 患者在暴露于可能的变应原之后迅速发作（几分钟至数小时），出现以下2种或以上症状：
   - 皮肤黏膜组织受累（如全身性荨麻疹、瘙痒、红斑、血管性水肿）；
   - 呼吸功能损伤（如呼吸困难、哮鸣和支气管痉挛、喘鸣、最大呼气流量降低、低氧血症）；
   - 血压降低或相关症状（如肌张力减退、晕厥、大小便失禁）；
   - 持续性胃肠道症状（如腹部绞痛、呕吐）。
3. 患者在暴露于已知的变应原（几分钟至数小时），血压降低：
   - 婴儿和儿童：收缩压低（限于该年龄段参考值）或收缩压下降超过30%；[a]
   - 成年人：收缩压低于90 mm Hg或高于基线收缩压30%以上。

[a] 儿童低收缩压的定义：1个月至1岁小于70 mm Hg；1~10岁小于[70+（2×年龄）]mmHg；11~17岁小于90 mm Hg。

资料来源：Russell WS, Farrar JR, Nowak R, et al. Evaluating the management of anaphylaxis in US emergency departments: guidelines vs practice. *World J Emerg Med*. 2013; 4（2）: 98-106.

框 26-5　过敏反应的体征和症状	

上呼吸道
- 嘶哑或沉闷的声音
- 咽或会厌水肿
- 流涕
- 喘鸣

下呼吸道
- 使用辅助呼吸肌
- 支气管痉挛
- 呼吸音减弱
- 黏液分泌增加
- 哮鸣

心血管系统
- 胸闷
- 心律失常
- 低血压
- 心动过速

胃肠道系统
- 腹部绞痛

- 腹泻
- 恶心
- 呕吐

神经系统
- 焦虑
- 昏迷
- 头晕
- 头痛
- 惊厥
- 晕厥
- 虚弱

皮肤系统
- 血管性水肿
- 水肿
- 红斑
- 苍白
- 瘙痒
- 荨麻疹

肤症状。过敏反应的皮肤症状是由肥大细胞释放组胺引起血管舒张造成的。起初，患者可能会感觉热和瘙痒。体格检查常发现弥漫性红斑（红肿）和荨麻疹（风团）。风团通常边界清楚，直径 1~6 cm，比周围的皮肤更红或更苍白，常伴有严重的瘙痒（图 26-8）；面部、舌和深层组织也可能出现明显的血管性水肿。这提示皮肤和黏膜的深层毛细血管受累。如果缺氧和休克状况持续，患者可能会出现明显的发绀。

注意

　　血管性水肿是真皮层或皮下黏膜下组织的局限性肿胀。血管性可发生在手臂和下肢。血管性水肿发生在面部、舌和喉部应引起注意。血管性水肿患者病情快速恶化的风险较高。

资料来源：Lavonas EJ, Drennan IR, Gabrielli A, et al. Part 10: special circumstances of resuscitation. 2015 American Heart Association guidelines update for cardiopulmonary resuscitation and emergency cardiovascular care. *Circulation*. 2015; 132: S501–S518.

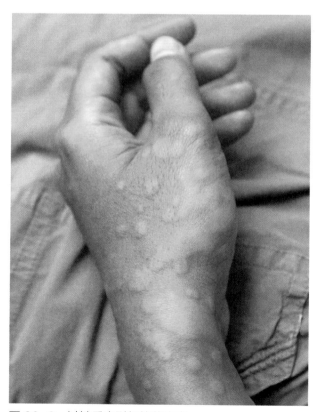

图 26-8　过敏反应引起的荨麻疹

初步评估

在任何紧急情况下，患者救护都要首先考虑呼吸道管理和循环支持。药物治疗往往是过敏反应的终极治疗方法。因此，应尽快启动药物治疗。

呼吸道评估是至关重要的，因为大多数过敏反应导致的死亡都与上呼吸道阻塞直接相关。对有意识的患者，应评估有无声音的变化、喘鸣或犬吠样咳嗽。如果患者主诉咽部发紧和呼吸困难，救护员应警惕发生呼吸道阻塞。给予肾上腺素时，需要评估并保护无意识患者的呼吸道。如果空气流动受阻，则应放置一个高级人工气道装置。如果喉部和会厌水肿严重，应行手术或穿刺环甲膜切开术以确保呼吸道通畅。应尽早对声音嘶哑、舌水肿和舌后肿胀或口咽肿胀的患者进行选择性气管插管。如果呼吸功能恶化，建议进行气管插管术（使用镇静药）。

救护员应通过脉搏血氧仪、呼气末二氧化碳监测仪、皮肤颜色、辅助呼吸肌的使用、喘鸣、呼吸音减弱及异常呼吸频率来密切监测患者有无呼吸窘迫的体征和症状。血液循环状况也可能会迅速恶化。因此，应反复评估脉搏的强弱、速率及测量的部位。

病史

获得相关病史可能很困难。但是，排除其他与过敏反应类似的急症很重要。应问清患者的主诉及症状发作的速度。通常，在抗原入侵机体的 5～30 分钟内就会出现过敏反应的体征和症状[3]。如果是通过口服途径暴露于到抗原，那么过敏反应的发作可能会延迟。

重要病史包括对疑似抗原的反应和既往暴露史。此外，救护员应确定抗原暴露的方法。注射抗原往往会产生最迅速、最严重的反应。其他重要的病史包括慢性病或并发症和药物使用情况。对心脏病或支气管哮喘的患者，救护员应警惕并留意患者由于变态反应而出现严重的并发症。某些药物，如β 受体阻断药，可能会降低患者对肾上腺素的反应，因此需要使用其他药物。救护员也应了解患者是否备有肾上腺素急救药盒，如肾上腺素自动注射器（框 26-6），以及在救护员到达前患者是否用药。一些有变态反应病史的患者可能会采取口服抗组胺药（如苯海拉明），或者使用雾化肾上腺素。如果可能，救护员应尽量确定患者是否使用了这些

药物，但不能因此延误治疗。

框 26-6 肾上腺素笔

肾上腺素自动注射器（如 Epipen、Adrenaclick、Anapen）用于有严重变态反应或过敏反应病史的患者。Epipen 的单次剂量为 0.3 mg 的肾上腺素，该剂量适用于体重 29.7 kg 及以上的人群。儿童用小号注射器。小号注射器含有 0.15 mg 的肾上腺素，该剂量适用于体重 14.9～29.7 kg 的人群。肾上腺素自动注射器使用方便，患者可以隔着裤子，自行在大腿前外侧注射。

资料来源：Rice C. Despite woes, EpiPen still dominates the market. Athena Insight website. https://www.athenahealth.com /insight/despite-woes-epipen-still-dominates-market. Published September 12, 2017. Accessed April 20, 2018.

证据显示

雅各布森（Jacobsen）和他的同事在全美对护理人员进行了盲法横断面调查，以确定他们识别和治疗经典和非典型过敏性症状的能力。在 3537 例（36.6%）被调查者中，98.9% 正确识别了典型的过敏反应症状，但只有 2.9% 正确识别了非典型的过敏反应症状。只有 46.2% 的人认为肾上腺素是治疗过敏反应的首选药物。在选择肾上腺素的人中，只有 38.9% 正确地选择了肌内注射途径，只有 11.6% 选择大腿作为注射首选部位。研究人员得出结论，还需要在这方面加强教育。

资料来源：Jacobsen RC, Toy S, Bonham AJ, et al. Anaphylaxis knowledge among paramedics: results of a national survey. *Prehosp Emerg Care*. 2012; 16（4）: 527–534.

身体检查

在严重过敏反应中，如果还没有严重到发生心搏骤停，大多数患者最初的症状是心动过速、呼吸过速和低血压。救护员应检查患者面部和颈部是否有血管性水肿、荨麻疹、流泪和流涕，同时还应该注意身体其他部位有无红斑或荨麻疹。救护员也应当经常检查呼吸道和肺部呼吸音以评估患者的临床进展。这样的评估也有助于监测干预的有效性。应尽快建立心脏监护，以协助患者的评估。

预防心脏停搏的主要干预措施

过敏反应中器官受累是各不相同的，因此无法形成标准化的治疗方法。通常采取下列主要干预措施来控制过敏反应[2, 4]。

1. 给所有怀疑有过敏反应的患者注射肾上腺素（可每 5~15 分钟重复一次）。肾上腺素通过大腿前外侧的静脉通路给予。

2. 让患者取仰卧位，除非患者因呼吸困难而无法采取这种体位。

3. 如果患者呼吸困难或缺氧，则给予高浓度氧气。在过敏反应中，在那些出现声音嘶哑、舌水肿、喘鸣和口咽肿胀的过敏反应患者中，早期识别"困难气道"非常重要。建议给予呼吸道管理。

4. 如果患者有低血压且肾上腺素没有快速起效，则用 0.9% 氯化钠溶液启动静脉输液治疗。可重复静脉注射 1000 mL（最多 4 L）以维持收缩压大于 90 mmHg。最初可能需要快速输注 1~2 L（最多 4 L）。

5. 肌内注射肾上腺素和静脉输液后，如果患者有低血压伴精神状态改变、皮肤苍白、灌注不良，可考虑肾上腺素静脉滴注（每分钟 0.5 µg/kg）。

6. 如果给肾上腺素后喘鸣持续存在，则给予沙丁胺醇 2.5~5 mg（或肾上腺素 1 mg/mL，5 mL）雾化。

7. 治疗荨麻疹或瘙痒，给予苯海拉明 1 mg/kg（最大剂量 50 mg）肌内注射或静脉输注（如果存在严重休克症状，首选静脉输注）。组胺 H_2 受体阻断药（如法莫替丁、西咪替丁）可静脉注射，或者与苯海拉明一起口服。

8. 类固醇如甲基强的松龙或地塞米松，虽然起效慢，但也可以考虑使用。

9. 将患者送至医院进行评估。大多数患者在医院里观察长达 24 小时。一些症状没有完全缓解和担心症状可能复发的患者可以在医院里观察 24 小时（双相反应）[5]（框 26-7）。

思考

肾上腺素如何逆转过敏反应患者的体征和症状？

框 26-7　双相反应

多达 25% 的过敏反应患者在反应开始后的几小时内复发，并需要进一步的药物治疗。这种延迟反应称为双相反应，意思是分为两个阶段。第二阶段通常发生在无症状 1~8 小时以后，但也可能会出现长达 24 小时的延迟。治疗仍选择肾上腺素，并且应该立即给药。对这些患者进行治疗后观察是很有必要的，而且在接下来的 48 小时内他们可能随时需要紧急救护。

资料来源：Sreevastava D, Tarneja V. Anaphylactic reaction: an overview. *Med J Armed Forces India*. 2003; 59（1）: 53–56.

注意

静脉注射肾上腺素的并发症显著，包括恶化为不受控的收缩期高血压、呕吐、惊厥、心律失常和心肌缺血。静脉注射这种方式仅适用于极低血压或即将发生心血管塌陷的危重患者。在意识清醒的患者中很少使用静脉给药肾上腺素。在非常罕见的情况下，只有经过医学指导才能进行静脉给药。1∶1000 的肾上腺素不应静脉推注。

资料来源：2015 American Heart Association guidelines update for cardiopulmonary resuscitation and emergency cardiovascular care. *Circulation*. 2015; 132: S313–S314.

其他药物治疗

肾上腺素是唯一可以立即逆转危及生命的过敏反应的药物，并且是首选药物。肾上腺素治疗后可以使用其他几种药物（框 26-8）。例如，可以给予抗组胺药（苯海拉明）以拮抗组胺的作用，可以给予 β 受体激动药（沙丁胺醇）用于支气管扩张，而类固醇（甲基强的松龙或地塞米松）可以用于减轻炎症反应。在极少数情况下，胰高血糖素用于对肾上腺素无反应而使用 β 受体阻断药的患者。可以使用血管升压素纠正长期低血压。一些方案建议对肾上腺素无反应的低血压患者或有胃肠道症状的患者，或者为了减少双相反应，给予 H_2 受体阻断药，如西咪替丁或雷尼替丁。但是，对于初步稳定难治性过敏反应病情，重复使用肾上腺素比增加其他药物更合适。

框 26-8 用于过敏反应的其他药物

抗组胺药
　　苯海拉明
　　羟嗪
　　异丙嗪
　　西咪替丁
　　雷尼替丁
　　法莫替丁

皮质类固醇
　　甲基强的松龙
　　氢化可的松
　　地塞米松

β 受体激动药
　　沙丁胺醇
　　左旋沙丁胺醇

抗胆碱支气管扩张药
　　异丙托溴铵

血管升压药
　　多巴胺
　　去甲肾上腺素

胰高血糖素

心脏停搏期间的主要干预措施

过敏反应引起的心脏停搏可能与深度血管扩张、血管塌陷、组织缺氧和心脏停搏有关。下面介绍对这些患者进行心肺复苏的注意事项[5-6]。

呼吸道、氧合与通气

呼吸道水肿会导致过敏反应患者无法使用袋罩装置通气和气管插管困难。此外，由于颈部软组织的严重水肿，穿刺环甲膜切开术的解剖标志可能会不可见。在这种情况下，视频喉镜、纤维镜插管和数字插管可作为替代方法（见第 15 章）。由于伴发水肿，可能需要插入小于正常气管的导管。

循环支持

过敏反应导致的心脏停搏需要快速、积极的液体治疗（2~4 L）以维持正常的血液循环，以及使用血管升压素以维持血压。肾上腺素（如果可能，立即使用肾上腺素自动注射器）是治疗心脏停搏伴

血管舒张和低血压的首选药物。

心率低于 60 次 / 分的心脏停搏和无脉搏电活动是过敏反应中最常见的心律失常。过敏反应而导致的心脏停搏可能对长时间的心肺复苏有反应，尤其是患者年龄较小且心脏、心血管系统健康时。

第 5 节　结缔组织病

结缔组织病也称为胶原血管疾病。许多结缔组织病的特征是组织中免疫系统活性异常伴炎症，导致免疫系统攻击人体自身组织（自身免疫性疾病）。结缔组织病既有遗传因素，也有环境因素。免疫系统功能紊乱导致血液循环中积累了过多的抗体。

本节介绍 2 种典型结缔组织病：系统性红斑狼疮和硬皮病。一些患者患有多种这类疾病，即混合性结缔组织病[7]。其他自身免疫性疾病，如类风湿性关节炎，将在第 32 章介绍。

注意

由于结缔组织病多累及多个器官和系统，因此对该病患者的救护往往需要多学科协作。参与救护的专家可能包括风湿病学家、临床免疫学家、皮肤病学家、神经病学家、肾病学家、心脏病学家、心理学家和社会工作者等。院前救护主要是支持性的。如果可能，这些患者应被转运至医院接受专科护理。

系统性红斑狼疮

系统性红斑狼疮（SLE）是自身免疫介导的、以免疫性炎症为突出表现的弥漫性结缔组织病。SLE 多发于 15~45 岁的人群。幼儿和老年人也可发病。

注意

SLE 是主要发生于年轻女性的疾病，发病年龄 15~40 岁。女性患 SLE 的可能性是男性的 9 倍。SLE 会在家族中流行，但是患者的孩子或兄弟姐妹患 SLE 的风险仍然很低。有 25%~50% 的同卵双胞胎和有 5% 的异卵双胞胎均患 SLE。

资料来源：Aldridge B, Corelli R, Ernst ME, et al., eds. *Koda Kimble and Young's Applied Therapeutics: The Clinical Use of Drugs.* 10th ed. Baltimore, MD: Lippincott Williams & Wilkins; 2013; Unlocking the reasons why lupus is more common in women. National Resource Center on Lupus website. https://resources.lupus.org/entry/why-lupus-more-common-in-women. Accessed April 20, 2018.

在所有自身免疫性疾病中，免疫系统会产生抗体对抗身体的健康细胞和组织。在 SLE 中，这些抗体被称为自身抗体，作用于机体各个部分的炎症并可能会损害自身器官和组织。SLE 患者中最常见的自身抗体类型是抗核抗体。抗核抗体可与细胞核的各种成分进行反应。SLE 会累及人体的许多部位，包括关节、皮肤、肾、心、肺、血管及脑部。这些患者经常发生炎症性心脏病（心包炎），也可能出现并发症——早发性动脉粥样硬化。

SLE 患者会有许多不同的症状（框 26-9）[8]。一些常见的症状是极度乏力、关节疼痛或肿胀（关节炎）、不明原因的发热、皮疹。肾和神经系统受累的患者会有更严重的体征和症状。SLE 患者最常见表现是特征性红色皮疹，称为蝴蝶斑或面颊疹。这种皮疹可能出现在鼻部和面颊（图 26-9）。SLE 的全身性影响包括[9]：

- 胃肠溃疡或出血、腹部疼痛、胰腺炎、胆囊炎、肠梗死；
- 肾衰竭；
- 贫血和凝血异常；
- 心包炎；
- 胸膜炎或胸腔积液；
- 皮疹；
- 行为改变、癫痫样发作、头痛、卒中。

治疗

SLE 的症状或轻或重。治疗的目标是预防疾病发作、器官损伤和并发症。治疗方法可能包括使用非甾体抗炎药和皮质类固醇药物减轻炎症，使用抗疟药治疗疲劳、关节痛、皮疹和肺部炎症。其他疗法包括使用免疫抑制药。目前，尚无治愈该病的方法。

如果患者主诉胸痛，救护员应获得十二导联心电图。心包炎在这些患者中很常见[10]。

硬皮病

硬皮病是一种以皮肤或内脏组织胶原纤维进行性硬化为特征的自身免疫性结缔组织病。发生硬皮病时，多余的胶原蛋白聚集在皮肤和内脏，影响它们的功能。血管和关节也会受累。

硬皮病多见于女性。因为很难诊断，所以只能粗略估计患病率。目前，美国患有系统性硬化病的人数估计为 58000 人[11]。

框 26-9　SLE 的体征和症状
· 关节疼痛或肿胀、肌肉疼痛 · 不明原因的发热 · 红疹，最常见于面部 · 深呼吸时胸痛 · 异常脱发 · 寒冷或压力引起的手指或足趾苍白或发紫（雷诺现象） · 对日光敏感 · 腿部或眼睛周围肿胀（水肿） · 口腔溃疡 · 腺体肿胀 · 极度乏力

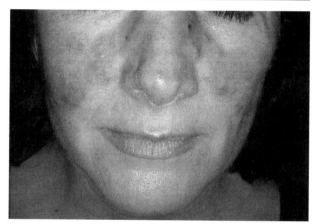

图 26-9　SLE 患者皮肤发红。10%～50% 的急性 SLE 患者的鼻部和面颊都会出现典型的蝴蝶斑

硬皮病可以是局限性的，也可以是全身性的，这两组都有亚组。局限性硬皮病仅限于皮肤和相关组织，可能累及底层的肌肉，但内脏未受累。局限性硬皮病不会进展为系统性硬皮病。虽然局部症状会消退，但皮肤的变化和损害可能是永久性的（图26-10）。要注意识别 2 种类型的局部症状[12]。

- **硬斑病**的特征是局部硬化的皮肤斑，这种斑可出现在任何部位。皮肤的红斑发展为边缘紫色、中心白色的斑。这种变化会持续数周至数年，经常会发生皮肤变暗的自发软化。在局限性硬斑病中，可以看到一个或几个斑块。在系统性硬斑病中，身体表面会出现大面积斑块。
- **线状硬皮病**的特征是线状或带状增厚、变色的皮损。皮损通常从手臂或腿部开始，但有时也会从额头开始。当皮损从额头开始时，也可称为剑伤性硬皮病[13]。

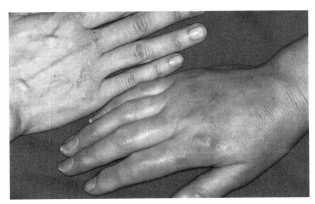

图 26-10 硬皮病（肢端硬化病）。可见炎症和具有光泽的皮肤

系统性硬皮病（系统性硬化病）会累及皮肤、血管和主要器官。系统性硬皮主要分为 2 类：局限性和弥漫性系统性硬化病[13]。

- **局限性系统性硬化病**。在这种类型的硬皮病中，皮肤增厚一般局限于手指、前臂、腿部、面部和颈部。在出现其他的症状之前，雷诺现象可能已经存在多年了。相比于弥漫性系统性硬化的患者，局限性系统性硬化症患者比较不容易恶化而使器官受累。
- **弥漫性系统性硬化病**。在这种类型的硬皮病中，皮肤增厚可能发生在身体的任何部位，包括躯干。在雷诺现象出现和重要器官受累之间只有很短暂的一段时间。通常损伤发生在最初的 3～5 年，之后大多数患者进入时间长短不等的稳定期。器官受累可能会导致食管、胃肠道、肾脏、心脏和肺部的疾病和功能障碍。

注意

在出现雷诺现象的患者中，体温过低或抑郁会导致手脚的供血动脉收缩。这种收缩会使手脚冰冷、变白，然后变蓝。一旦血管重新舒张（通常在 10～15 分钟内），双手变红或呈现斑驳样。超过 90% 的硬皮病患者都有雷诺现象。雷诺现象常常是硬皮病的首发症状，在 SLE 患者中也有发生。

资料来源：Hansen-Dispenza H. Raynaud phenomenon. Medscape website. https://emedicine.medscape.com/article/331197–overview. Published September 6, 2017. Accessed

思考

雷诺现象会影响你对缺氧患者的评估吗？

治疗

针对引起硬皮病的复杂过程，还没有有效的治疗方法，但证据支持对特定器官症状的治疗[14]。治疗方法取决于症状和受累器官。

脉搏血氧仪往往很难从雷诺现象患者手指测得血氧饱和度，这时需要前额本以获得准确的读数[15]。脉搏血氧仪测得的低血氧饱和度读数也可能与患者硬皮病相关的肺纤维化有关。如果是这样，给氧时，血氧饱和度可能不会显著增加。

在这些患者中建立血管通路也比较困难。一般使用较小规格的导管，如果可能，可在尝试放置静脉导管之前加热相关部位。

如果患者正通过输液泵接受药物治疗，在救护过程中不得中断输液。输液必须连续运行，才能有效治疗肺动脉高压。

系统性硬皮病患者可发生严重的器官衰竭。血管增厚可导致明显的高血压及肺、心血管和肾衰竭。因此，这些患者可能出现高血压危象、肾衰竭和心力衰竭。治疗这些疾病可能需要硝酸盐和钙通道阻滞药等药物以降低血压，以及血管紧张素转化酶抑制剂以逆转肾危象。如果患者正在接受免疫抑制药治疗，那么他们感染的风险将很高。院前救护包括基础生命支持和高级生命支持。

第 6 节 移植并发症

据估计，每 10 分钟，美国移植等候名单中就会增加 1 人[16]。而这些人中有很多人都是在等待实体器官移植。这些器官包括肾脏、肝脏、胰腺、心脏和肺。2016 年，33600 个美国人接受了器官移植[17]。近年来，美国由于过量服用阿片类药物而死亡的年

注意

与实质器官移植相关的 2 种主要并发症是感染和恶性肿瘤。这些都是患者接受终身免疫抑制治疗的后果，而只有如此移植患者才能维持正常功能。移植后感染是供体器官或受体携带的潜伏病原体再次被激活的结果，也可能是社区或医院感染。

资料来源：Fishman JA, Ramos E. *Infection in Renal Transplant Recipients in Chronic Kidney Disease, Dialysis and Transplantation*. 2nd ed. Philadelphia, PA: W. B. Saunders; 2005.

轻人增多，因此可移植器官的数量有所增加[18]。救护员救护接受器官移植患者的可能性很大。

器官移植患者出现的并发症与免疫抑制有关，包括感染、排斥反应和药物毒性[10]。

感染

感染是器官移植的患者因长期免疫抑制治疗而出现最常见的危及生命的并发症[10]。一些接受免疫抑制剂治疗的患者会出现中性粒细胞减少症，即中性粒细胞绝对计数降低。中性粒细胞占白细胞的50%~70%，对抵抗感染至关重要。因此，中性粒细胞减少症患者感染和脓毒症的风险很高。中性粒细胞减少症患者出现发热需要立即转运。

实质器官移植后发生感染可能有多种原因（框26-10），包括[10]：

- 社区获得性细菌性和病毒性疾病；
- 机会性感染；
- 保健获得性感染；
- 旅行相关感染；
- 与工作、性或宠物相关的感染。

患者感染后，与微生物入侵相关的炎症反应会因免疫抑制治疗受到影响。结果，通常比较明显的感染的体征和症状被掩盖。因此，当患者感觉不适或出现临床表现时，感染已蔓延或进展。免疫系统受损的移植患者发生感染是很难治疗的[19]。抗菌药物的毒性很常见，通常是肾功能或肝功能减退及药物相互作用的结果。

注意

在救护器官移植患者时，应严格遵循无菌技术，避免引起感染。除非明确需要，否则应避免建立血管通路。

框 26-10　器官移植后感染的可能原因

移植患者的感染通常按移植后的3个阶段分类：移植后早期（第1个月）、移植后2~6个月和移植后晚期（6个月后）。某些感染更可能发生在特定阶段。

- **移植后早期**：通常在移植后第1个月内，免疫系统抑制最强。这段时间内大多数感染都是外科手术性或医院获得性感染，包括细菌或念珠菌引起的感染。感染可能表现为尿路感染、伤口感染、肺炎或血流感染。单纯疱疹病毒可能会重新激活（如唇疱疹）。许多移植患者需要服用防止单纯疱疹病毒重新激活的药物。
- **第2~6个月**：在此期间，器官移植患者有机会性感染的风险，如肺孢子菌肺炎或肺结核。器官移植患者也很有可能重新激活特定病毒，包括巨细胞病毒、水痘-带状疱疹病毒、EB病毒和肝炎病毒（见第27章）。
- **巨细胞病毒（CMV）**：44%~85%肾脏、心脏或肝脏移植的患者会发生CMV感染。8%~29%的肾脏和肝脏移植患者会发生症状性CMV病。如果没有CMV病史的患者接受了来自具有CMV病史捐赠者的器官移植，就会发生CMV病（原发感染）。具有既往CMV感染病史的患者在接受移植后，CMV病也会复发。CMV病会呈现多种形式，如伴有发热、肌肉疼痛和乏力

的流感样症状，或者肝炎。使用抗病毒药物，如更昔洛韦、缬更昔洛韦和膦甲酸钠，可以预防和治疗CMV。
- **水痘-带状疱疹病毒（VZV）**：VZV是引起水痘的病毒。90%的成年移植患者在儿童时期接触过病毒，并且他们有可能以带状疱疹的形式再次激活病毒。带状疱疹是一种疼痛的、水疱样的皮疹。
- **EB病毒（EBV）**：EBV是引起单核细胞增多症的病毒。对EBV不免疫的移植患者可能患有单核细胞增多症。症状包括发热、乏力、肌肉酸痛及疼痛。在1%~2%的肾脏和肝脏移植患者中，EBV也可能被重新激活，并导致移植后淋巴细胞增生性疾病。症状包括发热、咽痛、腹部疼痛、黄疸、肾功能和肝功能不全。治疗方法取决于疾病的严重程度。
- **乙型肝炎和丙型肝炎病毒（HBV和HCV）**：因慢性肝炎接受移植的患者会出现病毒性肝炎复发。其中，乙型肝炎复发率为5%~10%，丙型肝炎复发率为80%~90%。

移植后晚期：大多数移植患者在移植后6个月状况良好。他们有社区获得性感染的风险，如尿路感染、流感和肺炎球菌（细菌）肺炎[19]。

资料来源：Fishman JA, Rubin RH. Changing timeline of infection after organ transplantation. *N Engl J Med*. 2007；357（25）：2601-2614；Infections in solid organ transplants. Lahey Hospital and Medical Center website. http://www.lahey.org/Departments_and_Locations /Departments/Infectious_Diseases/Infection_Prevention/Infections_in_Solid_Organ_Transplants.aspx. Accessed April 20, 2018.

思考

哪些感染的体征和症状可能会被免疫抑制治疗掩盖？

排斥反应

来自另一个人（同卵双胞胎除外）的组织或细胞可能会被机体识别为异物。这就是一些组织移植（移植物）被排斥的原因。如果实质器官移植的器官都是由非同卵的人捐献的，即为同种异体移植术[20]。如果移植的组织是由同卵双胞胎捐献的，则称为同基因移植物。因为同种异体移植术比同基因移植术更常见，所以器官排斥是接受实质器官移植患者的主要并发症。排斥反应可分为超急性、急性、慢性（框26-11）[21]。

框 26-11　排斥反应的分类

超急性排斥反应是受体对供体原有抗体（如ABO血型抗体）的一种应答，是由补体介导的。超急性排斥反应通常在数分钟内发生。发生后必须立即移除移植物，以防止严重的全身性炎症反应。

急性排斥反应通常在移植后1周内发作。移植后前3个月急性排斥反应的风险最高。所有移植患者（同种异体移植除外）都有发生急性排斥反应的可能。如果发现及时，这种类型的排斥反应是可以缓解的。

慢性排斥反应是由于血液循环中特异性抗体低水平的免疫应答导致血管周围炎症，使移植物血管内皮持续低程度的损害伴有血管平滑肌细胞增生阻塞血管，移植物功能逐渐下降或丧失。

移植排斥反应的体征和症状因移植器官和移植患者的整体健康状况而异。一般体征和症状包括：

- 移植部位疼痛；
- 全身乏力；
- （儿童）过度兴奋；
- 流感样症状；
- 发热；
- 体重变化；
- 肿胀和水肿；
- 心率或血压的变化。

药物毒性

对于接受过实质器官移植的患者，许多药物都是必需的。这些药物治疗的主要目标是防止器官排斥反应和感染，确保移植成功和患者存活。而药物治疗也伴随着药物毒性和不良反应。

美国使用的免疫抑制药包括[22]：

- 抗体：防止T细胞增殖及B细胞、T细胞通过血液运动进入移植器官，如巴利昔单抗。
- 钙调神经磷酸酶抑制药：阻止T细胞被激活并攻击移植器官，如他克莫司、环孢素。
- 哺乳动物雷帕霉素靶蛋白（mTOR）抑制药：阻止T细胞增殖，如西罗莫司、伊维莫司。
- 抗增殖药：阻断B细胞和T细胞中的脱氧核糖核酸，以防止其增殖，如霉酚酸酯、硫唑嘌呤、霉酚酸钠。
- 皮质类固醇：抑制免疫系统，如强的松、甲基强的松龙。

移植术后免疫抑制药可能会产生不良反应。3种已知的会引起不良反应的药物是环孢素、硫唑嘌呤和皮质类固醇。

移植性疾病患者的管理

对接受实质器官移植的患者，院前救护可能从只提供舒适措施到高级生命支持不等。感染控制措施至关重要。如果患者中性粒细胞减少，应采取加强预防措施，以防止患者被感染。救护员应穿防护服，戴口罩和手套。这些患者的病史往往较长，而且病情复杂，大多数需要直接转运到初级医疗保健机构。

注意

其他药物及一些食物可能会与移植后使用的药物产生相互作用。引起并发症的药物包括：

- 某些处方药，如红霉素、克拉霉素、地尔硫草和维拉帕米；
- 非处方药，如西咪替丁、草药产品或天然药物（包括圣约翰草汁、紫锥菊、黑升麻等）；
- 食用葡萄柚或饮葡萄柚汁也可以影响药物代谢。

资料来源：Moore LW. Food, food components, and botanicals affecting drug metabolism in transplantation. *J Ren Nutr*. 2013; 23（3）: e71–e73.

总结

- 免疫系统的作用阻止外来物质进入机体。如果不能阻止，该系统就会寻找并破坏这些外来物质。
- 免疫系统的器官包括脾脏、扁桃体（含咽扁桃体，又称腺样体）、淋巴结和胸腺。
- 淋巴细胞是免疫系统的基本细胞单位，包括 B 淋巴细胞和 T 淋巴细胞。B 淋巴细胞在抗原刺激下分化为浆细胞，进而产生抗体，负责体液免疫。T 淋巴细胞通过 3 种类型的细胞为机体提供免疫保护：细胞毒性 T 细胞通过化学物质攻击入侵的有机体；辅助 T 细胞促进 B 细胞产生抗体；调节 T 细胞调节免疫应答，保护机体免受自体的攻击。T 细胞负责细胞免疫。
- 出生时即存在固有免疫，但它并不针对特定抗原。获得性免疫是暴露于特定抗原后产生的。
- 局限性的变态反应不会累及全身，可使用抗组胺药物（如苯海拉明）进行治疗。
- 过敏反应是一种速发的、全身性的、危及生命的反应。
- 过敏反应属于 I 型超敏反应，是变态反应最极端的形式。快速识别和积极治疗对患者的生存至关重要。
- 几乎任何物质都可能引起过敏反应。敏感个体发生过敏反应的风险会随着暴露频率的增加而增加。
- 嗜碱性粒细胞和肥大细胞释放的化学物质会引起过敏反应的体征和症状。这些化学物质包括组胺、白三烯等。
- 过敏反应的症状包括突发性风疹，血管性水肿和瘙痒，打喷嚏和咳嗽，呼吸道阻塞，喘鸣，低血压或血管塌陷，胸痛，恶心、呕吐或腹泻，以及乏力、头痛、晕厥、惊厥或昏迷。
- 救护员应了解患者之前是否使用过肾上腺素自动注射器或服用过苯海拉明。
- 过敏反应的治疗方法包括给予肾上腺素。如果患者有低血压症状应给予 1~2 L 0.9% 的氯化钠溶液（某些情况下可能需要更多）。其他干预措施可能包括应用抗组胺药、吸入型 β 受体激动药、皮质类固醇、胰高血糖素和血管升压药。
- 当免疫系统攻击正常人体细胞时，就会发生自身免疫性疾病，造成伤害。一种自身免疫性疾病是结缔组织病。
- 系统性红斑狼疮通常见于年轻女性，通常会引起鼻部和面颊出现蝴蝶斑或面颊疹。它也可能会对胃肠道、肾脏、肺部和中枢神经系统造成严重的损伤。
- 硬皮病是一种以皮肤或内脏组织胶原纤维进行性硬化为特征的疾病。系统性硬皮病可能会引起雷诺现象及食管、胃肠道、肾脏、心脏和肺部的疾病或功能障碍。
- 实质器官移植包括肾脏、肝脏、胰腺、心脏和肺移植。
- 器官移植后的主要并发症是感染、排斥反应和药物毒性。
- 移植后感染可能包括社区获得性细菌性或病毒性疾病、机会性感染等。感染的体征和症状可能会被免疫抑制治疗掩盖。
- 当机体将移植的组织识别为"非己"组织时，就开始排斥它。排斥反应可分为超急性（移植后数分钟内发生）、急性（移植后 1 周内发作）或慢性（1 周后发作）。
- 免疫抑制药物可能产生很多不良反应。3 种已知的会引起许多不良反应的药物是环孢素、硫唑嘌呤和皮质类固醇。

参考文献

[1] Greenberger PA, Wallace DV, Lieberman PL, Gregory SM. Contemporary issues in anaphylaxis and the evolution of epinephrine autoinjectors. *Ann Allergy Asthma Immunol*. 2017; 119（4）: 333–338.

[2] Lieberman P, Nicklas R, Randolph C, et al. Anaphylaxis: a practice parameter update 2015. *Ann Allergy Asthma Immunol*. 2015; 115: 341–384.

[3] Mustafa SS. Anaphylaxis clinical presentation. Medscape website.

https://emedicine.medscape.com/article/135065–clinical. Updated February 22, 2017. Accessed April 20, 2018.

[4] National Association of EMS Officials. *National Model EMS Clinical Guidelines*. Version 2.0. National Association of EMS Officials website. https://www.nasemso.org/documents/National–Model–EMS–Clinical–Guidelines–Version2–Sept2017. pdf. Published September 2017. Accessed April 20, 2018.

[5] Walls RM, Hockberger RS, Gausche–Hill M. *Rosen's Emergency Medicine: Concepts and Clinical Practice*. 9th ed. St. Louis, MO: Elsevier; 2018.

[6] Lavonas EJ, Drennan IR, Gabrielli A, et al. Part 10: special circumstances of resuscitation. 2015 American Heart Association guidelines update for cardiopulmonary resuscitation and emergency cardiovascular care. *Circulation*. 2015; 132: S501–S518.

[7] Fogo AB, Kashgarian M. *Diagnostic Atlas of Renal Pathology*. 3rd ed. Philadelphia, PA: Elsevier; 2017.

[8] Lupus symptoms. Arthritis Foundation website. https://www.arthritis.org/about–arthritis/types/lupus/symptoms.php. Accessed April 20, 2018.

[9] Bartels CM. Systemic lupus erythematosus（SLE）clinical presentation. Medscape website. https://emedicine.medscape.com/article/332244–clinical. Updated November 14, 2017. Accessed April 20, 2018.

[10] Collopy KT. The impaired immune system. EMS World website. https://www.emsworld.com/article/11227096/impaired–immune–system. Published November 8, 2013. Accessed April 20, 2018.

[11] Prevalence and incidence of systemic scleroderma in the US. Scleroderma Education Project website. http://sclerodermainfo.org/prevalence–and–incidence–of–systemic–scleroderma–in–the–us/. Published November 29, 2016. Accessed April 20, 2018.

[12] Genetic and Rare Disease Information Center. Localized scleroderma. National Institutes of Health website. https://rarediseases.info.nih.gov/diseases/7058/localized–scleroderma/cases/21751. Accessed April 20, 2018.

[13] Varga J, Hinchcliff M. Systemic sclerosis: beyond limited and diffuse subsets? *Nat Rev Rheumatol*. 2014; 10（4）: 200–202.

[14] Shah AA, Wigley FM. My approach to the treatment of scleroderma. *Mayo Clinic Proc*. 2013; 88（4）: 377–393.

[15] Attention: emergency medical responders. Scleroderma Foundation website. http://www.scleroderma.org/site/DocServer/Scleroderma_Emergency_Information_Kit.pdf. Accessed April 20, 2018.

[16] Data. United Network for Organ Sharing website. https://unos .org/data/. Accessed April 20, 2018.

[17] *Statistics*. Donate Life America website. http://donatelife.net /understanding–donation/statistics/. Accessed April 20, 2018.

[18] Mulvania P. The impact of increased opioid overdose on donation. Gift of Life Institute website. http://www.giftoflifeinstitute.org/impact–increased–opioid–overdose–donation/. Published November 29, 2017. Accessed April 20, 2018.

[19] Ljungman P, Snydman D, Boeckh M, eds. *Transplant Infections*. 4th ed. New York, NY: Springer; 2018.

[20] Ahmed N, Dawson M, Smith C, Wood E. *The Biology of Disease*. New York, NY: Taylor and Francis Group; 2007.

[21] Moreau A, Varey E, Anegon I, Cuturi M–C. Effector mechanisms of rejection. *Cold Spring Harbor Persp Med*. 2013; 3（11）: a015461.

[22] Anti–rejection drugs: types of anti–rejection drugs. Transplant 360 website. https://transplant360.com/patient–home/your–medication/anti–rejection–drugs/types–of–anti–rejection–drugs.aspx. Published August 2016. Accessed April 20, 2018.

推荐书目

Brasted ID. Anaphylaxis and its treatment. EMS World website. https://www.emsworld.com/article/12239445/anaphylaxis–and–its–treatment. Published August 2, 2016. Accessed April 20, 2018.

Cohen J, Powderly WG, Opal SM. *Infectious Diseases*. 4th ed. Philadelphia, PA: Elsevier; 2017.

Gangaram P, Alinier G, Menacho AM. Crisis resource management in emergency medical settings in Qatar. *Int Paramedic Pract*. August 18, 2017. https://doi.org/10.12968/ippr.2017.7.2.18.

Li XC, Anthony MJ. *Transplant Immunology*. Hoboken, NJ: Wiley–Blackwell; 2015.

Maddux AB, Hiller TD, Overdier KH, et al. Innate immune function and organ failure recovery in adults with sepsis. *J Intens Care Med*. April 4, 2017.

Mund E. Second life for lungs. EMS World website. https://www.emsworld.com/article/10915193/second–lives–lungs. Published April 4, 2013. Accessed April 20, 2018.

Mustafa SS. Anaphylaxis treatment and management. Medscape website. https://emedicine.medscape.com/article/135065–treatment. Updated February 22, 2017. Accessed April 20, 2018.

（王莉，程亚荣，安丽娜，赵亮，译）

第 27 章

感染性疾病和传染病

美国 EMS 教育标准技能

医学

将评估结果与流行病学和病理生理学知识相结合，以形成现场印象，并为患者制订全面的治疗方案。

传染病

识别、评估和管理
- 可能患有感染性疾病的患者
- 治疗后如何对设备进行消毒

评估和管理
- 治疗后如何对救护车和设备进行消毒
- 可能感染血源性病原体的患者
  - HIV 感染
  - 乙型肝炎
- 抗生素耐药菌感染
- 当前流行的传染病

解剖学、生理学、流行病学、病理生理学、社会心理影响，以及表现、预后和管理
- HIV 相关疾病
- 肝炎
- 肺炎（见第 23 章）
- 脑膜炎球菌性脑膜炎
- 结核病
- 破伤风
- 病毒性疾病（见第 23、第 47 章）
- 性传播疾病
- 胃肠炎（见第 28 章）
- 真菌感染
- 狂犬病
- 虱和疥螨
- 莱姆病（见第 33 章）
- 落基山斑点热（见第 33 章）
- 抗生素耐药菌感染

学习目标

完成本章学习后，紧急救护员能够：
1. 确定与感染性疾病相关的公共卫生原则；
2. 描述传染病发生所必需的传播链；
3. 解释内外部屏障对感染易感性的影响；
4. 区分传染病的 4 个阶段：潜隐期、潜伏期、传染期、疾病期；
5. 描述 HIV 感染、肝炎、结核病、细菌性脑膜炎、细菌性心内膜炎和肺炎的传播方式、病理生理学机制、院前救护和个人防护措施；
6. 描述狂犬病或破伤风病毒、汉坦病毒感染、蚊媒传染病的传播方式、病理生理学机制、体征和症状及院前救护措施；
7. 列举抗生素耐药菌感染的体征、症状和可能的并发症，包括艰难梭菌、耐碳青霉烯类肠杆菌和淋病奈瑟球菌；
8. 列举儿童传染病的体征、症状，以及可能出现的继发性并发症，包括风疹、麻疹、腮腺炎、水痘和百日咳；
9. 列举流感、严重急性呼吸综合征（SARS）和单核细胞增多症的体征、症状和可能出现的

继发性并发症;

10. 描述梅毒、淋病、衣原体感染、单纯疱疹病毒感染等性传播疾病的传播方式、病理生理学机制、院前救护注意事项和个人防护措施;

11. 确定疥螨和虱感染后的体征、症状和院前救护注意事项;

12. 概述感染性疾病或传染病暴露事件的报告程序;

13. 探讨救护员在预防疾病传播中的作用。

重点术语

无脾: 先天性脾缺如或脾被切除。

细菌性心内膜炎: 心内膜及一个或多个心脏瓣膜的炎症,也称为感染性心内膜炎。

细菌性脑膜炎: 一种由细菌感染软脑膜引起的疾病,可危及生命。

体虱: 集中在腰部、肩部、腋窝和颈部周围的微小寄生虫。

艰难梭菌结肠炎: 由艰难梭菌定植和感染引起的结肠炎症。

趋化因子: 参与炎症反应的一种小的分泌蛋白。具有吸引白细胞移行到感染部位的作用。

水痘: 一种由水痘-带状疱疹病毒引起的急性传染病,具有高度传染性,主要发生于儿童,特征是皮肤上有斑丘疹、疱疹。

基孔肯亚病毒: 基孔肯亚热的病原体,主要通过伊蚊叮咬传播,常引起发热和关节疼痛。

衣原体: 一种不同于细菌或病毒的细胞内寄生的原核细胞型微生物,主要通过性接触传播。

传染期: 感染传染病的人或动物携带病原体且能将该病原体传播给其他宿主的一段时间。

硬下疳: 梅毒螺旋体在侵入部位引发无痛性炎症反应而形成的病变。

艰难梭菌: 通常存在于肠道内的少量细菌,可能导致腹泻到危及生命的结肠炎症等一系列症状。

传染病: 可以由一个个体传染给另一个体的感染性疾病。

补体系统: 一组包裹细菌的蛋白质,可直接杀死细菌或协助血液中的中性粒细胞或组织中的巨噬细胞吞噬细菌。

先天性风疹综合征: 孕妇妊娠早期感染风疹病毒,病毒可通过胎盘感染胎儿,导致新生儿畸形。患者常伴有白内障、发育迟缓、耳聋和先天性心脏病。

喉气管支气管炎: 幼儿上呼吸道(喉、气管、支气管)感染引起的炎症。通常由病毒(副流感病毒)引起,特征是海豹样咳嗽。

登革热: 由登革病毒引起的、经伊蚊传播的急性传染病。以发热、皮疹、全身肌痛、骨关节痛、极度疲乏、淋巴结肿大、白细胞减少为特征。主要在热带及亚热带地区流行。

疾病期: 潜伏期之后的阶段,这个阶段的持续时间随疾病不同而异。

会厌炎: 主要由 b 型流感嗜血杆菌感染引起的会厌炎症。

暴露: 眼睛、口腔、其他黏膜、非完整皮肤或肠外接触血液、血液制品、血性体液或其他潜在传染性物质。

外部屏障: 直接暴露于环境的皮肤及消化道、呼吸道和泌尿生殖道的黏膜,是机体抵御感染的第一道防线。

淋病: 病原体淋病奈瑟球菌引起的性传播疾病,引起泌尿和生殖系统感染。

汉坦病毒: 一种由啮齿类动物携带并通过啮齿类动物的体液传播给人类的病毒,可引起严重疾病,如肾综合征出血热和汉坦病毒肺综合征。

虱: 一种无翅小昆虫,鸟类和哺乳动物的体外寄生虫,雌雄均吸血。寄生人体的有人虱和阴虱。人虱又分为体虱和头虱 2 个亚种。

肝炎: 由各种致病因素引起的肝脏炎症,特点是黄疸、肝大、厌食、腹部和胃部不适、肝功能异常、黏土色粪便和深色尿。病毒性肝炎包括甲型肝炎、乙型肝炎、丙型肝炎、丁型肝炎和戊型肝炎等。

单纯疱疹病毒 1 型: 引起的疱疹往往发生在腰部以上,尤其是面部,如口和鼻周围。

单纯疱疹病毒 2 型: 引起的疱疹通常局限于生殖器区域。

宿主: 在自然条件下被传染性病原体寄生的人

或其他动物。

宿主易感性：对感染性疾病具有的免疫能力。

人类免疫缺陷病毒：引起获得性免疫缺陷综合征和相关疾病的 RNA 病毒。

潜伏期：病原体繁殖的阶段，自病原体侵入机体到最早出现临床症状的时期。

正常菌群：在人体体表和腔道发现的微生物。如果允许其进入机体内部可能会引起疾病。

感染性疾病：由病原微生物侵入人体引起的各种疾病。

流行性感冒：由流感病毒引起的一种传染性强、传播速度快的急性呼吸道传染病。主要通过空气中的飞沫、人与人之间的接触或与被污染物品的接触传播。

内部屏障：由炎症反应和免疫反应提供的保护作用，是机体抵御感染的第二道防线。

潜隐期：感染的一个阶段，从病原体侵入体内时开始，病原体脱落时结束。

潜伏性结核感染：患者感染结核分枝杆菌后无症状、无传染性的状态，但必须治疗以预防进展为结核病。

疟疾：由疟原虫感染所致的传染病。患者可能出现发热、寒战、乏力、出汗、头痛、肌痛、恶心和呕吐等症状。

脑膜炎球菌性脑膜炎：由脑膜炎球菌引起的化脓性脑膜炎。

耐甲氧西林金黄色葡萄球菌：对甲氧西林耐药的金黄色葡萄球菌。

传播方式：疾病的传播方式，可能是直接接触或间接接触。

单核细胞增多症：EB 病毒感染所致的自限性传染病，临床表现为发热、咽喉痛和淋巴结肿大，尤其是颈部淋巴结。

腮腺炎：腮腺炎病毒引起以腮腺肿大为特征的急性病毒性疾病。

机会性感染：正常情况下无害的菌群或毒性很弱的外源性微生物所引起的感染。

大流行：某传染病的发病率不但超过流行水平，而且蔓延范围超出国界或洲界时的状态。

病原体：能够使人或动物感染疾病的微生物，包括细菌、病毒、立克次体、支原体、衣原体、螺旋体、真菌和寄生虫等。

百日咳：由百日咳鲍特菌引起的急性呼吸道传染病。典型临床表现为阵发性痉挛性咳嗽，并出现如鸡鸣样的吸气吼声。病原体经呼吸道飞沫传播，主要感染 5 岁以下儿童。

肺炎：发生在细支气管、肺泡和肺间质的炎症，可由细菌、病毒和真菌引起。

侵入门户：病原体侵入新宿主的途径。

病菌出口：病原体离开一个宿主以侵入另一个宿主的途径。

狂犬病：由狂犬病毒引起的一种急性中枢神经系统感染性疾病，人类主要通过被病犬咬伤而感染。

呼吸道合胞病毒：一种主要累及下呼吸道的病毒。感染后通常会引起感冒症状，对早产儿、1 岁以下的婴儿和老年人有引发严重疾病的风险。

抵抗力：机体抵御外界病原体侵入、防止各种疾病的能力。

贮主：病原体存活和繁殖的地方，可能是任何人、动物、植物、土壤或物质。通常携带病原体而不伤害自身，但可感染其他个体。

网状内皮系统：免疫系统的一部分，由脾、淋巴结、肝、骨髓、肺和肠道中的免疫细胞组成，储存成熟 B 细胞和 T 细胞，直到免疫系统被激活。

风疹：又称为德国麻疹，是由风疹病毒引起的一种传染病，其特征是发热、轻度上呼吸道感染症状、淋巴结肿大及弥漫性、细小的红色斑状皮疹。风疹是通过飞沫感染传播的。

麻疹：一种累及呼吸道的急性、高度传染性的病毒性疾病，其特征是播散性、丘疹和皮疹，主要发生于未接种过疫苗的幼儿。并发症包括中耳炎、肺炎、脑炎、心肌炎、神经系统损伤，甚至死亡。

疥疮：由疥螨引起的接触性传染性皮肤病，以疥螨穿掘皮肤形成蜿蜒延长的丘疹隧道为特征。

性传播疾病：主要通过性接触传播的疾病。

性传播感染：通过性接触发生的感染，但尚未发展为疾病。

性传播非特异性尿道炎：一种以尿道炎症或感染为特征的性传播疾病，病因不明，也称为非淋菌性尿道炎。

严重急性呼吸综合征：由一种 SARS 冠状病毒引起的一种具有明显传染性、可累及多个器官系统的特殊肺炎，2003 年发生大流行，病死率很高。

带状疱疹：由潜在的水痘–带状疱疹病毒引起

的急性感染性皮肤病，其特征是沿周围神经分布的簇集性小水疱，常伴明显神经痛。

标准预防措施： 对所有患者的血液、体液及被血液体液污染的物品均视为具有传染性的病原物质，医护人员在接触这些物质时必须采取防护措施。

梅毒： 由梅毒螺旋体引起的一种全身性慢性性传播疾病，可累及全身器官。

脊髓痨： 梅毒螺旋体侵犯脊髓导致的疾病。症状包括闪电样痛、下肢感觉异常、腱反射减弱及消失、进行性共济失调等。

破伤风： 由破伤风梭菌毒素引起的急性感染性疾病，会引起骨骼肌强直和痉挛，特征性表现有以苦笑面容、牙关紧闭等。

结核病： 由结核分枝杆菌引起的慢性肉芽肿性疾病，通常影响肺部，也可累及多器官或组织，一般是通过飞沫进行传播。

病毒性脑膜炎： 由现有的系统性病毒感染（如肠道病毒感染、疱疹病毒感染、腮腺炎及不常见的流感）引起的脑膜炎，也称为无菌性脑膜炎。

毒力： 病原体感染人体引发疾病的能力。

西尼罗病毒： 一种由蚊子传播的病毒，可引起发热、头痛、体痛、呕吐、腹泻和皮疹。

寨卡病毒： 一种通过蚊虫叮咬、通过血液或与感染者发生性接触而传播的病毒感染。寨卡病毒可从孕妇传染给胎儿，导致小头畸形和其他出生缺陷。

在院前环境下，感染性疾病和传染病很常见。它们可能会给公众和救护员带来重大的健康风险。本章论述了救护员和 EMS 机构在自身防护方面的职责，还介绍了感染性疾病和传染病的病因，以及为这些疾病提供救护的特殊之处。

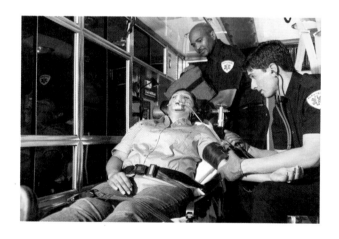

第 1 节　与感染性疾病有关的公共卫生准则

感染性疾病是指病原微生物侵入人体引起的各种疾病。传染病是可以由一个个体传染给另一个个体的感染性疾病。传染病可影响各个人群。这些人群是根据地理位置、年龄、社会经济地位及群体间的关系来界定的。不同的人群会表现出不同程度的易感性。除了人口学特征，其他因素也会影响传染

性病原体在人群中的生命周期，包括：

· 国际旅行；

· 年龄分布；

· 人口定居和迁徙；

· 遗传因素；

· 一旦确定感染，治疗方法的有效性（框 27-1）。

当疾病暴发时，美国地方、州立、私营和联邦卫生机构及其他组织都会共同参与预防和管理。地方卫生机构通常是疾病监测和阻止疫情暴发的第一道防线。地方卫生机构面向公共服务机构开展宣教，通过免疫诊所开展疫苗接种，并对传染病疫情进行监测和跟踪。

美国州立卫生机构通常参与联邦政府相关法规的制定。根据法规要求，州立卫生机构需要执行联邦政府关于预防和管理疫情的指南和建议。

美国私营卫生机构由地方和联邦一级的卫生保健提供者、地方和联邦一级的健康维护组织、实验室（医院及私人）、感染控制和疾病专家等组成。这些团体影响监测疾病和应对疫情暴发的指南的制定。

美国联邦机构包括：国会（制定法律和起草联

框27-1 AIDS 的出现：疾病的暴发

早在 1959 年，刚果就已经检测到了 HIV 的存在。然而，20～30 年后这种病毒才开始流行。病毒感染增加可能是由于发展中国家贫穷且年轻的性活跃者从农村向城市中心的迁徙造成的。

1981 年，AIDS 首次在美国被发现。在纽约州和加利福尼亚州，以往健康的年轻男性同性恋者被发现患有多种罕见疾病（最显著的是卡波西肉瘤、肺孢子菌肺炎和不明原因的持续性淋巴结病）。那时的血液检测发现了 HIV 抗体，表明 HIV 在 20 世纪 70 年代末进入美国。据估计 2016 年美国已有 3670 万人感染了 HIV。自 1981 年 AIDS 开始流行以来，已有超过 3500 万人死于 AIDS 相关疾病。

资料来源：Division of HIV/AIDS Prevention, National Center for HIV/AIDS, Viral Hepatitis, STD, and TB Prevention, Centers for Disease Control and Prevention. HIV/AIDS: basic statistics. Centers for Disease Control and Prevention website. https://www.cdc.gov/hiv/basics/statistics.html. Updated December 18, 2017. Accessed April 8, 2018; and Global HIV and AIDS statistics. Avert website. https://www.avert.org/global-hiv-and-aids -statistics. Updated September 1, 2017. Accessed April 8, 2018.

邦预算，在美国国家卫生政策中发挥着不可或缺的作用）、美国劳工部的 OSHA，以及 DHHS 下属的 CDC 和 NIOSH。参与预防和管理疫情的其他联邦机构包括美国国防部、FEMA、美国消防协会（NFPA）、美国消防局（USFA）、DHS、FICEMS 和 IAFF。

思考

你所在的地区暴发过传染病吗？它是如何被控制住的？

各类机构在传染性病原体暴露中的职责

美国对传染病和感染控制的关注促成了相关法律、标准、指南和建议的出台，目的是保护医护人员和应急响应人员免受传染病的侵害。卫生保健机构控制传染性病原体暴露的方案包括[1]：

- 健康维护和监测；
- 指定一名传染病管理负责人作为公共卫生机构和社区之间的联络人，参与监测和应对传染病；
- 确定工作分工，并且在某些情况下，确定暴露于血源性病原体时特殊的任务；
- 详细说明何时及如何实施血源性病原体标准规定的细则；
- 个人防护装备；
- 标准预防措施；
- 评估病原体暴露和病原体暴露后咨询的程序；
- 通知 EMS 机构潜在病原体暴露的程序（瑞安·怀特法案）；
- 向地方、州立和联邦卫生机构通报病原体暴露情况并与之配合的程序；
- 人员、建筑、车辆和设备的消毒；
- 对从业人员进行消毒剂相关知识的教育；
- 事后对 EMS 机构响应行动进行分析；
- 正确处置针头和锐器；
- 正确处理被患者体液污染的床单及用品。

证据显示

美国内华达州拉斯维加斯市的研究人员进行了一项前瞻性观察研究，以确定救护员执行标准预防措施的情况。在一个成人急诊科，研究助理观察了救护员到达医院后的感染控制实践，并为救护车重新补充耗材和进行清洁消毒。在研究期间，共进行了 423 次观测（96.5% 为地面运输，3.5% 为航空运输）。只有 59% 的 EMS 人员到达时戴着手套。27.8% 的 EMS 人员在病房或离开急诊室前洗手。55% 的 EMS 人员对担架进行了消毒，而其他可重复使用的设备，如心肺复苏按压板、心电监测仪和电缆、听诊器和救护车的消毒时间不足规定时间的占 31.6%。研究人员得出结论，EMS 人员未严格执行标准预防措施。

资料来源：Bledsoe BE, Sweeney RJ, Berkeley RP, et al. EMS provider compliance with infection control recommendations is suboptimal. *Prehosp Emerg Care*. 2014；18（2）：290–294.

法律、标准、指南和建议

为了保护医护人员免受病原体感染，OSHA 要求为所有传染病暴露风险高的员工配备个人防护设备，同时要求所有员工接种肝炎疫苗以预防乙型肝炎[1]。美国 CDC 和 NFPA 也制定了类似的指南、建议和标准，以保护医护人员和救护员免受传染病的侵害。其中包括定期进行结核病检测，为无免疫力的人接种麻疹疫苗（框 27-2）。

框 27-2 推荐为 EMS 人员接种疫苗

- **乙型肝炎病毒感染**。OSHA 要求接种疫苗。
- **破伤风、白喉、百日咳**。每 10 年接种 1 次；怀孕期间（妊娠 26 周及以上）可接种 1 次。
- **流感**。每年 1 次。
- **麻疹、腮腺炎、风疹**。因年龄、既往疾病和免疫力而不同。
- **水痘**。之前没有出过水痘或接种水痘疫苗者。
- **脑膜炎球菌脑膜炎**。经常暴露于脑膜炎球菌。

结核病检测通常需要在入职时进行，此后每年进行 1 次。对于参与灾害救援、军事活动或国际工作的 EMS 人员，建议接种更多疫苗。

资料来源：National Center for Immunization and Respiratory Diseases. Vaccine information for adults：recommended vaccines for healthcare workers. Centers for Disease Control and Prevention website. https://www.cdc.gov/vaccines/adults/rec-vac/hcw.html. Updated April 20, 2017. Accessed April 8, 2018.

目前，医疗机构没有要求检测患者是否患有传染病。如果救护员频繁暴露于血液或体液，他们可以向传染病管理负责人提交书面通知。反过来，传染病管理负责人必须向治疗患者的医疗机构发出书面通知，要求设法查明来源病患，并检查患者是否有任何与美国 CDC 传染病清单相符的体征和症状。在确定救护员暴露于传染病后，医疗机构必须在收到通知 48 小时内通知传染病管理负责人。如果确定是一次大范围暴露且来源病患已经查明，医疗机构通常会请求患者同意进行 HIV、乙型肝炎病毒（HBV）和丙型肝炎病毒（HCV）检测（美国部分州对存在职业暴露的情况，强制要求进行 HIV 检测[2]）。此外，基于患者的危险因素，将告知救护员暴露后预防和安全行为的必要性，直到获得随访结果。如果患者拒绝接受检测或来源病患不明，则安排对救护员进行随访监测。

注意

立即对救护员进行检测只会发现之前的暴露引起的感染。换句话说，即时检测呈阳性的救护员之前曾接触过这种疾病。相反，传染病即时检测呈阴性的救护员仍有可能感染。

思考

在瑞安·怀特法案通过前，救护员是否有权获得传染病的信息？

个体在病原体暴露中的职责

救护员应熟悉有关传染病的法律、法规和标准，并应采取个人保护措施，防止暴露于这些病原体（框 27-3）。救护员都有可能为患有传染病的人提供服务，因此他们必须认识到这种疾病对公共健康的潜在影响。美国 CDC 的指南旨在防止传染病传播给公众和应急响应人员（见第 2 章）。这些指南包括通用和标准预防措施及空气传播、飞沫传播和接触传播的预防措施。救护员应遵守当地关于个人预防保护措施的规定，并了解个人的责任，包括以下方面：

- 对传染预防控持积极主动的态度；
- 个人卫生的维护；

你知道吗

瑞安·怀特法案（Ryan White Act）

1990 年通过的《瑞安·怀特获得性免疫缺陷综合征综合资源应急法案》（PL 101-381）指出，如果救护员会暴露于传染病，必须提前告知他们。该法案还要求用人单位指定一名传染病管理负责人以便与医院直接沟通，避免工作人员暴露于病原体。在确认传染病的 48 小时内必须发布通告。

2006 年 12 月，《2006 瑞安·怀特治疗现代化法案》（PL 109-415）通过成为法律。在最初的法案中有关第一急救者暴露于疾病通知的法律部分已被立法推翻，但是后来又恢复了。此外，许多州都有法律规定，如果紧急救护员会暴露于传染病，应告知他们。

资料来源：Public Health Service Act, Title XXI—HIV Health Care Services Program, 42 USC, Pub L No. 114-113 § 2602 1351-1445（December 18, 2015）. https://hab.hrsa.gov/sites/default/files/hab/About/RyanWhite/legislationtitlexxvi.pdf. Accessed April 8, 2018.

框 27-3 救护员预防 HIV 和 HBV 的指南

必须保护救护员免于血液和其他潜在传染性体液暴露。以下指南可以帮助救护员就使用个人防护装备和复苏设备、文件、消毒和处置程序做出决定。

救护员应配备个人防护设备，以减少暴露风险。如果暴露（如心肺复苏、血管通路、创伤或分娩等事件）的风险很高，救护员应在开始救护之前采取保护措施。

1. 手套

一次性手套是应急响应的标准配备。所有人员在暴露于血液或其他体液之前，都应该佩戴手套。同时，应有备用手套，随时替换。在选择一次性手套时应当考虑手套的灵活性、耐用性、适合度及要进行的操作。当可能暴露于大量血液时，手套必须紧密贴合于手腕处以防止污染。在救护多名创伤患者时，如果条件允许，应当更换手套。

在遇到破碎的玻璃和锋利的边缘时，如从车祸中解救人员，应该佩戴结构性消防手套，以防被尖锐物品或粗糙表面划伤。

佩戴手套时，救护员应避免触摸个人物品（如梳子、笔）。已被血液或其他体液污染的手套应尽快脱掉。脱掉手套时，救护员应注意避免皮肤接触手套的外表面。污染的手套应妥善处置或消毒，以防污染他物。

2. 面罩、护目镜和防护服

所有应急车辆上都应备有口罩、护目镜和防护服。这类防护装备应根据暴露水平酌情使用。在没有可见出血和体液的情况下，无须依常规采取防护措施。工作服应随时可以更换。

3. 复苏设备

在提供人工通气的同时被 HBV 或 HIV 感染的事件尚无文献报道。但由于存在其他传染病通过唾液传播的风险，应使用一次性气道设备或复苏袋。可能通过唾液传播的疾病包括单纯疱疹感染和脑膜炎球菌脑膜炎。理论上，在创伤患者人工通气过程中存在 HIV 和 HBV 感染的风险。

一次性复苏设备和器械使用后应丢弃。可重复使用的设备应根据制造商的建议在每次使用后进行彻底清洗和消毒。

资料来源: US Department of Health and Human Services，Centers for Disease Control and Prevention，National Institute of Occupational Safety and Health. *Guidelines for Prevention of Transmission of Human Immunodeficiency Virus and Hepatitis B Virus to Health-Care and Public-Safety Workers.* Washington，DC: US Department of Health and Human Services；1989.

- 注意伤口和皮肤（防止感染的外部屏障）的保护；
- 每次接触患者后，使用温水和杀菌清洁剂或免水洗杀毒清洁剂洗手；
- 根据机构对个人防护装备的要求，妥善处置和清洗沾满体液的工作服；
- 在适当的区域准备食物和进食；
- 保持生理和心理健康，防止损害免疫系统；
- 尽可能使用无针孔或安全针孔装置；
- 妥善处置针头和锐器；
- 妥善处置沾有体液的床单和用品；
- 尽量避免用戴着手套的手擦拭脸部，或者揉眼睛、鼻或嘴；
- 了解病原体暴露的一般分类，以便确定采取哪些感染控制措施。

消除污染的方法和步骤

美国 CDC、OSHA、EPA、USFA 和其他相关机构和组织均制定了患者救护设备的清洁、消毒和灭菌的指南。这些指南已被纳入 EMS 机构的救护方案和标准操作程序。下面简要介绍消除污染的方法和步骤[3]。

灭菌能够杀死各种形式的微生物。常用于处理能穿透皮肤或与身体正常无菌部位接触的器械（如手术刀和针头）。灭菌的方法包括加压蒸汽（高压灭菌器）、气体（环氧乙烷）、干燥加热和浸泡在 EPA 批准的化学消毒剂中。

高水平消毒能够杀死除细菌芽孢外各种形式的微生物。可用于处理与黏膜接触的、可重复使用的器械（如喉镜刀片、气管导管）。高水平消毒的方法包括热水加压和使用 EPA 批准的化学消毒剂。

中水平消毒能够杀死除细菌芽孢外的结核分枝杆菌、大多数病毒、繁殖性细菌和大多数真菌。可用于处理与完整皮肤接触的器械表面（如听诊器、血压袖带、夹板），也可用于处理明显被血液或体液污染的器械表面（消毒前，必须清洁表面的污物）。中水平消毒的方法包括使用 EPA 登记的"医院消毒用"化学杀菌剂（标签上声明可杀灭肺结核菌）、硬表面杀菌剂及有效氯浓度不低于 550 ppm 的消毒液（普通家用漂白剂按 1∶100 的比例稀释）。

低水平消毒能够杀死除结核分枝杆菌或细菌芽孢外的某些病毒、大多数细菌和一些真菌。可用于日常居家消毒，也可用于清理无可见血渍的污染物。低水平消毒的方法包括使用 EPA 登记的"医院消毒剂"（标签上未声明可杀灭肺结核菌）。

环境消毒能够清洁环境中的被污染表面，如地板、救护车座椅和操作台面。这些表面应该使用清洁剂或消毒剂进行消毒。

暴露和感染的风险

机体对入侵的病原体的免疫反应取决于病原体的大小和病原体刺激后产生抗体的能力。通常，外周血中的吞噬细胞会首先遇到病原体，但血液循环中的 B 细胞和 T 细胞也在寻找病原体（框 27-4）。中性粒细胞、巨噬细胞、B 细胞和 T 细胞相互作用，识别并破坏入侵的病原体。

B 细胞的作用是产生抗体（体液免疫）。当 B 细胞

> **框 27-4　T 细胞的类型**
>
> T 细胞会发展成为不同的类型。每种类型的 T 细胞都具有特定的功能。
>
> - 细胞毒性 T 细胞（像 B 细胞一样）受异常体细胞上抗原的刺激而增殖。与 B 细胞不同的是，细胞毒性 T 细胞不产生抗体。
> - 辅助性 T 细胞"开启"细胞毒性细胞的活性，同时控制免疫应答的其他方面。
> - 调节 / 抑制性 T 细胞"关闭"辅助性 T 细胞和细胞毒性 T 细胞的作用，进而阻止它们引起有害的免疫反应。

遇到外来入侵者时，抗体包裹住病原体，起吞噬作用。抗体也可以激活补体。补体系统是一组包裹细菌并帮助直接杀死细菌的蛋白质。这些蛋白质还可以促进细菌被血液中的中性粒细胞或组织中的巨噬细胞摄取。

T 细胞不仅处理 B 细胞递呈的抗原，而且还包括一个杀伤细胞亚群，这些细胞在细胞免疫中起着重要作用（图 27-1）。

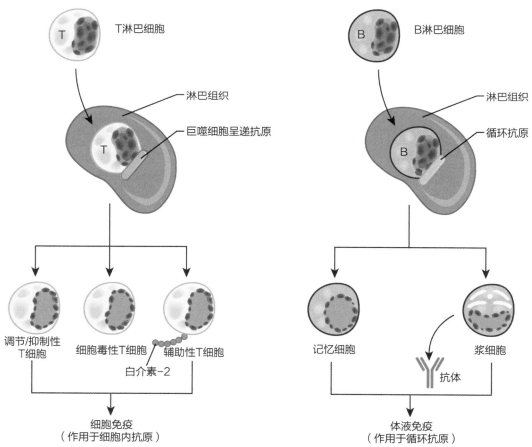

图 27-1　细胞免疫和体液免疫。细胞免疫是 T 细胞受到抗原刺激而被激活的结果。被激活的 T 细胞分化、增殖。体液免疫（抗体介导的）是 B 细胞被激活的结果

体液免疫和细胞免疫都需要时间才能发挥作用，而且二者都需要先前接触病原体或抗原来动员专门的白细胞。随着时间的推移，这些白细胞学会了区分抗体并能组织对异物的攻击。相比之下，补充系统能识别和杀死入侵者，而不需要反复暴露或额外的时间来启动特定的反应。

网状内皮系统与淋巴系统一起处理免疫系统攻击入侵生物体后留下的碎片。网状内皮系统由脾、淋巴结、肝、骨髓、肺和肠道中的免疫细胞组成。这些结构储存成熟的 B 细胞和 T 细胞，直到免疫系统被激活。

第 2 节　感染性疾病病理生理学

临床疾病的发展和临床表现取决于几个因素，包括病原体的毒力（致病力）、数量（剂量）、宿主（暴露于病原体的人或动物）的抵抗力（免疫状态）及侵入方式[4]。这些因素通过一个传播链产生传染病（图 27-2）。传播链包括[5]：

- 病原体；
- 贮主；
- 贮主的病菌出口；
- 有利于病原体传播的环境；
- 侵入新宿主的门户；
- 新宿主对感染性疾病的易感性。

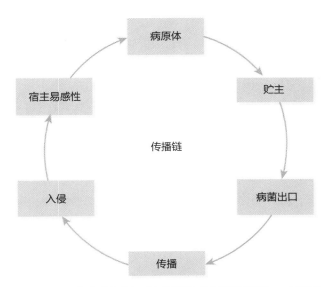

图 27-2　疾病传播链。该传播链必须是完整的，才能将疾病传染给另一个宿主。可以通过切断传播链中的任何一个环节来控制疾病传播

即使所有这些因素都存在，暴露于病原体也并不意味着一定会感染某一疾病。

> **注意**
> 描述一种预防或干预措施，可以打破疾病传播链中的一个环节。

病原体

病原体是能够使人或动物感染疾病的微生物，包括细菌、病毒、立克次体、支原体、衣原体、螺旋体、真菌和寄生虫等。病原体可按形态、化学成分、生长要求和生存能力分类。它们依靠宿主来满足营养需求。

某些病原体（如特定的细菌）能够新陈代谢，从而可以存活于宿主体外。相反，其他病原体（如特定的病毒）只能在人体细胞中存活（框 27-5）。一些病毒，如 HIV 和 HBV，可以在宿主体外存活数小时。这就是血液制品能够传染疾病的原因。

大多数细菌对抗生素很敏感。这些抗生素药物可杀死细菌或抑制细菌生长。但病毒很难根除。病毒利用人体细胞内的物质复制遗传信息，产生新一代病毒。在这个过程当中，会干扰细胞的正常生命活动，造成细胞功能紊乱，有可能会导致细胞的裂解死亡。有一些病毒，虽然不会很快导致细胞死亡，但是会让感染的细胞表达病毒的抗原，人体的免疫细胞识别到这些抗原以后，会进行攻击。这些被感染的细胞，依然会被人体的免疫细胞杀灭。影响病原体毒力的因素包括：

- 侵入宿主和在宿主中增殖的能力与方式；
- 增殖的速度、产生毒素的能力和造成的组织损伤的程度；
- 致病性和毒力；
- 诱导或逃避宿主免疫应答的能力。

贮主

病原体可以在人或其他动物宿主（包括节肢动物）、植物、土壤、水、食物和其他一些有机物质等贮主中存活和繁殖。一旦感染，人类宿主可能会表现出临床疾病的体征。然而，宿主也可能是无症状携带者（可以将病原体传递给他人而不显示疾病体征的人）。如前所述，传染性病原体的生命周期取决

框 27-5　病原体及其性质

细菌
- 细菌是原核生物（核物质无膜包围）。
- 细菌可以在没有宿主细胞的情况下自我繁殖。
- 宿主的体征和症状取决于受累的细胞和组织。
- 细菌会产生毒素（通常这些毒素比细菌本身更致命）。
- 内毒素（化学物质，通常是蛋白质）是细菌外膜的组成部分，并不断从活菌中脱落。它们只存在于革兰氏阴性菌细胞壁外膜。细菌裂解时，内毒素被释放出来；如果进入血流，可能导致脓毒症。
- 外毒素（蛋白质）由细菌释放，通过破坏特定细胞而引起疾病症状。神经毒素或肠毒素就是外毒素。
- 细菌可引起局限性或全身性感染。

病毒
- 病毒既不是原核生物，也不是真核生物。
- 病毒必须侵入宿主细胞才能繁殖。
- 许多病毒不能在宿主细胞外存活。

真菌
- 真菌是真核生物（核物质被膜包围）。
- 细胞壁外面的保护性荚膜能够保护生物体免受吞噬细胞的吞噬。

原生动物
- 原生动物是真核生物。
- 原生动物是单细胞微生物，但比细菌更复杂。

蠕虫
- 蠕虫是真核生物。
- 蠕虫是致病性寄生虫，但不一定是微生物。

于 3 个因素：宿主的人口统计特征、遗传因素及感染后治疗干预措施的效力。

病菌出口

　　病原体离开一个宿主侵入另一个宿主的途径就是病菌出口。人类宿主的病菌出口取决于病原体本身。病菌出口可能是单一的或多元的，包括泌尿生殖道、肠道、口腔、呼吸道、开放性病变或有血液流出的伤口。传染性病原体逃逸并在另一宿主中产生疾病的时间与传染期一致。这个时间的长短因病而异。

传播方式

　　病菌出口和侵入门户决定了病菌的传播方式。传播方式可能是直接的或间接的。直接接触传播是传染源与易感者直接接触的结果。直接传播包括身体接触传播（如握手）、口腔传播、空气传播、飞沫传播、粪便污染传播及性行为传播。间接接触传播是指易感者与被传染源的排出物或分泌物等污染的日常生活用品接触而造成的疾病传播。

侵入门户

　　侵入门户是病原体侵入新宿主的途径。病原体可能通过摄入、吸入、经皮注射、穿过黏膜或穿过胎盘等途径进入宿主。在新宿主中开始感染过程所需的时间会因疾病、宿主易感性的不同而异。感染病原体的持续时间和触发感染过程所需的病原体数量也各不相同。接触到病原体并不一定会产生感染。

证据显示

耐甲氧西林金黄色葡萄球菌在 EMS 人员中的流行情况

　　研究人员进行了一项横断面研究，以确定美国俄亥俄州 EMS 人员的耐甲氧西林金黄色葡萄球菌（MRSA）感染的发生率和相关风险因素。他们从俄亥俄州 84 个 EMS 机构随机抽取 280 名 EMS 人员，进行鼻黏膜组织培养。有开放性伤口（包括病变、疖肿、感染）的 EMS 人员 MRSA 培养阳性的概率是无开放性伤口 EMS 人员的 6.75 倍（95%CI：1.25~36.36；P=0.262）。报告每班洗手次数少于 8 次的或手套使用后洗手次数较少的 EMS 人员也比更频繁洗手的 EMS 人员更有可能出现 MRSA 培养阳性。研究人员估计，俄亥俄州 EMS 人员 MRSA 携带率是普通人群的 2~3 倍。这一结果支持美国 CDC 关于勤洗手的指导方针。

资料来源：Orellana RC，Hoet AE，Bell C，et al. Methicillinresistant *Staphylococcus aureus* in Ohio EMS providers：a statewide cross-sectional study. *Prehosp Emerg Care*. 2016；20（2）：184–190.

宿主易感性

　　宿主易感性受到人体免疫应答的影响，也受到其他因素的影响。

1. 人口学特征：
   - 年龄；
   - 性别；
   - 种族群体；
   - 遗传。
2. 一般健康状况：
   - 营养；
   - 激素；
   - 并发症；
   - 既往病史。
3. 免疫状态：
   - 病原体暴露史（赋予宿主抵抗力）；
   - 有效的免疫预防（赋予宿主免疫力）。
4. 地理条件及环境条件。
5. 文化行为：
   - 饮食习惯；
   - 个人卫生；
   - 性行为。

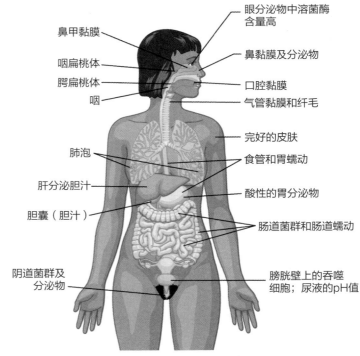

图27-3 第一道防线——外部屏障

第3节 人体对感染的生理反应

人体经常会暴露于能够引起疾病的病原体。即使如此，大多数人也不会感染疾病的。这种保护是由外部屏障和内部屏障提供的。这些屏障是抵御病原体感染的防线。

外部屏障

抵御感染的第一道防线（外部屏障）是直接暴露于环境的皮肤及消化道、呼吸道和泌尿生殖道的黏膜。这些区域寄居着正常菌群（如果进入机体内部可能会引起疾病）。体表在内部器官和环境之间形成了一个连续的封闭屏障（图27-3）。

菌群

几乎整个体表都存在正常的微生物菌群。菌群通过各种方式干扰病原体的建立，提高了外部屏障的有效性。正常菌群与病原体争夺生存空间和养分，同时保持利于它们自身生长的最适宜的酸碱度。但是该酸碱度并不利于许多病原体生存。一些菌群也会分泌杀菌物质，刺激免疫系统。

正常菌群在机体防御中起着关键的作用。但在特定的条件下，某些正常菌群也可能致病。例如，当皮肤或黏膜受损时（如蜂窝织炎），菌群会引起感染。当菌群从它们的自然栖息地转移到身体的另一区域时，也会引起感染（如泌尿系统的感染）。此外，菌群大量繁殖也可能导致疾病（如艰难梭菌结肠炎）。

皮肤

完好的皮肤通过2种方式抵御感染：第一，防止病原体侵入体内；第二，保持酸性环境，抑制致病菌生长。此外，微生物随皮肤表面坏死细胞脱落被带走，皮肤分泌的油脂和汗液也可带走皮肤毛孔中的微生物。

胃肠道系统

胃肠道系统中的正常细菌与入侵机体的微生物菌落争夺营养和空间。正常细菌有助于阻止病原微生物的生长。此外，胃酸可能会破坏一些微生物或使其有毒产物失活。消化系统通过粪便清除病原体。

上呼吸道

上呼吸道黏膜可以通过吸附大颗粒阻止病原体入侵。然后，这些颗粒可能会通过咳嗽或打喷嚏被排出。鼻毛和纤毛也可吸附和阻挡吸入空气中的外来物质，防止病原体到达下呼吸道。此外，扁桃体的淋巴组织对可能进入呼吸道的病原微生物做出快速的免疫应答。

泌尿生殖道

排尿的自然过程和尿液杀死细菌的能力有助于预防泌尿生殖道感染。前列腺液和阴道中的抗菌物质也有助于预防泌尿生殖系统感染。

注意

肠球菌是一种存在于人类肠道和女性生殖道中的细菌，一般在环境中也能发现。这种细菌可能会引起感染。万古霉素是一种常用于治疗肠球菌感染的抗生素。在某些情况下，肠球菌已经对这种药物产生抗性，因此被称为万古霉素耐药肠球菌（VRE）。大多数万古霉素耐药肠球菌感染都发生在医院内。肠球菌（多重耐药肠球菌）也可能对大多数或所有其他标准药物疗法产生耐药性。

内部屏障

当外部屏障无法抵御感染时，内部屏障将发挥作用。内部屏障包括炎症反应和免疫应答。

炎症反应

炎症（见第 11、第 26 章）是对细胞损伤的局部反应。当病原微生物侵入时，就会激活炎症反应。炎症反应通过隔离、破坏或中和微生物来阻止病原体进一步入侵（图 27-4）。

炎症反应通常是保护性且有益的，但也可能引发对机体自身组织的破坏。如果炎症反应持续或指向宿主自身的抗原，则可能是破坏性的。炎症反应可分为 3 个独立的阶段：第一阶段，细胞对损伤的反应；第二阶段，血管对损伤的反应；第三阶段，吞噬作用。

细胞对损伤的反应。机体会动员各种类型的细胞对损伤做出反应。某些细胞是特异性炎症介质（如白三烯、组胺）的作用靶点。当这些细胞受损时，细胞的新陈代谢被破坏。这会导致细胞中的能量储备减少。当能量储备耗尽时，钠离子积聚，导致细胞膨胀。酸中毒和细胞膨胀的加剧进一步损害细胞的功能，导致细胞膜退变。最终，细胞膜开始渗漏。这又加剧了细胞破坏、自溶，并刺激周围组织的炎症反应。

血管对损伤的反应。细胞受损后，会发生局部

充血（某部位血流量增加），进而引发水肿。白细胞聚集在血管内，释放趋化因子（能够吸引更多白细胞移行到感染部位）。这些趋化因子最终迁移到受损的组织。

吞噬作用。通过吞噬作用，白细胞吞噬、消化并破坏侵入的病原体。循环巨噬细胞清除坏死细胞及其他碎片。细菌和坏死细胞的摄取（内部吞噬作用）会释放破坏白细胞的化学物质。

第 4 节   感染性疾病发展的阶段

从暴露于传染性病原体到临床疾病发作的过程分为 4 个阶段：潜隐期、潜伏期、传染期和疾病期（表 27-1）。每个阶段的持续时间和可能结果各不相同，这取决于病原体和个体宿主。

表 27-1 感染性疾病发展的阶段		
阶　段	开　始	结　束
潜隐期	病毒侵入	当病原体脱落时
潜伏期	病毒侵入	当疾病过程开始时
传染期	当潜隐期结束时	只要病原体存在并能够传播给其他人就会持续
疾病期	紧跟着传染期	持续时间各异

潜隐期

当病原体侵入人体时，潜隐期开始。在此期间，感染已经发生，但病原体不能传递（或传播）给其他人或未引起临床上的显著症状。在一些疾病（如 HIV 感染）中，潜隐期相当稳定并且可能持续数年。而其他疾病（如流感）的潜隐期可能仅持续 24 ~ 72 小时。

潜隐期是感染性疾病的第一个阶段，与潜伏性感染不同。潜伏性感染是一种不活跃的感染，但可以传播并产生症状。潜伏性疾病的特征是在体征和症状出现之前或发作之间的无活动期。疱疹病毒正是很容易进入潜隐期的病原体。在此阶段，症状消失。当潜伏性感染再次被激活后，症状再次出现。

潜伏期

潜伏期是暴露于病原体和首发症状之间的间隔期。与潜隐期一样，潜伏期时间长短各异，可能是几

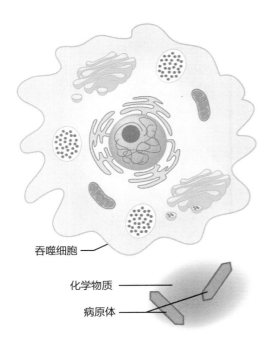

1. 受损区域产生趋化因子，吸引区域内巨噬细胞

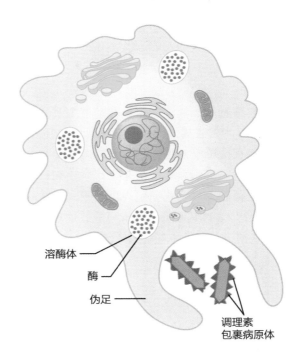

2. 调理素促进吞噬作用

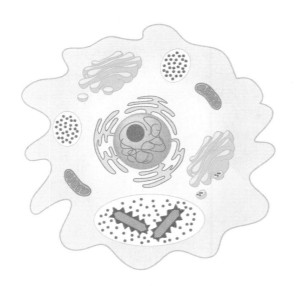

3. 被吞噬的病原体被溶酶体中的酶消化

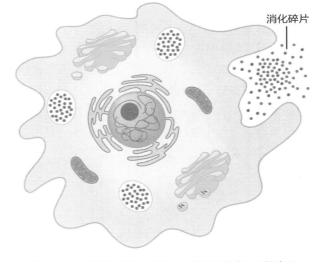

4. 巨噬细胞在完成消化后排出碎片，包括前列腺素、干扰素和补体成分。这些物质继续免疫反应

图27-4 第二道防线——炎症反应

个小时，也可能是15年或更长（如某些 HIV 感染患者）。在潜伏期内，病原体在宿主体内繁殖，刺激机体产生疾病特异性或病原特异性抗体。如果一个人暴露于疾病，那么他的血液检测可能会呈阳性（血清转化）。但是感染之后有一个窗口期。在此阶段，抗原存在但没有检测到抗体。在窗口期，即使存在感染，从血液中检测疾病特异性抗体的结果也可能是阴性的。

传染期

传染期紧跟着潜隐期。只要病原体存在且能够传播给其他宿主，传染期就会持续（感染的临床症状可能会在此期间显现）。传染期是可变的，可能发生在潜伏期或疾病期，是影响传染性的主要因素。某些疾病（如结核病、梅毒、淋病）的传染期和传播方式各异，这与疾病的发展阶段和感染的主要部位不同有关。

疾病期

疾病期紧跟着潜伏期。疾病不同，持续时间也不同。疾病期可能无症状，也可能出现明显的症状。这些症状可能直接源于入侵生物体或机体对疾病的反应。进入疾病期，机体有可能完全摆脱疾病；但入侵生物体也可能进入某些细胞内，处于非活跃状态（潜伏性疾病）。HIV 和肝炎病毒可导致这种潜伏性感染。症状消退并不意味着病原体已经被消灭。

思考

感染性疾病的 4 个阶段哪些会重叠？重叠会产生哪些问题？

第 5 节　人类免疫缺陷病毒感染

人类免疫缺陷病毒（HIV）是存在于 HIV 感染者的血液和血清来源的体液（精液、阴道或子宫颈的分泌物）中的病毒。HIV 是人与人之间直接传播的，通过肛交、阴道性交，通过胎盘，以及黏膜或开放性伤口接触污染的血液或体液而传播。HIV 也可以间接传播，如输注污染的血液或血液制品、移植 HIV 感染者的组织和器官及使用被污染的针头或注射器。具有下列危险因素的人群 HIV 感染发生率最高[6]：

高风险：

- 高危性行为（阴道、性交或肛交未采取保护措施）；
- 与 HIV 阳性患者共用静脉注射针头（HIV 可在针头上存活多达 42 天）。

不常见：

- 被污染的针头或锐器刺伤；
- HIV 阳性的母亲娩出或哺乳的婴儿。

罕见：

- 口交；
- 输血接受者（这种风险在 1978—1985 年很高）；
- 吃他人嚼烂的食物（如母亲嚼烂食物喂婴儿）；
- 被 HIV 阳性者咬伤；
- 破损的皮肤或黏膜与被 HIV 感染的血液或体液直接接触；
- 口腔黏膜上有伤口时，张嘴接吻。

其他可能影响 HIV 感染易感性的因素包括并发的性传播疾病或性传播感染，特别是导致皮肤溃疡的性传播疾病或性传播感染。

病理生理学

HIV 感染源于 HIV-1 或 HIV-2 这 2 种逆转录病毒。它们在进入宿主细胞后将遗传物质核糖核酸（RNA）转化为脱氧核糖核酸（DNA）。一旦逆转录病毒进入细胞内，细胞的遗传物质就变成了部分病毒和部分细胞的混合体。病毒基本接管了细胞，以制造更多的病毒颗粒。当产生了足够的病毒颗粒时，宿主细胞破裂，从而将病毒释放到血液中去寻找新的靶细胞。HIV 寻找的受体是 T 细胞（CD4$^+$T 细胞）表面的 CD4 分子。当 HIV 附着在 CD4 分子上时，便能够侵入细胞，对细胞造成损伤。CD4$^+$T 细胞计数用于确定疾病的严重程度，极低的计数表明病情很严重。CD4 分子也存在于某些神经细胞、单核细胞和吞噬细胞的表面，这可能会将病毒携带至机体的其他部位。

即使机体对 HIV 产生抗原特异性抗体，但这些抗体仍无法抵抗 HIV。继发性并发症通常是随着免疫系统恶化而发生的机会性感染引起的。这类感染包括[7]：

- 肺结核；
- 复发性肺炎；
- 真菌感染；
- 肺孢子菌肺炎；
- 肿瘤（卡波西肉瘤、宫颈癌、淋巴瘤）；
- 消瘦综合征；
- HIV 脑炎；
- 病毒性感染（单纯疱疹病毒、巨细胞病毒感染）；
- 引起腹泻的寄生虫感染（隐孢子虫病等）；
- 中枢神经系统弓形虫病。

注意

HIV-1 和 HIV-2 在血清学分型和地理分布上是不同的，但具有相似的流行病学特征。HIV-1 比 HIV-2 的致病性更强。美国和全世界的大多数病例都是由 HIV-1 造成的，而 HIV-2 似乎仅分布在西非。

资料来源：HIV strains and types. Avert website. https://www.avert.org/professionals/hiv-science/types-strains. Updated January 23, 2018. Accessed April 9, 2018.

类别与分期

如果不进行治疗，从 HIV 传播到患者出现严重并发症的平均间隔时间约为 10 年[8]。实际上，对于不同传染病，这个间隔时间差异很大（表 27-2）。

表 27-2 不同传染病的潜伏期和传染期	
潜 伏 期	**传 染 期**
儿童疾病	
水痘	
2~3 周（平均 13~17 天）	开始于皮疹发作前的 1 天或 2 天，直到病变结痂，囊泡出现后不超过 6 天
腮腺炎	
2~3 周（平均 18 天）	开始于腮腺症状出现前 6 天，直到腮腺症状出现后 9 天；腮腺肿大后的 48 小时内，传染性最强
百日咳	
7~14 天，一般为 7~10 天	开始于暴露后 7 天，并持续到发病后 3 周；早期咳嗽前的传染性极高；3 周后尽管仍然咳嗽，但不再具有传染性
风疹	
14~23 天（平均 16~18 天）	开始于皮疹出现前 1 周，直到皮疹出现后 4 天；先天性风疹综合征患儿出生后数月内具有传染性
麻疹	
通常为 10 天，8~13 天发热，14 天发疹	开始于发热前的几天，直到皮疹出现后 5~7 天
汉坦病毒	
3 天至 6 周	尚未发现人传人病例
肝炎病毒感染	
甲型肝炎病毒（HAV）	
15~50 天（平均 28~30 天）	通常开始于潜伏期后半段，并在黄疸发作后持续数天
乙型肝炎病毒（HBV）	
45~180 天（平均 60~90 天）	开始于潜伏期，并持续整个临床病程（携带状态可能持续数年）
丙型肝炎病毒（HCV）	
2 周至 6 个月（平均 6~9 周）	开始于症状出现前 1 周或数周，并且在慢性进展状态和携带状态期间不定期发生
HIV 感染	
变化：从暴露到血清呈阳性约 6~12 周，症状性免疫抑制可达 10 年直至确诊 AIDS	终身具有传染性的；在 HIV 感染病程中，传染性可能会发生变化
流感	
24~72 小时	开始于症状出现后 3 天，感染可使机体对病毒的特异性毒株产生免疫，但免疫的持续时间不同
脑膜炎	
2~10 天	持续时间不同；只要鼻腔分泌物和口腔分泌物中仍有病原体，传染期就会持续；抗生素治疗 24 小时内，上呼吸道的病原体消失

续表

潜 伏 期	传 染 期
单核细胞增多症	
4~6 周	持续时间较长；咽排泄物可能会持续数年；15%~20% 的成年人都是病毒携带者
肺炎	
1~3 天	直到病原体随呼吸道分泌物排出（抗生素治疗后 24~48 小时）
狂犬病	
通常 2~16 周	通过咬伤、抓伤或气溶胶在人与人之间的传播尚未见报道；与感染者分泌物接触后的传播也仅是理论上存在
严重急性呼吸综合征（SARS）	
10 天	现有资料表明，当患者出现发热或咳嗽等症状时，最有可能传播；然而，症状出现之前或之后多久可以传染尚不清楚
性传播疾病	
生殖道沙眼衣原体感染	
5~10 天	尚不清楚；如不治疗，可迁延数月或更长时间，尤其是无症状感染者；再感染很常见；有效的治疗可结束感染
淋病	
2~7 天	如果不进行治疗，数月内均具有传染性
单纯疱疹病毒（HSV）	
HSV-1：2~12 天	出现病变时即具有传染性；可见病变消失后仍具有传染性；病变消失 7 周后唾液中仍发现有病毒；常有病毒的短暂散播
HSV-2：2~12 天（平均 6 天）	出现病变时即具有传染性；在无病变的情况下，可能发生病毒的短暂散播
梅毒	
10 天至 10 周（平均 3 周）	持续时间不同；出现在原发和继发阶段且会在皮肤黏膜中复发（如果不治疗，2~4 年内复发）
破伤风	
3~21 天，通常为 10 天	不直接传播；康复后并不具备永久免疫力
结核病	
暴露后 4~12 周或疾病处于潜隐期的任何时候	只要痰液中出现杆菌就具有传染性，有时会持续数年

美国 CDC 制定的 HIV 分类体系（2014 年修订版），根据 CD4⁺T 细胞计数或占淋巴细胞总数的百分比分为 3 类[9]：

· 第 1 类：细胞计数为 500/μL 或更高（≥ 26%）；

· 第 2 类：细胞计数为 200~499/μL（14%~25%）；

· 第 3 类：细胞计数低于 200/μL（<14%）。

随着 CD4⁺T 细胞计数减少，机会性感染的风险和严重程度增加。

在青少年和成年人，HIV 感染可分为 3 个临床分期。分期不应与前面提到的分类混淆。分类依据的是细胞计数，而分期表示患者的体征、症状和病情的严重程度。

急性感染期

第 1 阶段，各种症状一般出现在暴露后 2~4 周。临床特征包括发热、腺体肿大和咽痛。发热是自限性的，通常持续1~2周。在此阶段，CD4⁺T细胞计数出现短暂下降。在此阶段，需要进行特异性抗原检测或抗体检测来检测血液中的抗原或抗体，因为抗原特异性抗体对HIV的血清学反应一般发生在感染后6~12周。在此阶段，CD4⁺T细胞计数恢复正常。

思考

如果在暴露后第3周内抽取一份样本进行HIV抗体的血液检测，可能会有什么结果？

无症状期

在第2阶段，患者可能没有症状，但病毒仍在缓慢繁殖。在这一阶段积极接受HIV抗逆转录病毒治疗的人群可能有极低的病毒载量，传播这种疾病的可能性较小。在这个阶段结束时，病毒载量增加，CD4⁺T细胞计数下降，患者容易发生机会性感染。

疾病期

当患者进入AIDS阶段时，会出现畏寒、发热、出汗、淋巴结肿大、乏力和体重减轻等症状。如果不进行治疗，AIDS患者通常只存活3年左右。抗逆转录病毒治疗对AIDS患者有效，无论何时开始，都有可能使AIDS患者受益。AIDS被定义为CD4⁺T淋巴细胞计数小于200/μL或存在符合AIDS定义的疾病（机会性感染）。在第3阶段，患者免疫系统受到严重损害，发生机会性感染。例如：细菌性肺炎合并肺孢子菌感染；肺结核；腹泻；各种身体系统的肿瘤，包括卡波西肉瘤（图27-5）；HIV相关痴呆；神经学表现。

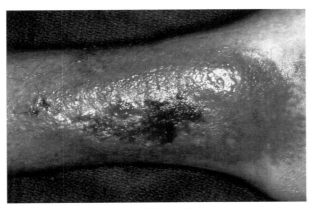

图27-5 远端小腿和踝关节卡波西肉瘤

衰老伴HIV感染

自从高效抗逆转录病毒治疗（HAART）出现以来，HIV感染患者的生存状况明显改善，因此HIV感染现在被认为是一种慢性疾病[10]。然而，HIV感染患者的衰老过程似乎加快了。目前，尚不清楚这种影响是与疾病本身有关，还是与疾病的治疗有关。其他慢性疾病，如心脏病、肝脏和肾脏疾病、癌症和糖尿病，在老年HIV病毒阳性患者中也更普遍。事实上，在发达国家，死亡更可能与这些慢性疾病有关，而不是与HIV感染或AIDS有关[11]。HIV感染患者的骨密度降低，使他们骨折的风险增加。神经认知障碍是这些患者随着年龄增长出现的另一种常见病。因此，感染HIV的患者群体一定要认识到这些疾病的风险。

个人防护

严格遵守标准预防措施是医护人员为保护自己免受包括HIV感染在内的所有血源性传染病的侵害而能够采取的唯一预防措施。实际上，EMS人员因暴露于受污染的血液而感染HIV的概率很低。自1985年以来，美国CDC报告医护人员职业感染HIV的病例中，58例确诊，150例为疑似[12]。尽管有13例疑似病例，但在EMT或救护员中没有确认病例。在下列情况下，医护人员感染的风险增加：

- 暴露于大量血液。当卫生器械明显被血液污染时，在救护患者需要在静脉或动脉中放置针头时，以及暴露涉及深度损伤时，就会出现这种情况。
- 暴露于患有绝症的HIV感染患者，这也说明AIDS晚期病毒载量较高。
- 患者血液中HIV计数（病毒载量）很高。

根据这些因素测算，通过针头传播HIV的总体风险估计为0.04%~5%[13]。在任何情况下，必须从暴露的方式和涉及的因素来理解暴露的风险。虽然疾病传播的可能性显得很高，但实际概率可能相当低。医务人员应遵循机构有关通知和报告任何传染病暴露的规定。

思考

为什么需要在病毒暴露后2~3周内进行检测？

注意

有几种测试可用于检测病毒。家庭测试和快速测试检测血液或唾液中的 HIV 抗体。如果其中一个测试是阳性的，则需要进一步通过实验室检查确认是否感染疾病。

HIV 抗体和抗原血液检测可以检测 2 种类型 HIV 抗体。HIV 抗原（p24）是一种病毒蛋白，可以在抗体产生之前用标准或快速测试方法检测。p24 抗原检测可在 HIV 感染后 10~14 天检测到 p24 蛋白。p24 阳性意味着 HIV 阳性。然而，仅 p24 阴性并不能完全排除 HIV 感染。例如，测试可能无法检测到 p24 蛋白，因为该患者是在 4~6 周前被感染的，或者 p24 抗原水平太低，目前的技术检测不到。

HIV 核酸扩增试验可评估病毒是否存在和数量。与 p24 测试不同，只要血液中有 HIV，这个测试就能给出一个阳性结果。

资料来源：Tooley L. Detecting HIV earlier: advances in HIV testing. CATIE website. http://www.catie.ca/en/pif/fall-2010/detecting-hiv-earlier-advances-hiv-testing. Published Fall 2010. Accessed April 9, 2018.

暴露后预防

如果证实或怀疑存在暴露，救护员应立即上报。如果可能，应对来源病患进行检测，以确认 HIV 感染。有关原发性 HIV 感染的资料表明，全身性感染不会立即发生。因此，存在一个很短的机会窗口期，在此期间抗逆转录病毒干预可能会改变病毒复制[14]。

HIV 暴露后应尽快采取暴露后预防措施，并持续 4 周[15]。暴露后预防方案应包括 3 种或 3 种以上抗逆转录病毒药物。EMS 人员暴露后应在 72 小时内开始进行密切的随访，并向其提供咨询服务、基线数据和后续 HIV 检测及预防药物毒性（肝毒性）的监测。如果使用 p24 抗原-HIV 抗体检测，后续 HIV 检测可于暴露后 4 个月停止。在其他情况下，检测应持续 6 个月。HIV 暴露后，4 周预防治疗的首选方案是雷特格韦、富马酸替诺福韦、恩曲他滨联用[16]。

注意

3 种药物可用于大多数 HIV 暴露的预防。所有抗逆转录病毒药物都伴有不良反应，尽管这些不良反应在新一代抗病毒药物中不太常见。监测和治疗不良反应将有助于确保暴露者完成 4 周的预防治疗。

第 6 节　肝炎

肝炎是肝实质细胞的炎症反应，可能由多种原因引起，包括感染、药物和饮酒。几种病毒可以引起肝炎，但最常见的是甲型肝炎病毒（HAV）、乙型肝炎病毒（HBV）和丙型肝炎病毒（HCV）（表 27-3）。

注意

还有其他几种肝炎病毒：

- 丁型肝炎病毒（HDV），没有 HBV 的辅助就无法复制增殖；
- 戊型肝炎病毒（HEV）和庚型肝炎病毒（HGV），罕见。HEV 由被污染的食物和水传播（如 HAV）。HEV 和 HGV 的传播途径被认为与 HCV 相似。

甲型肝炎

甲型肝炎是一种疫苗可预防性疾病。在美国，甲型肝炎发病率因疫苗接种有所下降。但在发展中国家，甲型肝炎的发病率仍然较高[17]。HAV 通过摄入被 HAV 污染的食物或水或粪-口途径传播，HAV 定植于肝脏中，繁殖后进入胆汁，并被运送至肠道，最后随粪便排出（粪便排出通常发生在临床症状发作前）。在急性疾病期间，抗体（抗 HAV）逐渐形成。抗体也会在康复后期形成。一旦被感染，患者对 HAV 终身免疫。

值得注意的是，甲型肝炎没有病毒携带状态，不会导致慢性肝病或慢性携带者状态。许多 HAV 感染是亚临床的，但也有一些感染可能表现为流感样症状。除了已有肝病的患者外，甲型肝炎病死率较低。

免疫球蛋白可以为机体提供暂时免疫（即 2~3 个月），但必须在暴露于 HAV 之前或暴露后 2 周内注射。建议所有 1 岁儿童接种甲型肝炎疫苗。以前未接种过疫苗的成年人如果符合以下任何标准，应考虑接种疫苗[18]：

- 居住在 HAV 感染率较高的社区；
- 前往 HAV 感染率较高的国家出差或旅游；
- 与男性发生性关系的男性；
- 使用违禁药物；
- 在有感染 HAV 或携带 HAV 动物的研究中心工作；
- 患有慢性肝脏疾病或凝血因子异常。

有些用人单位要求提供 HAV 疫苗接种证明。妊娠期间接种疫苗的安全性尚未确定[19]。

表 27-3　肝炎的类型

项目	甲型肝炎	乙型肝炎	丙型肝炎	丁型肝炎	戊型肝炎
定义	HAV 会引起肝脏炎症反应，但不会导致慢性疾病	HBV 会引起肝脏炎症反应，导致肝细胞损伤，进而导致肝硬化和肝癌	HCV 会引起肝脏炎症反应，导致肝细胞损伤，进而引致肝硬化和肝癌	HDV 会引起肝脏炎症反应，仅感染 HBV 携带者	HEV 会引起肝脏炎症反应，在美国很少见，偶尔会引起慢性疾病
潜伏期	2~7 周，平均 4 周	6~23 周，平均 17 周	2~25 周，平均 7~9 周	2~8 周	2~9 周，平均 40 天
传播方式	通过粪口（肛交或口交）途径，人与人之间的亲密接触或摄入被污染的食物和水传播或者接触粪便后的手口接触（如更换尿布）	接触被污染的血液、精液、阴道分泌物及针头，包括文身和身体穿孔的工具；母亲感染新生儿；被人咬伤；性接触	接触被污染的血液及静脉穿刺针头、剃须刀、文身和身体穿孔的工具；母亲感染新生儿。不易通过性传播	接触被污染的血液、污染的针头；性接触	通过粪口途径传播。在其他国家暴发与水源污染有关
症状	儿童可能没有症状；成年人通常有浅色大便，乙常有浅色大便，深色尿液，乏力、发热、恶心、呕吐、腹痛和黄疸的症状	可能没有症状；有些人有轻微的流感样症状，深色尿液、浅色大便、黄疸、乏力、发热等症状	同乙型肝炎	同乙型肝炎	同甲型肝炎
疫苗	1 岁以上的患者给予 2 剂	任何年龄的人均可给予 3 剂	无 HCV 疫苗。应接受 HAV 疫苗和 HBV 疫苗	HBV 疫苗可预防 HDV 感染	无市售疫苗
高危人群	家庭接触或性接触感染者，或者生活在 HAV 暴发的地区，前往发展中国家的旅行者，肛交或口交者及注射吸毒者	受感染的母亲娩出的婴儿，与感染者或多个性伴侣发生性关系，注射吸毒者，应急响应人员，护人员，肛交或口交者及注射吸毒者	1992 年之前的输血受者，医护人员，注射吸毒者，血液透析患者，受感染的母亲娩出的婴儿，有多个性伴侣	注射吸毒者，肛交或口交者及与 HDV 感染者发生性接触	前往发展中国家的旅行者，尤其是孕妇
预防措施	暴露后 2 周内接种疫苗或免疫球蛋白；如吃后使用肥皂和水清洗；使用家用漂白剂（漂白剂与水的比例为 1：10）清洁被粪便污染的表面；确保安全的性行为	接种疫苗能够提供 20 年以上的保护；使用家用漂白剂并佩戴防护手套用于清洁血迹；不与他人共用剃须刀、牙刷或针头的性行为；确保安全的性行为（用于暴露后乙型肝炎免疫球蛋白接种无应答者）	使用家用漂白剂清洗溢出的血液；接触血液时佩戴手套；不与他人共用剃须刀、牙刷或针头；确保安全的性行为	接种 HBV 疫苗预防 HBV/HDV 感染；确保安全的性行为	避免饮用或使用可能污染的水

资料来源：Hepatitis Foundation website. http://www.hepatitisfoundation.org/ABOUT/contact.html. Accessed April 9, 2018.

乙型肝炎

感染性 HBV 颗粒见于血液和含有血清的分泌物中（如渗血、皮肤损伤），以及来源于血清的分泌物中（如唾液、精液、阴道分泌物）。与其他肝炎病毒类型一样，HBV 会累及肝脏并引起如前描述的体征和症状。HBV 可能会产生慢性感染，导致肝硬化和其他并发症，如肝癌。虽然 HBV 感染通常持续不足 6 个月，但携带状态可能持续多年。

注意

HBV 的传染性是 HIV 的 100 倍。2015 年，美国估计有 21900 个新的 HBV 感染病例。全世界估计有 2.57 亿人患有乙型肝炎。

资料来源：Hepatitis B. World Health Organization website. http://www.who.int/mediacentre/factsheets/fs204/en/. Reviewed July 2017. Accessed April 9，2018.

乙型肝炎的表现各异。在一些患者，可能只有低热和乏力感（流感样症状）这 2 种症状，并能完全缓解。在另一些患者，可能会出现广泛性肝坏死，并进一步进展，导致死亡。与 HBV 相关的其他并发症包括凝血功能障碍、蛋白质合成障碍、胆红素代谢障碍、胰腺炎和肝癌。HBV 暴露主要包括下列 5 种形式[20]。

1. 使用针头直接经皮接种感染的血清或血浆，或者输注感染的血液或血制品。针刺伤传播 HBV 的风险高达 30%[21]。
2. 间接经皮导入感染的血清或血浆（如皮肤割伤或擦伤、文身 / 身体穿孔）。
3. 通过黏膜表面（如眼部或嘴巴）、胎盘吸收感染的血清或血浆，或者新生儿出生时被母亲的血液污染。
4. 通过黏膜表面吸收感染的分泌物（如唾液或精液），如可能会在阴道性交、肛交或口交中发生（但不会由粪便传播），也可能通过共用吸食毒品的吸管的方式传播。
5. 通过日常用品表面感染的血清或血浆传播。HBV 在日常用品表面是稳定的，并且可以在可见的血迹中保持传染性 7 天以上[22]。

思考

为什么有关暴露风险的信息对救护员非常重要？

暴露前预防措施

随着监管的实施和立法及 OSHA《血源性病原体标准》的颁布，医护人员中感染 HBV 的病例明显减少。免疫接种后产生了抗病毒抗体的医护人员几乎没有感染这种疾病的风险（如果有针刺伤，未接种疫苗的医护人员接触 HBV 阳性患者感染风险估计为 6%~30%）[23]。美国 CDC 建议，同时 OSHA 也要求向所有医疗保健工作者提供 HBV 疫苗。

儿童应在出生时接种第一次 HBV 疫苗，并在 18 个月前完成后续接种。对于有高风险性行为、注射毒品、需要透析、HIV 感染、患有慢性肝病、年龄超过 60 岁并患有糖尿病、在 HBV 感染发生率高的国家居住或旅行或在某些高风险环境中工作的成年人，也推荐接种 HBV 疫苗[24]。

血液是工作场所 HBV 感染最可能的途径。感染的风险与血液中含有 HBV 的概率、受体的免疫状态和传播效果成正比。如果 HBV 疫苗接种程序全部完成，暴露后不需要重复接种 HBV 疫苗[25]。HBV 疫苗接种计划一般需要在 6 个月完成 3 次肌内注射。为了有效地预防 HBV 感染，HBV 疫苗接种程序应在暴露发生前完成。

暴露后预防措施

如果未接种疫苗的人或未完成疫苗接种程序的人暴露于 HBV，则应采取暴露后预防措施。在治疗前，应进行血液检测，以确定有无足够的乙型肝炎抗体。已知接触过 HBV，但缺乏或没有足够抗体的人接种 HBV 疫苗和乙型肝炎免疫球蛋白。后者是一种用于事后治疗的抗体，针对 HBV 提供被动免疫。如果接触者有足够的抗体，则无须进一步干预。

丙型肝炎

HCV 是一种血源性病毒，引起的疾病与 HBV 引起的疾病相似。2010—2015 年，报告的 HCV 感染者增加了 2.9 倍多，很可能是因为更多的病例被发现和静脉注射药物的使用增加[26]。据信，目前大约有 350 万名美国人感染了 HCV。HCV 感染常由注射药品、针刺伤和感染控制不力引起[26]。很少有人通过性接触（尤其是与男性发生性关系的男性）、文身感染 HCV，或者由 HCV 阳性母亲传播给婴儿。在被感染的医护人员中，70%~85% 成为携带者[27]。

有 1/2~2/3 的感染者患有慢性肝炎；1/5 的感染者患有严重的肝病，如肝硬化和肝癌。

目前没有针对 HCV 的疫苗。抗病毒和免疫治疗在控制 HCV 感染方面的有效性超过 90%，所采用的治疗方法是基于病毒的特定基因型。美国的目标是到 2030 年将慢性 HCV 感染病例减少 90%[28]。在某些病例，可以永久消灭 HCV[29]。

丙型肝炎的症状和体征与其他类型的肝炎相似。大多数 HCV 感染者无症状。

体征和症状

一方面，感染任何导致肝炎的病毒都有可能不会引起任何症状；另一方面，肝炎病毒感染可能会引起典型的肝炎，并突然出现流感样的疾病（发热、乏力、恶心、呕吐），然后是腹痛、黄疸、深色尿液和黏土色大便。患者在症状出现的第一周传染性最强（表 27-2）。在感染后 2~3 个月内，患者通常会出现非特异性症状，如厌食症、恶心和呕吐、发热、关节疼痛和全身皮疹。约 1% 的 HBV 感染住院患者出现肝危象，导致死亡[30]。

患者管理与防护措施

对门诊肝炎患者的管理主要是支持性的，目标是维持患者的血液循环，防止休克。所有参与患者救护的医护人员都必须采取标准防护措施。

第 7 节 结核病

2015 年，全世界新增 1050 万例结核病病例，180 万人死于结核病[31]。20 世纪初以来，美国报告的结核病病例数不断下降。2016 年，美国 CDC 报告了 9272 例结核病病例，比上一年下降 2.9%[32]。

在 HIV 感染患者和免疫系统功能低下的人群中，结核病的发生率明显偏高。引起结核病的其他危险因素包括：

- 与患有传染性结核病的人密切接触；
- 从结核病高发地区迁入；
- 年龄小于 5 岁[33]；
- 在高危环境中生活或工作，如在教养机构、无家可归者的收容所、医院和疗养院，或者静脉注射吸毒者。

一般分枝杆菌感染易感性较高的人群包括 3 岁以下儿童，65 岁以上的成年人，以及慢性疾病、营养不良和免疫抑制或免疫功能低下的人。

病理生理学

结核病是一种主要累及肺部的慢性传染病，患者是通过吸入含有结核杆菌（结核分枝杆菌、牛分枝杆菌或各种非典型分枝杆菌）的干燥滴核感染的。虽然细菌主要是通过感染者咳嗽或打喷嚏传播到空气中，但也可以通过感染者的痰液传播。与患有传染性结核病的人同处同一空间的人感染的风险最高[34]。细菌也可能通过摄入，或者通过皮肤或黏膜传播，尽管这种方式不太常见。

结核病的病理与全身炎症病变及结核杆菌突破机体自然防御的能力有关。结核病患者出现的干酪性肉芽肿（坏死性炎症细胞），称为结核空洞性病变，可引起慢性肺疾病。

感染可能会无限期地处于潜伏状态，也可能导致活动性传染病。因此，存在 2 种与结核病相关的疾病：潜伏性结核分枝杆菌感染和结核病（表 27-4）。

表 27-4 潜伏性结核分枝杆菌感染与结核病的差异	
潜伏性结核分枝杆菌感染者	**结核病患者**
无症状	可能包括的症状： · 持续 3 周或以上的严重咳嗽 · 胸部疼痛 · 咯血或咳痰 · 虚弱或乏力 · 体重减轻 · 没有食欲 · 寒战 · 发热 · 盗汗
未感觉不舒服	经常感觉不舒服
不会将结核分枝杆菌传染给其他人	可将结核分枝杆菌传染给其他人
通常皮肤试验或血液检测结果提示结核杆菌感染	通常皮肤试验或血液检测结果提示结核杆菌感染
胸部 X 线片显示检查正常，并且痰涂片呈阴性	胸部 X 线片显示异常，或者痰涂片或痰培养呈阳性
需要对潜伏性结核分枝杆菌感染者进行治疗，以防止活动性结核病	需要对活动性结核病患者进行治疗

资料来源：Division of Tuberculosis Elimination. Tuberculosis（TB）: fact sheets. Centers for Disease Control and Prevention website. https://www.cdc.gov/tb/publications/factsheets/general/tb.htm. Updated October 28, 2011. Accessed April 9, 2018.

结核病的体征和症状包括咳嗽、发热、盗汗、体重减轻、乏力和咯血。除肺以外的器官系统也可能感染结核杆菌（如脊柱结核）。受累的器官系统及相关并发症包括心血管系统、骨骼系统和中枢神经系统等。

1. 心血管系统：
   ▪ 心包积液；
   ▪ 淋巴结病（颈部淋巴结通常受累）。
2. 骨骼系统：
   ▪ 椎间盘退变；
   ▪ 某一关节的慢性关节炎。
3. 中枢神经系统：
   ▪ 亚急性脑膜炎；
   ▪ 脑肉芽肿。
4. 全身结核（结核分枝杆菌随血流广泛传播）。

在未确诊的肺疾病患者，特别是 HIV 阳性患者中，救护员应高度怀疑结核病。

结核病检测

结核分枝杆菌感染最初的体征和症状可能极少。然而，可以通过芒图结核菌素试验（纯蛋白衍生物，PPD）来检测早期感染。PPD 检测呈阳性提示既往感染结核分枝杆菌，但还需要进一步检测以明确诊断。检测结果呈阳性的患者在治疗前通常会进行胸部 X 线检查和抗酸分枝杆菌痰培养。

PPD 检测结果呈阴性不能完全排除结核分枝杆菌感染，患者具有结核样症状、HIV 感染或 AIDS 确诊时尤其如此。在这些情况下，暴露后 10 周可重复进行 PPD 检测。

因为结核分枝杆菌感染的识别和早期治疗很重要，所有医护人员都应该接受常规 PPD 检测，某些情况下还应接受胸部 X 线检查和抗酸分枝杆菌痰培养。免疫应答阴性并不排除后续暴露再感染。

患者救护与防护措施

救护员应了解其服务范围内的活动性结核病高发地区。感染性结核病患者的院前救护主要是支持性的。

当怀疑结核病时，需要采取空气传播预防措施。外科口罩虽然可以减少逃逸的滴核数量，但不足以阻挡结核分枝杆菌。因此，如果没有患者使用氧气面罩，在转运过程中应将外科面罩用于患者。NIOSH建议救护员救护结核病患者时，使用能过滤至少

95% 的空气微粒的 N95 面罩或呼吸器（图 27-6 和框 27-6），包括高效空气过滤和非循环通气在内的救护车通风系统是患者转运过程中预防结核病暴露的另一种手段。

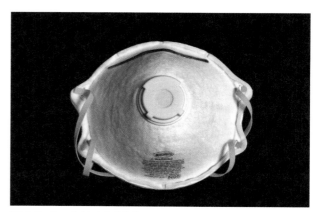

图 27-6 高效空气过滤呼吸面罩

框 27-6 结核病防护呼吸面罩或呼吸器

目前，OSHA 结合美国 CDC 制定的指导方针，要求医护人员接触患有或疑似有结核病的患者时，使用呼吸面罩或呼吸器。OSHA 正在强制推行呼吸面罩或呼吸器的使用，同时制定具体标准预防医护人员暴露于结核病。经 NIOSH 认证的呼吸面罩或呼吸器必须具有一次性的（或可替换的）高效空气过滤器。该过滤器能够捕获空气中的颗粒。每当需要使用呼吸面罩或呼吸器（包括一次性呼吸器）时，必须按照法规实施完整的呼吸面罩或呼吸器防护计划。

呼吸面罩或呼吸器防护计划包括：
1. 呼吸面罩或呼吸器使用许可；
2. 呼吸面罩或呼吸器程序管理；
3. 呼吸面罩或呼吸器的选择；
4. 呼吸面罩或呼吸器的检查；
5. 呼吸面罩或呼吸器的清洗与维护；
6. 呼吸面罩或呼吸器的储存；
7. 呼吸防护训练；
8. 呼吸面罩或呼吸器试戴（确保尺寸精确）；
9. 呼吸面罩或呼吸器程序评估；
10. 呼吸面罩或呼吸器使用者的医学监测。

资料来源：US Department of Health and Human Services, National Institute of Occupational Safety and Health. *NIOSH Guide to the Selection and Use of Particulate Respirators*, *Certified Under 42 CFR 84*. Washington, DC: US Department of Health and Human Services; 1996. Publication No.96-101.

当救护员将怀疑患有结核病的患者送入医院时，应告知医院，让他们做好准备和采取空气传播、预

防措施，包括将患者送入负压室。每次应急响应后，所有救护设备都应消毒。

思考

潜伏性结核分枝杆菌感染患者能否通过飞沫将疾病传播给救护员？

治疗

如果立即开始有效治疗并按规定进行治疗，结核病通常是可以治愈的。但耐多药结核病正在增加（框27-7）。大多数结核病患者开始采用 6 个月或 9 个月的药物治疗方案。药物包括异烟肼、利福平、吡嗪酰胺和乙胺丁醇[35]。应监测患者有无药物不良反应。痰和培养物通常在治疗开始后 3~8 周转为阴性。

框 27-7　耐多药结核病

耐多药结核病对异烟肼、利福平及一线抗结核药物具有耐药性。它是一种严重的结核病，预防性治疗的作用有限。患有耐多药结核病的患者对很多抗生素耐药。耐多药结核病的高危人群包括：

- 近期暴露于耐多药结核病的人（特别是免疫功能低下的人）；
- 未按规定服用药物的结核病患者；
- 来自耐多药结核病高发的国家的患者；
- 以前接受过结核病治疗的患者。

治疗失败和耐药结核病的一个主要原因是患者未能严格遵循治疗方案。这种行为不仅威胁到结核病患者的健康，增加公共健康风险，还会使结核病具有长期传染性和结核病在社区的传播。

资料来源：Division of Tuberculosis Elimination. Tuberculosis（TB）: treatment for TB disease. Centers for Disease Control and Prevention website. https://www.cdc.gov/tb/topic/treatment/tbdisease.htm. Updated August 11, 2016. Accessed April 9, 2018.

第 8 节　细菌性脑膜炎

细菌性脑膜炎是一种进展迅速的疾病，可累及脑膜和脊髓膜，并可在数小时内导致死亡。通常的传播方式是与感染者或携带者的上呼吸道分泌物长期直接接触。一旦吸入，细菌侵入呼吸道，通过血液到达脑和脊髓。随着感染的蔓延，受累器官系统会出现毒

性作用。接触任何怀疑患有脑膜炎的患者都应遵循飞沫传播预防措施，包括使用外科口罩和护目镜。

每年大约有 4100 名美国人发生细菌性脑膜炎，造成 500 人死亡[36]。美国细菌性脑膜炎的发病率已经下降，因为有疫苗可以预防由 3 种细菌引起的疾病：脑膜炎奈瑟菌、肺炎链球菌和 b 型流感嗜血杆菌。

其他引起脑膜炎的细菌

脑膜炎球菌性脑膜炎是由脑膜炎奈瑟菌引起的，脑膜炎奈瑟菌是青少年细菌性脑膜炎最常见的原因，也是细菌性脑膜炎最致命的原因。估计 5%~10% 的人携带这些脑膜炎奈瑟菌[37]。喉黏膜上皮可防止病原体侵入脑膜和脑脊液。自 20 世纪 90 年代以来，美国脑膜炎球菌性脑膜炎暴发次数有所减少。采取飞沫传播预防措施，包括戴上外科口罩和护目镜，可以防止细菌传播。如果救护员怀疑患者有脑膜炎，他们应该首先怀疑病原体是脑膜炎奈瑟菌，直到证明是其他细菌。他们也应该上报，因为需要对这种脑膜炎采取暴露后预防措施。

其他引起脑膜炎的细菌包括肺炎链球菌、b 型流感嗜血杆菌、B 族链球菌和单核细胞性李斯特菌。幸运的是，引起脑膜炎的细菌没有传染性。此外，它们不是通过偶然接触传播的，也不是通过呼吸脑膜炎患者所在空间的空气传播的。无论如何，都应该采取飞沫传播预防措施。如果暴露于脑膜炎奈瑟菌，则需要采取暴露后预防措施。

肺炎链球菌是婴儿、儿童和老年人细菌性脑膜炎最常见的原因，青少年和年轻人细菌性脑膜炎的第二常见原因；也是成人肺炎和儿童中耳炎（中耳感染）最常见的原因[37]。肺炎链球菌脑膜炎通常是中耳炎未予治疗引起的感染扩散到脑膜引发的炎症。对这种类型的感染应采取飞沫传播预防措施。

流感嗜血杆菌引起的脑膜炎由于接种疫苗而减少。1981 年开始为儿童接种疫苗。在此之前，流感嗜血杆菌是 6 个月至 3 岁儿童细菌性脑膜炎的主要原因。

单核细胞性李斯特菌来自受污染的食物。这种细菌引起的脑膜炎通常发生在免疫功能低下的人群中[37]。

B 族链球菌是新生儿细菌性脑膜炎最常见的原因，这与他们通过 B 族链球菌阳性母亲产道时暴露于这种病原体有关[37]。母亲在妊娠晚期应检测有无这些细菌。如果检测结果是阳性，她们在分娩时应接受抗生素治疗，以防止新生儿感染。

病毒性脑膜炎

　　病毒性脑膜炎（无菌性脑膜炎）是由病毒感染（如肠道病毒感染、疱疹病毒感染、腮腺炎及不常见的流感）引起脑膜炎。其症状类似于细菌性脑膜炎，但没有那么严重。在大多数患者，病毒性脑膜炎是自限性的，并且能够完全康复。患者在长期康复期间可能会出现肌无力和乏力。

注意

　　由肠道病毒引起的病毒性脑膜炎可以通过与感染者粪便的直接接触而传染。例如，正在学习如何上厕所的儿童和处理感染婴儿用过的尿布的成年人。肠道病毒及其他病毒（如腮腺炎病毒和水痘－带状疱疹病毒）也可以通过直接或间接接触呼吸道分泌物（唾液、痰液或鼻黏液）传播。虽然暴露后有感染的风险，但是并发脑膜炎的概率很小。

资料来源：National Center for Immunization and Respiratory Diseases. Meningitis：viral meningitis. Centers for Disease Control and Prevention website. https://www.cdc.gov/meningitis/viral.html. Updated June 15，2016. Accessed April 9，2018.

体征和症状

　　脑膜炎的体征和症状取决于患者的年龄和总体健康状况。例如，在婴儿中，脑膜刺激征可能不存在。如果出现症状，可能表现为易怒、拒食或呕吐、高声哭喊和囟门充盈。在年龄稍大的婴儿和儿童中，脑膜炎的体征可能包括乏力、低热、喷射性呕吐、瘀斑皮疹（图 27-7）、头痛及颈强直。在成年人和年龄较大的儿童，可能会出现头痛、恶心、呕吐、畏光、颈项僵硬和精神状态改变。对于成年人和年

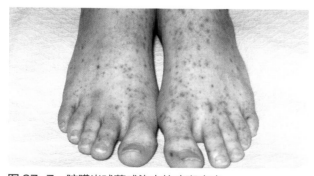

图 27-7　脑膜炎球菌感染中的瘀斑皮疹

龄较大的儿童，可以通过布鲁津斯基征（当颈部被动前弯时，膝关节和髋关节同时屈曲）和克尼格征（患者仰卧，屈髋、屈膝成直角，被动伸展膝关节时出现下肢疼痛、抵抗且膝关节伸展小于 135°）和颈强直确诊。

　　新生儿和婴儿发生细菌性脑膜炎的风险最高，任何发热、头痛和颈强直的患者都应怀疑感染。其他症状包括精神状态改变、瘀斑或紫癜（脑膜炎球菌性脑膜炎）和其他健康问题（如最近的神经外科手术、创伤、免疫功能低下），这些都增加了对脑膜炎的怀疑。

　　脑膜炎球菌性脑膜炎患者可在 6~8 小时死亡。与重症脑膜炎相关的其他疾病和长期并发症包括失明和耳聋（源于脑神经损伤）、关节炎、心肌炎、心包炎等。

免疫接种与预防措施

　　疫苗可用于 b 型流感嗜血杆菌、脑膜炎奈瑟菌部分菌株和多种肺炎链球菌。针对 b 型流感嗜血杆菌的疫苗非常安全和高效。到 6 个月大时，婴儿应至少接种 3 剂 b 型流感嗜血杆菌疫苗；建议在 12~15 个月大时接种第 4 剂。

　　建议为 11~12 岁的儿童接种针对某些脑膜炎奈瑟菌的疫苗，并在 16 岁时接种加强针。这种疫苗只针对 2 个月的婴儿和 10 岁以下患有特定疾病的儿童[38]。

　　预防肺炎链球菌引起的脑膜炎的肺炎球菌疫苗也可以预防该细菌引起的其他形式的感染，如肺炎和中耳炎。肺炎球菌结合疫苗推荐给 2 岁以下的婴幼儿、65 岁及以上的成年人及 2~64 岁患有某些疾病的人接种[39]。肺炎球菌多糖疫苗用于 65 岁及以上的成年人、2~64 岁患有某些疾病的人及 19~64 岁吸烟者。

患者救护与防护措施

　　脑膜炎患者的管理重点是确保气道畅通和提供通气和循环支持。脓毒症治疗方案通常被用来管理这些患者。

　　救护员在救护有脑膜炎体征和症状的患者时必须采取保护措施。在救护和转运过程中，应采用飞沫传播预防措施（患者和救护员都戴外科口罩，救护员还要戴护目镜）。EMS 机构应制订脑膜炎暴露控制方案。

　　细菌性脑膜炎的早期诊断和治疗非常重要。诊断通常是通过腰椎穿刺获得的患者脊髓液样本中发

现的细菌来确定的。确诊后，使用多种抗生素治疗。暴露后预防措施可用于那些可能与患者密切接触的人（如家庭成员）。

注意

脑膜炎属于急症。紧急救护的主要方法是给予细菌特异性抗生素。应在患者到达急诊科后尽快给药。抗生素使用延迟可能导致病死率增加和出院结局较差。

资料来源：Bodilsen J, Dalager-Pedersen M, Schønheyder HC, Nielsen H. Time to antibiotic therapy and outcome in bacterial meningitis: a Danish population-based cohort study. *BMC Infect Dis.* 2016; 16: 392.

第9节 细菌性心内膜炎

细菌性心内膜炎（也称为感染性心内膜炎）是心内膜和一个或多个心脏瓣膜的炎症。这种疾病可能是由各种结构性心脏异常引起的。这些异常使心脏容易发生这种感染。致病菌定植于心脏，生长在心脏瓣膜上。

随着时间的推移，感染会损害心脏瓣膜，并可能导致瓣膜渗漏。如果病情比较严重，可能进展为心力衰竭。如果细菌从瓣膜脱落并进入血液，就会导致血管闭塞，引起卒中、视力障碍和对其他器官系统造成严重损害。它们还可能导致身体其他部位出现感染。

细菌性心内膜炎常见于60岁以上的男性[40]。与心内膜炎相关的其他因素包括静脉输注药物和牙科感染。大约3/4的感染性心内膜炎患者存在结构性心脏问题，这使他们容易患心内膜炎，如瓣膜病、人工心脏瓣膜、先天性心脏病、既往感染性心内膜炎、血管内装置、维持性血液透析或HIV感染[41]。

心内膜炎可能进展缓慢，也可能急性发作。这种疾病很难诊断，因为早期症状可能类似流感或其他疾病。这些体征和症状包括[42]：

- 乏力；
- 虚弱；
- 发热；
- 寒战；
- 盗汗；
- 体重减轻；

- 肌肉酸痛；
- 多汗；
- 关节疼痛。

心内膜炎的其他体征和症状包括手掌和足底上的无痛的斑点状出血病变（詹韦损害）、手指和足趾肉垫上的红色的痛性结节（奥斯勒结节）、黄疸和指甲下裂片状出血。如果患者的心脏瓣膜严重受累，可能会出现心脏杂音、气短、胸部不适和心律失常。体格检查时还可能发现视网膜出血、结膜瘀斑及脾大。

心内膜炎的诊断是通过血液细菌培养鉴定和食管超声心动图来确定的。通常需要住院给予较长时间的抗生素治疗（4～6周），有时还需要进行心脏瓣膜置换术。恢复后，这些患者在牙科手术和外科手术前通常要给予预防性抗生素治疗。曾患过心内膜炎的人再次感染该病的风险较高。

第10节 肺炎

肺炎是发生于细支气管、肺泡和肺间质的急性炎症。它可以通过飞沫、直接或间接接触呼吸道分泌物来传播。肺炎的病原体可能是细菌（肺炎链球菌、肺炎支原体、金黄色葡萄球菌、流感嗜血杆菌、肺炎克雷伯菌、卡他莫拉菌、军团菌）、病毒（流感病毒）或真菌。这些病原体可能累及多个器官系统，包括呼吸系统（肺炎）、中枢神经系统（脑膜炎），以及耳、鼻和喉（中耳炎、喉炎）。肺炎的体征和症状如下：

- 突发寒战、高热、呼吸时胸痛、呼吸困难；
- 呼吸过速、胸凹陷（在儿童中属异常表现）；
- 一个或多个肺叶中的脓性肺泡渗出液引起的肺充血；
- 伴有黄绿痰液的咳嗽。

易感性和抵抗力

吸烟、肺水肿、流感、暴露于吸入性毒素、慢性肺部疾病和任何形式的误吸等过程增加机体的肺炎易感性。高龄或低龄（如老年人、出生体重低或营养不良的婴儿）也会增加对肺炎的易感性。其他肺炎高危因素包括：

- 镰状细胞病；
- 心血管疾病；
- 慢性呼吸系统疾病（如慢性阻塞性肺疾病、哮喘、囊性纤维化）；

- 无脾（先天性脾缺如或脾手术切除）；
- 糖尿病；
- 慢性肾衰竭（或其他肾脏疾病）；
- HIV 感染；
- 器官移植；
- 多发性骨髓瘤、淋巴瘤、霍奇金病、肺癌。

患者救护与防护措施

肺炎患者的院前救护包括提供呼吸道管理、给氧、辅助通气（视需要）、支气管扩张药（如有哮鸣）、静脉输液、心电活动监测和转运至医院进行评估，细菌性肺炎通常用镇痛药、减充血药、祛痰药和抗生素治疗。在医院，应将肺炎患者与其他易感患者隔离。

救护员应采取飞沫传播预防措施和洗手以避免感染。如果怀疑有结核病，应采用空气传播预防措施。对某些原因的肺炎可进行免疫接种。

第 11 节　破伤风

破伤风是一种罕见的非传染性的中枢神经系统疾病。它是由破伤风梭菌孢子感染伤口引起的。这些孢子主要生活在土壤和粪便中，但也偶尔在人体肠道中发现。如果孢子进入身体的组织（如通过刺伤或烧伤的伤口），它们就会繁殖并产生一种毒素，作用于控制肌肉活动的神经（死亡或坏死的组织是一个有利破伤风梭菌生长的环境）。患者可能看似微不足道的伤口感染而死。

破伤风引起的死亡往往是继发于呼吸肌严重痉挛导致的呼吸衰竭。在美国，破伤风病例数量很少，这是普通民众广泛接种破伤风疫苗的结果[43]。

体征和症状

破伤风最常见的症状是牙关紧闭。其他症状包括：
- 肌肉痉挛和抽搐；
- 颈部痛性肌肉收缩，蔓延至躯干；
- 腹部强直（通常是儿科患者的首发症状）；
- 面部痛性痉挛（苦笑面容）；
- 呼吸衰竭。

患者救护与防护措施

破伤风患者院前救护的目标是支持生命功能，包括积极的呼吸道管理（插管、手术或环甲膜穿刺术）。应根据医疗指导建议使用地西泮、咪达唑仑、劳拉西泮（即苯二氮䓬类药物）或解痉药来治疗肌肉痉挛。

注意

1992 年，引入了全身炎症反应综合征（SIRS）的定义（于 2016 年修订），以确定有高风险并发症（如重症监护病房入院、住院病死率）、疑似脓毒症和脓毒性休克的感染患者。SIRS 的定义区分传染性或非传染性因素引起了的非特异性疾病的炎症反应。确诊 SIRS 的标准是怀疑或确认感染源并有以下 2 个或以上的变量：

- 发热或体温过低，体温超过 38℃或低于 36℃；
- 心率超过 90 次 / 分；
- 呼吸速率超过 20 次 / 分或 $PaCO_2$ 小于 32 mmHg；
- 白细胞计数异常（白细胞增多、白细胞减少或杆状核粒细胞增多症）。

SIRS 确诊标准与其他筛查工具（顺序器官衰竭评估评分和 Logistic 器官功能障碍系统）一起，可用于识别脓毒症、脓毒性休克或严重预后风险增加的患者。

一些 EMS 机构向接收医疗机构发出 SIRS 警报，以便能提前做好准备。在某些情况下，院前可进行血培养和给予抗生素。

资料来源：Bone RC，Balk RA，Cerra FB，et al. Definitions for sepsis and organ failure and guidelines for the use of innovative therapies in sepsis. The ACCP/SCCM Consensus Conference Committee. American College of Chest Physicians/Society of Critical Care Medicine. *Chest*. 1992；101（6）：1644-1655；Kaplan LJ. Systemic inflammatory response syndrome. Medscape website. https://emedicine.medscape.com/article/168943-overview. Updated September 13，2017. Accessed April 9，2018；Tusgul S，Carron P-N，Yersin B，Calandra T，Dami F. Low sensitivity of qSOFA, SIRS criteria and sepsis definition to identify infected patients at risk of complication in the prehospital setting and at the emergency department triage. *Scand J Trauma Resusc Emerg Med*. 2017；25：108；and Willoughby J，Damodaran A，Belvitch P. Critical care：SIRS，qSOFA，sepsis：what's in a name? Diagnostic differences between SOFA scores and SIRS criteria in an ICU cohort. *Am J Respir Crit Care Med*. 2017；195：A1918. http://www.atsjournals.org/doi/abs/10.1164/ajrccm-conference.2017.195.1_MeetingAbstracts. A1918. Accessed April 9，2018.

其他药物疗法包括静脉输液、硫酸镁、麻醉药和抗心律失常药。

经医师评估并稳定患者病情后，对破伤风患者给予抗毒素（破伤风免疫球蛋白）、消除毒素、接种破伤风类毒素（以提供主动免疫），以及伤口护理。破伤风病死率为12%~53%。

思考

如果一个具有开放性皮肤伤口的患者拒绝治疗，你应该向他解释破伤风感染的风险吗？

免疫接种

破伤风免疫接种通常开始于儿童时期。接种白喉－破伤风－百日咳联合疫苗可抵御白喉（喉炎、咽炎）、百日咳和破伤风病菌。初次接种后，在上小学之前儿童会接受加强疫苗接种。之后，建议每10年进行一次加强疫苗接种。

建议近期有伤口的患者进行破伤风预防和有效的伤口处理。如果怀疑伤口会携带破伤风梭菌，那么破伤风疫苗接种不能充分预防感染，患者需要注射破伤风免疫球蛋白。破伤风疫苗接种只能对今后伤口暴露于破伤风梭菌起预防作用。应询问所有患者破伤风免疫状况。破伤风梭菌感染患者恢复后并不能获得免疫力。

第12节 狂犬病

狂犬病是中枢神经系统的一种急性病毒感染。这种疾病主要见于动物。但是，它也可以通过携带病毒的唾液从动物传染给人类（如咬伤或抓伤）。人与人之间的传染仅存在理论上的可能性，但文献中从未有过相关记载[44-45]。在美国，野生动物狂犬病常见于臭鼬、浣熊、蝙蝠、狐狸、狗、狼、豺、土拨鼠、猫鼬和土狼等。

人类被感染动物咬伤或抓伤后，极易发生狂犬病。影响感染严重程度的因素包括：

- 创伤的严重程度；
- 伤口处的神经是否丰富；
- 伤口到中枢神经系统的距离；
- 病毒的数量和毒株；
- 衣物提供的保护。

体征和症状

从咬伤到症状显现的潜伏期从9天到7年时间不等。首发症状包括低热、头痛、食欲不振、多动症、定向障碍，有时还会出现癫痫发作。通常患者会感到极度干渴，但是饮水又会导致咽喉剧烈且痛性的痉挛。随着疾病的进展，眼睛和面部肌肉可能会瘫痪。目前对狂犬病尚缺乏有效的治疗手段，人患狂犬病后的病死率接近100%，患者一般于3~6日内死于呼吸或循环衰竭，故应加强预防。

患者护理与防护措施

医师针对体征和症状进行治疗，并根据需要提供呼吸支持和循环支持，同时也给予镇静药和镇痛药。如果可能，最好不要缝合伤口，彻底清创，以便血液流出和引流。

对具有动物咬伤或暴露高风险者可采取暴露后预防措施。人狂犬病免疫球蛋白可提供被动免疫。此外，狂犬病疫苗接种程序需要几个星期才能完成。破伤风预防和应用抗生素可用于咬伤伤口。

如果在咬伤2天内进行免疫接种，那么疫苗几乎都能够成功预防狂犬病的发生。有开放性伤口或黏膜暴露于动物唾液时都应给予免疫接种。与动物接触较多的人也应给予免疫接种。如果怀疑某一动物患有狂犬病，应由有关部门灭杀，并对其脑部进行狂犬病毒包涵体检查。如果未发现包涵体，针对患者的狂犬病治疗即可停止。

思考

你所在的社区有过狂犬病病例吗？怎么发现的？与哪种动物有关？

在美国，大多数狂犬病病例并不是动物咬伤引起的。蝙蝠可能是一种病毒传播途径[46]。所有哺乳动物咬伤都必须考虑狂犬病的可能性。保证现场安全和采用标准预防措施对于伤口管理是至关重要的。应联系执法人员和动物管理部门协助控制现场。

第13节 汉坦病毒

汉坦病毒曾被认为与亚洲发生的一种流行性出血

热（肾综合征出血热）有关。汉坦病毒还与美国一些地区发生的严重呼吸窘迫和休克综合征有关[47]。病毒由啮齿类动物携带，并通过被啮齿动物尿液和粪便污染的气溶胶物质传播（表 27-2）。许多形式的汉坦病毒感染发生在特定的地理区域，尽管美国超过 96% 的病例发生在密西西比河以西的各州[48]。

汉坦病毒可引起人类重大疾病。患者通常是健康的成年人，他们会出现发热和乏力，几天后会出现呼吸窘迫。其他体征和症状可能包括寒战、头痛、胃肠不适和毛细血管出血。病情严重程度取决于病毒的毒株。如果严重感染，则出现少尿、肾衰竭、低血压。死亡通常是心输出量减少和心血管塌陷导致的。

治疗是支持性的，应遵医嘱。由于这些病毒具有传染性，应采用物理隔离预防措施。

第 14 节　蚊媒传染病

美国已报道过多种蚊媒传染病，包括基孔肯雅病毒感染、登革热、西尼罗病毒感染、寨卡病毒感染和疟疾。对这些疾病，预防是最有效的。做好个人防护和减少蚊虫栖息地是减少传播风险的关键措施。在有风险的社区，建议使用含有 EPA 推荐的活性成分的驱虫药。应消除死水，因为它们是蚊虫的繁殖地。目前，还没有可预防这些疾病的疫苗[49]。

在美国，大多数州都报告有基孔肯雅病毒感染；然而，所有报告的病毒感染病例都发生于从受影响地区返回的旅行者。截至 2017 年，美国大陆没有局部传播的报道[50]。大多数感染患者会出现发热和关节疼痛的症状。头痛、肌痛、关节肿胀和皮疹也有可能出现。

黄病毒可引起登革热。在美国大陆，登革热暴发罕见，但这种疾病在美国很常见，可能是旅行者或移民从其他地方获得的。登革热患者会出现高热，以下 2 种或 2 种以上症状或体征[51]：

- 剧烈的头痛；
- 眼球剧烈疼痛；
- 关节疼痛；
- 肌痛或关节痛；
- 皮疹；
- 轻度出血（鼻、牙龈出血和瘀伤）；
- 白细胞计数低。

症状出现后 3~7 天，患者患重症的风险很高，包括腹水、胸腔积液、血小板减少伴出血及休克。可能发生这些危及生命的症状的警示征象包括剧烈的腹痛、瘀斑、鼻或牙龈出血、黑便、精神状态变化、呼吸困难和休克。治疗是对症的。

在美国，已有 47 个州和哥伦比亚特区报告西尼罗病毒感染了人、鸟或蚊子。2017 年，美国 CDC 报告了 1622 例西尼罗病毒感染。大多数患者没有症状[52]。约 20% 的患者出现发热、头痛、肌痛、呕吐、腹泻或皮疹等症状。150 名感染患者中有 1 名患脑炎或脑膜炎。治疗是对症的。

寨卡病毒是通过特定蚊虫（埃及伊蚊和白纹伊蚊）的叮咬和血液传播的病毒。被感染的孕妇可以将病毒传染给未出生的孩子，导致严重的出生缺陷，如小头畸形。此外，寨卡病毒还可以通过性传播。在 2016 年之前，只在美国南部报告了寨卡病毒，但在 2016 年，佛罗里达多个地区和得克萨斯州的一个县发现被感染的蚊虫，预警了寨卡病毒的风险。截至 2017 年 10 月，美国报告了 300 多例有症状的寨卡病毒感染病例，其中大多数是在世界高风险地区旅游期间获得的，3 例是通过性传播获得的，只有 1 例是被蚊虫感染的[53]。

许多感染寨卡病毒的人只有轻微的症状，或者没有症状。约 20% 的寨卡病毒感染者有以下症状和体征[54]：

- 发热；
- 斑状丘疹；
- 头痛；
- 关节痛、肌痛；
- 结膜炎（无脓）。

对于诊断为寨卡病毒感染的患者，目前还没有有效的治疗方法。治疗主要是支持性的。去过寨卡病毒感染高风险地区且出现相关症状的人，应该请医师评估，评估患者有无脱水。如果需要，输注液体。患者可服用对乙酰氨基酚，以减轻发热和不适。由于登革热也存在于寨卡病毒高风险地区，患者不应在没有医师评估的情况下服用阿司匹林或其他非甾体抗炎药物，以减少出血风险。

疟疾（疟原虫感染）和其他蚊媒传染病一样，是由蚊媒寄生虫引起的，而不是病毒。全世界每年有近 50 万人死于这种疾病[55]。在美国，每年有近 1700 例确诊，大部分是从发病率高的国家返回的患者[56]。一个人被感染几个星期甚至几个月后，可能不会出现症状和体征。患者可能会出现发热、寒战、乏力、出汗、头痛、肌痛及恶心和呕吐等症状。在体格检查时，还可发现呼吸过速、虚弱、脾大、黄疸或肝大。

重度疟疾可引起脑功能受损、重度贫血、血红蛋白尿、急性呼吸窘迫综合征、凝血障碍、肾衰竭、代谢性酸中毒、低血糖和休克。院前救护是对症的。要根据感染患者的寄生虫种类及患者的病情和病史选择药物进行治疗。

第 15 节　抗生素耐药菌感染

70 多年来，抗菌药物对全世界的疾病发生率和病死率产生了重要影响。但这些药物的广泛使用和过度使用导致某些形式的细菌对这些药物的作用产生了耐药性[57]。据报道，至少有 200 万人感染了对抗生素耐药的细菌，每年至少有 2.3 万人死于这些感染。这些死亡大多发生在医院和疗养院等保健机构[58]。

美国 CDC 已确认 18 种耐药菌，并将其划分为紧急（严重后果）、严重（可能变得紧迫，需要密切监测）和相关（耐药性低，有多种治疗方案供选择）3 个等级（框 27-8）。本章讨论的 3 种耐药菌是艰难梭菌、耐碳青霉烯类肠杆菌科和淋病奈瑟球菌。

艰难梭菌

艰难梭菌引起严重腹泻，危及生命。2015 年，美国 CDC 的一项研究发现，这种细菌在一年内在美国造成了近 50 万名患者的感染。据估计，每年有 1.5 万人死于艰难梭菌感染。这使艰难梭菌感染成为美国传染病死亡的一个重要原因[58]。

正常情况下，肠道中存在少量艰难梭菌。艰难梭菌会引起结肠炎症，特别是长期抗生素治疗后，导致艰难梭菌结肠炎。艰难梭菌毒素侵入肠壁引起溃疡。最初患者可出现腹泻和痉挛，随后出现流感样症状、虚弱、腹痛、发热、恶心、呕吐、脱水和血便。在疾病晚期，可能发生危及生命的结肠炎症，引起脓毒症，偶尔也会导致死亡。艰难梭菌引起的疾病在医院或长期照护机构中的患者或老年人中最普遍。这种病菌可以通过粪-口途径传播，应采取接触预防措施。医护人员与这些患者接触后必须洗手。

框 27-8　美国 CDC 确认的耐药菌

严重级别
- 耐多药不动杆菌
- 耐药弯曲菌
- 耐氟康唑念珠菌
- 广谱肠杆菌科
- 耐万古霉素肠球菌
- 耐多药铜绿假单胞菌
- 耐药非伤寒沙门菌
- 耐药伤寒沙门菌血清型
- 耐药志贺菌
- 耐甲氧西林金黄色葡萄球菌（框 27-9）
- 耐药肺炎链球菌
- 耐药结核菌

相关级别
- 耐万古霉素金黄色葡萄球菌
- 耐红霉素 A 族链球菌
- 耐克林霉素 B 族链球菌

资料来源：Antibiotic/antimicrobial resistance: biggest threats. Centers for Disease Control and Prevention website. https://www.cdc.gov/drugresistance/biggest_threats.html. Accessed April 14, 2018.

耐碳青霉烯类肠杆菌

耐碳青霉烯类肠杆菌（CRE）感染是一组难以治疗的细菌感染。CRE 已经对目前所有或几乎所有的抗生素产生抗药性。几乎一半的住院患者因 CRE 感染而死亡。这种病菌每年造成约 9000 人感染，600 人死亡[58]。

克雷伯菌和大肠埃希菌是正常生活在人类肠道菌群中的细菌。一些肠杆菌科对碳青霉烯类抗生素有很高的耐药性，使肠道外 CRE 感染相当严重，难以治疗。

与艰难梭菌感染一样，CRE 感染主要见于住院或生活在长期照护机构中的患者或老年人[59]。医护人员接触这些患者时应采取预防措施。

淋病奈瑟球菌

淋病奈瑟球菌引起淋病。淋病是一种性传播疾病，可导致尿道、子宫颈、咽部或直肠炎症和分泌物。每年约有 82 万人感染淋病，其中 24.6 万人为耐药感染[58]。

框 27-9 耐甲氧西林金黄色葡萄球菌

金黄色葡萄球菌是一种细菌，可以引起多种疾病，从轻微的皮肤感染（如小脓疱、疖）到危及生命的疾病（如肺炎和脓毒症）。一些感染可能对青霉素相关抗生素耐药。

耐甲氧西林金黄色葡萄球菌（MRSA）是一种耐甲氧西林等抗生素的葡萄球菌。MRSA 多见于医院和其他医疗保健机构的老年人或重病患者。患者经常有开放性伤口（如压疮）、留置尿管或接受静脉输注治疗。葡萄球菌和 MRSA 最常通过直接物理接触传播，也可以通过间接接触传播，如接触被 MRSA 或葡萄球菌细菌感染的人或皮肤污染的用品（毛巾、床单、伤口敷料或衣物）。为了避免这些病原体的传播，医护人员应严格遵守接触预防措施，在每次接触患者之前和之后（包括手套摘除后）洗手，并避免接触开放性伤口或受污染的耗材。

葡萄球菌和 MRSA 也会在医院和医疗保健机构外的人群中引起疾病。这些感染被称为社区相关性 MRSA 感染。社区性 MRSA 感染通常表现为皮肤感染，如小脓疱和疖，并发生在其他健康人群中。在运动员、新兵、儿童和囚犯中都发现了社区相关性 MRSA 皮肤感染的集群。与 MRSA 皮肤感染有关的因素包括皮肤密切接触、皮肤割伤或擦伤、受污染的物品和表面、拥挤的生活环境和不良的卫生条件。

资料来源：Centers for Disease Control and Prevention，National Center for Emerging and Zoonotic Infectious Diseases，Division of Healthcare Quality Promotion. General information about MRSA in the community. Centers for Disease Control and Prevention website. https://www.cdc.gov/mrsa/community/index.html. Updated March 25，2016. Accessed April 9，2018; and MDRO—multidrug-resistant organisms：MRSA. Occupational Safety and Health Administration website. https://www.osha.gov/SLTC/etools/hospital/hazards/mro/mrsa/mrsa.html. Accessed April 9，2018.

护措施。保护性免疫接种、有效的洗手、适当的预防措施，以及小心处理可能被污染的床单、用品和设备，对于防止传染病的传播非常重要。

风疹（德国麻疹）

风疹是一种由风疹病毒引起的具有高度传染性的病毒性疾病。这种疾病通常通过直接接触感染者的鼻咽部分泌物或飞沫感染的，也可能通过胎盘（在胎儿体内产生活动性感染）和接触被血液、尿液或粪便污染的用品。风疹的特点是弥漫性、细小的红色斑状皮疹（图 27-8）。这种皮疹从前额向面部，再向躯干、四肢扩散（持续 3 天）。皮疹持续时间超过 3 天，表明出现风疹。在皮疹出现前几天和出现后 5~7 天传染性最强。虽然这种疾病的并发症罕见，但自限性关节炎有时会出现在年轻女性中。未接种风疹疫苗的患者应采取飞沫传播预防措施。

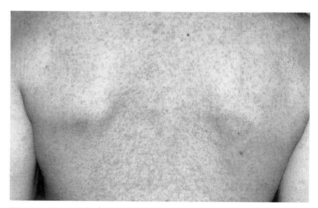

图 27-8 风疹（德国麻疹）

思考

除了免疫接种外，还有什么方法能够避免救护员感染风疹病毒？

第 16 节 儿童传染病

本章介绍的儿童传染病包括风疹（德国麻疹）、麻疹（红疹或硬疹）、腮腺炎、水痘和百日咳。通过接种水痘疫苗，麻疹、腮腺炎和风疹（MMR）三联疫苗及百日咳疫苗，这些传染病是可以预防的。目前这些传染病的发病率因儿童广泛接种疫苗大幅下降。疫苗接种可提供长期免疫。

所有医护人员在照顾感染儿童时，应采取个人防

当受感染的孕妇将疾病传给未出生的孩子时，就会引起先天性风疹综合征[60]。婴儿出现先天性缺陷的风险在妊娠的前 3 个月是最高的，但在妊娠 20 周后却很低。该疾病患者常伴白内障、发育迟缓、耳聋和先天性心脏病。2004 年，一个专家小组宣布美国已消灭风疹。但偶尔也有从其他国家旅行回来的病例报告。作为预防措施，怀孕的救护员不应该接触风疹患者。未接种疫苗的人应采取飞沫传播预防措施。

麻疹

麻疹是一种由麻疹病毒引起的具有高度传染性的急性病毒性疾病，可累及呼吸道。其特征是发热、结膜炎、咳嗽、支气管炎和斑状红疹（图27-9）。病毒存在于血液、尿液和咽分泌物中。通常，接触感染的呼吸道分泌物可直接或间接地传播病毒。未接种疫苗的人应采取空气传播预防措施。

思考

尽管免疫接种已广泛推广，为何儿童病毒性疾病仍然存在？

暴露后，麻疹病毒侵入呼吸道黏膜上皮，然后通过淋巴系统传播。麻疹可能使感染者容易继发细菌性并发症，如中耳炎、肺炎和心肌炎。最严重的危及生命的并发症是亚急性硬化性全脑炎。这是一种进展缓慢的神经系统疾病，特征是精神障碍、行动障碍等。

麻疹发作的早期（前驱）症状包括高热，鼻分泌物、结膜炎、畏光和咳嗽。大约在皮疹出现前1天或2天，患者脸颊内侧通常会出现白色斑点（科氏斑）。皮疹在呼吸道感染几天后开始出现，与血清抗体的产生同步。这种红色斑状皮疹从前额扩散到面部、颈部和躯干，最终扩散到足部，通常在3天内（向心扩散）。不严重的麻疹通常持续6天。麻疹患者康复后可以终身免疫。

腮腺炎

腮腺炎是一种由腮腺炎病毒感染引起的急性、具有传染性的全身性病毒性疾病。特征是一个或多个唾液腺（通常是腮腺）局部水肿。水肿可能会累及颈部一侧或两侧（图27-10）。在某些特殊情况下，其他腺体也会受累。病毒是通过感染者唾液飞沫传播的。

病毒侵入腮腺或上呼吸道，在那里繁殖，并从那里进入血流，定植于腺组织或神经组织。腮腺、睾丸和胰腺都有可能受累。进入青春期后，腮腺炎可能会引起睾丸痛性炎症（睾丸炎）和睾丸萎缩，但很少会导致不育。腮腺炎患者的症状各不相同，其中30%的患者无临床症状。腮腺炎患者康复后可终身免疫。有时抗体可经胎盘转移。

水痘

水痘是由水痘-带状疱疹病毒引起的一种疾病。水痘的传染性很强。病毒是通过直接和间接接触感染者的飞沫传播的。接触被感染者的水疱或黏膜分泌物污染的床单可传播疾病。未接种疫苗的人应采取空气传播预防和接触传播预防措施。

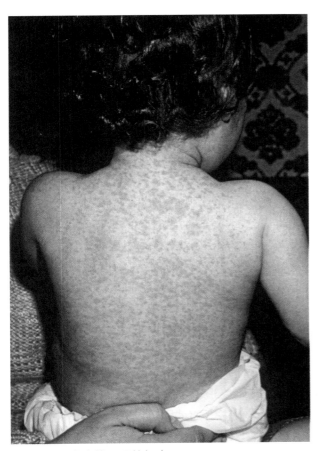

图27-9 发病第3天的红疹

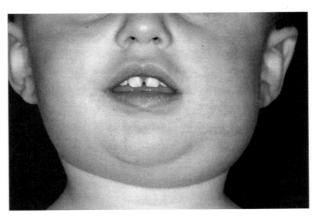

图27-10 婴儿腮腺炎

水痘的特点是突然出现低热、轻度不适，皮肤出现斑丘疹，然后发展为水疱，最后结痂（图27-11）。皮疹呈向心性分布，首先出现在躯干上，然后扩散到四肢。头皮、结膜和上呼吸道也可能受累。患有水痘的儿童应进行隔离，直到水疱结痂和干燥。

治疗是对症的。并发症可能包括皮肤继发细菌感染、肺炎、脑炎、脑膜炎、脓毒症、出血和脱水[61]。

康复后，部分病毒可能潜伏于背根神经节，在应激或免疫抑制期间被重新激活。在此期间，它可能会引起一种被称为带状疱疹的疾病。与带状疱疹相关的囊泡出现在由一组或相关的背根神经节的感觉神经支配的皮肤区域，称为生皮节（图27-12）。与水痘不同，带状疱疹不会通过呼吸道飞沫传播。然而，易感人群接触开放性皮肤病变可能引起水痘。未接种疫苗的人需要采取接触传播预防措施。如果是播散性带状疱疹，则应采取空气传播预防和接触传播预防措施。

抗病毒药物可以缩短带状疱疹症状的持续时间和减轻症状，并可预防一种被称为疱疹后神经痛的并发症，这是一种长期的神经病理性疼痛，即使皮疹早已消失。

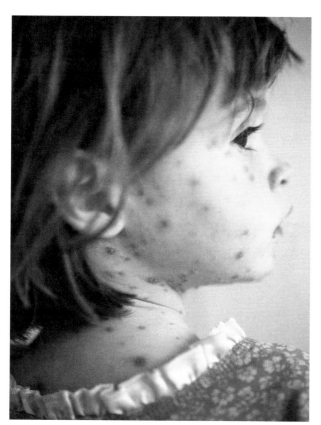

图27-11　水痘皮肤病变

美国CDC建议未接种过疫苗、未出现过水痘或检测不到水痘抗体的人员接种水痘疫苗[62]。对于缺乏免疫（无论是固有或人工接种疫苗）的孕妇，推荐水痘－带状疱疹免疫球蛋白。

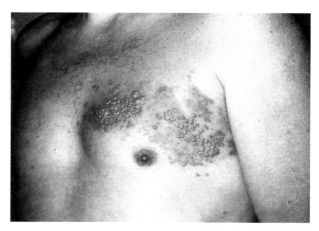

图27-12　带状疱疹

百日咳

百日咳是一种主要影响婴幼儿的传染病。它由百日咳鲍特菌引起，通过直接接触飞沫中的黏膜分泌物传播。因此，当出现或怀疑这种疾病时，需要采取飞沫传播预防措施。

百日咳可引起整个呼吸道的炎症，以及轻微的咳嗽发作，咳嗽在1~2周内进展为阵发性的，并可持续1~2个月[63]。咳嗽发作加重（阵咳后有深长的鸡鸣样吸气吼声），最后排出痰液和吐出胃内容物。在6个月以下的儿童中，通常不会出现这种吼声。

在20世纪50年代引入百日咳疫苗之前，百日咳在美国造成的儿童死亡人数超过所有其他传染病致死人数总数[64]。自1980年，百日咳的发病率有所上升，2012年达到高峰。百日咳疫苗通常是通过白喉、破伤风、百日咳联合疫苗给2个月、4个月和6个月大的儿童接种；5岁时给予加强针。百日咳疫苗有效率为80%~90%，但2年后保护作用下降，因此接种后仍有可能感染百日咳，但病程较短，不那么严重。

从症状出现（流涕、发热）到阵发性咳嗽发作后的第3周或直到抗生素治疗第5天，百日咳有传染性[65]。暴露于百日咳的医护人员应评估暴露后是否需要使用抗生素治疗。

其他儿童传染病

其他常见的儿童传染病包括呼吸道合胞病毒感染、急性喉气管支气管炎和会厌炎（见第47章）。

呼吸道合胞病毒

呼吸道合胞病毒感染是一种非常常见的呼吸系统疾病，主要累及下呼吸道。它一般发生在冬季，通常会引起一种轻度的感冒样症状，一两周内就会消退。但它也会引起严重的疾病，特别是在1岁以下的婴儿、早产儿和老年人中。在这种情况下，细支气管炎和肺炎可伴有哮鸣、缺氧、发绀和呼吸过速。治疗方法包括给予氧气和雾化沙丁胺醇。医护人员必须采取飞沫传播预防措施。

喉气管支气管炎是幼儿上呼吸道（喉、气管、支气管）感染，最常见于6个月至5岁的儿童。感染通常由病毒引起，最常见的病原体是副流感病毒。该病通常会导致感冒样疾病的逐渐发作，并伴有低热、流涕和咳嗽。咳嗽发展成一种特征的海豹样咳嗽。病情严重时，上呼吸道的炎症可引起明显的阻塞，并伴有呼吸窘迫和呼吸困难。

治疗时要尽可能使儿童保持镇静。儿童的上呼吸道狭窄，受刺激部分阻塞可能变成完全阻塞。其他治疗重症的方法包括雾化外消旋肾上腺素和类固醇（地塞米松）。这些药物可减少上呼吸道水肿。当照顾疑似此病的儿童时，应采取飞沫传播预防措施。

会厌炎

会厌炎是会厌感染引起的。在过去，5岁以下的儿童常常发生会厌炎，最常见的原因是b型流感嗜血杆菌感染。针对b型流感嗜血杆菌的疫苗接种大大降低了会厌炎的发生率。

会厌炎的体征和症状包括迅速进展的高热、咽痛、声音嘶哑、呼吸窘迫和流涎。院前治疗应尽量减轻儿童的焦虑情绪，以避免进展为完全的呼吸道阻塞。这些儿童经常需要在手术室进行高级人工气道管理。

第17节 其他重要传染病

在患者救护过程中容易感染的其他疾病包括流感、严重急性呼吸综合征、单核细胞增多症和单纯

疱疹病毒感染1型（本章第18节介绍）。

流感

流感是由甲型、乙型和丙型流感病毒引起的呼吸道感染。它是由被病毒感染的飞沫传播的。因此，应采取飞沫传播预防措施。流感通常小范围暴发，每隔几年发生一次大流行。患者康复后通常会产生抵抗力，尽管这种抵抗力仅适用于特定的毒株或变异毒株（框27-10）。流感病毒变异迅速，每年都会产生新的菌株。流感疫苗每年的效力是不同的，这取决于它能否对抗当年变异的毒株。

流感的症状通常包括寒战、发热、头痛、肌肉酸痛、食欲不振和乏力。这些症状之后是上呼吸道

注意

几十年以来，世界卫生组织（WHO）通过全球流感监测和应对系统进行了全球流感病毒学监测，监测跟踪流感活动的地点、相关疾病及涉及的病毒类型。美国CDC的流感科也提供国际流感监测，自1956年以来一直与WHO合作，支持根据监测结果拟制和实施公共卫生干预措施。

资料来源：Centers for Disease Control and Prevention, National Center for Immunization and Respiratory Diseases. Influenza（flu）: monitoring for influenza viruses. Centers for Disease Control and Prevention website. https://www.cdc.gov/flu/pandemic-resourcves/monitoring/index.html. Updated November 3, 2016. Accessed April 9, 2018.

框 27-10 甲型、乙型和丙型流感病毒

感染过某些甲型或乙型流感毒株的人获得了该毒株的免疫力。然而，这些菌株有时会发生变异，产生新的菌株，又会导致新的感染。乙型流感病毒相对稳定。但它偶尔会发生突变，以克服抵抗力，这可能导致感染的小暴发。甲型流感病毒高度不稳定（经常变异），并已引起全球流感流行。季节性流感疫苗仅可以防止特定的甲型流感和乙型流感，这也解释了为什么接种过流感疫苗的人仍然会感染这种疾病。

丙型流感病毒能刺激机体免疫系统产生抗体。

资料来源: Epidemiology and prevention of vaccine-preventable diseases, influenza. Centers for Disease Control and Prevention website. https://www.cdc.gov/vaccines/pubs/pinkbook/flu.html. Accessed May 18, 2018.

你知道吗

在流感（H1N1）爆发期间，美国 CDC 对 EMS 人员，包括消防员、执法人员提出建议

患者评估（暂行办法）：

这些建议是继 2009 年和 2010 年甲型 H1N1 流感大流行之后制定的，没有更新过。如果所在区域没有报告猪源性流感病例，那么 EMS 人员评估患者时应注意以下几点。

1. 遇到疑似猪源性流感患者时，EMS 人员应与具有症状的患者和旁观者保持 2 m 以上的距离，并应采取常规呼吸飞沫传播预防措施。

2. 评估患者是否患有急性发热性呼吸系统疾病（除发热外，还有下一种或多种症状：鼻塞／流涕、咽喉痛或咳嗽）。

  · 如果没有急性发热性呼吸系统疾病，则提供常规救护。

  · 如果出现急性发热性呼吸系统疾病的症状，则评估患者是否在过去 7 天内去过有猪源性流感确诊病例的地区或与前往这些地区旅行的人密切接触。

    ▪ 如果确定在旅行中暴露，则让猪源性流感疑似患者穿戴个人防护装备。

    ▪ 如果并无在旅行中暴露，则让患者佩戴标准医用口罩，并让无疑似猪源性流感的急性发热性呼吸系统疾病患者穿戴个人防护装备。

如果美国 CDC 确认所在地区有猪源性流感病例，那么 EMS 人员应注意以下几点。

1. 确认现场安全。

  · 如果公共安全响应点报告现场有急性发热性呼吸系统疾病的可能，那么 EMS 人员应在进入现场前穿戴个人防护装备，以防疑似猪源性流感感染。

  · 如果公共安全响应点未确认现场有急性发热性呼吸系统疾病症状的患者，那么在评估所有疑似猪源性流感患者时，EMS 人员应与具有症状的患者和旁观者保持 2 m 以上的距离，并采取常规的呼吸飞沫传播预防措施。

2. 评估患者是否患有急性发热性呼吸系统疾病（除发热外，还有以下一种或多种症状：鼻塞／流涕、咽喉痛或咳嗽）。

  · 如果没有急性发热性呼吸系统疾病的症状，则提供常规救护。

  · 如果出现急性发热性呼吸系统疾病的症状，则应让疑似猪源性流感病例穿戴个人防护装备。

个人防护装备（暂行办法）

· 当治疗上述猪源性流感疑似病例时，应穿戴以下个人防护装备：

  ▪ 与患者密切接触时，应佩戴经适合性检验的一次性 N95 呼吸器和护目镜（或眼罩），以及一次性非无菌手套和防护服。

· 在治疗无猪源性流感但有急性发热性呼吸系统疾病症状的患者时，应采取以下预防措施：

  ▪ 如果耐受，让患者佩戴外科口罩；如不能耐受，EMS 人员可佩戴标准外科口罩。

  ▪ 注意呼吸卫生：使用非无菌手套接触患者、患者分泌物或可能被污染的物体表面；保持手卫生，包括接触后用医用手消毒剂洗手或清洗。

· 确保救护车医疗舱空气流通和通风良好，以降低气溶胶的浓度。

资料来源：Centers for Disease Control and Prevention. Interim guidance for emergency medical services（EMS）systems and 9-1-1 public safety answering points（PSAPs）for management of patients with confirmed or suspected swine-origin influenza A（AN1）infection. Centers for Disease Control and Prevention website. https://www.cdc.gov/h1n1flu/guidance_ems.htm. Updated August 5，2009. Accessed April 9，2018.

思考

你所在地区的哪些地方有暴发流感的高风险？

感染和持续 2~7 天的咳嗽（通常比较严重）。对患者的救护主要是支持性的。轻度流感病毒感染通常无须治疗。

重症病例（特别是老年人和心肺疾病患者）可能导致继发性细菌（如肺炎链球菌）感染，这可能是致命的。其他可导致细菌并发症的病毒性呼吸系统疾病包括急性非发热性病毒性呼吸系统疾病（不包括流感）和急性发热性呼吸系统疾病。这 2 种疾病都可能引起上呼吸道、下呼吸道疾病，包括咽炎、喉炎、喉气管支气管炎、支气管炎和细支气管炎（框 27-11）。

流感疫苗含有正在流行甲型和乙型病毒的死亡菌株。在过去，一种鼻腔喷雾流感疫苗也被批准用于 5~49 岁的健康人群以预防甲型和乙型流感病毒。但这种疫苗的有效性受到质疑，这些年，美国 CDC 一直不建议使用它[66]。疫苗必须在每年流感季节开始前接种（在美国为 10 月底前）。医护人员应在每年秋季接种最新的疫苗。

接种疫苗可能有助于预防感染。在病程早期使用抗病毒药物治疗可能会减少流感的持续时间和减轻病情。

思考

你会接种流感疫苗吗？是什么影响了你的决定？

严重急性呼吸综合征

严重急性呼吸综合征（SARS）是一种由冠状病毒引起的病毒性呼吸系统疾病，2003 年出现了大流行。它会导致高热、肌肉酸痛、咳嗽和肺炎。在 2003 年的大流行中，病死率约为 10%[67]。自 2004 年以来就没有病例报道。

由于对 SARS 准备不足，出现了一些不该出现的事情。例如，加拿大多伦多市近一半的医护人员被迫隔离，因为他们在接触 SARS 患者时没有采取预防措施[68]。应当汲取的经验教训包括在暴发前制定应急预案，及早就可能的暴发进行通报，就个人防护和消毒进行教育以防止扩散，还要与一线 EMS 人员及早沟通。

单核细胞增多症

单核细胞增多症通常是由 EB 病毒感染引起的，其他生物体（如巨细胞病毒）偶尔会引起单核细胞

框 27-11 禽流感：下一个大流行？

大流行是指传染病的大暴发，涉及地区广泛，并可能在世界各地蔓延。新的病毒亚型很容易从一个人传播到另一个人，每个世纪会出现 3~4 次传染病大流行。任何传染病都可能成为一种大流行病，但流感是最受关注的，因为它可能是致命的，并且容易和迅速地传播。WHO 预测，下一次大流行性流感可能在全世界造成 200 万 ~800 万人死亡。

禽流感是鸟类的一种传染病，不太常见于猪。它是由最有可能成为下一次大流行的甲型流感菌株引起的。该病毒的组成与 1918 年的毒株相似，可能迅速发生变异，在感染者中引起严重疾病。这种流感的病死率

接近 60%。值得注意的是，随着该病毒继续在候鸟中传播，它可能发生变异或与另一种病毒的人类毒株合并，并使该疾病在世界各地的人群中传播，并可能持续多年。

由于这种病毒不易传播给人类，目前尚未研制出针对禽流感的疫苗。奥司他韦、帕拉米韦和扎那米韦等抗病毒药物，在临床上能有效地阻断甲型流感病毒在人群中传播的能力。但不建议预防性使用这些药物来预防禽流感，因为它可能导致抗药性菌株的发展。每年接种流感疫苗对禽流感无效，但对其他流感病毒有效，如果暴发流感疫情，可能会使禽流感防控复杂化。

资料来源：Influenza. World Health Organization website. http://www.who.int/mediacentre/factsheets/2003/fs211/en/. Revised March 2003. Accessed April 9, 2018; Centers for Disease Control and Prevention. H1N1 flu: CDC estimates of 2009 H1N1 influenza cases, hospitalizations and deaths in the United States. Centers for Disease Control and Prevention website. https://www.cdc.gov/h1n1flu/estimates_2009_h1n1.htm. Updated June 24, 2014. Accessed April 9, 2018; Cheng M. *WHO Outbreak Communication.* WHO/CDS/2005.37. World Health Organization website. http://www.who.int/csr/don/Handbook_influenza_pandemic_dec05.pdf. Updated December 2005. Accessed April 9, 2018; and Centers for Disease Control and Prevention, National Center for Immunization and Respiratory Diseases. Influenza (flu): first human avian influenza A (H5N1) virus infection reported in Americas. Centers for Disease Control and Prevention website. https://www.cdc.gov/flu/news/first-human-h5n1-americas.htm. Updated January 8, 2014. Accessed April 10, 2018.

增多症样综合征（框 27-12）。EB 病毒和巨细胞都是疱疹病毒家族的成员。单核细胞增多症通过口咽途径和唾液在人与人之间传播。输血、器官移植或性交时接触精液或血液也是传播方式。大多数拥有健康免疫系统的人即使在大量暴露后也能抵御感染。病毒从照护者传染给幼儿比较常见。大约 90% 的 35 岁以上的人都有巨细胞病毒或 EB 病毒的抗体[69]，可能是由于儿童时期轻度感染，而这往往被误诊为普通感冒或流感。之前的 EB 病毒感染通常会产生较高的抵抗力。

单核细胞增多症的体征和症状是逐渐出现的，包括发热（可能持续数周）、咽痛、淋巴结肿大（尤其是颈后）、脾大伴腹部压痛。有些患者出现了全身皮疹或口腔出现变暗的区域，类似于瘀伤。虽然几周内即可康复，但一些患者需要几个月才能恢复到他们以前的状态。患者可能在症状消失后几个月仍是携带者。没有针对单核细胞增多症的疫苗。

框 27-12　巨细胞病毒

一般信息
- 美国大多数成年人在 40 岁之前感染过巨细胞病毒。
- 大约每 200 名婴儿中就有 1 人出生时患有先天性巨细胞病毒感染。
- 只有大约 20% 携带巨细胞毒的婴儿将出现相关的健康问题。

关于病毒
- 巨细胞病毒是疱疹病毒（如单纯疱疹病毒、水痘 - 带状疱疹病毒和 EB 病毒）家庭的成员。
- 巨细胞病毒存在于体液中。
- 大多数巨细胞病毒感染者中没有任何体征或症状（隐性感染）。
- 巨细胞病毒可引起未出生婴儿和免疫系统功能较弱的人发病。

传播和预防
- 巨细胞病毒通过体液在人与人之间传播。
- 偶然接触感染巨细胞病毒的总体风险较小。

资料来源: National Center for Immunization and Respiratory Diseases, Division of Viral Diseases. Cytomegalovirus（CMV）and congenital CMV infection: about CMV. Centers for Disease Control and Prevention website. https://www.cdc.gov/cmv/overview.html. Updated December 5, 2017. Accessed April 9, 2018.

EB 病毒感染的并发症包括扁桃体周脓肿、细菌性鼻窦炎、乳突炎、唾液腺肿大，以及不常发生的呼吸道阻塞。几种癌症与 EB 病毒感染有关，包括淋巴瘤和鼻咽癌[70]。

第 18 节　性传播疾病

性传播疾病是一种通过性接触传播的疾病。即使感染者没有症状，也可将疾病传播给他人。已查明有 20 多种病原体感染属于这类疾病，包括 HBV、HCV 和 HIV 感染[71]。其他性传播疾病有梅毒、淋病、衣原体感染和疱疹病毒感染。性传播疾病综合征患者常有多种性传播疾病。

梅毒

梅毒是一种全身性疾病，可有严重的、长期的并发症。这种疾病是由梅毒螺旋体穿透皮肤造成的，无论皮肤是完整的还是破损的。常见的传播方式包括直接接触皮肤和黏膜病变处的液体或脓液、输血或针刺（罕见）和先天性传播。梅毒螺旋体穿透皮肤后，数小时内到达淋巴结。从那里，它们被带到全身。在感染后，梅毒的进展分为 4 期，除非用抗生素治疗[72]。没有针对梅毒的疫苗。据估计，30% 的暴露会导致感染[73]。

一期

在梅毒暴露后 10~90 天，一种原发病灶（称为硬下疳），出现在病原体最初侵入的部位（图 27-13）。硬下疳的表面通常结痂或溃疡。病灶通常无痛，大小为 1~2 cm，一般在 1~5 周内自愈。一期梅毒在这一阶段具有高度传染性。

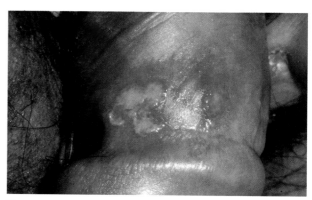

图 27-13　一期梅毒硬下疳

思考

你认为，处在梅毒继发期的患者为什么会打电话向 EMS 机构求救？

二期

如果患者在一期不接受抗生素治疗，病情将进展到梅毒二期。二期开始于一期梅毒病灶出现后2~10周，持续2~6周。全身性症状包括头痛、乏力、厌食、发热、咽喉痛、淋巴结肿大和感染部位的秃斑。此外，患者的手掌和足底可出现皮疹，通常是双侧对称的。无痛、疣状病变（扁平湿疣）传染性极强，可能出现在潮湿、温暖的部位（如腹股沟区域）。在二期，患者中枢神经系统、眼、骨骼、关节或肾可能受累。

潜伏期及三期梅毒

未经治疗的患者在二期后有一个潜伏期。时间范围为 1 ~ 40 年。在此期间，可能会反复出现亚临床感染的二期症状。三期梅毒或神经梅毒可出现在感染后的任何时候，可能会有以下表现[74-75]。

1. 皮肤系统：
   ▪ 皮肤（无痛）和骨骼（痛性）肉芽肿性病变。
2. 中枢神经系统：
   ▪ 轻瘫；
   ▪ 脊髓痨（以共济失调为特征的脊髓退行性病变）；
   ▪ 反射、疼痛和温度觉丧失；
   ▪ 脑膜炎；
   ▪ 精神病。
3. 心血管系统：
   ▪ 脑血管闭塞；
   ▪ 升主动脉夹层动脉瘤；
   ▪ 心肌功能不全，主动脉坏死（可导致主动脉破裂和死亡）。

淋病

淋病是由淋病奈瑟球菌引起的性传播疾病。它通过被感染黏膜排出的液体和脓液在个体之间传播。它也可以在妊娠和分娩期间由被感染的母亲传染给孩子。男性和女性都有可能会患上这种疾病，但是病程、严重程度、体征和症状有所不同。淋病通常可用抗生素治疗。但某些菌株对所有抗生素都有耐药性。无针对淋病的疫苗。暴露后机体会产生抗体，但抗体对引起感染的菌株是具有特异性的。因此，以后还可能再感染其他菌株。

男性尿道、尿道腺、尿道球腺、前列腺、精囊和附睾受累。暴露后数天，男性患者突发排尿困难、尿急和尿频，尿道口有脓性分泌物流出。直接感染可能会导致前列腺炎、附睾炎和精囊炎。原发性淋病感染也可能影响咽部、结膜和肛门。

女性前庭大腺、尿道旁腺、尿道、子宫颈和输卵管受累。超过 50% 的被感染女性无症状，其他女性感染者则有脓性分泌物量多量少不等[76]。女性感染可能会导致子宫内膜炎、输卵管炎、盆腔炎。输卵管卵巢囊肿或输卵管阻塞（可能导致不孕）。

1% ~ 3% 的淋病奈瑟球菌感染会通过血液传播[77]，还会进一步发展为败血症、脓毒性关节炎、心内膜炎、脑膜炎和皮肤病变。在菌血症阶段，患者可能会出现发热、寒战和乏力等症状。红斑病变很常见，尤以四肢多见。红斑可能成群出现或单独出现。

衣原体感染

衣原体（沙眼衣原体）是性传播非特异性尿道炎或非淋球菌生殖道感染的主要原因。衣原体感染是美国最常见的性传播疾病[78]，也是可预防性失明的主要原因[79]。其体征和症状与淋病的体征和症状相似，因此很难鉴别诊断这 2 种疾病。无针对衣原体感染的疫苗。

在男性，衣原体感染可能会导致阴茎分泌物和睾丸肿大等症状。若不及时治疗可能导致不育。在女性中，衣原体感染通常无明显症状，但也可能导致阴道分泌物增多或尿痛、输卵管炎和宫颈炎。衣原体通常是通过直接接触分泌物传播，可能源于性行为或出生时的接触（图27-14）。可应用抗生素治疗衣原体感染。

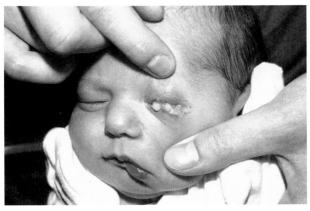

图 27-14 一名 8 日龄婴儿因衣原体感染发生结膜炎

疱疹病毒感染

目前已发现多种疱疹病毒，但只有少数会感染人类，如单纯疱疹病毒、巨细胞病毒（与单核细胞增多症、肝炎和严重系统性疾病有关），EB病毒（引起单核细胞增多症），水痘－带状疱疹病毒（引起水痘和带状疱疹）。下面仅介绍与性传播疾病相关的疱疹病毒。

引起性传播疾病的单纯疱疹病毒根据抗原不同分为单纯疱疹病毒1型（HSV-1）和单纯疱疹病毒2型（HSV-2）。这2种病毒都可以引起疱疹病毒感染，感染可发生在身体的任何部位。一般来说，HSV-1主要与腰部以上的疱疹有关，而HSV-2通常与生殖器区域的疱疹有关。但这2种病毒都可能导致生殖器区域的疾病。没有针对这2种病毒的疫苗。

单纯疱疹病毒感染在美国很常见，每年造成30万~50万例新感染病例，大约有5000万名美国人被认为携带这种病毒[80]。据估计，70%~90%的成年人有HSV-1抗体。

单纯疱疹病毒是皮肤与皮肤密切接触时通过皮肤上的伤口或黏膜与被感染部位接触传播的。传播不需要性接触。触摸疱疹病毒可能导致手指感染（疱疹性瘭疽）。幼儿可能通过父母或亲属的亲吻感染HSV-1。病毒也可能通过自体接种（如从嘴唇到手指再到生殖器）传播到其他身体部位。

思考

你认为为什么医护人员的疱疹性瘭疽的发病率在过去的20年里有所下降？

初次HSV-1感染通常发生在5岁[81]。患者表现为龈口炎（唇疱疹或发热性疱疹）（图27-15）。初次HSV-2感染通常是由性接触导致的。患者表现为子宫颈、外阴、阴茎、直肠、肛门、口腔的痛性水疱性病变。

一旦组织中出现HSV，会产生急性感染和孤立的水泡状病变（水疱）。病变可自行愈合，无瘢痕。然而，尽管存在循环抗体，病毒仍在人体内保持活性。

初次感染后，单纯疱疹病毒进入离初始感染部

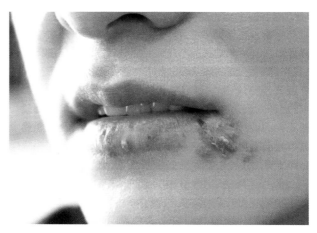

图27-15　由单纯疱疹病毒引起的发热性疱疹

位最近的中枢神经系统。它沿着感觉神经通路进入感觉神经节，在那里它一直潜伏，直到被重新激活。当由另一种传染病、月经、心理应激或免疫抑制触发时，病毒通过周围神经到达表皮，然后产生反复发作的传染病状态，通常持续4~10天。在大多数情况下，病变出现在初始接种区。一个人每次感染发作时出现的病变的数量是不同的。

单纯疱疹病毒可能在一些人的体内长期潜伏而无任何症状。在其他人可能引起周期性复发。阿昔洛韦等抗病毒药物可缩短发作的持续时间，并可作为预防药物使用。

第19节　虱和疥螨

虱和疥螨都是潜在的健康危害。二者都可以传播传染性皮肤病和全身性疾病，引起皮炎和不适。

虱

虱为小型无翅昆虫，是鸟类和哺乳动物的体外寄生虫。大多数都是宿主特异性的。其中2种是人体寄生虫。一种是阴虱，又称为蟹虱，另一种是人虱。人虱有2种形式：头虱和体虱（传播流行性斑疹伤寒和战壕热）（图27-16）。

虱的生命周期分为3期。卵孵化期7~10天，若虫期7~13天，成虫期约3周。虱通过个体之间的密切接触传播。共用衣物和床上用品可能导致疾病暴发，如在学校、日托机构、家庭中。虱以吸取宿主的血为生。在叮咬和吸食期间，虱的分泌物会使皮肤出现小的红色斑点，引起瘙痒。虱反复叮咬

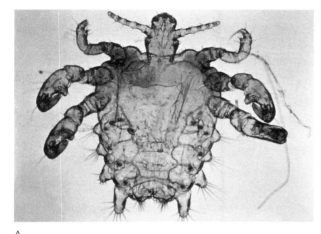

A

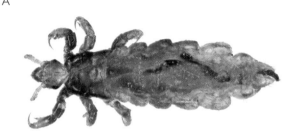

B

图 27-16 A. 阴虱；B. 雄性头虱

可能导致瘙痒感减轻，叮咬处皮肤通常增厚，出现干燥、鳞状外观。严重时，可能会出现渗出和结痂。如果对虱的唾液和粪便过敏，可能会发生炎症。继发感染可能是由于抓挠病灶引起的。

阴虱有一个独特的外观，形似小螃蟹，而且在感染患者的腹部和大腿上可以观察到灰蓝色斑点。虱卵常见于阴毛，有时也出现在睫毛、眉毛和腋毛上。阴虱通常是通过性接触传播的，或者是通过掉落在被褥上有卵寄生的阴毛传播的。患者通常有强烈的瘙痒感和阴部抓伤。

头虱身体细长，头部略窄于胸部。每只虱子有3对腿，末端有细小的钩子。头虱的卵为白色，呈椭圆形。它们很容易被误认为是头皮屑，但不能被刷掉。这些寄生虫最常感染儿童。

体虱比头虱稍大，主要寄生在腰部、肩部、腋部和颈部。通常在衣服的接缝处和纤维上可见体虱及幼虫。它们叮咬伤处的病变开始时是小的、非炎症性的红点，很快进展为类似划痕的丘疹状风疹（肩部的平行划痕是很常见）。头虱能和体虱杂交。

治疗目标是消灭寄生虫和蚊虫，防止再次感染。通常建议用热水彻底清洗患者所有的衣服、被褥和个人物品，也建议用 γ–六氯化苯洗发水、克罗米通等清洗感染的部位（应避免过度处理，以防中毒）。

疥螨

疥螨是一种寄生虫，在宿主的表皮内和表皮上完成了整个生命周期。疥螨的侵害类似于虱的侵害，但疥螨的叮咬通常集中在手和足周围，尤其是在手指或足趾之间的蹼上（图27-17）。其他常见的感染部位包括儿童的面部和头皮，女性的乳头和男性的阴茎。疥螨通常是通过亲密接触或被污染的被褥、家具和衣物而传播的。疥螨能在几分钟内钻入皮肤。离开人类宿主2~3天，疥螨即会死亡[82]。

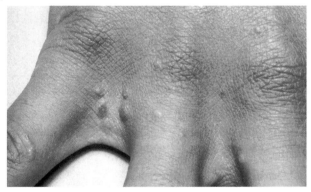

图 27-17 疥疮

疥螨侵害常表现为夜间严重瘙痒。但是发生敏化和出现瘙痒需要2~6周的时间。成年雌性疥螨是造成这些症状的罪魁祸首。交配后，它钻入表皮产卵，并在此处待大约1个月。感染者皮肤表面形成水疱和丘疹，还有抓挠的伤痕。严重的病例（如挪威疥疮）可能导致渗出、结痂和继发感染。尽管所有的人都容易感染疥螨，但以前接触过疥螨的人在以后的接触中出现的疥疮较少，并且更早地（1~4天）出现症状。

疥疮的治疗方法与虱感染的治疗方法相似。疥疮症状可能持续超过1个月，直到疥螨及虫卵随表皮脱落。疥疮复发很常见，因此如果几周后瘙痒症状没有减轻，应该对患者重新进行检查。治疗继发性感染可能需要抗生素治疗。

你知道吗

臭虫

在第二次世界大战之前，臭虫在美国很常见，但在 20 世纪 40 年代和 50 年代，臭虫基本被 DDT（二氯二苯三氯乙烷）消灭。近年来，一种常见的臭虫——温带臭虫越来越普遍，在家庭、公寓、酒店、汽车旅馆、医疗保健机构、宿舍、收容所、学校和交通工具均可见到。

最常发现臭虫的地方是在寝具中。它们往往隐藏在床垫、弹簧垫、床架和床头板的缝隙处。它们还可能隐藏在床板、墙纸、画框和开关面板后面。臭虫成虫呈红棕色，体形扁平，很容易被发现，可快速移动但不能飞行，常被误认为是蜱。

在晚上人们睡觉的时候，臭虫通常会出来叮咬人。叮咬伤可能会引起瘙痒或局部肿胀，类似蚊虫叮咬。这些局部的皮肤反应可能在叮咬后立即出现或延迟几天出现。抓挠叮咬部位会导致皮肤感染。虽然臭虫体内和表面可隐藏病原体，但很少将疾病传染给人类。

床上用品、家具和墙壁上有血迹或粪便斑点提示可能存在。如果感染很严重，房间里可能会有甜味和霉味。对于臭虫，需要进行专业的消杀。

EMS 人员应采取下列预防措施。

- 把裤腿塞进袜子或靴子里，然后用胶带密封。戴手套时也采取类似的预防措施，以防暴露。
- 在现场时穿上一次性鞋套，使用后将它们放在密封的塑料袋中。在进入救护车或 EMS 工作区之前检查工作鞋。被感染的车辆不应驶入居住区。
- 将一切带有臭虫痕迹的衣物放入塑料密封袋中。把它们放在烘干机里加热烘干 15 分钟以上，彻底消灭臭虫。

资料来源：Potter MF. Bed bugs. University of Kentucky, College of Agriculture, Food and Environment website. https://entomology.ca.uky.edu/ef636. Revised May 2012. Accessed April 9, 2018.

没有针对疥螨的疫苗。疥疮的防护包括个人防护和环境消杀 2 个方面（框 27-13）。

框 27-13　疥疮防护措施

个人防护

疥疮具有传染性，特别是在患者的皮肤结痂时，所以应采取接触预防措施，穿戴个人防护装备。护理后彻底的洗手是必不可少的。对感染的医护人员的治疗包括氯菊酯乳膏或伊维菌素。

环境消杀

被污染的床单和衣物需要用塑料袋包装，用热水机洗并用高温烘干。用吸尘器清洁治疗区。

资料来源: Global Health, Division of Parasitic Diseases. Parasites: crusted scabies cases (single or multiple). Centers for Disease Control and Prevention website. https://www.cdc.gov/parasites/scabies/health_professionals/crusted.html.Updated November 2, 2010. Accessed April 10, 2018.

第 20 节　传染病暴露的报告

暴露是指眼睛、口腔、其他黏膜、非完整皮肤或肠外接触血液、血液制品、血性体液或其他潜在传染性物质[83]。暴露情况都必须向疾病预防和控制部门报告。这种报告是非常重要的，原因如下：

1. 有助于尽快识别感染和立即进行干预；
2. 疾病预防和控制部门能够评估事件的情况，以便采取措施，防止更多的暴露；
3. 有助于追溯传染源。

如果医护人员受到感染，可以通过这种报告制度将职业暴露记录下来。

呈交报告

如前所述，《瑞安·怀特法案》要求医疗机构指定一名传染病管理负责人，根据疾病预防和控制部门对暴露的报告要求呈交报告。

医学评估与随访

法律规定，医疗机构必须为暴露的医护人员提供免费的医学评估和治疗。其中包括以下内容[84]：

- 风险、体征和症状、发展为临床疾病的可能性及如何预防等；
- 卫生管理机构推荐的治疗方法；
- 所用药物的作用及不良反应和禁忌证；
- 对上报疾病进行评估，以确定其症状是否与 HIV 感染或肝炎相关。

相关程序

对暴露人员进行血液测试必须征得其同意。医疗机构必须保留血液样本 90 天，以防 HIV 感染或肝炎症状出现时，医护人员改变对血液检测的决定。

思考

如果你被一根污染的针头扎了一下，而患者拒绝接受 HIV 检测，你会有什么想法？

医疗机构必须采取下列措施：根据检测结果为医护人员提供相关咨询，向其提供关于预防和治疗方案的信息并在征得医护人员同意后实施这些方案。同时，也应该为所有可能在工作中暴露于血液及其他潜在感染性物质的医护人员提供免疫接种。

书面报告与保密性

呈交的书面报告应说明是否为暴露的医护人员提供疫苗接种及医护人员是否接受了疫苗接种。书面报告还必须指出，医护人员应了解评估结果，并被告知可能因需要进一步评估或治疗暴露所引起的疾病。该报告的复印件必须提供给医护人员并存档。

医护人员病历所记载的所有其他内容都属于隐私。任何人想要查看病历必须获得医护人员本人的书面同意。医护人员的病历保存时限必须在雇用年限基础上再加 30 年。

第 21 节　救护员在预防疾病传播中的作用

救护员经常遇到患有传染病的患者。他们必须时刻保持警惕，以防止感染疾病。如果救护员出现下列状况，应停止工作：

- 发热；
- 腹泻；
- 化脓性伤口；
- 黄疸；
- 单核细胞增多症；
- 使用药物和 / 或洗发水杀死或清除虱或疥螨；
- 脓毒性咽喉炎（除非服用抗生素超过 24 小时）；
- 感冒伴痰咳（除非佩戴外科口罩）。

救护员还应确保他们已对麻疹、腮腺炎、风疹、乙型肝炎、白喉、百日咳、破伤风、脊髓灰质炎、水痘和流感免疫。

思考

你在学校或工作中遇到过这些疾病吗？

疾病预防的其他注意事项

在紧急救护过程中，救护员应当小心谨慎。他们必须牢记，现场失控会增加体液传播的可能性。任何时候都应采取标准预防措施，包括佩戴手套、护目镜、面罩和防护服（如果可能出现飞溅或喷洒）。当怀疑有空气传播的疾病时应佩戴防微粒面罩。

无论患者感染状况如何，救护员都应做到：

- 为所有患者提供同样的救护服务；
- 使用消毒液对设备和救护车医疗舱进行消毒；
- 养成洗手的习惯；
- 向医疗机构报告任何可能造成感染的暴露。

总结

- 美国对传染病和感染控制的关注促成了相关法律、标准、指南和建议的出台，目的是保护人员和应急响应人员免受传染病的侵害。救护员必须熟悉这些指南，采取个人防护措施，避免暴露于这些病原体。

- 疾病传播链中包括病原体、贮主、贮主的病菌出口、有利于病原体传播的环境、侵入新宿主的门户及新宿主对感染性疾病的易感性。

- 人体受到外部屏障和内部屏障的保护而免受病原体感染。它们是抵御感染的防线。外部屏障包括皮肤及消化道、呼吸道和泌尿生殖道的黏膜。内部屏障包括炎症反应和免疫应答。

- 感染性疾病从暴露到症状发作共有 4 个阶段，分别是潜隐期、潜伏期、传染期和疾病期。

- HIV 是人与人之间直接传播的。HIV 直接通过肛交、阴道性交、胎盘，以及黏膜或开放性伤口接触感染的血液或体液而传播的；也可以间接地通过输注污染的血液或血液制品、移植污染的组织或器官，或者使用被污染的针头或注射器传播。该病毒会影响 CD4$^+$T 细胞。HIV 感染可分为 3 个临床分期：急性感染期、无症状期和疾病期。救护员应严格遵守预防 HIV 感染的标准预防措施。

- 肝炎是肝实质细胞的炎症反应。传染性肝炎是病毒引起的。3 种常见的病毒性肝炎是甲型肝炎、乙型肝炎和丙型肝炎。肝炎可能会引起轻微症状，也可以导致肝功能衰竭，甚至死亡。

- 结核病是一种主要累及肺部的慢性传染病。患者是通过吸入含有结核分枝杆菌的干燥滴核感染的。细菌主要是通过感染者咳嗽或打喷嚏传播到空气中，但也可以通过接触感染者的痰液传播。结核病的体征和症状包括咳嗽、发热、盗汗、体重减轻、乏力和咯血。

- 脑膜炎是指发生于脑膜和脊髓膜的炎症，可由细菌、病毒和其他微生物引起。

- 细菌性心内膜炎是指心内膜和一个或多个心脏瓣膜的炎症。如果病情比较严重，可能进展为心力衰竭。

- 肺炎是指发生于细支气管、肺泡和肺间质的急性炎症。细菌、病毒和真菌均可引起肺炎。

- 破伤风是一种罕见的非传染性中枢神经系统疾病，有时可致命。它是由破伤风梭菌孢子感染伤口引起的。最常见的症状是牙关紧闭。

- 狂犬病是中枢神经系统的一种急性病毒感染。人类被受感染动物咬伤或划伤后，极易发生狂犬病。

- 汉坦病毒是啮齿类动物携带的病毒。它们通过被啮齿类动物尿液和粪便污染的物质传播。多种形式的汉坦病毒感染只发生在特定的地理区域。

- 美国已报道多种蚊媒传染病，包括基孔肯雅病毒、登革热、西尼罗病毒、寨卡病毒感染和疟疾。对于这些疾病，预防是最有效的，因为没有任何可以预防这些疾病的疫苗。

- 美国 CDC 确定了 3 种被认为是紧急（严重后果）的抗生素耐药菌感染：艰难梭菌感染、耐碳青霉烯类肠杆菌感染和淋病奈瑟球菌感染。

- 风疹是一种风疹病毒引起具有高度传染性的病毒性疾病。其特征为弥漫性、细小的红色斑状皮疹。美国 CDC 建议所有救护员接受免疫接种，如果他们无既往风疹感染而且对风疹病毒不免疫。

- 麻疹是由麻疹病毒引起的具有高度传染性的急性病毒性疾病。其特征是发热、结膜炎、咳嗽、支气管炎和红色斑状皮疹。

- 腮腺炎是一种由腮腺炎病毒感染引起急性、具有传染性的全身性病毒性疾病。其特征是唾液腺中的一个或多个局部水肿。水肿可能累及颈部一侧或两侧，偶尔也会累及其他腺体。

- 水痘的传染性很强。其特征是突发低热、身体轻度不适和持续数小时的斑丘疹，然后发展为水疱，最后结痂。该病毒可能会在应激或免疫抑制期间被重新激活，可能会引起一种被称为带状疱疹的疾病。

- 百日咳是一种主要影响婴幼儿的传染病，可引起整个呼吸道炎症。它会引起隐匿性咳嗽。咳嗽在 1～2 周内阵发性的，并可持续 1～2 个月。

- 流感主要是通过甲型、乙型和丙型流感病毒引起的呼吸道感染。

- 单核细胞增多症是由 EB 病毒或巨细胞病毒引起的。这 2 种病毒都属于疱疹病毒。
- 梅毒是一种全身性疾病，以原发病灶、继发皮肤和黏膜破溃、潜伏期较长为特征，最终造成皮肤、骨骼、内脏、中枢神经系统和心血管系统严重损伤。
- 淋病是由淋病奈瑟球菌引起的性传播疾病。淋病可以用抗生素治疗。然而，某些菌株对常用抗生素有耐药性。
- 衣原体是性传播非特异性尿道炎或非淋病奈瑟球菌生殖道感染的主要原因。其体征和症状与淋病的体征和症状类似。
- 单纯疱疹病毒是通过皮肤上的伤口或黏膜与被感染部位接触传播的。初次感染产生水泡状病

变（水疱），该病变可以自行愈合。初次感染后，病毒沿感觉神经通路进入感觉神经节，一直潜伏直到被重新激活。

- 虱为小型无翅昆虫，是鸟类和哺乳动物的体外寄生虫。在叮咬宿主期间，虱分泌一种物质，使皮肤出现小的红色斑点，引起瘙痒。
- 疥螨是一种寄生虫。它在宿主表皮内和表皮上完成整个生命周期。疥螨叮咬通常集中在手和足周围，尤其是手指和足趾之间的蹼上。
- 报告可能发生的传染病暴露有助于尽快识别传染病和立即进行干预，以防更多的暴露，还有助于追溯传染源。
- 救护员必须对空气传播的疾病保持警惕，并采取预防措施。

参考文献

［1］Regulations（Standards‐29 CFR）: table of contents. US Department of Labor, Occupational Safety and Health Ad‐ministration website. https://www.osha.gov/pls/oshaweb/owadisp.show_document?p_table=STANDARDS&p_id=10051. Accessed April 10, 2018.

［2］Cowan E, Macklin R. Unconsented HIV testing in cases of occupational exposure: ethics, law, and policy. *Acad Emerg Med.* 2012; 19（10）: 1181–1187.

［3］Rutala WA, Weber D; Healthcare Infection Control Practices Advisory Committee. Guideline for disinfection and sterilization in healthcare facilities, 2008. Centers for Disease Control and Prevention website. https://www.cdc.gov/infectioncontrol/pdf/guidelines/disinfection‐guidelines.pdf. Updated February 15, 2017. Accessed April 10, 2018.

［4］McCance K, Huether S. *Pathophysiology: The Biologic Basis for Disease in Adults and Children.* 7th ed. St. Louis, MO: Mosby; 2014.

［5］Centers for Disease Control and Prevention, Office of Public Health Scientific Services, Center for Surveillance, Epidemiology, and Laboratory Services, Division of Scientific Education and Professional Development. Principles of epidemiology in public health practice, third edition: an introduction to applied epidemiology and biostatistics. Lesson 1: introduction to epidemiology. Centers for Disease Control and Prevention website. https://www.cdc.gov/ophss/csels/dsepd/ss1978/lesson1/section10.html. Updated May 18, 2012. Accessed April 10, 2018.

［6］Division of HIV/AIDS Prevention, National Center for HIV/AIDS, Viral Hepatitis, STD, and TB Prevention, Centers for Disease Control and Prevention. HIV/AIDS: HIV transmission. Centers for Disease Control and Prevention website. https://www.cdc.gov/hiv/basics/transmission.html. Updated March 16, 2018. Accessed April 10, 2018.

［7］Division of HIV/AIDS Prevention, National Center for HIV/AIDS, Viral Hepatitis, STD, and TB Prevention, Centers for Disease Control and Prevention. HIV/AIDS: opportunistic infections. Centers for Disease Control and Prevention. https://www.cdc.gov/hiv/basics/livingwithhiv/opportunisticinfections.html. Updated May 30, 2017. Accessed April 10, 2018.

［8］Carpenter RJ. Early symptomatic HIV infection. Medscape website. https://reference.medscape.com/article/211873‐overview. Updated May 18, 2017. Accessed May 18, 2018.

［9］Selik RM, Mokotoff ED, Branson B, et al. Revised surveillance case definition for HIV infection—United States, 2014. *Morb Mortal Wkly Rep.* 2014; 63（RR03）: 1–10.

［10］Calcagno A, Nozza S, Muss C, et al. Ageing with HIV: a multi‐disciplinary review. *Infection.* 2015; 43（5）: 509–522.

［11］Deeks SG, Lewin SR, Havlir DV. The end of AIDS: HIV infection as a chronic disease. *Lancet.* 2013; 382（9903）: 1525–1533.

［12］Joyce MP, Kuhar D, Brooks JT. Notes from the field: occupationally acquired HIV infection among health care workers—United States, 1985‐2013. *Morb Mortal Wkly Rep.* 2015; 65（53）: 1245–1246.

［13］Bass RR, Brice JH, Delbridge TR, Gunderson MR. *Emergency Medical Services: Clinical Practice and Systems Oversight Medicine. Volume 2: Medical Oversight of EMS.* Hoboken, NJ: John Wiley & Sons; 2015: 369–410.

［14］Eohli é S, Anglaret X. Decline of HIV‐2 prevalence in West

Africa: good news or bad news? *Int J Epidemiol.* 2006; 5 (5): 1329–1330.

[15] Kuhar DT, Henderson DK, Struble KA, et al. Updated US Public Health Service guidelines for the management of occupational exposures to human immunodeficiency virus and recommendations for postexposure prophylaxis. *Infect Control Hosp Epidemiol.* 2013; 34 (9): 875–892.

[16] Medical Care Criteria Committee. PEP for occupational exposure to HIV guideline. HIV Clinical Resource website. https://www.hivguidelines.org/pep-for-hiv-prevention/occupational/. Published October 2014. Accessed April 10, 2018.

[17] Hepatitis A questions and answers for health professionals. Centers for Disease Control and Prevention website. https:// www.cdc.gov/hepatitis/hav/havfaq.htm. Accessed May 18, 2018.

[18] National Center for Immunization and Respiratory Diseases. Vaccines and preventable diseases: hepatitis A in-short. Centers for Disease Control and Prevention website. https://www.cdc.gov/vaccines/vpd/hepa/public/in-short-adult.html#who. Updated January 11, 2017. Accessed April 10, 2018.

[19] National Center for Immunization and Respiratory Diseases. Pregnancy and vaccination: guidelines for vaccinating pregnant women. Centers for Disease Control and Prevention website. https://www.cdc.gov/vaccines/pregnancy/hcp/guidelines.html. Updated October 3, 2017. Accessed April 10, 2018.

[20] National Highway Traffic Safety Administration. *The National EMS Education Standards.* Washington, DC: US Department of Transportation; 2009.

[21] Cooley L, Sasadeusz J. Clinical and virological aspects of hepatitis B co-infection in individuals infected with human immunodeficiency virus type-1. *J Clin Virol.* 2003; 26 (2): 185–193.

[22] Hepatitis B. World Health Organization website. http://www.who.int/mediacentre/factsheets/fs204/en/. Reviewed July 2017. Accessed April 10, 2018.

[23] Centers for Disease Control and Prevention, National Center for Infectious Diseases, Division of Healthcare Quality Promotion and Division of Viral Hepatitis. Exposure to blood: what healthcare personnel need to know. Centers for Disease Control and Prevention website. https://www.cdc.gov/hai/pdfs/bbp/exp_to_blood.pdf. Updated July 2003. Accessed April 10, 2018.

[24] National Center for Immunization and Respiratory Diseases. Vaccines and preventable diseases: hepatitis B in-short. Centers for Disease Control and Prevention website. https://www.cdc.gov/vaccines/vpd/hepb/public/in-short-adult.html#who. Updated March 1, 2017. Accessed April 10, 2018.

[25] Division of Viral Hepatitis, National Center for HIV/AIDS, Viral Hepatitis, STD, and TB Prevention. Viral hepatitis: hepatitis B FAQs for the public. https://www.cdc.gov/hepatitis/hbv/bfaq.htm#bFAQ38. Centers for Disease Control and Prevention website.

Updated May 23, 2016. Accessed April 10, 2018.

[26] Division of Viral Hepatitis, National Center for HIV/AIDS, Viral Hepatitis, STD, and TB Prevention. Viral hepatitis: surveillance for viral hepatitis—United States, 2015. Centers for Disease Control and Prevention website. https://www.cdc.gov/hepatitis/statistics/2015surveillance/commentary.htm. Updated June 19, 2017. Accessed April 10, 2018.

[27] Viral hepatitis. Centers for Disease Control and Prevention website. https://www.cdc.gov/hepatitis/hcv/index.htm. Accessed May 18, 2018.

[28] Initial treatment of HCV infection. American Association for the Study of Liver Diseases, Infectious Diseases Society of America website. https://www.hcvguidelines.org/treatment-naïve. Updated September 21, 2017. Accessed April 10, 2018.

[29] Pierce JM. Hepatitis C 101: Can Hepatitis C be Cured? HepatitisC. net website. https://hepatitisc.net/living/hepatitis-c-101-can-hepatitis-c-be-cured/. May 13, 2015. Accessed June 19, 2018.

[30] Division of Viral Hepatitis, National Center for HIV/AIDS, Viral Hepatitis, STD, and TB Prevention. Viral hepatitis: hepatitis B FAQs for health professionals. Centers for Disease Control and Prevention website. https://www.cdc.gov/hepatitis/hbv/hbvfaq.htm#overview. Updated January 11, 2018. Accessed April 10, 2018.

[31] Global tuberculosis report 2017. World Health Organization website. http://www.who.int/tb/publications/global_report/en/. Accessed April 10, 2018.

[32] Division of Tuberculosis Elimination. Tuberculosis (TB): trends in tuberculosis, 2016. Centers for Disease Control and Prevention website. https://www.cdc.gov/tb/publications/factsheets/statistics/tbtrends.htm. Updated November 15, 2017. Accessed April 10, 2018.

[33] Division of Tuberculosis Elimination. Tuberculosis (TB): children. Centers for Disease Control and Prevention website. https:// www.cdc.gov/tb/topic/populations/tbinchildren/default.htm. Updated October 10, 2014. Accessed April 10, 2018.

[34] Tuberculosis. Centers for Disease Control and Prevention website. https://www.cdc.gov/niosh/topics/tb/default.html. Accessed May 18, 2018.

[35] Division of Tuberculosis Elimination. Tuberculosis (TB): treatment for TB disease. Centers for Disease Control and Prevention website. https://www.cdc.gov/tb/topic/treatment/tbdisease.htm. Updated August 11, 2016. Accessed April 10, 2018.

[36] National Center for Immunization and Respiratory Diseases. Meningitis: bacterial meningitis. Centers for Disease Control and Prevention website. https://www.cdc.gov/meningitis/bacterial. html. Updated January 25, 2017. Accessed April 10, 2018.

[37] MacNeil J, Patton M; National Center for Immunization and Respiratory Diseases. Manual for the surveillance of vaccine-

preventable diseases. Chapter 8: meningococcal disease. Centers for Disease Control and Prevention website. https://www.cdc.gov/vaccines/pubs/surv-manual/chpt08-mening.html. Updated April 2, 2018. Accessed April 10, 2017.

[38] Briere EC, Rubin L, Moro PL, et al. Prevention and control of *Haemophilus influenzae* type B disease: recommendations of the Advisory Committee on Immunization Practices（ACIP）. *MMWR Recomm Rep.* 2014; 63（RR01）: 1–14.

[39] National Center for Immunization and Respiratory Diseases. Vaccines and preventable diseases: pneumococcal vaccination. Centers for Disease Control and Prevention website. https:// www. cdc.gov/vaccines/vpd/pneumo/index.html. Updated December 6, 2017. Accessed April 10, 2018.

[40] Vilcant V, Hai O. Endocarditis, Bacterial. National Center for Biotechnology website. https://www.ncbi.nlm.nih.gov/books/NBK470547/. Updated November 27, 2017. Accessed May 18, 2018.

[41] Sexton DJ, Chu VH. Epidemiology, risk factors, and microbiology of infective endocarditis. UpToDate website. https://www.uptodate.com/contents/epidemiology-risk-factors-and-microbiology-of-infective-endocarditis?source=search_result&search=infective%20endocarditis&selectedTitle=3~150. Updated March 8, 2018. Accessed April 10, 2018.

[42] Cabell CH, Abrutyn E, Karchmer AW. Bacterial endocar- ditis: the disease, treatment, and prevention. *Circulation.* 2003; 107（20）: e185–e187.

[43] Walls R, Hockberger R, Gausche-Hill M. *Rosen's Emergency Medicine: Concepts and Clinical Practice.* 9th ed. Philadelphia, PA: Elsevier; 2018.

[44] Centers for Disease Control and Prevention, National Center for Emerging and Zoonotic Infectious Diseases, Division of High-Consequence Pathogens and Pathology. Rabies: how is rabies transmitted? Centers for Disease Control and Prevention website. https://www.cdc.gov/rabies/transmission/index.html. Updated April 22, 2011. Accessed April 10, 2018.

[45] World Health Organization. *Current WHO Guide for Rabies Pre- and Post-Exposure Treatment in Humans.* Geneva, Switzerland: World Health Organization; 2002.

[46] Wild animals. Centers for Disease Control and Prevention website. https://www.cdc.gov/rabies/location/usa/surveillance/wild_animals.html. Accessed May 18, 2018.

[47] Centers for Disease Control and Prevention, National Center for Emerging and Zoonotic Infectious Diseases, Division of High-Consequence Pathogens and Pathology. Hantavirus. Centers for Disease Control and Prevention website. https:// www.cdc.gov/hantavirus/index.html. Updated February 9, 2018. Accessed April 10, 2018.

[48] Centers for Disease Control and Prevention, National Center for Emerging and Zoonotic Infectious Diseases, Division of High-

Consequence Pathogens and Pathology. Hantavirus: reported cases of hantavirus disease. Centers for Disease Control and Prevention website. https://www.cdc.gov/hantavirus/surveillance/index.html. Updated July 19, 2017. Accessed April 10, 2018.

[49] WHO factsheet: vector-borne diseases. Factsheet #387. World Health Organization website. http://www.who.int/kobe_centre/mediacentre/vbdfactsheet.pdf. Published March 2014. Accessed April 10, 2018.

[50] 2017 provisional data for the United States. Centers for Disease Control and Prevention website. https://www.cdc.gov/chikungunya/geo/united-states-2017.html. Accessed May 18, 2018.

[51] Centers for Disease Control and Prevention, National Center for Emerging and Zoonotic Infectious Diseases, Division of Vector-Borne Diseases. Dengue: symptoms and what to do if you think you have dengue. Centers for Disease Control and Prevention website. https://www.cdc.gov/dengue/symptoms/index.html. Updated September 27, 2012. Accessed April 10, 2018.

[52] Centers for Disease Control and Prevention, National Center for Emerging and Zoonotic Infectious Diseases, Division of Vector-Borne Diseases. West Nile virus: preliminary maps and data for 2017. Centers for Disease Control and Prevention website. https://www.cdc.gov/westnile/statsmaps/preliminary mapsdata2017/index.html. Updated January 10, 2018. Accessed April 10, 2018.

[53] Centers for Disease Control and Prevention, National Center for Emerging and Zoonotic Infectious Diseases, Division of Vector-Borne Diseases. Zika virus. Centers for Disease Control and Prevention website. https://www.cdc.gov/zika/index.html. Updated April 5, 2018. Accessed April 10, 2018.

[54] LaBeaud AD. Zika virus infection: an overview. UpToDate website. https://www.uptodate.com/contents/zika-virus-infection-an-overview. Updated March 9, 2018. Accessed April 10, 2018.

[55] Global Health—Division of Parasitic Diseases and Malaria. Malaria: disease. Centers for Disease Control and Prevention website. https://www.cdc.gov/malaria/about/disease.html. Updated October 7, 2015. Accessed April 10, 2018.

[56] Global Health—Division of Parasitic Diseases and Malaria. Malaria: frequently asked questions（FAQs）. Centers for Disease Control and Prevention website. https://www.cdc.gov/malaria/about/faqs.html. Updated December 20, 2017. Accessed April 10, 2018.

[57] Centers for Disease Control and Prevention, National Center for Emerging and Zoonotic Infectious Diseases, Division of Healthcare Quality Promotion. Antibiotic/antimicrobial resistance. Centers for Disease Control and Prevention website. https://www.cdc.gov/drugresistance/index.html. Updated March 29, 2018. Accessed April 10, 2018.

[58] Centers for Disease Control and Prevention, National Center for Emerging and Zoonotic Infectious Diseases, Division of Healthcare Quality Promotion. Antibiotic/antimicrobial resistance: antibiotic resistance threats in the United States, 2013. Centers

for Disease Control and Prevention website. https:// www.cdc.gov/ drugresistance/threat–report–2013/index.html. Updated April 10, 2017. Accessed April 10, 2018.

[59] Centers for Disease Control and Prevention, National Center for Emerging and Zoonotic Infectious Diseases, Division of Healthcare Quality Promotion. Healthcare–associated infections: carbapenem–resistant Enterobacteriaceae in healthcare settings. Centers for Disease Control and Prevention website. https://www.cdc.gov/hai/ organisms/cre/index.html. Updated February 23, 2018. Accessed April 10, 2018.

[60] Lanzieri T, Redd S, Abernathy E, Icenogle J; National Center for Immunization and Respiratory Diseases. Manual for the surveillance of vaccine–preventable diseases. Chapter 15: congenital rubella syndrome. Centers for Disease Control and Prevention website. https://www.cdc.gov/vaccines/pubs/surv–manual/chpt15–crs.html. Updated November 17, 2017. Accessed April 10, 2018.

[61] National Center for Immunization and Respiratory Diseases, Division of Viral Diseases. Chickenpox (varicella): complications. Centers for Disease Control and Prevention website. https:// www. cdc.gov/chickenpox/about/complications.html. Updated April 11, 2016. Accessed April 10, 2018.

[62] National Center for Immunization and Respiratory Diseases. Vaccine information for adults: recommended vaccines for healthcare workers. Centers for Disease Control and Prevention website. https://www.cdc.gov/vaccines/adults/rec–vac/hcw.html. Updated April 20, 2017. Accessed April 8, 2018.

[63] National Center for Immunization and Respiratory Diseases, Division of Bacterial Diseases. Pertussis (whooping cough): about pertussis. Centers for Disease Control and Prevention website. https://www.cdc.gov/pertussis/about/index.html. Updated June 27, 2016. Accessed April 10, 2018.

[64] Chow MYK, Khandaker G, McIntyre P. Global childhood deaths from pertussis: a historical review. *Clin Infect Dis.* 2016; 63(suppl 4): S134–S141.

[65] National Center for Immunization and Respiratory Diseases, Division of Bacterial Diseases. Pertussis (whooping cough): treatment. Centers for Disease Control and Prevention website. https://www.cdc.gov/pertussis/clinical/treatment.html. Updated August 7, 2017. Accessed April 10, 2018.

[66] Centers for Disease Control and Prevention, National Center for Immunization and Respiratory Diseases. Influenza (flu): frequently asked flu questions 2017 – 2018 influenza season. Centers for Disease Control and Prevention website. https:// www. cdc.gov/flu/about/season/flu–season–2017–2018.htm. Updated March 30, 2018. Accessed April 10, 2018.

[67] National Center for Immunization and Respiratory Diseases, Division of Viral Diseases. Severe acute respiratory syndrome (SARS): about severe acute respiratory syndrome (SARS).

Centers for Disease Control and Prevention website. https:// www. cdc.gov/sars/about/index.html. Updated December 6, 2017. Accessed April 10, 2018.

[68] Silverman A, Simor A, Loutfy MR. Toronto Emergency Medical Services and SARS. *Emerg Infect Dis.* 2004; 10 (9): 1688–1689.

[69] Wang X, Yang K, Wei C, Huang Y, Zhao D. Coinfection with EBV/ CMV and other respiratory agents in children with suspected infectious mononucleosis. *Virol J.* 2010; 7: 247.

[70] National Center for Immunization and Respiratory Diseases. Epstein–Barr virus and infectious mononucleosis: for healthcare providers. Centers for Disease Control and Prevention website. https://www.cdc.gov/epstein–barr/hcp.html. Updated September 14, 2016. Accessed April 10, 2018.

[71] What are some types of and treatments for sexually transmitted diseases (STDs) or sexually transmitted infections (STIs)? National Institutes of Health, Eunice Kennedy Shriver National Institute of Child Health and Human Development website. https://www.nichd.nih.gov/health/topics/stds/conditioninfo/types. Reviewed January 31, 2017. Accessed April 10, 2018.

[72] Division of STD Prevention, National Center for HIV/AIDS, Viral Hepatitis, STD, and TB Prevention, Centers for Disease Control and Prevention. Sexually transmitted diseases (STDs): syphilis: CDC fact sheet (detailed). Centers for Disease Control and Prevention website. https://www.cdc.gov/std/syphilis/stdfact–syphilis–detailed. htm. Updated February 13, 2017. Accessed April 10, 2018.

[73] Long SS, Pickering LK, Prober CG, eds. *Principles and Practice of Pediatric Infectious Diseases.* 4th ed. Philadelphia, PA: Elsevier; 2012.

[74] Syphilis stages and symptoms. Plush Care website. https:// www. plushcare.com/blog/syphilis–stages–and–symptoms/. Published May 19, 2017. Accessed April 10, 2018.

[75] Knudsen RP. Neurosyphilis overview of syphilis of the CNS. Medscape website. https://emedicine.medscape.com/ article/1169231–overview. Updated August 22, 2017. Accessed April 10, 2018.

[76] Hahn AW, Barbee LA. Gonorrhea. National STD Curriculum website. https://www.std.uw.edu/go/pathogen–based/gonorrhea/ core–concept/all. Updated November 14, 2017. Accessed April 10, 2018.

[77] Klausner JD. Disseminated gonococcal infection. UpToDate website. https://www.uptodate.com/contents/disseminat– ed–gonococcal–infection. Updated February 14, 2018. Accessed April 10, 2018.

[78] Centers for Disease Control and Prevention. *Sexually Transmitted Disease Surveillance, 2016.* Atlanta, GA: Department of Health and Human Services; September 2017.

[79] Trachoma. World Health Organization website. http://www.who.int/ mediacentre/factsheets/fs382/en/. Updated July 2017. Accessed April 10, 2018.

[80] Skolnik NS, Clouse AL, Woodward J, eds. *Sexually Transmitted Diseases: A Practical Guide for Primary Care, Current Clinical Practice.* New York, NY: Springer Science+Business Media; 2013.

[81] Herpes simplex virus in the newborn. New York State Depart－ment of Health website. https://www.health.ny.gov/diseases/communicable/herpes/newborns/fact_sheet.htm. Reviewed October 2011. Accessed April 10, 2018.

[82] Global Health—Division of Parasitic Diseases. Parasites: workplace frequently asked questions（FAQs）. Centers for Disease Control and Prevention website. https://www.cdc.gov/parasites/scabies/gen_info/faq_workplace.html. Updated July 19, 2013. Accessed April 10, 2018.

[83] OSHA fact sheet, bloodborne pathogen exposure incidents, 2011. Occupational Safety and Health Administration web－ site. https://www.osha.gov/OshDoc/data_BloodborneFacts/bbfact04.pdf. Accessed May 18, 2018.

[84] The National Institute for Occupational Safety and Health（NIOSH）Ryan White HIV/AIDS Treatment Extension Act of 2009. Centers for Disease Control and Prevention website. https://www.cdc.gov/niosh/topics/ryanwhite/. Accessed May 18, 2018.

推荐书目

Barry JM. *The Great Influenza: The Story of the Deadliest Pandemic in History.* London, England: Penguin Books; 2005.

Bennett JE, Dolin R. *Mandell, Douglas, and Bennett's Principles and Practice of Infectious Diseases.* 8th ed. Philadelphia, PA: Elsevier; 2014.

Centers for Disease Control and Prevention. *Sexually Transmitted Diseases Treatment Guidelines, 2015. MMWR Recomm Rep.* June 5, 2015; 64（3）. https://www.cdc.gov/mmwr/pdf/rr/rr6403.pdf. Accessed April 10, 2018.

Kasper DL, Fauci AS. *Harrison's Infectious Diseases.* 3rd ed. New York, NY: McGraw－Hill; 2016.

Southwick FS. *Infectious Diseases: A Clinical Short Course.* 3rd ed. New York, NY: Lange; 2013.

（王宏宇，金哈斯，译）

第 28 章

腹部和胃肠道疾病

美国 EMS 教育标准技能

医学

将评估结果与流行病学和病理生理学知识相结合，以形成现场印象，并为患者制订全面的治疗方案。

腹部和胃肠道疾病

解剖学、表现，以及治疗与腹部急症相关的休克

- 消化道出血

解剖学、生理学、流行病学、病理生理学、社会心理影响，以及表现、预后和管理

- 急性和慢性胃肠道出血
- 肝脏疾病
- 腹膜炎
- 消化性溃疡
- 肠易激综合征
- 炎性肠病
- 胰腺炎
- 肠梗阻

- 疝
- 感染性疾病
- 胆囊和胆道疾病
- 直肠脓肿
- 直肠内异物
- 肠系膜缺血

学习目标

完成本章学习后，紧急救护员能够：

1. 识别腹部器官并描述它们的功能；
2. 概述如何对主诉为腹痛的患者进行院前评估；
3. 区分腹部不同性质的疼痛；
4. 描述院前救护腹痛患者的方法；
5. 描述腹部和胃肠道疾病的体征和症状、并发症和院前救护措施：消化道出血、急性和慢性胃肠炎、炎性肠病（溃疡性结肠炎和克罗恩病）、憩室病、阑尾炎、消化性溃疡、肠梗阻、胰腺炎、食管静脉曲张、痔、胆囊炎、急性肝炎和遗传性血色病；
6. 认识到腹部疾病可能在儿科和老年患者中有不同表现。

重点术语

急性胃肠炎：胃肠道的急性炎症，临床表现有呕吐、腹泻等。

急性肝炎：伴有突然出现的乏力、虚弱、厌食、间歇性恶心和呕吐及腹部右上方隐痛的肝脏炎症，这些症状出现后 1 周内出黄疸、尿色变深。

急性肠系膜缺血：肠系膜血供障碍导致肠壁发生缺血性坏死的一种综合征，可能由栓塞、血栓形成或灌注减少引起。

肛周脓肿：肛门周围出现的充满脓液的肿块。

肛瘘：肛管或直肠腔与皮肤之间存在的相互贯

通的异常管道。

阑尾切除术：手术切除阑尾。

阑尾炎：阑尾的炎症性病变。

腹水：腹腔内液体蓄积过多，超出正常腹腔内液体（多于 200 mL）的状态。

肠梗阻：肠腔阻塞，导致肠内容物不能顺利通过肠道。

胆囊切除术：手术切除胆囊。

胆囊炎：胆囊的炎症，多由胆石引起。

慢性胃肠炎：伴有许多胃肠疾病的胃和肠的炎症。

肝硬化：一种或多种原因引起肝细胞变性坏死、再生及间质纤维化，这 3 种病变反复进行而形成的慢性进行性肝病。

克罗恩病：一种病因不明的慢性炎性肠病，通常累及回肠、结肠。

憩室炎：憩室的炎症病变，多由粪便潴留于憩室引起。

憩室：管状器官管壁上向外膨出的囊状或袋状物状，可能出现于胃，小肠，最常见于结肠。

食管炎：食管黏膜发生水肿和充血而引发的炎症。

食管静脉曲张：门静脉高压引起食管或与食管相连的静脉迂曲、扩张现象。

粪石：结肠中硬的、被阻塞的粪便物质。

坏疽：机体的大块组织坏死之后，受腐败菌的作用而变成黄绿色或黑色。

胃食管反流：胃十二指肠内容物反流进入食管。

呕血：呕吐红色血液或咖啡渣样物，通常由上消化道出血引起。

便血：消化道出血，经肛门排出。

痔：直肠下端和肛管黏膜下的静脉丛淤血扩张而形成的柔软静脉团。

肝性脑病：由肝衰竭引起的中枢神经系统功能紊乱。

肝炎：病毒、细菌、寄生虫、化学毒物、药物和毒物、乙醇等多种致病因素引起的肝脏实质细胞的急性或慢性炎症。

遗传性血色病：一种遗传疾病，人体吸收和储存过多的铁。多余的铁蓄积在多个器官中，尤其是肝脏、心脏和胰腺。

疝：器官或组织离开正常解剖位置，通过先天或后天形成的薄弱点、缺损或孔隙进入另一部位的表现。

食管裂孔疝：食管下段和胃底穿过膈肌上的食管裂孔凸入胸腔，属于解剖结构异常。

炎性肠病是一组病因不明的慢性、反复发作性肠道疾病，包括溃疡性结肠炎和克罗恩病。

肠套叠：一段肠管套入相连接的另一段肠管的现象。

肠扭转：一段肠袢沿其系膜长轴发生的不正常旋转。

乳糖不耐受：由于乳糖酶分泌少，不能完全消化分解牛奶或奶制品中的乳糖所引起的临床综合征。

马洛里－魏斯综合征：食管远端及食管和胃连接处黏膜撕裂，引起以上消化道出血为主要表现的综合征。

黑便：黑色的含有血液的柏油样便。

胰腺炎：胰腺的炎症，可引起上腹部剧烈疼痛。

麻痹性肠梗阻：肠蠕动减少或缺失，与肠梗阻非常相似。

消化性溃疡：消化道内各种酸性分泌物和蛋白水解酶与黏膜屏障之间复杂的病理相互作用引起的疾病。

允许性低血压：在保障机体重要器官灌注的基础上，在一定时间内适度降低血压，减少出血及液体输入量。

反跳痛：手按压腹部然后迅速释放，此时患者感觉到一种抽痛感。这是腹膜炎症的表现。

牵涉痛：内脏病变时在与病变内脏相当的脊髓节段所支配的体表部分发生的疼痛。

躯体痛：腹膜的神经纤维受到细菌或化学物质的刺激引起的疼痛。

溃疡性结肠炎：一种发生于大肠的炎症，特征是肠黏膜溃疡，通常累及直肠和结肠下部，但有时累及整个结肠。

内脏痛：由围绕器官的自主神经纤维受到刺激引起的疼痛。

急性腹痛是紧急救护中常见的主诉，可能提示重大疾病。每年因急性腹痛急救的人次占急诊总人次的 10% ～ 20%[1]。本章回顾胃肠系统解剖结构和介绍胃肠道紊乱引起的出血和腹痛。院前进行及时正确的评估和管理可预防危及生命的并发症。

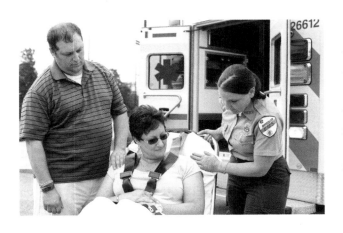

第1节 胃肠系统解剖学概要

胃肠系统为机体提供水、电解质和其他营养物质。胃肠系统的主要器官包括食管、胃、小肠和大肠、肝、胆囊和胰腺（图28-1和框28-1）。泌尿生殖系统也能引起腹痛和出血。

第2节 患者急性腹痛的评估

当救护腹痛患者时，救护员应首先确认现场安全。然后，救护员可根据现场调查确定患者的腹痛是创伤还是医疗原因造成的，也可以通过患者、家人或旁观者提供的信息判断疾病性质。救护员应检查附近是否有药瓶和酒瓶或使用其他药物的迹象，因为它们可能提供了患者发病原因的线索。如果怀疑饮酒或使用其他药物，要将这些信息告知给接收医院的工作人员。

证据显示

肯尼迪（Kennedy）和他的同事研究了医疗优先调度系统的规则，以评估这些规则预测需要高级生命支持的患者的能力。他们的研究对象是主诉腹部疼痛的患者。这些患者被送往指定的研究医院。在343例腹痛患者中，67%符合纳入标准。共84%的患者被发现不符合高级生命支持标准。研究人员得出结论，对腹痛患者的分诊存在明显过度现象。

资料来源：Kennedy JD, Sweeney TA, Roberts D, O'Connor RE. Effectiveness of a medical priority dispatch protocol for abdominal pain. *Prehosp Emerg Care*. 2003；7：89-93.

在确认无生命威胁后，对急性腹痛患者的评估应从全面采集病史开始，重点是患者的主诉。救护员应评估和记录患者的基线生命体征，并进行系统的体格检查。体格检查有助于救护员识别腹部急症，包括那些提示可能出现休克或需要立即转运进行外科干预的情况。

病史

在采集腹痛病史时，救护员应确定疼痛的部位和类型及相关的体征和症状。为了方便记忆，采集的信息可以归纳为首字母缩写词"OPQRST"，具体内容如下：

- **起病（onset）**：是否是突发疼痛？疼痛开始发作时，你在做什么？
- **加重／减轻（provocation/palliation）**：怎么能缓解疼痛？怎样会使疼痛加剧？坐姿或卧位会让你感到不适吗？深呼吸会加剧疼痛吗？吃喝后疼痛有变化吗？
- **性质（quality）**：疼痛是什么感觉？是剧烈的、缓慢的、灼烧的，还是撕裂的？
- **部位／辐射（region/radiation）**：疼痛发生在哪个部位？它会辐射到其他部位吗？
- **严重程度（severity）**：疼痛是轻微的、中等的，还是严重的？用0~10分表示疼痛程度，那么你会给自己的疼痛打多少分？
- **时间（time）**：疼痛是什么时候开始的？它是持续还是间歇的？如果是间歇的，每次持续多久？

患者病史的其他要素可以通过SAMPLE法获得，包括体征和症状、变态反应、药物、既往病史、上一顿饭或最近吃的东西、紧急情况出现前发生的事情。也可询问最近发生的疾病和过去的重要病史，尤其是高血压、心脏或呼吸系统疾病（可能表现为腹部疼痛）、药物使用或饮酒情况，最后一次排便情况和患者排便习惯的任何显著变化，以及既往腹部手术。对育龄妇女，应询问月经期（包括规律和最后一次月经期的日期）和怀孕的可能性。

思考

什么因素会影响患者对疼痛的感知和描述？

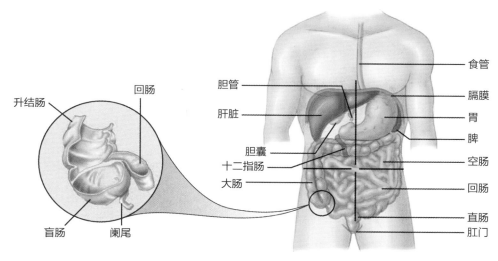

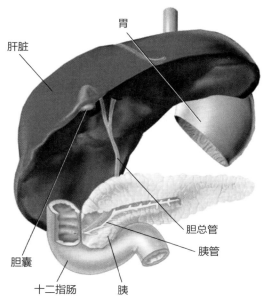

图 28-1　胃肠系统器官的位置

框 28-1　胃肠系统的器官

- **食管：** 咽部延伸到胃部的肌性管状器官。
- **胃：** 主要的消化器官，位于腹部左上方。
- **小肠：** 消化和吸收的主要部位，分为十二指肠、空肠和回肠。
- **大肠：** 包括盲肠、阑尾、升结肠、横结肠、降结肠和直肠的消化道部分。
- **肝：** 人体最大、最复杂的腺体，位于腹部右上方。肝产生和分泌胆汁，将葡萄糖储存为糖原，合成蛋白质和脂肪，存储维生素；加工血红蛋白，清除血液中的有害物质；代谢药物和解毒。
- **胆囊：** 肝右叶脏面的梨形囊，具有储存和浓缩胆汁的功能。
- **胰腺：** 位于腹后壁的鱼形腺体，分泌各种物质，包括消化酶、胰岛素和胰高血糖素。

注意

腹部手术可能是许多疾病的治疗方法，包括炎性肠病、憩室炎、小肠梗阻或恶性疾病（如结肠癌和直肠癌）。其他常见的腹部手术包括减肥手术，疝修补术，肝癌、胰腺癌或胃癌手术，阑尾切除术，胆囊切除术，粘连松解术（去除瘢痕组织）。持续数小时或更长时间的腹痛，应怀疑严重疾病的可能性。

腹痛的部位和类型

评估时，救护员可以将胃肠道器官和结构的解剖位置与疼痛的部位联系起来。表 28-1 列出了腹痛的部位和可能的病因。腹痛可能有慢性或急性发作，具体可分为内脏痛、躯体痛或牵涉痛。

内脏痛

内脏痛或器官疼痛是由围绕器官的自主神经纤维受到刺激引起的。这种疼痛也可由实质器官的压迫、炎症及空腔器官或韧带的扩张或伸展引起。患者通常将疼痛描述为痉挛或气胀。疼痛强度不同，通常越来越痛，然后逐渐消退。内脏痛一般是弥漫性的，很难确定疼痛的部位。疼痛常常集中在脐部或以下。

内脏痛常伴有自主神经受累的其他症状，如心动过速、出汗、恶心、呕吐等。内脏性腹痛的常见原因包括早期阑尾炎、胰腺炎、胆囊炎和肠梗阻。

表 28-1　引起急性腹痛的常见病症		
病　症	**通常的疼痛特点**	**可能相关的结果**
阑尾炎	最初为脐周或上腹部绞痛，而后局限于右下腹疼痛，通常是麦氏点	压痛，腰大肌和闭孔内肌征阳性右下腹皮肤感觉过敏，疼痛发作后出现厌食、恶心、呕吐，低热，阿伦征、结肠充气试验、足跟叩击试验、麦克伯尼征阳性
腹膜炎	突然或逐渐发作；全身或局限性；轻度或重度，持续不断；深吸气时疼痛	呼吸浅，布隆伯格征，足跟叩击试验和巴兰斯征阳性，肠鸣音减弱或消失，恶心、呕吐，闭孔内肌和腰大肌试验阳性
胆囊炎	严重且持续不断的右上腹或上腹疼，可能牵涉右肩胛下区域	右上腹压痛和坚硬，墨菲征阳性，胆囊可触及，厌食，呕吐，发热，可能有黄疸
胰腺炎	上腹、左上腹或脐带周围突发剧烈的疼痛，可能牵涉左肩	上腹压痛，呕吐，发热，休克，格雷·特纳征、卡伦征阳性（在发病后 2~3 天出现）
输卵管炎	下腹疼痛，左侧更剧烈	恶心、呕吐，发热，耻骨压痛，腹部变硬，盆腔检查疼痛
盆腔炎	下腹疼痛，活动时疼痛增加	附件和子宫颈压痛，子宫颈分泌物，性交疼痛
憩室炎	上腹部疼痛，尤其是在进食后，向左侧辐射；可能牵涉背部	气胀、腹鸣、腹泻，排尿困难，触诊压痛
胃穿孔或十二指肠溃疡	突然出现在右上腹，可能牵涉肩部	腹部空气自由流动并膨胀，增加对肝脏的共振；上腹或右上腹压痛，腹壁变硬，反跳痛
肠梗阻	突发严重的痉挛，可能牵涉上腹和脐部	腹胀，轻微的反跳痛，呕吐，局部压痛，可见肠蠕动；没有肠鸣音（麻痹性肠梗阻）或肠鸣音极度活跃，肠鸣音尖（机械性肠梗阻）
肠扭转	下腹和脐部	腹胀，恶心、呕吐，腹壁紧张；乙状结肠袢扭转可触及
腹主动脉瘤渗漏	动脉瘤上方中线稳定搏动；可能辐射到背部和腹侧	恶心、呕吐，腹部肿块，杂音
胆道结石、绞痛	阵发性，右上腹或上腹剧痛持续 15 分钟到几小时，可能牵涉肩胛下区域，尤其右肩胛	右上腹压痛、腹壁变软、厌食、呕吐、黄疸、体温过低
肾结石	剧烈腹疼，从侧腹扩展到腹股沟和生殖器，可能是阵发性的	血尿，恶心、呕吐
宫外孕	下腹疼痛，可能牵涉肩部；可能发生破裂	下腹压痛，有妊娠表现，不规则出血，月经不调，腹壁变软，宫外孕破裂，休克，腹壁僵硬，腹胀；克尔征和卡伦征阳性
卵巢囊肿破裂	下腹持续疼痛，咳嗽或运动时疼痛增加	呕吐、厌食、低热；骨盆检查疼痛；出血
脾破裂	左下腹剧烈疼痛，辐射至左肩；随着床尾升高加重	休克，皮肤苍白，胸膜痛，克尔征阳性

资料来源：Seidel H，Ball JW，Dains JE，Flynn JA，Solomon BS，Stewart RW. *Mosby's Guide to Physical Examination.* 7th ed. St. Louis，MO：Mosby；2011.

躯体痛

躯体痛是由腹膜的神经纤维受到细菌或化学物质的刺激引起的。与内脏痛不同，躯体痛通常是持续的，并局限于特定区域。患者通常将疼痛描述为锐痛或刺痛。患者通常不愿四处走动，而是平躺或侧卧（下肢屈曲），以防止刺激腹膜区更加疼痛。这些患者在体格检查时经常表现出不自主的腹部紧张和反跳痛。**表 28-2** 列出了急性腹痛患者的其他体征[2]。躯体痛的常见原因是阑尾炎和内脏（胆囊、小肠、大肠）炎症穿孔。

注意

当你触诊患者腹部右上方时，请患者深呼吸。胆囊在深吸气的时候下降，引起疼痛，这就是墨菲征，是诊断胆囊炎的重要依据。

牵涉痛

牵涉痛是指内脏病变时在与病变内脏相当的脊髓节段所支配的体表部分发生的疼痛。产生机制可能是病变脏器与相应躯体结构的初级感觉纤维终于同一个二级神经元。当这些感觉纤维受到强烈刺激时，疼痛感会从内脏蔓延到体表，远离产生疼痛的区域会感受到疼痛。

了解牵涉痛的知识非常重要，因为许多内脏疾病除引起牵涉痛外没有其他症状（图 28-2）。例如，心脏疼痛可能牵涉颈部和下颌、肩部和胸肌，直到手臂；胆道疼痛可能牵涉右肩胛下部，肾绞痛

注意

在过去，对院前使用镇痛药治疗腹痛存在争议。一些医学专家认为这些药物可能掩盖了严重的体征和症状。美国急诊医师学会的一份政策文件指出，EMS 人员不应该因为担心影响最终诊断而拒绝给予腹痛患者麻醉镇痛。

资料来源：American College of Emergency Physicians Board of Directors. Out-of-hospital use of analgesia and sedation. *Ann Emerg Med*. 2016；67（2）：305-306.

可能牵涉生殖器和侧腹；子宫和直肠疼痛可能牵涉腰部；主动脉瘤渗漏可能牵涉腰部或臀部。

体征和症状

虽然许多体征和症状可能与急性腹痛有关，但以下情况及原因可能比较常见。

1. 恶心、呕吐、厌食：
   - 阑尾炎；
   - 胆道疾病；
   - 胃炎；
   - 胃肠炎；
   - 高位肠梗阻；
   - 胰腺炎。
2. 腹泻：
   - 炎症过程（胃肠炎、溃疡性结肠炎）。
3. 便秘：
   - 脱水；
   - 肠梗阻；

表 28-2　急性腹痛患者的体征

名　称	特　点
阿伦征	触诊麦氏点时，胸部或上腹部疼痛；可能出现阑尾炎
卡伦征	脐周变蓝；提示腹膜后出血、胰腺出血或腹主动脉瘤破裂
格雷·特纳征	侧腹变蓝；提示腹膜后出血，胰腺出血或腹主动脉瘤破裂
克尔征	左肩剧痛；提示脾破裂或宫外孕破裂
足跟叩击试验阳性	从足趾站立到足跟站立时出现疼痛；提示急性阑尾炎引起的局限性腹膜炎
麦克伯尼征	髂前上棘与脐之间压痛；提示急性阑尾炎
墨菲征	检查右上腹时，深吸气引起疼痛，患者因疼痛而屏气；提示急性胆囊炎
闭孔内肌试验阳性	右髋关节屈曲旋转引起疼痛；提示阑尾炎
腰大肌试验阳性	抬高伸直的腿以对抗阻力时疼痛；可能提示阑尾炎、右侧腹主动脉瘤
结肠充气试验	触诊左下腹时，腹部右下方疼痛；可能出现阑尾炎

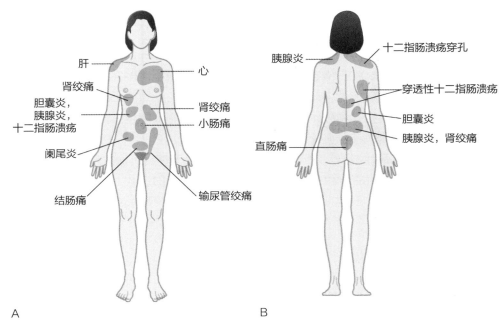

肝

心

肾绞痛

胆囊炎，
胰腺炎，
十二指肠溃疡

肾绞痛

小肠痛

阑尾炎

结肠痛

输尿管绞痛

A

胰腺炎

十二指肠溃疡穿孔

穿透性十二指肠溃疡

胆囊炎

胰腺炎，肾绞痛

直肠痛

B

图 28-2　牵涉性痛。A. 前面视图；B. 后面视图

- 药物引起的肠动力下降（如可待因、吗啡）。

4. 大便颜色变化：

- 胆道梗阻（陶土色大便）；

- 下消化道出血（黑色柏油便）；

- 感染性腹泻。

5. 寒战和发热：

- 阑尾炎；

- 细菌感染；

- 胆囊炎；

- 肾盂肾炎。

你知道吗

为了方便记忆，可以将常见急性腹痛的原因用首字母组成缩写词 BAD-GUT-PAINS。

· 肠梗阻（bowel obstruction）；

· 阑尾炎（appendicitis）；

· 憩室炎（diverticulitis），糖尿病（diabetes）；

· 酮症酸中毒（diabetic ketoacidosis），腹泻停药（diarrhea drug withdrawal）；

· 胃肠炎（gastroenteritis），胆囊疾病 / 结石 / 梗阻 / 感染（gallbladder disease/stones/obstruction /infection）；

· 尿路梗阻（urinary tract obstruction），感染（infection）；

· 睾丸扭转（testicular torsion），毒素（toxin）；

· 肺炎（pneumonia），胸膜炎（pleurisy），胰腺炎（pancreatitis），肠穿孔 / 溃疡（perforated bowel/ulcer）；

· 腹部动脉瘤（abdominal aneurysm）；

· 肠梗阻（infarcted bowel），心肌梗死（infarcted myocardium），嵌顿性疝（incarcerated hernia），炎性肠病（IBD）；

· 脾破裂 / 梗死（splenic rupture/infarction），镰状细胞危象（sickle cell crisis）。

注：女性患者急性腹痛的原因可以用首字母缩写词 ECTOPIC 概括：

· 异位妊娠（ectopic pregnancy），子宫内膜异位症（endometriosis）；

· 囊性破裂（cystic rupture）；

· 卵巢扭转（torsion of ovary）；

· 排卵（ovulation）；

· 盆腔炎（pelvic inflammatory disease）；

· 不全流产（incomplete abortion）；

· 膀胱炎（cystitis）。

资料来源：Platt A.A differential diagnosis mnemonics handbook—and the parts of the medical history. Emory University School of Medicine website. https://med.emory.edu/pa/documents/mnemonicdoc.pdf.Accessed February 21，2018.

生命体征

生命体征评估包括患者的血压、脉率（包括心电图）、呼吸频率、体温和皮肤状况（肤色、湿度、体温和充盈度）。如果可能，应注意直立时脉搏和血压变化。从仰卧姿势到坐姿或站立姿势，收缩压下降（1分钟后）10~15 mmHg或脉搏率上升（1分钟后）10~15次/分，表示血容量和灌注减少。救护员也应评估四肢的血压、脉搏和毛细血管充盈情况，以评估患者有无主动脉夹层。

体格检查

对患有急性腹痛的患者进行体格检查的顺序是视诊、听诊、叩诊和触诊。如果怀疑有威胁生命的疾病，则要首先稳定病情和转运患者，并在前往接收医院的途中完成进一步检查。

视诊

初次见到患者时，救护员应该注意患者躺卧的姿势。如前所述，腹膜刺激征患者通常会侧卧，膝关节屈曲和拉向胸部。其他可能提示腹痛的线索是肤色、面部表情及有无随意运动。救护员应脱掉患者的衣服（同时保护隐私），检查腹壁是否有瘀伤、瘢痕、腹水（图28-3）、腹胀或腹部肿块。

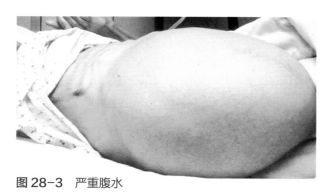

图28-3　严重腹水

注意

腹水是腹腔液体蓄积过多，引起正常腹腔内液体的状态。腹水中含有大量的蛋白质和电解质。它是由门静脉高压和低白蛋白水平引起的。腹水患者通常患有严重的肝病，但有些人可能患有充血性心力衰竭或胰腺炎。

听诊

通过听诊确定有无肠鸣音通常是急诊科评估的一项重要内容。但在现场，救护员应结合到时间和周围环境的噪声水平酌情对腹部进行听诊，以确定有无肠鸣音。请注意，在嘈杂的环境中或救护车中很难听到这些声音。听诊应始终先于触诊和叩诊，因为触诊和叩诊可能改变肠鸣音的强度。

肠鸣音的次数、持续时间或强度的增加，提示有可能发生胃肠炎或肠梗阻。肠鸣音次数和强度的显著下降（或缺失）可能提示腹膜炎或肠梗阻。

叩诊

如果时间允许，可以通过叩诊评估有无鼓音和浊音。叩诊旨在检测腹部是否存在积液、积气或固体肿块。救护员应采用系统评估的方法，从一侧到另一侧或顺时针方向移动。应注意腹部有无压痛和皮肤的温度和颜色。鼓音是叩诊时应注意的主要声音，因为胃和肠内正常存在空气而表现为鼓音；在实质器官和肿块上叩诊时可听到浊音。

触诊

救护员应开始轻轻触诊腹部，避开疼痛区域，直到腹部的其余部分检查完毕。救护员应注意僵硬或痉挛、压痛或肿块的迹象，以及患者的面部表情，因为它们可能为判断疼痛的严重程度提供线索。此外，救护员应确认腹部是柔软的还是僵硬的。

第3节　腹部急症患者的管理

急性腹痛或胃肠道出血患者在院前无法得到有效治疗，大多数需要在急诊科进行综合评估，包括实验室分析、医学影像诊断、输液和药物治疗及可能的手术治疗。救护员的主要任务是帮助患者维持呼吸道和通气正常，进行患者初始评估并记录，监测生命体征和心律，通过静脉进行补液或液体复苏，按照医疗指南给予镇痛药和镇吐药，并迅速运送患者到医院接受医师评估（图28-4）。

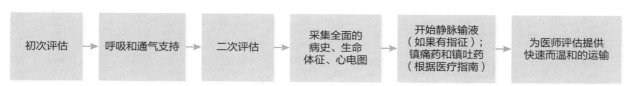

初次评估 → 呼吸和通气支持 → 二次评估 → 采集全面的病史、生命体征、心电图 → 开始静脉输液（如果有指征）；镇痛药和镇吐药（根据医疗指南） → 为医师评估提供快速而温和的运输

图28-4　腹部急症救护流程

第4节　特殊的腹部急症

炎症、感染和阻塞可能导致腹部急症。一些疾病可能伴有上消化道出血，如病变、消化性溃疡和食管静脉曲张等。其他疾病可能与下消化道出血有关，如结肠病变、憩室病和痔疮。在没有出血的情况下，胰腺炎和胆囊炎等疾病也会引起急性腹痛。本章讨论的胃肠道疾病包括胃肠道出血、急性和慢性胃肠炎、炎性肠病（溃疡性结肠炎和克罗恩病）、憩室病、阑尾炎、消化性溃疡、肠梗阻、胰腺炎、食管静脉曲张、痔疮、胆囊炎、急性肝炎和遗传性血色病[3]。

胃肠道出血

胃肠道出血是救护员经常遇见的临床症状，需要患者住院治疗。胃肠道出血可以是慢性失血，也可以是危及生命的大量出血。大量出血可能难以控制。虽然许多时候出血可以自愈，但也应由医师评估确定出血部位以防止复发。胃肠道出血可根据原发部位分为上消化道出血、下消化道出血。

上消化道出血最常见原因是胃或十二指肠溃疡和食管静脉曲张破裂（如肝硬化等慢性肝病引起的食管静脉曲张）[4]。上消化道大出血的其他原因是食管炎、胃炎或马洛里－魏斯综合征（食管及食管和胃连接部黏膜撕裂，通常由反复呕吐或干呕引起）。食管或胃的肿瘤或癌症也可能引起出血。可能加重上消化道出血的因素包括使用非甾体抗炎药（如阿司匹林和其他抗关节炎药）、慢性肝病、稀释血液的药物（如达比加群、利伐沙班、阿哌沙班、华法林）及基础疾病（如肾脏疾病、高血压和心肺疾病）。在美国，上消化道出血每年造成2万多人死亡[5]。风险因素包括高龄、酗酒和吸烟及基础疾病，如高血压、糖尿病和心肺疾病。

下消化道（结肠）出血最常见的原因是憩室病。其他原因包括结肠癌、结肠息肉和炎性肠病（溃疡性结肠炎和克罗恩病）。像上消化道出血一样，下消化道出血可能不严重，也可能进展很快、难以控制。常见的症状包括痉挛性腹痛、腹泻（可能是出血性腹泻）、恶心、呕吐，以及患者的粪便和排便习惯的改变。

胃肠道出血的严重程度取决于失血量及何处失血。轻度的慢性胃肠道失血可能无明显的出血，但会导致缺铁性贫血。患者通常不知道自己出血，排便时可能没有注意到便中有少量血液。严重慢性或急性出血患者可出现贫血症状，如虚弱、面色苍白、头晕、气短或心绞痛。在出血的早期阶段，这些患者的血细胞比容可能在正常范围内。

严重的胃肠道出血可能伴有呕血（血性呕吐物）。呕吐物可能是红色的，也可能是咖啡色的。大便中的血液可能因出血位置不同，呈现为鲜红色、黑色凝结状或黑色焦油状。黑色柏油样粪便（黑便）通常表明上消化道出血，但出血也可能来自小肠或右半结肠。便血通常提示出血部位接近直肠开口。这种出血通常是由痔疮引起的。但直肠癌、息肉、溃疡或感染等疾病也会导致此类出血。

活动性或严重的消化道出血，通常都需要住院治疗。患者血容量减少可以通过静脉输液或输血来纠正。查明出血部位和阻止出血包括使用药物、诊断试验（如胃肠钡餐检查、核扫描、血管造影、内窥镜检查和结肠镜检查）和其他治疗措施（如洗胃、放置三腔二囊管手术）。

对活动性和严重胃肠道出血患者的院前救护包括呼吸道监测和管理、情感支持、高浓度吸氧、血清乳酸水平测定（大于2 mmol/L为异常）、血糖测定和呼气末二氧化碳评估（低于25 mmHg表示灌注不良）。静脉液体复苏应以静脉输液开始（30 mL/kg等渗溶液，最大量1 L），时间不少于15分钟[6]。

注意

在院前环境下，救护员往往无法控制胃肠道出血。在某些情况下，低血压可能有保护作用，因为血压降低可以减少出血量。医师可能会建议患者的收缩压保持在80~90mmHg，即允许性低血压之间，直到患者被送到医院进行全面救护。

资料来源：Chatrath V, Khetarpal R, Ahuja J. Fluid management in patients with trauma: restrictive versus liberal approach. *J Anaesthesiol Clin Pharmacol*. 2015；31（3）：308–316；and National Association of Emergency Medical Technicians. *PHTLS: Prehospital Trauma Life Support*. 8th ed. Burlington, MA: Jones & Bartlett Learning; 2014.

急性胃肠炎

急性胃肠炎是胃肠的急性炎症，伴有呕吐和腹泻。在美国，每年有 1.79 亿人次发生急性胃肠炎，其中大多数是通过人与人接触传播的[7]。2009—2013 年，美国有 459 人死于急性胃肠炎[7]。导致美国疫情暴发的前 3 种病原体是诺如病毒、志贺菌和沙门菌。急性胃肠炎也可能由其他细菌或病毒感染、寄生虫（如引起"旅行者腹泻"的微生物、蓝氏贾第鞭毛虫和卡耶塔环孢子虫）、化学毒素及变态反应、乳糖不耐受和免疫功能障碍等其他疾病引起。炎症导致胃肠道黏膜层出血和糜烂，并可改变水和营养物质的吸收方式。

你知道吗

乳糖不耐受

乳糖不耐受是指不能或不完全能消化乳糖（一种在牛奶和奶制品中发现的糖）。乳糖不耐受不同于牛奶过敏。乳糖不耐受是由小肠黏膜细胞产生的乳糖酶缺乏引起的。乳糖酶将乳糖分解成葡萄糖和半乳糖，然后被肠道吸收进入血液。

乳糖不耐受的人喝牛奶和进食奶制品 30 分钟至 2 小时可能会感到不适。症状从轻到重不等，取决于所摄入的乳糖量和患者的耐受程度。常见症状包括腹痛、腹胀、气胀、腹泻和恶心。尽管人体产生乳糖酶的能力无法改变，但是乳糖不耐受的症状可以通过改变膳食加以控制。《2015—2020 年美国人膳食指南》建议乳糖不耐受的人选择乳糖水平较低或无乳糖的奶制品。

资料来源：US Department of Health and Human Services，US Department of Agriculture. *Dietary Guidelines for Americans*：*2015-2020*. 8th ed. Health.gov website. https://health.gov/dietaryguidelines/2015/guidelines/. Published December 2015. Accessed February 21，2018.

急性胃肠炎的感染通常是由诺如病毒（如诺沃克病毒）或轮状病毒暴露引起。6 个月至 2 岁儿童最容易感染轮状病毒[8]，自从针对这些病原体的疫苗上市，轮状病毒感染的发生率已显著降低。腺病毒和星状病毒主要在幼儿中引起腹泻，年龄较大的儿童和成年人可能也会受到感染。诺如病毒感染可见于各个年龄段的人。

传染性急性胃肠炎通常通过粪－口途径传播，或者通过摄入被污染的食物或水传播。它经常在机构环境中（如长期照护机构、学校、幼儿园、医院）及其他人群聚集的地方（如宴会厅、游轮、宿舍、露营地）快速传播。

传染性急性胃肠炎也可能见于在流行地区（当地居民一般具有耐受性）的旅行者和供水受到污染的灾区的居民中。可能导致急性胃肠炎的细菌包括沙门菌、大肠埃希菌、弯曲菌和葡萄球菌。污染通常是卫生条件差、缺乏安全饮用水或受污染的食物造成的。

急性胃肠炎的发病往往是突然和剧烈的。患者因不断呕吐和腹泻而迅速失去水分和电解质。由此产生脱水可能在儿童、老年人和免疫抑制的人群中特别严重。长期腹泻可能导致低钾血症、低钠血症、酸中毒长期呕吐可能导致碱中毒。治疗主要是支持性的，包括静脉补液、镇静、卧床休息和给予控制呕吐和腹泻的药物。细菌性胃肠炎可采用抗生素治疗。

注意

呕吐导致胃内容物（包括胃酸）的流失而引起碱中毒。腹泻则因碳酸氢盐的流失引起酸中毒。

在疫区工作的 EMS 人员应遵守以下准则：

- 如果患病，应避免与患者接触；
- 了解供水来源，或者喝烧开和消毒过的热饮；
- 避免会引发粪－口或黏膜传播疾病的坏习惯；
- 注意物理隔离预防措施，同时养成良好的洗手习惯；
- 用适当的清洁用品为 EMS 设备和救护车消毒（酒精和漂白剂不足以消灭病原体）。

思考

遇到有严重胃肠炎病史的患者，你最关心的问题是什么？

慢性胃肠炎

慢性胃肠炎是胃和肠的炎症引起的，会对肠黏膜造成长期损伤。这种情况通常是由微生物感染、胃酸过多或长期饮酒、使用阿司匹林和其他非甾体抗炎药物导致的。慢性胃肠炎通常由幽门螺杆菌感染引起，也可由其他细菌如大肠埃希菌、肺炎克雷伯菌、肠杆菌属、空肠弯曲菌、霍乱弧菌、志贺菌和沙门菌引起。许多导致慢性胃肠炎的细菌是正常肠道菌群的一部分，因此对这些菌株进行有效的免疫接种是不可能的。慢性胃肠炎的其他原因包括诺沃特病毒和轮状病毒感染及来自原生动物的寄生虫（如蓝氏贾第鞭毛虫和隐孢子虫）感染。这种疾病的致病菌可能通过粪–口传播或通过受污染的食物和水传播。

慢性胃肠炎的体征和症状包括上腹部疼痛、恶心和呕吐（可能是严重的）、发热、厌食，以及黏膜出血（糜烂性胃炎）和触诊时的上腹压痛。病情严重时，患者可能会出现血容量不足和休克。如果发生血容量不足或脱水，可给予饮食调节、药物（抗生素、抗酸药），以及补液或进行液体复苏。

炎性肠病

炎性肠病是一组病因不明的慢性反复发作性肠道疾病，包括溃疡性结肠炎和克罗恩病。在美国，超过100万人患有炎性肠病[9]。随着时间的推移，这2种疾病发生的炎症都会对胃肠道造成永久损伤。

注意

肠易激综合征是一组包括腹痛、腹胀、排便习惯改变和大便性状异常等表现的临床综合征。与炎性肠病不同，肠易激综合征是一种综合征而不是疾病。另一个重要的区别是，肠易激综合征不会对胃肠道造成永久性损伤，而炎性肠病却会。肠易激综合征引起的疼痛通常会在排便后暂时缓解。

资料来源：Inflammatory bowel disease and irritable bowel syndrome: similarities and differences. Crohn's and Colitis Foundation of America website. http://www.crohnscolitisfoundation.org/assets/pdfs/ibd-and-irritable-bowel.pdf.Published July 2014. Accessed February 21, 2018.

溃疡性结肠炎

溃疡性结肠炎是一种发生于大肠的炎症，特征是肠黏膜溃疡，通常累及直肠和结肠下部，但有时累及整个结肠。炎症常使结肠排空（引起腹泻）。另外，溃疡会引起出血并产生脓液。溃疡性结肠炎可以发生在任何年龄段，但最常见于15~30岁人群，在50~70岁人群少见[10]。男性和女性患病率相同，

而且20%的病例有家族史[10]。在美国，约有70万人患有溃疡性结肠炎[10]。溃疡性结肠炎的病因不明，但可能与免疫系统对引起肠壁慢性炎症的病毒或细菌的反应方式有关。其他可能的原因包括对某些食物过敏（或乳糖不耐受）及环境和心理因素。

溃疡性结肠炎最常见的体征和症状是腹痛、乏力、体重减轻、厌食、出血性腹泻（伴有或不伴有黏液）[11]。有些患者只有轻微症状，有些患者的症状比较严重。一些患者的缓解期可持续数月或数年，但大多数患者最终会重新出现症状。

经医师评估，溃疡性结肠炎通常通过皮质类固醇、电解质、抗生素、免疫疗法和饮食调节来治疗。很少有患者需要手术，但也有个别重症病例可能需要手术切除病变的结肠。院前救护取决于患者病情的严重程度。院前救护包括提供情感支持和转运以供医师评估，提供呼吸道管理、通气和循环支持，以纠正血容量不足和休克。

注意

在AID患者中，与卡波西肉瘤有关的慢性腹泻和弥漫性结肠受累（见第27章）可能与慢性溃疡性结肠炎相似。未确诊的HIV感染也可能是病因。在某些情况下，这些患者可能需要行手术切除术。

资料来源：Kumar V, Soni P, Garg M, et al.Kaposi sarcoma mimicking acute flare of ulcerative colitis. *J Investig Med High Impact Case Rep*. 2017; 5（2）: 2324709617713510.

克罗恩病

克罗恩病是一种慢性炎性肠病，通常累及回肠、结肠，但也可能累及胃肠道中的任何部位。克罗恩病可能发生在各年龄段人群中，但主要是年轻人。大多数病例被诊断时为15~35岁。该疾病被认为与免疫、遗传等因素。像溃疡性结肠炎一样，约有70万名美国人患有克罗恩病[12]。

与克罗恩病相关的炎症可能会导致肠阻塞。该病会使肠壁增厚，并有肿胀和瘢痕组织，令肠道变窄、穿孔等，累及膀胱、阴道或皮肤。穿孔形成的瘘管是克罗恩病的常见并发症，但在溃疡性结肠炎中较少见。瘘管经常发生感染，可能需要手术。与克罗恩病相关的其他并发症包括关节炎、皮肤问题、眼睛或口腔炎症、肾结石、胆结石和肝胆系统其他

疾病。

克罗恩病可能较难诊断，因为它的症状与溃疡性结肠炎相似。反复发作的腹泻、剧烈腹痛、恶心、发热、畏寒、乏力、厌食和体重减轻是克罗恩病的特征。此外，患有克罗恩病和类似疾病的患者常会因为这些疾病的折磨而感到抑郁。对任何患有慢性炎症性结肠炎且有直肠瘘或脓肿病史的患者，救护员应怀疑这种克罗恩病。

克罗恩病患者经常住院。一旦病情稳定，就可以用抗生素、皮质类固醇和抗蠕动药治疗该疾病，以缓解病情、同时进行饮食调节。

憩室病

憩室是在管状器官管壁上形成的向外膨出囊状或袋状物（图28-5），最常见于结肠。憩室随着年龄增长越来越常见，与低纤维饮食有关。憩室形成原因往往是排便不畅、乙状结肠收缩时压力过高。憩室通常出现在结肠壁最薄弱的地方——左侧，直肠上方。当憩室扩张时，形成比结肠的其他部分薄的壁。细菌可能通过薄壁并引起感染。憩室的颈部通常有小动脉，可能发生出血。

大多数憩室患者完全没有症状，但是当一个或多个憩室被粪便阻塞时，多达25%的患者会发生憩室炎[13]。憩室炎的轻度并发症包括不规则的排便习惯（便秘和腹泻交替）、发热和腹部左下方疼痛。憩室炎在症状出现后的头5年内经常复发。治疗方法包括饮食调节，给予能够刺激日常排便的高纤维饮食，以及抗生素治疗和手术修复。

憩室病的严重并发症有下消化道出血、炎症、脓肿形成、瘘管、肠狭窄和肠穿孔等。这些并发症可引起大量的鲜红色直肠出血（如果出血是由右结肠憩室引起的，则为黑便）。憩室出血可迅速发生，通常无痛，是老年人直肠大量出血的最常见原因。如果细菌进入腹腔，可能发生腹膜炎或脓肿。出血常自发停止。但是，如果出血没有停止，则可能需要紧急手术。

阑尾炎

阑尾炎是阑尾的炎症性病变。阑尾炎是常见的腹部急症，在美国发病率约为7%[14]。虽然阑尾炎在任何年龄段都可能出现，但大多数患者的年龄为10~19岁[15]。

当阑尾和盲肠之间的通道被粪便物质（粪石）阻塞时会发生阑尾炎。阑尾炎也可能是病毒或细菌感染引起的炎症。附近肠道阻塞导致阑尾扩张。淋巴和静脉回流不畅也会导致阑尾细菌感染。如果病情继续发展，发炎的阑尾最终会进展为坏疽，然后破裂进入腹腔，引起腹膜炎（可能导致休克）或脓肿。

由于阑尾位置、患者年龄和炎症程度不同，阑尾炎的临床表现可能会有较大差异（框28-2）。许多疾病具有与它相似的体征和症状。值得注意的是，幼儿和老年人可能由于与极端年龄相关的炎症反应减轻而出现非典型疾病，这反过来又使这些年龄段人群的阑尾炎更难以诊断。

阑尾炎的典型表现是腹痛或绞痛、恶心、呕吐、畏寒、低热、胀气和厌食。起初，疼痛发生在脐周，后期转移到腹部右下方，大约是从髂前上棘到脐的连线外1/3处（麦氏点）。但是，疼痛的位置可能会根据阑尾的位置而有所不同。如果阑尾破裂，在腹膜体征变得明显之前，患者的疼痛就会减轻。阑尾炎的最终治疗方法是在阑尾破裂之前通过手术切除（阑尾切除术）。

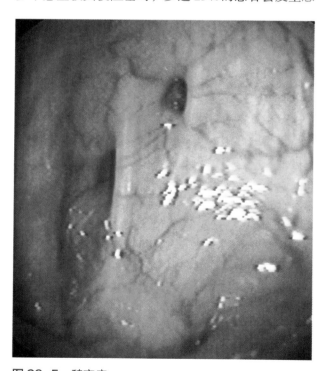

图28-5 憩室病

框28-2　阑尾炎的腹部体征

- **反跳痛**。在麦氏点的右下方施加压力，然后突然释放。释放压力时如果出现剧烈的腹部疼痛，提示阑尾炎。
- **腰大肌试验**。患者仰卧位，抬高右腿，屈髋。检查者按压小腿。下腹疼痛即为腰大肌试验阳性，提示阑尾炎。
- **闭孔内肌试验**。患者仰卧时，使右髋和右大腿屈曲，然后将腿向外侧或内侧旋转。下腹疼痛即闭孔内肌试验为阳性，可能提示阑尾破裂。

思考

哪些疾病与阑尾炎有类似的体征或症状？

消化性溃疡

消化性溃疡是由消化道内酸性分泌物和蛋白水解酶与黏膜屏障之间复杂的病理相互作用引起的疾病。消化过程中，胃分泌盐酸和胃蛋白酶。食物从胃中进入十二指肠，继续消化和营养吸收过程。胃通常通过产生黏液来保护自己免受胃液的腐蚀。胃壁的血液循环、细胞更新和细胞修复也有助于保护胃（图28-6）。

胃酸或胃蛋白酶导致胃壁或十二指肠内层形成溃疡。胃酸侵蚀患处的黏膜层。如果不及时治疗，可能会导致大量出血或穿孔。溃疡可见于任何年龄段人群，但在青少年中更少见，在儿童中罕见。十二指肠溃疡通常在30~50岁首次出现，男性多于女性。

消化性溃疡有2个病因：一是幽门螺杆菌感染和非甾体抗炎药的使用；二是十二指肠或胰腺的胃泌素瘤引起循环胃泌素增加（佐林格－埃利森综合征）[16]。

消化性溃疡患者通常都知道病情并可能使用非

注意

幽门螺杆菌通常见于人胃上皮表面和上覆黏膜之间，被认为会引起黏膜炎症，进而破坏胃的正常防御机制，并可能导致溃疡。幽门螺杆菌感染在水源被污染的发展中国家更为普遍，可能通过粪－口途径在成人和儿童中传播。

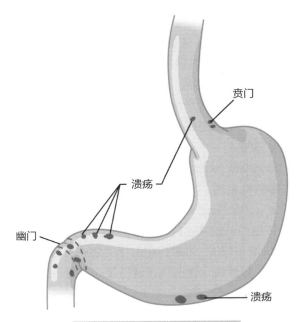

原因
1. 酸性消化液
2. 刺激
3. 血液供应不足
4. 黏液分泌不足
5. 幽门螺杆菌感染

图28-6　消化性溃疡

你知道吗

胃食管反流与消化性溃疡

胃食管反流是胃十二指肠内容物反流进入食管。这种情况会刺激食管，引起胃灼热和其他症状。胃食管反流的典型症状是胃灼热和反流。如果患者主诉为从胃到胸部或颈部的灼热感，则可能是胃食管反流引起的。食管裂孔疝是一种解剖结构异常，食管下段和胃底通过膈肌上的食管裂孔凸入胸腔，增加了胃食管反流的可能性。胃食管反流的症状可能因饮酒和摄入某些食物（包括含脂肪或咖啡因、大蒜或薄荷的食物）而加重。这些食物和酒精使食管下括约肌松弛，反流物容易从胃进入食管，引起胃灼热或反流。

相反，消化性溃疡的疼痛或不适等症状通常局限于腹部中央。当患者空腹或摄入足够的食物将胃填满时，症状通常会缓解。

通常推荐使用质子泵抑制剂抑制胃酸的分泌。这些非处方药包括兰索拉唑和奥美拉唑等。

资料来源：Fass R.Epidemiology and pathophysiology of symptomatic gastroesophageal reflux disease. *Am J Gastroenterol*. 2003；98：S2–S7

处方抗酸药来缓解不适。

溃疡疼痛通常被描述为上腹部或腹部左上方（在胃溃疡病例）灼热或不适。这种不适出现在饭前（主要在清晨）或应激期间，此时胃酸分泌增加。疼痛通常突然发作，进食、服用抗酸药或呕吐后可缓解。除了疼痛和呕血，患者可能会排出黑色柏油样粪便。

消化性溃疡病患者的院前救护包括采集相关病史，评估低血压，并根据需要提供循环支持。经医师评估后，最终治疗方案可能包括抗生素、抗酸药、H_2 受体阻断药或其他药物，有时还可利用饮食调节（尽管仍有争议）。如果药物治疗无效或失血无法停止，一些急性消化性溃疡患者需要住院补液、进行血液置换或手术。

肠梗阻

肠梗阻是肠腔阻塞，导致肠内容物不能顺利通过肠道。肠梗阻可能是由肠道阻塞引起的，但主要是由机械阻塞，如肠粘连、疝（框 28-3）、粪便嵌塞、息肉和肿瘤引起的。肠梗阻的其他原因包括肠套叠（一段肠管套入相连接的另一段肠管，主要发生在 3 个月至 3 岁儿童中，75% 的病例为 2 岁以下儿童，这会导致受累段的血液供应减少）、肠扭转、摄入的异物和从肛门引入的异物。大多数肠梗阻发生在小肠中（占因腹部疾病住院病例的 20%），是由肠粘连或疝引起的[17]。大肠梗阻常由肿瘤或粪便阻塞引起。

肠梗阻的体征和症状包括恶心、呕吐、腹痛、

框 28-3　疝

疝是器官或组织离开正常解剖位置，通过先天或后天的薄弱点、缺损或孔隙进入另一部位的表现。疝通常见于腹股沟或腹壁的肌肉组织。腹内压升高，如受压、咳嗽或举重，会导致腹膜通过这样的开口向外推出。当发生这种情况时，疝囊形成，腹腔中的各种器官可能进入其中。

大多数疝并不复杂，可由医师放回腹腔内。如果疝不能恢复到原来的位置，腹膜囊（通常是肠的一部分）内被困的内容物可能会被绞死，患者往往有急性腹痛和全身体征，如发热和心动过速。嵌顿性疝或绞窄性疝会导致严重的并发症，包括肠缺血、肠梗阻、肠穿孔和腹膜炎。对于复杂的疝，应采取住院观察、静脉补液、镇痛药物治疗和手术修复等方法。

腹泻、便秘（后期表现）和腹胀。发病速度和症状程度取决于梗阻的部位，即小肠或大肠。最危险的是肠穿孔，它可能导致广泛性腹膜炎和脓毒症。乳酸水平升高可能提示脓毒症。

注意

麻痹性肠梗阻是肠蠕动减少或缺失。这种假性梗阻可能是由一些局部或全身性疾病引起的，如使用药物（尤其是麻醉药）、腹腔感染、腹部手术并发症和代谢紊乱（如钾水平降低）。

肠梗阻患者常有腹痛症状。脱水可能是由于呕吐、肠吸收减少、体液流失到管腔和间质（肠壁水肿）所致。随着受累肠管扩张，其血液供应减少，出现节段性缺血（框 28-4）。管壁变弱穿孔，产生腹膜炎。如果出现肠绞死，血液或血浆也可能从受累肠段流失。最终救治方案包括补液、抗生素治疗、放置鼻胃管减压，并经常需要手术纠正阻塞病灶。

思考

你有没有参与过"便秘"患者的救护？救护员考虑了哪些鉴别诊断？

框 28-4　急性肠系膜缺血

急性肠系膜缺血是肠系膜血供障碍导致肠壁发生缺血性坏死的一种综合征。它可能是由栓塞、血栓形成或灌注减少引起的。缺血破坏了黏膜屏障，释放细菌、毒素和血管活性介质。这反过来导致心肌抑制和全身炎症反应。如果这种情况未引起重视或未得到治疗，缺血可导致多系统器官衰竭和死亡。

当患者出现与身体状况不符的腹痛时，应怀疑急性肠系膜缺血（尤其是 50 岁以上患者）。最终治疗可能包括手术（栓子清除术、血运重建术、切除术）、输注血管扩张药，以及长期使用抗凝血和抗血小板药物治疗。

资料来源：Tilsed J, Casamassima A, Kurihara H, et al. ESTES guidelines: acute mesenteric ischaemia. *Eur J Trauma Emerg Surg*. 2016; 42: 253-270.

胰腺炎

位于胃后的胰腺分泌消化酶进入十二指肠，帮助将食物分解成小分子，从而容易被机体吸收。此

外，胰腺分泌胰岛素和胰高血糖素进入血液，这些激素有助于保持血液足够的葡萄糖浓度。当胰腺发炎（胰腺炎）时，腺体将胰腺酶释放到自身的血液、胰管和腺体本身。这些酶会引起胰腺进一步的炎症反应和自身消化。胰腺炎分为急性和慢性2个阶段。

急性胰腺炎突然发作，发生在胰腺受损或受自身分泌的酶的刺激后不久。它通常是由胆管内胆结石阻塞或酗酒引起的。其他不太常见的致病原因包括血脂升高、血栓栓塞、药物毒性、感染和一些手术。在美国，每年8万人发生严重的急性胰腺炎[18]。

慢性胰腺炎开始于急性胰腺炎，是急性胰腺炎反复发作造成的一种胰腺慢性进行性破坏的疾病。慢性胰腺炎可导致外分泌功能和内分泌功能衰竭，偶尔会导致胰腺癌。

胰腺炎可引起上腹部剧烈疼痛，以及恶心、呕吐、腹部压痛和腹胀。腹痛通常比较严重，从患者脐中部向背部和肩膀辐射。如果病情严重，患者可

能会出现发热、心动过速和全身性脓毒症和休克。胰腺炎患者应住院治疗，如果他们呕吐，给予静脉输液、镇痛药物和放置鼻胃管。

食管静脉曲张

食管静脉曲张是指食管或与食管相连静脉回流受阻引起的静脉迂曲、扩张现象，由门静脉压力的病理性升高（门静脉高压）引起的。这些静脉曲张在肝脏疾病患者中很常见，通常是由肝硬化引起的门静脉高压引起的。肝脏血流受阻是由于肝纤维化，使压力升高。阻塞还会扩张流入肝的血管，进而导致食管下端和胃上端周围的薄壁静脉扩张（图28-7）。约一半酒精性肝硬化患者出现了这些类型的食管静脉曲张。在这些食管静脉曲张患者中，大约1/3会出现出血，有时会导致危及生命的出血[19]。其他导致食管出血的原因包括食管炎（与长期酗酒和使用非甾体抗炎药有关）、恶性肿瘤和长时间剧烈呕吐（导

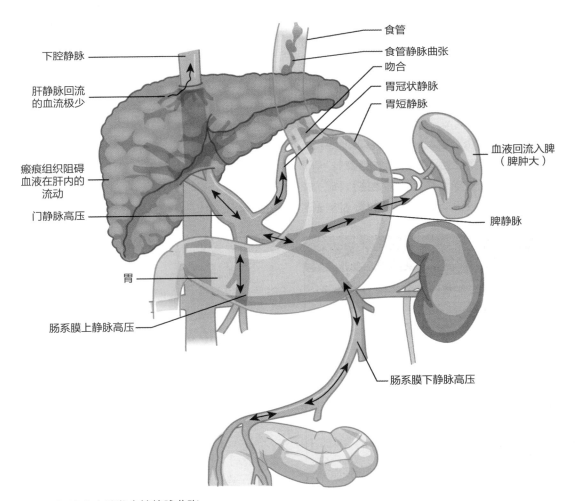

图28-7 肝脏疾病继发食管静脉曲张

致食管远端黏膜撕裂——马洛里 - 魏斯综合征）。

临床上，食管出血患者呕出鲜红色的血，有时病情严重的。如果出血量大，有黑便甚至血便，患者可能表现出休克的典型症状。静脉曲张出血通常是大量的，很难控制，病死率为 20%~30%[19]。

紧急干预措施包括呼吸道管理和液体复苏。患者应转向一侧，床抬高使患者呈高斜坡卧位。如果需要，应该使用硬头吸引器吸引口咽部。大出血患者可能需要气管插管。住院患者通常需要输血。最终治疗方法可能包括改善凝血（维生素 K 和新鲜冷冻血浆），降低门静脉压力的药物，放置三腔二囊管压迫出血血管，以及内镜下结扎或向正在出血的曲张的静脉注射硬化剂。

痔

痔是直肠下端和肛管黏膜下的静脉丛淤血扩张而形成的柔软静脉团。痔在妊娠期间很常见；孕妇由于胎儿对腹部的压力和激素变化，导致痔血管扩张。正常人群中 50% 的人在 50 岁之前就会出现痔[20]。肠蠕动时牵张、擦拭、清洁肛门周围，会加重对扩张静脉的刺激，可能会引起瘙痒、出血。一般来说，痔的症状会在几天内消退。

痔很少引起疼痛，除非有血栓形成、溃疡或感染。

如果患者直肠疼痛，救护员应考虑其他可能的原因（框 28-5）。轻微出血是最常见的症状，痔很少引起大量出血。出血通常发生在排便期间或排便后。在某些情况下，反复出血可能导致贫血。最终

框 28-5　直肠疼痛

直肠脓肿、肛瘘或异物可能导致直肠区域疼痛。肛周脓肿是肛门周围出现充满脓液的肿块。治疗方法包括切开引流，也可以在肛门附近开一个切口以缓解压力。

肛瘘是肛管或直肠腔与皮肤之间存在的相互贯通的异常通道，多由于肛管直肠周围脓肿破裂后于肛门周围皮肤形成肉芽组织性管道。肛瘘也与某些疾病有关，如结核病、癌症和肠易激综合征。瘘管阻塞可引发疼痛并再次出现脓肿。症状包括排出脓液和粪便物质。瘘管需要手术切除。

直肠内异物可能是由于自身探查性行为或性虐待导致。如果直肠中插入异物，不要在院前环境中尝试将其取出。需要请医师治疗。

治疗方法包括饮食调节、软化剂、组织固定技术及针对重症病例的痔切除术。

胆囊炎

胆囊炎是胆囊的炎症。胆囊炎在美国很常见，患病率为 15%~20%，在 30~50 岁的女性中比男性更常见[21]。胆囊炎的危险因素包括女性性别、口服避孕药、老龄、肥胖、糖尿病、长期饮酒、近期减肥手术，以及非裔美国人、亚洲人、具有美洲原住民血统的拉丁美洲人。胆囊炎可能是慢性的，伴有反复出现的亚急性症状，也可能是由于胆石阻塞而引起急性发作。

在 90% 的病例中，急性胆囊炎是由胆石（主要由胆固醇组成）引起的。有时胆石完全阻塞胆囊的颈部或胆囊管（胆汁通向胆总管、进入小肠的出口）。阻塞的胆汁浓缩形成胆酸盐，刺激胆囊壁，同时使胆囊内压力升高，导致细菌感染和穿孔。压力升高会引起右上腹或上腹部疼痛（胆绞痛）突然发作，持续时间超过 4~6 小时。疼痛通常向右上腹或右肩胛骨放射。患者可能出现发热、肌紧张、墨菲征阳性、白细胞计数升高。相关体征和症状还包括恶心、呕吐，呕吐物可能被胆汁染色和有为苦涩味道（可变），以及疼痛和腹部右上方压痛。胆囊疾病患者通常会在夜间疼痛发作，这些发作通常与最近摄入油炸或脂肪食物有关。严重的疾病、酗酒及胆囊肿瘤（罕见）也会引起胆囊炎。

胆囊炎患者大多既往发作史和胆囊疾病的家族史。胆石进入胆总管，随后阻塞胆管，可能导致寒战、高热、黄疸和急性胰腺炎。

胆囊炎的院前救护包括建立血管通路和静脉输液（出现脱水时应用），恶心或呕吐时给予镇吐药，以及应用非甾体抗炎药或麻醉药镇痛。治疗可包括住院、静脉输液、应用抗生素和放置鼻胃管。最有效的治疗方法是手术切除胆囊。

急性肝炎

肝炎是各种致病因素引起的肝脏实质细胞的急性或慢性炎症（见第 27 章）。它是美国和全世界肝脏疾病最重要的原因（框 28-6）。

急性肝炎伴有突然出现的乏力、虚弱、厌食、间歇性恶心呕吐及腹部右上方隐痛。这些症状出现后 1 周内出现黄疸、尿色变深。

框 28-6　肝炎和肝脏疾病

- 大约有 3000 万名美国人（每 10 人中有 1 人）患有或患过某种肝脏疾病。高达 50% 的人没有任何症状。
- 已知 6 种病毒性肝炎：甲型、乙型、丙型、丁型、戊型和庚型。乙型肝炎和丙型肝炎最有可能造成长期肝损伤。一种疫苗可用于预防甲型肝炎和乙型肝炎，但对丙型肝炎无效。
- 在美国，约有 120 万人患有乙型肝炎。每 250 人中有 1 人是 HBV 携带者。他们可以通过与血液或体液接触，在不知情的情况下将 HBV 传给其他人。
- HBV 的传染性是 HIV 的 100 倍。一茶匙血液中

含有 5 亿个肝炎病毒颗粒，但只有 5~10 个 HIV 颗粒。
- 超过 400 万人（占 1.9%）接触过丙型肝炎病毒，大多数人不知道他们被感染了。病毒通过感染的血液和血液制品传播。
- 每年有 1.5 万人死于肝癌和与肝炎病毒相关的慢性肝脏疾病。
- 据估计，每年因病毒性肝炎造成的医疗和工作损失超过 5 亿美元。
- 目前，约有 1.6 万名成人或儿童患者在等待肝脏移植。

资料来源：Liver disease facts. SLUCare Physician Group website. https://www.slucare.edu/gastroenterology-hepatology/liver-center/liver-disease-facts.php.Accessed February 22，2018；Your liver. American Liver Foundation website. https://www.liverfoundation.org/for-patients/about-the-liver/.Accessed February 22，2018.

许多病毒可以感染肝脏。但急性传染性肝炎主要由 HAV、HBV 和 HCV 引起（框 28-7）。各种类型的肝炎病毒感染肝脏都会产生类似的病理变化。这些病毒也会刺激机体产生抗体反应。很多肝炎病毒感染是亚临床的（几乎无或完全无症状），患者经常出现流感样症状。与肝炎相关的重症是肝硬化（图 28-8）、肝性脑病（肝衰竭引起的中枢神经功能紊乱）和肝癌。

肝炎有许多致病因素，包括饮酒、药物、自身免疫性疾病，以及有毒细菌、真菌、寄生虫感染。肝炎患者需要医师的评估和治疗。救护员接种针对

HAV 和 HBV 的疫苗非常重要。此外，救护员在照顾这些患者时必须严格遵守隔离规定。

遗传性血色病

遗传性血色病是美国最常见的遗传性疾病之一[22]。这种遗传病是人体吸收和储存过多的铁造成的。多余的铁在多个器官中蓄积，特别是肝脏、心脏和胰腺。许多遗传性血色病患者没有症状，即使在晚期。当出现症状时，关节疼痛最常见。其他常见症状包括乏力、腹痛、性欲减退和心脏疾病。症状往往见于 30~50 岁的男性和 50 岁以上的女性。如果未能及早

框 28-7　肝炎的危险因素

甲型肝炎（通过粪-口途径传播）
- 没有采取隔离预防措施
- 感染者家庭接触或与感染者性接触
- 居住在 HAV 病毒感染暴发的地区
- 前往发展中国家旅游
- 与被感染的伴侣或多个伴侣发生性关系
- 注射毒品
- 摄入受污染的食物，通常来自受感染的食物加工人员

乙型肝炎（经被感染的血液传播）
- 没有采取隔离预防措施

- 感染 HBV 的母亲所生婴儿
- 与被感染的伴侣或多个伴侣发生性关系
- 注射毒品
- 接受血液透析

丙型肝炎（经被感染的血液传播）
- 没有隔离预防措施
- 在 1992 年 7 月之前接受过输血
- 感染 HCV 的母亲所生婴儿
- 与被感染的伴侣或多个伴侣发生性关系
- 注射毒品；使用被血液污染的吸管
- 接受血液透析

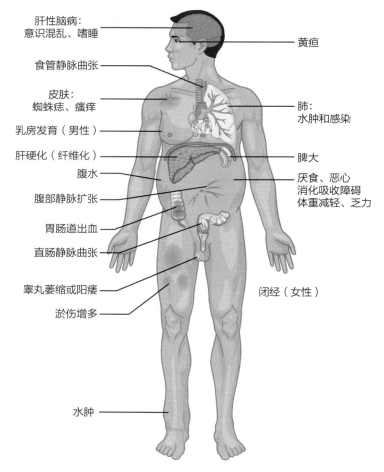

肝性脑病：
意识混乱、嗜睡

黄疸

食管静脉曲张

皮肤：
蜘蛛痣、瘙痒

肺：
水肿和感染

乳房发育（男性）

肝硬化（纤维化）

脾大

腹水

厌食、恶心
消化吸收障碍
体重减轻、乏力

腹部静脉扩张

胃肠道出血

直肠静脉曲张

睾丸萎缩或阳痿

闭经（女性）

淤伤增多

水肿

图 28-8　晚期肝硬化的表现

发现并定期行静脉切开术以清除体内多余的铁，可能会导致严重疾病（包括死亡）。由遗传性血色病引起的全身性疾病包括[23]：

- 关节炎；
- 肝脏疾病（包括肝大、肝硬化、肝癌和肝功能衰竭）；
- 胰腺受损，可能引起糖尿病；
- 心脏异常，如心律不齐或充血性心力衰竭；
- 睾丸萎缩，阳痿；
- 更年期提前；
- 皮肤色素沉着异常，使其呈灰色或青铜色；
- 垂体损伤；
- 肾上腺受损。

如果疾病在这些继发性疾病出现之前被诊断出来，不影响预期寿命。

发生遗传血色病说明患者继承了来自父母双方的缺陷基因。只从父母一方继承缺陷基因者是这种疾病的携带者，通常不会发病。该疾病患者的兄弟姐妹、父母、子女和其他近亲应考虑接受基因检测[22]。

第 5 节　腹部疼痛在不同年龄段人群中的变化

婴儿、儿童和成人患者的生理和解剖结构存在较大差异。这些群体发生的腹痛也可能有很大的不同。例如，老年人群腹痛的主要原因可能是需要手术治疗的疾病、血管塌陷、缺血性心脏病或脓毒症。婴儿和幼儿无法描述他们的病史或疼痛程度，因此，他们比成年人更容易出现脱水和化脓。这些人群的生命体征往往不能准确地反映他们所患疾病的严重程度（见第 47、第 48 章）[24]。

总结

- 与胃肠系统相关的主要器官包括食管、胃、小肠和大肠、肝脏、胆囊和胰腺。
- 在对腹痛患者进行现场调查和初步评估后，救护员应进行全面的病史采集。体格检查可能有助于确定疼痛是内脏痛、躯体痛还是牵涉痛。
- 疼痛的部位和类型可能有助于缩小鉴别诊断范围。
- 与腹痛相关的重要体征和症状包括恶心、呕吐、厌食、腹泻、便秘、大便颜色变化及寒战和发热等。
- 腹痛治疗主要在医院进行。救护员应提供支持性治疗，并将患者转运到医疗机构接受医师评估。
- 消化道出血可以是慢性失血，也可以是快速的、危及生命的大量出血。上消化道出血的原因包括食管炎、胃炎、静脉曲张破裂、马洛里－魏斯综合征、食管或胃的肿瘤、药物使用和其他疾病。
- 胃肠炎是由细菌或病毒感染、寄生虫、化学毒素及变态反应、乳糖不耐受和免疫功能障碍等其他疾病引起的胃肠炎。
- 溃疡性结肠炎是一种发生于大肠的炎症，特征是肠黏膜溃疡，通常累及直肠和结肠下部，但有时累及整个结肠。
- 克罗恩病是一种病因不明的慢性炎性肠病。通常累及回肠、结肠。
- 如果发生穿孔，憩室可导致直肠出血。

- 当憩室被粪便阻塞时，会发生憩室炎。
- 阑尾炎发生在阑尾和盲肠之间的通道被阻塞时，如由粪便物质、由感染引起的炎症或被吞咽的异物所阻塞。
- 消化性溃疡是由消化道内酸性分泌物和蛋白水解酶与黏膜屏障之间复杂的病理性相互作用引起的疾病。
- 肠梗阻是肠腔的阻塞，导致肠内容物不能顺利通过肠道。
- 胰腺炎为胰腺的炎症，会引起上腹部剧烈腹痛。
- 食管静脉曲张的病因是门静脉压力病理性升高，可归因于肝脏疾病导致的肝脏静脉回流受阻。食管静脉曲张破裂可引起出血和死亡。
- 痔是直肠下端和肛管黏膜下的静脉丛淤血扩张而形成的柔软静脉团。
- 胆囊炎是胆囊的炎症，多由胆石引起。
- 急性肝炎的特征是突然出现乏力、虚弱、厌食、间歇性恶心呕吐及腹部右上方隐痛。这些症状出现后1周内出现黄疸、尿色变深。
- 遗传性血色病是人体吸收和储存过多铁造成的。铁在肝脏、心脏和胰腺中蓄积，会对人体造成严重的损害。
- 婴儿、儿童、成年人和老年人发生的腹痛可能有很大的不同。生命体征往往不能准确反映儿童和老年人所患疾病的严重程度。

参考文献

[1] Kendall JL, Moreira ME. Evaluation of the adult with abdominal pain in the emergency department. UpToDate website. https://www.uptodate.com/contents/evaluation-of-the-adult-with-abdominal-pain-in-the-emergency-department. Updated November 6, 2017. Accessed February 22, 2018.

[2] Goldman L, Shafer A. *Goldman-Cecil Medicine*. 25th ed. Philadelphia, PA: Elsevier; 2016.

[3] National Highway Traffic Safety Administration. *The National EMS Education Standards*. Washington, DC: US Department of Transportation/National Highway Traffic Safety Administration; 2009.

[4] Rockey DC. Causes of upper gastrointestinal bleeding in adults.

UpToDate website. https://www.uptodate.com/contents/causes-of-upper-gastrointestinal-bleeding-in-adults. Updated January 12, 2016. Accessed February 22, 2018.

[5] El-Tawil AM. Trends on gastrointestinal bleeding and mortality: where are we standing? *World J Gastroenterol*. 2012; 18（11）: 1154-1158.

[6] National Association of EMS Officials. *National Model EMS Clinical Guidelines*. Version 2.0. National Association of EMS Officials website. https://www.nasemso.org/documents/National-Model-EMS-Clinical-Guidelines-Version2-Sept2017. pdf. Published September 2017. Accessed February 22, 2018.

[7] Wikswo ME, Kambhampati A, Shioda K, Walsh KA, Bown A, Hall

A. Outbreaks of acute gastroenteritis transmitted by person-to-person contact, environmental contamination, and unknown modes of transmission—United States, 2009－2013. *Morb Mortal Wkly Rep.* 2015; 64（SS12）: 1-16.

[8] Matson DO. Acute viral gastroenteritis in children in resource-rich countries: clinical features and diagnosis. UpToDate website. https://www.uptodate.com/contents/acute-viral-gastro enteritis-in-children-in-resource-rich-countries-clinical-features-and-diagnosis. Updated October 24, 2017. Accessed February 22, 2018.

[9] National Center for Chronic Disease Prevention and Health Promotion, Centers for Disease Control and Prevention. Inflammatory bowel disease（IBD）. Centers for Disease Control and Prevention website. https://www.cdc.gov/ibd/ibd-epidemiology. htm. Updated March 31, 2015. Accessed February 22, 2018.

[10] Understanding ulcerative colitis. Crohn's and Colitis website. https://www.crohnsandcolitis.com/ulcerative-colitis. Accessed February 22, 2018.

[11] Danese S, Fiocchi C. Ulcerative colitis. *New Engl J Med.* 2011; 365（18）: 1713-1725.

[12] Understanding Crohn's disease. Crohn's and Colitis website. https://www.crohnsandcolitis.com/crohns. Accessed February 22, 2018.

[13] Weizman AV, Nguyen GC. Diverticular disease: epidemiology and management. *Can J Gastroenterol.* 2011; 25（7）: 385-389.

[14] Craig S. Appendicitis. Medscape website. https://emedicine. medscape.com/article/773895-overview#a6. Updated January 19, 2017. Accessed February 22, 2018.

[15] Martin RF. Acute appendicitis in adults: clinical manifestations and differential diagnosis. UpToDate website. https://www.

uptodate.com/contents/acute-appendicitis-in-adults-clinical-manifestations-and-differential-diagnosis. Updated July 12, 2017. Accessed February 22, 2018.

[16] Rosen P, Barkin R. *Emergency Medicine: Concepts and Clinical Practice.* 9th ed. St. Louis, MO: Elsevier; 2018.

[17] Ramnarine M. Small-bowel obstruction. Medscape website. https://emedicine.medscape.com/article/774140-overview. Updated April 28, 2017. Accessed February 22, 2017.

[18] Pancreatitis. National Institute of Diabetes and Digestive and Kidney Diseases, US Department of Health and Human Services website. https://www.niddk.nih.gov/health-information/digestive-diseases/pancreatitis. Accessed February 22, 2017.

[19] Smith M. Emergency: variceal hemorrhage from esophageal varices associated with alcoholic liver disease. *Am J Nurs.* 2010; 110（2）: 32-39.

[20] Lohsiriwat V. Hemorrhoids: from basic pathophysiology to clinical management. *World J Gastroenterol.* 2012; 18（17）: 2009-2017.

[21] Rakel RE, Rakel D, eds. *Textbook of Family Medicine.* 8th ed. Philadelphia, PA: Elsevier/Saunders; 2011.

[22] Hemochromatosis. National Institute of Diabetes and Digestive and Kidney Diseases, US Department of Health and Human Services website. https://www.niddk.nih.gov/health-information/liver-disease/hemochromatosis. Published March 2014. Accessed February 22, 2017.

[23] Hemochromatosis. American Liver Foundation website. https://www.liverfoundation.org/for-patients/about-the-liver/diseases-of-the-liver/hemochromatosis/. Accessed February 22, 2017.

[24] Kliegman RM, Stanton BMD, St. Geme J, Schor NF. *Nelson Textbook of Pediatrics.* 20th ed. Philadelphia, PA: Elsevier; 2016.

推荐书目

Feldman M, Friedman LS, Brandt LJ. *Sleisenger and Fordtran's Gastrointestinal and Liver Disease E-Book: Pathophysiology, Diagnosis, Management.* 10th ed. Philadelphia, PA: Elsevier Health Sciences; 2015.

Locarnini S, Chen D-S, Shibuya K. No more excuses: viral hepatitis can be eliminated. *Lancet.* 2016; 387: 1703-1704.

Ng SC, Bernstein CN, Vatn MH, et al. Geographical variability and

environmental risk factors in inflammatory bowel disease. *Gut.* 2013; 62: 630-649.

Peery AF, Crockett SD, Barritt AS, et al. Burden of gastrointestinal, liver, and pancreatic diseases in the United States. *Gastroenterology.* 2015; 149: 1731-1741.

Srinivasan S, Friedman LS. *Essentials of Gastroenterology.* Hoboken, NJ: John Wiley & Sons; 2011.

（王晓枫，安丽娜，宋昕，潘奕婷，译）

第 29 章

泌尿生殖系统疾病和肾脏疾病

美国 EMS 教育标准技能

医学

将评估结果与流行病学和病理生理学知识相结合，以形成现场印象并为患者制订全面的治疗方案。

泌尿生殖 / 肾脏

- 血液透析患者的血压评估

解剖学、生理学、病理生理学、评估和管理

- 并发症
  - 肾透析
- 肾结石

解剖学、生理学、流行病学、病理生理学、社会心理影响，以及表现、预后和管理

- 并发症
  - 急性肾衰竭
  - 慢性肾衰竭
  - 透析急症
  - 肾结石
  - 酸碱平衡紊乱
- 水电解质紊乱
- 尿路感染
- 男性生殖系统疾病

学习目标

完成本章学习后，紧急救护员能够：

1. 标注泌尿系统的解剖结构；
2. 区分急性肾衰竭和慢性肾衰竭；
3. 概述肾衰竭的病理生理学机制；
4. 识别肾衰竭的体征和症状；
5. 描述血液透析和腹膜透析的过程；
6. 描述透析急症的体征、症状和救护；
7. 描述尿潴留、尿路感染、肾盂肾炎、尿路结石、附睾炎、富尼埃坏疽、包茎、阴茎异常勃起、良性前列腺增生、睾丸肿块和精索扭转的病理生理学机制、患者的体征和症状、评估及院前救护；
8. 概述泌尿生殖系统疾病患者的体格检查情况；
9. 讨论泌尿生殖系统疾病患者的院前救护。

重点术语

急性前列腺炎： 突然发作的前列腺炎症。

急性肾衰竭： 一种由肾小球滤过率突然显著降低引起的临床综合征。

急性肾小管坏死： 由各种原因引起的肾组织缺血和（或）中毒性损害导致肾小管上皮细胞损伤 / 坏死，继而肾小球滤过率急剧降低而出现的临床综合征。

无尿： 无法排尿，尿形成停止；成年人 24 小时尿量少于 100 mL 的状态。

动静脉瘘： 动脉和静脉之间的异常通道。

动静脉移植物： 连接患者动脉和静脉而移植的合成材料。

自主神经反射亢进： 自主神经系统过度兴奋，导致突然出现极高血压。

氮质血症： 血液中尿素氮、非蛋白氮和肌酐超

出正常范围的现象。

良性前列腺增生： 前列腺的良性肿瘤样增生。

慢性肾衰竭： 由各种原发性肾脏疾病引起或继发于其他疾病的进行性肾损伤和肾功能的逐渐衰退。

包皮环切术： 手术切除阴茎上面多余的包皮。

肌酐： 肌组织中肌酸代谢的产物。

膀胱炎： 膀胱的炎症，通常由细菌感染引起。

透析液： 透析时使用的溶液，常含有在溶液中容易扩散的物质。

透析： 一种使急性或慢性肾衰竭患者的血液生物功能正常化并排出多余液体的技术，也可用于清除某些服药过量的患者血液中的毒素。

透析失衡综合征： 发生于透析中或透析后早期，以脑电图异常及出现全身和神经系统症状为特征的急性并发症。轻者可表现为头痛、恶心、呕吐、躁动、反应迟钝；重者出现抽搐、意识障碍、癫痫发作，甚至昏迷。

排尿困难： 排尿过程不能顺利进行。

终末期肾病： 各种慢性肾脏疾病的终末阶段。此时肾小球滤过率低于 15 mL/（min·1.73m^2）。

附睾炎： 附睾的炎症。

富尼埃坏疽： 累及男性和女性生殖器和会阴的皮肤细菌感染。

泌尿生殖系统： 包括所有泌尿系统和生殖系统。

血尿： 尿液中含有超过正常量红细胞的现象。

血液透析： 利用半透膜原理，以清除毒素和体内潴留的水分，同时补充需要的物质，纠正电解质紊乱和酸碱平衡紊乱的血液净化技术。主要用于急、慢性肾衰竭的治疗。

鞘膜积液： 阴囊鞘膜腔内积聚的液体增多而形成的囊肿。

肾性疾病： 肾内的疾病或损伤。

肾单位： 肾脏的基本功能单位。

夜尿： 夜间排尿过多。

少尿： 以形成或排出尿液能力降低为特征的疾病；成年人 24 小时尿量少于 400 mL 的状态。

睾丸炎： 睾丸的痛性炎症。

充溢性尿失禁： 因逼尿肌收缩功能减弱或无收缩功能，大量尿液积聚于膀胱内，膀胱内压超过了最大尿道压，尿液不断地经尿道自行溢出的状态。

嵌顿包茎： 阴茎脱出后嵌顿在包皮口外面而不能缩回。

腹膜透析： 利用人体的腹膜作为通透膜，通过注入腹腔的高渗透析液与腹膜毛细血管进行物质交换，清除毒素和过多的水分。

包茎： 包皮不能翻转，致使阴茎头不能外露。

肾后性疾病： 阻塞尿路的疾病。

包皮： 阴茎颈前方皮肤形成的双层游离的环形皱襞，包绕着阴茎头。

肾前性疾病： 损害肾灌注的疾病。

阴茎异常勃起： 一种无性刺激情况下出现的持续性勃起，通常持续 4 小时及以上，并伴有疼痛。

假性动脉瘤： 因局部血管壁破裂而形成较大的血肿。血肿外可由血管的外膜层或仅血管周围的组织包绕，构成其壁。

肾盂肾炎： 病原体感染肾盂和肾实质引起的炎症。

精液囊肿： 附睾头部产生的良性囊性精液积聚。

睾丸肿块： 一侧或双侧睾丸的肿大或增大。

精索扭转： 由于睾丸和精索本身的解剖异常或活动度加大而导致精索沿纵轴旋转，使睾丸血液循环发生障碍，继而引起睾丸缺血、坏死的病症。

尿素： 体内蛋白质代谢分解的主要含氮的终产物。

尿毒症： 体内代谢产生的废物和过多的水分不能被排出体外所引起的代谢失常综合征。

尿道炎： 尿道的炎症反应。

尿路结石： 泌尿系统各部位结石病的总称。根据结石所在部位的不同，分为肾结石、输尿管结石、膀胱结石、尿道结石。

尿潴留： 尿液在膀胱内不能排出的现象。

尿路感染： 细菌直接侵袭尿路（包括肾脏、输尿管、膀胱和尿道）所引起的感染。分为上尿路感染（指肾盂肾炎）和下尿路感染（指尿道炎和膀胱炎）。

精索静脉曲张： 精索内蔓状静脉丛的异常迂曲、扩张，可导致疼痛不适及进行性睾丸功能减退。

像胃肠道疾病一样，许多泌尿生殖系统疾病和肾脏疾病能够引起急性腹部疼痛和全身性疾病。对这些患者的救治往往在院前环境下就开始。救治能否成功在很大程度上取决于救护员的评估水平。

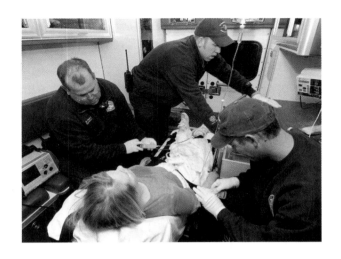

第1节　解剖学及生理学概要

如第10章所述，泌尿生殖系统和肾脏系统与其他身体系统协同工作以维持体内平衡。泌尿生殖系统实际上指的是2个不同的身体系统。生殖系统的功能是繁殖后代。生殖系统由男性和女性生殖器官组成（框29-1和图29-1、图29-2）。泌尿系统负责排出机体代谢过程中产生的溶于水的废物。该系

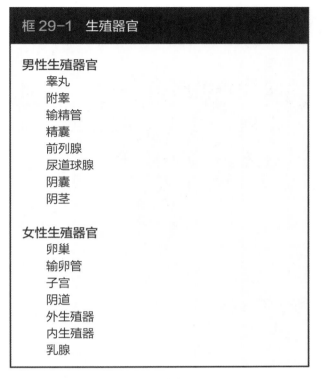

框 29-1　生殖器官

男性生殖器官
　　睾丸
　　附睾
　　输精管
　　精囊
　　前列腺
　　尿道球腺
　　阴囊
　　阴茎

女性生殖器官
　　卵巢
　　输卵管
　　子宫
　　阴道
　　外生殖器
　　内生殖器
　　乳腺

统在以下过程中起主要作用[1]：
　　·调节水电解质平衡；

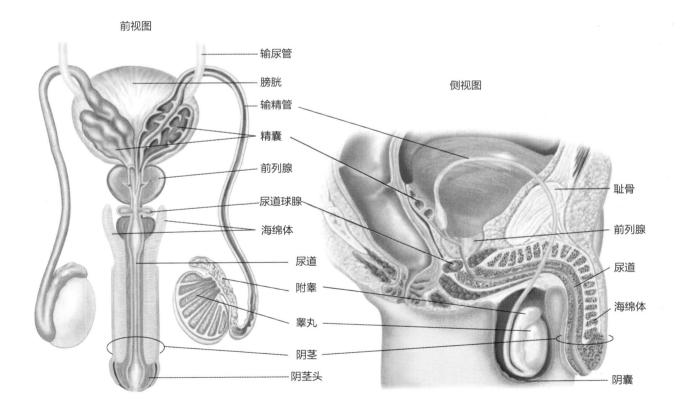

图 29-1　男性生殖器官

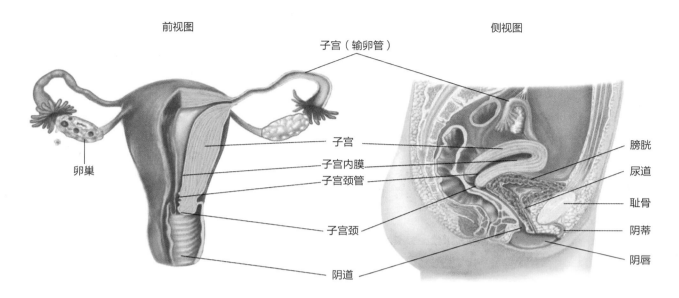

前视图   侧视图

子宫（输卵管）

卵巢

子宫

子宫内膜

子宫颈管

子宫颈

阴道

膀胱

尿道

耻骨

阴蒂

阴唇

图 29-2   女性生殖器官

- 调节酸碱平衡；
- 排泄废物和外来化学物质；
- 调节动脉血压；
- 促进红细胞生成；
- 刺激葡萄糖生成。

泌尿系统是由肾、输尿管、膀胱和尿道组成的（图 29-3）。肾结构是指肾脏及其相关结构（图 29-4）。本章介绍了肾脏疾病、泌尿系统疾病和男性生殖系统疾病。女性生殖系统疾病将在第 30 章中介绍。

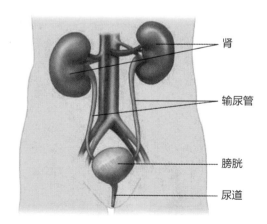

肾

输尿管

膀胱

尿道

图 29-3   泌尿系统的组成

第 2 节   肾脏疾病

肾是 2 个形似蚕豆的实质性器官，约有人的拳头大小。它们位于腹膜后面的腹后壁上部。肾上缘平第 12 胸椎椎体上缘，肾下缘位于肚脐水平，通常平第 3 腰椎椎体上缘。下缘与髂嵴高一指的宽度。肾脏的中心，即与输尿管连接处，与第 1 腰椎和第 2 腰椎之间的椎间盘平行。肾的上极受肋骨保护。如第 10 章所述，肾的基本功能单位是肾单位。每个肾内都有数百万的肾单位。肾单位的作用是过滤血液、清除废物并形成尿液。肾单位损伤会导致肾脏疾病。

肾衰竭的原因可分为肾前性的、肾性的和肾后性的（表 29-1）。肾前性疾病的主要特征是肾脏的血流灌注不足。肾性疾病是指肾内的疾病或损伤。肾后性疾病是指阻塞尿路的疾病。所有这些疾病都可能会引起急性或慢性肾衰竭，最终导致终末期肾病。肾衰竭的分类取决于肾衰竭的持续时间和可逆性。肾衰竭的评估结果和症状见表 29-2。

思考

为什么终末期肾病患者会出现并发症？

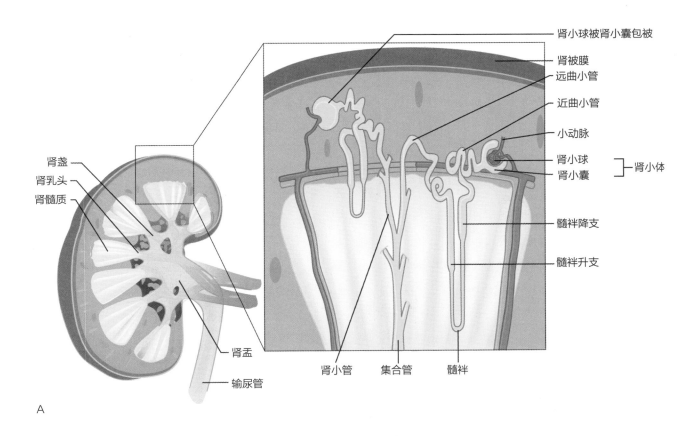

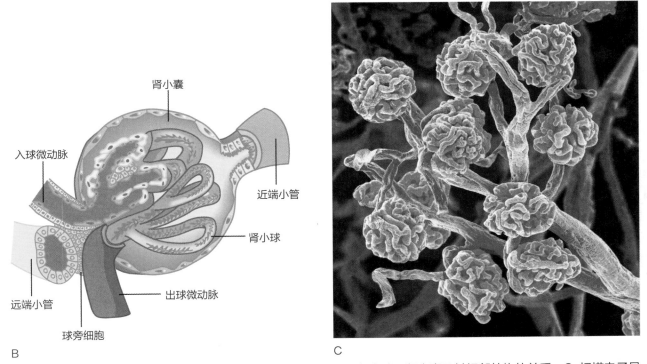

图 29-4 肾单位的位置和组成。A. 放大的肾锥体楔形切口；B. 肾小球、肾小囊及其相邻结构的关系；C. 扫描电子显微照片显示几个肾小球及其相关血管

表 29-1 急性肾衰竭的分类	
功能障碍区域	**可能原因**
肾前	· 低血容量 　· 出血性失血（创伤、消化道出血、分娩 　　并发症） 　· 血浆流失（烧伤、腹膜炎） 　· 水电解质紊乱（严重呕吐或腹泻、肠梗 　　阻、未控制的糖尿病、利尿药使用不当） · 低血压或低灌注 · 脓毒性休克 · 心力衰竭或休克 · 大面积肺栓塞 · 肾动脉狭窄或闭塞
肾内	· 急性肾小管坏死（缺血后的或肾毒性的） · 肾小球病 · 恶性高血压病 · 凝血缺陷
肾后	· 梗阻性尿路疾病（通常是双侧的） · 输尿管梗阻（水肿、肿瘤、结石、凝块） · 膀胱颈梗阻（前列腺肥大）

资料来源：McCance KL, Huether SE. *Pathophysiology: The Biologic Basis for Disease in Adults and Children.* 4th ed. St. Louis, MO: Mosby; 2010.

注意

约 14% 的美国人患有慢性肾脏病，超过 60 万人患有肾衰竭。在这些患者中，近 50 万人接受透析治疗，约 19 万人接受肾移植。约一半的慢性肾脏病患者患有糖尿病和心血管疾病。

资料来源：Kidney disease statistics for the United States. Health Statistics. National Institute of Diabetes and Digestive and Kidney Diseases website. https://www.niddk.nih.gov/health-information/health-statistics/kidney-disease. Published December 2016. Accessed February 11, 2018.

急性肾衰竭

急性肾衰竭（也称为急性肾损伤），是肾小球的滤过率突然显著降低引起的临床综合征。这导致血液中蓄积了大量的尿毒症毒素。当肾无法排泄血液中的毒素时，就会发生急性肾衰竭。根据 24 小时尿量可将急性肾衰竭患者分为 2 组：一组是少尿患者，这类患者每天排尿少于 500 mL；另一组是非少尿患者，这类患者每天排尿超过 500 mL。急性肾衰竭是一种危及生命的疾病。该病住院患者的病死率为 62%[2]。早期识别并采取适当的治疗，急性肾衰竭可能是可以逆转的。各种疾病都可能会导致急性

表 29-2 肾衰竭的评估结果和症状	
肾衰竭评估	**症状**
急性肾衰竭	· 尿量减少或无尿 · 夜间尿量过多 · 下肢肿胀 · 手足神经性病变 · 厌食 · 精神状态改变 · 口中有金属味 · 震颤或癫痫发作 · 易出现瘀伤或持续出血 · 侧腹痛 · 耳鸣 · 高血压 · 腹部疼痛或不适
慢性肾衰竭	· 头痛 · 虚弱 · 厌食 · 呕吐 · 尿量增多 · 尿液呈铁锈色或褐色 · 口渴 · 高血压 · 瘙痒
终末期肾病	· 意识障碍 · 意识水平改变 · 气短 · 胸痛 · 骨骼疼痛 · 瘙痒 · 恶心、呕吐、腹泻 · 瘀伤 · 肌肉抽搐、震颤、癫痫发作 · 出现幻觉

肾衰竭，如创伤、休克、感染、尿路梗阻和多系统疾病。

急性肾衰竭可能会在数小时内发生。随着正常肾功能迅速衰退，尿排出量减少（少尿）或完全停止（无尿），导致尿毒症。尿毒症是体内代谢产生的废物和过多的水分不能被排出体外所引起的代谢失常综合征。尿毒症通常是由肾功能不全引起的。尿毒症可能与下列状况有关（表 29-3）：

· 水钠潴留引起的全身性水肿；

· 肾衰竭引起的酸中毒；

· 由于肾衰竭而不能排出代谢终产物，导致的高浓度非蛋白氮（特别是尿素）；

· 其他高浓度肾排泄物（如尿酸和钾离子）。

如果尿毒症未能早期发现和治疗，肾功能不全会导致心力衰竭、体内液体超负荷、高钾血症和代

表 29-3 尿毒症对全身的影响			
系 统	**表 现**	**机 制**	**治 疗**
骨骼系统	自发性骨折、骨痛、长骨畸形	伴纤维变性的骨炎症与甲状旁腺功能亢进有关，骨吸收与维生素 D 和钙缺乏有关	控制高磷血症以减少甲状旁腺功能亢进；使用钙和氢氧化铝抗酸药，同时限制含磷酸盐的饮食；补充维生素 D；避免使用含镁抗酸药
心肺	高血压、心包炎伴发热、胸痛、缺血性心脏病、心包摩擦音、肺水肿、库斯莫尔呼吸	细胞外液容量扩张是高血压的一个原因；肾素分泌过多也与高血压有关；体液潴留伴肺水肿，酸中毒导致库斯莫尔呼吸	使用不含钾的利尿药（避免高钾血症）减少容量；血管紧张素转换酶抑制药；对肾素水平高的患者，联合使用普萘洛尔、肼苯哒嗪和米诺地尔；透析或肾移植
神经系统	脑病（乏力、注意力丧失、解决问题困难）、周围神经病变（腿部和足部疼痛和灼烧感、振动觉和深腱反射的丧失）、运动协调能力的丧失、抽搐	尿毒症毒素与末端期肾病有关；卒中或脑出血与长期透析有关	透析或肾移植
内分泌系统	儿童生长迟缓、甲状腺肿、骨软化	甲状旁腺激素水平升高；生长激素减少	外源性重组人生长激素；甲状腺激素替代治疗；采用针对骨骼系统使用的治疗方法
血液	贫血、血小板疾病伴长时间出血	红细胞生成素分泌减少，红细胞生成减少；尿毒症毒素使红细胞存活周期缩短，血小板功能改变；代谢酸和其他代谢废物潴留	透析；重组人红细胞生成素（有争议）和铁剂；结合雌激素；去氨加压素；输血
胃肠系统	厌食、恶心、呕吐、口腔溃疡、口腔炎、尿毒症口臭、呃逆、消化性溃疡、胃肠道出血、胰腺炎伴终末期肾衰竭	尿素、代谢酸及其他代谢废物的潴留	限制蛋白质的饮食以缓解恶心呕吐；摄入碱性食物
皮肤系统	异常色素沉着、瘙痒	尿色素潴留、血浆钙水平高、神经系统病变伴瘙痒	透析并控制血清钙、磷水平
免疫系统	可导致死亡的感染风险和肿瘤的风险增加	抑制细胞免疫、淋巴细胞数量和功能减少、吞噬作用减弱	常规透析
生殖系统	性功能障碍：月经过多、闭经、睾酮水平降低、不孕症、女性性欲降低	卵巢或睾丸功能障碍，出现神经病变	无特异治疗方法

资料来源：McCance KL, Huether SE. *Pathophysiology: The Biologic Basis for Disease in Adults and Children.* 7th ed. St. Louis, MO: Mosby; 2014.

谢性酸中毒。

肾前性急性肾衰竭

肾前性急性肾衰竭是由肾灌注不足所致。受损的肾无法清除血液中的废物，如尿素和肌酐。这种情况可能是由血容量过低或心输出量减少引起的。肾动脉阻塞导致肾血流量减少。它还导致肾血管阻力增加，阻止流向肾的血液。许多肾前性急性肾衰竭患者病情危重。他们可能患有某些病症，如动脉粥样硬化、慢性肝脏疾病和心力衰竭（心力衰竭患者使用利尿药引起的脱水是造成肾前性急性肾衰竭的主要原因）。此外，许多器官的灌注通常很差，可能会导致多器官衰竭。

肾前性急性肾衰竭的体征和症状包括头晕、口干、口渴、低血压、心动过速和体重减轻。治疗的目标是通过治疗基础疾病（如感染、充血性心力衰竭或肝功能衰竭）来改善肾灌注及功能。大多数患者通过静脉输液来纠正脱水。此后，尿量增加，肾功能改善。

肾性急性肾衰竭

肾性急性肾衰竭由损害肾的疾病造成的，如肾小球及其他微血管疾病、肾小管疾病和直接损伤肾实质的间质性病变。近 90% 的病例是由缺血或毒素引起的。这 2 种原因均可导致急性肾小管坏死（肾小管上皮细胞死亡）[3]。毒素引起的肾性急性肾衰竭最常见于老年人和慢性肾衰竭患者。能够诱发肾性急性肾衰竭的药物和其他化合物包括抗生素、非甾体抗炎药、抗癌药物、造影剂、染料、酒精及毒品（如可卡因）。肾性急性肾衰竭也与高血压、自身免疫性疾病（如系统性红斑狼疮）和肾盂肾炎有关。

肾性急性肾衰竭的体征和症状包括发热、腹侧痛、关节痛、头痛、高血压、意识障碍、癫痫发作和少尿。治疗的目的是改善肾功能。这是通过治疗基础疾病及其并发症来实现的。针对重症患者，可能需要采取肾透析或肾移植的方法治疗。

肾后性急性肾衰竭

肾后性急性肾衰竭是由双肾尿路受阻导致的。这种肾衰竭可能是由输尿管和尿道梗阻引起的（如双侧结石、前列腺肥大、尿道狭窄），也可能是输尿管阻塞造成的。尿路受阻会导致肾单位内的压力增高，最终导致肾单位受损。肾衰竭的程度与阻塞的程度直接相关。肾后性急性肾衰竭的体征和症状包括尿潴留，膀胱扩张，肉眼血尿，腰部、腹部、腹股沟或生殖器疼痛，以及外周性水肿。通过解除尿路阻塞来逆转肾后性急性肾衰竭病情。肾造瘘管一端通过患者背部置入肾脏，另一端连接外部尿液收集袋。

慢性肾衰竭

慢性肾衰竭是由各种原发性肾脏疾病引起或继发于其他疾病的进行性肾损伤和肾功能的逐渐衰退。随着肾脏内部结构的缓慢变化，慢性肾衰竭会持续数月甚至数年。随着肾功能逐步下降，慢性肾衰竭导致终末期肾病，最终需要透析或肾移植。慢性肾衰竭可能是由先天性疾病或长期肾盂肾炎引起的。然而，在工业化时代，慢性肾衰竭更多的是由全身性疾病（如糖尿病和高血压）和自身免疫性疾病引起的。肾脏试图通过在剩余的肾单位内采取超滤的方法来弥补肾损伤。随着时间的推移，超滤会导致

注意

在美国，超过 60 万人患有终末期肾病，每年超过 8.95 万人死于此病。

资料来源: End stage renal disease in the United States. National Kidney Foundation website. https://www.kidney.org/news/newsroom/factsheets/End-Stage-Renal-Disease-in-the-US. Updated January 2016. Accessed February 12, 2018.

更多的肾单位损伤和肾功能丧失。慢性肾功能丧失会导致肾脏所有部位的广泛性坏死和渐进性瘢痕，导致肾单位减少。

与急性肾衰竭一样，慢性肾衰竭也会导致积水和代谢废物的累积，引起氮质血症（血液中尿素氮、非蛋白氮和肌酐过量）和尿毒症。大多数身体系统都会受累。慢性肾衰竭的并发症可能包括高血压、心力衰竭、贫血、电解质紊乱等。一旦诊断出慢性肾衰竭并确定病因，就应开始治疗，以延迟或阻止肾功能逐渐丧失。在后期，患者通常需要透析治疗（血液透析或腹膜透析）或肾脏移植。除少尿外，慢性肾衰竭患者还可能有下列表现。

1. 胃肠道表现：
   - 厌食；
   - 恶心；
   - 呕吐；
   - 口中有金属味。
2. 心肺系统表现：
   - 高血压；
   - 心包炎；
   - 肺水肿；
   - 外周、骶部和眶周水肿；
   - 心肌缺血。
3. 神经系统表现：
   - 焦虑；
   - 谵妄；
   - 进行性反应迟钝；
   - 出现幻觉；
   - 肌肉抽搐；
   - 手足神经性病变；
   - 震颤或癫痫发作。
4. 代谢或内分泌系统表现：
   - 葡萄糖不耐受；
   - 电解质紊乱；
   - 贫血。
5. 尿毒症的体征：
   - 蛋白质消耗过多导致皮肤苍白蜡黄和四肢瘦弱；
   - 尿毒霜（**图 29-5**）。

对于肾衰竭，有 4 种治疗方法。3 种属于肾替代疗法，包括肾移植、腹膜透析和血液透析。第 4 种是不需要移植或透析的支持性疗法[4]。

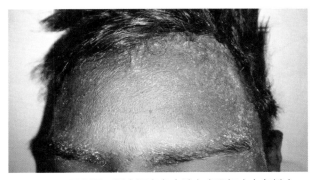

图 29-5　尿毒霜。肾衰竭患者皮肤上出现细小白色粉末

资料来源：Mathur M，D'Souza A，Malhotra V，Agarwal D，Beniwal P. Uremic frost. *Clin Kidney J* .2014；7（4）：418-419.

移植

对于大多数患者来说，移植可以提供最佳的生存率和生活质量。但肾移植并不适合所有患者。患者必须能够承受手术，并且能够找到合适的肾供体，愿意且能够服用抗排斥药物。他们还必须进行终身行随访。大多数移植的肾不会永远都有功能。术后 1 年，超过 90% 的活体和死亡供体的肾功能良好。术后 10 年，大约 60% 的活体肾和近 50% 的死亡供体的肾仍然可以工作[5]。

肾透析

透析是一种用于使急性或慢性肾衰竭患者血液生化功能正常化并排出多余液体的技术。透析还可清除某些服药过量的患者血液中的毒素。透析分为血液透析和腹膜透析 2 种。透析时，患者的血液与半透膜接触，其中水溶性物质扩散到透析液中。最终，电解质在患者血液和透析液之间平衡，代谢废物被清除。

在透析过程中转移的物质数量取决于半透膜两侧的溶质浓度、物质的分子大小及血液和透析液与膜接触的时间。终末期肾病患者通常每周要接受血液透析。

血液透析

在血液透析中，患者肝素化的血液通过外科手术构建的动静脉瘘（动脉和静脉之间的异常通道）或动静脉移植物（连接患者动脉和静脉而移植的合成材料）（图 29-6）抽吸。动静脉瘘通常位于患者前臂内侧，也可能位于上臂或下肢内侧（见第 51 章）。血液从手臂抽取后，流过透析器。透析器通过透析液中的中空纤维滤过血液。废物从血液扩散到透析液中，然后血液又回到体内。血液透析必须每周进行 3 次或以上，每次持续 3~4 小时。血液透析通常在医院的透析中心进行。为了方便，越来越多的患者选择在家进行血液透析；但需要一位经过训练的人协助。

腹膜透析

腹膜透析所用的透析膜是患者自己的腹膜（图 29-7）。腹膜透析时，使用临时或永久性植入导管在 10 分钟时间内将 2 L 透析液注入腹膜腔，填满肾、肠、肝、胃、脾周围的空间。体液通过渗透作用移动，溶质（肌酐、电解质、尿素、尿酸）在透析（透析液停留在腹部）期间从腹膜毛细血管的血液中扩散到透析液中，透析数小时后达到平衡。这个时间因患者而异。透析液大约在 20 分钟内排出。

腹膜透析有 2 种系统。持续的非卧床腹膜透析是手动进行的，停留时间约为 4 小时。自动腹膜透析使用自动循环器控制透析液的流入、停留和排出。这种方法可以在 24 小时内运行，也可以设置为在夜间间歇性工作。腹膜透析起效比血液透析慢得多。不过，随着时间的推移，它同样有效。此外，腹膜透析不需要建立血管通路。

腹膜透析的一个主要并发症是腹膜炎。这通常是因未正确应用无菌技术导致感染而引起的。腹膜炎患者有腹痛、腹胀、恶心、呕吐和发热等症状。腹膜透析可由患者本人或家庭照护者操作，或可定期在家中进行。

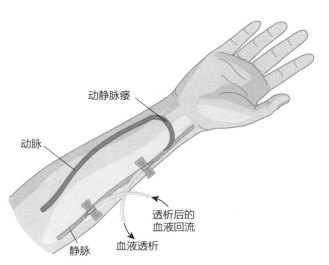

动静脉瘘

动脉

静脉

透析后的血液回流

血液透析

图 29-6　动静脉瘘

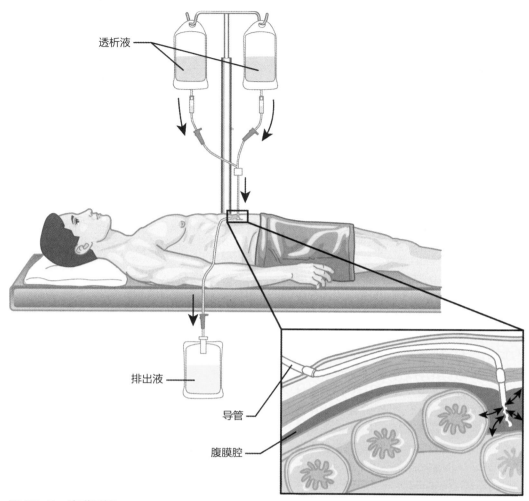

图 29-7 腹膜透析

透析急症

当在救护急性或慢性肾衰竭患者时，救护员可能会遇到由疾病过程本身或透析并发症引起的急症。例如，这些患者可能会出现与血管通路相关问题、出血、低血压、胸痛、重度高钾血症、透析失衡综合征和空气栓塞等。此外，救护员还应注意并发疾病及其治疗可能带来的问题。例如，耐受重大疾病或创伤的能力下降、静脉输液意外过量给药、药物新陈代谢出现变化及其不可预知的作用。

血管通路问题。与血管通路相关的问题包括透析穿刺部位出血、血栓形成及感染。瘘管或移植物的出血通常很少，通常可以通过直接在出血部位施压加以控制。但压力过大可能会导致在移植物或瘘管内形成血栓。一种罕见的并发症是假性动脉瘤（移植部位发生的类似动脉瘤的扩张）。假性动脉瘤破裂可能导致血肿和血容量不足。如果发生这种情况，救护员应该直接对血肿施加压力，并评估和治

注意

肾衰竭可导致心包疾病，包括心包炎和心包积液。这些疾病可能是由尿毒症引起的（尿毒症心包炎），也可能发生在维持性透析患者身上。大多数心包疾病患者主诉发热和胸膜炎性胸痛。胸痛通常会因运动或呼吸而加重，躺卧也可能会加剧疼痛。可能听到心包摩擦音，还可能看到心脏压塞的体征，特别是在心包积液迅速积聚的患者中。

资料来源：Black RM. Pericarditis in renal failure. UptoDate website. https://www.uptodate.com/contents/pericarditis-in-renal-failure. Updated January 17, 2018. Accessed February 11, 2018; and Singh G, Sabath B. Over-diuresis or cardiac tamponade? An unusual case of acute kidney injury and early closure. *J Community Hosp Intern Med Perspect.* 2016; 6(2): 31357.

证据显示

在血液透析的前 5 年内，超过 50% 的透析患者出现了心搏骤停。一项研究分析 EMS 机构响应血液透析中心发生的心搏骤停的事件中患者的结局。该研究纳入 1990—2004 年 110 名心搏骤停患者并对其临床资料进行回顾性分析。其中，104 名患者在 EMS 人员到达前发生心搏骤停；4 名患者经透析中心工作人员对其使用自动体外除颤器除颤后，在 EMS 人员到达前恢复了自主循环；67% 的患者患有心室颤动和无脉性室性心动过速。在自动体外除颤器可用时，仅有 53% 的心搏骤停患者用它进行除颤。

资料来源：Davis TR, Young BA, Eisenberg MS, Rea TD, Copass MK, Cobb LA. Outcome of cardiac arrests attended by emergency medical services staff at community outpatient dialysis centers. *Kidney Int.* 2008; 73（8）：933–939.

思考

哪一个透析并发症会危及生命？

疗患者有无大量失血。如果有，应快速转运。

由于血栓形成而闭塞的瘘管和移植物通常需要外科手术干预或给予溶栓药，以恢复血流。外科吻合术患者需要定期检查有无杂音或"震颤"，从而确认血液循环是否通畅。不建议通过冲洗或抽吸来清除血栓。如果患者在透析时发生血栓，应停止透析，然后在其他部位静脉输液。血流量减少是血栓形成的常见诱因，也是不应在手臂血管通路中测量血压的主要原因。

血管通路部位感染通常是透析穿刺造成的。因此，严格执行无菌技术是基本原则。应禁止将透析通路作为常规血管通路。当透析患者有不明原因的发热、乏力或其他系统感染的体征时，应考虑血管通路感染的可能性。

注意

在给外科吻合术患者抽取血液或静脉输液时，救护员应该选择其他部位。救护员也应避免在有动静脉瘘或移植物的肢体上测量血压和使用止血带。不应通过动静脉瘘来获得血管通路。

出血。 透析患者的出血风险增加。这种风险源于在血液透析过程中经常接触抗凝血药物及血小板功能下降。因此，应密切监测创伤或疾病（如胃肠道出血）患者有无血容量减少的迹象。大多数透析患者贫血与红细胞生成素生成的减少有关。这种情况降低了急性出血时他们补偿失血的能力。任何大量失血（无论是外部的还是内部的）都可能会引起呼吸困难或心绞痛。

注意

如果外伤出血发生在有瘘管或移植物的肢体，救护员应控制出血并固定肢体。必须特别注意，如果可能，不要在吻合口阻塞血液循环。但如果在生命和肢体之间选择，应选择生命，对无法控制的出血应用止血带。

低血压。 低血压可能发生在血液透析患者中。这可能是由于血管内血容量的迅速减少、电解质浓度的突然变化或透析过程中可能出现的血管不稳定性所导致的。此外，患者应对这些生理变化的机制可能会受损，无法维持正常的血压。对血液透析引起的低血压应慎用扩容剂。救护员应注意不要液体超载。这可能表现为高血压及心力衰竭的典型体征（框 29-2）。大多数患者对少量的静脉输液（200～250 mL）有反应[6]。如果没有反应，就应该考虑其他严重病因。

框 29-2 心力衰竭的典型体征
· 湿啰音
· 颈静脉充盈
· 肝大
· 凹陷性水肿
· 肺水肿
· 气短

胸痛。 透析过程中常发生低血压和轻度低氧血症，可能导致心肌缺血和胸痛。患者还可能会有其他与供氧减少有关的症状，如头痛和头晕。这些症状可能正在进展为心肌梗死，因此应用十二导联进行心电监测。给氧、补液和抗心绞痛药物通常可以缓解他们的症状。无论如何，所有胸痛患者都应按照心肌梗死来治疗。

心肌缺血引起的心律失常也可能与透析有关。最常见的缺血性心律失常是室性早搏。如果正在进行透析，应立即停止，并向医疗机构咨询。

重度高钾血症。 重度高钾血症是一种危及生命的急症[7]。急性肾衰竭患者可能会迅速发生重度高钾血症。重度高钾血症通常是由饮食不良和未按时进行透析治疗造成的。重度高钾血症患者可能会乏力、瘫痪、感觉异常、深反射受损或呼吸困难等表现，但通常无症状[7]。典型的高钾血症心电图最初表现为高大的或帐篷形的 T 波。随着钾离子水平的升高，心肌传导速度减慢，PR 间期延长，ST 段压低，有时 P 波消失。之后可能出现 QRS 波群变宽、深 S 波、S 波和 T 波混合及室间传导系统延迟传导。心电图模式类似于束支传导阻滞（图 29-8）。高钾血症的症状可能不会很明显，除非钾离子水平极高。因此，对任何心搏骤停的肾衰竭患者应怀疑重度高钾血症。根据患者病史，医疗机构可能会建议在复苏期间分别给予钙剂（稳定心肌细胞膜）和碳酸氢钠（使钾离子从血管间隙进入细胞）[8]。其他被认为可以促进钾离子进入细胞的方法有大剂量雾化沙丁胺醇（降低血浆钾浓度）、葡萄糖加胰岛素（驱动钾进入细胞内）。促进钾排泄的方法包括使用呋塞米或聚苯乙烯磺酸钠（有争议），或者进行透析。

注意

与肾功能正常的患者相比，慢性肾衰竭透析患者对钾离子水平升高的耐受性更好。

资料来源：Clinical update on hyperkalemia. National Kidney Foundation website. https://www.kidney.org/sites/default/files/02-10-6785_HBE_Hyperkalemia_Bulletin.pdf. Published 2014. Accessed February 12, 2018.

透析失衡综合征。 透析失衡综合征是指发生于透析中或透析后早期，以脑电图异常及出现全身和神经系统症状为特征的急性并发症。轻者可表现为头痛、恶心、呕吐、躁动、反应迟钝；重者出现抽搐、意识障碍、癫痫发作，甚至昏迷。该综合征被认为是由脑内或脑脊髓液中的细胞外液渗透压与细胞内渗透压不成比例地降低导致的[9]。这导致血液和脑组织间形成渗透梯度，使水进入大脑，引起脑水肿和颅内压升高。如果癫痫发作，可使用抗惊厥药物。

空气栓塞。 透析管静脉侧的负压或透析器故障可能使空气栓子进入患者血流。这种情况是很罕见的。如果发生空气栓塞，栓子可以被带到右心室，在那里它可以阻断血液进入心肌。患者可能会出现严重的呼吸困难、发绀、低血压、呼气末二氧化碳水平降低和呼吸窘迫。对有空气栓子的患者，应给予高浓度氧气并快速转运到医疗机构。为了尽量避免发生栓塞，要设法让空气栓子停留在最不可能阻碍血流的位置，救护员应让患者取左侧卧位。转运时，患者也应采取左侧卧位[8, 10]。

治疗

综上所述，慢性肾衰竭或急性肾衰竭患者的院前救护方法应根据体征和症状确定，包括：

- 缺氧时，给予呼吸道管理和通气支持，并补充高浓度氧；
- 建立用于补液、药物治疗（利尿药、抗心律失常药、血管升压素）的血管通路，或者需要时用于液体复苏的血管通路；
- 心电图及其他生命体征监测；
- 快速转运至有高压氧舱条件的医疗机构。

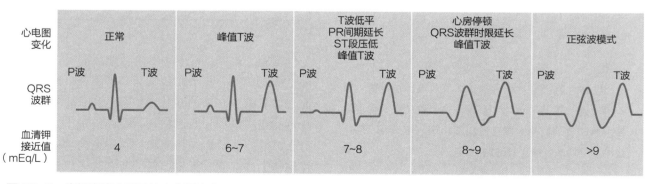

图 29-8 高钾血症中可见的心电图变化

第3节　泌尿系统疾病

泌尿系统疾病的种类很多，可轻可重。可能引起急性疼痛的泌尿系统疾病包括尿潴留、尿路感染（膀胱炎、尿道炎）、肾盂肾炎和肾结石。与腹部疾病一样，泌尿系统疾病也可能产生内脏痛、躯体痛和牵涉痛。

尿潴留

尿潴留是指尿液在膀胱内不能排出的现象。可能的病因包括尿道狭窄、前列腺增生（良性或恶性前列腺增生）、中枢神经系统障碍、异物阻塞及使用某些药物（如抗胆碱药物）。男性比女性更常发生尿潴留，最常见的原因是前列腺增生。但是，其他常见病因均可能引起男性和女性发生尿潴留。

尿潴留的体征和症状包括尿急和膀胱过度充盈引起的严重腹痛。膀胱过度充盈通常可以触及。进行性阻塞患者，如前列腺肥大，通常具有排尿延迟、尿流不畅、膀胱排空不全、夜尿（夜间排尿过多）、充溢性尿失禁（尿液经尿道自行排出）的病史。尿潴留也可能导致谵妄，特别是在老年患者中。在急诊科，通常需要通过导尿管排空膀胱。尿潴留对患者来说是痛苦的。尿潴留的院前救护主要是支持性的。如果患者腹痛，表明应使用静脉留置导管输液保持静脉畅通。应找出尿潴留的原因。如果医师检查后，确定病因不易纠正，患者可能需要住院治疗。一些EMS机构允许在院前环境下使用导尿管以排空患者膀胱（见第57章）。

思考

你是否曾有过需要紧急排尿但由于环境所限而不能排尿的情况？你感觉如何？

尿路感染

每年有1000万人因尿路感染就诊，其中200万～300万为急诊[11]。尿路感染通常首先发生在下尿路（尿道或膀胱），如果不及时治疗，就会进展到上尿路（输尿管或肾脏）。上尿路感染通常与肾脏感染（肾盂肾炎）或肾组织脓肿相关。这些疾病可能导致肾功能降低，如果不进行治疗，严重时可能危及生命。

当肠道菌群（特别是大肠埃希菌，常见于肠道内）进入尿道口并定植于尿道时，常发生下尿路感染（尿道炎、膀胱炎）。这些感染常见于女性，因为女性尿道短小且靠近阴道和直肠。感染也会发生于男性（尿道炎、前列腺炎和膀胱炎）和儿童。然而，年轻男性尿道炎和前列腺炎最常见的病因是性病，而不是真正的尿路感染。其他可能导致下尿路感染的因素包括使用避孕器具、不安全性行为、肾结石、膀胱导管插入术及免疫系统抑制。此外，感染沙眼衣原体或人型支原体的男性和女性可在性交过程中将细菌传染给伴侣。随后这些细菌可以引起尿路感染。

注意

正常排尿实质上是中枢神经系统（包括大脑、脑干和脊髓）协调的脊髓反射。中枢神经系统损伤或疾病（如脊髓损伤或多发性硬化症）都可能影响这种脊髓反射，导致自主神经反射亢进（也称为自主神经反射异常）。自主神经反射亢进是自主神经系统的过度兴奋，导致突然出现极高血压。中枢神经系统损伤或疾病患者自主神经反射亢进的一个常见原因是尿潴留。尿潴留导致膀胱壁过度伸展或兴奋，并将神经冲动传递到脊髓，继续向上传递直到神经受损或功能障碍的区域。因为冲动不能到达大脑，所以增加自主神经系统交感神经部分活动的反射被激活，导致血管收缩，进而导致血压升高。偶尔，自主神经反射亢进可能危及生命。

尿路感染的体征和症状包括排尿疼痛或困难（排尿困难）、尿频、血尿、尿浑浊或锈色尿（有时伴有异味或恶臭）、腹侧或耻骨上腹痛。通常患者都有尿路感染史。此外，还可能会出现发热、寒战和乏力。尿路感染可以通过实验室检查和影像学检查确诊。尿路感染通常采取抗生素治疗。

证据显示

尿路感染是急性医院急诊科第二常见的感染，每年因此急诊的患者中近 5% 为 65 岁及以上老年人。许多因素使老年患者易患尿路感染，包括使用导尿管和外部尿液收集装置、尿失禁和大便失禁、前列腺疾病和尿潴留。此外，一些老年人常见的神经系统疾病（如脑血管疾病、阿尔茨海默病、帕金森病）与膀胱排空障碍有关。老年患者可能无典型的尿路感染症状，因为他们不太可能出现局限性泌尿生殖系统症状。但老年患者可能会表现出困惑、烦躁、异常的行为和意识水平改变等症状。老年人尿路感染常被误认为是痴呆或阿尔茨海默病的早期阶段。如果老年患者存在认知功能障碍，救护员注意尿路感染的可能性。

资料来源：Rowe TA, Juthani-Mehta M. Diagnosis and management of urinary tract infection in older adults. *Infect Dis Clin North Am.* 2014; 28（1）: 75-89; Beveridge LA, Davey PG, Phillips G, McMurdo ME. Optimal management of urinary tract infections in older people. *Clin Intervent Aging.* 2011; 6: 173-180; Rowe TA, Juthani-Mehta M. Urinary tract infection in older adults. *Aging Health.* 2013; 9（5）; and *Testimony at Department of Housing and Neighborhood Revitalization Oversight Hearing. Submitted by Marcia Bernbaum, People for Fairness Coalition Downtown Washington DC Public Restroom Initiative. February 16,* 2017. People for Fairness Coalition website. http://pffcdc.org/wp-content/uploads/2017/02/Marcia-Bernbaum-PFFC-testimony-for-February-16-2017-Committee-on-Housing-Neighborhood-Revitalization-Oversight-Hearing-.pdf. Accessed February 12, 2018.

肾盂肾炎

肾盂肾炎是病原体感染肾盂和肾实质引起的炎症（上尿路感染）。这种炎症最常见的原因是下尿路感染。该疾病与细菌感染有关，特别是在受感染尿液从膀胱进入输尿管或肾盂时偶然性或持续性回流的情况下。细菌感染可能累及单侧肾或双肾。它们可能通过被感染的血流或淋巴结传播。肾盂肾炎在成年女性中较为常见，但也能发生于任何年龄段和性别的个体。老年人和免疫抑制的人（如患有癌症或 AIDS 的人）的肾盂肾炎急性发作可能很严重。

肾盂肾炎的体征和症状通常是突然出现的。患者常将肾盂肾炎疼痛误以为是腰背扭伤。肾盂肾炎可能并发全身性感染，体征和症状包括发热、寒战、腹侧疼痛、尿液浑浊或血尿、恶心及呕吐。如果不治疗，肾盂肾炎可能发展为一种慢性疾病，持续数月或数年。它可能造成瘢痕，甚至可能丧失肾功能。治疗干预主要包括给予抗生素、补液，有时还需要住院治疗。

思考

你会如何检查患者的腹侧疼痛？

尿路结石

尿路结石是泌尿系统各部位结石病的总称。根据结石所在部位的不同，分为肾结石、输尿管结石、膀胱结石、尿道结石。它们是最痛苦且最常见的泌尿系统疾病。在美国，每 11 人就有 1 人患尿路结石[12]。尿路结石是由于尿液中不溶性盐的过度饱和所致。当尿液中不溶性盐或尿酸水平较高时，尿液缺乏柠檬酸盐（能够抑制结石形成的化学物质）。如果肾脏中的水不足以溶解废物，也会形成肾结石。尿路结石在男性中比女性更常见，最常见于 20～50 岁男性，并且会反复发作。尿路结石的相关危险因素包括脱水、中枢神经系统疾病（损伤或疾病引起感觉或运动冲动缺失）、使用药物（麻醉药、阿片类药物、精神药物和某些草药）及手术（术后并发症）。

尿路结石的化学成分与尿液中的化学物质失衡有关。4 种最常见的结石类型是由钙、尿酸、鸟粪石和胱氨酸组成的。钙结石约占所有尿路结石病例的 85%[13]。钙结石通常发生在代谢性疾病（如痛风）或激素紊乱（如甲状旁腺功能亢进症）患者身上。尿酸结石占所有尿路结石病例的 10% 左右，在男性中更常见。这类结石可能有遗传因素。鸟粪石（也称为感染性结石）在女性中更为常见。这类结石通常与慢性细菌性尿路感

证据显示

一项随机对照研究对 130 例推定为肾结石患者的疼痛管理进行了评估。第一组使用静脉注射吗啡治疗，第二组使用静脉注射酮咯酸治疗，第三组接受以上 2 种药物治疗。吗啡和酮咯酸联用具有较好的镇痛效果。与第一组相比，第三组患者恶心和呕吐的发生率也较低。

资料来源：Safdar B, Degutis LC, Landry K, Vedere SR, Moscovitz HC, D'Ononfrio G. Intravenous morphine plus ketorolac is superior to either drug alone for treatment of acute renal colic. *Ann Emerg Med.* 2006; 48（2）: 173-181.

染或频繁的膀胱导管插入有关。胱氨酸结石是最不常见的一种尿路结石，是因为一种罕见的先天性疾病导致尿液中产生大量胱氨酸（一种氨基酸）。胱氨酸结石很难治愈，可能会需要终身治疗。

尿路结石的体征和症状根据结石部位不同而异。大多数结石在从肾脏到膀胱的狭窄通道处阻塞输尿管，产生急性剧痛。疼痛起源于腹侧，辐射到腹部右下方或左下方、腹股沟和睾丸（在男性中）。肾绞痛或输尿管绞痛会引起严重的周期性疼痛。当输尿管试图通过用力收缩将结石推入膀胱时，就会产生疼痛。这种疼痛常与分娩疼痛的强度相当。疼痛还可能伴有躁动、恶心和呕吐、尿急或尿频、出汗、血尿、排尿困难和血压升高（由于疼痛）。

尿路结石的院前救护可能包括静脉输液、以舒适的姿势转运、给予镇吐药，如有必要可以镇痛（氧化亚氮、酮咯酸、麻醉性镇痛药）。医师治疗包括给予镇痛药（麻醉药、阿片类药物、精神药物）、镇吐药、补液，甚至有可能需要住院治疗。如果结石无法自行通过，可能需要手术干预（框29-3）。

框29-3　预防肾结石复发的方法

肾结石的成分决定了防止形成更多结石的方法。建议患者按下列方法调节饮食：

- 增加水分摄入量；
- 避免食用含有草酸钙的食物（如巧克力、甜菜、大黄、秋葵、菠菜、红薯）；
- 吃含钙的食物，但避免补充钙剂；
- 避免食用提高尿酸水平的食物（如凤尾鱼和沙丁鱼）；
- 通过食用低蛋白饮食降低尿酸；
- 限制食盐的摄入以降低尿液中草酸钙的水平。

注意

吸毒者佯装肾结石的症状以获取麻醉药的情况并不罕见。大多数医院在提供麻醉药之前会检查患者的尿液。肾绞痛患者中常见血尿。但少数患者可能有输尿管结石而无血尿。

思考

你是否照顾过或认识尿路结石患者？他是如何形容疼痛感的？

第4节　男性生殖系统疾病

院前环境下，救护员会遇到许多生殖系统疾病，有些可能与疾病有关，有些则可能是创伤造成的（见第43章）。本章介绍的男性生殖系统疾病包括附睾炎、富尼埃坏疽和各种结构性疾病（包茎、阴茎异常勃起、良性前列腺增生、睾丸肿块和睾丸扭转）。

附睾炎

附睾炎是附睾的炎症。附睾是男性生殖系统的管状部分，将精子从睾丸运送到精囊中。附睾炎通常是由与泌尿生殖系统其他结构相关的细菌感染引起的。感染常见于性活跃的年轻男性。年轻人最常见的附睾炎是由性传播疾病引起的，如沙眼衣原体或淋病奈瑟球菌。在35岁以上无肛交的男性中，良性前列腺增生引起的尿路流出障碍是最常见原因[14]。

附睾炎的体征和症状包括单侧阴囊疼痛逐渐发作，随后扩散到精索。有时阴囊和睾丸会出现压痛、肿胀。这种肿胀会导致睾丸的炎症（睾丸炎）。患者可能近期有尿路感染、发热和乏力的病史，并且可见尿道分泌物。经医师评估后，治疗干预包括卧床休息、给予抗生素药物和镇痛药和抬高阴囊。

富尼埃坏疽

富尼埃坏疽是一种皮肤的细菌感染，累及男性和女性的生殖器和会阴，属于泌尿系统急症，是伤口或擦伤后感染造成的。细菌（如葡萄球菌）和真菌（如酵母菌）的结合导致感染扩散，可导致皮肤、皮下组织和肌肉坏死。如果感染进入血流，导致脓毒症、休克和器官衰竭，则可能危及生命。富尼埃坏疽常见于男性。60~80岁有诱发疾病的男性最易感。易感因素和疾病包括酗酒、静脉注射毒品、生殖器穿孔、肥胖、糖尿病、白血病和免疫系统紊乱。手术后也可能并发富尼埃坏疽。富尼埃坏疽的典型特征是生殖器剧烈疼痛和压痛（图29-9）。在疾病的不同阶段，生殖器部位的评估结果可能包括皮下捻发感、灰黑色糜烂（坏疽）、脓液排出和发热。富尼埃坏疽的发展通常会分为5个阶段[15]，每个阶段有不同症状。

1. 发热和嗜睡症状，可能会持续2~7天。
2. 剧烈的生殖器疼痛和压痛，通常与上覆皮肤水肿有关。

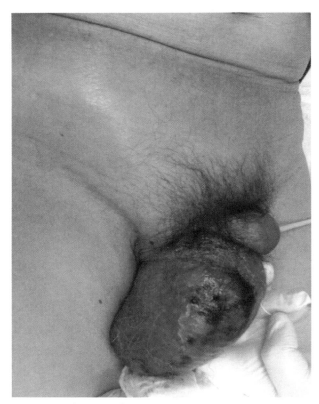

图 29-9　富尼埃坏疽

资料来源：Cheung P, Graham C. Fournier's gangrene. *Int J Emerg Med*. 2009; 2（4）: 257-257.

3. 生殖器疼痛和压痛加重，伴上覆皮肤进行性红斑。

4. 上覆皮肤外观昏暗，皮下捻发感。

5. 生殖器某一部分出现明显坏疽，伤口脓液排出。

院前救护的措施可能从仅提供情感支持和快速转运，到采取全面复苏措施来治疗休克。在患者病情稳定后，医疗救护的目标恢复器官灌注和功能，包括抗生素药物治疗、高压氧治疗和手术（包括重建）等方法[16]。

包茎

包茎是指包皮不能翻转，致使阴茎头不能外露。（图 29-10）。这可能是由于包皮过紧，不能上翻造成的。包茎通常是一种无痛疾病。但如果阴茎清洁不到位，可能发生感染，导致肿胀、发红，产生分泌物。个别患者可能会主诉排尿或性交方面的问题。

嵌顿包茎是指阴茎脱出后嵌顿在包皮口外面而不能缩回。这种情况会限制血液流动，可能需要紧急救护。嵌顿包茎最常见于儿童和老年人。如果不及时治疗，会影响阴茎头的血液流动[17]。如果病情

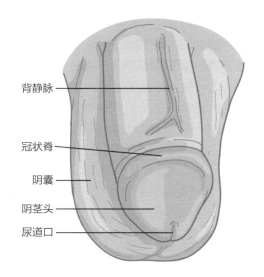

A

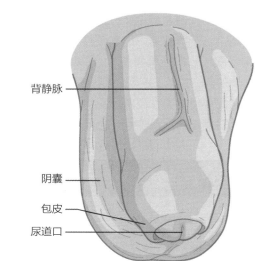

B

图 29-10　阴茎的外观。A. 已施行包皮环切术；B. 未施行包皮环切术

严重，可能会导致阴茎头损伤、坏疽。紧急救护方法是轻轻按压阴茎头的同时将包皮向前推动，或者用塑料包裹阴茎，并使用冰块冷敷，消除肿胀，使包皮复位。如果失败，患者可能需要住院治疗并行包皮环切术。

阴茎异常勃起

阴茎异常勃起是一种无性刺激的情况下出现的阴茎持续性勃起，通常持续 4 小时及以上，并伴有疼痛。如果不立即治疗，就会导致瘢痕化和永久性勃起功能障碍。阴茎异常勃起可发生于任何年龄段的人群，包括新生儿，但通常会发生于 5 ~ 10 岁的男童和 20 ~ 50 岁的男性。阴茎异常勃起可被细分为 2 种

类型：低流量型和高流量型[18]。

- 当血液滞留在阴茎勃起腔内，会导致低流量型阴茎异常勃起。它经常不明原因地发生在原本很健康的男性身上。这种类型的阴茎异常勃起也会发生于患有镰状细胞病、白血病和其他癌症或疟疾的男性。
- 高流量阴茎异常勃起不如低流量型常见，并且通常是无痛的。这种情况是由阴茎或会阴损伤所致动脉破裂引起的。动脉破裂会影响阴茎内血液的正常循环。

注意

镰状细胞病是男性阴茎异常勃起的常见病因。大约42%患有该病的男性最终会发生阴茎异常勃起。

资料来源：US National Library of Medicine. Priapism in boys and men with sickle cell disease—demographics, characteristics and prevalence. ClinicalTrials.gov website. https://clinicaltrials.gov/ct2/show/NCT00300235. Updated January 28, 2016. Accessed February 12, 2018.

有些药物也会引起阴茎异常勃起，包括抗抑郁药物（如盐酸曲唑酮）、抗精神病药物（如氯丙嗪）、用于治疗勃起功能障碍的注射药物和口服药物（如枸橼酸西地那非）。阴茎异常勃起的原因还有脊髓或生殖器部位的创伤、黑寡妇蜘蛛咬伤、一氧化碳中毒和非法使用毒品（如大麻和可卡因）。阴茎异常勃起患者的院前救护主要是支持性的。所有患者都应该转运至医疗机构进行评估。

良性前列腺增生

良性前列腺增生是指前列腺的良性肿瘤样增生。前列腺是产生前列腺液的男性器官。前列腺液是精液的组成部分。前列腺位于膀胱下方并包绕尿道。大多数男性在40岁中后期有一段前列腺生长期，此时腺体中部的细胞快速繁殖。随着该部位组织的肿大，它们常压迫尿道，并可能会阻塞部分尿液的流动。

并非所有患有良性前列腺增生的男性都有症状。但是，部分患者主诉尿频、尿流弱、排尿开始和停止困难、充溢性尿失禁、血尿和尿路感染。良性前列腺增生的治疗取决于患者体征和症状的严重程度及其对日常生活的影响。治疗方法包括药物治疗、手术治疗和非手术治疗。良性前列腺增生与前列腺癌无关[19]。

注意

通常在直肠检查中进行前列腺评估。医师触诊腺体的大小、平滑度、结节状态和有无压痛。良性前列腺增生时，腺体光滑，两侧对称，触感类似橡胶。相反，癌性前列腺疾病则可能感觉不对称，并且触感类似坚硬的石头。可触及散在的结节。明显的前列腺压痛提示患有急性前列腺炎。如果患者具有前列腺异常的体征和症状，那么进行前列腺特异性抗原（PSA）血液检测；如果PSA升高，则可能需要对前列腺进行活体组织检查以排除癌症。

睾丸肿块

睾丸肿块是指一侧或双侧睾丸的肿大或增大（表29-4）。大多数肿块是良性的，但有些可能是恶性的。3种最常见的良性睾丸肿块是鞘膜积液、精液囊肿和精索静脉曲张。

鞘膜积液是指阴囊鞘膜腔内积聚的液体增多而形成的囊肿（图29-11）。精液囊肿是指附睾头部产生的良性囊性精液积聚（图29-12、图29-13）。这2种病理变化都会导致阴囊内积液。这些肿块通常是柔软且无痛的，大小会随着液体进入或离开阴囊迅速改变。精索静脉曲张是指精索内蔓状静脉丛的异常迂曲、扩张，可导致疼痛不适及进行性睾丸功能减退（图29-14）。这些肿块是柔软的，在男性站立或锻炼时更为突出。精索静脉曲张有时可能会引起生殖部位的沉重感或隐痛。

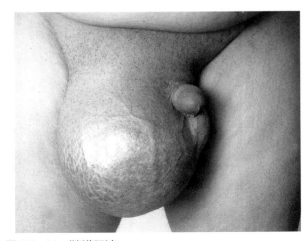

图29-11　鞘膜积液

表 29-4 阴囊内异常

疾 病	临床表现	说 明
精索扭转	主诉：突发睾丸疼痛，通常发生在睡眠期间或创伤后；还可能会有下腹痛、恶心、呕吐的症状，无发热症状 检查：阴囊红肿，由于扭转和缩短，其中一侧睾丸（通常是左侧的）位置较高，索状组织触感较厚、肿胀、压痛；附睾可能位于前侧；扭转一侧无提睾反射 评估：精索扭转	精索突然扭转通常发生在童年后期及青春期早期，20 岁以后很少发生。扭转通常发生在左侧。睾丸在阴囊壁上的错误固定导致睾丸旋转。睾丸的前部向另一睾丸内侧旋转。血液供应被切断，导致缺血和充血。这种急症需要进行手术，否则睾丸在几小时内就会变成坏疽
附睾炎	主诉：突发阴囊剧烈疼痛，抬高后疼痛缓解（普雷恩征阳性）；同时伴有快速肿胀、发热 检查：阴囊肿大、发红；触诊压痛；附睾肿胀、硬结，并可能难以与睾丸区分；阴囊上覆皮肤可能变厚，水肿；实验室检查发现尿液中有白细胞和细菌 评估：附睾压痛肿胀	附睾急性感染通常由前列腺炎所致；也发生于因尿道器械创伤而进行的前列腺切除术之后；或因衣原体、淋病奈瑟球菌感染或其他细菌感染所致。鉴别诊断附睾炎和精索扭转往往很困难
精索静脉曲张	主诉：隐痛；持续有拉扯或拖曳感；或者无症状 检查：通常没有体征，阴囊皮肤可能呈现蓝色；患者站立时，在睾丸后面和上方触诊到柔软、不规则的肿块；患者仰卧时，肿块塌陷；患者直立时，肿块突显；肿块触感特别，像一袋子蠕虫；由于血液循环障碍，精索静脉曲张一侧的睾丸可能会变小 评估：精索上柔软的肿块	精索内扩张、迂曲的静脉由静脉中瓣膜不全而引起，这会导致血液回流；精索静脉曲张最常见于左侧，可能是因为左精索静脉较长，且呈直角插入左肾静脉；精索静脉曲张常见于年轻男性，故应在青春期早期进行筛查；尽早治疗对预防成年期不孕非常重要
精液囊肿	主诉：无痛，通常在检查中发现囊肿 检查：阴囊透光率高于鞘膜积液，精子可能会发出荧光；触诊睾丸上方和后面具有圆形、可自由移动的肿块；如果足够大，感觉像是第三个睾丸 评估：附睾上游离囊性肿块	附睾内潴留囊肿；病因不明，但可能是小管阻塞造成的；囊肿内充满了含有精子的稀薄的乳白色液体；大多数精液囊肿都很小（约 1 cm）；偶尔会比较大，容易被误认为是鞘膜积液
弥漫性肿瘤	主诉：睾丸胀大（最常见的症状）；睾丸胀大时，会有下坠感 检查：睾丸胀大，不透光；触诊肿胀、光滑、卵圆形、坚硬；强力触诊不会引起正常睾丸上常见的不适 评估：睾丸非压痛性肿胀	弥漫性肿瘤能够保持睾丸的形状
鞘膜积液	主诉：无痛性肿胀，尽管患者可能会主诉阴囊内重量和体积发生变化 检查：肿胀，粉红光或红光能够透照（与疝相反）；非压痛性肿块，能够使触诊手指高于肿块（与阴囊疝相反） 评估：睾丸非压痛性肿胀	睾丸周围的鞘膜内积液形成的囊肿，可能发生在附睾炎、创伤、疝或睾丸肿瘤之后，也可能在新生儿中自发
阴囊疝	主诉：肿胀，牵拉时可能有疼痛感 检查：胀大，但患者仰卧时可能会变小，不透光；触诊：肿块柔软，触诊手指不能高于肿块；肿块与正常睾丸不同 评估：阴囊非压痛性肿胀	阴囊疝通常由腹股沟斜疝引起
睾丸炎	主诉：突发急性或中度疼痛，睾丸肿胀，下坠感，发热 检查：胀大、水肿、发红，不透光；触诊肿胀、充血、肌肉绷紧和压痛；难以区分睾丸和附睾 评估：睾丸压痛性肿胀	睾丸急性炎症。尽管它可能伴随任何感染性疾病发生，但最常见的原因是腮腺炎。患者可能伴有可透光的鞘膜积液

资料来源：*Jarvis C. Physical Examination and Health Assessment.* 7th ed. St. Louis, MO: Elsevier; 2016.

超声和透照技术可用于诊断睾丸肿块。大多数睾丸肿块不需要治疗。如果鞘膜积液或精液囊肿巨大或疼痛，则可能需要手术引流液体。精索静脉曲张可能也需要手术结扎受影响的静脉。

睾丸癌也可能会表现为睾丸肿块，伴或不伴疼痛感。肿块通常感觉很坚硬。可采用血液检查和阴囊超声进行诊断。治疗方法包括手术切除受累的睾丸、化疗或放疗。诊断的平均年龄为 33 岁。约 7% 的病例为儿童和青少年，约 7% 的病例为 55 岁以上男性。建议这两个年龄段的男性每月进行睾丸自检。在美国，每年新确诊的睾丸癌超过 8800 例，约 410 人死于睾丸癌[20]。

精索扭转

精索扭转属于泌尿系统急症。精索扭转是指由于睾丸和精索本身的解剖异常或活动度加大而导致精索沿纵轴旋转，使睾丸血液循环发生障碍，继而引起睾丸缺血、坏死的病症。精索扭转通常发生在左侧。精索扭转可能是由阴囊区钝性创伤引起的，但更多情况下是自发的。可能发生扭转的 2 个高峰期是在出生后第一年和青春期（年龄范围是 5 个月至 41 岁，发病平均年龄是 14 岁）[21]。

与附睾炎一样，精索扭转导致附睾压痛和阴囊痛性肿胀（图 29-15）。但精索扭转患者通常不发

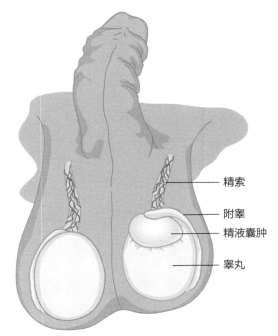

精索
附睾
精液囊肿
睾丸

图 29-12　精液囊肿

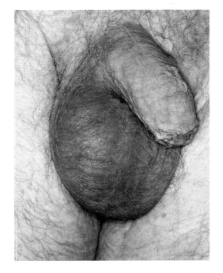

图 29-13　附睾炎

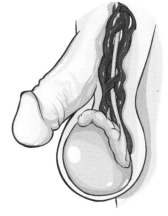

图 29-14　精索静脉曲张

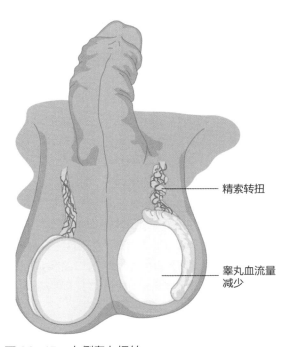

精索转扭

睾丸血流量减少

图 29-15　左侧睾丸扭转

热。疼痛发作时很突然，并且通常很严重。精索扭转通常发生在激烈的体力或体育活动之后。有时疼痛会辐射到同侧下腹部；休息或阴囊抬高都无法缓解疼痛且常伴有恶心和呕吐。精索扭转必须在 6 小时内诊断和治疗，以防止睾丸缺血性坏死[21]。治疗干预包括冰袋敷及手法复位。患者必须在扭转发作 4~6 小时内进行手术复位。因此，快速转运至急诊科及早期识别是治疗的关键。

第 5 节　泌尿生殖系统疾病患者的体格检查

　　无论男性还是女性，对其腹部和生殖器的评估对患者和救护员来说都是尴尬且不舒服的。救护员应该注意拉帘保护患者的隐私。如果可能，应由与患者同性别的救护员进行这些检查。如果不可能，其监护人应该在场。患者及其他相关人士应当被告知检查的所有操作。检查应包含下列内容：

- 初步评估。
- 重点病史：
- 发作或起源、诱因、性质、部位、严重性、时间；
- 既往类似病史；

- 恶心或呕吐；
- 排便习惯改变（便秘、腹泻）；
- 排尿方式改变；
- 体重减轻；
- 末次口服摄入的东西；
- 末次大便。
- 体格检查：
- 外观；
- 姿势；
- 意识水平；
- 表观健康状况；
- 皮肤颜色；
- 生命体征。
- 腹部检查（检查、听诊、叩诊、触诊）。
- 生殖器检查（如果需要）。

治疗

　　救护员应像对待其他急性疼痛患者一样救治泌尿生殖系统疾病患者，包括提供呼吸道管理、通气和循环支持，给予高浓度氧气（如果需要），进行心电图和生命体征监测，快速将患者转运至医疗机构接受评估。因可能需要手术，患者应禁食禁水。

总结

- 泌尿系统能够清除机体代谢过程中产生的废物，维持体液平衡。
- 肾单位是肾的基本功能单位。它能够过滤血液、清除废物并形成尿液。
- 肾衰竭可能会导致尿毒症、高钾血症、代谢性酸中毒、高血压、体内液体超负荷和心力衰竭。
- 当肾脏无法排出尿液中的毒素时，就会发生急性肾衰竭，并可能会在数小时内发作。
- 肾前性急性肾衰竭是由肾灌注不足引起的。肾性急性肾衰竭是由损害肾组织的疾病引起的。肾后性急性肾衰竭是由双肾尿路受阻引起的。
- 透析是一种使急性或慢性肾衰竭患者的血液生化功能正常化的技术，也可用于清除血液

毒素。2 种透析技术是血液透析和腹膜透析。透析急症可能会包括血管通路相关问题、出血、低血压、胸痛、重度高钾血症、透析失衡综合征和空气栓塞。
- 尿潴留是指尿液在膀胱内不能排出的现象。
- 尿路感染包括上尿路感染或下尿路感染。
- 肾盂肾炎是指病原体感染肾盂和肾实质引起炎症（上尿路感染）。肾盂肾炎可能发展为一种慢性疾病。
- 尿路结石是最痛苦、最常见的泌尿系统疾病。
- 附睾炎是指附睾的炎症。附睾是将精子从睾丸运送到精囊的管状物。
- 富尼埃坏疽是一种皮肤的细菌感染，累及男性和女性的生殖器和会阴。
- 包茎是指包皮不能翻转，致使阴茎头不能

外露。

- 阴茎异常勃起是一种无性刺激情况下出现的持续性勃起，通常持续 4 小时及以上，并伴有疼痛。
- 良性前列腺增生是指前列腺的良性肿瘤样增生。它可能伴有排尿困难和尿路感染。
- 睾丸肿块可能是良性的或恶性的。

- 精索扭转是指睾丸和精索本身的解剖异常或活动度加大而导致的精索沿纵轴旋转，使睾丸血液循环发生障碍，继而引起睾丸缺血、坏死的病症。
- 对泌尿系统疾病患者的体格检查与对腹痛患者的检查类似。泌尿生殖系统疾病患者的救治与其他急性疼痛患者的救治方式相同。

参考文献

［1］National Highway Traffic Safety Administration. *The National EMS Education Standards*. Washington, DC: US Department of Transportation; 2009.

［2］Doyle JF, Forni LG. Acute kidney injury: short-term and long-term effects. *Crit Care*. 2016; 20（1）: 188.

［3］Basile DP, Anderson MD, Sutton TA. Pathophysiology of acute kidney injury. *Compr Physiol*. 2012; 2（2）: 1303-1353.

［4］Norton JM, Newman EP, Romancito G, Mahooty S, Kuracina T, Narva AS. Improving outcomes for patients with chronic kidney disease: part 2. *Am J Nurs*. 2017; 117（3）: 26-35.

［5］United States Renal Data System. *2015 Annual Data Report: Epidemiology of Kidney Disease in the United States*. Ann Arbor, MI: USRDS Coordinating Center; 2015.

［6］*Nephrology Book*. Family Practice Notebook website. http://www.fpnotebook.com/Renal/index.htm. Accessed February 12, 2018.

［7］American Heart Association. Part 10: special circumstances of resuscitation. In: *Web-Based Integrated 2010 and 2015 American Heart Association Guidelines for Cardiopulmonary Resuscitation and Emergence Cardiovascular Care*. American Heart Association website. https://eccguidelines.heart.org/index.php/circulation/cpr-ecc-guidelines-2/part-10-special-circumstances-of-resuscitation/. Published 2015. Accessed February 12, 2018.

［8］National Association of EMS Officials. *National Model EMS Clinical Guidelines*. Version 2. National Association of EMS Officials website. https://www.nasemso.org/documents/National-Model-EMS-Clinical-Guidelines-Version2-Sept2017.pdf. Published 2017. Accessed February 12, 2018.

［9］Tuchman S, Khademian ZP, Mistry K. Dialysis disequilibrium syndrome occurring during continuous renal replacement therapy. *Clin Kidney J*. 2013; 6（5）: 526-529.

［10］Muth CM, Shank ES. Gas embolism. *New Engl J Med*. 2000; 342（7）: 476-482.

［11］Flores-Mireles AL, Walker JN, Caparon M, Hultgren SJ. Urinary tract infections: epidemiology, mechanisms of infection and treatment options. *Nat Rev Microbiol*. 2015; 13（5）: 269-284.

［12］Scales CD Jr, Smith AC, Hanley JM, Saigal CS. Prevalence of kidney stones in the United States. *Eur Urol*. 2012; 62（1）: 160-165.

［13］Cloutier J, Villa L, Traxer O, Daudon M. Kidney stone analysis: "Give me your stone, I will tell you who you are!" *World J Urol*. 2015; 33（2）: 157-169.

［14］Pais VM. Fournier gangrene. Medscape website. https://emedicine.medscape.com/article/2028899-overview. Updated January 10, 2018. Accessed February 12, 2018.

［15］Ferretti M, Saji AA, Phillips J. Fournier's gangrene: a review and outcome comparison from 2009 to 2016. *Adv Wound Care*. 2017; 6（9）: 289-295.

［16］Jordan GH, Schlossberg SML. Surgery of the penis and urethra. In: Wein AJ, ed. *Campbell-Walsh Urology*. 9th ed. Philadelphia, PA: Saunders; 2007.

［17］Al-Qudah HS. Priapsim. Medscape website. https://emedicine.medscape.com/article/437237-overview. Updated November 28, 2016. Accessed February 12, 2018.

［18］Understanding prostate changes: a health guide for men. National Cancer Institute, National Institutes of Health, website. https://www.cancer.gov/types/prostate/understanding-prostate-changes. Accessed February 12, 2018.

［19］American Cancer Society medical and editorial content team. Key statistics for testicular cancer. American Cancer Society website. https://www.cancer.org/cancer/testicular-cancer/about/key-statistics.html. Updated January 4, 2018. Accessed February 12, 2018.

［20］Marx J, Hockberger R, Walls R. *Rosen's Emergency Medicine: Concepts and Clinical Practice*. 7th ed. St. Louis, MO: Mosby; 2010.

［21］Rottenstreich M, Glick Y, Gofrit ON. The clinical findings in young adults with acute scrotal pain. *Am J Emerg Med*. 2016; 34（10）: 1931-1933.

推荐书目

Borcato C. How to identify, assess an failure. *JEMS* website. http://www.jems.com/articles/print/volume-38/issue-9/features/how-identify-assess-treat-renal-failure.html. Published August 13, 2013. Accessed February 12, 2018.

Hashim H, Reynard J, Cowan NC, Wood D, Armenakas N, eds. *Urological Emergencies in Clinical Practice*. 2nd ed. London, England: Springer; 2013.

Palka J. Twelve urologic emergencies you need to know. Medscape website. https://reference.medscape.com/slideshow/urologic-emergencies-6008708. Published May 17, 2017. Accessed February 12, 2018.

Pauly R, Eastwood D, Marshall M. Patient safety in home hemodialysis: quality assurance and serious adverse events in the home setting. International Society of Home Dialysis website. http://www.ishd.org/5-patient-safety-in-home-hemodialysis-quality-assurance-and-serious-adverse-events-in-the-home-setting/. Accessed February 12, 2018.

Thurtle D, Biers S, Sut M, Armitage J, eds. *Emergency Urology*. Shropshire, UK: TFM Publishing; March 1, 2016.

（张艳霞，喻慧敏，孙秀明，宋宫儒，译）

第 30 章

妇科疾病

美国 EMS 教育标准技能

医学

将评估结果与流行病学和病理生理学知识相结合，以形成现场现象并为患者制订全面的治疗方案。

妇科

识别和管理引起休克的相关伤病
- 阴道出血

解剖学、生理学、评估症状和管理
- 阴道出血
- 性侵犯（包括适当的情感支持）
- 感染

常见或主要妇科疾病或急症的解剖学、生理学、流行病学、病理生理学、社会心理影响，以及表现、预后和管理
- 阴道出血
- 性侵犯

- 感染
- 盆腔炎
- 卵巢囊肿破裂
- 功能失调性子宫出血
- 阴道异物

学习目标

完成本章学习后，紧急救护员能够：
1. 描述月经和排卵的生理过程；
2. 描述以下女性非创伤性腹痛的病理生理：盆腔炎、前庭大腺脓肿、阴道炎、卵巢囊肿破裂、卵巢扭转、异位妊娠、阴道出血、功能失调性子宫出血、子宫脱垂、痛经、经间痛、子宫内膜异位症和阴道异物；
3. 概述腹痛或出血女性患者的院前评估和管理；
4. 概述被性侵患者的评估和管理；
5. 描述性侵案例中保护证据的具体措施。

重点术语

前庭大腺脓肿： 急性前庭大腺炎的一种表现，腺管呈化脓性炎症，腺管开口肿胀、被渗出物阻塞，分泌物不能顺利排出而形成脓肿。

剖宫产： 手术切开腹壁及子宫取出胎儿的一种外科手术。

膀胱炎： 膀胱内壁的炎症。

约会强奸： 发生在相识的人（朋友、熟人或恋人）之间的非意愿性行为。

宫颈扩张及刮宫术： 利用扩张器扩张子宫颈和应用刮匙刮除子宫内膜的妇科手术。

功能失调性子宫出血： 由调节生殖的神经内分泌机制失常引起的异常子宫出血。

痛经： 月经期间发生的难以忍受的下腹疼痛。

性交疼痛： 性交过程中的出现的疼痛。

异位妊娠：受精卵在子宫腔以外的部位着床发育的现象。

子宫内膜异位症：具有生长功能的子宫内膜组织出现在子宫以外的部位，如在卵巢、输卵管和其他盆腔结构上。

子宫内膜炎：一种由细菌感染引起的子宫内膜炎症。

子宫内膜：子宫腔内覆盖的黏膜。青春期后至绝经期前，受卵巢激素影响，子宫内膜会发生周期性变化。

女性外生殖器：位于腹腔外生殖器部分，包括大阴唇、小阴唇、阴道前庭和阴蒂，也称为外阴。

输卵管：将卵子和受精卵输送到子宫的肌性管道。

子宫切除术：通过外科手术切除子宫。

乳腺：乳房的主要结构，哺乳期在激素影响下分泌乳汁。

月经初潮：第一次月经和生理周期的开始。

绝经：月经完全停止1年以上的现象。

月经：子宫内膜周期性脱落及出血的生理现象。

经间痛：格拉夫卵泡破裂或月经周期卵巢出血引起的腹痛。

卵母细胞：在卵子发生过程中进行成熟分裂的女性生殖细胞。

卵巢扭转：卵巢位置因输卵管扭曲、转动而发生改变。

卵巢：位于子宫两侧的扁椭圆形腺体。

排卵：从卵巢的囊状卵泡中排出次级卵母细胞的过程。

盆腔炎：子宫颈、子宫、输卵管和卵巢及其周围支撑结构感染的总称。

强奸：违背他人意愿强迫他人与其发生性行为，包括阴道性交、肛交或口交。

卵巢囊肿破裂：卵巢囊肿包膜破裂、内容物流出的状态。

性侵犯：不经他人同意强制与他人（男性或女性）发生性接触的行为。

子宫脱垂：子宫从正常位置沿阴道下移，子宫颈外口达坐骨棘水平以下，甚至全部脱出阴道口外。

子宫：梨形的肌性器官，主要功能是孕育胎儿。

阴道：连接子宫和外生殖器的肌性管道，是女性的性交器官，也是排出月经和娩出胎儿的管道。

阴道出血：女性生殖道任何部位的出血经阴道流出体外的现象。

阴道炎：阴道的炎症。

受精卵：受精后的卵细胞。

女性生殖系统会出现多种障碍。有些会导致妇科急症。本章主要探讨与女性生殖系统相关疾病的成因和性侵受害者的救治。

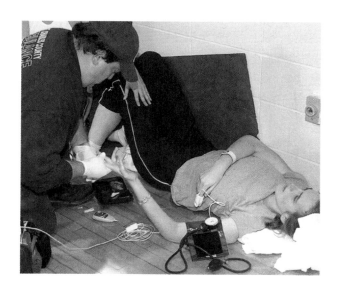

第1节　女性生殖器官

女性生殖器官包括卵巢、输卵管、子宫、阴道及外生殖器（图30-1）。

卵巢是位于子宫两侧的扁椭圆形的腺体。每个卵巢外层是厚厚的皮质，内层是较薄的髓质。卵巢可以产生卵细胞和分泌激素，尤其是雌激素和孕酮。输卵管是将卵子和受精卵输送到子宫的肌性管道。卵子通常是在输卵管受精并在子宫腔的子宫内膜着床。这标志着妊娠的开始。

子宫是梨形的肌性器官。子宫的主要功能是孕育胎儿。未能在子宫着床的受精卵会随月经排出体外。

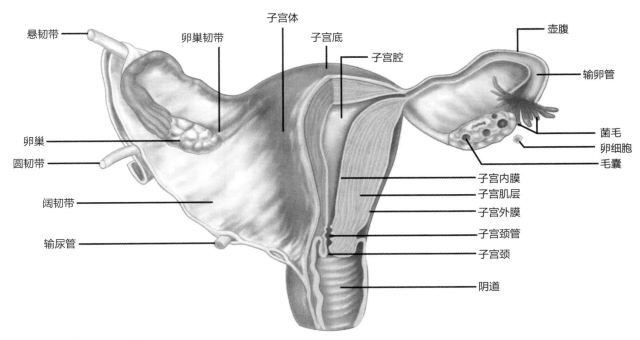

图 30-1 女性生殖器官

阴道是连接子宫与外生殖器的肌性管道，为女性的性交器官，也是排出月经和娩出胎儿的管道。

女性外生殖器，也称为外阴，是位于腹腔外的生殖器部分。它们可以防止内部官感染。外生殖器官包括阴阜、大阴唇、小阴唇、阴道前庭和阴蒂。

乳腺是乳房的主要结构。在激素影响下，腺体会在哺乳期分泌乳汁。

第 2 节 月经期和排卵

经期

育龄女性每月都有一次受孕的可能。若受孕未成功（受精卵未在子宫成功着床），就会发生月经。月经是子宫内膜周期脱落及出血的生理现象。月经周期有长有短，正常的月经周期一般是 21~35 天。它从青春期一直持续到绝经（除妊娠期和哺乳期）。平均月经量为 20~60 mL。经期一般持续 4~6 天。月经初潮通常始于 12~13 岁。绝经的平均年龄为 47 岁。月经周期分为 3 个阶段：卵泡期、排卵期和黄体期。

注意

月经周期的所有阶段都受激素的影响。这些激素包括卵泡刺激素、黄体生成素、雌激素和孕酮。

卵泡期

卵泡期开始于月经周期的第一天。垂体释放卵泡刺激素和黄体生成素，刺激卵巢释放 15~20 个卵母细胞（只有 1 个能正常发育成熟）。每个卵母细胞都被一层细胞（卵泡细胞）包围着。这种结构被称为初级卵泡。卵泡刺激素和黄体生成素会引起雌激素的增加。雌激素水平的升高会抑制卵泡刺激素的产生，阻止初级卵泡成长为次级卵泡。次级卵泡会继续增大并产生雌激素，向卵巢表面移动。完全成熟的卵泡被称为成熟卵泡（图 30-2）。

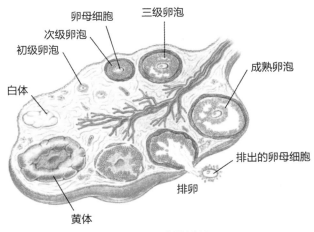

图 30-2 卵巢和卵泡发育和成熟过程

排卵期

成熟卵泡内的卵泡急骤增加。此阶段雌激素的增加可促进黄体生成素的释放，造成卵泡扩张和破裂，少量的血液和卵泡液流出囊泡。此后不久，初级卵母细胞完成第一次减数分裂，第一极体排出并成熟为次级卵母细胞。这一过程被称为排卵。排卵大约开始于卵泡期后的第14天，这是月经周期的中间点。此时卵子进入输卵管，在此可能会受精。

黄体期

排卵期过后，空的卵泡逐渐形成一种称为黄体的腺体结构。这种结构的细胞会分泌出大量孕酮和雌性激素。若受精，受精卵就会通过输卵管，在子宫内着床。黄体在人绒毛膜促性腺激素的作用下继续增大，孕酮和雌激素的水平不会降低，而且也不会出现月经周期。若未受精，黄体就会退化，也不再产生孕酮，雌激素水平降低，子宫内膜脱落，碎片随着月经排出体外。

排卵期和经期的激素调控

下丘脑和垂体前叶分泌的激素调控着排卵和月经。在卵巢激素的影响下，子宫内膜会经历2个阶段：增殖期和分泌期（图30-3）。

问题

如果激素水平异常，那么女性的月经周期会发生什么样的变化？

增殖期，成熟卵泡产生大量的雌激素并维持雌激素水平。雌激素刺激子宫内膜生长和变厚，为受精卵着床做准备。分泌期开始于排卵后且受孕酮和雌激素的共同影响。在这一时期，子宫内膜为受精卵着床做好准备。排卵后的7天内（大约是月经周期的第21天），如果受精成功，子宫内膜就会开始孕育胚胎。

若未受精，卵子的存活时间只有6~24小时。此后，激素水平降低，子宫内膜脱落并随月经排出体外。这个过程通常发生在月经周期的第28天（大约是排卵后第14天）。卵母细胞在排卵后24小时内可受精。

第3节　妇科急症

本节介绍的妇科急症主要是妇科疾病（框30-1）和性侵。

妇科急性或慢性感染累及患者的子宫、卵巢、输卵管及周围结构，可能会引起剧烈腹痛。与女性生殖系统相关的腹痛可能是单纯的痛经，也可能是卵巢囊肿破裂而造成的致命出血，还可能是异位妊娠。不论什么急症，对所有育龄女性都应询问是否受孕，除非医师已有诊断。

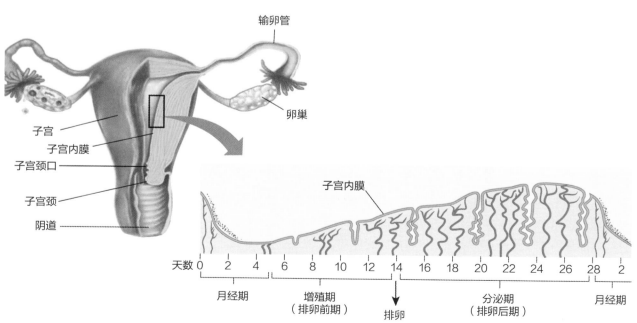

图30-3　子宫内膜的周期性变化

盆腔炎

盆腔炎是子宫颈、子宫、输卵管和卵巢及其周围的支撑结构感染的总称（图30-4）。2015年，美国约68000名妇女感染盆腔炎[1]。盆腔炎通常是由性传播细菌引起的，最常见的是淋病奈瑟球菌和沙眼衣原体（衣原体）。葡萄球菌、链球菌等病原体也可能引起感染。

病原体从阴道上行，最初可能感染子宫颈（宫颈炎）；然后感染子宫（子宫内膜炎）和输卵管（输卵管炎）；最后，子宫周围的支撑结构和输卵管（宫旁组织炎）可能被感染。患者通常会有一些体征或症状之一：口腔温度大于>38.3℃，脓性阴道分泌物，或者实验室检查指标异常（即红细胞沉降率升高，C反应蛋白升高，淋病奈瑟球菌或滴虫培养阳性）。许多妇女有轻微的症状或体征，如异常出血、性交疼痛或异常阴道分泌物。炎症往往在月经出血开始后7~10天出现。此时，生殖器官容易受到细菌感染，因为子宫内膜在月经期间已经脱落。

盆腔炎通常伴下床活动时或性交时的疼痛；患者往往身体前屈，步伐小而慢，以保护腹部。盆腔炎可能继发不孕、异位妊娠和输卵管卵巢脓肿。如果病情严重，可能需要手术切除生殖器官。治疗通常包括给予抗生素药物，以控制感染和减少并发症。

院前对生殖系统感染女性患者的救护主要是支持性的。在大多数情况下，需要由医师进行评估和治疗。如不治疗，可能发生脓肿、异位妊娠、慢性疼痛或不孕[2]。

前庭大腺脓肿

前庭大腺脓肿是急性前庭大腺炎的一种表现，腺管呈化脓性炎症，腺管开口肿胀、被渗出物阻塞，分泌物不能顺利排出而形成脓肿。脓肿一般需要数年时间才能形成，也可能在几天内迅速出现。前庭大腺脓肿的体征和症状包括腺体肿胀和炎症，阴道开口一侧可见肿块，也可能出现发热。任何可能压迫外阴的活动（包括行走、坐和性交）都会引起剧

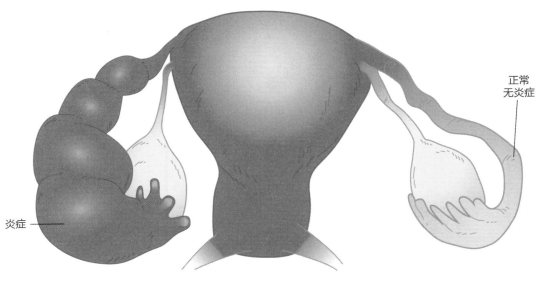

图 30-4 盆腔炎

烈疼痛和不适。

医师检查后，可采取活体组织检查以排除恶性肿瘤，手术切口引流受感染的腺体，以及口服抗生素药物治疗等措施。少数病例会复发感染。如果反复感染可能需要手术切除前庭大腺。

阴道炎

阴道炎是指阴道的炎症，可由感染性和非感染性原因引起。它可以发生于年轻女孩和所有年龄的妇女。绝经后和产后妇女激素变化导致的萎缩性阴道炎也很常见。许多阴道炎是由念珠菌（酵母菌）感染、细菌感染和滴虫侵入引起的（见第27章）。阴道炎也可能由寄生虫、病毒和不良的个人卫生引起。阴道炎患者常诉生殖器部位瘙痒，除此之外还有：

- 大阴唇、小阴唇或会阴部的炎症（红肿）；
- 阴道分泌物；
- 阴道异味；
- 尿痛或灼热感。

注意

非感染性阴道炎通常是由变态反应（如对清洗剂、肥皂）引起的或是阴道冲洗器和杀精药物刺激引起的。非感染性阴道炎的体征和症状与感染性阴道炎的体征和症状一样。

根据感染原因，阴道炎的治疗包括阴道用抗酵母菌或抗真菌药膏、阴道栓和抗生素药物。建议患者在消除感染之前不要进行性活动。阴道炎可以传播给性伴侣。如果病因具有传染性，性伴侣也可能需要治疗。

卵巢囊肿破裂

卵巢囊肿破裂是妇科急症，可能导致严重的内出血。卵巢囊肿是卵巢内形成的充满液体或固体的囊状结构（图30-5），是女性生殖器常见肿瘤。与卵巢囊肿相关的腹痛可能是囊肿快速增大、扭转导致内部缺血或急性破裂引起。最易破裂的囊肿类型为黄体囊肿。这种囊肿是黄体内出血造成的血肿。黄体一般在排卵后（月经周期的第14天）形成，因此，多数破裂是在经期出血前的1周开始的。有些囊肿破裂患者会有阴道出血或经期推迟的表现。

思考

如果怀疑患者有卵巢囊肿破裂，你如何评估出血的可能性？

卵巢囊肿破裂可导致局部的、单侧下腹部疼痛。如果出现大量出血，也能引起广泛性腹膜炎。疼痛通常与微小的腹部创伤、性交或运动锻炼有关。

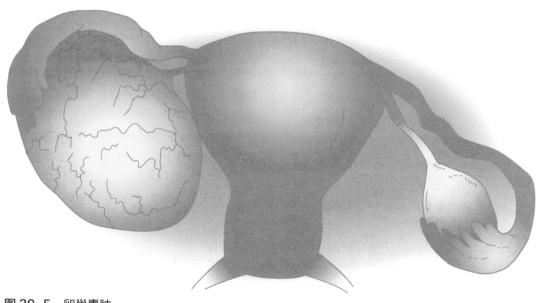

图30-5 卵巢囊肿

卵巢扭转

卵巢扭转是卵巢的扭转。许多情况会导致这种扭转，包括先天性异常、卵巢囊肿或肿瘤、输卵管或卵巢的疾病、既往盆腔手术造成的粘连、创伤等。一般来说，扭转只发生在一侧卵巢，通常累及输卵管（附件扭转）。卵巢扭转是第五大最常见的需要妇科手术的急症。育龄妇女、孕妇或接受不孕症治疗的妇女风险最高[3]。

卵巢扭转的症状为急性下腹部疼痛（通常是右侧），可能会累及背部、骨盆或大腿。疼痛感一般由运动锻炼引起。患者感觉锐痛或刺痛。患者经常恶心和呕吐，也可能出现发热，但一般会出现在后期。救护一般包括疼痛管理和补液。出现血管损伤、腹膜炎或坏死时需要手术。

膀胱炎

膀胱炎是膀胱内壁的炎症，通常由细菌感染引起。男性和女性均可能感染。但膀胱炎多见于女性，因为女性尿道较短。膀胱炎的主要症状是尿急，但每次只有少量的尿液。其他体征和症状包括排尿时烧灼感及发热、畏寒、下腹痛。尿液偶尔会有臭味或含有血液。膀胱炎也可能是输尿管结构异常（这在儿童中很常见）或炎症压迫尿道而引起的。留置导尿管也是一种病因。进行一个完整疗程的抗生素治疗，通常可在 24 小时内清除感染的病毒。

痛经和经间痛

痛经是月经期间发生的难以忍受的下腹疼痛。症状可能还包括头痛、头晕、恶心、腹泻、背痛和腿部疼痛。严重者可出现畏寒、头痛、腹泻、恶心、呕吐和晕厥等症状。与痛经相关的下腹疼痛被认为与子宫肌层的肌肉收缩有关。这些肌肉收缩是由前列腺素介导的。引起痛经的其他因素包括感染、炎症和宫内避孕器。

经间痛可能因成熟卵泡破裂和月经周期卵巢出血引起。经间痛的特点是腹部右下或左下方疼痛。疼痛发生在月经周期的中期（排卵后），持续 24~36 小时。卵巢产生的激素也可能引起轻微的子宫内膜出血和低热。痛经和经间痛不会危及生命。但需要医师评估以排除更严重的月经疼痛原因。评估时需要与阑尾炎和其他外科急症引起的疼痛加以区分。

子宫内膜炎

子宫内膜炎是子宫内膜的炎症，经常是由感染引起的。子宫内膜炎通常发生在分娩或流产后，是由残留在子宫内膜的胎盘组织引起的。子宫内膜炎可能累及输卵管。如果不治疗，子宫内膜炎可能导致不孕、脓毒症和死亡。子宫内膜炎的体征和症状包括发热、脓性阴道分泌物、下腹痛。治疗方法包括刮宫术、抗生素药物治疗。

子宫内膜异位症

子宫内膜异位症是指具有生长功能的子宫内膜组织出现在子宫以外部位，如卵巢、输卵管和其他盆腔结构上[4]。这种疾病可能是因为子宫内膜碎片经过输卵管反流进入腹腔，然后碎片在此附着并长成小囊状结构。异位的子宫内膜组织也会周期性脱落、导致囊肿形成及内出血、囊肿壁拉伸并伴有疼痛感。

发生子宫内膜异位症的女性平均年龄为 37 岁[5]。子宫内膜异位症的典型症状为疼痛（尤其是痛经）、排便疼痛和耻骨上酸痛。其他症状包括经前轻微出血和不育。医师评估后可能采取镇痛药物、激素药物治疗或手术治疗。

思考

为何子宫内膜异位患者易不育？

异位妊娠

异位妊娠是指受精卵在子宫腔以外的部位着床发育的现象（图 30-6）。异位妊娠是孕产妇死亡的第三大主要原因，占孕产妇死亡的 3%~4%[6]。异位妊娠最常见于输卵管或卵巢，偶尔发生在腹腔或子宫颈。异位妊娠可能是危及生命的急症。大多数异位妊娠是在前 2 个月发现的，通常是在妇女意识到自己怀孕之前。破裂前，患者可能会出现非特异性的表现，如阴道出血（通常是间歇性的、轻度的），可能伴有腹部绞痛或盆腔不适。破裂后的体征及症状包括可能向肩部放射的剧烈腹痛（吸气时加重）和阴道出血。如果发生破裂，可以出现内出血、脓毒症和休克。

一旦确认异位妊娠，就会手术切除正在发育的胎儿、胎盘和妊娠部位的受损组织。在美国，异位

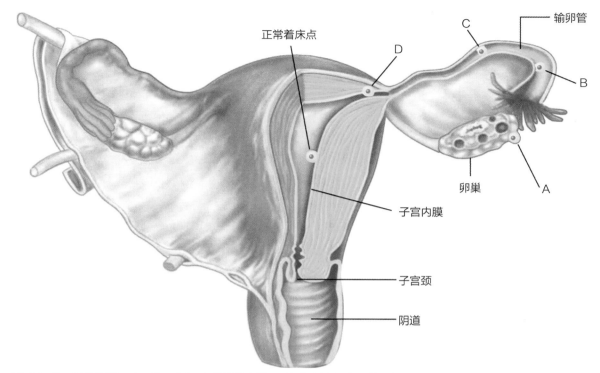

图 30-6 异位妊娠。A、B、C 和 D 是异位妊娠可能发生的部位。输卵管是异位妊娠最常见的部位（95%），但异位妊娠也可发生在卵巢或腹膜表面。正常着床发生在子宫内膜

妊娠的发生率为 1%~2%[6]。对任何有腹痛的育龄妇女，都应考虑异位妊娠（见第 45 章）。有输卵管炎病史、与子宫内膜异位症相关的粘连、阑尾炎或感染、既往异位妊娠、年龄增长、输卵管异常和吸烟史是异位妊娠的高风险因素[7]。

阴道出血

阴道出血是指女性生殖道任何部位的出血经阴道流出体外的现象。最常见的非创伤性阴道出血就是月经。非经期严重出血的可能原因包括：

- 自然流产；
- 胎盘功能障碍；
- 癌症；
- 激素水平异常（尤其是更年期）；
- 病变；
- 盆腔炎；
- 临产。

救护员不应该将阴道出血都误认为正常的月经。引起阴道出血的一些原因可能危及生命，并可能导致低血容量性休克和死亡。阴道出现血凝块提示出血量大于月经量。

注意

正常月经失血定义为失血量小于 50 mL；中度失血为 60~80 mL；重度失血为大于 100 mL。患者通常被要求报告 1 小时内使用的卫生垫的数量以评估他们的失血量。但这种方法并不可靠，救护员应该使用客观的测量指标（如生命体征、血氧饱和度）来评估和管理这些患者。

资料来源：Fraser IS, Warner P, Marantos PA. Estimating menstrual blood loss in women with normal and excessive menstrual fluid volume. Obstet Gynecol. 2001 Nov; 98(5 Pt 1): 806–814; Yahalom S, Gupta A, Dehdashtian S, Scheiner M. Reliability of counting sanitary pads in evaluating severity of vaginal bleeding. *Ann Emerg Med.* 2010; 56(3): S314.

功能失调性子宫出血

功能失调性子宫出血是指由调节生殖功能的神经内分泌机制失常而引起的异常子宫出血。子宫异常出血最常见的原因是由于卵巢功能障碍，排卵停止。这样就会导致雌二醇持续、无阻碍的产生，进而刺激子宫内膜的过速增长。没有孕酮，子宫内膜也会

快速增生，其速度超过血供应量，导致细胞坏死。最终结果是子宫血流过剩。子宫异常出血患者的月经周期会发生变化，表现如下[8]：

- 两次经期之间阴道出血或出现血块；
- 经期间隔少于 23 天或大于 35 天；
- 月经周期不规律；
- 出血量多于正常的月经量；
- 出血持续时间比正常情况长或大于 7 天；
- 阴道压痛、干涩。

子宫异常出血常发生于青春期或围绝经期。但是也有可能发生在生育年龄的任何阶段。必须与生殖器肿瘤引起的出血鉴别。治疗可能包括妊娠试验、静脉注射激素疗法、填塞止血法和手术治疗。

子宫脱垂

子宫脱垂是指子宫从正常位置沿阴道下移，子宫颈外口达坐骨棘水平以下，甚至全部脱出阴道口外。正常情况下，子宫大部分位于子宫底和子宫颈之间，由结缔组织、肌肉和阔韧带、圆韧带和子宫骶韧带固定。如果这些肌肉和韧带变得松弛无力，子宫失去了足够的支撑，就会下降至阴道（图 30-7）。造成子宫脱垂的因素包括[9]：

- 阴道分娩时的创伤；
- 大婴儿和阴道分娩困难；
- 与衰老相关的肌张力丧失；
- 更年期和循环雌激素减少；
- 盆腔肿瘤。

肥胖、长期便秘和慢性阻塞性肺疾病会对盆腔内的肌肉和结缔组织产生压力。这些也会对子宫脱落的发生起到一定作用。

如果子宫脱落的症状轻微或无症状，那么无须治疗。这种情况下，医师会建议患者改变生活方式以减缓脱垂的进展。这些改变包括减肥、戒烟、避免咳嗽。提举和拉拽重物也要尽力避免。重度子宫脱垂患者感觉"像是坐在一个小球上"、阴道部位沉闷、腰痛或性交痛和阴道出血。这种情况下，应使用子宫托（类似于膈肌的装置）和手术来固定子宫。

阴道异物

阴道异物是很常见的，尤其是常见于儿童。儿童在自我探索时会将异物塞进阴道，而且不告知家长或照护者。阴道异物可产生恶臭，伴有或不伴有阴道出血的脓性分泌物。阴道异物也有可能是由精神错乱、异常的性行为或性侵害导致的。有时，卫生棉、避孕套的碎片或子宫托会被遗忘或遗落在阴道，从而引起不适和阴道分泌物增加。一些不常见的症状则包括疼痛或小便不适。院前不要尝试去除阴道异物，应立即将患者送往医院进行评估。

第 4 节 妇科急症的评估和管理

查找男性和女性下腹痛的原因都很困难，在女性中可能特别具有挑战性，因为许多妇科疾病具有共同的特征。例如，异位妊娠破裂、卵巢囊肿破裂和盆腔炎可能有相同的表现（表 30-1）。院前救护的目标是迅速确定需要积极治疗的病症，并迅速运送患者至医院进行治疗。院前应获得目前疾病的病史（包括全面的妇科病史）；根据需要提供呼吸道管

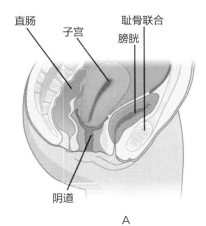
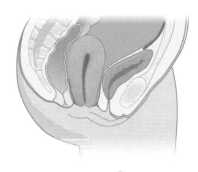
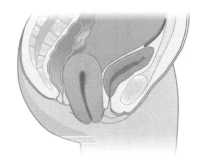

图 30-7 子宫脱垂的程度。A. Ⅰ度脱垂；B. Ⅱ度脱垂；C. Ⅲ度脱垂

表 30-1 妇科急症中腹痛的特征

发 病	部 位	病 情	辐射部位	阴道分泌物	月经史
异位妊娠破裂					
快速 （可进展到全身）	单侧 （可进展到全身）	痉挛之后持续疼痛	肩部 （可能提示腹腔内 出血）	阴道出血	闭经，距离上次 月经大于 6 周
卵巢囊肿破裂					
突发	单侧 （可进展到全身）	持续疼痛	肩部 （可能提示腹腔内 出血）	可能会阴道出血	经期前 1 周
盆腔炎					
渐进 （可进展到全身）	弥散、双侧	持续疼痛	腹部右上	阴道潮湿、有恶臭 的分泌物	经期后 1 周内

理、通气和循环支持。

现病史和分娩史

救护员应该了解患者的现病史以更好地了解患者的主诉（见第 17 章）。相关的症状主要包括发热、出汗、腹泻、便秘、晕厥和腹部痉挛。救护员应采集完整的分娩史。分娩史包括 10 个方面[10]。

1. **妊娠史**。救护员应知晓患者的妊娠次数和生育的次数（见第 46 章）。

2. **剖宫产史**。剖宫产是指切开腹壁和子宫取出胎儿的一种外科手术。剖宫产通常是在产妇或胎儿情况可能使阴道分娩有风险时进行的。剖宫产史提示高危妊娠。

3. **末次月经**。救护员应获取患者末次月经的具体情况。应询问以下问题：
   - 月经开始于何时？月经结束于何时？月经周期规律吗？
   - 妊娠前的最后一次月经正常吗？月经量比之前的多还是少？
   - 经期有无其他出血现象？

4. **妊娠的可能性**。有些患者在回答是否妊娠时会比较迟疑。她们可能不直接回答问题。如果患者未确认妊娠，救护员就应该询问患者的末次月经、乳房疼痛、小便频率、晨起有无不适（恶心或呕吐）和无保护措施的性行为等来确定妊娠的可能性。

思考

患者是否会准确告诉你她妊娠的信息？为什么？

5. **妇科疾病史**。救护员应了解患者之前的妇科疾病史。主要的妇科疾病包括感染、出血、性交疼痛、流产、宫颈扩张及刮宫术、异位妊娠。

注意

宫颈扩张及刮宫术是指利用扩张器扩张子宫颈和应用刮匙刮除子宫内膜的妇科手术。这个手术用于治疗多种妇科疾病、诊断子宫疾病、纠正重度或长时间阴道出血，以及生产或流产后清除残留组织。

6. **失血量**。如果患者大量出血，救护员应该询问患者血色（呈鲜红色还是深红色）、血量（通过卫生巾或卫生垫的用量估计）、出血时长。

7. **阴道分泌物**。如果患者有阴道分泌物，救护员应询问其颜色、量和气味。这些结果有助于确认感染的类型、性传播疾病或其他疾病。

8. **避孕措施**。避孕措施是患者分娩史的一个重要内容。例如，高血压和肺栓塞与避孕药的服用相关；宫内节育器可引起子宫出血和感染。其他避孕方法包括体外排精、安全期避孕法、杀精药物、避孕套和埋植避孕药物和输卵管结扎手术（一种通过将输卵管缝合使女性永久不能受孕的外科手术）。

9. **生殖系统创伤史。**救护员应询问患者有无生殖道创伤史。这些创伤可能是致阴道出血和分泌物的主要原因。救护员还应询问性交频繁的患者在性交过程中或之后有无疼痛或出血。

10. **情绪困扰。**救护员应该评估患者有无情绪困扰。影响患者情绪的因素包括个人健康问题、抑郁、非意愿妊娠和经济压力。

体格检查

体格检查时，救护员应该充分考虑患者的隐私和不适。当评估严重大出血时，救护员应评估患者的皮肤和黏膜颜色，发绀还是苍白的。生命体征的评估应直立测量。必要时，需要检查患者阴道部位的出血和分泌物的颜色和量并注意有无血凝块。救护员需要对患者的腹部进行触诊，以评估包块、压痛、肌紧张、肿胀和反跳痛的部位。

患者救护

患者救护包括运送过程中对患者生命功能给予支持。如有必要，给予高浓度氧气。除非患者有即将出现休克的迹象或阴道失血过多，否则不需要静脉注射。在运送过程中，患者取舒适体位。阴道出血时，应使用卫生垫或创伤敷料处理，但不能简单地用卫生垫或敷料来填塞。救护员应清点患者使用过的浸透的卫生垫并记录在患者护理报告中。

在运送过程中，救护员应实时监测患者有无大出血。如果出现大出血，或者患者的病情开始恶化，救护员应使用0.9%的氯化钠溶液或乳酸盐林格液来建立大口径静脉通道。此时，需要进行心电监测和脉搏血氧饱和度监测，也可考虑镇痛。

第5节　性侵犯

性侵犯是一种会对受害者生理和心理造成严重影响的暴力犯罪。任何性别、任何年龄段的人都有可能遭受性侵犯（见第49章）。但女性通常是受害者。据估计，1/5的女性在她们的一生中遭遇过一次强奸（包括既遂和未遂）的经历，并且很多受害者未报告这种犯罪行为[11]。

救护员经常会碰到这些受害者。救护员提供救护时应态度友好，在情感上关心、体贴她们。

思考

你是如何看待强奸的？你怎样护理被强奸的患者？

救护员应该像对待其他受伤患者一样关心性侵犯的受害者。首先，应该处理那些可能危及生命的伤害。然后，根据病史和检查结果调整治疗方案。在采集病史和实施检查前，救护员应该将患者转移到私密性较好的地方且尽可能地安排同性别的救护员对受害者进行询问和检查。

病史采集

一般来讲，在院前救护时，不应向受害者询问事件的细节。病史采集范围仅限于紧急救护所需的信息。性交方式、性生活史和性行为等一些与院前救护无关的问题，只会增加患者的心理压力。鼓励患者大胆地讲出事情经过，并将这些信息准确完整

你知道吗

强奸和约会强奸

强奸是指违背他人意愿强迫或他人与其发生性行为。强奸包括阴道性交、肛交或口交。强奸属于重罪。强奸会对受害者造成生理和心理上的双重伤害。

约会强奸发生在相识的人（如朋友、熟人或恋人）之间的非意愿性行为。强奸和约会强奸之间的不同在于约会强奸是发生在受害者应允与施暴者的约会前提下的。约会施暴者通常有家庭暴力史。他们有时会使用非法的迷奸药，使受害者失去意识。这些药物包括氯胺酮、γ羟基酸盐和氟硝西泮。约会强奸也属于重罪。一项全美范围的代表性调查发现：

- 在涉及女性受害者的性侵案件中，施暴者通常是亲密的伴侣（51.1%）、家庭成员（12.5%）、熟人（40.8%）和陌生人（13.8%）。
- 在涉及男性受害者的性侵案件中，施暴者通常是熟人（52.4%）和陌生人（15.1%）。

资料来源：National Center for Injury Prevention and Control, Centers for Disease Control and Prevention. Sexual violence: facts at a glance, 2012. Centers for Disease Control and Prevention website. https://www.cdc.gov/violenceprevention/pdf/sv-datasheet-a.pdf. Published 2012. Accessed February 9, 2018.

地记录下来。性侵的受害者常表现为焦虑、回避和沉默、否认、愤怒和恐惧。

评估

体格检查应确定任何需要立即处理的身体创伤，包括盆腔区域外的创伤。面部骨折、手和乳房咬伤、长骨骨折、肋骨骨折及腹部创伤都不常见。只有在有严重损伤或怀疑有严重损伤时，救护员才应检查生殖器。在可能的情况下，同性别的救护员应在启动所有救护程序之前问患者解释清楚。所有检查结果都应记录在案，包括患者的情绪状态、衣服的状况、明显的伤害，以及提供的救护措施。职业态度很重要。救护员对受害者的印象不应影响救护服务。

管理

对重大创伤进行处理后，情感支持是救护员向性侵受害者提供的最重要的服务。救护员需要向受害者提供一个安全的环境并且能够恰当地回应受害者生理和心理需求。同时，救护员也应该注意保留犯罪现场的证据（见第 55 章）。注意事项如下：

- 尽量少处理衣物；
- 除非绝对必要，否则不要清洗伤口；
- 要求患者不要饮酒或刷牙；
- 使用纸袋；染血物品不要使用塑料袋；
- 每件衣物单独装袋；
- 要求受害人不要换衣服或洗澡；
- 尽可能不破坏犯罪现场。

证据显示

1997 年，弗尔德豪斯（Feldhaus）和她的同事专访了被送往市一级创伤中心急救科的女性患者。这些患者病情并不严重，被问及是否有被性侵犯的。其中有 360 名患者同意参与这项调查。39% 的患者坦言她们曾遭遇性侵犯，12% 的患者表示有被性侵未遂的经历。成年后遭遇性侵犯的受害者中，70% 认识施暴者。另有 8% 的性侵犯案例涉及多名施暴者，40% 的性侵犯案例施暴者使用了武器。在这些成年性侵犯案例中，只有 45% 的受害者向警方报告性侵犯案件。如果受害者不认识施暴者，则更有可能向警方报告。那些遭受性侵犯后寻求医疗救助的女性不到受调查者的一半。此项调查表明女性遭遇性侵犯的发生率高。

资料来源：Feldhaus KM, Houry D, Kaminsky R. Lifetime sexual assault prevalence rates and reporting practices in an emergency department population. *Ann Emerg Med*. 2000; 36: 23–27.

总结

- 月经是指子宫内膜周期性脱落及出血的生理现象。排卵是从卵巢的囊状卵泡中排出次级卵母细胞的过程。
- 盆腔炎是子宫颈、子宫、输卵管和卵巢及其周围支撑结构感染的总称。
- 前庭大腺脓肿是急性前庭大腺炎的一种表现，腺管呈化脓性炎症，腺管开口肿胀、被渗出物阻塞，分泌物不能顺利排出而形成脓肿。
- 阴道炎是阴道的炎症，可由感染性和非感染性原因引起。
- 卵巢囊肿破裂是指卵巢囊肿包膜破裂、内容物流出的状态。这种情况会引起内出血。
- 卵巢扭转是指卵巢位置因输卵管扭曲、转动而发生改变。
- 膀胱炎是膀胱内壁的炎症，通常由细菌感染引起。
- 痛经的特点是月经期间难以忍受的下腹疼痛，可能伴有头痛、头晕、恶心、腹泻、背痛和腿部疼痛。
- 经间痛可能因格拉夫卵泡破裂或月经周期卵巢出血而引起。
- 子宫内膜炎是由细菌感染引起的子宫内膜的炎症。子宫内膜异位症的特点是子宫内膜组织出现在子宫以外的部位。
- 异位妊娠是指受精卵在子宫腔以外的部位着床发育的现象。异位妊娠破裂会导致危及生命的出血。
- 阴道出血是指女性生殖道任何部位的出血经阴道流出体外的现象。
- 子宫脱垂是指子宫从正常位置沿阴道下移，子宫颈外口达坐骨棘水平以下，甚至全部脱出阴道口外。
- 阴道异物可引起阴道分泌物、疼痛或小便疼痛。
- 从妇科急症患者采集的病史应包括妊娠史、剖宫产史、末次月经、妊娠的可能性、妇科疾病史、失血量、阴道分泌物、避孕措施、生殖系统创伤史和情绪困扰。

- 妇科急症患者的院前救护包括采集病史（包括妇科病史）；根据需要提供呼吸道管理和血液循环支持；并转运至医院进行评估。
- 性侵犯是一种暴力犯罪，会对受害者产生严重的生理和心理影响。
- 救护员应认识到保护性侵犯犯罪现场证据的必要性。

参考文献

[1] Division of STD Prevention, National Center for HIV/AIDS, Viral Hepatitis, STD, and TB Prevention, Centers for Disease Control and Prevention. 2016 sexually transmitted diseases surveillance. Table 44. Selected STDs and complications—initial visits to physicians' offices, national disease and therapeutic index, United States, 1966‑2015. Centers for Disease Control and Prevention website. https://www.cdc.gov/std/stats16/tables/44.htm. Updated September 26, 2017. Accessed February 9, 2018.

[2] Division of STD Prevention, National Center for HIV/AIDS, Viral Hepatitis, STD, and TB Prevention, Centers for Disease Control and Prevention 2015 sexually transmitted diseases treatment guidelines. Pelvic inflammatory disease (PID). Centers for Disease Control and Prevention website. https:// www.cdc.gov/std/tg2015/pid.htm. Updated June 4, 2015. Accessed February 9, 2018.

[3] Laufer MR. Ovarian and fallopian tube torsion. UpToDate website. https://www.uptodate.com/contents/ovarian‑and‑fallopian‑tube‑torsion. Updated January 14, 2018. Accessed February 9, 2018.

[4] Women's Heath Care Physicians. Having a baby after age 35. The American College of Obstetricians and Gynecologists website. https://www.acog.org/Patients/FAQs/Having-a-Baby-After-Age-35. Published September 2017. Accessed February 9, 2018.

[5] Senie RT. *Epidemiology of Women's Health*. Burlington, MA: Jones and Bartlett Learning; 2014.

[6] Centers for Disease Control and Prevention. Ectopic pregnancy mortality. *Morbidity and Mortality Weekly Report*. Centers for Disease Control and Prevention website. https://www.cdc.gov/mmwr/preview/mmwrhtml/mm6106a2.htm. Updated February 17, 2012. Accessed February 9, 2018.

[7] Tillman E. Clinician instructor materials. Centers for Disease Control and Prevention website. https://www.cdc.gov/des/hcp/resources/materials/clinician_ins_materials.pdf. Accessed February 9, 2018.

[8] US National Library of Medicine. Abnormal uterine bleeding. MedlinePlus website. https://medlineplus.gov/ency/article/000903.htm. Updated December 21, 2017. Accessed February 9, 2018.

[9] Tsikouras P, Dafopoulos A, Vrachnis N, et al. Uterine prolapse in pregnancy: risk factors, complications and management. *J Matern Fetal Neonatal Med*. 2014; 27 (3): 297–302.

[10] National Highway Traffic Safety Administration. *The National EMS Education Standards*, Washington, DC: US Department of Transportation/National Highway Traffic Safety Administration; 2009.

[11] Black MC, Basile KC, Breiding MJ, et al. *The National Intimate Partner and Sexual Violence Survey: 2010 Summary Report*. Atlanta, GA: National Center for Injury Prevention and Control, Centers for Disease Control and Prevention; 2011.

推荐书目

Benrubi GI. *Handbook of Obstetric and Gynecologic Emergencies*. 4th ed. Philadelphia, PA: Lipincott Williams & Wilkins; 2010.

Dantoni SE, Papadakos, PJ, eds. Obstetrics and gynecology emergencies. *Crit Care Clin*. 2016; 32 (1): xi–xii.

Facts and figures: ending violence against women. UN Women website. http://www.unwomen.org/en/what-we-do/ending-violence-against-women/facts-and-figures. Updated August 2017. Accessed February 9, 2018.

National Center for Injury Prevention and Control, Division of Violence Prevention. Violence prevention: sexual violence. Centers for Disease Control and Prevention website. https://www.cdc.gov/violenceprevention/sexualviolence/index.html. Updated April 14, 2017. Accessed February 9, 2018.

PTSD: National Center for PTSD. Sexual assault against females. US Department of Veterans Affairs website. https://www.ptsd.va.gov/public/ptsd-overview/women/sexual-assault-females.asp.Updated August 13, 2015. Accessed February 9, 2018.

（李卫平，宋琪，梅繁勃，宋昕，刘小杰，译）

第 31 章

血液病

学习目标

完成本章学习后，紧急救护员能够：
1. 描述血液及成分的生理功能；
2. 讨论特定血液病的病理生理学机制及症状；
3. 概述血液病患者的评估和治疗。

重点术语

急性胸部综合征：一种严重的肺血管阻塞危机，通常表现为镰状细胞病患者胸片上出现一种异常实变，并伴有发热和呼吸道症状。

白蛋白：血浆中含量最高的一种水溶性蛋白质，可维持血浆胶体渗透压。

贫血：血液中的血红蛋白浓度或红细胞计数低于正常水平的状态。

嗜碱性粒细胞：含有嗜碱性颗粒，通过释放化学介质参与炎症反应的白细胞。

胆红素：血红蛋白及其他血红素蛋白中的血红素在巨噬细胞或其他网织内皮细胞及肝细胞中的代谢产物，呈棕黄色。

血块：血液凝结的结果。血块通常包括红细胞、白细胞和嵌在不溶性纤维蛋白网络中的血小板。

凝血级联：血管损伤后凝血系统启动的一系列凝血反应。

凝血因子：参与血液凝固过程的各种蛋白质组分。

白细胞分类计数：一种计算血液里不同种类白细胞所占比例的方法。

弥散性血管内凝血：严重损伤、创伤或疾病引起的常见的凝血障碍。

嗜酸性粒细胞：抑制炎症反应的白细胞，被认为会释放白三烯。

纤维蛋白原：在凝血过程中可转化为不溶性纤维蛋白的可溶性血蛋白。

球蛋白：一类不溶或微溶于水，可溶于稀盐溶液的单纯蛋白质，如 α 球蛋白、β 球蛋白和 γ 球蛋白。

血液学：研究血液和造血组织的医学分支学科。

血红蛋白：红色含铁的蛋白质，是红细胞的主要成分，可与氧和二氧化碳结合。

溶血：红细胞的溶解、破坏使血红蛋白释出的现象。

溶血性贫血：体内红细胞破坏增加、骨髓造血功能不足以代偿而发生的贫血状态。

血友病：一种因缺乏凝血因子导致血浆凝结时间延长的遗传病。

血友病 A：由于缺乏凝血因子Ⅷ而引起的，是最常见的一种血友病。

血友病 B：由于缺乏凝血因子Ⅸ而引起的。

止血：阻止伤口出血的最初的生理反应。

霍奇金淋巴瘤：恶性淋巴瘤的一个独特类型，特征是无痛、进行性肿大的淋巴组织，主要见于淋巴结和脾。

缺铁性贫血：因用来制造血红蛋白的铁元素补给不足而导致的一种贫血。

白血病：血液和骨髓中的白细胞及其幼稚细胞异常增殖，为造血系统的恶性肿瘤。

白细胞减少症：白细胞（通常是中性粒细胞）数量减少。

淋巴细胞：淋巴组织中形成的一种白细胞，主要是指 B 淋巴细胞和 T 淋巴细胞。

淋巴瘤：起源于淋巴组织和造血系统的肿瘤。

巨噬细胞：单核巨噬细胞系统中高度分化、成熟的长寿命的细胞类型，具有较强的吞噬功能。

单核细胞：血液中源自髓系干细胞的一种单个核的无颗粒细胞。可进入组织分化为巨噬细胞。

多发性骨髓瘤：发生于骨髓的、由多灶性单克隆性浆细胞增殖形成的肿瘤。

中性粒细胞：细胞核呈杆状或分叶状、胞质内含有可被伊红染料染成粉红色的颗粒的粒细胞。在血液中含量最丰富，具有吞噬功能。

非霍奇金淋巴瘤：一组因异常细胞的性质和活性不同而恶性程度不同的淋巴瘤。

恶性贫血：由于维生素 B_{12} 的吸收或利用障碍，引起造血内在因子缺乏导致的一种慢性疾病。

血浆：血液的液体部分，呈淡黄色。

血小板：骨髓巨核细胞脱落的细胞碎片，具有黏性，在止血和凝血过程中起重要作用。

血小板栓子：由大量血小板连接而成，可封堵受损的血管。

红细胞增多症：血液中红细胞数目、血红蛋白、血细胞比容和血液总容量明显超过正常水平。

原发性红细胞增多症：又称真性红细胞增多症，属于罕见的骨髓疾病，使红细胞数生成增加、血液黏稠。

凝血酶原：凝血级联反应中的一种化学物质，是凝血酶的无活性前体，在凝血因子 X 和 V 等的共同作用下转变为凝血酶。

凝血酶原激活物：一种与酶结合增强其催化作用的物质，可将凝血酶原转化成凝血酶。

红骨髓：充填于松质骨间隙内的组织。在胎儿和幼儿期含造血组织，呈红色，具有造血功能。

继发性红细胞增多症：主要是气压降低、氧气浓度低刺激红细胞生成增加造成的，可能是机体对慢性缺氧的一种自然反应。

镰状细胞贫血：遗传性血液疾病，是由于血红蛋白分子的缺陷造成的；也是最常见的一种镰状细胞病。

镰状细胞危象：一种急性的、偶发的、血管闭塞的状态，可引起剧烈的疼痛，见于镰状细胞病患者。

镰状细胞病：一种遗传性血液疾病，表现为血红蛋白分子功能紊乱。患者有一种异常的血红蛋白分子，携氧能力较低。

凝血酶：血浆中的一种酶，可使血浆中的可溶性纤维蛋白原转变成不溶性纤维蛋白，从而快速凝血和止血。

血小板减少症：外周血液中血小板数量异常减少的现象。

肿瘤溶解综合征：肿瘤患者治疗后发生的代谢性并发症。

黄骨髓：充填于长骨骨髓腔内的红骨髓 5 岁以后逐渐被脂肪组织代替，呈黄色，失去造血能力。但在失血过多或重度贫血时，黄骨髓可转化为红骨髓，恢复造血功能。

血液学是研究血液和造血组织的医学分支学科。血液系统功能异常可影响人体的其他系统，并表现出多种临床症状。血液病的院前救护多数是支持性的。救护员对该病的知识掌握情况可增强提升患者评估质量，以便对患者进行有效救护。

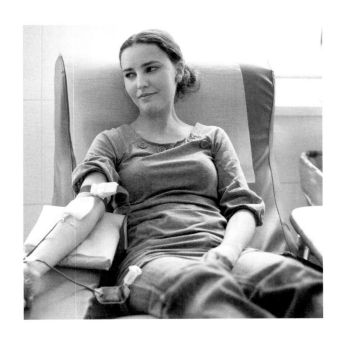

第1节　血液和血液的组成

血液是由血细胞、细胞碎片（有形成分）和血浆组成的。有形成分的95%是红细胞，其余的5%是白细胞和细胞碎片（血小板）（图31-1和表31-1）。有形成分分散在血浆中，功能[1]包括：输送细胞新陈代谢所需物质；对抗入侵的微生物的伤害；保持酸碱平衡。

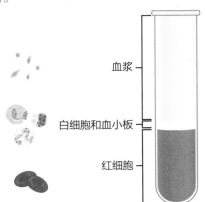

血浆——

白细胞和血小板——

红细胞——

图31-1　血液里面加入盐后会分出3层：上层为黄色透明的血浆；中间灰白色的薄层为白细胞和血小板；下层深红色的是红细胞。红细胞与白细胞的比例为600∶1

血液细胞是在红骨髓里形成的。在成年人中，红骨髓主要存在于膜成骨，如椎骨、盆骨、胸骨和肋骨。黄骨髓的主要成分是结缔组织和脂肪组织，会产生白细胞。其他造血器官还包括：

- 脾，储存大量血液和产生淋巴细胞，尤其是可产生抗体的浆细胞；
- 肝，只有胚胎时期才会造血的器官，同时也对凝血起着重要的作用。

血浆

血浆是血液的液体部分，呈淡黄色，主要成分是水。血浆包含3种重要的蛋白：白蛋白、球蛋白和纤维蛋白原。

- 白蛋白是血浆中含量最高的蛋白质，与蛋清相似，使血液具有黏性。这些蛋白质可维持血浆胶体渗透压，使水分从组织渗透到血管里。
- 球蛋白（α、β和γ球蛋白）输送其他蛋白质，为机体提供免疫力。
- 纤维蛋白原具有凝血功能。

血浆蛋白质还具有多种功能，包括维持血液的pH值（呈酸性或碱性），输送脂溶性维生素、激素和糖类，调节和维持着机体的能量储备。

红细胞

红细胞是人体内最丰富的细胞，具有结合与运输氧和二氧化碳的功能。红细胞主要由水和血红蛋白组成。红细胞生成于骨髓中，并持续终身，以取代衰老、死亡、疾病致死或因出血而流失的血细胞。在红细胞生成过程中，细胞产生血红蛋白，直到这种蛋白质占细胞干重的95%。此时，红细胞去核化，使细胞呈现典型的挤压外观（图31-2）。这种形状使红细胞的表面积增加，载氧能力也随之增加。红细胞的寿命约为120天。随着时间推移，红细胞内部化学机制减弱，失去弹性，经过骨髓、肝和脾时，被专门的白细胞（巨噬细胞）吞噬。虽然被破坏的血红蛋白分子的大部分成分可被再次使用，但也有

表 31-1　血液的细胞组成

细胞名称	结构特征	功　　能	寿　　命
红细胞	无核、呈圆盘状，内有血红蛋白	在组织细胞和肺之间输送氧气和二氧化碳	80~120 天
白细胞	无核细胞	参与构成机体的防御机制	见下文
淋巴细胞	单核免疫细胞	体液免疫和细胞免疫	可数日或数年，因类型不同而异
单核细胞及巨噬细胞	巨型单核吞噬细胞	吞噬作用；参与构成单核吞噬细胞系统	几个月或几年
嗜酸性粒细胞	多形核粒细胞	吞噬作用；抗体介导的对寄生虫的防御，变态反应，霍奇金淋巴瘤相关疾病，感染后恢复	2~5 天
中性粒细胞	多形核粒细胞	吞噬作用，尤其是在感染初期	4 天
嗜碱性粒细胞	多形核粒细胞	未知，但与变态反应和机械刺激相关	2~3 天
血小板	形状不规则的细胞碎片	血管损伤后的止血；正常的凝血和血块的形成	8~11 天

资料来源：McCance KL, Huether SE. *Pathophysiology: The Biologic Basis for Disease in Adults and Children.* 7th ed. St. Louis, MO: Mosby; 2014.（国外与国内值差异较大——译者注）

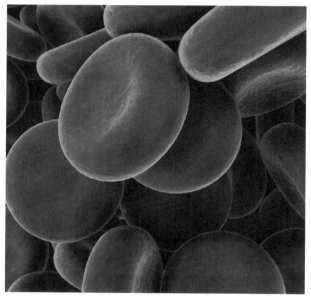

图 31-2　成熟的红细胞呈小圆盘状

些成分被降解为废物——胆红素。

每个红细胞包含大约 27 亿个血红蛋白分子。每个血红蛋白分子携带 4 个氧分子。血液里血红蛋白的正常数量大约为 15 g/100mL，通常男性略高于女性。红细胞计数为 420 万 ~620/ 万 mm^3。框 31-1 描述了量化血液成分的各种实验室检查指标。

框 31-1　实验室检查指标

血细胞比容是指血液中红细胞总体积占血液总容量的百分比。例如，血细胞比容 45% 是指 100 mL 的血液里含 45 mL 红细胞。男性正常的血细胞比容为 40%~54%，而女性为 38%~47%。低血细胞比容可能是由创伤、手术、内出血、营养不良（如缺铁或维生素 B_{12}）、骨髓疾病或镰状细胞病而导致的贫血引起的。高血细胞比容可能是由脱水、肺部疾病、某些肿瘤、红细胞增多症和骨髓疾病引起的。

血红蛋白是以单位体积血液中血红蛋白的含量为单位计算的。男性的正常水平为 135~180 g/L，女性的正常水平为 120~160 g/L。

网织红细胞计数可反映红细胞生成率。当网织红细胞占红细胞的比例不足 0.5% 时，通常表示红细胞的形成减缓；而比例大于 1.5% 时，表示红细胞的形成加速。

白细胞

白细胞由骨髓制造并被释放到血液里。白细胞可消灭外来物质（如细菌和病毒），以及清理血液里的垃圾。白细胞计数会随着炎症的发生而升高。

骨髓和淋巴结持续产生白细胞并维持它的储备。然而，在健康人的血液里，白细胞计数并不高。正常的白细胞计数为 5000~10000 个 /mm³。单核细胞占白细胞总数的 5%，以及会随着慢性炎症而增加。淋巴细胞约占白细胞总数的 27.5%，中性粒细胞约占 65% 和嗜酸性粒细胞和嗜碱性粒细胞共占 2.5%。白细胞计数升高有助于一些疾病的诊断。白细胞计数升高可能是由于多种疾病引起的，如细菌感染、炎症、白血病、创伤和压力。

白细胞分类计数是指血液里不同类型的白细胞所占比例。实验室检查时，将血液滴在显微镜涂片上，染色，然后在显微镜下观察，通过细胞核的形状和外观、细胞质的颜色和细胞颗粒的形态和颜色识别细胞，之后得出每种细胞所占的比例。可同时检查红细胞和血小板有无异常。

思考

如果白细胞计数下降或白细胞功能降低，人体的什么功能将会受损？

血小板

血小板是骨髓巨核细胞脱落的细胞碎片，具有黏性，在止血和凝血过程中起重要作用。当血管被划破时，血小板就会快速地聚集到损伤部位，然后附着在受损的血管壁上，填塞失血处并黏附其他细胞，形成血块。然而，如果血管受损较重，血小板就会引发较复杂的化学反应或凝血级联反应（详见下文）。血小板每天都在修复破损的毛细血管，而无须启动凝血级联（框 31-2）。

第 2 节 止血

止血是阻止伤口出血的最初的生理反应。当血管内皮破裂时，止血作用就会被启动。血管反应和止血的生理机制包括血管收缩、血小板栓子形成、血液凝固和血液里纤维组织的增长将破损的血管封闭。

由损伤引起的血管收缩是快速且短暂的。受损时，破裂的血管会在周围皮下组织的协助下收缩，以减缓血液的流失。血管收缩甚至会将受损的血管两端彻底封闭。这种反应通常会持续 10 分钟。在此期间，凝血机制会被激活并形成血块。

血小板附着于受损血管及周边结缔组织中的胶

框 31-2 凝血检测

凝血过程通常需要 7~10 分钟。如果凝血时间偏长，患者就会失血过多。如果凝血时间小于正常时间，患者的血管内就容易形成血块。凝血酶原时间可以反映血浆的凝固时间（凝血级联反应时间）。凝血酶原实验可用来监测患者服用某种药物后的反应、监测肝功能衰竭患者及诊断凝血障碍。凝血酶原时间还可用来评估是否存在凝血因子 VIIa、因子 V、因子 X 及因子 II（凝血酶原）和因子 I（纤维蛋白原）。这些因子中任何一种浓度下降都将使凝血时间延长。凝血时间长是不正常的。凝血酶原时间结合部分凝血活酶时间可用来筛查血友病和其他遗传性凝血障碍等疾病。

部分凝血活酶时间实验开始前在血液中添加了一种化学物质以防止凝血。该实验测定外部凝血级联的完整性，它也可能会受具有血液稀释作用的药物（如肝素和达比加群酯）的影响。部分凝血活酶时间有助于查出异常出血和淤血的原因。凝血障碍患者的部分凝血活酶时间增加提示体内的凝血因子缺失或不足。

国际标准化比值（INR）是患者凝血酶原时间与正常对照凝血酶原时间之比的 ISI 次方（ISI 为国际敏感度指数，试剂出厂时由厂家标定），是可以校正凝血活酶试剂差异对凝血酶原时间测值进行标准化报告的方法。同一份标本在不同的实验室，用不同的 ISI 试剂检测，血浆凝血酶原时间值结果差异很大。

原纤维上。当血小板接触到胶原时，就会膨胀，变得黏稠并分泌一些能够激活周围其他血小板的化学物质。这个过程使得血小板相互黏附，在血管受损处形成了血小板栓子。如果血管受损程度小，血小板栓子就可彻底止血。若损伤较严重，则需要血块阻止血液流动。

凝血是严重血管损伤发生数秒内发生的化学过程。凝血发展得很快，血管破裂的 3~6 分钟受损血管的两端就会充满血块，30 分钟内血块收缩并进一步将血管封闭。凝血是一个很复杂的过程，包括以下 3 种机制（图 31-3）。

1. 血管破裂或受损时，凝血酶原激活物形成。

2. 凝血酶原激活物会促进凝血酶原向凝血酶转化。

3. 凝血酶在钙离子的作用下将纤维蛋白原转化为纤维蛋白丝。这些蛋白丝就会捕捉血小板、血细胞和血浆，形成血块。

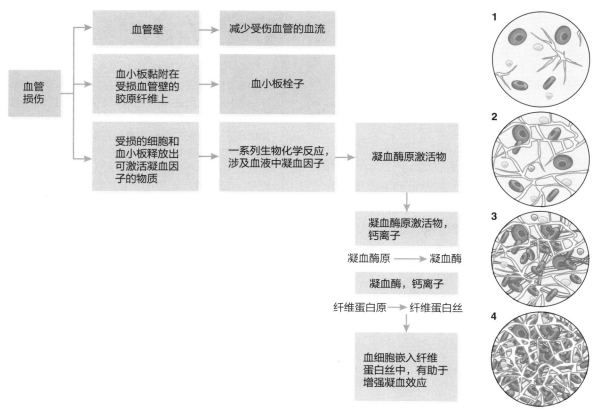

图 31-3 凝血机制。纤维蛋白丝形成网状,血细胞、血小板和血浆嵌入纤维蛋白原丝中,促进凝血(图中 1~4)

止血的过程具有保护作用,是生存所需的。但在有些情况下,止血可危及生命,如心肌梗死或卒中。

注意

有些疾病或遗传因素可能会中断凝血级联反应,影响止血过程,延缓血块形成的进程,如血友病、血小板减少症、肝病。这些疾病都会影响凝血因子(参与血液凝固过程的各种蛋白质组分)的产生。很多药物也可能会阻碍凝血。例如,阿司匹林会降低血小板的活性,华法林会抑制肝脏产生某些凝血因子的能力。对于有止血障碍的患者,即使微小的创伤也可能导致不可控的或危及生命的失血。

第 3 节 造血系统疾病

本章介绍的造血系统疾病包括贫血、白血病、淋巴瘤、红细胞增多症、弥散性血管内凝血、血友病、血小板减少症、镰状细胞病和多发性骨髓瘤(框 31-3)。

框 31-3 造血系统疾病

红细胞疾病
　　贫血
　　红细胞增多症
　　镰状细胞病

白细胞疾病
　　霍奇金淋巴瘤
　　非霍奇金淋巴瘤
　　白血病
　　白细胞减少症
　　多发性骨髓瘤

凝血异常
　　弥散性血管内凝血
　　血友病
　　血小板减少症

贫血

贫血是指血液中血红蛋白浓度或红细胞计数低于正常水平的状态(表 31-2)。贫血本身不是一种疾病，而是一种疾病的症状。贫血的主要原因包括慢性或急性失血、红细胞生成减少和红细胞破坏增加。慢性肾病、糖尿病、心脏病、癌症、慢性炎症疾病（如类风湿性关节炎或炎症性肠病）、持续感染（如 HIV）等疾病患者出现贫血的风险较高。这些疾病通过干扰携氧红细胞的生成而导致贫血。在癌症或化疗的情况下，治疗本身也会引起贫血。常见的 2 种贫血为缺铁性贫血和溶血性贫血。

表 31-2　　正常血红蛋白和血细胞比容		
年龄 / 性别	血红蛋白（g/L）	血细胞比容（%）
出生时	170	52
童年期	120	36
青春期	130	40
成年男子	160 ± 20	47 ± 6
成年女性（经期）	130 ± 20	40 ± 6
成年女性（绝经后）	140 ± 20	42 ± 6
怀孕期间	120 ± 20	37 ± 6

资料来源：Hillman RS, Ault KA, Leporrier M, Rinder HM. *Hematology in Clinical Practice*. 5th ed. New York, NY: McGraw–Hill; 2010.

思考

你能判断出贫血的体征和症状吗？

缺铁性贫血

　　铁是血红蛋白的主要成分，使血红蛋白具有结合氧的能力（图 31-4）。缺铁性贫血与缺铁相关，骨髓无法为红细胞生成足够的血红蛋白。产生的红细胞体积小，中心呈苍白色，携氧能力降低（框 31-4 介绍了另一种类型的贫血——恶性贫血，即机体无法产生足够数量的健康红细胞）。引起缺铁性贫血的常见因素有月经出血过多、怀孕或哺乳、炎症性肠病或消化性溃疡、减肥手术、素食或纯素饮食（不包括富含铁的食物），以及 1 岁以下儿童每天摄入 473~710 mL 以上的牛奶。牛奶不仅含铁量少，而且会影响铁的吸收，刺激肠道内壁，造成慢性失血[2]。

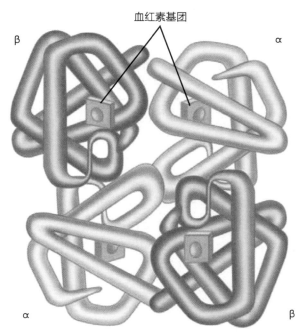

血红素基团

图 31-4　血红蛋白分子由 2 条 α 链和 2 条 β 链组成。每个血红素基团都含有一个能够与一个氧分子结合的铁原子。由于血红蛋白含有 4 个血红素基团，每个血红蛋白蛋白可以结合 4 个氧分子。每个红细胞都含有 2.7 亿个这样的蛋白质分子

框 31-4　恶性贫血

　　恶性贫血是维生素 B$_{12}$ 缺乏导致的。主要原因包括手术、感染、药物和不良饮食。内因子（胃里的一种蛋白质）的缺乏也可致恶性贫血。内因子是人体吸收食物中维生素 B$_{12}$ 所需的物质。缺乏维生素 B$_{12}$ 就会阻碍人体产生足够健康的红细胞。维生素 B$_{12}$ 严重缺乏还会引起神经系统问题，如意识混乱、痴呆、抑郁和记忆丧失。治疗方法包括口服或注射维生素 B$_{12}$。

资料来源：Pernicious anemia. National Heart, Lung, and Blood Institute, National Institutes of Health website. https://www.nhlbi.nih.gov/health-topics/pernicious-anemia. Accessed March 5, 2018.

溶血性贫血

　　血液里红细胞破坏（溶血）增加，而骨髓造血功能不足以代偿，则会导致溶血性贫血。这种破坏可能是由红细胞内在的遗传性疾病导致的，也可能是由细胞外的损害而导致的。

遗传性溶血性贫血。细胞膜结构异常、变僵硬易被肝脾的巨噬细胞破坏。这种贫血（如镰状细胞贫血、地中海贫血）可能是由红细胞遗传性缺陷引起的；也可能是由于细胞中某种酶缺乏而导致的，如葡萄糖-6-磷酸脱氢酶（G6PD）缺乏在亚洲、非洲、中东和地中海等部分地区的人群中普遍存在[3]。

获得性溶血性贫血。这种贫血是由 3 种情况引起的。

1. 正常的红细胞受到机械性破坏（如血管内壁和血块异常）。
2. 自身免疫疾病可破坏红细胞，而且免疫系统产生的抗体也会受损（如药源性溶血性贫血、不相容性输血）。
3. 当红细胞被血液中的微生物破坏（如疟疾）。

注意

药源性溶血性贫血是一种自身免疫反应引起的血液疾病。这种自身免疫反应可以由多种药物引起，包括头孢菌素类抗生素、氟达拉宾（抗肿瘤药）、劳拉西泮及其衍生物、非甾体抗炎药（如双氯芬酸）等。免疫系统攻击红细胞并导致它们的早期损伤和破坏。这种情况通常会在停药时得到改善。

贫血的症状和体征

各类贫血都有相同的体征和症状，包括乏力和头痛，有时是口腔痛或舌痛、指甲变脆，严重时可出现呼吸困难和胸痛（表 31-3）。另一些患者的主诉与白细胞或血小板的异常减少有关，并可能出现以下体征和症状：

- 黏膜出血；
- 皮肤出血；
- 乏力；
- 发热；
- 嗜睡。

诊断和治疗

通过患者的体征、症状、病史及血液检查和骨髓活组织检查，可以诊断多种贫血。例如，缺铁性贫血患者的红细胞通常比正常红细胞小。而溶血性贫血则表现出不成熟和异常形状的红细胞。治疗应纠正或减少导致变形红细胞产生或减少红细胞存活的机制或过程。

注意

从胸骨或髂骨取出的骨髓活组织检查标本可以提供血液各成分的详细信息，以及骨髓外细胞的信息。骨髓活组织检查有助于诊断许多血液疾病，如贫血、白血病和某些感染性疾病。骨髓移植有时用于治疗这些疾病和其他疾病。

白血病

白血病是指血液和骨髓中的白细胞及其幼稚细胞（白血病细胞）异常增殖，为造血系统的恶性肿瘤（图 31-5）。过量的白血病细胞影响红细胞、白

表 31-3 特定种类贫血的原因，体征和症状及治疗

贫血形式	原　因	体征和症状	治　疗
缺铁性贫血	铁摄入不足 胃肠道疾病（如溃疡） 外出血或内出血 长期使用阿司匹林或非甾体抗炎药治疗 胃切除术（手术切除胃的一部分或全部）	与基础病因（如出血）相关症状 各种贫血共有的体征和症状	纠正基础病因 补充铁剂或注射补铁
溶血性贫血	遗传性红细胞疾病 自身免疫性疾病 疟疾和其他感染	黄疸 各种贫血共有的体征和症状	脾切除术 免疫抑制药物 避免服用可能导致溶血的药物和食物 抗疟药 输血

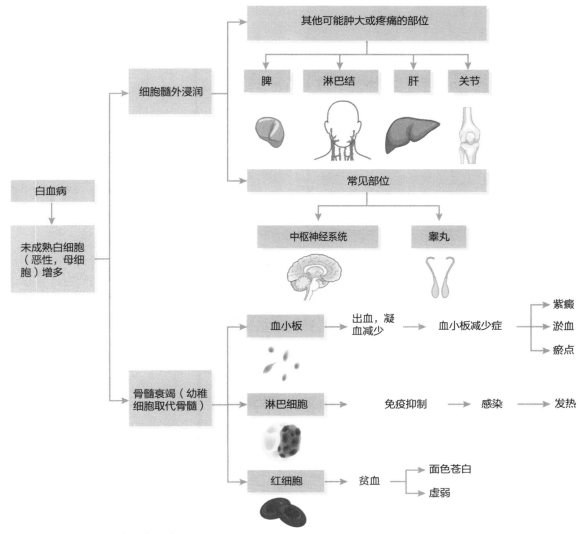

图 31-5 白血病的病理生理学

细胞和血小板的正常生成。白血病在男性中比在女性中更常见。在美国，2017 年新增病例估计为 62130例，估计约有 24500 名患者死于白血病。2014 年，美国有 387728 名白血病患者[4]。

白血病的确切病因目前尚不清楚，遗传物质变异可能起到了一定作用。先天性疾病（如唐氏综合征）和 HIV 相关的异常染色体与某种形式的白血病有关。其他因素也可能导致白血病，包括辐射暴露、病毒感染、免疫缺陷，以及在家庭和工作环境中暴露于各种化学物质。

分类

白血病分为急性或慢性白血病。急性白血病的白血病细胞在发育的早期就开始增多（未成熟细胞

注意

白细胞减少症是指白细胞（通常是中性粒细胞）数量减少。当白细胞减少时，免疫系统功能减弱，增加感染的风险。引起白细胞减少症的原因有许多，包括化疗、放疗、移植后用药、白血病、各种贫血和其他疾病。白细胞减少症可以通过血液检测（全血细胞计数）确诊。

增多）。慢性白血病意味着更成熟但未完全分化的细胞的异常增多。

根据所涉及的白细胞类型可进一步对白血病进行分类（框 31-5）。2 种常见的白血病是急性淋巴细胞白血病和急性髓系白血病。前者主要见于 15 岁以下的儿童，因此有时被称为儿童白血病。后者主

框 31-5 白血病的类型

淋巴细胞白血病是指癌变发生在一种形成淋巴细胞的骨髓细胞中。髓系白血病是指癌变发生在正常成熟后形成红细胞、某些类型白细胞和血小板的一类骨髓细胞中。

急性淋巴细胞白血病和急性髓系白血病的癌细胞都是幼稚细胞，分别称为淋巴幼稚细胞或幼稚粒细胞。急性白血病若不治疗，病情将会迅速发展。

慢性白血病很少或没有幼稚细胞。慢性淋巴细胞白血病和慢性髓系白血病通常比急性白血病进展缓慢。

要见于中年人。在这2种白血病中，异常的白细胞大量产生，最终在重要器官（肝、脾、淋巴和脑）中积聚，影响这些器官的功能并导致死亡。慢性白血病进展缓慢，病程可达数年，通常是在常规血液检测中发现并确诊的。

症状和体征

白血病细胞的增多或由此导致的其他正常血细胞产生不足极易使患者发生严重感染、贫血和出血。白血病的体征和症状如下[5]：

- 腹胀；
- 出血；
- 骨痛；
- 体温升高和出汗；
- 淋巴结肿大；
- 肝、脾、睾丸肿大；
- 乏力；
- 频繁出现淤血；
- 头痛；
- 对热不耐受；
- 盗汗；
- 体重减轻。

思考

如果孩子身上不明原因的淤血，你是否会怀疑白血病？

诊断和治疗

白血病可通过骨髓活体组织检查确诊。其严重程度是由肝脾肿大、贫血程度和血液中血小板缺乏的程度来评定的。急性白血病的治疗包括输注红细胞和血小板，使用抗生素治疗贫血和感染，以及使用抗癌药物和放射线来摧毁白血病细胞。在某些情况下，白血病是采用骨髓移植治疗（框31-6）。慢性白血病患者可以通过药物得到有效治疗。

淋巴瘤

淋巴瘤是指起源于淋巴组织和造血系统的肿瘤。霍奇金淋巴瘤是其中一种类型。而其他各种淋巴瘤被统称为非霍奇金淋巴瘤。所有的淋巴瘤都是恶性的（可能转移的癌性肿瘤）。

霍奇金淋巴瘤

霍奇金淋巴瘤（又称为霍奇金病）的特征是无痛、进行性肿大的淋巴组织，主要见于淋巴结和脾（图31-6）。如果未能及时发现，这些癌细胞增殖并

框 31-6 血液和骨髓干细胞移植

干细胞是一类具有自我更新能力和分化潜能的细胞。一些干细胞可以发育成几种不同类型的成熟细胞，包括淋巴细胞、粒细胞、血小板和红细胞。干细胞存在于骨髓中，也在血液中循环。胎儿血液中也有大量干细胞，因此可以在分娩后从脐带和胎盘血液中获得干细胞。可以采集、冷冻和储存干细胞以供将来移植。

造血干细胞移植是治疗白血病、淋巴瘤和骨髓瘤的标准疗法。干细胞移植的2种主要类型是自体移植和同种异体移植。自体移植使用患者自己的骨髓。当患者病情缓解时，收集他的骨髓。在将骨髓输回给患者之前，可以用化疗药物或抗体清除可能存在于骨髓中的癌细胞。同种异体移植使用供者的骨髓。供者通常是有相同组织类型的亲属，通常是兄弟或姐妹。如果没有兄弟姐妹，就可以在骨髓捐赠库里寻找骨髓相匹配的志愿者。除了治疗某些癌症和其他血液疾病外，未来干细胞有可能在治疗阿尔茨海默病、帕金森病和心脏病等疾病方面发挥重要作用。

资料来源：Leukemia and Lymphoma Society. Blood and Marrow Stem Cell Transplantation. White Plains, NY: Leukemia and Lymphoma Society; 2013.

最终取代健康的淋巴细胞，抑制免疫系统。体征和症状包括颈部、腋下或腹股沟淋巴结肿大，乏力，寒战和盗汗。有些患者还会出现严重的瘙痒、持续咳嗽、体重减轻、气短和胸部不适等症状。

霍奇金淋巴瘤是一种罕见的原因不明的癌症，可能具有遗传性。当年轻的兄弟姐妹患有这种疾病时，发生这种疾病的风险更高。由 EB 病毒引起的单核细胞增多症的患者罹患这种淋巴瘤的风险更大。这种疾病在男性中比女性更常见，发病率高峰出现在 2 个年龄段，一是 20 多岁，二是 55 岁以上。那些社会经济条件较好和 HIV 感染的患者罹患霍奇金淋巴瘤的风险也比较高[6]。

霍奇金淋巴瘤可通过淋巴结或受累器官中的里－施细胞确诊。治疗方法取决于淋巴瘤的分级

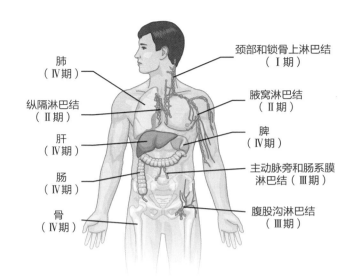

图 31-6　霍奇金淋巴瘤的病理生理学

你知道吗

输血反应

每年有近 500 万名美国人接受输血。输注的可能是全血（包括红细胞、白细胞，血小板和血浆），也可能是血液成分（如红细胞、血浆、血小板或凝血因子）。输血用血通常通过血库获得。血库对血液进行收集、检测和储存以确保其安全性和随时可用。血型为 A 型、B 型、AB 型或 O 型。Rh 血型分为阳性和阴性（见第 11 章）。血液检测还可发现病毒或细菌感染（HIV 感染、乙型肝炎和丙型肝炎病毒感染、变异型克罗伊茨费尔特－雅各布病）。输血反应（如有）通常比较轻微，但也可能非常严重，危及生命。输血反应包括：

- **变态反应**：可能比较轻微，也可能严重。体征和症状包括焦虑、恶心、胸部或背部疼痛、呼吸困难、发热和寒战、心动过速和低血压。
- **因污染的血液而导致的病毒性或感染性疾病**：极罕见。
- **发热**：可能在输血后 24 小时内发生。这通常是对输注血液中的白细胞的反应。
- **体内液体超负荷**：发生于快速输注大量血液。体征和症状包括呼吸困难、端坐呼吸、外周性水肿和血压快速升高。
- **血色素沉着病**：由频繁输血或遗传因素引起的。铁可能蓄积并损害心、肺和其他器官。
- **输血相关性急性肺损伤**：通常只发生于病重的患者。虽罕见，但损伤通常发生在输血后 6 小时内。病因不明，但可能与孕妇捐献血浆中发现的蛋白质有关。有时输血首选男性捐赠的血浆。
- **急性免疫溶血反应**：一种罕见且严重的并发症，是患者与供血者的血型不匹配导致的。症状和体征通常是突然出现的，包括发热、寒战、胸痛、恶心和尿色变深。溶血反应破坏新的红细胞，并可能导致肾损伤。
- **迟发性溶血反应**：免疫溶血反应发作延迟，直到患者的红细胞计数相当低时才会被发现。
- **移植物抗宿主病**：由供体血液中白细胞引起的一种可致死的疾病。这种疾病会破坏宿主组织。症状通常在输血后 1 个月内出现，包括发热、皮疹和腹泻。移植物抗宿主病在免疫抑制患者中最为常见。

出现上述反应和并发症的症状和体征应立即停止输血。这些患者是否需要住院治疗将取决于不良反应的严重程度和原因。

资料来源：Blood transfusion. National Heart，Lung，and Blood Institute，National Institutes of Health website. https://www.nhlbi.nih.gov/health-topics/blood-transfusion. Accessed March 6，2018.

注意

血癌如白血病、霍奇金淋巴瘤、非霍奇金淋巴瘤、骨髓瘤和骨髓增生异常综合征等是起源于骨髓或淋巴组织的癌症。它们被认为是相关的癌症，因为它们具有相似功能和起源的细胞，这些细胞无节制地生长。这些疾病是由于单个细胞的 DNA 受到损伤，导致异常的（恶性的）细胞不断增殖。恶性细胞的聚集会干扰人体健康血细胞的生成。

每 4 分钟就有 1 个人被诊断患有血癌。据估计，2009 年美国有 139860 人被诊断患者白血病、淋巴瘤或骨髓瘤。美国每年新增的 140 万例病例中，白血病、霍奇金淋巴瘤和非霍奇金淋巴瘤和骨髓瘤病例占 9.5%。

资料来源：Facts 2016 - 2017. Leukemia and Lymphoma Society website. https://www.lls.org/sites/default/files/file_assets/PS80_Facts_2016-2017_FINAL.pdf. Accessed March 6, 2018.

你知道吗

肿瘤溶解综合征

肿瘤溶解综合征是在肿瘤患者治疗后发生的代谢性并发症，常见于非霍奇金淋巴瘤和急性白血病患者。这些并发症是由死亡癌细胞的分解产物及细胞内成分进入血液引起的。并发症包括高钾血症、高磷血症、高尿酸血症和高尿酸尿症、低钙血症及由此引起的急性尿酸肾病和急性肾衰竭。其临床症状可能在化疗开始前或在细胞毒性治疗 72 小时后出现。体征和症状包括：

- 恶心和呕吐；
- 嗜睡；
- 水肿；
- 体内液体超负荷；
- 充血性心力衰竭；
- 心律失常；
- 癫痫发作；
- 肌肉痉挛；
- 手足搐搦；
- 晕厥；
- 猝死。

由于上述与肿瘤溶解综合征相关的并发症，院前救护可从仅提供舒适措施到完整的心脏生命支持。住院治疗包括控制高尿酸血症，降低尿酸水平，补水以纠正电解质紊乱，并给予碳酸氢钠使尿液碱化。严重者可能需要透析治疗。

资料来源：Larson RA, Pui C-H. Tumor lysis syndrome: prevention and treatment. UpToDate website. https://www.uptodate.com/contents/tumor-lysis-syndrome-prevention-and-treatment. Updated January 4, 2018. Accessed March 6, 2018; and Ikeda AK. Tumor lysis syndrome: practice essentials. Medscape website. https://emedicine.medscape.com/article/282171-overview. Updated November 14, 2017. Accessed March 6, 2018.

和器官系统的受累程度（疾病的阶段），可以包括放疗和化疗。霍奇金淋巴瘤的预后较好。

非霍奇金淋巴瘤

非霍奇金淋巴瘤是一组因异常细胞性质和活性不同而恶性程度不同的淋巴瘤。目前已发现 10 种以上非霍奇金淋巴瘤。根据侵袭性，非霍奇金淋巴瘤被分为惰性、侵袭性、高度侵袭性。惰性非霍奇金淋巴瘤通常进展缓慢，并且不会扩散到淋巴系统之外。而高度侵袭性非霍奇金淋巴瘤可以在几个月内扩散到距离较远的器官。体征和症状包括一组或多组淋巴结无痛肿大、肝脾肿大、发热，偶见腹痛和胃肠道出血。

这些淋巴瘤的病因尚不清楚[7]。这些淋巴瘤好发于 60 岁以上的患者，与急慢性感染（如疱疹病毒、HIV 感染）、某些乳房植入物、某些自身免疫性疾病（如干燥综合征、系统性红斑狼疮、类风湿性关节炎）、放射线暴露及一些化学物质暴露有关[8]。治疗包括放射治疗、抗癌药物治疗和骨髓移植。

红细胞增多症

红细胞增多症是指血液中红细胞数量、血细蛋白、血细胞比容和血液总容量明显高于正常水平。原发性红细胞增多症病因不明。继发性红细胞增多症可能是对长期缺氧的自然反应。红细胞增多可能由脱水引起（相对性红细胞增多症）。在这种情况下，红细胞生成不超过正常值的上限。

原发性红细胞增多症

原发性红细胞增多症也称为真性红细胞增多症。原发性红细胞增多症是一种罕见的骨髓疾病。这种疾病使红细胞生成增加、血液黏稠。原发性红细胞增多症主要发生在 50 岁以上人群，可能导致出现以下症状：

- 视力模糊；
- 头晕；
- 全身瘙痒；
- 头痛；
- 高血压；
- 手脚发红；面色呈紫红色；
- 脾大。

原发性红细胞增多症还有其他并发症，如血小板异常（可引起出血或血栓形成）、卒中及其他骨髓疾病（如白血病）。治疗包括放血（通过静脉缓慢地释放血液），也包括抗癌药物治疗（以控制骨髓中红细胞的过量生成）。

继发性红细胞增多症

在高海拔地区居住或旅游的人通常会出现继发性红细胞增多症。这种红细胞增多是由气压降低和氧气浓度低造成的。当血液中的氧气供应减少时，肾就会产生红细胞生成素，刺激骨髓中的红细胞生成，以补偿氧气供应减少，结果是血液含氧量增加。当人返回到海平面高度时，红细胞数量会恢复正常。

继发性红细胞增多症也可能见于重度吸烟者。这种红细胞增多可能是由慢性支气管炎和导致红细胞生成素增加的疾病（如肝癌和某些肾疾病）引起的。

弥散性血管内凝血

弥散性血管内凝血是严重损伤、创伤或疾病的并发症，为一种常见的凝血障碍，常见于重症监护病房的患者。它破坏了促凝剂和抗凝剂、血栓形成和溶解之间的平衡。弥散性血管内凝血的体征和症状包括呼吸困难、出血，以及与低血压和低灌注有关的症状。

弥散性血管内凝血的病程分为 2 个阶段[9]。第一阶段的特征是血液中游离的凝血酶、纤维蛋白沉积和血小板聚集。第二阶段的特征是凝血因子损耗导致的出血。其结果是患者因以下出血和凝血障碍出现多系统器官衰竭（图 31-7）：

- 血小板和凝血因子缺失；
- 纤维蛋白溶解；
- 纤维蛋白降解障碍；
- 纤维蛋白沉积导致的小血管梗阻、组织缺血、红细胞损伤和贫血。

弥散性血管内凝血可通过实验室检测确诊。治疗的目的在于逆转导致该病的基础疾病或损伤。为了控制凝血因子的损耗，住院治疗包括置换血小板、凝血因子和血液。与此同时，对其病因进行纠正。

血友病

血友病是一种因缺乏凝血因子导致血浆凝结时间延长的遗传病。（框 31-7）。血友病 A 是由于缺乏凝血因子Ⅷ而引起的，凝血因子Ⅷ对凝血过程至关重要（表 31-4）。另一种不太常见的血友病是由凝血因子Ⅸ缺乏引起的，被称为血友病 B。这种血友病也被称为克里斯马斯病（以 1952 年首次诊断患者该病的 5 岁男孩的名字命名）。所有类型的血友病都存在有类似的问题，但出血的严重程度不同。美国约有 2 万人患有血友病，每年大约有 400 名新生儿患有该病[10]。

即使是轻微受伤，血友病患者也会自发地出血。出血也可以发生在一些医疗操作中，如拔牙。出血

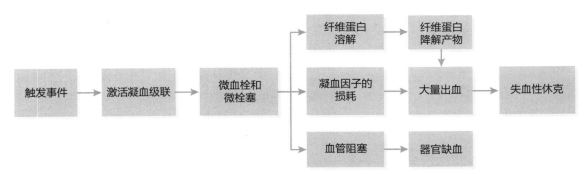

图 31-7 弥散性血管内凝血的病理生理学。凝血和出血同时发生，导致器官缺血和失血性休克

框 31-7　血友病的遗传特征

人类的体细胞有 23 对染色体。每对染色体中，一条来自母亲，一条来自父亲，而每一对染色体决定了基因携带的信息。女性的性染色体是 2 条 X 染色体，男性的性染色体则是 1 条 X 染色体和 1 条 Y 染色体。母亲将 X 染色体传给她的孩子，父亲则将 X 染色体或 Y 染色体传给孩子。2 个 X 染色体可孕育一名女婴，1 个 X 染色体和 1 个 Y 染色体则孕育一名男婴。

血友病源于 X 染色体上的异常基因。一个有异常 X 染色体的女性通常不会患病。这是因为她从父母一方得到了一条异常的 X 染色体，但又从父母另一方获得一条正常的 X 染色体。她是血友病基因携带者，因此可以将致病基因传给她的孩子。如果母亲是携带者，而父亲患有血友病时，他们的女儿可能发生血友病。血友病基因的男性携带者不会将此基因传给儿子，而是传给所有的女儿。因为男性只有 1 条 X 染色体。如果母亲是携带者，那么她所生的儿子患血友病的概率为 50%。

资料来源：If a genetic disorder runs in my family, what are the chances that my children will have the condition? Genetics Home Reference, US National Library of Medicine, National Institutes of Health website. https://ghr.nlm.nih.gov/primer/inheritance/riskassessment. Published February 27, 2018. Accessed March 6, 2018.

表 31-4　凝血因子编号及同义名

编号	同义名
I	纤维蛋白原
II	凝血酶原
III	促凝血酶原激酶
IV	钙离子
V	促凝血球蛋白原
VI	无
VII	转变加速因子前体
VIII	抗血友病球蛋白 A
IX	抗血友病球蛋白 B
X	凝血致活酶
XI	血浆促凝血酶原激酶前体
XII	接触因子

可以出现在身体的任何部位，但关节、深层肌肉、尿道和颅内出血最常见。头部严重外伤威胁着血友病患者的生命安全。中枢神经系统出血是各年龄段血友病患者死亡的主要原因[11]。

血友病可以通过输注凝血因子浓缩剂治疗。这些浓缩剂可以由患者自己控制。然而，严重的或异常的出血通常需要住院治疗。血友病患者应避免可能增加受伤风险的活动。大多数血友病患者对自己的疾病都很了解，只有出现复杂情况和创伤相关问题时，才会寻求紧急救护。

思考

想象一下，你面对的是一名从 5 米高的梯子上摔下的血友病患者。这位患者拒绝救护和转送。你应该怎么做？

注意

凝血因子 VIII 可从血液中提取的。在 AIDS 流行初期，许多血友病患者及其性伴侣通过凝血因子 VIII 感染了 HIV。目前已出台严格的血液筛查规定，然而输血仍有传播乙型肝炎病毒、丙型肝炎病毒和 HIV 的微小风险。另一个凝血因子 VIII 制品——重组的凝血因子 VIII 是通过将克隆的凝血因子 VIII 输入动物组织制成的。重组凝血因子 VIII 不是由人血浆制成的，不会传播病毒，且与血浆凝血因子 VIII 具有同样的效果。

资料来源：Franchini M. Plasma-derived versus recombinant factor VIII concentrates for the treatment of haemophilia A: recombinant is better. *Blood Transfus*. 2010; 8（4）: 292-296.

血小板减少症

血小板减少症是指外周血液中血小板数量异常减少的现象。在健康人体内，血小板计数通常为（150~450）× 10^9/L。如果血小板计数为（20~30）× 10^9/L 时，出现微小的创伤时也会发生出血。当血小板计数低于 $20 × 10^9$/L 时，会自发出血，且休克和死亡的风险增加，尤其脑出血。皮肤出血通常是血小板减少的首发症状，具体表现为：

· 皮肤上出现小的红色或紫色斑点（瘀斑），常见于小腿上；

- 易发生且常发生紫色、棕色和红色的斑块（紫癜）；
- 持续出血，即使是轻微的伤口；
- 口腔或鼻流血或渗血，特别是鼻出血或刷牙出血；
- 月经量异常增多。

如果机体不能产生足够的血小板或血小板破坏过多的，或者脾内滞留过多的血小板，就会发生血小板减少症。这种疾病常与白血病或淋巴瘤、再生障碍性贫血、维生素B_{12}或叶酸缺乏所致贫血、脾大、感染性疾病（如 AIDS）及大量输血有关。血小板破坏增加可能导致以下 2 种疾病[12]。

- **特发性血小板减少性紫癜（ITP）**：自身抗体不明原因地攻击和破坏机体的血小板时，就会出现 ITP。急性 ITP 可出现在儿童感染后。在 60 岁以下成年人中，女性占绝对多数。60 岁以后，发病率总体呈上升趋势，女性与男性患者数量大致相等。
- **血栓性血小板减少性紫癜（TTP）**：TTP 是一种危及生命的疾病，由全身突然形成的微血栓引起，可导致心脏出血和死亡。TTP 多发于女性，通常与怀孕、转移癌、化疗、AIDS 和一些处方药有关。TTP 患者会出现肾衰竭或肾功能减退、发热及神经系统并发症。

血小板减少症的治疗方法取决于病因和病情严重程度。有些患者只需严格监测血小板计数。其他重症患者可给予皮质类固醇（强的松）、输注血小板和手术切除脾。

镰状细胞病

镰状细胞病是一种遗传性血液病，表现为血红蛋白分子功能紊乱。在各种类型的镰状细胞病中，最常见的是镰状细胞贫血。镰状细胞病是一种使人衰弱和无法预测的遗传病，常见于祖先来自撒哈拉以南非洲、南美洲、加勒比、中美洲、沙特阿拉伯或印度的人群，在祖先来自地中海的人群不常见。据估计，每365名非裔美国人中就有1名镰刀细胞病患者，共有10万多名来自不同种族的美国人患有镰状细胞病。据估计，每13名黑人或非裔美国婴儿中就有1名具有镰状细胞性状[13]（框31-8）。

与镰状细胞病相关的急症有血管阻塞危象、急性胸部综合征、脾隔离综合征和贫血。镰状细胞病的其他严重并发症包括：

- 儿童生长、发育和性成熟迟缓；
- 黄疸；
- 青春期和成年男性阴茎异常勃起；
- 脾大；
- 急性肾衰竭；
- 视网膜中央动脉阻塞；
- 卒中。

框 31-8　镰状细胞性状

一个人必须继承 2 个镰状细胞基因——分别来自父亲和母亲，才会出现镰状细胞病。当只有一个基因存在时，仅出现镰状细胞性状。具有镰状细胞性状的人通常不会出现症状，除非在低氧环境中（如潜水或飞行）。但这些人可以把基因或疾病遗传给他们的后代。如果父母双方都有镰状细胞性状，这个孩子发展为镰状细胞病的概率为 50%，镰状细胞性状的概率为 50%。一些考虑备孕的夫妻应该进行基因检测，检查是否为镰状细胞基因携带者。在美国，所有州要求对新生儿进行镰状细胞筛查。一些高校也将对青少年运动员进行镰状细胞性状筛查作为运动员健康评估的一部分。具有镰状细胞性状的人在高热高湿环境中进行高强度运动时更易发生中暑和肌肉组织破坏。

资料来源：Keltz E, Khan FY, Mann G. Rhabdomyolysis: the role of diagnostic and prognostic factors. *Muscles Ligaments Tendons J.* 2013; 3（4）：303-312; and Nelson A, Deuster P, Carter R, et al. Sickle cell trait, rhabdomyolysis, and mortality among US Army soldiers. *N Engl J Med.* 2016; 375: 435-442.

病理生理学

镰状细胞病患者有一种异常的血红蛋白，称为血红蛋白 S。这种血红蛋白的携氧能力较低。当血红蛋白 S 暴露在低氧状态时，就会结晶，使红细胞变形为镰刀状（图 31-8）。镰刀状的细胞易碎，变形性差，不易通过细小的血管，导致通往各种器官和组织的血管堵塞（常见于骨骼和骨髓）[14]，进而引发危及生命的血管闭塞性镰刀细胞危象。由于越来越少的红细胞通过拥挤的血管，组织和关节缺少氧气和其他营养物质，背部或四肢常出现剧痛。

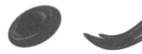

正常红细胞   镰状细胞

图 31-8　镰状细胞与正常红细胞比较

　　镰状细胞病的其他体征和症状有虚弱、疼痛、胸痛伴气短、突发剧烈腹痛、骨变形、巩膜黄疸（图 31-9）、发热和关节痛（图 31-10）。

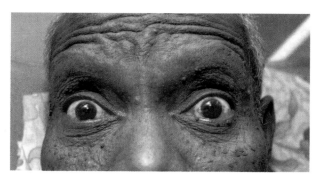

图 31-9　巩膜黄疸

注意

　　急性胸部综合征是一种严重的肺血管阻塞危机，表现为镰状细胞病患者胸部 X 线片上出现一种新的异常实变，伴有发热或呼吸道症状。在成年人，这种情况是由肺血管的血管阻塞引起的，会导致肺梗死；在儿童，则是由感染引起的。该综合征可能伴有急性胸膜炎性胸痛、发热、缺氧，以及咳嗽、哮鸣音、湿啰音或呼吸过速等呼吸道症状有关。急性胸部综合征是镰状细胞病患者常见的急症，也是他们死亡的主要原因。

资料来源：Ballas SK, Lieff S, Benjamin LJ, et al. Definitions of the phenotypic manifestations of sickle cell disease. *Am J Hematol*. 2010; 85（1）: 6–13; and Raam R, Mallemat H, Jhun P, Herbert M. Sickle cell crisis and you: a how–to guide. *Ann Emerg Med*. 2016; 67（6）: 787–790.

思考

　　你认为慢性疼痛患者在镰状细胞危象初期会有什么感觉？

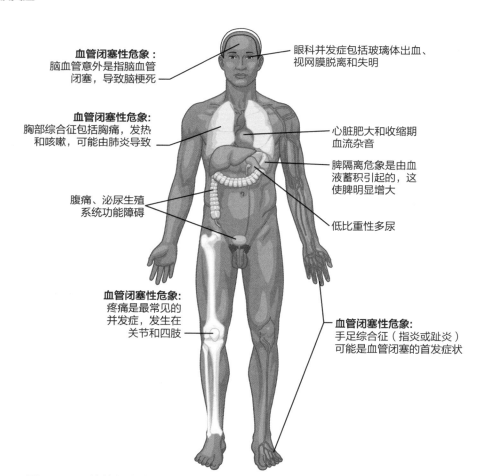

血管闭塞性危象：
脑血管意外是指脑血管闭塞，导致脑梗死

血管闭塞性危象：
胸部综合征包括胸痛，发热和咳嗽，可能由肺炎导致

腹痛、泌尿生殖系统功能障碍

血管闭塞性危象：
疼痛是最常见的并发症，发生在关节和四肢

眼科并发症包括玻璃体出血、视网膜脱离和失明

心脏肥大和收缩期血流杂音

脾隔离危象是由血液蓄积引起的，这使脾明显增大

低比重性多尿

血管闭塞性危象：
手足综合征（指炎或趾炎）可能是血管闭塞的首发症状

图 31-10　镰状细胞病的病理生理学

注意

低血容量（如脓毒症、腹泻、呕吐）患者应输注液体。尽管人们认为脱水可能会引起疼痛，但是过度水合（尤其是等渗晶体溶液）也无助于缓解疼痛，并且可能产生不利影响。

资料来源：Grewal K, Helman, A, eds. Episode 68: emergency management of sickle cell disease. Emergency Medicine Cases website. https://emergencymedicinecases.com/wp-content/uploads/filebase/pdf/Episode%20068%20Aug2015%20Sickle%20Cell%20Disease.pdf. Published August 2015. Accessed March 6, 2018.

镰状细胞危象可发生在身体的任何部位，并且严重程度因人和危象而异。随着时间的推移，这些危象会破坏脾、肾、胆囊和其他器官。镰状细胞危象的发生可能无明显诱因，但也可能由有以下因素引发：

- 脱水；
- 极端气温；
- 感染；
- 缺氧；
- 高强度的运动；
- 压力；
- 创伤。

3 种较不常见的镰状细胞危象分别是再生障碍危象、溶血危象和脾隔离。在再生障碍危象中，骨髓暂停生成红细胞。在溶血危象中，红细胞破坏速度过快。脾隔离是红细胞被困在脾，导致脾大，血红蛋白水平降低，并可能导致休克，甚至死亡。这种危象通常见于 1~4 岁儿童。

治疗

在某些病例，镰状细胞病可通过骨髓移植治愈。由于该病最终会损害脾，如果受到某些细菌的感染，镰状细胞病患者出现败血症的风险会增加。患有此病的儿童应接种所有疫苗。当发生镰状细胞危象时，可采用以下救护措施：①动脉血气小于 95% 时，用面罩或鼻导管给氧，帮助对抗组织缺氧，减少镰状细胞聚集；②维持补液（如不能耐受口服液者，可进行静脉输液治疗）；③电解质置换，因为缺氧可导致代谢性酸中毒，也可促进红细胞发生镰变；④针对血管阻塞引起的剧烈疼痛用镇痛药；⑤根据需要进行血液置换以治疗贫血和降低含镰状细胞的血液的黏度[15]。还可给予抗生素控制感染。虽然患者可能会接受非麻醉性（酮咯酸）或麻醉性镇痛药（如吗啡、芬太尼）来控制疼痛，但可能需要更高剂量的药物才能充分缓解疼痛。框 31-9 介绍了一种新的治疗镰状细胞病并发症的药物，该药物刚刚进入美国市场。

证据显示

在 2013 年公开的一项研究中，研究人员调查了全美急诊医师会议参会者的横断面便利性样本。他们的目标是确定导致急诊科自我报告的未遵守医疗指南处置镰状细胞病伴血管闭塞性疼痛的影响因素。他们假设，医师对镰状细胞病患者和患者人口统计资料的消极态度可能会降低遵守这种医疗指南的可能性。

研究总共纳入 671 位受访者。大量受访者（67.9%）在教学医院工作，而大多数（83.2%）在美国执业。研究人员发现，儿科医师对镰状细胞病患者的态度更为积极，而非儿科医师对镰状细胞病患者的态度更为消极。每周接诊更多此类患者的医师持有更多的消极态度。与其他种族或民族的医师相比，黑人医师则持有更积极的态度。其他变量（年龄、性别、种族、执业水平、医院教学状况，以及设有综合性镰状细胞诊所的机构）不会影响医师的态度。

态度最消极的医师在 30 分钟内重复给予阿片类药物的可能性大大降低。研究人员还发现，在应用医疗指南来解决血管闭塞性镰状细胞危机方面还存在一些差距。因此，他们建议相关组织发布相关文件，敦促医师遵守医疗指南。

资料来源：Glassberg JA, Tanabe P, Chow A, et al. Emergency provider analgesic practices and attitudes toward patients with sickle cell disease. *Ann Emerg Med.* 2013; 62（4）: 293–302.

多发性骨髓瘤

多发性骨髓瘤是指发生于骨髓的、由多灶性单克隆性浆细胞增殖形成的恶性肿瘤。由浆细胞组成的肿瘤会破坏骨组织（尤其是扁骨），引起疼痛、骨折、高钙血症和骨变形。在骨髓瘤中，肿瘤细胞产生大量的 M 蛋白，影响血液黏度。大量凝固的蛋白在组织内积聚并使功能受损。部分患者死于肾衰竭，这是由于积聚的蛋白浸润肾脏，并阻塞肾小管。多发性骨髓瘤在许多方面与白血病类似，但浆细胞的增殖通常局限于骨髓。

框 31-9	获批的镰状细胞病新疗法

2017 年，美国 FDA 批准了药物 Endari（L-谷氨酰胺口服粉）上市，以降低 5 岁及以上患者出现镰状细胞并发症的风险。在临床试验中，该药降低了这些患者血管闭塞性镰状细胞危象的发生率。在患者出现危象的情况下，服用 Endari 的患者比服用安慰剂的患者发生急性胸部综合征的次数明显减少。

对镰状细胞引起的疼痛，一些中心正在使用静脉注射利多卡因，并监测患者的心脏变化，效果良好。

资料来源：FDA approves new treatment for sickle cell disease [FDA news release]. US Food and Drug Administration website. https://www.fda.gov/newsevents/newsroom/pressannouncements/ucm566084.htm. Updated July 18, 2017. Accessed March 6, 2018; and Nguyen NL, Kome AM, Lowe DK, et al. Intravenous lidocaine as an adjuvant for pain associated with sickle cell disease. *J Pain Palliat Care Pharmacother.* 2015; 29 (4): 359-364.

思考

什么是扁骨？

多发性骨髓瘤常伴有蛋白尿、贫血、体重减轻、肋骨骨折引起的肺部并发症，以及免疫抑制导致的复发性感染。多发性骨髓瘤患者的主诉包括虚弱、骨骼痛、出血、血尿、嗜睡、体重减轻和频繁骨折。

多发性骨髓瘤在 40 岁以下人群中比较少见。随着年龄的增长，发病率越来越高。这种疾病在男性中更常见，并且可能有遗传因素[1]。

多发性骨髓瘤是通过 X 线片、血液检查和肿瘤活组织检查诊断的。治疗方法包括抗癌药物化疗、放射治疗、血浆置换和骨髓移植。

第 4 节　血液病患者的总体评估和治疗

大多数确诊血液病的患者都了解自己所患疾病。病情变化时他们经常拨打电话请求紧急医疗服务。血液病患者常见的主诉可以按照人体系统分类（表 31-5）。

院前救护

在许多情况下，对血液病患者的院前救护是支持性的。与救护其他患者一样，救护员应对血液病患者进行全面评估、重点病史采集和有重点的体格检查。这些对患者的救护具有指导作用，同时也有助于确认转运的必要性。有些血液病患者的病史较复杂，这种情况下，这些患者应该被送到他们之前就诊的医院。

如表 31-5 所示，血液病患者可能会有各种各样的主诉和体征。但有些患者的主诉可能模糊不清（如发热、乏力和头痛），这使评估变得更加复杂。在确认了呼吸和血液循环状况后，救护员应该评估患者的生命体征，并对其进行体格检查。同时应该对患者的皮肤颜色和有无水肿进行评估，注意观察有无发绀或黄疸、体温、瘀伤、水肿或溃疡。救护员也应确定有无新发的发热、乏力、咳嗽、皮疹、

表 31-5　血液病患者的主诉

人体系统	主　诉	病　因
中枢神经系统	意识水平改变、卒中、无力加剧、麻木，视觉障碍，失明	贫血、镰状细胞病、自身免疫性疾病、单侧感觉缺失
循环和呼吸系统	呼吸困难、湿啰音、贫血、肺水肿、胸痛	心力衰竭、急性胸部综合征、出血性疾病、咯血、心动过速
皮肤系统	持续出血、瘀伤、瘙痒、瘀点、面色苍白	溶血性贫血、红细胞增多症、镰状细胞病、肝病、黄疸
肌肉和骨骼系统	骨骼或关节疼痛、骨折	自身免疫性疾病、血友病
消化系统	腹痛、牙龈出血、龈炎、鼻出血、溃疡	溶血性贫血、病毒性疾病、凝血异常、自身免疫性疾病、脓毒症、黑便、吐血
泌尿生殖系统	血尿、月经过多、阴茎异常勃起	镰状细胞病、出血性疾病、感染、性传播疾病

自发性出血（如牙龈出血和鼻出血）、呕吐或腹泻。某些血液疾病会影响血液的携氧能力，因此救护员应该询问患者近期有无眩晕、晕厥、呼吸困难、心律不齐等情况。

患者评估和病史采集的重点还包括了解现有的血液病（包括血液病家族史）、重大病史或近期损伤、患者用药（处方和非处方药、草药）、变态反应、酗酒或使用违禁药品。

根据患者的病情，院前救护措施包括给氧、静脉输液、给予抗心律失常药和镇痛药。对于一些病情较严重的患者，应采取措施宽慰和疏导患者及其家属。

总结

- 血液由血细胞、细胞碎片及血浆组成。有形成分的 95% 是红细胞。其余的 5% 由白细胞和细胞碎片（血小板）组成。
- 贫血是血液中血红蛋白浓度或红细胞计数低于正常水平的状态。贫血常见的 2 种形式是缺铁性贫血和溶血性贫血。所有形式的贫血都有相同的体征和症状，包括乏力、头痛、口腔痛或舌痛、指甲变脆，严重时可出现呼吸困难和胸痛。贫血可以通过体征、症状、病史及血液检查和骨髓活组织检查结果来诊断。
- 白血病是指血液骨髓中的白细胞及其幼稚细胞（白血病细胞）异常增殖，为造血系统的恶性肿瘤。白血病细胞的增殖会影响红细胞、白细胞和血小板的正常生成。白血病分为急性或慢性白血病。白血病细胞的增殖使患者极易发生严重感染、贫血和出血。该病通常是经骨髓活组织检查确诊的。
- 淋巴瘤是指起源于淋巴组织和造血系统的肿瘤。霍奇金淋巴瘤是其中一种类型，其他各种淋巴瘤被统称为非霍奇金淋巴瘤。
- 红细胞增多症是指血液中红细胞数量、血红蛋白、血细胞比容和血液总容量明显高于正常水平。继发性红细胞增多症可能是对长期缺氧的自然反应（继发性红细胞增多症），也可能是由不明原因引起（原发性红细胞增多症）。
- 弥散性血管内凝血是严重损伤、创伤或疾病的并发症。它破坏了促凝剂和抗凝剂、血栓形成和溶解之间的平衡。弥散性血管内凝血的体征和症状包括呼吸困难、出血，以及与低血压和低灌注相关的症状。治疗的目的是逆转引发该病的基础疾病或损伤。
- 血友病 A 是由一种凝血因子Ⅷ缺乏引起的。血友病 B 是由凝血因子Ⅸ缺乏引起的。即使是微小的创伤或医疗操作也会引起血友病患者自发出血。
- 血小板减少症是指外周血液中血小板数量异常减少的现象。当机体不能产生足够的血小板或血小板破坏太多时，或者脾内滞留过多的血小板时，就会发生血小板减少症。出血是血小板减少症的首发症状。
- 镰状细胞病是一种使人衰弱和无法预测的遗传病。最常见的是镰状细胞贫血。镰状细胞贫血患者有一种异常的血红蛋白 S，这种血红蛋白携氧能力较低。镰状细胞病的并发症包括虚弱、疼痛、胸痛伴气短、突发剧烈腹痛、骨变形、巩膜黄疸、发热和关节痛。
- 多发性骨髓瘤是指发生于骨髓的、由多灶性单克隆性浆细胞增殖形成的恶性肿瘤。肿瘤会破坏骨组织（尤其是扁骨），引起疼痛、骨折、高钙血症和骨变形。
- 对于许多血液病患者来说，院前救护是支持性的。治疗包括呼吸道管理、通气和循环支持。

参考文献

[1] McCance KL, Huether SE. *Pathophysiology: The Biologic Basis for Disease in Adults and Children*. 7th ed. St. Louis, MO: Mosby; 2014.

[2] Iron-deficiency anemia. American Society of Hematology website. http://www.hematology.org/Patients/Anemia/Anemia/Anemia-Deficiency.aspx. Accessed March 6, 2018.

［3］Glucose-6-phosphate dehydrogenase deficiency. Genetics Home Reference, US National Library of Medicine, National Institutes of Health website. https://ghr.nlm.nih.gov/condition/glucose-6-phosphate-dehydrogenase-deficiency. Published March 6, 2018. Accessed March 6, 2018.

［4］Cancer stat facts: leukemia. National Cancer Institute, National Institutes of Health website. https://seer.cancer.gov/statfacts/html/leuks.html. Accessed March 6, 2018.

［5］Leukemia. American Society of Hematology website. http://www.hematology.org/Patients/Cancers/Leukemia.aspx. Accessed March 6, 2018.

［6］Hodgkin lymphoma risk factors. American Cancer Society website. https://www.cancer.org/cancer/hodgkin-lymphoma/causes-risks-prevention/risk-factors.html. Updated March 28, 2017. Accessed March 6, 2018.

［7］Hodgkin lymphoma. Cancer Council NSW website. https:// www.cancercouncil.com.au/hodgkin-lymphoma/. Reviewed June 2017. Accessed March 6, 2018.

［8］Non-Hodgkin lymphoma: causes, risk factors, and prevention. American Cancer Society website. https://www.cancer.org/cancer/non-hodgkin-lymphoma/causes-risks-prevention. Accessed March 6, 2018.

［9］Kaneko T, Wada H. Diagnostic criteria and laboratory tests for disseminated intravascular coagulation. *J Clin Exp Hematopathol.* 2011; 51（2）: 67-76.

［10］National Center on Birth Defects and Developmental Disabilities, Centers for Disease Control and Prevention. Hemophilia: data and statistics. Centers for Disease Control and Prevention website. https://www.cdc.gov/ncbddd/hemophilia/data.html. Updated July 11, 2016. Accessed March 6, 2018.

［11］Walls R, Hockberger R, Gausche-Hill M. *Rosen's Emergency Medicine: Concepts and Clinical Practice.* 9th ed. Philadelphia, PA: Elsevier; 2017.

［12］Izak M, Bussel JB. Management of thrombocytopenia. *F1000 Prime Rep.* 2014; 6: 45.

［13］Centers for Disease Control and Prevention. Sickle cell disease: data and statistics. Centers for Disease Control and Prevention website. https://www.cdc.gov/ncbddd/sicklecell/data.html. Updated August 31, 2017. Accessed March 6, 2018.

［14］Evidence-based management of sickle cell disease: expert panel report, 2014. National Heart, Lung, and Blood Institute, National Institutes of Health website. https://www.nhlbi.nih.gov/health-topics/evidence-based-management-sickle-cell-disease. Published September 2014. Accessed March 6, 2018.

［15］National Association of EMS Officials. *National Model EMS Clinical Guidelines.* Version 2.0. National Association of EMS Officials website. https://www.nasemso.org/documents/National-Model-EMS-Clinical-Guidelines-Version2-Sept 2017.pdf. Published September 2017. Accessed March 6, 2018.

推荐书目

Blood disorders: why should I know about blood conditions? American Society of Hematology website. http://www.hematology.org/Patients/Blood-Disorders.aspx. Accessed March 6, 2018.

Blanchette V, Branado L, Breakey VR, Revel-Vilk S, eds. *SickKids Handbook of Pediatric Thrombosis and Hemostasis.* 2nd ed. Basel, Switzerland: Karger; 2017.

Chen TH, Farooq AV, Shah HA. Pediatric patient with T-cell lymphoblastic lymphoma and acute vision loss. *JAMA Ophthalmol.* 2018; 136（2）: 213-214.

Glassburg JA. Improving emergency department-based care of sickle cell pain. *Hematol Am Soc Hematol Educ Program.* 2017 Dec 8; 2017（1）: 412-417.

Hoffman R, Benz E, Silberstein LE, Heslop H, Weitz J, Anastasi J. *Hematology: Basic Principles and Practice.* 7th ed. Philadelphia, PA: Elsevier; 2018.

Is ii E. *Hematological Disorders in Children: Pathogenesis and Treatment.* New York, NY: Springer; 2017.

（王宏宇，金哈斯，译）

第 32 章

非创伤性肌肉骨骼疾病

美国 EMS 教育标准技能

创伤

将评估结果与流行病学和病理生理学知识相结合，以形成现场印象，并为患者制订全面的治疗方案。

骨科创伤

识别和管理

- 开放性骨折（见第 43 章）
- 闭合性骨折（见第 43 章）
- 脱位（见第 43 章）
- 截肢（见第 37 章）

病理生理学及评估和治疗

- 上下肢骨创伤（见第 43 章）
- 开放性骨折（见第 43 章）
- 闭合性骨折（见第 43 章）
- 脱位（见第 43 章）
- 扭伤／拉伤（见第 43 章）
- 骨盆骨折（见第 43 章）
- 截肢／再植（见第 37 章）
- 骨筋膜室综合征（见第 43 章）
- 小儿骨折（见第 47 章）
- 肌腱撕裂／横切／断裂（跟腱和髌骨）（见第 43 章）

药物

将评估结果与流行病学和病理生理学知识相结合，以形成现场印象，并为患者制订全面的治疗方案。

非创伤性肌肉骨骼疾病

解剖学、生理学、病理生理学、评估和管理

- 非创伤性骨折

常见或主要非创伤性肌肉骨骼疾病的解剖学、生理学、流行病学、病理生理学、社会心理影响，以及表现、预后和管理

- 脊柱疾病
- 关节疾病
- 肌肉异常
- 过用综合征

学习目标

完成本章学习后，紧急救护员能够：

1. 概述肌肉骨骼系统的结构和功能；
2. 描述如何对四肢和脊柱进行详细评估；
3. 找出患者病史中有助于识别肌肉骨骼疾病的问题；
4. 在病理生理学基础上，描述对特定的非创伤性肌肉骨骼疾病的评估和治疗。

重点术语

强直性脊柱炎：一种主要累及脊柱的关节炎，但也可累及其他关节。

附肢骨：中轴骨之外的骨结构，包括上肢骨和下肢骨。

关节炎：关节的炎性病变，以疼痛和肿胀为特征。

萎缩：器官、组织或细胞体积缩小的过程。

中轴骨：头部、颈部和躯干的骨骼，包括颅骨、椎骨、肋骨和胸骨。

骨赘：软骨破坏后，软骨膜过度增生、骨化而形成的新骨。

骨肿瘤：骨组织细胞的异常分化与增生而形成的肿瘤，可能是恶性的，也可能是良性的。

滑囊：含有滑液的小囊，有助于缓解肌腱和皮肤之间或肌腱和骨骼之间的摩擦。

滑囊炎：滑囊的炎症，通常是由于过度使用关节造成的。

腕管综合征：正中神经在腕管内受到压迫时发生的一种卡压性神经病变。

软骨连结：骨与骨之间借软骨相连，可轻微活动。

马尾综合征：由各种原因导致的多数腰骶段神经根损伤的综合征。属于外科急症，表现为鞍区或小腿为主的根性疼痛与感觉障碍，以及下肢的下运动神经元性瘫痪。症状可为单侧或不对称。

慢性疲劳综合征：一种使人感觉疲劳、无力的复杂疾病。特征是极度疲劳，卧床休息不能改善，体力或精神活动可能使其更严重。

皮肌炎：一种以进行性肌无力前出现伴随进行性肌无力的皮疹为特征的炎性肌病。

骺板：发育中的长骨骨干和骨骺之间的软骨层，是长骨增长的结构基础。

筋膜：位于皮下的致密结缔组织膜，包裹并分离肌肉或肌群。

筋膜炎：筋膜的炎症。

纤维肌痛：一种引起极度疲劳的疾病，引起颈部、肩部、背部、臀部、手臂和腿部压痛。

纤维连结：两骨或多骨之间以纤维结缔组织构成的连结。

手指屈肌腱鞘炎：发生于手指屈肌腱的炎症导致功能受损的病理状态，通常是感染的结果。

步态：走路时所表现的姿态。

坏疽：组织坏死的并发症。

痛风：尿酸盐在关节及周围组织中沉积引起关节炎。

椎间盘突出症：由于椎间盘退变、纤维环破裂、髓核突出，刺激或压迫神经根所表现出来的一系列临床表现和体征。

炎性肌病：一组伴有肌无力的肌肉炎症病变。

骨连结：骨与骨之间的连结，主要有纤维连接、软骨连结和滑膜关节。

关节疾病：任何影响关节的疾病或损伤。

脊柱后凸：脊柱在额面的某一部分向后偏离中线的脊柱畸形。

韧带：连接骨或软骨的纤维结缔组织，有加强关节稳定性的作用。

脊柱前凸：脊柱在额面的某一部分向前偏离中线的脊柱畸形。

转移：癌细胞从一个器官或组织转移或扩散到身体的其他部位。

肌肉拉伤：肌肉或肌腱的轻微撕裂。

肌张力：人体保持特定姿势时骨骼肌的收缩力，是保持身体各种姿势和正常活动的基础。

肌肉系统：负责运动和姿势保持的人体系统。

肌肉骨骼系统：包括骨骼、肌肉和骨连结。

肌痛：一处肌肉疼痛或多处肌肉疼痛，常伴乏力。

肌炎：又称为包涵体肌炎，是一种以进行性肌无力和萎缩为特征的炎性疾病。

坏死性筋膜炎：一种以广泛而迅速的以皮下组织和筋膜坏死为特征的急性软组织感染。

骨关节炎：一种慢性退行性关节疾病，以关节表面的软骨破坏和骨赘形成为特征。

骨髓炎：各种微生物感染骨髓、骨皮质和骨膜而引起的炎症。

甲沟炎：发生在指甲周围组织的炎症，由细菌、真菌或酵母菌感染引起。

病理性骨折：因骨骼本身病变破坏了骨的正常结构，在正常活动或轻微外力作用下即发生骨折的现象。

点对点运动：用来评估患者的运动协调性。

多发性肌炎：累及身体两侧骨骼肌的缓慢进行性肌无力。

姿势保持：肌张力作用的结果。

原发性肿瘤：在原发部位首先出现并在局部生长的恶性肿瘤。

假痛风：焦磷酸钙晶体沉积于关节及周围组织引起的炎症，在临床上与痛风难以区分。

类风湿性关节炎：一种以慢性破坏性关节病变为特征的全身性自身免疫疾病。

坐骨神经痛：以坐骨神经通路及分布区域疼痛为主的综合征。

脊柱侧凸：脊柱的某一或某些节段持久地偏离

身体中线，向侧方弯曲的畸形。

继发性肿瘤： 起源于身体某一部位并扩散到其他部位的恶性肿瘤。

脓毒性关节炎： 各种微生物直接侵入关节间隙引起的关节急性感染性疾病。

骨骼肌： 由骨骼肌纤维构成，通过肌腱附着在骨骼上的肌组织。

骨骼系统： 为身体提供支持和保护的骨结构。骨骼也是运动系统的一部分，在运动中起杠杆作用。

股骨头骨骺滑脱： 股骨头骨骺与股骨颈干骺端之间的位置关系发生变化，股骨头向后下方移位。

椎管狭窄： 各种原因引起椎管内径变窄，压迫硬膜囊、脊髓或神经根，从而导致疼痛、麻木、肢体无力、跛行、大小便障碍等一系列神经功能障碍的一类疾病。

扭伤： 由于过度扭曲或拉伸韧带超出正常活动范围而引起的损伤。

姿态： 站立时身体的姿势。

拉伤： 由于用力过度或过度伸展而造成的肌肉或肌腱的损伤。

滑膜关节： 关节的相对骨面互相分离，其间有含滑液的腔隙，周围借结缔组织相连。一般具有较大的活动性。

肌腱： 由平行致密的胶原纤维束构成的结构，连接肌肉、骨骼或其他结构，强韧而无收缩功能。

肌腱炎： 肌腱的炎症状态，通常由过度使用引起。

尺神经卡压： 尺神经受到压迫时发生的损伤。

非创伤性肌肉骨骼疾病比较常见。这些疾病会引起骨骼、关节、肌肉和周围结构的疼痛。尽管这些疾病通常与衰老有关，但可以发生于各年龄段人群，并经常导致功能障碍和残疾。非创伤性肌肉骨骼疾病很少危及生命。救护员应熟悉这些常见疾病及这些患者所需的支持治疗。框32-1列出了本章讨论的肌肉骨骼疾病[1]。

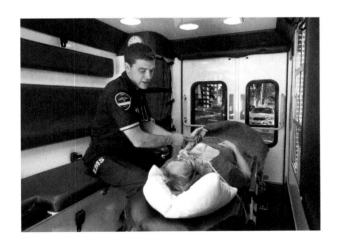

注意

约有 1.266 亿名美国人（每 2 个成年人中有 1 人）患有肌肉骨骼疾病。这些疾病限制了关节活动范围，或者导致关节或四肢疼痛。

资料来源：American Academy of Orthopaedic Surgeons. One in two Americans have a musculoskeletal condition：new report outlines the prevalence，scope，cost and projected growth of musculoskeletal disorders in the US. ScienceDaily website. https：//www.sciencedaily.com/releases/2016/03/160301114116.htm.Published March 1, 2016. Accessed February 15, 2018.

第 1 节　解剖学和生理学概要

肌肉骨骼系统包括骨骼、肌肉和骨连结。

骨骼系统

骨骼系统包含为身体提供支撑和保护的骨结构。

骨骼也是运动系统的一部分，在运动中起杠杆作用。肌肉收缩牵动骨骼产生运动。骨骼系统包含 206 块骨。这些骨分为 2 类：中轴骨和附肢骨。中轴骨包括颅骨、椎骨、肋骨和胸骨。附肢骨包含了

框 32-1　肌肉骨骼疾病

骨髓炎
骨肿瘤
腰痛
关节疾病
肌肉疾病
过用综合征
周围神经综合征
软组织感染

上肢骨和下肢骨（图32-1）。

骨连结可使身体产生运动。除了舌骨外，人体的每一块骨都通过骨连结的方式与至少一块骨相连。3种主要的连结方式是纤维连结、软骨连结及滑膜关节。纤维连结由纤维结缔组织将两块骨连接而成。颅骨上的缝也是一种纤维连结。软骨连结通过透明软骨连接两块骨。这些连结可轻微活动。骺板和椎间盘就属于软骨连结。滑膜关节含有滑液，允许大幅度的运动。连接附肢骨的关节多为滑膜关节。滑膜关节的例子有肘部和膝部的屈戌关节、肩膀和臀部的球窝关节。图32-2展示了各种关节的运动。

肌肉系统

肌肉系统负责运动和姿势保持。肌肉组织主要分为骨骼肌、心肌和平滑肌。在这3种类型中，骨骼肌是最常见的，也是肌肉类型中涉及肌肉骨骼疾病最多的一种。骨骼肌通过肌腱附着在骨骼上。韧带连接骨或软骨的纤维结缔组织。有加强关节稳定性的作用。

骨骼肌有一种特殊的肌细胞，又称为肌纤维。当神经冲动通过肌纤维时，特殊的化学物质会引起肌肉收缩。大多数骨骼肌从一块骨延伸到另一块骨，并且至少跨越一块骨。某些肌肉收缩的同时，其他肌肉自发放松，从而产生身体运动。

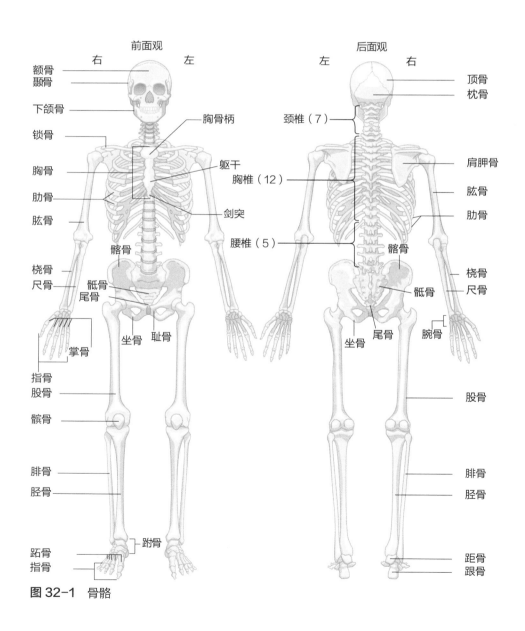

图 32-1 骨骼

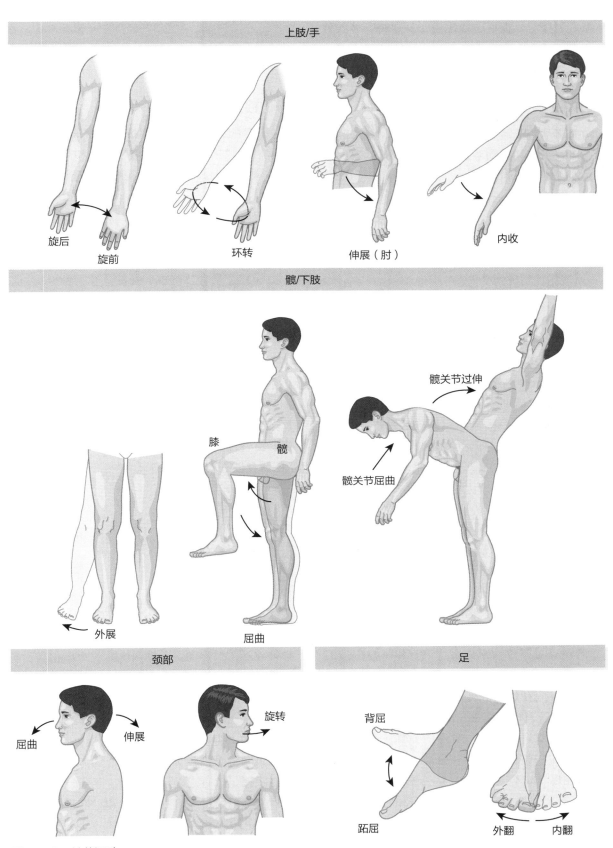

图 32-2 关节运动

姿势保持是肌张力作用的结果。肌张力是保持人体特定姿势时骨骼肌的收缩力，是保持身体各种姿势和进行正常活动的基础。

第2节 一般的评估策略

对患者肌肉骨骼系统的综合评估包括对四肢、脊柱、血管系统和运动系统的检查。评估的目的是查明异常表现[1]，包括：

- 疼痛或压痛；
- 肿胀；
- 运动异常或无法运动；
- 感觉减退；
- 血液循环系统的变化；
- 畸形。

肢体检查

应该检查患者四肢的结构和功能。一般外观、身体比例和活动的容易程度都要注意。同时，还要特别注意是关节活动范围是否受限或异常增加。异常表现可能包括炎症（肿胀、压痛、发热、发红、功能减退）、肢体不对称、畸形、肌力下降和肌肉萎缩。

对上肢和下肢的评估内容包括肌肉、软骨及骨骼上的皮肤和组织，还包括有无软组织损伤、变色和水肿，上肢和下肢的结构和肌力应左右对称，皮肤颜色、温度、感觉及肢体远端脉搏有助于确定每个肢体的血液循环状态。对患者的关节应进行活动范围评估。所有的动作都应该没有疼痛、变形、受限或不稳定。四肢具体评估内容如下。

- **手和手腕**。检查患者的手和手腕的轮廓和两侧是否对齐位，评估手、手腕和每根手指的关节有无压痛、肿胀和变形。
- **肘部**。应在屈曲和伸展时评估和触诊患者的肘部。所有的动作都应该无疼痛或不适。
- **双肩**。双肩要对称。要评估锁骨、肩胛骨和肱骨的完整性。此外，患者耸肩和伸展双臂时无疼痛或不适。
- **骨盆和髋部**。应评估患者髂嵴和耻骨联合的完整性，触诊时应无压痛或畸形。
- **双膝**。应触诊检查双膝有无肿胀和压痛。髌骨应无压痛。患者屈曲和伸展膝关节时应无疼痛。

- **踝和足**。应该检查踝和足的轮廓、位置和大小。压痛、肿胀和畸形是异常表现。患者的足趾应笔直且两侧对齐。踝和足的表面应无畸形、结节、肿胀和胼胝。

脊柱检查

应对患者的颈椎、胸椎、腰椎曲线进行视诊。异常表现包括脊柱前凸、脊柱后凸和脊柱侧凸导致脊柱弯曲畸形。此外，肩部和髂嵴的高度无因脊柱弯曲畸形而明显不同。

患者颈部应处于正中位，后颈部应无压痛和肿胀。此外，患者应该能够向前、向后和向左、向右屈曲头部，而无疼痛或不适。

应检查患者的胸椎、腰椎部有无骨折、肿胀或皮肤变色的迹象。在正常情况，椎骨无压痛。

血管系统检查

外周血管系统包括动脉、静脉、淋巴系统及在毛细血管床中交换的液体。血管系统是总体评估的一部分。应该评估患者的上肢和下肢的皮肤颜色、质感及有无动脉供血不足。淋巴结不应肿大或有压痛。血管检查中的异常表现包括：

- 皮肤苍白或发绀；
- 脉搏微弱或减弱；
- 皮肤冰凉；
- 不长毛皮；
- 凹陷性水肿。

运动检查

首先，应观察患者活动时或静息时患者的姿势、活动水平及有无乏力表现，也应注意有无任何异常或不自主运动。身体两侧的肌力应相当。应评估患者的敏捷性，以及上肢和下肢的屈曲、伸展和外展运动情况。

其次，可以通过点对点运动、步态和姿势评估运动的协调性。点对点运动包括用手指触摸鼻子，用足跟触碰对侧胫骨。评估步态的方法包括要求患者足跟碰足趾行走、足跟行走、足尖行走。姿态和平衡能力可通过闭目直立试验和上肢平伸试验进行评估（见第19章）。

最后，评估患者是否对疼痛、温度、位置、振动和触摸有反应。这些感觉是由神经系统的感觉通路传导的。可以通过轻触手和足对有意识的患者进行感觉评估。评估应从头到脚进行，并同时检查身体两侧。

第3节　总体救治策略

肌肉骨骼疾病患者的总体救治策略与其他疾病患者的救治策略相同。院前救护应以患者的主诉和病情严重程度为指导。总体救治策略包括：

- 对现场进行评估以确保人身安全；
- 初步检查以确保呼吸和血液循环通畅；
- 二次评估和重新评估；
- 采取药物和非药物措施以确保患者舒适；
- 遵守转运注意事项；
- 有效的治疗性沟通。

采集病史

应全面采集病史，并且重点关注患者的主诉。除第17章所述的一般病史外，针对肌肉骨骼疾病患者，另有一些需要了解具体问题（框 32-2）。

治疗指导方针

大多数肌肉骨骼疾病的院前救护主要是支持性的。干预措施通常局限于固定受累部位，通过冰敷或抬高肢体以减轻疼痛和肿胀，使用镇痛药以减轻疼痛，或者根据情况请医师进行评估。

第4节　骨髓炎

骨髓炎是指骨髓、骨皮质和骨膜感染而引起的炎症。感染可由多种微生物引起，最常见的是金黄色葡萄球菌。骨髓炎也可由穿刺伤口、开放性骨折、小伤口感染引起，或者由骨或关节手术感染引起。它还可能是由全身性感染（如尿路感染、肺炎）引起的，全身性感染使细菌在血液中扩散并进入骨骼。如果不及时治疗，感染可能变成慢性的，导致对骨的血液供应减少，最终导致骨组织死亡。骨髓炎可见于儿童和成人，可累及各种骨。成年人的椎骨最常受累；在儿童中，长骨最常受累。

以下人群罹患骨髓炎的风险较高：

- 近期接受骨科手术者；
- 老年人；

框 32-2　针对肌肉骨骼疾病需要了解的问题

主诉：关节痛
　具体是哪个部位疼痛？
　白天疼痛有无变化？
　您最近是否受伤？
　关节痛持续了多久了？
　运动后疼痛是好转还是加重？

主诉：肌无力
　肌无力是全身性的还是局限性的？
　肌无力与四肢疼痛有关吗？
　肌无力会波动还是持续不变？
　肌无力是否在加重？
　肌无力与感觉变化有关吗？
　是否有肌肉疾病的家族史？
　身体两侧的肌无力是否一样？

主诉：腰痛
　疼痛是仅限于背部，还是辐射到上肢或下肢？
　咳嗽或打喷嚏会加重疼痛吗？
　疼痛是突然发作还是逐渐加重？

主诉：步态或平衡问题
　您走路时会绊倒吗？
　您走路时会偏向某一侧吗？
　您走路时受过伤吗？

- 静脉注射毒品者；
- 镰状细胞病患者；
- 接受血液透析者；
- 糖尿病患者；
- 免疫系统受损者。

体征、症状和患者救护

骨髓炎的体征和症状列于框 32-3 中。怀疑骨

框 32-3　骨髓炎的体征和症状

受感染区域疼痛或压痛
受感染区域肿胀和发热
发热、寒战
全身不适
脓液通过皮肤渗出
出汗过多
背部或颈部疼痛（如果累及脊柱）
足踝、足和腿肿胀
行走疼痛或跛行

髓炎时需要通过血液测试确认感染，通过血液培养确定细菌。其他诊断工具包括骨髓穿刺、活组织检查、X射线摄影、磁共振成像（MRI）、计算机断层扫描（CT）和骨扫描。一旦确诊，患者将接受口服或静脉注射抗生素治疗，以控制感染并防止再次感染。其他治疗方法包括手术引流伤口或脓肿、固定患骨或周围关节，有时刮除患骨上的感染病灶。在少数情况下，可能需要截除患肢。

第5节　骨肿瘤

骨肿瘤是骨组织细胞的异常分化与增生而形成的肿瘤。肿瘤可以是恶性的或良性的。大多数骨肿瘤是良性的，不会危及生命。常见的良性骨肿瘤包括非骨化性纤维瘤、单房性骨囊肿、骨软骨瘤、巨细胞瘤、内生软骨瘤和纤维性结构不良。

恶性肿瘤可以通过血液或淋巴系统将癌细胞扩散（转移）到全身。乳腺癌、肺癌、甲状腺癌、肾细胞癌和前列腺癌常向骨转移。原发性肿瘤是在原发部位首先出现并在局部生长的恶性肿瘤。继发性肿瘤是起源于身体其他部位并扩散至骨骼的恶性肿瘤。以下是4种常见的原发性骨肿瘤[2]。

- **多发性骨髓瘤**。多发性骨髓瘤是最常见的原发性骨癌，是恶性骨髓肿瘤（图32-3）。每10万人中约有6人患多发性骨髓瘤[3]。大多数患者年龄为50~70岁。多发性骨髓瘤可累及各种骨。

- **骨肉瘤**。骨肉瘤是第二常见的骨癌。每100万人中就有2~5人患骨肉瘤。大多数患者为青少年或儿童。骨肉瘤多出现在膝关节周围的胫骨或股骨。髋部和肩部也常受累。

- **尤因肉瘤**。尤因肉瘤最常见于5~20岁人群。最常见的位置是大腿、小腿、骨盆、上臂和肋骨。

- **软骨肉瘤**。软骨肉瘤最常见于40~70岁人群。大多数软骨肉瘤出现在髋关节和骨盆周围或肩部。

体征、症状和患者救护

大多数骨肿瘤患者的肿瘤区域会出现钝痛或酸痛的感觉。疼痛有时会随着身体活动而加重，经常使患者晚上无法入睡。也有些患者无疼痛症状，但会在自我检查中发现无痛肿块。病理性骨折在这些患者中很常见。这些骨折是由创伤或代谢性疾病（如骨质疏松）引起的，骨骼因肿瘤破裂而变得脆弱。

良性肿瘤可能需要治疗，也可能不需要，这取决于具体的肿瘤。一些良性肿瘤具有侵袭性并能迅速破坏骨组织。恶性肿瘤可能需要药物治疗或手术切除。还有一些肿瘤会自愈（尤其是一些儿童的骨肿瘤）。大多数恶性肿瘤可通过手术切除和放疗来治疗。如果癌症已经转移，治疗方法还包括放疗、化疗和冷冻手术（用液氮冷冻杀死癌细胞）。有些患者需要植骨或截肢。由于骨癌可能复发，需要定期对进行血液检查和放射线检查。患过骨癌的人，特别是儿童和青少年，以后患另一种癌症的可能性更大[4]。

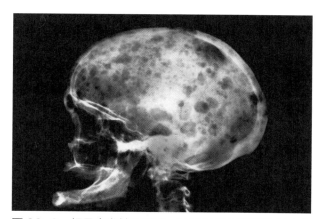

图32-3 颅骨多发性骨髓瘤。X线片显示穿凿性骨病变处充满软性肿瘤

注意

病理性骨折是指因骨骼本身病变破坏了骨的正常结构，在正常活动或轻微外力作用下即发生骨折的现象。任何破坏骨骼（尤其是皮质）的疾病过程都容易使骨骼发生病理性骨折。病理性骨折通常与肿瘤、骨质疏松、感染和代谢性骨疾病有关。在这些患者中，很小的创伤甚至没有明显的创伤（如躺在床上翻身）都可能导致病理性骨折。

资料来源：Patel AA, Ramanathan R, Kuban J, Willis MH. Imaging findings and evaluation of metabolic bone disease. *Advances in Radiology.* Hindawi website. https://www.hindawi.com/journals/ara/2015/812794/. Published February 24, 2015. Accessed February 15, 2018.

第 6 节　腰痛

大多数人都有过腰痛的症状，影响工作、日常活动或娱乐。在美国，每年有 270 万人次因腰痛急诊[5]。急诊 3 个月后，20%～35% 的患者仍报告疼痛和功能受损。腰痛是老年人在转运前 30 天内请求紧急医疗服务的主要原因之一[6]。

脊柱由 33 块椎骨组成：颈椎 7 块，胸椎 12 块，腰椎 5 块，骶椎 5 块（融合），尾椎 4 块（3～5 块不等，融合）。33 块椎骨一起保护着脊髓、脊神经根和 31 对传递感觉的脊神经。椎骨的承重部分为骨性椎体。椎间盘位于相邻椎体之间，起到减震的作用（图 32-4）。椎间盘可使腰部屈曲、扭转，还能防止椎体间相互摩擦。

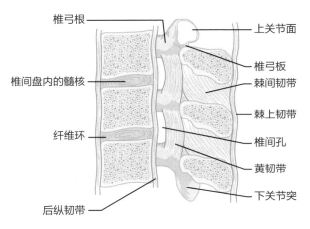

图 32-4　3 个腰椎，显示椎间盘（髓核）

腰痛可分为急性和慢性 2 种。急性腰痛通常持续时间很短，仅持续几天到几周。大多数急性腰痛是由腰部创伤（如运动损伤或举重）引起的，也可以由发生于脊柱的关节炎或其他退行性关节疾病、病毒感染和先天性异常引起。慢性腰痛是指持续 3 个月或以上的腰痛。虽然慢性腰痛的原因很难确定，但可以是进行性的。本章讨论的疾病是椎间盘疾病、马尾综合征、肌肉、韧带等支撑结构的扭伤和拉伤。

注意

腰痛患者的院前救护主要是支持性的。救护重点是采集完整的病史，提供舒适的措施并转送以供医师评估。医师通过 X 线片、MRI 和 CT 检查评估腰痛。如果允许，可以使用非甾体抗炎药，如酮咯酸。

椎间盘疾病

椎间盘是在椎体之间的纤维软骨盘。它们具有减震的作用，还可防止椎骨相互摩擦，并使背部具有柔韧性。每个椎间盘都有一个由胶状物质组成的中心区域，称为髓核。髓核由多层同心圆状排列的纤维软骨环（纤维环）包围。椎间盘受力不当（伴退行性疾病）会导致纤维环破裂。如果背部受力过大，椎间盘和纤维软骨组织可能会受损，导致椎间盘膨出或突出。如果髓核突破了纤维环，就会挤压从椎骨中引出的神经根，导致椎间盘突出症，又称为椎间盘脱出症（图 32-5）。

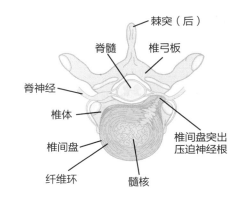

图 32-5　椎间盘突出

椎间盘突出症最常发生于 30～50 岁患者的腰椎（最常见为 L4～L5，L5～S1）[7]。腰椎间盘疾病最常见的危险因素是缺乏锻炼导致背部肌肉无力。椎间盘突出症的症状因椎间盘突出的位置和大小而异。常见的体征和症状包括：

- 腰痛；
- 下肢麻木或无力；
- 深层肌肉疼痛和肌肉痉挛；
- 急性或进行性的腿部（通常是单侧）疼痛；
- 打喷嚏、咳嗽或用力时，下肢出现"放射性"疼痛；久坐、长时间站立、下肢屈曲或扭曲均可能加重疼痛症状；
- 神经相关性症状，包括单下肢或双下肢肌无力，大腿前部疼痛及坐骨神经痛（框 32-4）。

治疗椎间盘突出症的目标是缓解脊髓神经根或脊髓受压造成的下肢疼痛、肌无力或麻木。大多数患者首先被要求卧床休息，然后医师采用镇痛药、抗炎药、肌肉松弛药及糖皮质激素进行治疗。物理治疗和康复运动可促进肢体康复和预防复发性损伤。大部分椎间盘突出患者不需要通过手术来切除椎间盘突出部分、部分压迫神经的骨或组织。

框 32-4　坐骨神经痛

坐骨神经痛是以坐骨神经通路及分布区域疼痛为主的综合征，为坐骨神经受压或炎症的表现。坐骨神经是人体最粗大的神经，自梨状肌下孔出骨盆后，总干和终支延伸在整个下肢背侧。坐骨神经是股后群肌、小腿和足肌的运动神经，也是小腿和足的重要感觉神经。坐骨神经炎症会导致疼痛、无力、麻木和刺痛。坐骨神经痛通常仅累及一侧。

坐骨神经痛是一种常见病，大约 40% 的成年人发生过。它通常是由椎间盘突出或椎管狭窄引起的，也可能是由损伤（如骨盆骨折）引起的。尽管坐骨神经痛可能很严重且会使人衰弱，但通常无须治疗或手术后 4~8 周内即可解除。

资料来源：Ergun T, Lakadamyali H. CT and MRI in the evaluation of extraspinal sciatica. *Br J Radiol*. 2010; 83（993）: 791–803.

马尾综合征

马尾综合征是指各种原因导致的多数腰骶段神经根损伤的综合征。这是一种外科急症。如果不加以治疗，会造成永久性瘫痪、膀胱和肠道功能受损及性感觉减退或丧失。即使通过手术解除对神经根的压力，对神经造成的损伤也可能是不可逆的。

马尾综合征可由椎间盘突出、脊柱肿瘤、感染和椎管狭窄引起。它也可以由脊柱创伤引起，包括直接创伤、跌倒、枪伤和刺伤。出生时脊柱异常的儿童也会出现这种综合征。马尾综合征的体征和症状的严重程度各不相同，并可能随着时间缓慢进展，包括：

- 膀胱或肠功能障碍（失禁、不能排尿或排便）；
- 下肢严重或进行性无力；
- 双下肢之间、会阴部和生殖器区域、臀部、大腿内侧、腿后部（鞍区），以及足和足跟感觉丧失或改变；
- 疼痛、麻木或无力，并蔓延至单下肢或双下肢，可能导致跌倒、步态不稳或从坐姿起身困难。

腰部扭伤和拉伤

腰部在行走、跑步、举重和其他活动中承载着身体的大部分重量。由于肌肉、韧带及脊柱的骨骼控制和支持身体的各种动作，腰部扭伤和拉伤是临床中常见的损伤。它们通常是由扭曲或牵拉、抬举姿势不当引起的。在一项全美国的大规模调查中，超过 50% 的 EMS 人员在调查前 2 周内报告了腰痛[8]。

拉伤是肌肉或肌腱的损伤。扭伤是指韧带超出正常活动范围的拉伸或撕裂。在院前救护中区分扭伤和拉伤比较困难，也没有必要。2 种疾病的体征、症状、治疗和预后是相同的。体征和症状包括疼痛、发热、肌肉痉挛及患处肿胀。患者卧床休息 24~48 小时是腰部肌肉扭伤或拉伤成功治愈的保证。同时可给予镇痛药、肌松药和抗炎药治疗。物理疗法和康复训练有助于增强腰部肌肉，预防损伤。如果上述治疗措施还无法解决腰部疼痛，则需要对伤情做进一步评估。

证据显示

研究人员进行了一项横断面研究，试图确定与 EMS 人员腰痛有关的非机械因素。该研究调查了 3359 名 EMS 人员，这些受调查者以前曾报告过腰部问题。此外，研究人员又随机抽取了 1050 人，这些人未报告有腰部问题。一半受调查者表示最近一天或几天疼痛（2 周内）。先前出现过腰部问题的人发生腰部疼痛的概率比未发生过腰部问题的患者高（*OR*: 3.56; 95% *CI*: 2.72 ~ 4.68）。与没有腰部疼痛的人相比，有腰部疼痛的人更关心健康问题（*OR*: 5.22; 95% *CI*: 2.17 ~ 8.61）。此外，对工作不满意或非常不满意的人比对工作满意的人更容易出现腰痛（*OR*: 3.23; 95% *CI*: 2.00 ~ 5.22）。

资料来源：Studnek JR, Crawford M, Wilkins RL, Pennell M. Back problems among emergency medical services. *Am J Ind Med*. 2010; 53（1）: 12–22.

第 7 节　关节疾病

关节疾病是指任何影响关节的病变或损伤，这些疾病可能是暂时的，也可能是慢性的。本章所讨论的关节疾病是指那些引起炎症疾病，包括各种类型的关节炎。

关节炎

关节炎是指关节炎性病变，以疼痛和肿胀为特征。在美国，近5400万名成年人确诊患有关节炎；关节炎是最主要的致残原因[9]。虽然关节炎有很多种，但可以分为几大类：骨关节炎、类风湿性关节炎、脓毒性关节炎和痛风。系统性红斑狼疮（见第26章）伴有严重的关节疼痛，有时被归类为关节炎。

注意

对关节疾病的院前救护主要是支持性的。像大多数其他非创伤性肌肉骨骼疾病一样，对关节疾病的救护往往局限于仅提供舒适的干预措施，转运以方便医师评估病情。医师对大多数关节疾病患者的治疗干预方案包括健康知识教育、物理治疗、体重控制和使用镇痛及抗炎药物。在某些情况下，还可能需要进行手术或关节置换。

骨关节炎

骨关节炎是一种慢性退行性关节疾病，最常见于50岁以上的人群，尤其是肥胖人群[10]。女性骨关节炎患者比男性多。骨关节炎是机械原因带来的关节的正常磨损造成的。特征是关节表面的软骨破坏和骨赘形成。软骨的磨损和骨骼的过度增生导致关节疼痛和僵硬。随着病情的发展，关节处的骨相互摩擦，引起剧烈疼痛和关节活动范围减小。最常受累的关节部位包括膝关节、髋关节、腕关节、颈椎和腰椎（框32-5）。

注意

骨关节炎和骨质疏松是2种不同的疾病。骨质疏松是一种可预防性的疾病，特征是骨组织流失，导致骨头脆弱，容易骨折。骨关节炎是发生于关节软骨的疾病（见第48章）。

类风湿性关节炎

类风湿性关节炎是一种以慢性破坏性关节病变为特征的全身性自身免疫疾病，可引起关节疼痛、肿胀、僵硬和功能丧失。据估计，美国约130万人患有类风湿性关节炎[11]。类风湿性关节炎可见于所

有种族和族裔。症状通常在中年和晚年更明显，但也可出现在年轻人和儿童中（框32-6）。

当淋巴细胞向关节滑膜移动时，引起炎症（滑膜炎）。在这个过程中，正常状态下薄薄的滑膜增厚，使关节肿胀。随着疾病的进展，炎症性滑膜侵入并损害关节的软骨和骨，同时削弱周围的肌肉、韧带和肌腱。类风湿性关节炎可能导致更广泛的骨质流失，进而导致骨质疏松。与其他关节炎只累及特定关节不同，类风湿性关节炎症状一般对称出现（如双手、双膝）。类风湿性关节炎的特征是患手的手指关节肿胀和炎症（图32-6）。类风湿性关节炎也可以累及身体的其他部位（颈部、肩部、肘部、

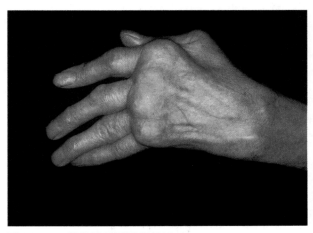

图 32-6 手的类风湿性关节炎

框 32-6　强直性脊柱炎

　　强直性脊柱炎是一种主要累及脊柱的关节炎，也可能累及其他关节。它会引起椎骨炎症，导致严重的慢性疼痛和不适。在疾病晚期，这种炎症会导致脊柱上新的骨骼形成，致脊柱融合在固定位置。这种情况有时会脊柱后凸畸形。强直性脊柱炎可引起机体其他部位（如肩部、臀部、肋骨、足跟和手足的小关节）的炎症、疼痛和僵硬。眼睛也可能受累，但很少会累及心肺。与其他形式的关节炎和风湿性疾病不同，强直性脊柱炎通常发生于 30 岁以下的年轻人。只有 5% 的强直性脊柱炎患者在 45 岁以后开始出现症状。强直性脊柱炎多见于男性，严重程度因人而异，并可能残疾。

　　救护员必须记住，强直性脊柱炎患者的脊柱僵硬，无法移动。必须采取适合这些患者的方法，以避免进一步的伤害。例如，对强直性脊柱炎患者使用夹板技术需要辅以填充物。必须在不屈颈的情况下进行人工气道操作。如果可能，应使用不需要可视化的高级人工气道装置来代替气管插管。在转运过程中，需要使用枕垫支撑患者的头部、颈部和上背部。EMS 人员应该接受特殊培训，以应对这种情况。

资料来源: National Institute of Arthritis and Musculoskeletal and Skin Diseases. What is ankylosing spondylitis? National Institutes of Health website. https://www.niams.nih.gov/sites/default/files/catalog/files/ankylosing_spondylitis_ff.pdf. Published November 2014. Accessed February 15, 2018; Overview of ankylosing spondylitis. Spondylitis Association of America website. www.spondylitis.org/about/as.aspx. Accessed February 15, 2018.

注意

　　幼年型类风湿性关节炎（JRA）又称为幼年特发性关节炎。大多数 JRA 是自身免疫性疾病，患有 JRA 的儿童被认为具有遗传易感性，而发病是由环境因素引起的，如病毒。所有类型的 JRA 最常见的症状是持续性关节肿胀、乏力、疼痛和僵硬，通常在早上或午睡后加重。尽管许多儿童，尤其是年龄较小的儿童，不会抱怨疼痛，但疼痛可能限制受累关节的活动。其他症状包括高热和皮疹。类风湿性关节炎患儿需要多学科诊治和专业护理。

足），并常伴有乏力、发热（偶尔）、全身不适等症状。

　　类风湿性关节炎患者的病情严重程度不同。有些患者发作次数少，缓解后损伤小。而有的患者经常发作，且持续多年，常常导致严重的关节损伤和残疾。治疗方法包括使用抗炎药来减轻疼痛和炎症，使用改善病情的抗风湿药物来延缓疾病的进展，还可使用镇痛药、进行物理治疗。外科治疗方法包括关节置换和滑膜切除术、肌腱重建。

思考

　　在面对强直性脊柱炎重症患症时，如果怀疑有脊柱损伤，您会如何调整救护方案？

脓毒性关节炎

　　脓毒性关节炎又被称为感染性关节炎。这种关节炎是由各种微生物直接侵入关节间隙造成的。这些微生物包括细菌（最常见）、病毒、分枝杆菌和真菌。美国脓毒性关节炎的发病率呈上升趋势[12]，并且在儿童和成年人中均可发生。

　　当感染性病原体（最常见的是金黄色葡萄球菌）侵入关节时，疾病过程开始。这种情况通常由身体其他部位的活动性感染引起，如呼吸道感染或尿路感染。感染也可因关节创伤（如关节附近开放

注意

　　生物反应调节剂可用于治疗类风湿性关节炎。它们通过阻断细胞因子（人体免疫系统在正常免疫反应中触发炎症的蛋白质）的作用以减少炎症和关节损伤。这类药物依那西普、赛妥珠单抗、英夫利昔单抗、阿达木单抗、沙利鲁单抗、利妥昔单抗、阿巴西普、托法替尼和阿那白滞素。所有生物制剂都会增加发生严重感染的风险。

资料来源: Biologics overview. Arthritis Association website. http://www.arthritis.org/living-with-arthritis/treatments/medication/drug-types/biologics/drug-guide-biologics.php. Accessed February 15, 2018; Saux NL. Biologic response modifiers to decrease inflammation: focus on infection risks. *Paediatr Child Health*. 2012; 17（3）: 147-150.

性伤口和关节手术）而起。当细菌到达关节滑膜时，免疫系统被激活，开始破坏软骨。这一过程导致炎症发生及关节和周围结构的血流供应减少。以前受损的关节，尤其是类风湿性关节炎，是最容易感染的。脓毒性关节炎的体征和症状包括发热、寒战、剧烈疼痛和红肿。通常采用手术引流和冲洗，然后给予抗生素治疗感染。如果病情严重，可能需要手术治疗，重建或置换关节。

痛风

痛风是关节炎的一种形式，特征是尿酸盐在关节及周围组织中沉积。痛风主要见于男性，被认为具有遗传性。痛风最常出现在跖趾关节，原因不明。通常一次只有一个关节出现痛风。其他经常受累的关节是其他足趾关节、踝关节和膝关节。痛风会增加肾结石的风险[13]。

注意

假痛风是指焦磷酸钙晶体沉积于关节及周围组织引起的炎症，临床上与痛风难以区分。两种病症治疗方法相同。像痛风一样，假痛风与各种代谢疾病有关。但与痛风不同，目前没有特异的治疗方案可以纠正引起假痛风的根本原因。假痛风最常见于膝关节、腕关节和肩关节。症状通常在几天内逐渐出现。

在急性痛风患者，受累关节和周围组织出现热、红和肿。疼痛通常非常剧烈的，刺激或轻触（如用毯子盖住足趾）会加重疼痛。痛风可能会消失很长一段时间，随后爆发并持续数周。慢性痛风可导致一种退行性关节炎，称为痛风性关节炎。痛风的危险因素包括关节损伤、肥胖、心力衰竭、高血压、酗酒、导致高尿酸血症的利尿药及富含肉和海鲜的饮食[13]。在这里讨论的关节炎中，痛风是最容易治疗的一种，可使用抗炎药（秋水仙碱和皮质类固醇）治疗。急性发作通常在治疗开始后24小时内消退。对部分患者，给予别嘌呤醇以减少尿酸生成和防止复发。

第8节　肌肉疾病

肌肉有许多功能，如运动、保持姿势和产生热量。骨骼肌炎症可由创伤、感染或自身免疫性疾病引起。本章讨论的骨骼肌疾病包括肌肉痛和慢性疲劳综合征（创伤相关的肌肉无力，如横纹肌溶解综合征和骨筋膜室综合征，见第37章）。

肌痛

肌痛是指一处肌肉或多处肌肉疼痛。引起肌痛的原因有很多。肌痛通常是由肌肉过度使用、肌肉挤压或压力引起的，也可以由感染或自身免疫性疾病引起。肌痛可能是急性的、短暂的，也可能是慢性的。肌痛可能提示严重疾病，包括炎性肌病和慢性疲劳综合征。

炎性肌病

炎性肌病是指一组伴有肌无力的肌肉炎症病变。这些疾病的原因可能包括损伤、感染、自身免疫性疾病、酗酒和非法使用毒品（如可卡因）及某些处方药（如某些他汀类药物）。炎性肌病主要有3种：多发性肌炎、皮肌炎和肌炎。这些疾病罕见，可见于儿童和成年人。这些疾病一般症状包括[14]：

- 缓慢进行性肌肉无力（从近端肢体肌肉开始）；
- 步行或站立后感觉疲劳；
- 经常跌倒；
- 吞咽或呼吸困难。

皮肌炎的特征是在进行性肌肉无力之前出现或伴随进行性肌无力的皮疹。皮疹呈斑块状，有蓝紫色或红色。它的特征是出现在眼睑和伸展或拉直关节（包括指关节、肘关节、足跟和足趾）的肌肉上。面部、颈部、肩部、上胸部、背部和其他部位也可能出现红色皮疹和肿胀。皮疹有时会在没有明显肌肉受累的情况下出现。皮肌炎可能与结缔组织病或自身免疫性疾病（如系统性红斑狼疮）有关。

多发性肌炎引起肌无力，并累及身体两侧。多发性肌炎在20岁以下人群中少见，大多数出现在30~60岁成年人中[15]。缓慢进行性的肌无力会使患者爬楼梯、从坐姿站起、举起物体或手伸到头顶都有困难。多发性肌炎患者还可能有关节炎、气短吞咽和说话困难及心律不齐等病症。在某些多发性肌炎患者，随着疾病的进展，远端肢体的肌肉（如前臂及足踝和手腕周围的肌肉）可能会受累。多发性肌炎可能与结缔组织病或自身免疫性疾病（如系统性红斑狼疮）有关，也可能与AIDS等感染性疾病有关。

肌炎也称为包涵体肌炎，是一种以肌肉进行性无力和萎缩为特征的炎性肌病。肌炎通常从手腕和手指肌无力开始，导致捏、扣和抓物困难。手腕和手指肌无力同时，前臂和下肢也可能出现肌肉萎缩。约一半患者会有吞咽困难[14]。肌炎的症状通常出现在 50 岁以后，尽管该病可能在此之前就已存在。

治疗

目前，尚未发现彻底治疗炎性肌病的方法。对皮肌炎和多发性肌炎，主要采取应用减轻炎症的药物、物理治疗、运动、热疗法、矫形器、辅助设备、休息等干预措施。药物治疗方法包括口服或静脉注射皮质类固醇药物和免疫抑制药。定期静脉注射免疫球蛋白治疗也可以提高恢复效果。

肌炎没有标准的疗法。肌炎通常对皮质类固醇药物和免疫抑制药无反应。物理治疗可能有助于患者保持活动性。其他疗法均是对症支持。

第 9 节　慢性疲劳综合征

慢性疲劳综合征又称为肌痛性脑脊髓炎，是一种使人感觉疲劳、无力的复杂疾病。其特征是患者极度疲劳，卧床休息也无法改善，而且可能由于体力或精神活动而更加严重。83.6 万～250 万名美国人可能患慢性疲劳综合征[16]，其中 25% 的患者因疾病失业或卧床。慢性疲劳综合征的确切病因不明，但感染、免疫系统改变、压力、能量产生改变和遗传因素可能有一定作用（框 32-7）[17]。

注意

纤维肌痛是另一种引起极度疲劳的疾病。除疲劳外，纤维肌痛还与疼痛敏感性增加有关。最常见的症状是全身广泛存在的压痛或僵硬、疲劳、抑郁、睡眠障碍、记忆及思维和注意力受损、头痛。一些患者还会出现手或足感觉异常、颞下颌关节综合征和消化系统疾病。

资料来源：Bennett R. Clinical features of fibromyalgia. Fibromyalgia Information Foundation website. http://www.myalgia .com/Clinical_features_RB.htm. Accessed February 15, 2018.

症状与体征

慢性疲劳综合征有 3 个重要指征。

> **框 32-7　关于慢性疲劳综合征的数据**
>
> - 慢性疲劳综合征多见于女性。
> - 目前被诊断出患有慢性疲劳综合征的大多数患者是高加索人。但有研究表明，慢性疲劳综合征在美国的少数族群中更为常见。
> - 平均发病年龄为 33 岁，尽管也有年龄小于 10 岁或大于 70 岁慢性疲劳综合征患者。
> - 至少 1/4 的慢性疲劳综合征患者在患病时需要卧床或在家休息。
> - 症状可能持续数年，大多数患者无法恢复到患病前的健康状态或功能。
> - 慢性疲劳综合征患者生产力丧失和高昂的医疗费用，每年给美国造成的经济负担为 170 亿～240 亿美元。
>
> ---
>
> 资料来源：Institute of Medicine of the National Academies. Myalgic encephalomyelitis/chronic fatigue syndrome（ME/CFS）: key facts. National Academies Press website. https://www.nap.edu/resource/19012/MECFS_KeyFacts.pdf. Published February 2015. Accessed February 15, 2018.

1. 正常活动能力明显下降，并伴随乏力，持续至少 6 个月。
2. 在体力或精神活动后，慢性疲劳综合征症状更加严重，而患病前活动不会引起任何不适。
3. 睡眠障碍，包括即使在足够的睡眠后也会感到乏力，以及难以入睡或难以保持睡眠。

此外，在诊断慢性疲劳综合征时，必须注意是否存在记忆和注意力集中困难，以及直立或坐姿时症状加重（立位不耐受）的问题。其他症状可能包括[18]：

- 肠易激或其他消化系统问题；
- 疼痛（肌肉酸痛、关节疼痛但无红肿、头痛）；
- 颈部或腋窝淋巴结压痛；
- 寒战和盗汗；
- 经常喉咙痛；
- 对食物、气味、化学品、药物过敏或对噪声敏感。

慢性疲劳综合征通常会反复发作。有些患者在患病过程中症状部分或完全缓解，但症状往往会再次出现。

治疗

针对慢性疲劳综合征的院前救护主要是支持性的。对慢性疲劳综合征和纤维肌痛的诊断是依据病史、临床症状和体征确定的（没有实验室检查可确认这些疾病）。大多数患者都根据疾病严重程度采取组合疗法，包括心理咨询、行为疗法、药物治疗（缓解症状）、放松治疗（减轻焦虑），以及与患有同种疾病的人组成支持团体。慢性疲劳综合征无法治愈。

第10节 过用综合征

过度使用肌肉、肌腱、韧带和支撑结构会导致许多损伤和疾病（过用综合征）。本章主要讨论滑囊炎、肌肉拉伤和肌腱炎。

滑囊炎

滑囊炎是指一个或多个滑囊炎症，通常是由于过度使用关节造成的。滑囊是含有滑液的小囊，有助于缓解肌腱与皮肤之间的摩擦或肌腱与骨骼之间的摩擦（图32-7）。损伤、压迫、过度使用或感染引起的炎症是滑囊炎的最常见的原因。滑囊炎与痛风、类风湿性关节炎、硬皮病等疾病有关。最常受累的部位包括肘部、肩部、髋部、膝关节、跟腱。引起滑囊炎的风险因素包括[19]：

- **过度使用伤害**。长期跑步、爬楼梯、骑自行车或站立时，可能会发生这种伤害。
- **髋部受伤**。髋关节点的损伤可能是跌倒时撞到髋关节，或者长时间侧卧。
- **脊柱疾病**。脊柱疾病包括脊柱侧凸，腰椎（下）关节炎和其他脊柱疾病。
- **下肢长短不等**。当一侧下肢明显短于另一侧下肢时，会影响人的行走方式，并可能导致髋部滑囊炎症。
- **风湿性关节炎**。这种疾病使滑囊更容易发生炎症。
- **既往手术**。髋关节周围的既往手术或髋关节假体植入会刺激关节滑囊并引起滑囊炎。
- **骨赘或钙沉积物**。它们会出现在将肌肉附着于转子的肌腱内，刺激滑囊并引起炎症。

滑囊炎最常见于40岁以上的人群。滑囊炎的主要症状是疼痛。疼痛可能是突发的且非常严重。晶体沉积引起的关节运动障碍也可能表现为滑囊炎。滑囊炎初期患者可以自我护理（框32-8）。其他治疗选择可能包括皮质类固醇药物（口服或注射）、抗生素药物、物理疗法、穿刺抽吸滑囊液及手术切除或引流感染的滑囊。

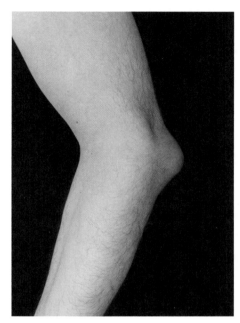

图32-7 滑囊炎

框32-8 滑囊炎的自我护理

滑囊炎和其他损伤（如肌肉拉伤）的自我护理管理方法可以用首字母缩写词"PRICEM"概括：

- **保护（protection）**：用填充物保护靠近皮肤的滑囊。
- **休息（rest）**：患侧肢体必须休息，直到症状改善。避免任何会加重疼痛的活动。
- **冰袋（ice）**：使用冰袋减轻炎症和疼痛症状。
- **压迫（compression）**：使用弹性绷带或敷料减轻受累关节的疼痛。
- **抬高（elevation）**：将患部抬高到高于心脏水平的高度，防止血液积聚在滑囊中，并有助于减轻炎症。
- **药物（medication）**：应用非甾体抗炎药或非处方镇痛药（如布洛芬）有效缓解疼痛和减轻炎症。

资料来源：Shiel WC Jr. Bursitis. MedicineNet.com website. https://www.medicinenet.com/acute_and_chronic_bursitis /article.htm. Accessed February 15, 2018.

肌肉拉伤

肌肉拉伤是肌肉或肌腱的轻微撕裂，通常是由于过度拉伸或使用造成的。肌肉轻微的撕裂容易造成肌肉痉挛，并导致肌肉疼痛持续数天或数周的疼痛。当拉伤的肌肉愈合时，瘢痕组织会代替受伤的肌纤维，可能导致肌肉萎缩，并导致肌肉损伤复发。运动员的腘绳肌和股四头肌经常受伤，它们都穿过髋关节和膝关节。肌肉拉伤也常发生在大腿和腰部。

肌肉拉伤根据严重程度分级。一级为肌肉轻微拉伤，容易愈合；三级为肌肉严重撕裂，可能需要几个月才能愈合[20]。大多数的肌肉拉伤可以通过采用框 32-8 介绍的方式治疗，一些严重的损伤可能需要手术修复撕裂的韧带、肌肉和肌腱。

注意

大腿出现肌肉拉伤的人经常会将肌肉拉伤描述"爆裂"或"折断"的感觉。疼痛突然发作，可能很严重。受伤肌肉周围的区域可能有触痛，并伴明显的瘀伤。

肌腱炎

肌腱炎是肌腱的炎症。肌腱是一种连接肌肉和骨骼的纤维组织。肌腱通常因为过度使用而发生炎症，可能导致周围组织和肌腱肿胀、压痛，运动时有痛感且活动范围受限。几乎所有的肌腱都可能发生炎症，最常受累部位是腕部、踝部、足跟、膝部和肩部。危险因素包括年龄增长、重复性动作、力量性动作、令人不舒服的姿势，以及某些运动，如保龄球、游泳、棒球和篮球。

肌腱炎的诊断依据通常是病史和体格检查。一般来说，除非有骨折或其他潜在疾病，一般不需要X 线片或其他影像学检查。一般治疗见框 32-8。有些患者（如患有关节炎和痛风）可以进行规定的运动训练和物理治疗，以防止再次受伤。

第 11 节　周围神经综合征

周围神经是脑和脊髓以外的所有神经。2 种常见的周围神经综合征是腕管综合征和尺神经卡压。这 2 种情况都会导致手臂、手腕、手指的疼痛、刺痛和麻木。

腕管综合征

腕管综合征为一种卡压性神经病变，是正中神经在腕管中受压造成的。腕管是腕掌侧由韧带和骨形成的狭窄、坚硬的通道，管内有正中神经和肌腱（图 32-8），正中神经控制着手掌和除小指外的其他手指的感觉，还能向手部的小肌肉传递冲动，使拇指与其他手指可以移动。正中神经受压会导致手部和手腕的疼痛、麻木和无力，甚至放射至手臂。压迫可能是因为某种因素（肌腱炎或其他肿胀）导致腕管的空间缩小。

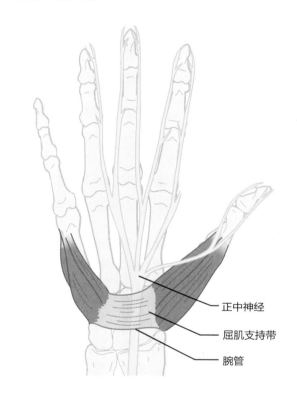

正中神经

屈肌支持带

腕管

图 32-8　腕管。内有正中神经

很少有临床数据能说明腕管综合征是工作和休闲活动时手和手腕反复用力的活动所导致的[21]。原因最可能是遗传因素，也就是说某些人的腕管先天就比其他人窄。女性发生腕管综合征的概率是男性的 3 倍，可能与女性腕管比男性狭窄有关。其他影响因素包括：

- 导致腕关节肿胀的损伤（扭伤或骨折）；
- 脑垂体过度活跃；
- 甲状腺功能减退；
- 类风湿性关节炎；

- 腕关节使用过度；
- 频繁使用产生震动的工具；
- 妊娠或绝经期间体内激素变化造成腕管液体潴留；
- 腕管中的囊肿或肿瘤；
- BMI 上升。

症状与体征

腕管综合征的症状通常是在睡眠中逐渐开始的。患者主诉手掌和手指经常有烧灼感、刺痛、瘙痒和麻木。睡眠经常被打断，需要甩手或甩手腕。病情加重时，刺痛感可能会发生在白天，握力下降，无法握拳，难以抓小物件或执行其他人工任务。早期诊断与治疗对预防正中神经损伤是非常重要的。

治疗

腕管综合征可以通过各种检查确定诊断，包括正中神经叩击（蒂内尔征）、腕掌屈试验、压迫测试、神经传导检查[22]。治疗包括使用药物控制疼痛、减轻肿胀与发炎，使用手腕夹板保持正常的手腕位置，通过运动与物理治疗恢复手腕力量，也可以用手术释放腕管压力。

尺神经卡压

尺神经卡压是指尺神经受压。尺骨神经自锁骨下和上臂内侧下行，通过肘管，在肘内侧后面可以触及。经过肘部后，尺神经从手臂内侧的肌肉经过到达手掌（小指侧）（图 32-9）。尺骨神经控制小指和环指侧手掌的感觉，还控制手部负责精细动作的小肌肉，前臂上负责握拳的大肌肉。尺神经卡压大多发生在肘后。这种综合征可能与肘部先前的损伤、骨赘和肿胀有关，囊肿也有可能是尺神经卡压的原因。

尺神经卡压的症状与正中神经受压的症状类似，如肘部、前臂、手腕和手指麻木、疼痛和刺痛。症状一般发生在睡眠和白天活动肘部屈曲时。尺神经卡压的治疗方式类似于腕管综合征的治疗，有时用手术的方法释放尺神经的压力。

第 12 节　软组织感染

软组织感染可破坏肌肉、皮肤、皮下组织。软

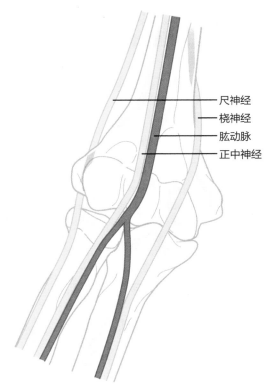

图 32-9　肘部附近的尺神经、正中神经和桡神经

图中标注：尺神经、桡神经、肱动脉、正中神经

> **注意**
>
> 严重和罕见的皮肤感染的发生率呈上升趋势。这是由于糖尿病、癌症、酒精中毒、血管功能不全、器官移植和 HIV 感染等免疫功能低下患者的增加。
>
> 资料来源：Chandrasekar PH, ed. *Infections in the Immunosuppressed Patient: An Illustrated Case-Based Approach.* Oxford, UK: Oxford Press; 2016: 461-490.

组织感染比较罕见，由细菌感染引起。本章所讨论的软组织感染包括筋膜炎、坏疽、甲沟炎、屈肌腱鞘炎。

筋膜炎

筋膜炎是指筋膜的炎症。筋膜是位于皮下包裹肌肉或肌群的致密结缔组织膜。筋膜的作用是包裹、分离肌肉和肌肉群，同时为人体器官和结构提供支持和保护。

坏死性筋膜炎是一种罕见的、以广泛而迅速的以皮下组织和筋膜坏死为特征的急性软组织感染。坏死性筋膜炎最容易发生在免疫系统受损的人群中。许多细菌会导致这种疾病，其中一些细菌对抗生素耐药（框 32-9）。

感染通常发生于皮肤破损的部位（轻微或严重的创伤或手术），并迅速扩散。通常患者主诉是与伤口情况不相匹配的剧烈疼痛。随着病情发展，患处迅速变红，并且肿胀、发热，皮肤颜色可能变成紫红色，皮下组织内形成水疱。患者会出现发热、腹泻、呕吐的现象，若不及时治疗，感染会发展成全身性的，导致死亡。

注意

自 2010 年以来，美国每年报告 600 ~ 1200 例坏死性筋膜炎。据报道，总体发病率和病死率为 20% ~ 80%。幸存者的平均年龄为 35 岁，死亡者的平均年龄为 49 岁。该病很少发生于儿童。

坏死性筋膜炎需要急诊手术干预，包括清创受累部位、静脉注射抗生素药物和给予生命支持。通常不需要植皮。大多数患者需要重症监护。高压氧治疗可以作为手术清创的辅助手段。高压氧可以增加机体组织内的氧气，使氧气进入缺氧组织，减少水肿，破坏厌氧菌，促进软组织内血管新生。

坏疽

坏疽是组织坏死的并发症。主要特征是机体组

你知道吗

高压氧治疗

改变周围气压以进行医学治疗的做法可以追溯到 17 世纪。当时，在使用手风箱加压的简陋的舱房中治疗发热和发炎。如今，高压氧治疗在单人舱中进行，也可以在较大的多人舱中进行。多人舱可以容纳多名患者和参与高压氧治疗的工作人员（见第 44 章）。

事实证明，高压氧治疗可有效治疗多种疾病，包括空气栓塞和减压病，一氧化碳中毒和吸入烟雾，一氧化碳中毒并伴氰化物中毒（存在争议），梭菌性肌坏死（气性坏疽），挤压伤，隔室综合征和其他急性创伤性缺血，颅内脓肿和热灼伤。资料还显示，高压氧可以促进某些问题伤口的愈合，包括组织坏死。高压氧治疗具有以下作用：

- 即使血流量减少或受阻，也可大大增加机体所有组织中的氧气浓度；
- 刺激血管新生至血液循环减少的部位，从而改善流向动脉阻塞区域的血流；
- 高压氧治疗后动脉反弹性扩张，使血管直径大于治疗前的直径，从而改善受损器官的血流；
- 通过增强白细胞的作用和抗生素杀菌的作用辅助控制感染。

织的腐烂死亡，逐渐发黑（或发绿）、发臭（恶臭）（图 32-10）。坏疽是机体组织血供减少的结果，最常见于足趾、手指。坏疽也可能是由于感染、疾病、冻伤或软组织损伤引起。主要有 2 种类型的坏疽。

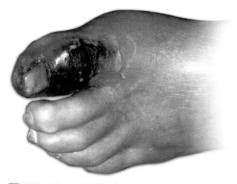

图 32-10　足趾坏疽——干坏疽

- **干性坏疽**。这种坏疽是由于动脉血流减少（而不是由于感染）引起。它逐渐出现，进展缓慢。干性坏疽与动脉硬化、糖尿病、吸烟、遗传因素等有关。干性坏疽使组织变得干燥、变色，最终脱落。
- **湿性坏疽**。湿性坏疽是被感染的伤口未经处理引起的并发症。细菌感染导致血流突然减少引起肿胀（气性坏疽是湿性坏疽的一种特殊类型，由梭状芽孢杆菌引起，会产生有毒的毒素和气体）。这种坏疽产生渗出液或脓液。

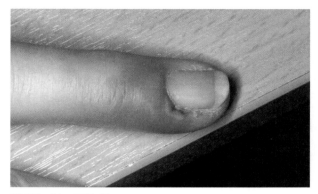

图 32-11 甲沟炎

治疗

坏疽的治疗取决于坏疽的类型（干性坏疽或湿性坏疽）及组织的破坏程度。所有的湿性坏疽和某些干性坏疽需要立即治疗。2 种类型的坏疽通常都需要手术、抗生素药物治疗、抗凝治疗、疼痛治疗、支持性护理和康复治疗（特别是手术截肢的患者）。如果有条件，可以采用高压氧治疗。

甲沟炎

甲沟炎是一种常见的发生在指甲周围组织的炎症。通常是由于损伤（如咬指甲、撕拉倒刺、修剪指甲）致使细菌、真菌或酵母菌感染的（图 32-11）。这种疾病在糖尿病患者和那些长时间浸泡在水中的人中很常见。症状包括：

- 指甲周围疼痛和发红；
- 脓水疱（特别是伴细菌感染）；
- 指甲形状不规则或颜色不正常。

治疗

对甲沟炎患者治疗可包括切除、引流、拔甲术和抗生素药物治疗。偶尔有一些患者感染时间较长，需要进行额外的治疗。甲沟炎引起的全身性感染的体征包括寒战、发热、不适、感染近端的红斑、关节疼痛、肌肉痉挛[23]。

手指屈肌腱鞘炎

手指屈肌腱鞘炎是发生于手指屈肌腱鞘的炎症导致功能受损的病理状态。大多数病例是感染的结果，也可继发于过度使用或疾病（如糖尿病、关节炎）引起的急性或慢性炎症。当病原体进入腱鞘的封闭空间时，免疫反应会引起患肢肿胀，从而影响了手、手指、手腕的活动，也可能导致腱鞘断裂，或者致肌腱坏死。手指屈肌腱鞘炎被认为是骨科急症。如果不及时治疗，感染可能会造成肌腱断裂、永久挛缩、指尖血管损伤，扩散到筋膜、滑膜、关节间隙和皮肤，随后可能出现骨髓炎[24]。

手指屈肌腱鞘炎感染的主要原因是穿透性创伤，使细菌（葡萄球菌和链球菌）穿过皮肤侵入腱鞘。患者的主要症状是发热和寒战。其他症状包括：

- 被动活动时剧烈的疼痛；
- 肿胀；
- 手指轻微屈曲；
- 腱鞘压痛、肿胀。

治疗

大多数感染性屈肌腱鞘炎患者需要进行手术引流。其他治疗可能包括抗生素治疗、夹板固定、抬高患肢。所有患者都需要护理和定期随访。院前救护方法包括抬高患侧肢体和冰敷。

总结

- 尽管非创伤性肌肉骨骼疾病在高龄人群中更为常见，但它影响所有年龄段的患者。
- 肌肉骨骼系统包括骨骼、肌肉和骨连结。3 种

骨连结是纤维连结、软骨连结和滑膜关节。肌肉负责运动、姿势维持和热量的产生。

- 应检查四肢和脊柱的结构和功能。具体评估

内容包括关节活动范围、血液循环及运动和感觉。

- 非创伤性肌肉骨骼疾病的院前救护是支持性的，包括常规救护和疼痛管理。
- 收集有关此类疾病患者的重要病史时应询问体征和症状的发作情况、疼痛的性质和位置、是否存在肌无力或其他功能障碍及有无感觉异常。
- 骨髓炎是骨髓、骨皮质和骨膜感染引起的炎症。它可能是由开放性骨折、伤口感染及骨或关节手术感染引起的。体征和症状包括疼痛、发热、脓液和其他功能改变。
- 骨肿瘤是骨组织细胞分化与增生而形成的肿瘤。多发性骨髓瘤是最常见的原发性骨癌。骨肿瘤的特征是疼痛和骨折。
- 急性或慢性腰痛很常见。它可能是由外伤、关节炎、病毒感染或先天性异常引起的。
- 椎间盘突出压迫邻近的神经，导致剧烈的疼痛和下肢无力。
- 马尾综合征是腰骶段神经根损伤引起的。如果不能及时缓解压力，可能会导致永久性瘫痪、失禁及性感觉减退或丧失。
- 拉伤是对肌肉或肌腱的损伤。扭伤是韧带的超出正常范围的拉伸或撕裂。2 种病症都会引起疼痛。
- 关节炎是关节的炎性病变，其特征是疼痛和肿胀。
- 骨关节炎是一种慢性退行性关节疾病。
- 类风湿性关节炎是一种全身性自身免疫疾病，会累及滑膜关节。它会导致关节疼痛、肿胀僵硬和功能丧失。
- 强直性脊柱炎是一种主要累及脊柱的关节炎。

- 脓毒性关节炎是关节感染造成的。
- 痛风是由关节及周围组织中尿酸盐沉积引起的关节炎。
- 肌痛是一处或多处肌肉的疼痛。它可以由肌肉过度使用、肌肉挤压或压力引起，也可以由自身免疫性疾病或感染引起。
- 炎性肌病是一组伴有肌无力的肌肉炎症病变。它们可能是由损伤、感染、自身免疫性疾病、酗酒、药物或毒品引起的。
- 慢性疲劳综合征的特征是患者极度疲劳而且无法通过休息得到改善。
- 纤维肌痛会导致颈部、肩部、背部、臀部、手臂和腿部压痛。
- 滑囊炎是一个或多个滑囊的炎症。它通常是由过度使用关节造成的。
- 肌肉拉伤是由于过度拉伸或使用引起的肌肉或肌腱轻微撕裂。
- 肌腱炎是肌腱的炎症。
- 腕管综合征是由腕管中正中神经受压引起的一种神经病变。它会导致手部和手腕疼痛、麻木和无力。
- 尺神经受压时会发生尺神经卡压。
- 筋膜炎是皮下包裹肌肉或肌群的致密结缔组织膜的炎症。坏死性筋膜炎是一种罕见的、以广泛而迅速的以皮下组织和筋膜坏死为特征的急性软组织感染，感染始于皮肤破损部位，可迅速进展为全身性的。
- 坏疽是组织坏死的并发症。
- 甲沟炎是指甲周围组织的炎症。
- 手指屈肌腱鞘炎通常是由感染引起的。它可能导致手、手指和手腕功能障碍，肌腱断裂坏死。

参考文献

［1］ National Highway Traffic Safety Administration. *The National EMS Education Standards*, Washington, DC: US Department of Transportation/National Highway Traffic Safety Administration; 2009.

［2］ American Academy of Orthopaedic Surgeons. Bone tumor. OrthoInfo website. https://orthoinfo.aaos.org/en/diseases--conditions/bone-tumor. Accessed February 16, 2018.

［3］ American Cancer Society. *Cancer Facts and Figures, 2017*. Atlanta, GA: American Cancer Society; 2017.

［4］ National Cancer Institute. Bone cancer. National Institutes of Health website. https://www.cancer.gov/types/bone/bone-fact-sheet. Accessed February 16, 2018.

［5］ Rothberg S, Friedman B. Complementary therapies in addition to medication for patients with nonchronic, nonradicular low back pain: a systematic review. *Am J Emerg Med.* 2017; 35（1）: 55–61.

［6］Evans CS, Platts–Mills TF, Fernandez AR, et al. Repeated emergency medical services use by older adults: analysis of a comprehensive statewide database. *Ann Emerg Med.* 2017; 70（4）: 506–515.

［7］Marx JA, Hockberger RS, Walls RM. *Rosen's Emergency Medicine: Concepts and Clinical Practice.* 8th ed. St. Louis, MO: Elsevier; 2013: 643–655.

［8］Studnek JR, Crawford M, Wilkins RL, et al. Back problems among emergency medical services. *Am J Ind Med.* 2010; 53（1）: 12–22.

［9］Centers for Disease Control and Prevention, National Center for Chronic Disease Prevention and Health Promotion, Division of Population Health. Arthritis. Centers for Disease Control and Prevention website. https://www.cdc.gov/arthritis/index.htm. Updated January 29, 2018. Accessed February 16, 2018.

［10］Kane A. How fat affects arthritis. Arthritis Foundation website. http://www.arthritis.org/living–with–arthritis/comorbidities/obesity–arthritis/fat–and–arthritis.php. Accessed February 16, 2018.

［11］Rheumatoid arthritis facts and statistics. Rheumatoid Arthritis Support Network website. https://www.rheumatoidarthritis.org/ra/facts–and–statistics/. Updated August 3, 2016. Accessed February 16, 2018.

［12］Sharff KA, Richards EP, Townes JM. Clinical management of septic arthritis. *Curr Rheumatol Rep.* 2013; 15（6）: 332.

［13］Centers for Disease Control and Prevention, National Center for Chronic Disease Prevention and Health Promotion, Division of Population Health. Gout. Centers for Disease Control and Prevention website. https://www.cdc.gov/arthritis/basics/gout.html. Updated April 14, 2017. Accessed February 16, 2018.

［14］National Institute of Neurological Disorders and Stroke. Inclusion body myositis information page. National Institutes of Health website. https://www.ninds.nih.gov/Disorders/All–Disorders/Inclusion–Body–Myositis–Information–Page. Accessed February 16, 2018.

［15］National Institute of Neurologic Disorders and Stroke. Inflammatory myopathies fact sheet. National Institutes of Health website. https://www.ninds.nih.gov/Disorders/Patient–Caregiver–Education/Fact–Sheets/Inflammatory–Myopathies–Fact–Sheet. Updated December 4, 2017. Accessed February 16, 2018.

［16］Institute of Medicine. *Beyond Myalgic Encephalomyelitis/Chronic Fatigue Syndrome: Redefining an Illness.* Washington, DC: The National Academies Press; 2015.

［17］Centers for Disease Control and Prevention; National Center for Emerging and Zoonotic Infectious Diseases（NCEZID）; Division of High–Consequence Pathogens and Pathology（DHCPP）. Myalgic encephalomyelitis/chronic fatigue syndrome. Centers for Disease Control and Prevention website. https://www.cdc.gov/me–cfs/index.html. Updated February 16, 2017. Accessed January 17, 2018.

［18］Centers for Disease Control and Prevention; National Center for Emerging and Zoonotic Infectious Diseases（NCEZID）; Division of High–Consequence Pathogens and Pathology（DHCPP）. Myalgic encephalomyelitis/chronic fatigue syndrome: symptoms. Centers for Disease Control and Prevention website. https://www.cdc.gov/me–cfs/index.html. Updated December 15, 2017. Accessed February 16, 2018.

［19］American Academy of Orthopaedic Surgeons. Hip bursitis. OrthoInfo website. https://orthoinfo.aaos.org/en/diseases–conditions/hip–bursitis. Accessed February 16, 2018.

［20］American Academy of Orthopaedic Surgeons. Diseases and conditions: muscle strains in the thigh. OrthoInfo website. https://orthoinfo.aaos.org/en/diseases–conditions/muscle–strains–in–the–thigh. Accessed February 16, 2018.

［21］National Institute of Neurological Disorders and Stroke. Carpal tunnel syndrome fact sheet. National Institutes of Health website. https://www.ninds.nih.gov/Disorders/Patient–Caregiver–Education/Fact–Sheets/Carpal–Tunnel–Syndrome–Fact–Sheet. Accessed February 16, 2018.

［22］Schulz SA. Necrotizing fasciitis. Medscape website. https://emedicine.medscape.com/article/2051157–overview#a6. Updated November 21, 2017. Accessed February 16, 2018.

［23］Rabarin F, Jeudy J, Cesari B, et al. Acute finger–tip infection: management and treatment. A 103–case series. *Orthop Traumatol Surg Res.* 2017; 103（6）: 933–936.

［24］Barry RL, Adams NS, Martin MD. Pyogenic（suppurative）flexor tenosynovitis: assessment and management. *Eplasty.* 2016; 16: ic7.

推荐书目

Bellan M, Molinari R, Castello L, et al. Profiling the patients visiting the emergency room for musculoskeletal complaints: characteristics and outcomes. *Clin Rheumatol.* 2016; 35: 2835.

Edwards J, Hayden J, Asbridge M, et al. Prevalence of low back pain in emergency settings: a systematic review and meta–analysis. *BMC Musculoskelet Disord.* 2017; 18: 143.

Spondylitis Association of America. Ankylosing spondylitis: managing patients in an emergency setting—a primer for first responders. Spondylitis Association of America website. http://www.spondylitis.org/Spondylitis–Plus/Spondylitis–Plus–Articles/Summer–2009. Published summer 2009. Accessed February 16, 2018.

Swash M, Schwartz MS. *Neuromuscular Diseases: A Practical Approach to Diagnosis and Management.* 3rd ed. London, UK: Springer; 2013.

Layon J, ed. *Civetta, Taylor, and Kirby's Critical Care Medicine.* 5th ed. Philadelphia, PA: Wolters Kluwer; 2018.

（吴跃奇，王菡，任俊霞，刘丹，译）

第 33 章

毒理学

美国 EMS 教育标准技能

医学

将评估结果与流行病学和病理生理学知识相结合，以形成现场印象，并为患者制订全面的治疗方案。

毒理学

识别和管理
- 一氧化碳中毒
- 神经毒剂中毒

如何及何时联系毒物控制中心

解剖学、生理学、病理生理学，以及评估和管理
- 吸入性中毒
- 摄入中毒
- 注射中毒
- 皮肤吸收中毒
- 酒精中毒和戒断
- 阿片类药物中毒

解剖学、生理学、流行病学、病理生理学、社会心理影响，以及表现、预后和管理
- 拟胆碱药
- 抗胆碱药
- 拟肾上腺素药
- 镇静催眠药
- 阿片类药

- 酒精中毒和戒断
- 非处方药和处方药

学习目标

完成本章学习后，紧急救护员能够：
1. 定义中毒；
2. 描述中毒患者的治疗和救护的一般原则；
3. 描述摄入中毒患者的评估和救护原则；
4. 描述导致摄入中毒的毒物、病理生理学机制及中毒患者的救护；
5. 区分 3 类吸入毒素：单纯窒息性气体、化学窒息性气体、刺激性或腐蚀性气体；
6. 描述吸入性毒物的理化性质；
7. 描述吸入性中毒患者的体征、症状与救护原则；
8. 描述吸入氰化物、氨或碳氢化合物后患者的体征、症状和救护；
9. 描述被节肢动物、爬行动物和有害水生生物叮咬而中毒的患者的体征、症状与救护方法；
10. 描述有机磷或氨基甲酸酯类中毒患者的体征、症状与救护方法；
11. 概述药物过量患者的一般救护原则；
12. 描述治疗药物与违禁药物过量的体征、症状、治疗方式与效果；
13. 描述饮酒的短期和长期生理效应；
14. 描述与饮酒相关急症的体征、症状与救护方法。

重点术语

吸附：吸引或保留其他物质于表面积聚。

酒精依赖：长期大量饮酒而产生的对酒精的心理和生理依赖性；当突然停止饮酒时，机体出现各种戒断症状。

解毒药：能中和毒物，对抗毒性作用，减弱毒性反应，解除或减轻中毒症状，降低中毒死亡，以治疗中毒为目的的药物。

肉毒中毒：摄入了含有由肉毒梭菌产生的外毒素的食物而引起的急性中毒。

泻药：一种促进肠道排空的药物。

肝硬化：以肝细胞变性、最终坏死为特征的慢性肝病。

震颤性谵妄：酒精依赖者在戒断期出现的急性精神病症状。

双硫仑样反应：双硫仑抑制乙醇和促进代谢产物乙醛蓄积而引起的可能危及生命的生理反应，对胃肠道、心血管和自主神经系统产生不良影响。

药物滥用：处方药用于非处方用途，或者未按规定医疗用途使用药物。

毒液螫入中毒：蛇、蛛形纲动物或昆虫将毒液注入体内。

食物中毒：由过去 48 小时内食用的食物引起的疾病。

洗胃：通过插胃管，用水、0.9% 的氯化钠溶液冲洗胃以去除未被吸收的毒性物质的治疗方法。

胃肠道净化：使用医学方法清除胃内摄入的毒素，防止毒素被吸收。

科尔萨科夫精神病：酒精依赖者经常出现一种精神障碍，特征是冷漠、记忆障碍、逆行性遗忘、虚构和痴呆。

液化：固体组织转变为流体或半流体状态。

莱姆病：由蜱传播的感染性疾病。

纵隔炎：纵隔结缔组织的炎症。

高铁血红蛋白：血红蛋白的二价铁氧化成三价铁后无法与氧正常结合的血红蛋白。

高铁血红蛋白血症：血液中高铁血红蛋白水平升高的病理生理状态，是红细胞不能释放氧气引起发绀的成因。

刺丝囊：在某些刺胞动物体内发现的一种含有线状有毒刺细胞的被膜。

眼球震颤：眼球不自主、有节律、短促的摆动。

苯环己哌啶精神病：一种类似精神分裂症的精神病急症。

气腹：腹膜腔内存在游离气体的病理现象。

毒物：任何对生理或心理产生有害作用的物质。

落基山斑点热：一种通过蜱传播的传染病，以头痛、高热、食欲不振和皮疹为特征。若不进行治疗，可致死。

5- 羟色胺综合征：一种潜在的危及生命的药物反应；当 2 种或 2 种以上影响 5- 羟色胺水平的药物同时服用时最常发生。

表面张力：使液体表面面积缩小的力。

蜱麻痹：某些蜱释放的神经毒素导致的一种罕见的、渐进的、可逆的疾病。最初会出现手足感觉异常、弛缓性麻痹，严重者会因呼吸麻痹死亡。

中毒综合征：为了快速识别中毒方式而被组合在一起的临床症状。

毒素：由生物体产生的对另一种生物体有毒性作用的化学物质。

毒液：有毒动物体在叮咬或刺螫时排出的有毒性的液体。

黏度：流体流动所克服的阻力。

挥发性：液体物质转化为气态的性质。

韦尼克脑病：维生素 B_1 缺乏引起的脑病，通常表现为共济失调、眼球震颤、语言障碍和步态异常、神经病变、木僵或昏迷。

韦尼克 - 科尔萨科卡综合征：由遗传疾病或长期酒精引起的肠道对维生素 B_1 吸收和代谢减少而导致的疾病。

我们的环境中有大量天然或合成的有害物质。这些物质可能会意外或有意地被人摄入体内。这些有害物质包括动植物毒素、工业和家用化学品、处方药及滥用药物。早期识别这些药物和快速转运对救护发生急性中毒事件的患者至关重要。

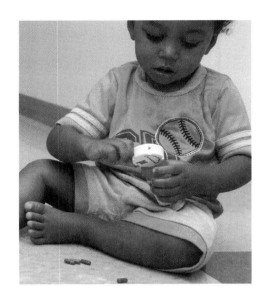

第1节　中毒

毒物可以定义为任何对生理或心理产生有害作用的物质。在美国，毒物相关紧急情况是发病和死亡的主要原因。2015年，美国共报告了1482121例非致死性药物中毒[1]，同年药物中毒死亡人数为52404人（其中84%为意外，10%为自杀，6%为未确定原因）[2]。根据美国国家安全委员会的数据，中毒是2014年美国意外伤害的主要原因[3]。

注意

意外中毒是指当一个人在没有伤害意图的情况下服用或给予某种物质时发生的中毒事件。有意图造成伤害时则为故意服毒或投毒。

思考

你家里或周围有多少符合"毒品"这一定义的物质？

第2节　毒物控制中心

美国有55家毒物控制中心，负责处理突发中毒事件[4]。大多数毒物控制中心设在主要的医疗中心或教学医院。它们都属于美国毒物控制中心协会指定的区域中心。2015年，美国各地的毒物控制中心报告了280万起中毒事件。90%以上的中毒事件发生在住所；中毒者中近一半是6岁以下的儿童[5]。通过帮助人们处置医疗保健系统以外的突发事件，这些中心每年可节省18亿美元。

毒物控制中心可应要求即时提供信息和治疗建议。该中心通过一个庞大的数据库提供这方面的信息。数据库中有超过427000种有毒物质的信息[5]。这些物质包括药物（合法的、非法的、进口的和兽用的）、化学品、植物、动物、昆虫、鱼、蛇、化妆品和危险品。毒物控制中心要对每次信息咨询服务进行跟踪，以确定治疗的有效性和结果。此外，这些中心还负责以下工作[6-7]。

1. 向医疗服务提供者（如医院、医师、EMS机构）和公众提供治疗信息和毒理学咨询，并与EMS系统建立联系。
2. 对EMS人员进行毒理学专业教育培训。
3. 为流行病学研究和评估的目的收集该地区所有的中毒数据。
4. 开展公众教育和预防工作。
5. 进行调查研究。
6. 开发区域EMS毒物系统（如患者分类标准、分诊、管理及区域转运办法）。

区域毒物控制中心是各种突发中毒事件的信息来源。EMS和其他公共服务机构可以通过电话、调度中心或医疗指导直接联系毒物控制中心。潜在毒性取决于药物的种类、摄入的量、暴露时间、患者的体重和身体状况，以及在EMS人员到达前采取的治疗方法。毒物控制中心也可以在患者前往急诊部门的途中通知接收医院，协调治疗方案。

第3节　中毒综合征的管理原则

将毒物和身体表现对中毒综合征（中毒症候群）分组，为快速识别可疑原因提供了一种工具，并可将鉴别诊断的重点放在具有类似毒性作用的少数化学物质上。中毒综合征也有助于救护员记住评估和处置方法（表33-1）。最主要的几类毒物如下[8]：

1. 拟胆碱药物；
2. 抗胆碱药物；
3. 致幻剂；
4. 阿片类药；
5. 拟肾上腺素药物。

注意

中毒综合征分类没有考虑毒物是如何或为什么进入体内的。因此，除了特殊治疗外，救护员还应考虑毒物进入体内的途径。

表 33-1 中毒综合征		
常见表现	**致病药物**	**特殊处理**
拟胆碱药物		
意识混乱、中枢神经系统抑制、虚弱、流涎、流泪、多尿、腹泻、肠胃不适、呕吐、心动过缓、哮鸣、支气管收缩、瞳孔缩小、昏迷、抽搐、出汗、癫痫发作	杀虫剂（有机磷和氨基甲酸盐、神经毒剂和某些蘑菇）	阿托品、解磷定、地西泮或劳拉西泮
抗胆碱药物		
谵妄、心动过速、皮肤干燥和潮红、瞳孔放大（散瞳）、癫痫发作和心律失常（严重者）	抗组胺药、抗精神病药、抗惊厥药、三环类抗抑郁药	咪达唑仑、地西泮或劳拉西泮、活性炭，偶尔用毒扁豆碱
致幻剂		
视觉幻觉、妄想、怪异行为、语无伦次、呼吸和中枢神经系统抑制	麦角酸二乙酰胺、苯环己哌啶、麦斯卡林、某些蘑菇、大麻、曼陀罗（茄科）、肉豆蔻、肉豆蔻衣、某些苯丙胺类药物	细微的感官刺激、镇静措施，以及咪达唑仑、地西泮或劳拉西泮（如有必要）
阿片类药物		
欣快感、低血压、呼吸抑制或停止、恶心、瞳孔缩小[a]、瞳孔扩张（哌替啶）、癫痫发作、昏迷	海洛因、吗啡、可待因、哌替啶、丙氧芬、芬太尼	纳洛酮
拟肾上腺素药		
偏执、妄想、心动过速或心动过缓、高血压、出汗；严重者出现癫痫发作、低血压和心律失常	可卡因、苯丙胺、甲基苯丙胺、非处方减充血药	细微的感官刺激、镇静措施，以及咪达唑仑、地西泮或劳拉西泮（如有必要）；纠正心律失常

[a] 过量使用哌替啶常引起瞳孔放大而不是瞳孔缩小

拟胆碱药物

拟胆碱药物暴露并不常见。但必须了解如何识别拟胆碱药中毒，如杀虫剂（有机磷、氨基甲酸盐）和神经毒剂（如沙林、索曼）。评估结果包括头痛、头晕、虚弱、心动过缓、恶心，并有流涎、流泪、多尿、腹泻、肠胃不适和呕吐表现。严重者可出现昏迷和惊厥。除了呼吸道管理、通气和循环支持及净化，药物治疗还包括阿托品、解磷定、地西泮或劳拉西泮和活性炭。

抗胆碱药物

抗胆碱药物暴露是相当普遍的，因为许多药物和植物都具有抗胆碱能作用。例如，抗组胺药、抗精神病药、抗惊厥药、三环类抗抑郁药，以及曼陀罗、夜香树、大花曼陀罗和豹斑毒伞。体征和症状包括心动过速、皮肤干燥发红、瞳孔放大、面部潮红。这种患者通常给予呼吸道管理、呼吸和循环支持。如果不存在三环类抗抑郁药过量的情况，毒扁豆碱可作为一种解药使用。

注意

曼陀罗和大花曼陀罗有时是为了娱乐消遣而摄入的，而豹斑毒伞有时被误认为是食用菌。

资料来源：Dewitt MS, Swain R, Gibson LB Jr. The dangers of jimson weed and its abuse by teenagers in the Kanawha Valley of West Virginia. *W V Med J*. 1997; 93（4）: 182–185.

致幻剂

常见的致幻剂包括麦角酸二乙酰胺、苯环己哌啶、仙人球膏、裸盖菇素、麦斯卡林。根据药物和剂量的不同，主要体征和症状包括中枢神经系统兴奋或抑制、行为障碍、妄想、高血压、胸痛、心动过速、癫痫发作、呼吸和心脏停搏。院前救护的重点是确保患者人身安全，并提供呼吸道管理、通气和循环支持。

阿片类药物

阿片类药物中毒时，患者意识水平下降、呼吸抑制，出现针尖样瞳孔。常见的致病药物包括海洛因、吗啡、可待因、哌替啶、羟考酮、氢可酮和芬太尼。这类药物通常与酒精或其他药物（如苯二氮䓬类药物）混合使用时，导致呼吸抑制加重、低血压、心动过缓。其他体征和症状还包括欣快感、恶心、瞳孔缩小和癫痫发作。除了呼吸道管理、通气和循环支持外，可使用纳洛酮或其他阿片类药物特异性解毒药进行药物治疗。

拟肾上腺素药物

拟肾上腺素药物中毒通常是由急性过量服用安非他明或可卡因引起的。症状和体征包括血压升高、心动过速、瞳孔放大，精神状态改变，包括偏执、妄想。严重者会发生心血管塌陷。救护重点是确保人身安全，提供呼吸道管理、通气和循环支持。

思考
为什么识别这些中毒综合征很重要？

第4节　治疗中毒患者的指导原则

毒物可以通过摄入、吸入、注射和吸收等方式进入人体。框 33-1 列出了 3 类中毒突发事件。除了对特定毒物中毒使用解毒药外，大多数中毒患者只需要支持性治疗（框 33-2）。

救护中毒患者时，救护员的人身安全仍然是最重要的。突发中毒事件可能涉及有害物质，也可能涉及不可预测的暴力事件或患者的暴力行为。如果

框 33-1　突发中毒事件

意外中毒
　　儿童中毒
　　药物剂量错误
　　环境暴露
　　特异质反应
　　职业暴露

药物滥用与酒精滥用

故意投毒或服毒
　　加害或谋杀他人
　　化学战
　　企图自杀

框 33-2　中毒患者管理指南

在院前环境下救护中毒患者通常遵循以下几点要求。

1. 在没有明显危及救护员安全的情况下，穿戴适当的个人防护装备并接近患者。如果怀疑存在有毒气体，使用环境监测器检测。尽快安全地将患者从危险环境中转移。脱掉患者的衣物，并在需要时用清洁剂进行消毒。
2. 提供呼吸道管理、通风和循环支持。密切监测患者的呼吸道，采取措施预防或降低误吸的风险。
3. 评估血糖、动脉血气和呼气末二氧化碳水平。
4. 尝试根据中毒综合征，使用正式或非正式的方法识别毒物。如果需要了解具体信息，请致电毒物控制中心。
5. 评估对重要器官的影响或危害风险。
6. 确定是否有解毒药或其他治疗方法，以尽量减少伤害或治疗并发症。
7. 考虑并评估有无导致患者出现类似体征和症状的其他原因。
8. 寻找吸毒的迹象（如痕迹、吸毒用具）。
9. 如有可能，确定所服用的药物。如果安全，将药瓶随患者一起转运。
10. 咨询医师或毒物控制中心有关具体处理方法，以防止毒素被进一步吸收，或者给予解毒药进行治疗。
11. 反复评估患者，监测生命体征和心电活动。
12. 转运患者至医院接受检查。

资料来源：National Association of EMS Officials. *National Model EMS Clinical Guidelines*. Version 2.0. National Association of EMS Officials website. https://www.nasemso.org/documents /National-Model-EMS-Clinical-Guidelines-Version2-Sept2017.pdf. Published September 2017. Accessed February 28, 2018.

现场不安全，救护员应撤退到安全区域等待，直到现场得到适当人员的保护。大多数中毒事件发生在家中，通常是摄入了不会对救援人员构成危险的食物，但必须确认每种情况的安全性。

在毒品实验室，自杀或杀人都可能涉及剧毒化学品。暴露于有毒气体的患者一旦安全脱离有毒环境，一般不会对救护员构成危险。他们的衣服可能会释放毒气，所以应该把衣服脱掉，放在塑料袋里，置于救护车车厢外，以防二次暴露。当发生皮肤暴露时，化学品的类型、数量和暴露的位置决定了救护员是否可以接近患者以清除污染，或者是否需要危险品处置小

组的响应。例如，眼睛接触到少量腐蚀性家用材料，可能只需用标准个人防护用品去冲洗眼组织。皮肤暴露于氰化物或氢氟酸等毒物时，需要专门的个人防护用品和设备。如有疑问，救护员不应靠近。如果不确定情况，在进入现场前应与毒物控制中心和当地危险品管理机构沟通。

摄入中毒

2015 年美国毒物控制中心报告的病例中，83.6% 为摄入中毒[5]。这一群体中最常见的毒物暴露为镇痛药，其次是家用清洁用品和化妆品或个人护理产品。故意投毒或服毒的情况包括：

- 企图自杀；
- 娱乐性或实验性药物使用或滥用；
- 化学战或恐怖主义行为；
- 加害或谋杀他人。

摄入毒物的毒性效应可能即刻或延迟出现，这取决于摄取的具体物质。例如，强酸、强碱等腐蚀性物质可能会立即造成组织损伤。其他物质，如药物和有毒植物，在人体内通常通过血液吸收和分布。它们也可能在不同的作用器官中发生转变而产生毒性作用。因为胃只吸收少量毒物，毒物可能在几分钟至几个小时内通过小肠进入血流。因此，摄入中毒的早期治疗主要针对患者的症状提供支持性护理。

评估与管理

中毒患者的初步检查和初步治疗从确保现场安全开始。然后，救护员应该立即处置对患者生命构成威胁的因素。在进行现场评估时，救护员应留意可能提示中毒事件的线索或细节，如敞口的药瓶、散落的药丸、呕吐物和敞开的家用化学品容器。可能提示中毒患者的表现包括意识水平下降、呼吸道阻塞或损伤（如口腔中的呕吐物或药丸、口腔灼伤）、异常呼吸模式，以及心动过速、心动过缓等心律失常表现。

注意

只要患者的体征和症状不能用其他疾病（如低血糖症／高血糖症或心脏功能障碍）解释时，救护员就应考虑中毒的可能性。

对中毒患者进行体格检查的主要目的是确定毒物对最有可能发病或导致致死的 3 个重要器官系统的影响。这些器官系统是呼吸系统、心血管系统和中枢神经系统。了解事件经过和重要的医疗或精神病史也很重要，这些信息可能有助于指导现场或急诊部门的治疗。例如，先前存在的心脏、肝脏或肾脏疾病及一些精神疾病可能因毒物的摄入而恶化。遇到这些情况时可能需要更加谨慎。

呼吸系统并发症

确保现场安全后，救护中毒患者的首要任务是确保气道开放。救护员应根据需要提供适当的通气支持，包括提供高浓度氧气、监测脉搏血氧饱和度和呼气末二氧化碳，并尽可能实施高级人工气道管理。其他可能与中毒有关的呼吸系统并发症包括早期的非心源性肺水肿或后期的呼吸窘迫综合征（见第 23 章）。支气管痉挛可能是由于直接或间接的毒性作用造成的。

心血管系统并发症

摄入中毒最常见的心血管并发症是心律失常。因此，救护员应评估患者的血液循环状况，并通过心电图和反复的血压测量对血液循环状况进行持续监测。心动过速或心动过缓可能提示严重的代谢紊乱，如缺氧和酸中毒。急性传导障碍，如 QRS 波群增宽和 QT 间期延长可能提示离子通道毒性。另一种心血管并发症是与血管张力降低相关的低血压。

神经系统并发症

护理人员对神经系统进行基线评估并记录。偏离正常意识水平的表现可能包括轻微的嗜睡或躁动、幻觉、癫痫发作、昏迷和死亡。神经系统并发症可能是由毒素本身引起的，如摄入颜料碎屑的儿童出现铅中毒；也可能由代谢障碍或灌注障碍引起，如心律失常导致的心输出量减少。

病史

应该从患者、家属或旁观者了解详细的接触史和任何重要的病史。尽管这些信息可能不可靠（如涉及儿科患者、药物滥用或自杀未遂的案例），但应尽可能确定以下内容。

- 具体摄入了什么毒物？除非会对救助者的安全构成威胁，否则应尽可能获取毒物容器和剩余内容。
- 这些物质是什么时候被摄入的？这可能会影响使用活性炭、洗胃或施用解毒药的决定。
- 这些物质的摄入量是多少？
- 是否摄入酒精或其他物质？
- 是否存在试图诱发呕吐的行为？患者呕吐了吗？
- 解毒药或活性炭是否已被施用？
- 患者是否存在与自杀企图相关的精神病史？患者近期是否有抑郁症发作？

胃肠道净化

胃肠道净化是利用医学方法将胃中摄入的毒素清除，防止毒素被吸收。这些方法包括使用活性炭、洗胃和全肠道灌洗。在试图从胃肠道清除毒物之前，救护员应咨询医师或毒物控制中心。虽然胃肠道净化曾经是处理摄入毒素的主要手段，但在今天的中毒治疗中，胃肠道净化的作用已不那么重要了。除了极少数情况，不再建议洗胃和全肠道灌洗[9]。

注意

应注意的是，胃肠道净化很少影响中毒患者的临床结局。胃肠道净化仅对在就诊前1个小时内摄入毒物的患者有效果。1个小时后，毒素很可能已从胃进入小肠，并在那里被吸收。因此，对大多数中毒患者的救护主要是支持性的。是否实施胃肠道净化由医师或毒物控制中心根据具体情况和药物情况做出判断。

资料来源：Part 1: executive summary: 2010 American Heart Association Guidelines for Cardiopulmonary Resuscitation and Emergency Cardiovascular Care. *Circulation*. 2010; 122（18）（suppl 3）: S840.

活性炭

活性炭是将木材等原料通过干馏得到的产物进一步在水蒸气或真空下加热处理活化而得到的多孔碳。如果没有解毒药，并且可以在中毒后1小时内施用活性炭，通常建议使用单剂量活性炭。活性炭的表面特性使其能够在肠道内吸附化学毒素分子。活性炭用于摄入体内的毒物或缓释药物，摄入物质为强酸、强碱或乙醇的情况下不宜使用。框33-3列出了宜使用和不宜使用活性炭处理的毒物[10]。

给药时，活性炭混合在水溶液中，其中可有泻药（最常见的是山梨醇）。泻药是一种促进肠道排空的药

框 33-3 活性炭：适应证与禁忌证

宜给予活性炭处理的物质 [a]
- 卡马西平
- 氨苯砜
- 具有抗胆碱能作用的药物
- 阿片类药物
- 苯巴比妥
- 奎宁
- 缓释药物
- 茶碱
- 为逃避执法部门检查而吞入的药包

不宜给予活性炭处理的物质 [b]
- 氰化物
- 碳氢化合物
- 酒精中毒
- 硫酸亚铁或其他铁盐
- 锂
- 无机酸摄入
- 甲醇
- 强酸或强碱

---

[a] 当物质排空延迟时。
[b] 当有特定解毒药可用时。

物。它缩短了药物在胃肠道的通过时间，可使活性炭在短时间内排出（框33-4）。活性炭的并发症是患者对活性炭的耐受能力差、呕吐并有误吸的风险。对意识水平下降的患者，除非气管插管否则不应给予活性炭[11]。救护员应保护自己、患者和邻近区域不被活性炭染色。给药时，救护员应采取个人防护措施。

框 33-4 活性炭的用量

- 1~2 g/kg
- 成年人用量为 20~100 g
- 儿童用量为 15~30 g
- 用浆液制备，口服或胃管给药

思考

为什么患者不愿意服用活性炭？

解毒药

解毒药是指能中和毒物，对抗毒性作用，减弱

注意

吐根糖浆是一种用于诱导呕吐的非处方液体药物。它曾经是防止毒物吸收的首选治疗方法。然而，有研究表明，吐根诱导的呕吐仅使药物吸收减少了 30%。这种药物还可能干扰其他净化方法的效果，并可能增加误吸的风险。2004 年，美国联邦药品管理局撤销了对吐根糖浆的批准。虽然患者家中仍能发现这种药物，但它不应该被用于处置摄入的毒物。

资料来源：Murff S. *Safety and Health Handbook for Cytotoxic Drugs.* Lanham, MD: Government Institutes; 2012.

毒性反应，解除或减轻中毒症状，降低中毒死亡，以治疗中毒为目的的药物。有些解毒药重新激活那些被毒物改变的酶。除本章所述的少数例外情况外，大多数解毒药都是在医院的医师监督下服用的（表33-2）。

表 33-2　常见毒素的解毒药	
毒　素	**解毒药**
对乙酰氨基酚	N- 乙酰半胱氨酸
抗胆碱药物	毒扁豆碱
苯二氮䓬类药物	氟马西尼
β 受体阻断药	胰高血糖素
钙通道阻滞药	钙
氰化物	羟钴胺
地高辛	地高辛免疫 Fab 片段
乙二醇	甲吡唑
异烟肼	维生素 B$_6$
铁离子	去铁胺
甲醇	甲吡唑
阿片类药物	纳洛酮
有机磷	阿托品、解磷定
磺酰脲类药物	葡萄糖、奥曲肽

资料来源：Murphy CM. Principles of toxicology. In: Cone D, Brice JH, Delbridge TR, Myers JB, eds. *Emergency Medical Services: Clinical Practice and Systems Oversight.* Vol 2. 2nd ed. West Sussex, England: John Wiley & Sons; 2015: 333–340.

摄入毒物的管理

本节讨论的摄入毒物包括强酸、强碱、碳氢化合物、甲醇、乙二醇、异丙醇、金属（铁、铅和汞），以及食品和植物中的毒素。对于摄入的毒物有效的解毒药较少。因此，管理患者的症状是中毒患者救护的主要目标。

强酸和强碱

酸和碱是根据它们通过化学作用烧或腐蚀有机组织的能力来定义的。腐蚀性物质包括洁厕剂、除锈剂、氨和大多数排水管清洁剂（框33-5）。这些酸和碱可能会导致口腔、咽部、食管烧伤，有时还会引起上呼吸道和胃肠道的烧伤。损伤的严重程度与酸或碱的浓度、组织暴露的时间及受累的机体组织有关。食管或胃的穿孔可导致血管塌陷、纵隔炎（纵隔炎症）或气腹（腹膜腔内存在游离气体的病理现象）。腐蚀性物质（最常见的是碱液）摄入的发生率在幼儿中最高，每年有 5000 ~ 8000 次意外暴露[12]。

摄入腐蚀性或侵蚀性的物质通常会对黏膜和肠道产生直接损害。酸会导致凝固性坏死，一般在 1 ~ 2 分钟内造成损伤。但碱可能持续导致组织液化，对机体的损害持续数分钟至数小时。因此，院前救护通常仅限于呼吸道管理和通气支持、静脉液体置换和快速转运到适当的医疗机构。然而，对于眼部暴露，院前护理应包括在现场和途中对受伤的眼睛进行冲洗，特别是碱性物质造成的损伤。

在某些情况下，如果患者尚有意识，医师或毒物控制中心专业人员可以建议采用稀释酸或碱的办法。通常是让患者喝牛奶或水：成年人为 200 ~ 300 mL，

框 33-5　常见的酸性和碱性物质	
酸	**碱**
醋酸	氨
电池酸	漂白剂
柠檬酸	（纽扣）电池
盐酸	排水管和马桶清洁剂
金属清洁剂	染发剂和染色剂
苯酚	珠宝清洁剂
硫酸	金属清洁剂或抛光剂
洁厕剂	氢氧化钠或氢氧化钾（碱液）
玻璃蚀剂液	洗衣粉、洗碗机洗涤剂

儿童最高为 15 mL/mg[13]。禁止用果汁、柠檬汁或醋等液体中和摄入的毒物。这些液体有可能引发强烈的热释放反应，从而导致严重的热灼伤。

注意

据美国毒物控制中心协会报告，2017 年 10 个月里有 1 万名 5 岁以下儿童暴露于有毒物质。摄入这些物质的儿童会出现大量呕吐和呼吸系统症状，包括哮鸣。在某些情况下，需要插管。儿童眼睛暴露于洗涤剂，出现了角膜擦伤的情况。

资料来源：Laundry detergent packets and children.American Association of Poison Control Centers website. http://www.aapcc.org/alerts/laundry-detergent-packets/. Accessed February 28, 2018.

思考

摄入此类毒物时，给患者喝牛奶或水会有什么风险？

碳氢化合物

碳氢化合物是一类主要来自原油、煤或植物来源的化合物。这些混合物的黏度、表面张力和挥发性都不相同。黏度是指流体对流动所表现的阻力；表面张力是指使液体表面积缩小的力；挥发度是液体物质转化为气态的性质。这些属性决定了这些物质的毒性作用。其他影响因素包括这些毒物存在的其他化学物质、毒物的量和暴露途径。碳氢化合物暴露途径主要有 3 种[14]：

- 儿童误食；
- 工业中皮肤暴露或吸入；
- 故意吸入或滥用。

碳氢化合物存在于许多家用化学品中，如清洁剂和抛光剂、去斑剂、油漆、化妆品、杀虫剂、玩具和工艺材料。碳氢化合物也存在于石油馏出物中，如松节油、煤油、汽油、打火机油和松油制品。此外，还存在大量的卤代烃和芳香烃。卤代烃包括四氯化碳、三氯甲烷、三氯乙烯和氯甲烷。芳香烃包括甲苯、二甲苯和苯。碳氢化合物中毒很常见，占5 岁以下儿童摄入中毒的 7%[3]。大多数中毒发生在 5~9 月。在这几个月里，家用石油制品使用频繁，增加了儿童的暴露风险。

影响所摄入碳氢化合物潜在毒性的最重要物理特性是黏度。黏度越低，吸入和出现相关并发症的

风险就越高[15]。例如，低黏度碳氢化合物，如汽油、松节油或矿物油（如婴儿油），会迅速扩散覆盖口腔和咽喉的表面。易挥发的成分在与温暖的黏膜接触时变成气体，会刺激咽喉，引起咳嗽和误吸。如果发生误吸，可能会使中毒剂量的碳氢化合物进入肺部，破坏表面活性物质，引起全身炎症反应，导致通气血流比例失调和支气管痉挛。

急性吸入中毒后的症状和体征变化通常会经历几个阶段。首先是欣快感，然后是兴奋、去抑制，最后是冲动行为。氟利昂吸入性中毒开始时出现头痛、头晕和恶心等症状；随后出现语无伦次、意识混乱、幻觉、复视、震颤、共济失调、视力变化和虚弱；在最后阶段，患者的意识水平下降，导致昏迷、癫痫发作，甚至死亡。高黏度的碳氢化合物（如沥青、油脂、焦油）不易被吸入或被胃肠道吸收，因此不会产生明显的毒性。

注意

这些碳氢化合物［樟脑、卤代烃、芳香烃、含（重）金属烃和含农药的烃类］可以用英文首字母缩写"CHAMP"来记忆。

碳氢化合物摄入中毒的临床特征差异很大，取决于摄入的具体物质（框 33-6）。它们对中枢神经系统的影响最为显著，而且大多数是中枢神经系统抑制剂。亲脂性碳氢化合物更容易通过血脑屏障，对中枢神经系统有更大的影响。

如果救护员到达时患者尚未出现症状，那么出现严重并发症的概率通常很低。这些患者通常要在急诊室观察数小时。他们通常不需要治疗。但任何怀疑碳氢化合物中毒的患者，如果出现咳嗽、窒息、哭泣或吞咽时自发呕吐，则可确认其吸入了碳氢化合物，除非有证据证明有其他原因。救护员应遵循中毒患者管理指南（框33-2）。此外，对于碳氢化合物摄入中毒且有症状患者，应避免对胃进行净化；对胃进行净化会增加误吸风险[15]。目前尚未证明活性炭或稀释剂的使用在管理碳氢化合物摄入中毒方面有效[12]。

思考

毒物摄入的潜在致命效应是否总是在现场可见？

框 33-6 碳氢化合物摄入中毒的临床特征

即刻毒性（6 个小时以内）

胃肠道
腹痛
嗳气
胃肠道刺激
黏膜充血
恶心、呕吐

呼吸系统
咳嗽与窒息
发绀
呼吸困难
吸气性喘鸣
呼吸过速

神经系统
昏迷
发热
嗜睡
乏力
癫痫发作
全身性影响

延迟性毒性（数天至数周）

胃肠道
腹泻
肝损伤

呼吸系统
肺不张
细菌性肺炎
呼吸困难
溶血性与再生障碍性贫血
肺水肿
自发性出血
产生痰液
全身性影响

甲醇

甲醇又称为木醇，是一种有毒的有机化合物，

存在于燃气管道防冻液、挡风玻璃清洗液、油漆、油漆去除剂、清漆、罐装燃料防腐剂和多种虫胶中。甲醇是一种无色液体，气味与乙醇不同。甲醇中毒可能是由有意或无意的摄入、皮肤吸收引起的。

甲醇的代谢物毒性极强。甲醇被吸收后，在肝脏中迅速转化为甲醛，然后转化为甲酸。甲酸在血液中的积累会影响中枢神经系统（嗜睡、意识混乱、癫痫发作）和胃肠道（腹痛、恶心和呕吐），并导致代谢性酸中毒（休克、多系统衰竭、死亡）。患者的视力也可能受到损害（视物模糊、畏光）。摄入 10 ~ 15 mL 甲醇可引起严重的全身毒性反应，特别是伴有代谢性酸中毒的不可逆性失明和中枢神经系统抑制。每千克体重约 1 mL 甲醇的剂量可能导致死亡[16]。甲醇中毒症状与酸中毒程度有关。摄入甲醇后症状出现的时间从 40 分钟到 72 小时不等。如果不治疗甲醇中毒，高达 28% 的患者死亡，30% 的幸存者有视力问题或失明[17]。

救护员应遵循中毒患者管理指南（框33-2）。此外，还应针对甲醇中毒采取以下措施[17]。

1. **保证通风良好**：良好的通风可确保充分的氧合，有助于纠正严重的代谢性酸中毒和促进通过呼吸排泄。
2. **胃肠道净化**：活性炭无效，不宜使用。
3. **纠正代谢性酸中毒**：医师建议尝试用碳酸氢钠纠正代谢性酸中毒（如果已知）。可能需要大剂量或反复服用碳酸氢钠。
4. **防止甲醇转化为甲酸**：使用甲吡唑可阻止甲醇转化为甲酸。以往使用乙醇以达到这一效果，但是乙醇会带来更多的不良后果[18]。对将甲醇转化为甲酸的酶，乙醇有比甲醇更高的亲和力[19]。
5. **血液透析**：可能需要血液透析，以消除中毒剂量的甲醇和甲酸。如果用乙醇治疗，通常还需要血液透析。

乙二醇

乙二醇是一种无色、无味的水溶性液体。它通常用在挡风玻璃除冰剂、清洁剂、油漆、散热器防冻剂和冷却剂中。意外摄入乙二醇在幼儿中很常见，因为这些化学制品中添加了鲜艳的颜色，也由于它们带有甜味。乙二醇有时被作为酒精的替代品。据

报道，若得不到及时有效的治疗，低至 0.2 mL/kg 的摄入量对成年人来说都是致命的[20]。

中枢神经系统抑制的早期症状和体征通常是由乙二醇的乙醇样作用引起的。但如甲醇一样，乙二醇的毒性是由代谢后的乙醇酸和草酸堆积引起的。这主要发生在肝脏和肾脏中。代谢物可能影响中枢神经系统及心肺和肾脏系统。乙二醇中毒的最初体征和症状可能包括言语不清、恶心、呕吐、眩晕、癫痫发作、木僵和昏迷，随后可出现肺水肿和心力衰竭。

乙二醇中毒的紧急救护措施与甲醇中毒相似。此外，救护员应预先了解医师或毒物控制中心对下列药物的用药指示[21]：

- 应用硫胺素将乙醇酸降解为无毒的代谢物；
- 用咪达唑仑、地西泮或劳拉西泮控制癫痫发作。

思考

乙二醇中毒第一阶段的效应可能会被误认为是什么疾病？

异丙醇

异丙醇是一种易挥发、易燃、无色的液体，具有特殊的气味和苦甜的味道。擦拭用乙醇是家庭中这种物质最常见的来源。它也被用在消毒剂、脱脂剂、化妆品、工业溶剂和清洁剂中。异丙醇中毒常常是由被作为乙醇的替代品有意摄入、意外摄入或吸入高浓度异丙醇蒸汽导致的。异丙醇的毒性比乙醇更大，但低于甲醇或乙二醇。成年人摄入致死剂量的情况较为罕见[13]，但在儿童中，任何摄入量都被视为具有潜在毒性。

异丙醇中毒会对多个身体系统产生影响，包括中枢神经系统、胃肠道和肾脏系统。症状和体征通常在摄入后 30 分钟内出现，包括中枢神经系统和呼吸抑制、腹痛、胃炎、呕吐和血容量不足[22]。异丙醇中毒会导致酸在血液中积聚（酮血症），酮在尿液中积聚（酮尿症）。但是，除非患者出现低血压，否则通常不会发生相关的代谢性酸中毒。

对异丙醇中毒的紧急救护主要是支持性的[13]。救护措施包括呼吸道管理和通气支持，以确保丙酮经呼吸完全清除。必要时进行液体复苏，并将患者快速转运到有条件进行血液透析的医疗机构。洗胃

和活性炭被证实是无效的[8]。尚无研究证实乙醇的使用会将其毒性代谢抑制到与甲醇或乙二醇相同的水平。

注意

大多数洗手液含有 60% 的乙醇，但浓度可能高达 95%。相比之下，葡萄酒和啤酒中乙醇的浓度为 5%~15%。消毒用品的外观和气味都非常吸引儿童。摄入超过一小口可导致酒精中毒。症状和体征包括意识混乱、呕吐、嗜睡，甚至呼吸停止和死亡。2017 年的前 10 个月内，美国毒物控制中心记录了超过 15000 次洗手液暴露情况。

资料来源：Hand sanitizer. The American Association of Poison Control Centers website. http://www.aapcc.org/alerts/hand-sanitizer/. Accessed February 28, 2018.

金属

婴儿和儿童是铁、铅和汞意外中毒的高风险人群。他们不成熟的免疫系统和随着年龄增长的吸收能力增加会导致这种风险。

铁中毒。每天大约 10% 的摄入铁（主要是硫酸亚铁）被小肠吸收。吸收后，铁被转化并储存在铁蛋白中，然后被转运到肝、脾和骨髓中以融入血红蛋白。当摄入的铁超过机体的储存能力时，游离的铁在血液中循环，然后沉积在其他组织中。大多数铁中毒是由 6 岁以下儿童摄入含铁的儿童复合维生素导致的[23]。

无意或有意摄入铁元素均有可能是致命的。摄入的铁元素对胃肠道黏膜具有腐蚀性，可引起消化道出血、血性呕吐物、无痛性血性腹泻和黑便。摄入超过 20 mg/kg 铁元素即可归为重症。摄入超过 60 mg/kg 可导致癫痫发作、肝功能衰竭、心血管塌陷和死亡[24]。院前救护包括支持性措施和快速转运以便医师进行评估。另外，为防止进一步吸收，可能需要进行胃肠道净化。一般不建议使用活性炭进行治疗，因为它对铁的吸附性较差。大多数铁中毒患者生存率较高，且远期预后良好。

铅中毒。金属铅已被人类使用了数千年。1978 年，含铅涂料被认为是一种重大的健康危害，在美国被禁止用在家用涂料中（框 33-7）。儿童是最常见的铅中毒人群。据估计，美国有 250000 名 1~5

铅的排泄。

框 33-7 铅容易积聚的地方

- 城市、乡村或郊区的住宅
- 1978 年以前涂刷的公寓、单户住宅及私人和公共住房
- 家庭周围的土壤（被外部油漆或其他来源污染的土壤，如过去汽车中使用的含铅汽油）
- 彩绘的窗户和窗台
- 门和门框
- 楼梯、栅栏和栏杆
- 门廊和围栏
- 被刮擦、干磨或加热的油漆表面（铅尘）
- 旧的彩绘玩具和家具
- 吸尘或清扫污染表面后的空气
- 储存在铅晶体或铅釉陶器或瓷器中的食品
- 铅冶炼厂等行业
- 经常处于铅含量高的环境（如制作陶器或彩色玻璃）

岁儿童的血液中铅含量为 10 μg/dL 或更高[25]。大多数儿童铅中毒是由摄入铅基漆屑和家中污染的粉尘引起的。成年人铅中毒最常见的原因是吸入暴露。体内铅含量高可能会损害儿童的神经系统，导致行为和学习问题、多动症、发育迟缓、听力受损和头痛。即使是看起来健康的儿童，其体内铅含量也有可能是危险的。体中铅含量高的成年人可能出现不易受孕等生殖问题，以及高血压、神经系统疾病、肌肉和关节疼痛、记忆力下降、注意力难以集中等问题。

大多数铅中毒起病较为缓慢。由于长期摄入或吸入铅元素，最终产生毒性。铅元素排出较慢，并倾向于积聚在组织（主要是骨骼）中。暴露导致的急性铅中毒可能会造成瘫痪、癫痫发作、昏迷和死亡。存活的患者可能会有脑损伤。因此，院前救护的重点是识别铅中毒风险并将患者转运至医院，以便医师评估病情。如果通过 X 线片和实验室检查确认铅中毒，则可以进行胃肠道净化或全肠道灌洗。在进行治疗后，所有患者必须转至无铅环境中。门诊可采用螯合疗法降低铅的毒性和促进

思考

救护员在铅中毒应急处理中起着关键性作用。他们在其中还能发挥什么作用呢？

汞中毒。汞是唯一在室温下呈液态的金属。它已被用在温度计、血压计和牙科填充物中。各种汞化合物还被用在节能灯泡、涂料、杀虫剂、化妆品、药品和某些工业过程中[26]。一些海产品含有汞。汞有 3 种形式：元素汞、有机汞和无机汞。汞的毒性很大程度上取决于患者接触到的汞的形式，但所有形式的汞都是有毒的。

吸入汞蒸气是汞中毒最常见的原因。它可能导致气短和肺损伤。汞也可能通过皮肤被人体吸收，引起严重的炎症。汞也可能通过肠道被吸收。汞进入人体后，会进入血液，然后积聚在各种器官组织（主要是大脑）中，导致出现各种症状，包括：

- 乏力；
- 共济失调；
- 易兴奋；
- 震颤；
- 四肢麻木；
- 视力损害；
- 恶心、呕吐（肾衰竭症状）；
- 精神状态改变。

院前救护主要是支持性的。在医师评估之后，若患者近期有汞元素摄入，则进行胃肠道净化，并配合使用螯合剂。病情较严重时，可能需要进行血液透析。

食物中毒

食物中毒是指由过去 48 小时内食用的不洁食物引起的疾病，通常有胃痛、呕吐和腹泻等症状。食物中毒可分为感染性（细菌性和病毒性）或非感染性。

感染性（细菌性）食物中毒。沙门菌是造成食物中毒的常见细菌之一。沙门菌常见于许多动物（特别是家禽）和人类。沙门菌也可能因感染者处理食物而从感染动物或人类的排泄物转移到食物中。其他细菌（如葡萄球菌的菌株）也可引起毒素的形成。即使在彻底烹饪食物的情况下，可能也难以破坏这些毒素。其他容易引起腹泻的细菌是大肠埃希氏菌、弯曲杆菌及志贺菌的某些菌株。

肉毒中毒是一种罕见但危及生命的食物中毒，可能是由食用被肉毒梭菌污染的罐装食品或腌制的食物导致的。肉毒梭菌存在于世界上大部分地区的

土壤和未经处理的水中。它也无害地存在于许多动物的肠道中，包括鱼类。其芽孢可抵抗沸水、盐渍、吸烟和某些形式的酸性溶液。这使得细菌在保存不当的食品或罐头食品中滋生。尽管食源性肉毒中毒很罕见，但由于在家中保存食物的做法比较盛行，这种疾病在美国更为常见。肉毒中毒伴有严重的中枢神经系统症状。这些症状从头到足逐渐出现：头痛、视物模糊或复视、吞咽困难、呼吸麻痹和四肢瘫痪。50%的患者会发生呼吸衰竭。然而，治疗后很少发生死亡。

注意

婴儿肉毒中毒在美国很常见，占所有病例的72%。它发生在1岁以下的儿童中，发病高峰在2～6个月龄。这种疾病通常是由食用被污染的蜂蜜和玉米糖浆（较少）引起的。

资料来源：Dodd C, Aldsworth T, Stein RA, Cliver D, Riemann H. *Foodborne Diseases*. 3rd ed. Amsterdam, Netherlands: Elsevier; 2017.

感染性（病毒性）食物中毒。最常引起食物中毒的病毒是诺如病毒（常见于贝类）和轮状病毒。当生的或部分煮熟的食品接触到人体排泄物污染的水时，可能出现两种病毒导致的食物中毒。

非感染性食物中毒。食用蘑菇和毒蕈可能导致非感染性食物中毒；食用含有大量杀虫剂的新鲜食物和蔬菜也会导致食物中毒；化学食物中毒可能是由于食用储存在受污染容器（如以前用于储存毒物的容器）中的食物造成的，也可能是由不正确地烹饪各种外国食材导致的。

管理指南。食物中毒的体征和症状取决于食物受污染的严重程度。通常，化学中毒的症状出现在摄入后30分钟内；细菌中毒的症状则出现在1～12小时内；病毒和细菌感染的症状出现在12～48小时内[14]。以下为对疑似食物中毒患者的管理原则。

- 采取预防措施以避免自身或设备受到污染。如有必要，戴上手套，穿上防护服。
- 给予呼吸道管理、通气和循环支持。
- 采集完整的病史。病史包括症状出现的时间、最近去了哪些地方、症状与摄入特定食物的关系，以及食用同一食物的其他人的反应。此外，救护员应获得有关粪便性状、排便次

数和气味（包括有无黏液或血液）的信息，也应该注意患者是否存在发热的情况。同时，还应详细记录所有患者的重大疾病史、过敏史和用药史。
- 用晶体溶液进行静脉输液，这有助于控制因呕吐和腹泻引起的脱水和电解质紊乱。
- 将患者转运至医院，以便医师进行评估。

植物中毒

根据毒物控制中心的报告，有毒植物暴露位列儿童中毒的前10位原因中[5]。这类毒物占2015年报告的中毒事件涉及毒物的2.7%[5]。虽然大多数中毒事件与儿童食用的植物有关，但青少年对致幻植物的实验及远足者或觅食者误认为它们可以食用也是其中的原因[27]。救护员应咨询毒物控制中心以确认植物是否有毒。如果可能，应将植物（包括花、浆液和叶）随患者一起转运。

思考

植物的哪些特征会使它易被儿童食用？

体征和症状。摄入主要有毒植物后的毒性效应是可预测的。它们可以根据植物的化学和物理特性分类。大多数体征和症状往往与植物的主要有毒化学成分相关。症状通常在摄入后数小时内出现，但也可能会延迟1～3天。表33-3列出了常见的植物中毒综合征及常见植物。救护员应该熟悉他们所在区域中常见的有毒植物。

管理。美国有数百种绿色植物和100多种蘑菇含有有毒化合物。这些植物和蘑菇具有不同的效力和多种毒素。此外，植物的年龄和土壤条件等因素可能会影响中毒症状的严重程度。因此，管理指南应根据患者的症状而不是摄取了哪种有毒植物来制定。如果条件允许，对植物进行鉴定很必要。但不能因此延误对患者的救护。救护员应咨询医师或毒物控制中心，以便了解适当的管理措施。对因有毒植物摄取而中毒的患者，紧急救护一般包括胃肠道净化或对清醒患者给予静脉滴注、活性炭，提供呼吸道管理、通气和循环支持等。大多数患者在中毒后需要住院观察和治疗，尚无证据显示血液透析对清除大多数植物毒素有效[28]。

表 33-3 植物中毒综合征		
植物中毒综合征	**体征和症状**	**常见的植物**
心脏毒性中毒	恶心、呕吐、腹痛、心动过缓、房室传导阻滞、室性心律失常、高钾血症	洋地黄、夹竹桃、日本红豆杉、藜芦
神经毒性中毒	皮肤干燥、心动过速、发热、瞳孔放大、视物模糊、肠梗阻、尿潴留、烦躁、眩晕、攻击性、意识混乱、构音障碍、幻觉、昏迷或痉挛、癫痫发作、室性心律失常	大花曼陀罗、曼陀罗、刺苹果、毒芹、烟草、蓝升麻、水毒芹、鼠尾草、牵牛子
细胞毒性中毒	呕吐、腹泻、脱水、低血容量性休克、口腔疼痛、神经病变、癫痫发作	蓖麻籽（蓖麻毒素）、氰化物（苹果、杏、樱桃、桃子、李子的核或种子）、相思豆、相思子、长春花、鬼臼果
胃肠毒素和肝毒素	剧烈的口腔疼痛、眼睛疼痛（如眼部暴露）、右上腹疼痛、急性肝炎	五彩芋属、花叶万年青属、喜林芋属、鹅掌柴属和白鹤芋属植物

资料来源：Diaz JH.（2016）. Poisoning by herbs and plants: rapid toxidromic classification and diagnosis. *Wilderness Environ Med*.2016; 27（1）: 136–152.

第5节 吸入性中毒

无意或有意地吸入毒物都会导致危及生命的紧急状况。吸入性中毒造成的损伤的类型和部位取决于吸入的化学物质的性质和特征[29]。在暴露于有毒烟雾和烟草后数小时内，可能不会出现呼吸困难。但建议所有患者都去医院进行评估，甚至包括无症状者。

思考

你是否认为在有毒气体吸入的事件中可能会有一名患者或多名患者？为什么？

分类

有毒气体可分为3类：单纯窒息性气体、化学窒息性气体和刺激性或腐蚀性气体。单纯窒息性气体（如甲烷、丙烷、惰性气体）通过置换氧气或降低空气中的氧气浓度而产生毒性。化学窒息性气体（如一氧化碳、氰化物）被人体吸入时会引起多种局部和肺部反应。它们可阻止全身血液吸收氧气，并干扰组织氧合。刺激性或腐蚀性气体（如氯、氨）在与水分接触时会造成细胞破坏和引起炎症。表33-4概述了不同有毒气体的临床特征。

综合管理

治疗吸入性中毒的患者，应遵循中毒患者管理指南（框33-2）。此外，如果必要，可能需要冲洗眼睛。其他救护措施取决于特定毒素的作用机制。

特异性吸入性毒物的管理

本节讨论的吸入性毒物包括氰化物、氨和碳氢化合物。一氧化碳中毒见第38章。窒息性气体及化学和生物战争有关的其他气体见第56、第57章。

氰化物

氰化物是指一类含有氰基的剧毒化合物。氰化物由于毒性大，应用较少，有时用于电镀、矿石提取、建筑熏蒸、化肥等行业。氰化物是含氮物质（包括尼龙和聚氨酯）燃烧的副产品之一。

吸入氰化物气体可能导致氰化物中毒；摄入氰化物盐类、腈类或氰苷（如苦杏仁苷，一种存在于樱桃、苹果、梨和杏子种子中的物质）、输注硝普钠等均可导致氰化物中毒。氰化物也可以被皮肤吸收。无论通过何种途径进入体内，氰化物都会迅速发生作用。它与呼吸酶细胞色素氧化酶的铁离子（Fe^{3+}）结合并发生反应，使酶失去活性，抑制细胞内氧的利用。细胞毒性缺氧导致病情从呼吸困难到瘫痪、昏迷和死亡的快速进展（框33-8）。吸入大剂量氰化物通常会导致数分钟内呼吸停止、死亡。

在确保人身安全的前提下将患者从有毒环境中移开后，氰化物中毒患者紧急救护的重点是确保呼吸道通畅，并给予高浓度氧气以提供良好的通气支持。治疗氰化物中毒患者时需要穿戴个人防护装备。在胃酸与氰化物混合时，如果患者呕吐或打嗝，可

表 33-4	有毒气体和烟雾毒素的临床特征			
毒素类型	**毒 素**	**来 源**	**临床特点**	**管理措施**
单纯窒息性气体	丙烷 甲烷 二氧化碳 惰性气体（氮气、氩气）	烹饪用气体 烹饪用气体 所有火灾 工业（特别是焊接）	对正常空气进行置换，吸入氧浓度分数较低，无呼吸道刺激的低氧血症症状	使患者远离毒源，并给予氧气
	一氧化碳	火灾	碳氧血红蛋白形成；抑制氧气运输（头痛为最早症状）	给予 100% 的氧气
化学窒息性气体	氢氰酸	工业、燃烧塑料、家具、纺织品	高毒性细胞窒息剂	给予羟钴胺
	硫化氢	液体粪坑、腐烂的有机物	类似氰化物的高毒性细胞窒息剂；突然晕厥；散发出臭鸡蛋的气味；快速疲劳	使用亚硝酸钠对抗氰化物（产生硫酸铁血红蛋白）；不要使用硫代硫酸盐
刺激性气体（在水中具有高溶解度）	氯气 盐酸	工业、游泳池化学品、家用含酸漂白剂	早期出现流泪、咽喉痛、喘鸣、气管支气管炎；重度暴露后 2~6 小时出现肺水肿	使用湿化氧气、支气管扩张药并进行呼吸道管理
	氨气 二氧化氮	工业、燃烧的纺织品燃烧的纤维素、纺织品	散发出刺激性气味；迟发性（12~24 小时）气管支气管炎、肺炎和肺水肿；晚期发生慢性支气管炎	给予氧气；观察 24~48 小时；给予类固醇（但存在争议）
刺激性气体（在水中具有低溶解度）	臭氧	粮仓（辛辣红色气体）焊接时起保护作用的惰性气体、工业	咳嗽、气短、咽喉刺激	支持性护理
	酰酰氯	氯化有机物的燃烧	咳嗽、眼或咽部烧灼感、流泪、呼吸困难、恶心；晚期症状包括肺水肿	给予呼吸道管理，观察 48 小时以上
变应原类	甲苯二异氰酸酯	聚氨酯的生产	反应性支气管收缩；对易感者可能产生的长期影响（慢性阻塞性肺疾病）	使用支气管扩张药
金属烟尘	锌 铜 锡 特氟隆	焊接（特别是镀锌金属焊接）	"金属烟雾热"；暴露 4~8 小时出现寒战、发热、肌肉痛、头痛、干咳、白细胞增多	自愈（12~24 小时）
	砷	燃烧含砷矿石、电子产品行业	毒性作用大；溶血、肺水肿、肾衰竭；慢性砷中毒	换血；只在慢性砷中毒时使用二巯丙醇
	汞 铅	工业，焊接	见具体金属	

资料来源：Ho MT. *Current Emergency Diagnosis and Treatment*. 3rd ed. Norwalk, CT: Appleton & Lange; 1990; National Center for Emerging and Zoonotic Infectious Diseases（NCEZID）. Phosgene. Centers for Disease Control and Prevention website. https://emergency.cdc.gov/agent/phosgene/basics/facts.asp. Updated April 12, 2013. Accessed February 28, 2018.

能会产生或排出氢化氰气体[9]。氧气能够置换细胞色素氧化酶中的氰化物，提高用药的有效性。以前的氰化物解毒药会诱导高铁血红蛋白形成，故已停产。羟钴胺（框 33-9）是维生素 B_{12} 前体，可用于治疗氰化物中毒。它的中心有一个钴原子，与血液中的氰化物结合形成氰钴胺（维生素 B_{12}）。用羟钴胺解毒不会产生高铁血红蛋白，因此不会降低血液的携氧能力。出现变态反应的情况非常罕见。羟钴胺不会引起低血压[30]，可以用来治疗所有类型的氰化物中毒，包括烟雾吸入。

框 33-8 氰化物中毒的早期和晚期效应

早期效应
- 躁动
- 焦虑
- 意识混乱
- 呼吸过速 / 呼吸过度（早期）
- 高血压伴反射性心动过缓
- 瞳孔放大
- 恶心

晚期效应
- 酸中毒
- 心律失常
- 呼吸缓慢 / 呼吸暂停（晚期）
- 低血压
- 癫痫发作

框 33-9 氰化物解毒药

羟钴胺（首选解毒药）
- 成年人：5 g，静脉注射
- 儿童：70 mg/kg，静脉注射（不超过成人剂量）
- 在 200 mg 0.5% 氯化钠溶液、乳酸盐林格液或 5% 葡萄糖水中稀释，输注 15 分钟以上，然后加入硫代硫酸钠（采用单独的静脉通路注射）。

25% 硫代硫酸钠
- 成年人：12.5 g（25% 溶液，50 mL），静脉注射 10 分钟以上
- 儿童：500 mg/kg（25% 溶液，1.65 mL/kg），静脉注射 10 分钟以上（不要超过成人剂量）

资料来源：National Association of EMS Officials. *National Model EMS Clinical Guidelines*. Version 2.0. National Association of EMS Officials website. https://www.nasemso.org/documents/National-Model-EMS-Clinical-Guidelines-Version2-Sept2017.pdf. Published September 2017. Accessed February 28, 2018.

氰化物中毒的治疗方法是静脉注射羟钴胺，加或不加硫代硫酸钠[31]。这些药物有助于氰化物的解毒，使其可以通过肾脏清除[13]。需要注意的是，羟钴胺和硫代硫酸钠是不相容的，不应该通过同一静脉通路注射。氰化物中毒患者的院前救护措施包括中毒患者管理指南（框 33-2）提供的措施，以及

你知道吗

高铁血红蛋白是一种功能失调的血红蛋白，不能携带氧气。血液中高铁血红蛋白水平升高被称为高铁血红蛋白血症。这种情况会减少血液氧合并产生功能性贫血。高铁血红蛋白血症导致氧合血红蛋白解离曲线向左移动，阻碍了正常血红蛋白释放氧气，减少了组织可用的氧气量，进而导致组织缺氧。

高铁血红蛋白血症可能是先天性的，也可能是工业毒素（如粮仓中的亚硝酸盐）暴露和摄入或过度使用某些药物（如硝酸盐、亚硝酸盐和磺胺类）而引起的。高铁血红蛋白血症的体征和症状包括气短、发绀、精神状态改变、头痛、乏力、头晕和意识丧失。Rad 57 是一种血氧测定装置，可用于院前环境下测量动脉血气、碳氧血红蛋白血症，以及高铁血红蛋白水平。在紧急情况下，给予氧气和院内给予亚甲蓝治疗高铁血红蛋白血症。亚甲蓝能够将血红蛋白中的铁恢复到其正常的携氧状态。

给予高浓度氧和静脉输注羟钴胺，尽管正常氧饱和度（治疗前脉搏血氧饱和度）不是可靠的组织氧合指标。救护员应该预见到高血压等不良反应。此外，还应密切观察患者有无过敏反应迹象。

氨气

氨气是一种有毒的刺激物，被人体吸入后会引起局部肺部并发症。这些并发症包括炎症和刺激，严重时可破坏所有呼吸系统的黏膜组织。当氨蒸气与水结合时，会产生具有高度腐蚀性的碱性化合物。患者通常会出现咳嗽、充血、灼热和胸闷及窒息感。这些呼吸道症状通常与眼睛灼热和流泪有关。严重时，可能会出现支气管痉挛和肺水肿。除了框 33-2 中的管理指南外，紧急救护措施还包括正压通气，给予利尿药和支气管扩张药。

碳氢化合物

伤害风险最大的碳氢化合物具有低黏度、高挥发性和高表面张力等特性。这些特性允许碳氢化合物进入肺部支气管树，进而导致吸入性肺炎，并产生潜在的全身效应，如中枢神经系统抑制及肝、肾或骨髓毒性。

大多数碳氢化合物吸入中毒源于日常生活中使用的卤代烃（如四氯化碳和二氯甲烷）或芳香烃（如苯

和甲苯）。人们通过吸入这些物质可能产生醉酒状态或欣快状态。这些效应通常在几秒钟之内迅速出现，随后可能出现中枢神经系统抑制、呼吸衰竭或心律失常。碳氢化合物吸入中毒的其他体征和症状包括：

- 吞咽时烧灼感；
- 恶心、呕吐；
- 腹部绞痛；
- 全身乏力；
- 麻醉感；
- 出现幻觉；
- 色觉的改变；
- 失明；
- 癫痫发作；
- 昏迷。

救护员应遵循中毒患者管理指南（框33-2）。碳氢化合物吸入中毒的紧急救护通常是支持性的。

第6节 注射中毒

除了滥用或误用注射药物引起的中毒外，注射中毒也可能是由节肢动物、爬行动物和有害的水生生物咬伤或叮咬引起的。与前面描述的大多数化合物不同，毒液螫入中毒源于多种物质的混合物。这些混合物可能会对人体产生几种不同的毒性反应。因此，救护员必须做好同时处理多个器官系统反应的准备。大多数叮咬和叮咬引起的中毒的管理指南包括以下几点：

1. 确保救护员的人身安全。
2. 根据需要提供呼吸道管理、通气和循环支持，并注意严重变态反应的迹象。
3. 用0.9%的氯化钠溶液清洁患处，并使用无菌敷料对其进行覆盖。止血带或吸引装置不利于延迟吸收，不宜使用。在紧急情况下，如果敏感性试验阴性，可给予市售抗蛇毒血清（如果有）。
4. 中度至重度症状可能需要积极治疗。根据医学指南，出现肌肉痉挛、剧烈头痛、呕吐和感觉异常时可应用苯二氮䓬类药物、镇吐药和镇痛药进行治疗。
5. 将患者进行转运至医院以便医师评估。多数患者可以完全康复。患病率最高的是幼儿、老年人、基础高血压病患者或有其他疾病的患者。

节肢动物咬伤与螫伤

节肢动物是一种无脊椎动物，身体左右对称，由多数结构与功能各不相同的体节构成。一些节肢动物咬伤人类，一些螫伤人类，一些既能咬伤又能螫伤人类。节肢动物的毒液的理化性质复杂多样，可能导致敏感人群出现严重的毒性反应。这些反应包括过敏反应和上呼吸道阻塞。对毒液的各种反应分为局部反应、毒性反应、全身反应和迟发反应（框33-10）[32]。

膜翅目（蜜蜂、黄蜂、蚂蚁）

膜翅目是一大类昆虫，名字来源于其膜一般的、透明的翅膀。膜翅目包括黄蜂、蜜蜂和蚂蚁。它们的毒液含有毒素、酶和其他化合物的混合物，如组胺、5-羟色胺、乙酰胆碱和多巴胺。一只黄蜂、蜜蜂或蚂蚁叮咬通常会立刻引起疼痛，随后出现风团和耀斑反应。变态反应是膜翅目昆虫螫伤最严重的并发症。大约有0.4%的美国人对昆虫毒液有一定程度的化学过敏，每年报告由膜翅目昆虫叮咬过敏引起的死亡有90~100例[33]。对螫伤有变态反应史的人经常佩戴医疗警报标识。这些人还经常携带紧急医药箱，其中包含预装的肾上腺素注射器。美国最受关注的蚂蚁是入侵红火蚁。火蚁叮咬或咬伤可能引起全身反应，包括过敏反应。

蜜蜂（或其他膜翅目昆虫）经常将它们的刺留在伤口中。如果存在毒刺，应刮除或擦掉皮肤，切勿用镊子拔出。这是因为挤压附着的毒液囊可能会加重损伤。对过敏反应的治疗可参考第26章。

蛛形纲（蜘蛛、蝎、蜱）

蛛形纲是节肢动物的一大类。这些生物通常有4对腿和1个体，体分为头胸部（头部和胸部结合）和腹部。本节仅讨论蜘蛛、蝎子和蜱。

蜘蛛咬伤。大多数蜘蛛都有毒腺。蜘蛛毒液主要引起2种反应：由黑寡妇蜘蛛咬伤引起的神经毒性反应和其他大多数蜘蛛（在美国主要是棕色隐士蜘蛛）咬伤引起的局部组织坏死。

- **黑寡妇蜘蛛。**雌性黑寡妇蜘蛛呈有光泽的黑色，腹部下表面有沙漏样红色标记（图33-1）。雄性体形大小约为雌性的一半，呈棕色，对人类无害。蜘蛛一般生活在未受干扰的空

框 33-10 毒液的反应类型

局部反应

刺痛部位长时间有明显的水肿

可能累及一个或多个邻近关节

可能发生在口腔或咽喉，导致呼吸道阻塞

严重的局部反应可能会增加未来发生全身反应的可能性

症状通常在 24 小时内消退

毒性反应[a]

胃肠道功能紊乱

· 腹泻

· 头晕目眩

· 呕吐

其他症状

· 惊厥（罕见）

· 无荨麻疹性水肿

· 发热

· 头痛

· 不随意肌痉挛

· 症状通常在 48 小时内消退

· 晕厥（较常发作）

全身（过敏性）反应[b]

可在几分钟内导致死亡的反应

即刻出现的症状

· 面部潮红

· 全身性荨麻疹

· 眼睛发痒或全身瘙痒

后续症状

· 血管性水肿

· 胸部胀闷或咽喉紧缩感，或者二者均有

· 寒战和发热

· 发绀

· 呼吸困难

· 低血压

· 喉喘鸣

· 大小便失禁

· 意识丧失

· 恶心和呕吐

· 呼吸衰竭、心血管塌陷或二者均有

· 休克

· 哮鸣

迟发反应[c]

血清病症状

· 发热

· 头痛

· 乏力

· 多关节炎

· 荨麻疹

---

[a] 应考虑有被螫伤 10 次及以上的病史。

[b] 可能发生于单次或多次螫伤之后。

[c] 通常发生在螫伤后 10~14 天。

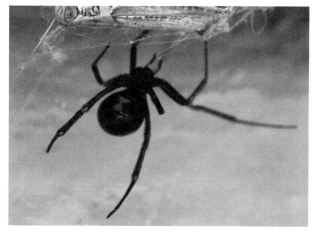

图 33-1 黑寡妇蜘蛛

间里（石头、原木和树丛下）。它们很少出现在有人居住的地方。大多数黑寡妇蜘蛛叮咬发生在 4~10 月，在美国南部和西部各州的农村和郊区常见。

黑寡妇蜘蛛的咬伤通常被患者描述为轻微的针刺感，且起初并无疼痛。一般情况下，身上唯一能发现的是 2 个小的牙印，相距约 1 mm，周围有 1 个小的丘疹。多次叮咬通常可排除任何类型的蜘蛛中毒，因为蜘蛛很少咬 1 次以上。在被毒液侵袭的 1 小时内，神经毒素会使患者出现特征性的肌肉痉挛，还可能导致腹部僵硬和剧烈疼痛。相关症状包括感觉异常（通常描述为足底或全身的烧灼感），肩部、背部和胸部肌肉疼痛，头痛，头晕，恶心和呕吐，眼睑水肿，出汗和流涎增加。大多数患者 36~72 小时能够完全康复。

注意

在无明显压痛的情况下，腹部僵硬是一个至关重要的发现。这一发现有助于区分毒性发作与急腹症。

- **棕色隐士蜘蛛**。棕色隐士蜘蛛也被称为小提琴蜘蛛。在密西西比河–俄亥俄河–密苏里河流域和美国西南部，棕色隐士蜘蛛比较常见。棕色隐士蜘蛛喜欢炎热、干燥和废弃的环境，如空置的建筑物，且常常出现在衣柜中。棕色隐士蜘蛛呈浅褐色至深褐色，长 1～2 cm（图 33-2）。棕色隐士蜘蛛的特征是头部排列成半圆形的 6 只白色眼睛（与其他蜘蛛有 8 只眼睛不同），并且在头胸部顶部有一个黑色的小提琴形标记。棕色隐士蜘蛛被认为是"害羞"的，除非它感到受到了威胁，否则通常不会主动攻击人类。像黑寡妇蜘蛛一样，这些蜘蛛在 4～10 月最为活跃。

棕色隐士蜘蛛的毒液最初引起疼痛轻微，易被忽视。1～2 小时后，会出现局部疼痛和红斑（图 33-3）。通常在 2 天内产生水疱或囊泡。病变区域可能有 1 个缺血环，并被 1 个不规则的红晕所包围，产生咬伤典型的公牛眼外观。在随后的 72 小时内，病变区域扩大，病变中心可能变成紫色或形成黑色焦痂（坏死组织）。焦痂最终溃烂，留下大小和深度不等的溃疡。这样的伤口通常愈合缓慢，可能在被咬伤后数月或数年仍然可见。有时可能

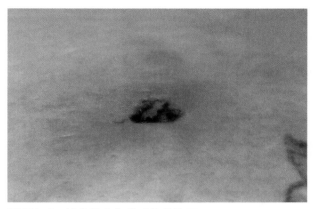

图 33-3 棕色隐士蜘蛛咬伤的伤口

需要切除伤口皮肤或植皮。全身受累不常见，但可能会出现相应的体征和症状，包括发热、寒战、乏力、恶心和呕吐、全身性皮疹、溶血性贫血、弥散性血管内凝血和急性肾衰竭等[34]。偶尔出现死亡病例，这通常是由凝血系统障碍或肝损伤引起的。

思考

发生哪种类型的蜘蛛咬伤，患者最应叫救护车？为什么？

蝎螫伤。650 多种蝎中只有少数会产生对人体有害的毒液。在北美洲，树皮蝎是唯一对人类有害的蝎。在美国西南部和墨西哥发现有这种蝎。它通常在夜间活动，喜欢沙漠边缘树木繁茂的地区；偶尔也会入侵到居民家中，特别是土坯房。树皮蝎的体形较小，呈黄色到棕色，有些尾部有条纹（图 33-4）。树皮蝎在 4～8 月最活跃，冬季冬眠。

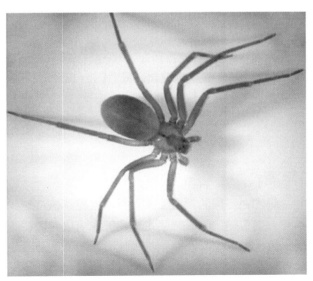

图 33-2 棕色隐士蜘蛛

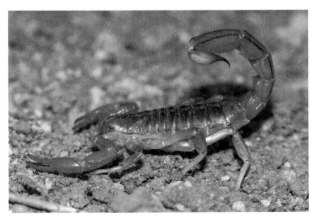

图 33-4 树皮蝎常见于美国亚利桑那州、新墨西哥州和加利福尼亚州的沙漠中

树皮蝎的毒液是通过尾节上的毒刺传递的。毒液是蛋白质的混合物，能够导致乙酰胆碱的释放。它还能刺激交感神经并直接刺激中枢神经系统，引起相关症状。树皮蝎的毒液不含有导致组织破坏的酶，因此局部炎症不是它的特征。框 33-11 列出了树皮蝎螫伤的体征和症状。尽管存在可能危及生命的全身效应，但这些患者都需要适度镇痛、冷敷和住院观察。

框 33-11　树皮蝎螫伤的体征和症状

- 咬伤部位的感觉异常
- 以咬伤位置为起点，疼痛、麻刺感和灼烧感沿着神经辐射
- 流涎、流泪、多尿、腹泻、肠胃不适和呕吐
- 心律失常
- 肌肉抽搐
- 惊厥
- 眼球运动障碍（脑神经功能障碍）

蜱叮咬。 蜱叮咬很少需要紧急救护。但是它们可以传播微生物或分泌毒素、毒液，能够引起疾病。在北美洲，硬蜱很常见。蜱叮咬的局部反应可从小范围瘙痒结节进展到大范围的溃疡。蜱更是一些重要疾病（包括落基山斑点热、莱姆病和蜱麻痹）的载体。

- 落基山斑点热。落基山斑点热是一种传染病，通过美国森林蜱和犬蜱的叮咬从兔子和其他小型哺乳动物传播给人类。这种疾病在大西洋沿岸更常见。在美国，每年约有 40 人因此死亡[13]。症状和体征通常在蜱叮咬后 1 周内出现，包括头痛、高热和食欲不振；这些症状之后通常在手腕和足踝上出现小粉红色斑点，最终皮疹遍布整个身体，斑点变暗、变大、变成瘀点。轻症落基山斑点热 20 天内即可痊愈，但若不进行治疗，病死率为 8%～25%[32]。
- 莱姆病。莱姆病是美国最常见的蜱媒传染病。这种疾病是由已知感染了鹿和狗的蜱叮咬引起的。该病的病程分为几个阶段。第一阶段，在蜱叮咬部位会出现红点，逐渐扩大成红色皮疹。在这一阶段，可能会出现发热、嗜睡、肌肉疼痛和全身乏力等症状。第二阶段，表现为心脏异常（包括各种房室传导阻滞）和

神经系统问题，如脑神经麻痹。第三阶段，以关节炎为主要症状。这种疾病若未能得到诊治，症状可能持续数年，严重程度逐渐减轻。

- 蜱麻痹。蜱麻痹是由雌性森林蜱长时间叮咬造成的。这种疾病在春季和夏季散发。蜱麻痹是由蜱附着于宿主后从唾液腺分泌的神经毒素引起的。起初患者会烦躁不安，手足感觉异常。在随后的 48 小时内，可能会出现弛缓性麻痹，伴有深腱反射丧失。蜱麻痹从足部开始向上进展，累及身体的两侧。严重者可能会因呼吸麻痹死亡。去除患者身上的蜱通常能够迅速改善症状，并使麻痹在几天内完全消退。如果未能及时诊断，蜱麻痹可能是致命的，特别是在年幼和年长的患者中。

蜱叮咬的主要治疗方法是正确地去除蜱。救护员应该用手术钳、镊子或佩戴了防护用具的手指尽可能贴近皮肤表面抓住蜱，并以均匀的力量将其拔出。在这个过程中，应该注意不要挤压蜱的身体，避免其体液传播疾病。应避免使用指甲油、异丙醇或热的火柴头等方法去除蜱。这些传统方法无效且可能导致蜱分泌更多的唾液进入伤口。取出蜱后，应使用肥皂和水对叮咬部位进行消毒，并用无菌敷料覆盖。

思考

如何区分蜱麻痹和其他导致进行性麻痹的疾病？

爬行动物叮咬伤

美国 NIOSH 估计，每年有 7000～8000 人被毒蛇咬伤[35]。其中，约有 5 人死亡。这反映了与蛇毒中毒相关的高发病率和低病死率。在美国发现的 115 种蛇中，只有 19 种是有毒的。美国本土主要有 2 种毒蛇是颊窝毒蛇和珊瑚蛇。

颊窝毒蛇

居住在美国的颊窝毒蛇包括响尾蛇、棉口蛇或水蛇、铜头蛇、侏儒响尾蛇和北美侏响尾蛇。在美国，绝大多数蛇咬伤都是响尾蛇引起的。颊窝毒蛇的特征是垂直的椭圆形瞳孔和与身体其他部位不同的三角形头部。响尾蛇的典型特征还有尾末端的角

质环（响尾蛇），这些角质环随着环境温度的变化而振动（图33-5）。

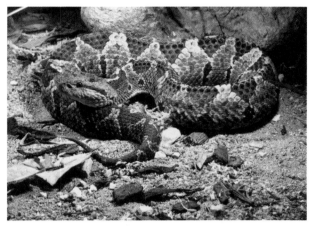

图33-5 颊窝毒蛇

颊窝毒蛇的毒液喷射装置与头部两侧的一个或多个细长的空心牙齿相连。毒液的主要作用为麻醉、毒杀猎物。根据属种和注入的毒液量，毒液可能对血液和其他组织产生各种毒性作用，包括溶血、血管内凝血、抽搐和急性肾衰竭（框33-12）。由凝血缺陷和大量肿胀引起的出血可导致低血容量性休克。在攻击中，蛇可能释放出不同量的毒液，可能

框33-12 颊窝毒蛇中毒的体征与症状

轻度中毒
　　存在1个或多个牙印
　　局部肿胀和疼痛
　　缺乏全身性症状

中度中毒
　　存在1个或多个牙印
　　咬伤部位以外出现疼痛和水肿
　　全身性症状和体征
　　虚弱
　　出汗
　　恶心、呕吐
　　皮肤感觉异常

重度中毒
　　存在1个或多个牙印
　　大面积水肿
　　皮下瘀斑
　　严重全身性症状
　　休克

很少或根本没有，也可能几乎整个腺体的毒液都被释放出来。

珊瑚蛇

在美国发现有2种珊瑚蛇：亚利桑那珊瑚蛇和东方珊瑚蛇。与颊窝毒蛇相比，珊瑚蛇瞳孔圆，在上颌前端附近有小而固定的尖牙。大多数珊瑚蛇都有三色斑纹，有红色、黑色、黄色或白色条纹，还有黑色的鼻子（图33-6）。美国许多无毒蛇的外观与珊瑚蛇相仿。珊瑚蛇是通过颜色排列顺序区别的：红色斑纹以黄色为界表明是有毒的物种。

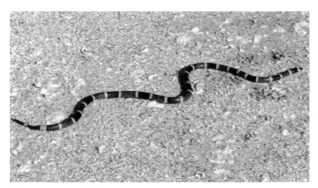

图33-6 珊瑚蛇

大多数珊瑚蛇都不会咬人，除非受到威胁。这种蛇的小嘴和尖牙使得其难以咬住比手指、足趾或皮褶更大的东西。珊瑚蛇往往会挂在猎物上咀嚼，而不是像颊窝毒蛇一样攻击和释放毒液。珊瑚蛇的毒液主要产生神经毒性。咬伤通常很少或不产生疼痛，不会引起坏死或水肿。珊瑚蛇咬伤的早期体征和症状是言语不清、瞳孔放大和吞咽困难（通常延迟到咬伤后几小时发作）。如果不及时治疗，毒液会造成弛缓性麻痹，在24小时内死亡。死亡原因是神经系统功能障碍引起的呼吸衰竭。

蛇毒中毒管理

与任何药物或毒素一样，蛇毒毒液也有吸收、分布和消除的过程。随着毒液扩散到淋巴管和血液中，组织损伤加重。因此，紧急救护的目的是延缓毒液的全身扩散。蛇咬伤的院前救护措施包括以下几点。

1. 与蛇保持安全距离（大约为蛇的长度），并将患者转移到安全区域。如果在EMS人员到达之前，蛇已经被杀死，应将其放在一个封

闭的容器中送到急诊室。EMS 人员不应试图捕获或杀死蛇，以免被咬伤。为了对患者进行适当有效的管理，没有必要立即鉴别蛇的属种。

2. 根据需要为患者提供呼吸道管理、通气和循环支持。持续监测生命体征和心电图活动，同时在未受累的四肢建立静脉输通路，输液扩容。

3. 医师可能会建议将被咬伤的肢体固定在中立位置。通过夹板固定可延缓全身吸收并可减少局部组织坏死。应尽一切努力使患者保持安静。应该避免使用冰袋或化学冷敷袋、切口抽吸器、绷带或止血带，它们可能会对组织造成进一步损害[35]。

4. 做好准备，以便立即将患者转运到适当的医疗机构。

5. 如果情况严重，可能需要使用抗蛇毒素来中和毒液。抗蛇毒素通常是在医院进行过敏试验后提供给患者。

注意

如果转运时间较长或延迟，则应每隔 15 分钟用钢笔或记号笔在被咬伤肢体的肿胀前缘标记时间记号。另外，还可以通过每隔 15 分钟拍摄 1 次数码照片，观察掌握肿胀的进展情况，并写入患者的病历。疼痛应该按照医疗指南进行治疗，避免使用非甾体抗炎药，因为它可能会产生凝血作用。

思考

您可以采取哪些策略来稳定蛇咬伤患者的情绪？

有害的水生生物

在美国沿海水域中最可能引发中毒事件的海洋动物是刺胞动物、棘皮动物和黄貂鱼。这些动物体内含有专门的毒液装置用于防御和捕获猎物。除动物产生的毒液外，水生生物可能因摄入污染物而含有其他有毒物质。有害水生生物的暴露源与娱乐、工业、科学和军事海洋活动有关。

在通过提供呼吸道管理、通气和循环支持使患者病情稳定后，管理处置有害水生生物毒液的 2 个主要目标是防止毒液进一步排出和通过中和毒液来

缓解疼痛[33, 36]。

刺胞动物（水母、海葵、火珊瑚）

刺胞动物是一类海洋中常见的物种（图 33-7）。这些物种中有一些带毒的刺细胞（刺丝囊）。刺丝囊内充满毒液，并且有一个长的、盘绕的空心线状管，类似微小的皮下注射针。毒液中毒的严重程度与毒液的类型和毒性、刺胞动物排出的刺丝囊的数量及中毒者的身体状况有关。

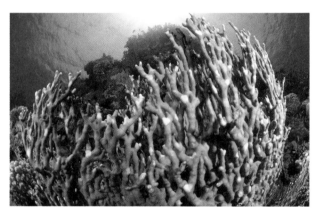

A

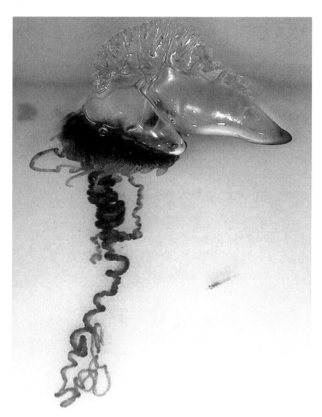

B

图 33-7 刺胞动物。A. 火珊瑚；B. 僧帽水母

水母遍布大西洋和太平洋。僧帽水母是目前世界上最大的水母。这种水母的刺丝囊的触手可能长达 30 m。一次毒液排放可能涉及数十万个刺细胞。与这些触手接触的游泳者可能中毒，产生全身性的体征和症状。刺细胞通常留在中毒者的组织中。分离的触须碎片可以数月保持效力。

海葵是色彩鲜艳的海底生物，有时会出现在潮汐池中。海葵具有花朵般的外观，并长有细长的突起，用于刺穿和麻痹过往的鱼。这些突起能够使人类产生轻度至中度的疼痛。

火珊瑚不是真的石珊瑚，而是一种海底动物。它们经常被误认为是海藻，因为它们通常附着在岩石、贝壳和珊瑚上。这些带刺的珊瑚可长到 2 m 高，表面是尖锐的、钙化的骨骼，上面有成千上万的突出的带有刺丝囊的触手。

管理。 刺胞动物毒液中毒的症状依严重程度分别为刺激性皮炎到剧烈疼痛、呼吸抑制、过敏反应和危及生命的心血管塌陷。中毒通常是轻微的，可造成刺痛感、感觉异常、瘙痒和红褐色线性风团或触手痕迹。如果释放的毒液毒性较强或污染面积较大，全身症状可能包括恶心、呕吐、腹痛、头痛、支气管痉挛、肺水肿、低血压和呼吸停止。紧急救护包括以下措施。

- 用镊子移除可见的触须碎片，避免触碰触须。
- 立即用适量醋（4%~6%醋酸溶液）或小苏打浆液冲洗至少 30 秒。潮湿的沙子或淡水通常会导致刺丝囊排出毒液，因此这些都是禁用的。醋不宜用于僧帽水母属（澳大利亚）水母和刺螫水母的刺，因为它可能会增加疼痛[9]。
- 嘱患者热水淋浴，或者尽可能将受累部位浸入热水中。水应尽可能热，但不要造成烫伤，温度不得高于 45℃。只要疼痛持续，就应该继续浸泡。如果没有热水，干热敷或冷敷都可能有助于减轻疼痛。
- 根据需要给予镇痛药。
- 对患者进行转运，以便医师进行评估。

棘皮动物（海胆、海星、海参）

棘皮动物是具有水管系统的海洋动物。他们通常有一个坚硬、刺状的骨骼，身体呈放射状（图33-8）。

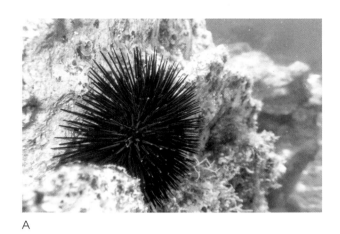

A

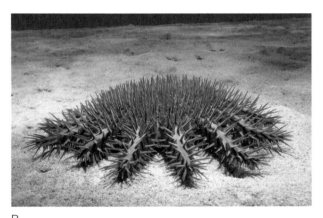

B

C

图 33-8 棘皮动物。A. 黑海胆；B. 荆棘冠海星；C. 拥有长触手的海参

海胆的身体呈球形，多见于岩石底部或在沙子或缝隙中。海胆有细小的刺，其中一些是有毒的。也有一些细小的钳子样器官，被认为能排出有毒物质。这些棘状刺处理起来很危险，容易在肉中断裂，深深地扎入肉中，难以去除。

一些海星表面覆盖着分泌毒素的刺。当这些刺进入皮肤时，会将毒液带入，使患者立即感觉到疼痛，随后出现大量出血和轻度水肿。多处穿刺伤可能导致急性全身反应。

海参是一种在浅水和深水中出没的香肠形状的动物。它们的触手状器官分泌液体毒素。这个器官可以通过肛门突出和延伸。通常情况下，这些液体毒素被分泌到周围的海水中，这会使游泳运动员和潜水员出现轻微的皮炎或结膜炎。

管理。棘皮动物中毒的紧急救护措施通常是对穿刺伤口进行处理和灭活毒液。救护员应该用钳子拔除内嵌的刺，并穿戴防护手套以避免被污染。较大的毒刺可能需要通过手术去除。

棘皮动物的毒素可能导致立即引起患处剧烈疼痛、肿胀、发红、患肢酸痛和恶心。迟发效应可能包括呼吸窘迫、嘴唇和面部的感觉异常，严重者呼吸麻痹和肌张力完全丧失。救护员必须做好应对各种身体反应的准备。

大多数海生动物毒液在温度或湿度变化时会失去毒性。为稳定患者病情，建议在转运前和转运过程中将受累部位（通常是足或手）浸入热水中。为了保证安全，不要同时将双手或双足浸入水中，防止因患部麻木或疼痛而导致患者未注意到热损伤。

黄貂鱼

在美国，黄貂鱼每年造成约 1800 人受伤[34]。黄貂鱼大小不一，从 5 cm 到 4 m 不等。它们经常半埋在浅水中的泥土或沙子中（图 33-9）。黄貂鱼的毒液器官由鞭状尾巴背侧的 2 ~ 4 个有毒的倒钩组成。在人踩踏沙滩或土地时，黄貂鱼的尾巴向上和向前推动，将倒钩推入人的腿或足。这种防御性倒钩会造成大的、严重的撕裂伤，长度可超过 15 ~ 20

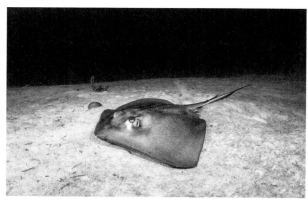

图 33-9　黄貂鱼

cm。除了将毒液射入伤口外，毒液器官的整个倒钩尖端有时会脱落并嵌入组织中。

黄貂鱼毒液能够引起局部和全身性并发症。毒液作用于局部时，能够使机体产生创伤性损伤，立刻引起剧烈的疼痛，并出现水肿、出血和坏死。全身性并发症包括虚弱、恶心、呕吐、腹泻、眩晕、癫痫发作、心脏传导异常、瘫痪、低血压，甚至死亡。

管理。院前救护措施包括生命支持，减轻疼痛，防止毒液扩散和预防感染。伤口应用 0.9% 的氯化钠溶液或自来水冲洗。如果患处可见毒刺，应小心将它取出。患部应浸入热水（注意不要烫伤）中直至疼痛消退或患者被转运到急诊室[9]。在此过程中可能需要镇痛药来控制疼痛。

第 7 节　皮肤吸收中毒

许多毒素可以通过皮肤被人体吸收。有机磷酸酯类和氨基甲酸酯类化合物每年都会引起大量皮肤吸收中毒事件。有机磷酸酯和氨基甲酸酯通常用在宠物、家庭和商业杀虫剂中。由于含有有机磷酸酯或氨基甲酸酯化合物的杀虫剂广泛存在，救护员必须了解这些化学品的性质、必要的预防措施，以及在出现疾病症状或体征之前可能需要采取的措施。

有机磷酸酯和氨基甲酸酯毒性很强。此外，它们易被摄入、吸入和经皮肤吸收。这 2 类药物都具有相似的抑制乙酰胆碱酯酶的药理作用。乙酰胆碱酯酶是一种降解神经末梢乙酰胆碱的酶。乙酰胆碱是神经节前自主神经纤维、骨骼肌的躯体运动神经及中枢神经系统的许多突触的胆碱能神经递质。当乙酰胆碱酯酶被抑制时，乙酰胆碱会在突触处积聚，导致胆碱能神经过度兴奋。在有机磷酸酯和氨基甲酸酯中毒患者中可见由胆碱能神经过度引起的相应体征和症状。

注意

神经毒剂沙林（GB）、索曼（GD）、塔崩（GA）、环沙林（GF）和维埃克斯（VX）是化学战剂。这些毒剂产生的体征和症状与有机磷农药相似，但作用比有机磷农药更强。它们可以通过皮肤或黏膜吸入或吸收。神经毒剂中毒治疗与有机磷中毒相同（见第 57 章）。

体征与症状

有机磷酸酯或氨基甲酸酯中毒的早期症状和体征可能是非特异性的，包括头痛、头晕、虚弱和恶心。这些体征和症状是由各种生理和代谢失调引起的，中枢神经系统和周周神经系统的过度刺激和传导中断加速了这些体征和症状的进展（框33-13）。

框33-13　有机磷酸酯或氨基甲酸酯中毒的体征和症状

心血管系统
　心动过缓
　血压变化（通常是低血压）

呼吸系统
　支气管收缩
　呼吸困难
　流涕
　哮鸣

消化系统
　腹部绞痛
　腹泻
　呕吐
　肠鸣音增加

中枢神经系统
　焦虑
　昏迷
　头晕
　呼吸抑制
　癫痫发作

肌肉骨骼系统
　肌束震颤
　弛缓性麻痹

皮肤
　出汗

其他体征和症状
　视物模糊
　流泪
　瞳孔缩小
　瞳孔大小快速变化
　流涎
　尿失禁

这些体征和症状进展的速度和出现顺序取决于具体的有毒化合物及接触的量和途径。吸入性中毒出现症状可能是最快的。皮肤暴露于毒物后症状出现最慢，可能会延迟几个小时。中毒症状可以用两个首字母缩写词概括，以便记忆。一个是SLUDGE——流涎（salivation）、流泪（lacrimation）、排尿（urination）、排便（defecation）、肠胃不适（gastrointestinal upset）和呕吐（emesis）。另一个是DUMBBELLS——腹泻（diarrhea）、排尿（urination）、瞳孔缩小（miosis）、肌无力（muscle weakness）、心动过缓（bradycardia）、支气管痉挛（bronchospasm）、支气管黏液溢（bronchorrhea）、呕吐（emesis）、流泪（lacrimation）、抽搐（seizures）、流涎（salivation）和多汗（sweating）。瞳孔迅速缩小常见于有机磷酸酯的蒸气暴露，肌肉抽搐（肌束震颤）为其伴随症状。个别肌肉抽搐可能是暴露于液体和局部皮肤吸收毒物所致。

管理

紧急救护首先应遵循中毒患者管理指南（框33-2），如脱掉衣服，用肥皂和水清洗皮肤。有机磷酸酯和氨基甲酸酯会产生类似的生理作用。但氨基甲酸酯类化合物的作用时间较短，因此其作用减弱的速度比有机磷酸酯快。

呼吸支持

暴露于有机磷酸酯或氨基甲酸酯后通常首先出现呼吸道症状。此外，呼吸麻痹可能突然发生。救护员应该预先做好准备，因为可能需要高级人工气道管理和通气支持。存在大量支气管分泌物可能需要抽吸，出现支气管收缩也可能需要正压通气和呼气末正压。补充氧气以保证用血氧脉搏仪测得的血氧饱和度为94%～98%。

药物治疗

药物治疗有机磷酸酯或氨基甲酸酯中毒的目的阻断乙酰胆碱的作用，使胆碱酯酶与化合物分离，并抑制抽搐（如果存在）。阿托品是有机磷酸酯、氨基甲酸酯类或神经毒剂中毒的主要解毒药。氯解磷定可激活乙酰胆碱酯酶，并可以通过自动注射器与阿托品同时使用。苯二氮䓬类药物（咪达唑仑、劳拉西泮或地西泮）也适用于治疗癫痫发作。

注意

只有当患者出现 2 种或以上中毒症状或呼吸窘迫症状时，才应开始药物治疗。药物治疗前应咨询医师或毒物控制中心。

阿托品能够逆转中度至重度有机磷酸酯或氨基甲酸酯中毒的毒蕈碱样作用（心动过缓、支气管收缩、呼吸道分泌增加和瞳孔缩小）。该药物竞争性地拮抗乙酰胆碱的作用，导致平滑肌和腺体的活动减少。该药物可干燥患者的分泌物，还有助于降低肺通气阻力。有机磷酸酯或氨甲基酸酯中毒患者通常需要大剂量阿托品。阿托品是氨基甲酸酯中毒的首选药物[9]。正常成年人的剂量范围从轻微暴露时的 2 mg 肌内注射开始，严重暴露时可通过静脉或骨髓腔内注射，每 3~5 分钟增加 1 倍（经常需要反复给阿托品）。这些剂量的药物可通过自动注射器给予。但是，阿托品与氯解磷定的联合用药不应超过推荐剂量，除非医学指南另有规定。

注意

通常拟胆碱药物中毒会导致患者出现大量出汗、流泪、流涎、呕吐、腹泻和尿失禁等症状。抗胆碱药物中毒通常会导致患者出现皮肤干燥、潮红、体温升高和尿潴留等症状。认识到这 2 类症状可以挽救中毒患者的生命，出现拟胆碱药物中毒症状的患者需要阿托品治疗。

解磷定是阿托品给药后治疗有机磷酸酯中毒的首选药物，可应用于几乎所有严重暴露的患者，尤其是那些肌肉抽搐和虚弱的患者。解磷定具有激活乙酰胆碱酯酶的作用，应在暴露后尽快给药。

如果存在癫痫发作的指征，可使用地西泮或咪达唑仑，因为它们起效比劳拉西泮快[9]。在这种情况下，可以肌内注射药物以控制癫痫发作。为了安全，静脉输液前应清洁患者被污染区域。救护员应警惕呼吸系统和中枢神经系统抑制的风险。

思考

在应用地西泮或咪达唑仑治疗癫痫发作的情况下，还会需要阿托品吗？

心电监测

心电监测可以发现各种异常，包括室性心律失常、多源性室性期前收缩、室性心动过速、尖端扭转型室性心动过速、心室颤动、完全性心脏阻滞和心脏停搏。这些心律失常通常分 2 个阶段发生。第一阶段交感神经兴奋，导致窦性心动过速；第二阶段副交感神经张力增加，导致窦性心动过缓、房室传导阻滞、ST 段和 T 波异常。

第 8 节 药物滥用

药物滥用一词是指处方药用于非处方用途，也指没有按规定医疗用途使用药物（框 33-14）。药物滥用导致的急症包括由药物、与药物混合的杂质或污染物引起的不良反应，静脉或皮下注射时使用未消毒设备引起的危及生命的感染，中毒期间受伤，以及由许多习惯性用药引起的药物依赖或戒断综合征（见第 13 章）。

框 33-14　药物滥用相关术语

- 生理依赖性。长期使用多种药物后发生的适应性生理状态（停药导致戒断综合征，而再次使用相同的药物或药理相关药物可缓解）。
- 心理依赖性。对药物的情感依赖（表现形式包括对药物的轻微渴望，渴望和寻求药物的行为，以及反复强迫性使用药物以达到主观满足或令人愉悦的效果）。
- 物质使用障碍。反复饮酒或使用药物导致临床和功能上的严重损害，包括健康状况恶化、残疾或无法履行工作、学校或家庭责任。诊断依据是控制能力受损、社交障碍、使用风险和药理学证据。根据符合诊断标准的数量，将这种障碍分为轻度、中度或重度，通常由所涉及的药物（如阿片类药物使用障碍或酒精使用障碍）来命名。
- 耐受性。一种增加药物剂量的趋势，以达到以前较小剂量产生的效果。
- 戒断综合征。一组可预测的体征和症状，通常在减少药物剂量或突然停止用药后发生。

资料来源：*DSM 5 Criteria for Substance Use Disorder.* Bup Practice.com website. https://www.buppractice.com/node/12351. Updated February 23, 2018. Accessed March 1, 2018.

由于药物的广泛使用和滥用（框 33-15），救护员应在临床实践中保持高度警惕，并考虑任何年龄段癫痫发作、行为改变或意识水平降低的患者存在药物相关问题的可能性。

框 33-15　美国的药物使用情况

- 1999—2015 年，因药物过量死亡人数增加了 2 倍。
- 2016 年，医疗保健专业人员为每 100 名美国人开出 66.5 张阿片类药物处方和 25.2 张镇静药处方。
- 2015 年，大约 4770 万名 12 岁及以上的美国人使用非法药物或滥用处方药。
- 2014 年，约 41.8 万人因非致死性药物意外中毒而前往急诊科就诊。其中，阿片类药物占 22%，可卡因约占 2%，甲基苯丙胺约占 3%。

资料来源: Centers for Disease Control and Prevention, National Center for Injury Prevention and Control. *Annual Surveillance Report of Drug-Related Risks and Outcomes*: *United States*, *2017*. Centers for Disease Control and Prevention website. https://www.cdc.gov/drugoverdose/pdf/pubs/2017-cdc-drug-surveillance-report.pdf. Published August 31, 2017. Accessed March 1, 2018.

思考

为什么有些患者（或他们的朋友）在涉及药物过量使用的情况下迟迟不寻求帮助？

EMS 人员经常遇到药物中毒的人。药物中毒可能是由于过量服用、企图自杀、多种药物混合使用或意外事故（意外摄入、误算剂量等）造成的。框 33-16 列出了导致中毒的常见药物。

常见的滥用药物在各地有很大的差异。而且，滥用的药物通常会随着时间的推移而变化。表 33-5 是常见滥用药物、管制和使用方法，以及中毒效应和危害。

管理原则

救护员在救护滥用药物或过量用药的患者时，应遵循中毒患者管理指南（框33-2）。除此之外，救护员还需要注意以下事项。

1. 采集重要病史或精神病史。

框 33-16　可引起中毒的常见药物

- 对乙酰氨基酚
- 心脏病药物
- 为性目的或性满足而滥用的药物
- 致幻剂
- 锂剂
- 金属（铁、铅、汞）
- 单胺氧化酶抑制剂
- 非处方镇痛药物
- 阿片类药物
- 苯环己哌啶
- 水杨酸盐类
- 镇静催眠药
- 兴奋剂
- 三环类抗抑郁药

资料来源: Common and dangerous poisons. National Capital Poison Center website. https://www.poison.org/common-and-dangerous-poisons. Accessed March 1, 2018.

---

2. 注意静脉注射吸毒者感染传染病的风险很高。如果怀疑阿片类药物中毒，应考虑经鼻腔给予纳洛酮。
3. 在患者警觉并能够吞咽的情况下，可针对前 1 小时内口服的药物使用活性炭。

在检查怀疑滥用药物的患者时，救护员应注意寻找线索。这些线索可能位于肘窝、舌下或足上。如果滥用药物者无明显原因发生疾病，应该考虑"身体包装"（隐藏于胃、直肠和阴道体腔内的药物包）和"身体填塞"（吞咽药物以避免被发现）的可能性及原因。

你知道吗

右美沙芬是一种存在于 120 多种非处方镇咳药和感冒药的成分，如愈创甘油醚。当服用过量剂量时，该药物会引起欣快感和烦躁，还可能导致心律失常、癫痫发作、意识丧失和脑损伤。每年美国都有约 6000 人因滥用咳嗽药物而前往急诊科就诊。对看起来"兴奋"的患者，救护员都应考虑滥用右美沙芬的可能性。

资料来源: Linn KA, Long MT, Pagel PS. "Robo-tripping": dextromethorphan abuse and its anesthetic implications. *Anesth Pain Med*. 2014; 4（5）: e20990; and Dextromethorphan: what's the problem? National Capital Poison Center website. https://www.poison.org/articles/2015-sep/dextromethorphan. Accessed March 1, 2018.

表 33-5　常见滥用药物及其名称 [a]

物质种类和名称	DEA 列管 [b]/ 使用方法 [c]	中毒效应 / 潜在的危害
烟草类		
尼古丁	未列管 / 鼻吸、咀嚼	血压和心率增加、慢性肺部疾病、心血管疾病；卒中；口腔癌、咽癌、喉癌、食管癌、胃癌、胰腺癌、宫颈癌、肾癌、膀胱癌和急性髓细胞白血病，不良妊娠结局，以及成瘾
酒精类		
乙醇（含酒精饮料）	未列管 / 吞咽	小剂量使用时，出现欣快感、轻度兴奋、放松、降低抑制；大剂量使用时，出现嗜睡、言语不清、恶心、情绪波动、协调功能受损、视觉扭曲、记忆力减退、性功能障碍、意识丧失、损伤风险增加、暴力、胎儿受损（孕妇）风险增加、情绪低落、神经功能缺损、高血压、肝脏和心脏病、成瘾；过量致死
大麻类		
大麻	Ⅰ / 吞咽、抽吸	欣快感、放松、反应减慢、知觉感知扭曲、平衡和协调功能受损、心率和食欲增加、学习和记忆功能受损、焦虑、惊恐、精神病、咳嗽，频繁的呼吸道感染、心理健康水平可能下降，以及成瘾
野生烟草	Ⅰ / 吞咽、抽吸	
阿片类药物		
海洛因 芬太尼 卡芬卡尼 可待因	Ⅰ / 注射、抽吸、鼻吸	欣快感、嗜睡、协调功能受损、头晕、意识混乱、恶心、镇静作用、身体沉重感、呼吸减缓或停止、便秘、心内膜炎、肝炎、HIV 感染，以及成瘾和过量致死
鸦片	Ⅱ，Ⅲ，Ⅴ / 吞咽、抽吸	
兴奋剂		
可卡因	Ⅱ / 鼻吸、抽吸、注射	心率加快、血压升高、体温升高、新陈代谢增快，兴奋感、精力增加、精神错乱，震颤，食欲减退、易怒、焦虑、恐慌、偏执、暴力行为、精神病、体重减轻，失眠，心脏或心血管并发症、卒中、惊厥，以及成瘾； 此外，可卡因对鼻腔也有损伤，甲基苯丙胺可引起严重的牙科问题
苯丙胺	Ⅱ / 吞咽、抽吸、鼻吸、注射	
甲基苯丙胺	Ⅱ / 吞咽、抽吸、鼻吸、注射	
俱乐部药物		
亚甲二氧甲基苯丙胺	Ⅰ / 吞咽、鼻吸、注射	甲基苯丙胺：轻度致幻作用，增加触觉敏感性、共情情绪，降低抑制作用，焦虑、寒战、出汗、牙关紧闭、肌肉痉挛、睡眠障碍、抑郁、记忆功能受损、体温过高，以及成瘾； 氟硝西泮：镇静作用、肌肉松弛、意识混乱、记忆力丧失、头晕、协调功能受损，以及成瘾； γ–羟基丁酸：嗜睡、恶心、头痛、定向障碍、协调功能受损、记忆丧失、失去意识、癫痫发作及昏迷
氟硝西泮 [d]	Ⅳ / 吞咽、鼻吸	
γ–羟基丁酸 [d]	Ⅰ / 吞咽	
解离药物		
氯胺酮	Ⅲ / 抽吸、鼻吸、注射	出现身体和环境分离的感觉、运动功能障碍、焦虑、震颤、麻木、记忆力丧失、恶心； 氯胺酮有镇痛、记忆丧失、谵妄、呼吸抑制和停止等效应，甚至导致死亡； 苯环己哌啶和类似物有镇痛、精神病、攻击性、暴力倾向、言语不清、协调能力丧失、幻觉等效应； 右美沙芬有欣快感、言语不清、意识混乱、眩晕、视觉感知扭曲等效应
苯环己哌啶及其类似物	Ⅰ，Ⅱ / 吞咽、抽吸、注射	
迷幻鼠尾草	未列管 / 咀嚼、吞咽、抽吸	
右美沙芬	未列管 / 吞咽	
致幻剂		
麦角酸二乙酰胺	Ⅰ / 吞咽、通过口腔组织吸收方式	知觉和感觉的改变、幻觉、恶心； 麦角酸二乙酰胺和麦斯卡林有体温升高、心率加快、血压升高、食欲减退、出汗、失眠、麻木、头晕、虚弱、震颤、冲动行为、情绪急剧变化等效应； 麦角酸二乙酰胺还有幻觉和致幻剂持续性知觉障碍等效应； 赛洛西宾还有神经质、偏执、恐慌等效应
麦斯卡林	Ⅰ / 吞咽、抽吸	
赛洛西宾	Ⅰ / 吞咽	

续表

物质种类和名称	DEA 列管 [b]/ 使用方法 [c]	中毒效应 / 潜在的危害
其他化合物		
合成类固醇	Ⅲ / 注射、吞咽、通过皮肤吸收	类固醇无毒性作用；高血压、凝血和胆固醇变化、肝囊肿，敌意和攻击性、痤疮、青春期过早停止生长，男性前列腺癌、精子产量减少、睾丸萎缩、乳房增大，女性月经不调、胡须发育和其他男性特征
吸入剂	未列管 / 经鼻或口吸入	兴奋、失抑制，头痛、恶心或呕吐、言语不清、运动协调性丧失、哮鸣，痛性痉挛、肌无力、抑郁、记忆障碍、心血管和神经系统损害、失去意识，以及猝死

[a] 有关处方药的更多信息，请访问此表作为资料来源列出的网站。
[b] Ⅰ、Ⅱ、Ⅲ、Ⅳ、Ⅴ分别指第一、二、三、四、五类管制药物。Ⅰ类和Ⅱ类药物很可能被滥用，故对于储存、生产有更多限制。Ⅰ类药物可用于研究目的；大多数药物未经批准不得用于医疗用途。Ⅰ类药品只能按处方提供，并且需要提供订购单。Ⅲ类和Ⅳ类的药物可按处方提供，可在 6 个月内补充 5 次，并可口头订购。有些Ⅴ类药物可以在柜台上买到。
[c] 一些健康风险与用药途径直接相关。例如，使用注射药物会增加通过针头感染葡萄球菌、HIV、肝炎和其他病原体的风险。
[d] 与性侵犯有关。

资料来源：Commonly abused drugs charts. National Institute on Drug Abuse website. www.nida.nih.gov/DrugPages/PrescripDrugsChart.html. Updated January 2018. Accessed March 1, 2018; Commonly abused drugs charts. National Institute on Drug Abuse website. https://www.drugabuse.gov/sites/default/files/cadchart.pdf. Updated March 2011. Accessed March 1, 2018.

思考

对于那些使用静脉麻醉药物的患者来说，存在哪些疾病风险？

阿片类药物过量

自 2010 年以来，因海洛因过量死亡的美国人增加 4 倍多[37]。海洛因是一种苦味的白色粉末。一般来说，海洛因的纯度仅为 20%～30%，通常与其他药物（如芬太尼）混合。其他阿片类药物包括吗啡、氢吗啡酮、可待因、羟考酮、丙氧芬、氢可酮及经过化学修饰的阿片类药物，如 α - 甲基芬太尼、卡芬太尼。

注意

维柯丁（氢可酮）是目前最常见的处方药和最常滥用的止痛药之一。维柯丁及其相关药物、氢可酮片剂、氢可酮和对乙酰氨基酚片剂、复方羟考酮和盐酸羟考酮控释片剂是阿片类药物。维柯丁是一种鸦片衍生物，也用于制造海洛因。维柯丁可有效减轻疼痛，但是容易成瘾。这种药物可以口服、咀嚼，或者像可卡因一样粉碎后用鼻吸。滥用这些药物带来的影响包括头晕、视物模糊、便秘、心率波动、幻觉、恶心、呕吐、镇静和呼吸抑制。这些药物的戒断症状与其他阿片类药物相似。过量服用的情况并不少见，可能需要更高剂量的纳洛酮来治疗。

根据不同的制备方法，这些药物可口服、皮内注射或静脉注射，以及鼻腔给药（鼻吸或抽吸）。所有阿片类药物都是中枢神经抑制剂，可能会导致危及生命的呼吸抑制。严重时可能出现低血压、深度休克和肺水肿。阿片类药物过量的体征和症状包括以下：

- 欣快感；
- 嗜睡，可被唤醒；
- 恶心；
- 针尖样瞳孔（除了在缺氧条件下，或者与其他类型的药物联合使用时）；
- 缓慢的浅呼吸；
- 昏迷；
- 癫痫发作。

证据显示

研究人员对病历进行了回顾性分析，以确定在怀疑麻醉药品过量的情况下重复给予纳洛酮的频率。他们分析了 2166 名成人患者的病历，这些患者最初经鼻给予纳洛酮，然后由医护人员护理，以确定是否需要补充纳洛酮。格拉斯哥量表昏迷评分为 15 分的患者不需要补充剂量。195 名患者（9%）接受了 2 剂纳洛酮，53 名患者（2%）接受了 3 剂纳洛酮。研究人员认为，纳洛酮能有效逆转阿片类药物的毒性。

资料来源：Klebacher R, Harris MI, Ariyaprakai N. Incidence of naloxone redosing in the age of the new opioid epidemic. *Prehosp Emerg Care*. 2017; 21（6）：682–687.

现场安全

2017 年，NIOSH 发布了芬太尼过量的处置指南，以应对第一响应者在患者救护过程中因暴露于芬太尼和卡芬太尼而出现呼吸抑制和其他毒性效应的问题[38]。NIOSH 的报告强调，短暂的皮肤暴露不太可能导致过量，除非皮肤长时间暴露。NIOSH 建议，在应对疑似涉及芬太尼的现场时，响应者应遵守以下预防措施。

- 不要在污染的区域吃、喝、抽烟，不要使用卫生间。
- 接触可能被芬太尼污染的表面后，不要触摸眼、嘴或鼻。
- 切勿在不必要或没有适当的个人防护装备的情况下接触芬太尼或类似物。
- 避免进行可能使芬太尼粉末雾化的操作。如果怀疑雾化，则需要更高等级的个人防护装备，包括呼吸器。
- 离开现场时，用肥皂和水洗手；不要使用洗手液或漂白液清洁被芬太尼污染的皮肤。

如果第一响应者疑似暴露，救护员应观察有无阿片类药物过量的典型体征和症状，如瞳孔缩小、意识水平下降和呼吸抑制。如果存在，救护员应采取阿片类药物过量的标准治疗方法。

暴露风险等级分为 3 级。

- 低。芬太尼可能存在，但在现场看不到。
- 中等。现场可见少量芬太尼。
- 高。现场（生产或配送地点）可见芬太尼液体或大量芬太尼药品。

对于风险最低的 EMS 响应，仅用丁腈手套防护即可。如果存在中等风险，除手套外，建议救护员佩戴护目镜或眼镜、手腕和手臂保护装置（可统一穿着袖套、长袍或工作服）和呼吸器。NIOSH 建议 EMS 人员不要进入暴露风险高的环境[38]。

皮肤暴露后需要立即用肥皂和水去污。洗手液或漂白剂不应用于清洁皮肤。受污染的衣物应尽快脱掉并清洗，注意不要试图抖落粉末残留物。与芬太尼有密切接触的救护员应立即淋浴。

解毒疗法

纳洛酮是一种纯阿片类拮抗药，对几乎所有的阿片类和阿片样物质有效。该药能逆转阿片类药物过量的三大症状：呼吸抑制、昏迷和瞳孔缩小。当证实或怀疑阿片类药物中毒时，应考虑使用该药物[37]。纳洛酮可通过静脉注射、肌内注射、鼻腔给药或气管插管途径给予。救护员应确定到达前是否已给予纳洛酮。许多第一响应者、患者及家属都服用了纳洛酮。EMS 人员应做好约束患者的准备。当药物的作用被逆转，患者出现戒断症状时，患者的行为可能无法预测。少数患者在治疗后可能表现出攻击性行为。医师可能会建议在不完全唤醒患者的情况下，给予足够量的纳洛酮，以恢复呼吸道反射和足够的呼吸。纳洛酮给药前应使用袋罩装置进行通气。如果患者对纳洛酮治疗没有反应，应考虑插管。注意：在没有呼吸抑制的情况下，对纳洛酮的使用存在争议；癫痫发作可能是药物的不良反应。

注意

另外 2 种纯阿片类拮抗剂也可用，但很少用在院前环境中。纳曲酮是一种用于长期治疗阿片类药物成瘾的口服药物。纳美芬治疗急性阿片类药物中毒与纳洛酮一样有效，但纳美芬的作用时间（4~8 小时）比纳洛酮长。

一些阿片类药物（如美沙酮）的作用时间长达 4 小时，比纳洛酮的作用时间长。因此，在给予解毒药治疗过程中必须密切监视患者。可能还需要反复服用纳洛酮。在滥用耐纳洛酮的阿片类药物或普遍使用合成类阿片药的地区，可能需要更大初始剂量的纳洛酮。阿片类药物中毒成功逆转的标志是充分的呼吸道反射和通气，而不是完全唤醒。

纳洛酮可引起阿片类药物依赖患者出现戒断综合征。救护员应该慢慢地给这些患者服用小剂量的药物。戒断症状通常可以通过对症和支持性加以控制。框 33-17 列出了阿片类药物戒断的体征和症状。

一些阿片类药物还有其他毒性作用，可能会危及生命。美沙酮可以延长 QT 间期，使患者面临多形性室性心动过速的风险。曲马多可引起癫痫发作[9]。

许多处方阿片类药物是联合用药，可能含有阿司匹林、对乙酰氨基酚或其他药物。药品容器非常重要，要考虑所有可能的毒性。

过量服用阿片类药物后苏醒的患者通常会拒绝就医。EMS 机构应具有针对这种情况的结构化协议，协议通常应包括以下内容：

框 33-17 阿片类药物戒断的症状和体征
· 腹部绞痛 · 厌食 · 出冷汗或寒战 · 出汗 · 腹泻 · 发热 · 全身乏力 · 起鸡皮疙瘩 · 失眠 · 易怒 · 恶心和呕吐 · 肺水肿 · 激越 · 室性心律失常 · 心动过速 · 震颤

· 确保患者具有决策能力；
· 嘱家属或朋友留在患者身边，并在症状再次出现时拨打急救电话；
· 肌内注射 1 剂纳洛酮。

高效阿片类药物

与海洛因和其他阿片样物质相比，一些阿片类药物的药效更强，更容易引起危及生命的呼吸抑制。患者可能会认为自己注射的药品是海洛因，事实上它可能是一种更强的合成阿片类药物。

芬太尼是一种合成的阿片类药物，过量使用的情况越来越常见，其药效是吗啡的 50~100 倍。处方药的剂型有口服液、片剂或透皮贴剂。如果存在透皮贴剂，应使用戴手套的手将其取下。过量芬太尼会导致胸壁僵硬，可能需要增加呼气末正压以保证充分通气[9]。

其他合成阿片类药物包括卡芬太尼。它的效力比吗啡强 1 万倍。但它可能在标准药品检测中检测不出来。

儿科注意事项

青少年患者中有大量的阿片类药物有关的用药过量的情况。1997—2012 年，因阿片类药物中毒而住院的 1~19 岁人群有所增加[39]。在 15~19 岁的人群中，因海洛因和美沙酮中毒而入院的人数也在这段时间有所增加。

由于阿片类药物过量使用的增加，相当数量的年幼儿童患者在家中能接触到这些药物，并可能意外摄入。据报道，已有 6 岁以下儿童在使用美沙酮、丁丙诺啡或芬太尼贴剂后中毒和死亡[40]。故应考虑儿童阿片类药物过量的可能性。儿童也会出现同样的症状和体征，即瞳孔缩小、呼吸抑制和反应迟钝。

如果一个成年人过量服用阿片类药物而家中有儿童，救护员必须考虑潜在的伤害风险。美国法律强制要求报告虐待儿童的事件，恶意使用药物是其中一种必须报告的虐待儿童行为。当成年人给孩子服用药物或其他物质时，就会发生这种情况。在美国国家毒物系统中，发现 1439 起这类中毒事件。其中，一半的暴露事件和 90% 的死亡事件都使用了镇静药物，如抗组胺药、阿片类药物或苯二氮䓬类药物[41]。

镇静催眠药过量

镇静催眠药包括苯二氮䓬类和巴比妥类，通常口服，但也可以稀释后静脉注射。这些药物与酒精一起服用会大大增加它们的效果。镇静催眠药通常被称为镇静剂。

苯二氮䓬类药物是广为人知的处方药，用于缓解焦虑、压力和失眠症状。这些药物有时被用来控制酒精戒断和控制癫痫发作。它们通过抑制大脑功能来促进睡眠和缓解焦虑。他们经常因具有镇静作用而被滥用。单独使用时，这些药物毒性较小，但可能会强化其他镇静催眠药的作用。常见的苯二氮䓬类药物有地西泮、阿普唑仑和劳拉西泮。

巴比妥类药物是一种抑制脑干冲动传导的中枢神经系统抑制药，曾经被广泛用于治疗焦虑和失眠。它们的成瘾特性、较低的治疗指数和滥用的可能性已导致它们被苯二氮䓬类和其他非巴比妥类药物所取代。常被滥用的巴比妥类药物包括苯巴比妥、异戊巴比妥和司可巴比妥。

镇静催眠药过量主要影响中枢神经系统和心血管系统。不良反应包括过度嗜睡、步态蹒跚，在某些情况下还有反常的兴奋性。严重时，患者可能会昏迷，出现呼吸抑制、低血压和休克。瞳孔可能会收缩，但更常见的是，即使在没有明显脑损伤的情况下，瞳孔也会散大和固定。呼吸道管理和通气支持是管理镇静催眠药过量的最重要的措施。氟马西尼是一种苯二氮䓬类拮抗药，可用于逆转苯二氮䓬类药物的作用[37]。但这种药物会引起癫痫发作、心律失常和低血压[37]。癫痫发作和三环类抗抑郁药过量的患者禁用氟马西尼。它通常只用于逆转程序化镇静后的苯二氮䓬效应。

兴奋剂过量

常被滥用的兴奋剂药物有硫酸苯丙胺、右旋安非他命、可卡因、甲基苯丙胺、苯环己哌啶、合成卡西酮（框 33-18）。

拟交感神经药通常用于升高情绪，改善任务表现，抑制食欲，并防止嗜睡。在结构上，安非他明类似于儿茶酚胺类药物肾上腺素和去甲肾上腺素。但它们对中枢神经系统的影响不同。不良反应包括心动过速、高血压、呼吸过速、激越、瞳孔放大、震颤和行为障碍。严重时，患者可能表现出精神病和偏执，并可能出现幻觉。突然戒断或停止使用安非他明可能会导致戒断综合征。在该阶段，患者变得抑郁，有自杀倾向，言语不清或几乎昏迷。通常，这些药物是口服的，也可以吸入或注射，以更快地起效。安非他明通常被称为加速剂或兴奋剂。

除了初步评估外，救护员应测量患者的体温以评估是否发热；确认患者是否胸痛；还应该持续进行心电监测，如有可能，获得十二导联心电图。救护员还应该评估血糖和创伤或自伤情况。转运前应要求执法部门检查患者是否携带武器[9]。

可卡因

可卡因在美国是一种流行的非法毒品。可卡因是一种白色的晶状粉末，像海洛因。街头可卡因的纯度为 25% ~ 90%。这种可卡因通常是通过鼻腔吸入。药物通过黏膜吸收后，在几分钟内开始起效。使用后 15 ~ 60 分钟出现峰值效应，半衰期为 1 ~ 6小时[41]。可卡因也可通过皮下注射、肌内注射和静脉注射途径使用；静脉途径提供即时吸收和强烈刺激。如果通过静脉注射，峰值出现在 5 分钟内，半衰期约为 50 分钟。

精炼可卡因或强效可卡因的效力更强。制备时，将粉末状的街头可卡因与碱性溶液混合，然后加入乙醚等溶剂。这种混合物分为 2 层，最上层含有被溶解的可卡因。溶剂蒸发后得到精炼可卡因晶体，吸入后通过肺部途径被吸收。精炼可卡因通常与大麻或烟草混合，用烟斗或制成香烟吸。所产生的反应类似于静脉注射，强度和效果相当。

可卡因是一种中枢神经兴奋剂，能引起交感神

框 33-18　甲基苯丙胺

甲基苯丙胺是一种合成的中枢神经系统兴奋剂，为医疗目的可合法地制造（如盐酸脱氧麻黄碱），但作为街头药物的非法制造在美国仍然存在。

非法制造甲基苯丙胺可以用常规化学方法，非常廉价。可以抽吸、注射、鼻吸或口服甲基苯丙胺。一旦甲基苯丙胺进入体内，就会引起骨骼肌震颤、失眠和欣快感，持续时间长达 10 天。在这些药物引起的无睡眠狂欢期间，使用者可能变得充满敌意和偏执，随后是崩溃（一种情绪低落的状态），可能持续数天。

除了在与这些患者打交道时要确保人身安全外，救护员应该敏锐地意识到与秘密工厂非法制造毒品相关的潜在危险。这些危害包括产生高度爆炸性的有毒气体（如磷化氢，可以通过皮肤迅速吸收，从而致命）、出现贫氧环境，使用可能导致实验室爆炸的有毒溶剂，其他危险化学品暴露。一旦怀疑有甲基苯丙胺秘密工厂，EMS 人员应该撤离。患者和旁观者应该被疏散。

应将执法人员和专门的危险品处置人员召集到现场。应该提醒救护员留意甲基苯丙胺的痕迹，其中包括：

- 异常、强烈的气味，如猫尿、乙醚、氨气、丙酮或其他化学品；
- 含有白色糊状物质、暗红色糊状物或少量闪亮白色晶体的咖啡过滤器；
- 含有粉末残留物的玻璃炊具或火锅；
- 各种测量和漏斗装置；
- 被遮蔽的窗户；
- 墙壁、家具和柜台上有琥珀色污渍；
- 冬季开窗，并用风扇通风；
- 过多的垃圾，其中包括防冻容器、灯笼燃料罐、发动机启动液罐、锂电池和空电池包装、包装设备、被化学物质染成红色咖啡过滤器、排水清洁剂和胶带；
- 透明玻璃容器的数量异常。

资料来源：Dangers of meth labs. US Forest Service website. https://www.fs.fed.us/lei/dangers-meth-labs.php. Accessed March 1, 2018.

经兴奋。循环儿茶酚胺水平的增加导致患者兴奋、欣快、多话和激越。药物的作用能导致严重的心血管和神经系统并发症，如心律失常、心肌梗死、癫痫发作、颅内出血、体温升高和精神障碍。可卡因是一种钠通道阻滞药，可能导致传导异常和 QRS 波增宽。可卡因过量可发生于任何剂型的药物和任何给药途径。成年人的致死剂量被认为约为 1200 mg。但据报道，可卡因引起的心律失常致死的剂量仅为 25 ~ 30 mg[42]。

可卡因中毒患者的院前救护可能很困难。可卡因中毒可能引起轻微症状，也可能因过量服用危及生命。紧急救护可能需要全方位的基础和高级生命支持措施，包括呼吸道管理、通气和循环支持，药物治疗和快速运送到医疗机构。急性冠脉综合征的症状通常与血管痉挛有关，而不是血管闭塞。救护员应该像处置急性冠脉综合征一样给予患者硝酸甘油。此外，苯二氮䓬类药物可以减轻可卡因引起的胸痛和交感神经过度兴奋[43]。

如果出现 QRS 波增宽的心脏毒性症状，救护员应获得十二导联心电图。如果有医嘱，应使用碳酸氢钠进行治疗。

苯环己哌啶过量

苯环己哌啶是一种解离性镇痛药，最初用作兽用镇静药。该药具有拟交感神经作用和中枢神经系统兴奋和抑制作用。苯环己哌啶是一种强效的精神活性药物，以液体、片剂或粉末的形式非法出售，可通过口服、鼻腔吸入、静脉注射或肌内注射的方式服用，或者与其他需要吸入的药物混合。一般来说，粉末状的苯环己哌啶纯度更高（50% ~ 100%）。长期使用可导致永久记忆障碍和大脑高级功能丧失。药理作用与剂量有关，分为小剂量和大剂量毒性[44]。氯胺酮是苯环己哌啶的衍生物，具有类似的作用。

小剂量毒性。 在小于 10 mg 的剂量时，苯环己哌啶中毒会产生一种不可预测的状态，类似于醉酒。服用者可能有欣快感或困惑感、定向障碍、激越或突然发怒。中毒患者常常目光空洞、步履蹒跚。患者经常处于游离状态。患者的瞳孔通常有反应。患者可能会出现潮红、出汗、面部表情怪异、流涎过多和呕吐等表现。小剂量苯环己哌啶的特点是眼球震颤。在这一毒性范围内，死亡通常与空间定向障碍、药物引起的活动障碍和对疼痛不敏感引起的行为障碍有关。一般来说，疼痛会限制一个人的肌肉活动；没有这个限制，这个人可能会有暴力行为。

思考

为什么这种类型药物中毒的患者受伤的风险高？

出现小剂量毒性时，应避免感官刺激。言语和物理刺激可能会使临床症状恶化。有暴力倾向和攻击性的患者需要保护以免自伤。还必须为应急救援人员和旁观者提供安全保护。救护员应密切监测患者的生命体征和意识水平，还应观察患者运动活动是否增加和肌肉硬度。这些症状可能先于癫痫发作出现。

大剂量毒性。 大剂量苯环己哌啶（超过 10 mg）中毒患者可能会陷入昏迷，持续数小时到数天。这些患者对疼痛刺激往往没有反应。根据剂量的不同，可能出现呼吸抑制、高血压和心动过速。严重时，高血压危象可能导致心力衰竭、高血压脑病、癫痫发作和脑出血。院前救护主要是管理呼吸道和处置心脏停搏，控制癫痫持续状态，并迅速运送患者至医院以便医师进行评估。

苯环己哌啶精神病

苯环己哌啶精神病是一种类似精神分裂症的精神病急症，通常是急性发作[45]。药物摄入几天后，症状才逐渐明显。单次小剂量接触苯环己哌啶可导致精神病。精神病也可能持续几天到几周。体征和症状可能从紧张和无反应状态到怪异的或暴力行为。患者经常表现出焦虑和多疑，可能会出现幻听和偏执。通常需要强制患者住院治疗，控制暴力行为，并使用抗精神病药物。在院前环境中与这些患者互动时，人身安全是最重要的，应请求执法人员给予协助。

致幻剂过量

致幻剂是一种引起感知觉改变的物质。目前最常见的致幻剂是麦角酸二乙酰胺。其他致幻剂包括麦斯卡林（可以在一些宗教场合合法使用）、豹斑毒伞、大麻的活性成分、牵牛花、肉豆蔻、肉豆蔻衣，以及一些苯丙胺类，如 3,4- 亚甲基二氧甲基苯丙胺（俗称摇头丸）。

由于致幻剂不同，毒性效应可能从轻微的视幻觉到麦角酸二乙酰胺相关的严重并发症，更严重的效应包括呼吸系统和中枢神经系统抑制（罕见）。院前救护通常仅限于支持性护理、最低限度的感官刺激、镇静措施和运送到医疗机构。到达急诊科后，这些患者通常被安置在安静的环境中观察。

证据显示

研究人员描述了 21 例 6~60 岁的患者因吃含有大麻的口香糖而被送往急诊室的案例。他们的体征和症状包括心动过速、高血压、乳酸水平升高、视觉改变、头晕、嗜睡、意识不清、恶心呕吐、黏膜干燥和腹痛。儿童患者比成年人更容易入院，住院时间更长。研究人员提醒，要警惕与食物有关的大麻制品的摄入。

资料来源：Vo KT, Horng H, Li K, et al. Cannabis intoxication case series: the dangers of edibles containing tetrahydrocannabinol. *Ann Emerg Med.* 2018; 17（3）: 306–313.

注意

近年来，一种合成大麻替代品在美国各地销售。这种替代品通常是作为燃香包装和销售的草药产品。合成替代品中的活性成分可能是大麻素。这是一类包括四氢大麻酚（大麻中的活性成分）的药物；但要明确的是，它不是大麻。该替代品的效应很多，无法预测。还有一种合成四氢大麻酚（屈大麻酚），可以合法地药用。研究发现，大麻丸可以缓解癌症患者化疗后的恶心、呕吐症状，并有助于缓解 AIDS 患者的食欲减退。

在美国销售的浴盐，在吸入或注射时也会产生类似于甲基苯丙胺的效应。它们含有甲氧麻黄酮和亚甲基二氧吡咯戊酮，可引起幻觉、偏执、心动过速和自杀念头。《2015 年合成药物管制法案》（HR 3537）将 300 种物质列为 I 类管制药物。这份管制药物清单中列出这些药品中使用的化学物质。

资料来源：Synthetic cannabinoids（K2/spice）unpredictable danger. National Institute on Drug Abuse website. https://www.drugabuse.gov/related–topics/trends–statistics/infographics/synthetic–cannabinoids–k2spice–unpredictable–danger. Updated October 2017. Accessed March 1, 2018; *To Amend the Controlled Substances Act to Clarify How Controlled Substance Analogues Are to Be Regulated, and for Other Purposes*. 114th Cong 1st Sess（September 17, 2017）, HR 35, 37.

三环类抗抑郁药过量

三环类抗抑郁药通常用于治疗抑郁症和某些疼痛综合征。这些药物通过阻断去甲肾上腺素和 5-

羟色胺进入突触前神经元而发挥作用。它们还改变了脑组织对这些化学物质作用的敏感性。严重的三环类抗抑郁药毒性作用可导致心肌钠通道阻滞。其他毒性作用包括钾外流阻断、血管阻塞、抗胆碱能作用和癫痫发作。常用的抗抑郁药物包括三环类抗抑郁药阿米替林、阿莫沙平（阿森丁）、地昔帕明、多塞平（盐酸多塞平）、丙咪嗪（双氢萘酸丙咪嗪）、去甲替林（派莫乐）、普罗替林和曲米帕明。较新的选择性 5- 羟色胺再摄取抑制药（如氟西汀、舍曲林和帕罗西汀）在化学结构上与三环类抗抑郁药无关。与三环类抗抑郁药相比，这些药物被认为是安全有效的（框 33-19）。

框 33-19 5- 羟色胺综合征

5- 羟色胺综合征是一种可能危及生命的药物反应。当 2 种或 2 种以上影响 5-羟色胺水平的药物同时服用时，这种反应最常见。这些药物会导致过多的 5-羟色胺释放或留在脑组织内。与 5-羟色胺综合征相关的药物组合包括偏头痛药物（曲普坦）及选择性 5-羟色胺再摄取抑制药和选择性 5-羟色胺/去甲肾上腺素再摄取抑制药。常用的选择性 5-羟色胺再摄取抑制药包括西酞普兰、左洛复、百忧解、帕罗西汀和艾司西酞普兰。去甲肾上腺素再摄取抑制药包括欣百达和文拉法辛。曲普坦的商品名包括舒马曲坦、佐米曲坦、氟伐曲坦、利扎曲坦、阿莫曲坦、那拉曲坦和依来曲普坦。滥用药物，如摇头丸和麦角酸二乙酰胺，也与 5-羟色胺综合征有关。大剂量圣约翰草（或与选择性 5-羟色胺再摄取抑制药联合使用）与 5-羟色胺综合征有关。症状在几分钟到几小时内出现，可能包括：

- 烦躁不安；
- 腹泻；
- 心动过速；
- 幻觉；
- 体温升高；
- 协调能力丧失；
- 恶心；
- 反射过度；
- 血压急剧变化；
- 呕吐。

5-羟色胺综合征患者通常需要住院接受密切观察和支持性护理。治疗方法包括给予苯二氮䓬类药物以减轻躁动、癫痫样运动和肌肉僵硬，给予赛庚啶阻断 5-羟色胺的产生，静脉输液，以及停用引起该综合征的药物。

资料来源: Volpi-Abadie J, Kaye AM, Kaye AD. Serotonin syndrome. *Ochsner J.* 2013; 13（4）: 533–540.

三环类抗抑郁药过量的早期症状是口干、视物模糊、意识不清、注意力不集中，偶尔还会出现视幻觉。更严重的症状包括谵妄、呼吸抑制、高血压、低血压、体温过高、体温过低、癫痫发作和昏迷（框33-20）。药物的心脏效应可从心动过速到心动过缓，以及由房室传导阻滞引起的各种心律失常。QRS波群增宽、右束支传导阻滞和格拉斯哥昏迷评分低于8分是特征性的表现，提示救护员留意可能引起严重并发症的毒性作用。心脏停搏引起的猝死可能发生在服药过量几天后。

框33-20　三环类抗抑郁药中毒的五大症状

- 心律失常
- 昏迷和癫痫发作
- 胃肠道功能紊乱
- 低血压或高血压
- 呼吸抑制

对三环类抗抑郁药过量中毒的院前救护主要是支持性护理和快速转运。大约25%最终因过量用药而死亡的患者是意识清醒的，75%的患者在救护员到达时有正常的窦性心律[5]。心动过速，尤其是宽QRS波群大于100毫秒，是中毒的早期征兆。如果观察到这一情况，应给予碳酸氢钠[9]。任何有三环类抗抑郁药摄入史的患者均应接受呼吸道管理、通气和循环支持；如果出现低血压，应静脉注射20 mL/kg液体[9]；心电监测；快速转运至医院以便医师评估。如果患者情绪激动，救护员应考虑使用苯二氮䓬类药物。苯二氮䓬类药物可用于治疗癫痫发作。救护员应尽快将患者送到急诊室。

思考

在心电图上测量QRS时限最准确的方法是什么？

锂过量

锂是一种稳定情绪的药物，用于治疗双相情感障碍（见第34章）。这种药物的毒性与治疗剂量比很低。因此，锂过量是很常见的。应用锂盐治疗的患者要经常验血，以监测体内锂的含量。

锂有助于防止情绪波动。它通过干扰激素对环磷酸腺苷的反应和增加去甲肾上腺素再摄取来达到这一目的。由于这些作用，锂对身体有许多影响，包括肌肉震颤、口渴、恶心、排尿增多、腹部绞痛和腹泻。如果锂过量，可能出现以下体征和症状[46]：

- 肌无力；
- 言语不清；
- 剧烈颤抖；
- 视物模糊；
- 意识不清；
- 癫痫发作；
- 呼吸暂停；
- 昏迷。

对疑似锂过量患者的院前救护应侧重于呼吸道管理、通气和循环支持，以及控制癫痫发作（如有）。活性炭不能有效地结合锂，因此不应使用。住院治疗方法包括恢复血容量、维持尿量、纠正低钠血症，有时还需要血液透析。

心脏药物

心脏药物是患者中毒死亡的常见原因。其中大多数死亡是由地高辛、β受体阻断药和钙通道阻滞药（框33-21）造成的。与所有其他中毒病例一样，服用心脏药物而中毒的患者需要高浓度的氧气、静脉输液，并严密监测生命体征和心电活动。

地高辛对窦房结和房室结纤维有直接和间接作用。在毒性水平下，该药可以阻断窦房结的冲动，抑制房室结的传导，增加窦房结和房室结对儿茶酚胺的敏感性[13]。地高辛通过降低心脏静息电位和缩短动作电位持续时间，增加自律性来影响浦肯野纤维，这些作用会导致室性期前收缩形成概率增加。与大多数心血管药物不同，地高辛可能引起各种心律失常或传导阻滞。除心律失常外，地高辛中毒的常见体征和症状包括恶心、厌食、乏力、视觉障碍及胃肠道、眼部和神经系统的各种疾病。口服过量有时可以用活性炭（用于急性、意外摄入）和药物来控制危及生命的心律失常。严重超剂量时静脉注射地高辛特异抗体Fab片段治疗。这种药物可以降低地高辛过量引起的发病率和病死率。

思考

为什么这种类型的过量用药不会立即被注意到呢？

框 33-21　常用心脏药物的毒性作用

地高辛
　　心房颤动
　　房性心动过速
　　二联律和多源性室性期前收缩
　　一度和二度房室传导阻滞
　　窦性心动过缓
　　室性心动过速 / 心室颤动

β 受体阻断药
　　心动过缓
　　低血压
　　呼吸停止
　　癫痫发作
　　失去意识
　　室性心动过速或心室颤动（罕见）

钙通道阻滞药剂
　　急性呼吸窘迫综合征
　　心脏停搏
　　房室分离
　　昏迷
　　意识不清
　　低血压
　　乳酸性酸中毒
　　轻度高血糖或高钾血症
　　肺水肿
　　呼吸抑制
　　窦性停搏
　　窦性心动过缓
　　言语不清

β 受体阻断药和钙通道阻滞药的毒性

β 受体阻断药。β 受体阻断药的英文通用名以 olol 结尾，如阿替洛尔（atenolol）和美托洛尔（metoprolol）。这些药物摄入后很快被吸收。毒性作用损害窦房结和房室结功能，导致心动过缓和房室传导阻滞。心室传导抑制和钠通道阻滞可导致 QRS 波群增宽，少数患者易发生室性心律失常。然而，这些患者很少会出现室性心动过速或心室颤动。其他体征和症状包括中枢神经系统和呼吸抑制、呼吸困难、低血压，也可能有癫痫发作。

如果患者的精神状态没有下降，对 β 受体阻断药过量的患者的治疗可采用不含山梨醇的活性炭（尤其是缓释剂型）。救护员应该为早期的呼吸道保护做好准备，因为有些患者的精神状态会迅速下降。救护员应评估患者血糖。β 受体阻断药毒性可导致儿童低血糖[9]。如果患者出现症状性心动过缓，应考虑使用阿托品。如果患者出现心动过缓和低血压，则可输注 20 mL/kg 的液体。此外，静脉注射的胰高血糖素剂量可以高于低血糖患者的需要量。大剂量的胰高血糖素会引起呕吐，所以应该考虑预防性地使用昂丹司琼。如果低血压和心动过缓持续，可能需要使用血管升压素或经皮起搏。过量服用普萘洛尔后更容易出现癫痫发作和 QRS 波群增宽。癫痫发作应该用苯二氮䓬类药物治疗。如果 QRS 波群增宽（≥ 100 毫秒），应考虑给予碳酸氢钠。

注意

即使是一片 β 受体阻断药或钙通道阻滞药被幼儿摄入，也可能致命。尽早联系毒物控制中心，并将所有药物容器送到急诊室。

资料来源：National Association of EMS Officials. *National Model EMS Clinical Guidelines*. Version 2.0. National Association of EMS Officials website. https://www.nasemso.org/documents/National-Model-EMS-Clinical-Guidelines-Version2-Sept2017. pdf. Published September 2017. Accessed February 28, 2018.

钙通道阻滞药。钙通道阻滞药包括地尔硫䓬、维拉帕米、氨氯地平、非洛地平、依拉地平等。钙通道阻滞药中毒可导致心肌抑制和外周血管扩张，并具有负性肌力、变时性、影响传导和扩血管作用。低血压和心动过缓是中毒的早期症状。过量用药可能导致严重的心律失常，包括各种程度的房室传导阻滞、窦性停搏、房室分离、房室交界区性心律失常和心脏停搏。钙通道阻滞药对心室传导几乎没有影响，室心律失常不常见。钙通道阻滞药毒性还会引起高血糖和心源性休克。

如果患者的精神状态没有下降，应考虑使用不含山梨醇的活性炭。如果出现症状性心动过缓，应考虑使用硫酸阿托品和葡萄糖酸钙或氯化钙。如果患者出现低血压，应该考虑静脉输注 0.9% 的氯化钠溶液或乳酸盐林格液，20 mL/kg，最多 2 L。如果初始药物和液体治疗后低血压持续，可使用其他血管升压素。当阿托品、钙和血管升压素不能纠正症状性心动过缓时，可以考虑静脉输注胰高血糖素。如果药物治疗不能纠正症状性心动过缓，可尝试经皮起搏[9]。

注意

　　硝苯地平和氨氯地平的毒性作用最初可能引起尖端扭转，后期患者可能会出现心动过缓。

单胺氧化酶抑制药

　　单胺氧化酶（MAO）抑制药可阻断单胺类药物（去甲肾上腺素、多巴胺、5-羟色胺）的分解。这些中枢神经递质分布在全身各处。浓度最高的部位是大脑、肝脏和肾脏。MAO 抑制药被用作抗抑郁药、抗肿瘤药、抗生素和抗高血压药，包括异卡波肼（闷可乐）、苯乙肼（纳地尔）、司来吉兰和反苯环丙胺。一些 MAO 抑制剂（如抗抑郁药苯乙肼和反苯环丙胺）具有活性代谢产物。MAO 抑制药毒性作用引起的症状通常延迟，服用后 6～24 小时出现，持续时间也可能持续数天（框 33-22）。这些影响包括中枢神经系统抑制及各种神经肌肉和心血管系统表现。

　　院前救护主要是支持性的，包括呼吸道管理、通气和循环支持，根据需要使用心脏药物，以及快速转运至医院以便医师评估。可使用活性炭。在实施常规降温措施的同时，如果患者体温过高，应考虑给予咪达唑仑[9]。

框 33-22　单胺氧化酶抑制药毒性的影响

- 激越
- 心律减缓
- 心血管系统表现
- 中枢神经系统抑制
- 幻觉
- 体温过高
- 高血压
- 低血压伴血管塌陷
- 神经肌肉系统表现
- 眼球震颤
- 僵硬、僵直
- 癫痫发作
- 窦性心动过速

非甾体抗炎药

　　非甾体抗炎药是一组具有镇痛和解热作用的药物，还可以减轻关节和软组织（如肌肉和韧带）的炎症。它们通过阻断前列腺素的产生而发挥作用。前列腺素是一种会引起炎症并触发疼痛信号向大脑传递的化学物质。非甾体抗炎药广泛用于缓解关节炎（类风湿性关节炎、骨关节炎、痛风）引起的症状，并用于治疗背痛、月经痛、头痛、术后轻微疼痛和软组织损伤。常见的非甾体抗炎药包括二氟尼柳、非诺洛芬、布洛芬和萘普生。

布洛芬过量

　　布洛芬是最常出现服用过量的一种非甾体抗炎药。布洛芬造成的影响通常是可逆的，很少危及生命。但严重毒性可导致昏迷、癫痫、低血压和急性肾衰竭。服用过量包括长期服用或一次性摄入超过 300 mg/kg[47]。在这种情况下，常见症状包括轻度胃肠道功能紊乱和中枢神经系统症状。症状通常在摄入后 24 小时内缓解。其他不常见的效应包括轻度代谢性酸中毒、肌束震颤、寒战、过度通气、低血压和无症状心动过缓。对摄入中毒剂量布洛芬的患者的紧急救护可能包括胃肠道净化。这些患者需要严密监测继发性并发症，如低血压和心律失常。

水杨酸盐过量

　　水杨酸盐广泛用于处方药和非处方药中，如乙酰水杨酸（阿司匹林）、多种冷制剂和冬青油（水杨酸甲酯），并与一些镇痛药（如丙氧芬和羟考酮）联合使用。表 33-6 列出了水杨酸盐的毒性。

表 33-6　水杨酸盐毒性

毒　　性	摄入量
轻度的	<150 mg/kg
中度到重度	150～300 mg/kg
重度的	>300 mg/kg，但 ≤ 500 mg/kg
致死的	>500 mg/kg

资料来源：Lilley LL, Rainforth Collins S, Schneider JS. *Pharmacology and the Nursing Process*. 8th ed. Maryland Heights, MO: Mosby; 2017.

　　水杨酸盐中毒过程复杂。毒性作用包括直接刺激中枢神经系统，干扰细胞葡萄糖的摄取，抑制影响能量生产和氨基酸代谢的三羧酸循环酶。水杨酸盐的分布与剂量有关，但用量通常很小。但如果摄入中毒剂量，药物会重新分布到中枢神经系统，这延长了药物从体内的排出时间。长期或一次性摄入

注意

色彩鲜艳、美味的儿科用阿司匹林是儿童中毒最常见的原因。针对这个问题，目前可咀嚼阿司匹林包装中的片剂数量限制在每瓶36片。由于阿司匹林与瑞氏综合征相关，不推荐16岁以下有病毒感染症状的儿童服用阿司匹林。

一定剂量的水杨酸盐可能导致的并发症包括中枢神经系统刺激、胃肠道刺激、葡萄糖代谢抑制、脱水或电解质紊乱、神经系统症状和凝血功能障碍。重度水杨酸中毒可引起意识不清、嗜睡、惊厥、呼吸停止、昏迷和脑死亡。

思考

你能预测患者呼吸过速还是过缓吗？为什么？

除了一般的支持措施外，水杨酸盐中毒的院前救护措施还包括使用不含山梨醇的活性炭。如果患者出现低血糖，也可以静脉注射葡萄糖。水杨酸盐是一种弱酸，可由肾脏排出体外。因此，医师可能建议使用碳酸氢钠，以产生碱性尿液。最终的治疗包括住院重症监护观察、维持生命功能，也许还需要血液透析。

对乙酰氨基酚过量

对乙酰氨基酚是一种常用的解热镇痛药。对乙酰氨基酚可用于许多处方和非处方药（如泰诺、扑热息痛）中[48]。对乙酰氨基酚的广泛应用是意外中毒和故意服毒高发的原因。乙酰氨基酚是10种最常用的故意服毒的药物之一，与严重的发病率和病死率有关。过量摄入乙酰氨基酚后16~24小时不加以处置，可导致危及生命的肝损伤。标准规格的对乙酰氨基酚片剂（30片，325 mg）片剂对一名普通成年人来说可能是有毒的。对乙酰氨基酚也存在于许多药物组合中，包括达尔丰、埃克塞德林和派德。

急性对乙酰氨基酚中毒是由于剂量150 mg/kg或更大。中毒过程可分为4期（框33-23）[49]。毒性作用开始时，症状轻微。这些症状可能被忽略或被其他药物引起的更显著的异常变化掩盖。然后是临床症状暂时缓解，最后是肝脏损害。如果对乙酰氨基酚是唯一摄入的药物，并且摄入了危险的剂量，则前2个阶段可能没有症状。如果在摄入后8小时内开始解毒治疗，则可以完全康复。

框33-23　对乙酰氨基酚中毒的分期

I期：胃肠道易激（0~24小时）
厌食
出汗
全身乏力
恶心
脸色苍白
呕吐

II期：实验室检查的异常发现（24~48小时）
右腹部可能出现疼痛或压痛
I期症状的缓解

III期：肝损伤（72~96小时）
心律失常
肝毒性伴肝酶显著升高
低血糖
黄疸
嗜睡
呕吐

IV期：恢复期（4~14天）或进行性肝衰竭ª
肝功能的恢复
恢复期患者无永久性影响

ª IV期患者恢复的程序取决于对乙酰氨基酚的摄入量及是否给予有效的治疗（活性炭、乙酰半胱氨酸或二者同时）。如果不进行治疗，血清水平在肝毒性范围内的患者病死率高达25%。

紧急救护措施包括对危重症患者的呼吸、心脏和血流动力学支持。如果摄入时间在1小时内且患者处于清醒状态，医师会建议使用不含山梨醇的活性炭。进行性对乙酰氨基酚中毒的患者需要服用解毒药N-乙酰半胱氨酸。

思考

你认为大多数外行知道过量服用对乙酰氨基酚会致命吗？

为性目的或性满足而滥用的药物

有些药物是为了性目的或性满足而滥用的。这些药物可分为兴奋剂、抑制剂和多功能药物（框33-24）。这些药物通常单独服用或联合服用，可产生以下一种或多种效应：

框 33-24 兴奋剂、抑制剂和多功能药物

兴奋剂
　　合成代谢类固醇
　　可卡因
　　摇头丸
　　甲基苯丙胺

抑制剂（尤指巴比妥类）
　　酒
　　苯二氮䓬类（地西泮、替马西泮、氟硝西泮）
　　γ-羟基丁酸
　　海洛因

多功能药物
　　大麻或臭鼬
　　氯胺酮
　　麦角酸二乙酰胺
　　烷基硝酸盐

- 欣快感；
- 兴奋（冲动）；
- 放松（极乐）；
- 失抑制。

　　每一种药物都有不同的化学结构、作用机制和不良反应，因此与药物使用相关的问题各不相同。体征和症状从轻微的恶心和呕吐，到危及生命的呼吸抑制、低血压、高铁血红蛋白血症（血清高铁血红蛋白水平升高）、昏迷和死亡。对这些患者的紧急救护主要是支持性的。救护员应遵循中毒患者管理指南（框33-2）。

第9节　酒精滥用

　　酒精和相关疾病仍然是美国的主要问题。据估计，约1600万名美国人有酒精使用障碍（AUD）[50]，其中980万名为男性，530万名为女性。2015年，估计有62.3万名12~17岁的青少年患有AUD。此外，2017年的统计报告显示，酒精导致了29%的交通事故死亡[51]。酒精相关交通事故每年造成的经济损失为440亿美元[3]。

酒精依赖

　　酒精依赖是由AUD引起的，特征是长期过量饮酒导致产生对酒精的心理和生理依赖性；当突然停止饮酒时，机体出现戒断症状[52]。AUD是一种慢性的、进行性的、可能致死的疾病，特征是缓解、复发及可能随病情缓解恢复，但不能根治。所有酒精饮料的活性成分都是乙醇，是一种由酵母将糖类转化生成的无色、易燃的液体。

你知道吗

　　酒精依赖的发展可分为4个主要阶段，这些阶段不是截然分开的。这些阶段的时间范围从5年到25年不等，但平均约为10年。在第一个阶段是大量饮酒的人更加耐受。这使得其在出现不良影响之前大量饮酒。在进入第二阶段时，饮酒者会出现与饮酒事件相关的记忆衰退。第三个阶段的特点是饮酒者对酒精失去控制或缺乏控制。最后一个阶段开始于长时间的醉酒。导致出现精神和生理上的并发症。一些饮酒者在前3个阶段的某一个阶段可能会短暂或永久性地停止饮酒。

　　资料来源：Jellinek EM. *The Disease Concept of Alcoholism*.Eastford, CT: Martino Fine Books; 2010.

　　被诊断患有AUD的人至少符合《精神障碍诊断与统计手册》（DSM-5）提出的11项标准中的2项（框33-25）。

摄入酒精的代谢

　　80%~90%的酒精在30分钟内被吸收，20%被胃吸收，其余则被小肠吸收[53]。一旦被吸收，酒精就迅速地分布到各个血管。酒精几乎可以到达所有的器官系统。3%~5%的酒精通过肺和肾排出体外；其余部分在肝脏中代谢为二氧化碳和水。酒精的实际代谢率取决于人体的情况（如身体和精神状态、体重和体型），也取决于饮酒者对酒精有无依赖。

测量血液中的酒精含量

　　血液中的酒精含量是用单位体积（dL）血液中的酒精质量（mg）来表示的。血液中的酒精含量被广泛用于评估中毒者的中枢神经系统状态。在美国大多数州，醉酒的标准是80 mg/dL。一些州有法律允许救护员协助进行呼气测试或血液检测，以检测是否存在酒精或药物中毒。在进行这些测试之前，救护员应充分了解其所在州的法律，并认真遵守。

框 33-25　酒精使用障碍评估标准 [a]

为了评估疾病的严重程度，患者会被问及以下问题。

在过去的一年中，您：

1. 是否有饮酒过量或饮酒时间超过预期的情况？
2. 不止一次想减少饮酒或戒酒，或者试图戒酒，但都做不到？
3. 花了很多时间喝酒？或是生病或是克服了后遗症？
4. 有过强烈的饮酒欲望？
5. 发现经常饮酒或因饮酒而生病妨碍您照顾您的家庭或家人？或者引起工作上的麻烦？或者学校的问题？
6. 继续喝酒吗？即使这会给您的家人或朋友带来麻烦。

7. 为了喝酒而放弃或减少对您来说重要或有趣的或给您带来快乐的活动？
8. 不止一次发生饮酒时或饮酒后陷入危险的情况（如驾驶、游泳、使用机械、在危险区域行走或进行不安全的性行为）？
9. 继续喝酒吗？即使这会让您感到沮丧或焦虑，或者增加对健康的损害，或者经历过记忆障碍。
10. 为了达到您想要的效果，您不得不喝比以前更多的酒？或者发现您平时喝的酒比以前少了很多？
11. 发现当酒精的影响逐渐消失时，您会出现戒断症状，如睡眠困难、颤抖、易怒、焦虑、抑郁、烦躁、恶心或出汗？或者感觉到不存在的东西？

[a] 疾病的严重程度（轻度、中度或重度）取决于符合标准的数量。轻度：2~3 个症状；中度：4~5 个症状；重度：6 个或更多的症状。
资料来源：National Institute on Alcohol Abuse and Alcoholism（NIAAA）website. Alcohol Use Disorder. https://www.niaaa.nih.gov/alcohol-health/overview-alcohol-consumption/alcohol-use-disorders. Accessed April 5, 2018.

思考

在提取血液酒精样本之前，你能用酒精制剂来消毒吗？为什么？

长期饮酒的医学后果

酒精几乎影响身体的每个器官系统。因此，大量饮酒的人有可能患上多种生理和精神疾病，包括酒精依赖、神经系统疾病、营养不良、脱水或电解质紊乱、胃肠道疾病、心肌和骨骼肌肌病及免疫抑制。此外，酒精可能会影响患者对创伤的耐受能力。

神经系统疾病

酒精是一种强效中枢神经系统抑制剂。适量饮酒时，可以减轻焦虑和紧张。酒精给大多数饮酒者一种放松和自信的感觉。但最初的幸福感会发展为判断力和辨别力受损、反应迟缓、肢体运动不协调和嗜睡。这些影响最终可能会发展到木僵和昏迷。长期酗酒对神经系统的影响与衰老过程相似，包括短期记忆障碍、肢体运动不协调、难以集中注意力等。

营养不良

酒精可以在短时间内满足机体对热量的需求，但酒精不含必需的维生素、蛋白质或脂肪。因此，酒精依赖者可能会减少饮食摄入和出现吸收不良，导致多种维生素和矿物质缺乏，进而导致免疫力下降、伤口愈合不良、厌食、心律失常和癫痫发作。

韦尼克-科尔萨科夫综合征。酒精依赖者特别容易患韦尼克-科尔萨科夫综合征，这种病是由酒精引起的肠道对维生素 B_1 吸收和代谢减少导致的。韦尼克-科尔萨科夫综合征破坏中枢和周围神经功能，影响大脑和神经系统。现在普遍认为该综合征包括 2 个阶段：韦尼克脑病和科尔萨科夫精神病，或二者兼有。

韦尼克脑病。韦尼克脑病是由维生素 B_1 缺乏引起的，通常表现为共济失调、眼球震颤、言语障碍和步态异常、神经病变（感觉异常、反射受损）、木僵和昏迷（很少）[54]。因为机体需要维生素 B_1 来代谢葡萄糖，曾经有人认为这种疾病可能是营养不良患者静脉注射葡萄糖或含葡萄糖的液体引起的。然而，目前还没有单剂量葡萄糖诱发韦尼克脑病的记录。对营养不良的低血糖患者，应及时给予葡萄糖；如怀疑葡萄糖缺乏，应同时给予维生素 B_1 [55]。

思考

为什么您认为在酒精使用障碍患者中识别这种综合征不会很快？

许多 AUD 患者还表现出科尔萨科夫精神病的症状。这是一种常伴有韦尼克脑病的精神障碍。症状包括冷漠、记忆障碍、逆行性遗忘、虚构（编造故事来弥补记忆的空白）和痴呆。科尔萨科夫精神病通常被认为是不可逆的，会使患者永久性地丧失记忆。

脱水和电解质紊乱

摄入酒精后，尿量增加，超过液体摄入量的预期。这是因为酒精抑制了抗利尿激素的分泌。它会导致脱水和电解质紊乱。

胃肠道疾病

酒精对胃肠系统的影响会导致几种与酒精有关的疾病。最有可能需要 EMS 响应的酒精相关胃肠道疾病包括胃肠道出血、肝硬化和急性或慢性胰腺炎。

胃肠道出血。饮酒患者胃肠道出血的 4 个主要原因是胃炎、溃疡形成、食管黏膜撕裂症（马洛里-魏斯综合征）和食管静脉曲张出血（见第 28 章）。

胃炎是由酒精对胃黏膜的毒性作用引起的。胃炎会导致弥漫性或局部糜烂。在慢性胃炎中，血液可能不断从黏膜内层渗出，并可能形成溃疡。

胃食管连接部、胃或食管黏膜撕裂通常伴随剧烈或持久的呕吐或干呕。当胃内容物被压在未松弛的胃食管连接部时，就会造成损伤。这会导致压力突然升高，黏膜撕裂，随后出血。凝血异常会加重出血。这种异常在酒精性肝病患者中很常见。

门静脉曲张是由肝硬化引起的门静脉高压的结果。这些薄壁的、充血的静脉都有破裂和出血的可能，但最常见的部位是食管静脉曲张。食管静脉曲张出血是最难处置的一种情况。呕吐引起的重度失血需要积极的支持性救护，使用大口径静脉输液管和持续的液体复苏，直到可以在急诊室开始输血。维持允许性低血压或将收缩压保持在 80～90 mmHg 应当谨慎[56]。救护员应咨询医师或遵循相关医学指南。

肝硬化。肝硬化是以肝细胞变性和最终坏死为特征的慢性肝病。在疾病发展过程中，带状的纤维瘢痕组织出现，破坏肝脏的正常结构。肝纤维化导致门静脉高压，引起腹水、脾大、食管静脉曲张出血等并发症。此外，肝硬化可能会导致肝性脑病，这是由于有毒代谢废物积聚引起的。肝硬化和慢性肝病是第 16 大死亡原因，每年有 3.8 万人因此死亡[57]。

急性或慢性胰腺炎。酒精是急性胰腺炎和慢性胰腺炎最常见的病因。慢性胰腺炎通常产生与急性胰腺炎相同的症状（见第 28 章）。然而，疼痛可能持续数小时到数天。随着病情的进展，疼痛发作也变得越来越频繁。慢性胰腺炎的影响包括吸收不良和电解质紊乱。糖尿病也可能由胰岛素生成不足引起。胰腺炎的并发症有出血性胰腺炎、脓毒症和胰腺脓肿，这些并发症与高病死率有关。

心脏和骨骼肌肌病

与酒精滥用有关的心脏和骨骼肌损伤被认为是由酒精或其代谢物的直接毒性作用造成的。在心肌中，这些毒性作用可导致收缩力下降、心律失常，并可能出现充血性心力衰竭。在骨骼肌，主要症状是肌无力和肌肉萎缩。

免疫抑制

长期酗酒会使免疫系统功能低下。酗酒会抑制骨髓白细胞的生成。此外，红细胞和血小板的生成也会减少。酒精对肺组织有直接、特异的作用。这些作用可能影响巨噬细胞的动员和保护性纤毛的功能。结果是机体抵御肺部感染的能力降低，因此患有 AUD 的人更容易感染病毒性和细菌性肺炎。

思考

伴酒精使用障碍的免疫抑制患者还有哪些肺部疾病的风险？

创伤

酒精抑制肝脏中产生的凝血因子。这种凝血缺陷使 AUD 患者容易出现瘀伤和内出血。这种缺陷还会增加硬膜下出血的风险，即使是在相对轻微的头部创伤之后（见第 39 章）[58]。

AUD 的紧急救护

有一些由饮酒或戒酒引起的急症可能需要紧急救护。这些情况包括急性酒精中毒、酒精戒断综合征和双硫仑–乙醇反应。酒精还会引起酮症酸中毒和低血糖症（见第 25 章）。

急性酒精中毒

如果在短时间内大量饮酒，可能会引起急性酒精中毒。中毒时，可能出现通气不足（包括呼吸停止）、低血压和体温过低。对有急性酒精中毒体征和症状的患者应评估隐性创伤和共病，包括低血糖、心肌病和心律失常、胃肠道出血、多药滥用、乙二醇或甲醇摄入。因为患者容易受伤，而且通常有其他疾病，救护员不应该单纯地认为醉酒的人只是喝醉了。

管理。轻度醉酒的患者可能需要被送往医院接受评估。在大多数情况下，只需要在急诊室观察，直到患者清醒。救护员应在转运途中密切监测患者的生命体征和意识水平。全面的体格检查是必要的，以排除其他疾病或伤害被酒精中毒掩盖。

对急性酒精中毒患者的救护旨在保护患者免受进一步伤害并维持生命功能。如果患者意识清醒且烦躁不安，可能需要进行约束。此时应该请求警方协助。在确定现场安全后，初步检查和复苏应包括以下内容。

1. 采取脊柱保护措施，快速评估呼吸道是否通畅。在采集病史的同时评估患者的通气状况和血流动力学状态。酒后患者对事件的描述可能不可靠。
2. 开始静脉治疗。抽取血液样本进行实验室检查。如果证实为低血糖，给予葡萄糖和维生素 B_1。如果怀疑阿片类药物过量，给予纳洛酮。
3. 持续监测患者的呼吸道，并根据需要提供通气和循环支持。做好抽吸和呼吸道管理的准备。
4. 进行心电监测，评估是否有心律失常。
5. 快速运送患者进行医师评估。

酒精戒断综合征

一段时间相对或完全戒酒可能导致 AUD 患者出现戒断综合征。酒精戒断综合征是由多种导致中枢神经系统过度兴奋机制引起的。呼吸性碱中毒和低镁血症等生化变化也可能起到一定作用。酒精戒断综合征可分为四大类：最初的戒断症状、幻觉、戒断性癫痫和震颤性谵妄[59]。

最初的戒断症状。最初的戒断症状在停止或减少酒精摄入后 6 ~ 8 小时开始。这些症状在 72 小时内达到高峰，在戒酒后 5 ~ 7 天后可能会减轻。当戒酒仅限于轻微反应时，通过适当的治疗，预后是非常好的。轻微的反应包括失眠、焦虑、出汗、恶心、呕吐、头痛、心悸和因躁动而加重的全身震颤。也可能出现轻度心动过速、高血压和体温升高[59]。

思考

您认为患者及家属在戒断症状出现时会有什么样的感受？

幻觉。7% ~ 8% 的酒精戒断综合征患者都会出现幻觉。通常在停止饮酒后 12 ~ 24 小时出现幻觉[60]。幻触（感觉有物体接触皮肤，而实际上没有）很常见，一些患者也会出现迫害性幻听（如听到威胁的声音）。后者会让患者产生焦虑、恐惧和恐慌。存在幻觉的预后与仅出现最初戒断症状的预后相同。

戒断性癫痫。通常发生在停止饮酒后 12 ~ 48 小时，大多数是短暂的全身性强直阵挛发作；持续发作很少见[13]。这种戒断可能是自限性的。大约 1/3 的癫痫患者会进展为震颤性谵妄。由于 AUD 患者的药物耐受水平较高，癫痫发作时可能需要静脉注射大剂量咪达唑仑、地西泮或劳拉西泮。这些药物可能与患者体内的乙醇产生协同作用。因此，应密切监测患者的生命体征、呼吸和精神状态。

震颤性谵妄。震颤性谵妄是最严重的酒精戒断症状，3% ~ 5% 的 AUD 住院患者会出现这种戒断症状[59]。震颤性谵妄通常在戒断症状开始后 72 小时出现，但最早可能在最后一次饮酒后 8 小时出现。特征是意识活动、言语和自主神经活动过度，重度意识混乱，定向障碍，妄想，幻觉，震颤，烦躁和失眠。一次发作可能持续 1 ~ 8 天，如果多次复发，可能持续 1 个月。震颤性谵妄是一种急症，病死率高达 15%，在重症监护室经过适当治疗，病死率降至 5%[61]。与酒精有关的疾病，如肺炎、胰腺炎和肝炎是常见的死亡原因。

管理。对酒精戒断综合征患者的救护主要是支持性的。救护员应密切监测患者的呼吸和血液循环状况。静脉注射治疗应以 0.9% 的氯化钠溶液开始。药物治疗可用于意识水平改变、心律失常或癫痫发作。所有出现酒精戒断综合征体征和症状的患者都需要医师评估。定期给予苯二氮䓬类药物（如咪达唑仑、劳拉西泮、地西泮），以帮助控制戒断症状。氯胺酮在治疗酒精戒断综合征症状中的作用尚在研究中。

双硫仑样反应

双硫仑（二硫化四乙基秋兰姆）是一种帮助 AUD 患者戒酒的处方药。这种药物通过抑制乙醇代谢和促进代谢产物乙醛蓄积而起作用。乙醛会对胃肠道、心血管和自主神经系统产生不良影响。乙醛被认为是导致宿醉的代谢产物。服用双硫仑后饮酒的患者会经历严重不适且可能危及生命的生理过程。

双硫仑样反应在摄入 2~5 杯酒精饮料后 15~30 分钟开始，并持续 1~2 小时。它会导致患者出现眩晕、头痛、呕吐和潮红，使皮肤呈现龙虾红的外观。其他影响包括呼吸困难、出汗、腹痛，有时还有胸痛。更严重的反应包括低血压、休克和心律失常。也有报道称，服用大剂量双硫仑的患者少量饮酒，有猝死、心肌梗死、脑梗死和脑出血的情况[62]。在目前的给药方案中，过量使用双硫仑不常见[13]。

管理。双硫仑样反应的院前救护措施包括呼吸道管理、通气和循环支持，通过静脉输液控制低血压，根据需要进行药物治疗以控制心律失常，以及快速转运至医院以便医师评估。大多数患者可以恢复。支持性护理和住院观察通常都是必需的。

总结

- 最常见的中毒综合征（中毒症候群）有拟胆碱药物、抗胆碱药物、致幻剂、阿片类药物、拟肾上腺素药物中毒。这种分类将类似作用的毒物组合在一起，可以方便救护员记忆，帮助评估和治疗中毒患者。
- 毒物是任何对生理或心理产生有害作用的物质。
- 摄入毒物的毒性效应可能是即刻出现，也可能延迟出现。这取决于摄入的具体物质。评估的主要目的是确定毒物对 3 个重要器官系统（呼吸系统、心血管系统和中枢神经系统）的影响。
- 强酸和强碱可能导致口腔、咽部、食管及上呼吸道和胃肠道烧伤。院前救护通常仅限于呼吸道管理和通气支持、静脉液体置换和快速运送到适当的医疗机构。
- 决定所摄入的碳氢化合物潜在毒性的最重要物理特性是其黏度。黏度越低，吸入和相关并发症的风险就越高。碳氢化合物摄入中毒可能累及患者的呼吸系统、胃肠道和神经系统。临床特征可能立即发作或延迟发作。
- 甲醇是一种有毒的有机化合物，存在于多种家用化学品中。它的代谢物（甲醛和甲酸）毒性很大，会影响中枢神经系统、胃肠道和

视力。它也可以导致代谢性酸中毒。
- 乙二醇的毒性是由代谢后有毒代谢物，尤其是乙醇酸和草酸堆积引起的。这主要发生在肝脏和肾脏中。代谢物可能影响中枢神经系统、心肺和肾脏系统。
- 摄入后，大部分异丙醇代谢为丙酮。异丙醇中毒会影响多个身体系统，包括中枢神经、胃肠道和肾脏系统。
- 儿童是铁、铅和汞意外中毒的高风险人群。这种风险是他们不成熟的免疫系统和吸收能力随着年龄的增长而增加导致的。摄入的铁对胃肠道黏膜具有腐蚀性。它可能引起胃肠道出血、血性呕吐物、无痛性血性腹泻和黑便。
- 食物中毒是指由过去 48 小时内食用的食物引起的疾病，通常有胃痛、呕吐、腹泻等症状。食物中毒可分为感染性食物中毒（由细菌或病毒引起）和非感染性食物中毒。
- 有毒植物摄入的毒性效应是可预测的。它们可以根据植物的化学和物理性质分类。大多数体征和症状与植物的主要有毒化学成分有关。
- 单纯窒息性气体通过置换氧气或降低环境中的氧气浓度而产生毒性。化学窒息性气体具

有内在的全身毒性。这种毒性发生在气体被吸收进入血液循环后。刺激性或腐蚀性物质与呼吸道中的水分接触时会导致细胞破坏和引起炎症。

- 氰化物是指一类含有氰基的剧毒化合物。不管通过何种途径进入体内，氰化物都会迅速发生作用。它与呼吸酶细胞色素氧化酶的铁离子结合并发生反应，使酶失去活性，抑制细胞内氧的利用，导致病情从呼吸困难到瘫痪、昏迷和死亡的快速进展。

- 氨气是一种有毒刺激物，吸入后会引起局部肺部并发症。严重者可出现支气管痉挛和肺水肿。

- 吸入碳氢化合物可能导致吸入性肺炎，并产生潜在的全身效应，如中枢神经系统抑制及肝、肾或骨髓毒性。对碳氢化合物吸入中毒患者的紧急救护通常是支持性的。

- 节肢动物的毒液理化性质复杂多样，它们可能导致敏感人群产生严重的毒性反应。这些反应包括过敏反应和上呼吸道阻塞。

- 美国本土主要有2种毒蛇：颊窝毒蛇和珊瑚蛇。颊窝毒蛇的毒液能对血液和其他组织产生各种毒性作用。这些影响包括溶血、血管内凝血、抽搐和急性肾衰竭。珊瑚蛇的毒液主要产生神经毒性。体征和症状包括言语不清、瞳孔放大、吞咽困难、弛缓性瘫痪，24小时内死亡。

- 在美国沿海水域，最有可能引发中毒事件的海洋动物是刺胞动物、棘皮动物和黄貂鱼。
  - 刺胞动物中毒的症状依严重程度依次为刺激性皮炎到极度疼痛、呼吸抑制、过敏反应和危及生命的心血管塌陷。
  - 棘皮动物中毒素可立即引起剧烈疼痛、肿胀、发红、患肢酸痛和恶心。迟发效应可能包括呼吸窘迫、嘴唇和面部感觉异常，严重者呼吸麻痹和肌张力完全丧失。
  - 黄貂鱼的毒液作用于局部，会造成创伤，引起剧烈的疼痛，并可能导致水肿、出血和坏死。全身包括虚弱、恶心呕吐、腹泻、眩晕、癫痫发作、心脏传导异常、瘫痪、低血压，甚至死亡。

- 有机磷酸酯和氨基甲酸酯抑制乙酰胆碱酯酶的作用。中毒的症状可以用首字母缩写词"SLUDGE"概括，即流涎、流泪、排尿、排便、胃肠道不适和呕吐。然而，最常见的表现是瞳孔迅速缩小和肌肉抽搐。

- 管理药物滥用和过量用药的原则包括确保现场安全，提供呼吸道管理和血液循环支持，采集病史，识别物质，进行有重点的体格检查，启动静脉注射，必要时服用解毒药，防止进一步吸收，同时快速转运患者。

- 阿片类药物是中枢神经系统抑制药，会导致危及生命的呼吸抑制。严重时可出现低血压、深度休克和肺水肿。纳洛酮是一种阿片类拮抗药，对几乎所有阿片类和阿片样物质有效。

- 催眠镇静药包括苯二氮䓬类和巴比妥类。镇静催眠药过量的症状和体征主要与中枢神经系统和心血管系统有关。氟马西尼是一种苯二氮䓬类拮抗药，可用于逆转苯二氮䓬类药物的作用。

- 兴奋剂药物的不良反应包括心动过速、高血压、呼吸过速、激越、瞳孔放大、震颤和行为障碍。如果突然戒断，患者会变得抑郁，有自杀倾向、言语不清或几乎昏迷。

- 苯环己哌啶是一种解离性镇痛药，具有拟交感神经作用和中枢神经系统兴奋和抑制作用。在小剂量应用时，苯环己哌啶中毒会产生一种不可预测的状态，类似于醉酒。大剂量中毒可引起昏迷，持续数小时到数天。患者还可能出现呼吸抑制、高血压和心动过速。苯环己哌啶精神病是一种类似精神分裂症的精神病急症。

- 致幻剂是一种改变感知觉的物质。致幻剂不同，毒性效应可能从视幻觉到严重的并发症，包括呼吸系统和中枢神经系统抑制。

- 三环类抗抑郁药毒性作用抗胆碱能作用和对心肌功能的直接抑制作用。QRS波群增宽、右束支传导阻滞、格拉斯哥昏迷量表评分低于8分，提示救护员留意可能引起严重并发症的毒性作用。

- 锂是一种稳定情绪的药物。锂过量的毒性效应包括对中枢神经系统的影响，从视力模糊、意识不清到癫痫发作和昏迷。
- 心脏药物是儿童和成人中毒死亡的常见原因。其中大多数死亡是地高辛、β 受体阻断药和钙通道阻滞药造成。
- 单胺氧化酶抑制药可阻断单胺类药物（去甲肾上腺素、多巴胺、5-羟色胺）的分解。毒性作用包括中枢神经系统抑制及各种神经肌肉和心血管系统表现。
- 非甾体抗炎药通过阻断前列腺素的产生而发挥作用。过量服用布洛芬造成的影响通常是可逆的，很少危及生命。常见症状包括轻度胃肠道功能紊乱和中枢神经系统症状。水杨酸盐中毒可引起中枢神经系统刺激、胃肠道刺激、葡萄糖代谢抑制、脱水或电解质紊乱、神经系统症

状和凝血功能障碍。

- 过量服用对乙酰氨基酚可能导致危及生命的肝损伤。如果在摄入过量对乙酰氨基酚后 16～24 小时内不加以处置，就会造成危及生命的肝损伤。
- 有些药物是为了性目的或性满足而滥用。这些通常被分为兴奋药、抑制药和多功能药物。与这些药物使用相关的问题各不相同。
- 酒精使用障碍是长期过量饮酒导致产生对酒精的心理和生理依赖性；当患者突然停止饮酒时，机体会出现戒断症状。酒精会引起多种全身性影响，包括神经系统疾病、营养不良、脱水或电解质紊乱、胃肠道疾病、心肌和骨骼肌肌病及免疫抑制。由饮酒或戒酒引起的几种情况，包括急性酒精中毒、酒精戒断综合征和双硫仑-乙醇反应，需要紧急救护。

参考文献

［1］National estimates of the 10 leading causes of nonfatal injuries treated in hospital emergency departments, United States–2015. Centers for Disease Control and Prevention website. https://www.cdc.gov/injury/wisqars/pdf/leading_causes_of_nonfatal_injury_2015–a.pdf. Accessed March 1, 2018.

［2］Centers for Disease Control and Prevention, National Center on Health Statistics. NCHS Data on Drug–Poisoning Deaths: fact sheet. Centers for Disease Control and Prevention website. https://www.cdc.gov/nchs/data/factsheets/factsheet_drug_poisoning.htm. Updated April 5, 2016. Accessed March 1, 2018.

［3］Injury facts: the source for injury stats. National Safety Council website. http://www.nsc.org/learn/safety–knowledge/Pages/injury–facts.aspx. Accessed March 1, 2018.

［4］Poison centers nationwide. Poison Help, Health Resources and Services Administration website. https://poisonhelp.hrsa.gov/poison–centers/. Accessed March 1, 2018.

［5］Gummin DD, Mowry JB, Spyker DA, Brooks DE, Fraser MO, Banner W. 2016 Annual Report of the American Association of Poison Control Centers' National Poison Data System（NPDS）: 34th annual report. *Clin Toxicol*. 2017; 55（10）: 1072–1254.

［6］National Academy of Sciences. *Forging a Poison Prevention and Control System*. Washington, DC: National Academic Press; 2004.

［7］Poison centers—an information paper. American College of Emergency Physicians website. https://www.acep.org/Content.aspx?id=70370#sm.0000vyjqgsa95e2uwy91hykef6zea. Accessed March 1, 2018.

［8］Toxic syndrome/toxidromes. Chemical Hazards Emergency Medical Management, US Department of Health and Human Services website. https://chemm.nlm.nih.gov/toxicsyndromes.htm. Accessed March 1, 2018.

［9］Part 1: executive summary: 2010 American Heart Association Guidelines for Cardiopulmonary Resuscitation and Emergency Cardiovascular Care. *Circulation*. 2010; 122（18）（suppl 3）: S840.

［10］Olson KR. Activated charcoal for acute poisoning: one toxicologist's journey. *J Med Toxicol*. 2010; 6（2）: 190–198.

［11］Murphy CM. Principles of toxicology. In: Cone D, Brice JH, Delbridge TR, Myers JB, eds. *Emergency Medical Services: Clinical Practice and Systems Oversight*. Vol 2. 2nd ed. West Sussex, England: John Wiley & Sons; 2015: 333–340.

［12］Kurowski JA, Kay M. Caustic ingestions and foreign bodies ingestions in pediatric patients. *Pediatr Clin North Am*. 2017; 64（3）: 507–524.

［13］Marx JA, Hockberger RS, Walls RM. *Rosen's Emergency Medicine: Concepts and Clinical Practice*. 8th ed. St. Louis, MO: Saunders; 2014.

［14］Tormoehlen LM, Tekulve KJ, Nañagas KA. Hydrocarbon toxicity: a review. *Clin Toxicol*. 2014; 52（5）: 479–489.

［15］Larson D. Clinical Chemistry: *Fundamentals and Laboratory Techniques*. Amsterdam, Netherlands: Elsevier; 2016.

［16］BASF Chemical Emergency Medical Guidelines: Methanol（CH₃OH）: Information and recommendations for doctors at hospitals/emergency departments. Code: E021–004. BASF Corporation. https://www.basf.com/documents/corp/en/

sustainability/employees–and–society/employees/occupational–medicine/medical–guidelines/Methanol_C_BASF_medGuidelines_E021.pdf. Reviewed 2016. Accessed April 11, 2018.

［17］ Brent J. Fomepizole for ethylene glycol and methanol poisoning. *N Engl J Med*. 2009; 360（21）: 2216–2223.

［18］ Thanacoody RH, Gilfillan C, Bradberry SM, et al. Management of poisoning with ethylene glycol and methanol in the UK: a prospective study conducted by the National Poisons Information Service（NPIS）. *Clin Toxicol*. 2016; 54（2）: 134–140.

［19］ Korabathina K. Methanol toxicity treatment and management. Medscape website. https://emedicine.medscape.com/article/1174890–treatment. Updated January 30, 2017. Accessed March 1, 2018.

［20］ Ethylene glycol: Toxicology Data Network. National Institutes of Health website. https://toxnet.nlm.nih.gov/cgi–bin/sis/search/a?dbs+hsdb: @term+@DOCNO+5012. Updated April 26, 2012. Accessed March 1, 2018.

［21］ Ethylene glycol and propylene glycol toxicity: how should patients exposed to ethylene glycol be treated? Agency for Toxic Substances and Disease Registry website. https://www.atsdr.cdc.gov/csem/csem.asp?csem=12&po=13. Updated October 3, 2007. Accessed March 1, 2018.

［22］ Stremski E, Hennes H. Accidental isopropanol ingestion in children. *Pediatr Emerg Care*. 2000; 16（4）: 238–240.

［23］ Iron poisoning. Poison Control, National Capital Poison Center website. https://www.poison.org/articles/2014–jun/iron–poisoning. Accessed March 1, 2018.

［24］ Abhilash KPP, Arul JJ, Bala D. Fatal overdose of iron tablets in adults. *Indian J Crit Care Med*. 2013; 17（5）: 311–313.

［25］ National Center for Environmental Health, Division of Emergency and Environmental Health Services. Lead. Centers for Disease Control and Prevention website. https://www.cdc.gov/nceh/lead/. Updated December 4, 2017. Accessed March 1, 2018.

［26］ Bjørklund G, Dadar, M, Mutter, J, Aaseth J. The toxicology of mercury: current research and emerging trends. *Environ Res*. 2017; 159（suppl C）: 545–554.

［27］ Diaz JH. Poisoning by herbs and plants: rapid toxidromic classification and diagnosis. *Wilderness Environ Med*. 2016; 27（1）: 136–152.

［28］ Stone CK, Humphries RL. *CURRENT Diagnosis and Treatment*: *Emergency Medicine*. 8th ed. New York, NY: McGraw Hill Education/Medical; 2017.

［29］ McKay CA Jr. Toxin–induced respiratory distress. *Emerg Med Clin North Am*. 2014; 32（1）: 127–147.

［30］ Schaider JJ, Barkin RM, Hayden SR, et al. *Rosen and Barkin's 5-Minute Emergency Medicine Consult*. 4th ed. Philadelphia, PA: Lippincott Williams and Wilkins; 2010.

［31］ Zakharov S, Vaneckova M, Seidl Z, et al. Successful use of hydroxocobalamin and sodium thiosulfate in acute cyanide poisoning: a case report with follow–up. *Basic Clin Pharmacol Toxicol*. 2015; 117（3）: 209–212.

［32］ Auerbach PS, Cushing TA, Harris NS. *Wilderness Medicine*. 7th ed. Amsterdam, Netherlands: Elsevier; 2016.

［33］ National Institute for Occupational Safety and Health Education and Information Division. Insects and scorpions. Centers for Disease Control and Prevention website. https://www.cdc.gov/niosh/topics/insects/default.html. Updated July 1, 2016. Accessed March 1, 2018.

［34］ McDade J, Aygun B, Ware RE. Brown recluse spider（*Loxosceles reclusa*）envenomation leading to acute hemolytic anemia in six adolescents. *J Pediatr*. 2010; 156（1）: 155–157.

［35］ National Institute for Occupational Safety and Health Education and Information Division. Venomous snakes. Centers for Disease Control and Prevention website. https://www.cdc .gov/niosh/topics/snakes/default.html. Updated July 1, 2016. Accessed March 1, 2018.

［36］ Part 1: executive summary: 2010 American Heart Association Guidelines for Cardiopulmonary Resuscitation and Emergency Cardiovascular Care. *Circulation*. 2010; 122（18）（suppl 3）: S639–S946.

［37］ Centers for Disease Control and Prevention, National Center for Injury Prevention and Control, Division of Unintentional Injury Prevention. Heroin. Centers for Disease Control and Prevention website. https://www.cdc.gov/drugoverdose/opioids/heroin.html. Updated August 29, 2017. Accessed March 1, 2018.

［38］ The National Institute for Occupational Safety and Health Education and Information Division. Fentanyl: preventing occupational exposure to emergency responders. Centers for Disease Control and Prevention website. https://www.cdc.gov/niosh/topics/fentanyl/default.html. Accessed March 1, 2018.

［39］ Gaither JR, Leventhal JM, Ryan SA, Camenga DR. National trends in hospitalizations for opioid poisonings among children and adolescents, 1997 to 2012. *JAMA Pediatr*. 2016 Dec 1; 170（12）: 1195–1201.

［40］ Fentanyl patch can be deadly to children. US Food and Drug Administration, US Department of Health and Human Services website. https://www.fda.gov/ForConsumers/Consumer Updates/ucm300803.htm. Updated January 4, 2018. Accessed March 1, 2018.

［41］ Yin S. Malicious use of pharmaceuticals in children. *J Pediatr*. 2010; 157（5）: 832–836.

［42］ Barceloux DG. *Medical Toxicology of Drug Abuse: Synthesized Chemicals and Psychoactive Plants*. Hoboken, NJ: John Wiley & Sons; 2012.

［43］ Honderick T, Williams D, Seaberg D, Wears R. A prospective, randomized, controlled trial of benzodiazepines and nitroglycerin or nitroglycerin alone in the treatment of cocaine–associated acute coronary syndromes. *Am J Emerg Med*. 2003; 21（1）: 39–42.

［44］US Department of Transportation, National Highway Traffic Safety Administration. *EMT-Paramedic: National Standard Curriculum*. EMS.gov website. https://www.ems.gov/pdf/education/Emergency-Medical-Technician-Paramedic/Paramedic_1998.pdf. Accessed March 1, 2018.

［45］Forrest JS. Phencyclidine (PCP)-related psychiatric disorders. Medscape website. https://emedicine.medscape.com/article/290476-overview. Updated February 14, 2018. Accessed March 1, 2018.

［46］Gitlin M. Lithium side effects and toxicity: prevalence and management strategies. *Int J Bipolar Disord*. 2016; 4: 27.

［47］Ibuprofen—drug summary. Prescribers' Digital Reference website. http://www.pdr.net/drug-summary/Ibuprofen-Tablets-ibuprofen-2618. Accessed March 1, 2018.

［48］Yoon E, Babar A, Choudhary M, Kutner M, Pyrsopoulos N. Acetaminophen-induced hepatotoxicity: a comprehensive update. *J Clin Transl Hepatol*. 2016; 4 (2): 131-142.

［49］Farrell SE. Acetaminophen toxicity. Medscape website. https://emedicine.medscape.com/article/820200-overview. Updated January 23, 2018. Accessed March 1, 2018.

［50］Alcohol use disorder. National Institute on Alcohol Abuse and Alcoholism website. https://www.niaaa.nih.gov/alcohol-health / overview-alcohol-consumption/alcohol-use-disorders. Accessed March 1, 2018.

［51］Centers for Disease Control and Prevention, National Center for Injury Prevention and Control, Division of Unintentional Injury Prevention. Impaired driving: get the facts. Centers for Disease Control and Prevention website. https://www.cdc.gov/motorvehiclesafety/impaired_driving/impaired-drv_factsheet.html. Updated June 16, 2017. Accessed March 1, 2018.

［52］Alcohol use disorder: a comparison between DSM-IV and DSM-5. National Institute on Alcohol Abuse and Alcoholism website. https://pubs.niaaa.nih.gov/publications/dsmfactsheet/dsmfact.pdf. Accessed March 1, 2018.

［53］Aggrawal A. *Forensic Medicine and Toxicology for MBBS*. New Delhi, India: Avichal Publishing Company; 2017.

［54］Thomson AD, Marshall EJ. The natural history and pathophysiology of Wernicke's encephalopathy and Korsakoff's psychosis. *Alcohol*. 2006; Mar-Apr41 (2): 151-158.

［55］Donnino MW, Vega J, Miller J, Walsh M. Myths and misconceptions of Wernicke's encephalopathy: what every emergency physician should know. *Ann Emerg Med*. 2007; Dec; 50 (6): 715-721.

［56］National Association of Emergency Medical Technicians. *PHTLS: Prehospital Trauma Life Support*. 8th ed. Burlington, MA: Jones & Bartlett Learning; 2014.

［57］Centers for Disease Control and Prevention, National Center for Health Statistics. Chronic liver disease and cirrhosis. Centers for Disease Control and Prevention website. https://www.cdc.gov/nchs/fastats/liver-disease.htm. Updated October 6, 2016. Accessed March 1, 2018.

［58］Easter JS, Haukoos JS, Claud J, et al. *Traumatic Intracranial Injury in Intoxicated Patients With Minor Head Trauma*. Des Plaines, IL: The Society for Academic Emergency Medicine; 2013.

［59］Long D, Long B, Koyfman A. The emergency medicine management of severe alcohol withdrawal. *Am J Emerg Med*. 2017; 35 (7): 1005-1011.

［60］National Clinical Guideline Centre (UK). NICE Clinical Guidelines, No. 100. *Alcohol Use Disorders*: *Diagnosis and Clinical Management of Alcohol-Related Physical Complications* [Internet]. London, England: Royal College of Physicians (UK); 2010.

［61］Burns MJ. Delirium tremens (DTs). Medscape website. https://emedicine.medscape.com/article/166032-overview. Updated March 7, 2017. Accessed March 1, 2018.

［62］Barker LR, Fiebach NH, Kern DE, Thomas PA, Ziegelstein RC, Zieve PD. *Principles of Ambulatory Medicine*. 7th ed. Philadelphia, PA: Lippincott Williams and Wilkins; 2006.

推荐书目

ACMT and AACT position statement: preventing occupational fentanyl and fentanyl analog exposure to emergency responders. American College of Medical Toxicology website. https://www.acmt.net/_Library/Fentanyl_Position/Fentanyl_PPE_Emergency_Responders_.pdf. Accessed March 1, 2018.

DeBoer S, Seaver M. Pediatric toxicology emergencies. *J Emerg Nurs*. Drugs of abuse. National Institute on Drug Abuse website. https://www.drugabuse.gov/drugs-abuse. Accessed March 1, 2018.

Emergency toxicology: from database to subspecialty. American College of Emergency Physicians website. https://www.acep.org/content.aspx?id=34084#sm.0000vyjqgsa95e2uwy91hykef6zea. Accessed March 1, 2018.

Hoffman RS, Howland MA, Lewin NA, Nelson LS, Goldfrank LR. *Goldfrank's Toxicologic Emergencies*. 10th ed. New York, NY: Appleton & Lange; 2011.

Overview of alcohol consumption. National Institute on Alcohol Abuse and Alcoholism website. https://www.niaaa.nih.gov/alcohol-health / overview-alcohol-consumption. Accessed March 1, 2018.

（梁艳，李胜男，郭静，陈星，赵秋莉，译）

第 34 章

行为和精神障碍

美国 EMS 教育标准技能

医学

将评估结果与流行病学和病理生理学知识相结合，以形成现场印象，并为患者制订全面的治疗方案。

精神科

认识

- 给 EMS 提供者、患者或其他人带来风险的行为

评估和治疗

- 精神状态检查
- 自杀或自杀风险

解剖学、生理学、流行病学、病理生理学、社会心理影响，以及表现、评估、预后和管理

- 急性精神病
- 神经认知障碍
- 神经发育障碍
- 心境障碍
- 焦虑症
- 物质滥用相关障碍或成瘾行为
- 躯体形式障碍
- 做作性障碍
- 人格障碍

学习目标

完成本章学习后，紧急救护员能够：

1. 列举行为紧急状态患者的院前救护措施；
2. 了解什么是行为紧急状态；
3. 了解造成行为障碍和精神障碍的可能原因；
4. 列举与行为紧急状态患者的访谈技巧；
5. 概述行为紧急状态患者院前评估的关键要素；
6. 区分常见行为障碍和精神障碍的关键症状与治疗方法；
7. 识别自杀的风险因素；
8. 确定合适的访谈问题以确定患者是否有自杀意念；
9. 概述针对有自杀企图患者的院前救护方法；
10. 解释儿童行为问题与成年人有何不同；
11. 列举评估暴力患者的策略；
12. 概述可用于尝试化解潜在暴力状况的措施；
13. 列举可以约束患者的情况；
14. 讨论约束患者的主要原则；
15. 描述患者有暴力行为时应该采取的安全措施。

重点术语

急性精神病：突然出现的精神障碍，主要症状有幻觉、错觉、怪异的行为和姿势，或者讲话杂乱无章。

快感缺失：无法从通常能令人愉悦的经历中获

得愉悦或幸福的感觉。

神经性厌食：患者因对肥胖、体重增加的强烈恐惧，通过长期节食、过度运动、催吐、使用泻药等手段使体重减轻，导致消瘦、（女性）闭经。

焦虑：对未来或可能的威胁或危险过分担心而产生的忧虑、不安、激动、不确定和恐惧的情绪状态或感觉。

孤独症谱系障碍：一系列神经发育障碍，包括孤独症（经典孤独症）、阿斯佩格综合征和广泛性发育障碍。主要表现为 3 种行为特征：社会交流障碍；语言交流障碍；重复刻板行为。

行为紧急状态：不能被他人所容忍的情绪或行为的改变，需要给予关注。

生理性精神障碍：由生理因素而非纯粹心理因素引起的精神障碍。

双相障碍：一种心境障碍，病程中躁狂发作和抑郁发作交替出现。

神经性贪食：反复发作的、不可控制的冲动性暴食，继而又采用催吐、导泻、禁食和过度运动等来抵消体重增加的一种进食障碍。

化学约束：使用药物来控制行为。

转换性障碍：又称为功能性神经功能障碍，通常表现为感觉、运动能力或特殊感觉的丧失。

谵妄：一种意识障碍，患者常产生妄想、幻觉，并伴时间、地点、人物定向力障碍。

错觉：患者对客观事物歪曲和错误的知觉。

痴呆：一种严重的神经认知障碍，存在多领域认知功能障碍，并伴有慢性进行性时间、地点意识丧失，通常表现为不能学习新事物或近期记忆受损。

抑郁症：以情绪低落为主要特征的心境障碍。

破坏性、冲动控制和品行障碍：特征是患者不能控制情绪或冲动，做出非法的、不被社会接受的或自我伤害的行为。

分离性障碍：一组精神疾病。患者由于精神因素，部分或完全地丧失了对过去的记忆、身份意识、感觉及身体运动控制等方面的正常整合能力，无法对自身的情绪及行为进行有意识的控制。

运动障碍：不能协调和支配随意运动的一种障碍。临床表现为行为笨拙、行走异常等。

心境恶劣：以慢性心境沮丧为特征的轻度抑郁，可持续 2 年或更长时间。

兴奋性谵妄：这种谵妄患者的特征是急性发作和波动性病程，环境认知度降低，感觉障碍、定向障碍或记忆障碍，基础疾病。

做作性障碍：一种人为制造、伪装或夸大症状以模仿真实疾病的疾病，目的仅仅是扮演患者的角色，以获得关注和同情。

幻觉：对不存在的画面、声音和其他感官现象的虚幻的知觉。

重度抑郁症：一种影响生活、工作、学习及睡眠、饮食习惯及健康状况的抑郁症。

躁狂：一种心境障碍，特征是过度兴奋、健谈、思维奔逸、活动增多、烦躁不安、语速快，常有以个人为中心的妄想。

精神状态检查：一种评估工具，包括对外表和行为、言语和语言、认知能力和情绪稳定性评估。

心境障碍：人们在生活中的情绪（如幸福、抑郁、恐惧、焦虑）发生不正常且可能令人痛苦的变化。

孟乔森综合征：一种人为施加的做作性障碍。患者因有症状但虚构的疾病请求治疗或住院治疗，以获得同情或关注。

代理型孟乔森综合征：一种人为制造的疾病，是指一个人伤害或诱发他人（通常是儿童）生病以获得同情或关注。

神经认知障碍：导致认知功能障碍的疾病。

强迫症：一种以反复出现强迫观念和强迫行动为特征的精神障碍。患者对自己不能控制思想或习惯感到压力或焦虑。

惊恐障碍：以反复出现严重惊恐发作为基本特征的情绪障碍，常伴有胸痛、心悸、气短、头晕或腹痛等症状。

偏执：思维方面的偏激或固执。

人格障碍：患者内心体验和行为模式明显偏离所处的社会文化环境，适应不良。

恐惧症：一种焦虑症，以强迫、非理性和强烈恐惧某一特定的物体或情境为特征。

创伤后应激障碍：对具有威胁性或灾难性质的应激事件或情境的一种延迟或迁延的焦虑反应。

精神分裂症：一组以精神病行为反复发作为特征的疾病。

躯体形式障碍：以各种躯体不适症状作为主诉就医，但经各种医学检查证实无器质性损害或明确的病理生理机制，仍不能打消疑虑的一类精神障碍。

自杀： 个体蓄意或自愿以某种手段结束自己生命的行为。

照顾行为或精神障碍患者是一项具有挑战性的工作，即使是对最有经验的医师。它需要较强的诊断技能及药理学和毒理学知识，还需要评估技能以鉴别诊断看似为精神疾病的器质性疾病。医师需要富有同情心，有良好的沟通技巧和关心他人的方法，以及防止危机升级的支持措施。

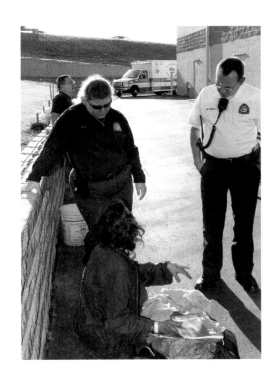

第1节 认识行为紧急状态

据估计，有17.9%的18岁及以上的美国人诊断患有精神障碍。也就是说，约有4340万人患有精神障碍，其中不包括药物滥用导致的疾病[1]。美国国家精神卫生研究所估计，每25人中就有1人患有严重影响日常活动的精神疾病[2]。在美国，精神疾病是致残的主要原因。

对于什么是正常行为，目前尚没有明确定义。大家普遍认为正常行为是一种被社会接受的适应性行为（因文化和民族而异）。非正常行为是指个体出现如下情况：

· 行为偏离社会规范和期望；
· 影响健康状况和功能发挥；
· 损害个人或团体利益。

思考

您和家庭成员或朋友有没有在某个时间存在符合"非正常行为"定义的行为？你是怎么感觉这种行为不正常的？

行为紧急状态是指不能被他人所容忍的情绪或行为改变，需要立即给予关注。行为紧急状态轻则表现为无力应对压力或焦虑，重则表现为对自己及他人造成威胁。但是大多数精神病患者每天都还能很好地工作。抑郁症、焦虑症和轻度人格障碍等可在心理门诊得到有效治疗。大多数行为紧急状态都是由生物学因素、心理因素和社会文化因素引起的。精神疾病可能由多种因素造成（图34-1）。框34-1列出了10种关于精神疾病的常见谣言。

生物学因素

大脑的生理或生化因素会导致行为的显著改变。在精神卫生保健中，生理性精神障碍是由生理因素而非纯粹心理因素引起的精神障碍。生物学因素包括遗传因素、产前和产后因素（如感染及内分泌、代谢、血管疾病）、脑化学物质失衡（可能有遗传的成分）和神经递质改变。精神分裂症就是一种生理性精神疾病。精神分裂症患者中，已经发现影响脑化学物质平衡的特定基因。神经递质是脑细胞间的"信使"。大脑中的神经递质主要包括谷氨酸、γ-氨基丁酸、5-羟色胺、多巴胺、去甲肾上腺素。大多数科学家认为，神经递质与神经元之间的通信出现问题是心理疾病的病因。

本章讨论的行为紧急事件的原因包括药物滥用、创伤、疾病（如糖尿病、电解质紊乱）、感染、肿瘤和痴呆（框34-2）。这些对鉴别诊断各种行为紧急状态很重要。

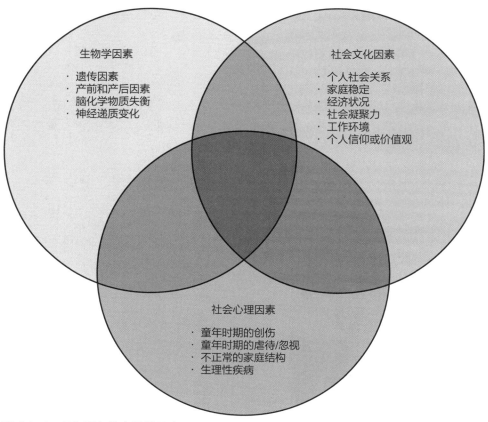

图 34-1　行为紧急状态的常见病因

框 34-1　关于精神疾病的谣言

谣言：精神疾病不是像心脏病和糖尿病一样的真正的疾病。

事实：脑部疾病和心脏病与糖尿病一样，是真正的医学疾病。研究表明，精神疾病有遗传和生理学因素。这些疾病可以得到有效治疗。

谣言：严重精神疾病患者通常具有危险性和暴力倾向。

事实：数据显示，精神障碍人群发生暴力行为的概率不比正常人高。精神障碍患者更易遭受暴力对待。

谣言：精神疾病是父母教养不良的结果。

事实：大多数专家认为，生物学因素和环境因素共同导致精神障碍。换句话说，精神疾病是多种因素共同作用的结果。

谣言：抑郁就是悲伤。抑郁的人可以摆脱抑郁。

事实：抑郁不是靠意念就能摆脱的，它是由脑化学物质或脑功能改变引起的。药物治疗或心理辅导能帮助抑郁症患者恢复。

谣言：精神疾病是性格软弱引起的。

事实：像其他疾病一样，精神疾病不是个人性格弱点造成的，而是环境因素和生物因素造成的。

谣言：有些种族更容易患精神疾病。

事实：所有种族和民族都有同样患精神疾病的风险。没有哪一个群体比其他人更容易患有精神疾病。

谣言：成瘾是一种对生活方式的选择，是一个人缺乏意志力的表现。滥用药物者是软弱的人或是坏人。

事实：成瘾是脑化学物质失衡引起的疾病，与个人好坏无关。

资料来源：Powell S. Dispelling myths on mental illness. National Alliance on Mental Illness website. https://www.nami.org/Blogs/NAMI-Blog/July-2015/Dispelling-Myths-on-Mental-Illness. Published July 17, 2015. Accessed January 28, 2018.

框 34-2　有行为障碍表现的疾病

代谢疾病
　　葡萄糖、钠、钙或镁平衡失调
　　酸碱平衡紊乱
　　急性缺氧
　　肾衰竭
　　肝衰竭

内分泌疾病
　　甲状腺疾病
　　甲状旁腺疾病
　　肾上腺激素失衡

感染性疾病
　　脑炎
　　脑膜炎
　　脑脓肿
　　严重的全身性感染

创伤
　　脑震荡
　　颅内血肿（特别是硬脑膜下血肿）

心血管疾病
　　心律失常
　　低血压
　　短暂性脑缺血发作

脑血管意外（或卒中）
高血压脑病

肿瘤性疾病
　　中枢神经系统肿瘤或转移

退行性疾病
　　阿尔茨海默型痴呆
　　其他痴呆

药物滥用
　　酒精
　　巴比妥类
　　麻醉药品
　　镇静催眠药
　　苯丙胺类和其他兴奋剂
　　致幻剂

药物反应
　　β 肾上腺素受体阻断药
　　抗高血压药
　　心脏药物
　　支气管扩张药
　　β 肾上腺素受体激动药
　　抗惊厥药

社会心理因素

　　社会心理精神疾病往往与个人的人格类型有关，也可能与人解决生活中相关情境冲突的能力有关。例如，社会心理精神疾病可能源于童年时期的创伤、虐待或忽视，或者是影响父母和兄弟姐妹关系不正常的家庭结构。生理性疾病也可能使心理社会因素引起精神疾病。

社会文化因素

　　精神疾病的社会文化因素是指一个人平衡情绪、观念及处理社会关系的方法。当这种平衡被突然打破，人就会经历情绪波动，从而产生危机。可能与行为紧急状态有关的社会文化因素包括个人社会关系、家庭稳定性、经济地位、社会凝聚力、工作环境和个人信仰与价值观。人际关系或环境压力引起的行为改变往往与某一特定事件（如亲人亡故）或一系列事件有关，如环境暴力（如战争、恐怖主义、暴乱）、个人暴力（如强奸、殴打）、持续的歧视或偏见及经济和就业问题。

注意

　　失能调整生命年（DALY）是衡量疾病总负担的一种指标，包括因早亡所致的寿命损失年和疾病所致伤残引起的寿命损失年。世界卫生组织估计，在美国，有 13.6% 的 DALY 由精神障碍和行为障碍类的疾病引起。

资料来源：US DALYs contributed by mental and behavioral disorders. National Institute of Mental Health website. https://www.nimh.nih.gov/health/statistics/disability/us-dalys-contributed-by-mental-and-behavioral-disorders.shtml. Accessed February 23, 2018.

第2节　行为紧急状态的评估和治疗

对患者行为紧急状态的初步评估和治疗与其他 EMS 响应类似。步骤包括确保现场安全，控制危机，提供适当的紧急医疗救护，以及将患者送往医疗机构。此外，大多数 EMS 系统都有关于执法人员评估现场可能的危险和控制患者任何攻击行为的规定。

评估

救护员应先与患者建立起融洽的关系，他们可以在采集病史信息时注意这一点。抵达现场后，救护员应就现场有关细节展开调查，包括滥用药物的证据、自杀企图或其他可能揭示患者状态的线索。

应注意观察患者的情绪反应，如恐惧、愤怒、困惑或敌意；还应评估其认知水平，包括警觉性、定向力、说话方式、情绪，以及患者与朋友、亲人和家人的互动方式。如果可以，限制患者周围的人数以利于控制现场，任何干扰现场和患者评估或对患者病情不利的人都应离开患者。

其他信息可以由患者主动提供，从患者访谈中获得，或者由其家庭成员、旁观者和第一响应人提供。救护员应与患者的家属或照顾者访谈，以了解患者日常生活状况、最近有无压力，以及可帮助医师获得患者的信任与合作的方法。应该详尽了解患者病史，包括重大病史、所用药物（表 34-1）、过去的精神病史，以及任何可能诱发行为紧急状态的因素。

表 34-1　治疗精神疾病的药物		
商品名	**通用名**	**药物分类**
安律凡	阿立哌唑	抗精神病药
阿得拉	右旋安非他明	治疗注意缺陷多动障碍的中枢神经系统兴奋药
安克痉	比哌立登	抗帕金森病药
安那芬尼	氯米帕明	抗抑郁药
氯氧平	阿莫沙平	抗抑郁药
安定文	劳拉西泮	抗焦虑药
去甲替林	去甲替林	抗抑郁药
布斯帕	丁螺环酮	抗焦虑药
喜普妙	西酞普兰	选择性 5-羟色胺再摄取抑制药类抗抑郁药
彼迪	氯氮平	抗精神病药
欣百达	度洛西汀	抗抑郁药
美时玉	曲唑酮	抗抑郁药
依拉维	阿米替林	抗抑郁药
郁复伸	文拉法辛	抗抑郁药
复康素	二盐酸三氟噻吨	抗精神病药
卓乐定	齐拉西酮	抗精神病药
氟哌啶醇	氟哌啶醇	抗精神病药
乐命达锭	拉莫三嗪	抗惊厥药
拉图达	鲁拉西酮	抗精神病药
来士普	艾司西酞普兰	选择性 5-羟色胺再摄取抑制药类抗抑郁药

续表

商品名	通用名	药物分类
杜拉利斯	碳酸锂	抗精神病药
兰释	马来酸氟伏沙明	抗抑郁药
闷可乐	异卡波肼	抗抑郁药
利达新	硫利达嗪	抗精神病药
保利神	氟奋乃静	抗精神病药
纳地尔	苯乙肼	抗抑郁药
哌氰嗪	哌氰嗪	抗精神病药
诺波明	地昔帕明	抗抑郁药
甲氧异丁嗪	甲氧异丁嗪	抗精神病药
哌迷清	匹莫齐特	抗精神病药
强内心百乐明	反苯环丙胺	抗抑郁药
赛乐特	帕罗西汀	选择性 5-羟色胺再摄取抑制药类抗抑郁药
皮波梯尔	哌泊噻嗪	抗精神病药
百忧解	氟西汀	抗抑郁药
瑞美隆	米氮平	抗抑郁药
维思通	利培酮	抗精神病药
利他林	哌醋甲酯	中枢神经系统兴奋药
思瑞康	喹硫平	抗精神病药
甲砜达嗪	美索达嗪	抗精神病药
萘法唑酮	萘法唑酮	抗抑郁药
多虑平	盐酸多塞平	抗抑郁药
司派林	丙嗪	抗精神病药
三氟拉嗪	三氟拉嗪	抗精神病药
吐来抗	甲哌氯丙嗪	抗精神病药
曲米帕明	三甲丙咪嗪	抗抑郁药
痛痉宁	卡马西平	抗精神病药
冬眠灵	氯丙嗪	抗精神病药
托法尼	丙咪嗪	抗抑郁药
奋乃静	羟哌氯丙嗪	抗精神病药
曲莱	奥卡西平	抗惊厥药
普罗替林	普罗替林	抗抑郁药
安定	地西泮	抗焦虑药

续表

商品名	通用名	药物分类
威博隽	安非他酮	抗抑郁药
赞安诺	阿普唑仑	抗焦虑药
左洛复	舍曲林	选择性 5-羟色胺再摄取抑制药类抗抑郁药
再普乐	奥氮平	抗精神病药

访谈技巧

处置危及生命的疾病或创伤后，如果可能，应对患者进行访谈。救护员不应该询问治疗疾病所需信息以外的细节。支持性的访谈可以提高救护员的亲和力，也助于建立和维持与患者之间的关系。访谈技巧包括主动倾听、表示支持和理解、减少中断，以及通过减少身体接触表示尊重患者的私人空间（框 34-3）。

框 34-3 面对行为紧急状态的 10 种访谈技巧

1. 以关心和接纳的方式倾听患者诉说。注意非语言暗示，如眼睛接触、面部表情和姿势。做出理解或认同的回应，使患者安心。
2. 唤起患者的情感，引出事实，有助于对患者形成准确的印象。如果患者感觉焦虑，则鼓励其分享与这种感觉相关的细节。
3. 通过确认和评注患者的情绪来应对。例如，你可能会说："你看起来很生气。"这可能有助于验证和接受患者强烈的情绪。
4. 纠正认知上的误解或扭曲。如果对现实的扭曲导致患者产生恐惧或焦虑，则为他提供简单而正确的解释。
5. 向患者解释医院可提供的服务。
6. 提供诚实而切合实际的保证和支持，这样有助于患者平静下来，并建立融洽的关系。
7. 有效提问。如果你试图得到比较直接的信息，则采取封闭式提问，如"你想伤害自己吗？""你吃了什么药？"发现需要立即注意的问题之后，可以适当采用开放式提问。开放性问题给对方以充分自由发挥的余地，通常可以帮助救护员更全面地了解有关情况。
8. 避免诱导性问题。
9. 采用结构式访谈法。按时间顺序梳理事件的历史或序列通常能更全面地了解患者的情况，尤其适用于分析因果关系时。这种方法也有助于患者理清头绪。关注患者的反应，可以通过使用诸如"接下来发生了什么""这件事发生在刚才的事件之前还是之后？"这样的问题来保证患者不偏离主题。
10. 结束访谈。获得相关信息后，鼓励患者描述其他重要事件或感受。

资料来源：Bassuk EL. *Behavioral Emergencies: A Field Guide for EMTs and Paramedics*. Boston, MA: Little, Brown and Company; 1983.

精神状态检查

精神状态检查是一种可以帮助救护员评估患者的工具。尽管精神状态检查工具很多（框 34-4），但大多数都包含外表和行为、言语和语言、认知能力和情绪稳定性评估[3]。

外观和行为

- 患者看起来怎么样？是否精心打扮？
- 患者是愉快的、合作的还是激动的？
- 患者的行为是否适合当前的情境？
- 患者的肢体语言怎么样？
- 动作和身体姿势是否提示紧张、焦虑、敌对情绪或攻击性？
- 患者在面试过程中是否保持眼神交流？

言语和语言

- 患者的言语是否可以理解？音量和语速是否正常？
- 患者的语气是否改变？
- 患者言语时是否自然？表达是否容易？

框 34-4 精神状态检查内容

精神状态检查内容可以用首字母缩写词"COASTMAP"概括：
意识（consciousness）
定向（orientation）
活动（activity）
言语（speech）
思想（thought）
记忆（memory）
情感和情绪（affect and mood）
知觉（preception）

资料来源：National Highway Traffic Safety Administration. *The National EMS Education Standards*. Washington, DC: US Department of Transportation/National Highway Traffic Safety Administration; 2009.

• 患者的用词和语句是否有条理？

认知能力

• 患者是否指向特定的人、时间和地点？
• 患者知道自己在哪里吗？
• 患者知道你是谁吗？
• 患者能继续关注你的问题和谈话吗？
• 患者的注意力能持续多久？
• 患者能执行一系列简短的指令吗？
• 患者的反应是否适当？
• 患者的评论是否合乎逻辑且有条理？

情绪稳定性

• 患者知道自己所处的环境吗？
• 患者能否用 1 ~ 10 的评分标准给自己的情绪打分？
• 患者是否表现出快乐、悲伤、沮丧或愤怒？
• 患者的情绪是否适合特定的情境？
• 患者是否有情绪波动或有抑郁、焦虑、愤怒情绪和敌意表现？
• 患者在访谈过程中是否保持专注，或者是迅速转向相关话题？
• 患者是否有知觉改变或幻觉？

思考

想想你曾经看到的救护员在面对行为紧急状态患者时使用的访谈技巧。这些技巧有效吗？救护员是否通过使用框 34-3 中列出的技巧改善了患者访谈情况？

疑难患者访谈

有行为障碍或精神障碍的患者很难接受访谈。例如，患者可能拒绝与救护员交谈（经常发生患者家庭成员要求医师协助而未得到患者本人同意的情况下）。患者可能非常健谈但言语混乱，另外，患者也可能有对抗情绪。如果患者拒绝访谈，救护员应以平和的声音与其交流，应避免易被患者误认为是"审问"的问题。同时，救护员也应该给患者留出更多的时间来做出反应。救护员可通过举手示意或叫患者名字的方式让过于健谈的患者把注意力集中在访谈上。面对有对抗情绪的患者时，可能需要其他人员协助以确保现场安全。

其他措施

完成病史采集与初步评估之后，其余检查由患者的总体状况和精神问题的性质决定。全面体格检查之前，必须权衡患者是否会将其视为身体侵犯。如果高度怀疑患者有器质性病因，应进行体格检查。否则，对行为紧急状态患者的救护可能仅限于在转运到医院途中与其保持融洽关系。

第 3 节 具体的行为障碍和精神障碍

目前已查明的精神疾病超过 300 种[4]。一些患者可能出现多种精神疾病的症状。本章讨论的常见精神障碍分类如下[5]：

• 神经认知障碍；
• 神经发育障碍；
• 精神分裂症；
• 焦虑症；
• 强迫症与相关疾病；
• 创伤和应激相关障碍；
• 心境障碍；
• 物质滥用相关障碍；
• 躯体形式障碍；
• 做作性障碍；
• 分离性障碍；
• 进食障碍；
• 破坏性、冲动控制及品行障碍；
• 人格障碍。

院前环境中，对大多数行为紧急状态患者的救护主要是支持性的，通常包括情感支持、评估和治疗并存的急症、送往医院由医师进行评估。在某些情况下，救护员可能需要使用物理和化学约束保护患者和他人免受伤害。

注意

美国精神病学协会已经确定了精神病学的主要类别。《精神障碍诊断和统计手册》对它们给出了定义。该手册第 5 版于 2013 年颁布，简称 DSM-5。许多精神卫生专业人员使用 DSM-5 分类进行评估和诊断。本章仅讨论 DSM-5 中精神疾病的一些主要类别，其中包括：

- 神经发育障碍；
- 精神分裂症谱系障碍及其他精神分裂疾病；
- 双相情感障碍和其他相关障碍；
- 抑郁症；
- 焦虑症；
- 强迫症及相关疾病；
- 创伤和应激相关障碍；
- 分离性障碍；
- 躯体形式障碍及相关疾病；
- 进食障碍；
- 排泄障碍；
- 睡眠-觉醒障碍；
- 性功能障碍；
- 性别焦虑；
- 破坏性、冲动控制和品行障碍；
- 物质滥用相关障碍和成瘾障碍；
- 神经认知障碍；
- 性欲倒错障碍；
- 其他精神障碍；
- 其他可能成为临床关注的重点疾病。

资料来源：American Psychiatric Association. *Diagnostic and Statistical Manual of Mental Disorders*. 5th ed. Washington, DC: American Psychiatric Association; 2013.

神经认知障碍

神经认知障碍可能有器质性病因，也可能是物理或化学损伤引起的，如创伤或药物滥用。所有神经认知障碍都会导致认知障碍，可能表现为谵妄或痴呆。

谵妄

谵妄是一种意识障碍，患者常产生错觉、幻觉，并伴有时间、地点、人物定向障碍。错觉是患者对客观事物歪曲和错误的认知；幻觉是对不存在的画面、声音和其他感官现象的虚幻的知觉，症状因个人性格、环境和疾病的严重程度而有所不同。谵妄的常见症状和体征包括注意力不集中、记忆障碍、定向障碍、意识模糊和幻觉。治疗谵妄的目的是纠正潜在的躯体障碍，以减少焦虑（框 34-5）和相关死亡，可能需要用到镇静药。谵妄的确切发生率尚不清楚。但是，以下人群比其他人更容易产生谵妄：

- 老年人；
- 儿童；
- 烧伤患者；
- 心脏手术患者；
- 脑损伤（如卒中）患者；
- AIDS 患者。

痴呆

痴呆是一种严重的神经认知障碍，患者存在多领域认知功能障碍，并伴慢性进行性时间和地点意识丧失，通常表现为无法学习新事物或近期记忆受损。目前已查明 75 种导致痴呆的原因（框 34-6），大多数痴呆是由脑血管疾病（包括卒中）和阿尔茨海默病（见第 24 章）引起的。随着人类寿命的延长，痴呆成为美国主要健康问题之一。70 ~ 75 岁人群中患病率为 2% ~ 3%，而 85 岁以上人群中患病率为 20% ~ 25%[6]。痴呆患者的生活能力下降，讲话可能变得语无伦次。此外，许多患者回归"第二童年"，这些患者进食、洗浴和身体活动完全需要别人照顾。对存在基础疾病者，治疗基础疾病可能有助于减缓智力衰退。

谵妄和痴呆可能很难区分，因为二者都会导致定向障碍及记忆、思维和判断能力受损。痴呆进展缓慢，进行性恶化，但不会导致警觉性降低。与谵妄患者比较，痴呆患者的睡眠-觉醒障碍的发生率较低。痴呆患者可能短期记忆、长期记忆、判断和抽象思维受损。谵妄起病较急。在某些老年人和慢性病患者中，谵妄和痴呆可能同时发生。

框 34-5　兴奋性谵妄综合征

兴奋性谵妄是指具有以下症状的谵妄：①有急性发作和波动性病程；②环境认知度降低；③感觉障碍、定向障碍或记忆障碍；④基础疾病。目前，美国精神病学协会或世界卫生组织尚未定义兴奋性谵妄为一种医学或精神疾病，而是将它归为急性行为去抑制状态，表现为行为怪异、攻击性、激惹、咆哮、多动、偏执、恐慌、暴力、干扰公众、体力充沛，大量出汗。大量出汗可归因于高热、呼吸停止和死亡。据报道，兴奋性谵妄可由物质中毒、精神疾病、酒精戒断、头部外伤引起，或者由这些因素共同引起。这种情况已经引起了公众的注意，因为它被认为是被执法人员约束或拘留者死亡的原因。

资料来源：Best practice guideline: guidelines for the management of excited delirium/acute behavioural disturbance（ABD）. Royal College of Emergency Medicine website. https://www.rcem.ac.uk/docs/College%20Guidelines/5p.%20RCEM%20guidelines%20for%20 management%20of%20Acute%20Behavioural%20Disturbance%20（May%202016）. pdf. Published May 2016. Accessed February 28, 2018; Pollanen MS, Chiasson DA, Cairns JT, et al. Unexpected death related to restraint for excited delirium: a retrospective study of deaths in police custody and in the community. *CMAJ.* 1998; 158（12）:1603-1607.

框 34-6　导致痴呆的原因

退行性疾病（60%~70%）
　　阿尔茨海默型痴呆
　　亨廷顿病
　　帕金森病（并非所有病例）
　　小脑变性
　　肌萎缩侧索硬化症（并非所有病例）
　　罕见的遗传代谢疾病
　　路易体病
　　朊病毒病

血管性痴呆（15%~20%）
　　多发梗死性痴呆
　　微小梗死性痴呆
　　大面积梗死性痴呆
　　脑栓塞疾病

缺氧性痴呆（<5%）
　　心脏停搏
　　严重心力衰竭
　　一氧化碳中毒

创伤性痴呆
　　拳击（拳击手痴呆）
　　头部损伤（开放性或闭合性）

感染性痴呆
　　AIDS
　　机会性感染
　　脑炎后痴呆
　　疱疹性痴呆
　　真菌性脑膜炎或脑炎
　　细菌性脑膜炎或脑炎
　　寄生虫性脑炎
　　脑脓肿
　　神经梅毒（全身性麻痹）

占位性病变
　　慢性或急性硬膜下血肿
　　原发性脑肿瘤
　　转移性肿瘤

自身免疫性疾病
　　播散性红斑狼疮
　　血管炎

中毒性痴呆
　　酒精中毒
　　金属（如铅、汞、砷）中毒
　　有机物（如溶剂、杀虫剂）中毒

思考

除了幻听外，这些患者还可能出现哪些幻觉？

神经发育障碍

在 DSM-5 中，智力障碍、沟通障碍、注意力缺陷或多动障碍、特定学习障碍、运动障碍和孤独症谱系障碍属于神经发育障碍[4]。

孤独症谱系障碍

孤独症谱系障碍是一系列神经发育障碍，包括孤独症、阿斯佩格综合征和广泛性发育障碍（非典型性自闭症）（框34-7）。这些障碍的典型行为特征包括：①社交障碍；②语言交流障碍；③重复刻板行为。严重程度可因疾病和个体而异。孤独症谱系障碍的症状通常在婴儿18个月时表现出来，但往往没能引起注意，从而未被诊断（框34-8）。孤独症谱系障碍更常见于男孩、孤独症患者的兄弟姐妹及某些发育障碍（如遗传性智力障碍）患者。沟通障碍是DSM-5中的一种新诊断，类似于孤独症，但没有重复的行为。

大约30%的孤独症儿童可能会出现自残行为，如殴打、咬伤或抓挠自己，撞头或刺破皮肤[7]。此外，孤独症患者可能不会有正常的疼痛反应。这些特征加上沟通能力受损，可能会给患者评估和救护带来挑战。这些儿童受伤的风险很高。他们有陷入危险境地的风险，进而导致诸如被车辆撞死或溺水的后果。患者的交流障碍可能会使创伤救护变得复杂。救护员应采用第16章所述的访谈技巧，还应准备实施约束，动作要轻柔以确保患者和他人的人身安全。在面对孤独症儿童时，有助于化解危机的策略如下[8]：

1. 保持镇定并缓慢移动；
2. 从足趾到头部进行检查；
3. 消除所在区域的感官刺激；
4. 给出明确的指示并使用简单的语言；
5. 尽量减少可能引起与绷带或其他黏合剂有关的焦虑或攻击性的触感；
6. 认识到疼痛可能以笑、唱歌或脱衣服的形式表现出来；
7. 向儿童的父母寻求有关镇定方法的建议。

精神分裂症

精神分裂症是一组以精神病行为反复发作为特征的疾病。精神病行为可以定义为不能或不愿意认识和承认现实并与他人建立联系。确切病因尚未查明，但可能是遗传因素（存在精神分裂症家族病史）、化学和激素变化、自身免疫性疾病、病毒感染和其他应激因素的综合作用所致[4]。估计有350

框34-7　神经发育障碍的表现形式

孤独症：存在社交障碍、语言交流障碍和重复刻板行为。

阿斯佩格综合征：特征是在社会交往中存在不正常行为，缺乏活动与兴趣，但语言上无明显延迟，智力等于或高于健康人平均水平。

广泛性发育障碍：在某些发展领域存在严重和广泛损害的一类疾病，如交流和社交障碍。

框34-8　孤独症谱系障碍可能出现的体征和症状

- 对他人呼唤自己的名字没有反应
- 不能解释自己想要什么
- 与他人相处有困难
- 语言能力发展迟缓或言语迟缓
- 难以理解他人的感受或谈论自己的感受
- 不喜欢被拥抱，除非自己有这个意愿
- 对他人感兴趣，但不能与他们谈话、玩耍或建立联系
- 似乎听不到别人和他/她说话，但又对其他声音有反应

- 不对特定事物表示出感兴趣
- 重复单词和短语
- 难以用典型的单词表达自己的需求
- 不玩假扮游戏
- 不适应日常生活中的变化
- 一遍又一遍地重复动作
- 对事物的气味、味道、外观或声音有异常反应
- 失去曾经拥有的技能（如不再说以前使用过的单词）
- 避免眼神接触
- 不跟着某人的指向看某一物体

资料来源: Division of Birth Defects, National Center on Birth Defects and Developmental Disabilities, Centers for Disease Control and Prevention. Facts about ASD. Centers for Disease Control and Prevention website. https://www.cdc.gov/ncbddd/autism/facts.html. Updated March 28, 2016. Accessed January 26, 2018.

注意

有研究估计，每68名儿童中就有1名被诊断出患有孤独症谱系障碍，而2012年以前88名儿童中才有1名。病例增加被认为是调查研究方法变化的结果。绝大多数病例的原因尚不清楚。可能与孤独症谱系障碍诊断相关的因素包括遗传因素及环境和生物学因素。

孤独症谱系障碍无法治愈。治疗某些特定症状的方法和早期行为干预措施可能使某些患者的症状得到实质性改善。孤独症谱系障碍有多种治疗方法，包括听觉训练、行为分解训练和维生素治疗。其他治疗可能包括辅助沟通、音乐治疗、职业治疗、物理治疗、感觉统合和应用行为分析。

资料来源：Division of Birth Defects, National Center on Birth Defects and Developmental Disabilities, Centers for Disease Control and Prevention. Autism spectrum disorder（ASD）: data and statistics. Centers for Disease Control and Prevention website. https://www.cdc.gov/ncbddd/autism/data.html. Updated July 11, 2016. Accessed February 26, 2018; Division of Birth Defects, National Center on Birth Defects and Developmental Disabilities, Centers for Disease Control and Prevention. Autism spectrum disorder（ASD）: facts about ASD. Centers for Disease Control and Prevention website. https://www.cdc.gov/ncbddd/autism/facts.html. Updated March 28, 2016. Accessed February 26, 2018; Centers for Disease Control and Prevention. CDC estimates 1 in 68 children has been identified with autism spectrum disorder. Centers for Disease Control and Prevention website. https://www.cdc.gov/media/releases/2014/p0327–autism–spectrum–disorder.html. Accessed February 26, 2018; and Hansen SN, Schendel DE, Parner ET. Explaining the increase in the prevalence of autism spectrum disorders: the proportion attributable to changes in reporting practices. *JAMA Pediatr.* 2015; 169（1）: 56–62.

万名成年美国人患有这种疾病[9]。

精神分裂症通常在青春期或成年早期显现，并且随着疾病的进展，体征和症状变得更加明显和严重。症状分为3类：阳性的、阴性的和认知的。阳性症状是在健康人中未发现的精神病行为，包括妄想、思维障碍（异常或功能失常的思维方式）、运动障碍和幻觉（框34-9）。这些症状通常表现为偏执。阴性症状会破坏正常的情绪和行为，包括情绪平淡、快感缺失（无法感到快感）、开始和保持活动困难及说话减少。认知症状因患者而异，包括执行能力（理解和使用信息的能力）差，难以集中精力，以及工作记忆能力存在问题[10]。

精神分裂症无法治愈，但是有20%~25%的患者可以成功地控制该病。在10年时间里，有50%的患者病情改善了，而25%并没有改善[11]。

许多精神分裂症患者在抗精神病药物治疗和心理治疗后均能很好地工作。这些患者需要终身治疗并坚持药物治疗以控制疾病症状。在明显的精神病

框 34-9　如何面对出现偏执、妄想和幻觉症状的患者

1. 首先，评估患者遇到的问题对他来说是否是麻烦或打击。如果不是，忽略它可能是最好的方法。
2. 如果患者出现幻觉状态，则避免惊吓他，可以让他单独待会儿，接近他时动作要轻缓。
3. 不要试图争辩或说服。患者的幻觉对他自己来说是非常真实的，与其争辩不利于建立信任关系。
4. 提供保证和确认。可以告诉患者："我知道你遇到麻烦了，看看我能不能帮上忙。"
5. 查明现实情况，也许患者所见或所想是真实的。
6. 有时可能是环境中的事物（如窗外光或阴影、炉灶的声音）被患者误解了，使他产生恐惧感。此时可向患者解释（如那是炉灶打开的声音）。
7. 如有必要，改造环境（镜子可能会分散注意力或有一定迷惑性；晚上多加些灯光可能会有帮助）。
8. 评估患者有无听力或视力问题。如果有，解决这个问题。
9. 回想一下，周围有人低语或大笑可能会被患者误解。
10. 不要妄加指责。
11. 分散患者注意力，把他从幻觉中拉回来。
12. 如果患者直接问你是否看到或听到了什么，请如实回答，但是不要与他争论什么是真实的。
13. 试着对患者的不安全感、恐惧和困惑做出回应。
14. 排除疾病或药物使用的原因。
15. 说服患者后送至医院。

资料来源：Robinson A, Spencer B, White L. The Alzheimer's Association handout: *Hallucinations and Delusions and Understanding Difficult Behaviors.* Ypsilanti, MI: Geriatric Education of Michigan University; 1991.

发作之间，某些患者的功能较差，这通常是由于未能坚持药物治疗的结果。这些患者不能坚持药物治疗是很常见的。药物可能会产生不良反应，尤其是运动障碍和震颤。

焦虑症

一定程度的焦虑对适应压力是有用和必要的。但是，焦虑症患者会产生持续的恐惧感，无法自觉地与现实联系起来[12]。这种类型的疾病可能会使患者丧失功能，患者可能会退出日常活动，这通常是为了避免紧张活动时发生焦虑，但并不奏效。严重的焦虑症可能表现为惊恐障碍（惊恐发作），惊恐症每年影响约 600 万名美国人[13]。例如，与急性悲痛或各种恐惧症可能引起的焦虑症相比，惊恐症通常没有任何诱因。在美国，约有 4000 万名 18 岁以上成年人患有焦虑症。大多数人在 21 岁时出现第一次发作；平均发病年龄为 11 岁[14]。

惊恐发作定义为发生以下 4 个或更多体征和症状的发作[15]：

- 通气过度；
- 出汗；
- 呼吸困难或窒息感；
- 恶心或腹部不适；
- 不真实或被分离的感觉；
- 害怕失去控制；
- 对死亡的恐惧；
- 躯体不适；
- 胸部不适；
- 心悸或心动过速；
- 虚弱、头晕或头晕眼花；
- 感觉冷或热；
- 震颤或晃动。

如果惊恐发作每个月 1 次，会让人们担心这种发作会使患者失去控制。患者通常还伴随着行为的变化，旨在避免再次发生惊恐发作[15]。

对患者的救护主要是支持性的。救护员应向这些患者保证，尽管他们可能会感到死亡，但事实并非如此。同样，救护员应向他们保证可以得到有效的治疗。惊恐发作可能类似许多急症，包括心肌梗死。因此，任何表现出惊恐发作迹象和症状的患者都应在现场进行全面评估，并转运至医院以便医师进行评估。

恐惧症

恐惧症是一种焦虑症。约 6.8% 的美国人患有恐惧症[16]。恐惧症以强迫、非理性和强烈恐惧某一特定的物体或情境（如高度、封闭空间、水或其他人）为特征。随着物体或情境的接近，人们的焦虑情绪会增加。如果危机继续存在，患者的焦虑情绪可能会升级为惊恐发作。这些患者通常知道这种恐惧是不合理的。但是，他们不能克服恐惧症。恐惧症不需要启动 EMS 响应。在某些情况下，它会成为紧急救护中的继发并发症。其他常见的恐惧症包括对高度的恐惧（恐高症）、对蜘蛛的恐惧（蜘蛛恐惧症），对飞行的恐惧（恐飞症）或对人群的恐惧（人群恐惧症）。

思考

您是否认识对某事或某物有强烈恐惧的人？这个人在遇到让他恐惧的情境或事物时会有什么表现？

在救护有恐惧症的患者时，救护员应注意解释紧急救援程序的每个步骤。EMS 人员应表现出对恐惧症患者的耐心和理解。他们应向患者保证，不会采取强制措施使患者处于不愿意的位置。

强迫症和相关疾病

强迫症属于一类许多具有相似特征的疾病，包括囤积症、躯体变形障碍、拔毛症和抠皮障碍。强迫症是这一类别中最常见的疾病[17]。

强迫症

强迫症是一种以反复出现强迫观念或强迫动作为特征的精神障碍。有强迫症的人对自己无法控制的思想和习惯感到压力或焦虑。强迫症可能表现为反复出现某一想法、画面或冲动，会干扰人的思想，从而引起焦虑和压力。强迫行为是人用来减轻焦虑的重复行为或礼节。人相信这些行为将避免他或她害怕的事情。强迫行为有多种形式，包括使人烦恼的想法（如暴力、粗俗及伤害自己或他人），然后进行诸如不停地洗手或洗澡等行为。这些想法和行为频繁且耗时，干扰了人们的正常活动甚至工作。强迫行为也可能表现为默默地重复特殊的数字、颜色、单个单词或短语，有时还有音乐旋律。约有 220 万名成年美国人患有强迫症。首发症状通常始于儿童期和青春期。中位发病年龄为 19 岁[18]。

尽管大多数成年人知道这些强迫行为是没有意义的，但他们却很难控制自己。患有强迫症的儿童可能没有意识到他们的行为异常。男性和女性的患病率相等。强迫症可以从任何年龄开始，并且可能具有遗传性。患有强迫症的人经常巧妙地向家人、朋友和同事隐瞒自己的病情。药物和行为疗法通常可以有效地控制这种疾病的症状。

创伤和应激相关障碍

创伤和应激相关障碍在某种程度上与焦虑症有关，还包括暴露于特定创伤事件的疾病。暴露可作为诊断的依据。

创伤后应激障碍

创伤后应激障碍（PTSD）是对格外具有威胁性或灾难性质的应激事件或情境的一种延迟或迁延的焦虑反应（框 34-10）。这类事件包括军事行动或紧急医疗服务、自然或人为灾难及强奸等。这些事件通常会导致重复的侵入性症状，持续时间至少 1 个月。被诊断有 PTSD 的人有 4 类症状：创伤再体验

框 34-10 创伤后应激障碍的症状

创伤再体验症状
再现创伤事件
与创伤事件有关的噩梦
令人恐惧的想法

回避症状
远离容易想起创伤事件的地方、人物、事件和物体
避免谈论对创伤事件的想法或感受

唤醒和反应性症状
容易受惊吓
感到紧张
难以入睡
愤怒情绪爆发

认知与情绪症状
难以回忆起创伤事件的特定特征
关于自我或他人的负面想法
过度的罪恶感或内疚感
对愉快的活动失去兴趣

症状，回避症状，唤醒和反应性症状及认知或情绪症状。PTSD 患者的表现可能包括抑郁、睡眠障碍、噩梦和幸存者内疚。该综合征常常因滥用药物而变得复杂[19]。

在美国，约有 770 万人患有 PTSD[20]。该疾病可以出现在任何年龄，包括童年；中位发病年龄为 23 岁。在战区待过的人中，约有 30% 的男性和女性发生过 PTSD[21]。这种疾病还可能发生在强奸、虐待、抢劫或家庭暴力等暴力人身攻击，以及恐怖主义行动、自然或人为灾难、事故之后。

EMS 人员和其他救援人员可能会因工作而发生 PTSD。例如，重大伤亡事件、身边同事的死亡或婴儿猝死都可能导致 PTSD 的发生，与紧急救援相关的压力积累也可能导致 PTSD（见第 2 章）。

心境障碍

心境障碍是指人们在生活中的情绪（如幸福、沮丧、恐惧、焦虑）发生不正常的且可能令人痛苦的变化。通常与心境障碍有关的 2 种疾病是抑郁症和双相障碍，二者都会导致自杀风险增加[5]。

抑郁症

抑郁症是一种以情绪低落为主要特征的心境障碍，是最常见的精神疾病之一。超过 1610 万名成年美国人（约占成年人口的 7%）患有抑郁症[22]。抑郁症是心脏病、卒中、糖尿病和癌症的常见和严重并发症。抑郁症通常是偶发性的（发作通常持续超过 1 个月），伴有缓解期。已知抑郁症发作可以是渐进的或突然的，有时会集中频繁发作。抑郁症患者可能有绝望、极端孤立、紧张和易怒的感觉。严重时，抑郁症可能伴随着快感缺失，即无法从通常能令人愉悦的经历中获得愉悦或幸福的感觉。重度抑郁症的其他症状包括失眠或嗜睡、食欲下降引起的体重减轻、暴饮暴食引起的体重增加、性欲降低及无价值感和内疚感。抑郁症患者主要有以下特征[22-23]：

对活动失去兴趣；
睡眠障碍；
食欲变化；
情绪低落；
难以集中注意力；
活动水平改变；

内疚感过强；

活力不足；

有自杀念头、计划或企图。

注意

抑郁症可分为心境恶劣或临床抑郁症（重度）。心境恶劣是一种不太严重的抑郁症，是慢性的，可持续2年或更长时间。与重度抑郁症（也称为临床抑郁症）相反，心境恶劣的症状可能并不总是导致临床上的重大障碍。它们并不总是与社会、职业、学术或其他主要功能领域的障碍（常与重度抑郁症相关）相关。2种形式的抑郁症都有相似的症状，包括情绪低落、睡眠不安、活力不足和注意力不集中，以及食欲不振、自尊心低下及心境恶劣时绝望感等症状。体重减轻、过度内疚、死亡或自杀念头等较为严重的症状与重度抑郁症有关。

资料来源：Depression. National Institute of Mental Health website. https://www.nimh.nih.gov/health/topics/depression /index.shtml. Revised October 2016. Accessed February 26, 2018.

你知道吗

电休克疗法

该疗法以一定的电流通过大脑，使患者意识丧失和痉挛发作，从而达到治疗目的。治疗时，提供1秒或更短时间的电流，并监测患者的痉挛发作活动（通过脑电图）和心律（通过心电图）。通常每周给予电休克疗法3次，共治疗6~12次。治疗后，大多数患者会在10~15分钟内恢复意识。他们经常会经历短暂的意识混乱、头痛和肌肉僵硬。电休克疗法对无法服用抗抑郁药或抗抑郁药无效的患者及自杀患者特别有用。如果其他疗法无效，才可考虑将电休克疗法用于患有双相情感或严重抑郁症的孕妇，但在这些患者中应用电休克疗法尚有争议。有研究证明，电休克疗法对约80%的患者有效。

资料来源：Anderson EL, Reti IM. ECT in pregnancy: a review of the literature from 1941 to 2007. *Psychosom Med*.2009; 71（2）: 235–242; Leiknes KA, Cooke MJ, Jarosch-von Schweder L, et al. Electroconvulsive therapy during pregnancy: a systematic review of case studies. *Arch Womens Ment Health*. 2015; 18: 1–39; and What is electroconvulsive therapy（ECT）? American Psychiatric Association website. https://www.psychiatry.org/patients–families/ect. Accessed February 26, 2018.

抑郁症在老年人中很常见。它可导致所有年龄段人群的自杀风险增加。照顾抑郁症患者时可与患者静静地谈论看起来很有趣的事情，并试图获得回应。抑郁症可以采取抗抑郁药物治疗、心理咨询、心理治疗。在少数情况下可以考虑电休克疗法。

双相障碍

双相障碍是一种心境障碍，病程中抑郁发作和躁狂发作交替出现（图34-2）。约2.6%的美国人患有双相障碍[24]。躁狂症的特征是过度兴奋、健谈、思维奔逸、活动增多、烦躁不安、语速快，而且常常有以个人为中心的妄想。双相障碍有时会随着时间缓慢进展，但也可能突然发生，并且可能是

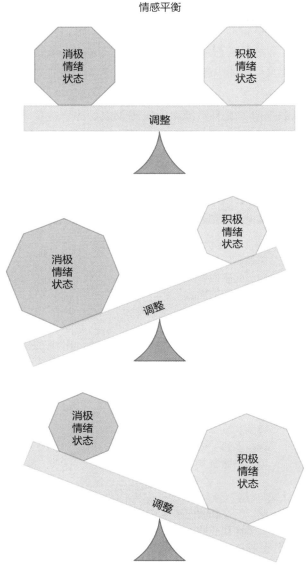

图 34-2 双相情感障碍

由某一个事件引起。躁狂期可能非常短暂，也可能持续数周至数月。与抑郁症相比，躁狂症很少见。初次发作最常见发生于 20~35 岁。双相障碍有 4 种一般类型（框 34-11）。

框 34-11 双相障碍的类型

双相Ⅰ型障碍
持续至少 7 天的躁狂发作
需要住院的严重躁狂症状
通常抑郁发作期持续 2 周
可能并发躁狂和抑郁症状

双相Ⅱ型障碍
抑郁和轻躁狂发作的模式
缺乏双相Ⅰ型障碍的全面躁狂发作

环性心境
多次发作的轻躁狂症状，伴有多次发作的抑郁症状，持续 2 年或更长时间（青少年为 1 年）
症状不符合轻躁狂或抑郁发作的诊断标准

其他特定和非特定的双相障碍和相关障碍
与其他类别不符的双相障碍症状

资料来源：Bipolar disorder. National Institute of Mental Health website. https://www.nimh.nih.gov/health/topics/bipolar-disorder/index.shtml. Revised April 2016. Accessed January 26, 2018.

许多双相障碍患者都接受了锂治疗。锂具有较窄的治疗指数。常见的疾病，如伴腹泻或呕吐的流感，可能导致锂中毒。

紧急救护应包括情感支持和转运至医院以便医师评估。如果是患者的第一次躁狂发作，则应在鉴别诊断中考虑药物滥用的可能性。应尽量减少对患者的刺激。如果可能，转运时尽量不使用应急灯和警报装置。

思考
对于双相障碍患者在抑郁发作期或躁狂发作期的自杀风险，您认为哪一个更高？为什么？

自杀和自杀企图

自杀是指个体蓄意或自愿以某种手段结束自己生命的行为。自杀企图表明患者情况危急，需要立即干预。许多情况下，自杀企图是一种呼救声，有直接和间接的表现形式。例如，患者可能说"我不想活了"或"我生你气了"（框 34-12）。在评估自杀风险时，救护员应注意以下事实[25-26]。

1. 2014 年，自杀是第十大死因。美国发生了 42000 多起自杀事件[27]。
2. 在美国，65 岁以上的高加索男性自杀率最高[25]。
3. 女人企图自杀的次数比男人多。
4. 男性自杀率是女性的 4 倍。
5. 枪支是男性自杀最常用的方法；服毒是妇女自杀最常用的方法。
6. 自杀计划越具体和详细，完成自杀的可能性就越大。

与自杀企图有关的其他因素包括既往尝试史、自杀家族史、最近亲人死亡或失去联系、经济挫折或失业、慢性或衰弱疾病、社会隔绝、酒精或其他药物滥用、严重抑郁症、急性精神病、双相障碍和精神分裂症[25]。女同性恋、男同性恋、双性恋的青少年和年轻人出现自杀意念的概率也高于一般人群[28]。

如果怀疑患者有自杀意念，救护员可与患者交流。可询问的问题有"你是否有自杀或杀害别人的想法？""你是否曾试图自杀？"许多抑郁患者愿意谈论其自杀意念。访谈期间，救护员应该明确 3 点：①患者是否已有自杀计划（什么时候，怎么实施）；②计划是否成功；③患者是否有执行计划的方法。

思考
询问患者"你是否曾想过自杀"时，你是什么感受？

面对有自杀企图的患者时，救护员进入现场前应请求警方保护。对于携有武器的患者，要考虑杀人和自杀可能性。在确认现场安全、与患者接触后，还应调查现场有无危险物品存在。

患者管理的首要任务是治疗。昏迷患者给予呼吸道管理、通气和循环支持，并快速转运。若患者意识清醒，尽快建立融洽关系是很重要的。救护员可对患者进行简短访谈以评估情况，并确定进一步行动的必要性和方向。为了减少患者自杀的可能，救护员应注意以下事项。

框 34-12　关于自杀的谣言

谣言：谈论自杀的人很少实施自杀。

事实：大多数自杀的人都表现出自杀意图或线索。应该认真对待自杀威胁和企图。

谣言：自杀倾向具有遗传性。

事实：自杀确实有家族性，但不是通过基因传递。

谣言：所有自杀的人都有重度抑郁症。

事实：抑郁症患者常有自杀念头。但是，并不是所有自杀的人都很沮丧。事实上，一些自杀的人似乎比过去相当长的一段时间内更快乐，因为他们相信死亡会解决他们所有的问题。

谣言：酗酒和自杀没有很大关系。

事实：酗酒和自杀关系密切。酗酒者容易自杀，即使平时不怎么喝酒的人也会在自杀前喝些酒。

谣言：自杀的人都有精神病。

事实：许多自杀的人抑郁、沮丧，但是他们中的大多数不能被诊断为精神病。

谣言：如果一个人试图自杀，那么他总有自杀想法。

事实：大多数自杀的人只是在他们生命中短暂的一段时间有这种想法。自杀未遂者接受适当帮助和支持后很可能再也不会自杀了，只有约 10% 的未遂者最终自杀。

谣言：询问他人的自杀意念会促使他采取自杀行动。

事实：事实正好相反。询问他人的自杀意念往往会降低他的焦虑水平，起到抑制自杀情绪的作用。

谣言：低收入人群更容易自杀。

事实：自杀可发生于各收入人群。

谣言：自杀的人很少寻求医治。

事实：调查显示，约 75% 自杀者实施自杀前 3 个月内拜访过医师。

谣言：自杀基本上是年轻人的问题。

事实：自杀率随着年龄增长而增加，老年男性高加索人自杀率最高。

谣言：专业人士不会自杀。

事实：医师、律师、牙医和药师自杀率高。

谣言：当一个人的抑郁情绪消除了，自杀的危险就消失了。

事实：抑郁症患者从重度抑郁中恢复的前 3 个月是自杀高危期。

谣言：自杀是一种自发活动，没有警告就发生。

事实：大多数人的自杀都是有预谋的，然后他们会留下已经自杀的线索。

谣言：节假日期间，自杀率上升。

事实：自杀率在冬季下降，而在春季达到高峰。

资料来源：Caruso K. Suicide myths. Suicide.org website. http://www.suicide.org/suicide-myths.html. Accessed February 26, 2018.

1. 为患者健康提供支持并做出符合实际的承诺。

2. 制定保护措施以防患者或他人受伤，同时也向患者表示救护员将帮助他们控制其行为，直至患者可自我控制。

3. 倾听患者诉说，即使内容听起来怪异、不合理或不切实际。不必针对患者的每一个陈述做出回应，或者给出建议或意见。访谈中承认患者的感受，不与其争论；向患者解释也可采取心理咨询、团体支持等方法替代自杀以解决问题。

4. 如果可能，确定患者的支持系统。看是否有人可以使患者平静，并与其更好地沟通。

5. 在危机期间鼓励和安抚患者。

6. 将患者转运到适当的医疗机构进行紧急干预。

物质滥用相关障碍

有些患者是因为使用酒精或非法药物而导致行为紧急状态，这种情况难以鉴别诊断（见第 34 章）。通常这些患者试图"自我治疗"以改善其情绪状态，或者在寻求专业帮助之前进行过"自我治疗"。救护员可从呼出的酒精气味、残留的药物包装和四肢上的针眼寻找使用酒精或非法药物的迹象。

双重疾病患者

有些人既有严重的精神疾病，又存在药物滥用相关障碍。这种双重精神病可能很难区别，因为一种疾病可能与另一种疾病的症状相似[29]。因此，很容易将患者的症状归因于 2 种疾病中的一种。据估计，美国有大约 790 万名精神病患者患有物质滥用相关障碍。最常用的物质是酒精。其他常用物质包括大麻、可卡因、海洛因、致幻剂和处方镇痛药和镇静药[30-31]。其他处方药，如镇静催眠药也可能被滥用。

有双重精神病的患者可能不断地滥用药物与寻求医疗援助。大多数精神科医师和药物咨询机构都认为，应对这 2 种疾病同时进行综合治疗[32]。

躯体形式障碍

躯体形式障碍是指以各种躯体不适症状作为主诉就医，但经各种医学检查证实无器质性损害或明确的病理生理机制，仍不能打消疑虑的一类精神障碍，持续 6 个月或更长时间。躯体形式障碍中最常见的 2 种疾病是转换性障碍和做作性障碍。二者都与焦虑、抑郁和自杀威胁有关。患有这些疾病的患者常有神经系统症状（复视、癫痫、虚弱）、妇科症状（痛经、性交疼痛）和胃肠道症状（腹痛、恶心）。大多数躯体形式障碍的确切病因尚不清楚，往往需要心理治疗，以解决在这些疾病中表现出来的情绪冲突。造成这种情况的因素可能包括儿童时期的忽视、性虐待及酗酒和滥用药物史。此外，躯体形式障碍与人格障碍有关[33]。在一般人群中，躯体形式障碍的患病率估计为 5%~7%，这使这种障碍成为初级保健目录中最常见的疾病[4]。

转换性障碍

转换性障碍（又称为功能性神经功能障碍）是指一组神经症状。这些症状是在无意识中产生的，通过体格检查或客观数据无法解释，也不用其他疾病或精神障碍更好地解释。它们通常表现为神经症状，导致社会或职业功能中断。可能发生感觉或运动能力或特殊感觉的丧失。例如，患者可能突然无法说话、听、看或感觉，或者手臂或腿可能瘫痪。在许多情况下，受累的部位与神经通路的实际分布不对应。症状也可能是间歇性的，也可能出现在不同的时间和不同部位。转换性障碍很少见，估计每年每 10 万人中有 2~5 人发病[4]。

做作性障碍

做作性障碍是一组症状类似真正疾病的疾病。然而，这些症状实际上是有意制造和伪装出来的，这样人们就可以扮演患者的角色。这些症状是由试图引起他人注意的患者"制造"的。其中最常见的一种是自我强加的做作性障碍，称为孟乔森综合征。这种疾病的患者经常为了一种有症状但虚构的急性疾病请求治疗和住院治疗。其他可能与做作性障碍有关的主诉包括丧亲、库欣综合征、牙科问题、感染 HIV、低血糖和卒中。代理型孟乔森综合征是这种疾病的一种形式。在这种疾病中，一个人伤害或诱导他人（通常是儿童）生病以获得关注和同情。代理型孟乔森综合征通常被认为是一种虐待儿童的形式[34]。

做作性障碍的症状往往富有戏剧性，但似乎是合理的。它们通常通过治疗来解决。治疗后，该患者又会寻求治疗另一种伪装的疾病。一旦诊断出做作性障碍，治疗的目的是保护这些患者免受不必要的手术和其他不需要的治疗。

管理

救护员应该把躯体形式障碍的症状当作是真实的，因为很难将这些疾病与器质性疾病区分开。救护员应该认识到，这些患者认为他们的疾病或功能丧失是真实存在的。这些患者需要医师进行评估。

分离性障碍

分离性障碍是一组精神疾病。患者由于精神因素，部分或完全地丧失了对过去的记忆、身份意识、感觉及身体运动控制等方面的正常整合能力，无法对自身的情绪及行为进行有意识的控制。据估计，2% 的人患有分离性障碍，女性比男性更容易发病。这些疾病包括以下几种[35]。

- **分离性遗忘**。一种以屏蔽重要的个人信息为特征的疾病，通常具有创伤性或应激性。与其他类型的失忆症不同，分离性失忆症并不是由其他医疗创伤造成的。
- **分离性身份障碍**。一种被称为多重人格障碍的障碍。

· **人格解体障碍**。一种以感到自己的精神过程或身体被分开为特征的心理障碍。

分离性障碍通常与情绪冲突有关。情绪冲突被压抑到一定程度可导致人格分裂，患者意识状态改变、身份混淆。无法应对应激事件或冲突也可能导致此病。分离性障碍可发生于灾难性事件后不久，如孩子或配偶的创伤性死亡。分离性障碍的患者往往记不起自己的名字或个人经历。但是，他们仍然可以说话、阅读和学习新的材料。可给予抗焦虑药物、催眠和心理治疗。

进食障碍

神经性厌食和神经性贪食是 2 种最常见的精神疾病形式的进食障碍[36]（框 34-13）。这 2 种进食障碍都会导致严重脱水、饥饿和电解质紊乱，甚至导致严重疾病或死亡。此类疾病的治疗包括规范饮食习惯、心理治疗，有时还需要抗抑郁药。大多数患者需要住院治疗。

框 34-13　有进食障碍的事实和数据

· 在美国，至少有 3000 万名不同年龄和性别的人患有进食障碍。
· 每 62 分钟，至少有 1 人死于进食障碍。
· 进食障碍与精神疾病的高病死率相关。
· 在 50 岁以上的女性中，13% 的人存在进食障碍。
· 在一项针对全美大学生的大规模研究中，3.5% 的女性性少数群体[a] 和 2.1% 的男性性少数群体报告患有进食障碍。
· 在变性大学生中，16% 的人报告有进食障碍。
· 在一项针对美国现役军人的研究中，5.5% 的女性和 4% 的男性在研究开始时患有进食障碍，在持续服役的短短几年内，女性和男性中出现进食障碍者分别增加 3.3% 和 2.6%。
· 所有种族和民族均可患进食障碍。
· 遗传因素、环境因素和人格特征都会导致进食障碍。

---

[a] 性少数群体是指性身份、性取向或性行为与周围社会的大多数人不同的群体（如女同性恋、男同性恋、双性恋、变性人）。

神经性厌食

神经性厌食是一种进食障碍，特征是患者对肥胖、体重增加的强烈恐惧。患者的体征和症状包括体重减轻、营养不良、乏力、最终导致（女性）闭经。患者长期节食、过度运动、催吐及使用泻药等手段使体重减轻。神经性厌食多见于年轻女性。神经性厌食通常与情绪压力或冲突有关，但很难确定其确切病因。

神经性贪食

神经性贪食有时被认为是厌食症的一种形式。神经性贪食是指反复发作的、不可控制的冲动性暴食，继而又采用催吐、导泻、禁食和过度运动等来抵消体重增加的一种进食障碍。与神经性厌食一样，神经性贪食在青春期少女和年轻女性中最常见。厌食和贪食患者经常担心自己的强迫行为，最终可能会变得抑郁、自杀。

注意

暴饮暴食症患者常有反复发作的暴饮暴食行为。他们无法抑制对进食过量的冲动，这通常会导致体重增加或肥胖。精神疾病包括焦虑症和抑郁症，通常伴有这种进食障碍。由于人们对暴饮暴食感到内疚或厌恶，暴饮暴食的周期很难打破。心理疗法和药物治疗可能有助于减少暴饮暴食。

资料来源：Eating disorders. National Institute of Mental Health website. https://www.nimh.nih.gov/health/topics/eating-disorders/index.shtml. Revised February 2016. Accessed February 26, 2018.

破坏性、冲动控制及品行障碍

破坏性、冲动控制和品行障碍是一组精神疾病，特点是患者无法控制情绪或冲动，做出某些非法的、社会不能接受的或自我伤害的行为。在美国人口中，这种障碍的患病率为 6% ~ 9%，在 18 岁以上的男性中更常见[37]。这一类疾病包括以下几种[38]。

· **间歇性暴发性障碍**。一种以频繁的、不可预知的极端愤怒暴发为特征的障碍。两次发作之间通常无暴力迹象。
· **偷窃癖**。不能抵制偷窃自己并不需要东西的冲动。
· **病理性赌博**。一种持续的、恶性的赌博行为，导致自己人际关系、经济状态和职业发展受损。
· **病理性纵火**。没有明显动机而进行的蓄意纵火。这种行为通常在行为前伴有不断增强的紧张感，行动后伴随着满足感或快感。

- **对立违抗性障碍**。一种与发育水平不符的明显的对权威的不服从、抵抗和敌意的行为模式，干扰正常功能。

- **品行障碍**。攻击性和反社会行为，如对他人和动物表现出侵略或残忍的行为，破坏财产，撒谎或偷窃，或者严重违反规则。

- **反社会型人格障碍**。无视和侵犯他人权利的行为模式。

破坏性、冲动控制及品行障碍通常很难治疗，一般采取行为矫正和药物治疗。这种障碍如果得不到控制可产生暴力行为或非法活动（如抢劫）。患者经常被监禁。

人格障碍

人格障碍是一大类疾病，患者内心体验和行为模式明显偏离所处的社会文化环境，适应不良。这种障碍导致患者内心痛苦及社会功能受损。人格障碍受环境因素或遗传因素的影响。患者在面对压力时症状变得尤为明显。

人格障碍的症状通常最早出现于青春期早期。这些症状可以贯穿于人的一生，但在不同时期症状出现频率与强度可能有所不同。然而，一般来说，这些症状是相对恒定的。它们几乎影响患者生活的各个方面，包括思想、情绪、人际关系和人际交往技巧及冲动控制。

DSM-5 列出了 10 种人格障碍，并将它们划分为 3 个组群：A 组（奇怪、怪异、古怪）、B 组（戏剧性、不稳定）和 C 组（焦虑、恐惧）[4]。3 种常见的人格障碍描述如下。

- **反社会型人格障碍**。一种长期（15 岁以后）存在的无视他人权利的模式，与患者不负责任和对错误行为不知悔改有关。

- **边缘型人格障碍**。患者人际关系不稳定、自我形象不良、情绪波动和冲动控制不良的一种模式。患者可能有破坏性和自我伤害行为（如自杀企图、自我残害）、强烈的遗弃恐惧和突然表现出愤怒。

- **自恋型人格障碍**。患者渴望被人尊敬、崇拜，而对指责、失败或挫折极为敏感。患者往往夸大自己的成就、权力、爱情或相貌。

许多因素与人格障碍的发展有关，包括童年时期不稳定的人际关系、家庭暴力、虐待或忽视。可进行行为矫正、心理咨询、药物治疗和个体心理治疗。

第 4 节 特殊行为紧急状态患者的问题

除了满足行为紧急状态患者的即时需求外，救护员还需处理各种因素导致的并发症。这些因素包括患者的年龄和发生暴力行为的可能性。本节讨论儿科患者、老年患者和潜在暴力患者的特殊问题。

> **思考**
> 面对儿童和青春期紧急状态患者时，是否可以采用针对成年患者所采用的方法？

儿童行为问题

对于经历情感危机的幼儿，所用治疗方法与大龄儿童和成年人不同。以下建议可能有用[5]。

1. 获得幼儿的信任，努力让他相信你是一个可以依靠的朋友。
2. 明确表明你足够强大，可以控制局面且不会伤害他。
3. 幼儿的注意力集中时间可能非常短，所以访谈问题要简短。
4. 要诚实，绝对不能说谎。
5. 利用所有可用的资源进行交流（如画图、讲故事）。
6. 如果合适，请家长或照护者参加访谈。
7. 严肃对待暴力威胁。

如果需要对幼儿进行约束，救护员要注意力量适度（确保患者及自身安全情况下的最小力量），人员配备应充足。镇定措施可能无法奏效。如果是这样，应遵循相关政策和咨询医师。与其他约束方法一样，救护员应该监测患儿的呼吸和血液循环，确保它们未受损害。

老年人行为问题

据估计，美国有 20% 的 55 岁以上老年人患有精神疾病，超过 20% 的老年人患有临床抑郁症[39]。这些疾病大多可以被诊断出来并成功治疗，但是许多患者并没有来求医。老年患者的行为问题可能是一种长期存在的精神障碍、新发精神疾病、内科疾病、药物滥用等的征兆（见第 48 章）。以下建议可能有助于救护员与老年患者沟通。

1. 确保患者能看到你。
2. 除非另有指示，否则称呼患者要用敬语。
3. 说话缓慢，吐字清晰，保持恭敬的态度。
4. 一次只提一个问题，给患者充裕时间回答。
5. 认真倾听。
6. 解释你在做什么和为什么。
7. 对肢体接触一定要谨慎。
8. 对患者要有耐心。
9. 如果合适，请家长或照护者陪伴患者。
10. 维护患者的尊严。

评估潜在暴力患者

只有少数精神疾病患者有潜在的暴力倾向。尽管如此，对潜在暴力患者的评估和治疗仍然是 EMS 的一部分。4 个因素可以帮助救护员判断暴力事件的可能性。

- **既往史**。患者是否有过敌对、攻击性或暴力行为？
- **姿势**。患者是坐着还是站着？患者是否身体紧张或僵硬？
- **声音**。大声、不文明和不完整的言语表明存在情绪困扰。
- **身体活动**。患者是否踱步、激动，并处于自我保护状态？

如果有这些潜在暴力行为的迹象，救护员应努力减少患者压力，避免对抗。救护员还应做好应对危机的准备，以减少发生危及生命的事件的可能性。

注意

救护员如果预见到威胁人身安全的暴力行为就应该撤退，等待执法人员到来确保现场安全。

控制暴力局面

对自己或他人构成威胁的狂躁患者，可能需要违背其意愿进行约束、转运和强制住院治疗。在美国，每个州都有一项法律，确定无法取得患者同意的情况下救护员运用强力控制暴力状态的条件。救护员应熟悉所有相关法律。美国大多数州的法律都设定了这样一个前提，即救护员进行救护时可以约束另一个人以保护生命安全或防止受到伤害[5]。救护这类患者有 4 个主要目标[40]。

1. 确保患者、救护员及其他人员的安全；
2. 帮助患者管理他或她的情绪困扰，以恢复对自身行为的控制；
3. 尽可能避免使用强制手段；
4. 避免出现可能使患者狂躁状态升级的强制性干预措施。

处置狂躁和潜在暴力患者的策略要因环境和可用资源而异。一般原则包括保证环境安全，如移除可能被患者用作武器的物体，保持救护员和患者之间的距离，并确保患者不会阻塞出口。救护员在接近患者时必须控制好自己的情绪，说话语气和音量及肢体语言都应该显得平静。与此类患者沟通需要把握 10 条要领[40]。

1. 尊重个人空间。至少留 2 个手臂长度的社交距离作为安全距离。
2. 避免激怒患者。救护员的肢体语言应该显得平静，包括松开手时要让患者看见。救护员倾听时应站在合适的角度，膝关节轻微屈曲。避免任何可能使患者难堪的发问与陈述。
3. 开始口头交流。最初应专门安排合适人员进行沟通，以缓解患者的紧张情绪。沟通人员应该向患者介绍自己并解释自己正在做什么，他的任务是为了保护患者的安全，并确保患者或现场其他人不会受到伤害。
4. 语言要简明扼要。用非医学专业术语、用简短的语句与患者交流。重复是成功化解紧张关系的关键。向患者重复关键信息，特别是禁忌或要求、提供的选择或替代方案。积极倾听患者的意见，并在可能的情况下采纳患者的建议。
5. 确定患者的需求和感受。试着确定患者最需要的是什么。
6. 认真听患者说话。运用主动倾听的技巧。重复患者所说的话，让患者知道你在听。试着想象患者的陈述是真实的，以找到情绪激动的根源。
7. 同意或不同意。试着在患者的陈述中找到一

些你能同意的要素。如同意患者的方法有 3
种：①同意真相（如"必须等待约定令人沮
丧"）；②原则上同意（如"我认为每个人都
应该被倾听"）；③同意可能性（如"在这种
情况下其他人也会感到沮丧"）。承认你没有
经历过妄想，承认患者与妄想有关的情绪。
有时你必须接受不同意见。

8. 提出要求，明确界限。冷静地、实事求是地
   告诉患者什么行为是可以接受或不可接受
   的。例如，救护员可能需要说："伤害自己或
   他人都是不对的。"救护员提出的要求必须
   是合理的。救护员对患者的行为进行指导，
   以帮助其恢复平静或保持克制。

9. 提供选择或替代方案。提出替代方案有助于
   减少暴力行为。不要做出无法兑现的承诺。
   给予药物治疗或告诉患者，你将给予药物治
   疗，以帮助他平静下来。

10. 向患者及其家属汇报情况。如果采取了非
    自愿的化学或物理约束措施，应向患者说
    明理由。向患者家属或旁观者汇报情况。

当精神病患者拒绝救护时，救护员应遵循 EMS
机构的具体规定[41]。如果必须遏制暴力行为，应使
用合适的力量约束患者。约束时，既要保障救护员
的安全，又要保护患者免受伤害。采用强制手段时，
尽量保护患者的尊严。在大多数情况下，约束应交
由执法人员实施。与实施医疗救护时一样，救护员
应详细记录事件的细节，供今后参考。患者应评估
和治疗与暴力行为相关的疾病。在面对可能需要约
束的患者时，救护员应做到以下几点。

1. 保证环境安全。
2. 采集重要的病史和精神病史。
3. 争取患者的合作。
4. 自信但不对抗。

思考

你是否见过救护员或警察在面对暴力患者时自己
先失控？它对患者的生理或心理状态有何影响？

在约束前要评估患者

根据国家 EMS 官员协会发布的美国 EMS 临床
指南建议，在约束精神病患者之前，应使用经过验
证的风险评估量表等工具对暴力或狂躁的患者进行
精神状态评估[42]。这些工具包括里士满躁动-镇静
评分量表（RASS）、异常心理状态量表（AMSS）和
行为活动评定量表（BARS）。

RASS 用于评估患者的意识状态改变和躁动程
度。RASS 评分为 2~4 分表示镇静不足，应该评估
疼痛、焦虑或谵妄。应检查潜在病因进行治疗，以
达到 RASS 评分为 –2~0 分（表 34-2）[43]。

AMSS 用于评估异常心理状态。AMSS 评分为
1~4 分表示狂躁，评分 –4~–1 分表示镇静[44]。有
人指出，AMSS 很难实际应用，可能包含太多的因
素（表 34-3）。

BARS 可用于评估狂躁行为的程度。BARS 旨在
评估药物齐拉西酮的有效性（表 34-4）[45]。

表 34-2 里士满躁动-镇静量表	
表　现	**评分**
好斗的	+4
非常激动的	+3
激动的	+2
不安的	+1
有意识且平静	0
昏昏欲睡	–1
轻度镇静	–2
中度镇静	–3
深度镇静	–4
无法唤醒	–5

资料来源：Sessler C. Richmond Agitation-Sedation Scale（RASS）. MDCalc website.
https://www.mdcalc.com/richmond-agitation-sedation-scale-rass. Accessed
February 27, 2018.

约束准则

以下准则可以帮助救护员合理运用约束手段[5]：

- 如果患者嗜杀成性，不要在执法人员不在场
  的情况下尝试约束。如果患者有武器，所有
  人撤离现场，等待执法人员。
- 谨记患者可能不对自己的行为负责。
- 在实施约束行动前，要拟定一个后备方案。
- 确保有足够的人手。至少应有 4 个人帮助限
  制 1 名成年患者。
- 请注意潜在的人身伤害和可能的法律责任。

表 34-3 异常心理状态量表

评分	反应	言语	表情	眼睛
4	好斗的、暴力的、失控的	大声	激动	正常
3	很焦虑，激动的	大声	激动	正常
2	焦虑，激动的	大声	正常	正常
1	焦虑，躁动不安的	正常	正常	正常
0	轻松回应唤名，说话音调正常	正常	正常	清晰，无下垂
-1	对唤名反应迟钝	语速稍慢，声音变得粗重	轻度放松	眼神呆滞或轻度上睑下垂（遮挡不到一半的眼睛）
-2	仅在大声唤名时回应	说话含糊不清，语速明显减慢	明显放松	眼神呆滞和明显的上睑下垂（遮挡一半以上的眼睛）
-3	仅在轻度刺激后有反应	说出的词语几乎无法识别	明显放松，下颌松弛	眼神呆滞和明显的上睑下垂（遮挡一半以上的眼睛）
-4	对轻微的刺激或晃动无反应	说出的词语几乎无法识别	明显放松，下颌松弛	眼神呆滞和明显的上睑下垂（遮挡一半以上的眼睛）

资料来源：Calver LA, Stokes B, Isbister GK. Sedation assessment tool to score acute behavioural disturbance in the emergency department. *Emerg Med Australas*. 2011; 23（6）：732-740.

表 34-4 行为评定量表

表现	评分
难以或无法唤醒	1
入睡，但对口头或身体接触正常	2
昏昏欲睡，显得镇静	3
安静而清醒	4
明显活动（身体或言语）的迹象，给予指令可使安静下来	5
极度或持续活跃，不需要约束	6
暴力行为，需要约束	7

资料来源：Pfizer Advisory Committee briefing document. Appendix 1: the Behavioural Activity Rating Scale. Food and Drug Administration website. https://www.fda.gov/ohrms/dockets/ac/01/briefing/3685b2_02_pfizer_appendix.pdf. Published January 10, 2011. Accessed February 27, 2018.

约束方法

多种约束方法可被用于处置暴力患者。首先应该尝试温和的约束方法。如果需要再采取更直接的干预措施。在实施身体约束前，应向患者解释原因。如果患者仍不配合，告知患者约束是为了防止伤害，确保他人的安全。

接近一个暴力患者前，救护员应先观察患者周围环境。特别要注意一些看似无害的物品，如烟灰缸、点燃的香烟、热咖啡、汽水瓶和家具。若无其他人员帮助，不要进入患者的私人空间（与患者保

持相当于 2 只手臂长度的距离）。

采取约束前要考虑患者的肌肉力量和潜在的运动范围。在真正开始实施约束前，约束小组成员应明确分工。

救护员应该熟悉现有约束用具，如果需要还可对其进行改造。首选的约束用具是市售的用于手腕、

证据显示

在一项评估 EMS 行动中化学约束的研究中，研究人员介绍了 2 名表现为兴奋性谵妄的男性患者。在这 2 个病例中，负责实施约束的其他工作人员在控制患者攻击行为和约束患者方面都没有成功。在第一个病例中，救护员通过患者的衣服肌内注射 500 mg 氯胺酮，给药 4 分钟内氯胺酮取得了良好的镇静作用。在第二个病例中，救护员肌内注射 375 mg 氯胺酮，给药 3 分钟内氯胺酮取得了良好效果。到达急诊科后，2 名患者对疼痛刺激反应迟钝，体温升高。2 名患者的动脉血气均显示为失代偿代谢性酸中毒。2 名患者均插管并入院，第 2 天或第 3 天恢复正常。研究人员得出结论，在怀疑兴奋性谵妄的情况下，氯胺酮是一种合适的化学约束药物，可以安全地处置患者并降低应急响应者的风险。

资料来源：Ho JD, Smith SW, Nystrom PC, et al. Successful management of excited delirium syndrome with prehospital ketamine: two case examples. *Prehosp Emerg Care*. 2013; 17（2）：274-279.

腰部、足踝或肩部约束带，或背心式约束带（图34-3）。约束用具必须能够快速移除，以便紧急处理人工气道或呼吸道问题。

也可以利用下列材料实施约束[5]：

- 可用小毛巾约束患者手腕和足踝，或者将其固定于担架上；
- 领带；
- 网状肩带（通常用于固定患者脊椎）；
- 卷绷带；
- 背包。

无论使用什么类型的约束用具，都应该保证足够结实以达到预期效果，但不能影响患者的血液循环或呼吸功能。

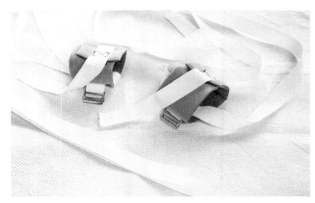

图34-3 约束用具

注意

不应以俯卧位约束患者，无论双手是否固定在背后。将患者夹在夹板之间及约束颈部或阻塞呼吸道的约束方法都是危险的，并且这些都不是约束手段。

资料来源：Patient restraint in emergency medical services. *Prehosp Emerg Care*. 2017; 21（3）：395-396.

约束行动的程序

训练有素的工作人员可以采用许多约束方法。下面是一种用于控制暴力行为的约束程序。

1. 救护员已给患者提供了最后一次合作的机会。
2. 如果患者没有反应，至少有4名救援人员迅速向该患者移动。他们应站在靠近患者并稍靠后的位置。如果需要，2名救护员将靠内侧的腿放在患者的腿前，把患者压向地面（图34-4）。几名救援人员要能迅速变换位置使患者减少反抗。在约束过程中，有一名

救护员不参与约束，负责观察患者情况。

3. 如果患者平静下来并同意在无约束措施情况下转运，救护员可让患者侧卧或仰卧于担架上，并用肩带固定患者以限制活动范围（图34-5）。如果患者在被送往医疗机构途

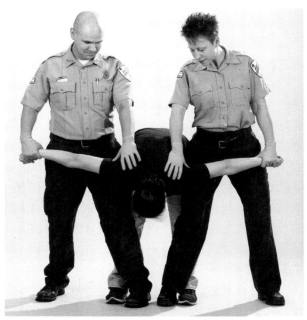

图34-4 控制患者的姿势。救援人员面向同样的方向。救援人员靠内侧的腿放在患者的腿前，靠外侧的手握住患者手腕，靠内侧的双手呈"C"形放在患者肩部

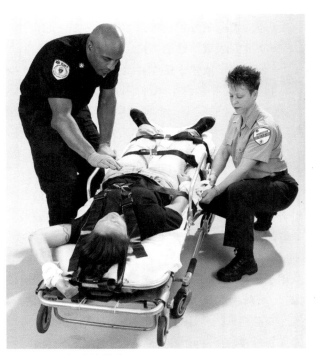

图34-5 仰卧位约束

中有危险行为，应采取约束措施。

4. 一旦采取了约束措施，在患者被送到急诊部门或有足够的资源来控制情况之前，不应该解除约束。在这个过程中，应经常评估和记录患者的呼吸和血液循环状况，确保约束不影响患者的重要功能。如果需要改变约束方式，必须有足够的人员。而且，一次只能调整一侧肢体。

5. 如果患者在使用约束装置后继续用力挣扎，救护员应考虑化学镇静药。剧烈挣扎可引起高钾血症和横纹肌溶解症，导致心脏停搏[41]。

应在患者救护理报告中完整记录约束程序。与患者谈判的内容和患者被约束前行为均应清楚地记录下来。救护员还应记录下血液循环状况，以及患者被约束后的持续监测情况。再次强调，只有当语言或非语言技巧都无效时，并且只有当患者可能给自己或他人造成危险时，才能采取身体约束行动。

人员安全

处置任何紧急事件都应该考虑救护员的人身安全。面对行为紧急状态时更应如此。防止人身伤害的措施包括：

- 与患者保持安全距离；
- 不要让患者挡住出口；
- 保证您和患者之间被一件大型家具分隔；
- 不应留一名救护员单独和患者待在一起；
- 不要发表威胁性的言论；
- 使用毯子或垫子接患者抛掷的物品。

目前，已经制订了多种培训计划以保障救援人员和暴力患者的安全。救护员应该学会非暴力的个人防护措施，并在指导老师的监督下练习这些动作。

化学约束

化学约束是指使用药物来控制行为，目的是使患者镇静。可用于化学约束的药物包括氯胺酮或其他解离药、苯二氮䓬类和抗精神病药物（丁酰苯类）（见第 13 章）。麻痹药物不应用于化学约束，除非被用于治疗另一个基础疾病，可以和镇静药同时使用[41]。药物的选择要考虑药物可获得性、患者年龄、基础疾病、作用途径和起效时间。

氯胺酮是一种解离药，具有镇静和麻醉作用。给药时，以 2 mg/kg 的剂量静脉注射（1 分钟起效）

或 4 mg/kg 的剂量肌内注射（3 ~ 5 分钟起效）[46]。

苯二氮䓬类与大脑皮质和边缘系统（控制情绪行为的中枢）的特定受体结合。这些药物比较常用，因为它们的治疗指数很高。它们主要有 4 种作用：减轻焦虑、镇静催眠、放松肌肉和抗惊厥。常用于化学约束的苯二氮䓬类药物包括咪达唑仑、劳拉西泮或地西泮（表 34-5）。

抗精神病药物阻断中枢神经系统特定区域的多巴胺受体。这些药物主要用于治疗精神分裂症。它们也被用来治疗行为障碍（如发声和多种运动联合抽动障碍）。用于化学约束的抗精神病药物包括氟哌利多、氟哌啶醇、奥氮平和齐拉西酮（表 34-6）。短期使用抗精神病药物很少产生锥体外系反应。但如果发生这种反应，服用苯海拉明可能会逆转这些不良反应。

表 34-5	常用于化学约束的苯二氮䓬类药物	
药 物	剂量 / 给药途径	起效时间（分钟）
地西泮	5 mg，静脉注射	2 ~ 5
	10 mg，肌内注射	15 ~ 30
劳拉西泮	2 mg，静脉注射	2 ~ 5
	4 mg，肌内注射	15 ~ 30
咪达唑仑	5 mg，静脉注射	3 ~ 5
	5 mg，肌内注射	10 ~ 15
	5 mg，鼻腔注射	3 ~ 5

资料来源：National Association of EMS Officials. *National Model EMS Clinical Guidelines*. Version 2.0. National Association of EMS Officials website. https://www.nasemso.org/documents/National–Model–EMS–Clinical–Guidelines–Version2–Sept2017.pdf. Published September 2017. Accessed February 27, 2018.

表 34-6	常用于化学约束的抗精神病药	
药 物	剂量 / 给药途径	起效时间（分钟）
氟哌利多	2.5 mg，静脉注射	10
	5 mg，肌内注射	20
氟哌啶醇	5 mg，静脉注射	5 ~ 10
	10 mg，静脉注射	10 ~ 20
奥氮平 [a]	10 mg，肌内注射	15 ~ 30
齐拉西酮	10 mg，肌内注射	10

[a] 不能与苯二氮䓬类药物一起使用（已出现死亡病例）。

资料来源：National Association of EMS Officials. *National Model EMS Clinical Guidelines*. Version 2.0. National Association of EMS Officials website. https://www.nasemso.org/documents/National–Model–EMS–Clinical–Guidelines–Version2–Sept2017.pdf. Published September 2017. Accessed February 27, 2018.

苯二氮䓬类药物和抗精神病药物可以非常有效地控制怀有敌意或好斗的患者。与其他所有约束方法一样，救护员应咨询医师、遵循指南，并仔细记录约束情况。

注意

锥体外系反应是某些抗精神病药可能引起的神经肌肉反应。具体表现包括帕金森病类似的症状（如震颤、肌肉僵硬、动作迟缓等）、静坐不安（异常躁动、激越）、肌张力障碍（肌张力或姿势异常）和迟发性运动障碍（不自主、反复运动）。锥体外系反应的发生和严重程度通常与剂量有关。当药物剂量减少或药物停药时，它们通常会消退。但是，在某些患者，即使停止药物治疗，迟发性运动障碍仍然存在。在长期接受药物治疗的患者中，这种风险特别高。这些有节奏的不自主运动在舌头、面部、嘴或下颌最为明显。它们的特征是伸舌、脸颊肿胀、噘嘴、咀嚼动作，有时还有四肢的非自主运动。

总结

- 行为紧急状态是指不能被他人所容忍的情绪或行为改变。
- 生理或生化因素会导致行为发生显著改变。心理疾病可能是童年时期的创伤、虐待或忽视，或者家庭结构不正常的结果。
- 人际关系或环境压力导致的行为改变通常与特定事件相关，如环境暴力、个人暴力、偏见和歧视及经济和就业问题。
- 在处理行为紧急状态时，救护员应该首先与患者建立起融洽的关系，然后提供适当的紧急救护，最后将患者转运到适当的医疗机构。
- 评估患者时，要详细了解患者的病史，包括重大病史、所用药物及过去的精神病史，以及任何可能诱发行为紧急状态的因素。
- 有效的访谈技巧包括主动倾听、表示支持和理解、减少中断，以及通过减少身体接触表示尊重患者的私人空间。
- 精神状态检查包括对外表和行为、言语和语言、认知能力和情绪稳定性的评估。
- 所有神经认知障碍都会导致认知障碍，可能表现为谵妄或痴呆。
- 孤独症谱系障碍是一系列神经发育障碍，包括孤独症、阿斯佩格综合征和广泛性发育障碍。这些障碍的典型行为特征包括：社交障碍、语言交流障碍和重复刻板行为。
- 精神分裂症的特点是反复发作的精神病行为。症状分为3类：阳性的、阴性的和认知的。阳性症状是在健康人中未发现的精神病行为，包括妄想、思维障碍、运动障碍和幻觉。阴

性症状会破坏正常的情绪和行为，包括情绪平淡、快感缺失、开始和保持活动困难及说话减少。认知症状因患者而异。它们包括执行能力（理解和使用信息的能力）差，难以集中精力，以及工作记忆能力存在问题。
- 焦虑症可能会导致惊恐症。与焦虑症有关的障碍还有恐惧症、强迫症和创伤后应激障碍。
- 抑郁症是一种心境障碍。抑郁症患者可能会有绝望感、失眠或嗜睡食欲下降、性欲降低，以及无价值感和内疚感等症状。
- 自杀企图表明患者情况危急，需要立即干预。一些因素会导致自杀风险增加。救护员可与其谈论自杀意念。
- 躯体形式障碍是以各种躯体不适症状作为主诉就医，但经各种医学检查证实无器质性损害或明确的病理生理机制，仍不能打消疑虑的一类精神障碍。
- 分离性障碍是一组精神疾病。患者由于精神因素，部分或完全地丧失了对过去的记忆、身份意识、感觉及身体运动控制等方面的正常整合能力，无法对自身的情绪及行为进行有意识的控制。
- 精神疾病形式的进食障碍最常见的是神经性厌食和神经性贪食。
- 破坏性、冲动控制及品行障碍的特点是患者无法控制情绪或冲动，做出某些非法的、社会不能接受的或自我伤害的行为。
- 人格障碍是指患者内心体验和行为模式明显偏离所处的社会文化环境，适应不良。这会

导致患者内心痛苦及社会功能受损。

- 对经历过情感危机的幼儿，应用的治疗方法与以大龄儿童和成人不同。一些技巧包括获得孩子的信任、访谈问题要简短、不能说谎、严肃对待暴力威胁等。
- 老年人的行为问题可能提示长期存在的精神疾病、新发精神疾病、内科疾病、药物滥用等问题。救护员与老年患者沟通时必须语速缓慢，吐字清晰，保持恭敬的态度，并给患者留出充裕的时间回答问题。
- 对潜在暴力患者的评估应包括既往史、姿势、声音和身体活动。
- 控制暴力局面时，救护员应确保人员安全，帮助患者控制情绪，避免使用强制手段，避免可能使患者狂躁状态升级的强制性措施。
- 对自己或他人构成威胁的暴力患者可能需要加以约束。应使用适当的力量约束患者。
- 面对行为紧急状态患者的安全措施包括与患者保持安全距离，不要让患者挡住出口，保证您和患者被一件大型家具分隔，不应留一名救护员单独和患者待在一起，避免威胁性的言论，使用毯子或垫子接患者抛掷的物品。

参考文献

［1］ Substance Abuse and Mental Health Services Administration (SAMHSA). *Behavioral Health Trends in the United States: Results From the 2014 Survey on Drug Use and Health*. Rockville, MD: Substance Abuse and Mental Health Services Administration (SAMHSA); 2015.

［2］ US Burden of Disease Collaborators. The state of US health, 1990‐2010: burden of diseases, injuries, and risk factors. *JAMA*. 2013; 310（6）: 591–608.

［3］ Ball JW, Dains JE, Flynn JA, Solomon BS, Stewart RW. *Seidel's Guide to Physical Examination*. 8th ed. St. Louis, MO: Mosby; 2014.

［4］ American Psychiatric Association. *Diagnostic and Statistical Manual of Mental Disorders*. 5th ed. Washington, DC: American Psychiatric Association Publishing; 2013.

［5］ National Highway Traffic Safety Administration. *The National EMS Education Standards*, Washington, DC: US Department of Transportation/National Highway Traffic Safety Administration; 2009.

［6］ Rizzi L, Rosset I, Roriz‐Cruz M. Global epidemiology of dementia: Alzheimer's and vascular types. *BioMed Res Int*. 2014; 2014: 908915.

［7］ Soke GN, Rosenberg S, Hamman RF. Brief report: prevalence of self‐injurious behaviors among children with autism spectrum disorder—a population‐based study. *J Autism Dev Disord*. 2016; 46（11）: 3607‐3614.

［8］ Emergency medical services. Autism Speaks website. https://www. autismspeaks.org/family‐services/autism‐safety‐project/first‐responders/emergency‐services. Accessed February 27, 2018.

［9］ About schizophrenia. Schizophrenia and Related Disorders Alliance of America website. https://sardaa.org/resources/about‐schizophrenia/. Accessed February 27, 2018.

［10］ Schizophrenia. National Institute of Mental Health website. https://www.nimh.nih.gov/health/topics/schizophrenia/index. shtml. Accessed February 27, 2018.

［11］ Breier A, Schreiber JL, Dyer J, et al. National Institute of Mental Health longitudinal study of chronic schizophrenia: prognosis and predictors of outcome. *Arch Gen Psychiatry*.1991; 48（3）: 239–246.

［12］ National Institute of Mental Health. The numbers count: mental disorders in America. Library of the US Courts of the Seventh Circuit website. http://www.lb7.uscourts.gov/documents/12‐cv‐1072url2.pdf. Published October 1, 2013.Accessed February 27, 2018.

［13］ Understanding anxiety disorders: when panic, fear, and worries overwhelm. NIH News in Health website. https://newsinhealth. nih.gov/2016/03/understanding‐anxiety‐disorders. Published March 2016. Accessed February 27, 2018.

［14］ Any anxiety disorder. National Institute of Mental Health website. https://www.nimh.nih.gov/health/statistics/any‐anxiety‐disorder. shtml. Updated November 2017. Accessed February 27, 2018.

［15］ Locke AB, Kirst N, Shultz CG. Diagnosis and management of generalized anxiety disorder and panic disorder in adults. *Am Fam Physician*. 2015 May 1; 91（9）: 617–624.

［16］ Social anxiety disorder. National Institute of Mental Health website. https://www.nimh.nih.gov/health/statistics/social‐anxiety‐disorder. shtml. Updated November 2017. Accessed February 27, 2018.

［17］ Obsessive‐compulsive disorder. National Institute of Mental Health website. https://www.nimh.nih.gov/health/topics/obsessive‐compulsive‐disorder‐ocd/index.shtml. Updated. January 2016. Accessed February 27, 2018.

［18］ Obsessive‐compulsive disorder（OCD）. National Institute of Mental Health website. https://www.nimh.nih.gov/health/statistics/obsessive‐compulsive‐disorder‐ocd.shtml. Updated November 2017. Accessed February 27, 2018.

［19］ Marx JA, Hockberger RS, Walls RM. *Rosen's Emergency*

Medicine: Concepts and Clinical Practice. 8th ed. St. Louis, MO: Saunders; 2013.

［20］Post–traumatic stress disorder（PTSD）. National Institute of Mental Health website. https://www.nimh.nih.gov/health/statistics/post–traumatic–stress–disorder–ptsd.shtml. Updated November 2017. Accessed February 27, 2018.

［21］What is PTSD（posttraumatic stress disorder）? Nebraska Department of Veterans' Affairs website. http://www.ptsd.ne.gov/what–is–ptsd.html. Accessed February 27, 2018.

［22］Major depression. National Institute of Mental Health website. https://www.nimh.nih.gov/health/statistics/prevalence/major–depression–among–adults.shtml. Updated November 2017. Accessed February 27, 2018.

［23］Rund DA. Behavioral disorders: clinical features. In: Tintinalli JE, Kelen GD, Stapczynski JS, eds. *Emergency Medicine: A Comprehensive Study Guide.* 6th ed. Irving, TX: American College of Emergency Physicians; 2004: 1810.

［24］Bipolar disorder. National Institute of Mental Health website. https://www.nimh.nih.gov/health/statistics//bipolar–disorder.shtml. Updated November 2017. Accessed February 27, 2018.

［25］Reich JA, Stinton A. Behavioral health emergencies. In: Brice J, Delbriddge TR, Meyers JB, eds. *Emergency Services: Clinical Practice and Systems Oversight.* 2nd ed. West Sussex, England: John Wiley & Sons Ltd; 2015: 412–422.

［26］Soreff S. Suicide. Medscape website. https://emedicine. medscape.com/article/2013085–overview?pa=Sf1mhI RyfXrg1%2BnrFDtr bsu%2FmTPGa0hTfzbpbbIRwET45yfar DdjumufRdc1nkNaVrJx KJt4DRD8mxYr6kYfOw%3D%3D. Updated December 7, 2017. Accessed February 27, 2018.

［27］National Safety Council. *Injury Facts: 2017 Edition.* Itasca, IL: National Safety Council; 2017.

［28］Haas AP, Eliason M, Mays VM, et al. Suicide and suicide risk in lesbian, gay, bisexual, and transgender populations: review and recommendations. *J Homosex.* 2011; 58（1）: 10–51.

［29］Dual diagnosis. National Alliance on Mental Illness website. https://www.nami.org/Learn–More/Mental–Health–Conditions/Related–Conditions/Dual–Diagnosis. Updated August 2017. Accessed February 27, 2018.

［30］Green M. Eight most commonly abused drugs in the US. Absolute Advocacy website. https://www.absoluteadvocacy.org/most–commonly–abused–drugs/. Published July 1, 2014. Accessed February 27, 2018.

［31］The Alliance on Mental Illness. Dual diagnosis: mental illness and substance abuse. Dartmouth College website. https://www.dartmouth.edu/~eap/library/dualdiagnosis1.pdf. Accessed February 27, 2018.

［32］Co–occurring disorders. Substance Abuse and Mental Health Services Administration website. https://www.samhsa.gov/disorders/co–occurring. Updated March 8, 2016. Accessed February 27, 2018.

［33］Greenberg DB. Somatization: epidemiology, pathogenesis, clinical features, medical evaluation, and diagnosis. UpTo–Date website. http://cursoenarm.net/UPTODATE/contents/mobipreview.htm?18/34/18977?source=see_link. Accessed February 27, 2018.

［34］Gehlawat P, Gehlawat VK, Singh P, Gupta R. Munchausen syndrome by proxy: an alarming face of child abuse. *Indian J Psychol Med.* 2015; 37（1）: 90–92.

［35］Dissociative disorders. National Alliance on Mental Illness website. https://www.nami.org/Learn–More/Mental–Health–Conditions/Dissociative–Disorders. Accessed February 27, 2018.

［36］Eating disorder statistics. National Association of Anorexia Nervosa and Associated Disorders website. http://www.anad.org/get–information/about–eating–disorders/eating–disorders–statistics/. Accessed February 27, 2018.

［37］Gathright MM, Tyler LH. Disruptive behaviors in children and adolescents. Little Rock, AR: Psychiatric Research Institute, University of Arkansas for Medical Sciences; 2014.

［38］Disruptive, impulse–control, and conduct disorders. American Psychiatric Association website. https://dsm.psychiatryonline.org/doi/10.1176/appi.books.9780890425596.dsm15. Accessed February 27, 2018.

［39］Growing mental and behavioral health concerns facing older Americans. American Psychological Association website. http://www.apa.org/advocacy/health/older–americans.aspx. Accessed February 27, 2018.

［40］Richmond J, Berlin JS, Fishkind AB, et al. Verbal de–escalation of the agitated patient: consensus statement of the American Association for Emergency Psychiatry Project BETA De–escalation Workgroup. *West J Emerg Med.* 2012; 13（1）: 17–25.

［41］Patient restraint in emergency medical services, NAEMSP restraint position statement. The National Association of EMS Physicians website. http://www.naemsp.org/Documents/Restraint%20position%20statement%20Approved%20Version%20for%20PEC.pdf. Accessed February 27, 2018.

［42］National Association of EMS Officials. *National Model EMS Clinical Guidelines.* Version 2.0. National Association of EMS Officials website. https://www.nasemso.org/documents/National–Model–EMS–Clinical–Guidelines–Version2–Sept2017.pdf. Published September 2017. Accessed February 27, 2018.

［43］Sessler CN, Gosnell MS, Grap M, et al. The Richmond Agitation – Sedation Scale validity and reliability in adult intensive care unit patients. *Am J Respir Crit Care Med.* 2002; 166（10）: 1338–1344.

［44］Calver LA, Stokes B, Isbister GK. Sedation assessment tool to score acute behavioural disturbance in the emergency department. *Emerg Med Australas.* 2011; 23（6）: 732–740.

［45］Pfizer Advisory Committee briefing document. Appendix

1: The Behavioural Activity Rating Scale. Food and Drug Administration website. https://www.fda.gov/ohrms/dockets/ac/01/briefing/3685b2_02_pfizer_appendix.pdf. Published January 10, 2011. Accessed February 27, 2018.

[46] Busti AJ. Sedative hypnotics medications used in anesthesia and procedural sedation. Evidence-Based Medicine Consult website. https://www.ebmconsult.com/articles/sedative-hypnotics-anesthesia-procedural-sedation. Accessed February 27, 2018.

推荐书目

American College of Emergency Physicians Excited Delirium Task Force. *White Paper Report on Excited Delirium Syndrome*. Irving, TX: American College of Emergency Physicians; 2009.

American Psychiatric Association. *Diagnostic and Statistical Manual of Mental Disorders*. 5th ed. Washington, DC: American Psychiatric Association Publishing; 2013.

Cuddeback G, Patterson PD, Moore C, et al. Utilization of emergency medical transports and hospital admissions among persons with behavioral health conditions. *Psychiatr Serv*. 2010; 61（4）: 412–415.

Freise G. Expert tips for EMS handling of behavioral emergencies. EMS1.com website. https://www.ems1.com/ems-assaults/articles/57080048-Expert-tips-for-EMS-handling-of-behavioral-emergencies/. Published February 4, 2016. Accessed February 27, 2018.

Ingersoll RE, Rak CF. *Psychopharmacology for Mental Health Professionals: An Integrative Approach*. 2nd ed. Boston, MA: Cengage; 2016.

Kleespies PM. *Behavioral Emergencies: An Evidence-Based Resource for Evaluating and Managing Suicidal Behavior, Violence, and Victimization*. Washington, DC: American Psychiatric Association Publishing; 2008.

Pediatric mental health emergencies in the emergency medical services system. American College of Emergency Physicians website. https://www.acep.org/Clinical---Practice-Management /Pediatric-Mental-Health-Emergencies-in-the-Emergency-Medical-Services-System/#sm.0000vyjqgsa95e2uwy91hykef6zea. Accessed February 27, 2018.

Polk DA; American Academy of Orthopaedic Surgeons. *Prehospital Behavioral Emergencies and Crisis Response*. Sudbury, MA: Jones and Bartlett Publishers; 2008.

Pozgar GD. *Legal and Ethical Issues for Health Professionals*. Burlington, MA: Jones & Bartlett Learning; 2016.

（肖利军，焦艳波，汪茜，刘亚华，译）

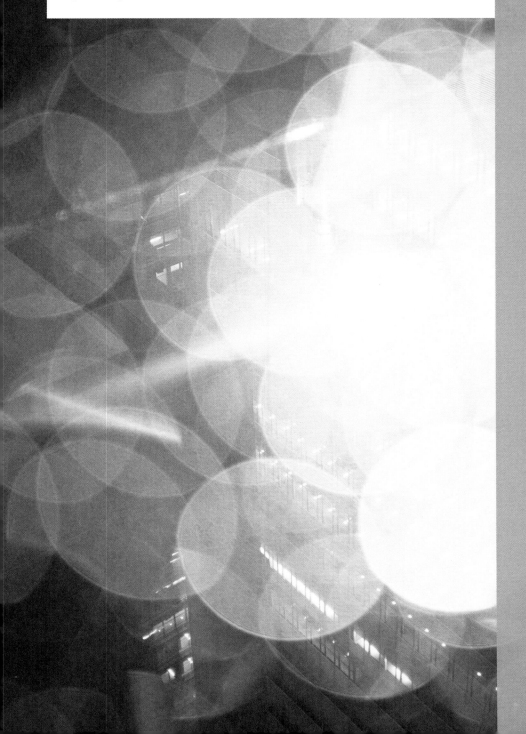

休克与复苏

第八部分

第 35 章　休克

第 35 章

休　克

学习目标

完成本章学习后，紧急救护员应能够：

1. 定义休克；
2. 论述实现组织充分氧合的必要因素；
3. 描述阻力血管的直径对前负荷的影响；
4. 根据给定的血压值计算平均动脉压；
5. 简要描述休克发生过程中微循环的改变；
6. 列出引起低血容量性休克、心源性休克、神经源性休克、梗阻性休克和分布性休克的诱因；
7. 描述休克不同阶段的病理生理机制及表现的症状和体征；
8. 描述关键评估结果鉴别诊断不同的休克及病因；
9. 根据每种休克的病理生理学知识，概括休克患者的院前救护；
10. 描述如何综合评估结果和救护休克患者；
11. 描述休克患者液体管理的原则。

重点术语

过敏性休克：当机体暴露于某种抗原时，出现的一个严重的过敏反应。

心源性休克：心脏泵血功能衰竭，心输出量减少，有效循环血量下降无法满足组织灌注引起的休克。

胶体溶液：一种溶液，包含的分子（通常是蛋白质）太大而无法穿过毛细血管。

代偿性休克：休克发生的早期，机体仍然能够通过心率、每搏输出量或体循环血管阻力代偿性改变来维持平均动脉血压。

晶体溶液：盐、糖等晶体溶解于水中形成的溶液。

弥散性血管内凝血：机体因疾病和严重损伤使凝血与抗凝血平衡失常导致的严重凝血障碍。

分布性休克：外周血管扩张引起体循环血管阻力减小而导致的休克。

血液稀释：大量饮水或输液使血液浓度和血液黏度降低。

止血：采用止血材料或通过机械或化学方法阻止流血。

高渗溶液：体液中渗透压高于体细胞内液的溶液。

低灌注：循环血液不足，导致正常组织和细胞需要的氧气及营养物质供给不充分，可能会引起休克。

低血容量性休克：由循环血容量急剧减少引起的休克。

不可逆性休克：休克状态已经导致细胞缺血性坏死和器官衰竭，即使恢复氧合作用和灌注也无法恢复正常机体功能。

平均动脉压：一个心动周期中动脉血压的平均值。

微循环：循环系统中最小的血管（微动脉、微静脉和毛细血管）内进行的血液循环。

微梗死：毛细血管、小动脉循环阻塞导致的微小梗死灶。

神经源性休克：神经损伤或麻痹造成的血管收缩功能障碍而导致的休克，如脊髓休克。

梗阻性休克：血液循环受到阻塞导致的休克。

灌注：向细胞、器官和身体组织输送氧气和营养物质的过程。

体循环血管阻力：心脏泵出血液必须克服的总阻力，又称后负荷。

脉压：收缩压与舒张压的差值。

相对低血容量：血管扩张导致的前负荷不足。

脓毒症：由感染引起的全身炎症反应综合征。

脓毒性休克：是脓毒症的一个亚型，也是一种严重的综合征，其中循环功能障碍、细胞结构破坏和代谢紊乱导致终末器官严重受损，比单纯的脓毒症有更大的死亡风险。

休克：以有效循环血量急剧减少、组织血液灌注量严重不足为特征，导致细胞缺氧以致各重要脏器功能代谢紊乱和结构损害的全身性病理生理变化。

休克指数：一种检测休克的方法，脉率除以收缩压即可得出休克指数。

体循环血管阻力：血液在体循环流动必须克服的总阻力，也称为后负荷。

失代偿性休克：当机体无法再维持全身血压时发生的失代偿性休克。

黏度：流体的物理性质，反映流体内部分子之间发生相对运动所克服的阻力。

严重的疾病和损伤会威胁到身体细胞和组织的正常灌注。在这种情况下，身体的保护系统试图补偿以维持细胞的氧合。救护员必须能够综合病理生理学知识和评估结果，形成一个现场印象，并制订和实施休克患者的治疗方案。

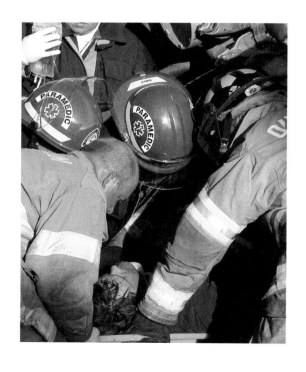

第1节 休克

1872年，美国医师塞缪尔·格罗斯（Samuel Gross）将"休克"定义为"生命之链突然断裂"[1]。后来又有很多人重新定义"休克"。得克萨斯理工大学医学院的外科学教授罗伯特·M.哈德维（Robert M. Hardaway）这样定义"休克"[2]：

我认为休克的最佳定义是毛细血管灌注不足。除了一个顷刻被毁灭的人，任何一个人在走向死亡的过程中，都必须经历休克——一个短暂的休克停顿。

休克不是一个单一的事件，没有一个特定的诱因和治疗方法。相反，休克是一个复杂的生理变化，由各种疾病和损伤引起[3]。休克涉及许多复杂的因素，不能用脉率、血压和心功能充分定义。此外，休克也不能简单地理解为机体循环血液损伤和血管系统压力下降。即使血流动力学正常情况下，休克也可能会影响整个身体，也可能引起组织和细胞水平的变化。

休克的核心是细胞水平的缺氧。因此，要深入地认识休克，就需要了解细胞生物学。这一认识也将有助于初步评估休克各阶段的严重程度。

第2节　氧气输送到组织

细胞需要氧气进行有氧代谢以产生能量。全身氧气输送到组织受两个因素的影响：①通过组织的毛细血管床输送足够的血液；②血液中的氧含量充足。为了实现有效的灌注，氧的供应和需求必须保持平衡。要达到这种平衡就需要心脏、血管和肺的功能正常。

心脏

全身供氧与心输出量和动脉血液中的氧含量有关。心输出量取决于几个因素，包括心肌收缩力、心率和静脉回心室的血流量（前负荷）。

心输出量的计算公式如下：

$$心输出量 = 心率 \times 每搏输出量$$

当氧供给不足时，机体第一个反应是增加心输出量，这是通过增加心率和／或每搏输出量来实现的。

前负荷、后负荷和平均动脉压

心脏生理学和休克有关的重要术语是前负荷、后负荷和平均动脉压。前负荷是大量静脉血回到心室（舒张末期心室容积）。后负荷是左心室收缩以泵出血液受到的阻力。外周血管阻力的总和取决于血管系统的血容量和血管壁的直径。

平均动脉压与心输出量和体循环血管阻力有关。计算公式如下：

$$平均动脉压 = 心输出量 \times 体循环血管阻力$$

平均动脉压表示一个心动周期中的动脉血压的平均值。由于舒张期的时间比收缩期的时间长，因此平均动脉压并不是舒张压和收缩压的平均值，而是反映心动周期各阶段的相对时间[4]。由于舒张期较收缩期多，平均动脉压计算公式为：

$$平均动脉压 = [（舒张压 \times 2）+ 收缩压] / 3$$

假如患者血压是 120/80 mmHg，那么

$$
\begin{aligned}
平均动脉压 &= [（80 \times 2）+120] / 3 \\
&= 280 / 3 \\
&= 93 \text{ mmHg}
\end{aligned}
$$

需要收缩压在 80~90 mmHg（平均动脉压在 60~65 mmHg）以维持足够的组织灌注。

射血分数

射血分数是每次收缩时左心室泵出的血液占心室舒张末期容积量的百分比。正常情况下，50%~70% 的血液从左心室泵出。临界射血分数为 41%~49%，在这个水平，患者用力时可能会有气短的症状。当射血分数低于 40% 时，组织灌注可能受到损害。超声心动图可用于估计射血分数。

血管系统

血管内壁排列着光滑、低摩擦的内皮细胞。所有管径大于毛细血管的血管的内皮细胞被多层膜包绕。它们是结缔组织，对抗血管系统内血液产生的压力提供支持。这些膜具有弹性特性，可以在整个心动周期中维持血压，减少血流量变化。这些膜内也有肌纤维，通过舒缩控制血管直径。血管系统通过改变血压和外周血管阻力来维持血液流动。

体循环血管阻力

器官的血流量依赖于 3 个因素：动脉压、静脉压和血管阻力。血流量与动脉压和静脉压的差成正比，与血管阻力成反比。

阻力的变化是调节器官内血液流动的主要手段。在系统水平上，后负荷（体循环血管阻力）是心脏泵出血液必须克服的总阻力。它主要是由小动脉直径的变化决定的：小动脉收缩，阻止血液自由流入毛细血管使平均动脉压升高；小动脉舒张则有相反的效果。血管收缩和舒张的反射控制是由交感神经系统介导的[5]。

体循环血管阻力可测量血管壁和流体之间及流体分子之间的摩擦力，两者都阻碍血液流动。当血流阻力增加时，血压必须升高才能保持血流不变。血流阻力随着血液黏度或血管长度的增加和血管直

径的减小而增加。黏度是流体的一种物理性质，反映了流体内部分子之间（如血细胞和血浆蛋白之间）发生相对运动所克服的阻力。正常情况下，黏度在血液流动调节中起着次要的作用，因为在健康的人体内黏度是相当稳定的。人体的血管长度也保持相当稳定。血管直径是影响血流阻力的主要因素。

思考

消防队员在灭火时如何应用黏度和容器直径这些原理的？

人体内的大动脉直径相当大，因此对血流几乎没有阻力，除非出现异常狭窄的情况。相比之下，小动脉的直径比动脉小得多，血液流动的阻力主要来自小动脉。小动脉壁的平滑肌可以舒张或收缩，小动脉的最大直径可达到最小直径的 5 倍。因此，小动脉血管收缩或舒张主要调节动脉血压。

流体通过任何一种管道（包括血管）来响应管道两端的压力梯度。决定流量的不是管内的绝对压力，而是两端的压力差。在许多动物和人类中，这个"管"的两端是主动脉和腔静脉。

体循环压力和肺循环压力是测量血管系统压力的指标。两种压力都有两个阶段：收缩期和舒张期。这两种压力的差，被称为脉压，反映了动脉系统的张力。这种压力在它的起点（心脏）是最大的，在终点（腔静脉）是最小的。脉压对灌注的变化比单纯的收缩压或舒张压更敏感。

微循环

微循环指通过循环系统中最小的血管（小动脉、小静脉和毛细血管）进行的血液循环。微循环存在于除软骨、上皮、角膜和晶状体外的所有组织和器官中。机体的微循环分为肺微循环和外周微循环。左心和右心分别对这两个微循环产生压力。

在任何特定的时刻，大约有 5% 的循环血液流经毛细血管，交换营养物质和吸收细胞新陈代谢产生的废物[6]。肌性小动脉是主要的阻力血管，将局部的血流调节到毛细血管床。小静脉和静脉充当血液收集通道和储存血管；这些血管通常包含 70% 的血容量。

以下机制调控血液流向组织（见第 11 章）：

- 组织控制局部血流；

- 神经控制血流；
- 压力感受器反射；
- 化学感受器反射；
- 中枢神经系统缺血反应；
- 激素机制；
- 肾上腺髓质机制；
- 肾素–血管紧张素–醛固酮机制；
- 血管升压素；
- 组织液重吸收。

肺

组织细胞需要足够的氧气来进行氧合作用。当红细胞穿过肺部毛细血管膜时，必须有足够的氧气被吸收。只有呼吸足够深，吸入气体的氧分压高，通气率正常，以及通气血流比例正常，才能使氧合作用成为可能。

思考

有什么可能损害充分氧合的这些要素？

将机体看作一个容器

健康的机体可以被看作是血管内部流动的输送系统。这个容器必须充满血液，以达到足够的前负荷和组织氧化。任何人体容器的外部尺寸都是相对恒定的，而容器内血液成分的体积直接与阻力血管的直径有关，这种直径可以迅速变化。容器直径的任何变化都会改变容器所容纳的液体体积，进而改变前负荷。

为了证明这一原则，假设一个 5 L 的容器——一个 70 kg 的成年男性的正常血容量（图 35-1）。如果血容量是 5 L，前负荷是足够的。有了强健的心脏，心输出量和灌注量也就足够了。相反，如果损失 2 L 血液，剩下的 3 L 将不足以提供有效的前负荷。因为心排血量依赖于前负荷，所以前负荷的减少导致心输出量明显减少。

如果患者血容量低，5 L 容器仍保持相同大小，尽管血容量只有 3 L。这种情况下，患者心输出量减少，会出现低血压或容器内压力下降。然而，如果容器通过代偿机制（如血管收缩）减少到 3 L，3 L 的容器就可以为心脏提供足够的前负荷——尽管代价是在这种收缩状态下某些组织没有灌注。

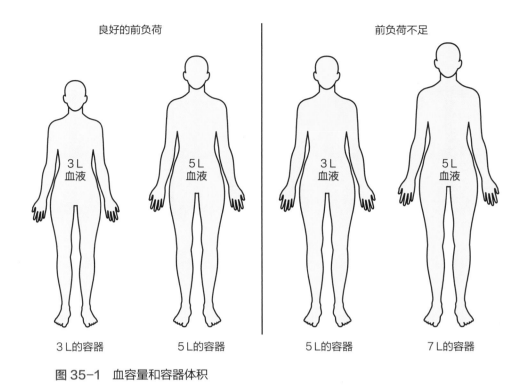

良好的前负荷　　　　　　　　　前负荷不足

3 L
血液　　　　　5 L
血液　　　　　3 L
血液　　　　　5 L
血液

3 L的容器　　　5 L的容器　　　5 L的容器　　　7 L的容器

图35-1　血容量和容器体积

如果 5 L 的容器充满足够的血液，但疾病或损伤可能使容器大小扩大到 7 L，导致血管扩张，5 L 的血液已不能产生足够的前负荷（ 相对低血容量 ）。引起血管扩张的因素包括心脏和抗高血压药物、变态反应、热和冷相关损伤、饮酒或其他药物使用。

休克时，毛细血管与细胞之间的相互关系

无论导致休克的原因是什么，特征是全身的血管收缩反应，小动脉狭窄，开放的毛细血管数量减少，静脉回流和心输出量减少[7]。如果不治疗，无氧代谢会持续发展，导致乳酸增加和代谢性酸中毒（图 35-2）。小动脉和毛细血管前括约肌控制血流的作用失效，随之而来的是毛细血管充血和红细胞凝结，影响营养物质流动和代谢废物的清除。血液在微循环中开始凝结，这种情况即弥散性血管内凝血。最终，细胞开始膨胀并坏死。微梗死发生在器官内，并为肺水肿、呼吸衰竭的急性发作奠定了基础。呼吸窘迫综合征如果继发休克和弥散性血管内凝血，患者可能出现多器官衰竭。如果细胞坏死对重要器官造成足够的损伤，受损的器官很快就会衰竭。肝衰竭和肾衰竭很常见，通常出现在休克晚期的早期。

> 思考
>
> 随着酸中毒的加重，心脏功能会发生什么变化？

严重的微循环衰竭不能通过补液来快速治疗。最终可导致心力衰竭、胃肠出血、脓毒症、严重胰腺炎、肺动脉血栓形成、呼吸衰竭和死亡等结果。

第 3 节　休克的分类

根据病因和临床表现的不同，休克主要分为低血容量性（失血性）、心源性、梗阻性和分布性。虽然这些分类是独立的和不同的，但通常会两种或多种类型同时发生。不管分类如何，最后均出现细胞水平的缺氧。

低血容量性休克

低血容量性休克是由循环血容量急剧减少引起的（图 35-3）。低血容量性休克最常见的原因是出血和脱水。可能导致低血容量性休克的疾病和伤害包括腹膜炎、外伤、胃肠道出血、烧伤、腹泻、

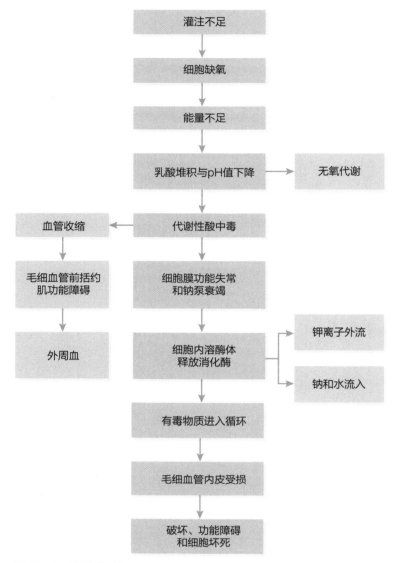

图 35-2　细胞休克

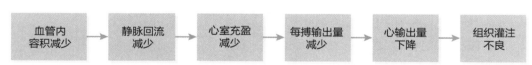

图 35-3　低血容量性休克的病理生理学

呕吐、内分泌失调和内源性容量丢失。

　　当循环血容量（前负荷）减少时，低血容量性休克的第一个反应是心动过速，从而增加心输出量。随着休克的加重，由于全身血管渗透性增加，从而导致脉压变窄。脉压变窄是代偿性休克的早期临床症状之一。最后，机体无法通过代偿机制来维持血压，血压会下降且终末器官灌注减少（失代偿性休克）。表 35-1 总结了低血容量性休克的 4 个阶段。

表35-1	低血容量性休克分期			
参　　数	第一期	第二期	第三期	第四期
循环血量损失百分比	高达15%	15%～30%	30%～40%	>40%
脉率	正常	轻度心动过速（100～120次/分）	中度心动过速（120～140次/分）	重度心动过速（>140次/分）
脉压	正常	减少	减少	减少
血压	正常	正常	降低	降低
精神状态（测量终末器官灌注）	有点焦虑	轻度焦虑	焦虑、困惑	困惑、昏昏欲睡

资料来源：American College of Surgeons Committee on Trauma. *Advanced Trauma Life Support for Doctors. Student Course Manual*. 8th ed. Chicago, IL：American College of Surgeons; 2008.

注意

大多数休克患者血容量低。因此，休克被认为与低血容量有关。低血容量患者最初采用0.9%的氯化钠溶液或乳酸盐林格液（按治疗方案）补充液体以稳定血压。然而，器官灌注和止血之间的平衡对于最佳的液体复苏效果是至关重要的。允许性低血压是指在创伤患者急性期持续出血的情况下，通过限制复苏液的用量来维持低于正常范围的血压。该方法旨在避免早期大剂量液体复苏的不良影响（如血液稀释、水肿、低温、酸中毒）。救护员在护理创伤患者时，应咨询液体复苏策略。

资料来源：Kudo D，Yoshida Y，Kushimoto S. Permissive hypotension/hypotensive resuscitation and restricted/controlled resuscitation in patients with severe trauma. *J Intens Care*. 2017；5：11; and National Association of Emergency Medical Technicians. *PHTLS：Basic and Advanced Prehospital Trauma Life Support*. 8th ed. Burlington，MA：Jones & Bartlett Learning; 2014.

心源性休克

心源性休克（见第21章）是心输出量严重下降的结果，即使有足够的循环血量，也会发生组织灌注不足的情况。心源性休克可由泵衰竭（如心肌梗死、三度房室传导阻滞）、心肌收缩力下降（如心肌炎、心肌挫伤）、机械性血流阻塞（如主动脉瓣狭窄）或左心室反流（如主动脉夹层等急性主动脉瓣关闭不全）（图35-4）引起[8]。心肌梗死是心源性休克最常见的原因[9]，这种类型的休克发生在5%～6%的因心肌梗死住院的患者中。这些患者的相关病死率为48%～74%[10]。死亡的风险因素包括老年人、潜在的冠心病、失代偿的来源（通常是心肌缺血）、射血分数降低、血清乳酸水平升高以及脑或肾功能障碍[11]。

注意

心源性休克通常被称为"冷休克"，因为在不能增加心输出量时，血压是通过增加体循环血管阻力和将血液分流到中央循环来维持的。在临床上，这一过程导致四肢寒冷和毛细血管充盈延迟。

思考

严重心肌梗死患者为何会发生心源性休克？

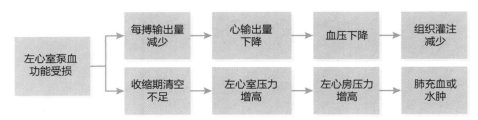

图35-4　心源性休克

梗阻性休克

梗阻性休克是一种与血管内容量和心肌功能正常但仍不能产生足够心输血量有关的休克。梗阻性休克的原因包括心脏压塞、张力性气胸和肺栓塞。心脏压塞直接影响右心室舒张期充盈；张力性气胸通过阻塞静脉回流间接影响右心室充盈；肺栓塞可阻塞肺叶动脉，影响收缩期收缩（心室后负荷增加）[12]。

分布性休克

分布性休克发生时，外周血管舒张，引起体循环血管阻力减小。分布性休克最常见的原因是神经源性休克、过敏性休克和脓毒性休克。与低血容量性休克、心源性休克相比，分布性休克称为"暖休克"，因为循环血量不足和灌注受损的潜在病因导致外周血管舒张，患者四肢温暖，特别在病程早期，当机体能够通过显著增加心输出量来补偿时。

注意

神经源性休克、过敏性休克和脓毒性休克分别是脊髓损伤、极端过敏反应和脓毒症的亚群。所有这些休克都是分布性休克的形式。

神经源性休克

神经源性休克（也称为血管源性休克）是胸中部及以上水平的脊髓离断后，由于无对抗副交感神经反应而导致正常血管舒缩张力丧失所致。因为交感神经系统的正常功能会使外周血管收缩，交感神经冲动的丧失会导致体循环血管阻力下降，并扩大血管腔内容积（图35-5）。因此，即使正常的血管内容量也不足以填充扩大的血管腔室和灌注组织。此外，无对抗副交感神经信号经迷走神经进入心脏导致心动过缓。

注意

注意不要混淆神经源性休克和脊髓休克这两个概念。脊髓休克是指脊髓损伤后发生的弛缓反射（四肢无力、缺氧、肠或膀胱功能障碍），可持续数小时至数周。这不是一种真正的休克，而是脊髓的"脑震荡"，可能会随着软组织肿胀的改善而消失。这种情况下可能会出现阴茎异常勃起（持续性、疼痛性勃起）。

过敏性休克

过敏性休克是过敏反应的最极端形式。当机体暴露于能产生严重过敏反应的抗原（如抗生素、毒虫叮咬）时，就会出现严重变态反应。机体的反应是释放组胺和其他介质作用于体循环和肺微循环中的受体，并对支气管平滑肌产生影响。组胺引起小动脉和毛细血管扩张，增加毛细血管膜的通透性。血管内液体渗漏至组织间隙，引起水肿，从而减少血管内容积（图35-6）。此外，介质的释放引起上、下呼吸道收缩，可能造成完全呼吸道阻塞。当过敏反应进展到心肺衰竭的终末期时，患者处于过敏性休克状态。

脓毒症和脓毒性休克

脓毒症是一种已知或未确定感染引起的全身炎症反应综合征（SIRS）（图35-7）。它会导致严重的器官功能障碍和死亡。这种综合征包括主要器官和机体功能的改变。

脓毒性休克是脓毒症的一个亚型，也是一种更严重的综合征。在这种综合征中，循环功能障碍、细胞结构破坏和代谢紊乱比单纯的脓毒症更有可能导致死亡（图35-8）[13]。如果达到脓毒症的诊断标准，血管升压素需要将平均动脉压提高到

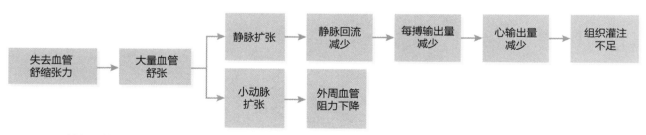

图35-5 神经源性休克的病理生理学

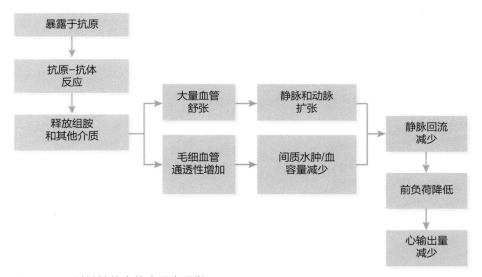

图 35-6 过敏性休克的病理生理学

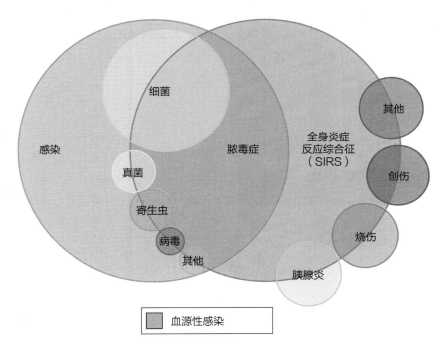

图 35-7 文氏图显示感染、细菌、真菌、脓毒症、全身炎症反应综合征和多器官功能障碍的关系

资料来源：Septic shock. Medscape Drugs & Diseases（https：//emedicine.medscape.com）website. https://emedicine.medscape.com/article/168402-overview#a32018. Published 2018.

65 mmHg 或更高，血清乳酸水平大于 2 mmol/L（18 mg/dL），每年有 50 多万人患上严重的脓毒症，尽管有足够的液体复苏，病死率也有 15% ~ 50%[14]。脓毒性休克多发生于老年人（特别是养老院居民）、慢性病患者（如糖尿病、肺病、癌症、肾脏疾病）和免疫抑制患者（如新生儿，以及酗酒、癌症、HIV 感染或镰状细胞病等人群）。

大约 34% 的休克被诊断为脓毒症，其中又有 60% 为严重脓毒症患者，被救护车送往医院[15]。在院前环境中早期识别可能有脓毒症并通知医院是至关重要的，液体治疗在到达医院时就可以开始，抗生素治疗可以迅速启动。

有一些筛选工具可用于院前识别脓毒症。大多数工具的基础是识别疑似感染、炎症反应和终末器

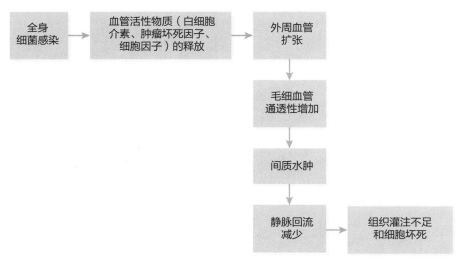

图 35-8 脓性休克的病理生理学

官灌注不良的证据。最常见的感染部位包括肺、尿路和皮肤[16]。炎症反应的征象包括框 35-1 中描述的全身炎症 – 反应综合征（SIRS）的诊断标准。终末器官灌注不足的症状包括精神状态改变（脑灌注不良）和乳酸堆积产生引起的代谢性酸中毒。是否存在乳酸酸中毒可以通过监测代偿性呼吸性碱中毒和由此引起的呼气末二氧化碳水平下降来评估。

框 35-1 全身炎症反应综合征

当机体对感染、创伤、烧伤、器官炎症或各种其他损伤等做出反应时，就会发生全身炎症反应综合征，这是脓毒症及其他破坏性反应的第一步。达到全身炎症反应综合征标准，患者必须有以下两个或两个以上征象：

1. 体温高于 38℃ 或低于 36℃
2. 心率大于 90 次 / 分
3. 呼吸速率大于 20 次 / 分或动脉血 PCO_2 小于 32 mmHg
4. 白细胞计数大于 12000 个 /mm³ 或小于 4000 个细胞 /mm³ 或存在大于 10% 的未成熟中性粒细胞（带）

全身炎症反应综合征标准对 EMS 提供者非常有用，因为 4 个标准中有 3 个不需要特殊设备就可以进行评估。只有最后一个通常不能在院前环境进行评估。然而，当将有实验室记录的危重患者运送到医疗机构时，可以获得这些信息。

资料来源: Long B, Koyfman A. Clinical mimics: an emergency medicine–focused review of sepsis mimics. *J Emerg Med.* 2017;52（1）: 34-42.

院前救护方案需要对疑似感染患者发出脓毒症警报，符合两条或多条 SIRS 标准，及呼气末二氧化碳水平低于 25 mmHg，对院前识别脓毒血症患者相当敏感[17]。

注意

多种疾病可导致氧气输送不足。氧需求增加而氧气使用减少，可能导致乳酸水平升高。正常血清乳酸浓度为 0.5 ~ 1 mmol/L。危重疾病患者乳酸浓度小于 2 mmol/L 可认为是正常的。高乳酸血症是脓毒症和脓毒性休克的主要表现，并与成人患者病死率增加有关。

资料来源: Jat KR, Jhamb U, Gupta VK. Serum lactate levels as the predictor of outcome in pediatric septic shock. *Indian J Crit Care Med.* 2011; 15（2）: 102–107; and Nicks BA, Khardori R. Acute lactic acidosis. Medscape website. https://emedicine.medscape.com/article/768159–overview. Updated December 21, 2017. Accessed March 23, 2018.

第 4 节 休克过程

根据低灌注和无氧代谢的程度，休克分为三个阶段：①代偿期；②未代偿性（或失代偿）期；③ 不可逆性期。表 35-2 展示休克各个阶段的症状和体征。

代偿性休克

代偿性休克（图 35-9）与一些组织血流减少和低灌注有关。然而，机体的代偿反应可以克服有

表 35-2 休克各个阶段的体征和症状

生命体征	补偿性休克	失代偿性休克	不可逆性休克
心率	轻度心动过速	适度性心动过速	心动过缓、严重心律失常
意识程度	嗜睡、意识混乱、好斗	意识混乱、意识不清	昏迷
皮肤	毛细血管充盈延迟、皮肤温度低	毛细血管充盈延迟、四肢寒冷、发绀	苍白、寒冷、湿冷
血压	测量血压表现正常或略微升高	收缩压和舒张压降低	低血压

效液体的丢失。儿茶酚胺的增加可维持正常的心输出量和收缩压。

灌注减少和随后出现的酸中毒增加导致化学感受器反应，这种反应增加了通气率和呼吸深度。这有助于降低 PCO_2，减轻酸中毒。交感神经兴奋可增加心率和收缩力，还可引起支气管扩张，增加外周血管阻力，减少某些毛细血管床（如胃肠道）的血流量。当血液从皮肤流向重要器官时，患者可能表现出延迟的毛细血管充盈和皮肤发凉。尽管在这个阶段一些患者有正常的血压和尿量，但也可能表

注意

肾上腺功能不全是严重脓毒症等危重病的常见并发症，可能与更坏的结果有关。这种综合征可发生在有血液皮质类固醇水平不足以对抗他们所经历的严重应激反应的危重患者身上。激素皮质醇的危险下降也可能继发于先天性或获得性肾上腺功能不全，或当一个患者突然停止服用处方类固醇药物时。

资料来源：Annane D，Maxime V，Ibrahim F，Alvarez JC，Abe E，Boudou P. Diagnosis of adrenal insufficiency in severe sepsis and septic shock. *Am J Respir Crit Care Med.* 2006; 174（12）：1319–1326.

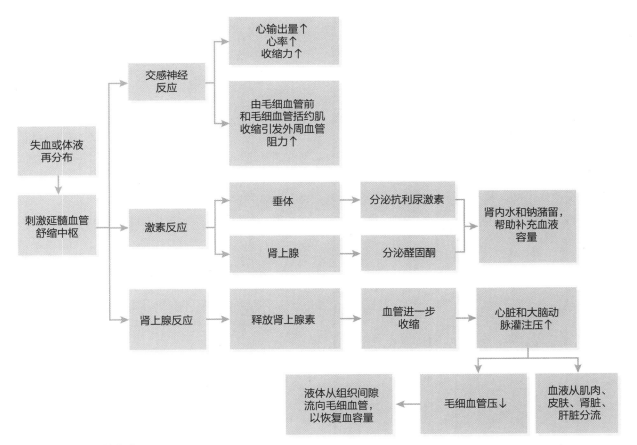

图 35-9 代偿性休克

现出中枢神经系统（CNS）低灌注（昏睡、混乱、亢奋）的迹象。如果休克的根本原因未得到纠正，最终代偿机制将失效。

失代偿性休克

当机体不再能够维持全身血压时，就会发生失代偿性休克（图 35-10）。收缩压通常会先于舒张压表现出下降，因为收缩压更多地取决于血容量。舒张压一开始可能因为血管收缩而升高。收缩压的降低，加上维持不变或增加的舒张压，会导致脉压变窄，以至于用袖带式血压计都无法检测到。

随着机体代偿机制开始失效，收缩压和舒张压下降，脑血流量减少。PO_2 可能会下降，但 PCO_2 水平通常保持正常或偏低，除非患者有导致通气不足的头部或胸部损伤。失代偿性休克的临床表现包括低血压、心动过速、呼吸过速、毛细血管充盈延迟和尿量减少。血液分流和组织缺氧可能导致患者四肢发冷和发绀。对心血管系统的影响包括前负荷减少和儿茶酚胺刺激引起的收缩率增加。由于儿茶酚胺的释放，心肌收缩最初可能比较强。然而，在代偿性休克后期，心肌强度可能因以下因素而下降。

1. 缺血可由循环红细胞减少、PO_2 水平降低及低血压（特别是舒张性低血压）引起的冠状动脉灌注减少引起。
2. 在休克晚期，抑制物质（如缺血的胰腺释放的心肌毒素）可抑制心脏功能。
3. 心肌损伤（类似心肌梗死）可由相关缺血引起。
4. 前负荷的降低会导致收缩力下降。
5. 酸中毒会导致收缩力下降。
6. 缺氧可引起心律失常。

不可逆性休克

即使氧合和灌注已经恢复，仍有细胞缺血性坏死，继发器官坏死表明已发生不可逆性休克（图 35-11）。尽管灌注恢复到正常，不可逆性休克患者由于发生大量细胞损伤无法恢复。细胞和重要器官由于缺乏能量而开始坏死。膜泵衰竭。细胞内多种细胞器继而分裂坏死。即使细胞灌注恢复，这些坏死仍是不可逆的。

失代偿的发生可能是休克后突然发生，也可能是休克后的 1 ~ 3 周内发生。临床研究表明，不可逆性休克包含心动过缓、严重的心律失常、低血压、多器官衰竭的征象，以及皮肤苍白、寒冷、湿冷的体征。不可逆性休克患者很快出现心肺衰竭。

不同生理状况对休克的反应

患者的生理状况不同，对休克的反应不一样，影响因素包括：

- 不同的年龄：老年人的代偿能力较弱，儿童的代偿期较长，但恶化较快；
- 总体健康状况：既往患有的疾病，其他伤害，怀孕；
- 激活代偿机制的能力；
- 用药，其中一些可能干扰代偿机制；
- 受到影响的特定器官系统。

注意

休克患者的院前救护中，很难明确区分失代偿性休克和不可逆性休克。因此，休克患者的救护应始终强调复苏。这一点尤为正确，因为不可逆性休克通常已发生一段较长的时间，快速复苏和转运到适当的医疗机构中，可能会阻止不可逆性休克的进展。对患者使用液体复苏，应咨询医疗指导和遵循既定治疗方案。

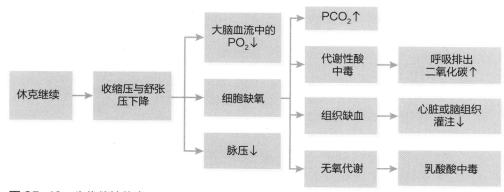

图 35-10　失代偿性休克

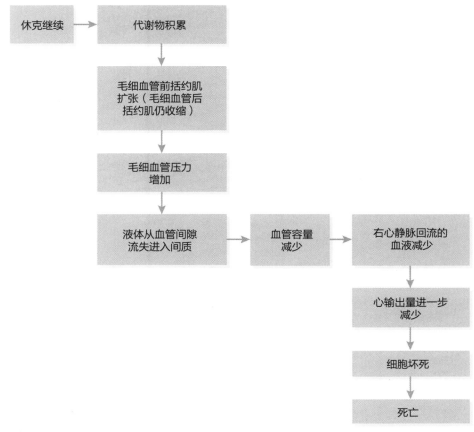

图 35-11 不可逆性休克

思考

哪些疾病会影响患者对休克的反应？

第 5 节 休克患者的评估和治疗

休克患者评估的重点是机体器官的氧合和灌注，并确定提示潜在病因的临床表现。图 35-12 总

注意

快速序贯（脓毒症相关）器官衰竭评估（qSOFA）评分是一个提醒临床医师将脓毒症作为鉴别诊断内容的工具。qSOFA 评分由心理状态改变（+1）、收缩压小于 100mmHg（+1）、呼吸频率大于 22 次/min（+1）3 个部分组成。在脓毒症患者中，qSOFA 评分大于 2 是高病死率的预测因素。

华盛顿大学的研究人员进行了一项回顾性图表分析，以评估 qSOFA 评分为 2 或更高在院前诊断严重脓毒症或脓毒症休克患者时的敏感性和特异性。他们发现，院前 qSOFA 评分在 2 分或 2 分以上，对于急诊确诊为严重脓毒症或脓毒症休克的患者，敏感性为 16.3%（95%CI：6.8% ~ 30.7%），特异性为 97.3%（95%CI：92.1% ~ 99.4%）。他们得出结论：脓毒症作为一种临床综合征的动态性质使其在院前环境中很难识别。

资料来源：Dorsett M, Kroll M, Smith CS, Asaro P, Liang SY, Moy HP. qSOFA has poor sensitivity for prehospital identification of severe sepsis and septic shock. *Prehosp Emerg Care*. 2017; 21（4）: 489–497; Hunter CL, Silvestri S, Ralls G, Stone A, Walker A, Papa L. A prehospital screening tool utilizing end–tidal carbon dioxide predicts sepsis and severe sepsis. *Am J Emerg Med*. 2016; 34（5）: 813–819; Peltan ID, Rowhani–Rahbar A, Vande Vusse LK, et al. Development and validation of a prehospital prediction model for acute traumatic coagulopathy. *Crit Care*. 2016; 20（1）: 371; and Seymour CW, Liu VX, Iwashyna TJ, et al. Assessment of clinical criteria for sepsis: for the Third International Consensus Definitions for Sepsis and Septic Shock（Sepsis–3）. *JAMA*. 2016; 315（8）: 762–774.

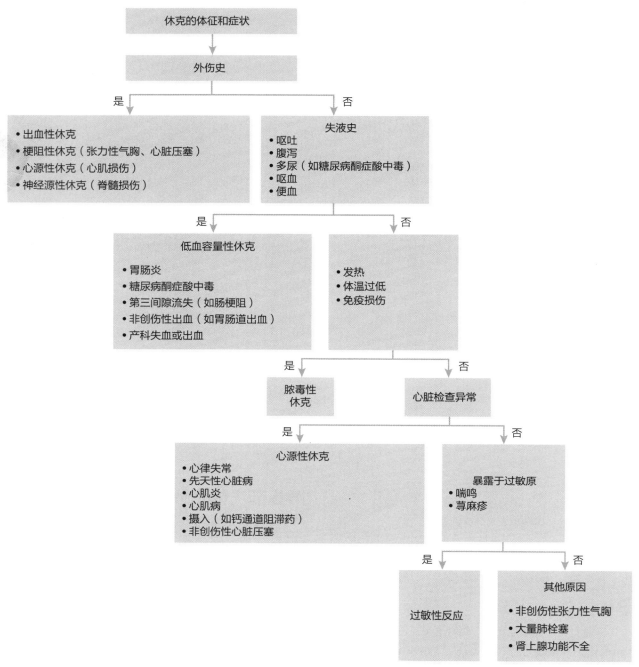

图 35-12 不同类型休克的体征和症状

结了休克的体征和症状。治疗的目标是确保足够的氧合和通气，并通过解决最可能的潜在病因来恢复灌注，同时需要注意许多患者会出现不止一种形式的休克（如分布性和心源性休克）。

初步评估

初步评估可以帮助确定细胞灌注是否足够。以下六项（失血出血、气道、呼吸、血液循环、失能、

暴露）描述的重点就是休克患者的评估，但救护员应该知道评估任何患有其他类型严重疾病或伤害的患者都有共同目标。

失血出血

处理躯干伤口采用伤口填塞加压的方法，处理四肢伤口使用止血带加压。对于有创伤的患者，出血性休克（低血容量性休克）是最常见的休克类型，

血液循环评估首先要识别无法控制的出血。如果是外部出血，直接按压往往能控制出血。如果出现动脉（搏动性）出血或直接压迫不能立即控制的四肢大出血，则应用止血带。止血药物可能有助于控制躯干或关节处的伤口出血（控制肾外出血的方法见第37章）。低血压可能会掩盖出血部位，因此救护员应留意到所有的损伤，特别是解剖上可能涉及重大创伤的损伤。

气道

确认呼吸道通畅和开放以保证足够的通气。

呼吸

呼吸模式常常反映通气的充分性，因此可以为休克的发生提供线索。例如，如果患者出现酸中毒，则通气率会加深，呼吸深度更深，以减少血液中的二氧化碳含量并纠正代谢性酸中毒。初始治疗可给予高浓度氧气。应密切监测脉搏血氧饱和度。血氧饱和度水平应维持在94%或更高。

注意

湿啰音和呼吸窘迫可能提示左心衰竭引起的心源性休克。无呼吸音和呼吸窘迫可能提示存在张力性气胸引起的梗阻性休克。

思考

假如有一位有休克早期体征和症状但血氧饱和度正常的患者，你应该给患者输氧吗？

血液循环

救护员应评估患者脉搏（桡动脉、颈动脉、股动脉）的频率、特征和位置。神经源性休克或由心脏传导阻滞引起的心源性休克患者可能出现心动过缓，而低血容量性休克患者的脉率较早上升。上升的心率有助于维持足够的心输出量。心肌收缩的强度也可能增加。然而，这两种维持心输出量的尝试都可能被前负荷降低所抵消。心动过速通常不会发生，直到患者因失血而导致血容量减少10%～15%（相对于容器大小）。

脉搏可以是强的，也可以是弱的。脉搏的强度提供了对被触诊的动脉充盈量的估计和收缩压的间接测量。狭窄的脉压是即将发生失代偿性低血容量性休克的指标。

组织灌注有时可以通过皮肤的颜色、湿度和温度来评估。然而，这些方法对老年患者和那些已经暴露在极端温度下的人是没有作用的。对于由神经损伤引起的败血症和休克患者，它们可能不可靠，因为这些患者往往表现为外周血管舒张。评估手指和脚趾（末梢血管）非常重要的。这些区域可能首先显示组织灌注不足的征象（发绀、皮肤湿冷）。如果环境温度适中，组织灌注充足，这些区域将呈现粉红色，并且是温暖和干燥的。

毛细血管充盈试验可以提供儿科患者组织灌注的有用细节。但实验测量只能作为指导。这种测试的准确性可能受到环境、患者的总体健康状况、年龄和性别的影响。

如果救护员怀疑患者有内出血，最好迅速将其送往适当的医疗机构，同时确保充分的通气。任何有休克征象的创伤患者都应怀疑内出血，特别是没有外源性失血证据的创伤患者应立即实施静脉输液治疗。

如果在现场已经开始输，应在路途中继续进行，以避免延误提供最终治疗。没有伴随的脑损伤，液体应滴定至恢复意识或收缩压保持在80 mmHg（患者头部受伤时可小于90 mmHg），因为晶体溶液过度复苏可能通过促进凝血而导致内出血增加有关[18-19]。

失去意识

意识水平的评估对于评估患者脑氧合至关重要。随着脑缺血的发展，患者可能变得焦躁不安，感觉昏昏沉沉。除了休克，脑水肿和颅内出血会损害脑灌注。无论是由休克还是颅内压升高引起的脑循环血流量减少，患者感觉的任何明显变化都应视为严重灌注不足的指标。救护员可以使用AVPU评分量表（包括唤醒和警觉，对言语刺激的反应，对疼痛的反应，对其他刺激的反应）或其他方法来评估患者的意识水平。

注意

神经源性休克患者会表现出损伤水平以下的感觉运动功能缺陷，通常是T6或更高。

资料来源: Chin LS. Spinal cord injuries clinical presentation. Medscape website. https: //emedicine.medscape.com/article/793582-clinical. Updated August 10, 2017. Accessed March 21, 2018.

注意

一些权威人士认为，意识水平和其他脑功能指标是确定创伤患者血压的最佳方法。他们认为大脑是对生理状态变化最敏感的器官。这种以患者为中心的休克治疗方法的目标是确保收缩压至少为 80 mmHg，并确保患者有正的外周脉压，清醒或对刺激有反应。

资料来源：National Association of Emergency Medical Technicians. *PHTLS: Basic and Advanced Prehospital Trauma Life Support*. 8th ed. Burlington, MA: Jones & Bartlett Learning; 2014.

身体表面的暴露

救护员应在初步评估中根据受伤的情况暴露受检对象体表。视诊可以揭示可能危及生命但被衣服隐藏的伤病。

思考

献血是否会导致体液不足，是否会引起休克？如果是这样，体液不足是如何调整的？

二次评估

紧急救护中，第一个行动是对任何危及生命的伤病进行初步评估和处置；之后，救护员应进一步评估患者。系统评估方法提供了一种发现潜在危及生命的伤病的方法，并允许救护员进一步评估患者的灌注状态。这种评估应该从患者生命体征的基线测量和患者心电图的评估开始。

救护员应预计到，在体液容量下降 10%～15% 后，脉率将超过正常限度，但一些患者仍有正常的脉率。因此，患者的脉率应该只是评估患者灌注水平的一个因素。一些患者的脉率在正常范围内，即使有容量不足，如身体非常健康的患者和服用 β 受体阻断药等药物的患者。

由低氧血症、既有神经损伤、迷走神经张力增加、既往疾病或药物使用引起的心动过缓也可提示严重心肌缺血（心源性休克的主要原因）。在一些涉及腹腔内出血（如主动脉瘤破裂、异位妊娠）的患者，心率可能比较缓慢，尽管有明显的失血。心动过缓的心律往往就在以前心脏停搏以前变得明显。如果发生心动过缓，救护员应该增加吸入氧气分数，并在需要时进行辅助通气。

应在患者正常状态时进行连续的血压评估和趋势评估。院前环境中发生的任何低血压事件都应该在交接报告中注明，因为这种情况已经被发现与更高的住院病死率有关[20]。随着外周血管阻力的增加，舒张压开始升高。这些变化减少了"容器"的大小。血液也会选择性地从身体的某些部位流出。当心脏不能再泵血以保持动脉侧"容器"充盈时，舒张压开始下降。当失血量超过正常循环量的 20%～25% 时，救护员应该注意到这一变化。

心脏收缩结束时，心脏不能再泵出足够的血液充盈"容器"收缩压下降。对血容量减少，收缩压通常比舒张压更敏感，所以先下降。当体液流失接近 25% 时，收缩压和舒张压均下降。

应注意脉压。脉压读数小于 30 mmHg 或收缩压的 25% 可能表明早期低血容量或梗阻性休克。宽脉压则表明分布性休克[21]。

注意

休克指数是另一种评价指标，可以在症状明显显现之前检测是否存在休克状态。脉率除以收缩压，即可得到休克指数。如果休克指数大于 1.0，可能存在休克。此外，休克指数大于 1.0 的已经被证明可以预测可能需要输血的出血。例如，心率为 120 次 / 分，收缩压为 90 mmHg 的患者的休克指数为 1.33，表明存在休克。

资料来源：Pottecher J, Ageron F-X, Fauché C, et al. Prehospital shock index and pulse pressure/heart rate ratio to predict massive transfusion after severe trauma: retrospective analysis of a large regional trauma database. *J Trauma Acute Care Surg*. 2016; 81（4）: 713–722.

对于怀疑失去循环血量的清醒患者，救护员要考虑评估生命体征。只有在没有脊柱损伤或其他情况下才能进行这种评估。从卧位到坐位或站立位的变化与收缩压下降（1 分钟后）10～15 mmHg 和 / 或同时脉率上升（1 分钟后）10～15 次 / 分有关，表明显著（至少 10%）容量耗竭（直立性低血压）和灌注状态下降。

即使液体置换后收缩压恢复正常，容量不足的问题也会持续。然而，指标显示有足够的组织灌注后，如皮肤颜色改善、小儿患者毛细血管再灌注时间小于 2 秒及正常的脉搏血氧测定读数，对于是否继续液体治疗，是有争议的。积极的液体复苏可能导致血液稀释（稀释血液中的成分）、血栓破坏和再次出血[21]。一般来说，对怀疑胸部、腹部或骨盆内出血的患者应该进行液体滴定，以保持收缩压为 80 mmHg（平均动脉压为 60~65 mmHg）。允许性低血压可以起到保护作用，并可能防止进一步的失血。救护员应遵循当地医疗指导制定的指南。

如果可能，可用获批的设备测量血清乳酸。血清乳酸水平大于 2.0 mmol/L 为异常，提示无氧代谢。一些研究表明，在血压下降之前可以检测到血清乳酸升高[22]。

注意

偶尔，院前环境中可使用便携式超声进行检测。超声检查可发现腹部出血、心脏压塞和心脏泵血功能。考虑采用这一技术的 EMS 系统应制定使用该技术的程序，以便获得超声成像而不延误对休克患者的救护。

根据休克评估结果进行鉴别诊断

休克被认为是低血容量的，除非有其他证据证明是其他原因引起的。一些评估结果可以帮助救护员区分低血容量性休克和其他休克原因。

心源性休克

心源性休克患者常以胸痛、呼吸困难或心率异常（心动过速、心动过缓和其他心律失常）为主诉。一些患者还表现出心力衰竭的迹象，如颈静脉扩张。必须在患者坐着时评估颈静脉扩张。颈静脉扩张可能见于心源性或梗阻性休克（肺栓塞、心脏压塞、张力性气胸）患者，应结合患者病史和临床检查结果明确诊断。

梗阻性休克

梗阻性休克是由血流阻塞引起的。此类休克患者通常有胸部严重损伤（通常是穿透性损伤），或者有肺栓塞病史（如最近的手术、长骨骨折）。心脏压塞或张力性气胸患者常伴有颈静脉扩张。同时，张力性气胸患者患病侧呼吸音经常降低。

分布性休克

当患者出现某种类型的分布性休克（神经源性休克、过敏性休克、脓毒性休克）时，病史或现场评估可能显示血管扩张是休克状态的原因。在存在低血容量性休克的情况下，分布性休克不常见的体征和症状包括皮肤温暖、发红（特别是在相关区域）；神经源性休克则有正常脉率（相对心动过缓）。

第6节　复苏

休克患者的复苏旨在尽可能快地恢复周围组织的氧合作用。为此，救护员必须确保足够的氧合，保持体液容量与血管容积大小成有效比率，并迅速将患者运送到适当的医疗机构。

红细胞氧合

组织的氧合需要红细胞的充分氧合。这又意味着患者必须有一个通畅的呼吸道。通气也必须有氧气支持以保持血氧饱和度不低于 94%。如果呼气末二氧化碳水平低于 25 mmHg，可能提供灌注不良[23]。如果可能，任何有干扰通气的异常都应该被纠正。如果需要，救护员可以用正压辅助通气。例如，呼吸道阻塞、气胸、血胸、胸部开放性伤口和不稳定的胸壁。

容量与血管尺寸之比

第二个要素是保持足够的携氧能力，要求保持充足灌注量。救护员可以通过收缩血管来达到这个目的，特别是休克状态与出血无关时。此外，在一些分布休克的情况下，当缩小血管尺寸成为主要问题时，血管收缩药物被用来治疗休克。这些患者也有必要进行容量置换。应注意，发生低血容量性休克时，不推荐用血管收缩药物来治疗，除非液体容量置换已完成。

休克患者的液体复苏

几乎每一位休克患者在复苏时都需大量补液。用于初始液体置换的液体因疾病不同而异。在院前救护中，最常见的需要补液的紧急情况是出血或脱水引起的血容量减少。所需要的液体类型取决于容量损失的性质和程度。用于复苏的两大类液体是晶体和胶体。救护员应遵照医嘱所建议的液体进行复苏。

你知道吗

抗休克服装怎么用？

军用抗休克裤子（MAST），也被称为气压抗休克服（PASG），用于治疗严重失血和运输前稳定骨盆骨折。20 世纪 70 年代，民用 EMS 提供商通常使用 PASG 来稳定因下体或产科出血而休克的患者。研究表明，PASG 的优点被夸大了，在治疗低血容量性休克方面的作用值得怀疑。这些患者最好通过快速运输以获得最终救护，而它很少用于现代 EMS 系统。

资料来源：Cutler BS, Daggett WM. Application of the "G-suit" to the control of hemorrhage in massive trauma. *Ann Surg.* 1971; 173（4）：511-514; Miller S, Fathalla MMF, Ojengbede OA, et al. Obstetric hemorrhage and shock management: using the low technology non-pneumatic antishock garment in Nigerian and Egyptian tertiary care facilities. *BMC Pregnancy Childbirth.* 2010; 10: 64; and O'Connor RE, Domeier R. Use of the pneumatic antishock garment（PASG）: NAEMSP Position Paper. *Prehosp Emerg Care.* 1997; 1（1）：32-35.

晶体溶液

晶体溶液。 晶体溶液是由盐和糖等可溶解于水里的晶体形成的。这些溶液的渗透压不如胶体溶液。晶体会很快在血管和血管外空间之间达到平衡。2/3~3/4 的注入晶体溶液在 30 分钟到 1 小时补足血容量[20]，一般来说，每失血 1 mL 需要 3 mL 晶体溶液来替代。输注大量的晶体溶液可能导致体温过低、凝血改变和高氯血症酸中毒[19]。

注意

院前初始液体置换应使用 18 号导管，每次 250 mL；在下一次液体置换之前（最多 2 L，或 20 mL/kg）应重新检查生命体征。

资料来源：National Association of Emergency Medical Technicians. *PHTLS: Basic and Advanced Prehospital Trauma Life Support.* 8th ed. Burlington, MA: Jones & Bartlett Learning; 2014.

高渗溶液。 高渗溶液的渗透压高于体细胞（大于 300 mOsm/L）。它们包括 5% 葡萄糖溶于 0.9% 氯化钠溶液、3% 氯化钠溶液、5% 氯化钠溶液、7.5% 氯化钠溶液，10% 葡萄糖溶于水，5% 葡萄糖溶于乳酸盐林格液，5% 葡萄糖溶于 0.9% 氯化钠溶液和 5% 葡萄糖溶于 0.45% 氯化钠溶液。低渗溶液比体细胞具有更低的渗透压。其中包括 0.225% 的氯化钠溶液，还有 0.45% 氯化钠。注射 7.5% 的氯化钠溶液（美国未批准民用）可以使液体扩张到相当于 2~3 L 等渗晶体溶液的量，但没有证据表明可以提高生存率[20]。

等渗溶液。 乳酸盐林格液是一种等渗溶液，含有许多在人类血液中发现的化学物质。它含有氯化钠，少量的钾和钙，以及 28 meq 的乳酸，乳酸可以作为缓冲液，中和肝脏代谢时产生的酸性物质。1 小时后，输注的溶液仍有 1/3 留在血管内。氯化钠溶液的钠含量为 154 mEq/L，没有任何缓冲能力，虽然这种等渗溶液是一些医师的首选。但氯化物含量高的氯化钠溶液，使其不如更平衡的乳酸盐林格液。与乳酸盐林格液一样，输注的氯化钠溶液在 1 小时后仍有近 1/3 留在血管腔内。此属性使其成为同样有效的容器扩张器。救护员在选择静脉输注的液体时应遵循当地的治疗方案。

含葡萄糖的溶液（如 5% 葡萄糖在水中）具有使血容量立即增加的作用。葡萄糖迅速离开血管腔，导致游离水分增加。因为葡萄糖溶液的容量替换作用只持续 5 ~ 10 分钟，而葡萄糖在体内代谢时，5% 的葡萄糖不可被用来补偿容量不足。葡萄糖溶液最常用于静脉输液维持血管通路。

注意

5% 的葡萄糖在水中是等渗溶液。然而，在给药时，葡萄糖分子会很快离开循环系统，效果相当于低渗溶液。

胶体溶液

胶体溶液包含的分子（通常是蛋白质）太大，因此无法通过毛细血管壁；因此，它们表现出渗透压大，并在血管腔内停留相当长的一段时间。胶体溶液包括全血、浓集红细胞、血浆和血浆替代品。合成胶体包括琥珀酰明胶和羟乙基淀粉，这两种胶体价格不菲，且发生变态反应的风险较高[21]。胶体溶液通常保留在医院使用，不推荐用于院前的休克治疗[20]。

全血置换在美国很少用于休克治疗，通常在急诊科也无法使用。相反，输注的是浓集红细胞，必要时也可输注其他血液成分（浓集红细胞每单位含血红蛋白的容量几乎是全血的两倍）。

在给予患者血液制品前应尽可能获得血型和交叉配型，确定患者的 ABO 血型和 Rh 血型。分型和交叉配型也将确定是否存在其他可能引起输血反应的抗体。但在患者病情和时间允许的情况下，应使用特定类型的血液进行复苏。对于低血压和未控制出血的患者，通常立即给予未经交叉配型实验的血液[24]。

注意

几种类型的输血反应可能在输注期间或在输注后96小时内发生。症状可能从轻度发热到危及生命的休克。如果怀疑有反应（如在跨院转院期间），救护员应停止输血并联系医疗指导，血袋或血管不应丢弃。

资料来源：White L, Duncan G, Baumle W. *Medical Surgical Nursing: An Integrated Approach*. 3rd ed. Clifton Park, NY: Cengage Learning; 2013.

血浆可在不考虑 ABO 血型相容性的情况下给予。血浆中含有纤维蛋白原、白蛋白、丙种球蛋白、血凝素（一种凝血细胞凝集素）、凝血酶原、其他凝血因子、糖和盐，有时用于恢复因烧伤、创伤性休克和出血而出现循环衰竭的患者的有效血容量，更常用于纠正凝血不足。本品常以新鲜冷冻血浆形式供应。

改善氧合作用的血液替代品正在开发中。它们包括全氟化碳。全氟碳化合物不含血红蛋白，但它们携带的氧气比血浆多 50 倍。含血红蛋白的氧载体含有不与细胞膜结合的血红蛋白。血液替代品有几个优点：它们在血管内停留的时间比晶体溶液长；它们不携带 AIDS 病毒或肝炎病毒；在使用之前不需要分型和交叉配型。这类产品目前还处于试验阶段，其对院前救护的价值尚不清楚[19]。

流体流动理论

流体通过导管的流量与导管的直径（四次方）正相关，与导管的长度成反比。因此，直径较短的导管比直径较长的导管有更大的流速。患者静脉的大小、药液体袋的高度，以及静脉液体的黏度和温度（温度影响流速，温暖的液体一般比冷的流动得快）。

可以使用加压袋将静脉输液系统的压力增至300 mmHg，以最大限度地提高输液速度。表 35-3列出了在患者上方 1 m 高的袋子没有额外加压情况下，不同型号针头提供的最大流速[25]。当需要进行积极的液体复苏时，救护员应做以下使用短的、大直径的导管输注温暖的低黏度液体（如果可能）；缩短输液管路，并给静脉输液系统加压。

注意

氨甲环酸（TXA）是一种抗纤维蛋白溶解药物，已用于治疗许多临床情况的出血。这种药物可以被认为是"血凝块稳定剂"，因为它有助于抑制血凝块自然溶解。许多研究评估了 TXA 在治疗创伤患者中的潜在有用性。研究人员确定，对出血的创伤患者在 3小时内给予 TXA 可以降低病死率。初始治疗时，TXA以推注方式给予，随后输注。一些系统已经开始对大出血的创伤患者实施院前 TXA 治疗。

资料来源：CRASH-2 Collaborators. The importance of early treatment with tranexamic acid in bleeding trauma patients: an exploratory analysis of the CRASH-2 randomised controlled trial. *Lancet*. 2011; 377（9771）：1096–1101; Morrison JJ, Dubose JJ, Rasmussen TE, Midwinter MJ. Military Application of Tranexamic Acid in Trauma Emergency Resuscitation（MATTERs）study. *Arch Surg*. 2012; 147（2）：113–119; and Strosberg DS, Nguyen MC, Mostafavifar L, Mell H, Evans DC. Development of a prehospital tranexamic acid administration protocol. *Prehosp Emerg Care*. 2016; 20（4）：462–466.

表 35-3 注射器针头规格和最大流速	
针头规格 [a]	**最大流速**
18 mm	每小时 4.81 L 或每分钟 80 L
16 mm	每小时 7.45 L 或每分钟 124 L
14 mm	每小时 9.67 L 或每分钟 161 L

[a] 针头内径。

思考

除了改善血液流动，加热液体对需要推注大容量液体的休克患者有什么好处？

注意

液体通过骨髓穿刺针的流速因部位而异。较高通过肱骨近端的流速大于胫骨处。已经报告了各种骨髓腔内注射流体的流量（在压力下），从每小时 200 mL到 9900 mL 不等。在一项受试者自愿参加的随机对照研究中，300 mL 压力下肱骨处的平均流速为每小时 5L，胫骨处的流速为每小时 1 L。如果输液前用 10 mL0.9% 的氯化钠溶液冲洗，流速会有所增加。

资料来源：Vidacare Corporation. *The Science and Fundamentals of Intrasseous Vascular Access: Including Frequently Asked Questions*. 2nd ed. Teleflex website. https://www.teleflex.com/en/usa/ezioeducation/documents/EZ-IO_SAFIOVA-M-607%20Rev%20B-PrintVersion.pdf. Published 2013. Accessed March 22, 2018.

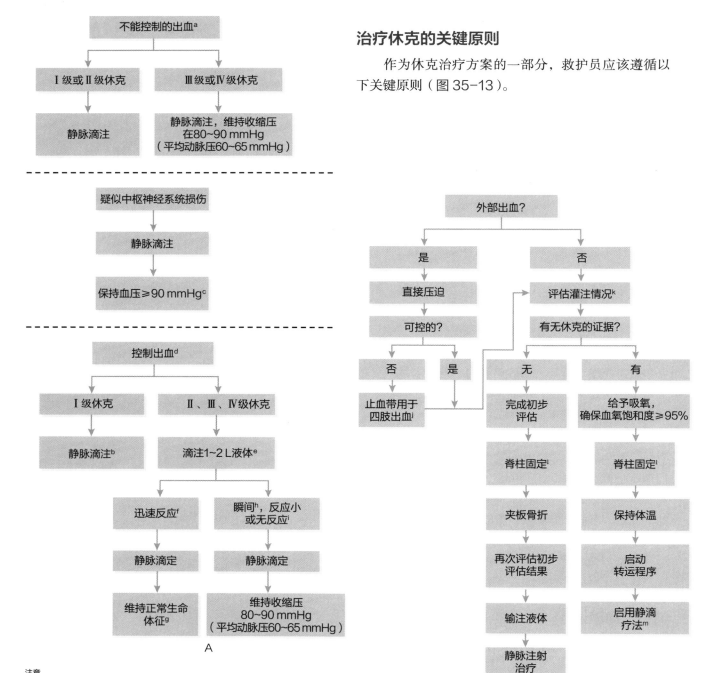

治疗休克的关键原则

作为休克治疗方案的一部分，救护员应该遵循以下关键原则（图35-13）。

注意

[a] 怀疑胸内、腹内或腹膜后出血

[b] 静脉滴注速率约 30 mL/h

[c] 脊髓损伤患者的平均动脉压为 85~90 mmHg

[d] 通过压力敷料、局部止血药或止血带（如果是肢体出血）控制外出血

[e] 加热结晶溶液（38.9°F，如果可能）

[f] 快速反应生命体征恢复正常

[g] 成人心率每分钟小于 120 次，收缩压 >90 mmHg

[h] 瞬态反应生命体征最初改善，然后恶化

[i] 轻微反应或无反应，生命体征几乎没有变化

[j] 应将自制止血带、血压袖带或领带放置在出血部位近端，并收紧直至出血停止。止血带上应标明使用时间

[k] 灌注的评估包括脉搏的存在、性质和位置肤色、温度和湿度；以及毛细血管充盈时间

[l] 参照脊柱固定操作的适应证

[m] 在转运途中建立两条大口径静脉通路

图 35-13　A. 容量复苏的程序；B. 休克治疗的程序

1. 控制危及生命的外出血。
2. 建立并保持呼吸道畅通。
3. 给予高浓度氧气，必要时进行辅助通风。
4. 确定是否需要早期明确治疗
   - 肌内注射肾上腺素治疗；
   - 用于心律失常的电击疗法或药物治疗；
   - 张力性气胸的胸腔减压术；
5. 如果合适，开始静脉输液。如果输注扩容液体，可获得血管通路。院前静脉输液不应延误患者的转运。晶体溶液不能恢复血液的携氧能力。
6. 确定休克的原因并进行适当的处置。
7. 保持患者的正常体温。休克的患者往往无法保持体温，很容易出现体温过低。
8. 以仰卧位转运患者；如有必要，限制脊柱运动。
9. 监测心律、呼气末二氧化碳分压和血氧饱和度。
10. 转送途中重新评估患者的生命体征。

第 7 节　治疗特定形式的休克

除了适用于所有休克患者的一般治疗方法，针对每种休克类型（框 35-2）也有特定的治疗方法。

框 35-2　根据主要治疗方法对引起休克的原因进行分类

主要需要容量补充
> 失血性休克
> 创伤性休克
> 消化道出血
> 血容量不足
> 胃肠损伤
> 因不敏感的流失（通过皮肤和呼吸道流失的体液）而脱水
> 炎症造成的第三空间潴留

通过输注正性肌力药物或纠正泵功能失调的原因以需要改善泵的功能
> 心肌缺血
> 冠状动脉血栓
> 动脉性低血压伴低氧血症
> 心肌病
> 急性心肌炎
> 慢性心肌疾病（缺血性、糖尿病、浸润性、内分泌性、先天性）
> 心律失常
> 心房颤动伴快速心室率
> 室性心动过速
> 室上性心动过速
> 低动力脓毒性休克（晚期脓毒症）
> 过量服用负性肌力药物
> β 受体阻断药
> 钙通道阻滞药过量（如维拉帕米）

结构性心脏损伤
> 创伤性（如连枷二尖瓣）
> 室间隔破裂
> 乳头肌破裂

需要补充容量和血管升压素
> 高动力脓毒症综合征（早期脓毒症）
> 过敏性休克
> 中枢神经源性休克
> 药物过量（二氢吡啶类、α1 受体阻断药）

从梗阻到心脏输出需要立即缓解的问题
> 肺栓塞
> 心脏压塞
> 气胸
> 瓣膜功能障碍
> 人工瓣膜急性血栓形成
> 严重主动脉狭窄
> 新生儿先天性心脏缺陷（如动脉导管未闭伴主动脉狭窄）
> 严重特发性主动脉狭窄

需要特定抗生素的细胞毒物
> 一氧化碳
> 高铁血红蛋白血症
> 硫化氢
> 氰化物

资料来源：Marx JA, Walls R, Hockberger RS. *Rosen's Emergency Medicine*: *Concepts and Clinical Practice*. 8th ed. St. Louis, MO: Saunders/Mosby; 2014: 68, Box 6-1.

低血容量性休克

低血容量性休克的治疗只有在补充容量和纠正休克的原因后才能被认为是完整的。救护措施将包括单纯脱水的晶体溶液置换或出血后的容量置换、确定性手术、危重症护理支持和术后康复。对于创伤患者的补液量是有争议的，应当遵循医学指导的建议。病情稳定的创伤患者不应接受积极的液体复苏[21]。补液的量取决于创伤的类型和患者的病情、复苏患者的精神状态［通常与最低动脉压 80 mmHg（平均动脉压 60～65 mmHg）相关］[26]。当外出血得到控制而患者表现出休克的迹象时，可推注 250 mL，最多合计 1～2 L 的加热晶体溶液（儿童 20 mL/kg）。对非创伤性低血容量性休克患者，在 15 分钟内注射晶体溶液，初始剂量为 30 mg/kg，最多 1 L。根据病情这种治疗可以重复 3 次。

心源性休克

心源性休克的治疗重点在于改善心脏的泵血功能和控制心律失常。护理人员应用 100～200 mL 扩容液体对成年人开始液体复苏。只要患者肺部没有显示肺水肿的症状，就应开始液体复苏。如果患者病情好转，液体治疗应继续谨慎进行。液体治疗应继续，直到血压稳定、脉率下降。救护员应经常评估肺音。如果患者出现肺充血的征象，救护员应调整输注速度以保持静脉开放。

心源性休克的药物治疗因引起休克的原因不同而异。它可以包括血管升压素（去甲肾上腺素、肾上腺素、多巴胺）、影响肌力的药物和抗心律失常药（通常在输液后）。患者因心肌缺血或梗死引起的心源性休克需再灌注。

梗阻性休克

梗阻性休克的常见原因包括心脏压塞、张力性气胸、肺栓塞。院前救护的目的是识别和减轻血流障碍。心脏压塞包括积极补液以保证足够的前负荷。张力性气胸可能需要穿刺减压。肺栓塞需要在医院进行纤维蛋白溶解、手术或经皮栓塞切除术治疗。

分布性休克

分布性休克最常见的类型是神经源性休克、过敏性休克和脓毒性休克。

神经源性休克

神经源性休克的处置类似于低血容量性休克。然而，在液体治疗期间主治医师必须小心，以避免循环超负荷。在复苏阶段，救护员应密切监测患者的肺音，以防止肺充血。此外，神经源性休克患者可能对血管升压素（如去甲肾上腺素、肾上腺素、多巴胺）有反应。

过敏性休克

急性过敏反应患者的首选治疗方法是静脉注射肾上腺素。根据反应的严重程度和预期的转运时间，可以采用其他治疗方法，包括使用抗组胺药物，如苯海拉明或皮质类固醇。救护员可以使用支气管扩张药来治疗使用肾上腺素后持续的支气管痉挛，也可以使用皮质类固醇来减少炎症反应。晶体溶液置换也可以代偿过敏反应期间组胺释放引起的血管扩张导致的"容器"容积增加。对于给予肾上腺素后有休克症状的患者，建议给予 0.9% 的氯化钠溶液 1~3 L。

脓毒性休克

院前脓毒性休克的处置可以包括纠正低血容量（如果存在）和代谢性酸碱失衡。根据患者对感染的反应，院前救护可能包括液体复苏、呼吸支持和血管升压素以改善心输出量。如果可能，救护员应向患者询问病史，以确定脓毒症的原因。对于任何免疫功能低下的患者，发生脓毒性休克的风险增加。此类患者包括 AIDS 病毒感染者、接受化疗的癌症患者及留置尿管或导管的患者。

与脓毒症相关的肾上腺功能不全患者可能对液体复苏或拟交感神经药物无反应。在这种情况下，应联合使用皮质类固醇进行休克复苏。如果患者有肾上腺功能不全或长期类固醇治疗史，医学指导可以建议给药：

- 琥珀酸氢可的松：2 mg / kg（最高 100 mg）静脉注射或肌内注射（首选）；
- 甲基强的松龙：2 mg / kg（最高 125 mg）静脉注射。

第 8 节　患者的评估和治疗方案的整合

　　休克可能有许多并发症（框 35-3）。对脑出血或休克患者院前救护的目标包括迅速识别事件、开始治疗、防止进一步伤害、通过地面或空中救护车迅速运送到适当的医疗机构，并提前通知接收机构。救护员在确定适当的院前护理水平和确定接收患者的适当医疗机构时，应遵循当地的规程和医疗指导确定的准则。

框 35-3　休克并发症
急性肾衰竭 急性成人呼吸窘迫综合征 血液学衰竭 多器官功能障碍综合征 脓毒症 急性呼吸窘迫综合征 器官死亡 机体死亡 弥散性血管内凝血

总结

- 休克是细胞水平的缺氧。这不是一个单一的事件，而是一个复杂的生理现象。
- 灌注是液体通过循环系统或淋巴系统进入器官或组织的过程。心脏、肺和血管（以及血容量）都必须有效工作，才能实现正常的灌注。
- 血管是身体的重要组成部分。血管必须能够收缩和舒张，必须充满足够的血液，以实现正常的组织灌注。
- 如果不治疗，休克患者会发生代谢性酸中毒、毛细血管充血、弥散性血管内凝血和多器官衰竭。
- 低血容量性休克是由血液或体液流失过多导致的。
- 心源性休克是可由泵衰竭、心肌收缩力下降、机械性血流阻塞或左心室反流导致的。
- 梗阻性休克与血液循环受到阻塞有关。梗阻性休克的原因包括心脏压塞、张力性气胸和肺栓塞。
- 当外周血管扩张导致体循环血管阻力减小时，就会发生分布性休克。分布性休克最常见的原因是神经源性休克、过敏性休克和脓毒性休克。
- 神经源性休克由神经损伤或麻痹引起的。
- 过敏性休克是过敏反应的一种极端表现，可引起血管舒缩张力受损。
- 休克分为三个阶段：代偿休克、未代偿性休克和不可逆性休克。
- 休克患者的治疗目的是保持呼吸道畅通、提供高浓度氧气、恢复组织灌注。达到这些目标的方法根据休克的类型和患者的具体情况而定。
- 休克患者补充的液体因人而异，如果患者有未纠正的内出血，应输入等量的晶体溶液以维持收缩压在 80 mmHg。
- 心源性休克的治疗重点是改善心脏泵血功能和控制心律失常。
- 在神经源性休克期间，输液应谨慎进行，并经常监测肺音。
- 对过敏性休克患者，可给予苯海拉明、肾上腺素和液体治疗。
- 对脓毒性休克患者，可进行液体复苏和给予血管升压素。

参考文献

［1］Mann FC. Systems of surgery. *Bull Johns Hopkins Hosp.* 1914; 25: 205.

［2］Hardaway R, ed. *Shock: The Reversible Stage of Dying.* Littleton, MA: PSG Publishing; 1988.

［3］National Highway Traffic Safety Administration. *The National EMS Education Standards.* Washington, DC: US Department of Transportation, National Highway Traffic Safety Administration; 2009.

［4］Banasik JL, Copstead-Kirkhorn L-E. *Pathophysiology.* 5th ed. Philadelphia, PA: Elsevier; 2018.

［5］ McCance KL, Huether S. *Pathophysiology*: *The Biologic Basis for Disease in Adults and Children*. 6th ed. St. Louis, MO: Mosby; 2010.

［6］ Patton KT, Thibodeau GA. *Anatomy and Physiology*. 9th ed. St. Louis, MO: Mosby; 2015.

［7］ Stalker AL. The microcirculation in shock. *J Clin Pathol*. 1970; 3–4（suppl）: 10–15.

［8］ Peacock W, Weber J. Cardiogenic shock. In: Tintinalli JE, ed. *Emergency Medicine: A Comprehensive Study Guide*. 6th ed. New York, NY: McGraw-Hill; 2004: 242–247.

［9］ Ren X. Cardiogenic shock. Medscape website. https://emedicine.medscape.com/article/152191–overview. Updated January 11, 2017. Accessed March 23, 2018.

［10］ Hochman J, Reyentovich A. Prognosis and treatment of cardiogenic shock complicating acute myocardial infarction. UpToDate website. https://www.uptodate.com/contents/prognosis–and–treatment–of–cardiogenic–shock–complicating–acute–myocardial–infarction?source=search_result&search=Cardiogenic%20Shock&selectedTitle=1~150. Updated November 20, 2017. Accessed March 23, 2018.

［11］ Rudiger A. Understanding cardiogenic shock. *Eur J Heart Failure*. 2015; 17: 466–467.

［12］ Kumar A, Parrillo JE. Shock: classification, pathophysiology, and approach to management. In: *Critical Care Medicine*. 3rd ed. Philadelphia, PA: Elsevier/ScienceDirect; 2008: 379–422.

［13］ Singer M, Deutschman CS, Seymour CW. The Third International Consensus Definitions for Sepsis and Septic Shock（Sepsis–3）. *JAMA*. 2016; 315（8）: 801–810.

［14］ Dorsett M, Kroll M, Smith CS, Asaro P, Liang SY, Moy HP. qSOFA has poor sensitivity for prehospital identification of severe sepsis and septic shock. *Prehosp Emerg Care*. 2017: 1–9.

［15］ Wang HE, Weaver MD, Shapiro NI, Yealy DM. Opportunities for emergency medical services care of sepsis. *Resuscitation*. 2010; 81（2）: 193–197.

［16］ Centers for Disease Control and Prevention, National Center for Emerging and Zoonotic Infectious Diseases, Division of Healthcare Quality Promotion. Sepsis: basic information. Centers for Disease Control and Prevention website. https://www.cdc.gov/sepsis/basic/index.html. Updated January 23, 2018. Accessed March 23, 2018.

［17］ Hunter CL, Silvestri S, Ralls G, Stone A, Walker A, Papa L. A prehospital screening tool utilizing end–tidal carbon dioxide predicts sepsis and severe sepsis. *Am J Emerg Med*. 2016; 34（5）: 813–819.

［18］ Albreiki M, Voegeli D. Permissive hypotensive resuscitation in adult patients with traumatic haemorrhagic shock: a systematic review. *Eur J Trauma Emerg Surg*. 2017: 1–12.

［19］ Hubmann B, Lefering R, Taeger G, et al. Influence of prehospital fluid resuscitation on patients with multiple injuries in hemorrhagic shock in patients from the DGU trauma registry. *J Emerg Trauma Shock*. 2011; 4（4）: 465.

［20］ Roth RN, Fowler RL, Guyette FX. Hypotension and shock. In: Brice J, Delbridge TR, Myers JB, eds. *Emergency Services: Clinical Practice and Systems Oversight*. Vol 1. 2nd ed. West Sussex, England: John Wiley & Sons; 2015: 69–77.

［21］ National Association of Emergency Medical Technicians. *PHTLS: Basic and Advanced Prehospital Trauma Life Support*. 8th ed. Burlington, MA: Jones & Bartlett Learning; 2014.

［22］ Lee SM, An WS. New clinical criteria for septic shock: serum lactate level as new emerging vital sign. *J Thoracic Dis*. 2016; 8（7）: 1388–1390

［23］ National Association of State EMS Officials website. https://nasemso.org/documents/National–Model–EMS–Clinical–Guidelines–2017–Distribution–Version–05Oct2017.pdf. Published September 2017. Accessed March 23, 2018.

［24］ Marx JA, Walls R, Hockberger RS. *Rosen's Emergency Medicine: Concepts and Clinical Practice*. 8th ed. St. Louis, MO: Saunders/Mosby; 2014.

［25］ Haynes BE, Carr FJ, Niemann JT. Catheter introducers for rapid fluid resuscitation. *Ann Emerg Med*. 1983; 12（10）: 606.

［26］ Jansen JO, Thomas R, Loudon MA, Brooks A. Damage control resuscitation for patients with major trauma. *BMJ*. 2009; 338.

推荐书目

Guerra WF, Mayfield TR, Meyers MS, Clouatre AE, Riccio JC. Early detection and treatment of patients with severe sepsis by prehospital personnel. *J Emerg Med*. 2013; 44（6）: 1116–1125.

Lieberman P, Nicklas R, Oppenheimer J, et al. The diagnosis and management of anaphylaxis practice parameter: 2010 update. *J Allergy Clin Immunol*. 2010; 126（3）: 477–480.

Murdock AD, Berséus O, Hervig T, Strandenes G, Lunde TH. Whole blood: the future of traumatic hemorrhagic shock resuscitation. *Shock*. 2014; 41（suppl 1）: 62–69.

Revell M, Greaves I, Porter K. Endpoints for fluid resuscitation in hemorrhagic shock. *J Trauma*. 2003; 54（5）: S63–S67.

Sampson HA, Muñoz–Furlong A, Campbell RL, et al. Second symposium on the definition and management of anaphylaxis: summary report—Second National Institute of Allergy and Infectious Disease/Food Allergy and Anaphylaxis Network Symposium. *Ann Emerg Med*. 2006; 47（4）: 373–380.

Seymour CW, Kahn JM, Cooke CR, et al. Prediction of critical illness during out–of–hospital emergency care [Research]. *JAMA*. 2010; 304（7）: 747–754.

Wang HE, Yealy D. Assessing critical illness during emergency medical services care [Editorial]. *JAMA*. 2010; 304（7）: 797–798.

（吴斌，杨钧，安丽娜，李胜男，张金红，译）

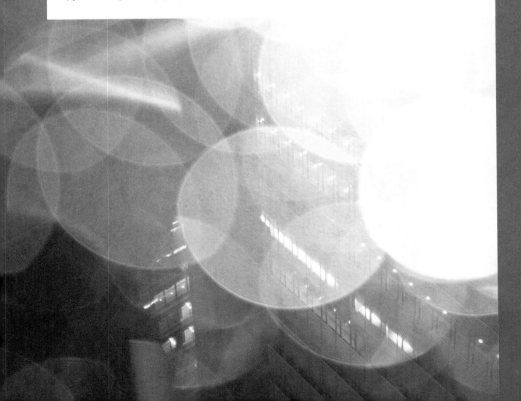

创伤

第九部分

第 36 章

创伤概述及损伤机制

美国 EMS 教育标准技能

创伤

将评估结果与流行病学和病理生理学知识相结合以形成现场印象，以便制订、实施针对严重创伤患者的全面治疗 / 处置方案。

创伤概述

创伤患者的病理生理学、评估和管理
- 创伤评分（见第 39 章）
- 快速转运和目的地问题
- 转运方式

多系统创伤

识别、病理生理学、评估和管理
- 多系统创伤
病理生理学、评估和管理
- 爆炸伤

学习目标

完成本章学习后，紧急救护员能够：

1. 描述创伤的流行病学；
2. 确定创伤系统的组成要素；
3. 利用与创伤有关的物理学定律预测损伤模式；
4. 在怀疑损伤是某些特定类型钝性伤时，可以准确描述损伤类型；
5. 描述约束在预防损伤中的作用；
6. 讨论身体遭受外力时器官组织的运动；
7. 识别摩托车碰撞造成的损伤；
8. 描述汽车与行人碰撞造成的损伤；
9. 识别与运动损伤、爆炸伤和垂直坠落有关的损伤；
10. 描述穿透组织的损伤的影响因素。

重点术语

加速度：运动物体的运动速度的增加。

钝性伤：因挤压受伤和速度变化产生的冲击力造成的伤害，二者都能对组织造成破坏。

空腔：一种暂时或永久性的开口，由推动身体组织侧向远离弹道的外力引起的。

减速：运动物体的运动速度降低。

事中阶段：创伤事件发生的阶段。

穿透伤：穿透物体的挤压和拉伸力产生的损伤，造成某种形式的组织破坏。

事后阶段：创伤后对伤者进行紧急救护的阶段。

事前阶段：预防有意和无意的创伤死亡事件发生的阶段。

创伤中心：一个专科医院，其特点是可立即配备专门人员，提供设备和服务来处置最严重的损伤。

创伤是发生率（非致命性损伤）、死亡（死亡）和失去正常预期寿命的主要原因。医疗救护员必须了解创伤系统及其对患者救护的影响，也必须能够识别造成损伤的机制并预测损伤模式和严重程度。有了这两种能力，救护员将能够改进患者评估和急救护理。本章主要是概述创伤，有关注意事项则在后面的章节中分别介绍。

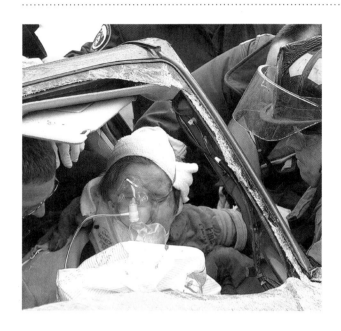

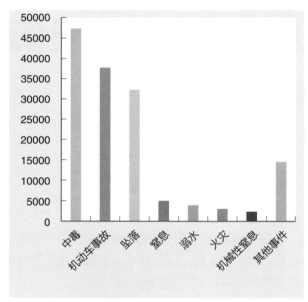

图 36-1 意外伤害致死统计数据

资料来源: 10 Leading Causes of Injury Deaths by Age Group Highlighting Unintentional Injury Deaths, United States - 2016. Centers for Disease Control and Prevention website. https://www.cdc.gov/injury/images/lc-charts/leading_causes_of_death_highlighting_unintentional_2016_1040w800h.gif. Accessed May 30, 2018.

第 1 节 创伤流行病学

意外伤害是极具破坏性的医疗和社会问题。意外伤害是导致 1 ~ 44 岁人群死亡的主要原因，也是美国排名第 4 的死亡原因[1]。在 2015 年，意外伤害导致的死亡人数超过当年心脏病、癌症、卒中和慢性下呼吸道疾病引起的死亡人数。2015 年，美国约有 15 万人因意外伤害死亡。美国国家安全委员会估计，在美国，需要医疗救护的非致命非故意伤的总数每年接近 4060 万人。意外伤害给美国带来的经济影响每年超过 44.24 亿。

创伤死亡趋势

因意外伤害死亡的人数逐年增加。然而，大多数的创伤死亡是可以避免的。死亡人数的增加意味着需要加强安全工作和健康工作，以扭转这一趋势。继机动车碰撞之后，固态和液态物质中毒、摩托车碰撞、跌落、火灾和火焰、溺水和窒息已经成为 1970 年以来创伤死亡的主要原因（图 36-1、框 36-1）[1]。近些年，中毒已经取代了排在首位的机动车碰撞，这主要是由阿片类药物危机引起的[2]。

框 36-1 美国的创伤死亡分类 a

- 所有导致死亡的外部原因
- 机动车事故
- 行人伤害
- 摩托车碰撞
- 坠落
- 机械撞击（物体或机器撞击）
- 溺水
- 电击
- 自残
- 攻击（武装）

---

a 中毒并不包括在内。

资料来源: National Highway Traffic Safety Administration. *The National EMS Education Standards*. Washington, DC: US Department of Transportation/National Highway Traffic Safety Administration; 2009.

创伤救护的 3 个阶段

创伤救护分为事前、事中和事后 3 个阶段[3]。事前阶段是指预防有意或无意的创伤死亡事件的阶段，关注点是创伤前存在的因素和事件，如中毒、心脏病或视力差，可能会影响事件的诱因或患者对事件的反应。救护员和其他卫生保健专业人员在这一阶段发挥关键作用。这一阶段可采用的措施包括开展公共教育。例如，救护员可以教育公众戴摩托车头盔，以及正确使用急救服务；救护员也应参与支持预防伤害预案立法的活动。

事中阶段为创伤事件发生的阶段。它始于第一次接触造成创伤的因素，并在造成伤害的因素不再起作用时结束。

事后阶段是救护员使用她（他）们专业知识和技能对伤者实施救护的阶段。在这一阶段，救护员的重要职责包括：

- 收集信息；
- 实施救护；
- 做好准备，以便将患者转运至适当的医疗机构；
- 迅速将患者转运至适当的医疗机构（框 36-2）。

对于任何严重受伤的患者，生存的关键因素是事件发生到最终救护之间的时间（框 36-3）[3]。

创伤系统

综合创伤系统由许多不同要素组成。这些要素被整合在一起协调的，以提供具有性价比的服务，预防损伤和优化患者救护。这个系统的核心是救护服务的连续性[4]，其中包括伤害预防、院前急救、紧急救

框 36-2　创伤患者紧急救护的理念

自 20 世纪 70 年代初以来，医学文献一直提倡强调对重大创伤患者进行紧急救护的紧迫性。这一理念是指在发生严重创伤后的关键时间里进行干预，可以最大限度地提高患者获得有利结局的机会。其中有两个概念，被称为黄金时期（或黄金时间）和白金 10 分钟。

黄金时期强调，如果创伤患者从受伤时起 60 分钟内应接受有效的护理，此后发病率和死亡率会显著增加。白金 10 分钟强调，对于严重创伤患者，转运前的现场处置不应超过 10 分钟。虽然这两个概念都有争议，缺乏确凿的证据，但创伤救护确实是时间有要求的。护理人员必须识别有这种情况的患者，并确保院前救护不会延误患者的转运。这些患者需要快速评估、稳定危及生命的伤害和快速转运到适当的医疗机构以接受最终救护。

资料来源: Cowley RA. A total emergency medical system for the state of Maryland. *Md State Med J*. 1975; 45: 37-45; Daban JL, Falzone E, Boutonnet M, Peigne V, Lenoir B. [Wounded in action: the platinum ten minutes and the golden hour]. Soins. 2014; Sept（788）: 14-15; and Rogers F, Rittenhouse K. The Golden Hour in trauma: dogma or medical folklore? *J Lancaster Gen Hospital*. Spring 2014; 9（1）.

框 36-3　预防创伤死亡

创伤导致的死亡按发生时期分为立即、早期和晚期死亡。它们都有独特的问题。

立即死亡

立即死亡发生在受伤的几秒钟或几分钟内。脑、脑干、上脊髓、心脏、主动脉或其他大血管的撕裂通常会导致立即死亡。这些患者很少能活下来。有效的伤害预防计划是减少这种创伤死亡人数的唯一途径。

早期

第二个死亡高峰发生在受伤后的 2~3 小时。死亡的原因通常是头部损伤、血气胸、脾脏破裂、肝裂、骨盆骨折或多发性损伤伴大量失血。这些损伤大部分可以用现有的技术来治疗；然而，从损伤到最终治疗之间的时间是非常关键的。

晚期

第三个死亡高峰发生在受伤后的几天或几周。死亡通常由脓毒症、感染或多器官衰竭引起。院前紧急救护的重点是早期识别和处置危及生命的伤害，这对于预防创伤迟发性死亡非常关键。

资料来源: Baker CC, Oppenheimer L, Stephens B, et al. Epidemiology of trauma deaths. *Am J Surg*. 1980; 140: 144; and Trunkey DD. Trauma. Accidental and intentional injuries account for more years of life lost in the US than cancer and heart disease. Among the prescribed remedies are improved preventive efforts, speedier surgery and further research. *Sci Am*. 1983; 249: 28-35.

护设备和出院后护理。

1. 伤害预防；
2. 院前救护，包括治疗、转运和创伤分类指南；
3. 急诊科救护；
4. 如果需要，转院或转科室；
5. 最终治疗；
6. 创伤紧急救护；
7. 康复；
8. 数据收集与创伤登记。

思考

作为医疗救护员，你如何更多地了解创伤系统的要素？

医疗救护员在创伤系统中起着至关重要的作用。他们一方面参与伤害预防计划的制订，另一方面帮助创伤患者进入创伤救护系统，同时为患者提供适当救护。最后，医疗救护员通过数据收集和研究提高创伤患者的医疗救护水平（框 36-4）。

创伤中心

1980 年，美国 DHHS 颁布了成立创伤中心的条文。从那时起，各州纷纷建立全面的创伤系统。截至 2017 年，2000 多所医院建有创伤专科[5]。

美国医学会曾在 1970 年代初期建议对医院急救服务进行分类[6]。1990 年，美国外科医师学会（ACS）工作组公布了《创伤患者最佳救护服务资源》。本文描述了 3 个级别的创伤中心，级别划分以资源（必要的）、床位数、工作人员、研究和教育情况为基础。从那以后，又增加了 2 个级别的创伤中心。

一级创伤中心有一批专家和一系列设备，每天可提供 24 小时服务，可接受本区域严重创伤患者。此外，一级中心有一个研究项目，是创伤教育和伤害预防的领导者，并且通过社区外展为邻近地区的社区提供转诊服务[7]。一级创伤中心可以为创伤患者提供全面的护理。一级中心之后是二级至五级中心（框 36-5）。

对创伤中心的分类也方便救护员迅速将患者转运到最合适的医疗机构。其他专门的机构，如

框 36-4 创伤登记处

创伤登记中心收集来自民营医院或本地、区域或州级医院的创伤数据。美国外科医师学会资助这些创伤登记中心和支持数据收集软件程序开发（如国家创伤数据库，国家遥感勘测接收器声学指控系）。这些创伤登记和程序旨在提供在线数据管理并与各种商业登记程序记录的伤害数据进行交流。创伤登记中心定期产生的标准报告，提供了统计数据。这些数据可通过软件程序进行比较，以了解趋势和创伤救护的其他关键细节。

框 36-5 创伤中心

创伤中心是一个专科医疗机构，可以立即提供专门的人员、设备，大多数严重创伤患者服务。这包括为严重创伤患者进行手术和其他必要的处置。创伤中心的任务是确保创伤患者从受伤现场开始得到连续和优质救护服务，确保最终身体康复。

创伤中心根据提供的设备、工作人员和接收患者的数量划分级别：

- 一级中心，拥有各方面的专家和设备，可 24 小时提供服务。有研究项目，是创伤教育和伤害预防的领导者，为邻近地区的社区提供转诊服务；
- 二级中心，通常与一级中心合作，但可能是农村唯一的医疗机构。24 小时提供基本专业、人员和设备，提供伤害预防计划，但不需要有正在进行的研究项目或外科住院医师项目。
- 三级中心，为大多数创伤患者提供紧急复苏、稳定、急救手术和重症监护服务，拥有急诊医学医师和普通外科医生和麻醉师，24 小时提供服务。与一级和 / 或二级创伤中心有转院协议，以确保严重创伤患者可转送到更高级别的创伤中心。有一个伤害预防项目。在大多数地区，不是每个专科都有专家，除外科和骨科外。
- 四级中心，提供创伤患者的初步评估、紧急复苏和稳定，但大多数患者需要转送到更高级别的创伤中心。24 小时有医师提供服务。
- 五级中心拥有基本的急诊设施，并与一级或二级创伤中心有转院协议。

资料来源: Trauma center levels explained. American Trauma Society website. http://www.amtrauma.org/? page=traumalevels. Accessed March 7, 2018.

儿科创伤中心、烧伤中心、高压中心和中毒治疗中心，为有特殊需要的危重患者或特殊创伤患者提供救护。美国外科医师学会还制定了野战救治指南，指导转院以便将患者分流到专科救护机构，以及大规模伤亡分类。这些标准是基于患者的病情、损伤机制、损伤严重度指标和可用的患者救护资源制定的（图36-2）。

思考：

你在哪里可以找到你所在地区的创伤分类标准？

交通方式

确定救护水平和接收医院要考虑患者的需要和条件，有时需要听从医疗指导的建议（美国 CDC 和创伤治疗的关键专家制定了指导方针，协助救护员确定需要创伤中心救护的患者并对其进行分类[8]）。一旦救护员确定了救护水平和接收医院，就可以选择交通方式，如地面或空中救护车。

地面运输

医疗救护员通常使用救护车进行地面运输，在合理的时间到达合适的医疗机构。合理的时间是由联邦政府制定的标准和当地医疗指南确定的（例如，在严重创伤后 60 分钟内需要得到最终救护）。决定使用地面或空中交通的因素包括地理位置、地形区域、人口、天气、资源的可用性、交通状况和一天中的时间。

航空医疗运送

航空医疗服务的可用性和使用在美国各地各不相同。航空医疗服务的特点是快速响应、高质量的医疗服务及快速运输到合适的医疗机构。直升机还可以为紧急医学状况提供空中监护和额外人员和设备的运输。医疗救护员在使用航空医疗服务时，应与医疗中心协商，遵循当地指南的要求。航空医疗运输对创伤患者生存的影响尚不清楚，必须考虑许多因素，包括损伤特征、损伤严重程度，以及在航空医疗运送之前提供的救护措施。在下列情况下应考虑航空医疗运送：

- 将患者运送到具有适当设施的医院所需的时间对患者的生存和恢复存在巨大影响；

- 天气、道路或交通状况会严重延误患者获得最终救护的机会；
- 需要重症监护人员和设备，以便在转运过程中照顾患者。

第 2 节　运动学

运动学是预测损伤模式的基础。特定的类型和模式的损伤与特定的机制有关。除了个人因素（如年龄）和防护因素（如安全带、头盔和安全气囊），救护员在评估创伤患者时应考虑以下因素：

- 损伤机制；
- 施加的能量或力量；
- 解剖结构；
- 能量（如质量、速度、距离、热、电、化学形式）。

能量

外部能量向人体转移会导致损伤。决定损伤程度的因素：① 施加的能量的类型和数量；②施加能量的速度；③能量施加于身体的哪一部分。

物理定律

了解物理学的 4 个基本定律是理解导致创伤的力量的必要条件[2-3]。

（1）牛顿第一定律。物体在静止或运动时，除非受到外力的作用，否则仍处于该状态。

（2）能量守恒定律。能量不能被创造或破坏，它只能改变形式（能量可以是机械的、热的、电的、化学的和核的形式）。

（3）牛顿第二定律。力（F）等于质量（m）乘以加速度（a）或减速度（d）：

$$F = m \times a \quad or \quad F = m \times d$$

（4）动能。动能（KE）等于质量的一半（m）乘以速度平方（v）的一半：

$$KE = \frac{1}{2} m \times v^2$$

正如动能公式所示，在确定总动能时，速度比质量要重要得多。例如，一位体重 68 kg 的司机驾驶一辆汽车正以每小时 60 km 的速度行驶。根据牛

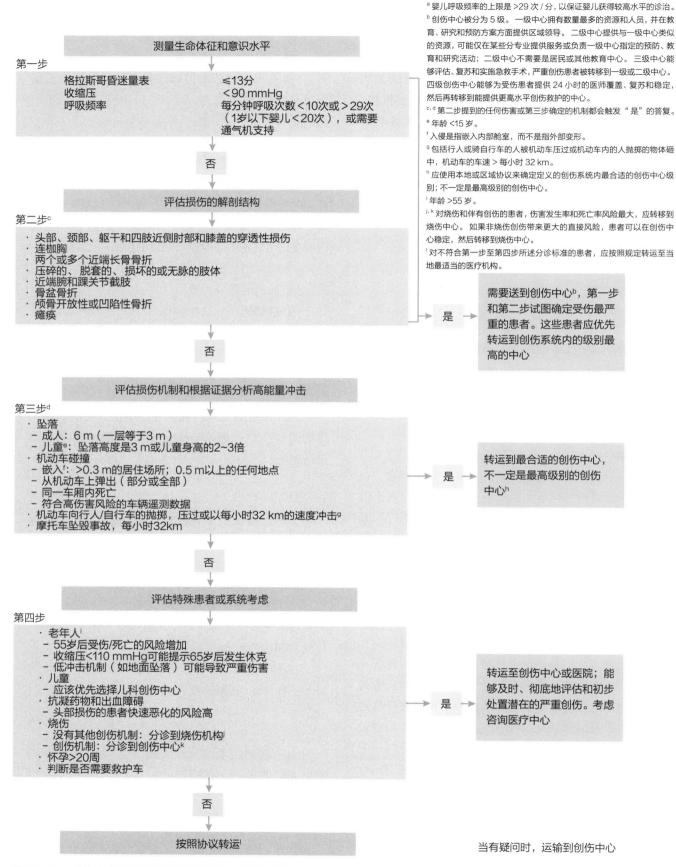

图 36-2 受伤患者现场分诊指南（美国，2011 年）

资料来源: Sasser SM, Hunt RC, Faul M, et al. Guidelines for Field Triage of Injured Patients: Recommendations of the National Expert Panel on Field Triage, 2011. Centers for Disease Control and Prevention website. https://www.cdc.gov/mmwr/preview/mmwrhtml/rr6101a1.htm. Updated: January 13, 2012. Accessed May 12, 2018.

顿第一运动定律，汽车保持运动，直到受到外力作用。如果驾驶员逐渐踩下制动器，制动器的摩擦缓慢地将汽车的机械能转换为热能（能量守恒定律）；这种能量转化是逐渐发生的。如果汽车撞到树上，并立即停止，树木吸收来自汽车和司机的机械能。当汽车的前部停止时，汽车的后部继续前进，直到其运动的全部能量被吸收为止。驾驶员在碰撞前以与汽车相同的方向和相同的速度行驶，就像汽车的后部，司机会继续向前。司机身体撞击车体的部位受到伤害。在这个过程中，树阻止了汽车前部的运动。转向柱继续向前，并停在仪表板上，司机胸骨停在转向柱上。由于惯性，后部结构继续向前挤压，司机胸腔内器官撞击胸骨，导致整个胸部变形。本例中的动能计算如下：

$$KE = 质量的一半 \times 速度平方$$

$$KE = \frac{1}{2}\, m \times v^2$$

$$KE = \frac{68}{2} \times 60^2$$

$$KE = 122400\ J$$

如计算所示，司机在车停下时，必须将122400 J的动能变成另一种能量。此外，力等于质量乘以加速度（牛顿第二运动定律）。因此，司机在汽车中并向前移动，在转向柱停止时，大约产生4080N的力。当运动突然停止时，身体产生的能量会被身体组织吸收，导致组织破坏。然而，实际产生的力也受减速的真实速率、重力或其他几个因素影响。安全带和气囊增加了身体停止运动前运动的距离，这可以大大降低减速度。新的汽车结构也被设计成可吸收一些能量并减少施加给车上乘员的力。

思考

你能用这4个物理定律解释另一种导致创伤的情况吗？比如跌落到混凝土地面上，施加什么力？什么因素影响动能？

第3节　钝性伤

钝性伤是由挤压和速度变化（通常是减速）产生的冲击力造成的损伤。这些力会对组织造成破坏。人体结构因单纯受压而获得压力，是钝器损伤中最常见的一种力。损伤的程度取决于受压时间、压力和受压面积。例如，胸部受压会导致肋骨骨折或气胸。其他压迫性损伤包括实体器官挫伤和撕裂，空腔器官破裂（充气）。

加速是运动物体的运动速度增加；减速是运动物体的运动速度降低。二者都会造成重大伤害。例如，一辆汽车因撞击突然停下来，乘员的身体继续以原来速度向前，直到撞击方向盘、仪表板或被安全带勒住而减速。身体外部被强制停止，然而颅骨、胸腔、腹膜腔内容物因为惯性仍向前运动。结果，组织被拉伸、压碎、破裂、撕裂或从附着点断裂。由速度变化引起的损伤包括脑震荡、心肺挫伤、器官撕裂和主动脉撕裂。

交通事故

车辆碰撞造成的钝性伤可以产生各种损伤。钝性伤产生的力也可以产生各种的影响。如前面例子所述，车辆碰撞时，能量被转移。车辆碰撞涉及三次单独的撞击：第一次碰撞是车辆撞击一个物体；第二次是乘员与车内部结构碰撞；第三次是内脏在身体内部碰撞。碰撞结果造成的损伤取决于碰撞类型和乘员在车内的位置，还取决于是否使用安全带等安全装置。

车辆碰撞按撞击类型分类：正面碰撞、横向碰撞、尾部碰撞、旋转碰撞和侧翻碰撞。在每种类型的碰撞中，压力和速度变化都会产生可预测的伤害模式。

注意

美国CDC报告称，每天有9人死亡和1000多人受伤都与司机分心有关。当司机的眼睛离开路面，手离开方向盘，或者他们思考与驾驶无关的事时，就会出现分心。开车时发短信是特别危险的，因为这样会分散注意力。以每小时89km的速度行驶的车辆可以很快环绕足球场一周，而驾驶员需要5秒来发送或阅读短信。

资料来源：Centers for Disease Control and Prevention, National Center for Injury Prevention and Control, Division of Unintentional Injury Prevention. Distracted driving. Centers for Disease Control and Prevention website. https://www.cdc.gov/motorvehiclesafety/distracted_driving/index.html. Updated July 9, 2017. Accessed March 7, 2018.

正面碰撞

向前运动突然停止时的结果是正面碰撞（例如，一辆汽车与另一辆汽车相向行驶）。第一次碰撞发生在两辆车撞击时，导致汽车正面受损。当车辆突然停止时，乘员继续以碰撞前车的速度向前运动，前排乘员继续向前受到安全带、转向柱或仪表板的阻挡，导致第二次碰撞。不受约束的乘员通常沿避开仪表板的路径运动：上路径或下路径。路径决定了器官在体内碰撞和组织损伤的程度。

在下路径中，乘员向下移动到车辆座椅并向前进入仪表板或转向柱（图36-3）。撞击仪表板的主要部位是膝关节，上腿吸收大部分冲击力。可能发生的损伤包括膝关节脱位、髌骨骨折、股骨骨折、髋臼骨折或髋关节后脱位、血管损伤和出血。在膝关节与仪表板的初次撞击之后，上身向前。当胸壁撞击转向柱或仪表板时，头部和躯干吸收能量。

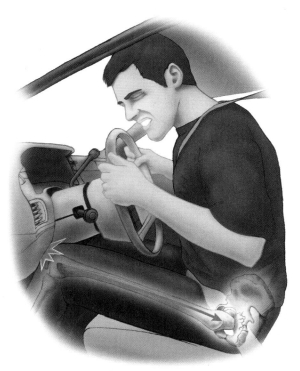

图36-3 下路径

思考

膝关节和肩部安全带束缚的使用如何影响这里描述的损伤模式？

在上路径中，身体向前运动，撞击方向盘。当这种情况发生时，肋骨及其下结构吸收胸腔的动能（图36-4）。这种能量转移造成的损伤包括肋骨骨折、膈肌破裂、血气胸、肺挫伤、心脏挫伤、心肌破裂和血管破裂（最显著的是主动脉破裂）。

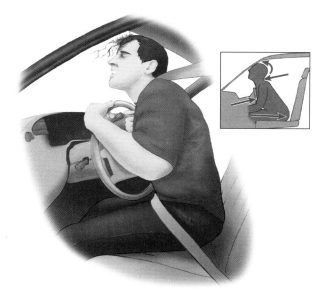

图36-4 上路径

如果撞击点在腹部，腹部空腔器官、实质器官和腰椎会发生压缩性损伤。肾脏、肝脏和脾脏可能发生血管撕裂。这种损伤可能包括肾血管撕裂，从它的附着点一直到下腔静脉和降主动脉。可能发生的损伤包括肝撕裂伤、脾破裂、内出血、腹部脏器侵犯胸腔（膈肌破裂）。

如果头部吸收大部分冲击力，颈椎吸收身体的持续动量。颈椎屈曲、轴向负荷和过度伸展会导致颈椎骨折或脱位。此外，颈椎的严重扭曲会损害颈部软组织，即使没有骨折，也可能导致脊髓损伤和脊柱不稳。其他损伤包括脑外伤（如脑震荡、挫伤、剪切伤和水肿）和脑内血管破裂（颅内血管破裂），导致硬膜下或硬膜外血肿。

横向碰撞

当车辆从侧面撞击时，会发生横向碰撞。损伤模式取决于受损车辆是否保持在原地或远离碰撞点。如果碰撞后车辆保持在原地，而撞击力通过车外壳进入车厢，向乘员身体侧面施力。可能发生的损伤是由躯干、骨盆和四肢受压造成的。这些损伤包括肋骨骨折、锁骨骨折、骨盆骨折、肺挫伤、肝或脾破裂（取决于碰撞的是哪一侧）和头颈部损伤。具有侧面保护气囊的车辆在某些情况下可以防止横向碰撞带来的伤害。

如果碰撞后损坏的车辆离开碰撞点，由于惯性，车内的乘员将加速远离碰撞点，并且随汽车横向移动。惯性对乘员头、颈和胸的影响是产生颈椎的侧屈和旋转。这种运动容易导致神经损伤。这种运动也会导致颈部外侧韧带损伤或颈部支撑结构撕裂。如果其他乘员在车内，则可能与其他乘员发生二次碰撞。

尾部碰撞

一辆车由于后面被撞到而迅速加速，使车内乘员的下方向前移动。两辆车前进速度的差异越大，初始碰撞产生的力和破坏能量越大。例如，一辆行驶速度为每小时 80 km 的车辆撞上一辆固定的车辆产生的破坏能量大于该车辆撞击另一辆行驶速度为每小时 48 千米的车辆。因此，在尾部碰撞中，两个车辆的速度之差是产生损伤的速度。在正面碰撞中，两个车辆速度之和是破坏速度[3]。

尾部碰撞可能导致的损伤包括背部和颈部损伤，以及过度伸展引起的颈部拉伤或骨折。车辆向前加速前进和乘员相对向后运动容易引起颈椎继发性过度伸展。如果车辆撞在前面的物体上，救护员应该怀疑与正面碰撞相关的伤害。

旋转碰撞

当车辆的非中心部分（通常是前部）撞击不可移动物体或移动速度较慢或反方向移动的物体时，会发生旋转碰撞。在撞击过程中，车辆撞击物体的部分停止运动，其余部分则继续向前运动直到能量完全转化。乘员在车辆内部以向前运动移动，当车辆在冲击点附近旋转时，乘员通常会侧面撞到汽车。旋转碰撞会导致正面碰撞和侧面碰撞中常见的伤害。

侧翻碰撞

在翻滚碰撞时，人在车内颠簸。如果不受约束，可能被弹出。无论乘员的身体撞到车辆的任何地方，都可能造成损伤。车辆翻滚时，各种撞击发生在许多不同的角度，可能导致多系统损伤。预测侧翻碰撞的损伤模式是困难的。这些碰撞可以产生与其他类型的碰撞相关的损伤模式。

第 4 节　通过约束减少损伤

近年来，提高公众认识项目和美国各州的法律增加了约束装置的使用。据美国国家安全委员会报道，在 2016 年，安全带的使用率达到了 90% 的历史新高。如果使用得当，安全带可降低 50% 的致命伤害风险和 65% 的重伤风险。在 4 岁以上的乘员中，安全带在 2015 年挽救了估计 13941 人的生命。如果所有 4 岁以上的乘客都系上安全带，还可挽救 2804 人的生命。此时，美国所有州和哥伦比亚特区都有儿童安全席位法[9-11]。美国 49 个州和哥伦比亚特区有强制性安全带使用法律。一个例外是新泽布什尔州，只有司机和 18 岁以下的乘客才需要使用安全带[12]。

对无约束乘员的一个严重危害是碰撞后从车上弹射出去。不系安全带的人在撞车时被弹出车辆的可能性是系安全带者的 30 倍，弹出的人有 75% 死于受伤[13]。

> **思考**
> 您如何将您对这些弹出统计数据的了解应用到每一个阶段（事前、事中和事后）的创伤救护实践？

美国有 4 种约束装置，分别是腰带、肩带、气囊和儿童安全座椅。如果正确使用它们，将大大减少车辆碰撞造成的伤害。

安全腰带

安全腰带是最常用的主动约束装置，可以单独使用或与肩带搭配使用。腰带拉向髂前上棘和股骨之间，与地面成 45°（图 36-5）。腰带应系得足够紧，从而能够吸收能量。腰带通过将能量传递给强壮的骨盆来保护腹腔。

然而，安全腰带经常穿戴不正确，如果安全腰带置于髂前棘上，则冲击时身体向前运动的动能被椎体 T12、L1 和 L2 吸收。当胸部向前时，腹部器官被压缩在脊柱和腰带之间。这种压迫会对肝脏、脾脏、十二指肠和胰腺造成损伤。腹部损伤的征兆是腹部擦伤或腰带印痕。

即使正确使用腰带，也会造成严重损伤。这些损伤发生于安全保护装置周围，如腰椎、骨盆、胸廓和头部。损伤也发生于安全保护装置未能减小冲

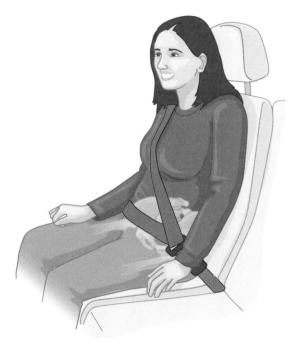

图 36-5 正确使用安全带

击力时。在高速撞击时可能发生的损伤包括胸骨骨折、胸壁损伤、腰椎骨折、头部损伤和颌面部创伤。

肩带

肩带的使用可在撞击后阻止胸部向前运动，应位于躯干和肩部（锁骨上方），避免与颈部接触。佩戴搭配安全腰带的肩带可以防止胸部、脸部和头部撞击仪表板、挡风玻璃或转向柱。锁骨骨折可由肩带的位置引起。在高速撞击下，即使在使用个人安全装置，身体内的器官碰撞也会导致内脏器官损伤、颈椎骨折和脊髓损伤。

注意

孕妇在乘坐车辆时应佩戴个人约束。腰带应固定在腹部下，横跨臀部，并尽可能高于大腿。肩带应放在乳房之间，并拉至腹部的一侧。安全带不应直接放在腹部。安全带应紧贴身体，安全气囊应保持可操作状态。

资料来源：Seat belt use during pregnancy. *Am Fam Physician*. 2004 Oct 1; 70（7）: 1313. https://www.aafp.org/afp/2004/1001/p1313.html. Accessed March 21, 2018.

安全气囊

有些车辆配备了侧面碰撞气囊、帘式气囊、膝部气囊、安全带气囊和后帘式气囊，以防碰撞。然而，正面气囊更常见，正面碰撞时它从方向盘的中心和仪表板弹出。气囊装置在与腰带和肩带一起使用时可以缓冲乘员的向前运动。正面气囊可迅速充气。它们仅在初次碰撞和正面碰撞时有效。多次碰撞或侧向及后碰撞或侧翻冲击时，它们不起作用。这些气囊不能阻止身体沿上或下路径运动。因此，乘员的膝关节仍然可能是撞击点。这可能导致腿部、骨盆和腹部损伤。

如果安全气囊被安放在接近乘员的位置（25 cm或更近），可能导致严重的伤害。在这些情况下，气囊可能导致脊柱骨折、手和眼损伤、面部和前臂擦伤。

气囊展开时，以下人群遭受损伤的风险较高[14]：

· 婴幼儿和 13 岁以下的儿童；

· 身材矮小的成年人（小于 137 cm）；

· 老年人；

· 特殊疾病人群。

大多数气囊损伤是轻微的割伤、挫伤或擦伤。这些损伤比气囊所预防的头部、颈部和胸部损伤比较起来不太严重。根据 NHTSA 的数据，在 1987—2012 年，正面安全气囊挽救了 39000 多人的生命，虽然死亡有时会发生在气囊展开时，但主要是由于乘员过于接近气囊弹出的位置。这一问题更常见于制动时儿童不受腰带或肩部安全带的约束或不在儿童安全座椅上。为防止气囊展开造成损伤，司机应将手放在方向盘 9 点钟和 3 点钟的位置（以前建议10 点钟和 2 点钟）；司机应距离气囊盖至少 25 cm；前排乘客应距离气囊盖至少 46 cm；12 岁以下儿童应始终乘坐在后排座上，按照他们的体型大小使用适当的约束装置。

儿童安全座椅

1~4 岁儿童死亡主要原因是在机动车碰撞中受伤。儿童安全座椅将婴儿车祸死亡发生率降低71%，幼儿车祸死亡发生率降低 54%。根据美国 CDC 的报告，2015 年，儿童安全座椅挽救了 266 名儿童的生命[15]。

儿童安全座椅有多种形状和大小，以适应不同的身体发育阶段。儿童安全座椅使用腰带、肩带、全身安全带组合，在车辆碰撞时对儿童进行保护。儿童约束措施因年龄而异（表 36-1）。

表 36-1　根据儿童年龄采用的汽车安全座椅[a]	
年　龄	儿童安全座椅
出生至 2 岁	后座朝后的汽车座椅[b]
2 ~ 5 岁	后座朝前汽车座椅
5 岁及以上（直到可用安全带为止[c]）	后座的助推器座椅可提供最佳保护

[a] 年龄是估计的。具体请参阅制造商的指南。
[b] 后座能提供最好的保护。
[c] 当腰带横跨大腿上部（而不是腹部）和肩带横跨胸部（而不是颈部）时，安全带适合。
资料来源：Child passenger safety. Centers for Disease Control and Prevention website. https://www.cdc.gov/features/passengersafety/index.html. Updated September 18, 2017. Accessed March 7, 2018.

即使正确使用儿童安全座椅，也可能会发生损伤，包括腹部钝性伤、减速引起的损伤及颈部和脊柱损伤，对正确使用儿童安全座椅的公共教育是一个关键的预防措施。通过救护车运送儿童的建议见框 36-6。

第 5 节　器官碰撞损伤

器官会由于运动物体减速和压力而受到损伤，医疗救护员必须根据运动学原理对器官损伤保持高度怀疑。

减速伤

在撞击后身体内的器官持续运动。它们与附着在身体上的结构反向运动。因此，存在身体内的器官与其附着点分离的风险。血管蒂或肠系膜附着处的损伤可导致出血或渗血。

头部损伤

当头部撞击静止物体时，颅骨突然停止运动。然而，颅骨内部的脑组织继续运动，直到它撞在头骨上（图 36-6）。这种运动会导致脑震荡，脑组织挫伤、压碎或撕裂，这种运动还会导致附着于脑和颅骨的血管被撕裂，造成颅内出血。其他与头部减

框 36-6　救护车上的儿童运输

虽然没有正式规定，但建议在应急车辆中提供儿童安全座椅。除了安全驾驶，救护员还应遵守 NHTSA 针对 5 种情况提出建议。这些建议的目的是防止向前移动 / 弹射，保护躯干，并保护所有通过地面救护车中转运的儿童的头部、颈部和脊柱。

- 建议 1：儿童没有生病或受伤（即陪伴生病或受伤的患者）。

使用大小合适的儿童约束装置将儿童运送到地面救护车以外的车辆中。咨询儿童约束制造商的指南，儿童约束的最佳方向取决于儿童的年龄和大小。

- 建议 2：患儿患病或受伤，但病情不需要持续或严密的医学监测或干预。

将儿童置于大小适合的儿童约束装置中，并固定在婴儿床上。

- 建议 3：儿童的状况需要持续或严密的医疗监测或干预。

将儿童置于大小适合的儿童约束装置中，并固定在婴儿床上。

- 建议 4：孩子的病情需要脊柱固定或平躺。

将孩子固定在一个大小合适的背板上，并将背板固定在床上，脚部系绳（如果可能），防止向前移动。将背板固定在床上，躯干（胸部、腰部和膝关节）有三个水平约束，每个肩部都有一个垂直约束。

- 建议 5：儿童或儿童需要与多患者一起运转（如新生儿与母亲或多个患者）。

如果可能，对于多个患者，根据前面情况所示的指导，将每个患者作为单个患者对待。置于大小合适的儿童约束装置中，放在面向前方的座椅。

对于母亲和新生儿，将新生儿置于一个大小合适的儿童约束装置中，防止横向和向前移动，留下婴儿床给母亲。使用可转换前后方向座椅。不要使用只可面向后的座椅。还可以使用综合儿童约束装置。

注意：
儿童乘客，特别是新生儿，绝不能在成人的膝上运输。新生儿应始终在适当的儿童约束装置中运输。
资料来源：National Highway Traffic Safety Administration. Working Group Best-Practice Recommendations for the Safe Transportation of Children in Emergency Ground Ambulances. Washington, DC: US Department of Transportation/ National Highway Traffic Safety Administration; 2012; NASEMSO Safe Transport of Children Ad Hoc Committee. Safe transport of children by EMS: interim guidance. National Association of EMS Officials website. https://www.nasemso. org/Committees/STC/documents/Safe-Transport-of-Children-by-EMS-InterimGuidance-08Mar2017-FINAL.pdf. Published March 8, 2017. Accessed March 7, 2018.

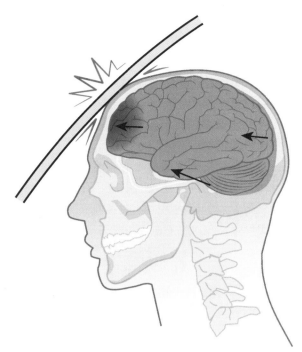

图 36-6 颅骨向前运动突然停止后，大脑继续运动，可能导致挫伤和脑出血

速有关的损伤包括中枢神经系统损伤，由脊髓拉伸和颈椎骨折引起。

胸部损伤

主动脉经常因减速而受到损伤。主动脉被固定在几处。在近端，主动脉由在主动脉弓降部的主动脉瓣通过动脉韧带固定，降主动脉也附着在胸椎上。当胸部撞击静止物体时，心脏和主动脉继续运动，这一运动与主动脉弓下端的附着处相反。主动脉通常在其动脉韧带附着处被剪切（图 36-7）。主动脉破裂导致快速出血。然而，主动脉内膜和中膜横断和剥离可导致心脏压塞。这可以让患者到达急诊室并存活下来。

腹部损伤

当车辆减速产生的力施加于腹部时，腹内器官和腹膜后结构（最常见的是肾脏）会受到影响。肾脏向前运动可以使它们离开血管蒂附着处（图 36-8），小肠和大肠向前运动可导致肠系膜撕裂。肝脏向下和向前运动可导致其正中央与其血管和肝管蒂分离。脾脏受膈肌和腹壁附着处的束缚，脾向前运动可导致脾被膜撕裂。

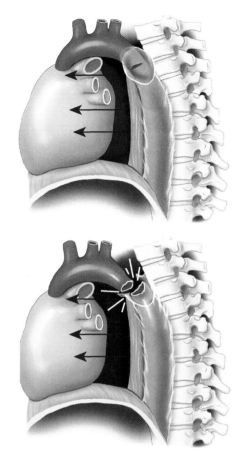

图 36-7 沿着降主动脉的剪切力与主动脉弓下端的附着处相对运动

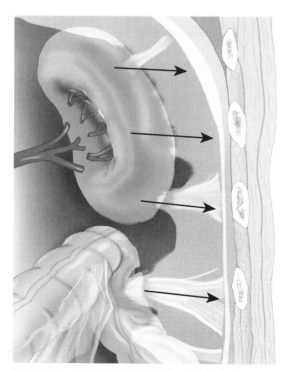

图 36-8 脾向前运动可使其与血管蒂分离

挤压性损伤

挤压会伤害身体的任何部分。本书仅讨论头部、胸部和腹部的损伤。

头部损伤

头部的挤压性损伤可导致开放性骨折、闭合性骨折和骨碎片穿透（凹陷性颅骨骨折）。相关的损伤包括脑挫伤和脑组织撕裂伤。对颅骨的挤压也能导致骨折的骨、脑膜血管或脑组织出血。如果损伤涉及面部结构，可能发生软组织创伤和面骨骨折。医疗救护员也应考虑中枢神经系统损伤。在评估头部受伤时，医疗救护员应怀疑颈椎骨折。椎体挤压性损伤可导致压缩性骨折、伸展过度损伤和屈曲过度损伤。

胸部损伤

胸部压缩性损伤常累及肺和心脏。相关的外部结构损伤包括肋骨和胸骨骨折，这可能导致胸壁不稳定、开放性气胸，或二者兼有。

一种由挤压引起的严重肺损伤称为纸袋效应。当胸膜腔内压增加导致肺破裂时，就会发生这种损伤。例如，一辆汽车的司机发现另一辆汽车正在靠近，司机意识到潜在的碰撞，因此驾驶员本能地深吸一口气并屏住。这种保护性吸入使肺内（纸袋）充满空气，顶住关闭的声门，形成一个封闭的"容器"（图36-9）。当胸部撞击转向柱时，胸壁向内运动导致肺内压力增加，导致肺泡破裂（如手同撞击纸袋）。这种现象被认为是大多数外伤后出现肺气肿的原因。肋骨骨折穿透胸膜和肺撕裂伤也会导致胸部外伤后气胸。

在胸部受压时，心脏会被夹在胸骨和胸椎之间。腹部内容物的挤压、主动脉压力的增加、主动脉瓣的扩张均取决于所施加能量的多少。胸骨和脊柱之间的心脏受压可导致心律失常、心肌挫伤或心房（或心室）破裂。

腹部损伤

腹部挤压性损伤可造成严重的影响，包括实体器官破裂、血管器官出血和腹腔空腔器官穿孔。常见的损伤包括脾、肝、肾撕裂，以及膀胱破裂（特别是膀胱充盈时）。

正如纸袋效应在胸部损伤中产生气胸一样，腹部挤压也会引起腹内压升高。这种压力的增加可能超过空腔器官或膈肌壁的抗拉强度（纵向拉伸阻力）。可能发生的损伤包括膈肌破裂或疝出，以及诸如胆囊、膀胱、十二指肠、结肠、胃和小肠等空腔器官破裂。

第6节 其他机动车辆碰撞

其他机动车辆碰撞造成的伤害包括摩托车、全地形车、机动化个人运输设备、雪地摩托车、摩托艇、水上自行车、喷气式滑雪板和农用机械。本书仅讨论摩托车和ATVs，因为它们具有共同的娱乐用途和普及性。根据NHTSA局的统计，每年大约有88000名摩托车驾驶者和乘客受伤，超过4975人死亡[16]。

小型机动车辆被认为比其他机动车辆更危险，因为它们对驾驶者几乎没有保护作用。小型机动车造成的伤害通常比车祸更严重。与其他类型的机动车碰撞一样，可能发生的损伤取决于碰撞类型。

摩托车碰撞

常见的摩托车碰撞是由正面或某一角度的碰撞造成的。损伤也是从摩托车上跌下时造成的结果。

正面碰撞

摩托车的重心在车身前部，骑手座位的上方。当摩托车撞到一个物体阻止其向前运动时，后半部摩托车和骑手继续前进，直到受到外力的阻挡。摩

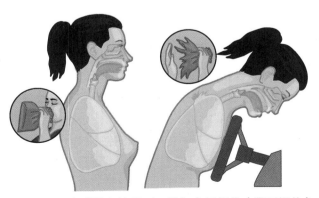

图36-9 在碰撞和挤压时，肺与充气纸袋（袋口捏住）相似，用另一只手按压即破裂。胸部压迫顶住关闭声门，导致肺爆裂

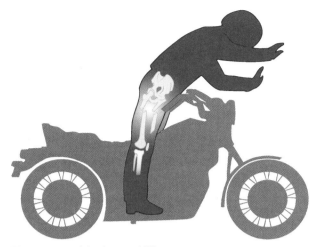

图 36-10 摩托车正面碰撞

农场伤害

农场作为工作场所是危险的。农场伤害的发生率和死亡率很高。农业行业的工伤死亡比任何其他职业都更常见，2015 年有 401 人死亡。每天大约有 100 名农场工人受伤，严重到无法工作；每 3 天就有 1 名儿童死于与农业有关的事件。与许多这些伤害有关的机动车辆和其他机械装置包括：

- **拖拉机**是严重损伤的常见原因，包括创伤性脑损伤、脊髓损伤和主要胸腹损伤。侧翻保护装置可以防止拖拉机翻车造成的死亡。但这些装置往往缺失或被拆除，以便拖拉机能在低间隙条件下使用。
- **动力输出装置**从拖拉机上传输动力以运行其他机器。保护外壳经常被移除或被卡住。拆卸前对动力输出装置断电对于避免肢体或衣服缠结造成的伤害是很重要的。
- **全地形车**经常用于农场，是造成伤害的常见原因。除了由机动车辆和机械装置造成的创伤，在农场或农业环境中还有许多其他伤害因素。
  - **动物**：农业动物由于体形和不可预测的行为而对人类构成威胁，导致伤害发生率高。
  - **跌落**：农场工人在高处工作时未使用防护用具。
  - **天气**：能见度低和设备故障导致农场工人在农业环境中受创伤。
  - **窒息**：筒仓和凹坑存在共同风险。
  - **延迟发现**：农场工人经常独自工作，远离救援人员或交通工具。

农场和农业的伤害力和运动学与本章描述的其他伤害和伤害模式相同。除了患者护理措施，一些受伤将需要专门的救援形式。

资料来源：National Children's Center for Rural and Agricultural Health and Safety. 2017 fact sheet: childhood agricultural injuries in the US. Marshfield Clinic website. https://www.marshfieldresearch.org/Media/Default/NFMC/PDFs/2017%20Child%20Ag%20Injury%20Fact%20Sheet.pdf. Updated March 2017. Accessed March 7, 2018.

托车通常向前倾斜，骑手被推到车把上。车把或其他物体的二次碰撞阻止骑手向前运动。可能由这些二次碰撞引起的损伤包括头颈部创伤和胸腹部挤压性损伤。如果在撞击时脚放在脚蹬上，则股骨的中轴吸收骑手向前运动的动能（图 36-10）。这种机制会导致双侧股骨和小腿骨折。如果骑手的腹股沟撞到摩托车的油箱或把手，就会导致严重的会阴损伤。

角度碰撞

摩托车可能以某一角度撞击物体。当出现这种情况时，骑手经常被夹在摩托车和第二个物体之间。可能发生的损伤包括患者患侧的挤压性损伤，股骨、胫骨、腓骨开放性骨折，踝部骨折脱位等。

从摩托车上跌下

职业赛车手和娱乐骑手经常使用在发生撞击之前从摩托车上跳下[17]。这种保护动作将骑手与摩托车或物体分开。骑手从摩托车上跳下，在地面或路面上滑行时，可能发生的伤害包括大面积擦伤（路疹）（图 36-11）和骨折。但这些损伤通常没有其他撞击造成的损伤严重。

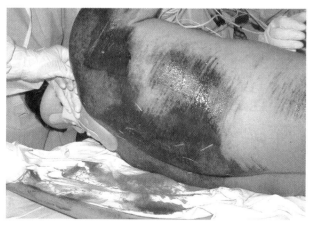

图 36-11 擦伤（路疹）

全地形车碰撞

全地形车碰撞事故与摩托车碰撞造成的损伤不同。所有全地形车车辆都具有比摩托车更高的重心。它们也还有一个大、平坦的前轮胎，使它们更难以驾驭。因此保持平衡非常重要，这样才能防止全地形车翻转。

全地形车碰撞可能导致的损伤包括四肢损伤和骨折、锁骨骨折和严重的头颈部损伤。

个人防护用品

小型机动车辆的防护装备包括靴子、皮革服装、护目镜和头盔。头盔结构可以吸收撞击产生的能量，从而减少对面部、颅骨和大脑的损伤。据估计，在防止对摩托车操作员的致命伤害方面，防护用品的有效率为37%；在防止乘客受伤方面，有效率为41%[1]。

第7节 行人伤害

2015年，在美国，汽车与行人碰撞事故中有16万人受伤，其中6700人死亡[1]。所有碰撞都会造成严重的伤害，救护员应高度怀疑伤者存在多系统创伤。

汽车与行人碰撞事故中存在3种主要的伤害机制。第一种发生于车辆的保险杠撞击车身时；第二种发生于行人撞击车辆的引擎盖时；第三种发生于行人撞击地面或另一物体时。

可能发生的损伤取决于行人是成人还是儿童，与汽车保险杠和车篷有关的行人高度会影响损伤模式。车辆行驶速度也是一个重要因素。然而，因为车辆的质量和能量转移，即使低速也会导致严重的创伤。评估汽车与行人碰撞事故时还应考虑行人可能再一次被另一辆车撞到的风险。

成年行人

大多数成年人面对即将到来的车辆的碰撞，都会下意识地避让以保护自己。因此，损伤常常是由侧面或后部撞击导致的。在第一次碰撞过程中，通常是保险杠撞到小腿上，导致下肢骨折。

第二次碰撞是行人撞击引擎盖，可能导致股骨、骨盆、胸和脊柱的骨折。撞击也可能引起腹腔内或胸腔内损伤。此外，如果行人撞击到引擎盖或挡风玻璃上，头部和脊柱可能受伤。

第三次碰撞是行人撞击地面或另一物体。当身体与地面碰撞时，与地面接触的臀部和肩部会出现严重损伤。突然减速和压力会导致骨折、内出血、头部和脊柱损伤。

儿童步行者

如前所述，成年人总是试图保护自己免受汽车碰撞伤害。然而，儿童往往会直面迎面而来的车辆，因此，对他们的损伤往往是正面碰撞的结果。因为儿童比成年人矮小，第一次碰撞对身体的影响更大。撞击通常发生在膝关节或骨盆上方。可能发生的损伤包括股骨和骨盆骨折和内出血。

第二次碰撞是车辆前部继续向前运动，与行人的胸部接触。行人瞬间被抛到后面，头部和颈部向前屈曲。根据患者相对于车辆的位置，儿童的头部和颈部可能撞车辆的引擎盖。可能发生的损伤包括腹腔、盆腔和胸部创伤，面部创伤及头颈部损伤。

第三次碰撞是儿童摔下来，撞击地面。因为儿童的体型和体重都比较小，所以孩子可以跌落在车下，被拖行一段距离。儿童也可以掉落到车辆的一侧，被前轮或后轮碾压。可能发生的损伤包括先前介绍的损伤，还包括创伤性截肢。

第8节 导致创伤的其他原因

导致外伤的其他原因包括运动损伤、爆炸伤和垂直跌倒。

运动损伤

各个年龄段的人都参加体育运动。经常导致伤害的运动包括接触运动（如足球、篮球、曲棍球和摔跤）、高速运动（如下坡滑雪、滑水、骑自行车、滚旱冰和滑板）、球拍运动、水上运动（如游泳和跳水）及马术运动。运动能够强身健体，但也会带来严重的损伤。

与运动有关的损伤是由加速和减速、压缩、扭转、过度伸展和过度屈曲的力量引起的。医疗救护员可以根据运动学的一般原理来预测损伤：

- 什么能量会转移到患者身上？
- 能量转移到身体的哪个部位？

・相关的损伤是能量转移的结果吗？

・加速或减速有多突然？

・损伤中是否有压迫、扭转、过度伸展或过度屈曲？

思考

运动损伤常发生在户外。对于在这种环境中实施，您有什么考虑？

如果患者使用防护装置，救护员对它进行评价，以确定损伤的机制。例如，头盔的条件和结构稳定性可以提供在受伤过程中转移给患者的能量的线索。其他线索包括破碎的滑雪板、曲棍球棍棒和变形的自行车。

爆炸伤

爆炸伤是由挥发性物质爆炸产生的压力对患者造成的损伤。这种性质的爆炸在战时比较受关注。

然而，近年来爆炸伤的数量有所增加，主要是在社会抗议和恐怖活动中的使用的自制炸弹引起的。其他原因包括汽车电池爆炸、工业中挥发性物质的使用、秘密药物实验室的化学反应、采矿爆炸和交通事故或涉及危险材料的碰撞事故。

思考

在所有与爆炸伤有关的事件中，你首先想到的是什么？

爆炸释放大量的能量。这种能量是以压力和热的形式存在的。如果这种能量释放被限制在外壳（如弹壳）中，则压力会破裂外壳并以高速喷射外壳碎片。剩余的能量被转移到周围的环境中，伤害旁观者。爆炸伤分为一级、二级、三级和四级（图 36-12）[18]。

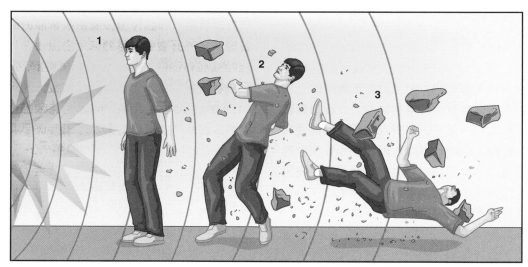

图 36-12　爆炸期间发生 3 个阶段的伤害。一是压力波冲击患者。二是飞溅的碎片会产生伤害。三是患者与地面或其他物体碰撞而受伤。

一级爆炸伤

一级爆炸伤（冲击波）是由高阶暴轰引起环境压力的突然变化造成的，通常发生在空腔器官中。最严重的损伤发生在支撑不良的组织移位超过其弹性极限时。最易发生一级爆炸伤的器官和组织是耳、肺、中枢神经系统、眼睛和胃肠道。可能发生的损伤包括听力损失、肺爆震伤（框 36-7）、肺出血、脑震荡、腹腔出血和肠穿孔。在封闭空间中，由于

爆炸反射，远离爆炸的人也可能会像靠近爆炸的人一样受到严重伤害，只有在高阶炸药引起爆炸时，才会看到一级爆炸伤。

二级爆炸伤

二级爆炸伤通常是人被飞溅碎片击中造成的（碎片包括玻璃、金属或落下的砂浆）。明显的损伤是撕裂伤和骨折。如果飞溅的碎片是钉子、螺钉或套管碎片组成，有可能导致高速导弹型损伤。

框 36-7　肺爆震伤

肺爆震伤是由爆炸产生的冲击波引起的。肺爆震伤是爆炸受害者死亡和残疾的主要原因。冲击波的力量造成肺的损伤和水肿，导致通气血流比例失调。患有肺爆震伤的患者有呼吸困难和缺氧症状，部分病例没有明显的胸外部损伤。

尽管与国际恐怖主义有关的爆炸事件频繁发生，但在美国，救护员缺乏救治这些爆炸伤患者的经验。最佳的院前救护对肺爆震伤的评估结果和处置。

评估结果
- 症状可能包括呼吸困难、咯血、咳嗽和胸痛。
- 体征可能包括呼吸过速、缺氧、发绀、呼吸暂停、喘息、呼吸音减弱、血流动力学不稳定。

- 其他损伤可能包括支气管胸膜瘘、空气栓塞、血胸或气胸。

治疗
- 给予足够的氧气，以防止低氧血症。
- 如果即将发生呼吸道损伤、肿胀或大咯血，进行气管插管。
- 监测呼吸音以检测血胸或气胸。
- 如果患者出现呼吸衰竭，则需要插管。监测插管患者是否存在与气道压力过大相关的气胸或空气栓塞。
- 如果怀疑空气栓塞，医疗指导可能建议送至有高压氧舱的医院。

资料来源：Blast injuries: fact sheets for professionals. Centers for Disease Control and Prevention website. https://stacks.cdc.gov/view/cdc/21571. Published March 1, 2012. Accessed May 30, 2018.

三级爆炸伤

三级爆炸伤是爆炸冲击人而使其与静止物体碰撞造成的。这种损伤类似于垂直跌倒造成的损伤，也类似于汽车或小型机动车辆碰撞后弹出气囊造成的损伤。在大多数情况下，由于撞击使运动的人或物突然减速，比加速造成更大的伤害，因为减速更为突然。这种撞击造成的损伤包括腹部脏器、中枢神经系统和肌肉骨骼系统的损伤。

四级爆炸伤

四级爆炸伤是与爆炸有关的损伤、精神疾病或疾病，而不是由一级、二级或三级爆炸伤机制引起的。四级爆炸伤可影响身体任何部位。损伤类型包括烧伤，辐射损伤，挤压伤，闭合性和开放性脑损伤，哮喘、慢性阻塞性肺疾病或其他由粉尘、烟雾或有毒气体引起的呼吸问题，心绞痛，高血糖和高血压。

垂直坠落

2015 年，垂直跌倒造成 33381 人死亡，是美国意外死亡的第三大原因。在预测坠落损伤时，医疗救护员应评估 3 个因素：坠落的高度、患者着地时的体位、所撞击的地面的类型。与垂直跌落有关的损伤是减速和压缩造成。超过半数的跌倒发生在家中，5 个人中有将近 4 人为 65 岁以上老人[19]。

低空坠落很少导致致命性损伤。然而，坠落的高度大于人体身高（5~6 m）的 3 倍时则容易导致严重的损伤[20]。一层房子的房顶距地面的高度约为 5 m，一栋两层楼房的房顶距地面的高度约是 9 m。救护员可以据此估计高度。

思考

低空跌落事件中，哪些患者可能容易受严重损伤？

成年人从高于 5 m 的高度坠落通常会脚部着地，导致双侧跟骨骨折。撞击产生的能量消散后，头部、躯干和骨盆由于惯性仍有向下运动趋势。身体被迫屈曲。这种情况会导致髋关节脱位和胸腰椎区脊柱压缩性骨折。约 10% 的根骨骨折患者伴脊柱骨折[21]。如果患者在坠落过程中身体前倾或试图伸出双手阻止坠落，双侧手腕有可能出现 Colles 骨折（临床经常出现银叉状畸形）。

如果坠落的高度小于 5 m，多数成年人会在他们跌倒的位置着地。例如，一个成年人头部向下坠落时，通常会头部或上臂或二者同时着地。受伤部位取决于着地的身体部位及能量在身体内传递的途径。如果躯干是最先着地的部位时，救护员应该怀疑内部脏器损伤。人撞击的地面能否吸收能量会影响伤情的严重程度。例如，坠落在软的草地上会比坠落在沥青或混凝土表面伤情轻。

不论坠落的高度及身体的位置，儿童坠落时通常是头部着地。这主要是因为儿童的头部比例较大较重。因此，儿童高空坠落一般会头部受伤。老年人大多会从较低的高度跌落，这通常会导致髋骨骨折。

你知道吗

桡骨远端骨折几乎总是发生在距骨端约 2.5 cm处。然而，断裂可以以许多不同的方式发生。最常见的桡骨远端骨折之一是 Colles 骨折，其中骨折块向背侧移位。1814 年，爱尔兰外科医生和解剖学家亚伯拉罕·科利斯首次描述了这一骨折，于是就以他的名字命名了这种类型的骨折。

资料来源：Distal radius fractures（broken wrist）. American Academy of Orthopaedic Surgeons OrthoInfo website. https://orthoinfo.aaos.org/en/diseases--conditions/distal-radius-fractures-broken-wrist/. Accessed March 21, 2018.

第 9 节 穿透伤

穿透伤是指物体刺破皮肤并刺入身体组织，造成开放性伤口的一种损伤。所有穿透身体的物体，不论速度，都会造成组织损伤。这种损伤由挤压和拉伸两种类型的力量造成的，具体哪种损伤机制占主导地位取决于穿透身体的物体的特点、穿透时的速度及穿过或进入身体的组织类型。

空腔

空腔是由外力推动身体组织侧向远离弹道而产生的一个开口。弹丸产生的空腔量与所撞击的组织密度直接相关。空腔也与身体组织恢复其原来形状和位置的能力直接相关。例如，腹部受到高速打击，在撞击的瞬间会出现空腔变化。然而，由于腹部肌肉的密度低，其空腔是暂时的（空腔仅会维持几微秒）。即使遭受严重的腹部内损伤，空腔也是暂时的（图 36-13）。

永久性空腔是由穿透伤造成的，此时弹丸的力量超过了组织的抗拉强度。水密度高的组织（如肝、脾、肌肉）或固体密度的组织（如骨）更容易发生永久性空腔。某些损伤（如腹部刺伤）因会导致组织正向和侧向移位，同样可以产生空腔。

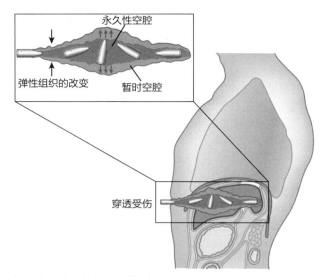

图 36-13 永久性和暂时性空腔变化

弹道

弹丸周围组织产生和传递的能量决定了弹丸对身体产生的影响。救护员在处理穿透伤时应考虑运动学原理。要知道，动能等于物体质量乘以其速度平方的一半。质量加倍，能量也随之加倍。然而，速度加倍，能量会增至原来的 4 倍。因此一个高速的小口径子弹会比一个低速的大口径子弹对人体造成更为严重的损伤。这种情况的前提是大口径子弹没有击中大血管或主要器官。

弹体的损伤与能量级

穿透伤引起的损伤一般由 3 个级别能量引起，能量级别分别为低、中、高。本节将手驱动武器归为低能弹，子弹归为中高能弹。

低能弹，如刀、针和冰锥，通过锋利的刀刃切割造成组织损伤（图 36-14）。由于在创伤的过程

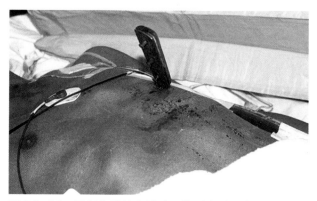

图 36-14 刀刺伤脾脏和胰腺，撕裂左肺和半膈

中施加的力量很小，因此在这类损伤中，组织挤压伤通常很少。穿透性物体越钝，穿透组织所需要的力就越大。穿透组织所需要的力越大，越多的组织被挤压。由低能弹导致的组织损伤一般受限于射弹的路径。

在评估一个刀伤患者时，救护员应该尝试确定致伤武器，也要留意多发伤的可能，如嵌入式武器、胸腹部器官的内部损伤和多体腔穿透。应高度怀疑的严重损伤也包括背部和侧面的刀伤。这些伤口可能与空腔器官和腹膜后器官的穿透伤有关，特别是肾脏。胸部的穿透伤会累及腹部，同理，腹部的穿透伤也会累及胸部。

思考

患者的刀伤在腋中线，横至左侧乳头外侧，哪些器官可能受影响？关于这种损伤，你还想知道什么？

枪支可归类于中高能武器。中等能量武器包括手枪和一些初速为每秒 304 m 的步枪。中等能量武器导致的伤道直径通常是子弹直径的 2 ~ 3 倍并受弹道偏离和碎片影响。枪支用来射击速度和能量不同的弹药。一般来说，手枪发射速度较低的射弹，而步枪通常发射速度更高的射弹，从而产生更高的能量。这些武器的初速超过每秒 610 m。与中等能量武器造成伤害一样，高能武器产生的伤道直径通常是弹丸直径的 2 ~ 3 倍[22]。

软质防弹衣的影响

一些 EMS 机构采取软质防弹衣策略。防弹衣可为救护员提供保护，使他们免于钝性伤和穿透伤。大多数 EMS 机构按照美国司法部的指导方针，根据最常见武器的类型确定防弹衣的类型。有 6 种类型的防弹衣，但没有一种提供完全的保护[23]。相关部门一般推荐 EMS 人员配备 III 级或更高等级的防弹衣。这些软质防弹背心可防护低速武器和一些中高速射弹。也有多防护背心（通常由特种部队使用，如特警队），并被评为边缘武器和 / 或尖刺武器。

中高能弹的致伤力

枪支弹药由金属制成的子弹、推动子弹的火药、引爆和点燃火药的雷管及包绕这些结构的枪筒组成。扣动扳机时，金属锤击撞针，点燃雷管，进而点燃火药推动子弹飞出枪筒。

弹射伤的致伤机制与子弹产生并消散入周围组织的能量有关。开枪后，几个因素影响能量的耗散及子弹的最终致伤力[24]。

1. 子弹在空气中飞行时，会受到风的阻力或拖拽。拖拽的力量越大，子弹减速越快。因此，同一部枪支，与远距离开枪相比，近距离开枪通常会造成更严重的伤情。

2. 子弹在空气中飞行时，后面会有声压波散开。因组织中声速是空气中声速的 4 倍，声压波会跳跃前进，先于子弹通过组织。压力波会使组织移位，有时会显著拉伸组织，但不被认为是永久性损伤的原因[25]。

3. 子弹路径中组织的局部挤压和周围组织的瞬间拉伸导致组织破坏。

当子弹击中身体时，击中处的组织伸展，子弹进入身体，该处组织临时空腔化。子弹的能量超出了组织的抗拉强度，导致组织受到挤压，迫使原发伤道周围组织向外移位，即永久性空腔化。由子弹造成的损伤随着被挤压组织数量和位置的不同而有所差异（图 36-15）。子弹的致伤力取决于子弹的质量、形态、碎片、击中处组织类型、击中的速度和范围[26]。

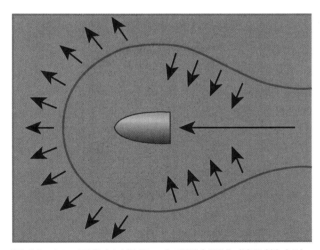

图 36-15 子弹穿过组织。由子弹穿透造成暂时性空腔，周围组织向外移位使得永久性空腔向外延伸

子弹质量。组织挤压状态与子弹的尺寸和外形有关。如果子弹垂直进入身体，身体表面挤压伤区域的直径等于子弹的直径。如果子弹击中身体时是倾斜的，挤压伤区域面积与子弹的长度和其纵斜面有关。

子弹形态。一些子弹在击中身体后会发生变形。这种子弹的弹头通常是扁平的。在击中身体后，子弹的直径会变大，对击中组织造成巨大挤压伤。战争中禁止使用这种子弹。

碎片。子弹碎片在组织内会造成不同的伤道，由此对组织造成广泛性损伤。这些碎片在组织中能量迅速消散，造成的伤口比单个、实体子弹的伤口要大很多。多碎片伤道造成组织弱化，进一步增加了临时空腔的拉伸。子弹速度越快，越容易破碎。如果子弹破碎了，可能没有出口伤。

击中的组织类型。被击中组织类型不同，组织损伤也有所不同。例如，弹性组织（如肠壁、肺脏和肌肉组织）比非弹性组织（如肝脏）能承受更大的拉伸力。

击中速度。子弹的速度决定了组织空腔化和损伤的程度。低速子弹使损伤定位在以伤道为中心的一个小半径范围内。这些子弹破坏力小，只是将受伤组织推向一边。高速子弹会向组织释放更多的能量，产生更多的空腔，因此会造成更严重的损伤。

子弹偏航或翻滚也会对组织造成空腔和损伤。相对弹头，楔状子弹的重心更靠近其基底部。子弹击中身体组织后会迅速降低速度。动能推动子弹的基底部分向前，重心变成子弹前进的"牵引器"。子弹围绕重心向前翻转，相应产生更多的能量交换和组织损伤。

范围。武器距目标的距离是决定弹道创伤严重程度的重要因素。空气阻力会显著降低子弹速度，因此增加子弹距目标的距离会降低子弹击中目标时的速度。

如果枪支近距离（约1m以内）发射子弹，在弹药燃烧和气体有力扩张时空腔就会形成。气体和火药会进入身体的空腔导致组织内部爆炸。这常见于猎枪伤口。组织内部爆炸少见于手枪伤口，因为手枪只产生少量的气体并导致一个很小的伤口。仅有气体膨胀会导致广泛的组织损伤，尤其是封闭的区域（如颅骨）。

注意

空弹是没有炮弹的弹药。气体爆炸解释了在近距离开枪时，空弹是怎样导致伤亡的。

猎枪弹伤

猎枪是一种短程、低速武器，能发射多粒弹丸。这些弹丸被包裹在一个较大的壳中。每颗子弹（可能有9~400粒弹丸）都能造成组织损伤。每颗子弹包含弹丸、火药，以及用于将弹丸和火药分开的塑料垫或纸垫。这些物质增加了猎枪伤口感染的可能性。

转移到身体组织的能量及组织的损伤程度取决于几个因素：枪的尺寸、弹丸的大小、火药用量以及距目标的距离。在近距离，猎枪射击可能会导致类似于高速导弹武器造成的广泛的组织损伤。

入口伤和出口伤

入口伤和出口伤的出现取决于几个因素，包含射程、枪管长度、口径、火药和武器（图36-16）。一般来说，软组织上的入口伤的伤口是圆形或椭圆形，周围的边缘可能有磨损。如果在中等距离或近距离射击，可能会产生火药灼伤刺青（框36-8）。

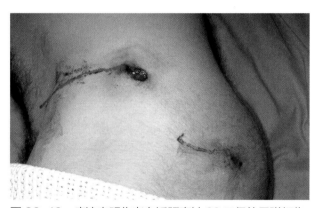

图36-16 痕迹表明伤者在近距离被22口径的子弹打伤

如果存在出口伤，由于子弹在穿过组织时发生空化波，出口伤通常会比入口伤大。当子弹离开身体时，皮肤会炸裂，导致组织破损。这种分裂和撕裂常常产生星放射状或星状的伤口。

思考

你在一个枪伤患者身上发现一个入口伤口，但是没有出口伤，这是否意味着伤势不严重？

如果枪击射击的时候枪口直接接触皮肤，膨胀的气体就会进入组织。这些气体会产生捻发音，燃烧的气体也会对入口伤口及伤道产生热损伤。

注意

　　救护员应该描述并记录所有伤口的外观。但是不能随意评论或猜测这是入口伤还是出口伤。

对于特定伤情的特殊考虑

　　由于高速、中速子弹所造成的损伤是不可预测的，所以定位弹道损伤时需要对患者进行彻底的体格检查。子弹的冲击力在决定损伤的类型和严重程度方面至关重要。尺寸不同，创伤严重程度有显著差异，这些差异在野外往往是无法分辨的。

　　头部损伤。 由于对脑组织的直接破坏和随后的气体膨胀，头部的枪伤通常是致死性的。头部创伤的患者通常伴有严重的面部及颈部损伤，导致大出血、气道控制困难和脊柱不稳。

　　当一个中等能量的子弹穿透颅骨时，能量被吸收到颅骨的封闭空间内，使脑组织压迫颅骨，进而使眶板断裂、硬脑膜与颅骨分离。如果子弹的质量

小，子弹可能没有足够的力量贯穿头部。在这些伤情中，子弹的运动轨迹会沿着颅骨内部弯曲，这样可能产生更严重的损伤。

　　高速的子弹撞击颅骨会造成巨大的破坏，颅骨碎片和脑组织通常被摧毁。近距离高速子弹导致的伤口部分是由于推进剂燃烧产生的大量气体引起的。如果紧挨着头部开枪，气体会随着子弹进入颅腔，产生爆炸效应。

　　胸部损伤。 胸部枪伤可导致肺和血管系统的严重损伤。如果肺部被子弹穿透，胸膜和肺实质都有可能被破坏，引发气胸。有时，肺缺损导致空气不能排出，继续流入胸腔。压力的增加最终会导致肺塌陷和纵隔偏移到不受影响的一侧（张力性气胸）。

　　穿透伤引起的血管损伤可引起大量的内出血、外出血。如果肺动脉或肺静脉、腔静脉或主动脉损伤，患者会在几分钟之内出血死亡。胸部穿透伤造成的其他血管损伤可引起血胸，如果累及心脏，会导致心肌破裂或心脏压塞。

　　穿透伤可在胸部无明显外伤的情况下引起胸部创伤。例如，子弹可以进入腹部并通过纵隔向上进入胸腔。救护员应该评估所有腹部枪伤患者是否存在胸部损伤情况，同理，救护员也要评估所有胸部枪伤患者的腹部损伤情况。

　　腹部损伤。 腹部枪伤通常需要通过手术来确定伤情。穿透伤可累及多个器官系统，造成空腔器官和实质器官损伤、血管损伤、脊柱外伤和脊髓损伤。救护员在处置腹部穿透性损伤的患者时，应该认为患者伤情严重，即使患者情况稳定，也不应大意。

　　肢体损伤。 有时，四肢的枪伤会危及生命，有时，这种伤口可导致终身残疾。对于这些损伤，要特殊考虑血管损伤伴软组织出血及神经、肌肉和骨骼的损伤。神经损伤和神经撕裂伤可能相当严重，并可能影响长期的功能[27]。救护员应该评估任何穿透性骨损伤的肢体，掌握肢体损伤情况、运动和感觉的完整性及是否有足够的循环血量（如脉搏和毛细血管充盈）。

　　血管可能会因被子弹击中或临时的空腔化受损。任何一种机制都会损伤血管内壁，导致出血或血栓形成。穿透性的创伤会通过拉伸肌肉使其远离

子弹的路径而损伤肌肉组织，拉伸超过肌肉的拉伸强度就会导致出血。

穿透身体的物体撞击骨头，使其变形和碎裂[28]。如果发生这种情况，能量转移会使骨头的碎片成为"二级子弹"，破坏它们周围的组织。

第 10 节 创伤评估

在大多数的创伤场景，对创伤患者的评估包括 9 个部分[2]，评估顺序是：

1. 标准预防措施；
2. 现场评估；
3. 总体印象；
4. 损伤机制；
5. 初次评估；
6. 基线生命体征；
7. 患者的病史及事件的由来；
8. 二次评估；
9. 重新评估。

运用损伤机制评估

损伤机制可以用于指导创伤患者的评估[2]。损伤机制可以归类为明显的或不明显的（框 36-9）。

将损伤机制作为严重损伤可能性的依据，可以指导救护员对现场评估和救护做出决策。例如，如果损伤机制很明显，患者的病情通常比较严重或危急。这种情况下需要尽快评估患者伤情，尽可能稳定其生命体征，并尽快将其转运至适合的医疗机构给予最终治疗。现场救护时间应用气道、呼吸机、循环支持及脊柱固定、控制严重出血。

注意

在患者救护期间必须重新评估其损伤机制。例如，救护员可能最初发现患者伤情不重，而二次评估可能会发现患者伤情比较严重，需要快速评估和转运。

相比之下，对于损伤机制不明显患者的现场评估和救护在必要的时候是可以更改的。在完成初次评估后，可在现场进行一次彻底的二次评估。这次评估的重点是患者的主诉或初次评估的发现。然后将患者转送至医疗机构接受最终救护。

注意

在某些情况下，有些影响较小的损伤机制也可以造成损伤。例如，一名婴儿被不恰当地放置在汽车的副驾驶座，当发生撞车或低速碰撞时，尽管安全气囊展开但也会导致严重的伤害。救护员应仔细评估每位患者的伤情。

第 11 节 调查记录在创伤中的作用

如前文所述，现场评估结果和患者的护理过程应该完整地记录在患者的救护报告中。一份详尽的救护报告将有助于重现受伤事件，为其他参与患者救护的人员提供参考。报告应包括解剖图上标记伤口部位，还应该包括对事件现场和过程的描述。

框 36-9 损伤机制

明显的损伤机制——成年人（包括但不限于）
- 交通事故车辆碰撞驾驶员 / 乘客
- 从 16 m 以上的高处跌落
- 行人和车辆碰撞
- 摩托车撞车时速超过每小时 32 km
- 同一辆车上有乘客死亡
- 弹射
- 车辆遥测系统显示高受伤风险
- 靠近乘员处侵入大于 30 cm，或者任何地方侵入

大于 46 cm
明显的损伤机制——儿童（包括但不限于）
- 从 3 m 以上的高处坠落，未失去知觉
- 从 3 m 以内的高处坠落，失去知觉
- 自行车碰撞
- 中高速车辆碰撞（时速小于每小时 40 km）

不明显的损伤机制——所有年龄段人群（包括但不限于）
- 因毫无意识摔倒

总结

- 创伤是 1~44 岁人群死亡的主要原因,是所有美国人中第四大死亡原因。
- 创伤救护分为 3 个阶段:事前、事中和事后。
- 创伤系统的组成要素包括:伤害预防、院前救护、急诊科救护、转院或转科室(如果必要)、最终治疗、创伤紧急救护、康复、数据收集和创伤登记。
- 创伤中心是一专科医疗机构,其特点是立即提供专门人员、设备和服务,以治疗最严重的伤害。美国外科医师学会认可的创伤中心有 5 个级别,第一级到第五级。
- 损伤是由于运动突然停止时,动能从外部转移到了身体组织。损伤的程度取决于能量的类型、运动速度及作用部位。
- 物理学的 4 个基本定律描述了导致损伤的能量和力量,它们是牛顿第一定律、能量守恒定律、牛顿第二定律和动能公式。
- 运动学是根据损伤机制、作用力、解剖结构和能量来预测损伤模式。
- 钝性伤是由挤压和速度变化产生冲击力造成的损伤,会对组织造成破坏。
- 造成钝性伤的力量可由车辆碰撞产生。车辆碰撞涉及三次单独的撞击。第一次是车辆撞击物体。第二次是乘员与车内部结构碰撞。第三次撞击中,内脏在身体内部碰撞。
- 在美国常用 4 种约束装置,分别是腰带、对角肩带、气囊和儿童安全座椅,它们都能显著减少损伤。但是,如果使用不当,这些保护装置也会对人体造成伤害。
- 器官碰撞损伤可能是由运动物体突然减速和压力引起的。医护人员必须根据运动学原理对器官损伤保持高度怀疑。
- 挤压可以伤害身体的任何部分。头部损伤可导致开放性骨折、闭合性骨折及骨碎片穿透;

- 胸部损伤常累及肺和心脏;腹部损伤可导致实质器官破裂、血管器官出血、空腔器官穿孔。
- 通常认为小型机动车辆(如摩托车、全地形车、雪地摩托、摩托艇、水上自行车和农用机械等)比其他机动车辆更为危险。原因是它们对驾驶员没有提供什么保护作用。
- 所有机动车与行人的碰撞都会产生严重的伤害。救护员应高度怀疑伤者存在多系统创伤。
- 运动能强身健体,但也会造成严重损伤。运动受伤的损伤机制与加速或减速、压缩、扭曲、过伸、过屈有关。
- 爆炸伤是挥发性物质爆炸引起的压力对患者造成的损伤。爆炸以压力和热量的形式释放出大量能量。爆炸伤主要分为一级、二级、三级和四级。
- 从身高 3 倍以上(5~6 m)的高处坠落会导致严重损伤的发生率增加。在预测与坠落相关的损伤时,救护员需要评估 3 个因素:坠落的高度、患者着地的体位及撞击的地面类型。
- 所有穿透身体的物体,不管速度如何,都会造成组织损伤。穿透身体的物体的特征、穿透时的速度,以及穿过或进入身体的组织类型决定着造成损伤的机制。
- 对于大多数创伤场景,创伤患者的评估包括 9 个部分。评估顺序为标准预防措施、现场评估、总体印象、损伤机制、初次评估、基线生命体征、患者病史及事件的由来、二次评估,再评估。
- 现场评估发现和患者救护措施应在患者救护报告中得到充分反映。一份完整的书面记录的 EMS 反应将有助于重现伤害事件,为其他人参与患者救护提供参考。

参考文献

[1] National Safety Council. *Injury Facts*: 2017 *Edition*. Itasca, IL: National Safety Council; 2017.

[2] National Highway Traffic Safety Administration. *The National EMS Education Standards*. Washington, DC: US Department of

Transportation/National Highway Traffic Safety Administration; 2009.

［3］National Association of Emergency Medical Technicians. *PHTLS: Prehospital Life Support*. 8th ed. Burlington, MA: Jones and Bartlett Learning; 2016.

［4］National Highway Traffic Safety Administration. *Trauma System Agenda for the Future*. Washington, DC: National Highway Traffic Safety Administration; 2002.

［5］The Committee on Trauma. Part 4: America's incomplete trauma system. American College of Surgeons website. https://www.facs.org/quality-programs/trauma/trauma-series/part-iv. Accessed March 8, 2018.

［6］Mehrotra A, Sklar DP, Tayal VS, Kocher KE, Handel DA, Myles RR. Important historical efforts at emergency department categorization in the United States and implications for regionalization. *Acad Emerg Med.* 2010; 17: e154-e160.

［7］Trauma center levels explained. American Trauma Society website. http://www.amtrauma.org/?page=traumalevels. Accessed March 8, 2018.

［8］Sasser SM, Hunt RC, Faul M, et al. Guidelines for field triage of injured patients: recommendations of the National Expert Panel on Field Triage, 2011. *MMWR Recomm Rep.* 2012; 61（RR-1）: 1-20.

［9］Lee E, Wu J, Kang T, Craig M. Estimate of mortality reduction with implementation of advanced automatic collision notification. *Traffic Inj Prev.* 2017; 18（suppl 1）: S24-S30.

［10］Shaw JJ, Psoinos CM, Santry HP. It's all about location, location, location: a new perspective on trauma transport. *Ann Surg.* 2016; 263（2）: 413-418.

［11］Ingalls N, Zonies D, Bailey JA, et al. A review of the first 10 years of critical care aeromedical transport during Operation Iraqi Freedom and Operation Enduring Freedom: the importance of evacuation timing. *JAMA Surg.* 2014; 149（8）: 807-813.

［12］New Hampshire. Governors Highway Safety Association website. http://www.ghsa.org/state-laws/states/new%20hampshire. Accessed March 8, 2018.

［13］Centers for Disease Control and Prevention, National Center for Injury Prevention and Control, Division of Unintentional Injury Prevention. Policy impact: seat belts. Centers for Disease Control and Prevention website. https://www.cdc.gov/motorvehiclesafety/seatbeltbrief/index.html. Updated January 21, 2014. Accessed March 8, 2018.

［14］Air bags. National Highway Traffic Safety Association website. https://www.nhtsa.gov/equipment/air-bags. Accessed March 8, 2018.

［15］Child passenger safety. Centers for Disease Control and Prevention website. https://www.cdc.gov/features/passenger safety/index.html. Updated September 18, 2017. Accessed March 8, 2018.

［16］National Highway Traffic Safety Association, National Center for Statistics and Analysis. *Traffic Safety Facts: 2015 Data Motorcycles*. Washington, DC: US Department of Transportation/National Highway Traffic Safety Association; 2017: DOT HS 812 353.

［17］Rizzi M, Strandroth J, Holst J, Tingvall C. Does the improved stability offered by motorcycle antilock brakes（ABS）make sliding crashes less common? In-depth analysis of fatal crashes involving motorcycles fitted with ABS. *Traffic Inj Prev.* 2016; 17（6）: 625-632.

［18］Explosions and blast injuries: a primer for clinicians. Centers for Disease Control and Prevention website. https://www.cdc.gov/masstrauma/preparedness/primer.pdf. Accessed March 8, 2018.

［19］Falls prevention facts. National Council on Aging website. https://www.ncoa.org/news/resources-for-reporters/get-the-facts/falls-prevention-facts/. Accessed March 8, 2018.

［20］Hwang HF, Cheng CH, Chien DK, Yu WY, Lin MR. Risk factors for traumatic brain injuries during falls in older persons. *J Head Trauma Rehabil.* 2015; 30（6）: E9-E17.

［21］Worsham JR, Elliott MR, Harris AM. Open calcaneus fractures and associated injuries. *J Foot Ankle Surg.* 2016; 55（1）: 68-71.

［22］Lerner A, Soudry M, eds. *Armed Conflict Injuries to the Extremities*. Berlin, Germany: Springer-Verlag; 2011.

［23］Tan DK. EMS body armor: what providers need to know. EMS1.com website. https://www.ems1.com/ems-products/Body-Armor/articles/91866048-EMS-body-armor-What-providers-need-to-know/. Published May 18, 2016. Accessed March 8, 2018.

［24］Maiden NR. *The Assessment of Bullet Wound Trauma Dynamics and the Potential Role of Anatomical Models*. Adelaide, Australia: The University of Adelaide; 2014.

［25］Breeze J, Sedman AJ, James GR, Newbery TW, Hepper AE. Determining the wounding effects of ballistic projectiles to inform future injury models: a systematic review. *J R Army Med Corps.* 2014; 160（4）: 273-278.

［26］Penn-Barwell JG, Brown KV, Fries CA. High velocity gunshot injuries to the extremities: management on and off the battlefield. *Curr Rev Musculoskelet Med.* 2015; 8（3）: 312-317.

［27］Dicpinigaitis PA, Koval KJ, Tejwani NC, et al. Gunshot wounds to the extremities. *Bull NYU Hosp Jt Dis.* 2006; 64（3,4）.

［28］Dougherty PJ, Sherman D, Dau N, Bir C. Ballistic fractures: indirect fracture to bone. *J Trauma.* 2011; 71（5）: 1381-1384.

推荐书目

Birnbaum M, Williams A. Kinematics and mechanisms of injury（MOI）. Presented at Paramedic Training Center; October 8, 2014. University of Wisconsin Health website. https://www.uwhealth.org/files/uwhealth/docs/pdf6/EEC_courses/paramedic_training_61/kinematics_and_mechanisms_of_injury.pdf. Accessed March 8, 2018.

Champion HR, Holcomb JB, Young LA. Injuries from explosions: physics, biophysics, pathology, and required research focus. *J Trauma*. 2009; 66（5）: 1468-1477.

Moeng MS, Boffard KD. Ballistics in trauma. In: Velmahos G, Degiannis E, Doll D, eds. *Penetrating Trauma*. Berlin, Germany: Springer; 2017.

Prahlow JA. Forensic autopsy of sharp force injuries. Medscape website. https://emedicine.medscape.com/article/1680082-overview. Updated October 18, 2016. Accessed March 8, 2018.

（陈威，姜川，赵欣，赵婉廷，任俊霞，译）

第 37 章

出血和软组织损伤

美国 EMS 教育标准技能

创伤

将评估结果与流行病学和病理生理学原理相结合，形成现场印象，以制订、实施针对严重创伤患者的综合治疗 / 处置计划。

流血的

识别和管理
- 出血

病理生理学、评估和管理
- 出血
- 液体复苏

软组织创伤

识别和管理
- 伤口
- 烧伤（见第 38 章）
- 电气（见第 38 章）
- 化学品（见第 38 章）
- 热量（见第 38 章）
- 眼睛和皮肤上的化学物质（见第 38、第 39 章）

病理生理学、评估和管理
- 伤口
  - 撕脱伤
  - 咬伤
  - 撕裂伤
  - 穿刺伤
  - 截肢伤
- 烧伤
  - 电气（见第 38 章）
  - 化学品（见第 38 章）
  - 热量（见第 38 章）
  - 辐射（见第 38 章）
- 高压喷射
- 挤压综合征

学习目标

完成本章学习后，紧急救护员能够：
1. 描述皮肤的正常结构和功能；
2. 描述软组织损伤的病理生理反应；
3. 讨论主要体征和症状的病理生理学基础，描述特定软组织损伤的损伤机制及症状和体征；
4. 概述软组织损伤院前紧急救护的原则；
5. 按照正确的顺序描述控制出血的技术；
6. 识别常用敷料和绷带的特征；
7. 描述不需要闭合的特定软组织损伤的院前救护措施；
8. 讨论可能增加伤口感染可能性的因素；
9. 描述特定软组织损伤的院前救护措施。

关键术语

擦伤：用粗糙物刮或摩擦皮肤而造成的部分厚度损伤。

截肢：机械力引起的肢体完全或部分丧失。

撕脱伤：皮肤与皮下组织、软组织或骨骼剥离的损伤。

筋膜室综合征：挤压伤的结果，通常为肌肉群受到压迫或钝性伤引起，局限于致密的纤维鞘，伸展能力很小。

挫伤：一种闭合性软组织损伤，以肿胀、瘀斑和疼痛为特征。

挤压伤：由外力压迫组织，破坏被压迫细胞和组织的正常结构和影响新陈代谢功能。

挤压综合征：人体四肢或躯干等部位受长时间的挤压，在挤压解除后出现身体一系列的病理生理改变。

深筋膜：真皮下致密的纤维组织构成的膜性结构，具有隔离、缓冲、储备热量和身体塑形的作用。

脱套伤：肢体或手指的皮肤像脱手套样向远端撕脱。

真皮：位于表皮与皮下组织之间，由致密的、不规则的结缔组织组成。

瘀斑：由于血管破裂导致血液溢出到组织而引起的皮肤变色（瘀伤）。

表皮：位于皮肤最外层，覆盖真皮的上皮组织。

血肿：以表皮下血管破裂和组织肿胀为特征的闭合性损伤。

出血：血液从心脏或血管逸出的现象。

增生性瘢痕：疤痕组织在原有伤口边缘的过度堆积。

肢体交界处出血：发生在肢体和躯干交界处（腋下、腹股沟、颈部根部）的出血。

瘢痕疙瘩：瘢痕组织过度的增生，超出了原有损害范围的皮肤增生性疾病。

撕裂伤：通常是刀或其他尖锐物体在皮肤上割开的线性伤口切口。

穿刺伤：由于接触尖锐的物品而导致的开放性损伤。

横纹肌溶解：由于多种原因导致横纹肌细胞坏死，细胞内物质释放到循环系统。

止血带：用来控制肢体动脉或静脉出血的一种收迫装置。

皮肤及其附属器官是身体的第一道防线。这些结构具有许多对人体生存至关重要的功能。救护员要充分了解出血和软组织损伤的相关知识。这些知识可帮助救护员快速评估威胁生命的损伤，并进行适当干预以促进伤口尽快愈合和功能恢复。

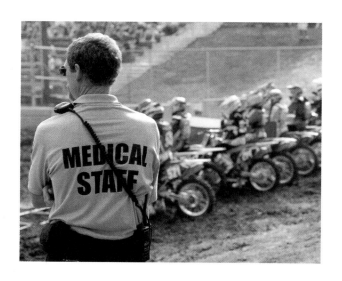

第1节　出血

出血发生于血管系统发生破裂或"渗漏"时。出血源可以是外部的，也可以是内部的。

外出血

外出血是软组织损伤的结果。大多数软组织损伤都会伴有轻度出血，不会对生命造成威胁。然而，轻微的软组织损伤也可以是导致疾病和缺陷的主要风险。损伤的严重程度主要取决于3个因素：出血的部位（动脉、静脉或毛细血管）、血管破坏的程度及患者能够耐受的失血量。

内出血

钝性伤或穿透伤可能导致内出血。急性或慢性疾病也可导致内出血。发生在胸部、腹部、盆腔或腹膜后和大腿这4个体腔中任何一个部位的内出血可以导致循环血量不足。与外出血相比，内出血的发生率和死亡率更高。内出血的症状和体征包括：

- 来自口腔、直肠或其他腔体的鲜红色血液；
- 呕吐物呈咖啡渣样；
- 黑便（黑色或柏油样大便）；
- 便血（血液通过直肠流出）；
- 坐着或站立时出现眩晕或晕厥；
- 直立性低血压。

思考

与外出血相比，内出血的发生率和死亡率增加。你是怎么理解的?

第2节　皮肤的解剖和生理

第10章介绍了皮肤的解剖学和生理学。下面进行简单的回顾。

皮肤是覆盖整个身体的坚韧而柔软的薄膜。皮肤是人体面积最大、最有活力的器官，覆盖面积超过2m²，占人体总重量的16%。皮肤包括两层组织：表皮（外层）和真皮（内层）（图37-1）。

表皮

表皮是一层薄的无血管上皮组织，营养来源为真皮的毛细血管。虽然表皮只有一页纸的厚度，但可以分为5层，由外到内依次是：

- 角质层；

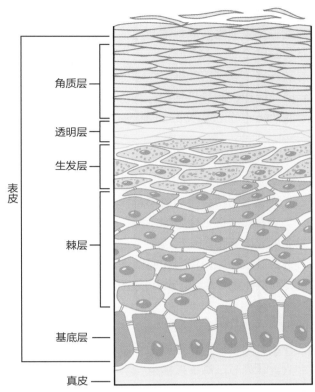

图37-1　皮肤的组织分层

- 透明层；
- 生发层；
- 棘层；
- 基底层。

角质层由20层内含角蛋白的死亡细胞组成。

真皮

真皮位于表皮的下面，包含结缔组织、弹性纤维、血管、淋巴管及运动和感觉纤维。此外，还包括皮肤系统的其他结构，包括毛发、指（趾）甲、皮脂腺和汗腺。真皮可以防止细菌侵入，并有助于保持体液平衡。

真皮层的结缔组织和弹性纤维可使皮肤保持强度和弹性。真皮中的血管滋养所有的皮肤细胞。它们还可通过血管收缩和舒张来调节体温。真皮神经可产生神经冲动并传导到肌肉和腺体。这些神经还负责传导皮肤的感受器产生的冲动，以应对疼痛、触觉、热和寒冷。

思考

基于对皮肤功能的了解，预测包括真皮在内的一大块皮肤被破坏后的反应。

真皮层有树突状细胞、血管内皮细胞、T淋巴细胞、肥大细胞和成纤维细胞，具有抗感染和创伤修复的作用。

真皮下致密的纤维组织为深筋膜。深筋膜提供隔离、缓冲、储备热量和身体塑形的作用。它最主要的功能还是支持和保护下面的结构。

第3节 损伤出血的病理生理学

体表的创伤会影响机体血液和电解质的正常分布。体表的创伤也会影响体温的维持。体表创伤的两个生理反应是血管反应和炎症反应，这些反应有助于伤口愈合、瘢痕形成或二者都有。这些反应的程度和是否成功受到被破坏的组织数量的影响。

伤口愈合止血

止血是对创伤最初的生理反应。这种血管反应包括血管收缩、血小板聚集、凝血和纤维组织形成的血凝块，永久关闭和密封受损的血管。总之，受伤引起的血管收缩非常迅速，但却是暂时性的。这种血管痉挛可以减缓出血，并可完全封闭受损血管的末端。血管收缩通常持续10分钟。在此期间，凝血机制被激活血凝块形成。

血小板黏附于受损的血管及其周围的结缔组织中的胶原纤维。当血小板接触胶原蛋白时，它们就膨胀，变得黏稠，并分泌化学物质以激活周边的血小板。这个过程会在受损的血管中形成血小板栓子。如果血管壁的损伤较小，栓子可以完全止住出血。对于大的伤口，需要大的血凝块阻止血液流动（图37-2）。

血液凝固是一种化学过程，这种化学过程是在严重损伤后几秒内，轻伤后1~2分钟发生。凝血过程发展迅速，在血管破裂后3~6分钟会使血管破裂处充满血凝块[1]。30分钟内血凝块收缩，血管进一步封闭。如第31章所述，凝血级联反应是一个复杂的过程，包括以下3种机制：

1. 凝血酶原激活物形成，以应对血管破裂或损伤；
2. 凝血酶原激活物刺激凝血酶原转化为凝血酶；
3. 凝血酶将纤维蛋白原转化为纤维蛋白丝。这些纤维蛋白丝网罗血小板、血细胞和血浆形

成血凝块。

凝血的过程是机体的一种保护反应，是维持生命所必需的。然而，凝血过程也有可能危及生命和功能。例如，在动脉粥样硬化血管中形成的血栓会导致心肌梗死或卒中。

思考

列举一些可能影响正常凝血功能的药物。

炎症反应

从损伤的血管和各种血液成分（血小板、白细胞）中释放的化学物质会导致小动脉、毛细血管前括约肌和小静脉的局部血管扩张。这种反应增加了受累毛细血管和血管的通透性[2]。从破损的小静脉渗出的血浆、血浆蛋白、电解质和化学物质会在伤后72小时内积聚在细胞外空间。损伤区域的血流增加，以提供愈合过程中组织的代谢需求，从而导致与炎症反应有关的红、肿、热、痛。

粒细胞、淋巴细胞和巨噬细胞运输至受伤区域，也会增加局部血流量。这些特殊细胞能够清除异物和坏死组织，促进伤口愈合和新的血管形成。在伤后的12小时内，新的上皮细胞再生，这些细胞通过皮肤层的重建，开启愈合的过程（图37-3）。

胶原蛋白是人体组织中最重要的结构蛋白。组织的正常修复取决于胶原蛋白的合成和沉积。在健康人体中，成纤维细胞在损伤后的48小时内合成并沉积胶原蛋白。胶原蛋白增加了组织的拉伸强度。然而，大多数受伤组织至少到伤后4个月才能恢复原有的强度和功能[3]。

伤口愈合过程的改变

许多因素会影响或改变伤口的愈合，包括解剖因素、同时使用的药物、现有的医疗条件和疾病及高风险创伤。

解剖因素

由于所处的部位和组织张力（张力），某些组织较其他组织愈合良好且快。皮肤的弹性和张力在身体的不同部位都有所不同。此外，它们还受到肌肉收缩和屈伸运动的影响。因此，这些因素会影响伤口的愈合和瘢痕的形成。例如，前臂的软组织损

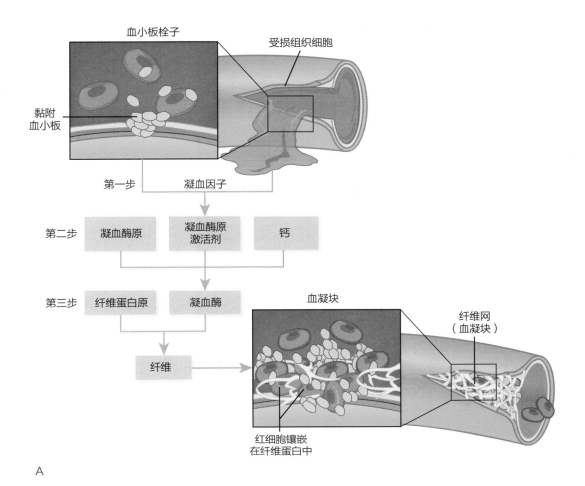

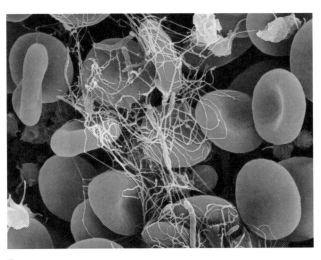

图 37-2 凝血过程。A. 凝血机制可以归纳为 3 个基本步骤：① 受损部位的组织细胞和黏附的血小板（形成一个临时的血小板栓子）释放的凝血因子；② 最终导致凝血酶形成的一系列化学反应；③ 纤维蛋白的形成和捕获的红细胞形成一个血凝块。B. 血凝块形成过程中，红细胞（红色）和白细胞（蓝色）被包裹在纤维网（黄色）中。

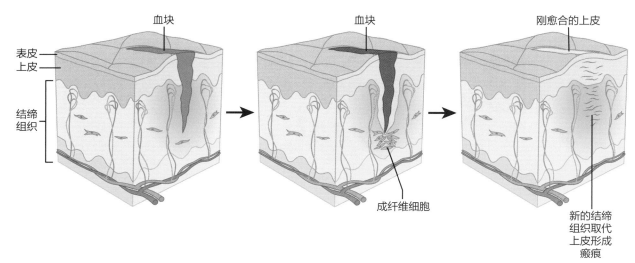

血块　　　血块　　　刚愈合的上皮

表皮
上皮

结缔
组织

成纤维细胞

新的结缔
组织取代
上皮形成
瘢痕

图 37-3 小伤口的愈合

伤通常比位于关节处的伤口愈合快。其他可能影响伤口愈合和瘢痕形成的解剖学因素包括油性皮肤和色素沉着。

同时使用的药物和疾病

某些因素可以通过各种机制延迟或影响正常的伤口愈合过程。例如，某患者目前使用的药物可能延缓伤口愈合的过程。此外，疾病也可以延缓或干扰愈合的过程。可以改变伤口愈合的常见药物包括糖皮质激素、非甾体类抗炎药，如阿司匹林、青霉素、秋水仙碱、抗凝血药和抗肿瘤药。导致伤口延迟愈合的疾病包括以下[4]：

- 高龄；
- 酗酒和吸烟；
- 急性尿毒症；
- 糖尿病；
- 缺氧；
- 肥胖；
- 周围血管疾病；
- 营养不良；
- 晚期癌症；
- 肝衰竭；
- 心血管疾病。

高风险创伤

高风险创伤由于伤口的位置或致伤力的性质而增加了感染的可能性，如位于手部、足部和会阴部位的高风险创伤。与高风险感染有关的伤口包括人和动物咬伤、异物和注射（如高压油枪）。其他高风险创伤是指那些被有机物污染或有大量灭活组织的伤口、挤压伤及免疫功能低下或外周血液循环不良患者的任何伤口。

异常瘢痕形成

异常瘢痕形成可导致瘢痕疙瘩或增生性瘢痕。瘢痕疙瘩是指疤痕组织过度增生，超出了原有损害范围的皮肤增生性疾病。这种瘢痕经常出现在耳朵、上肢、下腹部或胸骨受伤之后，在黑色素患者中也为常见。增生性瘢痕是在原有伤口边缘有过度增生的瘢痕组织。这种瘢痕更常见于组织应力较高的区域，如关节屈曲褶线。

需要缝合的伤口

虽然严重的伤口应该由医师评估，救护员也应该意识到以下类型的伤口需要缝合：

- 美容区的伤口（如面部、嘴唇和眉毛）；
- 裂开的伤口；
- 张力区（如关节）的伤口；
- 脱套伤；
- 环指受伤；
- 皮肤撕裂。

目前，有许多技术用于闭合伤口，包括缝合针、胶带、缝合针和组织黏合剂。

第4节 软组织损伤的病理生理学及评估

软组织损伤可分为闭合性损伤和开放性损伤。这种分类取决于表皮连续性的有无缺失或中断。软组织损伤通常是最明显的损伤，除非患者出现危及生命的出血或合并有气道损伤，软组织损伤一般被认为是最不严重的损伤。

闭合性损伤

闭合性软组织损伤通常出血较少。然而，这些损伤可能会引起胸腔、腹部、骨盆和腿部软组织的明显出血。本章将闭合性损伤归类为挫伤、血肿和挤压伤。

挫伤和血肿

钝性创伤可引起挫伤和血肿。挫伤的特点是表皮下血管破裂。挫伤后 24 ~ 48 小时会出现肿胀、疼痛和瘀斑（擦伤）。血肿是皮肤下血液积聚。挫伤时也有可能发生血肿。然而，血肿提示更大量的组织损伤和大血管破裂（图 37-4）。这些损伤通常是表面的，偶尔也与潜在的骨折、血管受累和明显的出血有关。

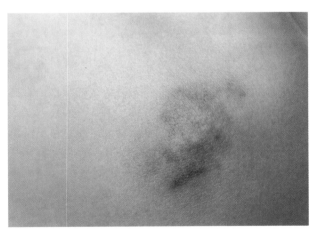

图 37-4 肩部有明显瘀伤

开放性损伤

开放性软组织损伤分为擦伤、撕裂伤、穿透伤、撕脱伤、截肢伤和咬伤。

擦伤

擦伤是局部皮肤表面的损伤。擦伤是由刮或磨擦皮肤引起的（图 37-5）。伤口通常是由于粗糙物摩擦造成的，如发生在运动损伤和摩托车碰撞中的擦伤。尽管这些伤口通常是浅层的，但是很痛，而且有很高的感染风险。

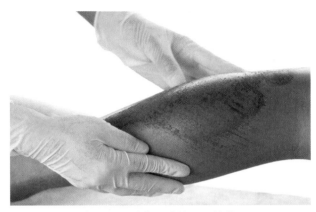

图 37-5 从自行车上跌落形成的深层擦伤

撕裂伤

撕裂伤通常是由撕、分裂或切开皮肤引起的（图 37-6）。撕裂伤通常是由刀或其他尖锐物体在皮肤上割开，线性伤口或切口。伤口的大小和深度很大程度上取决于损伤的部位和损伤机制。撕裂伤常会有明显出血。

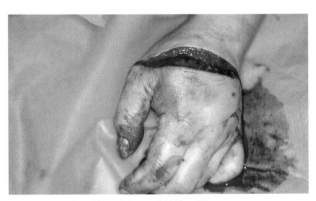

图 37-6 由坏掉的电锯导致的撕裂伤

穿刺伤

与尖锐、锋利的物体接触，通常会导致穿刺伤。这样的物体包括木片、针、订书钉、玻璃或钉子。穿刺伤的入口伤一般较小，然而，这些损伤往往与深层穿透和深层组织损伤有关。在院前环境中，很难评估穿刺伤，即使看起来很轻微的伤害也能掩盖相当数量的内部损伤。

在一些穿透伤中，物体一般嵌入或刺穿伤口

（图 37-7）。如果是胸部或腹部受累，就会发生严重的出血和内脏损伤，包括：

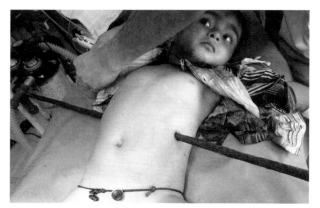

图 37-7　一根金属棍刺穿儿童腹部

- 胸部损伤；
- 气胸；
- 血胸；
- 心脏压塞；
- 心脏穿透伤；
- 食管、主动脉、膈肌、主支气管断裂；
- 腹部损伤；
- 空腔脏器损伤；
- 腹膜炎（细菌性、化学性）；
- 内脏摘除术。

思考

为什么穿透伤患者需要到医院取掉穿透物？

在高压下将一种物质注入人体也可能会造成穿刺伤（图 37-8），包括油脂、油漆、松节油、干洗液和熔融塑料。这些损伤通常具有生命危险或截肢风险。患者往往需要快速手术减压和清创术。这种伤通常伴随轻微出血，并且看起来可能不是很严重。由于注入的物体导致组织压力增加，受累部位通常会发生麻木和热烫。大多数损伤患者是外科急症，并发症可包括感染、挛缩、肢体功能障碍和筋膜室综合征。如果治疗延误可能需要截肢。

撕脱伤

撕脱伤是皮肤与皮下组织、软组织或骨骼剥离的损伤（图 37-9）。撕脱伤常出现在耳垂、鼻尖和手指。撕脱伤一个常见原因是工业设备，如肉类切片机或锯切设备；另一个常见原因是家庭暴力，如人类咬伤。

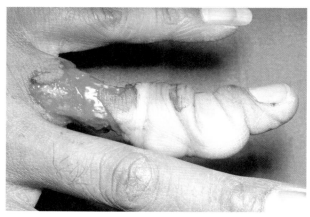

图 37-9　环形撕脱伤

脱套伤是撕脱伤的一种类型。这种损伤一般是剪切力将皮肤与皮下组织分离（图 37-10）。造成这种损伤的常见原因是工业设备，可能是机械的缠

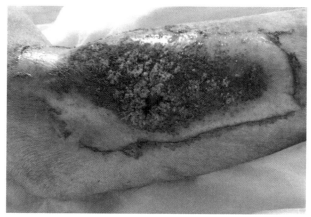

图 37-8　65 岁男性右前臂被铝液烧伤

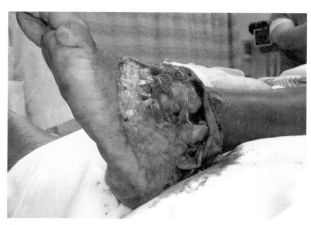

图 37-10　脱套伤

缠导致撕脱。另一个常见原因是手指上的珠宝被固定的物品挂住，这可能导致软组织撕脱，有时可能会伤及手部骨头。还有一个常见原因是机械装置夹住头发，造成头皮撕脱。脱套伤有时造成骨骼损伤，有时导致受累部位的组织大量损失。可能有明显出血。

截肢伤

创伤性截肢是由机械力造成的完全或部分肢体的缺失（图37-11）。手指、小腿、手和前臂，以及足的远端常常以这种方式受伤。出血可能是截肢伤的致命并发症。在完全截肢的情况下，受伤的动脉常常收缩，出血可能会比部分截肢伤少一些。

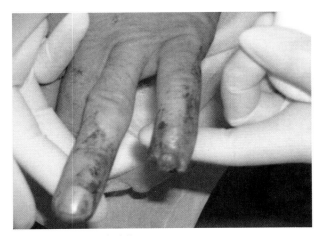

图37-11 指尖截肢伤

咬伤

动物或人的咬伤通常是穿刺、撕裂、撕脱和挤压共同作用引起的（图37-12）。咬一口所产生的压力可高达2758 kPa。咬伤可能累及深层结构，如肌

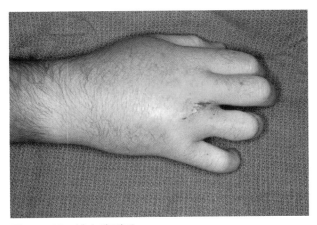

图37-12 被人咬到手

腱、肌肉和骨骼。咬伤的并发症，尤其是人类咬伤，可包括脓肿、淋巴管炎、蜂窝织炎、骨髓炎、腱鞘炎、肺结核、乙型肝炎和破伤风。从理论上讲，人类咬伤可能传播HIV病毒，但美国CDC指出，通过唾液传播HIV病毒的可能性不大[5]。哺乳动物咬伤的并发症包括放线菌病、梅毒和狂犬病等疾病，但不常见。所有被咬伤的患者都应该寻求医师的评估。

注意

有一种普遍存在的错误认识，即狗咬是"干净的"咬，狗的嘴里的细菌比人的嘴里的更少。在现实中，狗（和猫）的嘴充满了细菌，如果细菌进入破损的皮肤，就会引起疾病。从狗和猫咬伤伤口中已分离出130多种致病微生物。动物唾液被细菌严重污染。可以通过狗或猫咬伤传染给人类的疾病包括巴氏杆菌病、链球菌和葡萄球菌感染及二氧化碳嗜纤维菌感染等。

资料来源：Veterinary Public Health Section, Infectious Diseases Branch, Division of Communicable Disease Control, Center for Infectious Diseases, California Department of Public Health. *Investigation, Management, and Prevention of Animal Bites in California*. 3rd ed. California Department of Public Health website. https://www.cdph.ca.gov/Programs/CID/DCDC/CDPH%20Document%20Library/InvestigationManagementandPreventionofAnimalBitesinCA.pdf. Published 2014. Accessed March 10, 2018.

思考

假如你在照顾一个被动物咬伤的人。除了护理患者的伤口和记录护理过程，你还有哪些其他需要关注的问题和责任吗？

挤压伤

挤压伤是当组织暴露于压力时发生的3种损伤之一，这种力足以破坏人体的正常结构和影响所累及细胞和组织的代谢功能。挤压伤的严重程度取决于施加在身体上的压力，以及压力与身体保持接触的时间，以及身体受伤的具体部位。重要器官的严重挤压伤可导致立即死亡。

挤压伤通常发生在上肢、下肢、躯干或骨盆。它可能是由于被困在重物下，如地基坍塌，或其他巨大的压力（图37-13）。可导致挤压伤的情况包括：

· 砖石或钢结构的倒塌；

· 地质灾害（如泥石流、地震）；

· 机动车碰撞事故；

- 战争的伤害；
- 工业事故；
- 石膏体积膨胀。

当失去意识的人长时间躺在坚硬的平面上不动时，也会发生挤压伤，如中风、药物过量或酒精中毒[6]。

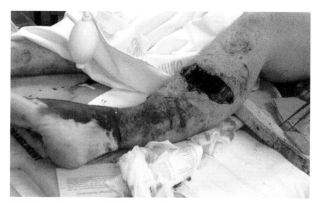

图 37-13 有开放性伤口的挤压伤

思考

挤压伤有哪些机制？

筋膜室综合征

筋膜室综合征是指外部或内部压力增加影响血液循环，通常是挤压伤的结果，是一种外科急症和威胁肢体的事件。如果筋膜室综合征发生在四肢，主要是受压或钝性伤的肌肉群局限于致密的纤维鞘，伸展能力极小（膝关节以下或肘部以上）。其他不太常见的筋膜室综合征原因包括[3]：

- 电损伤；
- 出血进入筋膜室（如血友病患者凝血功能障碍）；
- 周围组织深度烧伤和电烧伤；
- 血管闭塞；
- 高压注入；
- 制动伴压迫性坏死（因酒精中毒、非法使用药物、中风）；
- 浓度 50% 的葡萄糖外溢[7]。

思考

为什么酒精中毒、非法使用药物或卒中会导致筋膜室综合征的发展？

筋膜室综合征的发展与出血和水肿导致封闭的筋膜间隙（筋膜室）压力增大有关。随着内压力持续升高，肌肉缺血会导致肌肉细胞进一步肿胀。出现肿胀时，压力会阻碍流出（静脉引流），然后阻塞流入（动脉流），导致压力增加。在受伤后的几个小时（6 小时或更长时间）内[8]，缺氧会造成不可逆组织的损伤。如果不进行治疗，除了肌肉损伤，任何通过筋膜室的神经都可能坏死。肢体筋膜室综合征的体征和症状包括血管功能不全；筋膜室综合征最常见的特征可以用 6 个 "P" 概括（框 37-1）。其他提示筋膜室综合征体征和症状包括：

- 剧烈疼痛；
- 肿胀；
- 触痛；
- 受累肌肉群无力；
- 被动拉伸疼痛（最早表现）。

框 37-1 筋膜室综合征的 6 个特征

1. 疼痛
2. 苍白（皮肤苍白或毛细血管充盈不良）
3. 感觉异常（针扎感）
4. 无脉搏（减少或消失）
5. 瘫痪（不能活动）
6. 体温过低

注：一些特征出现在筋膜室综合征的晚期，不应用于诊断病情。例如，如果患者没有脉搏、瘫痪或变温，对患者的损害可能是永久性的。主要的症状和体征是剧烈疼痛和被动拉伸疼痛，如果是晚期或肢体出现局部阻滞，疼痛可能已经消失。

识别筋膜室综合征需要基于患者的病史和损伤机制。筋膜室综合征常与小腿胫骨骨折有关，但也可发生股骨、前臂或上臂骨折或挤压后。延迟治疗可能导致神经死亡、肌肉坏死和挤压综合征。

爆炸伤

爆炸伤一般分为初级、二级、三级和四级（表 37-1）——可以由最初的空中爆炸和飞溅的碎片造成，或者伤者被爆炸冲击波抛起时与另一个物体碰撞造成的。可能导致爆炸伤的情况包括天然气或汽油爆炸、烟花爆炸、谷仓升降机爆炸、轮胎爆炸[9]及恐怖爆炸。在怀疑发生爆炸伤时，确保现场

级别	特　　点	身体部位受影响	伤害类型
一级	烈性炸药造成的；过压波对身体表面的冲击造成的	充满气体的解剖结构最容易受到影响：肺部、胃肠道和中耳可能受到影响	肺爆裂（肺气压伤） 鼓膜破裂及中耳损伤 腹腔出血及穿孔 球（眼）破裂 脑震荡（创伤性脑损伤无头部损伤体征）
二级	由飞溅的碎片和炸弹碎片造成的	任何身体部位都可能受到影响	穿透性弹道（碎裂）或钝性伤 眼睛穿透（可隐匿）
三级	由爆炸冲击波造成的	任何身体部位都可能受到影响	骨折和创伤性截肢；闭合性和开放性脑损伤
四级	所有与爆炸有关的损伤、疾病，以及非由一级、二级或三级损伤机制引起的疾病；包括现有疾病恶化或并发症	任何身体部位都可能受到影响	烧伤 挤压伤 闭合性及开放性脑损伤 哮喘、慢性阻塞性肺疾病，或其他因尘埃、烟雾或有毒烟雾引起的呼吸系统疾病 心绞痛 高血糖 高血压

表 37-1　爆炸伤的分级及机制

资料来源：El Kader SA. Blast injuries. SlidePlayer website. http://slideplayer.com/slide/4701224/. Accessed March 12, 2018.

和人身安全是首要任务。在有关部门（如执法部门、消防部门、专业救援队、危险物资队或其他公共服务机构）确保现场安全之前，救护员不应进入爆炸现场。

爆炸造成的损伤可以是浅层的，也可以是深层的，深层的损伤可能会损害内部器官（图 37-14）。充满空气的器官的压迫性损伤包括鼓膜、鼻窦、肺、胃和肠的破裂。

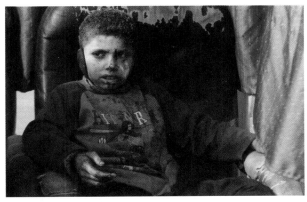

图 37-14　面部爆炸伤

爆炸伤患者需要快速稳定（气道和通气支持与脊柱保护；循环支持）和快速转运至医院由医师进行评估。爆炸伤和相关创伤在院前环境中难以识别。

这些损伤的患者需要在创伤中心进行全面的评估。

> **思考**
>
> 如果一个爆炸伤患者突然出现听力下降，你会怀疑是什么损伤？

第 5 节　软组织损伤处理原则

对于软组织损伤，确保人身和现场安全始终是任何紧急救援行为的首要任务。如有什么情况，执法人员和救援人员应通知 EMS 人员，进入现场相对安全，并已控制所有肇事者。即使如此，救护员必须时刻警惕现场可能存在的危险。如果存在其他类型的危险，如危险化学材料或炸弹，也可能需要其他公共服务机构的帮助。

处理优先级

对危及生命的损伤的评估和复苏应先于对无生命危险的软组织损伤的评估和干预。对不可控的外部出血应直接按压。如果直接按压不能控制危及生命的肢体出血，或者情况需要立即疏散或有其他优先事项，则应使用止血带[10]。救护员应该在以后的体格检查中对不构成生命威胁的伤口进行评估[11]。一般的伤口评估包括询问创伤史和对伤口的仔细检查。

创伤史

创伤史应包括：

- 受伤时间；
- 创伤发生的环境（不洁净环境感染的风险较大）；
- 并发或相关损伤的发生机制和可能性；
- 失血量；
- 疼痛程度；
- 病史，包括使用可能影响止血的药物；
- 破伤风免疫接种。

体格检查

针对伤者的体格检查应包括：

- 检查伤口是否出血、大小、深度、有无异物、组织损失情况、有无水肿和畸形；
- 检查伤口周围的区域，看是否有皮下组织、动脉、神经、肌腱或肌肉的损伤；
- 肢体感觉或运动功能评估；
- 评估伤口及伤口远端组织的灌注状态；
- 触诊伤口及其相关结构，以评估毛细血管充盈、远端脉搏、压痛、温度、水肿和皱襞（如果怀疑骨性损伤）。

思考

在院前环境中，会对每一个伤口进行检查吗？

第 6 节 出血和控制出血

失血通常与软组织损伤有关，可能由动脉、静脉、毛细血管损伤或这些损伤的组合引起。一般来说，动脉出血的特征是鲜红色血液喷射，静脉出血是暗红蓝色血液流动，毛细血管出血是鲜红色血液渗出。然而，区分不同类型的血管出血并不容易。在院前环境中，应重点关注控制出血患者的出血。

控制出血的方法包括直接按压止血和使用止血带。伴有骨折时，用夹板固定可以减少出血。

直接按压

救护员可通过直接按压损伤部位控制外出血（图 37-15）。直接按压可在 4~6 分钟控制大多数类型的出血[4]。为了持续控制出血，可以在损伤部位

使用压力敷料，并用弹性绷带固定。即使使用了安全敷料，救护员也必须继续按压。一旦施用敷料，就不要随意移除它，因为移除会破坏新鲜的血凝块。如果再次出血，并且敷料被血浸湿，应该在它上面用第二块敷料压住，直到出血得到控制。如果多层敷料浸透，则必须采取更积极的或替代的止血措施。

思考

为什么控制出血的按压点应该靠近患处？

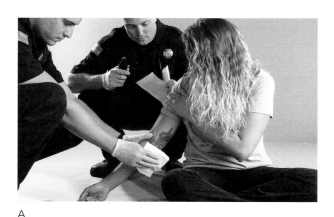

A

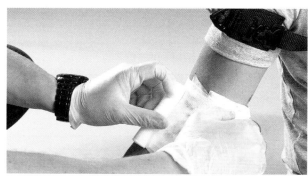

B

图 37-15 A. 直接按压控制出血；B. 加压敷料与止血带放置在上臂

止血带

使用止血带止血曾被认为是止血的"最后手段"。然而，针对伊拉克和阿富汗战争中受伤情况的研究表明，正确使用止血带是安全有效的[12]。应用止血带的方法如下（图 37-16）[13]。

1. 选择止血带的位置。避开关节，距离伤口近5 cm[14]。如果不知道实际出血的部位，或者有多个伤口，则应采用"高而紧"的方式，尽可能靠近患肢。这种方法通常在形势

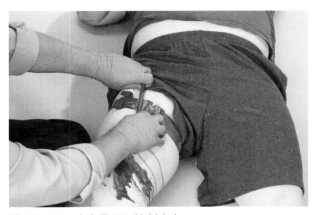

图 37-16 止血带用于控制出血

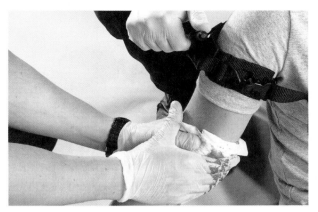

图 37-17 市售止血带的应用

危急或时间有限的情况下使用；如果时间允许及环境安全，可以选择伤口上方 5~8 厘米处[15]。应用于肱动脉的血压计袖带也可作为止血带。

2. 将市售止血带，如战斗用止血带（CAT）、紧急军用止血带（EMTI）、特种作战部队战术止血带（SOFTT）放在伤口上方 5~8 厘米，并在动脉上方进行压迫。

3. 如果没有市售止血带，选择宽（10cm）而平坦的止血带材料，在动脉上放一个垫子（一卷纱布或加厚的折叠敷料）以压迫动脉。不要使用细的材料，如绳子或麻绳，因为它可能损害下面的组织。如果使用血压计袖带作为止血带，应充气袖带，直到袖带压力超过动脉压力，直到出血停止和远端脉搏消失。

4. 将止血带绕四肢和止血垫两圈，并在止血垫上方打个半结。

5. 放置一个"锚机"（小木棍子、钢笔或类似的东西）在半结，用一个方结固定它。

6. 扭紧锚机直到出血停止。检查止血带远端是否有脉搏。如果仍可摸到脉搏，收紧止血带，把锚机固定在那个位置，直到没有脉搏。止血带勒紧后，不要松开。

7. 如果第一个止血带不能充分控制出血，在第一个止血带旁边使用第二个止血带。

8. 在患者身上贴一张便条，标明止血带的使用时间，或在患者的额头上清楚地标记"TK"（以表示"使用了止血带"）。将止血带应用过程记录在患者救护报告里（图 37-17）。

肢体交界处出血控制

止血带可以有效地控制大部分的肢体出血，但是对于发生在肢体和躯干交界处的出血，如腹股沟、腋窝和颈部根部的出血，它们就没有那么有效了[16]。这些部位的出血都可以通过外部实施压而止血。美国国防部战术战斗伤亡救护委员会（CoTCCC）目前推荐了 3 种装置来控制交界处出血：止血卡钳（CRoC）、交界急救止血带（JETT）和交界止血带（SJT）。

CRoC 是将压力直接施加在伤口或腹股沟或腋窝等交界区来控制出血的钳子（图 37-18）。JETT 组件包括腰带、垫子及锚机（图 37-19）。SJT 由一个皮带和囊袋组成，囊袋膨胀以挤压伤口（图 37-20）。尽管 JETT 和 SJT 也被用于稳定骨盆骨折，但只有 SJT 获得了美国 FDA 的批准。所有这些装置都必须在 4 小时内拆除。如果不能马上应用交界止血装置，应使用带有压力的战斗纱布，以尝试出血控制。

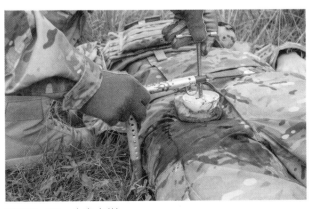

图 37-18 止血卡钳

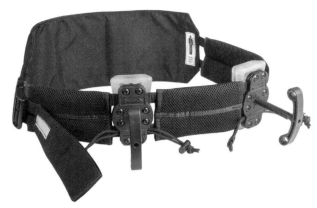

图 37-19 交界急救止血带

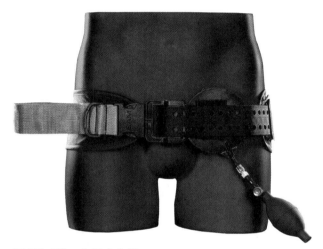

图 37-20 交界止血带

注意

如果患者服用抗凝血药物，如华法林、达比加群脂、阿哌沙班或利伐沙班，出血将更难控制。

用夹板固定

患者活动促进血液流动。这种活动会破坏血栓或增加血管损伤。在外出血得到控制后，应尽可能将患者固定，作为控制出血的辅助手段。

第 7 节 包扎软组织损伤的敷料

创伤救护中会使用多种敷料和绷带。敷料一般分为 6 类。

1. 无菌敷料：经过消毒的敷料，可以消除细菌。为防止感染，应用无菌敷料。
2. 非无菌敷料：未经消毒的敷料。感染不是首要问题时，可以使用非无菌敷料。

3. 封闭敷料：不允许空气通过的敷料。这些敷料在治疗胸腔和主要血管的伤口时很有用，以避免负压引起空气进入体内，分别导致气胸或空气栓塞。
4. 非闭合敷料：允许空气通过的敷料。用于处理大多数软组织损伤。
5. 黏附性敷料：将伤口的渗出物纳入敷料网，附着在伤口表面的敷料。有时可以用于控制急性出血。
6. 非黏附性敷料：允许伤口渗出物通过而不黏附在伤口表面。敷料，在取出时不会损伤伤口。通常在伤口愈合后使用。

绷带的作用是将敷料固定。它们分为吸水性、非吸水性、黏附性和非黏附性。像敷料一样，绷带也分无菌的或非无菌的。

敷料及绷带使用不当引起的并发症

敷料和绷带使用不当会伤害患者并引起不适。例如，敷料太松不能达到止血的效果。绷带绑得太紧会导致组织缺血，对血管、神经、肌腱、肌肉和皮肤造成结构性损伤，并可能导致筋膜室综合征。

开放性伤口敷料的基本应用

开放性伤口敷料的基本应用包括以下步骤。

1. 评估伤口的大小、深度、位置和感染情况。
2. 处理伤口以备包扎。院前救护通常仅限于用无菌水或 0.9% 的氯化钠溶液冲洗伤口，以清除伤口表面的污染物。但不要进行广泛的清创。
3. 使用合适的敷料。
4. 用绷带或纱布包裹固定敷料。
5. 把绷带松散的两端用胶带粘住。

第 8 节 现场急救时软组织损伤不要求关闭

救护员会遇到许多不需要闭合或由医师评估的小伤口。在这种情况下，救护员应该提供基本的急救服务并指导患者自我护理。

敷料和绷带

根据患者损伤的性质和部位，可能需要使用敷料、绷带固定以正确护理伤口（图37-21）。通常需要医师评估的开放性伤口具有以下特征：

- 神经、肌肉或血管损伤、肌腱或韧带损伤；
- 被严重污染；
- 美容并发症（如面部外伤）；

- 存在异物；
- 所有动物咬伤，尤其是那些与深部穿刺有关的。

对生命或肢体构成威胁的软组织损伤患者，需要快速评估、稳定和快速转运至医院以便医师评估。

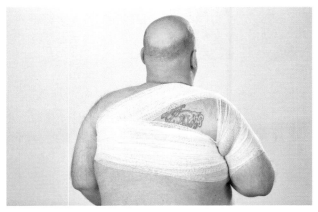

A

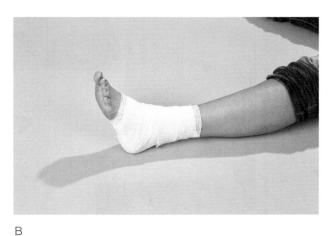

B

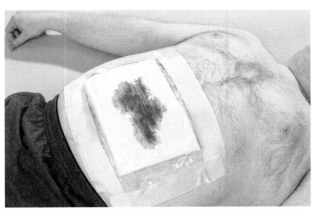

C

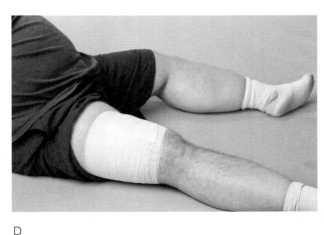

D

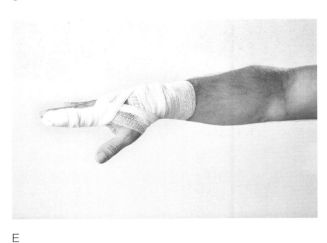

E

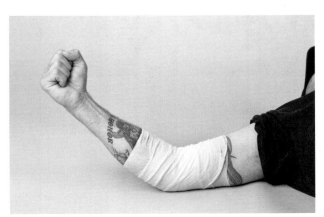

F

图37-21 敷料种类。A.肩部敷料；B.踝关节敷料；C.腹部敷料；D.大腿敷料；E.手指敷料；F.肘部敷料；

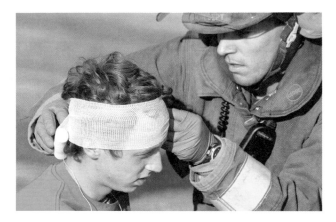

G

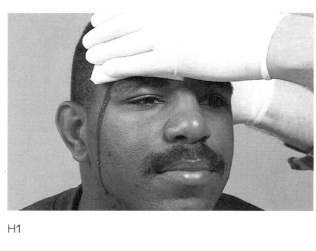

H1

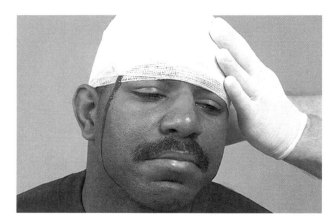

H2

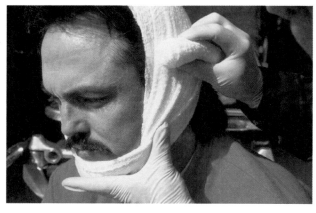

I

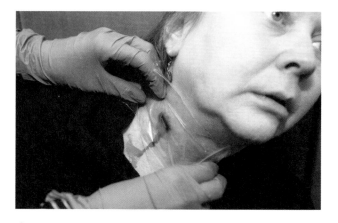

J

图 37-21（续） G. 前额敷料；H1、H2. 头皮敷料；I. 耳/乳突敷料；J. 颈部敷料

伤口止血产品

局部伤口止血产品被用作其他敷料的附属物，以加强凝血和减少严重伤口出血时间。例如，这些产品可以用作肢体止血带或交界止血带辅助物，或者用于伤口不适合用止血带的伤口。目前推荐在院前使用的产品有 OuikClot 战斗纱布（军用首选）和 Celox 纱布。ChitoGauze Pro 或 XStat 最适用于深且狭窄的伤口[17]。在使用止血纱布或敷料后，至少应直接按压 3 分钟。

氨甲环酸

氨甲环酸（TXA）是一种用于减少或防止出血的抗纤维蛋白溶解药物。它抑制纤溶酶原对纤溶酶的活化，从而防止血凝块的溶解。一些军用和民用研究表明，院前注射 TXA 可降低死亡率[18]或所需血液制品的数量[19]。接受 TXA 治疗的患者发生血栓栓塞事件的风险可能增加。虽然目前支持或反对使用 TXA 的证据还不是结论性的[20]。重要的是，在现场给予 TXA 不能延迟其他出血控制措施或转运到适当的创伤中心。

TXA 的治疗方案应针对有危及生命的出血、需要输血的患者。院前注射的初始剂量是 1 gTXA 溶于 50 mL 0.9% 的氯化钠溶液中，给药超过 10 分钟。除生理盐水外，不得注入其他任何溶液。这种药物不用于有凝血障碍、孤立性头部损伤或已知过敏的患者[21]。

证据显示

波士顿研究人员对一个 EMS 机构的院前救护报告进行了回顾性分析，以描述止血带的使用及其并发症。在回顾的 8 年时间里，院前应用止血带 98 次：67.4% 用于穿透伤，7.1% 用于钝性伤，23.5% 用于血液透析分流术或伤口（慢性伤口或静脉曲张）出血。在 91.6% 的病例，止血带成功地控制出血。出现前臂麻木 1 例，血管并发症 1 例。研究人员得出结论，在这个 EMS 机构，由于转运时间短，止血带的应用似乎是安全的，并发症的发生率很低。

资料来源：Kue RC, Temin ES, Weiner SG, et al. Tourniquet use in a civilian emergency medical services setting: a descriptive analysis of the Boston EMS experience. *Prehosp Emerg Care*. 2015; 19（3）:399–404.

评价

当地治疗方案可能允许救护员治疗和释放软组织损伤较小的患者，由患者自行护理。它还允许救护员将患者转到私人医师那里进行后续治疗。救护员可以向那些不会被救护车运送到医院接受评估的患者做出书面和口头的护理指示。

注意

一些 EMS 系统允许救护员提供破伤风疫苗接种服务。破伤风是一种严重的，有时是致命的中枢神经系统疾病，由感染破伤风梭菌孢子的伤口引起。患者可以通过定期接种破伤风疫苗来预防破伤风。在美国，每年报告只有大约 50 例或更少的病例，所有这些病例都发生在非免疫人群中。破伤风感染最常见于 50 岁以上的人，60 岁或 60 岁以上人群和糖尿病患者死亡率最高。

美国的儿童和成年人通常接受白喉、破伤风和百日咳联合免疫（无细胞百日咳给 7 岁以上的人；全细胞百日咳给婴儿和幼儿）。在儿童期进行初步免疫接种后，儿童每 5~10 年接受一次强化疫苗。以前没有接种过破伤风疫苗的患者可以注射破伤风免疫球蛋白，因为它能提供即时免疫。 在处理伤口期间，救护员应确认患者上一次破伤风免疫接种情况还应确定患者对破伤风制剂的任何过敏反应。疫苗的正常不良反应包括轻微发烧、注射部位疼痛和轻微皮疹。 对于 6 周以下的婴儿、孕妇和对疫苗过敏的人，破伤风疫苗禁用。

资料来源：Facts about tetanus for adults. National Foundation for Infectious Diseases website. http://www.adultvaccination.org/vpd/tetanus/facts.html. Published January 2012. Accessed March 12, 2018.

思考

为什么你必须了解破伤风的知识？如果你的救护车上没有携带破伤风疫苗，你为什么还要询问患者接种破伤风疫苗的情况？

耐心的说明

口头和书面指示有时也被称为"患者指导书"。救护员应指导所有未被运送到医院接受评估的创伤患者如何护理伤口（图 37-22）。这些说明应包括下列信息：

伤口护理说明书

患者姓名： _____

1. 打电话给你的私人医师。他／她可能会有进一步的指示。
2. 保持伤口和敷料尽可能干燥，因为水有助于细菌的生长。
3. 2 天后取出敷料。
4. 检查感染体征：
   a. 肿胀
   b. 过度发红
   c. 疼痛
   d. 热—局部地或全身地，如发热
   e. 伤口流液
5. 重新敷上无菌纱布敷料，边缘处贴上胶布。每 2 天重复一次直到伤口愈合。
6. 在活动度较高的区域的伤口，如关节周围，会产生过度的张力。应采取适当的预防措施，以减少受影响关节的运动，促进愈合。

其他说明： _____

_____

_____

完成的处理： _____

破伤风： 是 / 不是   **类型：** _____

我在此承认，我已阅读上述说明，它们并已向我解释，我理解它们，并收到了它们的副本。

我知道我只接受过紧急救护，在我所有的医疗问题都被知道和治疗之前，我可能会被释放。我会按照指示安排后续护理。

_____   _____
责任方签字：   **关系：**

_____   _____
证人：

_____   _____
患者救护报告原件复印给患者   标题日期 / 时间：

图 37-22 伤口护理说明书样本

- 保护；
- 换药及随访；
- 伤口清洗；
- 伤口感染的迹象。

伤口感染

伤口护理的目的之一是预防感染。感染是软组织损伤的常见并发症。感染是由皮肤大量破损和随后暴露于非无菌的外部环境引起的。虽然大多数感染是轻微的，但有些可能是严重的。影响感染可能性的因素包括不干净的伤口（如被土壤、污垢或油脂污染的伤口）和伤口机制，以及患者健康状况不良。这些因素会引起局部和全身并发症，影响患者的总体康复。

伤口感染的原因

引起伤口感染的因素有很多，包括以下几点[4]。

- **时间：** 如果在受伤后 8 ~ 12 小时清洗和修复伤口，则感染的风险可以大大降低。损伤后 3 小时内就会出现导致感染的细菌增殖。
- **机制：** 由细小的切割力引起的撕裂伤比挤压伤更能抵抗感染。高速弹道损伤可以产生在几天内都不明显的内部损伤。
- **位置：** 足部、下肢和会阴的损伤引起感染的风险高于平均水平。损伤产生的组织损伤越多，感染的风险就越高。
- **污染：** 异物在伤口中的存在增加了感染的可能性。特别值得关注的是被土壤、唾液和粪便污染的伤口。
- **准备：** 除去身体、面部和头部的毛发。剪掉头发而不是剃掉头发可以减少伤口感染的风险。剃须可能会擦伤皮肤，并可能将皮肤菌群转移到更大的伤口，从而造成更多的损伤。
- **清洗：** 用 0.9% 的氯化钠溶液和高压注射器清洗伤口。
- **技术修复：** 感染风险高的伤口（如动物咬伤）可能需要清洗、清创、开放 4 ~ 5 天，然后缝合（延期一期闭合）。
- **患者的一般状况：** 老年患者和有并发疾病或既往疾病（如糖尿病）的患者往往不易抵御感染。

伤口愈合评估

救护员可以通过以下方法评估伤口是否正确愈合。

- 检查敷料是否有过多流液。更换饱和的敷料，防止伤口沾染。
- 检查伤口是否有感染或切口愈合的早期迹象。炎症、水肿和血液渗出在头 3 天是正常的，但是应该随着伤口愈合逐渐消退。

伤口感染包括增厚或水肿、流脓、恶臭、持续疼痛、伤口愈合缓慢、近端淋巴结肿大、发热。如果出现任何这些症状，救护员应咨询医学指导。医学指导可能建议将患者转到急诊科或将患者转到私人医师那里进行后续治疗。

第 9 节　特定软组织损伤的救护及注意事项

如前所述，对危及生命的损伤和复苏的评估要先于对非危及生命的软组织的评估和干预。救护员可在确保适当的通气、呼吸和循环状态（确定了脊柱保护措施）后进行伤口护理，控制严重出血，保持正常体温。下面详细介绍特定软组织的救护方法。

胸部或腹部的穿透伤

胸部和上腹部的开放性伤口必须用无菌和封闭敷料适当覆盖。胸部开放性创伤可导致严重的肺损伤，包括气胸和张力性气胸。腹部穿透伤的主要并发症包括主要血管或实体器官出血和肠穿孔。

救护员在处理有穿透物体存在的胸部或腹部穿透伤口时应遵循以下原则。

1. 不得移除穿透物体，因为可能发生严重出血或基底结构损伤。
2. 不要操作穿透物体，除非在手术前或转运患者时需要缩短穿透物体。
3. 直接压在穿透物体周围以控制出血。
4. 用大的敷料固定物体；固定患者以防止移动。

撕脱伤

院前环境中对撕脱组织的处置因医疗指南不同而有所不同，但有 2 个方法普遍一般适用。

1. 如果该组织仍然附着在身体上：
   - 用 0.9% 的氯化钠溶液清洗伤口表面的污物；
   - 轻轻将皮肤放回原来位置；
   - 控制出血，包扎伤口，并持续地直接按压。
2. 如果组织与身体完全分离：
   - 直接按压止血；
   - 如果可能，拿掉撕脱的组织，但不要延误转运；
   - 用纱布包裹组织，纱布用乳酸盐林格液或 0.9% 的氯化钠溶液浸湿（按医疗指南）；
   - 把组织密封在塑料袋里；
   - 将密封的袋子放在冰水中；不要将组织直接放在冰上。

思考

为什么要用 0.9% 的氯化钠溶液或乳酸盐林格液代替无菌水包裹或清洁撕脱组织？

截肢

与其他开放性伤口一样，截肢手术的出血控制最初应直接施加压力，前提是可以对出血源集中施压。如果不能确定出血的血管，而出血仍在继续，应尽快使用止血带。对被截肢的肢体，应按照与撕脱组织相同的方式进行处理。

挤压综合征

挤压综合征是一种危及生命的并发症，有时是由长期制动或压迫引起的，可以预防。在灾难性事件中，也可能发生挤压综合征。这种情况最可能是因为救援和解救患者延误超过 4 小时。但在某些病例，1 小时内就出现挤压综合征。在地震中，患者死于挤压综合征仅次于直接创伤[22]。在地震时，大量患者出现挤压伤时，卫生保健系统往往没有足够的资源来紧急处置这些患者。据报道，50% 的挤压综合征患者发展为急性肾衰竭[23]。早期适当的液体复苏和专家建议的治疗方法可以降低这些患者的急性肾损伤发生率和透析需求。因此，入院前对挤压综合征的处置会影响患者的预后。

注意

由于涉及的变量众多，挤压综合征复杂，往往难以诊断和治疗。这些变量包括组织损伤的程度、压迫的持续时间和力量、患者的健康状况和相关的损伤。

挤压综合征是由挤压伤引起的不稳定的损伤。抢救时，作用于肌肉骨骼组织的压力被释放损伤才会变得明显[24]。挤压破坏了血管的完整性，导致细胞和细胞膜的结构丧失，从而破坏或改变肌肉组织。只要受压状态不变，挤压综合征患者可在数小时或数小时内保持稳定。然而，当患者被解救出来、压力释放时，同时发生 3 种病理过程，导致死亡。

1. 含氧血液回流到缺血的肢体。这种再灌注会使血管内的血液汇集到被破坏的组织中，使循环血容量减少，这通常会导致休克。
2. 随着含氧血液的回流，无氧代谢产生的各种有毒物质和废物被释放到体循环中，引起代谢性酸中毒。受损细胞释放出大量的细胞内溶质和水，然后导致高钾血症、高尿酸血症和高磷血症。低钙血症是由于受伤肌肉细胞对水和钙的吸收导致的。
3. 肌红蛋白从受伤肢体的受损肌肉细胞（横纹肌溶解的一部分）中释放出来。肌红蛋白通常很容易被肾脏过滤，但大量的肌红蛋白会阻塞肾小球，导致急性肾衰竭。

在一些挤压伤患者会出现急性呼吸窘迫综合征。导致其发展的因素包括炎症反应、过量输液。如果患者有长骨骨折，可能还有脂肪栓塞。

感染和脓毒症是挤压综合征常见的并发症。它们的出现通常与伤口污染有关，患者受损的免疫系统无法抵抗[25]。

治疗

对挤压综合征的治疗存在争议的，必须由熟悉这一病理过程的医学指导必须监督院前救护。紧急救护必须与救援工作相协调，以使从挤压中释放的时间与药物治疗相一致。这一顺序旨在防止低血容量性休克和挤压综合征。在确保足够的氧合和通气支持后，最初的院前救护侧重于积极的静脉补液以控制低血压和防止肾衰竭[26]。0.9% 的氯化钠溶液是复苏的首选[27]；不推荐含有钾的液体，如乳酸盐林格液。一般来说，如果不能密切监测患者，在院前环境中注射的液体不超过 3~6 L[28]。如果环境温度较低，且患者可能有体温下降，则需要较少的液体。救护员应密切监测有输液过量风险的患者，如果可能，应就输液量咨询医疗指导。

一些医疗指南认为可用甘露醇，但其有效性存在争议[29]。

只有在需要控制危及生命的肢体出血时才建议使用止血带。其他情况下，应听从现场指导或在线医疗指导建议。框 37-2 列出了针对挤压综合征患者的救护措施。

框 37-2　针对挤压综合征患者的救护措施

初始治疗：展开救援前（如果可能）

- 在释放被压的身体部位之前，通过静脉给液。在长时间挤压（超过 4 小时）的情况下，这一步骤特别重要。然而，挤压综合征可能发生在挤压小于 1 小时的情景中；
- 启动血管通路，注入 0.9% 氯化钠溶液 10~15mL/kg（在解救之前）；
- 酸中毒：静脉给予碳酸氢钠 1 mEq/kg（最大 50 mEq），并开始碳酸氢钠滴注（2 安瓿，100 mEq，碳酸氢钠在 1 L 5% 的葡萄糖溶液中注入 60 分钟以上）。这种治疗可纠正酸中毒和高钾血症，并减少肌红蛋白和尿酸沉积在肾脏；
- 挤压综合征的高钾血症预防，就在患者被从挤压中释放之前，开始雾化吸入沙丁胺醇 10 mg，推动 10 单位胰岛素，然后 25 g 葡萄糖（如果患者以前没有高血糖），并给 1 g 葡萄糖酸钙，给药

时间超过 2 分钟。如果由于任何原因，在压力释放之前不能采取预防措施，那么当压力释放时在受伤的肢体上捆上止血带以减轻突然的高钾血症；
- 监测心电活动，并获得十二导联心电图，以观察心律失常和高钾血症的迹象（压力释放前后）。

解救后的治疗

- 继续输注 0.9% 的氯化钠溶液，成年人每小时 500~1000 mL，儿科患者每小时 10 mL/kg。
- 如果心电图提示高钾血症，可考虑给予成人以下药物：

10% 葡萄糖酸钙 2 g，静脉滴注不少于 5 分钟，或 10% 氯化钙 1 g，静脉滴注不少于 5 分钟；
如果还没有给药，碳酸氢钠 1 mEq/kg，静脉慢推
考虑镇痛的必要性。

资料来源：National Association of State EMS Officials. *National Model EMS Clinical Guideline*. Version 2.0. National Association of EMS Officials website. https://www.nasemso.org/documents/National-Model-EMS-Clinical-Guidelines-Version2-Sept2017.pdf. Published September 2017. Accessed March 12, 2018; Sever MS, Vanholder R. Management of crush victims in mass disasters: highlights from recently published recommendations. *Clin J Am Soc Nephrol*. 2013; 8(2): 328-335.

总结

- 出血可以是内出血，也可以是外出血。
- 皮肤及其附属器官具有许多对生存至关重要的功能。皮肤由两层不同的组织组成：表皮（外层）和真皮（内层）。
- 体表创伤会影响体液和电解质的正常分布，也会影响体温的维持。体表的创伤的两个生理反应——血管反应和炎症反应——均有助于伤口愈合、疤痕形成，或二者兼而有之。
- 软组织损伤分为闭合性损伤或开放性损伤。这种分类基于表皮连续性有无缺失或断裂。

闭合性损伤包括挫伤、血肿和挤压伤。开放性损伤包括擦伤、撕裂伤、穿刺伤、撕脱伤、截肢伤和咬伤。
- 评估危及生命的损伤和复苏先于评估和干预非危及生命的软组织损伤。一般伤口评估应包括创伤史和对伤口的仔细检查。
- 控制出血的方法包括直接按压和使用止血带。如有骨折，用夹板固定可减少出血。
- 创伤救护中使用的敷料的一般分为无菌的和非无菌的，封闭的和非闭合的，黏附性的和非黏附性的。绷带的一般分吸水性和非吸水性，以及黏附性的和非黏附性的。

- 根据患者损伤的性质和部位、清洁伤口，使用敷料、绷带固定以正确地护理伤口。
- 伤口护理的一个目标是预防感染。影响感染可能性的因素包括不干净的伤口和伤口机制，

以及患者健康状况不良。
- 需要特殊考虑的软组织损伤包括胸部或腹部穿透伤、撕脱伤、截肢和挤压综合征。

参考文献

［1］ Hall JE. *Pocket Companion to Guyton and Hall Textbook of Medical Physiology*. 13th ed. Philadelphia, PA: Elsevier; 2015.

［2］ Simon PE. Skin wound healing. Medscape website. https://emedicine.medscape.com/article/884594-overview. Updated January 20, 2016. Accessed March 12, 2018.

［3］ Rosen P, Barkin R. *Emergency Medicine: Concepts and Clinical Practice*. 8th ed. St. Louis, MO: Mosby; 2014.

［4］ National Highway Traffic Safety Administration. *The National EMS Education Standards*. Washington, DC: US Department of Transportation, National Highway Traffic Safety Adminis-tration; 2009.

［5］ Division of HIV/AIDS Prevention, National Center for HIV/AIDS, Viral Hepatitis, STD, and TB Prevention, Centers for Disease Control and Prevention. HIV risk behaviors. Centers for Disease Control and Prevention website. https://www.cdc.gov /hiv/risk/estimates/riskbehaviors.html. Updated December 4, 2015. Accessed March 12, 2018.

［6］ Bigham B. Are you considering crush injury in narcotic over-doses? EMS World website. https://www.emsworld.com /article/12317524/are-you-considering-crush-injury-in-narcotic-overdoses. Published March 20, 2017. Accessed March 12, 2018.

［7］ Chinn M, Colella MR. Prehospital dextrose extravasation caus-ing forearm compartment syndrome: a case report. *Prehosp Emerg Care*. 2016; 21（1）: 79-82.

［8］ Rasul AT. Acute compartment syndrome. Medscape website. https://emedicine.medscape.com/article/307668-overview#a5. Updated April 3, 2018. Accessed May 29, 2018.

［9］ Pomara C, D'Errico S, Riezzo I, Perilli G, Volpe U, Fineschi V. Blast overpressure after tire explosion: a fatal case. *Am J Forensic Med Pathol*. 2013; 34（4）: 306-310.

［10］ Bulger EM, Snyder D, Schoelles K, et al. An evidence-based prehospital guideline for external hemorrhage control: American College of Surgeons Committee on Trauma. *Prehosp Emerg Care*. 2014; 18（2）: 163-173.

［11］ Spahn DR, Bouillon B, Cerny V, et al. Management of bleeding and coagulopathy following major trauma: an updated Euro-pean guideline. *Crit Care*. 2013; 17（2）: R76.

［12］ Beekley AC, Sebesta JA, Blackborne LH, et al. Prehospital tour-niquet use in Operation Iraqi Freedom: effect on hemorrhage control and outcomes. *J Trauma*. 2008; 64（2 suppl）: S28-S37.

［13］ National Association of Emergency Medical Technicians. *PHTLS:*

Prehospital Trauma Life Support. 8th ed. Burlington, MA: Jones & Bartlett Learning; 2014.

［14］ Kragh JF Jr, Walters TJ, Baer DG, et al. Practical use of emer-gency tourniquets to stop bleeding in major limb trauma. *J Trauma*. 2008; 64: S38-S50.

［15］ Shackelford SA, Butler FK Jr, Kragh JF Jr, et al. Optimizing the use of limb tourniquets in tactical combat casualty care: TCCC guidelines change 14-02. *J Spec Oper Med*. 2015; 15（1）: 17-31.

［16］ Kotwal RS, Butler FK. Junctional hemorrhage control for tacti-cal combat casualty care. *Wilderness Environ Med*. 2017; 28（2 suppl）: S33-S38.

［17］ Bennett BL. Bleeding control using hemostatic dressings: lessons learned. *Wilderness Environ Med*. 2017; 28（2 suppl）: S39-S49.

［18］ CRASH-2 Trial Collaborators. Effects of tranexamic acid on death, vascular occlusive events, and blood transfusion in trauma patients with significant haemorrhage（CRASH-2）: a randomised, placebo-controlled trial. Lancet. 2010; 376（9734）: 23-32.

［19］ Neeki MM, Dong F, Toy J, et al. Efficacy and safety of tranexamic acid in prehospital traumatic hemorrhagic shock: outcomes of the Cal-PAT study. *Western J Emerg Med*. 2017; 18（4）: 673-683.

［20］ Fischer PE, Bulger EM, Perina DG, et al. Guidance document for the prehospital use of tranexamic acid in injured patients. *Prehosp Emerg Care*. 2016; 20（5）: 557-559.

［21］ Strosberg DS, Nguyen MC, Mostafavifar L, Mell H, Evans DC. Development of a prehospital tranexamic acid administration protocol. *Prehosp Emerg Care*. 2016; 20（4）: 462-466.

［22］ Sever MS, Vanholder R. Management of crush victims in mass disasters: highlights from recently published recommendations. *Clin J Am Soc Nephrol*. 2013; 8（2）: 328-335.

［23］ Vanholder R, Sever MS, Erek E, et al. Acute renal failure related to the crush syndrome: towards an era of seismo- nephrology? *Nephrol Dial Transpl*. 2000; 15（10）: 1517-1521.

［24］ Rajagopalan S. Crush injuries and the crush syndrome. *Med J Armed Forces India*. 2010; 66（4）: 317-320.

［25］ Genthon A, Wilcox SR. Crush syndrome: a case report and review of the literature. *J Emerg Med*. 2014; 46（2）: 313-319.

［26］ Vanholder R, Sever MS. Crush-related acute kidney injury（acute renal failure）. UpToDate website. https://www.uptodate.com/contents/crush-related-acute-kidney-injury-acute-renal-failure?search=Crush-related%20acute%20kidney%20 injury&source=search_result&selectedTitle=1~1&usage _ type=default&display_rank=1. January 4, 2018. Accessed March 12, 2018.

［27］Wise R, Faurie M, Malbrain MLNG, Hodgson E. Strategies for intravenous fluid resuscitation in trauma patients. *World J Surg.* 2017; 41（5）: 1170–1183.

［28］Sever MS, Vanholder R. Management of crush victims in mass disasters: highlights from recently published recommendations. Clin *J Am Soc Nephrol.* 2013; 8（2）: 328–335.

［29］Sever MS, Vanholder R. Management of crush victims in mass disasters: highlights from recently published recommendations. *CJASN.* 2013; 8（2）: 328–335.

推荐书目

Bulger EM, Snyder D, Schoelles K, et al. An evidence–based prehospital guideline for external hemorrhage control: American College of Surgeons Committee on Trauma. *Prehosp Emerg Care.* 2014; 18: 163–173.

Cervellin G, Comelli I, Benatti M, Sanchis–Gomar F, Bassi A, Lippi G. Non–traumatic rhabdomyolysis: background, laboratory features, and acute clinical management. *Clin Biochem.* 2017; 50（12）: 656–662.

Gulland A. Lessons from the battlefield. Br Med J. 2008; 336（7653）: 1098–1100. Kalish J, Burke P, Feldman J. The return of tourniquets: original research evaluates the effectiveness of prehospital tourniquets for civilian penetrating extremity injuries. *J Emerg Med Serv.* 2008 Aug; 33（8）: 44–6, 49–50, 52, 54.

Zeller J, Fox A, Pryor J. Beyond the battlefield: the use of hemostatic dressings in civilian EMS. *J Emerg Med Serv.* 2008 Mar; 33（3）: 102–109.

（于梦洋，高相楠，宋慧娜，高辉，吴跃奇，译）

第 38 章

烧伤

美国 EMS 教育标准技能

外伤

将评估结果与流行病学和病理生理学原理相结合，以形成现场印象，实施针对严重受伤患者的综合治疗 / 处置计划。

软组织创伤

识别和管理

- 伤口（见第 37 章）
- 烧伤
  - 电的
  - 化学的
  - 热的
- 眼睛和皮肤上的化学物质

病理生理学、评估和管理

- 伤口（见第 37 章）
- 撕脱伤（见第 37 章）
- 咬伤（见第 37 章）
- 撕裂伤（见第 37 章）
- 穿透伤（见第 37 章）
- 切口（见第 37 章）

烧伤

- 电的
- 化学的
- 热的
- 辐射
- 高压注射（见第 37 章）
- 挤压综合征（见第 37 章）

学习目标

完成本章学习后，紧急救护员能够：

1. 描述烧伤的发生率、类型和烧伤源；
2. 描述烧伤的局部反应及全身的反应；
3. 根据烧伤的深度、面积和严重程度对烧伤进行分类；
4. 探讨烧伤性休克的病理生理学；
5. 概述烧伤患者的体格检查；
6. 描述对烧伤患者的院前救护；
7. 讨论吸入性损伤病理生理学，以及对吸入性损伤患者的救护；
8. 概述对化学损伤患者的评估和处理；
9. 描述特定化学引起损伤的和处置方法；
10. 在理解电的主要原理的基础上，描述电损伤的生理效应；
11. 概述电损伤患者的评估和处理；
12. 描述辐射损伤的显著特点及在院前救护的注意事项。

重点术语

烧伤性休克： 由局部和全身热损伤引起的低血容量和分布性休克的组合。

碳氧血红蛋白： 血红蛋白暴露于一氧化碳中所产生的一种化合物。

环形烧伤： 环绕身体某一部位的烧伤，产生类似止血带的效果，可迅速损害血液循环。

挛缩畸形： 一种异常的，通常是永久性的关节疾病，以屈曲和固定为特征，由肌肉纤维萎缩、缩短或皮肤失去弹性引起。

焦痂： 由热烧伤或化学烧伤引起的坏死组织质地坚韧，呈皮革样。

焦痂切术： 将Ⅲ度烧伤创面的焦痂连同其下损伤、坏死的皮下脂肪、筋膜、肌肉组织一并切除的手术方法。

全皮层烧伤： 也称为三度烧伤，表皮和真皮全部被破坏。

吸入性损伤： 由于热暴露和/或化学暴露而导致的上呼吸道和/或下呼吸道损伤。

隆德-布劳德图表： 用于估计烧伤损伤面积的方法。该方法为身体各个部位指定了具体的数字，并考虑了身体表面积百分比随生长发育变化。

帕克兰公式： 用于计算烧伤患者在受伤后24小时内液体需求的公式。

部分皮层烧伤： 也称为二度烧伤，伤及表皮和部分真皮的烧伤损伤。如果仅累及微小的真皮乳头层，则被认为是浅部部分皮层损伤；如果它累及真皮网状层，就被认为是深部部分皮层损伤。

九分法： 一种估计烧伤面积的方法。它把全身体表面积分成11个9%和1个1%。

皮肤移植： 移植部分皮肤，用于覆盖因烧伤、损伤或手术切除不可存活组织而失去皮肤的区域。

烟雾吸入性损伤： 是由燃烧产生的有毒副产物积累而引起的吸入性损伤。

浅表烧伤： 一种只破坏表皮浅层细胞的烧伤损伤，也称为一度烧伤。

凝固区： 与热源接触最密切的中心区域。在这个伤区，细胞发生了凝固性坏死，组织无法存活。

充血区： 位于瘀滞区外围，正常的炎症反应可导致此伤区血流量增加。

瘀滞区： 包围严重损伤的区域。尽管存在严重热损伤，此伤区仍有活组织。

烧伤的处理常常给救护员带来挑战。了解严重烧伤的长期后果是很重要的。适当的院前救护可以降低烧伤患者的发病率和死亡率。

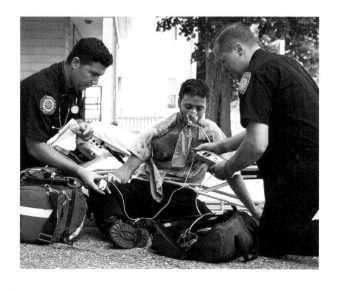

第1节　烧伤的发生率和类型

烧伤是一种毁灭性的创伤，它们与高死亡率、长时间康复、毁容和永久性身体残疾有关。2016年，大约有486000名美国人因烧伤寻求医疗救护。在这些患者中，大约有3275人死于热损伤或烟雾吸入[1]。框38-1列出了导致热损伤的常见并发症。

烧伤的发生率和死亡率与性别、年龄和社会经济地位有关。例如，超过2/3的火灾死亡是男性，儿童和老年人因热损伤而死亡的比例最高，大约81%的火灾死亡发生在家中[2]。救护员一个主要角色是社区教育。这些教育应该强调预防是这些避免烧伤最有效的途径（框38-2）。

坏程度取决于温度和暴露时间。影响机体抵抗烧伤能力的因素包括皮肤组织的含水量、皮肤的厚度和色素沉着，是否皮肤油脂或毛发等绝缘物质，以及影响皮肤散热的外周循环。

思考

根据这些事实和你对寿命发展的了解，在相同的能量来源下，一名 18 岁的患者或一名 75 岁的患者，谁的烧伤会更严重？为什么？

化学烧伤

化学烧伤是由能够在皮肤中产生化学变化的物质引起的。不管有没有产生热量，这些化学变化都会破坏皮肤的蛋白质结构。在化学反应过程中可能会产生热量，但破坏性最大的是皮肤中的化学变化，而不是热量。化学烧伤与热烧伤的不同之处在于，化学药物通常会长时间附着在皮肤上，造成持续的组织破坏。化学损伤的严重程度与受影响的组织、药剂的种类、药剂的浓度和体积，以及接触时间有关。经常引起火灾的化学试剂包括酸和碱，在许多家庭清洁产品和有机化合物中都能找到。化学烧伤发生率高，特别是当它们涉及眼睛或食道时。吸入性损伤也可能由热暴露和 / 或化学暴露造成。

注意

在工业、农业和家庭中使用已知会造成烧伤的化学品超过 25000 种。这些化学物质造成的烧伤仅占所有烧伤的 3%；然而，它们的发生率很高（通常需要手术），通常涉及身体的美容区域，并且死亡率很高（约 30%）。

资料来源：Porrett PM, Drebin J. *The Surgical Review: An Integrated Basic and Clinical Science Study Guide*. Philadelphia, PA: Wolters Kluwer; 2016.

主要烧伤源

能量转移给活细胞会导致烧伤。这种能量的来源可能是热的、化学的、电的或辐射。

热烧伤

大多数烧伤是热烧伤。这些烧伤通常是火焰烫伤或接触热物质（冻伤也属于热损伤）。研究表明，表面温度为 44℃不会产生烧伤，除非暴露时间超过 6 小时[3]。在 44℃~51℃的温度下，表皮坏死率随着温度的升高而增加大约 1 倍。在 69℃或更高时，引起表皮坏死所需的暴露时间小于 1 秒[4]。组织破

电烧伤

电烧伤是人体与电流直接接触造成的（包括闪电烧伤），也可能是由靠近皮肤两个接触点之间电弧引起的。在直接接触时，电流本身不具有任何热特性，但电流的势会转化为热能。当电与插在出入口之间的生物组织的电阻相遇时就会发生这种转化。电弧损伤是局部电流流动中断，电流跳跃并与皮肤

接触时产生的高热或闪光引起的。如果产生的热量点燃患者附近的衣物或其他可燃料物质，也可能因电弧而发生火焰烧伤。

思考：

　电能转化为热能，对人体造成组织损伤。那么，为什么当你触摸电线时感觉不到热呢？

辐射烧伤

辐射损伤是由电离辐射和非电离辐射造成的。身体某一特定部位暴露于高水平的辐射可导致烧伤。然而，辐射造成的伤害只占烧伤的一小部分。

局部烧伤反应

烧伤会立即破坏细胞，或者完全破坏细胞的代谢功能，进而导致细胞死亡。细胞损伤的范围不同。有些细胞会立即被破坏。有的细胞受到了不可逆转的伤害。但是，如果在院前和医院及时给予适当的干预，一些受损细胞仍有可能存活。

热烧伤主要有 3 个不同的伤区（被称为杰克逊热伤理论）。这些伤区通常呈靶心图模式（图38-1）[5]，烧伤创面与热源接触最密切的中心区域为凝固区。在这个伤区，细胞发生凝固性坏死，组织无法存活。瘀滞区包围着严重损伤的区域，包括潜在的活组织，尽管有严重的热损伤。在这个区域，因为凝血和血管收缩，细胞缺血。如果不采取支持

措施，细胞在受损后 24~48 小时死亡。瘀滞区的外围是充血区。正常的炎症反应导致此伤区血流量增加，若未发生感染或严重休克，该伤区的组织可在7~10 天恢复。

烧伤造成的组织损伤取决于受热的程度和暴露于热源的时间。通常，由于化学介质的释放，烧伤伤口会迅速膨胀。这些介质引起毛细血管通透性的增加和体液从血管内空间转移到损伤组织。细胞壁内钠泵的损伤使渗透能力更强了。当钠进入受损细胞时，会引起渗透压升高。渗透压升高增加了流入伤口的血管液体。最后，通过烧伤组织，水分蒸发到环境中的正常过程被加快（是正常皮肤的 5~15倍）。在轻微创伤中，这些生理变化产生典型的局部炎症反应（疼痛、发红、肿胀），而没有严重的全身反应。然而，如果伤口覆盖面积很大，这些局部组织的反应会累及全身，并导致危及生命的低血容量休克。

全身对烧伤的反应

当局部反应出现在受伤部位时，其他器官系统也参与对烧伤的应激反应中。热损伤全身效应的最初的一种表现是低血容量性休克。这种低血容量性休克是烧伤性休克的一个组成部分。烧伤性休克与静脉回流减少、心输出量减少和血管阻力增加有关。烧伤性休克可导致肾衰竭。框 38-3 列出了其他系统对严重烧伤的反应。

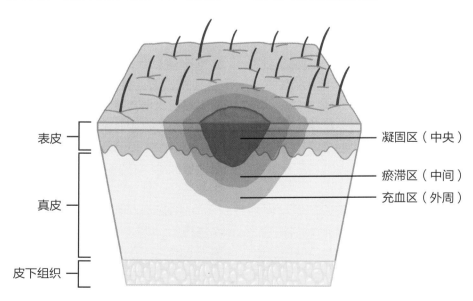

表皮
真皮
皮下组织

凝固区（中央）
瘀滞区（中间）
充血区（外周）

图 38-1　3 个伤区：充血区（外周）、瘀滞区（中间）和凝固区（中央）

框 38-3　其他系统对重大烧伤的反应

肺反应
　　过度通气以满足增加的代谢需求
胃肠反应
　　内脏灌注减少，可能导致黏膜出血和一过性无动力
肠梗阻
　　呕吐和误吸
　　应激性溃疡
肌肉骨骼反应
　　运动范围缩小，制动和水肿可能导致骨质疏松
神经内分泌反应
　　循环肾上腺素和去甲肾上腺素增加，醛固酮水平短暂升高

新陈代谢反应
　　代谢率升高，特别是感染或手术应激后
免疫反应
　　改变免疫力，导致感染易感增加
　　炎症反应受到抑制
情感反应
　　身体上的疼痛
　　远离亲人和熟悉的环境
　　害怕毁容、畸形和残疾
　　改变自我形象
　　抑郁

第 2 节　烧伤的分类

　　然而，组织损伤的程度可能在几个小时内甚至在烧伤后的几个小时内都不明显。应在现场对烧伤进行正确评估和分类，以确保适当的处理和转运到适当的医疗机构。早期的评估和分类也有助于监测组织损伤的进展。

烧伤深度

　　烧伤按深度分为浅表烧伤、部分皮层烧伤和全皮层烧伤[6]。如果烧伤后没有出现感染或休克，浅表和部分皮层烧伤通常无须手术即可愈合。全层烧伤通常需要植皮。

你知道吗

皮肤移植

　　皮肤移植是通过手术把一片皮肤从身体的一个部位（自体移植）移除，并移植或附着在另一个部位。健康的皮肤是从患者身体上的一个叫作供体部位的区域取下来的。一些患者使用的是商业皮肤替代品（异移植物）或临时皮肤替代品（尸体移植物），而不是自体移植。大多数移植物是中厚皮片，也就是说，表皮和部分真皮是从供体部位移植的。供体部位可以是身体的任何部位（通常是被衣服隐藏的部位，如臀部或大腿外侧）。移植的移植物通过特殊的压力敷料、钉、纤维蛋白胶、合成黏合剂和 / 或胶带或小缝合线固定。供体部位用无菌或清洁敷料覆盖 3 ~ 5 天。

　　组织损失较深的患者可能需要全厚皮片，也就是说，整个皮肤的皮片都是从供体部位移植的。从供体部位移植皮肤包括表皮和真皮的全层，但不含有肌肉或血液供应。移植后 36 小时内就能建立新的血液供应。全层移植的常见供体部位包括背部或腹壁的皮肤（用于烧伤）和肌肉皮瓣（用于填充软组织缺损）。全厚皮片移植比中厚皮片移植需要更长的恢复时间。大多数患者将在手术后住院 7 ~ 10 天。植皮可能发生的并发症包括：

- 出血（可能是严重的）；
- 感染；
- 移植皮肤丢失（移植取皮不良）；
- 瘢痕形成；
- 减少或失去皮肤感觉和 / 或增加敏感性；
- 慢性疼痛（偶发）；
- 皮肤表面不均匀、变色，毁容。

　　切除和移植大面积烧伤是应激事件。高龄、其他严重损伤（特别是烟雾吸入性损伤和钝性创伤），以及先前存在或共存的疾病（特别是糖尿病或心血管和周围血管疾病）患者对手术的耐受性较差。

浅表烧伤

浅表烧伤也称为一度烧伤，典型的烧伤症状是疼痛、红肿、干燥和受压处苍白（图 38-2）。浅表烧伤通常发生在长时间的低强度高温暴露或短时间的热源闪光暴露之后。在这些烧伤中，只有少量表皮细胞被破坏。细胞脱落（与伤口下的健康组织剥离）而没有残留疤痕。浅表烧伤通常可在 2~3 天恢复，但有些可能需要更长的时间。浅表烧伤的一个例子是晒伤。

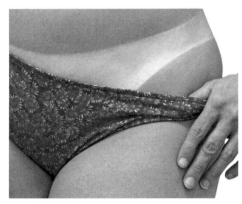

图 38-2　浅表烧伤

部分皮层烧伤

部分皮层烧伤也称为二度烧伤（图 38-3）。这些烧伤可以分为两组：浅部部分皮层和深部部分皮层烧伤。浅皮层烧伤的特征是水疱，通常是由皮肤接触高温但未沸腾的水或其他热液体、爆炸产生闪光、热油脂和火焰引起的。

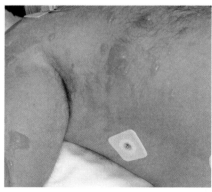

图 38-3　部分皮层烧伤

在浅部部分皮层烧伤中，损伤从表皮延伸到真皮的不同层次，皮肤基底区也可能受损。皮肤在几

天到一周内再生。水肿液体渗入真皮表皮交界处，形成这种深度损伤特有的水疱。完整的水疱提供了一个密封环境，保护伤口免受感染和过多的液体流失。基于这个原因，除非是化学烧伤，否则在院前不应该把水疱弄破。烧伤部位通常是红色、潮湿和疼痛的，当烧伤部位周围的组织受到压迫时可能会变白。如果不进行治疗，这些伤口通常在 14 天内愈合而不会留下疤痕。

注意

儿童和老年人皮肤的真皮层明显比普通成年人薄。因此，在这些患者中，看起来像部分皮层烧伤的烧伤实际上可能是更严重的全皮层烧伤。

如果部分皮层烧伤的深度超过了真皮的网状层，则该烧伤被认为是深部部分皮层烧伤。与浅部部分皮层烧伤一样，表皮和真皮交界处形成水肿。由于基底神经末梢被破坏，伤口内部和周围的感觉可能减弱。微血管可呈现湿红或白干，但其外观取决于血管损伤的程度。伤口感染和随后的脓毒症和体液流失是这些烧伤的主要并发症。如果无并发症，深部部分皮层烧伤一般在 3~4 周愈合。可能需要皮肤移植促进及时愈合和减少厚疤痕组织的形成。厚厚的疤痕组织的形成可能严重限制关节活动，并可能导致持续的疼痛和毁容。

全皮层烧伤

在全皮层烧伤（也称为三度烧伤）中，表皮和真皮全部被破坏，并伴随大量的皮下组织破坏。因此，皮肤移植对及时愈合很有必要（图 38-4）。这种损伤的特点是细胞凝固性坏死。伤口呈珍珠白、烧焦或皮革状。全皮层烧伤的明确标志是在其深处可见深静脉血栓形成的半透明表面，焦痂是真皮中一种坚韧、无弹性的凝固胶原，存在于这些损伤中。

注意

焦痂切除术是将Ⅲ度烧伤创面的焦痂连同其下损伤、坏死的皮下脂肪、筋膜、肌肉组织一并切除的手术方法。这种手术有时是为了让身体组织和器官保持正常的灌注和功能。焦痂切开术释放烧伤引起的收缩，但不能去除焦痂。可能需要额外的手术。

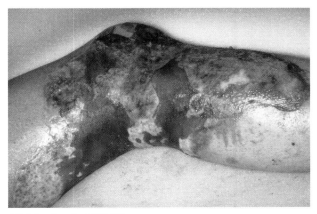

图 38-4 全皮层烧伤

在全皮层烧伤中，由于小血管和神经末梢被破坏，感觉和毛细血管充盈消失。这常常导致大量血容量丢失、感染和脓毒症。自然创面愈合可能引起挛缩畸形，固定收紧肌肉、骨骼、韧带和皮肤，阻碍正常运动。也可能会发展成严重瘢痕。植皮手术是闭合全皮层创面，减少并发症，恢复最大功能的必要手段。

全皮层损伤（有时称为四级烧伤）可穿透皮下组织、肌肉、筋膜、骨膜或骨骼。这些烧伤通常是由焚烧型暴露和电烧伤引起的。

烧伤的面积和严重程度

有多种方法来评估烧伤的面积。两种常用的方法包括九分法和隆德–布劳德图表。救护员应采用经医学指导批准的方法来确定烧伤的面积。任何评估烧伤的方法都不应延误患者的救护或转运。

九分法

九分法通常用于院前环境中。该方法将人体表面积（TBSA）划分为 11 个 9% 和 1 个 1%。这种方法可以粗略估计烧伤面积，对 10 岁以上的儿童和成年人最为准确（图 38-5）。

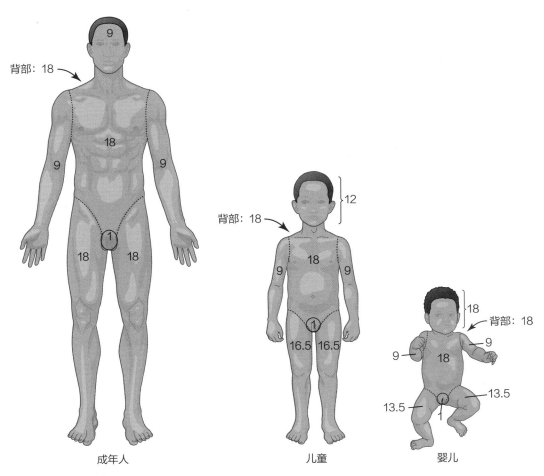

图 38-5 九分法

思考

为什么 10 岁以下儿童体表面积的计算不同？

如果烧伤的形状不规则或在全身的分布比较分散，九分法就不适用。在这种情况下，烧伤面积可以通过患者掌面积（占 TBSA 的 1%）来估计烧伤面积。这个方法叫作手掌法。

注意

计算烧伤面积时只包括部分皮层和全皮层烧伤。对于大烧伤，用 100% 减去未烧伤面积的百分比可以更容易地计算得出烧伤面积。

隆德-布劳德图表

隆德-布劳德图表（图 38-6）是确定烧伤面积更准确的方法，因为它给身体的每个部位指定了具体的数字，并考虑到身体表面面积百分比随生长发育变化。例如，成年人头部表面积占 TBSA 的 9%，而新生头部表面积占 TBSA 的 18%。

美国烧伤协会的分类

美国烧伤协会设计了一种方法来对烧伤进行分类，以确定烧伤的严重程度。该方法以烧伤的面积、深度和部位，患者的年龄，病原微生物，是否存在吸入性损伤，以及同时存在的其他损伤或疾病为依据。根据这些标准，烧伤分为重度、中度和轻度（框 38-4）。

在确定烧伤严重程度时，救护员还必须考虑患者的年龄、是否存在同时发生的疾病或手术问题，以及某些类型烧伤的并发症，如面部和颈部、手和脚及生殖器的烧伤。例如，脸部和颈部烧伤可能导致呼吸系统受损，可能影响进食或饮水的能力。手和足的烧伤可能会影响行走和日常生活活动。会阴部烧伤由于污染物的存在，有很高的感染风险，并且这个部位的烧伤可能会影响正常的排泄。

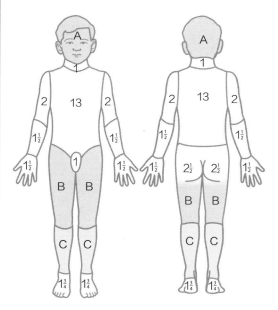

部位	比例/%
头	
颈	
前胸	
后背	
右手臂	
左手臂	
臀部	
生殖器	
右腿	
左腿	
烧伤总面积	

受生长影响的体表面积的相对比例

年龄/岁	A 头部的 1/2	B 一条大腿的 1/2	C 一条腿的 1/2
0	$9\frac{1}{2}$	$2\frac{3}{4}$	$2\frac{1}{2}$
1	$8\frac{1}{2}$	$3\frac{1}{4}$	$2\frac{1}{2}$
5	$6\frac{1}{2}$	4	$2\frac{3}{4}$
10	$5\frac{1}{2}$	$4\frac{1}{4}$	3
15	$4\frac{1}{2}$	$4\frac{1}{2}$	$3\frac{1}{4}$
成年人	$3\frac{1}{2}$	$4\frac{4}{4}$	3

图 38-6 隆德-布劳德图表

框 38-4　烧伤严重程度分类

重度烧伤

1. 部分皮层烧伤在成年人超过 TBSA 的 25%；在儿童或老年人超过 TBSA 的 20%；
2. 全皮层烧伤占 TBSA 的 2%~10%；
3. 任何涉及面部、眼睛、耳朵、手、脚或会阴的烧伤，可能导致功能受损或毁容；
4. 腐蚀性化学药剂引起的烧伤；
5. 高压电损伤；
6. 烧伤合并吸入性损伤、重大创伤，或者患者状况较差的手术风险。

中度烧伤

1. 成人部分皮层烧伤占 TBSA 的 15%~25% 和儿童或老年人部分皮层烧伤占 TBSA 的 10%~20%；
2. 全皮层烧伤占 TBSA 小于 10%；
3. 烧伤不涉及具有特殊功能的部位，如面部、眼睛、耳朵、手、脚或会阴。

轻度烧伤

1. 成年人烧伤占 TBSA 小于 15%，儿童或老年人烧伤占 TBSA 小于 10%；
2. 全皮层烧伤占 TBSA 小于 2%；
3. 对专业功能部位无功能损伤或毁容风险。

资料来源：American Burn Association. American Burn Association Injury Severity Grading System. *J Burn Care Rehabil.* 1990; 11: 98–104; with additional information from Hartford CE. Care of outpatient burns. In Herndon DN, ed. *Total Burn Care*. Philadelphia, PA: Saunders; 1996: 71–80.

烧伤中心转诊标准

　　许多 EMS 系统根据医疗指导确定的分类或其他标准，确定哪些患者需要被送往专门的烧伤中心。根据美国外科医师学会创伤委员会和美国烧伤协会的标准，通常需要转诊到烧伤中心的烧伤包括[7]：

1. 部分皮层烧伤面积大于 10%；
2. 烧伤涉及面部、手、脚、生殖器、会阴部或主要关节；
3. 任何年龄段人群的三度烧伤；
4. 电烧伤，包括闪电损伤；
5. 化学烧伤；
6. 吸入性损伤；
7. 先前存在疾病的患者的烧伤，可能会使处置复杂化，延长恢复时间，或者增加死亡风险；
8. 烧伤和伴随的创伤（如骨折），其中烧伤造成的发病或死亡风险最大。如果外伤造成的危险更大，患者在转移到烧伤中心之前，首先要在创伤中心稳定下来。在这种情况下，医生应做出判断，并应与当地医疗控制计划和分诊办法相一致；
9. 儿童烧伤：烧伤儿童应该被转移到经证实可以治疗儿童的烧伤中心。在没有区域性儿童烧伤中心的情况下，成人烧伤中心可以作为儿科烧伤患者治疗的第二选择；
10. 烧伤患者需要特殊的社会、情感支持或长期的康复治疗。

注意

　　烧伤中心的认证是美国烧伤协会和美国外科医师学会的一个联合项目。这是一个严格的审查计划，旨在审查烧伤中心的资源是否满足为烧伤患者提供从受伤到康复期间的最佳救护的要求。

第 3 节　烧伤性休克的病理生理学

　　如前所述，烧伤性休克可能是由于烧伤涉及较大的体表面积引起的。烧伤性休克是由局部和全身对热损伤的反应引起的。烧伤导致损伤部位组织中的水肿和血液的积累。流向该部位的血流量最初会出现短暂的减少（这是紧急阶段）。这一阶段之后，小动脉血管扩张明显。同时从烧伤组织中释放血管活性物质会导致毛细血管通透性增加，进而产生血管内液体丢失和伤口水肿（液体移位阶段）。液体转移引起心血管变化，如心输出量减少、体循环血管阻力增加和外周血流量减少。

注意

烧伤引起的低血容量通常不常见于院前环境。这是因为烧伤后的头几个小时内会出现烧伤水肿。应在现场评估低血容量烧伤患者是否有其他可能导致容量损失的损伤。

血容量低是由损伤组织的体液流失及经皮肤蒸发的体液流失造成的。尽管身体代偿性地保留钠和水，但钠还是流失了，钾被释放到身体的细胞外液中，血液变得浓缩。严重烧伤时，红细胞可能破裂（溶血）。合并溶血、横纹肌溶解时，严重烧伤和电损伤后出现血红蛋白尿和肌红蛋白尿，这种低血容量状态可导致肾衰竭。受损的外周血流量会进一步损害组织，并可能导致代谢性酸中毒。

血管内液体的最大损失发生在最初的 8 ~ 12 个小时，随后 12 ~ 16 小时内持续损失。在 24 小时内的某个时刻，从细胞中流出的液体大大减少（这是溶解阶段），此时，血管内间隙和组织间隙之间达到了平衡。外周血管阻力会因低血容量增加，引起心输出量减少。通过容量替代，心输血量可增加到高于正常水平（这是热损伤的高代谢阶段）（图 38-7）。

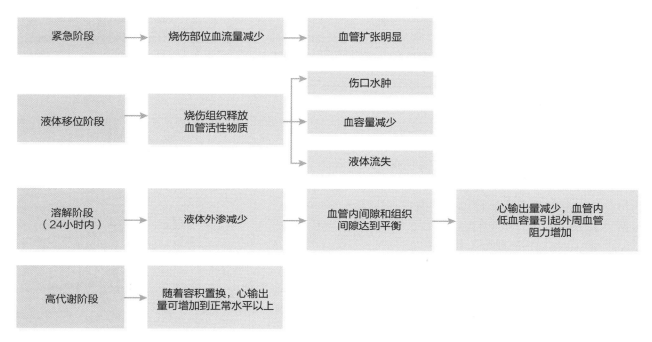

图 38-7 烧伤性休克的发展阶段

第 4 节 烧伤患者评估

与其他外伤患者一样，烧伤患者的紧急救护从现场安全和初步评估开始。在这种评估中，救护员应该识别并治疗那些有生命危险的个体。然而，在烧伤患者中，明显的烧伤外观、患者的强烈疼痛和烧伤皮肤特有的气味可能会分散救护员对危及生命的问题的注意力。救护员评估烧伤伤口和明确抢救患者的方案是非常重要的。

初步评估

对患者呼吸道的评估是一个重要项目，特别是对于吸入性损伤的患者。救护员应该观察有无喘鸣（呼吸道狭窄的表现），面部烧伤，鼻或口腔吸入的烟尘，烧焦的面部或鼻毛，嘴唇和口腔的水肿，咳嗽，无法吞咽分泌物，声音嘶哑和颈部有无环形烧伤。对这些患者应积极进行呼吸道管理（图 38-8）。

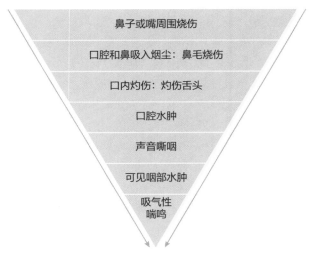

图 38-8　呼吸道减窄的指标（增加上呼吸道阻塞的概率）

思考

一个大面积烧伤患者，你的初步评估显示呼吸道是通畅的，为什么要经常对呼吸道进行重新评估？

救护员应该评估呼吸的频率、深度和是否有喘息、干啰音或湿啰音。评估患者的循环状态，评估有无脉搏、速率、特征和节律，检查毛细血管充盈状况，评估皮肤颜色和温度，监测脉搏血氧饱和度（在一氧化碳存在时可能不准确），寻找明显的动脉出血。若有任何偏离正常神经状态的情况，应考虑低氧、低血容量引起的、脑灌注减少、脑外伤引起的脑损伤等原因。

在初步评估之后，应该在进行第二次评估时了解事件的经过。患者或旁观者提供的准确病史可以帮助救护员确定潜在的吸入性损伤、伴发创伤或可能影响体格检查或患者结局的现有疾病。在获取病史时，救护员应确定以下信息：

1. 患者的主诉是什么（如疼痛、呼吸困难）？
2. 损伤发生在什么环境中？
   - 发生在封闭空间里吗？
   - 是否有爆炸物？
   - 是否有危险化学品？
   - 是否有相关创伤？
3. 燃烧物质的来源是什么（火焰、金属、液体、化学）？
4. 患者有无重大病史？
5. 患者服用了哪些药物（包括非法药物或酒精）？

6. 患者有失去知觉的时候吗（如有，怀疑为吸入性损伤）？
7. 患者的破伤风免疫接种状况如何？

体格检查

在体格检查开始时，救护员应获得一组完整的生命体征；如有可能，救护员应测量未烧伤肢体的血压。如果所有四肢都被烧伤，救护员可以将无菌纱布放置在血压对袖带下，并尝试听诊血压。严重烧伤或之前存在心脏病或其他疾病的患者应用脉搏血氧仪、呼气末二氧化碳监测仪和心电监测仪进行监测。导联的放置可能需要修改，以避免将电极放置在烧伤部位。现场救护和接收医疗机构取决于烧伤的深度、面积、位置和程度，以及相关疾病或损伤的存在。

第5节　烧伤处理的一般原则

将严重烧伤患者送往医院之前救护员应防止进一步的组织损伤，维持呼吸道畅道，给予氧气和通气支持，镇痛，提供液体复苏，转运至一个适当的医疗场所，消毒减少患者接触传染性病原体，保持患者体温，提供心理和情感支持。救护员还应该评估其他对生命构成威胁的创伤。一些人会有与烧伤事件相关的其他损伤，包括机动车辆碰撞造成的钝性伤或穿透伤、爆炸伤，以及试图逃离热源或接触电流造成的骨骼或脊柱损伤。

思考

有些烧伤对患者来说是很痛苦的。用于镇痛的药物可能包括吗啡、芬太尼、氢吗啡酮等。镇痛是烧伤患者救护的一个重要方面。

阻止燃烧过程

控制燃烧的第一步是要阻止燃烧。由于靠近火源经常会发生烧伤，所以首先必须考虑紧急疏散情况下人员的安全。在表面烧伤的情况下，可以通过使用清凉的自来水局部冷却，从而终止烧伤[8]。冰水、冰、雪及药膏不应该用于烧伤。这些物质可能会加重热损伤。另外，当患者到达急诊室时，药膏可能会妨碍对烧伤程度的判断。

在重度烧伤的情况下，如果可能，救护员应该尽快将患者安全地从火场转移到安全区域。如果患者的衣物正在燃烧或冒烟，应将患者置于地板或地面上，用毯子包裹以达到熄火的目的，或者是应用大量清洁的室温水将火浇灭（优选凉水以快速降低皮肤温度）。应避免受污染的水源，如湖泊或河流。不要让这些患者跑步或保持直立姿势，跑步可能会使火势加重，直立姿势可能会使患者的头发被点燃。

注意

美国 NFPA 启动了一项名为"停、降、滚"的培训计划。该计划旨在告诉公众，当衣物着火时，应该停下来（不要跑）；低下身子（用手捂脸并以俯卧姿势降低身体）；滚动身体（直至火焰最终熄灭）。

在温度降下来时，救护员应尽快脱掉患者的衣物，以免热量散不掉。如果布块粘在皮肤上，救护员应将其剪开轻轻取下，而不是撕扯。不能去除的熔融合成织物应浸泡在水中，以停止燃烧过程。待冷却后，有大面积体表烧伤患者应用干净的，最好是无菌的纱布覆盖，以防止体温过低。当环境温度较低时，可能还需要再盖一条毯子。冷却时间是有争议的，应持续冷却直到疼痛缓解，可能这个过程需要 15～30 分钟。烧伤面积小于 TBSA 的 9% 的局部冷却可以持续 30 分钟以上，以缓解疼痛。

呼吸道、氧气和通气

救护员应检查所有烧伤患者的呼吸道和呼吸是否正常。对任何严重烧伤患者应给予加湿高浓度氧气（如果有条件）。应根据需要给予辅助通气，并应用脉搏血氧仪连续监测。如果怀疑有吸入性损伤，救护员应密切观察患者是否会随时发生呼吸道阻塞的迹象。潜在的危及生命的喉头部肿也可能会发生，并且可能会使气管插管困难。进行插管的决定应该立即施行。救护员应该尽一切努力用标准（不是小一号的）尺寸导管插入患者的气管。这些患者的肺通常很难通气，即使是用大小合适的导管也是如此。在现场插管的决定应该以转运至医院的时间为准，并且还要注意有无随时发生呼吸道阻塞的迹象。呼气末二氧化碳水平是评估患者呼吸状况的金标准。

证据显示

在一项为期 11 年的前瞻性研究中，宾夕法尼亚州的研究人员评估了烧伤患者体温过低的发生率及与这些患者体温过低相关的因素。同期通过 EMS 到达急诊科的烧伤患者中，有 42% 的患者体温过低（温度 ≤ 36.5℃）。与体温过低风险增加相关的因素是烧伤面积占 TBSA 的 20%～39%（OR：1.44；95%CI：1.17~1.79），烧伤面积占 TBSA 的 40% 或以上（OR：2.39；95%CI：1.57~3.64），年龄大于 60 岁（OR：1.5；95%CI：1.30~1.74），多系统创伤（OR：1.58；95% CI：1.19~2.09），格拉斯哥昏迷量表评分小于 8 分（OR：2.01；95% CI：1.46~2.78），涉及解救的事件（OR：1.49；95% CI：1.30~1.71），冬季月份（OR：1.54；95%CI：1.33~1.79），患者体重大于 90 kg（OR：0.63；95% CI：0.46~0.88）。研究人员得出结论，许多烧伤患者在抵达医院时体温过低，院前救护员应该认识到危险因素，并采取措施减少发生率。

资料来源：Weaver MD, Rittenberger JC, Patterson PD, et al.Risk factors for hypothermia in EMS-treated burn patients *Prehosp Emerg Care.* 2014; 18（3）：335–341.

血液循环

根据外伤的严重程度、患者的生命体征以及转运到医院的时间，可能需要对患者进行液体复苏。有些权威人士认为，严重烧伤患者的静脉输液治疗干预对预防烧伤性休克和肾衰竭等长期并发症至关重要。（救护员应参照医疗指南并遵循当地关于通过静脉或骨髓腔内注射的规定进行补液）

如果要进行静脉输液治疗，应该选择未烧伤的肢体静脉（手臂是首选部位），使用大口径导管。如果未烧伤部位不合适，那么救护员可通过烧伤组织插入导管，但后续感染的风险较大。应该使用医用绷带和无菌敷料固定导管；与此同时当组织开始流出液体时，胶带可能固定不牢。

镇痛药主要用于早期干预。医疗指导可能会建议给疼痛的烧伤患者静脉注射咖啡因或芬太尼或其他镇痛剂（如氧化亚氮）。其中一些药物可能会导致血管舒张和呼吸抑制。因此，液体复苏和通气支架必须足够。到达急诊室后，可能给予其他药物治疗，包括外用药（如磺胺嘧啶银，特殊的合成敷料）、口服镇痛药和接种破伤风疫苗。

思考

您应该如何给大面积烧伤患者服用镇痛药？你为什么选择该方法呢？

有时，烧伤患者的运输会被延后，或者转运需要较长的时间。在这些情况下，可能需要进行其他救护操作。其中一种方法是放置鼻胃管，以防止胃胀或呕吐。另一个方法是放置一根留置导尿管，用于测量尿量并保持生殖器烧伤患者尿道通畅。

注意

尿量是评估液体复苏效果的一种手段。根据帕克兰（Parkland）公式滴定液体，以维持每小时尿量 $0.3 \sim 1.0$ mL/kg，平均动脉压 ≥ 60 mmHg。

资料来源：Sole M, Klein DG, Moseley MJ. *Introduction to Critical Care Nursing*. 7th ed. Philadelphia, PA: Elsevier Saunders; 2017.

液体置换公式

在发生严重烧伤的几分钟内，循环系统中的所有毛细血管（而不仅仅是烧伤部位的毛细血管）都失去了保留液体的能力。毛细血管通透性的增加阻止了血管内和血管外之间形成渗透梯度，并使胶体溶液迅速通过毛细血管进入其他组织。烧伤性休克过程持续约 24 小时，此时恢复正常毛细血管通透性[4]。因此，烧伤性休克的治疗旨在通过低血容量性休克期支持患者的重要器官功能。晶体溶液被认为是初始复苏中的首选液体。由于烧伤患者经常需要大量的液体，乳酸盐林格液比 0.9% 的氯化钠溶液更好，因为它不太可能导致酸中毒[9]。

几种液体复苏公式考虑了体型大小和烧伤面积。这些公式已被临床证明在计算置换液体方面有用。估算液体置换量最常用的两个公式是帕克兰公式和 10 法则。帕克兰公式规定，总液量的一半应在受伤后的前 8 小时内输入，另一半应在随后的 16 小时内输入。液体复苏必须定期监测血流动力学功能，包括患者的生命体征、呼吸频率、肺音、毛细血管充盈时间，在某些病例还需要监测尿量。当液体复苏需要计算烧伤面积所占百分比时，救护员应该只计算部分皮层和全皮层烧伤。

液体复苏不足会导致休克和肾衰竭。过量输液则可能导致肺和心脏负荷过重和水肿[10]。

注意

对烧伤患者进行液体复苏还存在争议。一般情况下，如果能快速完成静脉输液，那么对于烧伤面积超过 TBSA20% 的患者，应在院前环境中启动液体复苏。转运不应延迟静脉输液治疗。

资料来源：Marx JA, Hockberger RS, Walls RM. *Rosen's Emergency Medicine: Concepts and Clinical Practice*. 8th ed. St. Louis, MO: Saunders; 2014.

帕克兰公式

根据帕克兰公式，在受伤后的 24 小时内，救护员应给予乳酸盐林格液或 0.9% 的氯化钠溶液，总液量为剂量 4 mL/kg 乘以患者的体重（单位为 kg），乘以烧伤面积占 TBSA 的百分比：

- 在第一个 8 小时内总液量的 50%；
- 总液量的 25% 在第二个 8 小时内注入；
- 在第三个 8 小时内注入总液量的 25%。

例如：体重 100 kg 的患者 TBSA 有 30% 烧伤。在最初 24 小时内，以 4 mL/kg 的剂量注入的总液量计算如下：4 mL/kg × TBSA 30% × 100 kg = 12000 mL。在最初 8 小时内，应以 750 mL/h 的速度注入 6000 mL。请注意，实际注入的液体量可根据医嘱进行调整。

24 小时后需要的液体量和类型与 24 小时内的有很大的不同。补液是由患者对烧伤的反应和治疗方案决定的。

10 法则

对于体重 40 kg 以上的患者，10 法则可用于计算液体量[11]。

1. TBSA 到最近的 10%。
2. 将烧伤面积占 TBSA 的百分比乘以 10，以确定初始输液速率（针对体重 40～80 kg 患者）。
3. 对于体重超过 80 kg 的患者，体重每增加 10 kg，速率增加 100 mL/h。

例如：一个体重 100 kg 的患者 TBSA 的 32% 烧伤。32% 四舍五入到 30%，TBSA30% × 10=300，初始流体速率为 300 mL/h。因患者体重超过 80 kg，输液速率增加至 500 mL/h。

特殊考虑

所有烧伤患者都需要良好的评估和救护。但是，特殊身体部位的烧伤需要特殊考虑，包括脸部、四肢烧伤及环状烧伤。

面部烧伤处迅速肿胀。这些烧伤可能引起呼吸道问题有关。如果没有脊柱损伤的禁忌，救护车担架的头部应该升高至少 30 度[12]，以减少水肿。如果患者的耳朵被烧伤，应避免使用枕头，以尽量减少对该部位的额外伤害。

如果烧伤累及四肢或是大面积烧伤，救护员应尽快移除所有戒指、手表和其他珠宝防止血管危象和创面水肿加重。应该反复评估外周脉搏，如果可能，应将烧伤的四肢抬高至患者心脏水平以上。

思考
这种肿胀会引起危及生命或肢体的疾病吗？

包绕身体的烧伤可能会对患者的生命或四肢造成伤害。四肢发生的环状烧伤可能会迅速产生止血带的效应，影响血液循环。这种效应会对肢体造成不可逆转的损伤。胸腔环状烧伤会严重限制胸腔的运动，严重影响胸壁顺应性。如果发生这种情况，如呼吸深度会减少、潮气量减少，即使通过机械手段，患者的肺部很难通气。环状烧伤的最终治疗包括在医院行焦痂切开术，以减小腔室压力，并使充足的血流流入和流出患肢或胸部。

第 6 节　吸入性烧伤

肺部并发症导致 77% 的人死于住宅火灾[13]。吸入性损伤的存在使烧伤的病死率增加 20%，并且在合并肺炎时增加 60%[14]。院前救护吸入性损伤患者时，需识别火灾环境固有的危险，了解吸入性损伤的病理生理学原理，及早发现和治疗即将发生呼吸道疾病。

烟雾吸入通常发生在封闭的环境中，如建筑物、车辆或飞机。这种损伤是由燃烧产生的有毒副产物的积聚造成的。吸入性损伤也可能发生在空地上。因此，应评估所有烧伤患者的损伤。在火灾环境中，下列危险会导致吸入性损伤：

- 高温；

- 大火中氧气耗竭；
- 一氧化碳的产生；
- 产生的其他有毒气，如氯化物和硫化氢。

吸入性损伤也可能发生在暴露于有毒气体（如一氧化碳）没有明显热损伤的情况下。

注意
可能发生烟雾吸入性损伤的现场也会对 EMS 人员造成伤害，应使用一氧化碳测量仪和其他测量危险气体的测试设备来确保现场安全。

病理生理学

烟雾吸入和吸入性损伤可引发大量的并发症。本节将这些并发症被归类为一氧化碳中毒、声门上吸入性损伤和声门下吸入性损伤。

一氧化碳中毒

一氧化碳是含碳燃料不完全燃烧产生的无色、无臭、无刺激的气体。一氧化碳不会对肺组织产生伤害，但它会从血红蛋白分子中置换氧气，形成碳氧血红蛋白。尽管分压正常，但氧气循环量低。此外，碳氧血红蛋白的存在要求在氧气从血红蛋白释放出来之前，组织是缺氧的，从而为细胞提供"燃料"。这种情况是可逆的。

一氧化碳对血红蛋白的吸附力大约是氧的 250 倍。因此，吸入空气中少量的一氧化碳会导致严重的生理损伤，包括组织缺氧、细胞氧合不足、细胞和器官功能不足，最终导致死亡。一氧化碳中毒对机体的效应与血液中碳氧血红蛋白的浓度有关（框 38-5）。

注意
脉搏血氧仪在确定一氧化碳中毒患者的有效氧合时是不可靠的（脉搏血氧仪高估严重一氧化碳中毒患者的动脉氧合）。无创一氧化碳检测仪可用于评估一氧化碳。这些仪器使用多波长脉冲血氧仪检测和测量血液中的一氧化碳水平。测量是通过在患者的指尖上放置一个传感器来进行的，就像使用脉搏血氧仪一样。

资料来源：Chan ED, Chan MM, Chan MM. Pulse oximetry: understanding its basic principles facilitates appreciation of its limitations. *Respir Med.* 2013; 107（6）：789–799.

一氧化碳中毒患者的院前救护包括确保呼吸道通畅，提供良好通风和给予高浓度氧气。一氧化碳在室内空气中的半衰期约为 4 小时。如果提供 100% 的氧气和良好通风，则可以将这种半衰期缩短至 30~90 分钟[15]。建议在治疗一氧化碳中毒时使用高压氧疗法。该疗法可促进尚未与一氧化碳结合的血红蛋白分子摄取氧。救护员应遵从当地的规定。

除一氧化碳外，当一些材料燃烧时，其他气体（如氰化物、硫化氢）可能会释放出来。吸入这些有毒气体会导致吸入性中毒（如硫氰酸盐中毒）。吸入性中毒可能需要药物治疗（如羟钴胺）。

思考

如果患者没有相关症状或体征，可以排除一氧化碳中毒吗？

声门上吸入性损伤

声门上方的结构和功能在遭受高温时容易受伤。上呼吸道富含毛细血管且表面积很大，能够使吸入的空气温度接近体温。由于此种结构，对下呼吸道的实际热损伤是很小的。当环境空气过热时，上呼吸道可能受到损伤。

热损伤可能导致咽部和喉部（真声带以上）立即发生水肿，并迅速恶化，造成气道阻塞。上呼吸道吸入性损伤的症状和体征包括（图 38-9）：

- 面部烧伤；
- 鼻腔或面部毛发烧焦；
- 碳质痰；
- 面部或口咽腔水肿，或者二者兼有；
- 低氧血症的迹象；
- 声音嘶哑；
- 喘鸣；
- 金属音调咳嗽；
- 呼吸时发出咕噜声。

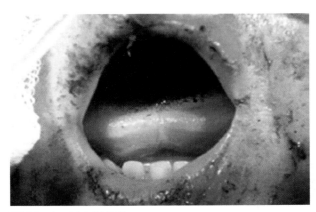

图 38-9　吸入性烧伤

尽快评估呼吸道情况对这些患者至关重要。救护员必须建立并保护气道。如果怀疑即将发生呼吸道阻塞，可能需要及时进行鼻气管插管或气管插管。进行性水肿可能会给插管带来危险。如果有条件，可利用视频喉镜。如果喉部水肿严重，可能需要从颈前部建立气道通路（如环甲膜切开术）。

声门下吸入性损伤

直接损伤肺组织的两个主要机制是吸入的热量和有毒物质。下呼吸道的热损伤比较少见。造成这种损伤的一个原因是吸入过热的蒸汽。蒸汽携带的能量是干燥空气热载能力的 4000 倍[4]。另一个原因是吸入滚烫液体。爆炸是另一个原因。当患者呼吸高压高浓度的氧气时就会发生这种情况。

火灾中大部分下呼吸道损伤是由吸入有毒化学物质引起的。这些化学物质包括燃烧材料产生的气体副产物。下呼吸道损伤的体征和症状可能即时出现，但大多数情况下会延迟出现。体征和症状可能会在暴露数小时后出现，包括：

- 哮鸣音；
- 湿啰音或干啰音；
- 痰咳；
- 低氧血症的征象；
- 支气管和细支气管痉挛。

院前救护应维持气道开放，提供高浓度氧气和通气支持。具体措施应以在线/直接医疗指导为指导，可能包括鼻腔或口腔气管插管和给予支气管扩张药。

证据显示

研究人员利用创伤登记处的数据将甲基苯丙胺相关事件中受伤的烧伤患者与另一组烧伤患者进行比较。两组患者烧伤的体表面积相似。甲基苯丙胺组患者需要更频繁的气管内插管，并且需要更大的液体量来进行复苏。甲基苯丙胺组比对照组更容易出现吸入性损伤和急性肺炎。

资料来源：Blostein PA, Plaisier BR, Maltz SB, et al. Methamphetamine production is hazardous to your health. *J Trauma*. 2009；66（6）：1712–1717.

第7节 化学烧伤

家庭和工作场所通常存有腐蚀性化学物质。无意中暴露是常见的。3类腐蚀剂通常与烧伤有关。分别是碱、酸和有机化合物[10]。碱是pH值很高的强碱，碱包括钠、钾、铵、锂、钡和钙的氢氧化物和碳酸盐。这些化合物通常存在于烤箱清洁剂、家用排水管清洁剂、肥料、重工业清洁剂及水泥和混凝土的结构黏合剂中。强酸存在于许多家用清洁剂，如除锈剂、浴室清洁剂和游泳池酸化剂中（图38-10）。

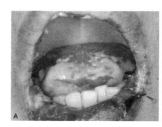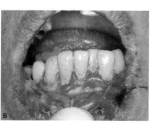

图38-10 摄入漂白剂导致的化学口腔烧伤

有机化合物是含有碳的化学物质。大多数有机化合物，如木材和煤，都是无害的。然而，有几种有机化合物会对人体组织造成腐蚀性损伤。这些化合物包括酚类、木馏油及汽油等石油产品。除了可以发生化学烧伤，有机化合物也可能会被皮肤吸收。如前所述，逐渐吸收后可能会导致严重的全身性反应。化学损伤的严重程度与化学物质的类型、浓度和体积及暴露时间有关。

评估

当救护员获知患者病史时，应该收集有关患者所接触的物品。当要处理的是化学物质时，应确定以下内容：

- 化学物质的类型。如果容器可用并且可以安全运输，则应将其送至医疗机构；
- 化学物质的浓度；
- 化学物质的量；
- 损伤机制（例如，身体局部的浸入、注射或喷溅）；
- 暴露时间；
- 急诊到达前的救护情况；
- 外观（化学烧伤的颜色各异）；
- 疼痛。

化学烧伤处理

与其他救援行动一样，救援人员的安全是第一位的（可能需要确保现场安全后，执法、消防和特殊救援人员方可进入）。进入现场前，救护员必须考虑使用防护装备。根据现场和化学试剂的不同，可能需要先清除污染物。个人防护可能包括手套、眼罩、防护服和适当的呼吸装置。对有害化学物质事件的响应需要特殊的安全考虑和训练有素的救援人员。

化学损伤的救护与初诊期间对热烧伤的处理差别不大。主要目的是采用措施阻止燃烧过程。

1. 脱掉患者的所有衣物，包括鞋子。衣服能捕捉到集中的化学物质。
2. 擦掉粉末状的化学物质。
3. 去除可能含有化学物质的水泡。
4. 用大量的水冲洗波及区域[11]：
   - 对于其他情况稳定的患者，冲洗优先于转运。除非在送往急诊室的途中可以继续冲洗，否则必须先冲洗；
   - 如果涉及较大面积的体表，则应使用淋浴器进行冲洗（如有）。

眼部化学烧伤

眼睛接触化学物品（如喷雾剂、胡椒喷雾剂或其他刺激物）可能导致从浅表性炎症（化学性结膜炎）到严重损伤。具有这些症状的患者会出现局部疼痛、视觉障碍、流泪、水肿和发红。处理方法包括用水冲洗眼睛。冲洗时可以使用软管、静脉导管或来自容器的水（冲洗受损伤的眼睛应该从内侧向外侧进行，这样可避免将化学物质冲入未受伤的眼睛）。在转运过程中应继续冲洗。如果患者戴有隐形眼镜，应该将其取出。当拨开眼睑、冲洗眼睛时，救护员应该小心地仅对眼周围的骨骼结构施压，避免挤压眼球。

一些 EMS 系统使用鼻插管同时冲洗双眼。鼻套管放在鼻梁上，鼻塞指向眼睛。这个导管连接含有 0.9% 的氯化钠溶液生理盐水或乳酸盐林格液的静脉注射液，液体连续不断地流入双眼（图 38-11）。如果未发生水肿且眼球或眼睑也没有裂伤或刺伤（图 38-12），那么冲洗式镜片（如摩根治疗性透镜）可用于成年人的长时间冲洗。院前使用这些装置是有争议的，需要经过医学指导的特殊培训和授权。化学灼伤眼睛对患者来说是可怕的，患者可能会因此失明。冲洗可能会让患者感到不舒服，因此救护员应该设法平息患者的情绪并说明彻底冲洗眼部的重要性，争取患者的配合。

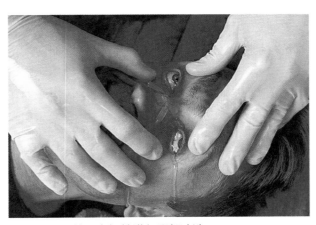

图 38-11 使用鼻插管进行眼部冲洗

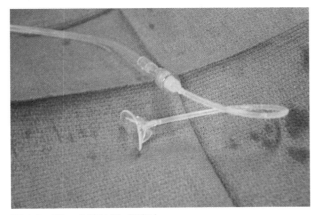

图 38-12 市售冲洗式镜片

解毒药或中和剂的使用

美国烧伤协会的资料显示，在大多数化学烧伤治疗中，没有任何药物的效果是优于水的[16]。因此，对大多数烧伤患者，院前救护应避免使用解毒药或中和剂。许多中和剂能产生热量，用于伤口时可能会加重损伤。

在特殊情况下，如已知常用的化学试剂有特定解毒药时，医疗指导可以选择有急诊医疗服务库存中和剂。既然这样，救护员应接受有关这些药物的特殊培训，包括适应证、禁忌证、功能和不良反应等。

特定化学物质引起的损伤

大多数化学烧伤的主要治疗方法是用水冲洗。然而，一些化学损伤需要进一步探讨，包括石油、氢氟酸、酚类、氨和碱金属。在工作中接触到这些化学品时，人身安全是重中之重。

石油

在没有明火的情况下，长时间暴露于如汽油和柴油等燃料可能会导致严重的化学烧伤起初，这种损伤似乎只是表皮的或部分皮层的烧伤。实际上，它可能是一个全皮层损伤，诸如中枢神经系统抑制、器官衰竭和死亡之类的系统效应可能是由各种碳氢化合物的吸附引起的。

氢氟酸

氢氟酸是已知最具腐蚀性的材料之一。该酸在工业中用于清洁织物和金属、用于玻璃蚀刻及用于制造电子设备的硅树脂片。氢离子和氟离子会对组织造成损伤。氟化物阻断活细胞的几种化学反应。即使通过与钙或镁结合而中和，氟化物也会继续渗透进入并杀死细胞。因此，内源性或外源性氢氟酸有可能产生深层的、痛苦的和严重的损伤。如果涉及 TBSA 的 20%，患者可能会出现严重的低钙血症，随后快速进展，出现肌肉痉挛、惊厥、QT 间期延长、室性心律失常、甚至死亡[10]。即使是涉及氢氟酸的最小伤口也应该到适当的医疗机构进行评估。

应立即开始用大量水冲洗暴露区域 15 分钟。如果有条件，可采取下列干预措施：

1. 将葡萄糖酸钙凝胶涂抹在伤口上至少 20 分钟。可以在市场上购买，也可通过将葡萄糖酸钙溶液与水溶性凝胶混合来制备葡萄糖酸钙凝胶。

2. 如果摄入或皮肤暴露量大，考虑在咨询医学指导后服用葡萄糖酸钙。

苯酚

苯酚（石碳酸）是一种芳香烃。苯酚源自煤焦油，在工业上广泛用作清洁剂中的消毒剂。苯酚也用于制造塑料、染料、肥料和炸药。皮肤接触苯酚且吸收后，可导致局部组织凝固和全身性中毒。由于苯酚具有麻醉性，苯酚暴露引起的软组织损伤可能是无痛的。少量暴露可能导致中枢神经系统抑制和心律失常。暴露面大（占 TBSA 的 10% ~ 15%）的患者可能需要全身支持。应仔细观察这些患者有无呼吸衰竭的征象。

伤口应该用大量的水冲洗。冲洗后，医疗指导可能会建议用甘油、植物油或肥皂和水等合适的溶剂擦拭伤口以结合苯酚，防止被全身吸收。

氨

氨是一种有毒、刺激性气体。氨也是一种非常易溶于水的强碱。氨是非常危险的，如果进入眼睛可能导致组织坏死和失明。被氨烧伤眼睛的患者可能会出现肿胀或眼睑痉挛，必须用水或平衡盐溶液冲洗长达 24 小时。

注意

无水氨烧伤可能是甲基苯丙胺实验室爆炸的结果。

氨蒸气引起的呼吸系统损伤取决于两个因素：浓度和暴露持续时间。例如，短期高浓度暴露通常导致上呼吸道水肿。但是，长期低浓度暴露可能会损害下呼吸道。对呼吸系统受累的患者的初始救护包括给予高浓度氧，必要时给予通气支持及快速转运到适当的医疗机构。

氯

暴露于氯气的患者有类似于氨气引发的症状和体征；但是，他们更有可能发生细支气管烧伤和哮鸣。非心源性肺水肿可在明显暴露后 6 ~ 24 小时发生。

碱金属

钠和钾是高活性金属。他们可以自燃。当这些金属嵌入皮肤中时，水通常是禁忌的，因为它们可与水反应并产生大量的热量。用物理方法移除或用油覆盖金属可将热损伤降至最低。

第 8 节 电烧伤

电烧伤占烧伤中心入院人数的 3%[2]。在电击现场，良好的患者救护和个人安全取决于了解电流是如何流过身体的（框 38-6）。

电损伤类型

接触电流可能导致 3 种基本类型的烧伤，分别是直接接触烧伤、电弧烧伤和闪光烧伤。当电流直接穿透皮肤和下层组织时，会发生直接接触烧伤。手和手腕是常见的入口部位，脚是一个常见的出口部位（图 38-13）。虽然表皮最初可能会抵抗电流流动，但与电源的持续接触会减少阻力并允许更多的电流流动。最严重的组织损伤直接发生在接触点的下方和附近，可能包括脂肪、筋膜、肌肉和骨骼。入口和出口处的组织破坏可能非常严重；然而，这些伤口之间的部位受到的损伤对患者生命构成最大威胁。

当人接近高压电源时，在皮肤附近的两个接触点之间的电流克服了空气阻力，使电流通过空气流向旁边的人，从而发生电弧损伤。这些电源产生的温度可高达 2000℃ ~ 4000℃。电弧线可能跳到 3 m 高[17]。

当电流的热量点燃附近的可燃源时，可能会发生火焰和闪光烧伤。常见的损伤部位包括面部和眼睛（焊工的闪光灯）。闪光也可能点燃人的衣服或引起周围环境的火灾。这种类型的烧伤是没有电流通过身体的。

电损伤的影响

电损伤往往是无法预测的。它们根据电流强度、患者、部位及电流路径不同而变化。然而，救护员应该预料到某些生理效应。

皮肤几乎总是与电流接触的第一个点。电流直接接触和通过皮肤组织可能导致广泛的凝固性坏死。

框 38-6　电流导致组织损伤的机制

电流能导致组织损伤需包含 6 个功能因素：电流强度、电压、电阻、电流类型、电流路径和电流持续时间。

1. **电流强度**。电流强度是衡量单位时间内电流的指标。1 安培是 1 库伦电荷在 1 秒钟通过电路中某一点。因此，10 安培流量意味着 10 库仑 1 秒钟通过一个点。

2. **电压**。电压是施加于任何产生电流的电路的连续力（张力）。电压是电流的驱动力。1 伏特是在一个具有 1 欧姆电阻的电路中驱动 1 安培电流所需的力。高压电击伤是由于接触 1000 伏特或更高电压的电源造成的。高压事故通常发生在 7200～19000 伏特，还可能涉及高达 10 万～100 万安培的电流。

3. **电阻**。欧姆是电导体电阻的单位。电阻由 4 个因素组成：①电阻率，即材料抵抗电流的能力；②物体路径的大小；③物体路径的长度；④温度。由于人体各种组织对电流的阻力不同，因此对电流流动的阻力变化很大。对电流的影响最大的是骨骼，后面依次是脂肪、皮肤、肌肉、血液和神经组织。

4. **电流类型**。有两种常用的基本电流控制方式：直流电流和交流电流。电流的类型会影响损伤模式和损伤程度。直流电流仅在一个方向上流动。直流电通常用于工业，是通过电池产生的电流类型。直流电流常用于电子外科手术器械和除颤器，其特点是高电流和低电压。

　　交流电定期反转流动方向（60 周电流每秒反转 60 次）。电流方向的改变可导致强直性肌肉收缩。美国的家用电流通常是交流电，电压为 120 或 220 伏特。交流电是导致电击伤的最常见原因。

5. **电流路径**。电流通常沿着连续路径流动，该路径称为电路。电流通路可能是不可预测的。然而，低电压电流（小于 1000 伏特）通常沿最小电阻的路线流动。高电压电流则沿最短路线流动。无论哪种情况，电流越大，产生的热量就越大。

　　电流通过身体的路径很重要，因为它提供了解剖结构受损的线索。例如，如果电流从一只手传到另一只手，它可能会流经心脏并引起心室颤动或其他心律失常。

6. **电流持续时间**。组织损伤是由电能转化为热能引起的。电流通过导体产生的热量与电流强度的二次方成正比，与导体的电阻成正比，与通电时间成正比（焦耳定律）。因此，损伤与接触电源的持续时间成正比。

资料来源：Spies C, Trohman RG. Narrative review: electrocution and life-threatening electrical injuries. *Ann Intern Med*. 2006;145(7):531-537.

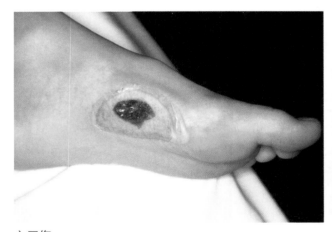

入口伤　　　　　　　　　　　出口伤

图 38-13　足部直接接触伤

入口伤口通常是呈牛眼样，可能出现干燥、粗糙、碳化或中间凹陷。出口伤口可能溃烂并可能呈现爆炸样。有些区域的组织可能丧失。

2 岁以下的儿童经常会出现口腔烧伤。这些伤口通常是咀嚼或吮吸低压电线引起的，可能累及舌头、上颚和面部。

　　电损伤中普遍存在高血压和心动过速，伴儿茶酚胺大量释放。电流也可能导致严重的心律失常

（包括心室颤动和心脏停搏），以及穿过身体时对心肌的损伤。患者可能已出现心脏停搏。如果早期抢救和复苏，则成功率很高。

神经组织是一种很好的电流导体。因此，神经组织可能会受到电击损害。不管是否存在局灶性神经系统的表现，中枢神经系统损伤都可能导致癫痫发作或昏迷，周围神经损伤可能导致运动或感觉丧失。这些损伤可能是持久的。如果电流通过脑干，会出现呼吸停止或抑郁、脑水肿或出血，也可能迅速导致死亡。

电损伤可导致血管广泛坏死，这在 EMS 人员到达时可能不明显。然而，这种损伤可能导致直接或延迟的内出血、或者动脉或静脉血栓形成和栓塞，以及随后的并发症。

电烧伤后肢体内的损伤类似于挤压伤所造成的损伤。严重的肌肉坏死会释放肌红蛋白，红细胞破裂（溶血）释放出血红蛋白。这两种大分子都可以在肾小管中沉积，造成急性肾衰竭。一些患者可能需要截肢。这是由于血液循环减少和筋膜室综合征所致。在触电患者中，严重的肌肉痉挛会导致骨折，甚至大关节也可能产生脱位。患者可能在电击后跌倒并遭受骨关节创伤（包括颈椎损伤）。

急性肾衰竭可能是严重的直接接触电击伤的严重并发症。急性肾衰竭可能是由于肾小管中的肌红蛋白或血红蛋白沉积、组织损伤引起的弥散性血管内凝血、低血容量性休克和直流电损伤所致。急性肾衰竭在院前环境中并不立即发生。然而，迅速的液体复苏和休克处置可能对许多这些患者产生积极影响。

当电烧伤引起中枢神经系统损伤或胸壁功能障碍时，通气可能受损。如果呼吸中枢被破坏，通气不足可导致患者立即死亡。众所周知，与任何交流电源接触也会产生呼吸停止和呼吸肌抽搐死亡。

在某些电损伤中可能发生结膜和角膜烧伤及鼓膜破裂，白内障和听力损失也可能在电击事件发生后的 1 年内出现。

电损伤可能会破坏许多其他内部结构，包括腹部器官。肠道可能发生肠黏膜下出血，以及各种形式的溃疡。每位患者都需要进行全面的身体评估，并对相关创伤保持高度怀疑。

评估和管理

患者评估应首先确保救援人员或旁观者的安全。

如果患者仍与电源接触，救护员应在接近患者之前请求电气公司、消防部门或其他受过专门训练的人员的帮助。一旦现场安全了，就可以开始患者救护。

思考

假设有这样一个场景，一名孩子仍接触电流，并出现强直运动，你该怎么办？一大群人聚集在一起并且呼喊着让你来帮忙，但是消防人员还有 3 分钟的路程，你会采取什么行动？

初步评估

对电烧伤患者的初步评估应该像对所有其他创伤患者一样进行。救护员应注意固定患者的颈椎。如果患者没有呼吸，应立即开始辅助通气。救护员应尽快给患者进行气管插管，因为呼吸暂停可能会持续很长时间。患者应保持呼吸道通畅，且呼吸时也应给予高浓度氧气支持。如果患者处于心脏停搏状态，救护员应根据医疗指南开始复苏工作。如果可能，应获取包含以下内容的事件历史记录：

- 患者的主诉（如受伤或迷失方向）；
- 电击伤的电源、电压和电流强度；
- 接触时间；
- 受伤前后的意识水平；
- 重要的病史。

注意

电流的电源、电压和电流类型（交流电流与直流电流）是主治医师估计电流引起的内部损伤的基本依据。

体格检查

体格检查应该是全面的。救护员应寻找出入口伤口或因强直或跌倒引起的任何相关创伤。救护员应该想到目前可能存在多种电伤路径，这意味着多处伤口。救护员应脱掉患者的所有衣服和首饰，并检查患者手指和脚趾之间的区域是否有电流进入或退出的痕迹。应评估并记录所有四肢的远端脉搏、运动功能和感觉，以监测可能发生的间隔综合征。救护员应使用无菌敷料覆盖出入口伤口，并应适当处理相关的创伤。

电流造成的内部损伤可能比外部损伤更严重。

由于电损伤的渐进性，频繁进行评估是必要的。此外，应在现场进行心电监测，并在患者转运期间继续进行。如前所述，电损伤可能引起各种心律失常，其中一些可能是致命的。

管理

早期补液对严重电损伤患者至关重要。补充液体有助于预防血容量不足和后来的肾衰竭。如果可能，救护员应选择两条大口径静脉注射管，应在没有出入口损伤的手足处实施。选择的液体通常是乳酸盐林格液或不含葡萄糖的 0.9% 的氯化钠溶液，流速应根据患者的临床状况确定。

在急诊科或转院期间，应注意调节静脉输液速率以保持尿排出量为 $1 \sim 1.5$ mL/（kg·h）[8]。这种速率降低了由肌红蛋白积聚引起的肾损伤的可能性。急诊科处置可能包括给予碳酸氢钠以帮助维持碱性尿液。碱性反过来又增加了血红蛋白和肌红蛋白的溶解度，降低了肾衰竭的风险。

在烧伤伤口上覆盖无菌或清洁的敷料。患者通常会有明显的疼痛，因此可根据当地的规定给予镇痛药。

雷电击烧伤

闪电每年袭击地球约 800 万次，约有 35 人死亡[18]。闪电可以在 1 亿伏特或更高的电压下提供高达 20 万安培的直流电，温度高达 27760℃，这个温度是太阳表面温度的 6 倍[19]。雷电击伤包含直接击中或击中旁边的物体后再反射（飞溅）到受害者身上。约 10% 被闪电击中的人死亡，90% 的人有不同程度的失能[20]。雷电击伤在美国佛罗里达州、路易安那州和密西西比州最为常见[21]。

雷击会产生与其他类型电损伤不同的组织损伤，因为组织损伤通常是雷电越过而不是穿过皮肤引起的（图 38-14）。闪电的持续时间很短（0.01~0.001 秒）。因此，与其他高压电流相比，皮肤烧伤较严重（全皮层烧伤很少见）。常见的雷电击烧伤是呈线性的、羽毛状的和点状的（针尖状）。此外，根据雷击的严重程度，30% 的受害者会出现心脏停搏和呼吸停止。

雷电击损伤可分为轻微、中度或严重。轻微雷电击损伤患者通常都有意识，但常常感到迷惑和失忆，烧伤或其他受伤迹象很少见。生命体征通常是

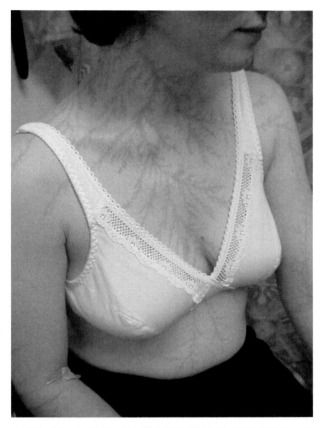

图 38-14 雷电造成的烧伤可能呈线状或是羽毛状，具体取决于雷击的严重程度

稳定的。

中度损伤的患者可能会出现精力旺盛或昏迷，此类损伤可能是受雷电击的影响。浅表和部分皮层烧伤比较常见，同时也会出现鼓膜破裂。这些患者可能有严重的内脏器官损伤，应仔细观察他们有无心肺功能障碍的体征和症状。

严重的雷击损伤包括引起脑损伤、癫痫发作、呼吸麻痹和心脏骤停。院前救护主要是针对基本和高级生命支持的措施，以及快速转运到适当的医疗机构。

评估和管理

像所有其他紧急响应一样，现场安全是首要任务。如果雷电风暴仍在继续，所有患者的护理都应该在可躲避的地方进行。为了防止随后的雷电击损伤，救护员应远离地面上高耸的物体，包括树木、栅栏和高层建筑。船员也应避开开阔水域。如果需要在开阔区域进行救援，救护员应尽量降低重心。

雷电击损伤的院前救护与其他严重电击伤相同：

最初的措施是气道和通气支持，基本和高级生命支持，患者制动，液体复苏以预防血容量不足和肾功能衰竭，药物治疗（按照治疗方案）以控制癫痫发作（如果存在），促进肌红蛋白排泄，纠正心律失常，护理伤口，迅速转运到适当的医疗机构。

注意

　　虽然雷电击损伤的发生率和死亡率很高，但对立即治疗有反应的患者有较好的康复机会。一旦现场安全，救护员就应及时进行心肺复苏和早期的心脏除颤，即使患者看起来已经死亡。对多名被闪电击中的患者采用反向分诊法，即首先对心脏停搏的患者进行处置，保证他们的生存机会。

资料来源：Field JM, Hazinski MF, Sayre MR, et al. Part 1: executive summary; 2010 American Heart Association Guidelines for Cardiopulmonary Resuscitation and Emergency Cardiovas-cular Care. Circulation. 2010; 122（18）（suppl 3）: S639–S946; and Davis C, Engeln A, Johnson EL, Scott E. Wilderness Medical Society practice guidelines for the prevention and treatment of lightning injuries: 2014 update. Wilderness Environ Med. 2014; 25: S86–S95.

第9节　辐射暴露

　　最常见的辐射事故包含用于工业射线照相和无损检测的密封放射性源。这类辐射的受害者很少需要紧急救护。但是，涉及放射性物质的建筑物火灾和坠毁事故现场可能需要 EMS。因此，了解辐射暴露的危害是非常重要的。与其他涉及危险材料的事故一样，救护员在有关部门确保安全之前不应进入现场。

　　一般而言，由于全世界对辐射法规的良好遵守，辐射安全问题并不严重。然而，与辐射有关的重大事故却是众所周知的。第一次是 1979 年宾夕法尼亚州三里岛发生的核事故。第二次是 1986 年苏联切尔诺贝利核电站事故。最近的一次是 2011 年袭击日本的地震和海啸引发了福岛第一核电站发生泄漏事故。

思考

　　您所在地区的哪些行业使用放射性物质？这些地方对可能发生的事故是否有预案？

放射性粒子的特性

　　电离辐射是原子释放能量并以电磁波传播的结果。

　　放射性粒子通常分为 3 种：α、β 粒子和 γ 射线。α 粒子质量很大，在空气只能移动几毫米，穿透能力差。实际上，α 粒子可能被纸、衣服或皮肤阻挡。这些颗粒被认为是最不危险的外部辐射源。然而，如果 α 粒子通过吸入、摄取或吸收进入身体，会损害内部器官并干扰人体的化学功能。α 粒子被认为是最危险的内部辐射源。

　　α 粒子几乎比 β 粒子大 60 倍。然而 β 粒子具有更多的能量和穿透力。β 粒子可以穿透皮下组织，通常通过受损的皮肤、摄入或吸入进入人体。防止 α 粒子和 β 粒子辐射需要全套防护服，包括正压自给式呼吸器。

　　γ 射线和 X 射线是穿透性辐射最危险的类型。它们需要铅衣来防护。γ 射线是 α 粒子穿透力的 10000 倍，是 β 粒子穿透力的 100 倍[22]。普通防护服阻止不了 γ 射线。γ 射线会造成内部和外部危害，会引起局部皮肤灼伤和广泛的内部损伤。

辐射暴露的危害

　　非电离辐射包括无线电波和微波。非电离辐射通常被认为是安全的。电离辐射是由核武器、反应堆、放射性物质和 X 射线机产生的。虽然罕见，但电离辐射暴露会对人构成威胁。

　　辐射量以伦琴表示，表示 γ 射线或 X 射线辐射在空气中产生电离的大小。用于测量辐射的其他单位是拉德（辐射吸收剂量）和雷姆（人体伦琴当量）。拉德反映被照射物质吸收电离辐射能量的大小。雷姆用于评估各种辐射的生物效应。在紧急情况下，救援人员应可认为 1 伦琴等于 1 拉德，等于 1 雷姆[23]。

　　少于 100 雷姆的辐射剂量通常不会引起严重的急性病症。100～200 雷姆的辐射剂量可能会引起症状，但不会危及生命。当暴露剂量达到 200 雷姆时，2～4 小时便会出现恶心、呕吐和腹泻等症状。暴露剂量达到 450 雷姆，会出现认知障碍；暴露剂量达到 600 雷姆时，死亡率很高[24]。辐射受害者很少直接表现出接触后的迹象或症状。因此，除非另有证明，否则应认定所有可能暴露者受到辐射伤害（框 38-7）。

框 38-7 辐射损伤的类型

辐射的危害因外部辐射、放射性物质污染、放射性物质渗入和复合辐射损伤而不同。

当身体的全部或部分暴露于来自外部辐射源的穿透辐射时，外部辐射就产生了，如医用 X 射线。辐射损伤的程度取决于辐射强度，而辐射强度又取决于暴露的持续时间。损伤程度还取决于距离辐射源的距离。暴露于大量辐射的患者可能出现恶心、呕吐和腹泻等症状。在重症病例，可能出现其他症状，包括体重减轻、脱发、发热、出血、口咽疼痛、皮肤灼伤、抵抗力下降和溃疡。这种辐射效应不具传染性，对救护员没有危险。

当放射性物质以气体、液体或固体形式释放到环境中时，就会发生污染。这些物质会污染人体的内部、外部。当放射性物质残留在患者的衣服或皮肤上或开放性伤口上时，可能救护员和患者都有危险。

渗入是指身体通过细胞、组织和靶器官（如骨、肝、甲状腺或肾脏）摄取放射性物质。除非发生污染，否则不可能摄入。

复合辐射损伤包括外部辐射、放射性物质污染、放射性物质渗入或以上兼有相混合。这种类型的暴露通常是重大事故的结果。暴露可能会因患者的身体损伤引起更多并发症。

暴露于辐射后，个人可能有迟发并发症的风险。这些并发症包括细胞和染色体变化，伴生殖遗传畸变、细胞死亡和不育，也可能发生诸如贫血和癌症等疾病。

资料来源: Bevelacqua AS, Stilp RH. *Terrorism Handbook for Operational Responders*. 3rd ed. Clifton Parks, NJ: Cengage Learning; 2009.

注意

受过辐射的物体或人不具有放射性。只有放射性残留物质的存在才会对救援人员构成威胁。

辐射事故应急响应

在紧急情况下，如果 EMS 人员被告知现场存在放射性物质，他们应谨慎进入现场。在得到有关部门的安全保护之前，他们不应该进入现场。救援人员、应急车辆和指挥所应位于现场上风处，距离 60 ~ 90 米。救援人员不得在现场或任何救援车辆中进食、饮水或吸烟。应联系地方有关部门（国家放射卫生办公室、当地专家），还应通知医疗指导。所有救援人员都应穿戴防范其他有害物质释放的防护服。此外，应为所有救援人员提供剂量仪。如果有明火、烟或气体，应使用自给式呼吸器。

个人辐射防护

FEMA 建议，救援人员和患者的基本辐射防护包括以下 4 个因素[24]。

1. **时间**。在辐射现场待的时间越短，辐射暴露越少。如果人员充足，可以采用小组轮换的方法将个人辐射暴露降至最低。

2. **距离**。人离辐射源越远，辐射剂量越低。即使距离放射源几米远，也会大大降低暴露水平。

3. **屏蔽**。屏蔽材料的密度越大，其阻止辐射通过的能力就越大。铅屏蔽可提供最佳的防护。而放置在辐射源与救援人员和受害者之间的车辆、土堆和重型设备也可以降低暴露水平。防护服和自给式呼吸器可以提供充分的保护，使其免受 α 粒子和 β 粒子辐射的影响，但防护服不能阻止 γ 射线的穿透。如果没有有效的屏蔽，救援人员应利用时间和距离因素来减少辐射暴露。

4. **数量**。控制特定区域的放射性物质的数量可减少辐射暴露。例如，包括去除污染的衣物、装袋所有受污染的物品，以及从该区域移走放射性物质容器。

救护员应使用呼吸保护装置，并考虑使用预防性药物（通常是碘化钾），以阻止摄入或减少已进入人体的放射性物质的滞留时间。

辐射暴露患者的紧急救护

被照射的患者不具有放射性。但是，当外部污染发生且放射性物质残留在患者的衣服和皮肤上或开放性伤口时，救护员应咨询医疗指导并遵循相关指南。辐射暴露产生的影响可能即时出现（如烧伤），也可能延迟出现。

除了处理污染物并控制其传播，还没有针对辐射伤害的特别紧急护理措施。人员应尽快将患者远离辐射源。紧急救护不能因患者转运或清洁程序而被延迟。如有需要，应实施静脉补液（应采用严格的无菌技术）。如果特定的治疗不需要静脉注射，应避免静脉注射，以避免污染物进入体内。

辐射净化

涉及患者的辐射紧急情况可以分为两种情况：清洁的和污染的。清洁的意味着患者暴露于辐射物质但未被污染。污染的意味着患者被辐射物质污染。只有经过适当培训的人员（如危险物质处置小组和符合条件的地方卫生部门人员）才可以尝试对现场的辐射受害者进行净化。将被运送到医院进行去污的患者应与环境隔离。此外，所有受影响的患者都应该与被污染的患者一起转运。

总结

- 每年有超过 486000 名美国人因烧伤而寻求医疗救护。烧伤的发生率和死亡率与性别、年龄和社会经济状况有显著的关系。引起烧伤的能量可能是热的、化学的、电的或辐射。
- 烧伤造成的组织损伤取决于温度和暴露于热源的持续时间。当发生局部烧伤事件时，其他器官系统也会参与烧伤引起的应激反应中。
- 烧伤按深度分为浅表烧伤、部分皮层烧伤和全皮层烧伤。九分法粗略估计了烧伤的面积（范围），对于成年人和 10 岁以上的儿童来说最准确。隆德–布劳德图表是一种更准确的确定烧伤面积的方法。烧伤的严重程度和烧伤中心转诊标准是基于这些标准来考虑的：烧伤的深度、范围和部位，烧伤的原因，患者年龄，疾病或手术并发症。
- 烧伤后休克是由水肿和血液积聚引起的。这些组织变化发生在烧伤部位。如果烧伤面积大则可以产生全身性血容量不足。
- 烧伤患者的紧急救护始于初步评估，目标是识别和治疗危及生命的损伤。
- 严重烧伤患者的院前救护目标包括防止进一步的组织损伤、维持呼吸道畅通、给予氧气和通气支持、提供液体复苏、快速转运到适

当的医疗机构、消毒以最大限度地减少患者接触传染性病原体的、镇痛、提供心理和情感支持。
- 院前救护吸入性烧伤患者时，需识别火灾环境固有的危险、了解吸入性损伤的病理生理学原理，以早发现和治疗即将发生呼吸道疾病。
- 化学烧伤的严重程度与三个因素有关：化学物质的性质、浓度和量，以及暴露的持续时间。救护措施主要是用大量的水冲洗以阻止燃烧过程。
- 人体接触电流可能会导致 3 种类型的损伤：直接接触烧伤、电弧烧伤和闪光烧伤。一旦现场安全了，就可以开始对患者实施救护。电流引起的内部损伤可能比外部损伤更应值得关注。
- 受辐射损伤的人很少需要紧急救护。放射性粒子分为 3 种：α、β 粒子和 γ 射线。FEMA 建议，救援人员和患者的基本辐射防护包括 4 个因素：最大限度地减少在辐射现场的时间，与辐射源保持安全距离，在救援人员和辐射源之间设置屏蔽，并控制特定区域的放射性物质的数量。

参考文献

［1］Burn incidence fact sheet. Burn incidence and treatment in the United States: 2016. American Burn Association website. http://ameriburn.org/who-we-are/media/burn-incidence-fact-sheet/. Accessed March 16, 2018.

［2］National Safety Council. *Injury Facts: 2017 Edition.* Itasca, IL: National Safety Council; 2017.

［3］ASTM International. *Standard Guide for Heated System Surface Conditions That Produce Contact Burn Injuries.* West Conshohocken, PA: ASTM International; 2014. ASTM C1055-03 （2014）.

［4］Herndon D. *Total Burn Care.* 4th ed. Philadelphia, PA: Saunders Elsevier; 2012.

［5］Jackson DM. The diagnosis of the depth of burning. *Br J Surg.* 1953; 40（164）: 588-596.

［6］National Highway Traffic Safety Administration. *The National EMS Education Standards.* Washington, DC: US Department of Transportation/National Highway Traffic Safety Administration; 2009.

［7］Committee on Trauma, American College of Surgeons. *Re-sources for Optimal Care of the Injured Patient.* Chicago, IL: American College of Surgeons; 2014. https://www.facs.org/~/media/files/quality%20programs/trauma/vrc%20resources /resources%20for%20optimal%20care.ashx. Accessed March 16, 2018.

［8］Marx JA, Hockberger RS, Walls RM. *Rosen's Emergency Medicine: Concepts and Clinical Practice.* 8th ed. St. Louis, MO: Saunders; 2014.

［9］National Association of Emergency Medical Technicians. *PHTLS: Prehospital Trauma Life Support.* 8th ed. Burlington, MA: Jones & Bartlett Learning; 2014.

［10］McManus J, Schwartz RB, Braithwaite SA. Thermal and chemical burns. In: Brice J, Delbridge TR, Myers JB, eds. *Emergency Services: Clinical Practice and Systems Oversight.* Vol 1. 2nd ed. West Sussex, England: John Wiley & Sons; 2015: 253-260.

［11］National Association of EMS Officials. *National Model EMS Clinical Guidelines.* Version 2.0. National Association of EMS Officials website. https://www.nasemso.org/documents /National-Model-EMS-Clinical-Guidelines-Version2-Sept2017 .pdf. Published September 2017. Accessed March 16, 2018.

［12］Bope ET, Kellerman RD. *Conn's Current Therapy 2016.* Amster-dam, Netherlands: Elsevier; 2015.

［13］Mlcak RP. Inhalation injury from heat, smoke, or chemical irritants. UpToDate website. https://www.uptodate.com / contents/inhalation-injury-from-heat-smoke-or- chemical-irritants?source=search_result&search=Smoke%20 inhalation &selectedTitle=1~86. Updated February 28, 2018. Accessed March 16, 2018.

［14］Sheridan RL. Fire-related inhalation injury. *N Engl J Med.* 2016; 375: 464-469.

［15］Hess DR, MacIntyre NR, Mishoe SC, Galvin WF, Adams AB. *Respiratory Care: Principles and Practice.* 2nd ed. Burlington, MA: Jones & Bartlett Learning; 2012.

［16］Rajeev RB, Puri V, Gibran N, et al. ISBI practice guidelines for burn care. Burns. 2016; 42（5）: 953-1021.

［17］Cambell RB, Dini DA. Occupational injuries from electrical shock and arc flash events. The Fire Protection Research Foundation website. https://www.nfpa.org/~/media/files/news-and research/resources/research-foundation/research- foundationreports/electrical/rfarcflashoccdata.pdf?la=en. Published March 2015. Accessed March 16, 2018.

［18］National Center for Environmental Health（NCEH）/Agency for Toxic Substances and Disease Registry（ATSDR）, National Center for Injury Prevention and Control（NCIPC）. Lightning. Centers for Disease and Prevention website. https://www .cdc.gov/disasters/lightning/index.html. Updated February 6, 2014. Accessed March 16, 2018.

［19］How hot is lightning? National Weather Service website. http://www.lightningsafety.noaa.gov/temperature.shtml. Accessed March 16, 2018.

［20］How dangerous is lightning? National Weather Service website. http://www.lightningsafety.noaa.gov/odds.shtml. Accessed March 16, 2018.

［21］Dolce C. Top 5 lightning prone states. The Weather Channel website. https://weather.com/safety/thunderstorms/news /top-5-lightning-prone-states-20120509#/6. Published July 8, 2013. Accessed March 16, 2018.

［22］Radiation protection: radiation basics. Environmental Protection Agency website. https://www.epa.gov/radiation/radiation-basics. Accessed March 16, 2018.

［23］Measures relative to the biological effect of radiation expo-sure. NDT Resource Center website. https://www.nde-ed.org / EducationResources/CommunityCollege/RadiationSafety /theory/Measures.htm. Accessed March 16, 2018.

［24］Office of Radiation and Indoor Air Radiation Protection Division, US Environmental Protection Agency. *PAG Manual: Protec-tive Action Guides and Planning Guidance for Radiological Incidents.* Washington, DC: US Environmental Protection Agency; 2017.

推荐书目

Ainsbury E, Higueras M, Puig P, et al. Uncertainty of fast biological radiation dose assessment for emergency response scenarios. *Int J Radiat Biol.* 2017; 93（1）: 127-135.

Cancio LC, Sheridan RL, Dent R, et al. Guidelines for burn care under austere conditions: special etiologies: blast, radiation, and chemical injuries. *J Burn Care Res.* 2017; 38（1）: e482-e496.

Jeschke MG, Peck MD. Burn care of the elderly. *J Burn Care Res.* 2017; 38（1）: e625–e628.

Palao R, Monge I, Ruiz M, et al. Chemical burns: pathophysiology and treatment. *Burns.* 2010; 36（3）: 295–304.

Shih JG, Shahrokhi S, Jeschke MG. Review of adult electrical burn injury outcomes worldwide: an analysis of low-voltage vs high-voltage electrical injury. *J Burn Care Res.* 2017; 38（1）: e293–e298.

Usatch B. When lightning strikes: bolting down the facts and fiction. *JEMS* website. www.jems.com/news_and_articles/articles / jems/3404/when_lightning_strikes.html. Published March 31, 2009. Accessed March 16, 2018.

Wiechman S, Saxe G, Fauerbach JA. Psychological outcomes following burn injuries. *J Burn Care Res.* 2017; 38（3）: e629–e631.

（田二云，李小杰，王晓菁，马雪，译）

第 39 章

头部、面部和颈部创伤

美国 EMS 教育标准技能

创伤

将评估结果与流行病学和病理生理学原理相结合，以形成现场印象，为严重创伤患者制订、实施全面的治疗／处置计划。

头、面部、颈部和脊柱创伤

识别和管理

- 生命威胁
- 脊柱创伤（见第 40 章）

病理生理学、评估和管理

- 颈部穿透伤
- 喉部和气管损伤

脊柱创伤

- 脱位／半脱位（见第 40 章）
- 骨折（见第 40 章）
- 扭伤／拉伤（见第 40 章）
- 颌面部骨折
- 颅骨骨折
- 异物进入眼睛

- 牙科创伤
- 不稳定的面部骨折
- 眼眶骨折
- 外伤性鼓膜穿孔
- 下颌骨骨折

学习目标

完成本章学习后，紧急救护员能够：

1. 描述颌面部创伤的机制、评估和处理；
2. 描述耳朵、眼睛和牙齿的创伤的机制、评估和处理；
3. 描述颈前部创伤的机制、评估和处理；
4. 描述头皮软组织、颅骨脑神经创伤的机制、评估和处理；
5. 基于病理生理学和评估结果，区分创伤性脑损伤的类型；
6. 描述脑损伤后常见的心血管并发症；
7. 概述脑损伤患者的院前救护措施；
8. 在给出适当的患者信息时，要计算格拉斯哥昏迷量表、创伤评分、修订创伤评分和儿科创伤评分；

重点术语

顺行性健忘： 对意识丧失恢复后发生的事件或经历不能回忆的精神病理状态。

气压损伤性中耳炎： 所处环境气压急剧变化引起的炎症和中耳损伤。

颅底骨折： 当下颌骨髁穿过颅底时可能发生骨折，但更常见的是线性骨折延伸到颅前窝和颅中窝的底部。

巴特尔征： 颞骨或蝶骨骨折引起乳突区出现瘀斑。

爆裂性骨折： 受到非穿透打击物的打击，组织内部压力增加而致薄弱的骨壁碎裂。

中央视觉：视网膜黄斑的视觉功能。

脑挫伤：大脑皮质或额叶（最常见）、颞叶或枕叶内深处挫伤。

脑灌注压：通过从平均动脉血压中减去颅内压来计算脑血流量的一种方法。

脑震荡：头部受到轻度或中度撞击或脑组织位移引起的脑功能暂时改变。

共轭运动：一只眼睛的动作与另一只眼睛一致地运动。

对侧伤：在撞击侧对侧发生的损伤。

角膜擦伤：角膜与粗糙物体摩擦引起的损伤。

库欣三联征：由颅内压增高引起的收缩压升高、心动过缓和呼吸频率降低。

去大脑强直：也称为异常伸展姿势。患者手臂伸展，内旋转，足伸展并向足底屈曲。这种姿势通常见于脑干受压的患者。

去皮质强直：也称为异常屈曲姿势。患者上肢屈曲。这种姿势通常见于大脑中脑区有病变的患者。

咬合不正：牙齿咬合错位。

凹陷性颅骨骨折：颅骨碎片在颅骨正常表面下方的骨折。

硬膜外血肿：发生在硬脑膜和颅骨之间的血肿。

局部脑损伤：特定的、可观察到的脑损伤，集中在大脑某区域。

格拉斯哥昏迷量表：用于评估重症患者意识障碍程度的一种工具，评估项目包括睁眼反应、言语反应和运动反应。

鼓室积血：颞骨骨折引起的鼓膜后出血。

脑内血肿：由大脑组织内血液或液体异常积聚引起的。

Le Fort 骨折：用于描述面中部发生的骨折模式的分类。

颅骨线形骨折：骨折处以线状分离为特征，没有明显凹陷或骨质缺失。

平均动脉压：一个心动周期中动脉血压的平均值。

开放性颅盖骨折：导致头皮撕裂伤与脑组织直接相通的骨折。

周边视觉：黄斑以外的视网膜区域的视觉功能。

畏光：眼睛不能耐受光线的刺激，常伴有眼睑痉挛、流泪。

原发性脑损伤：外力作用于头部直接造成的脑损伤及相关血管的损伤。

浣熊眼：由蝶窦底部骨折引起的一个或两个眼眶出现瘀斑。

逆行性遗忘：对过去的事件（发病之前的事件）记忆丧失的病理状态。

继发性脑损伤：原发性损伤引起的细胞内和细胞外失常。

蛛网膜下腔血肿：颅内血管破裂，血液进入并积聚蛛网膜下腔。

硬膜下血肿：硬脑膜和蛛网膜之间的血肿

帽状腱膜下血肿：暴力作用于头部致帽状腱膜下层软组织内小血管和（或）导血管破裂出血引起的血肿。

创伤性脑损伤：头部受外力作用出现脑组织损伤而导致的脑功能改变。

创伤性前房出血：眼前房出血，通常是钝性伤引起的。

外伤性鼓膜穿孔：鼓膜因异物或压力变化被撕裂或穿透。

视力：人眼分辨物体精细结构的能力。

玻璃体：填充在水晶体和视网膜之间的透明的、凝胶状的物质。

据估计，美国每年有 280 万人因脑外伤到急诊科就诊、住院或死于脑外伤[1]。本章所讨论的头部创伤包括颅面创伤，耳朵、眼睛、牙齿创伤，前颈部创伤，以及颅骨和大脑创伤。

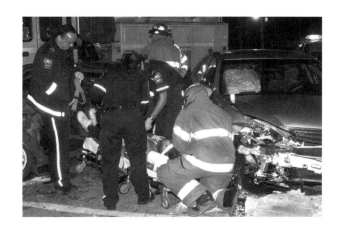

可能发生大量出血外，颌面部组织损伤很少会危及生命。根据受损机制，面部创伤可能包括轻微割伤和擦伤，以及更严重的损害。而更严重的损伤可能涉及广泛的软组织撕裂伤和撕脱伤。如果可能，救护员应从患者那里获知全面的病史，应包括损伤机制、导致伤病的事件、受伤时间、相关疾病，以及变态反应、药物和最近一次口服摄入量。

第1节 颌面部创伤

颌面部创伤的主要原因是暴力行为、机动车撞击、跌倒、运动损伤、动物咬伤和工伤引起的。颌面部创伤可能包括软组织损伤和面部骨折。

软组织损伤

颈内动脉和颈外动脉的分支为面部提供血液供应（图39-1），因此，面部的软组织损伤往往看起来很严重（图39-2）。然而，除了上呼吸道受损和

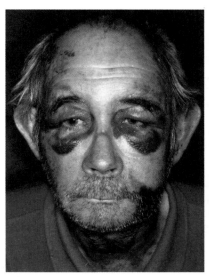

图39-2 颌面部软组织损伤

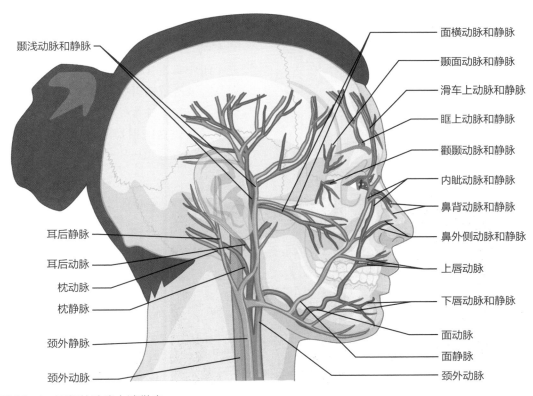

图39-1 面部的动脉血液供应

思考

为什么从这种类型损伤患者那里获得病史可能很困难？

处理

伤口处理的关键就是通过直接按压和绷带按压控制出血。如果必要，救护员应采用脊柱保护措施。但这些措施不应影响呼吸道管理。救护员应评估患者的呼吸道是否因血液、呕吐物、骨碎片、断牙、假牙和前颈部损伤引起阻塞。可能需要用抽吸的方法来清理患者的呼吸道。此外，可能需要面罩或鼻导管、气管插管或环甲膜切开术，以确保足够的通气和氧合。

颌面部骨折

面部骨骼可以承受来自巨大力量的冲击。然而，面部骨折常见钝性伤。面部骨骼的解剖结构可通过骨折的阶梯状移动吸收钝性伤的影响。钝性伤可在解剖学上分为下颌骨、面中部、颧骨、眼眶和鼻骨折。面部骨折的体征和症状包括：

- 颧骨突出不对称；
- 捻发音；
- 牙齿咬合不正；
- 眼眶边缘不连续；
- 鼻中隔移位；
- 瘀斑；
- 撕裂、出血；
- 下颌骨向前运动受限；
- 眼球运动受限；
- 麻木；
- 疼痛；

- 肿胀；
- 视觉障碍。

下颌骨骨折

下颌骨是位于面部下方 1/3 的不成对面骨。由于位置突出性，下颌骨骨折的发生率排在第二位，仅次于鼻骨骨折。下颌骨呈半圆形，可能在多处断裂，且通常远离撞击点。下颌骨骨折特有的体征和症状包括咬合不正（患者可能会抱怨他们的牙齿在嘴巴闭合时感觉不正常），下颏麻木，无法张开嘴。患者也可能出现吞咽困难且唾液分泌过多。大多数下颌骨骨折患者需要住院治疗。

在没有骨折的情况下，下颌骨的前脱位也可能是由面部的钝性伤（罕见）、张大嘴打哈欠及需要长时间保持下颌骨开放的牙科治疗引起。在这些病例中，髁突向前伸到超过颞骨的关节面，闭合肌肉痉挛，结果，嘴无法闭合。患者通常会因痉挛而感到剧烈疼痛，还会因持续痉挛而感到焦虑和不适。在急诊科给予肌肉松弛药或镇静药或在手术室全身麻醉后手法复位。

思考

你对这些患者的救护重点是什么？

面中部骨折

面中部的 1/3 包括上颌骨、颧骨、眼眶底部和鼻。该区域的骨折是由直接或间接的力引起的。例如，引起下颌骨钝性伤的冲击力影响到上颌骨，造成骨折。这些损伤通常伴中枢神经系统损伤和脊柱创伤（图 39-3）。

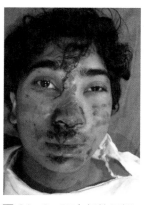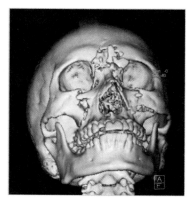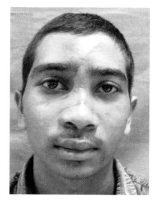

图 39-3 面中部的骨折

1901 年，勒福（Le Fort）进行的一项尸体研究描述了发生在面中部的 3 种损伤模式（Le Fort 骨折）[2]（图 39-4）。Le Fort Ⅰ 型骨折涉及上颌骨至鼻窝水平。Le Fort Ⅱ 型骨折涉及鼻骨和眶内侧壁，骨折线通常呈金字塔型。Le Fort Ⅲ 型骨折是一种复杂的骨折，面部骨骼与颅骨分开。根据损伤的严重程度，可能同时存在不同的 Le Fort 骨折模式的组合。

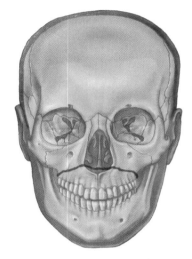
Le Fort Ⅰ 型面部骨折

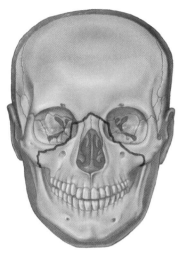
Le Fort Ⅱ 型面部骨折

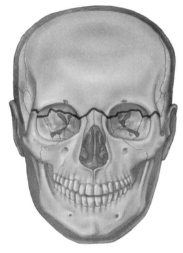
Le Fort Ⅲ 型面部骨折

图 39-4 Le Fort 骨折

面中部骨折特有的体征和症状包括面中部水肿、上颌骨不稳、面部拉长（像驴脸）、鼻出血、上颌麻木、鼻腔扁平化和脑脊液鼻溢（由筛骨筛板骨折引起的鼻腔脑脊液溢出）。面中部骨折患者需要住院治疗，特别是那些 Le Fort Ⅱ 型和Ⅲ型骨折患者存在涉及与肿胀和出血相关的严重呼吸道问题的风险。

颧骨骨折

颧骨（颧骨隆起）与额骨、上颌骨和颞骨相关结。由于坚固的结构，颧骨很少碎裂。颧骨骨折通常是由身体攻击和车辆撞击引起的。颧骨骨折常与眼眶骨折相关，并表现出相似的临床症状（图 39-5）。二者需通过 X 线检查来区分。颧骨骨折特有的体征和症状包括通常圆形面颊区域平整，脸颊、鼻和上

唇麻木（尤其是伴有眼眶骨折时）、鼻出血，以及视力改变。

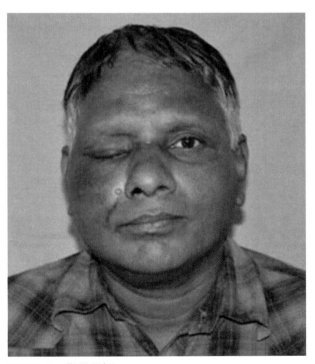

图 39-5 颧骨骨折

注意

对于颅骨骨折或面部骨折患者，禁止鼻气管、鼻胃管和鼻气管插管。从耳朵或鼻腔漏出脑脊液经常出现。救护员不应试图直接施压以控制脑脊液溢出。

眼眶骨折

眼眶内容物受到骨环的保护。这种环类似于金字塔，顶端指向后脑勺。眼眶骨的侧壁、眶底板和眶板的骨骼很薄，很容易被直接或间接的冲击力击碎。此外，很多眼眶骨折与其他面部损伤有关，如Le Fort II型和III型骨折。

当直径大于眼眶边缘的物体撞击眼球和周围软组织时，会发生眼眶爆裂性骨折（图39-6）。这种冲击力使眼球压迫眼眶，同时压缩眼眶内容物，眼内压突然增加会波及眶底。眶底是眼眶结构中最薄弱的部分，如果眶底骨折，眼眶内容物可能被推入上颌窦，此时软组织和眼外肌可能被困在缺损处。爆裂性骨折的体征和症状包括眶周水肿、结膜下瘀斑、复视（双视觉）、眼球内陷、鼻出血、眶下神经麻痹及眼外运动受损。

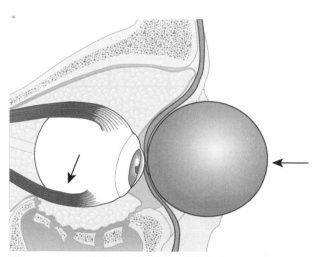

图 39-6　由球的撞击引起的爆裂性破裂

眼眶骨折常伴其他骨折，包括 Le Fort II型和III型骨折及颧骨复合体损伤。此外，眼眶内容物的损伤是常见的。对于任何面部骨折，救护员都要检查有无这种损伤。

思考

您如何评估患者的眼球运动？

鼻骨折

在所有面部骨骼中，鼻骨的结构强度最小，最易骨折。鼻子的外部部分主要由透明软骨构成，主要由鼻骨和上颌骨额突支撑。鼻损伤可能会压迫鼻背，使其向一侧位移，或者仅引起鼻出血和肿胀，并不会出现明显的骨骼畸形。也可能出现眼眶骨折。在儿童中，即使鼻骨的最小位移也影响其生长变化和导致最终畸形。

面部骨折的处理

在照顾面部骨折患者时，救护员应考虑患者脊柱受伤并且应该使用脊柱保护措施。面部骨折经常伴颈椎骨折[3]。救护员应该评估患者的呼吸道是否有血液、呕吐物、骨碎片、断牙、义齿和前颈部损伤引起的阻塞；如有，可能需要用抽吸的方式来清除呼吸道的碎片和液体。同时，救护员可能需要用鼻导管（在没有疑似面中部或颅底骨折的情况下）或面罩、气管插管或环甲膜切开术来维持呼吸和氧合。面部骨折不稳定也是一个问题。

通常通过直接按压和绷带来控制出血。鼻出血可能比较严重，应在前鼻孔施加外部压力以控制出血。轻度鼻出血在有意识的患者中是最好控制的。为了防止血液从咽喉流出，在按压鼻孔时，须通过指导患者坐直或向前倾斜（在没有脊髓损伤的情况下）。对于失去知觉的患者，应使侧卧（如果没有受伤）。如果出血严重，救护员应评估患者有无失血性休克。

第 2 节　耳朵、眼睛和牙齿创伤

耳朵、眼睛或牙齿可能单独受伤或伴随其他形式的头部和面部创伤。这些区域的损伤可能不严重。但有些损伤可能导致永久性的感觉功能丧失和缺失。无论严重程度如何，救护员都应评估耳朵、眼睛和牙齿创伤，并在识别和处理危及生命的问题后对其进行治疗。

耳外伤

耳外伤可能包括撕裂伤和挫伤、化学损伤、外伤性鼓膜穿孔和气压损伤性中耳炎。

撕裂伤和挫伤

撕裂伤和挫伤通常是由钝性伤引起的，常见于家庭暴力的受害者（图39-7）。直接按压可控制此类损伤的出血。此外，冰敷或冷敷会减少软组织肿胀。如果外耳（耳郭）有部分被撕掉，救护员应尽可能取回撕裂的组织，用湿纱布包裹，密封在塑料袋中，放在冰上，并与患者一同转运，以便手术修复。软骨撕裂通常很难愈合，且很容易被感染。

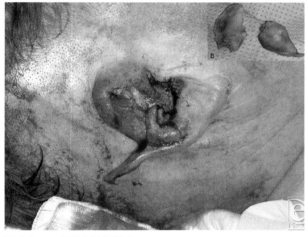

图 39-7　耳郭部分脱离

化学损伤

　　接触强酸或强碱可能产生烧伤。紧急救护措施包括用大量的水冲洗。冲洗后，救护员应用 0.9% 的氯化钠溶液或无菌水冲洗耳朵和耳道，冲洗液须在耳道中停留 2~3 分钟。此过程应重复 3 次或 4 次，之后应将耳朵擦干并用无菌纱布盖上以防止污染。最后将该患者送到医院进行评估。

外伤性鼓膜穿孔

　　鼓膜可以穿孔。外伤性骨膜穿孔可能因为用棉签之类的物体戳或压力变化引起。爆炸（爆炸伤）或戴呼吸器潜水（气压伤）可能导致压力损伤。此类损伤通常无须治疗便可自愈。不过，医师仍然建议需对其进行评估。

　　如果穿孔是由穿透物引起的，救护员应将物体稳定在适当位置并盖住耳朵以防止进一步污染。在内耳道或中耳道可能已被污染（污染物为泳池内的水或异物）的情况下，通常会给予抗生素治疗。由穿孔引起的严重并发症包括面神经麻痹，常伴有颞骨骨折、听力丧失和眩晕。

气压损伤性中耳炎

　　当一个人所处环境的气压急剧变化足以产生炎症和中耳损伤时，就会发生气压损伤性中耳炎。例如，在高空中飞行和戴呼吸器潜水均可引起气压损伤性中耳炎。

　　中耳中的气压通常等于外部环境的气压。玻意耳定律指出，在恒定温度下，气体的体积与压力成反比。压力上升时，气体膨胀；压力下降时，气体收缩。因此，当气体被密封或部分密封时，它们随压力的降低成正比地膨胀。当被密封气体不能与外部环境的压力达到平衡时，可能会出现疼痛和耳朵堵塞的感觉。为了平衡中耳的压力，可以指导患者做瓦尔萨尔瓦动作、打哈欠、吞咽、并移动下颌。此类方法可能会打开咽鼓管以均衡压力。

眼外伤

　　据估计，美国每天发生超过 250 万例的眼外伤，大约有 5 万例部分或完全失明[4]。眼外伤的常见原因有物体撞击、坠落、烧伤、机动车碰撞和其他环境因素。

评估

　　急性眼损伤可能难以识别，因为视力正常的患者可能有严重潜在损伤。出现以下症状需要高度怀疑眼损伤：

- 眼部的明显创伤；
- 眨眼不会改善视力丧失或视力模糊，这表明眼球、眼内容物或视神经已经受损；
- 部分视野丧失，这表明可能存在视网膜脱离、眼内出血或视神经损伤。

　　对眼损伤的评估应包括获取完整的病史、测量视力、检查瞳孔反应和眼外运动。评估患者的视力只是一个粗略的估计。在病情得到控制时，急诊室将重新评估患者的视力。

思考

　　除了外伤，还有哪些原因能引起视觉障碍？

　　病史。完整的应该包括：

- 损伤模式；
- 以前的眼科疾病、就医和用药史，包括白内障、青光眼；
- 眼用药物的使用；
- 矫正眼镜或隐形眼镜的使用；
- 义眼的存在；

・EMS 人员到达前症状的持续时间和尝试过的治疗干预措施;

视力的测量通常是对患者眼睛进行任何检查的第一步（化学灼伤是例外。在这种情况下，应在测量视力之前进行冲洗）。视力可以用手持式视力表或不同时间印刷材料（如静脉注射液袋）来测量。救护员应记录印刷材料与患者面部的距离。

每只眼睛的视力应在覆盖另一只眼睛时单独评估（不应施加压力）。救护员应先检测受伤的眼睛，以便与未受伤的眼睛进行视力比较。如果患者佩戴矫正镜片，应先使用镜片测量视力，然后不使用镜片测量。文盲或非英语的患者需要另一种评估方法，包括手指计数、手部运动及是否存在光感。在用以上方法测量时，任何一种异常反应都表明视力明显丧失。

思考

在某些应急响应行动中，可能难以评估视力。院前环境中的哪些因素可能会使其变得困难？

注意

视力可分为中央视觉和周边视觉。中央视觉是视网膜黄斑的视觉功能。周边视觉是指视网膜上除黄斑以外的区域的视觉功能。

瞳孔反应

瞳孔应该是黑色的、圆形的、大小相等。两只瞳孔也应以同样的方式且同时对光做出反应。当光线增强时，瞳孔缩小；当光线减弱时，瞳孔散大。（瞳孔在光照下，引起孔径变小，成为直接对光反射。如光照另一眼，非光照眼的瞳孔缩小，成为间接对光反射）。钝性眼外伤后的瞳孔异常反应常见并且可能是由撕裂引起的。但更常见的是对瞳孔括约肌的直接创伤引起的。异常反应也可能提示视神经或眼球有更严重的损伤。在近期无损伤的情况下，瞳孔异常的原因包括药物使用、白内障、既往外科手术、义眼、瞳孔不规则（正常或先天性瞳孔大小不等）、中枢神经系统疾病、卒中和既往损伤。救护员应记录患者的所有瞳孔异常情况。

你知道吗

当眼睛睁开时，中枢神经系统就会暴露出来。这种暴露在人体的其他地方是不存在的。幸运的是，大脑为它提供了保护。眼前突然移动的一道强光或巨大的噪声都会使眼睑突然合上，形成防水、不透气的屏障。坚固的睑板可以保护、支撑和保护眼睑。睫毛根部有感觉神经细胞，这些神经细胞非常敏感，如果一只睫毛上有一粒沙粒，那么两只眼睛就会自动合上。

眼外运动

眼外肌负责眼球的运动。随意肌受 III、IV 和 VI 脑神经支配。这些肌肉附着在眼球的外侧和眼眶的骨骼上，并可以任何方向移动眼球。不随意眼肌由交感神经支配，该肌肉位于眼睛内。不随意眼肌包括虹膜和睫状肌。这些肌肉分别扩张和收缩瞳孔并改变晶状体的形状。

评估眼睛的眼外运动时，救护员应该指导患者在视觉上跟踪物体的运动（物体可以是手指、铅笔或手电筒）。患者应被要求跟踪物体向上、向下、向右和向左的运动。运动异常可能表明眼眶内容物水肿、脑神经损伤、眼外肌挫伤或撕裂，或者骨折中肌肉被压。眼外运动受限或异常的患者经常在一个或多个凝视方向上出现复视。救护员应记录所有的评估发现。

特殊眼外伤的评估与处理

有些眼部损伤情况紧急。然而，所有眼外伤患者都应由医师进行评估。有些患者需要眼科医师的专业护理。如果救护员认为一些严重损伤可能需要特殊护理，应尽快告知医疗指导。这样，当患者到达急诊室时，医疗服务就已经准备就绪（图 39-8）。

角膜、结膜或眼睑中的异物通常会使患者抱怨眼睛中有异物感（特别是在睁眼和闭眼时）和非常痛苦。如果怀疑有异物，应检查上下眼睑和结膜的内表面。救护员应使用温和、清澈的液体进行大量的冲洗，以清除异物。医学指导可能建议使用诸如丁卡因的眼科麻醉药以使患者感觉舒适。救护员应提醒患者在应用丁卡因后不要接触或揉眼睛，否则可能导致严重的眼部损伤。

当角膜与粗糙物体摩擦时发生角膜擦伤。这种损伤通常是由异物刮伤角膜引起的，在戴某些类型

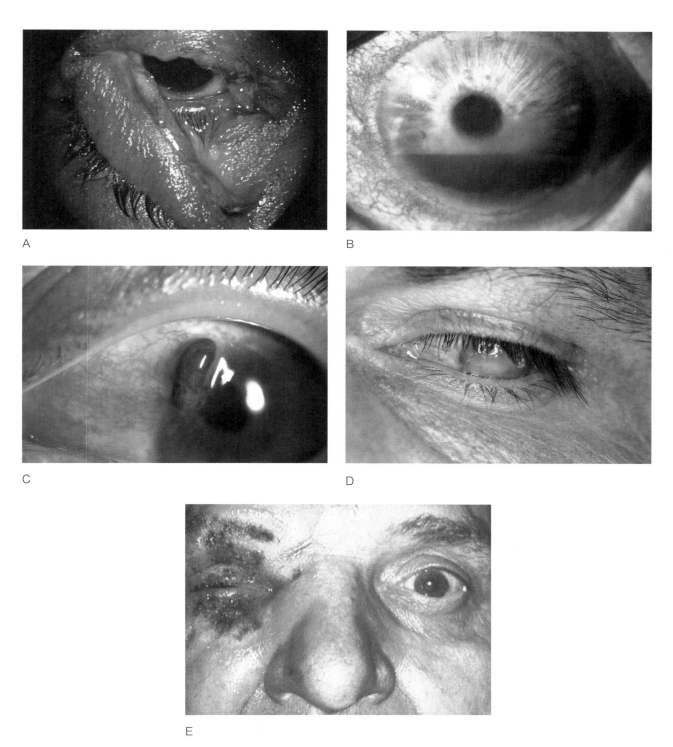

图 39-8　特殊眼外伤。A. 睑撕脱；B. 眼前房积血；C. 眼球破裂；D. 酸烧伤；E. 碱烧伤

的隐形眼镜的人中很常见。角膜擦伤患者通常会抱怨上眼睑下的疼痛和异物感、畏光、多泪，以及视力下降。通常这些体征和症状都会延迟。对角膜擦伤的院前处理是用温和的清水冲洗。角膜擦伤通常在 24～48 小时愈合。

思考

疑似角膜擦伤的患者是否需要由医生进行评估?

对眼睛或其相邻结构的钝性伤可能导致挫伤、创伤性前房积血、眼球或巩膜破裂。框 39-1 列出

框 39-1 眼损伤的体征与症状

挫伤
- 创伤性瞳孔扩张或收缩
- 疼痛
- 畏光
- 视力模糊
- 虹膜撕裂

外伤性前房积血
- 瞳孔反应性降低
- 视力下降
- 眼前房积血（可以用笔形电筒看到）

眼球或巩膜破裂
- 对手部运动或光感的视力下降
- 眼内压降低
- 瞳孔不规则
- 眼前房积血

资料来源: Owens PL, Mutter R. Emergency department visits related to eye injuries, 2008. HCUP Statistical Brief #112. Healthcare Cost and Utilization Project website. https://www .hcup-us.ahrq.gov/reports/statbriefs/sb112.pdf. Published May 2011. Accessed April 8, 2018.

了这些损伤的体征和症状。

钝性眼外伤可能还伴有其他严重损伤有关，包括眼眶骨折、玻璃体积血和晶状体脱位。院前救护应限于通过施加轻柔的压力控制出血；用金属护罩或卡板杯保护眼睛，以及快速转运至医院进行评估。如果怀疑创伤性前房积血或眼球或巩膜破裂，救护员应让患者将头部抬高 30°～45°以降低眼内压[5]。患者还应被告知避免任何可能增加眼压的活动。镇痛药和止吐药可用于缓解疼痛和恶心。这些药物可以减少运动、紧张、咳嗽和干呕引起的眼压增加。

眼睛穿透性损伤可能与嵌入的异物、眼睑撕脱伤及眼睑、巩膜或角膜的撕裂有关。穿透性眼球损伤会损伤视网膜结构并导致玻璃体（填充在晶状体和视网膜之间的胶状液体）损失及继发性失明。救护员应通过施加轻柔的压力来控制出血。应避免眼球脱水或被异物污染。一种方法是用柔软的或潮湿的无菌敷料和眼罩覆盖眼眶。

注意

疑似眼球破裂时不应使用滴眼液。积极的镇痛对于预防或减少眼内容物的排出至关重要。如果患者恶心，应给予止吐药。

救护员应该稳定从眼睛突出的异物，并用卡板杯覆盖这些异物并用胶带固定。还应覆盖未受累的眼睛，以防止两眼共轭运动（一只眼睛与另一只眼睛运动一致）。救护员不应试图移除该异物。如果需要，可以将穿透物体缩短以便转运（在咨询医疗指导之后）。

对眼睛的化学损伤可能伴有角膜上皮组织的丢失、眼球穿孔以及眼睑结膜瘢痕形成和变形有关。这些损伤是真正的急症，需要立即干预。化学物质暴露通常要求在转运之前（如果可以实施有效冲洗）和转运途中，用中性液体对患者眼睛进行大约 20 分钟的连续冲洗。冲洗应咨询在线医疗指导，以避免现场处置时间太长，防止延误专业眼科护理。

隐形眼镜

隐形眼镜有 3 种类型：硬性、柔软亲水性和硬质透气性。硬性镜片是有时用于散光的微透镜（这些镜片现在很少被使用）。柔软（亲水）镜片通常直径较大（延伸到结膜上），可以用于日常或长时间的佩戴。硬性透气性镜片的尺寸与微透镜相似，具有低含水量和高透氧性。

通常情况下，救护员不应试图去除眼外伤患者的隐形眼镜。这样做可能会造成更多损伤并可能加重原有的损伤。如果隐形眼镜的存在（如化学烧伤眼睛）导致眼睛损伤的处理复杂化，医疗指导可以建议移除镜片。如果患者无法取下镜片，可以授意救护员这样做（框 39-2）。

牙科创伤

成年人通常有 32 颗牙齿。每颗牙齿由 2 个部分组成：一是牙冠，位于牙龈（牙齿周围的口腔黏膜部分）上方，二是牙根，埋于上颌骨或下颌骨的骨窝（牙槽骨）。牙齿有 3 层硬组织：牙釉质、牙本质（象牙质）和牙骨质。牙齿的软组织包括牙髓和牙周膜（图 39-9）。

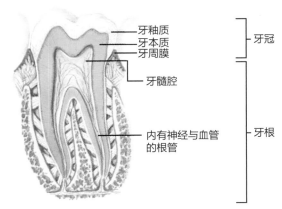

图 39-9　牙齿的纵切面

牙齿和相关的牙槽突可能单独受伤，也可能伴颌骨或面部骨折而骨折。牙科创伤最常见的 2 种类型包括前牙破碎和撕脱。如果牙齿破碎，救护员应仔细检查口腔是否有牙齿碎片。去除碎片可降低吸入和阻塞呼吸道的风险。舌头和周围黏膜的撕裂和撕脱经常伴随牙科创伤发生。这些损伤往往是痛苦的，可能会大量出血，也可能阻塞患者呼吸道。

牙齿撕脱是常见的，通过适当的紧急处理可以拯救许多牙齿[6]。如果在 1 小时内重新植入并稳定，已经脱位的恒牙会具有良好的存活率。乳牙（婴儿牙齿）一般不需重新植入，它们可能会融合到骨骼上，延缓恒牙的形成和萌出。如果撕脱的牙齿从患者口腔取出不到 15 分钟，医疗指导可能会建议将牙齿重新植入原始牙槽。救护员应注意不要再重新植入牙齿，并应警惕可能的误吸。如果不能重新植入，救护员应遵循美国牙医协会和美国牙髓医师协会制定的指导方针。

1. 切勿将脱位牙放在任何可以晾干或压碎牙齿外部的物体上。
2. 不要粗暴地处理牙齿。无论如何，请勿冲洗或擦拭、刮擦或消毒牙齿外部（任何黏附在上面的膜或纤维组织都应留在原位，以免剥离牙周膜和韧带，这对再植牙的存活至关重要）。
3. 将牙齿放置在一个可进行培育的、抗破坏的存储装置中。
4. 将牙齿储存在 pH 值均衡的等渗葡萄糖、富含钙和镁的细胞保存液（如汉克氏溶液）中。使用冷藏新鲜全脂牛奶作为最佳替代储存介质（奶粉不宜）。短时间（1 小时或更短）使用 0.9% 的氯化钠溶液。不要使用自来水，因为它会损伤牙周膜。
5. 向医疗指导咨询脱位牙的处置方法，以便当患者到达急诊室时提供及时的服务。

第 3 节　颈前部创伤

颈前部损伤是由钝性和穿透伤引起的（图 39-10）。此类损伤可能导致颈部骨骼结构、血管结构、神经、肌肉和腺体受损。颈前部损伤的常见机制如下：

- 衣服、珠宝或个人设备被机械夹住造成的勒死；
- 全地形车和其他小型机动车辆（因撞上电线、绳索或围栏而导致颈部受伤）；
- 击打颈部；
- 接触性运动（拳击、空手道、篮球、足球、曲棍球）；
- 枪伤；

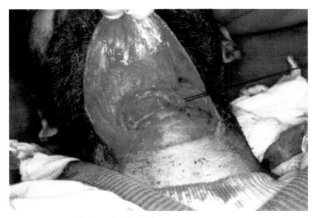

图 39-10 进入咽部的刺伤

- 悬吊；
- 骑马；
- 过度伸展和过度屈曲；
- 工业活动；
- 机动车碰撞（如碰撞颈仪表板或转向柱）；
- 体育和娱乐活动（如滑雪、滑水）；
- 刺伤（如刀、螺丝刀或冰镐）；
- 激烈的争吵。

注意

与颈部钝性伤相关的力量可能会导致脊柱损伤。因此，救护员应考虑和评估这些患者有无颈椎损伤。对于穿透性头部、颈部或躯干创伤，不建议进行常规的脊柱固定。

资料来源：Haut ER, Kalish BT, Efron DT, et al. Spine immobilization in penetrating trauma: more harm than good? *J Trauma*. 2010; 68: 115–120; Vanderlan WB, Tew BE, McSwain NE. Increased risk of death with cervical spine immobilisation in penetrating cervical trauma. *Injury*. 2009; 40: 880–883; and Stuke LE, Pons PT, Guy JS, Chapleau WP, Butler FK, McSwain NE. Prehospital spine immobilization for penetrating trauma: review and recommendations from the Prehospital Trauma Life Support Executive Committee. *J Trauma*. 2011; 71: 763–769.

评估

为了评估创伤患者，可以按水平面将颈部分成 3 个区域（图 39-11）[7]。区域 I 代表颈部的底部。该区域从胸骨颈静脉切迹延伸到锁骨顶部或环状软骨。由于主要血管和胸廓结构（锁骨下血管和颈静脉、肺、食管、气管、颈椎、颈神经根）有受损伤的风险，该区域损伤的死亡率最高。

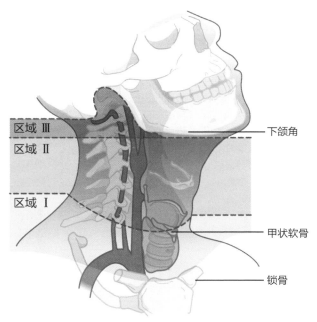

图 39-11 颈部分区（区域 I 和区域 II 交界处为环状软骨或锁骨顶部）

区域 II 是从锁骨或环状软骨头向下延伸至下颌角。颈动脉、颈静脉、气管、喉、食管和颈椎是该区域的重要结构。由于区域 II 的相对大小，该区域的损伤是最常见的。但是，该区域损伤的死亡率低于区域 I。

区域 III 是位于下颌角上方的颈部部分。在该区域，远端颈动脉、唾液腺和咽部受伤的风险最大。

软组织损伤

钝性伤对颈部的软组织损伤经常产生血肿伴水肿或喉部或气管的直接损伤。这两种损伤都可能导致呼吸道受损。穿透伤可能产生撕裂伤和穿刺伤，导致血管、喉、气管或食管损伤。钝性伤也可能导致血管损伤，但并不常见。与所有创伤患者一样，初始评估和复苏必须从快速评估、控制呼吸道和评估脊髓损伤开始。

思考

颈前部损伤患者的院前呼吸道控制总是可行的吗？

血肿和水肿

在颈部组织中，咽部、喉部、气管、会厌和

声带的水肿可能完全阻塞呼吸道。如果呼吸道受损（呼吸困难、吸气性喘鸣、发绀或声音质量改变），救护员应考虑经口腔或鼻腔插管伴脊柱保护措施。气管插管可稳定颈部受损区域，保护呼吸道，并提供通气支持（可能需要稍微小一点的气管插管以确保通过呼吸道）。

注意

尝试通过口腔或鼻腔插管可以完全或部分地阻塞压碎或切断的呼吸道。在这些情况下，快速转运并给予高浓度氧气可能是最稳妥的办法。

当因血液、呕吐物（不能通过抽吸除去）或进行性水肿而无法插管时，可能需要进行环甲膜切开术或经喉插管，尽管存在很多风险。另一项措施可能有助于治疗水肿性呼吸道，包括使用凉爽、潮湿的氧气。还有一项措施是将患者的头部稍微抬起（前提是没有受伤）。

撕裂伤和穿刺伤

撕裂伤和穿刺伤可能发生在浅表或在内部。浅表伤口通常可以通过包扎处理。覆盖物有助于防止进一步污染。内部伤口与底层结构更严重的损伤有关。此类损伤可能需要积极的呼吸道和通气支持、抽吸、直接按压控制出血和补液。颈部严重穿透伤的体征和症状包括：

- 活动性出血；
- 吞咽困难；
- 呼吸困难；
- 呕血；
- 咯血；
- 声音嘶哑；
- 巨大的血肿；
- 颈部活动性和捻发音；
- 神经功能缺失（卒中、臂丛神经损伤、脊髓损伤）；
- 脉搏短绌；
- 休克；
- 喘鸣；
- 皮下气肿；
- 触压压痛。

思考

在救护颈前部损伤患者时，为什么快速转运至关重要？

血管损伤

血管是颈部最常受损的结构；可能会受到钝性伤或穿透伤的伤害。有损伤风险的血管包括颈动脉、椎动脉、锁骨下动脉、无名动脉和乳内动脉及颈静脉和锁骨下静脉。如果不控制出血，此类主要血管的撕裂可导致快速失血（大量失血将导致死亡）。

保护呼吸道（采用脊柱保护措施）并提供足够的通气支持是首要任务。其次是要控制出血，可以通过持续的直接按压来实现。救护员应仅对受损的血管施压，以免完全阻塞流向大脑的血流。如果不能以这种方式控制出血，医疗指导可能建议用戴手套的手指直接按压血管。

注意

无论何种情况，在院前环境中都不应用止血钳夹住颈部血管。这样做可能会损伤关键血管结构并可能导致永久性神经损伤。

如果救护员怀疑有静脉损伤，应让患者保持仰卧位或头低脚高位。这将有助于预防空气栓塞（一种罕见但致命的并发症）。如果救护员怀疑有空气栓塞，应该将患者转向左侧。患者的头部应低于脚，以试图在右心室中捕获空气栓塞。颈部静脉伤口应使用闭塞性敷料包扎。

针对血容量不足的补液应以医学指导为指导。补液可使用大口径导管和等渗晶体溶液（乳酸盐林格液或 0.9% 的氯化钠溶液）。如果发生对颈部底部（Ⅰ区）的穿透伤，上肢静脉引流可能会因撕裂伤而受到影响。在这种情况下，应考虑在下肢放置至少一条静脉注射导管。医疗指导可能会建议将第二条静脉注射导管放置在与损伤相对的另一侧的上肢。

喉部或气管损伤

前颈部的钝性伤或穿透伤可能导致喉部和气管软骨的破裂或脱位、出血或肿胀。此类损伤都可能损伤呼吸道并引起呼吸窘迫。头颈部创伤患者的呼吸道损伤可导致死亡。因此，迅速和果断地控制呼吸道和预防误吸是至关重要的。此外，对相关血管的破裂及食管、胸腔和腹腔损伤的识别是预防死亡的一个重要方面。与喉部和气管损伤有关的损伤包括：

- 舌骨骨折导致会厌撕裂和变形；
- 舌骨和甲状软骨的分离导致会厌脱位、误吸和皮下气肿；
- 甲状软骨骨折导致会厌和声带撕脱、杓状软骨脱位，以及血液和骨碎片的误吸；
- 环状软骨脱位或骨折导致长期喉狭窄、喉神经麻痹和喉气管撕脱；
- 气管骨折导致气管撕脱伤，呼吸道完全阻塞和皮下气肿。

注意

由于存在相关风险，通常避免在现场进行涉及从颈部进入的呼吸道手术。一般来说，应该给这些患者应用袋罩装置以保持良好的通气。他们也应被迅速送到接收医院进行外科气管切开术。在呼吸道完全阻塞的情况下，经气管插管通气是危险的。如果使用不当，这项技术不能保证足够的气体和空气呼出。它可能导致二氧化碳潴留和胸部与呼吸道高压造成严重损伤（气压伤）。然而，在危及生命的情况下，通过气管插管和袋罩通气无法恢复足够的气体交换时，可考虑在医疗指导的授权下进行操作。

资料来源：Jagminas L. Percutaneous transtracheal jet ventilation. Medscape website. https://emedicine.medscape.com/article/1413327–overview. Updated April 02, 2018. Accessed April 14, 2018.

对于喉部和气管损伤的治疗，尚存在争议。一些医疗指导机构建议通过口腔或鼻腔插管。另一些机构认为，尝试插管可能会导致手术过程中缺氧造成的伤害。尝试插管还可能进一步损害呼吸道结构。呼吸道管理的替代方法包括使用袋罩装置通气、环甲膜切开术和经喉插管通气。

如果穿透伤导致喉气管结构被完全破坏，医学指导可能建议通过伤口进行切开手术。这样，暴露的远端气管可以用套管式气管导管直接插管。无论选择何种方法，紧急救护的目的都是通过脊柱保护措施确保呼吸道安全，提供足够的通气支持，控制

出血，治疗休克，并提供快速转运到适当的医疗机构以进行最终的救护。

食管损伤

对于颈部或胸部创伤患者，应怀疑食管损伤。需要高度怀疑的相关损伤包括气管损伤、由刺伤或枪击伤引起的创伤及摄入腐蚀性物质。

食管损伤很难诊断，可能会被忽视。因为救护员更关注对生命构成威胁的更明显的损伤。食管损伤的体征和症状可能包括皮下气肿、颈部血肿和口鼻出血。

食管穿孔有较高的死亡率。死亡原因是胃内容物释放到胸腔引起的纵隔炎。如果没有损伤机制，救护员应让疑似食管撕裂的患者取半坐卧位。这种体位可防止胃内容物的回流。

思考

这些体征和症状有何独特，方便您能够将食管损伤与其他类型的创伤区别开？

第 4 节　头部外伤

解剖头部的结构，最外面是头皮，下面是颅顶，然后是硬脑膜、蛛网膜、软脑膜和脑组织。头部损伤可能会被归类为头皮软组织损伤和颅骨骨折。

注意

所有头部或颈部创伤患者必须假设有脊柱损伤。本节假设脊柱保护措施将用于所有具有重大损伤机制的患者。

头皮软组织损伤

最常见的头皮损伤是一种不规则的线性撕裂伤。像面部一样，头皮有非常多的血管，因此头皮撕裂伤可能会有严重出血（图 39-12），也可能导致血容量不足，尤其在婴儿和儿童中。其他不常见的头皮损伤包括星状伤（星形弹道伤）、撕裂伤和帽状腱膜下血肿（颅骨和头皮之间潜在间隙出血）。

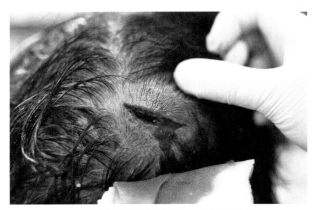

图 39-12　即使是头皮上的小伤口也会大量出血

对头皮软组织损伤的处理包括尽力防止开放性伤口的污染，使用直接按压或加压敷料以减少失血，以及必要时置换液体。此类损伤也提示存在颅骨骨折、脑和脊柱创伤的可能性。头皮撕裂伤是唯一几乎不危及生命的并发症。但是，这种撕裂伤会导致失血过多。如果覆盖伤口的敷料浸满血液仍无法止血，在按压或采取手段之前，不要更换敷料。如果没有禁忌证，救护员应将所有头部或面部创伤患者放在担架上，头部抬高 30°（半坐卧位）。

颅骨骨折

颅骨骨折可分为线形骨折、颅底骨折、凹陷性颅骨骨折和开放性颅盖骨折（图 39-13）。与这些损伤相关的并发症包括脑神经损伤、血管受累（如脑膜动脉和硬脑膜窦）、感染、潜在的脑损伤和由骨碎片引起的硬脑膜缺损。与其他所有头部损伤一样，救护员应考虑脊髓损伤的可能性，应坚持用适当的脊柱保护措施。

线形骨折

颅骨线形骨折（在 X 射线胶片上呈现直线）占所有颅骨骨折的 80%[8]。这种骨折通常不会凹陷。通常线形骨折没有头皮撕裂伤。作为孤立性损伤，此类骨折通常具有较低的并发症发生率。但如果骨折伴头皮撕裂伤，则可能发生感染。穿过颞顶叶、中线或枕骨区的脑膜沟的线形骨折可能导致硬膜外出血。

思考
您能否在院前体检时发现线性颅骨骨折？

颅底骨折

颅底骨折通常与剧烈的撞击有关。当下颌骨髁突穿入颅底时，可能会发生这样的损伤。然而，更常见的是由线形骨折延伸到颅前窝和颅中窝的底部。颅底骨折可导致硬脑膜撕裂，导致蛛网膜下腔、鼻旁窦和中耳沟通。当脑神经受到影响时，患者可能会出现恶心和呕吐、眼外运动异常、听力丧失或面部麻痹[9]。这些损伤通常可以通过 CT 扫描来诊断。患者也可能出现以下症状：

- 由颞骨或蝶骨骨折引起的乳突区出现瘀斑（巴尔特征）（图 39-14A）；
- 由蝶窦底部骨折引起的一个或两个眼眶出现瘀斑（浣熊眼）（图 39-14B）；
- 颞骨骨折引起的鼓膜后出血（鼓室积血）；
- 脑脊液漏，可引起细菌性脑膜炎。

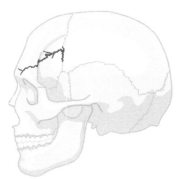
线形骨折

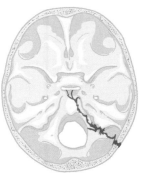
颅底骨折

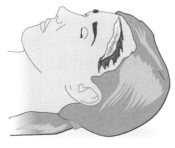
开放性颅盖骨折

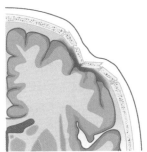
凹陷性骨折

图 39-13　颅骨骨折

注意

巴特尔征和浣熊眼通常在受伤 1 ~ 3 天后才会出现。如果在 EMS 人员到达时出现，那么瘀伤很可能是先前受伤的结果。

其他与颅底骨折相关的并发症包括脑神经损伤和颈动脉血管受累引起的大出血。颅底骨折的治疗包括卧床休息、住院观察及听神经损伤引起的听力受损评估。

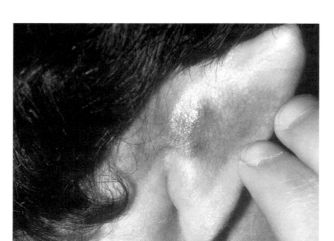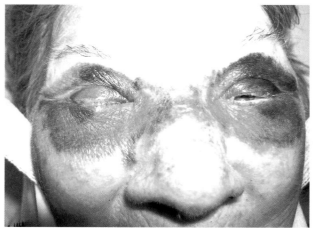

A　　　　　　　　　　　　　　　　　　B

图 39-14　颅底骨折。A. 巴特尔征；B. 浣熊眼

凹陷性颅骨骨折

凹陷性颅骨骨折通常是由一个较小的物体高速撞击头部引起的。因此，它通常伴头皮撕裂伤造成的开放性骨折。这种骨折的患者有感染和惊厥的风险，额骨和顶骨经常受累。据估计，30% 的凹陷性颅骨骨折患者伴有血肿和脑挫伤。如果凹陷深度大于颅骨的厚度，也可能出现硬脑膜撕裂伤。凹陷性颅骨骨折患者通常需要手术取出骨碎片（颅骨切除术）。

开放性颅盖骨折

导致头皮撕裂伤和脑组织直接相通的骨折即开放性颅盖骨折。由于这些损伤的性质和产生这些损伤所需的力，这些损伤往往与其他系统的多重创伤有关，且具有高死亡率。脑组织暴露于外部环境可能导致感染（脑膜炎）。开放性颅盖骨折需要手术修复。院前救护通常仅限于脊柱固定、通气支持、防止感染及快速转运到适当的医疗机构。

脑神经损伤

如第 10 章所述，12 对脑神经离开大脑并通过颅骨中被称为孔的开放结构。脑神经损伤通常与颅骨损伤有关。不同脑神经损伤有不同的体征和症状。

脑神经 I（嗅神经）

- 嗅觉丧失；
- 味觉差（依赖食物香味）；
- 颅底骨折的特征。

脑神经 II（视神经）

- 单眼或双眼失明；
- 视野缺陷。

脑神经 III（动眼神经）

- 瞳孔外侧（同侧）、扩张、固定；
- 颞叶受压；
- 类似直接眼外伤。

脑神经 VII（面神经）

- 面神经麻痹；
- 颅底骨折。

脑神经 VIII（听神经）

- 耳聋；
- 颅底骨折。

第 5 节　创伤性脑损伤

创伤性脑损伤（TBI）被美国脑损伤协会定义

为"由外力引起的脑功能改变和其他病理改变"[10]（框 39-3）。创伤性脑损伤可分为两类：原发性脑损伤和继发性脑损伤。原发性脑损伤是指外力作用头部直接发生的脑损伤及相关的血管损伤。继发性脑损伤是由原发性损伤引起的细胞内和细胞外的失常，这些失常可能包括缺氧、低碳酸血症和呼吸道受损引起的高碳酸血症、胃内容物误吸和胸部损伤；由外出血和内出血引起的贫血和低血压；以及进一步缺血性脑损伤引起的高血糖或低血糖。如果在院前环境中得以确认且妥善管理，继发性脑损伤的不良反应可以降至最低。脑损伤可分为弥漫性（中度或重度）或局部脑损伤（这两种损伤形式通常同时存在[11]）。

弥漫性脑损伤（通常由突然加速力－减速力引起）

- 弥漫性轴索损伤；
- 缺氧缺血性损伤；
- 脑膜炎；
- 血管损伤。

局部脑损伤（一般由接触引起）

- 头皮损伤；
- 颅骨骨折；
- 表面挫伤；
- 脑出血。

框 39-3 脑损伤现状

依据疾病预防控制中心和国家伤害预防控制中心，美国每年：

- 至少有 250 万人发生脑外伤；
- 大约有 56000 人死于脑外伤；
- 约 329290 例脑外伤发生在 19 岁及以下的青少年运动相关损伤中；
- 跌倒是导致脑外伤的主要原因；
- 75 岁或以上的老年人与脑外伤相关的住院率和死亡率最高。

资料来源：Centers for Disease Control and Prevention, National Center for Injury Prevention and Control, Division of Unintentional Injury Prevention. Traumatic brain injury and concussion. TBI: get the facts. Centers for Disease Control and Prevention website. https://www.cdc.gov/traumaticbraininjury/get_the_facts.html. Updated April 27, 2017. Accessed April 7, 2018.

弥漫性脑损伤

弥漫性脑损伤包括脑震荡和弥漫性轴索损伤（DAI）。弥漫性脑损伤的主要原因是轴突被破坏。轴突是允许一个神经与另一个神经通信的神经突起。

注意

弥漫性脑损伤、DAI 和脑震荡：它们有什么不同？

弥漫性轴突损伤这一术语是由托马斯·真雷纳利（Thomas Gennarelli）在 20 世纪 80 年代早期提出的，他将 DAI 描述为一种常见的创伤性脑损伤形式，其临床表现为损伤严重程度的增加与大脑轴突损伤的逐渐增加同步。他将脑损伤描述为一种疾病或过程，而不是事件（表 39-1）。DAI 和脑震荡是弥漫性脑损伤的亚型。轻度 DAI 与脑震荡综合征相关。最严重的时候，DAI 会导致长期的创伤性昏迷，这与损伤、颅内压升高或缺血无关。相反，它与受损轴突数量的增加有关。表 39-1 提供了各类弥漫性脑损伤的定义。这些类别通常是采用简化损伤量表和 Ommaya-Genneralli 量表确定的。

资料来源：Gennarelli T, Pintar F, Yoganandan N. Biomechanical Tolerances for Diffuse Brain Injury and a Hypothesis for Genotypic Variability in Response to Trauma. Annual Proceedings/Association for the Advancement of Automotive Medicine. 2003（47）：624–628.

表 39-1 弥漫性脑损伤的定义

类 别	简化损伤量表评分	Ommaya-gennarelli 脑震荡分级	意识丧失
轻度脑震荡	1	1 ~ 3	无
中度脑震荡	2	4	<1 小时
重度脑震荡	3	4	1 ~ 6 小时
轻度 DAI	4	5	6~24 小时
中度 DAI	5	5	> 24 小时 [a]
重度 DAI	5	5	> 24 小时 [b]

[a] 无脑干异常。
[b] 伴去大脑强直、去皮质强直
资料来源：Gennarelli TA, Pintar FA, Yoganandan N. Biomechanical tolerances for diffuse brain injury and a hypothesis for genotypic variability in response to trauma. Annual Proceedings/Association for the Advancement of Automotive Medicine. 2003；47：624–628.

脑震荡

脑震荡有时被称为轻度 DAI。脑震荡是由头部受到轻度至中度撞击、脑组织在颅内位移或二者共同引起的。它是一种生物力学引起脑功能改变，影响记忆和定向，甚至丧失意识[12]。当脑干（特别是网状激活系统）或两个大脑皮质的功能受到短暂性的干扰时，会发生脑震荡，导致意识水平的短暂改变，但并不是长时间的意识丧失（如果出现意识丧失，持续时间通常不超出 5 分钟）。脑震荡可能是严重的损伤（没有轻微脑震荡）。

意识水平的改变或意识丧失通常伴随着嗜睡、焦躁不安和意识混乱，但会相当快速地恢复正常行为。患者可能不记得受伤前的事件（逆行性遗忘）。此外，在恢复意识后可能存在遗忘症（顺行性遗忘）。这种短期记忆丧失可能会引起焦虑。患者可能会问重复性问题（例如，我在哪里？发生了什么？）。脑震荡的其他症状和体征有呕吐、烦躁、短暂性视觉障碍（例如，出现闪光和波浪线）、平衡和协调功能缺陷及血压、脉搏和呼吸的变化（较罕见）。经过医师评估后，可住院或居家观察 24～48 小时。

思考

考虑患者新发的逆行性或顺行性遗忘症，为什么不认为患者的病史可靠？

当发生撞击时，脑震荡损伤对患者的影响最严重，但随后会改善。脑震荡是最常见的脑损伤类型。如果患者的病情随着时间推移而恶化，或者其意识水平也在恶化而不是改善，必须怀疑其有更严重的损伤。因此，记录任何创伤性脑损伤患者的意识水平、记忆状态和神经功能（如格拉斯哥昏迷量表或 AVPU 量表）的基线测量是非常重要的。如果脑震荡患者的意识丧失超过 5 分钟，救护员应考虑是挫伤或出血造成了更严重的损伤。

中度弥漫性轴索损伤

中度 DAI 是一种导致脑组织轻微瘀伤的头部损伤。脑干和网状激活系统的参与导致意识丧失。此类损伤占所有严重创伤性脑损伤的 20%，占所有弥漫性脑损伤的 45%[13]。通常这些患者伴有颅底骨折。大多数患者将在损伤中存活，但常见的是永久性神经损伤。

患有中度 DAI 的患者初期没有意识，随后是持续的混乱、定向障碍和遗忘。在康复过程中，这些患者经常无法集中注意力，出现焦虑、情绪波动异常及感觉和运动障碍（如嗅觉改变）。中度 DAI 患者与脑震荡患者类似，需要反复评估意识水平，确保足够的气道和潮气量。如果可能，应将头部创伤的患者移至安静、平静的地方，避免暴露在强光下（患者通常是畏光的）。

重度弥漫性轴索损伤

严重 DAI 是最严重的脑损伤形式。严重 DAI 曾被称为是脑干损伤，涉及两个大脑半球延伸到脑干的许多轴突的严重机械性剪切。大约 16% 的严重头部创伤患者会患严重 DAI[14]。通常这些患者长时间失去意识。他们可能表现出异常的姿势和其他颅内压增高的迹象。院前救护的重点是确保足够的通气和潮气量。所有创伤性脑损伤患者都必须预防缺氧，以避免继发性脑损伤。

思考

DAI 患者是否会因脑损伤而死亡？

局部脑损伤

局部脑损伤是特定的、可观察到的脑损伤，集中在大脑某一区域。局部脑损伤包括由颅骨骨折、挫伤、水肿伴颅内压增加、缺血和出血引起的病变。脑占颅内空间的 80%，分为 4 个区域：脑干（由延髓质、脑桥和中脑组成）、间脑（包括丘脑和下丘脑）、大脑和小脑。颅腔内容物还包括脑脊液和血液。

脑挫伤

脑挫伤是大脑皮质或额叶（最常见）、颞叶或枕叶深处的挫伤。这种挫伤会在脑组织中产生结构性变化。与脑震荡相比，脑挫伤更易导致神经功能缺损和异常，可能包括癫痫发作、偏瘫、失语症和个性改变。如果脑干也发生挫伤，患者可能会失去意识。在某些病例，昏迷状态可能持续很长时间，持续数小时至数天或更长时间。死于创伤性脑损伤的患者，大多数在尸检时会发现脑挫伤。

如果施加的力足以使脑组织移位到颅骨不规则表面上，软脑膜中的微小血管可能会破裂。脑组织可能在撞击部位发生局部损伤，或者可能对面或对侧受损（对侧伤）。对侧伤通常是由头部减速引起的。这种损伤可能发生在摔倒或机动车碰撞等事故中。

与脑挫伤相关的最重要的并发症是颅内压增加，患者出现头痛、恶心、呕吐、癫痫发作和意识水平下降等症状。这些症状通常是对损伤的迟发反应，因此通常在院前环境中看不到。

水肿

严重的脑损伤通常导致脑组织肿胀，伴有或不伴有出血。肿胀会导致颅内压显著升高，反过来可导致脑灌注减少或脑疝。

缺血

血管损伤、继发性血管痉挛或颅内压升高均可导致缺血。在任何病例，都可能导致局部或更大范围的梗死。

出血

导致脑震荡和脑挫伤的力量也可能导致严重的血管损伤。这种损伤可能导致脑组织内或周围出血，也可能导致硬膜外或硬膜下血肿。血肿压迫下面的脑组织，或产生脑实质内出血（血液直接流入脑组织）。这种出血通常是由脑挫伤和颅骨骨折引起的。

脑血流量。 虽然大脑仅占成年人体重的 2%，但 20% 的体氧消耗和 25% 的体糖消耗都用于大脑的新陈代谢。氧和葡萄糖的输送都受脑血流的控制。

脑血流量受脑灌注压和脑血管床阻力影响。脑血流量由平均动脉压（舒张压加上 1/3 脉压）减去颅内压确定。正常平均动脉压范围为 85～95 mmHg。颅内压通常为 10～15 mmHg 或更低。因此，正常的脑灌注压在 70～80 mmHg。（60 mmHg 的脑灌注压是大脑充分灌注的最小临界值）[15]。当颅内压接近平均动脉压时，血流梯度降低，脑血流减少。也就是说，当颅内压增加时，脑灌注压降低。随着脑

灌注压减少，脑血管舒张，导致脑血容量增加（颅内压升高）和进一步的脑血管舒张。在大多数 EMS 系统中，通常不在院前测量颅内压。然而，维持至少 90 mmHg 的收缩压也可以帮助维持足够的平均动脉压[16]。

思考

当颅内压增加而脑灌注压降低时，流向大脑的氧气及从大脑流向毛细血管的二氧化碳会发生什么变化？

正常大脑的血管张力受 PCO_2、PO_2、自主神经和神经体液控制的调节；PCO_2 对脑内血管直径和血管阻力影响最大。例如，如果 PCO_2 从 40 mmHg 增加到 80 mmHg，则脑血流量增加 1 倍。这导致脑血容量和颅内压增加。

颅内压。 颅内压的正常范围为 10～15 mmHg 或更低。当颅内压超过这个水平时，身体难以维持足够的脑灌注压，通常是因为肿块增大或弥漫性肿胀。当脑灌注压不足时，脑血流量减少。随着颅顶持续充盈（由于脑水肿或血肿增大），机体试图通过增加平均动脉压（库欣反射）来弥补脑灌注压的下降。然而，脑血流量的增加进一步提高了颅内压。随着压力继续增加，脑脊液被置换以弥补肿胀（图 39-15）。如果不进行纠正，脑组织可能会突出于小脑幕的边缘（图 39-16）。小脑幕是将小脑与大脑枕叶分开的硬脑膜的一个结构。或者，脑组织可以通过枕骨大孔脱出。

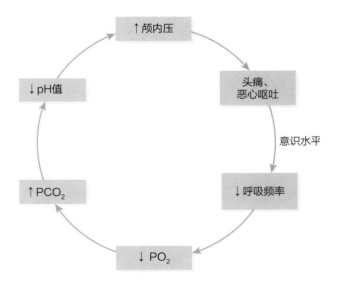

图 39-15 颅内压升高的影响

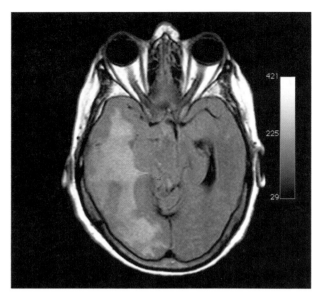

图 39-16 右颞叶内侧可见小脑幕上的疝出（箭头所示），导致中脑受压

颅内压升高的早期症状和体征包括头痛、恶心呕吐及意识水平改变（框 39-4）。这些体征和症状最终伴随着收缩压增加、脉压增宽、心动过缓和呼吸频率不规则（库欣三联症）。脉压可能随收缩压增加而增宽，不规律的呼吸可能恶化为呼吸暂停。随着颅腔体积继续扩大，可能发生通过小脑幕的颞叶疝出，引起脑神经Ⅲ压迫，会导致瞳孔扩大一侧对光反射消失。患者迅速对言语和疼痛刺激失去反应，可能会出现一种去皮质姿势体征（其特征在于下肢伸展和上肢屈曲），或者表现出去大脑姿势（特征是四肢均伸展）（图 39-17）。

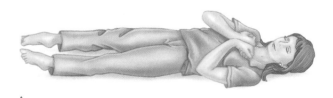

A

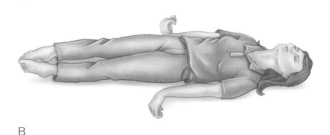

B

图 39-17 异常姿势。A.异常屈曲（去皮质姿势）；B.异常伸展（去大脑姿势）

框 39-4 颅内压水平升高

皮质和上脑干
　　血压上升；脉率减慢
　　瞳孔仍有反应
　　可能存在潮式呼吸
　　患者最初将尝试缩小疼痛范围、去除疼痛刺激（最终蜷缩和屈曲发生）
　　在这个阶段，所有症状都是可逆的

中脑干
　　存在宽脉压和心动过缓
　　瞳孔无反应或反应迟缓
　　中枢神经源性过度通气
　　出现异常姿势（伸展）
　　很少有患者功能仍然正常

脑干／延髓下部
　　伤侧的瞳孔被压偏（固定和扩张）
　　共济失调性呼吸
　　患者无活力
　　脉率不规律
　　QRS 波群，ST 段和 T 波出现变化
　　血压波动
　　患者生存率低

思考
　　为什么颅神经Ⅱ会受到脑组织转变的影响？

呼吸模式 随着颅内压继续上升，可能会出现异常呼吸模式。与颅内压的增加和明显脑干损伤相关的呼吸异常包括肺通气不足、潮式呼吸（可能伴有去皮质姿势）、中枢神经性过度通气（可伴随去大脑姿势）和共济失调性呼吸。去皮质强直（异常屈曲）或去大脑强直（异常伸展）和异常呼吸模式表明相对严重的损伤；异常姿势提示疝出[17]。

注意
　　肢体的某些运动虽然是异常的，但比肢体没有运动好（没有运动表明神经功能更差）。

脑出血的类型

　　传统上，脑出血根据发生位置分为硬膜外、硬膜下、蛛网膜下腔或脑（组织）内（图 39-18）。

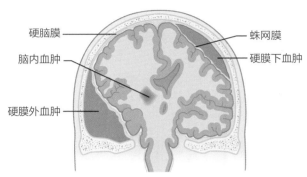

图 39-18 各种脑出血

硬膜外血肿。硬膜外血肿是位于颅骨和硬脑膜之间的血肿（占所有头部损伤的 0.5%~1%）[18]（图 39-19）。这种血肿通常是一种快速发展的病变，通常与脑膜中动脉撕裂有关。这种出血通常是由颞骨的线形骨折或凹陷性颅骨骨折引起的。然而，其他部位的出血也会产生硬膜外出血。如果出血源多为静脉，则恶化通常不会那么快，因为低压血管的出血速度较慢。

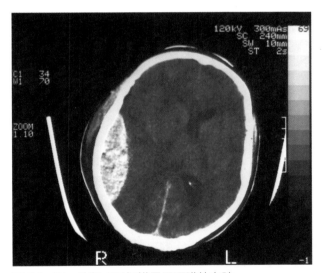

图 39-19 头部 CT 扫描显示硬膜外血肿

思考

什么原因可以解释硬膜外血肿患者因手术治疗延误而死亡？

50% 的硬膜外血肿患者有短暂的意识丧失，随后神经系统状态恢复正常的清醒间歇（其余 50% 的急性硬膜外血肿患者无法恢复意识）。清醒时间间隔通常持续 6~18 小时，在此期间血肿增大。随着颅内压的升高，患者出现头痛，伴有嗜睡、意识水平下降和对侧偏瘫。在硬膜外血肿的早期，患者可能只有头痛和嗜睡表现。最终救护包括快速识别和立即运送到适当的医疗机构进行手术。硬膜外血肿的常见原因包括头部低速冲击、激烈的争吵和减速伤。约 20% 昏迷患者死亡[18]。

硬膜下血肿。硬脑膜下血肿是硬脑膜和蛛网膜之间的血肿（图 39-20）。这种损伤通常是由硬膜下桥静脉出血所致。常伴脑挫伤或大脑裂伤。血肿通常由头部钝性伤引起，与颅骨骨折有关。硬膜下血肿分为急性、亚急性和慢性，分类取决于发生损伤与出现症状之间的时间间隔。一般来说，如果症状在 24 小时内出现，则认为血肿是急性的；2~10 天出现是亚急性；2 周后出现是慢性病[18]。硬膜下血肿比硬膜外血肿更常见。

硬膜下血肿的体征和症状与硬膜外血肿相似，包括头痛、恶心呕吐、意识水平降低、昏迷、姿势异常、瘫痪，以及婴儿囟门凸出。由于亚急性和慢性期血肿发展缓慢，这些表现可能很微妙。最终治疗包括清除血肿。发生硬膜下血肿风险较高的人群包括老年人、存在凝血功能障碍的患者（如酗酒者、血友病患者和服用抗凝血药的人）和皮质萎缩患者（如老年人、酗酒者）。

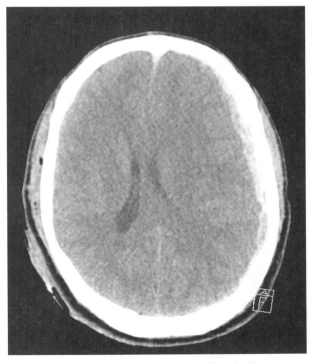

图 39-20 头部 CT 扫描显示急性硬膜下血肿

蛛网膜下腔血肿。蛛网膜下腔血肿是指颅内血管破裂，血液进入并积聚在蛛网膜下腔，导致血性脑脊液和脑膜刺激。由外伤、动脉瘤破裂或动静脉异常引起的出血可能会累及大脑。患有这种损伤的患者往往具有突然和严重的头痛。头痛最初可能是局部的，随后扩散（因脑膜刺激），患者变得迟钝和心悸。蛛网膜下腔出血的其他特征包括头晕、颈部僵硬、瞳孔不对等、呕吐、癫痫发作和意识丧失。严重出血可能导致昏迷和死亡。永久性脑损伤在幸存者中很常见。

思考

是什么原因引起蛛网膜下腔出血患者的呕吐、癫痫发作和意识丧失？

脑内血肿。脑内血肿可定义为脑组织内某处的积血超过 5 mL，最常见于额叶或颞叶[19]。这种损伤可能是由穿透性头部创伤（枪伤）产生的多次撕裂造成的，也可能是由高速突然减速（汽车碰撞事故）造成的。当大脑在颅骨粗糙的表面发生位移时，血管会被撕裂。由于大脑受压，颅内压增加会导致脑内血肿。

脑内血肿常与硬膜下出血和颅骨骨折有关。症状和体征可能会立即出现或有延迟。这取决于出血量和位置。一旦症状出现，患者情况通常会迅速恶化。手术切除血肿（如果可能）后的死亡率接近45%[18]。

心血管并发症

心血管并发症是脑损伤后常见的并发症，与发病率和死亡率增加有关[20]。并发症包括高血压、低血压、心电活动改变、心律失常、心脏损伤生物标志物释放和左心室功能障碍。这些并发症大多与脑损伤引起的儿茶酚胺释放和神经炎性反应有关。它们更可能发生在病情最严重的患者身上[21]。并发症通常是可逆的；因此救护重点是一般的支持性护理和脑损伤的治疗[22]。

穿透性脑损伤

穿透性脑损伤通常是由子弹和尖锐物体造成的穿刺伤引起的。这些物体包括刀、剪刀、螺丝刀和钉子。跌倒和高速车辆碰撞也可能导致穿透性创伤。与此相关的损伤包括颅骨骨折，脑动脉、静脉或静脉窦损伤和颅内出血。并发症包括感染和创伤后癫痫。对于这些损伤，最终需要神经外科干预。

评估和神经学评估

创伤性脑损伤患者的院前救护是由许多因素决定的，包括损伤的机制、严重程度及患者的意识水平。相关损伤影响紧急救护的优先顺序。

气道和通气。治疗头部创伤患者的第一步是保护脊柱，确保气道开放。第二步是给予高浓度氧气，提供足够的通气。气道管理包括袋罩装置或鼻导管、声门上气道装置或经鼻或气管插管，以维持和保护气道。对于格拉斯哥昏迷量表评分≤ 8[23]的头部创伤患者，建议使用气管插管和通气支持（本章后面将对此进行描述）。

思考

设想一下格拉斯哥昏迷量表评分为 8 或更低的患者的表现。这些患者为什么要插管？如果格拉斯哥昏迷量表评分迅速提高怎么办？

注意

评估和救护有严重创伤性脑损伤的成年人时，请记住"90-90-9 规则"：

- 患者的动脉血氧饱和度低于 90% 时，其死亡率增加一倍。
- 患者的收缩压降至低于 90 mmHg 时，其死亡率增加一倍。
- 患者格拉斯哥昏迷量表评分降至 9 分以下，其死亡率增加一倍。格拉斯哥昏迷量表评分下降 2 分或更多，也会使其死亡率加倍。

资料来源：American Academy of Orthopaedic Surgeons. *Advanced Assessment and Treatment of Trauma*. Sudbury, MA: Jones & Bartlett Publishers; 2009.

创伤性脑损伤的患者可能会呕吐。如果患者在气道开放后意识水平下降，则应插入鼻胃管以清空胃。如果存在面部骨折、鼻漏（脑脊液从鼻子流出）或耳漏（脑脊液从耳朵排出），应该插入口胃管而不是鼻胃管，避免颅内插管通过骨折部位。此外，应将患者固定于硬板上。还应准备好带有大口径抽吸导管的抽吸装置。

通气支持的重点是维持充足的氧合和脑灌注。应使用二氧化碳浓度检测仪和脉搏血氧仪确保氧饱和度达到 95% 或更高[23-25]。积极过度通气会降低二氧化碳浓度，还可能因脑血管收缩和脑血流量减少导致继发性脑损伤（应该避免常规预防性过度通气）。因此，在没有二氧化碳浓度检测仪引导通气支持的情况下，成年人通气频率为 10 次 / 分，儿童 20 次 / 分，婴儿 25 次 / 分。目标是呼气末二氧化碳水平达到 35~40 mmHg。如果存在脑疝的指标（框 39-5），应按以下速度通气：成年人 20 次 / 分，儿童 30 次 / 分，婴儿 35 次 / 分，这样的速度应产生 30~35 mm Hg 的 PCO_2[23]。

框 39-6　创伤性脑损伤患者的收缩压下限

- 年龄 <1 个月，维持收缩压 > 60 mmHg
- 年龄 1~12 个月，保持收缩压 > 70 mmHg
- 年龄 1~10 岁，保持收缩压 > 70 + 2× 年龄
- 年龄 >10 岁，保持收缩压 ≥ 110 mmHg
- 年龄 15~49 岁或 > 70 岁，维持收缩压 ≥ 110 mmHg
- 年龄 50~69 岁，维持收缩压 ≥ 100 mmHg

资料来源：Brain Trauma Foundation. *Guidelines for the Management of Severe Traumatic Brain Injury.* 4th ed. Brain Trauma Foundation: New York, NY; 2016. https://braintrauma.org/uploads/03/12/Guidelines_for_Management_of_Severe_TBI_4th_Edition.pdf. Accessed April 7, 2018.

框 39-5　过度透气的脑疝指标

库欣三联征：收缩压升高、心动过缓和呼吸频率不规则

或

双侧瞳孔扩张、无反应或瞳孔不对等（>1mm）

和

异常伸展（去大脑姿势）或对疼痛刺激无运动反应

血液循环。气道安全后（保持脊柱保护措施），患者心血管功能的支持成为下一个优先事项。救护员应控制外部大量出血，并应评估患者的生命体征，该评估为未来的评估建立了基准。心电监测仪将监测随着颅内压和脑干损伤的增加可能发生的心律变化（特别是心动过缓和心动过速）。每位患者的血压应维持在正常水平，并补充液体（按医疗指南）。单次低血压发作使患有创伤性脑损伤患者的死亡率增加 1 倍并增加其发病率。因此，救护员应给予静脉输液以支持氧气输送并避免高血压或缩短低血压的时间。框 39-6 列出了可用于定义头部损伤患者低血压的收缩压阈值。

头部损伤引起的持续低血压是一种罕见的晚期表现。婴儿和幼儿的头部受伤是个例外。成人闭合性创伤性脑损伤不会产生低血容量性休克。因此，创伤性脑损伤的低血压患者应该评估有无其他损伤可能导致出血。救护员还应评估患者脊髓损伤引起神经源性休克的可能性。输注等渗液体（乳酸盐林格液或 0.9% 的氯化钠溶液）可用于失血性休克。

神经系统检查。应该对有意识的患者进行访谈，以确定他们在受伤前后的记忆状态，并确认病史（如心脏病、高血压、糖尿病、癫痫、药物使用、饮酒或其他药物使用和变态反应）。病史还应包括损伤机制和导致损伤的事件（例如，病史可能会描述伤害事件发生之前或之后的意识丧失）。

救护员还应该评估有清醒患者的运动技能。评估可确定患者执行命令的能力，并帮助救护员记录瘫痪的情况（轻偏瘫或偏瘫，尤其是同一侧伴有感觉缺陷，这表明是脑损伤而不是脊柱创伤）。如果患者在 EMS 人员到达时失去知觉，救护员应询问旁观者事情的经过，也应该询问旁观者患者昏迷的持续时间。颅内压增高的重要指标是患者感觉器的恶化。因此，医护人员应使用格拉斯哥昏迷量表每 5 分钟评估一次患者的意识水平，评分为 9 分或更低时，每降低 2 分是非常显著的，这表明患者有重大的损伤[16]。

思考

患者自己描述意识丧失的持续时间是否可靠？

在患者复苏并稳定后，救护员应检查患者瞳孔的对称性、大小和对光的反应。瞳孔异常反应

可能表明颅内压增高和颅神经受累。不对等的瞳孔大小相差超过 1 mm。成人瞳孔扩大大于或等于 4 mm。固定瞳孔对亮光的反应变化小于 1 mm（救护员应每 5 分钟评估一次瞳孔大小）。饮酒和其他一些药物的使用会导致瞳孔反应异常，但反应通常是双侧的（除了某些眼药水滴在一只眼睛中）。如果患者是清醒的，救护员也应评估患者的眼外运动。

思考

初次瞳孔评估和格拉斯哥昏迷量表评分确定了比较所有后续评估的基线。

资料来源：Brust J. *Current Diagnosis and Treatment：Neurology*. 2nd ed. New York, NY：McGraw-Hill；2012.

补液疗法。在没有低血压的情况下，对于创伤性脑损伤的患者，通常应限制使用补液疗法，以尽量减少脑水肿的发生。如果患者血流动力学稳定，则救护员应建立血管通路。如果因为另一种损伤存在明显的血容量不足，则救护员应给患者推注等渗液体。也应该将患者迅速转运到适当的医疗机构，在这种情况下，引起血容量不足的损伤通常比头部损伤更直接危及生命。研究表明，头部损伤患者出现的低血压最初应采用补液来控制，以维持在 90 mmHg 和 120 mmHg 之间的收缩压[19, 26]。

注意

除非创伤性脑损伤患者确诊为低血糖，否则禁用葡萄糖（浓度 50% 的葡萄糖）。静脉注射浓度 50% 的葡萄糖可能会加重脑损伤。

药物治疗 对于院前环境中使用药物治疗头部损伤尚存在争议。如有必要，可根据医学指导的规定给药，以减少脑水肿或循环血容量。

抗癫痫药物，如劳拉西泮和安定，被用于控制创伤性脑损伤患者的癫痫发作。通常，这些药物由于具有镇静作用而不用于头部损伤的初始治疗。

此外，对于一些头部损伤患者使用镇静药和麻醉药可能适用于需要气管插管的情况。这些药物也可用于好争斗的患者的转运（尤其是在航空医学运输中）。救护员应遵循当地规定，并就这些药物的使用咨询医疗指导。

第 6 节 损伤评级系统

几种损伤评级系统用于分诊、指导患者救护、预测患者结局、识别患者状态的变化、对患者救护开展流行病学研究和质量保证评审。这些评级系统对院前救护员很重要。它们根据医院资源确定患者的救护需求。常用的评级系统包括格拉斯哥昏迷量表、创伤评分。

格拉斯哥昏迷量表

格拉斯哥昏迷量表是一种对意识障碍进行评估的工具，评估项目包括睁眼反应、言语和运动反应。该量表被认为是最佳的临床指标之一，应该成为创伤性脑损伤患者神经系统检查的一部分（**表 39-2**）[27]。格拉斯哥昏迷量表评分为 9～13 分表示中度创伤性脑损伤；格拉斯哥昏迷量表评分为 8 分或更低表明严重的创伤性脑损伤（注意：最低分可能为 3 分，最高分为 15 分）。低氧血症和低血压已被证明会对格拉斯哥昏迷量表评分有负面影响。因此，格拉斯哥昏迷量表应在初步评估后进行测量，且应在建立畅通的气道后应进行评估，应在进行必要的通气和循环复苏后测量。格拉斯哥昏迷量表评分为 3～8 分的无反应患者应被转运至具有治疗创伤性脑损伤能力的创伤中心[18]。

表 39-2　格拉斯哥昏迷量表

睁眼反应	评分	言语反应	评分	动作反应	评分
自发睁眼	4	适当回答（导向性问题）	5+	能按指令做	6
呼叫时睁眼	3	模糊回答	4	局部疼痛刺激	5
刺激疼痛后睁眼	2	不适当的回答	3	遇痛苦刺激回缩	4
无法睁眼	1	难理解的声音	2	异常的屈曲姿势	3
		没有言语反应	1	异常的伸展姿势	2
				无动作反应	1

评分：
15 分：表明没有神经功能障碍
13～14 分：轻度功能障碍
9～12 分：中度至重度功能障碍
8 分或以下：严重功能障碍（最低分可能是 3 分）

创伤评分

创伤评分是在 1980 年制定的，用于预测钝性伤或穿透伤患者的预后。该评分在院前环境中的使用有限。创伤评分未能充分预测孤立的严重创伤性脑损伤的死亡率。

修订后的创伤评分发表于 1989 年。修订后的创伤评分使用格拉斯哥昏迷量表测量收缩压和呼吸频率。每个项目评分为 0 ~ 4 分。然后将这些分值相加，得到总分（**表 39-3**）（得分为 0 表示病情最危急，得分为 12 表示最不要紧）。

表 39-3	修订后的创伤评分的计算		
格拉斯哥昏迷量表评分	收缩压 / mmHg	呼吸频率 / （次 / 分）	评分
13 ~ 15	>79	10~29	4
9~12	76~89	>29	3
6~8	50~75	6~9	2
4~5	1~49	1~5	1
3	0	0	0

资料来源：Table 1, Triage Revised Trauma Score（T-RTS）. Int Journal Emerg Med. 2008; http://www.ncbi.nlm.nih.gov/pmc/articles/PMC2536180/table/Tab1/. Copyright © Springer-Verlag London Ltd. 2008. Published online March 15, 2008. Accessed April 16, 2018.

证据显示

亚利桑那州的研究人员评估了 7521 名有中度或重度创伤性脑损伤的成年人和老年人、儿童的数据库记录。通过 logistic 回归，他们分析了小于 90 mmHg 的收缩压与低血压持续时间之间的关系，以确定对医院死亡率的影响。收缩压小于 90 mmHg 的患者死亡率为 7.8%，高血压患者死亡率为 33.4%。随着低血压持续时间的延长，死亡率升高。研究人员得出结论，对低血压进行严密的、持续的监测，对于及时提供治疗以缩短患者低血压的持续时间至关重要。

资料来源：Spaite DW, Hu C, Bobrow BJ, et al. Association of out-of-hospital hypotension depth and duration with traumatic brain injury mortality. *Ann Emerg Med.* 2017; 70（4）: 522–530.

注意

修订后的创伤评分的更新版本是新创伤评分（NTS），其中包括实际的格拉斯哥昏迷量表评分（而不是赋值）、用于赋值的收缩压间隔，以及纳入外周血氧饱和度（SpO_2）取代呼吸频率。NTS 对住院死亡率的预测明显优于修订后的创伤评分。在创伤处理的初始阶段，它也被用作一种分诊工具。

资料来源：Jeong JH, Park YJ, Kim DH, et al. The new trauma score（NTS）: a modification of the revised trauma score for better trauma mortality prediction. *BMC Surg.* 2017; 17: 77.

总结

- 颌面部创伤的主要原因包括暴力行为、机动车碰撞、跌倒、运动损伤、动物咬伤和工伤。
- 除了上呼吸道受损和出现大量出血，颌面部组织损伤很少会危及生命。一些面部骨折伴颅底颅骨骨折。钝性创伤可归类为下颌骨、面中部、颧骨、眼眶或鼻骨折。
- 对耳朵、眼睛或牙齿的损伤可能不严重，但也可能导致永久性感觉功能丧失和缺失。耳外伤可能包括撕裂和挫伤、化学损伤、外伤性鼓膜穿孔和气压损伤性中耳炎。对眼睛进行评估应获得完整的病史，测量视力，评估瞳孔反应和眼外运动。
- 颈前部创伤可导致颈部骨骼结构、血管结构、神经、肌肉和腺体受损。院前应评估患者有无呼吸道损伤、出血和颈椎损伤。
- 颅骨损伤可归类为头皮软组织损伤和颅骨骨折。颅骨骨折可分为线形骨折、颅底骨折、凹陷性颅骨骨折和开放性颅盖骨折。
- 创伤性脑损伤包括弥漫性脑损伤和局部脑损伤。弥漫性轴索损伤可能是轻度（脑震荡）、中度或重度。局部脑损伤是特定的、肉眼可观察到的脑损伤，集中在大脑某一区域。这类病变包括由颅骨骨折、挫伤、水肿伴颅内压升高、缺血和出血引起的病变。

- 头部损伤患者的院前救护是由许多因素决定的，包括损伤的机制、严重程度及患者的意识水平。

- 几种损伤评分系统被用于分诊、指导患者救护、预测患者结局、识别患者状态的变化、对患者救护开展流行病学研究和质量保证评审。紧急救护中常用的评级系统包括格拉斯哥昏迷量表和创伤评分。

参考文献

［1］Centers for Disease Control and Prevention, National Center for Injury Prevention and Control, Division of Unintentional Injury Prevention. Traumatic brain injury and concussion. TBI: get the facts. Centers for Disease Control and Prevention website. https://www.cdc.gov/traumaticbraininjury/get_the_facts.html. Updated April 27, 2017. Accessed April 7, 2018.

［2］Tessier P. The classic reprint: experimental study of fractures of the upper jaw. Ⅰ and Ⅱ. Rene Le Fort, MD. *Plast Reconstr Surg*. 1972; 50（5）: 497–506.

［3］Mukherjee S, Abhinav K, Revington PJ. A review of cervical spine injury associated with maxillofacial trauma at a UK tertiary referral centre. *Ann R Coll Surg Engl*. 2015; 97（1）: 66–72.

［4］Owens PL, Mutter R. Emergency department visits related to eye injuries, 2008. HCUP Statistical Brief #112. Healthcare Cost and Utilization Project website. https://www.hcup-us. ahrq.gov/reports/statbriefs/sb112.pdf. Published May 2011. Accessed April 8, 2018.

［5］Hawkins E, Mills MD. Ocular injuries. In: Brice J, Delbridge TR, Myers JB, eds. *Emergency Services*: *Clinical Practice and Systems Oversight*. Vol 1. West Sussex, England: John Wiley & Sons; 2015: 280– 283.

［6］Endodontics: colleagues for excellence. The treatment of traumatic dental injuries. American Association of Endodontists website. https://www.aae.org/specialty/wp-content/uploads / sites/2/2017/06/ecfe_summer2014-final.pdf. Published Summer 2014. Accessed April 8, 2018.

［7］American Academy of Otolaryngology—Head and Neck Surgery Foundation. *Resident Manual of Trauma to the Face, Head, and Neck*. Alexandria, VA: American Academy of Oto-laryngology; 2012. https://www.entnet.org/sites /default/files/Trauma-Chapter-7.pdf. Accessed April 8, 2018.

［8］American Academy of Orthopaedic Surgeons. *Advanced Assessment and Treatment of Trauma*. Sudbury, MA: Jones and Bartlett Publishers; 2009.

［9］Heegaard WG, Biros MH. Skull fracture in adults. UpToDate website. https://www.uptodate.com/contents/skull-fractures –in-adults#H10. Updated July 26, 2017. Accessed April 8, 2018.

［10］BIAA adopts new TBI definition. Brain Injury Association of America website. http://www.biausa.org/announcements/biaa–adopts–new–tbi–definition. Published February 6, 2011. Accessed April 8, 2018.

［11］National Highway Traffic Safety Administration. *The National EMS Education Standards*. Washington, DC: US Department of Transportation/National Highway Traffic Safety Administration; 2009.

［12］Giza CC, Kutcher JS, Ashwal S, et al. Summary of evidence-based guideline update: evaluation and management of concussion in sports: report of the Guideline Development Subcommittee of the American Academy of *Neurology*. Neurology. 2013; 80（24）: 2250–2257.

［13］McCance KL, Huethe SE. *Pathophysiology*: *The Biologic Basis for Disease in Adults and Children*. 7th ed. Philadelphia, PA: Elsevier; 2014.

［14］Brust J. *Current Diagnosis and Treatment*: *Neurology*. 2nd ed. New York, NY: McGraw-Hill; 2012.

［15］Carney N, Totten AM, O'Reilly C, et al. Guidelines for the management of severe traumatic brain injury, fourth edition. *Neurosurgery*. 2017; 80（1）: 6–15.

［16］Brain Trauma Foundation. *Guidelines for the Management of Severe Traumatic Brain Injury*. 4th ed. Brain Trauma Foundation: New York, NY; 2016. https://braintrauma.org/uploads/03/12/Guidelines_for_Management_of_Severe_TBI_4th_Edition.pdf. Accessed April 7, 2018.

［17］Bricolo A, Turazzi S, Alexandre A, Rizzuto N. Decerebrate rigidity in acute head injury. *J Neurosurg*. 1977（Nov）; 47（5）: 680–689.

［18］Walls RM, Hockberger RS, Gausche-Hill M, et al. *Rosen's Emergency Medicine*: *Concepts and Clinical Practice*. 9th ed. Philadelphia, PA: Elsevier; 2018.

［19］Roach E, Bettermann K, Biller J. Intracerebral hemorrhage. In: *Toole's Cerebrovascular Disorders*. Cambridge, MA: Cambridge University Press; 2010: 217–233.

［20］van der Bilt IA, Hasan D, Vandertop WP, et al. Impact of cardiac complications on outcome after aneurysmal subarachnoid hemorrhage: a meta-analysis. *Neurology*. 2009; 72（7）: 635–642.

［21］Lim HB, Smith M. Systemic complications after head injury: a clinical review. *Anaesthesia*. 2007; 62（5）: 474–482.

［22］Gregory T, Smith M. Cardiovascular complications of brain injury. *Contin Educ Anaesthes Crit Care Pain*. 2012; 12（2）: 67–71.

［23］National Association of Emergency Medical Technicians. *PHTLS*: *Prehospital Trauma Life Support*. 8th ed. Burlington, MA: Jones & Bartlett Learning; 2014.

［24］Spaite DW, Hu C, Bobrow BJ, et al. The impact of combined prehospital hypotension and hypoxia on mortality in major traumatic brain injury. *Ann Emerg Med.* 2017; 69（1）: 62–72.

［25］Spaite DW, Hu C, Bobrow BJ, et al. Mortality and prehospital blood pressure in patients with major traumatic brain injury implications for the hypotension threshold. *JAMA Surg.* 2017; 152（4）: 360–368.

［26］National Association of EMS Officials. *National Model EMS Clinical Guidelines*. Version 2. National Association of EMS Officials website. https://www.nasemso.org/documents/National–Model–EMS–Clinical–Guidelines–Version2–Sept2017. pdf. Published September 2017. Accessed April 8, 2018.

［27］Traumatic brain injury statistics. Center for Neuroskills website. https://www.neuroskills.com/brain–injury/traumatic–brain–injury–statistics.php. Accessed March 25, 2018.

推荐书目

Ball CG. Penetrating nontorso trauma: the head and the neck. *Can J Surg.* 2015; 58（4）: 284–285.

Carrick MM, Leonard J, Slone DS, Mains CW, Bar–Or D. Hypotensive resuscitation among trauma patients. *BioMed Research International.* 2016; 8901938.

Centers for Disease Control and Prevention, National Center for Injury Prevention and Control, Division of Unintentional Injury Prevention. Traumatic brain injury and concussion. Severe TBI. Centers for Disease Control and Prevention website. https://www.cdc.gov/traumaticbraininjury/severe.html. Updated March 30, 2017. Accessed April 8, 2018.

Levy DB. Neck trauma. Medscape website. https://emedicine. medscape. com/article/827223–overview. Updated July 12, 2017. Accessed April 8, 2018.

Rajendran CM, Raman M, Sivakumar B. A study on modes of injury, management, and its visual outcome in paediatric ocular trauma. *J Evid Based Med Healthcare.* 2017; 4（46）; 2790–2795.

Shankar KH, Paparajamurthy MHK, Anand K. A clinical analysis of outcome in management of head injury in patients with highway road accidents. *Int J Res Med.* 2016; 4（6）: 2079–2083.

Sharma VK, Rango J, Connaughton AJ, Lombardo DJ, Sabesan VJ. The current state of head and neck injuries in extreme sports. Orthop *J Sports Med.* 2015; 3（1）: 2325967114564358.

Sperry JL, Moore EE, Coimbra R, et al. Western Trauma Association critical decisions in trauma: penetrating neck trauma. *J Trauma Acute Care Surg.* 2013; 75（6）: 936–940.

Van Waes OJ, Cheriex KC, Navsaria PH, van Riet PA, Nicol AJ, Vermeulen J. Management of penetrating neck injuries. *Br J Surg.* 2012; 99（suppl 1）: 149–154.

（毛更生，安丽娜，李胜男，张伟丽，译）

第 40 章

脊柱和神经系统损伤

美国 EMS 教育标准技能

创伤

将评估结果与流行病学和病理生理学知识相结合，以形成现场印象，为急性创伤患者制订、实施全面的治疗 / 处置计划。

头部、面部、颈部和脊柱外伤

辨识和管理
- 生命威胁
- 脊柱外伤

病理生理学、评估和管理
- 颈部穿透伤（见第 39 章）
- 喉部和气管损伤（见第 39 章）
- 脊柱外伤
  ▪ 脱位 / 半脱位
  ▪ 骨折
  ▪ 扭伤 / 拉伤
- 面部骨折（见第 39 章）
- 颅骨骨折（见第 39 章）
- 眼睛内有异物（见第 39 章）
- 牙科创伤（见第 39 章）
- 不稳定的面部骨折（见第 39 章）
- 眼眶骨折（见第 39 章）
- 外伤性鼓膜穿孔（见第 39 章）

- 下颌骨骨折（见第 39 章）

神经系统创伤
- 创伤性脑损伤病理生理学、评估和管理（见第 39 章）
- 脊髓损伤
- 脊髓休克
- 马尾综合征（见第 32 章）
- 神经根损伤（见第 32 章）
- 周围神经损伤（见第 32 章）

学习目标

完成本章学习后，紧急救护员能够：
1. 描述与脊柱损伤相关的发病率、致残率和死亡率；
2. 描述脊柱和脊髓的解剖学和生理学；
3. 预测可能导致脊柱损伤的机制；
4. 概述疑似脊柱创伤患者的评估标准；
5. 区分脊柱损伤的类型；
6. 描述院前对脊髓损伤的评估；
7. 确定脊柱损伤患者的院前处置办法；
8. 区分脊髓性休克、神经源性休克和自主神经反射亢进综合征；
9. 描述选定的非创伤性脊柱创伤。

关键术语

脊髓前综合征：一种脊髓损伤，通常见于过屈型损伤；由于椎间盘破裂或椎体碎片向后挤入椎管压迫脊髓前部或脊髓前动脉损伤而导致的。

自主神经反射亢进综合征：自主神经系统的过度活跃，导致突然出现无法代偿的心血管反应。

轴向载荷：当外力直接沿脊柱长度向下传递时，脊柱在垂直方向上受压。

脊髓半切综合征：脊髓一侧受损导致同侧肢体无力，对侧肢体失去痛觉和温觉。

脊髓中央损伤综合征：一种脊髓损伤，常见于颈部过伸型损伤，偶见于颈椎屈曲损伤；其特征是上肢的运动障碍重于下肢。

皮节：由一个神经根支配的皮肤区域。

脱位：当脊柱运动相对于身体运动突然停止时发生的脊柱损伤。

神经源性休克：脊髓损伤后神经源性休克性低血压；由血管交感神经调节功能丧失引起，也称为神经源性低血压。

脊髓损伤：可能是直接或间接因素（对周围骨骼、组织或血管的损伤）引起的脊髓结构改变，往往导致损伤节段以下神经功能障碍。

脊髓休克：损伤平面以下所有或大部分脊髓反射活动暂时丧失或抑制。

脊椎关节强硬：以椎体关节固定或僵硬为特征的一种病理状态。

半脱位：骨关节之间失去正常对位，但仍有部分关节面相接触的状态。

四肢瘫：双侧上下肢肌无力或瘫痪。

斜颈：由颈椎损伤引起的颈部扭曲，引起肌肉痉挛。这种情况会导致头部因疼痛而倾斜不动，并伴有肩部抬高。

横断：脊髓完全或不完全的损伤。

在美国，现有超过 285 万脊髓损伤患者，每年有 17500 多名新发脊髓损伤病例[1]，其中有超过 4800 人在送往医院之前死亡[2]。开展关于脊髓损伤的伤害预防、院前评估、正确处置和转运患者的教育能够明显降低致残率和死亡率。

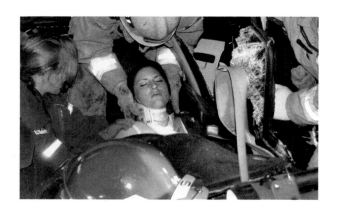

第 1 节 脊柱创伤：发病率、致残率和死亡率

脊髓损伤（SCI）最常见的原因是机动车碰撞（38.4%）、跌倒（30.5%）、暴力行为（13.5%）、体育运动（8.9%）、医疗 / 外科手术（4.7%）和其他（4%）。在 45 岁以上的成年人中，跌倒是导致脊髓损伤的主要原因（图 40-1）。脊髓损伤发生的平均年龄有所增加，现在是 45 岁，新增病例中男性占 81%[1]。

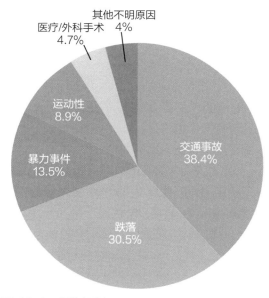

图 40-1 损伤机制

脊髓损伤除了对患者及其家庭具有情感和心理上的破坏性影响，每年还给社会带来超过 50 亿美元负担。脊髓损伤每年的平均费用因严重程度的不同而有很大差异。一个 25 岁患者长期护理费用和严重脊髓损伤治疗估计超过 470 万美元[1]。脊髓损伤预防策略可以对脊髓损伤的发病率、致残率和死亡率产生积极影响。

思考

你认为是何种原因导致男性发生脊髓损伤的风险更高？

第 2 节　脊柱解剖学回顾

第 10 章已详细讲解了脊柱脊椎的解剖学构造，本节将对其进行简要的回顾。

脊柱

脊柱由 26 块骨（椎骨）组成，分为 5 个部分，包括 7 节颈椎、12 节胸椎、5 节腰椎、骶骨（由 5 节骶椎融合）和尾骨（由 4 节尾椎融合）。脊椎前部包括椎体、椎间盘和位于椎管前部及椎体内部的前后纵韧带（图 40-2）。

除 C1 和 C2（没有椎体）外，每节椎骨都有一个坚固的椎体（承担大部分脊柱的重量）、位于后方的棘突，部分椎骨有横突。棘突间的韧带支持身体的屈伸运动，椎弓板间的韧带支持侧屈运动。脊髓存在于椎管内。

脊髓和脊神经

脊髓从颅内一直延伸到颈椎和胸椎。成年人的脊髓下端位于 L1~L2 水平，婴儿约为 L3 水平。从

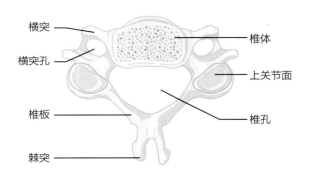

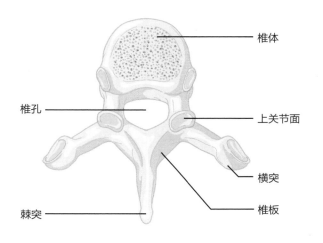

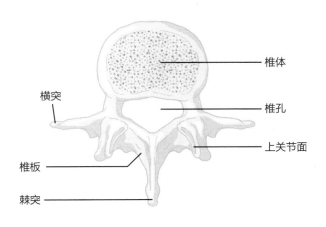

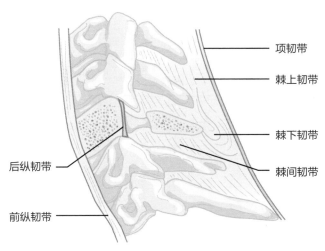

图 40-2　脊柱的椎体和组成部分

那里，部分神经根集合继续向下，看起来就像一束马尾巴（马尾）（图40-3）。神经根通过椎间孔出椎管，前神经根支配身体的运动功能，后神经根支配感觉功能。上行神经束将来自身体各个部位的感觉冲动通过脊髓传递到大脑，下行纤维束通过脊髓将运动冲动从大脑传达至身体各个部位。脊髓每一节段的神经功能都由一个皮节（身体上受一个神经根所支配的皮肤区域）来表示。脊神经前支向前分布于躯干前外侧和四肢，脊神经后支分布于脊柱后方的肌肉中。脊髓提供大脑与周围神经沟通的手段。图40-4展示了脊柱、脊神经和受损伤或患病后影响的身体部位。

第3节　脊柱损伤机制

脊柱损伤通常是由脊柱被强迫超出其正常的活动范围所致（图40-5）。成年人的头部重3.6~5.4 kg。头骨位于C1或寰椎的顶部。C2顶点或轴线

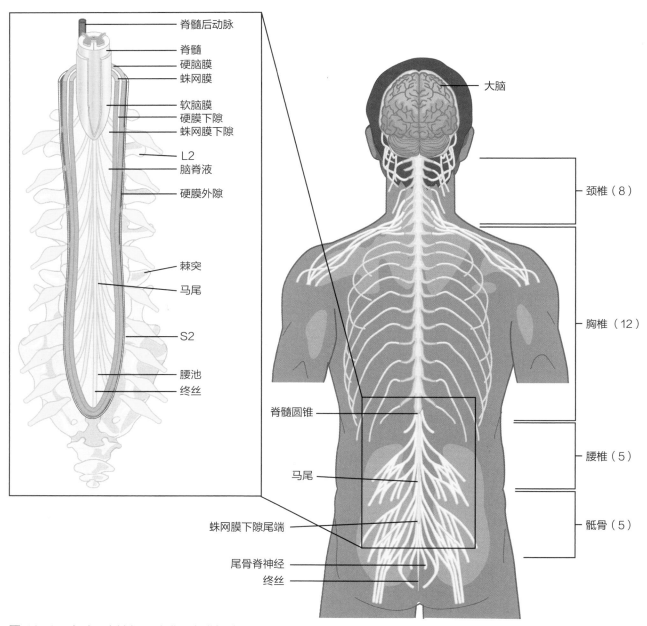

左侧标注（从上到下）：脊髓后动脉、脊髓、硬脑膜、蛛网膜、软脑膜、硬膜下隙、蛛网膜下隙、L2、脑脊液、硬膜外隙、棘突、马尾、S2、腰池、终丝

中央标注：脊髓圆锥、马尾、蛛网膜下隙尾端、尾骨脊神经、终丝

右侧标注：大脑、颈椎（8）、胸椎（12）、腰椎（5）、骶骨（5）

图40-3　脊髓、脊神经和脑膜。脊膜与脑膜相似。脊膜在S2处结束，在脊髓下形成一个充满脑脊液的腰池。马尾由腰神经和骶神经组成，它们从脊髓末端伸出。

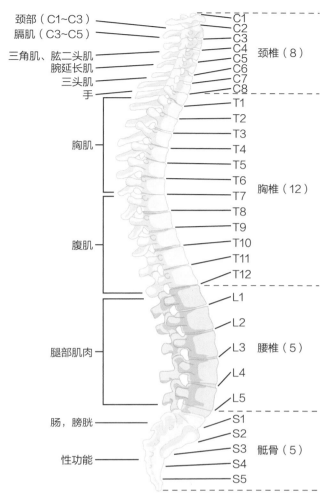

颈部（C1~C3）
膈肌（C3~C5）
三角肌、肱二头肌
腕延长肌
三头肌
手
胸肌
腹肌
腿部肌肉
肠，膀胱
性功能

C1
C2
C3
C4
C5 颈椎（8）
C6
C7
C8
T1
T2
T3
T4
T5
T6
T7 胸椎（12）
T8
T9
T10
T11
T12
L1
L2
L3 腰椎（5）
L4
L5
S1
S2
S3 骶骨（5）
S4
S5

图 40-4 神经束

及其齿状突使头部能够在大约 180° 的范围内活动。由于头部相对于颈部和颈椎的重量和位置，颈椎特别容易受伤[3]。影响生理运动极限的其他脊柱结构是颈后肌和骶骨。颈后肌可以在不拉伸脊髓的情况下屈曲 60° 和伸展 70°。骶骨通过固定的关节与骨盆相连。

通常导致脊柱损伤的具体机制是轴向负荷、过屈、过伸或过度旋转、过度侧弯和脱位。这些机制可能导致稳定和不稳定的损伤，这取决于脊柱结构受损伤程度和结构保持完整的相对强度。

轴向负荷

当外力直接沿着脊柱的长度向下传递时，会产生轴向负荷（垂直方向上压迫）。这类损伤包括头部撞到汽车挡风玻璃上、浅层潜水损伤、垂直坠落，以及被重物击中头部或头盔。这些力可导致压缩性骨折或无脊髓损伤的椎体粉碎，最常见于 T12~L2[4]。

过屈、过伸和过度旋转

过屈、过伸或过度旋转可能导致骨折、韧带或肌肉损伤。脊髓损伤是由一个或多个颈椎脱离正常位置（这个过程称为半脱位），并被强行送入椎管引起的。这类损伤包括来自机动车碰撞、悬吊产生的加速力或减速力造成的损伤，以及面中部骨骼或软组织损伤。严重的损伤通常是由负载和旋转产生的力共同造成的。这些力导致一个或多个椎骨移位或骨折。

侧弯

过度侧弯可能导致颈椎和胸椎脱位和骨性骨折。当突然的横向撞击使躯干侧向移动时，就会发生。最初，头部倾向于保持原位，然后头部被颈部牵拉。这类损伤包括机动车侧面或角度碰撞和接触运动造成的损伤。这种侧向力的机制比正面或后部碰撞中产生的弯曲力或伸展力，仅需较少的位移就可引起损伤。

脱位

如果颈椎运动相对于身体运动突然停止，就会发生脱位。这种力量或拉伸可能导致脊髓撕裂。脱位损伤包括有意或无意的悬吊（如自杀）造成的损伤。

其他机制

其他不太常见的脊柱损伤机制包括钝性伤和穿透伤、电损伤。脊髓就像大脑一样，可能会出现脑震荡、挫伤和撕裂伤。受钝性创伤后，它可能发展为血肿和水肿。这类损伤包括直接打击造成的脊髓损伤，如被倒下的树枝或其他重物砸中造成的损伤。

脊柱穿透伤可能是由子弹及颈部、胸部或腹部的刀刺引起的。脊柱穿透伤可能导致脊髓或神经根大面积撕裂。有时，穿透伤可能产生完全横断（病变）。此外，撕裂伤附近的水肿或挫伤可能会破坏脊髓组织。

脊柱创伤可能由直接电损伤或电击后剧烈肌肉痉挛引起。

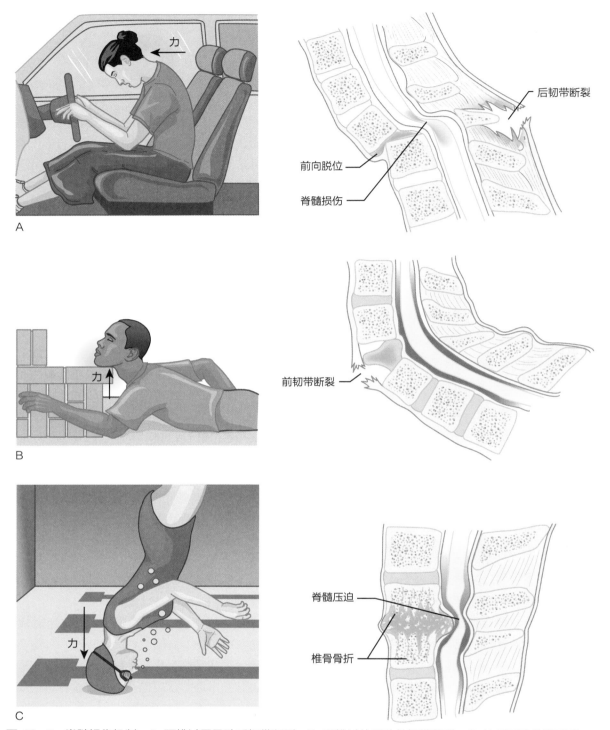

图 40-5　脊髓损伤机制。A. 颈椎过屈导致后韧带断裂；B. 颈椎过伸导致前韧带断裂；C. 挤压导致椎管破裂

第 4 节　脊柱损伤分类

　　脊柱损伤可以分为扭伤和拉伤、骨折和脱位、骶骨骨折和尾骨骨折，以及脊髓损伤。无论是哪一种损伤，所有疑似脊柱损伤并具有脊髓损伤迹象和症状的患者都不能移动。在临床检查和 X 线排除脊柱或脊髓损伤之前，都要避免患者不必要的移动。只有在检查后或确认没有任何可能导致损

伤的潜在因素的情况下，才能排除脊柱不稳定的状况[5]。

脊柱损伤（骨性损伤）可能伴有或不伴有脊髓损伤。同理，脊髓损伤可能不伴有骨性损伤或韧带损伤。无骨折脱位的脊髓损伤更常见于儿童[6]。

患者的年龄（随年龄增长出现的钙化）、已有骨病（骨质疏松、脊椎关节强硬、类风湿性关节炎、佩吉特病）和先天性脊髓异常（如椎管融合或狭窄）可使伤情进一步复杂化。脊髓神经元不可再生，所以任何导致脊髓组织破坏的中枢神经系统损伤都会造成不可修复的损伤和永久性功能丧失。救护员对这一关键部位的保护极为重要。

扭伤和拉伤

扭伤和拉伤通常是由过屈和过伸导致的。扭伤是韧带（连接两个或多个关节骨的组织）的损伤。拉伤是对肌肉或肌腱（连接肌肉和骨骼的组织的纤维索）的损伤。虽然这两个词经常互换使用，但它们是两种不同的损伤。当后方韧带复合体部分撕裂时就会发生过屈型扭伤。此类扭伤也会导致关节囊撕裂，可能导致椎间关节部分脱位（半脱位）。过伸型扭伤常见于低速行驶下的汽车追尾事故。在发生撞击时，人猛然向后运动，撞到胸腔后部，造成颈部前方软组织损伤，也可能导致前纵韧带扭伤。

思考
在院前环境中，救护员应如何分辨颈部扭伤/拉伤和脊柱骨折？

扭伤和拉伤后，颈部肌肉痉挛和椎体、椎间盘及韧带结构损伤会导致局部疼痛，通常是颈部或背部肌肉非放射性疼痛。由于身体姿势的变化，疼痛程度也有所不同。

如果患者出现了脱位（半脱位）的话，易于在检查中发现脊柱畸形。患者可能会表示有相关的压痛点和肿胀。在X线检查排除脊柱损伤之前，救护员都要将患者视作具有不稳定的脊柱损伤并可能造成脊髓损伤的患者处理。确诊之后，颈部扭伤和拉伤的治疗通常可以视症状而定。医师评估后，治疗有时可能需要戴颈托，起到制动、保温和镇痛的作用。

骨折和脱位

脊柱最容易受伤的区域为C5~C7，C1~C2，T12~L2[4]。在这些损伤中，最常见的是椎体楔形压缩骨折、泪滴样骨折或脱位。与骨折和脱位有关的神经损伤因受伤位置和程度的不同而有所区别。多个面的脊柱损伤是很常见的。

楔形骨折（图40-6）属于过屈型损伤。椎体前部受到压缩通常会导致楔形骨折和后部韧带拉伸（工业环境中受伤或跌落常常造成这类损伤）。楔形骨折常发于颈椎中下节段或T12~L1。由于后部韧带鲜有被彻底损坏的情况，此类损伤一般被认为是稳定的。

泪滴样骨折和脱位（见图40-7）属于不稳定损伤，通常是由严重过屈和压缩共同作用造成的，常见于机动车碰撞。在受到冲击力时，椎体会发生

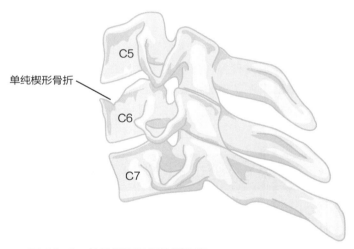

图40-6　单纯楔形骨折的侧面观

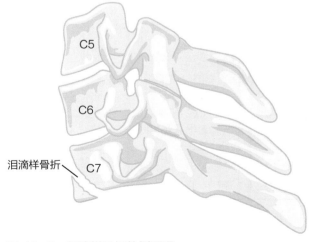

图40-7　泪滴样骨折的侧面观

骨折。椎体前下部被向前推。与简单的楔形骨折不同，泪滴样骨折可能伴有神经损伤，是脊柱损伤中最不稳定的类型。很多其他脊柱损伤都和屈曲、拉伸、旋转和轴向负荷有关联，其中大部分损伤都属于不稳定损伤，需要限制脊柱运动。

骶骨骨折和尾骨骨折

大部分严重的脊柱损伤都出现在颈椎、胸椎和腰椎。其中一个原因是脊髓的位置，成年人的脊髓终于 L2。另一个原因是骨盆的环形结构和臀部及腰背部肌肉系统所提供的保护作用。然而，S1 和 S2 之间的椎间盘骨折还是比较常见的，可能伤及数个骶骨神经元。这种骨折可能会导致肛周感觉运动功能丧失，并累及膀胱和膀胱括约肌。

骶尾关节也可能因直接作用力和跌落发生损伤。医师通过 X 线检查评估及直肠检查就可以确诊。

脊髓损伤

脊髓损伤可以进一步分为原发性损伤和继发性损伤[7]。原发性损伤发生于受到外力冲击时，继发性损伤出现在最初的损伤之后，有肿胀、局部缺血和骨碎片移动等表现。和其他身体组织一样，脊髓也会受到震动、挫伤、挤压和割裂。所有这些损伤机制都会导致压迫或缺血，使损伤远端部位暂时或永久丧失脊髓调节的功能。脊髓组织也会因血管受伤而出血，造成脊髓血液供应不足。这类脊髓损伤的严重程度取决于外力的大小和种类及损伤的持续时间。

脊髓损伤

脊髓损伤（横断）分为完全性和不完全性损伤。完全性损伤通常都与脊椎骨折或脱位有关。患者完全失去痛觉、压力感和关节感觉，在损伤平面以下完全运动性麻痹（框 40-1）。完全性脊髓损伤也可能导致自主神经系统功能失常，这取决于脊髓损伤的程度，以及是否有以下表现：

- 因失去交感神经自主调节而出现心动过缓；
- 因失去血管舒缩控制和外周血管阻力而导致低血压；
- 阴茎异常持续勃起；
- 排汗和颤抖功能丧失；
- 异型体温（体温会随着周围温度的改变而发生改变）；
- 大小便失去控制。

框 40-1　完全性脊髓损伤

C1 ～ C4 四肢瘫痪（高位截瘫）

C1～C4 损伤通常会导致上肢和下肢部分或全部丧失活动能力（通常称为四肢瘫痪）。C1 和 C2 病变的患者可能存在功能性膈神经，在急性期护理后可能不需要长期的辅助通气。C3 病变患者可能依赖呼吸机。C1～C4 四肢瘫痪的患者需要终身协助，以完成个人护理和活动功能（如轮椅、升降装置）。

C5 ～ C6 四肢瘫痪

C5 和 C6 损伤患者通常可弯曲肘关节和 / 或伸展手腕，但手部功能受限。这些患者通常需要特殊的设备和矫正器来控制手和手腕。虽然许多患者可以独立生活，但有些患者仍需要帮助洗澡、梳洗和个人卫生。

C7 ～ C8 四肢瘫痪

C7 和 C8 损伤会使患者产生功能性三头肌，并具有弯曲和伸展肘部、手指和弯曲手腕的能力。这一功能使患者具有更大的活动性、自我照顾和独立生活。很多患者甚至能驾驶经过特殊改装的汽车。C7 通常是患者受伤后仍能独立生活的最高水平。

胸椎和腰椎截瘫（T1 以下）

T1 以下的损伤通常会不影响所有上肢肌肉的神经支配和功能以及手和手腕的功能。通过一些适应性和辅助设备，这些患者通常可以在自我护理和日常生活活动方面基本实现独立。

资料来源：McKinley W. Functional outcomes per level of spinal cord injury. Medscape website. https://emedicine. medscape.com/article/322604-overview. Updated July 11, 2017. Accessed March 19, 2018.

注意

　　31 对脊神经根据其离开椎管所在的椎体进行编号。从第一胸椎（C1）往下，所有脊神经都从同序号椎骨下方穿出椎管。例如，T4 脊神经从第四胸骨（T4）下方的椎间孔穿出椎管；L5 脊神经从第五腰椎（T5）下方的椎间孔穿出椎管。在颈椎，脊神经从椎骨上方穿出。但是第七颈椎（C7）处出现了变化，C8脊神经从 C7 第七颈椎（C7）下方穿出。所以尽管没有第八颈椎，但是有 C8 脊神经。按照降序排列，颈神经支配上肢、颈部和躯干上部的感觉和动作；胸神经支配躯干和腹部；腰神经和骶神经支配腿部、膀胱和性器官。

　　救护员应熟知各种不完全脊髓综合征的迹象和症状。了解这些少见的综合征的知识有助于救护员识别进一步损伤的可能性。不完全脊髓损伤有 3 种综合征。

1. **脊髓中央损伤综合征**：脊髓中央损伤综合征常见于颈椎过伸型损伤。颈椎屈曲损伤偶尔也能导致这种综合征，此综合征的特征是上肢运动障碍重于下肢。脊髓中央损伤综合征的体征和症状如下：
   - 上肢瘫痪；
   - 骶尾区保留（会阴、臀部、阴囊和肛门的感觉或随意运动功能保留）。

2. **脊髓前综合征**：常见于过屈型损伤，由椎间盘破裂或椎体碎片向后挤入椎管压迫脊髓前部或脊髓前动脉损伤导致。脊髓前综合征的体征和症状如下：
   - 损伤平面以下（包括骶骨区域）疼痛感和体温下降；
   - 瘫痪。

3. **脊髓半切综合征**：由椎间盘破裂或椎体碎片脊髓造成的。常见于刀伤或弹伤。在典型病例中，脊髓一侧受到损伤会导致同侧肢体无力、对侧肢体痛觉和温觉消失。

思考

　　对于出现以上综合征体征或症状的患者，院前救护有哪些不同呢？

注意

　　药物（糖皮质激素、纳洛酮、钙通道阻滞药、GM-1 神经节苷脂等）在治疗不完全性脊髓损伤中的作用存在争议。目前尚不建议对脊髓损伤患者进行院前治疗。

资料来源：Chin LS. Spinal cord injuries treatment and management. Medscape website. https://emedicine.medscape.com/article/793582-treatment#d11. Updated August 10, 2017. Accessed March 19, 2018.

第 5 节 脊柱创伤的评估标准

　　传统上，对可疑脊髓的评估主要集中在损伤机制上。虽然它作为一个证据来帮助确定是否需要固定，但临床检查是关键。救护员应根据明确的临床指南（临床标准）来评估脊髓损伤的可能性。脊髓损伤包括以下症状[8-9]：

- 意识水平改变（格拉斯哥昏迷量表评分低于15 分）；
- 脊柱疼痛或压痛；
- 神经功能缺损；
- 脊柱解剖畸形；
- 患者是"不可靠"的。

注意

　　在某些情况下，患者可能被认为无法提供事件的准确历史记录。例如，不理解提问、有语言障碍或无法交流的患者，以及有精神或智力障碍的患者。其他可能导致患者"不可靠"的因素是饮酒或其他药物的使用。救护员还应保持警惕可能使患者脱位的其他损伤，以免忽略了更严重的损伤。

损伤机制

　　损伤机制是评估脊柱损伤可能性的关键因素。损伤机制结合脊柱损伤的临床指南可以帮助救护员确定哪些情况下应高度怀疑脊柱损伤。如果存在疑问，救护员应采取适当的脊柱保护措施（图 40-8）。

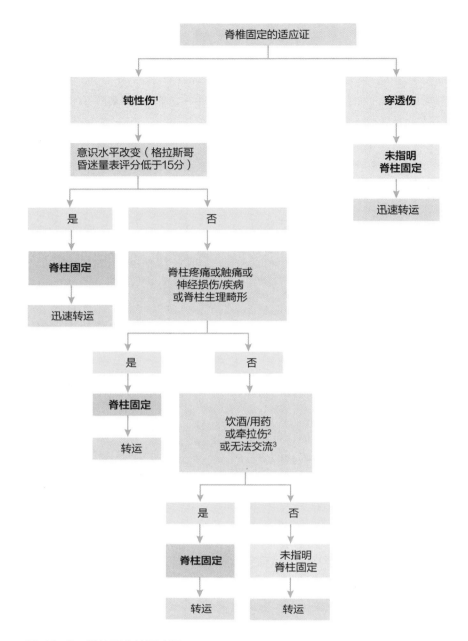

图 40-8 脊柱固定的适应证

注:
1. 关于损伤机制
- 任何对头部、颈部、躯干或骨盆产生剧烈冲击的机制(如攻击、建筑结构塌陷中的被困等);
- 颈部或躯干突然加速、减速或横向弯曲的事件(如高速机动车碰撞、行人碰撞、爆炸等);
- 任何跌倒,尤其是老年人;
- 从机动车或人力驱动的运输工具(如滑板车、滑板、自行车、机动车辆、摩托车或娱乐车辆)上弹射或坠落;
- 浅水潜水事故的受害者。

2. 其他损伤
任何可能影响患者理解其他损伤的能力的损伤。这些损伤包括:(a)长骨骨折;(b)胸部和腹部损伤,需要手术会诊;(c)大撕裂伤、脱套伤或挤压伤;(d)大面积烧伤,或(e)其他造成急性功能障碍的损伤。(资料来源:Adapted from Hoffman JR, Wolfson AB, Todd K, Mower WR. Selective cervical spine radiography in blunt trauma: methodology of the National Emergency X-Radiography Utilization Study [NEXUS]. Ann Emerg Med. 1998 Oct;32(4):461-469.)

3. 沟通障碍:任何患者,由于下述原因,不能清楚地沟通,无法参与他们的评估。这类患者有言语或听力受损者、只会说外语者,以及幼儿。

阳性的损伤机制

在一个阳性损伤机制中，施加于患者的力量高度暗示脊髓损伤。一个阳性损伤机制与生理检查结果显示疑似脊柱损伤，则要求小心搬运患者离开现场和转运到医疗机构。阳性损伤机制包括以下几种。

- 头部、颈部、躯干或骨盆受到剧烈撞击：
  - 袭击；
  - 结构倒塌后被压。
- 与颈部或躯干突然加速、减速或侧向弯曲有关的事件：
  - 高速机动车碰撞；
  - 行人碰撞；
  - 爆炸。
- 跌倒，尤其是老年人跌倒。
- 从机动车或人力驱动的运输工具上弹射或坠落。
- 浅水潜水事故[5]。

在没有脊髓损伤的症状和体征的情况下，一些医疗管理机构可能不建议固定脊髓损伤患者。医疗指导基于救护员的评估、可靠的病史及有无脱位的损伤做决定。即使存在脊髓，脊柱运动限制相对于脊柱固定，越来越被认为是脊柱损伤患者管理的较好方法[5]。

注意

两个术语通常用于描述防止脊柱运动的方法：脊柱固定和脊柱运动限制。虽然它们的含义相似，但脊柱固定通常指的是使用固定脊柱的设备，如颈托和背板。脊柱运动限制的目的是通过保持脊柱的对齐来防止脊柱移动。然而，脊柱运动限制的重点是正确使用辅助装置。

资料来源：National Registry of EMT's Resource Document on Spinal Motion Restriction/Immobilization. National Registry of Emergency Medical Technicians website. https://www.nremt.org/rwd/public/document/news–spinal–11–11–16. Accessed March 22, 2018; and White CC IV, Domeier RM, Millin MG, and the Standards and Clinical Practice Committee, National Association of EMS Physicians. EMS spinal precautions and the use of the long backboard—Resource Document to the Position Statement of the National Association of EMS Physicians and the American College of Surgeons Committee on Trauma. *Prehosp Emerg Care*. 2014; 18（2）: 306–314.

阴性损伤机制

阴性损伤机制包括外力或冲击不表明可能发生脊柱损伤的事件。在没有脊髓损伤的体征和症状的情况下，阴性损伤机制不需要脊柱固定。阴性损伤机制的例子包括：

- 物体落在脚上；
- 跑步时扭伤脚踝；
- 孤立性软组织损伤。

患者的可靠性

当评估脊柱固定的必要性时，救护员必须确保患者是"可靠的"。一名"可靠"的患者是冷静的、清醒的、能配合的、警觉的和定向功能良好的。"不可靠"的患者通常存在以下任何特征：

- 格拉斯哥昏迷量表评分低于15分；
- 酗酒或吸毒；
- 有分散注意力的损伤（即影响他们关注其他损伤的能力的损伤）：
  - 长骨骨折；
  - 严重胸部或腹部损伤；
  - 大撕裂伤、脱套伤或挤压伤；
  - 大面积烧伤；
  - 造成功能障碍的其他损伤。
- 沟通障碍：
  - 言语或听力受损；
  - 说外语；
  - 幼儿[5]。

思考

在院前环境下，患者的可靠性并不总是很容易快速评估的，为什么会这样？

注意

任何精神状态改变或疼痛感知改变的患者都应该被认为是"不可靠"的。如阿尔茨海默病患者、精神病患者，以及那些酗酒或受到其他药物影响的患者。

第 6 节　脊髓损伤的评价

在对所有威胁生命的损伤进行评估和治疗之

后，才能进行脊髓损伤评估。和所有处置严重疾病和损伤的方案一样，救护员的首要任务包括确保人员安全在内的现场检查，初步评估和失血性出血的评估和处理。在对患者的呼吸道、呼吸和血液循环情况进行检查、评估和治疗时，必须最大限度地降低进一步损伤，然后是保护脊髓功能并避免对脊髓造成二次损伤。

原发性损伤发生于患者受到冲击力时，所以救护员的关键任务是防止继发性损伤。不稳定脊柱进行非必要移动、血氧不足、水肿或休克（可能减少受损脊髓灌注）都可能导致继发性损伤。避免继发性损伤最好的方法就是对脊柱创伤的出现保持高度警惕（根据现场检查、运动学和事故情况），为患者提供早期脊柱固定，通过补液迅速改善体液不足，给予氧气通气支持（如果存在适应证）。

初步评估时，在有生命威胁的急症解决后，救护员应进行神经学检查。此检查可以在现场进行，但如果患者需要立即送往医院，也可以在途中进行。在一般性检查或神经学检查的过程中，如果需要移动患者，救护员务必始终保持用手固定并保持其脊柱轴向稳定。脊柱稳定后，救护员应对整个脊柱实施触诊。触诊过程中，患者如有痛感，就要对其脊柱实施固定。患者的救护报告提供了重要的基线，对在急诊中进一步的伤情评估与评价有很大帮助。神经学检查的内容包括患者的运动、感觉能力和反射反应。

运动能力评估结果

救护员应该询问意识清醒的患者颈部和背部是否感到疼痛，以及四肢是否能够活动。如果可能，救护员应检查患者四肢的力量和运动情况，可嘱患者做屈肘（肱二头肌，C6）、伸肘（肱三头肌，C7）及外展/内收手指（C8，T1）的动作。对于意识不清的患者，若非深度昏迷，对其手部和下肢进行疼痛刺激可导致不随意肌反射。

上肢神经功能评估

评估手指和手随意肌（由 T1 神经根控制）功能时，救护员可嘱患者双手五指分开；然后救护员挤压患者二指和四指时让患者尽力保持手指分开，救护员可感受到弹簧般正常的阻力，而且双手的阻力应该是一致的。

测试手部和手指伸肌（由 C7 神经根控制）时，救护员应嘱患者将手腕或手指伸直，并在救护员在其手指上做下压动作时保持伸直状态（为了避免测试到手臂的功能和其他神经根，应在患者手腕处给予支撑）。中度压力应受到同样中度的阻力。如果伤情允许，患者双侧上肢都应接受测试。

下肢神经功能评估

测试足部跖屈肌（S1 和 S2 神经根控制）时，救护员应将手放在患者足底，嘱患者用足向手掌用力。双足都应有力且力量均等。

测试足部和蹬趾背屈肌（L5 神经根控制）时，救护员应握住患者的足（手指握住足趾），并嘱患者将足收回或收向鼻端方向。双足都应有力且力量均等。

感觉能力评估结果

对于意识清醒的患者，应对其双手和双足通过轻触实施感觉检查（患者闭眼），对患者感受此类刺激的能力做出评估（轻触由一条以上神经束传导）。患者双侧的感觉应是一致的。救护员还应询问患者是否感到无力、麻木或神经根疼痛（沿神经传导的射痛）。

如果患者感觉不到轻触或意识不清，救护员应通过轻刺其手部或足底的方式对感觉能力进行评估。可使用不会刺穿皮肤的尖状物体（如钢笔的末端或棉签头部）。其中一种评估方法是从头到足轻刺，用水笔或记号笔在患者的皮肤上标注感觉能力丧失或意识不清的患者对刺痛停止反应的位置。另一个评估方法是从没有感觉能力的地方向感觉能力开始的地方给予疼痛刺激，用水笔或记号笔标注出感觉能力出现的地方。这些记号能够使救护员在反复检查之后对患者的感觉水平做精准的评估。上肢缺少刺激反应表示颈部脊髓损伤；只有下肢丧失刺激反应表示胸部或腰部脊髓损伤，也可能二者皆有。

思考

如果患者害怕地问你"为什么我的胳膊或腿不能动了？"或者"为什么我感觉不到自己的胳膊或腿了？"，你会如何应答？

皮节与脊神经相对应（表 40-1），因此以下 4 个点有助于在院前快速进行感觉评估：

1. C2 到 C4 皮节为颈部周围和锁骨以下到前胸提供感觉功能。
2. T4 皮节为乳头线提供感觉功能。
3. T10 皮节为肚脐提供感觉功能。
4. S1 皮节为足底提供感觉功能。

表 40-1	常见神经根和运动 / 感觉对应关系	
神经根	**运　动**	**感　觉**
C3, C4	斜方肌（耸肩）	肩膀上部
C3~C5	膈肌	肩膀上部
C5	肱二头肌（肘部屈曲）	拇指
C7	肱三头肌（肘部拉伸），腕部 / 手指拉伸	中指
C8, T1	手指外展 / 内收	小指
T4	乳头	
T10	肚脐	
L1, L2	髋关节屈曲	腹股沟
L3, L4	股四头肌	大腿内侧 / 小腿
L5	踇趾 / 足背屈	小腿侧面
S1	踝关节屈曲	足侧面
S1, S2	足跖屈	
S2~S4	肛门括约肌调节	肛周

反射反应

院前救护很少对反射反应进行评估，但是有些异常反应很容易就能发现。这些异常反应表明患者的自主神经受到了损伤。此类反应包括丧失体温控制、低血压、心动过缓和阴茎异常持续勃起。另外一个病理反应是出现巴宾斯基反射，当足底外缘被划，踇趾背屈，其余 4 趾呈扇形分开（图 40-9）。对于 2 岁以下的幼儿，巴宾斯基反射（对大龄儿童和成年人则意味着脊髓横断伤）是很正常的反射现象。

其他评估方法

目测也能发现脊柱损伤及损伤平面。例如，C3 平面以上脊髓横断通常都会导致呼吸停止。发生 C4 平面的脊髓损伤可能造成膈肌麻痹。然而，发生 C5~C6 平面的横断伤通常不会影响到膈肌，患者可

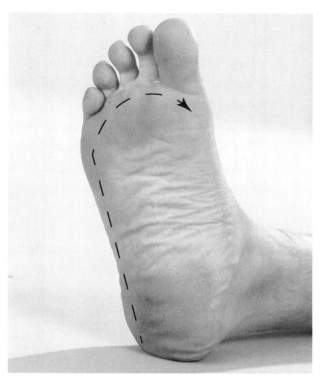

图 40-9 巴宾斯基反射：踇趾背屈，其余 4 趾呈扇形分开

以进行腹式呼吸。这是因为肋间肌在 T1 和 T12 之间依次受神经支配。因此，肋间肌群可能瘫痪可能因颈部或胸部（低于膈神经所在的平面）的脊髓（受伤平面越高，对肋间肌功能影响越大）。

患者的身体姿势也能为神经损伤提供线索。例如，C6 平面脊髓损伤的患者躺卧时出现肘部和腕部屈曲的姿势。

第 7 节　脊柱损伤的综合处理

即使患者没有出现脊柱损伤的迹象，也有可能遭受了严重的脊髓损伤[10]。有些脊柱损伤患者对运动能力评估、感觉能力评估和反射检查都有反应。所以，无论救护员因为什么原因怀疑患者的脊柱受到了损伤，都应该对患者的脊柱进行保护。而且，患者能够走路也不能排除其需要脊柱保护。正如前文所述，只有通过临床检查、X 线片或没有出现任何造成脊柱损伤的潜在机制，才能排除脊柱不稳定的情况。

脊柱固定的一般性原则如下所示：

1. 首要目标是防止进一步损伤。

2. 应把脊柱视作一条两端都有关节（头部和骨盆）的长骨。

3. 脊柱运动限制应从钝性伤的初步评估开始，如有必要，则维持到患者被送往急诊室。脊髓运动限制在穿透伤中没有作用[11]。

4. 除非伤情或损伤机制不允许，患者的头部和颈部应始终保持在正中位并成一条直线（正中位能为脊髓提供最大的空间，减少脊髓缺氧和过多的压力）。

脊柱稳定/固定技术

一旦发现潜在的脊柱损伤，救护员应手动保护患者的头部和颈部。因为患者精神状态发生改变，无法执行命令。对于意识清醒、能配合的患者，应嘱咐他们静止不动，不要动头。要遵循的基本原则是头部和颈部必须与身体中线保持在一条直线上。如果需要治疗其他损伤，救护员必须保持患者的头部和颈部位置，不得中断。

很多医疗器械都可用于院前救治中的脊柱固定。无论患者处于坐位、站位或卧位，恰当的使用这些医疗器械都能够起到足够的脊柱保护作用。然而，只有通过用手使患者头颈部呈直线并固定之后，才能使用医疗器械。

注意

本书所探讨的所有脊柱固定技术都遵循与美国外科医师学会创伤委员会与美国紧急医疗技术人员协会院前创伤生命支持委员会合作制定的指导方针。

资料来源：National Association of Emergency Medical Technicians. *PHTLS: Prehospital Trauma Life Support.* 8th ed. Burlington, MA: Jones & Bartlett Learning; 2014.

手动直线固定

任何体位的患者都可以进行手动直线固定。在手动固定时，应避免让患者的头部受到牵引，只需施加足够的力度缓解头部重量对颈椎的压力。手动固定开始之后，要一直坚持到将患者的头颈部固定在适当的器械上（短脊椎固定板、脊椎背心或长脊椎固定板）。

但如果出现以下禁忌证，所有手动固定患者头部

的操作都应停止。届时，应将患者头颈部以其被发现时的姿势进行固定。手动直线固定的禁忌证包括：

- 移动患者头颈部时受到阻力；
- 颈部肌肉痉挛；
- 疼痛加剧；
- 在移动过程中出现或加剧神经功能缺陷（如麻木、刺痛和运动功能丧失）；
- 影响患者呼吸或通气；
- 头部与肩膀和身体中线严重错位（少见）。

在坐位或站位患者侧面实施手动固定

1. 站在患者旁边，一手托住患者的后脑，另一只手的拇指和示指在患者颧弓的正下方扶住其两颊（图40-10）。

2. 在不移动患者头部和颈部的情况下，双手加大力度。

3. 如有必要，移动患者头部移动，使其与身体中线呈一条直线。用躯干抵住肘部以提供支撑力量，保持这种姿势。

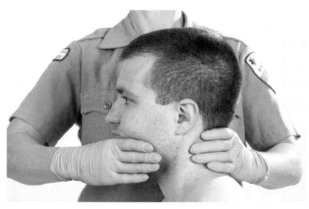

图40-10　在患者侧面实施手动固定

在坐位或站位患者前方实施手动直线固定

1. 站在患者前方，双手拇指置于患者颧弓下方的两颊。

2. 将双手小指置于患者头颅后部。

3. 将其余手指置于患者头部侧面并加大握力（图40-11）。

4. 如有必要，移动患者头部，使其与身体中线呈一条直线。用躯干抵住肘部以提供支撑力量，保持这种姿势。

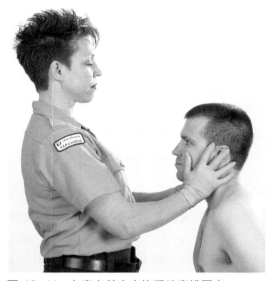

图 40-11　在患者前方实施手动直线固定

对仰卧患者实施手动直线固定

1. 在患者头顶侧跪下或趴下，并将双手拇指置于患者颧弓下方的两颊（见图 40-12）。
2. 将双手小指置于患者头颅后部。
3. 将其余手指置于患者头部侧面并加大握力。
4. 如有必要，移动患者头部，使其与身体中线呈一条直线。用躯干抵住肘部以提供支撑力量，保持这种姿势。

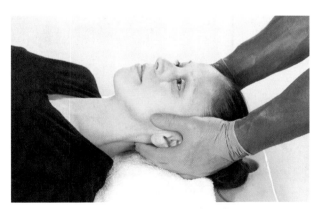

图 40-12　对仰卧患者实施手动直线固定

具有脊柱保护措施的圆滚木式翻身法。圆滚木式翻身法用于移动可能受到脊柱损伤的患者，例如将患者移至机械固定器上并从俯卧位转至仰卧位。圆滚木式翻身法至少需要 4 名救援人员以提供足够的脊柱保护。在圆滚木翻身法实施的过程中，患者手臂的姿势可能会影响胸椎—腰椎的运动，并进一步影响脊柱的稳定性。一种可以最大限度地减少侧移并有助于保持骨盆和腿部在中线对齐的方法，是将患者的手臂放在大腿外侧。

对仰卧位患者实施圆滚木式翻身法。对仰卧位患者实施圆滚木式翻身法的步骤（图 40-13）如下。

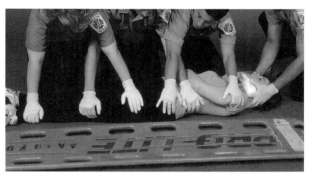

A

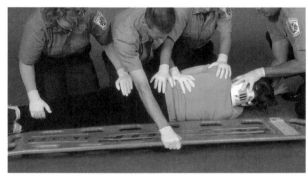

B

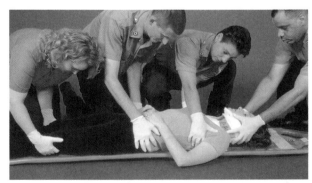

C

图 40-13　A. 为仰卧位患者提供圆滚木式翻身法。1 号救援人员应位于患者头顶侧，提供直线手动固定。2 号和 3 号救援人员位于患者胸椎中部和膝部。B. 在保持稳固的状态下，救援人员通过协调一致的行动将患者缓慢转向自己，与地面垂直。与此同时，4 号救援人员将长脊柱固定板推入患者身下或与患者背部呈 30°～40°角。C. 通过协调一致的行动，救援人员对患者进行圆滚木式翻身并将其放在长脊椎固定板的中间

1. 1 号救援人员位于患者头顶侧，提供直线手动固定。4 号救援人员将硬式颈托置于患者颈后并将长脊柱固定板置于患者身侧。

2. 2 号和 3 号救援人员位于患者胸椎中部和膝部。患者手臂应置于身体两侧，双手放在大腿侧面。患者的双腿应并拢并与身体中线呈一条直线。

3. 2 号救援人员紧抓患者远侧的肩膀和手腕。3 号救援人员则抓牢患者臀部（手腕远端）和踝以稳定下肢。

4. 通过一次协调一致的行动，救援人员将患者缓慢转向自己。救援人员应使患者头部与躯干同步转动以避免屈曲和过伸，使其头部始终与身体中线呈直线。此外，还应将患者脚踝稍稍抬起，使患者身体侧面和前后都保持直线。

5. 4 号救援人员将长脊柱固定板推入患者身下或与患者背部呈 30°～40°角。

6. 通过协调一致的行动，救援人员对患者进行圆滚木式翻身并将其放在长脊柱固定板的中间。

对俯卧位患者实施圆滚木式翻身法。 为仰卧位患者实施圆滚木式翻身法的基本原则可适用于俯卧位或半俯卧位的患者。翻身前，先将患者双臂和双腿分别在躯干和大腿两侧摆好，并使患者身体保持直线。对俯卧位与仰卧位患者实施圆滚木式翻身法主要有两大区别：①翻身过程中 1 号救援人员的手的位置，②对硬式颈托的使用，只有患者处于仰卧位时才能使用硬式颈托（图 40-14）。

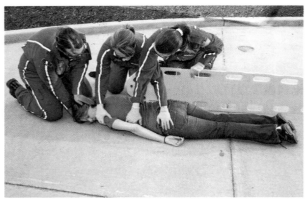

A

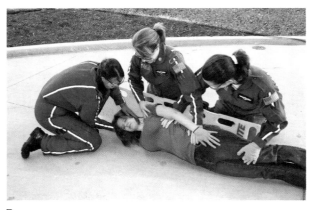

B

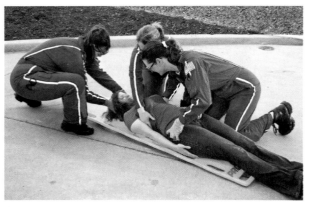

C

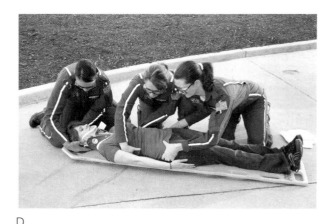

D

图 40-14　A.1 号救援人员负责使患者的头部与身体中线保持直线稳定，并随着躯干的转动而转动。2 号救援人员放置长脊柱固定板。B. 通过协调一致的行动，救援人员将患者从最初的俯卧位翻过身来。C. 通过协调一致的行动，救援人员对患者进行圆滚木式翻身并将其放在长脊柱固定板的中间。D. 另一名救援人员为患者戴好硬式颈托

1. 1号救援人员负责使患者的头部与身体中线保持直线稳定，并随着躯干的转动而转动。
2. 通过协调一致的行动，救援人员将患者从最初的俯卧位翻过身来。
3. 2号救援人员将长脊柱固定板置于水平面上或患者背部和患者侧面的救援人员之间。
4. 通过协调一致的行动，救援人员对患者进行圆滚木式翻身并将其放在长脊柱固定板的中间。
5. 另一名救援人员为患者戴好硬式颈托。

机械装置

脊椎固定设备包括硬式颈托、短脊柱固定板和长脊柱固定板。本书只呈现了机械装置实施脊柱固定的一般性原则。由于装置的不同，实施脊柱固定的方法也有所不同。救护员应熟练使用在其工作场所中用到的装置，并遵守生产商的应用指导。

硬式颈托。硬式颈托用于保护颈椎免受压迫损伤。此类装置可以减少头部的动作和一定范围内的位移。然而，硬式颈托本身并不能使脊柱完全保持固定，需要配合手动直线固定或其他合适的设备（如脊柱背心、短脊柱固定板或长脊柱固定板）。有效的硬式颈托戴在胸部、胸椎后部、锁骨和组织位移最少的斜方肌上[5]。患者应佩戴型号合适的颈托。在下列情况下，应使用硬式颈托：

· 主诉颈部或脊柱中线疼痛；
· 颈部或脊柱中线触诊时触痛或解剖畸形；
· "不可靠"的患者：
　▪ 格拉斯哥昏迷量表评分低于15分；
　▪ 酗酒或药物中毒；
　▪ 存在分散性损伤；
　▪ 沟通障碍。
· 局部或神经功能缺损；
· 儿童斜颈。

在为患者戴硬式颈托时，救护员应遵循颈托的使用步骤（图40-15）。

1. 1号救援人员在患者后方实施手动直线固定，并在整个佩戴过程中保持这个姿势。
2. 2号救援人员适当地调整颈托的放置角度。
3. 2号救援人员小心放置颈托底座。

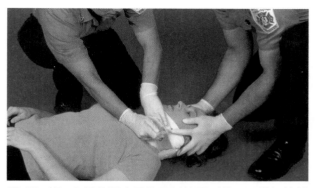

图40-15 2号救援人员将颈托放置到位，用搭扣将其固定住

4. 2号救援人员为患者将颈托放置到位。
5. 2号救援人员用搭扣将颈托固定住。
6. 1号救援人员展开手指，为患者头部提供支撑，直到患者被固定在短脊柱固定板或长脊柱固定板上。

硬式颈托有各种型号可供选择（或可供调节），能够适应患者各种身体特征。选择合适的颈托型号可减少颈部屈曲或过伸。在解救及转移患者时可能发生屈曲和过伸，转运过程中常见的加减速也可能导致屈曲和过伸。以下指导方针适用于佩戴硬式颈托[5]：

· 单独使用硬式颈托无法实现充分完全固定；
· 选择适合患者的颈托型号。
· 颈托不得阻碍患者张嘴，或者出现呕吐时护理人员能打开患者的口腔。
· 颈托不得以任何方式堵塞呼吸道或阻碍通气。

短脊柱固定板 短脊柱固定板或其他短脊柱固定器用于固定颈椎和胸椎，在设计上有所不同。一般而言，短脊柱固定板用于为坐位患者或处于密闭空间的患者提供脊柱固定。在用短脊柱固定板对脊柱进行固定之后，患者要被转移至长脊柱固定板上做完全固定，以方便转移到救护车担架上。短脊柱固定板包括塑料或合成材质的半背板、Kendrick 躯干固定器、Oregon 颈椎夹板 II 和 Hare 躯干固定器。下面以 Kendrick 躯干固定器为例说明短脊柱固定板的应用（图40-16）。

思考
什么时候不需要使用短脊柱固定板进行脊柱固定？

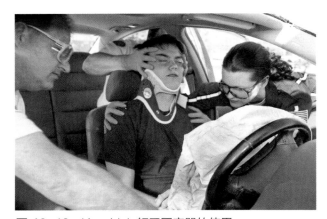

图 40-16 Kendrick 躯干固定器的使用

1. 在为患者实施手动直线固定并佩戴硬式颈托之后，将短脊柱固定板放置于患者身后。固定板应紧贴于患者腋下，避免沿躯干上移。

2. 束紧胸部束带，固定躯干上部和中部，先扣胸中部束带，后扣胸下部束带。胸上部束带（如果使用）不宜太紧，以免阻碍患者呼吸。中部和下部束带应紧贴患者身体，以手指无法从下穿过为宜。如需要则适当调整[5]。

3. 将腹股沟处束带分别放在适当位置并扣紧，使其形成一个环。这些束带能够防止 Kendrick躯干固定器上移及固定器的下部侧移。

4. 根据需要，可向固定器械内填充垫衬，并将患者头部固定在短脊柱固定板上。

5. 通过翻转患者和 Kendrick 躯干固定器，将患者作为一个整体小心移至长脊柱固定板上。在转移过程中，在近膝关节处握住患者双腿并将其抬起。

6. 将患者放在长脊柱固定板的中心，松开腿部束带，将双腿缓慢降至与身体中线呈直线的位置。

7. 将患者和 Kendrick 躯干固定器固定在长脊柱固定板上，与身体中线呈直线。然后轻轻地松开 Kendrick 躯干固定器的腿部束带。

注意

只有患者伤情允许的情况下，才能够考虑使用短脊柱固定板。如果患者有致命伤，或者需要即刻复苏，或者使用固定器械的时间会对患者生命造成威胁（如有颈动脉搏动但无桡动脉搏动的患者）等不稳定的情况，应对患者的头颈部实施手动直线固定，将患者作为一个整体移至长脊柱固定板上。

迅速解救

迅速解救的步骤取决于交通工具的尺寸和构造，也会因受困者在交通工具中的位置而有所不同。迅速解救的步骤因救援人员数量而异。

3 名或 3 名以上救援人员（图 40-17）

1. 1 号救援人员支撑患者的头颈部，在患者后方或侧面进行手动直线固定。在整个解救过程中，1 号救援人员要一直保持患者头颈部稳定。

2. 在快速完成初步评估后，2 号救援人员为患者佩戴硬式颈托并将长脊柱固定板放置在汽车旁边。

3. 3 号救援人员在解救过程中对患者躯干上部、下部和双腿进行手动固定并控制其移动。

4. 救援人员继而以一系列简短、受控的动作转动患者的身体，使其背部朝向打开的车门。2 号救援人员撤出车外，在车外继续保持手动固定。1 号救援人员控制患者躯干下部和双腿。在转动患者身体的过程中，每一个动作都需要救援人员互相协调、稍作停顿，以便救援人员和患者重新调整姿势，减少不必要的动作。

5. 一名救援人员将长脊柱固定板的尾端插进患者臀部和汽车座椅之间，并将救护车担架的首端放在合适的位置。患者的身体应继续转动至能够置于长脊柱固定板上为止。

6. 救援人员按下文所述将患者置于长脊柱固定板上并固定。

2 名救援人员（图 40-18）

1. 1 号救援人员支撑患者的头颈部，在患者后方或侧面进行手动直线固定。在整个解救过程中，1 号救援人员都要保持患者头颈部稳定。

2. 在快速完成初步评估后，2 号救援人员为患者佩戴硬式颈托并将事先卷好的毯子绕在患者颈周。2 号救援人员将毯子的中心放在硬式颈托上，对准患者身体的中线，然后将毯子缠绕在硬式颈托上并将其尾端放在患者腋下。2 号救援人员再将长脊柱固定板放在汽车旁边。

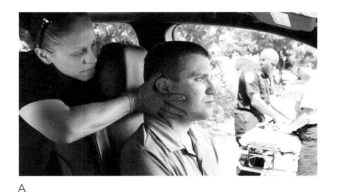

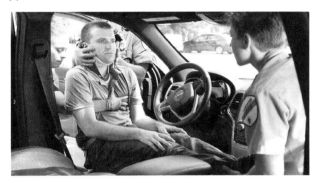

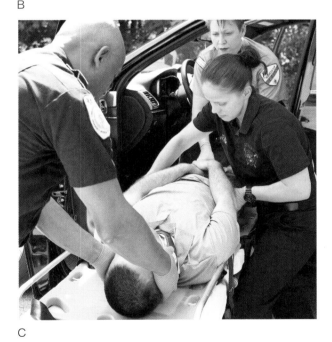

图 40-17 A.1 号救援人员支撑患者的头颈部，并在整个解救过程中都要保持手动直线固定。在快速完成初步评估后，2 号救援人员为患者硬式颈托。B. 救援人员小心转动患者身体至能够置于长脊柱固定板上为止。C. 救援人员将患者置于长脊柱固定板上并固定。

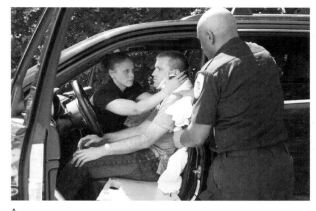

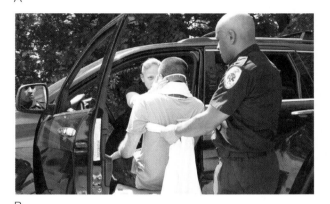

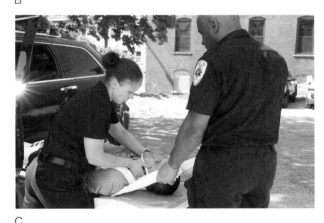

图 40-18 A.1 号救援人员支撑患者的头颈部，并在整个解救过程中都要保持手动直线固定。B. 在快速完成初步评估后，2 号救援人员为患者佩戴颈托，并将毯子的中心放在硬式颈托上，对准患者身体的中线，然后将毯子缠绕在硬式颈托上并将其尾端放在患者腋下。C. 救援人员借助毯子的两端来转动患者，将其背部朝向打开的汽车门

3. 救援人员借助毯子的两端，用一系列简短、受控的动作转动患者的身体，使其背部朝向

开着的汽车门。在移动患者身体的过程中，每一个动作都需要救援人员互相协调、稍作

停顿，以便救援人员和患者重新调整姿势，减少不必要的动作。

4. 1号救援人员控制毯子的两端，通过在患者腋下移动毯子来移动患者；同时2号救援人员控制患者躯干下部、骨盆和双腿。

5. 救援人员按下文所述将患者置于长脊柱固定板上并固定。

仰卧位患者使用长脊柱固定板　与短脊柱固定板一样，长脊柱固定板也有各式结构可供选择，包括塑料和合成材质的脊柱板、金属合金脊椎板、真空垫夹板及与长脊柱固定板搭配使用的分体式担架（铲子担架）。长脊柱固定板不是一种治疗方法，救护员应该避免在长脊柱固定板上运送患者。长脊柱固定板主要用于将解救后的患者移到担架上。以下将患者固定于长脊柱固定板的说明适用于任何长脊柱固定器械。

注意

有证据表明，对于疑似脊髓损伤，僵硬的长脊柱固定板固定不能改善患者的预后，而且可能与并发症有关。长时间固定在长脊柱固定板上非常不舒服，可能导致皮肤受压损伤、疼痛、误吸、颅内压升高和患者躁动。绷紧的皮带会影响通气。此外，长时间固定在长脊柱固定板上引起的不适会导致不必要的放射线检查，并且会增加进入医疗机构的儿童人数。

脊柱保护措施至少包括：应用颈托，将患者固定在担架上，尽量减少移动和转移，并在移动患者时保持身体呈直线稳定。因为担架本质上是一个软垫的脊柱固定板，当与颈托一起使用时，患者感觉更舒适，可替代硬的长脊柱固定板，并且在低风险患者中并发症较少。

有些情况下需要使用长脊柱固定板。它们可用于将患者移到担架上或固定多处长骨骨折的患者。在这些情况下，应尽可能垫上填充物或使用真空垫夹板。

资料来源：National Association of EMS Physicians and American College of Surgeons Committee on Trauma. EMS spinal precautions and the use of the long backboard. *Prehosp Emerg Care*. 2013; 17（3）: 361–372; White CC, Domeier RM, Millin MG. EMS spinal precautions and the use of the long backboard—resource document to the position statement of the National Association of EMS Physicians and the American College of Surgeons Committee on Trauma. *Prehosp Emerg Care*. 2014; 18（2）: 306–314; and Leonard JC, Mao J, Jaffe DM. Potential adverse effects of spinal immobilization in children.*Prehosp Emerg Care*. 2012; 16（4）: 513–518.

在固定头部之前，必须先将躯干固定在长脊柱固定板上。这样的操作顺序可防止颈椎形成角度。躯干不得向上、向下或向两侧移动。束带应放置在肩部或上胸部，以避免胸部受压和侧移；在躯干中部周围，并跨越髂嵴，以防止躯干下部移动。救护员应注意不要将束带收得太紧，以免影响胸壁运动。

固定躯干后，须将患者头颈部固定在与身体中线平直的位置。大部分成年人被置于长或短脊柱固定板上后，后脑和脊柱固定板之间都有很大的空隙，所以可以在固定头部之前在空隙中放置填充物（如市售填充物或折叠的毛巾）（图40-19A）。身体直线固定所需的填充物因患者不同而有所不同，应根据个人情况选用。填充物太少可能导致头部过伸，太多可能导致过屈；过伸和过屈都会造成脊髓损伤。从身体各部分的比例来看，儿童的头部比成年人更大，可能需要在躯干下面放置填充物使头部在固定板上与身体保持平直（图40-19B）。填充物必须要结实，并且能让躯干都伸展开，以防脊柱移动和错位。填充物除了能够提升稳定性，还能够在转运过程中提高患者的舒适度。

救护员可在患者头部两侧置放填充物或毛巾卷来将患者头部固定在脊柱固定板上，并用固定板自带的束带、5~8 cm宽的胶带或自粘外科绷带将填充物和毛巾卷固定住（弹性绷带或纱布绷带不能防止颈椎移动）。救护员应将绷带置于患者眉弓处，固定额头。另一条绷带则穿过硬式颈托的前部，固定在头部下方。在将头部固定于脊柱固定器械时，颏带、沙袋和静脉注射袋都不是最佳选择。

患者的腿部应固定在长脊柱固定板上。膝关节以上和以下都可以用两条或以上的束带固定。可在小腿两侧放置毛巾、毯子或其他合适的填充物，最大限度减少患者移动并使患者保持在脊柱固定板中心的位置（图40-20）。

为了安全起见，在移动患者之前，应将患者的双臂固定于脊柱固定板上。最好的方式是将患者的双臂置于身体两侧，手心向内。救护员用一条单独的束带绕过患者的前臂和躯干进行固定。

一旦患者被安全地转移到救护车担架上，如果有足够数量的训练有素的人员在场，为尽量减少在搬运过程中不必要的移动，可以移除转移或解救装

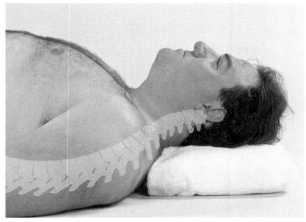

A

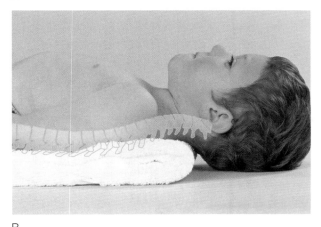

B

图 40-19 成年人和儿童患者所需的填充物。A. 成年人；B. 儿童

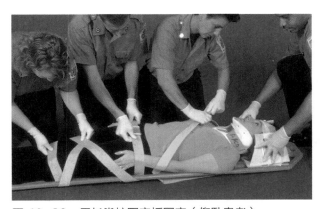

图 40-20 用长脊柱固定板固定（仰卧患者）

置。操作对患者的风险必须与设备移除的好处相权衡。如果转运时间较短，则最好将患者运送到医疗机构再移除设备。如果决定移除现场的解救装置，则应首先确保患者安全地固定在救护车担架上，并佩戴颈托以限制脊柱运动。

注意

　　脊柱穿透伤后需要干预的不稳定损伤的发生率非常低。此外，研究表明，穿透伤患者固定不动的死亡率明显更高。鉴于此，对于没有神经功能缺损或主诉为穿透伤的患者，不再推荐使用脊柱固定板。

资料来源：National Association of EMS Physicians and American College of Surgeons Committee on Trauma. EMS spinal precautions and the use of the long backboard. *Prehosp Emerg Care*. 2013; 17（3）: 361–372; White CC, Domeier RM, Millin MG. EMS spinal precautions and the use of the long backboard—resource document to the position statement of the National Association of EMS Physicians and the American College of Surgeons Committee on Trauma. Prehosp Emerg Care. 2014; 18（2）: 306–314; National Association of Emergency Medical Technicians. *PHTLS: Prehospital Trauma Life Support*. 8th ed. Burlington, MA: Jones & Bartlett Learning; 2014; and EMS management of patients with potential spinal injury. *Ann Emerg Med*. 2015; 66（4）: 445.

固定儿童患者

　　与成人患者一样，对疑似脊柱创伤的儿童患者，院前管理需要手动直线固定脊柱、硬式颈托固定颈椎，使用长脊柱固定板来固定搬运。

　　主要 EMS 系统的立场声明并没有刻意包括或排除儿童脊柱固定与搬运。研究发现，脊柱损伤评估标准用于 8 岁以上儿童的评估比较准确。因此，对 8 岁以下的儿童，当有重要的脊柱损伤机制存在时，建议也要使用传统的脊柱保护措施进行固定与搬运，以避免加重损伤[9]。市场上有各种类型的儿童脊柱固定装置（图 40-21）[9]。如果没有儿童专用固定装置，儿童可能会被固定在成年人用的长脊柱固定板上（此时需要大量填充物

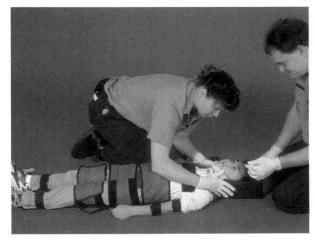

图 40-21 婴儿和儿童固定板

以填充脊柱固定板与儿童身体之间空隙，以防止儿童身体固定不牢而移动）。如果婴儿和蹒跚学步的孩子需要从车辆中解救出来再转运到医院，在不合并其他损伤时，应该被解救出来后再绑在有儿童椅位的汽车上转运。

关于头盔

戴头盔可以保护头部，但不能保护颈部，这样容易导致颈椎受伤，头盔各式各样，包括全盔式和半盔式（用于摩托车运动、自行车运动、单线滚轴溜冰和其他活动），以及专为足球和摩托车越野赛等运动项目设计的头盔。救护员需要为患者实施呼吸道管理和脊柱固定时，在除去患者头盔时需要考虑以下因素：

- 运动训练师可能有特殊装备（并受过训练）来移除运动头盔的面罩，可以很容易接触患

者的呼吸道；
- 头盔被移除后，运动装备（如护肩等）可能会进一步伤害到颈椎；
- 结实的头盔可能为患者的头部提供有力的支持。

移除头盔

在损伤评估初期就要移除患者的全盔式头盔，这样救护员才能评估患者伤情和呼吸道和呼吸状况。而且，救护员还可以寻找出血的地方。头盔可能会把出血点盖住。救护员也可以将患者头部（从大头盔导致屈曲的位置）移至与身体平直的位置。如果在移除的过程中患者疼痛加剧，或者在现场很难移除头盔，救护员应咨询医师的意见。美国外科医师学会创伤委员会建议按以下步骤移除全护式头盔[5]。

1. 1 号救援人员将患者的头盔和头部固定在与身体中线呈直线的位置（图 40-22）。1 号

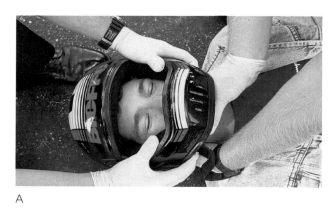
A

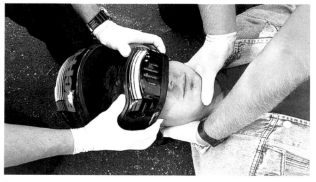
B

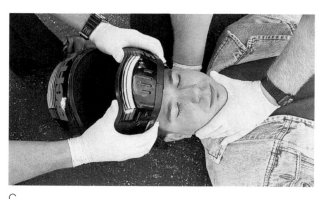
C

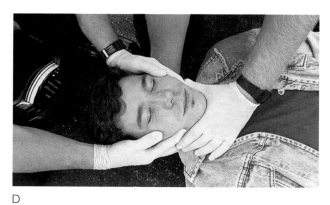
D

图 40-22　A.1 号救援人员将头盔和头部固定在与身体中线呈直线的位置。2 号救援人员握住患者的下颌骨，将拇指放在下颌骨的一侧，另外两个手指放在另一侧。2 号救援人员将另一只手放在患者颈下和颅底，对患者的头部进行直线固定。B.1 号救援人员小心地将头盔扳开，离开患者的头部和耳朵。1 号救援人员向自己扭转头盔并远离 2 号救援人员，然后部分移除头盔直至露出鼻子。C. 救援人员停下来调整，以便在下一步行动中保持直线固定。然后，1 号救援人员将头盔沿患者头部的弧度旋转约 30°，然后沿直线小心地取下头盔。D. 移除头盔后，1 号救援人员对患者进行直线固定。2 号救援人员为患者戴硬式颈围，并在头下方放置填充物。

救援人员将手放在患者的头盔两侧，手指扣住头盔下部边缘。

2. 2号救援人员移除患者的头盔和颈带，并对其呼吸道和呼吸状况进行评估。

3. 2号救援人员握住患者的下颌骨，拇指在下颌角的一侧，另外两个手指在另一侧。2号救援人员的另一只手置于患者颈下和颅底，对患者头部进行直线固定。

4. 1号救援人员小心地将头盔扳开，离开患者的头部和耳朵。1号救援人员向着自己的方向扭转头盔，并远离2号救援人员，直至露出患者的鼻子。

5. 此时，救援人员暂停头盔拆除过程，进行如下调整。1号救援人员通过挤压头盔侧面间接挤压患者头部来实现直线固定。2号救援人员用他的手支持患者头部，防止它下降。这是1号救援人员将一只手放在头部枕部，用另一只手的拇指和第一个手指抓住上颌骨。固定此位置后，2号救援人员为患者进行直线固定。

6. 1号救援人员顺着患者头部的曲度使头盔转动30°角，远离他自己和2号救援人员，跟随患者头部的弯曲，1号救援人员沿直线小心地将头盔彻底取下。

7. 取下头盔后，1号救援人员对患者实施直线固定，2号救援人员为患者佩戴硬式颈托。

注意

在移除头盔时要记住的一个关键点是，在整个过程中必须保持直线固定。因此，救护员不应同时将手从患者身上移开。此外，露出鼻子之前，头盔必须向一个方向旋转；然后头盔向相反的方向旋转，以彻底取下头盔。

跳水事故中的脊柱固定

大部分的跳水事故都会导致头部、颈部和脊柱受伤。当救援人员到达现场时，如果患者还在水里，应按如下步骤进行处置。

1. 确保环境及人员安全。只有受过水中救援训练的救援人员可以进入水中；

2. 为避免不必要的脊柱移动，将仰卧位的患者拉至浅水区（图40-23A）；

3. 从头顶方向接近俯卧位的患者。将一只手臂置于患者身下，支撑其头部、颈部和躯干，另一只手臂绕过患者头部和背部，双臂像夹板一样固定住患者的头部和颈部。小心地将患者翻过来，变成仰卧位，并迅速对其呼吸道和呼吸状况进行评估。救护员可在水中开始人工呼吸（图40-23B）[12]；

4. 第一名救援人员支撑患者头部和颈部并避免屈曲和拉伸，同时第二名救援人员将一块长脊柱固定板或其他硬式器械滑至患者身下。然后为患者佩戴硬式颈托。在整个过程中，都要保持手动直线固定（图40-23C）；

5. 使脊柱固定器械浮于水边并抬出患者（图40-23D）；

6. 按照前文所述，将患者完全固定在长脊柱固定板上。

第8节 脊髓损伤的表现

脊髓损伤的3种表现需要特别提及，包括脊髓休克、神经源休克和自主神经反射亢进综合征。

脊髓休克

脊髓休克是指损伤平面以下所有或大部分脊髓反射活动暂时丧失或抑制。脊髓休克的体征和症状包括损伤位置远端的弛缓性麻痹和自主神经功能丧失，表现为低血压、血管舒张、大小便失禁、阴茎持续勃起和体温调节功能丧失。脊髓休克并不总是因为永久性、原发性损伤。自主神经功能障碍通常在24小时之内就能够缓解。然而，脊髓休克在部分罕见情况下也可能持续数日至数周。此类患者需要小心护理，避免继发性损伤至关重要。早期诊治包括充分的脊柱固定、给予高浓度氧气和晶体溶液静脉输液（按治疗方案）。

神经源性休克

脊髓休克后的神经源性休克（神经源性低血压）是由血管调节纤维、运动纤维和感觉纤维堵断所造成的。堵断会导致血管交感神经调节功能丧失或血管舒张，通常与T6平面或以上的脊髓损伤有关，神经源性低血压的患者通常有相对的低

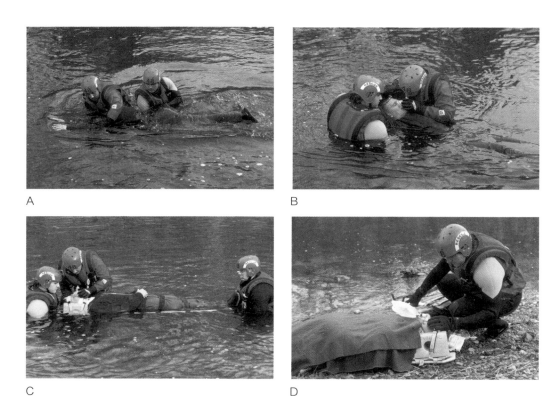

图 40-23 稳定水中疑似脊柱损伤患者。A. 使患者水中呈仰卧位。B. 提供人工通气。C. 把患者固定在长脊柱固定板上。D. 为患者提供救护

血压（收缩压为 80~100 mmHg），皮肤发热、干燥、潮红（皮肤血管舒张导致），以及相对的心动过缓。

神经源性低血压很少见。首先，不应将神经源性低血压视作脊柱损伤患者血容量减少的原因。救护员应考虑其他导致低血压的因素，包括内出血、急性心脏压塞和张力性气胸。如第 35 章所述，如果患者血压过低，救护员可为其实施电休克疗法（按治疗方案），并开始补液。药物治疗可以改善血压和心率。

自主神经反射亢进综合征

自主神经反射亢进综合征可能在脊髓休克缓解后出现，常发于 T6 平面或以上的慢性脊髓损伤患者[13]。该综合征通常是由损伤平面远端的刺激或伤害性刺激引起的，如膀胱扩张或便秘引起的直肠扩张，刺激交感神经系统的大规模无法代偿的心血管反应造成了此综合征。当脊髓损伤平面以下的感觉感受器受到刺激时，会导致未受损伤的自主神经系统对小动脉痉挛做出反应。痉挛会反过来使血压升高。人体的压力感受器会感受到血压的升高，从而刺激副

交感神经系统。这会减缓心率并向外周血管和内脏血管传达出扩张的信号。然而由于脊髓损伤，患者的血管不能舒张。所以血压会继续升高并危及生命。此综合征包含以下特征：

- 阵发性高血压（升至 300 mmHg）；
- 严重头痛；
- 视物模糊；
- （脊髓损伤平面以上）皮肤出汗并潮红；
- 鼻塞加重；
- 恶心；
- 心动过缓（30~40 次/分）；
- 膀胱或直肠充盈。

排空膀胱或直肠可以缓解此综合征。需要用抗高血压药控制患者的血压。此类患者最好在医院接受医师的密切监护。

第 9 节　非创伤性脊柱疾病

本章所探讨的非创伤性脊柱病包括腰痛、退行性椎间盘病变、椎关节强硬、椎间盘突出和脊髓肿瘤（见相关章节所述）。

总结

- 大部分脊髓损伤都是由机动车碰撞造成的。其他原因包括跌落伤、暴力行为、体育运动、医疗/外科手术和其他事件。
- 脊柱由26块骨组成，分为5个部分，包括7节颈椎、12节胸椎、5节腰椎、骶骨（由5节骶椎融合）和尾骨（由4节尾椎融合）。
- 脊柱损伤的机制为轴向负荷、过屈、过伸或过度旋转、过度侧弯和脱位。其他机制包括钝性、穿透伤和电损伤。
- 脊柱损伤可分为扭伤和拉伤、骨折和脱位、骶骨骨折和尾骨骨折及脊髓损伤。脊髓损伤可分为原发性损伤或继发性损伤，还可分为完全性和不完全性损伤。
- 救护员可将损伤机制分为阳性的、阴性的和不确定的。损伤机制与临床指南结合可帮助救护员评估脊髓损伤，脊髓损伤包括以下体征和症状：意识水平改变、脊柱疼痛或压痛、神经功能缺损或主诉、脊柱解剖畸形和不可靠的患者。这套评估标准能够帮助救护员判断哪些病例需要脊柱固定。
- 对于脊柱损伤，最重要的是评估并处置有生命危险的伤情。然后是保留脊髓功能，包括避免脊髓受到二次伤害。避免继发性损伤最好的方法就是对脊柱创伤的出现保持高度警惕、提供早期脊柱固定、快速纠正容量不足和给予吸氧和呼吸机支持。
- 脊柱固定的一般原则包括防止进一步损伤；把脊柱视作一条两端都有关节（头部和骨盆）的长骨；始终使用完全脊柱固定；从初步评估开始即使用脊柱固定，直到将患者的脊柱完全固定在长脊柱固定板上；除非伤情不允许，患者的头部和颈部应始终保持正中并和身体中线呈直线。
- 脊髓休克指的是脊髓损伤平面以下所有或部分脊髓反射暂时丧失抑制。
- 神经源性休克会使血管交感神经调节功能丧失，导致患者有相对的血压低，皮肤发热、干燥、潮红，以及相对的心动过缓。
- 自主神经反射亢进综合征是由刺激交感神经系统的大规模无法代偿的心血管反应造成的。心血管反应会反过来导致血压升高和其他症状。

参考文献

［1］ National Spinal Cord Injury Statistical Center. Spinal cord injury: facts and figures at a glance. *2017 SCI Data Sheet.* https://www.nscisc.uab.edu/Public/Facts%20and%20Figures%20-%202017. pdf. Published 2017. Accessed March 20, 2018.

［2］ National Spinal Cord Injury Association Resource Center. Factsheets. http://www.makoa.org/nscia/index.html. Accessed March 20, 2018.

［3］ Le T. *First Aid for the USMLE Step 1 2014.* 24th ed. New York, NY: McGraw–Hill Professional Publishing; 2014.

［4］ Marx JA, Hockberger RS, Walls RM. *Rosen's Emergency Medicine: Concepts and Clinical Practice.* 8th ed. St. Louis, MO: Saunders; 2014.

［5］ National Association of Emergency Medical Technicians. *PHTLS: Prehospital Trauma Life Support.* 8th ed. Burlington, MA: Jones & Bartlett Learning; 2014.

［6］ Szwedowski D, Walecki J. Spinal cord injury without radio–graphic abnormality（SCIWORA）—clinical and radiological aspects. *Pol J Radiol.* 2014; 79: 461–464.

［7］ Hansebout RR, Kachur E. Acute traumatic spinal cord injury. UpToDate website. https://www.uptodate.com/contents/acute–traumatic–spinal–cord–injury?search=spinal%20cord%20injury&source=search_result&selectedTitle=1~150&usage_type=default&display_rank=1. Updated October 20, 2014. Accessed March 20, 2018.

［8］ National Association of EMS Physicians and American College of Surgeons Committee on Trauma. EMS spinal precautions and the use of the long backboard. *Prehosp Emerg Care.* 2013; 17（3）: 361–372.

［9］ White CC, Domeier RM, Millin MG. EMS spinal precautions and the use of the long backboard—resource document to the position statement of the National Association of EMS Physicians and the American College of Surgeons Committee on Trauma. *Prehosp Emerg Care.* 2014; 18（2）: 306–314.

［10］ Benzel E. *The Cervical Spine.* 5th ed. Philadelphia, PA: Lippincott Williams & Wilkins; 2012.

［11］ Haut ER, Kalish BT, Efron DT, et al. Spinal Immobilization in penetrating trauma: more harm than good? *J Trauma.* 2010; 68: 115–121.

［12］Field JM, Hazinski MF, Sayre MR, et al. Part 1: executive summary: 2010 American Heart Association Guidelines for Cardiopulmonary Resuscitation and Emergency Cardio–vascular Care Science. *Circulation*. 2010; 122（18）（suppl 3）:

推荐书目

EMS management of patients with potential spinal injury. *Ann Emerg Med*. 2015; 66（4）: 445.

Feller R, Reynolds C. EMS, immobilization（seated and supine）. In: *StatPearls* [Internet]. National Center for Biotechnology Informa–tion website. https://www.ncbi.nlm.nih.gov/books/NBK459341/.Updated October 6, 2017. Accessed March 20, 2018.

Oteir AO, Smith K, Stoelwinder JU, Middleton J, Jennings PA. Should suspected cervical spinal cord injury be immobilised? A systematic review. *Injury*. 2015; 46（4）: 528–535.

Samuel AM, Bohl DD, Basques BA, et al. Analysis of delays to surgery for cervical spinal cord injuries. *Spine*. 2015; 40（13）: 992–1000.

Selvarajah S, Haider AH, Schneider EB, Sadowsky CL, Becker D,

S640–S456.

［13］US Department of Transportation, National Highway Traffic Safety Administration. *EMT-Paramedic National Standard Curric–ulum*. Washington, DC: US Department of Transportation; 1998.

Hammond ER. Traumatic spinal cord injury emergency service triage patterns and the associated emergency department out–comes. *J Neurotrauma*. December 2015; 32（24）: 2008–2016.

Sikka S, Vrooman A, Callender L, et al. Inconsistencies with screening for traumatic brain injury in spinal cord injury across the continuum of care. *J Spinal Cord Med*. 2017 July 31: 1–10.

White CC, Domeier RM, Millin MG. EMS spinal precautions and the use of the long backboard—resource document to the position statement of the National Association of EMS Physicians and the American College of Surgeons Committee on Trauma. *Prehosp Emerg Care*. 2014; 18（2）: 306–314.

（李端明，安丽娜，梁雅静，赵亮，译）

第 41 章

胸部创伤

美国 EMS 教育标准技能

创伤

将现场评估结果与流行病学和病理生理学原则结合起来，以形成现场印象，为急性创伤患者实施全面的治疗/处置计划。

胸部外伤

诊断和处置
- 钝性伤和穿透伤损伤机制
- 胸部开放性伤口
- 胸部撞击伤（见第 37 章）

病理生理学、诊断和处理
- 钝性伤和穿透伤损伤机制
- 血胸
- 气胸
  - 开放性气胸
  - 单纯性气胸
  - 张力性气胸
- 心脏压塞
- 肋骨骨折

- 连枷胸
- 心震荡
- 创伤性主动脉破裂
- 肺挫伤
- 心脏钝性伤
- 气管支气管破裂
- 膈肌破裂
- 创伤性窒息

学习目标

完成本章学习后，紧急救护员能够：
1. 试述胸部创伤相关的损伤机制；
2. 描述胸部骨骼损伤的机制、体征和症状；
3. 描述肺挫伤的损伤机制、体征及症状，以及院前救护；
4. 描述其他肺创伤损伤的机制、体征和症状，以及院前救护；
5. 描述心脏和大血管损伤的机制、体征和症状，以及院前救护；
6. 概述食管、气管支气管损伤和膈肌破裂患者的损伤机制、体征和症状，以及院前救护。

关键术语

肺不张：以肺组织塌陷为特征的肺部异常状态，阻碍氧气和二氧化碳的呼吸交换。

贝克三联征：提示心脏压塞的 3 种症状，即颈静脉扩张、心音遥远和低血压。

心震荡：胸钝性伤后引起的心律失常，常导致心脏停搏。

肋软骨分离：肋软骨与肋骨和/或胸骨端分离。

膈肌破裂：创伤性膈肌破裂，常由腹压突然增高引起。

电交替：同一起搏点的心搏的心电图形态和 / 或电压甚至极性呈交替性变化，见于心脏压塞患者。

连枷胸：2 根或 2 根以上相邻肋骨骨折引起局部胸壁的运动方向与胸廓整体运动方向相反。

血气胸：胸膜腔同时存在积血和积气。

血胸：胸膜腔由肺实质出血或受损血管引起的血液和其他液体在胸膜腔内积聚。

颈静脉切迹：胸骨柄上缘中部一个浅而宽的切迹，在颈部的前基部容易触诊，也称为胸骨上切迹。

胸骨柄：胸骨上端略呈六角形的骨块。其上缘中部为颈静脉切迹，上部两侧与锁骨的胸骨端相连，下部与胸骨体相连。

纵隔移位：纵隔发生位移，使胸腔内的组织和器官向一侧移动。

心肌挫伤：外伤引起的心肌损伤，可能是局部擦伤，也可能是心肌全层损伤，伴有出血和水肿。

心肌破裂：心室充满血液时受到足够的压力，导致心室壁、心隔膜和瓣膜破裂。

开放性气胸：由开放性创伤使胸膜腔暴露在大气压力中引起的气胸类型。

反常呼吸：受伤的胸壁在吸气或呼气时与正常胸廓运动方向相反。

心脏压塞：心包囊内体液或血液积聚导致心脏受到压迫。

肺挫伤：迅猛钝性伤导致的肺部组织瘀伤，可引起肺泡破裂和间质性肺水肿。

奇脉：收缩压异常降低，吸气时比呼气时降低 10~15 mmHg。

单纯性气胸：未暴露于大气压力中，胸膜腔中积气，导致肺塌陷，也称为闭合性气胸。

胸骨角：胸骨柄和胸骨体相接处的突起。

胸骨骨折：胸骨的骨折，通常由对胸骨直接撞击或挤压导致。

胸锁关节：由锁骨的胸骨端与胸骨的锁切迹及第一肋软骨的上面构成的关节。

张力性气胸：胸膜腔内积存的气体无法逸出，导致胸膜腔内压增加，进一步压迫伤侧肺，会出现严重的通气和灌注不足。

气管偏移：气管由中线位置偏移到右侧或左侧。

创伤性主动脉破裂：被认为是由组织之间的剪切力造成的主动脉破裂。

创伤性窒息：胸腹部受到严重挤压伤造成胸膜腔内压升高，导致右心血液流至胸上部、颈部和面部的静脉血管。

20% 的创伤性死亡（无论机制如何）的直接原因是胸部创伤，在美国每年约有 16000 人因它死亡[1]。胸部创伤是由钝性伤、穿透伤造成的[2]。它们往往是机动车碰撞、从高处坠落、爆炸伤、胸部撞击、胸部受压、枪伤和刺伤的结果。胸部创伤可分为骨骼损伤、肺损伤、心脏和大血管损伤和膈肌损伤。

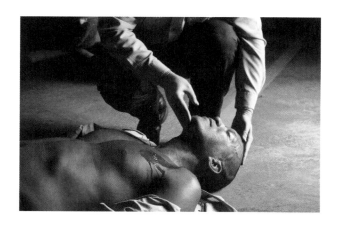

第 1 节　胸部骨骼创伤

胸部骨骼创伤是由胸部钝性伤和 / 或穿透伤导致的。本章所探讨的创伤包括锁骨骨折、肋骨骨折、连枷胸和胸骨骨折。胸部解剖结构详见第 10 章，本节先进行简单回顾，胸廓对胸部重要器官起到保护作用，并可避免呼吸时胸腔塌陷。胸廓骨性结构包括 12 节胸椎、12 对肋骨和 1 个胸骨。上端 7 对肋骨（真肋）借软骨与胸骨相连，下端 5 对肋骨不与胸骨直接相连。第 8、第 9 和第 10 对肋骨连接在一节附着在胸骨的软骨上。第 11 和第 12 对肋骨是浮肋，不与胸骨相连。

胸骨由 3 部分组成：胸骨柄、胸骨体和剑突。颈静脉切迹位于胸骨柄上缘。胸骨柄与胸骨体在胸骨角处相连。锁骨是附肢骨的一部分，上肢和中轴骨通过锁骨和胸骨之间的胸锁关节连在一起（图 41-1）。

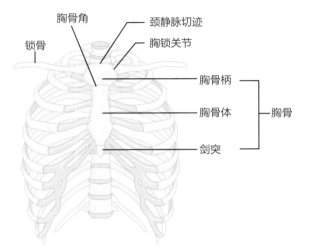

图 41-1　胸廓

锁骨骨折

锁骨骨折占所有骨折的 5%，是儿童最常见的一种骨折[1]。锁骨骨折很少会造成重大伤害。它常见于跌落时撞击肩膀或伸出手臂的儿童及参与接触性运动的运动员中。治疗通常包括施加锁骨带或吊带固定受累的肩膀和手臂，以减少疼痛。在儿童中，这种损伤通常 4~6 周可以愈合。在成年人中，愈合时间可能会稍长，因此建议进行手术。

锁骨骨折的体征和症状包括疼痛、点压痛和明显畸形。可能与锁骨骨折有关的一个非常罕见的并发症是锁骨下静脉或动脉损伤。当骨折处的骨碎片刺穿血管，导致血肿或静脉血栓时，就会发生动脉血管损伤。

肋骨骨折

肋骨骨折最常发生在第 3 至第 8 肋骨的外侧，肋骨受肌肉组织保护最少（图 41-2）。成年人比儿童更容易发生这种骨折，因为儿童的软骨弹性更强，没有完全钙化。因此，当冲击力作用于儿童的肋骨时，能量被传递到肺，肺挫伤比肋骨骨折更常见。

肋骨骨折的发生率或死亡率取决于患者的年龄、骨折的数量和骨折的部位[3]。骨折发生率在 45 岁以后增加，在 65 岁以后再次增加。

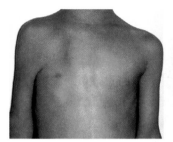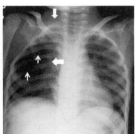

图 41-2　肋骨骨折引起的胸壁不对称

思考

为什么你认为肋骨骨折后，儿童出现肺挫伤的风险比成年人要大？

注意

前胸钝性伤也可发生肋软骨分离。症状和体征与肋骨骨折相似。此外，患者可能会抱怨深呼吸时有"咔嚓"的感觉。这些患者应由医师进行评估以排除心脏挫伤的可能性。与肋软骨分离相关的疼痛可持续数周。

单纯肋骨骨折通常非常疼痛的，但很少危及生命。大多数患者可以指出骨折部位，然后医师通过触诊确定损伤部位，有时可以感觉到骨头断端摩擦或捻发音。肋骨骨折的并发症之一是呼吸或膈肌夹板，当患者屏住呼吸或缩小胸壁运动以减轻疼痛时发生，这种疼痛会导致肺不张（肺泡塌陷）。另一个并发症是通气血流比例失调，发生在肺泡有灌注但不通气时。

肋骨骨折的治疗目标是减轻疼痛，维持肺功能，防止肺不张。救护员应鼓励患者咳嗽和深呼吸。用吊带和夹板将患者的手臂固定在胸壁上可以减轻疼痛，不应使用环形夹板，因为它可能会妨碍吸气时胸壁的完全扩张。在某些病例，使用镇痛药（按治疗方案）可能有效。

根据患者的损伤机制，救护员应考虑更为严重创伤的可能性，如闭合性气胸和内出血。下部肋骨（第 8 至第 12 对）骨折有可能引发脾、肾或肝损伤。

胸部遭受巨大打击时才会造成第 1 和第 2 对肋骨骨折，这是因为这 2 对肋骨的形状及肩胛骨、锁骨和胸上部肌肉组织的保护作用。第 1 和第 2 对肋骨骨折可能会伴有心肌挫伤、支气管撕裂和血管损伤。

注意

肋骨骨折的真正危险不在于受伤的肋骨本身，而是可能对胸膜、肺、肝或脾造成穿透伤。老年患者和已有呼吸系统疾病的患者往往无法承受胸壁的微小创伤。这些患者需要仔细监测是否合并有呼吸窘迫或呼吸衰竭。

连枷胸

连枷胸出现在 2 根或 2 根以上相邻肋骨发生骨折时[4]。这种损伤可能很难在院前环境中发现，因为损伤往往伴随着肌肉痉挛。然而，在受伤后 2 小时内，肌肉痉挛消退。此时，胸壁受伤的部分可能开始出现矛盾运动（反常呼吸）（图 41-3），吸气时向内移动，呼气时向外移动，即与胸廓移动方向完全相反。这种自相矛盾的运动情况干扰了正常的呼吸机制，减少了有效的换气。

机动车碰撞、跌落、工业事故、袭击和产伤都可能导致连枷胸。合并潜在的损伤造成的死亡率为 8%~35%[1]。高龄、7 处及以上肋骨骨折、3 处及以上合并损伤、休克和头部损伤会使死亡率升高。

膈肌在吸气时下降，从而降低了胸膜腔内压。当胸壁的其他部分扩张时，不稳定的胸壁被负压向内位。呼气时，膈肌上升，胸腔内压超过大气压，不稳定的胸壁向外移动，影响了通气效果。连枷胸患者也经常出现缺氧，因为通气不足和肺挫伤通常伴随着连枷胸。肺泡和肺组织出血是损伤的结果，导致肺活量下降和脱氧血分流。

连枷胸的症状和体征包括瘀伤、压痛、触诊时出现骨摩擦音及反常运动（后期表现）。应通过脉搏血氧饱和度仪来监测血氧饱和度，可能还需要利用二氧化碳描记监测呼吸状态的变化，以了解病情变化。

连枷胸患者的院前救护包括给予高浓度氧气辅助通气，维持血氧饱和度为 95% 或更高。如果转运时间允许，不建议在现场对连枷段进行稳定处理[4]。气管插管和正压通气适用于严重呼吸窘迫和不能维持正常氧合和通气的患者。对高度怀疑合并气胸患

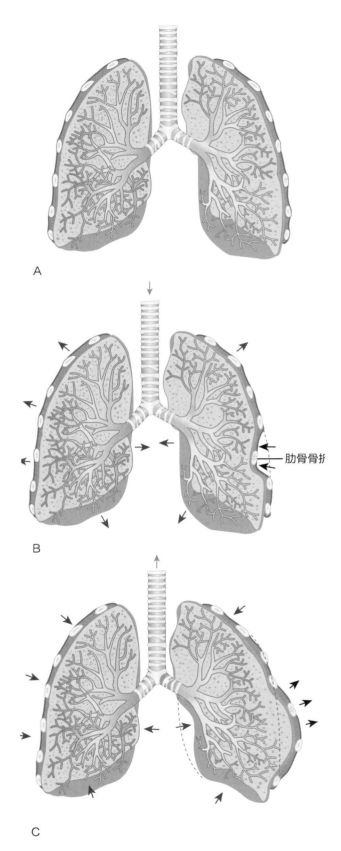

肋骨骨折

图 41-3 伴随连枷胸的反常呼吸。A. 正常的肺；B. 吸气时的连枷胸；C. 呼气时的连枷胸

者，救护员经常评估患者以确认是否发展为张力性气胸，尤其是患者需要正压通气时[5]。

思考

为什么正压通气是连枷胸治疗的首选方案?

胸骨骨折

胸骨骨折是一种少见的严重损伤，通常是由胸部受到直接击打（如撞上车辆的转向柱或仪表盘）或挤压导致的（图41-4）。胸骨骨折常伴有剧烈疼痛，可能造成胸部不稳定、心肌损伤或心脏压塞。5%~8%胸部受到钝性伤的患者都会出现胸骨骨折，死亡率为25%~45%[6]。胸骨骨折的体征和症状包括严重前胸创伤、触痛和胸骨异常运动或捻发音。院前救护时要对合并伤保持高度警觉。

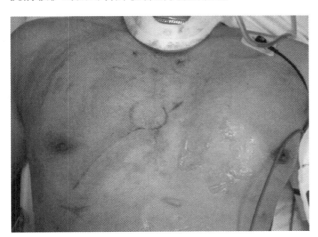

图41-4 与方向盘接触相关的损伤

大多数胸骨骨折的临床表现并不明显，但有时可能与其他严重损伤有关。下列胸部损伤就有可能与胸骨损伤有关[7]：

- 肺挫伤；
- 肋骨骨折；
- 气胸、血胸；
- 胸椎或肩胛骨骨折；
- 纵隔气肿或纵隔血肿；
- 主动脉或大血管损伤。

第2节 肺部挫伤

肺挫伤大多数是由迅猛钝性伤造成的，如机动车辆碰撞和连枷胸造成的损伤。这些力量将肺推向胸壁，导致肺泡破裂，导致肺组织持续出血和间质性水肿。超过50%的胸部钝性伤患者有肺挫伤[1]。

在突然惯性减速和直接冲击时，肺的固定和活动部分以不同的速度运动。其结果是肺泡和血管内结构的拉伸和剪切（惯性效应）。由于气体和液体的密度不同，动能冲击波部分地反射在肺泡膜表面。冲击波触发了局部能量释放，导致原本密集的肺组织被挤压到密度较小的组织，破坏了肺泡水平的气液界面（剥落效应[7-8]）。在一次能量波过后，肺内空气会过度膨胀，并伴随低压反弹冲击波，导致肺组织过伸和损伤，同时也会破坏肺泡（内爆效应）。这些事件综合作用，导致肺泡和毛细血管损伤，出血进入肺组织和肺泡。由于肺挫伤区域在损伤后不能正常工作，可发展为严重的低氧血症。呼吸系统并发症的严重程度与挫伤面积的大小直接相关。

肺挫伤的症状和体征起初很轻微，但24小时后会恶化。救护员可根据运动学机制和相关损伤情况，对伤情进行判断。常见的体征和症状包括：

- 呼吸过速；
- 心动过速；
- 咳嗽；
- 咯血；
- 恐惧；
- 呼吸窘迫；
- 呼吸困难；
- 湿啰音；
- 胸部钝器损伤的证据；
- 发绀。

肺挫伤的院前救护措施包括，通气支持和给予高浓度氧气。CPAP或BiPAP可在需要时用于改善氧合[4]。对于已有相关损伤或肺部或心血管疾病的患者，应密切监测，确认是否需要使用面罩、插管或二者同时以辅助呼吸。肺部挫伤可能与严重的胸部损伤有关，但通常会在数周内自行愈合。

第3节 其他肺损伤

肺损伤可分为单纯性（闭合性）气胸、张力性气胸、开放性气胸、血胸、肺挫伤和创伤性窒息。

以上任何损伤都可造成呼吸困难或呼吸功能不全。院前救护旨在确保患者呼吸道畅通、给予通气支持、纠正直接威胁生命的呼吸问题（如张力性气胸），并安排快速转送以接受最终救治。

单纯性气胸

单纯性气胸（闭合性气胸）是胸膜腔内积气造成的。空气导致肺部分或完全萎陷（图41-5）。引发气胸的常见原因是肋骨骨折后穿过胸膜和下方的肺部组织。没有肋骨骨折时也可能发生气胸，如声门关闭时胸壁受到的压力过大（纸袋效应）。无明确原因的肺组织和胸膜脏层破裂或撕裂也可能导致气胸（如自发性气胸）。15%~50% 胸部受到严重钝性伤的患者和 100% 胸部穿透伤的患者会出现闭合性气胸[1]。

思考

高流量吸氧促进气胸治疗的原理是什么？

闭合性气胸的体征和症状取决于缺氧的严重程度、通气气损伤程度和肺萎陷部分所占比例。闭合性气胸的体征和症状可能包括胸部疼痛、呼吸困难和呼吸过速。患侧的呼吸音可能减弱或消失。

治疗方法包括给予高浓度吸氧支持通气。患者需要严密监测以防出现张力性气胸。在转运过程中，除非伤情不允许，患者应采取舒适的半坐位姿势。

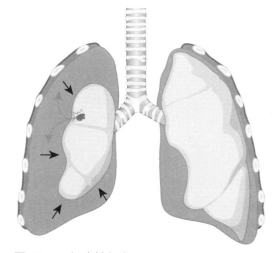

图 41-5 闭合性气胸

思考

在院前环境中，您要鉴别诊断出气胸和肺挫伤吗？为什么？

大部分身体健康的闭合性气胸患者具有很好的循环和通气能力，所以闭合性气胸通常不会威胁生命。但是，当气胸发展成张力性气胸（胸腔内积气超过半侧胸的 40%）、患者出现休克或已有肺部或心血管疾病时就会出现生命危险[1]。

开放性气胸

开放性气胸（交通性气胸），发生在胸部的创伤使胸膜腔暴露在大气压力中时（图41-6）。损伤的

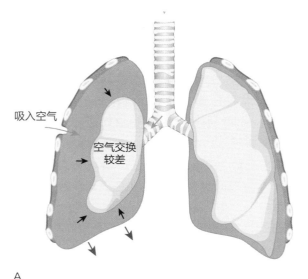

吸入空气

空气交换较差

A

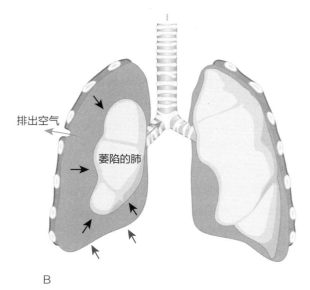

排出空气

萎陷的肺

B

图 41-6 开放性气胸。A. 吸气时空气进入胸膜腔；B. 呼气时空气从胸腔排出

严重程度与伤口的大小成正比。当胸部伤口仅为患者气管直径的 2/3 时，由于空气与胸腔的距离远小于气管的长度，在患者吸气时空气通过敞开的伤口进入胸腔而不是口鼻。空气在胸腔内积存，伤侧肺部就会萎陷，并开始向健侧移动。几乎没有空气能够进入气管、支气管树与伤侧肺内空气进行交换，导致肺泡通气和灌注减少。健侧肺部也会受到不利影响，因为呼出的空气会进入萎陷侧肺部，然后在下一轮通气时被正常的肺再次吸入。如果未能及时发现并实施救治，将会导致严重的呼吸功能障碍、低氧血症甚至死亡。

注意

胸部小的伤口可能起球阀的作用，允许空气进入但不能排出。积气可能导致患者的纵隔移位，从而使胸腔内的组织和器官向一侧移动。纵隔移位可导致前负荷降低和心输出量减少（图41-7）。

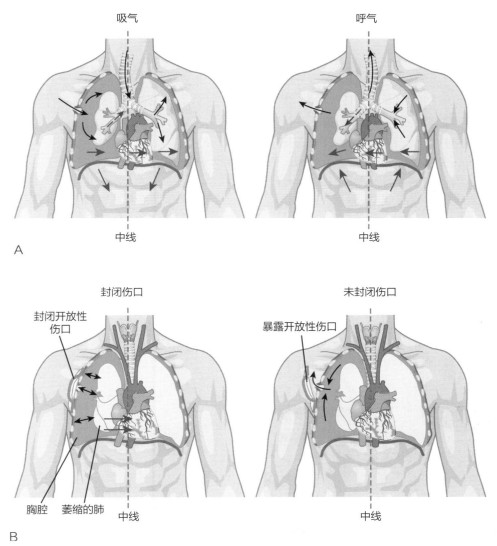

图 41-7 A. 开放性气胸。黑色和绿色箭头代表组织和空气的运动；蓝色箭头代表身体构造运动。吸气时，空气通过胸部开放性伤口进入胸膜腔，伤侧的肺萎陷。纵隔向健侧移动。呼气时，空气从开放性伤口逸出，纵隔摆回伤侧（纵隔扑动）。B. 张力性气胸。当空气通过肺组织的裂口在胸膜腔内积聚时，密封敷料会导致张力性气胸。积气无法通过胸部的开放性伤口逸出，压力就会在胸腔内累积，使纵隔向健侧移动（纵隔移位），影响循环和呼吸功能。撕开封闭敷料，空气逸出，张力性气胸的症状可缓解。

开放性气胸的体征和症状包括气短、疼痛，以及随着空气通过开放性胸腔伤口进入和流出胸膜腔而吸入或发出咕噜声（称为"吸吮性胸腔伤口"）。

1. 首先戴手套的手直接施加压力，以闭合胸部伤口。然后，可以用封闭敷料或箔纸或塑料敷料密封，并用胶带将其固定[4]。如果患者出现严重呼吸困难，请取下敷料并根据需要给予辅助通气治疗。患者如果出现症状和体征，则为张力性气胸。
2. 如果需要给予高浓度氧气以提供通气支持，并监测血氧饱和度。
3. 在前往医院的途中建立血管通路。
4. 将患者迅速转运到适当的医疗机构。

注意

理论上，三面敷料可以防止张力性气胸的发生。然而，现在认为更重要的是简单地封住胸腔上的伤口，并迅速送往创伤治疗中心，同时观察患者是否出现与张力性气胸一致的体征和症状。如果有特别制造的可透气的胸腔密封贴（与现场临时制作的三面敷料相反），它肯定是可以接受的，而且相对于不通气的封闭敷料，它具有速度和安全优势；但是，如果没有可透气的胸腔密封贴，应该立即覆盖不透气的封闭敷料（图41-8）。

资料来源：Butler FK, Dubose JJ, Otten EJ, et al. Management of open pneumothorax in tactical combat casualty care: TCCC Guidelines Change 13–02. *J Spec Oper Med*. 2003; 13（3）: 61–66; National Association of Emergency Medical Technicians. *PHTLS: Prehospital Trauma Life Support*. 8th ed. Burlington, MA: Jones & Bartlett Learning; 2016.

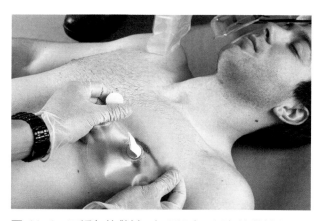

图 41-8 可透气的敷料。如果没有可透气的敷料，应立即覆盖不透气的敷料。

张力性气胸

胸膜腔内的空气无法逸出时，就会发生张力性气胸（图41-9）。这是真正的急症，会导致严重的通气和灌注不足。如果未能及时发现并实施救治，张力性气胸会导致死亡。

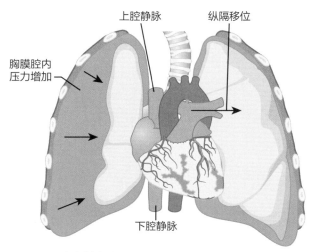

图 41-9 张力性气胸

如果在吸气时气体进入胸膜腔，但呼气时却无法逸出，胸膜腔内压就会增加。压力增加会导致纵隔移动，进一步压迫伤侧肺。此外，腔静脉受压，静脉回流到心脏的血液减少，心输出量也会随之减少。

张力性气胸患者表现为呼吸困难或难以用袋罩装置通气，单侧呼吸音减弱或消失，以及失代偿性休克症状[4]。张力性气胸的其他体征和症状包括[9]：

- 焦虑；
- 发绀；
- 呼吸困难加重；
- 气管偏斜（后期症状）；
- 心动过速；
- 低血压或不明原因的休克迹象；
- 伤侧呼吸音减弱或消失；
- 颈静脉扩张（除非患者血容量减少）；
- 胸部不规则膨胀（吸气时张力不减弱）；
- 皮下气肿。

注意

纵隔移动会导致气管偏斜。但是，气胸并不一定会造成气管偏斜。出现气管偏斜时，通常已是气胸晚期。胸部损伤造成的气管偏斜在院前环境中很少见。

资料来源：Daley BJ. Pneumothorax clinical presentation. Medscape website. https://emedicine.medscape.com/article/424547–clinical#b3. Published December 11, 2017.Accessed March 2, 2018.

思考

张力性气胸患者为什么会出现颈静脉扩张？

对疑似张力性气胸应积极处理。紧急救护的目的是降低胸膜腔内压，使胸膜腔内压恢复到大气压或低气压水平。

注意

院前环境中进行胸部叩诊的意义是颇值得怀疑的。在现场，叩诊并不是鉴别诊断张力性气胸或血胸唯一的方法。一般来说，叩诊发出过清音说明胸膜腔内有空气（气胸），叩诊浊音说明有血液或其他液体（血胸）。

资料来源：National Association of Emergency Medical Technicians. *PHTLS: Prehospital Trauma Life Support*. 8th ed. Burlington, MA: Jones & Bartlett Learning; 2016.

证据显示

美国加利福尼亚州的研究人员进行了一项回顾性观察研究，研究了在包括城市、郊区、农村和荒野地区通过大型 EMS 系统行院前胸腔穿刺减压术（NT）的患者。他们发现 169 名患者（61% 为钝性伤）为现场行 NT 情况，未报告与 NT 有关的并发症。当 EMS 提供者到达时，对不稳定但仍有生命体征的患者行 NT 的好处显著增加。NT 后的临床变化是生存率的预测因素（$P=0.02$）。

资料来源：Weichenthal L, Crane D, Rond L. Needle thoracostomy in the prehospital setting: a retrospective observational study. *Prehosp Emerg Care*. 2016; 20（3）：399–403.

伴有穿透伤的张力性气胸

如前所述，用封闭敷料封住开放性气胸可能会产生张力性气胸。在这种情况下，可以通过暂时移除敷料或"打嗝"来释放胸膜腔内压力的增加。当把敷料从伤口上取下时，应注意胸腔内空气释放时发出的声音。压力释放后，伤口应该再次密封。在转运过程中，敷料可能需要多次重新移动以减轻胸膜腔内压。

如果压力不能通过此方法得到释放，可采用胸腔减压（胸腔穿刺减压术，NT）。在胸部穿透伤患者中，如果出现呼吸窘迫恶化或救护员使用袋式面罩装置抢救昏迷患者变得越来越困难时，应进行针式胸腔减压术。

伴有闭合性损伤的张力性气胸

在闭合性胸部创伤患者中出现的张力性气胸必须通过 NT 来缓解。在现场可以使用大口径穿刺针或市售的胸部减压套件进行 NT[10]。

对于穿刺针减压，10G 或 14G 大口径空心导管（8 cm 或更长）[4]插入受累的胸膜间隙。据报道，NT 的失败率很高[11]，但普遍认为与穿刺针长度不足有关。当使用 8 cm 针而不是 5 cm 针时，NT 的成功率明显更高，特别是对于体重指数大于 30 kg/m^2 的患者[12]。美国国防部战术战斗伤亡救护委员会（CoTCCC）建议最小导管长度为 8 cm，以穿透大多数患者的胸膜腔[13-14]。

穿刺针可以横向放置在受累一侧第 4 或第 5 肋间间隙，也可以在锁骨中线第 2 肋间间隙前插入（图 41-10）[1]。穿刺针应该插在肋骨上方，以避免损伤位于每根肋骨下方的神经、动脉和静脉。插入穿刺针后，应注意听气流的声音，这表明压力从胸腔释放（证实张力性气胸）。此时，患者应该表现出症状缓解的迹象（即患者的肺将更容易通气，或者患者的呼吸将不那么费力）。穿刺针应拔出，导管用胶带固定到位。如果导管被血凝块阻塞、张力性气胸复发[4]，可能需要重复进行 NT。

思考

把你的手指放在你胸部插入穿刺针以减压张力性气胸的位置。穿刺点是否容易找到？

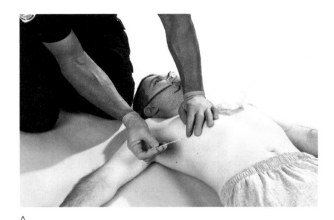

A

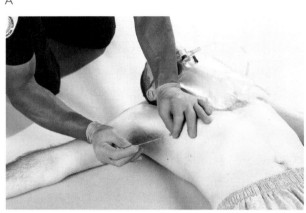

B

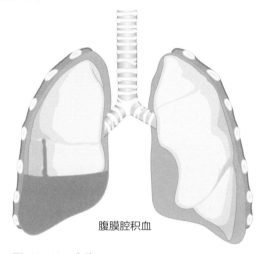

C

图 41-10 穿刺术。A. 将一根 8 cm 长，10 G 或 14 G 空心针或导管插入患者胸膜腔，一般选取锁骨中线第二肋间隙进行穿刺。B. 穿刺针刺入后，应注意胸膜腔压力释放后气流的声音。C. 用胶带固定套管。注意防止气体再次进入胸膜腔，并严密监视患者的呼吸状态

血胸

血胸是血液在胸膜腔内积聚。它是由肺实质组织或受损血管出血引起的（图 41-11）。如果这种情况伴有气胸有关，则称为血气胸。这些患者失血量可能很大，每侧胸腔可容纳 30% ~ 40%（2000~3000 mL）的血容量[15]（肋间动脉被切断后容易出血，每分钟 50mL）。因此，血胸患者常有低血容量、低氧血症、气胸和胸外损伤（73%）等并发症[1]。

随着血液不断流入胸膜腔，患侧肺部可能会萎陷。在极少数情况下，纵隔甚至会从血胸侧移向健侧，对健侧肺造成压迫。对呼吸系统和循环系统的影响如下：

腹膜腔积血

图 41-11 血胸

- 呼吸急促；
- 呼吸困难；
- 发绀（在失血性休克患者中常不明显）；
- 呼吸声减弱或消失（敲击时沉闷）；
- 低血容量性休克；
- 窄脉压；
- 气管向未受影响一侧偏斜（罕见）。

对血胸患者的院前救护旨在纠正呼吸和循环方面的问题，包括给予高浓度氧气、通过面罩或（和）插管辅助通气、补液改善血容量减少，并迅速转运到能够收治的医疗机构。血胸合并大血管或心脏损伤的致死率很高，50% 的患者会在受伤 1 小时内死亡[16]。

思考

为什么血胸的死亡率高于单纯性（闭合性）气胸？

创伤性窒息

创伤性窒息一词用于描述胸部和腹部受到严重的挤压，导致胸膜腔内压增高（图41-12）。压力的增加迫使心脏右侧的血液进入胸上部、颈部和面部的静脉血管，导致毛细血管破裂，使患者的头部和颈部呈现红色。导致这一现象的力量可能会造成致命的伤害，但单凭创伤性窒息不会危及生命[1]（尽管可能发生脑出血和眼出血[4]）。

创伤性窒息的体征和症状包括面部和颈部变成红紫色（颈部以下仍保持肉色）、颈静脉扩张及结膜肿胀或出血（可能出现结膜下出血点）。紧急救护旨在保证患者呼吸道畅通、充分通气并处理合并伤。当压力减小时，救护员应做好准备应对血容量减少和休克。

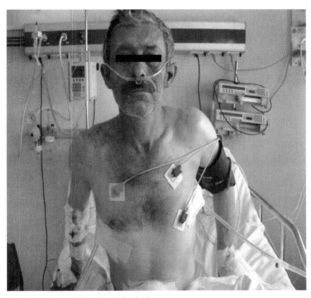

图41-12 创伤性窒息患者

第4节 心脏和大血管损伤

钝性伤、穿透伤和合并伤可导致心脏和大血管损伤（即主动脉、肺动脉和静脉、上腔静脉和下腔静脉损伤）。本节探讨的损伤包括心肌挫伤、心脏压塞、心肌破裂和创伤性主动脉破裂。此类损伤可能出现的致命性并发症包括：

- 危及生命的心律失常；
- 传导异常；
- 充血性心力衰竭；
- 心源性休克；
- 心脏压塞；
- 心脏破裂；
- 冠状动脉闭塞；

心肌挫伤

心肌挫伤通常是由机动车碰撞造成的。在这种情况下，胸壁会撞在汽车的仪表盘或转向柱上（也常发生胸骨骨折和多发性肋骨骨折）。因此，如果发现仪表盘或转向柱变形，救护员应意识到患者有可能出现了心脏损伤。遭受胸部钝性伤的患者多达55%都会出现心肌钝性伤[1]。

注意

钝性心脏创伤的临床表现不易察觉，常由于以下原因漏诊：①其他多发伤分散了救护员的注意力；②患者胸部损伤的迹象通常不明显；③初步检查可能无法检出心脏损伤的迹象。院前救护的目标是发现心脏损伤的可能性（基于损伤机制）并监测患者，以防出现致命性并发症。

思考

如何纠正由心肌挫伤引起的心律失常？

心肌挫伤的范围从局部擦伤到伴有出血和水肿的心壁全层损伤不等。由于心外膜或心内膜破裂，血液可能会积聚在心包内。这又可能导致心脏破裂或创伤性心肌梗死。挫伤部位的纤维反应可导致迟发性破裂或室壁瘤。

心肌挫伤患者可能没有任何症状，或者他们可能会抱怨类似于心肌梗死的胸痛。其他体征和症状包括心电活动异常（70%的患者发生窦性心动过速[1]）、室性节律、ST段抬高、右束支传导阻滞、新的心脏杂音（提示瓣膜破裂）、心力衰竭的征象和心悸。虽然很少见，但钝性心脏破裂也可能发生，并导致立即失血并当场死亡[4]。框41-1描述了胸部遭受创伤后的另一种可能致命的心脏疾病。

心肌挫伤患者的紧急救护与心肌梗死患者相似：给予吸氧、心电监测、给予治疗心律失常和低血压的药物。应避免任何增加心肌耗氧量的干预措施。

心脏压塞

穿透伤(偶尔是钝性创伤)可能会导致心室壁撕裂,使血液从心脏流出。如果心包被完全撕裂,血液可能会流到胸腔,患者随后迅速死于出血。然而,心包通常保持完整。在这种情况下,血液进入心包间隙,导致心包压力和体积增加,即心脏压塞。增加的压力阻止心脏扩张和再充盈血液;心包囊中 60~100 mL 的血液和血凝块的存在可引起压塞[1]。由于压力作用于心室壁,舒张压下降,导致每搏输出量和心输出量减少,心肌灌注减少。相关缺血功能障碍可能导致心肌梗死。

不到 2% 的钝性胸部创伤患者发生心脏压塞。相比之下,60%~80% 的心脏刺伤患者出现压塞[17]。

注意

穿透心脏的损伤,如一些刀伤和枪伤造成的损伤,可能导致出血而不是压塞。这种结果发生在心脏的伤口太大,心包间隙的血液无法被控制时。

起初,大多数心脏压塞患者有外周血管收缩。舒张压升高多于收缩压,导致脉压降低。这些患者也有心动过速。他们心率的增加弥补了心输出量的下降。

到目前为止,心脏压塞和失血性休克有相似的体征,但 3 项临床发现往往可鉴别诊断这 2 种形式的休克。这 3 项临床发现首先由贝克[18]在 1935 年描述的,现在被称为贝克三联征,由颈静脉扩张、遥远的心音和低血压组成。贝克三联征的第一要素颈静脉扩张是区分心脏压塞和失血性休克的最佳方法[1]。

注意

颈静脉扩张可能有很多原因,如张力性气胸、心源性休克、右心室功能障碍、肺动脉高压、三尖瓣狭窄、上腔静脉阻塞和缩窄性心包炎。

心脏压塞其他的体征和症状包括:
· 心动过速;
· 呼吸窘迫;
· 窄脉压;
· 头、颈、上肢的发绀。

心脏压塞的另一种临床表现是奇脉。奇脉指的是收缩压在吸气时比呼气时多下降 10~15 mmHg[19](正常情况下下降的幅度是极小的)。心脏压塞患者在吸气时胸膜腔内压降低,收缩压就会下降得过多。胸膜腔内压降低使压塞得到部分缓解,并导致动脉血流和收缩压在吸气时降低(奇脉在院前环境很难发现,尤其是对于那些低血压患者)。

在心脏压塞患者中,电交替罕见。电交替是指同一起搏点的心搏的心电图形态和/或电压甚至极性呈交替性变化(图 41-13)。

心脏压塞是一个可怕的急症。必须清除这些患者心包积血。如果患者要在损伤中存活,就必须停止出血。院前救护措施包括密切监测、吸氧、积极置换液体,以保持足够的前负荷(如果转运时间短),并迅速转运到适当的医疗机构。入院治疗包

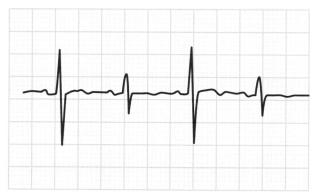

图 41-13 急性心包炎合并大量心包积液和心脏压塞患者的心电图(导联 II)

括心包穿刺术，以清除心包囊中的血液。去除多达20 mL的血液可能会大大改善心输出量[20]。如果发生心脏停搏，医院医师可以进行复苏性胸腔造口手术，以打开胸腔并修复伤口。

心肌破裂

充满血液的心室受到足够的压力，造成心室壁、心隔膜或瓣膜破裂，就会发生心肌破裂。虽然此类损伤会导致患者立即死亡。但是，大约20%的患者能够存活30分钟，甚至更长的时间，为送往医院进行手术修复争取了一些时间[1]。

心肌破裂多由机动车碰撞所致，占致命性胸部损伤的15%。其他损伤机制如下：

- 破坏下腔静脉和上腔静脉的减速或剪切力；
- 腹部创伤后血液向上移位（导致心内压增加）；
- 直接挤压胸骨和椎骨之间的心脏；
- 肋骨或胸骨骨折引起的撕裂伤；
- 心肌挫伤并发症。

这些患者往往存在明显的损伤机制，充血性心力衰竭和心脏压塞的体征和症状也可能存在。应密切监测患者有无心脏压塞的迹象。这些患者的院前救护主要是支持性的，包括开放气道和通气支持，以及快速转运至医院，以获得最终治疗。

至关重要的是，救护员也要考虑这些患者是否可能出现张力性气胸。张力性气胸的体征和症状与心肌破裂伴心脏压塞相似。

创伤性主动脉破裂

创伤性主动脉破裂被认为是组织之间的剪切力造成的。当人体组织以不同速率减速时就会出现剪切力。常见的损伤机制包括高速行驶的机动车碰撞后迅速减速、从高处坠落和挤压伤。据估计，每6例机动车碰撞造成的死亡中就有1例有主动脉破裂[21]。主动脉破裂患者中有80%~90%会因大出血死于事发现场。10%~20%的人能够在受伤后存活1小时[1]，这是因为出血受到周围动脉外膜和完好的胸膜脏层压塞所致；30%的患者是在伤后6小时内出现了主动脉破裂。因此，迅速恰当的评估并转送至适合的医疗机构至关重要。

损伤部位常出现于主动脉弓远端（图41-14）。动脉韧带和降主动脉胸段是固定的，但是主动脉弓的横切面是可以移动的。如果剪切力超过了主动脉

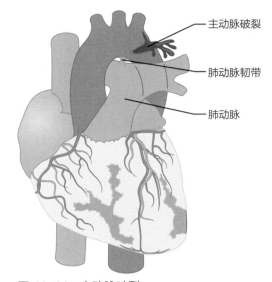

图41-14　主动脉破裂

弓的抗拉强度，就会导致固定和移动部位的连接点撕裂。如果主动脉周围组织的外层保持完好，患者就可能存活到接受手术修复。

主动脉破裂是一种严重的损伤，大约85%的患者在到达医院之前就死亡了[22]。任何不明原因休克和有损伤机制（快速减速）的创伤患者都应怀疑为主动脉破裂。血压可正常或升高，两臂间血压有显著差异。此外，这些患者可能出现股动脉搏动缺乏或微弱而上肢高血压，可能是由于血肿扩大压迫主动脉的结果。还有一些患者因为交感神经系统活动增加而出现高血压。有些患者会有刺耳的收缩期杂音，可在心包或肩胛骨之间听到。在极少数病例中，患者可能出现截瘫，但无颈椎或胸椎损伤。这种情况是由通过脊柱前动脉的血流减少导致的。这条动脉位于胸段，由肋间后动脉的分支组成，肋间后动脉又是胸主动脉的分支。

注意

主动脉破裂患者有时会出现上下肢或两侧上肢脉象不同的情况。所以，检查双侧桡动脉和股动脉脉搏非常重要[4]。

创伤性主动脉破裂患者的院前救护包括建议按疑似破裂就医，给予高浓度氧气，提供通气支持和脊柱保护，建立血管通路而不延误转运（如果没有休克迹象，则不输注液体），快速转运以确保能够手术修复。如果需要这些患者转院，可以通过输注

药物（如 β 受体阻断药）控制血压，维持平均动脉压在 70 mmHg 或以下[4]。

大血管穿透伤

穿透大血管的伤口通常涉及胸部、腹部或颈部的损伤。这些伤口往往伴随着大量血胸、低血容量性休克、心脏压塞和血肿增大。这些血肿可能导致腔静脉、气管、食道、大血管和心脏受压。对大血管穿透伤患者的院前救护旨在保证气道畅通、提供通气支持，用液体治疗（以医学为指导）纠正低血容量，并确保快速转运以获得最终治疗。

第 5 节 其他胸部损伤

其他和胸部钝性伤或穿透伤有关的损伤包括食管和气管支气管损伤及膈肌破裂。

食管损伤和气管支气管损伤

食道损伤通常是由穿透伤引起的，如弹伤或刀伤；也可以是由癌症引起的自发性穿孔、憩室或胃反流引起的解剖畸变。两种损伤会导致剧烈呕吐。评估结果可能包括疼痛、发热、声音嘶哑、吞咽困难、呼吸窘迫和休克。如果食管穿孔发生在颈部，可出现局部压痛、皮下气肿和颈部运动受阻。胸段下部食管穿孔，可能导致纵隔和皮下气肿、纵隔炎症。

注意

特发性食管破裂综合征是一种食管的全层撕裂，通常由于近期过量饮食和饮酒后反复出现的干呕和呕吐引起。呕吐后突然出现严重的胸痛，会因吞咽而加重，患者可能会感到左肩疼痛。这种综合征的死亡率约为 35%，是最致命的胃肠道穿孔。最好的结局与早期诊断和破裂后 12 小时内手术治疗有关。如果干预延迟超过 24 小时，死亡率（即使手术干预）会上升到 50% 以上，48 小时后接近 90%。如果不治疗，死亡率接近 100%。

资料来源：Roy PK. Boerhaave syndrome. Medscape website. https://emedicine.medscape.com/article/171683–overview. Published July 6, 2015. Accessed March 2, 2018.

气管支气管损伤比较罕见。不到 3% 的胸部钝性伤或穿透伤患者会出现这种损伤。此类患者的死亡率约为 10%，具体取决于合并的损伤、早期诊断和手术修复情况[1]。大部分损伤发生于距离气管隆嵴 3 cm 之内；然而，气管支气管树的任何位置都有可能出现此类损伤。气管支气管损伤的体征和症状包括：

- 严重缺氧；
- 呼吸急促；
- 心动过速；
- 大量皮下气肿；
- 呼吸困难；
- 呼吸窘迫；
- 咯血。

对食管或气管支气管损伤患者的紧急救护旨在开放气道、提供通气和循环支持，快速转运以确保在适当的医疗机构进行最终治疗。

注意

如果张力性气胸在穿刺减压后没有改善，或者减压后针内有空气持续流动，应提醒救护员注意气管支气管损伤的可能性。

膈肌破裂

膈肌是一片穹隆状的肌肉，将腹腔与胸腔隔开。腹部突然受压，如躯干受到钝性伤，会导致腹腔内压力急剧增加。然后，压力差可能导致腹部内容物穿破薄薄的膈肌壁进入胸腔（图 41-15）。膈肌破裂在膈肌左侧比在被肝屏蔽的右侧更常见[23]。然而，两侧的破裂都可能让腹腔内器官进入胸腔，

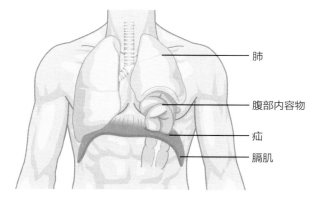

肺

腹部内容物

疝

膈肌

图 41-15 膈肌破裂

在那里它们可能压迫肺，导致通气减少，静脉回流减少，心输出量减少和休克。由于所涉及的机械力，膈肌破裂患者往往有多处损伤。

膈肌破裂的体征和症状包括腹痛、气短和呼吸音减弱。如果大部分腹部内容物被挤进入胸腔，腹部可能呈现中空或空洞的外观。此外，在胸部可能听到肠鸣音。

院前救护措施包括给予氧气，必要时给予通气支持（正压通气可加重损伤），输液以扩充血容量液体，并迅速以仰卧位将患者运送到适当的医疗机构进行手术修复。一些医疗指导机构也可能建议放置鼻胃管来排空胃和减轻腹部压力。

总结

- 胸部骨骼创伤是由胸部钝性伤或穿透伤造成的。这些创伤往往是机动车碰撞、从高处坠落、爆炸伤、胸部撞击、胸部受压、枪伤和刺伤的结果。
- 锁骨、肋骨或胸骨骨折及连枷胸可能是由钝性伤或穿透伤引起的。胸部骨骼创伤的并发症可能包括心脏、血管或肺损伤。
- 肺挫伤导致肺泡和毛细血管损伤，可发展为严重的低氧血症。呼吸系统并发症的严重程度直接与挫伤面积的大小有关。
- 闭合性气胸在以下情况可能危及生命：发展为张力性气胸（胸腔内积气占半侧胸的40%以上），或患者出现休克或已有肺部或心血管疾病。
- 开放性气胸可能导致严重的通气功能障碍，低氧血症和死亡，除非它能被及时发现和纠正。
- 张力性气胸是一种真正的急症。它会导致严重的通气和灌注不足，如果不能及时发现和实施救治，可能会导致死亡。
- 血胸由肺实质组织或受损血管出血引起的。血胸患者经常有低血容量和低氧血症。
- 创伤性窒息是由引起胸膜腔内压增加的压力引起的。当它单独发生时，通常不会致命。当压力减小时，救护员应做好准备应对血容量减少和休克。

- 心肌挫伤的损伤范围可能从局部擦伤到心壁全层损伤不等。全层损伤可能导致心脏破裂或创伤性心肌梗死。挫伤部位的纤维反应可导致迟发性破裂或室壁瘤。
- 当60~100 mL的血液突然进入心包间隙时，发生心脏压塞，从而导致每搏输出量和心输出量的减少。
- 心肌破裂是心室充满血液受到足够的压力，造成心室壁、心隔膜或瓣膜破裂。它几乎是立即致命的，尽管有些病例可能会存活30分钟，甚至更长时间。
- 主动脉破裂是一种严重的损伤，发生后有80%～90%患者死于事发现场。任何创伤患者出现不明原因的休克和有损伤机制，救护员都应怀疑主动脉破裂可能性。
- 食道损伤常由穿透伤（如弹伤、刀伤）。气管支气管损伤很罕见，在胸部钝性伤或穿透伤患者中发生的比例不到3%，但他们的死亡率约为10%。
- 如果张力性气胸在穿刺减压后没有改善或减压后针内有持续气流，应提醒救护员气管支气管损伤的可能性。
- 膈肌破裂可能使腹部器官进入胸腔，在那里它们会导致肺受压，通气减少，静脉回流减少，心输出量减少，以致休克。

参考文献

[1] Walls RM, Hockbreger RS, Gausche-Hill M, et al., eds. *Rosen's Emergency Medicine: Concepts and Clinical Practice*. 9th ed. St. Louis, MO: Elsevier; 2018.

[2] US Department of Transportation, National Highway Traffic Safety Administration. *EMT Paramedic National Standards Curriculum*. Washington, DC: US Department of Transpor-tation; 1998.

[3] Pressley CM, Fry WR, Philp AS, Berry SD, Smith RS. Predicting outcome of patients with chest wall injury. *Am J Surg*. 2012; 204（6）: 910–913.

[4] National Association of Emergency Medical Technicians. *PHTLS: Prehospital Trauma Life Support*. 8th ed. Burlington, MA: Jones & Bartlett Learning; 2016.

[5] Simon B, Ebert J, Bokhari F, et al. Management of pulmonary contusion and flail chest. *J Trauma*. 2012; 73（5）: S351–S361.

[6] Perez MR, Rodriguez RM, Baumann BM, et al. Sternal fracture in the age of pan–scan. *Injury*. 2015; 46（7）: 1324–1327.

[7] Costantino M, Gosselin MV, Primack SL. The ABC's of thoracic trauma imaging. *Semin* Roentgenol. 2006; 41（3）: 209–225.

[8] Mellor SG. The pathogenesis of blast injury and its management. *Br J Hosp Med*. 1988; 39: 536–539.

[9] Block J, Jordanov MI, Stack LB, Thurman RJ. *The Atlas of Emergency Radiology*. New York, NY: McGraw–Hill; 2013.

[10] Weichenthal L, Crane D, Rond L. Needle thoracostomy in the prehospital setting: a retrospective observational study. *Prehosp Emerg Care*. 2016; 20（3）: 399–403.

[11] Kaserer A, Stein P, Simmen H–P, Spahn DR, Neuhaus V. Failure rate of prehospital chest decompression after severe thoracic trauma. *Am J Emerg Med*. 2017; 35（3）: 469–474.

[12] Lyng J, Pokorney–Colling K, West M, Beilman G. The relationship between adult body mass index and anticipated failure rate of needle decompression using a 5 cm needle for tension pneumothorax. *Ann Emerg Med*. 2017; 70（4）: S145–S146.

[13] *Needle decompression of tension pneumothorax: Tactical Combat Casualty Care Guideline Recommendations 2012-05* [Memo]. Falls Church, VA: Defense Health Board; July 6, 2012.

[14] Clemency BM, Tanski CT, Rosenberg M, May PR, Consiglio JD, Lindstrom HA. Sufficient catheter length for pneumothorax needle decompression: a meta–analysis. *Prehosp Disaster Med*. 2015; 30（3）: 249–253.

[15] Mancini MC. Hemothorax. Medscape website. https://emedicine. medscape.com/article/2047916–overview. Updated January 15, 2017. Accessed March 2, 2018.

[16] Mahoozi HR, Volmerig J, Hecker E. Modern management of traumatic hemothorax. *J Trauma Treat*. 2016; 5: 326.

[17] Gerhardt M, Gravlee G. Anesthesia considerations for cardiothoracic trauma. In: Smith C, ed. *Trauma Anesthesia*. Cambridge, England: Cambridge University Press; 2015: 499–525.

[18] Beck C. Two cardiac compression triads. *JAMA*. 1935; 104: 714–716.

[19] Roberts JR, Hedges JR. *Roberts and Hedges' Clinical Procedures in Emergency Medicine*. *Philadelphia*, PA: Elsevier Saunders; 2014.

[20] McKean SC, Ross JJ, Dressler DD, Scheurer DB. *Principles and Practice of Hospital Medicine*. 2nd ed. New York, NY: McGraw–Hill; 2017.

[21] Benjamin MM, Roberts WC. Fatal aortic rupture from non-penetrating chest trauma. *Proc Baylor Univ Med Center*. 2012; 25（2）: 121–123.

[22] Gwon JG, Kwon T–W, Cho Y–P, Han YJ, Noh MS. Analysis of in hospital mortality and long–term survival excluding in hospital mortality after open surgical repair of ruptured abdominal aortic aneurysm. *Ann Surg Treat Res*. 2016; 91（6）: 303–308.

[23] Khan AN. Imaging in diaphragm injury and paresis. Medscape website. https://emedicine.medscape.com/article/355284–overview. Updated October 19, 2015. Accessed March 2, 2018.

推荐书目

Candefjord S, Buendia R, Caragounis EC, Oveland NP. Forty–one new methods for diagnosis of thoracic trauma in prehospital care. *BMJ Open*. 2017; 7（suppl 3）.

Chest trauma: EMS assessment and treatment: the injuries from blunt or penetrating chest trauma can cause life–threatening disruption to perfusion, ventilation or both. EMS1.com website. https://www .ems1. com/ems–products/Bleeding–Control/ articles/38224048–Chest–trauma–EMS–assessment–and–treatment/. Published December 10, 2015. Accessed March 2, 2018.

Kaserer A, Stein P, Simmon H–P, Spahn DR, Neuhaus V. Failure rate of prehospital chest decompression after severe thoracic trauma.*Am J Emerg Med*. 2017; 35（3）: 469–474.

Schauer SG, April MD, Naylor JF, et al. Chest seal placement for penetrating chest wounds by prehospital ground forces in Afghanistan. *J Spec Oper Med*. 2017; 17（3）: 85–89.

Van Vleddera MG, Van Waes OJF, Kooij FO, Peters JH, Van Lieshout EMM, Verhofstad MHJ. Out of hospital thoracotomy for cardiac arrest after penetrating thoracic trauma. *Injury*. 2017; 48（9）: 1865–1869.

（牛中喜，安丽娜，李胜男，赵秋莉，译）

第 42 章

腹部创伤

美国 EMS 教育标准技能

创伤

将评估结果与流行病学和病理生理学知识相结合，形成现场印象，以便为急性创伤患者制订和实施综合治疗 / 处置计划。

腹部和泌尿生殖系统创伤

识别和管理

- 钝性伤和穿透伤机制
- 内脏脱出

病理生理学、评估和管理

- 实质器官、空腔器官损伤
- 钝性伤和穿透伤机制
- 内脏脱出
- 外生殖器损伤（见第 49 章）

- 外伤致阴道出血（见第 30 章）
- 性侵犯（见第 30 章）
- 血管损伤
- 腹膜后器官损伤

学习目标

完成本章学习后，紧急救护员应能够：

1. 识别与腹部钝性伤和穿透伤有关的损伤机制；
2. 描述与腹部实质器官、空腔器官、腹膜后器官和盆腔器官有关的损伤机制、体征、症状和并发症；
3. 罗列腹内血管结构损伤的严重性；
4. 描述疑似腹部损伤患者院前评估的优先次序；
5. 概述腹部损伤患者的院前救护。

关键术语

卡伦征：脐周皮肤出现的瘀青。

内脏脱出：腹腔内器官或腹膜内容物通过伤口或手术切口突出，尤指在腹壁。

格雷·特纳征：腹膜后出血和急性出血性胰腺炎时，腰部、季肋部和下腹部皮肤瘀青。

血尿：尿中含有正常量红细胞的现象。

腹腔积血：疾病或创伤导致血管破裂出血，血液进入并积聚于腹膜腔内。

克尔征：被认为是靠近膈肌炎症产生继发性牵涉性痛，从而导致左肩疼痛。

腹膜炎：覆盖腹壁（壁层）和器官（脏层）的浆膜发炎。

超声检查：利用声波生成内部器官或结构的影像（超声图）而进行的检查；常用于急诊检测膜腔内的积液或积血。

由于可能累及多个器官，在院前环境中很难对腹部损伤进行评估。而且，患者的阳性体征有可能缺失、极少或被夸大。患者也可能由于已有疾病、休克、饮酒、吸毒、头部损伤或其他情况而感到不同程度的疼痛。因此，救护员要根据损伤机制和运动学对患者的病情保持高度警惕。腹部损伤患者常由于进行性出血和不能及时手术导致死亡。

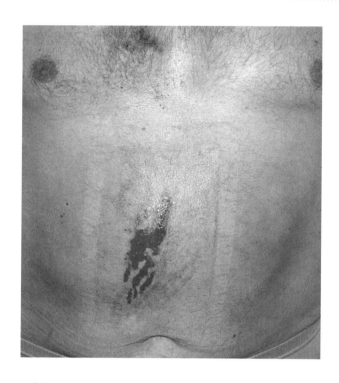

注意

像大多数其他类型的创伤一样，许多腹部损伤是可以预防的。一项重要的预防策略是参与促进安全的社区项目。例如，救护员可以努力促进正确安装儿童安全座椅。另一个策略是强调正确使用安全带的重要性。

第 1 节　腹部解剖学回顾

腹部器官包括肠、肾、肝、胆囊、胰、脾和胃（图 42-1 和图 42-2）。除了这些器官，腹部还有很多血管结构[1]，包括：

- 腹主动脉
- 肠系膜上动脉和肠系膜下动脉
- 肾动脉
- 脾动脉
- 肝动脉
- 髂动脉

- 肝门脉系统
- 下腔静脉

所有腹部器官和血管结构都容易受伤。迅速发现、紧急救护并立刻转至医疗机构接受治疗能够极大地减少致残率和死亡率。

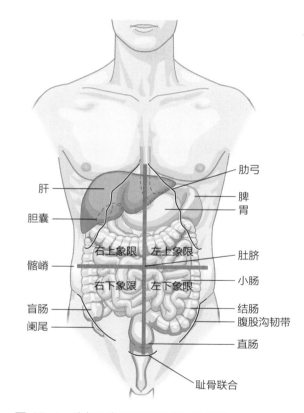

图 42-1　腹部四象限和主要内脏的位置

第 2 节　腹部损伤的机制

腹部损伤可能由钝性伤或穿透伤导致。穿透伤的死亡率比钝性创伤高。然而，这二者都是所有年龄组发病率和死亡率的主要原因。钝性伤也常伴有多器官系统的损伤。框 42-1 列出了一些腹部创伤的表现。

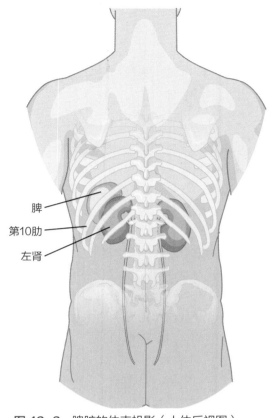

脾

第10肋

左肾

图42-2 脾脏的体表投影（人体后视图）

在评估腹部创伤患者时，救护员应关注损伤的运动学机制，估计实际的运行速度。例如，在发生机动车辆碰撞的情况下，救护员应注意车辆损坏的程度、患者在车内的位置、患者是否撞到方向盘或仪表盘，以及个人安全带是否正确使用。在穿透伤的情况下，穿透物的类型、大小、方向、受伤时的

框42-1 腹部创伤的表现

以下表现提示可能有腹部创伤：

· 损伤机制与迅猛减速致伤明显一致；
· 有方向盘撞击痕迹；
· 软组织损伤表现为腹部、侧面或背部；
· 没有明显原因的休克；
· 休克程度与损伤程度不符合；
· 安全带；
· 腹部体征。

资料来源：National Association of Emergency Medical Technicians. *PHTLS: Prehospital Trauma Life Support.* 8th ed. Burlington, MA: Jones & Bartlett Learning; 2014.

位置，以及现场失血量，可为接诊医院提供有价值的信息。

不管受损的器官是什么，院前救护通常仅限于在保护好脊柱的条件下开放气道，提供通气支持，处理和包扎伤口，补液以防止休克，以及迅速转运患者至医疗机构进行初步治疗（框42-2）。

框42-2 腹部损伤的院前救护

1. 如有必要，采用限制脊柱运动的措施。
2. 固定气道。
3. 给予氧气以维持血氧饱和度，脉搏血氧仪测量血氧饱和度在95%或更高。
4. 必要时提供通气支持。
5. 直接按压控制外出血。
6. 处理伤口。
7. 根据患者的精神状态和全身情况，通过合理的补液以防止休克。
8. 快速转运患者至医疗机构进行最终治疗。

腹部钝性伤

腹部器官的钝性伤通常是由压迫或剪切造成的。压迫会导致腹部器官在坚硬物体之间挤压变形（如方向盘和脊柱之间）。剪切使身体组织在附着点（固定韧带和血管）被拉伸，可能导致实质器官或血管撕裂或破裂。损伤的严重程度通常和作用力的力度和持续时间有关，也和腹部受伤部位的结构（充满液体、充满气体、实质或空腔）有关。

汽车和摩托车撞击、行人交通事故、从高处坠落、袭击和爆炸可导致腹部钝性伤（包括由个人约束装置导致的损伤）。汽车是造成腹部钝性伤的主要原因（图42-3）。据记载，汽车与汽车撞击和汽车撞击行人占腹部钝性伤案例的50%～75%，腹部遭受击打大约占15%，从高处坠落占6%～9%[2]。

穿透伤

穿透伤可由利器、枪击或尖物戳穿所致。此类创伤的一大并发症是主要血管或实质器官出血。内出血量与受伤血管的类型和数量或实质器官中的血管分布有关。穿透伤也可能造成部分肠穿孔。

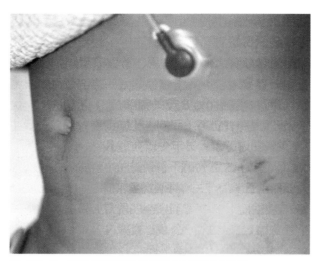

图 42-3 前排乘客在汽车碰撞中留下的伤痕

思考

为什么幼儿比成年人更易遭受腹部损伤？

第 3 节 具体的腹部损伤

腹部损伤可分为实质器官损伤、空腔器官损伤、腹膜后器官损伤、盆腔器官损伤或血管结构损伤（图 42-4）。

实质器官损伤

实质器官损伤通常会导致迅速而显著的失血。最常受伤的两个实质器官是肝和脾，这两个器官都可能是危及生命的出血源。并非所有实质器官损伤都需要外科手术治疗，许多这种损伤在医院里都要

仔细观察，因为出血往往会自行停止[3]。

思考

什么时候会出现与肝或脾损伤相关的休克？

肝

肝是腹腔内最大的器官。因为所处的位置，它经常受到身体右侧第 8 到第 12 肋创伤，以及腹部上中部创伤的影响。任何有方向盘损伤、腰部受伤或上腹部创伤的患者都应该怀疑肝损伤。肝受伤后，血液和胆汁进入腹膜腔，导致休克和腹膜刺激的症状和体征（腹痛、右肩疼痛、压痛、腹壁紧张）。

肝是仅次于脾的第二大易受损伤的腹部器官。35% ~ 45% 的腹部钝性伤和 30% 的腹穿透性伤中，发生肝受损。肝损伤相关死亡的主要原因是不可控制的出血，与 54% 的病死率相关[4]。

脾

脾位于腹部左上象限，环绕其中部和前部的器官及胸腔下部对它有一定的保护作用。脾损伤常伴有其他腹部损伤。对于机动车碰撞，从高处坠落或涉及左胸下部、肋腹或左上腹部受到冲击力的运动损伤，都要怀疑脾损伤。40% ~ 55% 的腹部钝性伤和 7% 的穿透伤会损伤脾。

约有 40% 的脾损伤患者没有症状。但是，患者可能会主诉左肩疼痛（克尔征）。左肩疼痛、左上腹疼痛或整个腹部疼痛，被认为是脾血肿或腹腔积血引发的相邻的膈肌发炎导致的牵涉性痛。

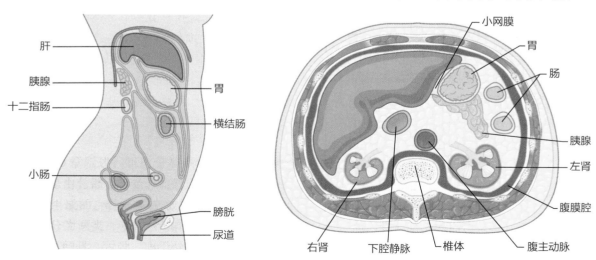

图 42-4 空腔、实质、后腹膜和骨盆器官及血管结构

空腔器官

　　腹部空腔器官损伤可能导致败血症、伤口感染和脓肿，尤其是当肠管损伤在很长一段时间没有确诊。对于实质性器官损伤，出血是引起症状的主要原因。与此相反，空腔器官损伤会导致器官内容物外溢（导致腹膜炎）（框 42-3）。

框 42-3　腹膜刺激征

　　腹膜炎通常都是急性的而且伴有剧烈疼痛，可在空腔器官受伤后延迟数小时或数日发作。腹膜炎是由器官内的酶、酸和细菌等漏入腹腔所导致的。空腔器官外溢的内容物会造成腹膜受到化学刺激。腹膜是贴于腹壁并包覆腹部器官的一层膜。腹膜炎造成的疼痛通常是局部的（受躯体神经支配），但也可能弥漫至全腹。腹膜炎的症状和体征如下：

- 疼痛；
- 叩诊或触诊时压痛；
- 保护疼痛区域而产生的不自主反应，如肌肉紧张、僵硬等；
- 发热（如不进行治疗）；
- 肠鸣音减弱或消失。

资料来源：Daley BJ. Peritonitis and abdominal sepsis. Medscape website. https://emedicine.medscape.com/article/180234-overview. Updated January 11, 2017. Accessed March 15, 2018; and Hertzler AE. Coagulated blood acts as a chemical irritant. In: *The Peritoneum.* Vol 2. St. Louis, MO: C. V. Mosby; 1919:441.

胃

　　由于胃在腹部受到保护，所以钝性伤通常不会伤到胃。然而，穿透伤可引起胃的横切或撕裂伤。由于酸性胃内容物渗漏，任何一种损伤的患者都可能很快出现腹膜炎的症状。胃损伤的诊断通常是在手术或鼻胃管引流时出现回血时确诊的。在所有空腔器官损伤中，腹部钝挫伤的死亡率最高。

结肠和小肠

　　结肠和小肠与胃和十二指肠类似，相比钝性伤更容易遭受穿透伤。例如，这种伤害可能是由腹部或臀部的枪伤造成的。此外，在高速机动车辆碰撞时，大肠和小肠可能会因挤压而受伤，并可能因佩戴个人约束装置而承受减速损伤。由于需要相当大的力量才能造成结肠或小肠损伤，所以通常还会伴有其他损伤。当这些器官破裂时，常造成细菌性腹膜炎。腹部钝性伤中，结肠受损的占 2%～5%，小肠受损的占 5%～15%。枪伤造成的腹腔内损伤多见于小肠（50%）、结肠（40%）、肝脏（30%）和腹部血管结构（25%）。

注意

　　两肋瘀青（格雷·特纳征）或脐周围瘀青（卡伦征）可能提示腹膜后出血等问题（图 42-5）。这些症状通常不会立即出现，而是延迟 12 小时到几天后出现。

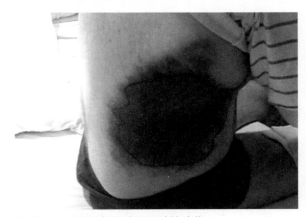

图 42-5　肝和右肾破裂导致的瘀伤

腹膜后器官损伤

　　腹膜后器官（肾脏、肾上腺、输尿管、胰腺、十二指肠和食管）的损伤可能是由对前腹部、后腹部（尤其是侧腹）或胸椎的钝性伤或穿透伤导致的。腹膜后大出血通常是由骨盆或腰椎骨折引起。大约 9% 的腹部钝性伤病例和 11% 的穿透伤病例伴有腹膜后结构受损伤。

肾

　　双肾是位于腹膜后间隙中的实质器官，可由腹部创伤导致损伤。腹部创伤可造成肾轻微撕裂和挫伤（图 42-6），也可能造成严重撕裂和破裂（图 42-7）。这类损伤会造成出血、尿液外渗。肾挫伤通常具有自限性，卧床休息和补液后即能痊愈。肾破裂和撕裂就较为严重，可能要视受损部位进行外科手术。

输尿管

　　输尿管的结构具有柔韧性，很少发生钝性伤。

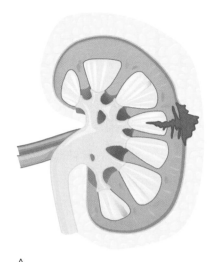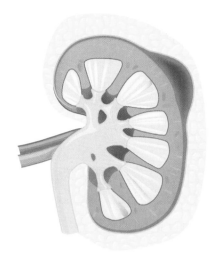

A   B

图 42-6 肾轻微损伤。A. 轻微撕裂；B. 肾挫伤

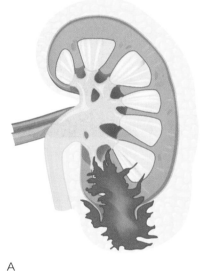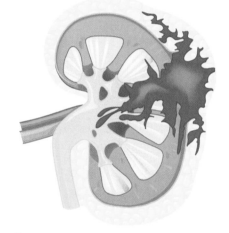

A   B

图 42-7 肾严重撕裂。A. 深部肾髓质撕裂；B. 肾集合系统撕裂

输尿管损伤通常由腹部或肋腹部穿透伤（如刀伤、火器伤）所致。

胰腺

胰腺是位于腹膜后间隙中的实质器官。胰腺损伤比较少见，通常是由汽车方向盘或自行车车把刺穿左上腹部导致的。穿透伤（尤其是枪伤）比钝性伤更易造成胰脏损伤。

思考

胰腺损伤后会出现哪些功能失调？胰液溢出至腹腔会有什么后果？

十二指肠

由于十二指肠横跨腰椎，位于腹膜后，靠近胰腺，所以很少受伤。当钝性伤或贯穿伤对其施加很大作用力时，十二指肠可能会变形或撕裂。十二指肠损伤通常伴有胰腺创伤，要通过手术确诊。

盆腔器官损伤

盆腔器官（膀胱、尿道）损伤通常是机动车碰撞导致骨盆骨折的结果。其他盆腔器官损伤的原因有穿透伤、跌伤、行人伤害和一些性行为，但不常见。骨盆对多个器官系统具有支持和保护作用，因此损伤时合并损伤的风险较高，尤其是膀胱和尿道。骨盆骨折常伴有严重的腹膜后出血。骨盆骨折的死亡率为 6.4%～19%，具体取决于骨折的严重程度（见第 43 章）。

膀胱

膀胱是一种空腔器官，钝性伤、贯穿伤和骨盆骨折都可能导致其破裂。膀胱受伤时如果出现肿胀更易发生破裂。膀胱破裂会破坏腹膜的完整性，尿液会进入腹膜腔内。下腹部遭受创伤的醉酒患者应怀疑膀胱损伤。患者可能出现肉眼血尿，也可能主诉排尿困难。膀胱及其周围结构损伤占腹部创伤病例的 6%。

尿道

尿道裂伤多发于男性，女性较少，常由与骨盆骨折相关的钝性伤所致。患者可能主诉腹痛及无法排尿。尿道口出血表明尿道受到了损伤。此类患者忌用留置导尿管。

血管结构损伤

腹部动脉和静脉血管损伤具有致命性，可导致大出血。此类损伤通常是由穿透伤造成的，但也有可能是由腹部受到压迫或减速力导致的。与实质器官一样，血管损伤的标志通常是低血容量。在某些情况下，血管损伤会伴有可触及的腹部肿块。

最常受伤的血管是动脉、下腔静脉及肾动静脉、肠系膜动静脉、髂动脉和髂静脉。腹部主要血管损伤的死亡率很高，需要立刻手术修复。

思考

严重骨盆骨折导致大血管损伤后，如果患者出现休克，你将如何应对？

第 4 节 腹部创伤评估

严重腹部创伤最明显的标志是不明原因的休克。损伤机制和血容量减少的典型表现是其重要指标。当患者腹壁遭受损伤（如腹部瘀伤、变色、擦伤）及以下体征和症状时，救护员需要警惕患者是否受到了严重腹部创伤：

- 明显的出血；
- 疼痛和腹部压痛，或者患者保护疼痛区域而产生的不自主反应，如肌肉紧张等；
- 腹部僵硬和肿胀；
- 内脏脱出（框 42-4）；
- 肋骨骨折；
- 骨盆骨折。

重点病史

如果情况允许，应从患者或其他可靠来源采集重点病史。可能具有重要意义的事实包括受伤前的情况（如安全带使用、在机动车中的位置）、饮酒或吸毒，以及如糖尿病、心血管疾病、呼吸系统疾病和癫痫发作等基础。患者用药（如抗凝血药）

框 42-4 内脏脱出

内脏脱出是内部器官或腹腔内容物从伤口或手术切口（尤其是腹壁上的伤口或手术切口）中突出来（图 42-8）。腹部创伤导致的内脏脱出通常伴有重大的腹部损伤。

在院前环境中，这类伤口的处理方法是用浸有 0.9% 的氯化钠溶液的无菌纱布或带有封闭敷料覆盖脱出的内容物，以防止进一步污染和干燥。湿润的敷料上应该覆盖一层干燥的敷料，以保持体温。不应试图将脱出的内部器官放入腹腔，因为这样做会增加感染的风险，并使损伤的外科评估复杂化。

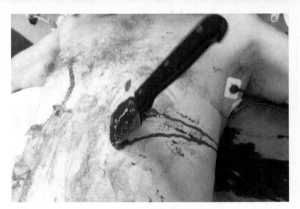

图 42-8 腹部刺伤后可见腹部内容物

注意

　　儿童和老年腹部创伤的评估和处理基本上遵循本章介绍的原则。

和药物过敏可能也是救护过程中需要考虑的重要因素。

第 5 节　腹部创伤处理

　　腹部创伤患者的紧急救护通常仅有 2 个步骤：①稳定患者的病情；②迅速将患者送往医院由医师进行评估和手术修复。

使用非再呼吸面罩吸氧，血氧饱和度应保持在 100%。腹部损伤和低血压患者液体复苏的目标是使收缩压保持在 80 ~ 90 mmHg（平均动脉压为 60 ~ 65 mmHg）。因为对这些患者进行液体复苏可能使因血块和低血压而止血的部位再出血。救护员在不使血压恢复到正常水平的情况下，保证重要器官均衡灌注。

　　可以在送往医院途中进行全面的体格检查和评估。这些程序应包括生命体征评估（和重新评估）和检查，腹部叩诊和触诊。腹部听诊有无肠鸣音可以为医院人员提供测量基线。然而，这种评估在院前环境下是困难和耗时的，而且决不应延误患者的转运。

你知道吗

　　超声检查利用声波生成内部器官和结构的图像（称为声像图）而进行的检查。这项技术在急诊科被用来观察腹腔内是否有积液或积血。超声检查的优点是可以在患者的床边快速进行，不影响复苏，而且它是无创的，比计算机断层扫描便宜。超声检查也不产生电离辐射。

　　创伤超声重点评估（FAST）检查用于快速发现腹腔内或胸腔内出血。虽然这项检查不能区分存在的液体类型，但创伤患者的任何液体都被认为是血液。一个或多个区域有液体被认为是阳性结果。这些区域在监视器屏幕上显示为黑色（图 42-9）。

　　目前正在进行研究，以评估超声技术在院前环境中的应用效果。随航护士和救护员被发现解释 FAST 检查的准确性为中等水平。2014 年，有 4.1% 的 EMS 医疗主管报告称在其系统内应用了超声检查。

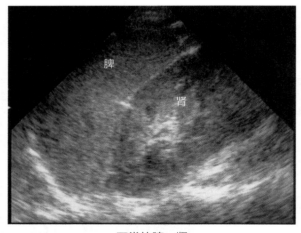

正常的脾、肾　　　　　　　出现积液（脾旁边的黑色带状条疑为血液）

图 42-9　腹部超声显示创伤

资料来源：O'Dochartaigh D, Douma M. Prehospital ultrasound of the abdomen and thorax changes trauma patient management: a systematic review. Injury. 2015; 46（11）: 2093–2102; Press GM, Miller SK, Hassan IA, et al. Prospective evaluation of prehospital trauma ultrasound during aeromedical transport. J Emerg Med. 2014; 47（6）: 638–645; and Taylor J, McLaughlin K, McRae A, Lang E, Anton A. Use of prehospital ultrasound in North America: a survey of emergency medical services medical directors. BMC Emerg Med. 2014;14:6.

证据显示

德国研究人员分析了创伤登记处 16 岁以上患者的数据，以评估低容量与高容量液体复苏对腹部实质器官创伤患者的影响。在这项研究中，68 名患者被分配到小容量液体给药组（1 ~ 1000 mL），68 名患者被分配到高容量液体给药组（≥ 1500 mL）。研究人员使用配对方法，根据实质器官的损伤类型、受伤日期、受伤部位的收缩压、年龄、插管状态、运输方式和运输时间进行分组。高容量组患者的血红蛋白和血小板计数明显低于低容量组，并且比低容量组患者更容易接受 10 个单位以上的压积红细胞。高容量组更多的患者死于医院，尽管差异无统计学意义。

资料来源：Heuer M, Hussmann B, Lefering R, et al. Prehospital fluid management of abdominal organ trauma patients: a matched pair analysis. Langenbeck Arch Surg. 2015; 400（3）: 371–379.

总结

- 腹部器官的钝性伤通常是由压迫或剪切导致的。
- 穿透伤可由刀伤、枪伤或尖锐物体所致。
- 最常受伤的两种实质器官是肝和脾。这两种器官是失血死亡的主要原因。空腔器官损伤可导致败血症、伤口感染和形成脓肿。
- 腹膜后器官（肾、输尿管、胰腺和十二指肠）损伤可导致大出血。
- 盆腔内器官（膀胱、尿道）损伤通常是由机动车碰撞造成导致骨盆骨折引起的。
- 腹部血管结构损伤可导致大出血，可危及生命。
- 严重腹部创伤最重要的体征是不明原因的休克。
- 腹部创伤患者的紧急救护通常只有 2 个步骤：一是稳定患者的病情；二是将患者迅速送往医院，由医师进行评估和手术修复伤口。

参考文献

[1] National Highway Traffic Safety Administration. *The National EMS Education Standards*. Washington, DC: US Department of Transportation, National Highway Traffic Safety Administration; 2009.

[2] Walls R, Hockberger R, Gausche-Hill M. *Rosen's Emergency Medicine: Concepts and Clinical Practice*. 9th ed. Philadelphia, PA: Elsevier; 2017. 1516 Part 9 Trauma 9781284560435_CH42_1507_1518.indd 1516 19/07/18 8:16 AM

[3] National Association of Emergency Medical Technicians. *PHTLS: Prehospital Trauma Life Support*. 8th ed. Burlington, MA: Jones & Bartlett Learning; 2014.

[4] Slotta JE, Justinger C, Kollmar O, Kollmar C, Schafer T, Schilling MK. Liver injury following blunt abdominal trauma: a new mechanism-driven classification. *Surg Today*. 2014; 44（2）: 241–246.

[5] Waseem M, Bjerke S. Splenic injury. In: StatPearls [Internet]. National Center for Biotechnology Information website. https://www.ncbi.nlm.nih.gov/books/NBK441993/. Updated June 26,2017. Accessed March 15, 2018.

[6] Aboobakar MR, Singh JP, Maharaj K, Mewa Kinoo S, Singh B. Gastric perforation following blunt abdominal trauma. *Trauma Case Rep*. 2017; 10: 12–15.

[7] Offner P. Penetrating abdominal trauma. Medscape website. https://emedicine.medscape.com/article/2036859-overview.Updated January 13, 2017. Accessed March 15, 2018.

[8] Peitzman AB, Schwab CW, Yealy DM, Rhodes M, Fabian TC, eds. *The Trauma Manual: Trauma and Acute Care Surgery*. 4th ed. Philadelphia, PA: Lippincott; 2013.

推荐书目

Chenoweth JA, Diercks DB. ACEP clinical policy: blunt abdominal trauma. ACEP Now website. http://www.acepnow.com/article/acep-clinical-policy-blunt-abdominal-trauma. Published May 1, 2011. Accessed March 15, 2018.

Hodnick R. Penetrating trauma wounds challenge EMS providers. *JEMS* website. http://www.jems.com/articles/print/volume-37/issue-4/patient-care/penetrating-trauma-wounds-challenge-ems.html. Published March 30, 2012. Accessed March 15, 2018.

Moore E, Feliciano D, Mattox KL. *Trauma*. 8th ed. New York, NY: McGraw-Hill; 2017.

Ruesseler M, Kirschning T, Breitkreutz R, et al. Prehospital and emergency department ultrasound in blunt abdominal trauma. *Eur J Trauma Emerg Surg*. 2009;35:341–346.

Zygowicz WM. Anything but routine: responders answer unprecedented evisceration call. *JEMS* website. http://www.jems.com/articles/print/volume-33/issue-7/patient-care/anything-routine-responders-an.html. Published December 31, 2007. Accessed March 15, 2018.

（韩承新，白香玲，申凤兰，邓霜霜，译）

第 43 章

骨科创伤

美国 EMS 教育标准技能

创伤

将评估结果与流行病学和病理生理学知识相结合，形成现场印象，以便对急性创伤患者制订和实施综合治疗 / 处置计划。

骨科创伤

识别和管理

- 开放性骨折
- 闭合性骨折
- 关节脱位
- 截肢（见第 37 章）

病理生理学、评估和管理

- 上肢和下肢损伤
- 开放性骨折
- 闭合性骨折
- 关节脱位
- 扭伤 / 拉伤
- 骨盆骨折
- 截肢 / 再植（见第 37 章）
- 骨筋膜室综合征
- 儿童骨折（见第 47 章）

- 肌腱撕裂 / 横断 / 断裂（跟腱和髌骨）

非创伤性肌肉骨骼疾病

解剖学、生理学、病理生理学、评估和管理：

- 非创伤性骨折（见第 32 章）

常见或主要非创伤性肌肉骨骼疾病的解剖学、生理学、流行病学、病理生理学、心理社会影响，以及表现、预后和处理

- 脊柱疾病（见第 40 章）
- 关节异常（见第 32 章）
- 肌肉异常（见第 32 章）
- 过用综合征（见第 32 章）

学习目标

完成本章学习后，紧急救护员能够：

1. 准确描述各类肌肉骨骼损伤的体征和症状；
2. 概述肌肉骨骼损伤院前评估和处理；
3. 掌握使用夹板的基本原则；
4. 了解上肢损伤院前处理的原则和意义；
5. 了解下肢损伤院前处理的原则和意义；
6. 掌握开放性骨折院前处理时的重点；
7. 了解对角形骨折和脱位进行复位的基本原则。

重点术语

跟腱：人体最大的肌腱，连接腓肠肌和跟骨。

跟腱断裂：跟腱完全撕裂。

附肢骨：包括上肢和下肢的肢带骨和自由肢骨。

中轴骨：包括颅骨、舌骨及躯干骨（椎骨、肋骨和胸骨）。

拳击者骨折：手指远端受到直接打击而导致的

第 5 掌骨颈骨折。

Buddy 夹板固定： 用衬垫和胶布将受伤的手指或足趾固定在相邻的手指或足趾上，让未受伤的手指或足趾充当夹板。

Colles 骨折： 距腕关节 3 cm 范围内的桡骨远端骨折，导致桡骨向上（向后）移位并明显畸形。

骨骺骨折： 儿童或青少年长骨骨骺板的骨折。

骺板： 发育中的长骨骨干和骨骺之间的软骨层。

一级扭伤： 韧带轻微撕裂，关节仍能正常活动。

骨折： 骨或软骨的结构连续性和完整性被破坏。

关节脱位： 2 块或 2 块以上骨的关节端发生了移位。

脱臼： 完全脱位。

开放性骨折： 骨骼断裂的同时，覆盖骨折部位的皮肤及皮下软组织也破裂，又被称作复合性骨折。

异型体温： 无法保持恒定的温度而不受环境温度的影响。

刚性夹板： 形状不会改变的夹板。

二级扭伤： 韧带部分拉伤、撕裂，虽然关节活动正常，但肿胀和瘀青比较明显。

软性夹板： 为了更好地贴合受伤部位，可以灵活改变形状结构的夹板。

扭伤： 突然的扭曲或拉伸超出了关节的正常活动范围，进而引起韧带撕裂。

拉伤： 因用力过度或过伸引起的肌肉或肌腱损伤。

半脱位： 骨关节之间失去正常对位，但还有部分关节面相接触的状态。

三级扭伤： 韧带完全撕裂最严重的扭伤。

隆起骨折： 未成熟骨的单皮质骨折引起的骨皮质屈曲。

牵引夹板： 一种夹板装置，最常用于股骨骨折，它能提供一个反向拉力来减轻疼痛，使骨折复位，并减少出血等并发症。

骨科创伤及相关的并发症十分常见。在美国每年有超过 1 亿患者前往急诊科就医，其中骨科问题占据了相当大的比例[1]。肢体创伤很少危及生命。但是如果能及早发现，采取相应的措施，就在一定程度上避免了长期伤残的可能。

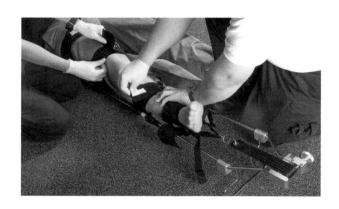

第 1 节 肌肉骨骼系统回顾

如第 10 章所述，肌肉骨骼系统和相关的神经血管结构是由骨骼、神经、血管、肌肉、肌腱、韧带和关节组成的。骨骼系统总共包含 206 块骨骼，这些骨骼分为两类：中轴骨和附肢骨（图 43-1）。中轴骨包括颅骨、舌骨、躯干骨（椎骨、肋骨和胸骨）。附肢骨包括上肢和下肢的肢带骨和自由肢骨。

四肢就是通过肢带骨与躯干相连的。

肌肉系统提供运动、姿势保持（肌肉张力）和热量的产生。肌肉的主要类型是骨骼肌、心肌和平滑肌。本章讨论人体中最常见的肌肉类型——骨骼肌（图 43-2）。

注意

肢体创伤通常是由机动车撞击、跌落、暴力行为及接触性运动等引起的。预防措施包括适当的运动训练（如向专业的运动伤害防护师请教防护设备的用法），正确的自我管理，枪支安全教育和跌落防护（如高楼层安装防护窗）（见第 3 章）。

第 2 节 肌肉骨骼疾病的分类

肌肉骨骼系统的创伤包括骨折、扭伤、拉伤和关节脱位。对待疑似肢体受到损伤的患者，处理伤情时应考虑骨折存在的可能。肌肉骨骼疾病还可能

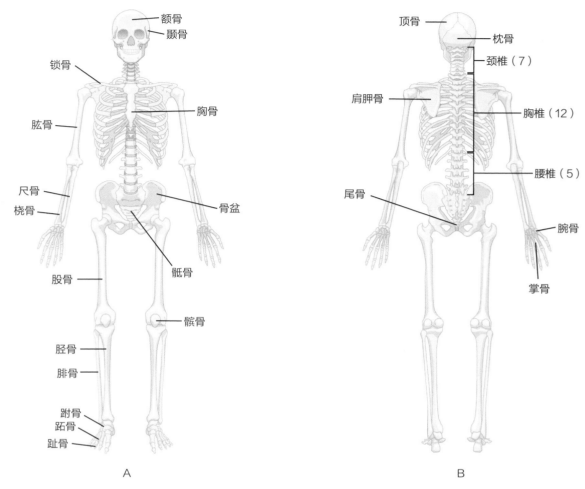

图 43-1 中轴骨（蓝色）和四肢骨（骨色）。A. 骨骼前视图；B. 骨骼后视图

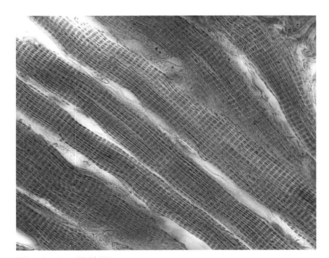

图 43-2 骨骼肌

会引起以下问题：

- 大出血；
- 不稳定；
- 组织流失；
- 轻度撕裂与感染；
- 血液供应中断；
- 神经损伤；
- 长期伤残。

肌肉骨骼疾病可能是外部创伤直接引起的（如钝击作用于肢体），也有可能是由外部创伤间接引起的（如垂直下落在远离撞击部位产生脊柱骨折），还有可能是由关节炎和肿瘤（见第32章）等疾病引起的。救护员在遇到肌肉骨骼疾病患者时应考虑运动学机制，并仔细评估受伤现场和损伤机制（见第36章）。

骨折

骨折是指骨或软骨的结构连续性和完整性被破

坏（图 43-3）。骨折有完全骨折和不完全骨折，这取决于骨骼断裂的程度。骨折又分为开放性骨折和闭合性骨折，这取决于靠近骨折部位的皮肤完整程度（框 43-1）。长骨骨折可能会在最初 2 小时内导致中度到重度的出血。胫骨或腓骨骨折可能会造成小腿出血多达 550 mL，股骨骨折可能会造成大腿出血约 1000 mL 左右，骨盆骨折可能会造成出血约 2000 mL。

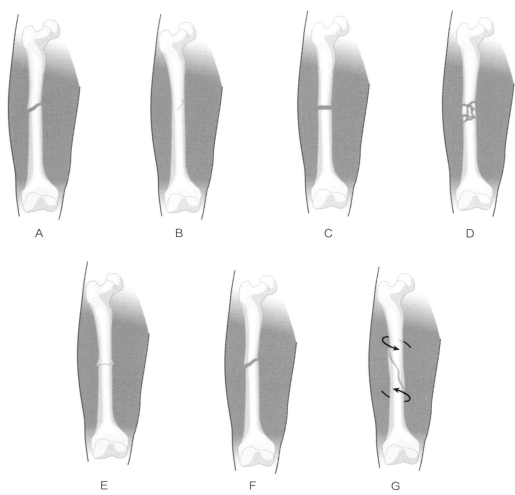

图 43-3 骨折类型。A. 完全骨折；B. 不完全骨折；C. 横形骨折；D. 粉碎性骨折；E. 嵌入骨折；F. 斜形骨折；G. 螺旋形骨折

框 43-1　骨折的分类

- **开放性骨折：** 突出的骨骼或尖锐的物体在伤口处引起软组织破伤骨折端与外界相通。
- **闭合性骨折：** 骨骼破裂，但软组织和皮肤没有破损。
- **粉碎性骨折：** 骨骼多处破裂，碎裂成块。在儿童较为罕见。
- **青枝骨折：** 骨骼虽"折"却未"断"，只是在骨折外侧断裂（多见于儿童）。
- **螺旋形骨折：** 扭曲动作引起的骨折。骨折线沿骨干纵轴螺旋走行。

- **斜形骨折：** 骨折线与骨骼长轴形成斜角。
- **横形骨折：** 骨折线与骨骼长轴形成直角。
- **应力性骨折：** 由长期的、重复的或不规则的压力引起的骨折（多见于足骨）。
- **病理性骨折：** 骨质疏松、骨肿瘤、骨发育障碍、炎症或结核等使骨组织脆弱，进而引发骨折。
- **骨骺骨折：** 儿童或青少年长骨骨骺板骨折，可能会造成永久性的扭曲或畸形，还可能引起早发性关节炎。

如第 10 章所述，儿童长骨顶端与骨干被骺板隔开了，直到骨骼停止生长，二者才连接到一起。累及骺板的骨折叫作骨骺骨折。骨骺骨折是十分严重的，它可能会引起骺板的破裂或脱离，可能导致关节生长畸形。隆起骨折（骨皮质屈曲）是一种未成熟长骨的不完全性骨折，通常没有长期的后果。

扭伤

扭伤是指韧带撕裂（图 43-4），是由突然的扭曲与拉伸超出了关节的正常活动范围造成的（图 43-5）。扭伤最常见的 2 个部位是膝关节和脚踝。

扭伤根据伤情的严重程度划分等级（框 43-2）。一级扭伤因为只有韧带内少数纤维裂开，关节仍能正常活动，肿胀和出血程度也是最轻的（但多次一级扭伤可能造成韧带拉伤）。二级扭伤比一级扭伤更严重，虽然关节仍是完整的，但却有较严重的肿胀和瘀青。三级扭伤是指韧带完全撕裂。如果三级扭伤伴随着脱位，那么受伤肢体处的神经与血管也

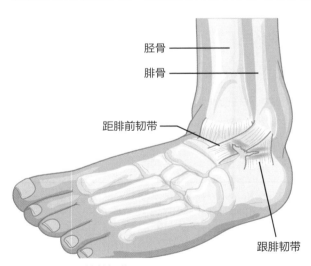

胫骨
腓骨
距腓前韧带
跟腓韧带

图 43-4　踝关节扭伤

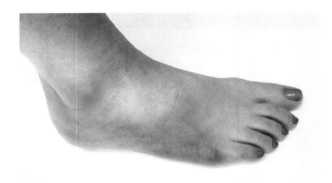

图 43-5　因外侧韧带扭伤而出现肿胀和瘀伤

框 43-2　扭伤的分级（根据严重程度）

一级扭伤
关节能正常活动
轻微的肿胀 / 出血

二级扭伤
关节完整
较严重的肿胀 / 瘀青

三级扭伤
韧带完全断裂
可能有神经或血管损伤

有可能受到损伤。部分二级扭伤和大多数三级扭伤都会出现骨折的症状。

尽管对扭伤使用冰敷的治疗方案各不相同，但在最初的 24 ~ 72 小时时冰敷通常可以减轻与这种损伤相关的疼痛和肿胀。在此之后，通常会使用热敷（如温水浸泡）来促进循环。

注意

冰块应该放在塑料袋里，通过纱布或布敷在受伤部位 20 分钟，取下 20 分钟后再敷。如果没有冰块，可以在短期内使用可重复冷冻的凝胶溶液包，可以提供一些舒适感并减少肿胀。冰块不能直接敷在皮肤上。

拉伤

拉伤是指用力过度或过伸引起的肌肉或肌腱损伤。拉伤通常出现在背部和手臂，可能会伴随着明显的功能丧失。严重的拉伤甚至可能引起骨头从所附着的肌腱处撕脱。

关节脱位

关节脱位是指 2 块或 2 块以上骨的关节端发生了移位（图 43-6）。较容易发生脱位的关节位于肩膀、肘部、手指、髋部、膝关节和脚踝。当关节变形或是不在正常范围内活动的时候就应考虑到关节脱位的可能性。完全脱位又叫作脱臼；不完全脱位叫作半脱位。脱位对身体都会造成较大损害，且有可能造成不稳定。

思考

为什么脱位有容易造成血管和神经损伤？

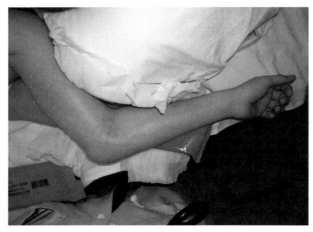

图 43-6 肘关节脱位的临床表现

第 3 节 肢体创伤的征兆与症状

肢体创伤的征兆与症状多种多样，可能是有轻微的不适，也有可能是明显的变形或开放性骨折。假如有严重的伤情，现场评估要尽量迅速准确。

比较常见的肢体创伤的征兆与症状包括：

- 触诊或移动时疼痛；
- 肿胀、变形；
- 有捻发音；
- 肢体活动范围变小；
- 肢体移动不自然；
- 感官知觉减退或缺失，伤处远端血液循环放缓或停止（可以通过皮肤颜色、体温、远端脉搏和毛细血管充盈情况来判断）。

思考

在院前环境中，救护员如何区分严重扭伤和骨折？

第 4 节 肌肉骨骼疾病的评估和处理

为了对肌肉骨骼疾病做出更准确的评估，可以将患者分为以下 4 类：

- 遭受了可能危及生命或肢体的损伤，包括可能危及生命或肢体的肌肉骨骼创伤；
- 只有轻微的肌肉骨骼创伤，但遭受了其他可能危及生命或肢体的血管损伤；
- 遭受了可能危及生命或肢体的肌肉骨骼创伤，未遭受其他可能危及生命或肢体的损伤；
- 只遭受了局部损伤，不会危及生命和肢体。

救护员应先进行初步评估以确定患者是否有可能危及生命的损伤。如果有，应最先处理。救护员绝对不能轻视肌肉骨骼创伤，事实上，看上去奇形怪状但又非紧急的肌肉骨骼损伤一直都是救护时优先考虑的问题。

评估肢体损伤时应记住"六个 P"原则（框 43-3）。救护员还应根据远端脉搏、运动功能和感觉（移动或夹板固定前后）状况来对肢体的神经血管状况做出评估。此外，应对患处进行检查和触诊，确认有无表面创伤、压痛和肿胀。如果可能，最好和正常的、未受伤的肢体进行比较。如果存在肢体受创的可能性，应将肢体用夹板固定起来（图 43-7）。

注意

骨科创伤会非常痛苦。如果可能，救护员应在转运患者之前解决疼痛问题。由医学指导制定的使用镇痛药来管理所有年龄段患者疼痛的方案是救护这些患者的一个重要方面。

资料来源：Kiviehan S, Friedman BT, Mercer MP. Orthopedic injuries. In: Brice J, Delbriddge TR, Meyers JB, eds. Emergency Services Clinical Practice and Systems Oversight. Vol 1. West Sussex, UK: John Wiley & Sons; 2015:272–279.

框 43-3 评估肌肉骨骼损伤的"六个 P"原则

Pain（疼痛）：疼痛或压痛；
Pallor（苍白）：肤色苍白或毛细血管充盈不足；
Parasthesia（感觉异常）：针刺感；
Pulselessness（无脉搏）：脉搏减弱或消失；
Paralysis（瘫痪）：肢体无法移动；
Poikiothermia（异型体温）。

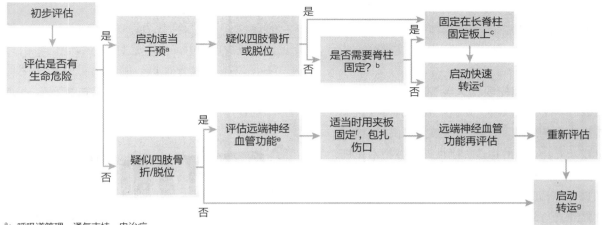

a：呼吸道管理、通气支持、电治疗。
b：见脊柱固定的适应证。
c：受伤的四肢固定在解剖位置，固定在长脊柱固定板上。
d：送往最近的适当医疗机构（如有创伤中心）；评估远端神经血管功能，并在时间允许的情况下使用牵引夹板（如果怀疑股骨骨折）。
e：评估疑似骨折或脱位远端的灌注情况（脉搏强度和毛细血管充盈时间测定）和神经功能（运动和感觉）。
f：使用适当的夹板固定疑似骨折或脱位；如果怀疑股骨中段骨折，应用牵引夹板。
g：送往最近的适当医疗机构。

图 43-7 评估肢体创伤

证据显示

巴尔的摩的研究人员回顾性地分析了从社区医院转至三级儿科中心的 18 岁以下儿童的病历。他们将这些患者对照组患者相比，试图确定将稳定的儿科患者二次转至其机构的风险因素。三种最常见的诊断是癫痫发作、骨科损伤和哮喘和／或呼吸窘迫。在转运的骨科损伤患者中，69% 存在畸形。到社区医院的平均转运距离为 7.6 km，而到儿科专科医院的平均转运距离为 27.0 km。如果患者被直接送往儿科专科医院，平均距离为 27.2 km。决定转诊的中位时间为 108 分钟，直至急救人员到达并开始转诊的中位等待时间为 90 分钟。近一半的儿童在儿科专科中心接受了重复的诊断检查。年龄越大，转诊的骨科患者越少。作者建议 EMS 系统中开发更具体的直接转运方案。

资料来源：Fishe JN, Psoter KJ, Klein BL, Anders JF. Retrospective evaluation of risk factors for pediatric secondary transport. Prehosp Emerg Care. 2018; 22(1):41–49.

注意

肢体创伤很少会危及生命。因此在对待受到多系统创伤的患者时，应先确保他们呼吸道畅通、呼吸状况、血液循环（包括肢体内外出血的情况）和脊柱的稳定性。根据患者的状况或损伤机制，可能需要将患者快速送往医院。如果确实需要快速转运，应先将患者完全固定在脊柱固定板上，以稳定患者的伤肢。

夹板固定的基本原则

夹板固定的目的是固定身体受伤的部位。使用夹板固定可以减轻疼痛，减少组织损伤、出血和开放性伤口感染，并且使转运患者的过程更加顺利。框 43-4 列出了夹板固定的基本原则。需要注意的是，无论是成年人还是儿童，夹板固定的基本原则

框 43-4 夹板固定的基本原则

1. 用夹板固定受伤处上下的关节和骨。
2. 开放性骨折和闭合性骨折的固定方式相同。
3. 覆盖住开放性骨折创口，将感染的风险降到最低。
4. 检查并记录夹板固定前后的脉搏、感觉和运动功能，并且要反复检查。
5. 用轻柔的力对肢体进行牵引，使其稳定在正常的与骨长轴成一条直线的位置。
6. 摆直带长骨的肢体，以便更容易用夹板固定。
7. 把脱位处固定在一个相对舒服的位置，确保良好的血液供应。
8. 按受伤时的位置来固定关节，只有当没有远端脉搏时，才需把关节受伤处排成直线。
9. 冷敷，以减少肿胀和疼痛，按治疗方案给患者应用镇痛药。
10. 按压伤处以减少肿胀。
11. 如果可以，把受伤肢体抬起来。

注：固定过程需要至少 2 名施救者。所有的夹板都应加上填充物以保证患者的舒适。

都是一样的。对幼儿和老年人进行固定时需要特别注意的事项将在第 48 章和第 49 章介绍。

夹板的种类

夹板的种类和材料有很多。夹板大致分为 3 类：刚性夹板、软性夹板或可变形夹板和牵引夹板。

刚性夹板的形状无法改变，必须要调整身体部分的位置来契合夹板的构造。刚性夹板包括木夹板、金属、塑料夹板和某些纸板夹板（图 43-8）。刚性夹板在使用前应加上填充物，以贴合身体的形状，使患者更舒适。

软性夹板或可变形夹板可以调成不同的形状结构，以贴合受伤部位。软性夹板或可变形夹板包括枕头夹、毛毯夹、吊带和绷带夹板、真空夹板、纸板夹板、钢丝夹板和可弯曲的铝夹板（图 43-9）。可充气夹板也被认作是软性或可变形夹板，然而它们不适用于膝关节或肘部受伤的患者。

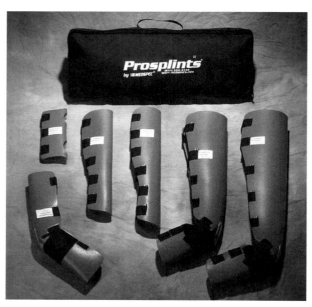

图 43-8　刚性夹板

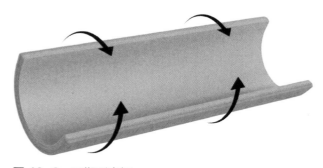

图 43-9　可塑形夹板

牵引夹板是一种夹板装置，最常用于股骨骨折。它提供了一个反向拉力，以减少疼痛，使骨折复位，并减少出血并发症。这种夹板提供的牵引力通常不足以减少股骨骨折，但可用于固定和使骨折复位。牵引夹板也有助于控制出血和减轻疼痛（图 43-10）。

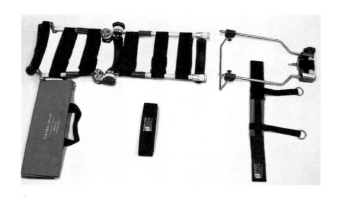

A

B

图 43-10　A. 牵引夹板；B. 单极牵引夹板

第 5 节　上肢损伤

上肢损伤包括肩部、肱骨、肘部、桡骨、尺骨、手腕、手掌、手指等部位的骨折或脱位（图 43-11）。另外还有锁骨损伤（见第 41 章）。大多数的上肢损伤用吊带或绷带就可以固定。

肩部损伤

肩部损伤在老年人中很常见，这是由于老年人的骨骼结构更加脆弱。肩部损伤通常是跌倒时伸出手臂支撑造成的。肩前部骨折或脱位（占所有病例的 90%[2]）的患者受伤的手臂和肩膀通常可以放在胸前（肩膀的外侧面呈现的是平的形状而不是圆的形状）。此外，从侧面可以看到，肱骨头和肩峰之

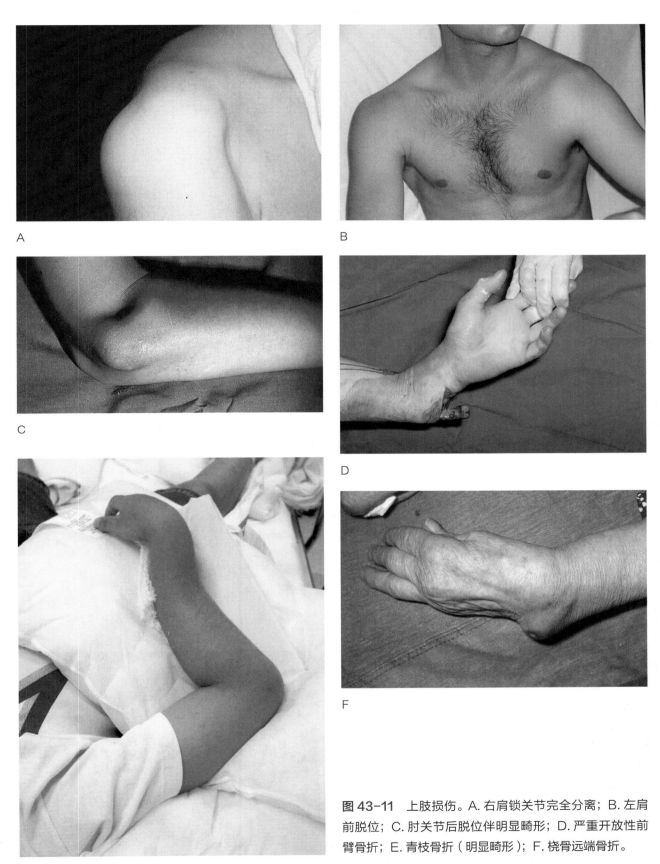

图 43-11 上肢损伤。A. 右肩锁关节完全分离；B. 左肩前脱位；C. 肘关节后脱位伴明显畸形；D. 严重开放性前臂骨折；E. 青枝骨折（明显畸形）；F. 桡骨远端骨折。

间有一处较深的凹陷（"凹肩"）。肩后部骨折或脱位的患者的手臂可能在肱骨头的上方。

其他可能影响肩部的损伤包括胸锁关节拉伤（由击打或扭转关节引起）和肩袖损伤。肩袖损伤可为急性或慢性损伤，可导致肩关节的活动受限。肩袖损伤可能是由于用力拉臂、肩关节不正常旋转或跌倒时伸出手臂支撑导致肩部肌腱撕裂和断裂。

肩部损伤的处理包括根据受累手臂和肩部的位置使用吊索和条带（图 43-12），可能需要设计一个移动夹板来固定受伤部位。例如，对于一些骨折或脱位，救护员可能需要使用中间系结的卷毯。毛毯卷放在抬高的手臂下，像吊带一样固定。手臂被包裹以防止移动。如果患者的上臂骨折，则应该用夹板固定。

肱骨损伤

肱骨中段骨折常见于老年人和活跃的年轻男性。如果肱骨干中段发生骨折，可能会出现桡神经损伤；这种损伤可能导致腕关节或手指活动受限或减少，以及手虎口部位感觉异常。肱骨颈骨折可引起腋神经损伤，影响三角肌功能和肩外侧感觉，关节内出血也可能是并发症。

肱骨损伤处理包括使用索具、吊索和条带（图 43-13）。注意肱骨中段骨折通常很难固定，外侧短夹板可应用于上臂内侧以增加稳定性。

肘部损伤

肘关节受伤在儿童（对他们来说尤其危险）和运动员中很常见。事实上，肘关节是第二大常见的

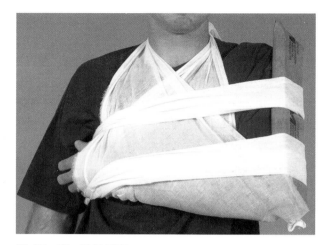

图 43-13 肱骨固定

脱位关节，仅次于肩膀。损伤机制通常包括跌倒时伸出手或弯曲肘部以支撑身体。这种损伤可能会导致血管破裂，并由长时间的血管弯曲或骨筋膜室综合征的发展而导致，如果不及时治疗，可导致缺血性挛缩，并伴有严重的前臂畸形和爪状手。肱动脉的明显撕裂伤和额外的神经损伤也可能发生。

一般来说，减少这些损伤的方法并未在野外尝试过。如果损伤远端有严重的角状骨折或严重的神经血管损伤，应咨询医学指导以确定是否需要轻度复位。如果试图复位，应使用可塑形夹板使肘关节呈 90°，前臂旋起[3]。还可以用枕头、毯子、硬夹板或吊带和带子固定夹板（图 43-14）。

桡骨、尺骨和腕关节损伤

桡骨、尺骨或腕关节损伤与大多数其他上肢损伤一样，桡骨、尺骨和手腕的损伤通常是由于跌倒

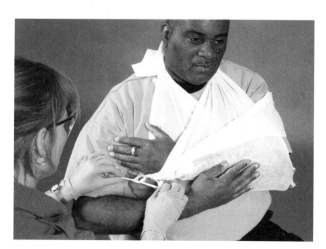

图 43-12 肩部固定

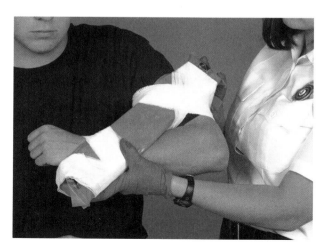

图 43-14 肘部固定

时伸出手造成的。腕关节损伤可累及桡骨远端、尺骨或腕骨中的任何一块。最常见的腕关节损伤是桡骨远端银叉状畸形并有背侧成角（Colles 骨折）（图43-15）。前臂损伤在儿童和成年人中都很常见。这些损伤的处理方法与肘部损伤相同（图43-16）。

注意

桡骨头半脱位占儿童上肢损伤病例的 20%，常见于 6 个月到 5 岁大的儿童，最常见于 1～3 岁年龄段的儿童。通常出现这种损伤的儿童之前有手臂拉扯或脱垂的病史。这些儿童通常不愿使用手臂，但只要不活动肘部，他们似乎不会感到疼痛或痛苦。

资料来源：Hammond B, Zimmerman P, eds. *Sheehy's Emergency Nursing: Principles and Practice*. 7th ed. Philadelphia, PA: Elsevier; 2013.

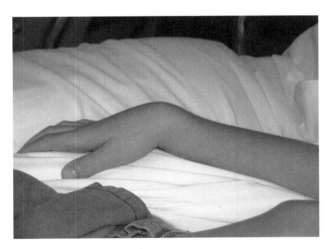

图 43-15　桡骨下端骨折

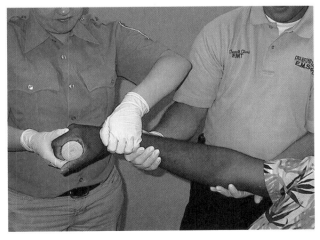

图 43-16　前臂固定

思考

使用冰袋对肌肉骨骼疾病有什么作用？

手部（掌骨）损伤

手部损伤通常是由接触性运动、暴力（如打架）和与工作有关的挤压伤害造成的。一种常见的掌骨损伤是拳击者骨折，它是由于手指远端受到直接打击造成的，导致第 5 掌骨颈骨折（图43-17）。这些损伤也可能与血肿和开放性伤口有关。拳击者骨折是最常见的掌骨骨折，但任何掌骨都可能骨折，这取决于损伤机制。

处理方法包括在功能部位使用坚硬的或可塑形的夹板（枕头、毛毯）。手受伤的地方应该暂时用夹板固定。可使用刚性或可塑形的夹板。

手指（指骨）损伤

手指损伤很常见，但不应认为是小事。严重的损伤包括拇指骨折及手部或手指的开放性或明显粉碎性骨折。这些损伤均应通过夹板治疗。

可以用泡沫填充的铝夹板或压舌板固定受伤的

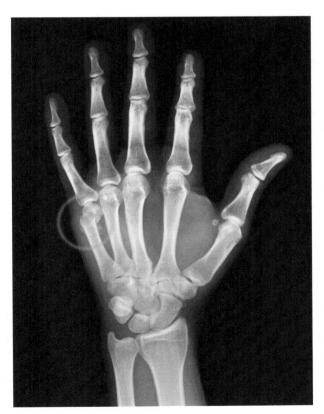

图 43-17　拳击者骨折

手指（图43-18），也可以简单地将受伤的手指固定在相邻的手指上（Buddy 夹板固定）。

注意

　　Buddy 夹板固定是指用填充物和胶带将受伤的手指或足趾固定在相邻的手指或足趾上。本质上，未受伤的手指就像一个夹板。如果没有其他的夹板材料，这种稳定的原理也适用于小腿受伤的情况（用夹板将腿固定在未受伤的腿上）。

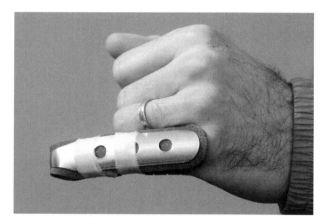

图43-18　手指固定

第6节　下肢损伤

　　下肢损伤包括骨盆、髋部、股骨、膝关节和髌骨、胫骨和腓骨、踝关节和足，以及趾骨的骨折或脱位（图43-19）。与上肢损伤相比，下肢损伤需要更大的力，有更显著的出血。下肢多处损伤更难处理，而且可能危及生命（如股骨干和骨盆骨折）。严重损伤需要以下处理：

- 给予高浓度氧气，以维持脉搏血氧饱和度在95% 或以上；
- 动作轻柔，适当使用镇痛药物；
- 定期监测生命体征；
- 如果需要纠正低血容量，可以补充液体；
- 快速转运。

骨盆骨折

　　如第42 章所述，腹部创伤、骨盆的钝性伤或穿透伤可导致骨折、严重出血及膀胱和尿道的相关损伤。损伤通常是由高速机动车辆碰撞、行人机动车碰撞及跌倒造成的。骨盆周围环绕着肌肉和其他软组织，所以这个部位的畸形可能很难发现。因此，应根据髂嵴的损伤机制或触诊压痛来检查有无骨盆损伤。腹部和盆腔区域的创伤可能因怀孕而复杂化（见第45 章）。处理方法包括使用带垫的长脊柱固定板或铲式担架，以减少移动，以及使用盆腔黏合剂。

注意

　　市售骨盆稳定装置（盆腔黏合剂）（图43-20）用于固定不稳定的骨盆骨折。如果可能，当怀疑患者受伤时，应在移动患者之前使用骨盆稳定装置。

资料来源：Gerecht R, Larrimore A, Steurerwald M. Critical management of deadly pelvic injuries. J Emerg Med Serv. 2014;39（12）：28-35.

髋部骨折

　　髋部骨折通常发生在老年人，常见原因为跌倒。常见于女性患者，年龄大于75 岁。这种损伤也可能发生在经历重大创伤的年轻患者身上。通常髋部股骨头颈处骨折，患腿缩短并向外旋转。与髋关节脱位相比，患腿通常缩短和外旋（图43-21）。靠近股骨头部的骨折可能与髋关节前脱位类似，即腿缩短和内旋。

　　髋部骨折是一种严重的损伤，尤其是对于老年患者。损伤引起的并发症可能危及生命，大约20% ~ 30% 的老年患者在髋部骨折后1 年内死亡[4]。这些死亡中有许多是由静脉血栓栓塞、肺炎和感染造成的。许多髋部骨折患者需要长期的专门护理。近40% 的髋部骨折患者可以恢复到伤前的活动水平[5]。

　　髋关节脱位通常是由汽车碰撞产生的巨大冲击力引起的，这种力通常还会引起其他重大损伤。髋关节脱位多为股骨头头脱位。

　　髋部骨折的院前处理包括使用长脊柱固定板或铲式担架（图43-22），在将患者从伤处移动到担架处时尽量减少髋部的运动，并在转运过程中放置大量衬垫，尽量让患者感到舒适。微微弯曲膝关节或把膝关节垫起可以提高患者的舒适度。

股骨损伤

　　股骨损伤通常是由严重的外部创伤引起的，如

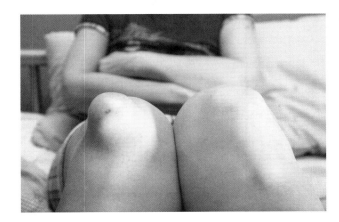

A

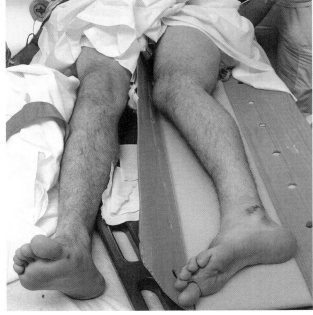

B

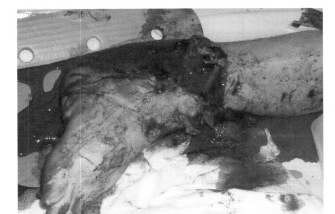

C

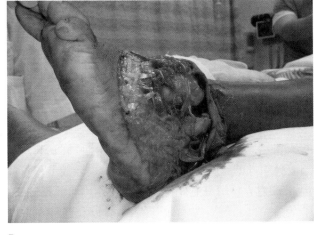

D

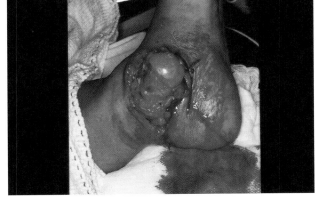

E

图 43-19 下肢损伤。A. 右髌骨外侧脱位；B. 左髋关节后脱位；C. 小腿开放性骨折；D. 踝关节开放性骨折；E. 距骨脱位。

机动车碰撞或机动车行人碰撞。股骨损伤在受虐儿童身上也很常见。其中，小于 1 岁的儿童占了 30%。

股骨骨折会使大腿肌肉强烈收缩，造成骨碎片来回移动。股骨骨折的患者通常腿部会缩短且外旋，大腿中部也因为出血而出现肿胀，可能会危及生命（图 43-23）。

膝关节和髌骨伤

膝关节骨折（股骨髁上骨折、股骨或胫骨关节内骨折）和髌骨骨折、脱位通常是由机动车碰撞、

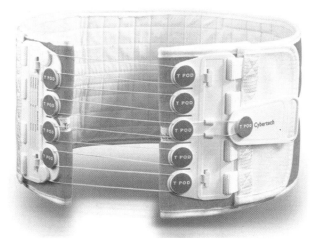

图 43-20   骨盆稳定装置

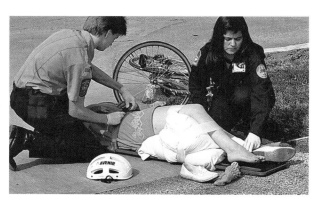

图 43-21   髋部损伤。年轻女性，右股骨内旋、内收和缩短

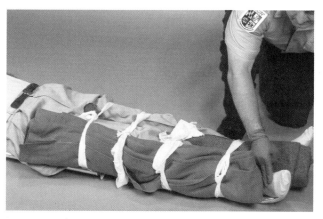

图 43-22   髋关节固定术

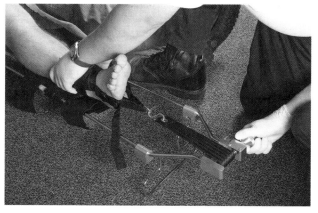

图 43-23   牵引夹板的应用

行人机动车碰撞、接触性运动和跌落时弯曲的膝关节着地引起的（图 43-24）。腘动脉离膝关节较近，因此膝关节受伤可能伴有腘动脉损伤，尤其是膝关节后脱位时。膝关节和髌骨损伤还通常累及附近的韧带和肌腱（框 43-5）（图 43-25）。

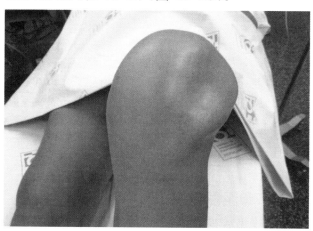

图 43-24   左侧髌骨脱位

注意

牵引夹板只适用于股骨中段的骨折。腿部下 1/3 段的骨折、骨盆骨折、髋部损伤、膝关节损伤和踝关节、足掌的撕裂或断裂都不适合使用牵引夹板。如果患者的伤情危及生命，也不适合用牵引夹板，而应该将患者固定在脊柱固定板上并快速送往医疗机构接受专业治疗。

资料来源：National Association of Emergency Medical Technicians. *PHTLS: Prehospital Trauma Life Support*. 8th ed. Burlington, MA: Jones & Bartlett Learning; 2014.

胫骨和腓骨损伤

胫骨是最常发生骨折的长骨。胫骨骨折通常与腓骨骨折相关（图 43-26），因为作用于受伤腿部的力很大。在这 2 块骨头中，胫骨是唯一的承重骨。胫骨和腓骨的损伤可由直接或间接创伤或扭伤引起。如果伴有膝关节损伤，应怀疑腘血管损伤。治疗包

框 43-5　膝关节附近的韧带损伤

　　膝关节附近的韧带损伤可能是由直接打击、过伸和（更常见的）膝关节的扭拧（如在运动活动中）引起的。膝关节外部的韧带分为内侧副韧带和外侧副韧带，它们为膝关节提供稳定性并限制了膝关节左右移动的范围。内侧副韧带位于膝关节内侧，当下肢伸直时处于绷紧状态。内侧副韧带很坚韧，但是在绷直的膝关节扭曲，且同时受到来自侧面的外力的情况下（如足球运动中拦截抢球时），也有可能扭伤甚至完全破裂（撕裂）。外侧副韧带位于膝关节外侧，它把股骨远端

和腓骨的顶端连接在一起。外侧副韧带很少会单独地受到损伤，即使受伤，也会伴有其他韧带损伤。

　　位于膝关节内部的韧带有前交叉韧带和后交叉韧带。这些韧带相互交叉。这种十字形构造增加了膝关节的稳定性，特别是膝关节前后移动的时候。

　　韧带损伤的处理步骤为平躺—冰敷—按压—提升（R-I-C-E）；使用抗炎药和镇痛药，以及物理疗法。有时还需要进行手术修复。

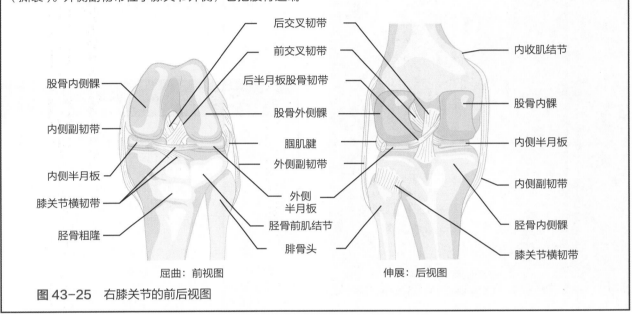

图 43-25　右膝关节的前后视图

（左图）屈曲：前视图

后交叉韧带
前交叉韧带
后半月板股骨韧带
股骨外侧髁
腘肌腱
外侧副韧带
外侧半月板
胫骨前肌结节
腓骨头

股骨内侧髁
内侧副韧带
内侧半月板
膝关节横韧带
胫骨粗隆

（右图）伸展：后视图

内收肌结节
股骨内髁
内侧半月板
内侧副韧带
胫骨内侧髁
膝关节横韧带

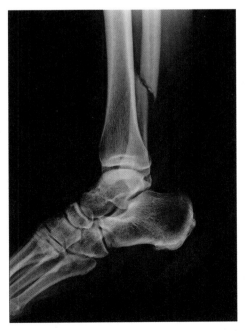

图 43-26　腓骨骨折

括用刚性或可塑形的夹板固定（图 43-27）（包括同侧膝关节和踝关节）。

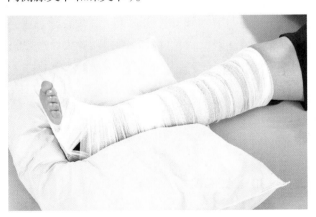

图 43-27　下肢固定

足部及踝关节损伤

　　足部和踝关节的骨折和脱位可能是由挤压、从

高处坠落或强力旋转或扭转造成的（图43-28）。附近的肌腱也可能发生损伤（框43-6）。足部或踝关节损伤患者常以穴位压痛为主诉，可在四肢负重时犹豫不决。管理包括使用可成形的夹板，如枕头、毛毯或空气夹板（图43-29）。

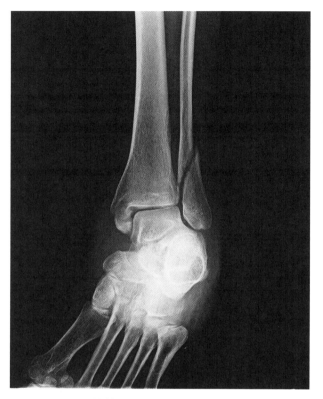

图43-28 踝关节骨折，均需手术固定

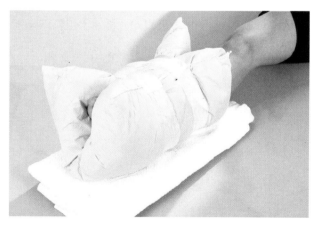

图43-29 足部和踝关节的固定

脚趾伤

脚趾伤通常是由脚趾"碰到"一个无法撼动的物体上引起的。处理时通常把受伤脚趾和旁边的脚趾包扎到一起，从而帮助支撑固定受伤脚趾。

注意

骨筋膜室综合征是胫腓骨损伤的常见并发症。如第37章和第54章所述，当肢体损伤导致肿胀并阻碍肢体血液供应时，就会发生骨筋膜室综合征。疼痛、苍白、感觉异常、无脉搏、瘫痪和异型体温等症状的存在提示骨筋膜室综合征。这些症状，除了疼痛，都是骨筋膜室综合征的晚期症状，可能预示着不可逆转的损伤。骨筋膜室综合征的特征是疼痛与损伤不成比例，以及受累筋膜室肌肉被动拉伸引起的疼痛。

迫切需要通过筋膜切开术进行外科干预，以缓解张力或压力，以防止永久性残疾甚至肢体丧失。这些患者需要快速转运。

框43-6 跟腱断裂

跟腱撕裂或断裂是踝关节处比较常见的一种伤病。跟腱是人体中最大的一块肌腱，是一种绳状的纤维组织，它的作用是连接腓肠肌群和跟骨。当腓肠肌群收缩时，跟腱会绷紧，从而拉动足跟。这就使人能踮起脚用脚尖站立。跟腱对诸如走路、跑步和跳跃之类的活动至关重要。因此，跟腱往往会在运动的过程中受伤。

通常发生在足跟上方大概2 cm处的跟腱的完全撕裂叫作跟腱断裂。跟腱断裂通常是由足部过度背屈引起的。它在中年男性运动员、老年人，以及有关节炎和糖尿病的人群中比较常见。使用皮质内固醇和喹诺酮也会增加这种损伤的风险。治疗方法包括手术治疗和非手术治疗，以及给足部和踝关节安上石膏或护具，从而避免跟腱愈合过程中的移动。

资料来源: Nannini CC. Achilles tendon rupture. emedicinehealth website. https://www.emedicinehealth.com/achilles_tendon_rupture/article_em.htm. Accessed June 1, 2018.

第7节 开放性骨折

开放性骨折患者需要救护员进行特殊的处理和评估。开放性骨折中的"开放"有两种形式：可能是由内向外开放，如骨碎片刺穿了皮肤；也可能是由外向内开放，如受到枪伤。开放性骨折也可能累及离骨折处有一定距离的皮肤。

虽然大多数开放性骨折伴随大出血，症状是很明显的，但是小的穿刺伤可能就不能被立刻发现，出血量也是极少的。因此，对于疑似骨折区域的任何软组织伤口，救护员都应视为开放性骨折的证据。

　　开放性骨折具有感染的可能性，手术清创相对紧急。很多权威人士都认为，与骨折有关的开放性伤口应覆盖无菌、干燥的敷料。不应在伤口处应用任何类型的消毒液。应直接按压和使用加压敷料控制出血。

　　如果能够看到骨端或骨碎片，应该用干燥、无菌的敷料盖住并用夹板固定。固定过程中填回伤口的骨端应该记录下来，并向接收医院报告，以便在手术中能够把回填骨头清理干净。

骨折愈合的阶段

　　骨折的愈合分几个阶段进行。骨折愈合所需的时间取决于骨折的严重程度和骨折区域的大小。骨折后的早期，骨折处会形成血肿。紧接着是纤维血管组织（瘢痕组织）的形成，稳定了骨折区域。然后骨髓中的基因和蛋白质会发出制造成骨细胞（未成熟的骨细胞）和软骨细胞的信号。接着骨骼周围的膜和未成熟的骨细胞会在骨折处形成骨痂。新生成的软骨细胞开始替代瘢痕组织。在骨折愈合的最后阶段，随着膜的成长成熟，未成熟的骨细胞位置固定了下来。新生成的骨替代了软骨（重构），愈合过程也就此结束（图43-30）。

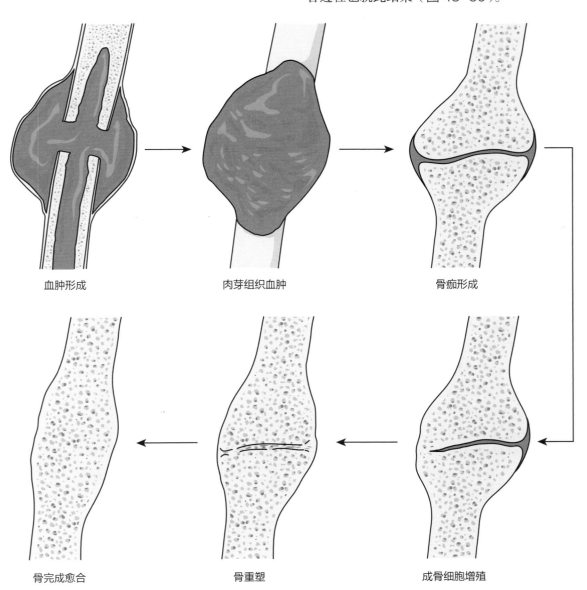

血肿形成　　　　　　　　　肉芽组织血肿　　　　　　　　　骨痂形成

骨完成愈合　　　　　　　　　骨重塑　　　　　　　　　成骨细胞增殖

图43-30　骨折愈合过程

骨折愈合所需的时间取决于骨折的严重程度、骨折区域的大小、骨折的部位、破裂骨骼的使用和骨折前骨骼的强韧程度。一些手部的小骨折一月内就能痊愈。下肢或骨盆处的大骨折可能需要数月才能痊愈（部分原因是这些骨骼必须承受人体的重量）。大多数骨折的骨在愈合过程中是由石膏、支架或手术固定设备固定的。即使是骨折愈合后，也有可能出现一些并发症，包括骨不连接和骨髓炎。

第 8 节　矫正角部断裂和减少脱位

角形骨折和脱位可能在夹板固定时，在患者解救和转运时造成重大问题。当需要手动固定骨折以帮助转运患者或改善受伤肢体的血液循环时，救护员应咨询医学指导。威胁肢体的损伤包括膝关节脱位、踝关节骨折或脱位，以及肘关节下骨折。出现这些严重损伤的患者需要快速转运，以供医师评估。

一般情况下，骨折和脱位的关节应固定在受伤部位，并应尽快将患者送往急诊科进行 X 线摄影和复位。在这种情况下，需要对患肢进行 X 线摄影，以排除骨裂伤或其他可能使复位复杂化的骨折。

如果转运延迟，血液循环受阻，医疗指导可授权对严重变形的骨折或脱臼点（不涉及肘部）进行一次复位（在院前环境下，绝不能操作肘部）。应在四肢长轴方向上使用轻柔、牢固的牵引力完成重新定位。如果感觉到对位存在阻力，应该用夹板固定四肢，而不需要重新复位。

总结

- 由外力引起的肌肉骨骼系统的创伤包括骨折、扭伤、拉伤和关节脱位。伴随肌肉骨骼疾病发生的症状包括大出血、不稳定、组织流失、轻度撕裂与感染、血液供应中断、神经损伤和长期伤残。
- 常见的肢体创伤的征兆与症状包括触诊或移动时疼痛、肿胀或畸形、有捻发音、肢体活动范围变小、肢体移动不自然和感官、知觉减弱或缺失或伤处远端血液循环放缓或停止。
- 一旦救护员检查到有可能危及生命的情况，应该对受伤肢体进行以下检查：疼痛、苍白、感觉异常、有无脉搏、瘫痪和异型体温。
- 使用夹板固定有助于减轻疼痛，减少组织损伤、出血和开放性伤口的感染，并且使转运患者的过程更加顺利。夹板可分为刚性夹板、软性夹板或可变形夹板和牵引夹板。
- 上肢损伤包括肩部、肱骨、肘部、桡骨、尺骨、手腕、手掌及手指等部位的骨折或脱位。

大多数上肢损伤用吊带和绷带就可以起到足够的固定。

- 下肢损伤包括骨盆、髋部、股骨、膝关节和髌骨、胫骨和腓骨、踝关节和足，以及足趾的骨折或脱位。
- 骨筋膜室综合征是胫腓骨损伤的常见并发症。骨筋膜室综合征的特征是疼痛与明显的损伤不成比例，以及受累筋膜室肌肉被动拉伸引起的疼痛。
- 大多数开放性骨折伴有大出血，症状是很明显的。然而小的穿刺伤可能就不能被立刻发现，出血量也是极少的。因此对于疑似骨折区域的任何软组织伤口，救护员都应视为开放性骨折的证据。由于存在感染的风险，开放性骨折被看作是一种外科急症。
- 当出现严重的神经血管损伤（如极弱或无远端脉搏）时，仅应进行一次复位尝试，且仅应在医疗控制咨询下进行。

参考文献

［1］ Marx J, Hockberger R, Walls R. *Rosen's Emergency Medicine*. 8th ed. St. Louis, MO: Saunders; 2014.

［2］ Frontera WR, Herring SA, Micheli LJ, Silver JK. Clinical Sports *Medicine: Medical Management and Rehabilitation*. St. Louis, MO: Saunders; 2006.

［3］ Kiviehan S, Friedman BT, Mercer MP. Orthopedic injuries. In: Brice J, Delbriddge TR, Meyers JB, eds. *Emergency Services Clinical Practice and Systems Oversight*. Vol 1. West Sussex, UK: John Wiley & Sons; 2015: 272–279.

［4］ Johnson K, Lie D. Hip fracture increases 1–year mortality rate in elderly women. Medscape website. https://www.medscape.org/viewarticle/750611. Accessed March 28, 2018.

［5］ Riemen AHK, Hutchison JD. The multidisciplinary management of hip fractures in older patients. *Orthopaed Trauma*. 2016; 30（2）: 117–122.

［6］ Hubbard E, Rocco A. Pediatric orthopedic trauma: an evidence–based approach. *Orthoped Clin North Am*. 2018; 49（2）: 195–210.

推荐书目

Gausche–Hill M, Brown KM, Oliver ZJ, et al. An evidence–based guideline for prehospital analgesia in trauma. *Prehosp Emerg Care*. 2014; 18（suppl 1）: 25–34.

Gerecht R, Larrimore A, Steurerwald M. Critical management of deadly pelvic injuries. *J Emerg Med Serv*. 2014; 39（12）: 28–35.

John R, Dhillon M, Raj G. Can biochemical indices supplement clinical examination in decision making regarding limb salvageability in lower limb musculoskeletal trauma with doubtful viability? A prospective outcome analysis study. *Bone Joint J*. 2017; 99–B（suppl 17）: 11.

Montorfano MA, Montorfano LM, Quirante FP, Rodriguez F, Vera L, Neri L. The FAST D protocol: a simple method to rule out traumatic vascular injuries of the lower extremities. *Crit Ultrasound J*. https://doi.org/10.1186/s13089–017–0063–2. Published March 21, 2017. Accessed March 28, 2018.

Schmidt AH, Bosse MJ, Frey KP, et al. Predicting acute compartment syndrome（PACS）: the role of continuous monitoring. *J Orthopaed Trauma*. 2017; 31: S40–S47.

（姜川，梅繁勃，张金红，安丽娜，译）

第44章

环境性疾病

学习目标

完成本章学习后，紧急救护员应能够：
1. 了解体温调节的生理学原理；
2. 阐述体温过低的危险因素、病理生理学原理、评估发现和处理方法；
3. 阐述冻伤危险因素、病理生理学原理、评估发现和处理方法；
4. 阐述淹没、溺水的危险因素、病理生理学原理、评估发现和处理方法；
5. 根据气体的基本性质，了解大气压的改变对人体的机械性影响；
6. 阐述潜水紧急情况和高原病的危险因素、病理生理学原理、评估发现和处理方法。

重点术语

急性高山病： 一种常见的高原病，当未适应环境的人突然来到高海拔地区时出现急性高原反应。

体温后降效应： 在采用复温方法来治疗体温过低时，冰冷的血液突然回流到身体核心部位，核心体温反而下降。

空气栓塞： 空气形成气泡进入循环系统而形成的栓塞。

气压伤： 由环境压力变化引起的组织损伤。

上升气压伤： 一种潜水病，是在下潜的反向过程中发生的，又称反向挤压伤。

下潜气压伤： 一种潜水病，随着下潜的深度越深，周围环境中的压力逐渐增大，封闭空间内的气体被挤压，就造成了下潜气压伤。

玻意耳定律： 关于气体性质的定律，即在温度不变的情况下，一定质量的某种气体的体积与绝对压强成反比。

中枢温度感受器： 下丘脑前部附近对温度刺激敏感的神经末梢。

传导： 热量直接从热的物体上转移到冷的物体上（简单的转移）。

对流： 流体通过整体（如空气和水）流动来传递热量。

核心体温： 人体内部深层结构的温度，相对人体外围组织的温度而言。

道尔顿定律： 关于气体压强的定律，即在一定体积的气体混合物中，每种气体产生的压强和它单独占有相同体积时产生的压强相同。

减压病： 在被压缩的空气中，溶解的氮析出变成气体，在血液和组织中形成气泡，造成全身多系统紊乱。

淹溺： 浸没或浸入水中引起呼吸障碍的过程。

气压病： 由周围环境气压和体内气压改变直接或间接引起的疾病。

冻伤： 寒冷刺激长时间作用于皮肤，造成的局部损伤。

冻结伤： 低温引起，症状为短暂性的麻木和轻微的刺痛感，复温后可消退。

热痉挛： 在炎热环境中发生的较为严重的短暂的、间歇性的肌肉痉挛，多发于繁重的工作或锻炼后疲乏的肌肉中。

热衰竭： 一种严重的热病，伴随着眩晕、恶心、头痛等症状，核心体温出现轻到中度上升。

热射病： 当人体体温调节机制完全崩溃时，就会出现热射病。此时人体体温升高到极值，全身多系统组织受到损伤甚至死亡。

亨利定律： 关于气体压强的定律，即在温度不变的情况下，气体在溶液中的溶解度与气体的分压成正比。

高原脑水肿： 急性高原病中最严重的一种形式，在出现急性高原反应后，表现出一系列神经系统症状。

高原病： 在海拔 2500 m 或更高的地方因低氧环境发生的疾病。

高原肺水肿： 高原病的一种，缺氧引起的肺动脉压升高是致病原因之一。

体温过高： 体温的异常升高。

体温过低： 核心体温低于 35℃。

哺乳动物潜水反射： 冷水刺激引起的反射，会将皮肤、胃肠道和四肢的血液输送到大脑和心脏。

氮麻醉： 下潜时环境压力增加，更多的氮气溶解于血液中，氮分压比平时高造成的，又称深海晕眩。

Osborn 波： 心电图上 J 点出现的正向偏移，常见于体温过低患者，又称 J 波。

外周温度感受器： 分布于皮肤和某些黏膜中对温度刺激敏感的神经末梢，通常分为冷感受器和热感受器。

肺超压综合征： 肺部积存空气增多引起的疾病，可能会造成肺泡破裂，空气溢出肺泡。

辐射： 人体直接将热量散发到周围温度较低的环境中。

再加压： 使用高压来治疗由压力急速下降引起的体内不适。

淹没： 由于无法游泳而造成的意外事故，需要院前处理并且运送到医疗机构进行进一步的观察与治疗。

产热作用： 有机体在代谢过程，将化学能转化为热能并释放。

散热作用： 通过辐射、蒸发、传导和对流等方式来散发热量。

体温调节： 机体具有调节功能，能够在温度不同的环境中使体温仍保持在相对稳定的水平。

战壕足： 长时间浸没在冷水（不是冰水）中引起的伤病。

自然环境中许多因素都有可能造成各种突发急症。救护员必须做好识别和处理这类紧急情况的准备。这就需要救护员了解这些疾病的成因和相关的病理生理学知识。

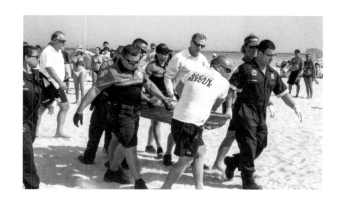

第1节 体温调节

体温调节是指机体具有调节功能，能够在温度不同的环境中使体温仍保持在相对稳定的水平。体温是通过大脑中的体温调节中枢进行调节的。体温调节中枢位于下丘脑后部，它接收来自下丘脑前部附近的中枢温度感受器及皮肤和某些黏膜中的外周温度感受器传来的信息。外周温度感受器是一些神经末梢，通常分为冷感受器和热感受器。较低的皮肤表面温度变化会刺激冷感受器，较高的皮肤表面温度变化会刺激热感受器。温度感受器发出的信息通过脊髓传输到下丘脑。下丘脑后部会针对传输过来的信息发出信号，从而帮助机体减少热量的散发和增加热量的产生（冷感受器受到刺激时）或增加热量的散发和减少热量的产生（热感受器受到刺激时）。

中枢温度感受器是对温度变化敏感的神经元。这些神经元会对血液温度的变化直接做出反应，通过中枢神经系统向骨骼肌发送信号。它们通过交感神经传到皮肤小动脉、汗腺和肾上腺髓质，影响血管的舒缩、出汗和代谢速率。

体温调节中枢内有一个调定点，使核心体温维持在相对恒定的37℃。为了给体内细胞正常新陈代谢（内稳态）提供最适宜的环境，即使外部和内部环境有使体温升高或降低的趋势，核心体温也必须保持相对恒定。体温的上升和下降有2种渠道，一是通过热量的产生（产热作用），二是通过热量的散发（散热作用）。

思考

人体的感受器的数量远比热感受器多，这是为什么呢？

调节热量产生

人体在感受到冷的情况下会产生热量。产热的过程涉及机械、化学、新陈代谢和内分泌的一系列活动，这些代偿反应的趋势与强度又受到一些生理和生化因素的影响，如年龄、总体健康状况和营养状况。

热量是通过细胞新陈代谢相关的化学反应（能源物质的氧化反应）控制的。人体每个组织都能通过这种方式产生热量，其中骨骼肌产生的热量最多，尤其是在寒战时。除了寒战（通常伴随着牙齿打战），血管收缩是保存尽可能多的热量。寒战是人体对抗寒冷的最佳防御手段，它可以将产热量提高4倍[1]。

内分泌腺也能够调节热量的产生，调节方式是从甲状腺和肾上腺髓质中分泌激素。交感神经释放的肾上腺素和去甲肾上腺素（伴随着交感神经调节脂肪组织的活动）能够促进新陈代谢，从而增加产热量。框44-1列出了人体调节热量产生的方式和具体例子。

框 44-1 调节热量产生的代偿机制

减少热量散发的机制
皮肤血管收缩
调整身体姿势以减少裸露面积（或穿衣）
竖毛反射（对人类不太有效）

增加热量产生的机制
寒战
增加自身活动
增加激素分泌
增加食欲

热量的散发

热量是通过皮肤、肺和排泄物流失到环境中的。皮肤是调节热损失最重要的结构，辐射、传导、对流和蒸发是热损失的主要机制（图44-1）。

思考

人体通过寒战的方式来增加产热量时，需要什么刺激？

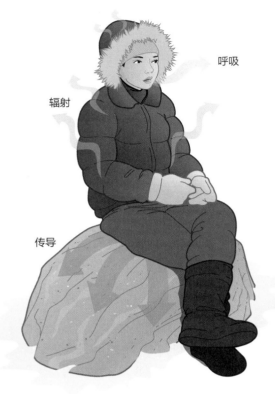

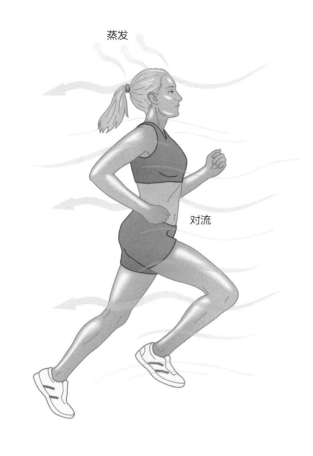

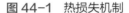

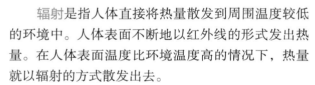

传导、辐射、呼吸

图44-1 热损失机制

辐射是指人体直接将热量散发到周围温度较低的环境中。人体表面不断地以红外线的形式发出热量。在人体表面温度比环境温度高的情况下，热量就以辐射的方式散发出去。

传导是指热量直接从热的物体上转移到冷的物体上（简单的转移），也就是从温度高的物体转移到温度低的物体上。因此，人体表面可以通过与更冷或更热的物体（包括空气）接触的方式来散发或获得热量。假如周围的空气温度比皮肤温度更低，人体的热量就通过传导的方式散发到空气中。两个物体之间的温度相差越大，它们之间的热量转移就越快。

对流与传导相似，然而在对流过程中两个相接触的物体也在相对运动，即流体通过整体流动来传递热量，如空气和水。例如，身体周围的水或空气加热后，飘走了，被新的冷空气或冷水所取代，那么热量就通过对流的方式散发出去了。自然风或风扇等外力十分有助于对流的进行。源源不断的冷空气也能促进传导性的热交换。影响对流散热效果的

因素有空气流动的速度和空气的温度[2]。

思考

穿着不透气材料制成的衣服是如何影响人体的体温调节能力的呢?

蒸发是指流体由液态变为气态，使蒸发发生的表面温度降低的过程。当流体蒸发时，它会从周围物体和空气中吸收热量。无论环境温度如何，这种机制都能迅速地去除身体中的热量。因此，当天气炎热时，它能帮助给人降温；但在寒冷的条件下，它会降低体温[2]。周围空气的温度和相对湿度影响由皮肤或呼吸道（呼吸）水分蒸发而损失的热量。当空气中的水分达到饱和状态时，相对湿度为100%。只要相对湿度低到能使汗液蒸发，那么出汗的过程就能显著增加蒸发所散发的热量。相对湿度在75%以上时，蒸发减少；相对湿度在90%以上时，蒸发就基本上停止了。框44-2列出了机体调节热量散失的其他方式。

框 44-2 调节热量散发的代偿机制

增加热量散发的机制
皮肤血管舒张
出汗

减少热量产生的机制
肌肉张力和自身活动减少
激素分泌减少
食欲减少

证据显示

研究人员对消防员和操作危险材料人员的冷却技术和训练进行了系统的回顾，以确定火场修复的策略。他们审查了 27 篇符合纳入标准的论文，得出结论：如果环境温度和湿度接近室温，并且可以脱掉防护服（包括裸露手臂），那么似乎不需要冷却设备。在炎热潮湿的条件下，需要冷却装置；手 / 前臂浸泡被认为是最好的方法。穿冷却背心和利用液体或空气冷却的衣服，因这些设备增加了消防员的负重，并不太受欢迎。

资料来源：McEntire SF, Suyama J, Hostler D. Mitigation and prevention of exertional heat stress in firefighters: a review of cooling strategies for structural firefighting and hazardous materials responders. *Prehosp Emerg Care*. 2013; 17（2）：241–260.

外部环境因素

一些环境因素可能会导致紧急医疗情况的发生，还可能影响救援和转运。这些环境因素包括气候、季节、天气、气压和地形。当存在因这种环境引起紧急情况的可能性时，救护员必须考虑到以下问题：

- 当地常见的天气及特殊天气；
- 季节变化的气候特点；
- 极端天气（风、雨、雪和湿度）；
- 大气压；
- 可能使病情恶化或给救援增加难度的地形。

患者本身的健康状况也是一个与环境压力相关的因素，它有可能使伤情或医疗条件变得更糟。例如患者的年龄、患者本身容易患某种疾病、患者使用的处方药和非处方药、患者饮酒及频率。

第 2 节 体温过高

体温过高主要是由以下两个原因引起的：一是高温环境或更常见的在中度到极度高温中过量运动引起的体温调节机制失调；二是体温调节中枢失效，这种情况通常发生在年龄较大的人或是丧失行动能力的患者身上。无论是哪种原因引起的体温过高，都有可能造成诸如热痉挛、热衰竭和中暑之类的疾病。

热痉挛

热痉挛是一种在炎热环境中发生的较为严重的短暂的、间歇性的肌肉痉挛，多发于繁重的工作或锻炼后疲乏的肌肉中。热痉挛发生的主要原因是钠离子和水分的流失。

热痉挛患者会大量出汗并且喝水摄入的盐分也不足。在高温环境中，出汗可导致每小时流失 1 ~ 3 L 的水，每升水中含有 30 ~ 50 mEq 的氯化钠。水分和钠离子同时缺失就会导致肌肉痉挛。虽然其他肌肉也有可能发生热痉挛，但热痉挛通常发生在过量锻炼后的肌肉中，包括小腿和手臂。患者通常十分警觉，皮肤发热多汗，心动过速，但血压正常，核心体温也正常。

热痉挛较容易处理，只需要把患者搬离炎热的环境，同时也要补充钠和水。拉伸或按摩痉挛部位有助缓解症状。如果病情较严重，医师会建议静脉注射生理盐水。口服盐添加剂可能会引起胃肠道刺激、溃疡和呕吐，反而会加重电解质紊乱。救护员应遵照当地关于提供含糖类和含盐的饮料的规定来帮助患者补水。

热衰竭

热衰竭是较为严重的一种热病，症状为眩晕、恶心、头痛和核心体温出现轻到中度上升（最高到 39.4℃）。严重时可能会出现血容量大量减少，导致眩晕和昏厥的情况。当患者从卧位变为坐位或立位时，就会出现直立性眩晕。

与热痉挛类似，热衰竭常发生在炎热的环境中，并且会引起大量出汗。将患者搬离炎热的环境，给其置换溶液，并用冷水喷洒患者后，患者能很快恢复过来。如果患者水分流失很严重或有直立性低血压，就需要静脉注射氯化钠的平衡盐溶液。如果未及时治疗，热衰竭可能会进一步变成中暑[3]。

热射病

当人体体温调节机制完全崩溃时，就会发生热射病。由于体温调节机制崩溃，体温会上升到 41℃甚至更高[4]。热射病会对全身多系统造成损伤，从而迅速破坏蛋白质，导致细胞破坏、严重的炎症反应和凝血级联反应的破坏[4]。热射病是一种严重的急症。热射病通常分为两种：经典型热射病和劳力型热射病。

注意

体温调节机制失效引起的体温上升不应与炎症或感染引起的发热混淆。噬菌性白细胞释放的内源性热原作用于下丘脑，才引起了发热。解药可以抵消这些作用，将下丘脑的调定点恢复到正常值。

经典型热射病多发于持续性的高温高湿时期。易患病群体为幼儿、老年人和居住在通风差且没有空调环境中的人群，如在炎热的下午待在封闭汽车里的小孩，在热浪中被锁在炎热房间里的老年人。经典型热射病的患者通常还患有慢性病，如糖尿病、心脏病、酒精中毒或精神失常，患有这些疾病的人更容易患上热射病。许多易感热射病的患者之前都因为其他疾病服用过医师开的药，这些药包括利尿药、抗高血压药、精神药物（如抗精神病药和吩噻嗪）、抗组胺药和抗胆碱能药物，这些药进一步削弱了患者对热的耐受力。对这些患者而言，环境热度难以散发，最终就发展成了热射病。

注意

伴有糖尿病的自身免疫神经病变可能会干扰到正常的血管舒张、出汗及体温调节信息输入。一些心脏病药物（如抗胆碱能药物、β受体阻断药和利尿药）可能引起患者脱水，干扰血管舒张，削弱患者在血容量减少时加快心率的能力。

与经典型热射病患者不同，劳力型热射病患者多为年轻健康的人群。在炎热潮湿的环境中工作或锻炼的运动员、新兵和消防员较容易患此病，在这些情况中，体内热量产生的速度远比其散发到环境中的速度

要快。减少劳力型热射病风险的预防措施如下：

- 避免或减少在炎热的环境中锻炼，尽量避免连续高温工作；
- 保持足够的水分摄入；
- 尽量适应环境，这样就能使流出的汗液中盐浓度降低，从而增加体内液体的总量。

临床表现

如之前所述，大脑中的体温调节中枢接收的信息大部分来自深静脉和浅静脉中流动血液的温度变化及皮肤的温度变化。下丘脑受到刺激后，会引发一系列的生理反应：①呼吸速率加快，热量通过呼气更多地散发出去；②心输出量增多，增加皮肤和肌肉中的血流量，从而加强热辐射；③汗腺分泌更为旺盛，从而增加蒸发散发的热量[5]。这些代偿机制需要中枢神经系统功能正常，能对极端温度做出适当的反应；同时还需要心血管系统能够将多余的热量从核心部位转移到身体表面。二者缺一不可，否则就会导致核心体温急速上升。

中枢神经系统的症状。热射病患者的中枢神经系统症状各不相同，有些患者可能完全陷入昏迷，有些患者可能在昏迷前表现出混乱的状态，做出反常的举动，但普遍会出现惊厥，只是发生的时间有早有晚。由于大脑储存的能量并不多，需要氧气和葡萄糖的持续供应才能正常活动，温度的上升也会明显加大大脑对新陈代谢的需求，因此如果脑灌注压降低，就会造成脑内局部缺血和酸中毒。大脑损伤的程度取决于高热的严重程度和持续时间。疾病（如感染）引起的发热和热射病引起的核心体温上升产生的症状相似，尤其是中枢神经系统症状。因此，救护员应当获取患者的详细病史（如果可以），以鉴别诊断这两种病症。如果病因不明，救护员应将这些患者视为热射病患者。

注意

热晕厥是指短暂的意识丧失并迅速恢复到正常的精神状态，似乎是由于热暴露。

资料来源：National Association of EMS Officials. *National Model EMS Clinical Guidelines*. Version 2.0. National Association of EMS Officials website. https://www.nasemso.org/documents/National-Model-EMS-Clinical-Guidelines-Version2-Sept2017. pdf. Published September 2017. Accessed February 13, 2018.

思考

还有哪些疾病会表现出与热射病时类似的精神状态变化?

血管的症状。皮肤温度的上升缩小了身体核心处与皮肤之间的温度梯度,导致皮肤血流量增加(皮肤血管舒张),使皮肤发红。50%的劳力型热射病患者都有持续性的出汗现象[3],这是儿茶酚胺释放增多的后果。经典型热射病患者通常不流汗,这是由于患者处于脱水状态、使用了减少出汗的药物、汗腺受到了直接的热损伤及汗腺疲劳。因此,出汗并不能排除热射病,不出汗也不是热射病的原因。随着病情的发展,皮肤血管舒张会引起血管阻力减小和血液分流减少。患者常出现高输出量心力衰竭,症状表现为严重的心动过速和低血压。开始时心输出量为正常时的4~5倍,然而随着体温的上升,心肌收缩力开始减弱,同时中心静脉压也开始上升。在任意年龄段,如果出现低血压和心输出量减少的情况,提示预后不良。伴随热射病而出现的其他症状包括:

- 肺水肿(伴随有全身性酸中毒、心动过速、低氧血症和高碳酸血症);
- 心肌功能障碍;
- 胃肠出血;
- 肾功能损伤(发生在血容量不足和灌注不足之后);
- 肝损伤;
- 凝血功能紊乱;
- 电解质异常。

处理

热射病若不进行治疗,几乎是必死的。想要成功施救,最重要的因素就是实施基础生命支持和高级生命支持措施、迅速识别热射病和迅速给患者降温。在确保患者呼吸通畅、有充足的通气支持和循环支持后,救护员应按照以下方法对患者进行处理[6]。

1. 把患者移到阴凉的地方,脱掉紧身的衣服。如果有,使用耐高热温度计(例如直肠探针)测量核心体温。在给患者降温的过程中,至少每5分钟记录1次患者的体温,这样能保证更好地控制降温的速度,同时避免

了无意中使患者体温过低。当患者的核心体温降到38.9℃时就应停止降温措施,避免体温过低。

2. 通过扇风的方式开始给患者降温,同时要保持皮肤湿润的状态,在去医院途中都用这种方式降温。如果患者的精神状态发生了改变,且体温高于40℃,则应开始主动冷却。建议把患者完全浸没(把患者放在冷水中,冷水没到患者的下巴[7]),或者是向患者身体表面喷洒微温的水(16℃)。假如患者颤抖,应静脉注射安定以稳定情况。

3. 如果存在低血容量,用20 mL/kg的剂量输注冷的液体。当生命体征稳定时,减少到每小时注射10 mL/kg。大多数患者在降温过程中血压上升到正常值。因为大量血液从皮肤处回到了中央循环中,快速的降温直接改善了心输出量。在补充液体时应十分小心,密切观察患者是否有输液过多的迹象。输液过多可能会引起肺水肿,尤其是老年人。

4. 如果癫痫发作,可使用咪达唑仑、劳拉西泮、地西泮。

5. 应及早评估血糖。如果患者低血糖,应给予葡萄糖。

6. 心律失常与中暑有关。当心律失常出现时,应进行连续心电监测,根据美国心脏协会(AHA)指南进行治疗。

第3节 体温过低

体温过低(核心温度低于35℃)可能是由热量产生减少引起的,或者是由热量散发增多引起的,也有可能是由二者共同引起的。在温度低于27.8℃时,健康裸露的机体不再产生足够的热量来维持静止时的体温[2]。体温过低可能是由新陈代谢、外伤、中毒、感染等方面的因素引起的。但最常见的病因还是身处寒冷的气候中并且暴露在极寒的环境下。未能正确地识别并治疗体温过低会增加其发病率和死亡率。

相关病理生理学

暴露在寒冷的环境中会引发体内一系列连锁反应,以维持核心体温。最开始会立刻出现外周血管

收缩的情况，同时中枢神经系统的新陈代谢速率也会加快。血压、心率和呼吸频率也会大大加快。随着在寒冷中暴露的时间变长，肌肉张力增加，人体会通过寒战的方式来产生热量，寒战会一直持续下去直到核心体温上升到30℃左右，但此时体内的葡萄糖和糖原都耗尽了，胰岛素也不足以实现葡萄糖的转化。当寒战停止的时候，人体会急速降温，全身各系统功能也开始衰退。

随着降温的继续，呼吸慢慢变弱了；脉率和血压降低；血液pH值降低；出现严重的电解质紊乱。血管内液体流失及排尿引起的液体流失造成血容量过低。在早期心动过速之后，渐渐发展成心动过缓。对于这种情况，阿托品常常用处不大。心电图波形这时会出现较大的变化，包括PR间期和QT间期延长，QRS波群时限延长，P波模糊不清甚至消失[3]。此外，在QRS波群和ST段的连接处可能会出现J点（Osborn波）（图44-2）。在这些症状之后，随着核心体温下降到20℃，心搏和呼吸停止。

体温过低的临床体征和症状根据核心体温分为3级：轻度、中度和重度[8]。轻度低温是在34~36℃；中度低温30~34℃；重度低温低于30℃。3级体温过低的体征和症状如表44-1所示。

野营者、徒步旅行者、猎人和渔民等户外运动爱好者和户外作业者发生体温过低的风险增加。在城市，体温过低很可能发生在老年人、儿童和患有慢性病或精神疾病的人、无家可归的人身上。体温调节机制也会因创伤、出血、缺氧和药物过量或中毒引起的中枢神经系统抑制引起的脑损伤而受损。已知的影响体温调节的药物包括酒精、抗抑郁药、解热药、吩噻嗪、镇静药和各种镇痛药（包括阿司

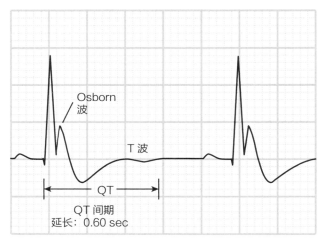

图 44-2 体温过低的 Osborn 波

匹林、对乙酰氨基酚和非甾体抗炎药）。酸碱失衡（如酮症酸中毒），会导致热量产生减少或热量损失增加，从而影响人体维持体温稳定的能力。

思考

哪些群体由于他们所处的周围环境、医疗环境和社会环境特别容易发生体温过低？

处理方法

处理体温过低的关键是要对是否存在低温过低保持高度怀疑。当危险很明显时（如受害者被浸泡在冰水中），诊断很简单。然而，在某些情况下，体征和症状（如饥饿、恶心、发冷、头晕）可能没有明确指示作用。疑似体温过低时，救护员立即采取行动解救和将患者移到一个温暖的住所，脱掉湿冷的衣服，防止患者的核心体温进一步下降，检查

表 44-1 体温过低的临床表现与症状[a]		
等级	核心体温	体征与症状
轻度	34~36℃	新陈代谢速率加快、寒战、开始产热、判断力下降、口齿不清
中度	30~34℃	呼吸抑制、心肌兴奋、心动过缓、心房颤动、出现 Osborn 波
重度	<30℃	基础代谢速率是正常时的 50%、深腱反射丧失、瞳孔固定且放大、自发性心室颤动

[a] 通常体温过低的临床表现和症状与核心体温之间没有必然的联系。

资料来源：National Association of EMS Officials. *National Model EMS Clinical Guidelines*. Version 2.0. National Association of EMS Officials website. https://www. nasemso.org/documents/National-Model-EMS-Clinical-Guidelines-Version2-Sept2017.pdf. Published September 2017. Accessed February 14, 2018.

有无创伤，用温暖的毯子覆盖患者，调高救护车上的温度，并迅速轻轻地将患者送到医疗机构接受最终治疗。

针对体温过低患者的复温技术分为被动复温、主动体内复温和主动体外复温。被动复温包括将患者转移到温暖的环境、脱去湿衣服和盖上暖和的毯子等措施。如果患者不能立即移动，应在温暖的干燥毯子上使用蒸汽屏障。可以使用大的热包或热毯（千万不要直接贴在患者的皮肤上，否则可能会造成烧伤）。当使用温度超过45℃的热包时，烧伤的风险会增加。如果有强制空气暖毯，则可以有效地进行复温。研究发现，使用电池驱动的木炭背心，通过缠绕在患者躯干上的管子吹出温暖的空气，可以提高体温，同时避免体温后降效应。

主动再复温技术是指通过加热方法或设备，强制加热最高温度到 40 ~ 42.2℃。其中一些措施可以在现场实施，如静脉输入加热的液体和提供温暖湿润的氧气。其他措施则需要在医院里实施，如用温热液体麻醉腹膜和 / 或胸膜，使用食管复温管，体外循环（主动核心体温复温、体外膜氧合）。

注意

热水浸泡等复温方法可引起外周血管扩张（复温休克），引起低血压，以及突然感冒、酸中毒的血液和液体回到身体核心部位（体温后降效应）。因此，院前环境中一般避免主动复温技术，除非患者转运会明显延迟。

轻度体温过低

在轻度体温过低病例中，将受害者从寒冷的环境中移出并被动地重新加热可能是控制寒冷暴露的唯一必要步骤。救护员应该脱下患者的湿衣服（湿衣服的散热效果是干衣服的 5 倍），用干毯子包裹患者，防止进一步受凉，有助于保持体温。如果患者意识清醒，补热饮料和糖类可以帮助核心体温逐渐升高，并帮助纠正脱水。不允许患者吸烟，因为吸烟会引起血管收缩；喝酒精饮料会导致周围血管扩张，增加皮肤的热量损失；喝含咖啡因的饮料会引起血管收缩和利尿。这些患者可能昏睡和有些反应迟钝，但一般可以定向，没有明显的精神错乱。如有需要，考虑建立血管通路。如果需要补充液体，

建议使用温度为 42℃ 的 0.9% 氯化钠溶液[7]。

中度体温过低

当核心体温低于 34℃ 时，患者就会出现精神错乱，还可能出现定向障碍、混乱，并可能发展成昏迷、昏睡和嗜睡。中度体温过低患者通常已经失去了寒战的能力，身体活动不协调也使他们无法做出有意义的行动。在处理中度体温过低患者时，首先要确保其呼吸通畅，有充足的通气支持和循环支持，还要维持体温。救护员应先采取自然复温方式，不要让患者自行移动或是用力。即使是微小的身体活动也有可能引起患者心律失常，如心室颤动。最好对患者进行体外复温（如电热毯、加热空气和静脉注射热液体）并快速小心地将其送到医疗机构接受最终治疗。仔细监测患者的精神状态、心电活动和生命体征也是十分重要的。

注意

在确认呼吸道完好后，最好用食管探头测量温度。如果没有食管探头，建议采用带隔离耳帽的耳式温度计。如果这两种装置都没有，或者患者的病情禁止使用，一旦患者被移到温暖的救护车内，就可以获得直肠温度。

重度体温过低

当患者的核心体温低于 30℃ 时，通常已经失去意识了。如果患者还有生命迹象，应将其轻轻地移到温暖的环境中。救护员应当给患者实施自然复温和体内复温，为其提供氧气，然后把患者转运到合适的医疗机构。

低温心脏停搏

如果患者出现中度至重度体温过低，出现心脏停搏（室颤或无脉性室性心动过速），救护员应开始心肺复苏并尝试除颤。如果一次电击后室性心动过速或心室颤动持续存在，则延迟随后的除颤能否使体温达到某一目标温度是不确定的[10]。根据标准的基础生命支持的方法与复温策略，同时进行进一步的除颤尝试可能是合理的。救护的重点应该是提供有效的心肺复苏，重新使患者复温，并快速转运到急诊科。这些患者需要在医院内进行积极的体

内复温。如果除颤不成功，且患者仍处于室颤状态，体温大于30℃，则应继续实施常规的高级心脏生命支持措施[8-9]。根据标准的高级生命支持方法，在心脏停搏期间考虑使用血管升压素可能是合理的[10]。

如果重度体温过低患者脉搏跳动少、面色发绀、瞳孔固定和扩大，延长复苏可能是有益的，心肺复苏可能仍然需要，除非胸壁被冻住，无法进行按压[11]。如果初始心律存在（不是心室颤动或室性心动过速）而没有脉搏，则应在不启动心肺复苏的情况下对患者进行监护[7-8]。一些医师不会假定体温过低患者死亡，直到已达到核心体温，复苏仍然不成功（框44-3）。如果没有气管插管，患者应按照美国心脏协会的指南进行人工通气。如果有气管插管，应以美国心脏协会推荐速率的1/2进行通气。如果可能，这些患者应被送往能够进行心脏旁路手术或体外膜氧合的医院。

框44-3　确定体温过低患者的死亡

"没有人死，直到他们温暖和死亡"这句话是针对现场诊断体温过低患者死亡的困难而言的。然而，有些患者确实是因为寒冷而死亡。在现场尝试复苏的一般禁忌证包括明显的致命伤害，如断头、头部开放性损伤伴脑物质丢失、截肢、焚烧，或胸壁过于僵硬以致无法压迫。

资料来源：Paal P, Milani M, Brown D, Boyd J, Ellerton J. Termination of cardiopulmonary resuscitation in mountain rescue. *High Alt Med Biol*. 2012; 13: 200-208.

救护体温过低患者的特别注意事项

救护体温过低患者时应关注患者的呼吸道、呼吸和血液循环状况，相应地调整救护方法。

1. 如果脉搏和呼吸可能很难检测，应该用60秒时间评估生命体征（包括观察心电图波形），从而确认是否有进行心肺复苏的必要。假如不确定脉搏是否出现，应立即开始心肺复苏。

2. 对于无反应的和呼吸停止的患者，建议使用高级人工气道。这样做有两个目的：①使用温暖、湿润的氧气（如果有）能够保证有效的通气；②可以将呼吸道隔离出来，减少误吸的可能性。

3. 心血管药物可能对温度过低的心脏没有作用。此外，由于药物代谢水平可能会下降，药物中的毒性物质可能会在外围组织中累积。因此，当核心体温低于30℃时，通常不采用静脉注射抗心律失常药的方法。一旦患者体温升至30℃，可以考虑复温同时使用标准的高级生命支持的药物，间隔时间是正常体温患者（ⅡC类）的2倍[12]。

4. 窦性心律过缓可能对体温过低患者有一定保护作用，因为这种心律有助于维持足够的氧气供应。心脏起搏通常不建议，也不可行。

第4节　冻伤

冻伤是皮肤受长时间的寒冷刺激而出现的局部损伤。冻伤多发于下肢，特别是脚趾和双脚，其次是上肢（手指和双手）。冻伤也可能发生于耳朵、鼻子等在极低温环境中未受到保护的身体部位。

相关病理生理学

当组织内形成冰晶时，冻伤就发生了。冰晶会使大血管和微血管受损，并对细胞造成直接损伤。冻伤的深度取决于寒冷刺激的强度与持续时间。在低温下暴露于挥发性碳氢化合物中的组织也会发生严重的冻伤。

在多数冻伤病例中，冰晶是在细胞外组织中形成的，这使细胞内的水分被吸出，到达血管外间隙，结果可能使细胞内的电解质浓度达到中毒水平。冰晶也有可能膨胀，对组织造成直接的机械性损伤，这会导致血管受损（尤其是内皮细胞）、细胞膜部分收缩塌陷、血容量减少、局部水肿和含营养物质的血液输送受到破坏。冻伤时局部缺血会产生最具破坏性的影响。

当冻伤组织解冻时，毛细血管中的血液流动最先恢复。然而，解冻后的几分钟内，血流量又开始减少。这是由于小动脉和小静脉收缩并释放在小血管中游走的栓子。由于血栓形成和缺氧，组织发生进行性损伤。内皮细胞受损，导致微血管系统恶化、真皮坏死。比起冻伤部位一直保持冻结（直到再冻结的风险最小时再加热），解冻之后再冻结的过程对组织的损伤更大。除了环境温度极低、风和潮湿以外，其他诱发冻伤的因素如下[13]：

- 缺少防护性衣物；
- 营养不良；
- 之前有旧伤或有生理或精神疾病；
- 极度疲劳；
- 局部组织灌注减少；
- 吸烟；
- 动脉粥样硬化；
- 衣物过紧（尤其是短袜和靴子）；
- 血管舒张增加；
- 给体温过低患者使用酒精或其他药物；
- 用药；
- 之前有冻伤病史。

分类和症状

寒冷造成的损伤可细分为很多种类型。举个例子，最常见的是将其分为2类：冻结伤和冻伤。最开始对冻伤的严重程度进行评估是比较困难的，因为从伤处并不总能看出下方血管的变化状况[3]。不管伤口有多深，受伤部位呈现的是冻住的状态，这时触诊可以帮助救护员判断伤口是浅层的还是深层的。如果是浅层受伤，通过按压可使其下的组织恢复弹性。但如果是深层受伤，其下的组织已经变硬且不可以按压。

冻结伤

冻结伤的症状表现为短暂性的麻木和刺痛感，复温后可消退。冻结伤并不是真正意义上的冻伤，因为组织并没有被破坏。最初的症状只是受伤部位发冷、麻木。

冻伤

根据严重程度，可将冻伤分为4个等级：一度、二度、三度和四度冻伤[14]。冻伤部位可能包括真皮层和皮下浅层及皮下层和深层组织。前3个等级的冻伤都会涉及些许组织缺损。毛细血管内营养物质输送到冻伤组织的过程被破坏，且无法恢复。如果冻伤严重，冻伤部位在复温后仍冰凉、留斑且发青或发白。复温后的3小时内通常会出现水肿，随后的3~24小时会有水疱形成（图44-3），水疱一周内会开始逐渐消失，之后皮肤会变黑并形成硬痂，最终变黑的组织会脱落（图44-4），暴露出下面光滑红嫩的皮肤。暴露的皮肤对冷热很敏

感，很容易再次冻伤[14]。

由于四度损伤是基于急性体检结果和复温后的高级成像确认的，因此这种分级方案对现场救护员不太实用。为了简化分类，无论是在现场还是在复温和/或诊断性成像（如热像、血管造影术、体积描记术、放射性同位素骨扫描）前，为了确定组织活力，以下2层分类方案可能更实用。

- **浅**：估计组织损失没有或很少；对应一度和二度冻伤。
- **深**：估计有部分组织损失；对应三度和四度损伤。

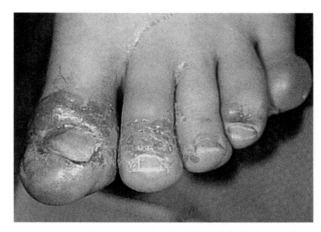

图44-3 冻伤24小时后，紧贴靴子的部位会形成水肿和水疱

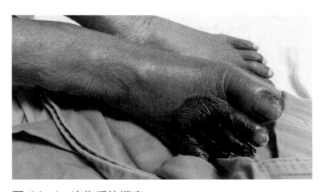

图44-4 冻伤后的坏疽

处理

冻伤的院前处理包括支持患者的生命体征、把患者冻伤的肢体抬高并保护好、镇痛和把患者迅速送到医疗机构。用力摩擦和按摩对患者没有太大作用且有害。用毛毯或其他温暖的物品进行局部、缓慢的复温可能会加重损伤。如果患者的下肢冻伤，

就不允许患者行走。在转运过程中，应脱掉患者身上所有紧身和潮湿的衣服，给患者换上温暖、干爽的衣服并裹上毛毯，以预防体温过低。患者不许饮酒、吸烟。把冻伤部位浸入流动的热水（最高40℃）中的快速复温方式是最有效的保护活体组织的方法。由于存在再冻结的风险，如果送往医疗机构可能被耽搁（如偏远地区救援、自然灾害），这种复温方法最好不要在院前救护时使用。

注意

战壕足（浸泡足）和冻伤类似，但它是由长时间浸没在冷水中造成的，而不是冰水。其表现和症状也与冻伤相似，包括初期的无痛性皮肤肿胀，后来变热、发红和疼痛。形成水疱说明伤情严重，提示可能出现坏疽。救护员应当用无菌的衣物盖住损伤部位，且保持其干燥与热度。

资料来源：Busko J. Cold exposure illness and injury. In: Brice J, Delbridge TR, Meyers JB, eds. *Emergency Services*: Clinical Practice and Systems Oversight. Vol 1. 2nd ed. West Sussex, England: John Wiley & Sons; 2015: 351–357.

第 5 节　淹溺

溺水是美国 2015 年第五大意外死亡原因。在青少年中，溺水是第二大意外死亡原因[15]。溺水多发生在 5 岁以下和 15 ~ 24 岁之间的儿童。1 岁以下的儿童往往会在浴缸、水桶和厕所里溺水身亡。然而，年龄较大的儿童和年轻人更有可能在游泳池、水库、江河等中溺水[16-17]。

分类

根据美国心脏协会、世界卫生组织和 Utstein 数据报告的定义和建议，溺水是指因浸没 / 浸入液体而导致原发性呼吸障碍的过程（浸没通常是指头部在水面以下，而浸入是指头部在水面以上。这两个术语经常互换使用[18]）。非致命性溺水是指溺水后获救。致死性溺水是指溺水后在急性期或亚急性期死亡[7]。

相关病理生理学

淹溺最开始是有意或无意的淹没。淹没后，受害者意识到自己处于危险之中，如惊恐的不会游泳的人或很疲劳的游泳者。淹溺过程刚开始

时，仍有意识的受害者会深吸几口气，试图在屏息（图 44-5）前储存一些氧气。受害者会一直屏住呼吸直到屏息抑制不住呼吸反射为止。如果吸入了水，就会发生喉痉挛。喉痉挛和误吸会导致严重缺氧，引起严重的低氧血症和酸中毒，进而造成心律失常和中枢神经系统缺氧。接下来的生理活动部分取决于吸入水的种类和量。不管吸入水的种类如何，淹溺患者特征就是缺氧、高碳酸血症和酸中毒，这些会导致心脏停搏。

思考

接到关于溺水的救援电话后，救援者会遭遇什么风险？

在任何类型的水中都可能发生淹溺。被淹没的受害者可能会吸入咸水、淡水、自来水或污水（如包含污物、化学物质、藻类、细菌或沙子的水）。理论上，不同的水会产生不同的影响。然而这些不同对院前救护并没有太大的影响，在最开始救护淹溺患者时不必考虑到这一因素。能决定结果的最重要的因素是淹没的持续时间和缺氧的持续时间及严重程度[19]。

淹溺之后肺的发病机制

呼吸衰竭、缺氧和酸中毒都是淹溺时能威胁生命的并发症。以下因素可能会引起缺氧：

- 水进入肺泡和肺部间隙中；
- 肺表面活性物质流失；

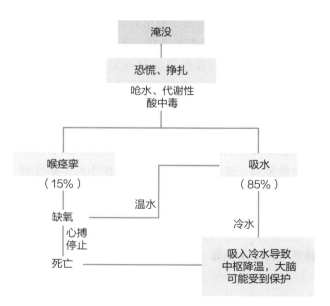

图 44-5　溺水事件的进展情况

- 污染物颗粒进入肺泡和气管支气管树中；
- 肺泡毛细血管膜和血管内皮细胞受到损伤。

大多数患者会因灌注不足和血氧不足产生代谢性酸中毒。即使是溺水后的幸存者，也有可能出现急性呼吸衰竭，包括急性呼吸窘迫综合征。急性呼吸窘迫综合征（见第 24 章）会降低肺顺应性，加重通气血流比例失调和肺内分流。这些症状可能会在淹没后延迟长达 24 小时才发作（继发性淹溺）[20]。

除了肺，淹溺也可能对其他身体系统产生影响。例如，缺氧和酸中毒会造成心血管紊乱，从而导致心律失常和心输出量减少；脑水肿和缺氧会引起中枢神经系统功能紊乱和神经受损。救护员还需考虑到溺水者的脊髓是否受到损伤。肾功能受损并不是溺水时常见的并发症，然而当其发生时，就有可能发展为急性肾衰竭。急性肾衰竭通常是缺氧和血红蛋白尿引起的，可能会造成急性肾小管坏死。

影响临床结局的因素

以下 4 个因素可能会影响治疗淹溺者的临床结局。

1. **淹溺的持续时间**。淹溺的时间越长，受害者生还的可能性就越低。当营救过程超过 30 分钟，且受害者是从温度较高的水中救起时，其生还的可能性通常为零。儿童淹溺在冷水中长达 66 分钟时，仍有生还的可能，且脑功能完好（大多数从冷水中救出的儿童，包括在水中浸没更长时间的，需要接受复苏治疗）。除非出现明显的死亡迹象（如腐烂、尸斑和尸僵），受害者都应接受复苏治疗。如果溺水者在到达医院时自行恢复了血液循环和呼吸，通常就能恢复，临床结局也很好[8]。

2. **水的清洁度**。水中的污染物对肺部系统有刺激作用，进而可能导致支气管痉挛和气体交换不足。这些症状可能会引起肺部继发性感染，造成严重的迟发性呼吸损伤。

3. **水的温度**。淹没在冷水中既有好处也有坏处。好处是体温快速降低能够起到特定的保护作用，尤其是在长时间淹溺时能够维持大脑功能。淹溺后神经功能仍相对完好的最长纪录是一名小孩在 5℃ 的小溪中淹溺了长达 66 分钟[21]（目前这种现象仍不能得到完全的解释）。造成这种现象的因素之一可能是存在于婴儿或儿童身上的哺乳动物潜水反射。这是一种由冷水刺激引起的反射，会将皮肤、胃肠道和四肢的血液输送到大脑和心脏。海豹和低等哺乳动物存在这种反射，人类也在一定程度上存在这种反射。体温过低会减慢可能导致永久性神经受损的脑细胞死亡和器官衰竭。通过减少大脑新陈代谢的需求，体温过低还有助于长时间淹溺后神经功能的恢复。在尝试复苏治疗时，因为淹溺和蒸发散热，有可能会出现继发性体温过低，这时的体温过低不具备保护作用。当水温低于 6℃ 且患者心脏停搏时，如果淹溺时间小于 90 分钟，应尝试复苏[7]。当水温高于 6℃ 且患者心脏停搏时，如果浸泡时间小于 30 分钟，应尝试复苏[7]。潜水反射和体温过低的相关贡献机制尚不清楚。淹溺在冷水中的不利影响包括严重的心室心律失常。

4. **受害者的年龄**。受害者年龄越小，存活的概率越大。

处理方法

在溺水事件的发生地点，救援人员的安全是最重要的。只有经过溺水救援相关训练的专业人员才能进行干预（见第 54 章）。取决于淹溺的类型和持续时间，溺水者的症状也各不相同，轻者无症状，重者心脏停搏。接触受害者之后，如果有脊髓受伤的可能性（如潜水、滑水、冲浪损伤时），救护员就要给仍身处水中的患者的脊柱采取保护措施。需要尽快进行人工呼吸（如果需要）。在水中进行胸部按压是徒劳的。通过膈下推压将气管中的水推出的方式是无效且危险的，还可能引起呕吐和误吸。只有怀疑异物阻塞呼吸时才能进行膈下推压[3]。

在将患者从水中救出后，救护员应当对患者进行评估，确保其呼吸通畅。如果需要，提供通气和循环支持。初期患者救护的措施包括给患者提供高浓度的氧气、使用脉搏血氧仪、监测心电活动和建立静脉通路。针对心脏停搏的患者，应当采用标准的基础生命支持和高级生命支持措施。

淹溺者有体温过低的风险。水中散失的热量可高达空气中散失热量的 33 倍[22]。体温过低会使复苏变得更困难。它需要特别考虑到轻柔的手法、用药和除颤。就像对待其他的体温过低患者一样，救护员应脱掉患者身上的湿衣服，然后擦干患者的身体，把患者包裹在毛毯中，以保存身体热量。应该考虑在现场或在转运途中给患者进行体外复温，提供加热的湿润的氧气。对所有可能出现体温过低的患者都应尽早按上述方法进行处理。

根据美国心脏协会的规定，"所有需要任何形式的复苏（包括人工呼吸）的溺水者应被送往医院[8]"。无症状的患者也需要送去医院让医师评估，因为症状出现可能会延迟 2~3 小时。在医学文献中还未有最初没有任何症状，后来病情恶化并死亡的病例的报道。溺水者症状轻微，2~3 小时[23]病情或会好转或会恶化。应该给他们提供氧气并严密监测，以防止吸入性肺炎和因淹没而引起的未察觉的缺氧。吸氧是溺水者最需要的治疗方法。

思考

救援人员在救助淹溺受害者时有什么风险？

第 6 节 潜水紧急情况

美国有超过 300 万的业余潜水员[24]，每年有超过 20 万的专业潜水员得到认证[25]。压力相关的因素引起的潜水紧急情况包括由压力的机械效应引起的伤病（耳气压伤）、空气栓塞和吸入压缩空气（减压病和氮麻醉）。

注意

术语"水肺"（scuba）指代自给式水下呼吸器。"水肺"使潜水者能够在水下呼吸。传统的"水肺"装置包括 1 个或 2 个压缩空气罐，用背带固定在潜水者背后，并通过一根软管与调节器相连。

气体的基本性质

大气压强是作用于单位面积上的大气压力。海平面的大气压为 101.3 kPa。水比空气重得多，会产生更大的压力。海水深度每增加 10 m，总压强就增加 101.3 kPa，即 1 个大气压强。

与气体有关的定律

作为潜水紧急情况（还有一些高原病）的理论

基础的气体定律有 3 条。它们是玻意耳定律、道尔顿定律和亨利定律[26]。以下气体特性有助于理解这 3 条定律：

- 压强增大使气体溶解到血液中；
- 氧代谢；
- 氮气的溶解。

注意

气压病指由周围环境气压和体内气压改变直接或间接引起的疾病。

玻意耳定律。 玻意耳定律：在温度不变的情况下，一定质量的某种气体的体积与绝对压强成反比。也就是说，如果压强是原来的 2 倍，那么气体的体积减半（被压缩入更小的空间），反之亦然。用公式表达就是 $PV = K$（P 为压强，V 为体积，K 为常数）。玻意耳定律解释了坐飞机时人们耳中可能感受到"爆音"和"挤压"的现象。它为所有类型的气压伤提供了理论基础：压强减少时，气体体积增大。举个例子，潜水者携带带压缩空气罐的水肺潜入水下，在不同的深度潜水者肺部的容积都是保持不变的。但若潜水者上升过程中没有呼气，随着水中压强减少，肺部气体的体积增大，肺部压强也大大增加（图 44-6）。

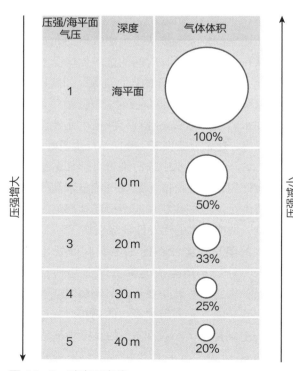

图 44-6 玻意耳定律

注意

压强减少，气体体积增大。这个理论也适用于坐飞机时高度上升的情况。例如，一名患者乘坐飞机，随着高度的上升和气压的降低，其呼吸系统、胃肠系统或窦道内的气体体积就会增大。气体体积增加也可能影响到医疗设备，如气管套囊和空气夹板。

道尔顿定律。 道尔顿定律：在一定体积的气体混合物中，每种气体产生的压强和它单独占有相同体积时产生的压强相同。也就是说，气体混合物的总压强和组成混合物的各部分的压强之和相等。用公式表达就是 $P_t = PO_2 + PN_2 + Px$（P_t 为总压强，PO_2 为氧分压，PN_2 为氮分压，Px 为气体混合物中余下气体的分压）。

简单来说，我们呼吸的空气中有 80% 的氮气和 20% 的氧气。即空气（也就是气体混合物）中 80% 的分压是由氮气产生的，20% 的分压是由氧气产生的。换言之，在海平面上空气中氮气产生的分压为 101.3 kPa 的 80%；氧气产生的分压为 101.3 kPa 的 20%。二者共同在表面产生了 101.3 kPa 的大气压强。虽然气体混合物中氮气和氧气所占的百分比基本保持在正常水平，但随着海平面以上高度的变化或海平面以下深度的变化，气体的分压也会变化。这一定律解释了呼吸压缩空气时可能会产生的问题：随着气体分子向外扩散，气体体积增大，引起氧分压下降，可呼吸到的氧气就减少。

亨利定律。 亨利定律：在温度不变的情况下，气体在溶液中的溶解度与气体的分压成正比。也就是说，压强越大，液体中能溶解的气体越多；当压力释放出来时，液体中能溶解的气体就减少。例如，当打开装有碳酸饮料（加压从而使二氧化碳溶解在饮料中）的容器时，能够听到"砰"的一声并且有气泡产生。这是由于容器中的压强不足以使二氧化碳继续溶解在内。亨利定律用公式表达就是 $\%X = Px/P_t \times 100$（$\%X$ 为液体中溶解的气体总量，Px 为气体的分压，P_t 为总压强）。亨利定律可以解释为什么随着下潜时环境压强的增大，潜水员的体内会溶解更多的氮气（几乎占空气含量的 80%）。随着上升时周围压强的减小，这些溶解的氧气又从组织中释放出去。

气压伤

气压伤是由环境压力的变化引起的组织损伤。压力变化使体内各种结构中的气体压缩或膨胀。气压伤的类型取决于潜水员是在下降还是上升。气压伤是潜水者最常见的损伤。潜水相关损伤的影响因素很多。救护员应尝试识别下列情况。

- 水温。
- 潜水历史：
  - 近几天潜水次数；
  - 潜水时间；
  - 潜水位置剖面；
  - 最大深度；
  - 爬升速率；
  - 安全停止（如果使用）；
  - 潜水气体（空气与混合气体，如氮氧、氦氧或三者的混合气体）；
- 症状出现时间。
- 潜水后的空中旅行历史。
- 其他伤害或暴露。

对潜水相关疾病患者的救护主要是支持性的。给予氧气，使动脉血氧饱和度达到 94%~98%。如果怀疑有减压病，不论动脉血氧饱和度如何，给予氧气治疗。如果有必要，评估患者体温是否过低和是否需要治疗。建立血管通路并在需要时输注液体。

咨询医学指导是否需要高压氧治疗。除了体格检查结果，还需要详细的潜水历史，以确定是否适合高压氧治疗。

下潜气压伤

在水中下潜时，随着下潜深度变深，环境压强增大，封闭空间内的气体受到挤压，就会引起下潜气压伤（又称挤压伤）。在无法伸缩的人体室腔内，滞留的空气受到压缩，会形成一种真空效应，造成组织扭曲、血管充血、水肿和出血（框 44-4），进而引起严重的剧痛。挤压伤通常是由下潜时咽鼓管堵塞和潜水者无法通过呼气的方式打开咽鼓管造成的。耳和鼻旁窦最容易受到损伤。耳、鼻窦、肺部和呼吸道、胃肠道、胸部、牙齿（牙髓腐烂、近期拔出牙槽骨或取出牙齿填充物）及其他气室（面罩或潜水衣）都有可能出现挤压现象。

处理下潜气压伤时，先缓慢将潜水者带到浅水

框 44-4 潜水相关疾病的体征与症状

挤压伤
疼痛
饱胀感
头痛
定向障碍
眩晕
恶心
鼻出血或耳出血

肺超压综合征
胸痛逐渐增强
声音嘶哑
颈部胀满感
呼吸困难
吞咽困难
皮下气肿

空气栓塞
局部麻痹或感觉变化（类似卒中的症状）
失语症
意识混乱
失明或其他视觉障碍
惊厥
失去意识

头晕
眩晕
腹部疼痛
心脏停搏

减压病
呼吸过速
瘙痒
皮疹
关节痛
捻发音
疲乏
眩晕
感觉异常
麻痹
癫痫
无意识

氮麻醉
判断力下降
酒精中毒的感觉
运动反应变慢
本体感觉缺失
欣快

区域。院前救护主要是支持性的。在医师对患者进行评估后，最终救护措施包括将患者的头部抬起、置于床上休息，避免拉伤和剧烈活动，使用减充血药。可能还需要抗组胺药和抗生素药物，以及手术修复。

思考

哪些先前就存在的疾病可能使潜水者更容易受到挤压?

上升气压伤

上升气压伤是在下潜的反向过程中发生的（又称反向挤压伤）。假设人体内充满空气的腔室已经在下潜的过程中平衡了气压，那么随着上升时环境压强的减小，压缩空间内加压空气的体积就会增大（玻意耳定律）。假如空气受到堵塞（例如屏息、支气管痉挛或黏液阻塞）而无法排出，膨胀的气体也会使其周围的组织扩张。上升气压伤最普遍的原因

就是在上升过程中屏息。

反向挤压很少引起疾病。然而有一种反向挤压伤叫作肺超压综合征，是肺部积存空气增多引起的疾病，可能会造成肺泡破裂，还可能使空气溢出肺泡。与上升气压伤相关的临床症状包括纵隔气肿、皮下气肿、心包积气、气胸、气腹及全身性动脉空气栓塞。除了张力性气胸（一种罕见的并发症，可能需要穿刺或导管减压）和空气栓塞（可能需要进行再加压治疗）（框 44-5），面对肺超压综合征患者时，通常只需要给患者提供氧气、密切观察患者并将患者送到医院，由医师进行评估。

空气栓塞

空气栓塞是肺气压伤最严重的一种并发症。它是造成专业潜水员死亡或残疾的主要原因之一。当在水中上升太快或上升时屏息，潜水者发生空气栓塞的风险较高。人们对引起空气栓塞的潜水过程的一种常见的描述是：由于恐慌，潜水者急于上升以浮出水面。

　　空气栓塞是由膨胀的空气对组织产生了破坏作用和气体进入血液循环系统引起的。气泡经过心脏的左侧并进入动脉中，阻断了远端的血液循环。空气栓塞的症状通常在潜水者浮出水面并呼气的时候发作。呼气使肺部过度膨胀引起的肺内高压释放出来，胸膜腔内压减小，气泡就进入心脏左侧和全身的动脉供应系统，从而引起空气栓塞紧急发作。空气栓塞的临床表现取决于全身动脉闭塞的位置。大多数空气栓塞发作起来与卒中相似，症状包括眩晕、混乱、失去意识、视觉障碍和局灶性神经功能缺损。

　　如果潜水者在浮出水面后立刻失去了意识，就应考虑到空气栓塞的可能性[25]。救护员应当实施基础生命支持和高级生命支持措施，且将患者快速运送到医院接受再加压治疗。同时，应对患者进行彻底的检查，看其是否有肺超压综合征的迹象，如气胸。

　　在转运疑似空气栓塞患者时，应使其左侧卧位[25]。这种体位有助于避免可能出现的脑水肿恶化。假如要对患者进行空运，所乘坐的飞机应当增压到海平面水平，也可以用在低空飞行的旋翼式飞机运送患者。这样可以防止动脉内的气泡进一步膨胀。如果飞机舱内的压强不能维持在海平面水平，飞机的飞行高度要尽可能低。理想状况下，飞行高度不应超过海平面以上300 m。

　　再加压。再加压是指使用高压（如高压氧疗法）来治疗由压力急速下降引起的体内不适（如空气栓塞）。再加压是在高压氧舱内进行的（图44-7）。高压氧舱可以在比正常气压高的压强中进行氧气输送，可以克服自然环境中血液中氧气溶解度的限制，从而减少血管内气泡的数量并恢复组织灌注。慢速减压有助于防止气泡再生成。救护员应当清楚地知道最近的有加压治疗设备的医疗机构在哪里并且遵守医疗指导制定的规则。比起空中转运，通过地面交通把患者运送到有加压治疗设备的医疗机构更加合适。这是因为随着高度的升高，环境压强减小，可能会使微气泡膨胀。耳部或面部气压伤、氮麻醉、气胸、纵隔气肿或皮下气肿等潜水病不需要进行再加压治疗[3]。

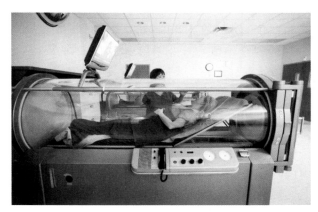

图44-7 高压氧舱

思考

你所在地区最近的高压氧舱在哪？

注意

　　潜水员警报网络（Divers Alert Network）是一家由杜克大学医学中心运营的非营利机构，专门研究与潜水相关的疾病，且提供咨询与问讯服务。

减压病

　　减压病又叫作屈肢症、降压病、潜水员病和沉箱病。减压病会造成全身多系统紊乱。减压病是由压缩空气中的氮（由于水深处气体分压增大，氮溶解进入组织和血液中）从液态转变为气态造成的。这就使气泡在血液和组织中形成。当周围环境气压减小时，就会出现这种情况（亨利定律）。引起减压病的原因是在水中急速的上升。在上升过程中，溶解于组织与血液中的氮和吸入气体中的氮的分压无法达到平衡。由于氮气泡可能在任意组织内形成，淋巴水肿（软组织内淋巴积聚）、细胞膨胀和细胞破裂也有可能发生。所有这些过程带来的净效应就是组织灌注不足和局部缺血。其中最易受累的部位为关节和脊髓。减压病最初的征兆与症状可能包括皮疹、发痒和"皮肤下有气泡"的不适感。肺部不适可能包括胸痛、咳嗽和气短。

上升过程中没能安全停留通常就会引起减压病（停留要依据潜水深度、潜水时间和之前完成过的潜水次数等因素来决定）。在上升过程中停留给进行安全排气提供了更多的时间。许多高压方面的专业人员建议潜水时在水深 5 ~ 6 m 处要进行一次 3 ~ 5 分钟的安全停留[27]。如果潜水深度超过了 18 m，那么在水深 9 m 处也要进行一次安全停留。如果可能，救护员应该询问潜水者在上升过程中的安全停留情况。

注意

在水深 10 m 处被压缩的气体（2 个大气压强）在潜水者浮出水面的时候（1 个大气压强）体积会扩大一倍。因为水面处的压强是水深 10 m 处的一半。上升过程中最后 2 m 气体最容易膨胀，因此最后 2 m 也被看作是最危险的区域。

如果潜水者在潜水后 48 小时内显露出相关症状，救护员就应考虑减压病的可能性[25]。因为减压病的症状是其他病症无法解释的。例如，有一名患者在潜水后 24 小时内出现不明原因的关节痛[7]。院前救护措施包括重要功能支持、提供高浓度的氧气、液体复苏和快速送往医院进行加压治疗。对空气栓塞患者的转运和排气指南也适用于减压病患者。

氮麻醉

氮麻醉（深海晕眩）是指下潜时，环境压力增加，更多氮气溶解于血液中，氮分压比平时高造成的。溶解的氮气穿过血脑屏障，产生了和酒精类似的抑制作用。这会严重削弱潜水者的思考能力并导致其在判断上犯下致命错误。氮麻醉的症状通常在水深 22.5 ~ 30 m 的时候变得明显[28]。在水深超过 30 m 的时候，在标准空气（氧气和氮气的混合气体）的作用下，潜水者失去意识。所有潜水者都会受到氮麻醉的影响，但经验丰富的潜水者对氮麻醉的耐受性更好。氮麻醉在潜水者寒冷、疲劳或受惊的时候更有可能发生。通常采用氦氧混合气体来改善深潜引发的氮麻醉并发症（改善头脑清醒程度）。这类气体包括氦氧氮混合气和氦氧混合气等。氮麻醉效应在上升时可以逆转。

注意

有人曾经将压缩氮的抑制效果与空腹状态下喝 1 杯干马提尼酒后 10 分钟的效果进行比较（马提尼规则）。理论证明，水下 15 m 的氮麻醉效果等同于喝 1 杯干马提尼酒；水下 30 m 的氮麻醉效果等同于喝 2 杯干马提尼酒；水下 45 m 等同于喝 3 杯干马提尼酒，以此类推。

资料来源：Szpilman D, Orlowski JP. Sports related to drowning. Eur Respir Rev. 2016；25：348–359.

氮麻醉是潜水事故中常见的因素之一，它还可能引起记忆丧失。对氮麻醉患者的院前救护主要是支持性的。救护员应当评估患者是否有在潜水时受伤，并将患者送到医师处进行评估。

注意

其他不常见的与潜水相关的病症包括氧中毒（常见于长时间暴露于氧气或过高浓度的氧气时）、呼吸污染气体（如压缩空气中的一氧化碳）、高碳酸血症和过度通气。

第 7 节 高原病

高原病主要发生在海拔 2500 m 或以上地区[3]。然而，低至 1500 m 的海拔会引起身体的生理变化[29]。这种情况直接归因于暴露于降低的大气压下，导致低压缺氧。因此，尽管空气中氧气的百分比保持在 21%，但在海拔约 3500 m 的高度上，由于气压低，一个人每次呼吸氧气的量只有 60% 左右[29]。与这些综合征相关的活动包括爬山、飞机或滑翔机飞行、乘坐热气球及使用低压或真空室。

注意

据估计，全球约有 4000 万人生活在海拔 2400 m 以上的地方，有 2500 万人生活在海拔 3700 m 以上的地方。大多数高原病与长期生活在这里的人无关，这些群体适应了高海拔地区。受高海拔地区疾病影响最大的是那些偶尔到山区的人，如山地运动爱好者和游客。

资料来源：Marx J, Hockberger R, Walls R. Rosen's Emergency Medicine. 8th ed. St. Louis, MO: Elsevier; 2013; Venugopalan P. High altitude pulmonary hypertension. Medscape website. https://emedicine.medscape.com/article/901668–overview. Updated August 1, 2016. Published February 13, 2018.

你知道吗

在高海拔正常的动脉血氧分压

海拔也影响正常、预期的动脉氧分压（PaO_2）。高海拔会降低大气压，因此 PaO_2 水平会降低。在海拔 3000 m 处，每升高 300 m 气压下降约 24 mmHg。例如，在科罗拉多州的丹佛市，海拔为 1600 m，气压约为 633 mmHg；而在海拔 3000 m，气压只有 523 mmHg。计算不同气压下 PaO_2 的公式如下：

高空 PaO_2 =（高空气压 /760 mmHg）× 海平面 PaO_2

根据此公式计算，如果一个正常人的海平面 PaO_2 为 95 mmHg；那么，在海拔 1600 m 处 PaO_2 约为 79 mmHg；在海拔 3000 m 处，PaO_2 只有 65 mmHg。

资料来源：Beachey W. Respiratory Care Anatomy and Physiology: Foundations for Clinical Practice. 4th ed. St. Louis, MO: Elsevier; 2018.

本章讨论的高原综合征包括急性高山病、高原脑水肿和高原肺水肿。各种形式的高原病的紧急救护包括呼吸道管理、通气和循环支持和下降到较低海拔。此外，医师应该评估所有高原病患者。预防高原病的策略包括[30]：

1. 逐步提升海拔（逐日）；
2. 不要过度用力；
3. 减少在高海拔处的睡眠；
4. 保证足够的液体摄入，以防脱水；
5. 高糖饮食；

6. 用药（都存有争议）：
   - 乙酰唑胺（加速适应过程，降低急性高原病的发病率）；
   - 硝苯地平（只适用于有高原肺水肿病史的患者，以防在海拔上升过程中复发高原肺水肿）；
   - 类固醇类药物。

暴露于高海拔环境下可能会加重慢性病。即使没有出现明显的高原病，也可能出现这种情况，包括心绞痛、充血性心力衰竭、慢性阻塞性肺疾病、镰状细胞病和高血压。氧分压降低会使这些慢性病的病情恶化。氧分压降低意味着每次正常的呼吸量中吸入的氧气量减少。

急性高山病

急性高山病是一种常见的高原病。人们还未适应环境就突然上升到高海拔（1500～2100 m）地区时就会发生这种情况。急性高山病通常在到达高海拔处后的 4～6 小时发作，在 24～48 小时内达到最严重的程度（框 44-6）。在逐渐适应高原环境后，3～4 天后急性高山病的症状会有所减轻。

急性高山病患者的症状各有不同，包括头痛、厌食、恶心、呕吐、头晕、乏力、睡眠困难、心动过速、心动过缓、直立性低血压和共济失调（协调运动的能力减弱）。共济失调是判断病情发展的主要症状之一。随着急性高山病加重，患者可能会经历意识障碍、定向障碍和判断力下降。急性高山病紧急救护措施包括给患者提供氧气以维持 PaO_2 不低于 90%，以及将患者转移到适合的低海拔地区以缓解病情。治疗还可能包括用布洛芬或对乙酰氨基酚镇痛，用昂丹西酮治疗恶心和呕吐，用乙酰唑胺加速适应；如果症状严重，使用地塞米松。如果耐受，让患者口服补水，或建立静脉通路并注入液体。

高原脑水肿

高原脑水肿是急性高原病最严重的一种形式。其表现为出现急性高山病时的一系列神经系统症状。这些症状与脑水肿和脑肿胀引起的颅内压升高有关。因此，急性高山病和高原脑水肿的内在区别较为模糊，高原脑水肿被认为是急性高山病的晚期症状[31]。从轻度的急性高山病进展为高原脑水肿引起

框 44-6　高原病的征兆与症状

急性高山病

先是出现低碳酸血症和缺氧的症状，接着是头痛（最常见的症状），头痛通常是由亚急性脑水肿或脑部血管痉挛或扩张引起的。

身体不适

厌食

呕吐

眩晕

烦躁易怒

记忆力下降

劳力性呼吸困难

高原肺水肿

呼吸短促

呼吸困难

咳嗽（可能有泡沫痰，也可能没有）

全身无力

嗜睡的，无精打采的

定向障碍

高原脑水肿

头痛

共济失调

意识障碍

混乱

出现幻觉

困倦

神志不清

昏迷

注意

轻度急性高山病的症状类似于"宿醉"，通常包括头痛和口齿不清。高原脑水肿患者的症状与轻度急性高原反应基本相同，但不会出现共济失调（协调运动的能力减弱）和精神状态变化。

资料来源：Szpilman D，Orlowski JP. Sports related to drowning. Eur Respir Rev. 2016；25：348-359.

的共济失调和失去意识的过程可能很快（如 12 小时内）。但这个过程通常需要暴露在高海拔（2400 m）地区 1～3 天。

高原脑水肿必须立即进行处理，因为如果不接受治疗，高原脑水肿患者会快速陷入意识不清和昏迷的状态，甚至死亡。就像对待其他高原病一样，高原脑水肿的紧急救护措施应着重提供呼吸道管理、通气和循环支持，并将患者转移到低海拔地区。建立血管通路，考虑推注液体，使收缩压达到 90 mmHg，然后以每小时 125 mL 的速率输液。这些患者也可以使用地塞米松和乙酰唑胺。

高原肺水肿

高原肺水肿至少部分是由缺氧引起的肺动脉压升高造成的。气压升高使白三烯分泌增多，进而导致肺小动脉的渗透性增加。气压升高也会造成液体渗漏到血管外间隙。高原肺水肿的早期症状通常是在暴露于高海拔环境 24～72 小时后出现。这是最致命的高原病[32]。高原肺水肿的症状通常会在剧烈运动后出现。

高原肺水肿患者的症状包括进行性咳嗽、缺氧、呼吸急促和（海拔大于 2400 m 时）乏力。随着病情的进展，患者可能会出现湿啰音、干啰音、心动过速和发绀。紧急救护措施包括给患者提供氧气以增加动脉氧合作用和降低肺动脉压，也需要把患者转移到低海拔（500～1000 m）地区。辅助治疗包括给药硝苯地平。如果没有硝苯地平，则可以使用他达拉非或西地那非。持续气道正压通气或袋式面罩可改善患者的病情。建立血管通路，并考虑输注液体，考虑推注液体，使收缩压达到 90 mmHg，然后以每小时 125 mL 的速率输液[7]。

市场上可以买到便携式高压氧舱。它们可以暂时缓解高原肺水肿和高原脑水肿的症状。如果处于无法将患者立即转移到低海拔处的高危地带，可能会用到便携式高压氧舱。

总结

- 体温是通过下丘脑后部的体温调节中枢进行调节的。体温的上升和下降有 2 种渠道，一是通过调节热量的产生（产热作用），二是通过调

节热量的散发（散热作用）。

- 体温过高主要是由以下两个原因引起的：一是环境温度直接引起的体温调节机制失调及更

为常见的在中度到极度高温环境中过量运动引起的体温调节机制失调；二是体温调节中枢失效，这种情况通常发生在年龄较大的人或是丧失行动能力的患者身上。

- 热痉挛是一种在炎热环境中发生的较为严重的短暂的、间歇性的肌肉痉挛，多发于繁重的工作或锻炼后疲乏的肌肉中。
- 热衰竭的症状为眩晕、恶心、头痛和核心体温出现轻到中度的上升（最高到39.4℃）。
- 当人体体温调节机制完全崩溃时，就会发生热射病。由于体温调节机制崩溃，体温会上升到41℃，甚至更高。如此高的体温会对全身组织造成损伤。
- 体温过低（核心温度低于35℃）可能是由热量产生减少引起的，可能是由热量散发增多引起的，也有可能是由二者共同引起的。根据核心体温可以将体温过低的临床表现与症状分成3个等级：轻度、中度和重度。轻度体温过低的核心体温为34～36℃；中度体温过低的核心体温为30～34℃；重度体温过低的核心体温低于30℃。重度体温过低患者包括呼吸运

动、脉搏和血压在内的生命体征全部消失。
- 冻伤是皮肤受长时间的寒冷刺激而出现的局部损伤。冻伤会导致血管受损。冻伤时局部缺血会产生最具破坏性的影响。
- 淹溺是指浸没或浸入水中引起呼吸障碍的过程。不管吸入水的种类如何，淹溺患者的特征就是缺氧、高碳酸血症和酸中毒，这些会导致心脏停搏。
- 与压力有关的潜水紧急情况与3条气体基本性质的定律有关，它们分别是玻意耳定律、道尔顿定律和亨利定律。压强增大会使更多气体溶解到血液中；氧被代谢掉，氮则溶解。
- 气压伤是由环境压力改变引起的组织损伤。压力使体内各结构中的气体受环境压强的影响压缩或膨胀。气压伤的类型取决于潜水者是上升还是下潜。空气栓塞是肺部气压伤最严重的一种并发症。它是造成专业潜水员死亡或残疾的主要原因之一。
- 高原病是在高海拔地方因低氧环境引起的疾病。高原病有3种形式，分别是急性高山病、高原肺水肿和高原脑水肿。

参考文献

［1］Potter PA, Perry AG. *Potter and Perry's Fundamentals of Nursing.* 9th ed. St. Louis, MO: Mosby Elsevier; 2016.

［2］Busko J. Cold exposure illness and injury. In: Brice J, Delbridge TR, Meyers JB, eds. *Emergency Services: Clinical Practice and Systems Oversight.* Vol 1. 2nd ed. West Sussex, England: John Wiley & Sons; 2015: 351–357.

［3］Marx J, Hockberger R, Walls R. *Rosen's Emergency Medicine.* 8th ed. St. Louis, MO: Elsevier; 2013.

［4］Bertran G. Heat–related illnesses. In: Brice J, Delbridge TR, Meyers JB, eds. Emergency Services: *Clinical Practice and Systems Oversight.* Vol 1. 2nd ed. West Sussex, England: John Wiley & Sons; 2015: 358–362.

［5］US Department of Transportation, National Highway Traffic Safety Administration. *EMT-Paramedic: National Standard Curriculum.* EMS.gov website. https://www.ems.gov/pdf/education/Emergency–Medical–Technician–Paramedic/Paramedic_1998.pdf. Accessed February 14, 2018.

［6］Auerbach PS, Cushing T, Harris NS. *Wilderness Medicine.* 7th ed. Philadelphia, PA: Elsevier; 2016.

［7］National Association of EMS Officials. *National Model EMS Clinical Guidelines.* Version 2.0. National Association of EMS

Officials website. https://www.nasemso.org/documents/National–Model–EMS–Clinical–Guidelines–Version2–Sept2017.pdf. Published September 2017. Accessed February 14, 2018.

［8］Vanden Hoek TL, Morrison LJ, Shuster M, et al. Cardiac arrest in special situations: 2010 American Heart Association guidelines for cardiopulmonary resuscitation and emergency cardiovascular care science. *Circulation.* 2010; 122（18）: S829–S861.

［9］Zafren K, Giesbrech GG, Danzl DF, et al. Wilderness Medical Society practice guidelines for the out-of-hospital evaluation and treatment of accidental hypothermia. *Wilderness Environ Med.* 2014; 25: 425–445.

［10］Link MS, Berkow LC, Kudenchuk PJ, et. al. Part 7: adult advanced cardiovascular life support: 2015 American Heart Association Guidelines Update for Cardiopulmonary Resuscitation and Emergency Cardiovascular Care. *Circulation.* 2015; 132（suppl 2）: S444–S464.

［11］Paal P, Milani M, Brown D, Boyd J, Ellerton J. Termination of cardiopulmonary resuscitation in mountain rescue. *High Alt Med Biol.* 2012; 13: 200–208.

［12］Danzl D. Accidental hypothermia. In: Auerbach PS, ed. *Wilderness Medicine.* 6th ed. Philadelphia, PA: Elsevier; 2012: 116–142.

［13］Zonnoor B. Frostbite. Medscape website. https://emedicine. medscape.com/article/926249–overview. Updated June 2, 2017. Accessed February 14, 2018.

［14］McIntosh SE, Hamonko M, Freer L, et al. Wilderness Medical Society Guidelines for the prevention and treatment of frostbite. *Wildern Environ Med.* 2011;22(2):156–166.

［15］National Safety Council. *Injury Facts.* Itasca, IL: National Safety Council; 2017.

［16］Centers for Disease Control and Prevention. Gateway to Health Communication and Social Marketing Practice. Centers for Disease Control and Prevention website. https://www.cdc.gov/ healthcommunication/toolstemplates/entertainmented/tips/ Drowning.html. Updated September 15, 2017. Accessed February 14, 2018.

［17］Hawkins SC. *Wilderness EMS.* Philadelphia, PA: Wolters Kluwer; 2017.

［18］Szpilman D, Bierens JJ, Handley AJ, Orlowski JP. Drowning. *N Engl J Med.* 2012;366(22):2102–2110.

［19］Cantwell GP. Drowning. Medscape website. https://emedicine. medscape.com/article/772753–overview. Updated May 18, 2017. Accessed February 14, 2018.

［20］Chandy D, Weinhouse GL. Drowning (submersion injuries). UpToDate website. https://www.uptodate.com/contents/drowning– submersion–injuries. Updated December 11, 2017. Accessed February 14, 2018.

［21］Bolte RG, Black PO, Bowers RS, et al. The use of extracorporeal rewarming in a child submerged for 66 minutes. *JAMA.* 1988; 260: 377.

［22］Cold water survival. US Search and Rescue Task Force website. http://www.ussartf.org/cold_water_survival.htm. Accessed February 14, 2018.

［23］Hawkins SC, Sempsrott J, Schmidt A. Drowning in a sea of

misinformation. Emerg Med News. 2017;39(8):1:39–40.

［24］Fast facts: recreational scuba diving and snorkeling. Diving Equipment and Marketing Association website. http://www.dema. org/store/download.asp?id=7811B097–8882–4707–A160– F999B49614B6. Published 2017. Accessed February 14, 2018.

［25］Frank AJ. Diving injury. In: Brice J, Delbridge TR, Meyers JB, eds. *Emergency Services: Clinical Practice and Systems Oversight.* Vol 1. 2nd ed. West Sussex, England: John Wiley & Sons; 2015:372–380.

［26］Martin L. Scuba diving explained: questions and answers on physiology and medical aspects of scuba diving. Flagstaff, AZ: Best Publishing; 1997.

［27］Richardson D, Shreeves K. *Open Water Diver Manual.* Rancho Santa Margarita, CA: Professional Association of Diving Instructors; 2010.

［28］National Oceanic and Atmospheric Administration. *NOAA Diving Program: Diving Medical Technician Course.* Office of Marine and Aviation Operations website. https://www.omao.noaa.gov/sites/ default/files/documents/DMT%202016%20Student%20 Handouts. pdf. Published 2016. Accessed February 14, 2018.

［29］Moy HP. High–altitude illnesses. In: Brice J, Delbridge TR, Meyers JB, eds. *Emergency Services: Clinical Practice and Systems Oversight.* Vol 1. 2nd ed. West Sussex, England: John Wiley & Sons; 2015: 363–367.

［30］Frazier MS, Drzymkowski J. Essentials of Human *Diseases and Conditions.* 6th ed. Philadelphia, PA: Saunders; 2016.

［31］Jensen AD, Vincent AL. Altitude illness, cerebral syndromes, high altitude cerebral edema (HACE). National Center for Biotechnology Information website. https://www.ncbi.nlm.nih.gov/books/ NBK430916/. Published 2017. Accessed February 14, 2018.

［32］Gunga HC. *Human Physiology in Extreme Environments.* Philadelphia, PA: Elsevier; 2015.

推荐书目

Auerbach PS, Constance B, *Freer L. Field Guide to Wilderness Medicine:* Expert Consult. 4th ed. Philadelphia, PA: Elsevier; 2013.

Heil K, Thomas R, Robertson G, Porter A, Milner R, Wood A. Freezing and non–freezing cold weather injuries: a systematic review. *Br Med Bull.* 2016; 117（1）: 79–93.

Hostler D. Recognizing and treating injuries caused by SCUBA diving. *JEMS* website. http://www.jems.com/articles/print/ volume–40/issue–8/features/recognizing–and–treating–injuries– caused–by–scuba–diving. html. Published August 17, 2015. Accessed February 14, 2018.

Iserson KV. *Improvised Medicine: Providing Care in Extreme*

Environments. 2nd ed. McGraw Hill; 2016.

Peters B. Cold injuries. Medscape website. https: //emedicine. medscape.com/article/1278523–overview. Updated January 05, 2018. Accessed February 14, 2018.

Sport Diver Editors. Ten scuba diving safety rules for avoiding emergencies. Sport Diver website. https://www.sportdiver.com/ how–to–avoid–scuba–diving–emergencies. Published August 9, 2017. Accessed February 14, 2018.

Stöppler MC. High altitude sickness symptoms. MedicineNet website. https://www.medicinenet.com/altitude_sickness_ symptoms/views.htm. Accessed February 14, 2018.

（杨贵荣，杨宇，陈金宏，焦艳波，译）

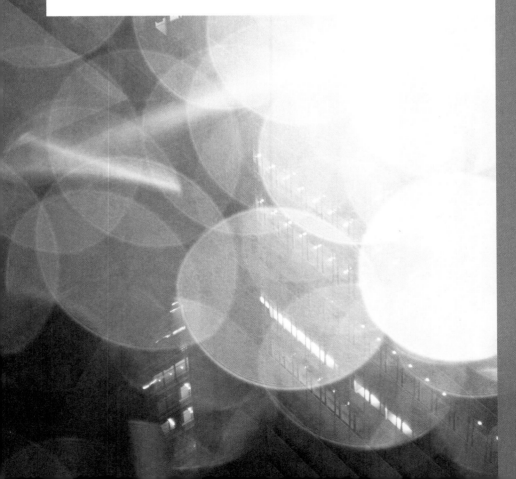

特殊患者群体

第十部分

第 45 章

产科学

美国 EMS 教育标准技能

特殊患者群体

将评估结果与病理生理学原理和社会心理学知识相结合,形成现场印象,并为有特殊需求的患者制订、实施综合治疗 / 处置计划。

产科

- 识别和管理
  - 正常分娩
  - 孕妇阴道出血
- 妊娠期间的解剖学和生理学
- 妊娠并发症的病理生理学
- 孕妇评估
- 心理社会影响,以及表现、预后和管理
  - 正常分娩
  - 异常分娩
  - 脐带脱垂
  - 臀位分娩
- 妊娠晚期出血
  - 前置胎盘
  - 胎盘早剥
- 自然流产和早产
- 异位妊娠
- 先兆子痫和子痫
- 与妊娠相关的出血
- 妊娠高血压

创伤

将评估结果与流行病学和病理生理学原理相结合,形成现场印象,以便为急性创伤患者制订、实施综合治疗 / 处置计划。

创伤的特殊考虑

创伤的认识与处理
- 孕妇
- 儿科患者(见第 47 章)
- 老年患者(见第 48 章)

创伤的病理生理学、评估和处理
- 孕妇
- 儿科患者(见第 47 章)
- 老年患者(见第 48 章)
- 认知障碍患者(见第 50 章)

学习目标

完成本章学习后,紧急救护员能够:
1. 描述女性生殖系统的基本解剖和生理学;
2. 概述胎儿发育过程(从排卵到出生);
3. 解释妊娠期间母体发生的正常生理变化,并说明它们如何影响院前救护和转运;
4. 描述孕妇病史信息包括的内容;
5. 描述孕妇体格检查的具体方法;
6. 描述孕妇的院前处理方法;

7. 识别并开始治疗妊娠并发症，如妊娠剧吐、Rh 因子致敏、妊娠高血压、妊娠糖尿病和感染；

8. 描述先兆子痫和子痫患者的评估和处理；

9. 解释妊娠期阴道出血的病理生理学、体征和症状及处理方法；

10. 概述分娩各个阶段的生理变化；

11. 描述救护员在正常分娩过程中的作用；

12. 描述如何用 Apgar 评分系统对新生儿进行评估；

13. 讨论分娩复杂情况的识别、影响和院前处理；

14. 描述产后出血的评估和处理；

15. 描述产后抑郁症的特点；

16. 讨论创伤对妊娠的特殊影响；

17. 概述心脏停搏孕妇的救护原则。

重点术语

胎盘早剥：妊娠 20 周后正常植入的胎盘部分或全部剥离的现象。

羊水：羊膜囊内的液体。

羊水栓塞：分娩期间或分娩后羊水进入母体循环引起的栓塞。

羊膜囊：位于胚盘背侧的囊状结构。随着胚胎的发育，羊膜囊不断扩大，逐渐包围整个胚胎。囊中有羊水。胎儿即在羊水中发育。

Apgar 评分：评估新生儿身体状况的标准，通常是在婴儿出生 1 分钟和 5 分钟时进行。评估项目包括外观、心率、反射、肌张力和呼吸。

假性宫缩：不规则的子宫收缩，通常在妊娠期前 3 个月开始发作，并且随着妊娠周数的增加，其频率、持续时间和强度也相应增加。

臀先露：胎儿在母体子宫内臀部朝下，而不是头朝下。

头盆不称：因胎儿头部过大或产妇骨盆过小而无法通过阴道进行正常分娩的情况。

剖宫产：一种将产妇的腹部和子宫切开，从腹部取出胎儿的手术。

绒毛膜羊膜炎：由羊水感染引起的羊膜炎症反应。

胎头着冠：可以在阴道开口处看到胎头且宫缩间歇时胎头不再回缩。

动脉导管：胚胎时期直接连接肺动脉和降主动脉的血管通道。

静脉导管：胎儿和新生儿循环中特有的血管分流通路。在胎儿时期，静脉导管允许脐血和门静脉部分血流绕过肝脏微循环。

子痫：一种妊娠引起的比较严重的高血压症，症状包括惊厥、昏迷、蛋白尿和水肿。

异位妊娠：受精卵在子宫体腔以外的部位植入后妊娠的现象。

胚胎期：人类产前发育的一个阶段，时间从受精卵着床到受精后的第 7 周末或第 8 周。

新生儿溶血病：一种危及生命的血液疾病，由母体的抗体针对胎儿的红细胞造成的，病因是母亲和胎儿间 ABO 血型不合或 Rh 血型不合。

预产期：按照经验方法计算的孕妇分娩的大概日期。

胎儿：人类产前发育的一个阶段，时间从胚胎期末到出生。

第一产程：从子宫开始收缩到子宫颈口扩张至 10 cm 的过程。这一阶段又细分为潜伏期、活跃期和过渡期。

卵圆孔：胎儿心脏左右心房隔膜上的一个小孔，可控制血流方向，出生后闭合。

宫底按摩：给子宫施加外部压力，促进子宫收缩以预防产后出血。

妊娠期：从卵子受精到最后生产的一段时间。

妊娠糖尿病：妊娠期间母体代谢糖类的能力不足引起的糖尿病。该病妊娠期出现，分娩后会消失，但有些人几年之后会复发。

妊娠高血压：妊娠后期（20 周以后）出现的高血压，血压可达到 140/90 mmHg。通常产后便会恢复正常。

孕次：女性妊娠的总次数，包括现在这一次。

溶血肝功能异常血小板减少（HELLP）综合征：一种十分严重的先兆子痫，伴有溶血、肝酶升高和血小板减少的症状。

胎儿水肿：胎儿身体组织出现液体积聚的病症，累及肺、心脏和腹部器官。

妊娠剧吐：妊娠期间的一种病症，症状为恶心、呕吐、体重下降和电解质紊乱。

恶露：产后阴道排出的含有血液、黏液和胎盘组织的分泌物。

宫颈黏液栓：妊娠期间充满并封住子宫颈管的宫颈黏液，生产前会从阴道排出。

多胎妊娠：一次妊娠有 2 个或 2 个以上胚胎或胎儿的现象。

卵子：女性卵巢内的生殖细胞。

胎次：妊娠满 20 周后生下孩子的总个数。

分娩：胎儿脱离母体成为独立个体的过程。

胎盘：胎儿和母体进行物质交换的器官，胎儿通过胎盘吸收氧气、营养和其他物质并释放二氧化碳和其他废料。

前置胎盘：附着于子宫下段，部分或完全覆盖宫颈口的胎盘。

产后抑郁症：妊娠期间或分娩后发生的由激素突然变化及心理和环境因素共同引起的抑郁症。

产后出血：娩出胎儿后，阴道流出血量多于 500 mL。

急产：从产痛到分娩的时间少于 3 小时的生产，是由子宫过度收缩和母体软组织或骨阻力过小引起的。

先兆子痫：妊娠第 20 周出现的可能出现蛋白尿，并发血小板减少、肝功能受损、肾功能不全、肺水肿、视觉或脑功能障碍。

早产儿：在妊娠 37 周前出生的新生儿。

胎膜早破：羊膜囊在生产前破裂的情况。

Rh 溶血病：一种出现在胎儿身上的免疫失调症。当母体产生的针对胎儿 Rh 阳性红细胞的免疫球蛋白 G（IgG）抗体通过胎盘进入胎儿血液循环时就会引起此病。

Rh 因子致敏：当 Rh 阴性血的母亲怀有 Rh 阳性血的胎儿时就有可能出现这种状况。出现 Rh 致敏时，免疫系统会对 Rh 因子产生反应，生成抗体来破坏 Rh 因子。

第二产程：从子宫颈口完全打开到胎儿娩出的过程。

肩难产：一种分娩障碍，胎头娩出后，胎儿的肩膀卡在母体骨盆出口处无法娩出的情况。

肩先露：胎体长轴与母体长轴相垂直的胎位，又称横产式胎位。

自然流产：未采用人工方法，胎儿与母体自然分离，通常发生在妊娠 20 周前，俗称小产。

第三产程：从娩出新生儿到胎盘排出的过程，此时宫缩停止。

妊娠晚期出血：发生在妊娠前 3 个月内的阴道出血，通常与胎盘早剥、前置胎盘和子宫破裂有关。

抗宫缩药物：暂时减少子宫收缩频率和强度的药物。

TORCH：一组可能引起孕妇感染的病原微生物，包括弓形虫、其他病原微生物（如乙肝、梅毒和带状疱疹）、风疹病毒、巨细胞病毒和单纯性疱疹病毒。

三月期：妊娠期被分成了 3 个阶段，每个阶段大致有 3 个月。

脐带：连接胎儿和胎盘的条索状组织，内含脐动脉和脐静脉，是胎儿和母体进行物质交换的通道。

脐带脱垂：脐带同时或先于胎儿娩出穿过子宫颈时发生的一种表现。

子宫弛缓：子宫张力不足。

子宫内翻：一种罕见的并发症，产妇分娩后子宫底部向宫腔内陷入，甚至自子宫颈翻出的病症。

子宫破裂：子宫壁自发地或因创伤而破裂。

受精卵：由精子的细胞核和卵子的细胞核融合形成的。

分娩在院前环境中很常见。大多数情况下，救护员只需要对这一自然生产过程进行辅助。然而，有可能突然出现产科急症，甚至威胁到产妇的生命安全。救护员必须要认识这些急症并做好准备，在发生异常分娩时从旁协助。本章阐释了一些产科急症的病因和治疗方法，并介绍了分娩时会出现的一些正常和异常的情况。

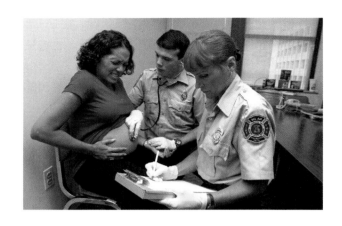

注意

2015 年，美国 15～19 岁女性群体生产了 229715 名婴儿（这个年龄段女性生产率为 2.23%）。美国青少年的生产率比其他大多数发达国家高很多。在照顾处于育龄患者时，必须要考虑到妊娠的可能性。

资料来源：Hamilton BE, Mathews TJ; Centers for Disease Control and Prevention, National Center for Health Statistics. Continued declines in teen births in the United States, 2015. Centers for Disease Control and Prevention website. https:// www.cdc.gov/nchs/products/ databriefs/db259.htm. Updated September 9, 2016. Accessed April 21, 2018.

第 1 节 女性生殖系统回顾

如第 10 章和第 30 章所述，女性生殖系统由内外生殖器和相关组织构成。外生殖器包括阴阜、小阴唇、大阴唇、阴道前庭和阴蒂，位于骨盆内的内生殖器包括阴道、子宫、输卵管、卵巢（图 45-1）。

女性生理周期是受内分泌系统及其分泌的激素控制的。对育龄女性来说，生理周期每个月一次，一般始于每月一次的月经（子宫内膜脱落流出）。生理周期在妊娠时终止；如果没有受精，则进入下一个月经周期。

你知道吗

文化价值观可能会影响生育

妊娠是一件根植于准父母和周围家庭成员文化背景中的普通事件。所有文化都有一种共同的恐惧，即担心妊娠可能产生负面后果，婴儿或妇女可能在分娩期间死亡。大家普遍的理想和渴望是出生的孩子能健康茁壮成长。鉴于文化价值观可能影响医疗保健，应尊重所有孕妇的信念。由于文化是影响妇女和她的家庭如何面对妊娠的众多影响因素之一。因此，对救护员来说，熟悉他或她所在地区的文化是重要的。

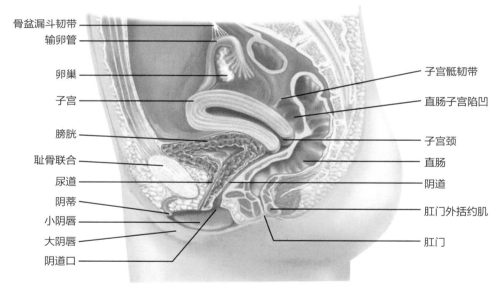

图 45-1 女性生殖系统器官

第 2 节 正常受精过程

受精通常是在输卵管内发生的，受精过程中精子的头部进入成熟的卵子内部。精子头部进入卵子后，精子的细胞核会与卵子的细胞核融合，这时就形成了受精卵。受精卵在通过输卵管时会经历多次细胞分裂，经过几天的快速细胞分裂后，形成一个叫作桑葚胚的细胞团。桑葚胚细胞分化为内层细胞（囊胚细胞）和外层细胞（滋养层细胞）。滋养层细胞贴附于子宫内膜。着床在受精后的 7 天内开始；当滋养层细胞接触到母体循环时，着床过程结束（大概在受精后的第 12 天）。滋养

层细胞接着会演变成各种为胚胎提供生命支持的结构（胎盘、羊膜囊和脐带）；囊胚细胞则会发育成胚胎（图 45-2）。

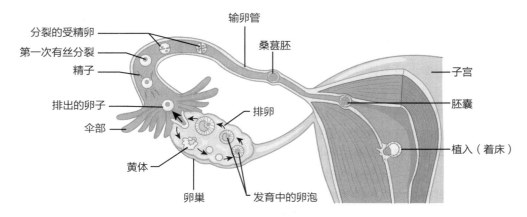

图 45-2　受精和着床。在排卵期，卵巢释放出一个卵子，开始它通过输卵管的旅程。当卵子在输卵管中时，精子使卵子受精形成单细胞受精卵。经过几天的快速的细胞分裂，形成了一团被称为桑葚胚的细胞。当桑葚胚发育成空心球（胚细胞）后，着床就发生了

第3节　妊娠期间的解剖学和生理学

胎盘、脐带、羊膜囊和羊水不仅为发育中的胚胎提供营养物质，也是胎儿循环的一部分。

胎盘

滋养层细胞在排卵后 14 天左右发育形成胎盘。胎盘是胚胎和母体组织的结合体。胎盘是实现母体与胎儿之间物质交换的器官，它主要有以下 5 个功能。

1. **气体交换**。氧气和二氧化碳通过胎盘膜的过程类似于肺部的气体扩散过程。溶解于母体血液中的氧通过胎盘进入胎儿的血液中，这是母体血液中氧分压相对于胎儿来说更高的结果。相对地，随着胎儿血液中二氧化碳的分压增大，二氧化碳就从胎儿的血液中扩散到母体血液中去了。

2. **营养交换**。胎儿需要的其他代谢底物通过与氧气同样的方式扩散进入胎儿血液中。例如，胎儿血液中的葡萄糖浓度要比母体血液低 20% ~ 30%，葡萄糖会快速扩散进入胎儿体内。还有一些底物也是通过扩散转运的，如脂肪酸、钾离子、钠离子和氯化物。胎盘本身也会从母体血液中积极吸取营养物质。

3. **排出废物**。代谢产生的废物会从胎儿血液中扩散到母体血液中。这类代谢废物包括尿素、尿酸、肌酸酐等。它们会随母体产生的废物一同排出。代谢废物和二氧化碳一样，通过渗透的方式从高浓度到低浓度，从胎儿血液进入母体血液中。

4. **产生激素**。胎盘相当于是一个临时的内分泌腺，能够分泌雌激素和孕酮。到胎儿发育的第 3 个月，就不需要卵巢内的黄体来维持妊娠了。雌激素、孕酮和其他激素会滋养子宫内膜，防止月经的出现，并刺激母体的乳房、阴道、宫颈和骨盆发生变化，使身体做好分娩和哺乳的准备。

5. **形成屏障**。胎盘具有屏障作用，阻挡母体血液中的一些有害物质（如细菌和一些特定的药物）。但是，胎盘的屏障作用是有限的，并不能完全保护胎儿。有一些药物可以轻易地穿过胎盘，如类固醇药物、麻醉药和某些抗生素药物。

思考

如果母体缺氧，气体扩散过程会怎样？

胎儿循环

胎儿循环在物理上是分离的，但又依赖于母体循环。富含氧气的血液从胎盘经脐静脉回流到胎儿。静脉导管是脐带的延续，作为一个分流器，允许大部分从胎盘返回的血液绕过胚胎的未成熟肝脏。结果，血液直接流入下腔静脉，再流入右心房。由于胎儿的肺部充满液体并塌陷，含氧血液会以两种方式之一绕过胎儿的肺部。血液从右心房通过一个叫作卵圆孔的开口直接进入左心房。含氧血液从左心房进入左心室，然后进入主动脉，并在那里被泵入身体。此外，从右心房进入右心室的血液被泵入肺动脉。动脉导管连接肺动脉和主动脉，再次将血液从肺部引出去。来自主动脉的混合血液通过脐动脉返回到胎盘，在那里二氧化碳等废物被母体循环吸收。在出生时，大多数新生儿的各种动静脉分流结构关闭，以应对肺部膨胀和肺循环中血管阻力的急剧降低（图 45-3）。

羊膜囊和羊水

羊膜囊完全包围着胚胎，内含羊水。羊水主要由胎盘产生，后来由胎儿尿液产生。怀孕第 15 周时，羊水为 175～225mL，出生时约为 1 L。羊膜囊在分娩过程中可能破裂，此时可能有大量羊水流出（完全破裂）或少量滴流（膜渗漏）。如果羊膜囊在分娩前 1 小时或更早破裂，这是早产，母亲和胎儿都面临并发症的风险。

第4节　胎儿的生长发育

发育中的卵子在妊娠前 8 周叫作胚胎，在这之后一直到出生前则叫作胎儿。胎儿在子宫内生长发育的时期叫作妊娠期。妊娠期从受精开始，到分娩出新生儿结束，一般长达 40 周。妊娠期分为 3 个三月期，计算好的生产日期叫作预产期。妊娠期的主要特征就是胎儿快速生长发育（图 45-4 和框 45-1）。

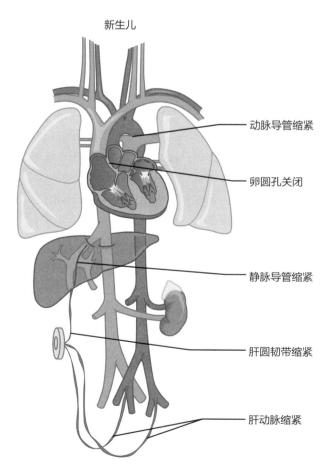

胎儿　　　　　　　　　　　　新生儿

动脉导管　　　　　　　　　　　　　　　　动脉导管缩紧

卵圆孔　　　　　　　　　　　　　　　　　　卵圆孔关闭

静脉导管　　　　　　　　　　　　　　　　静脉导管缩紧

脐静脉

脐动脉　　　　　　　　　　　　　　　　　肝圆韧带缩紧

　　　　　　　　　　　　　　　　　　　　肝动脉缩紧

图 45-3 胎儿循环和出生后的循环变化

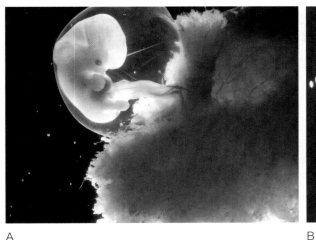
A

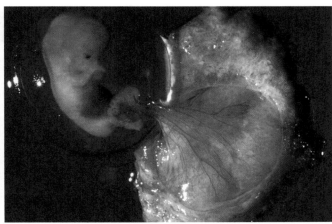
B

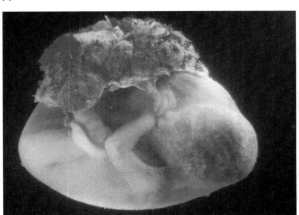
C

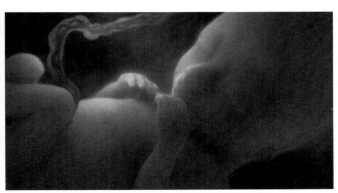
D

图 45-4 A~D. 胚胎和胎儿的发育

出生后婴儿的适应过程

出生后，婴儿失去了与母体胎盘的联系。婴儿的肺部几乎是立刻就有了充足的血液流过。新生儿通常在出生时就开始自发呼吸。出生后，肺泡内黏液的表面张力将肺泡壁结合在一起，因此新生儿的第一次呼吸必须要足够有力，这样才能打开肺泡，之后的呼吸也就变得轻松了。

静脉导管、动脉导管和卵圆孔能够使血流绕开胎儿未成熟的肝和肺。出生后胎盘内的血液流动停止，全身血管阻力增大，主动脉、左心室和左心房内压力增大。此外，由于肺部扩张，肺部血管阻力会大大减小，从而使肺动脉、右心室和右心房内压力减小。这一系列的压力变化让动静脉分流结构在出生后的几小时内迅速闭合，最终完全闭合然后被生长出的纤维组织所覆盖。

思考

新生儿的心音听起来正常吗？

第 5 节 妊娠术语（GTPAL）

GTPAL 是英文的首字母缩略词，分别代表孕次（Gravida）、足月分娩次数（Term）、早产次数（Preterm）、流产次数（Abortions）和存活数（Living）。孕次指一位女性怀孕的总次数，足月分娩次数指足月分娩的总次数，早产次数指早产分娩的次数，流产次数指自发或诱发的流产次数，存活数指生下存活孩子的总个数。

描述孕妇的状况时，通常会提到她们的孕次和胎次。如上文所述，孕次指的是女性妊娠的总次数，包括现在这一次。胎次指的是妊娠满 20 周后生下孩子的总个数。例如，女性第一次怀孕，孕

框 45-1　妊娠期每个月（28 天）胚胎或胎儿的发育过程

第1个月
- 神经系统、泌尿系统、皮肤、骨骼和肺的基本结构形成
- 手臂和腿部的雏形开始形成
- 眼睛、耳朵和鼻子的雏形出现

第2个月
- 由于脑部发育，头部显得格外大
- 性别分化开始
- 骨骼中心开始骨化

第3个月
- 手指、足趾形状清晰
- 胎盘完全成形
- 胎体循环完全形成

第4个月
- 性别分化完成
- 尚未发育完全的肾开始分泌尿液
- 心搏出现
- 鼻中隔和上颚闭合

第5个月
- 孕妇可以感受到胎动了
- 听诊可以感知到胎儿的心音

第6个月
- 皮肤出现褶皱
- 眉毛和指甲开始成形

第7个月
- 皮肤呈红色
- 眼内的瞳孔膜消失
- 这个时期出生的婴儿可以哭泣和呼吸，但死亡率很高

第8个月
- 这个时期出生的婴儿可以存活下来
- 眼睑打开
- 指纹成形
- 出现有力的胎动

第9个月
- 由于皮下脂肪堆积，胎儿的脸和身体看上去又松又皱
- 羊水轻微减少

第10个月
- 皮肤变得光滑
- 眼睛颜色显现
- 颅骨内的骨骼骨化完成且在骨缝处基本融合在一起

次为 1，胎次为 0（框 45-2）。经历过 2 次或多次生产的女性叫作经产妇，未生产过的女性叫作未产妇。

第 6 节　孕妇评估

救护员应当熟悉了解孕妇身上会出现的正常生理变化，这有助于救护员对孕妇进行评估。

妊娠期间母体的变化

除了月经停止和子宫明显变大，孕妇在妊娠期间还会经历许多其他身体上的变化，这些变化会影响到生殖道、乳房、胃肠道系统、心血管系统、呼吸系统和新陈代谢[1-2]。

框 45-2　产科术语

- **产前期：** 产妇生产前的时期。
- **产后期：** 产妇生产后的时期。
- **产前的：** 存在或发生在生产之前的。
- **围生期：** 临近生产或生产时。
- **足月：** 妊娠期满 40 周。
- **经产妇：** 生产过 2 次或 2 次以上的女性。
- **多产妇：** 生产过 7 次或 7 次以上的女性。
- **初产妇：** 只生产过 1 次的女性。
- **未产妇：** 未曾生产过的女性。
- **初孕妇：** 第一次怀孕的女性。
- **经孕妇：** 怀孕过 2 次或 2 次以上的女性。

生殖道

子宫

- 子宫的重量会从最开始（未受孕时）的 70 g 增加到最终 40 周时的 1000 g；
- 妊娠 8 周时，子宫的大小和重量均扩大 3 倍；
- 妊娠 12 周时，子宫完全占据了骨盆腔内的空间，此时可以经耻骨上方进行触诊；
- 妊娠 20 周时，子宫已经成为一个异常大的器官了，子宫顶部（宫底）到达脐水平；
- 妊娠 38 ~ 40 周，即临近足月时，由于胎儿下垂到骨盆中，宫底会有些许下降。

宫颈

- 子宫血容量和淋巴液增多会导致盆腔充血和水肿，进而造成宫颈软化、发绀。

阴道

- 由于血供增多，阴道发绀；
- 阴道黏膜厚度增加，阴道分泌物增多；
- 由于阴道上皮细胞中的糖原更多地转化为乳酸，阴道分泌物的 pH 值下降到 3.5 左右，酸性环境也减少了一些病原体的滋生。

膀胱

- 在第 1 个三月期早期，由于变大的子宫压迫到膀胱，尿频现象时有发生。孕妇的血容量和心输出量增多可能也是造成尿频的原因之一。
- 输尿管平滑肌松弛增加了尿路感染的风险，可能出现肾盂肾炎。

乳房

- 妊娠前几周，乳房会变得更加柔软；
- 妊娠 2 个月时，由于乳腺内的腺泡增大，乳房的体积也变大；
- 妊娠早期，乳头会变大，颜色更深；
- 妊娠第 10 周时，由于乳腺增生，乳头在受到刺激时会分泌出透明的液体。

胃肠道系统

- 晨吐和恶心的症状随时都有可能发生，但基本上是在妊娠第 6 周时开始，妊娠第 14 周时有所减轻。引起晨吐的原因尚不清楚，但其可能与妊娠早期时孕妇血清绒毛膜促性腺激素水平较高有关。
- 变大的子宫使孕妇的胃肠向上、向外侧移位，这可能会引起消化不良和胃食管反流病，还有可能加大孕妇误吸的风险。
- 肝脏会向后、向上、向右移位。
- 胃肠道张力和胃肠动力减弱，导致胃排空时间延长和幽门括约肌舒张。胃灼热和便秘的症状十分常见。

思考

假如有一位受伤的无意识的孕妇，伴随着其胃肠道系统在妊娠期间的变化，可能会出现哪些问题？

心血管系统

心脏

- 膈肌上升使心脏向左、向上移位，心电图的下壁导联和胸前导联上可能会出现 ST 段低平或倒置的 T 波，以及电轴左偏。
- 出现心律失常，如室上性心动过速、房颤或扑动，偶尔发生室性心动过速。
- 妊娠期前 34 周时，心输出量增加 30%；
- 在妊娠后期，脉率比基线水平快 15~20 次 / 分；
- 由于血液黏度下降和血流量增加，大血管内的血液湍流，肺动脉瓣收缩期杂音和心尖部收缩期杂音十分常见。

血液循环

- 血容量增加了 30%，血浆容量增加了 50%，因此从妊娠 28 周开始可能会出现血液稀释性贫血；
- 由于体循环血管阻力的减小，在第 2 个三月期血压会下降 10 ~ 15 mmHg；临近足月时，血压会逐渐回升到孕前水平；
- 子宫变大会影响到下肢的静脉回流，引起脚踝部外周性水肿，还有可能出现痔疮和静脉曲张的症状；
- 仰卧位会使子宫压迫下腔静脉，造成回心血量和心输出量减少（仰卧位低血压综合征）；在前 2 个三月期，孕妇仰卧时可能感到头晕并出现低血压的状况。

血液

- 白细胞计数增加；

- 受雌激素和孕酮的影响，血浆纤维蛋白原水平增加 50%。

呼吸系统

- 妊娠后期，潮气量和每分通气量增加 30%～40%；
- 功能残气量减少 25% 左右；
- 耗氧量增加了 30%～60%[4]；
- 呼吸速率可能保持正常水平，也有可能由于子宫变大，膈肌上升而加快；
- 由于呼吸速率加快，PCO_2 通常会减小，从 40 mmHg 降为 30 mmHg，为胎儿二氧化碳排出提供梯度。因此，孕妇可能会感到眩晕和气短。

新陈代谢

- 孕妇通常会增重 7～14 kg；
- 水潴留增加使毛细血管内的流体静力压增大，促进血管床过滤，可能会引起水肿；
- 新陈代谢加快，对热量（尤其是蛋白质）的需求增大；
- 由于肾小球滤过率增加，葡萄糖进入尿液；
- 妊娠期糖尿病可能是由孕期代谢糖类的能力减弱造成的；
- 如果不通过饮食补充钙和铁，胎儿可能就会耗尽母体自身储存的钙和铁。

病史

当从孕妇处获取病史信息时，救护员应当首先搜集与主诉有关的细节。主诉的病症可能与妊娠无关，但救护员应当询问发病时的征兆与症状，并在保护好隐私的情况下对孕妇进行检查。在排除掉可能危及生命的疾病或伤病后，救护员应该询问与妊娠相关的病史信息。孕妇的病史信息应包括以下 8 点。

1. 孕产史：
   a. 妊娠期时长；
   b. 胎次和孕次；
   c. 之前有无进行过剖宫产；
   d. 孕妇的生活作息（饮酒和其他药物的使用史、吸烟史等）；
   e. 传染病史；
   f. 之前有无妇科或产科的并发症（如子痫、妊娠期糖尿病、宫外孕）。
2. 疼痛状况：
   a. 发作（逐渐发作还是突然发作）；
   b. 具体特征；
   c. 持续时间和发展过程；
   d. 疼痛位置和影响范围。
3. 有无阴道出血、出血量及具体特征。
4. 阴道有无异常分泌物。
5. 分娩时是否出现过"见红"（早期产程时黏液栓排出）或胎膜破裂的情况。
6. 目前总体健康状况和产前护理情况（无护理、医师护理、护士护理、助产士护理）。
7. 是否有变态反应和服用的药物（尤其要注意分娩前 4 小时使用的麻醉药）。
8. 孕妇是否有用力的冲动或要排便的感觉，这些都表明即将临产。

注意

妊娠可能会加重先前就存在的一些病情，如糖尿病、心脏病、高血压和癫痫。之前用来控制这些病情的药物（如抗高血压药和口服降血糖药）在妊娠期间是不可以服用的，以防对胎儿造成潜在的伤害。因此，获取详尽完整的孕妇病史信息是十分重要的。病史信息可以帮助救护员提前做好准备，以应对分娩现场和转运途中的救护工作。

体格检查

孕妇的主诉决定了体格检查的程度。对孕妇进行体格检查的目的之一是快速、准确地识别可能危及生命的病症。还有一个目的就是估计临产的时间。假如孕妇即将临产，救护员就要开始做接生准备。

救护员应当对孕妇的全身状况和皮肤颜色进行观察评估。如果孕妇脸色苍白没有血色，就有可能是出血了。如果孕妇面颊凹陷、嘴唇干裂，或者是双眼凹陷且之前呕吐了，就有可能是脱水了。救护过程中应时刻监测着孕妇的生命体征。立位生命体征可能提示早期有明显出血和液体流失。救护员要记住一些正常的生理变化也会引起生命体征的改变，如轻微的心跳过速、收缩压和舒张压轻微下降和呼吸速率加快。

要检查孕妇的腹部是否有伤疤和明显的畸形。轻柔的触诊可以进一步判断是否有肿块、器官变大、肠道或膀胱扩张的情况。但是在妊娠后期，就很难发现这些症状了。在检查过程中，可能会发现腹膜刺激征。腹膜刺激征的临床表现为腹部压痛、紧张或反跳痛。假如孕妇的孕肚已经十分明显，救护员需要估测子宫的大小并对胎儿状况进行监测。

子宫大小评估

子宫的轮廓在妊娠 8~10 周时通常是不规则的，因此早期子宫增大并不匀称，有可能会偏向一边。妊娠 12~16 周时，子宫位于耻骨联合上方。妊娠 20 周时，子宫上升到肚脐水平。足月时子宫高度接近剑突。图 45-5 显示的是妊娠期各周宫高的变化。

胎儿监测

在孕期 12 周用多普勒探头就能听到（图 45-6）胎儿心音。检查心音的目的是评估胎儿的健康状况。如果使用多普勒探头，应将其放在靠近胎儿背侧的脐下（图 45-7）。胎心率是以每分钟的心跳数来计算的。注意：由于胎心音常难以听清，所以不应因此耽搁患者转运。

正常的胎心率范围在 120~160 次 / 分。如果胎心率高于 160 次 / 分（胎心过速）或低于 110 次 / 分（胎心过缓），持续时间超过了 60 秒，就可能是胎儿窘迫的早期征兆，也有可能是胎儿或孕妇缺氧的征兆。间歇性的、短期的胎心率上下波动是正常现象。胎心率波动随时都有可能出现，是胎儿成长的信号。胎儿睡眠、胎动和分娩时子宫收缩期间，胎心率也经常会出现短暂的周期性改变。

孕妇处理方法

如果还未临近分娩，救护员对健康孕妇的护理局限于基本的治疗措施（保证呼吸道畅通，给予通气和循环支持），并需将孕妇送到医院进行专业评估。如果孕妇没有生病或受伤，运送孕妇时应让其处于一个舒适的姿势（通常是左侧卧位）。根据孕妇评估和生命体征，救护员有时需要监测心电活动、给孕妇输氧（每分钟 5~7 L）和监测胎儿的状况。医师有时可能会建议给某些孕妇进行静脉注射治疗。

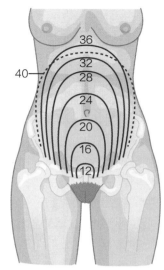

图 45-5　妊娠期间宫高的变化。第 10~12 周，子宫位于骨盆内，多普勒探头可以检测到胎儿的心跳；第 12 周，在耻骨联合上方可触及子宫；第 16 周，子宫在耻骨联合和脐之间可触及；第 20 周，子宫底部在脐的下缘，胎儿的心跳可以用多普勒探头来听诊；第 24~26 周，子宫变成卵形，胎儿可触及；第 28 周，子宫大约在脐和剑突之间，胎儿很容易摸到。第 32 周，子宫底部在剑突下方；第 40 周，胎儿开始进入骨盆，宫高下降

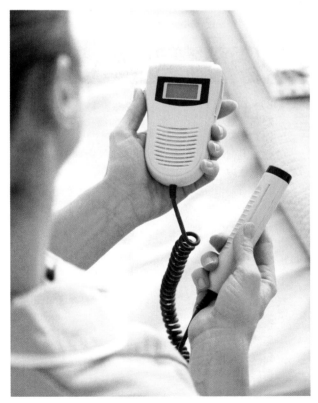

图 45-6　多普勒探头

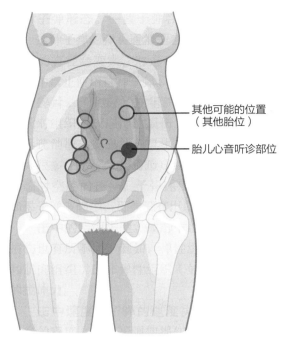

其他可能的位置
（其他胎位）

胎儿心音听诊部位

图 45-7 胎儿心音的听诊部位

第 7 节　妊娠并发症

妊娠并发症可分为产前（分娩前发生的疾病）、产时（分娩和分娩相关的并发症）和产后（分娩后发生的疾病）。框 45-3 列出本章讨论的妊娠并发症和障碍。

框 45-3　妊娠并发症和障碍
产前的疾病 　　妊娠剧吐 　　Rh 因子致敏 　　妊娠高血压 　　妊娠糖尿病 　　感染 　　肺栓塞 　　胎膜早破 　　出血并发症 　　晚期出血 　　胎盘早剥 　　前置胎盘 　　子宫破裂 产时并发症 　　阵痛和分娩 　　分娩并发症 产后疾病 　　产后出血 　　羊水栓塞

第 8 节　产前疾病

妊娠剧吐

妊娠剧吐是妊娠期间的一种病症，症状为恶心、呕吐、体重下降和电解质紊乱[3]。患妊娠剧吐的孕妇通常在受精后的 2~5 周开始出现症状。恶心和呕吐的症状通常在第 1 个三月期后会有所缓解，基本上在妊娠 20 周前会消失。大概 10%~20% 的孕妇在分娩前会有恶心和呕吐的症状，但没有妊娠剧吐那么严重。前次妊娠期间的妊娠剧吐持续时间和严重程度与下一次妊娠基本一致。

目前尚不清楚妊娠剧吐的具体原因，但有可能与以下因素有关[4]：

- 妊娠激素失调；
- 维生素 B 缺乏症、甲状腺功能亢进；
- 胃食管反流；
- 幽门螺杆菌感染；
- 社会心理因素；
- 糖类代谢紊乱。

处理方法

妊娠剧吐会引起脱水、体重下降和营养不良，对母体和胎儿都有不利影响。对妊娠孕吐患者通常会使用止吐药来控制恶心和呕吐的症状，并采用补液疗法，可能还会给予一些维生素和矿物质的补充剂。有时还需要抗抑郁药物来控制可能伴随妊娠剧吐的抑郁症状。如果妊娠剧吐很严重，患者需要住院并进行输液治疗，以防止脱水。院前救护主要还是支持性的。

Rh 因子致敏

如第 11 章所述，Rh 阴性血的人红细胞中并不携带 Rh 因子，而 Rh 阳性血的人红细胞中却有 Rh 因子。当 Rh 阴性血的母亲怀有 Rh 阳性血的胎儿时就有可能出现 Rh 因子致敏。出现 Rh 因子致敏时，免疫系统会对 Rh 因子产生反应，生成抗体来破坏 Rh 因子（Rh 因子致敏）。首次妊娠期间，Rh 因子致敏一般不会对母体和胎儿造成伤害，这是因为直到最终分娩的时候，胎儿的血液才会暴露于母体的血液，这时才会产生敏化反应，而母体的抗体生成是需要时间的。然而，如果母体在妊娠前就有致敏反应（如由于之前有过流产、异位妊娠或羊膜穿刺导致血液流入子宫）或再次孕育一个 Rh 阳性血的胎儿，母体内的抗体就可能会破坏胎儿的红细胞。

注意：

如果母亲是 Rh 阴性血，父亲是 Rh 阳性血，他们的孩子有 50% 的概率是 Rh 阳性血，此时就有可能出现 Rh 因子致敏。如果父母双方都是 Rh 阴性血，他们的孩子也会是 Rh 阴性血，就不会发生 Rh 因子致敏了。

孕妇在怀孕早期进行 Rh 因子测试，以确定她们是否已致敏。Rh 阴性血和未致敏的妇女在分娩前需要进行抗体检测；新生儿出生时要验血。通常可以注射 Rh 免疫球蛋白（如 RhoGAM）以防止 Rh 致敏（在妊娠 26~28 周时注射一针；如果孩子 Rh 阳性，在出生后 72 小时内注射第二针。每次妊娠都需要重复这个过程）。致敏的妇女在妊娠期间需要密切监测并通过一系列的血液检测来测量抗体水平。多普勒超声检查和羊膜穿刺术可以用来监测胎儿。如果胎儿贫血严重，可能需要在出生前输出（宫内输血）和出生后立即输血。在这些病例中，早期剖宫产很常见。

Rh 溶血病

有些 Rh 溶血病婴儿不会表现出任何发病的症状。而有些新生儿则可能会患上一种严重且危及生命的血液疾病，叫作新生儿溶血症，最常见的形式是 ABO 血型不合，其次是 Rh 血型不合。该病的症状包括贫血、黄疸、水肿、肝脾肿大和胎儿水肿（液体在各组织积聚，包括肺、心脏和腹部器官）。Rh 溶血病一般采用输血的方式来治疗。

妊娠高血压综合征

在美国，妊娠高血压综合征的发病率为 6%~8%。妊娠高血压综合征大概分为三类：妊娠高血压、先兆子痫和子痫[5]。它们会增加孕妇和胎儿的风险。

妊娠高血压

妊娠高血压在妊娠时发生，产后便会恢复。妊娠高血压患者的血压可达到 140/90 mmHg 或更高。妊娠期高血压是由妊娠期间免疫系统功能障碍引起

的，可能是先兆子痫的早期征兆。

先兆子痫和子痫

先兆子痫是妊娠 20 周后的妊娠高血压，至少有以下一种症状[6]：

- 蛋白尿（最常见）；
- 血小板减少（低血小板）；
- 肝功能受损；
- 肾功能不全；
- 肺水肿；
- 视觉或脑功能障碍。

高血压可以是轻微的或严重的。严重时，收缩压大于 160 mmHg 或舒张压大于 110 mmHg。先兆子痫发展为子痫是不可预测的，可能迅速发生[5]。先兆子痫的病理生理学特征是血管痉挛、内皮细胞损伤、毛细血管通透性增加和凝血级联反应激活，直到分娩后才出现逆转。先兆子痫的体征和症状是由受累组织或器官灌注不足导致的（框 45-4）。

框 45-4　先兆子痫的体征与症状

大脑
　　头痛
　　反射亢进

视网膜
　　视力模糊
　　复视

胃肠系统
　　右上腹部或上腹部疼痛和压痛

泌尿系统
　　蛋白尿
　　氮质血症
　　少尿
　　无尿

血管或内皮细胞
　　高血压
　　水肿
　　凝血级联反应激活

胎盘
　　胎盘早剥
　　胎儿窘迫

全身性水肿是先兆子痫的一个可能体征，尽管它可能发生在正常妊娠和伴有其他疾病的妊娠中（图45-8）。除了第一次怀孕，与先兆子痫相关的因素还包括高龄产妇、慢性高血压、慢性肾脏疾病、血管疾病（如糖尿病和系统性狼疮），以及多胎妊娠。当怀疑有先兆子痫时，大多数孕妇都要住院。

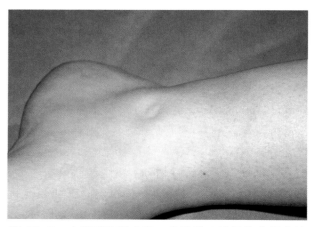

图45-8 小腿凹陷性水肿。全身性水肿是先兆子痫的一个可能表现，尽管它也可能发生在正常妊娠和合并其他疾病的妊娠

子痫是指具有先兆子痫征兆的患者癫痫发作的病症，多发于患有严重先兆子痫的孕妇。子痫的病因不明，主要会影响到之前健康、血压正常的首次妊娠的孕妇[7]。子痫在妊娠20周后发生，常常是在临近足月的时候，但有时也可能在产后发生。先兆子痫对准妈妈和胎儿来说很危险，原因如下：①先兆子痫发作恶化的速度可能很快；②孕妇通常注意不到先兆子痫的早期症状或是误以为是其他因素造成的[8]。

处理方法

不是所有的高血压患者都会出现先兆子痫。同样，不是所有的先兆子痫患者都有高血压。

先兆子痫会引起许多严重的并发症。因此，在妊娠后期或产后2周内出现高血压或头痛、视力变化或上腹部疼痛的症状时，救护员应考虑到先兆子痫或子痫的可能性。如果怀疑孕妇患有先兆子痫或子痫，院前救护时应着重预防或控制癫痫发作和治疗高血压（在医师的指导下）。

子痫的发作活动通常以强直痉挛性活动为特

征。这种痉挛通常以嘴部抽搐的形式开始。子痫可能与癫痫发作时的呼吸暂停有关。治疗重度先兆子痫的措施如下[7]：

- 使患者左侧平卧位，以帮助维持或改善子宫胎盘血流，也有助于减少对胎儿的伤害；
- 给予高浓度氧气，监测氧饱和度。必要时辅助通气。用0.9%的氯化钠溶液开启血管通路，或者用0.9%的氯化钠溶液或乳酸盐林格液静脉注射以保持静脉畅通。最大输液速率是每小时80 mL[7]；
- 随时预防癫痫发作。准备好提供气道、通气和循环支持；

你知道吗

溶血肝功能异常血小板减少综合征

先兆子痫最严重的一种形式就是溶血肝功能异常血小板减少（HELLP）综合征（字母H表示溶血、字母EL表示肝酶升高、字母LP表示血小板减少）。HELLP综合征是一种十分严重的产科急症，约10%的先兆子痫或子痫孕妇会出现HELLP综合征。HELLP综合征的体征与症状包括头痛、严重的恶心呕吐、上腹部疼痛和视觉障碍。如果未得到及时治疗，多达25%的孕妇会出现严重的并发症；如果得不到治疗，少数孕妇会死亡。HELLP综合征母亲所生孩子的死亡率各有不同，主要取决于孩子出生时的体重和器官的发育状况，尤其是肺的发育状况。治疗该综合征的最好方法就是尽快分娩出新生儿。HELLP综合征会影响到凝血功能和肝功能，可能对母体和胎儿造成伤害。

与严重的先兆子痫相比，HELLP综合征通常无明显症状，患者常常会用"感觉不舒服"这种模糊的表达（血压没有上升，也没有蛋白尿）。HELLP综合征的主要症状是右上腹部、下胸部或上腹部疼痛。在进行腹部触诊和转运途中实施救护时一定要避免使肝脏受到损伤。腹内压突然增大，包括癫痫发作引起的，都有可能导致包膜下血肿破裂，进而造成内出血和低血容量性休克。

资料来源：How many women are affected by or at risk of preeclampsia? National Institutes of Health website. https://www.nichd.nih.gov/health/topics/preeclampsia/conditioninfo/risk. Accessed April 22, 2018; Queenan JT, Spong CY, Lockwood CJ. *Protocols for High-Risk Pregnancies: An Evidence-Based Approach.* 6th ed. West Sussex, England: Wiley Blackwell; 2015.

- 如发生癫痫，给予硫酸镁 4 g（50% 溶液），持续 10 ~ 20 分钟[7]；
- 如果癫痫持续发作，请联系医疗控制部门以获得进一步的镁治疗；
- 如果应用硫酸镁后癫痫仍未停止，可给予咪达唑仑、劳拉西泮或地西泮等药物；
- 密切监测患者有无呼吸抑制和血压急剧下降的情况。胎儿循环可能受到损害。密切监测患者的生命体征，将其送往适当的医疗机构。

如果患者严重高血压（收缩压 > 160 mmHg 或舒张压 > 110 mmHg）持续 15 分钟以上，并伴有先兆子痫的其他体征或症状，救护目标是将平均动脉压降低 20% ~ 25%[7]。可以采取以下措施：

- 拉贝洛尔 20 mg，静脉滴注 2 分钟以上：
  - 如果严重高血压症状持续，可以每 10 分钟重复 2 次；
  - 目标是将平均动脉压降低 20% ~ 25%；
  - 给药前心率必须大于 60 次 / 分。
- 或肼苯哒嗪 5 mg，静脉注射：
  - 如果严重高血压症状持续，可在 20 分钟后重复 10 mg。
- 或硝苯地平 10 mg 口服：
  - 如果严重的高血压症状持续，每 20 分钟可重复口服 10 ~ 20 mg，2 次；
- 和硫酸镁 4 g（20% 溶液），静脉注射 20 分钟以上：
- 如果可能，再以每小时 1 mg 的剂量输注硫酸镁。

观察患者有无高镁血症的迹象，如低血压，随后出现深腱反射消失，嗜睡和口齿不清等症状，然后呼吸麻痹，最后心脏停搏。出现高镁血症，应停止给予硫酸镁。如果有严重的呼吸抑制并即将停止使用，则给予葡萄糖酸钙。

注意：如果早期用硫酸镁和抗高血压药物治疗严重的先兆子痫，子痫的风险就会降低。

妊娠糖尿病

妊娠糖尿病是由妊娠引起的糖尿病。在美国，每年有 4% 的孕妇患上妊娠期糖尿病[9]。妊娠期糖尿病被认为与母体代谢糖类的能力不足有关。这可能是由母体胰岛素分泌不足或胎盘分泌的激素阻碍了母体的胰岛素活动（胰岛素抵抗）造成的。结果就是母体在妊娠期间无法分泌或利用她所需要的所有胰岛素。过量的葡萄糖被运送到胎儿体内以脂肪的形式储存。预防妊娠糖尿病的方法包括定时监测血糖、调整饮食结构和锻炼。有时需要给孕妇注射胰岛素来控制病情。妊娠糖尿病通常在分娩之后就会消失，但在晚年或是下一次怀孕时可能会复发。

大多数患妊娠糖尿病的孕妇在产前检查时发现了病症并经治疗后拥有健康妊娠，生下健康的宝宝。但是如果没有接受治疗，患妊娠糖尿病的孕妇生下的孩子会非常大。这会使分娩变得更困难（胎儿和孕妇受伤的风险增加）并且需要更长的时间来恢复。除此之外，患妊娠糖尿病的孕妇生下的孩子出现某些健康问题的风险较高，如呼吸窘迫综合征、肥胖症和儿童期或成年后出现的相关健康问题。这些孩子以后患 2 型糖尿病的风险也会增加[10]。

处理方法

对胰岛素依赖型妊娠糖尿病患者的院前救护包括提供气管、通气和循环支持；血糖检测；静脉输注液体和葡萄糖来治疗低血糖；静脉输注液体和胰岛素来治疗高血糖。

感染

许多传染病会对孕妇造成伤害，还有一些传染病会感染发育中的胎儿或新生儿如 HIV 感染，还有 TORCH 微生物（一组病原微生物）感染。框 45-5 列出了可能对孕妇妊娠、胎儿或新生儿造成影响的传染病。

框 45-5　妊娠与感染
尿路感染 阴道感染 性传播感染 　梅毒 　滴虫病 　衣原体感染 　淋病 　人类乳头瘤病毒感染 细菌性阴道病 念珠菌病

TORCH 微生物感染

TORCH 是一组可能引起孕妇感染的病原微生

物的首字母缩写词。TORCH 表示以下病原微生物[11]：

T（toxoplasmosis）：弓形虫；

O（other infections）：其他病毒，即乙肝、梅毒和带状疱疹（引起水痘的病毒）；

R（rubella）：风疹病毒；

C（cytomegalovirus）：巨细胞病毒；

H（herpess implex virus）：单纯性疱疹病毒。

TORCH 病原微生物可能会传播给子宫内的胎儿，造成胎儿死亡或新生儿伴有严重的并发症。这些并发症包括：

· 流产；

· 先天性心脏病或心脏缺陷（罕见）；

· 听觉障碍，包括失聪；

· 智力低下或其他学习上、行为上或情感上的问题；

· 贫血；

· 肝脾肿大；

· 肺炎；

· 小头畸形；

· 黄疸；

· 低出生体重或子宫内发育不良；

· 失明或其他视力问题，如白内障（眼睛晶状体混浊）；

· 皮疹或瘢痕。

大多数 TORCH 微生物感染可以通过免疫接种、良好的个人卫生和安全性行为来避免。为避免弓形虫病，孕妇应该避免接触生肉和猫，因为猫可能有时会携带弓形虫病。

肺栓塞

在妊娠、分娩或产后发生肺栓塞是产妇死亡的重要原因[12]。静脉淤滞、高凝状态和血管损伤是导致血凝块形成的关键因素。前 2 种原因存在于正常妊娠期间，第 3 种原因可能发生在分娩时。栓子通常由下肢或盆腔循环中的血凝块（静脉血栓栓塞）引起，也可以包括产后患者的羊水[12]。与阴道分娩相比，剖宫产发生肺栓塞的风险略有增加[12]。患者通常有典型的体征和症状，包括突然呼吸困难、胸痛、心动过速、呼吸过速、湿啰音、咯血，有时还有低血压。较大的肺栓子可导致心脏停搏。如果在院前发生栓塞，紧急救护应集中在气道、通气和循

环支持，心电活动监测，以及快速送至医院，由医师进行评估。

注意

据估计，在妊娠期间和产后，肺栓塞的发生率比一般女性高 5.5 ~ 6 倍。妊娠引起凝血系统和纤溶系统变化，这种变化一直持续到产后。在妊娠期间，许多凝血因子的水平升高。此外，纤维蛋白溶解系统受到抑制。这些因素一起影响凝血溶解。其结果是促进血栓形成的因素增加，以防止孕妇出血，而阻止血栓形成的因素减少，这也解释了妊娠期和产后血栓形成的高风险。

资料来源：Lee MY, Kim MY, Han JY, Park JB, Lee KS, Ryu HM. Pregnancy-associated pulmonary embolism during the peripartum period: an 8-year experience at a single center. *Obstet Gynecol Sci.* 2014; 57(4): 260-265; and McKinney ES, James SR, Murray SS, Ashwill JW. *Maternal-Child Nursing*. 3rd ed. Philadelphia, PA: Saunders; 2008.

胎膜早破

胎膜早破是指在分娩前羊膜囊破裂。如果胎龄小于 37 周，这种情况称为早产。34 周之前发生这种情况对胎儿的风险最高。大约 3% 的孕妇会发生胎膜早破[12]。在 10% ~ 15% 的病例中，胎儿已足月或近足月[5]。胎膜早破的体征和症状包括有阴道分泌液滴流或突然涌出的症状。救护员应将孕妇送往医院进行评估。如果孕妇开始分娩，医院将为分娩做好准备。如果诊断为胎膜感染（绒毛膜羊膜炎），则需要分娩。胎膜早破超过 24 小时，感染风险更高。感染通常伴有发热、发冷和子宫疼痛等症状。感染可用抗生素药物治疗。这种感染的最终治疗方法是分娩。

与妊娠相关的出血并发症

虽然大多数孕妇能够成功生产，并发症却是可能并确实会发生的。自然流产、异位妊娠、胎盘早剥、前置胎盘、子宫破裂或产后出血都有可能引起孕产妇阴道出血。阴道出血的孕妇会有不同程度的失血状况，有时可能会需要接受积极的复苏治疗。

思考

当母亲因阴道出血失血时，对胎儿有什么影响？

自然流产

自然流产或流产指未采用人工方法,胎儿与母体自然分离,通常发生在妊娠20周前[13](发生在妊娠21～36周的叫作早产)。对孕妇而言,流产是阴道出血最常见的原因。每10名孕妇中就有1个会流产[14]。框45-6列出了常见的流产分类。

框45-6 流产的分类

- **完全流产**:孕妇排出了所有的妊娠产物。
- **非法堕胎**:在不被法律允许的情况下蓄意终止妊娠。
- **选择性流产**:由于非医疗的原因选择性地终止妊娠。
- **习惯性流产**:3次或3次以上因流产终止妊娠。
- **不全流产**:孕妇排出了部分但不是所有的妊娠产物。
- **人工流产**:故意终止妊娠。
- **稽留流产**:胎儿死亡后还在子宫内存留了4周或4周以上。
- **脓毒性流产**:由发烧、子宫内膜炎、子宫旁组织炎、盆腔疾病导致的脓毒症引起的流产。
- **自然流产**:发生在妊娠12周前的流产。诱因通常包括孕妇本身的急性或慢性病、胎儿畸形和胎盘连接异常。但经常原因不明。
- **治疗性流产**:为了母体健康,在合法情况下终止妊娠。
- **先兆流产**:妊娠28周前,出现少量阴道出血或伴有轻微腹痛、腰痛、下坠感,但早孕反应仍存在。妇科检查时子宫颈口未开,羊膜囊未破裂。先兆流产可能会稳定下来并最终得以正常分娩,也有可能发展成不全或完全流产。

大多数自然流产发生在12周内,通常是在妊娠10周前。流产者通常会焦虑不安,说她们阴道出血很痛。出血量可能很少,也可能很多。痛感可能会牵涉腰部,患者通常会描述其为绞痛,与分娩痛、经期痛类似。除此之外,患者可能还会感觉到耻骨上痛。当询问病史的时候,救护员必须要问清楚疼痛和出血的时间、失血总量(一条被血浸透的卫生巾提示失血20～30 mL)和是否有组织随血液一起流出。假如在出血过程中还有组织流出,应将组织一并送到医院进行检测。

处理方法。评估所有第1个三月期的出血状况时,都应该密切观察是否有大量失血和血容量不足的征兆。在转运途中,救护员应当经常检测患者的生命体征。根据患者的血流动力学状态,可能会考虑进行静脉输液治疗。对任何可能流产的患者都应该给予氧气、精神上的支持,并将其送到医师处进行诊断评估。

异位妊娠

异位妊娠是指受精卵在子宫体腔以外的部位植入后妊娠的现象。大约有2%的孕妇会出现异位妊娠的情况。异位妊娠是造成胎儿在第1个三月期内死亡的主要原因,美国超过6%的母体死亡也是由异位妊娠造成的[5]。异位妊娠致死的原因通常是大出血。

导致异位妊娠的因素有很多。大多数因素都与延缓或阻止受精卵植入其正常的位置有关。诱发异位妊娠的因素包括盆腔炎、之前手术造成的组织粘连、输卵管结扎和之前有过异位妊娠经历,宫内节育器也有可能诱发异位妊娠。因此,在进行风险评估时,获取完整的妇科病史信息是十分重要的。虽然从受精到破裂的时间各有不同,大多数破裂是发生在妊娠2～12周时[15]。

异位妊娠的征兆与症状很难与卵巢囊肿破裂、盆腔炎、阑尾炎或流产的征兆与症状区分开。异位妊娠3种典型的症状包括腹部疼痛、阴道出血和闭经(没有月经)。然而,可能没有阴道出血的情况,或出血量不定,或出血量很少。有时可能是月经过少(血量很少)而不是闭经。异位妊娠出现时的症状复杂多变也是其高风险的原因之一。异位妊娠的其他症状包括肩部牵涉性痛、早期妊娠的一些症状(如恶心、呕吐、晕厥),以及休克的一些典型症状。

处理方法。异位妊娠破裂是一种产科急症。出现这种情况时,需要采取早期复苏措施并将患者迅速送往医院接受手术治疗。患者的情况随时都有可能变得不稳定。如果孕妇疑似出现异位妊娠,救护员应当像对待出血性休克的患者一样,给予气道、通气和循环支持并实施静脉输液复苏[16]。

妊娠晚期出血

所有孕妇中,4%的孕妇会出现妊娠晚期出血的状况,而且妊娠晚期出血都是不正常现象[5]。半数出血是胎盘早剥、前置胎盘或子宫破裂的结果。表45-1对胎盘早剥、前置胎盘和子宫破裂进行了比较。

表45-1 胎盘早剥、胎盘前置和子宫破裂的区别			
病　史	**出血状况**	**腹部疼痛**	**腹部检查**
胎盘早剥 与严重的高血压、妊娠毒血症和服用甲基苯丙胺或可卡因有关	通常不出血或是流出少量深色血液	有腹部疼痛	局部子宫压痛 宫缩后胎心率减慢 听不到胎儿心音
胎盘前置 之前有过剖宫产经历 多产妇	性交后出血 常见的出血模式： 1. 在第2个三月期早期出血 2. 在第2个三月期后期或第3个三月期早期出血 3. 产后严重出血	通常无腹部疼痛	无子宫压痛 进入产程 能听到胎儿心音
子宫破裂 之前有过剖宫产经历 强直性宫缩	阴道有可能出血	通常有严重的腹部疼痛且伴突发的恶心和呕吐	腹部弥漫性压痛 分娩突然中断 胎儿心动过缓

胎盘早剥。胎盘早剥是指妊娠20周后正常植入的胎盘部分或全部剥离的现象。1%的孕妇会出现胎盘早剥的现象，胎盘早剥是很严重的胎盘早剥的病例中有15%的胎儿最终死亡[17]。胎盘早剥的诱因包括母体高血压、先兆子痫、多胎妊娠、创伤和胎盘早剥病史。

注意

孕妇服用可卡因会引起子宫内膜动脉血管收缩，可导致胎盘早剥，并引起大出血、早产和胎儿死亡。妊娠期间使用可卡因也与其他不良后果有关，如自然流产和先天性畸形。

———————————————————

资料来源：Organization of Teratology Information Specialists. Cocaine and pregnancy. Cite Seer X website. http://citeseerx.ist.psu.edu/viewdoc/download;jsessionid=64D6E3820BAA4940979F5EF9394701D5?doi=10.1.1.370.5156&rep=rep1&type=pdf.Accessed April 23, 2018.

思考

为什么胎盘早剥带来的胎儿死亡率这么高？

胎盘早剥常见的症状是在第3个三月期内阴道突然出血和疼痛。发病率在24~26周时达到高峰，随着分娩的临近而下降[17]。阴道出血量可能很少，但休克的严重程度和看到的失血量不成正比，因为大量的出血状况其实隐藏在胎盘后面。患者的体征和症状取决于剥离的位置、剥离的程度，以及血液是从阴道流出还是隐藏在子宫后面。剥离程度越大，对子宫的刺激越大，就会造成腹部压痛和子宫僵硬，可能会出现宫缩的情况。如果胎儿心动过缓或听不到胎儿心音，就说明胎盘早剥的情况十分严重，甚至可能造成胎儿死亡。

前置胎盘。前置胎盘是指附着于子宫下段，部分或完全覆盖宫颈口的胎盘。每1000例产妇中有大概5例前置胎盘[18]。早产时发生这种情况的概率较高。前置胎盘无痛感，会有流出浅红色的血液，可能会出现宫缩也可能不会。出血可能是轻微的或中度的。但如果活跃分娩开始，出血量可能会增多。由于缺氧，胎心率减慢。

前置胎盘与以前剖宫产病史密切相关，也与产妇高龄、多胎妊娠和之前有过前置胎盘等因素有关[19]。最近的性交也有可能导致出血。

子宫破裂。子宫破裂是指子宫壁自发地或因创伤而破裂。子宫破裂最常见的原因是子宫上的疤痕再次裂开（如之前进行过剖宫产），也有可能是由滞产、梗阻性分娩或直接创伤引起的。子宫破裂的情况比较罕见。在发达国家，子宫破裂导致的母体死亡率不超过1%，胎儿死亡率为2%[20]。

子宫破裂的症状为腹部突然出现持续性的、撕裂般的疼痛，进入活跃分娩，休克的早期症状（如虚弱、眩晕、焦虑），以及可能看不到的出血。检查过程中，腹部通常呈僵硬状态。胎儿的身体部位可能可以通过腹壁轻易地感触到。

处理方法。院前救护妊娠晚期出血患者时，主要就是预防休克。救护员不要试图对患者进行阴道检查，这样做可能会加重出血并引起分娩。

1. 按照需要，提供气道、通气和循环支持（做好脊柱保护）；
2. 使患者呈左侧卧位；
3. 立即开始转运；
4. 给患者静脉注射扩容液体；
5. 垫一块会阴垫，注意其使用时间以评估转运途中的出血量；
6. 检查宫高，记录下来作为基线测量；

7. 转运途中密切监测患者的生命体征；

8. 密切监测胎心率。

第9节 产时并发症

分娩和产出

分娩是指胎儿脱离成为独立个体的过程。临近妊娠末期，子宫变得越来越应激并偶尔出现宫缩。在分娩开始前，宫缩变得更强烈、更频繁。在此期间，由于宫缩的作用，子宫颈开始扩张。随着子宫收缩的增加，子宫颈口完全扩张到 10 cm 左右：羊膜囊破裂，胎儿及随后的胎盘，通过阴道排出子宫（图 45-9）。从产痛到分娩的时间少于 3 小时，被称为急产。

分娩的各个阶段

分娩通常分为几个不同的阶段。这些阶段的时长因人而异，取决于产妇是未产妇还是经产妇

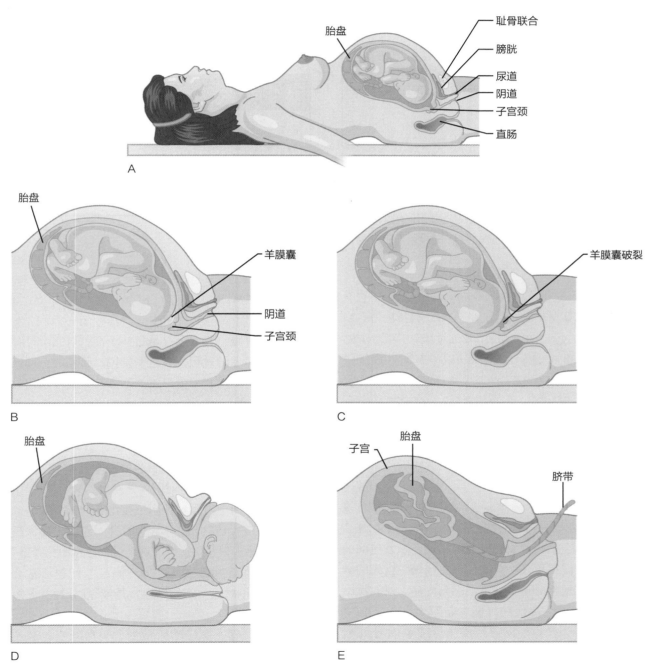

图 45-9 分娩。A. 胎儿与母亲关系；B. 胎儿进入产道；C. 子宫颈扩张完成；D. 胎儿娩出；E. 胎盘娩出

（框 45-7）。因此，在对一般产妇进行分娩评估时，分娩阶段的划分只是救护员参考的标准。

框 45-7　分娩的各个阶段

第一产程
- 从子宫开始规则收缩开始到子宫颈口完全扩张结束
- 平均时间：潜伏期初产妇 8~20 小时，经产妇 6~8 小时或更短
- 活跃期 1~2 小时
- 过渡期平均 15~30 分钟

第二产程
- 子宫颈口完全打开，以娩出新生儿
- 平均时间：初产妇 1~2 小时，经产妇 30 分钟或更短

第三产程
- 从产出新生儿开始到胎盘排出结束
- 平均时间：不考虑胎次，大概 5~60 分钟

第一产程。 第一产程是指从子宫开始收缩到子宫颈口扩张至 10 cm 的过程。这一阶段又细分为潜伏期、活跃期和过渡期。

注意

分娩活跃期开始前 2~3 周，宫颈会经历软化、变薄、扩张的过程。在此期间，胎儿可能会下降到骨盆内，这通常称为入盆，其特点是可以减轻母亲上腹部压力和增加骨盆压力。假性宫缩是指孕妇子宫不规则收紧，这些始于孕早期（孕 30 周以前）。它们通常是良性和无痛的，会随着散步和其他锻炼而消退。许多孕妇不知道假性宫缩，只是以为轻微的子宫硬化。随着妊娠的继续，假性宫缩的频率和持续时间都相应增加。

在潜伏期，子宫颈口扩张 0~3 cm，宫缩每 5~20 分钟发生一次，每次持续 30~45 秒。在这个阶段，产妇会感到背痛和轻度的不适。随着时间的推移，宫缩变得更长、更强烈、更频繁。宫缩间歇时，产妇感觉相对正常并不会感到疼痛。对初次生产的产妇来说，潜伏期可能会持续 8~20 个小时；对经产妇来说，这个阶段可能会持续 6~8 小时或更短。

在活跃期，子宫颈口扩张 4~8 cm，宫缩每 4~5 分钟发生一次，每次持续 60 秒左右。活跃期标志着强烈宫缩的开始。宫缩间歇时，产妇可能会经历颤抖、恶心和呕吐。指导产妇在宫缩间歇放松、放慢呼吸能使产妇舒服一些。活跃期一般持续 1~2 小时。

在过渡期，子宫颈口扩张 8~10 cm，宫缩每 2~3 分钟发生一次，每次持续 60~90 秒。此时宫缩十分剧烈，可能没有多少时间给产妇休息。假如胎儿头部已经处于较低的位置，产妇可能会感觉到直肠压迫。在大多数病例中，这时羊膜囊会破裂（胎膜破裂），这也标志着第一产程即将结束。过渡期一般只持续 15~30 分钟（框 45-8）。

框 45-8　分娩的先兆

胎儿下降
假性宫缩
子宫颈变化
见红
羊膜囊破裂

思考

转运处于第一产程的产妇时，可以采取哪些令其更舒适的措施？

第二产程。 第二产程是指从子宫颈口完全打开到娩出新生儿的过程。在这个阶段，胎儿的头部进入产道，产妇的宫缩变得更加剧烈与频繁（通常间隔 2~3 分钟）。在这个阶段，产妇常常会出汗、心动过速。每一次宫缩产妇都有用力分娩的冲动。此外，产妇可能会表示想要排便。这种感觉是正常的，因为胎儿头部对产妇的直肠产生了压力。第二产程期间，宫颈黏液栓（有时因为伴有血，又叫作见红）会通过扩张的子宫颈口从阴道排出（产妇可能不会注意到黏液栓的排出）。胎儿的身体部位（通常是头部）开始出现在阴道口，这个过程叫作胎头着冠，表明产妇即将娩出婴儿。未产妇第二产程通常会持续 1~2 小时，初产妇则通常持续 30 分钟或更短（框 45-9）。

第三产程。 第三产程是指从娩出新生儿到胎盘排出的过程。此时子宫收缩停止。不考虑胎次，第三产程的时间在 5~60 分钟不等。

框 45-9 主要运动：生产时的动作变化

在生产过程中，胎儿必须经历几次动作变化（主要运动）。这些动作是胎儿自己主动做出的精准变化，以打开骨盆的通道。这些姿势变化分别是下降、屈曲、内旋、伸展、外旋和排出。

下降是指胎儿的头部进入盆腔。胎儿以横向的姿势使自己的头部进入产道，枕部可以向左或向右。胎儿头部在下降过程中遇到阻力就会采取屈曲的动作。胎儿屈曲头部时，下颚会碰到胸部。当头部到达骨盆底时，胎儿会将自己旋转成前后位（内旋），以适应位于坐骨棘之间的产道的最小直径。当婴儿的头部、面部和下颚娩出时，胎儿就会停止屈曲，开始伸展。伸展之后，胎儿会将自己从前后位旋转（外旋）成横向位（面向产妇一侧大腿），这个动作使婴儿的肩部能够通过产妇的耻骨弓。外旋之后，肩膀娩出，接着胎儿就会完全娩出（排出）。

资料来源：Hagood Milton S. Normal labor and delivery. Medscape website. https://emedicine.medscape.com/article/260036-overview?. Updated November 16, 2017. Accessed April 23, 2018.

临产的征兆与症状

以下征兆与症状表明孕妇临产。一旦出现这些征兆与症状，救护员应做好现场生产的准备：

- 规律性的宫缩，每 1~2 分钟发生一次，每次持续 45~60 秒。间隔时间是指这一次宫缩开始到下一次宫缩开始之间相隔的时间。如果宫缩的间隔时间超过了 5 分钟，一般就有时间把孕妇送到医院了；
- 孕妇有用力的冲动或有排便的感觉；
- 见红，量大；
- 胎头着冠；
- 产妇确信自己即将临产。

如果出现上述任意一种征兆，救护员应做好分娩的准备。出现脐带先露时，救护员不要试图拖延分娩。如果出现并发症或异常分娩，应尽快将产妇送往医院。

分娩前准备工作

为分娩进行准备工作时，救护员应当划出一块区域。应该将产妇放在床、担架或台子上。且床、担架和台子要足够长，以防产妇的阴道受伤。分娩区域应尽可能干净清洁，并铺上吸收性材料，以防被血液和排泄物沾染弄脏。

注意

急产是指从产痛到分娩的时间不到 3 小时的快速自然分娩。急产是由子宫过度收缩和母体软组织或骨阻力过小。急产最常发生在多次产妇中。它可能与软组织损伤和子宫破裂（罕见）有关。由于创伤和缺氧，急产会增加围生期死亡率。这种分娩过程对胎儿的主要危险是脑创伤或脐带撕裂。

如果救护员遇到急产，应设法防止突然的娩出，这可以通过向胎儿头部提供温和的反压来实现。然而，救护员不应该试图阻止胎儿头部下降。娩出后，新生儿应保持干燥和温暖，防止热量散失。并检查母亲会阴有无因急产的撕裂。

产妇应该背部朝下。膝盖弯曲并分开一段距离（或者采用另外一种产妇更喜欢的姿势）。应该用帘子将阴道部位恰好遮挡。假如分娩发生在车上，应该指导产妇侧面躺在座位，一只脚弯曲抵住座位，另一只脚放在地板上。如果有条件，可在产妇臀部下方放一个枕头或毯子，这有助于产妇娩出胎儿的头部。救护员应当评估产妇的基线生命体征。要时刻监测胎心率，确认有无胎儿窘迫的征兆。根据治疗方案或医疗指南，救护员要考虑是否要给产妇提供氧气和静脉输液或按照需要注射催产素。

救护员要指导产妇在宫缩时用力，在宫缩间歇休息以保存体力。如果产妇很难控制自己不发力，救护员应鼓励产妇在宫缩间歇深呼吸或用嘴"喘息"。深呼吸和喘息能减少产妇的体力消耗，且有助于产妇休息。

注意

2011 年，美国大部分新生儿是在医院（98.7%）出生的。在不到 2% 的未在医院出生的新生儿中，66.2% 是在住所出生的。因此，救护员很可能会在他们的职业生涯中协助生产。

资料来源：Martin JA, Hamilton BE, Ventura SJ, Osterman MJK, Mathews TJ; Division of Vital Statistics. Births: final data for 2011. *Natl Vital Stat Rep.* 2013 June 28; 62(1). www.cdc.gov /nchs/data/nvsr/nvsr62/nvsr62_01. pdf. Accessed April 23, 2018.

分娩用具。院前环境中使用分娩用具（"OB"工具包）通常包括以下组件（图 45-10）：

- 手术剪刀；
- 脐带夹或脐带胶布带；
- 毛巾；
- 医用口罩；
- 10 cm × 10 cm 大的纱布海绵；
- 卫生棉；
- 球管注射器和胎粪吸引包；
- 用来转运胎盘的塑料袋；

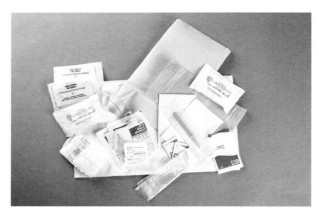

图 45-10 送往医院前的分娩用具

- 新生儿复苏设备；
- 静脉液体贮备。

协助生产时，救护员要采取个人防护措施。所有设备或用具都要消毒处理。

协助生产

大多数情况下，救护员只需要从旁协助自然分娩的过程。救护员的职责包括防止生产过程脱离控制，保护刚降生的新生儿以免受冻、受惊。以下是协助产妇正常生产时的步骤（图 45-11）。

1. 采取标准防护措施。
2. 当胎头着冠发生时，用手掌对胎儿的头部施以轻轻的反压力，以防分娩过程出现危险和产妇会阴撕裂。假如羊膜囊仍保持完整，此时应用手指施压使羊膜囊破裂，让羊水流出。
3. 娩出胎头后，检查胎儿的颈部是否有脐带环绕。如果胎儿颈部有脐带环绕，应该轻轻地将其从头部滑出。
4. 在胎儿旋转以使肩部娩出的过程中要托住其

头部。此时大多数胎儿面部朝下，所以其通常会向左或向右转，这样肩部就能以前后位的姿势娩出。

5. 如果下一次宫缩时没有娩出肩部，应当施以轻微的压力，往下牵引婴儿的头部使前肩产出，然后向上用力帮助娩出后肩。最后，胎儿的其他身体部分就能随着宫缩顺利地娩出。
6. 婴儿出生后，抓和托的动作都要十分小心，并要使用干毛巾或干净的衣物。连头将婴儿抱起来，这样有助于分泌物的排出。假如产妇可以自己抱婴儿的话，就把婴儿放在产妇的腹部。
7. 用无菌的纱布将婴儿呼吸道内的分泌物清理干净。如果婴儿嗓子里传出汩汩的声音，要对婴儿的口鼻进行抽吸。
8. 用消毒毛巾把婴儿擦干，把婴儿盖好（尤其是头部），以减少热量的散失。
9. 记录婴儿的性别和出生时间。

思考

目睹了胎儿健康出生的场景之后，你有什么感觉？

新生儿评估

出生后，应将婴儿放到旁边，如果需要，可以在胎儿背部放一块衬垫。救护员要把婴儿的呼吸道清理干净并给予适当的刺激，让胎儿开始呼吸。如果不需要进行复苏治疗，救护员应在 1 分钟和 5 分钟时进行 Apgar 评分，评估婴儿的状况（表 45-2）。Apgar 评分包括外观（皮肤颜色）、脉搏（心率）、反射（对刺激的反应）、活动力（肌张力）和呼吸等项目。每一项的评分为 0~2 分，所有项目分数相加就是 Apgar 评分。

Apgar 评分为 10 分说明婴儿处于最理想的状态；Apgar 评分在 7~9 分说明婴儿状态良好（接近正常水平），4~6 分说明婴儿状况不是很好，0~3 分说明婴儿的状况十分糟糕。在出生后 1 分钟内大多数婴儿的 Apgar 评分为 8~10 分。Apgar 评分低于 6 分的新生儿通常需要接受复苏治疗。然而，救护员不应仅凭 Apgar 评分就决定婴儿需要接受复苏治疗[21]（见第 46 章）。

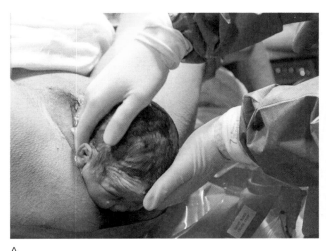

A

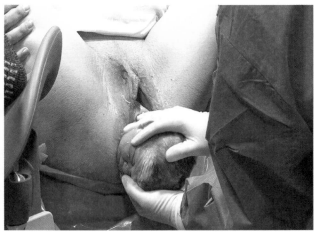

B

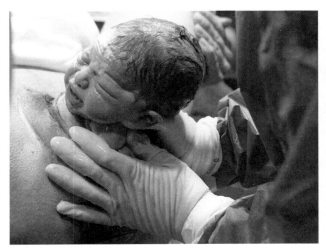

C

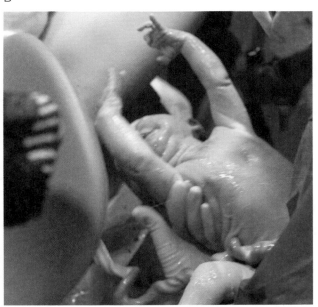

D

图 45-11 正常的分娩。A. 娩出胎儿头部时，应托住头部；B. 引导胎儿头部向下以娩出前肩；C. 引导胎儿头部向上，以娩出后肩；D. 一旦双肩娩出，躯干和下肢也会迅速娩出

表 45-2	Apgar 评分系统		
项 目	0分	1分	2分
皮肤颜色	身体呈青黑色、脸色苍白	身体为粉红色，四肢发青	全身都是粉红色
心率	无脉搏	<100 次 / 分	>100 次 / 分
反射	对刺激没有反应	有皱眉反应	咳嗽、打喷嚏、大哭
肌张力	无力的	身体某些部位弯曲	活动活跃
呼吸	无呼吸	呼吸速率慢，不规则	很好，大哭

注意

不需要复苏的新生儿通常可以通过对以下 4 个问题的快速评估加以确认：

- 婴儿是足月妊娠后出生的吗？
- 羊水中有没有胎粪或感染的迹象？
- 婴儿有没有呼吸或哭泣？
- 婴儿的肌张力如何？

如果这 4 个问题的答案都是肯定的，那么婴儿就不需要心肺复苏，也不应该与母亲分开。如果以上任何一个问题的答案是"否"，就应该对婴儿进行复苏（见第 46 章）。

资料来源：Weiner GM, ed. *Textbook of Neonatal Resuscitation*. 7th ed. Elk Grove Village, IL: American Academy of Pediatrics; 2016.

剪脐带。在救护员助产和评估婴儿之后，脐带脉搏已经停止。这时应该夹紧脐带，然后将脐带剪断（图 45-12）。对不需要接受复苏治疗的足月生产的或早产的婴儿，夹断或剪断脐带可以延后 30 秒至 1 分钟[22]。在处理脐带时，救护员应遵从以下步骤：

1. 在距婴儿 10～15 cm 处找两点夹紧脐带；
2. 在两点之间用消毒剪刀或手术刀剪断；
3. 检查脐带末端，确保其没有出血；
4. 从始至终都要小心处理脐带，因为脐带很容易断裂。

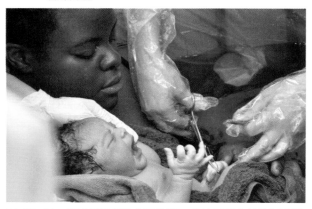

图 45-12　娩出后及新生儿评估后，救护员钳夹并剪断脐带

注意

在不需要复苏的新生儿中，脐带夹闭延迟与脑室出血、血压升高和血容量增加、出生后输血需求减少、坏死性小肠结肠炎（部分肠死亡）减少有关。然而，如果胎盘循环受损（如胎盘早剥），应立即夹紧脐带。

资料来源：Weiner GM, ed. *Textbook of Neonatal Resuscitation*. 7th ed. Elk Grove Village, IL: American Academy of Pediatrics; 2016.

排出胎盘

如果婴儿和产妇状况良好且产妇同意的话，可以把婴儿放在产妇的乳房上，鼓励其吸吮乳头。这样做可以刺激催产素的分泌，减少血液流失。胎盘通常是在娩出新生儿后 20 分钟内排出的，因此不要因为胎盘的排出而耽误了转运时间。胎盘排出时，子宫一阵阵收缩，可以摸到腹内子宫位置上升、脐带从阴道中伸出和阴道突然流出一股血液。在胎儿娩出和夹断脐带后，救护员应告知产妇还得忍受一阵宫缩。救护员应当将一只手轻轻地放在产妇腹部。另一只手平稳地牵引脐带。注意是牵引而不是拉。牵引是为了让脐带保持绷紧的状态，直到有一股血液突然流出或脐带伸长。

注意

放在母亲腹部的手可能会感觉到子宫上升、脐带伸长或阴道血液的涌出。这表明胎盘已经准备好娩出，或者胎盘与子宫壁仅部分分离。在这个时候，救护员应该要求母亲再忍受一阵宫缩。如果没有立即进展（脐带进一步延长），救护员应等待脐带自发伸长。此外，胎盘娩出不应延误产妇的转运。

胎盘排出后，应该放在塑料袋或其他容器里，并同产妇和婴儿一起送到医院。医院会对胎盘进行检测，看其是否畸形、是否完整。留存在子宫内的胎盘碎片或碎块可能会引起持续性的出血和感染。排出胎盘后，救护员应当评估产妇会阴撕裂的情况。假如出现了会阴撕裂的状况，应当用卫生棉按住出血部位以控制出血。救护员应当实施宫底按摩，以促进子宫收缩，并密切注意产妇在转运途中是否有出血或休克的迹象。如果需要，医师可能会建议用催产素控制产后出血。

分娩并发症

大多数产妇在分娩时是不会出现并发症的。对产妇、新生儿或救护员来说，院前分娩很少会出现重大问题。本章中提到的分娩并发症包括头盆不称、异常胎位、早产、多胎妊娠、子宫内翻、肺栓塞和胎膜的相关问题。框 45-10 列出了救护员应注意的可能会引起异常分娩的因素。

框 45-10 引起高危分娩的因素

母体因素

- 产妇年龄：偏小或偏大
- 未接受产前检查
- 产妇的生活习惯：饮酒、抽烟和用药情况
- 之前就有过疾病，包括糖尿病、慢性高血压或 Rh 因子致敏
- 有以下产科病史：
  - 早产
  - 分娩出畸形新生儿
  - 多胎生产
  - 剖宫产
- 产时病症
  - 先兆子痫
  - 胎膜破裂时间过长
  - 滞产
  - 异常胎位
  - 胎盘早剥
  - 前置胎盘

胎儿因素

- 胎儿健康状况不佳
  - 有过胎动减少的病史
  - 羊水过多（羊水过量）
  - 有过胎心率异常的病史
  - 有胎儿窘迫的迹象
- 胎儿发育不成熟：按妊娠日期、超声检查、子宫大小、羊膜穿刺证实的早产
- 胎儿生长：有胎儿宫内生长缓慢或过期分娩的经历；巨大胎儿（出生时体重超过 4000 g）
- 通过超声检查，检测出特定的胎儿畸形：膈疝或脐膨出

头盆不称

头盆不称是指胎儿头部过大或产妇骨盆过小造成的无法正常分娩的情况。出现头盆不称状况的产妇通常是初产妇，会经历长时间的强烈频繁的宫缩过程。对头盆不称的院前救护仅限于给产妇提供氧气、液体复苏（如果需要），并将产妇迅速送到医院。

异常胎位

大多数胎儿是头部先娩出的（头先露或顶先露）。但有时会出现胎位异常的情况，其中就包括肩难产、臀先露、肩先露和脐带先露（脐带脱垂）。

肩难产。肩难产是指胎儿头娩出后，胎儿肩膀卡在骨盆出口处，不能娩出的情况[23]。肩难产是一种

证据显示

澳大利亚墨尔本的研究人员用 12 个月时间对未分娩孕妇的临床数据和社会人口学因素进行统计。在那一年，他们的 EMS 系统对 2098 名 14 ~ 48 岁孕妇进行统计调查，多数为多次妊娠（86%），超过一半（54%）与产科问题有关。阴道出血是最常见的与妊娠有关的症状（84%），60% 发生在妊娠前 3 个月。非妊娠相关急症为与分娩无关的腹痛和无阴道出血（30%）、恶心、呕吐和腹泻（15%），晕倒（6%），感染（5%），癫痫发作（2%）和头晕（5%）。另有 10.8% 的女性有创伤，其原因包括机动车辆碰撞、摔倒和举重拉伤。在 62 名受到暴力伤害的女性中，只有不到一半是家庭暴力的受害者。近 1/10 的患者之前就有心理健康问题。不到一半的患者需要进行干预。

重要的是，救护员应了解孕妇的正常检查结果，以便迅速发现与妊娠或其他疾病相关的异常结果并进行有效处理。

资料来源：McLelland G, McKenna L, Morgans A, Smith K. Antenatal emergency care provided by paramedics: a one-year clinical profile. *Prehosp Emerg Care*. 2016; 20(4): 531–538.

常见的妊娠问题，300 名产妇中就有 1 例发生肩难产[5]。并发症包括臂丛神经损伤、锁骨骨折和胎儿因脊髓受压而缺氧。50% 的肩难产发生在没有危险因素的女性中。

肩难产需要先脱出一侧肩膀，然后旋转胎儿肩带使其进入骨盆开口较宽的部分。由于胎儿的肩压在骨盆上，可能会造成压迫脐带。因此，救护员应在头部娩出后，将前肩娩出。救护员应给予该妇女高浓度氧气。

出现肩难产时，有几种手法可以帮助救护员成功将婴儿接生下来[7]。以下是其中一种方法的步骤：

1. 实施屈大腿助产手法时，让女性仰卧，双腿屈曲并外展（图 45-13）。这种体位增加了骨盆的直径。

2. 轻轻地按压耻骨上区域，试图旋转胎儿肩膀。不要对宫底施加压力，这样做会使分娩更加困难。试着引导胎儿的头向下，让前肩在耻骨联合下滑动。避免过度用力或操作。

3. 外部手法，如屈大腿助产手法，结合耻骨上按压通常可以解决肩部问题。如果这种手法不成功，可以尝试内部手法[24]。内部手法

包括：

- 木质开瓶器和反向开瓶器手法：将一只手放在后肩表面并旋转胎儿释放前肩。
- 人工娩出后肩：在婴儿腋窝后施加压力，将手臂弯曲穿过胸部，拉出。

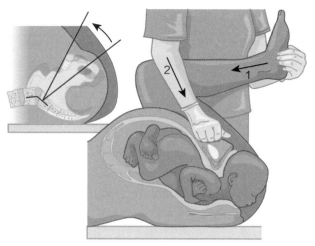

图 45-13 屈大腿助产手法。1.大腿弯曲到腹部导致骨盆旋转，骶骨对齐并打开产道；2.胎儿前肩耻骨上压

如果这些方法都不成功，可以让产妇翻个身，用手和膝盖支撑身体，使后肩下降。分娩后，救护员应继续采取必要的复苏措施。如果不能分娩，应尽快开始转运。救护员应向医疗指导寻求建议。

臀先露。 在臀先露中，胎儿的最大部分（头部）是最后娩出的。臀先露在足月分娩中占 3%～4%[25]。在多胞胎和妊娠 32 周前分娩更常见。臀先露包括以下 3 种（图 45-14）[25]。

- **单臀位。** 胎儿双髋关节屈曲，双膝关节伸展，只有臀先露。单臀位在臀先露中占 60%～65%。
- **完全臀位。** 胎儿双髋关节和双膝关节均屈曲，先露部位有臀也有足。完全臀位占臀先露的 5%。
- **不完全臀位。** 先露部位是胎儿的一足或双足、一膝或双膝或一足一膝。不完全臀位占臀位的 25%～30%。

思考

你可以使用什么资源来帮助一个异常胎位的孕妇分娩？

如果出现臀位，最好在可以立即进行紧急剖宫产的医院分娩。然而，有时救护员必须协助臀位分娩[26]。如果报告臀位分娩，但看不到胎儿或只看到腿或臀部，救护员应按下列步骤进行：

- 告诉产妇不要用力；
- 开始快速转运。这是臀位分娩最重要的一步；
- 要求援助；
- 给予产妇氧气；
- 将一只手放入阴道，以阻止胎儿娩出（注意：将手放在阴道内减轻脐带压力是无效的）。这应该在有在线医疗指导的情况下进行；
- 如果可能，考虑抗收缩药物（抗宫缩药物）。

如果分娩迫在眉睫，无法迅速送往急诊科，救护员应做以下工作：

- 指导产妇用力；
- 在看到胎儿的臀部之前不要协助分娩。

虽然救护员没有接受过臀位分娩时有关操作的培训，但他们应该熟悉产科医师或急诊医师在臀位分娩时可能进行的某些操作。

- 足牵引手法（旋转胎儿大腿和骨盆以帮助分娩）：
  - 使胎儿背部朝上，将拇指放在骶骨上，手指放在髂前上棘上，抓住臀部（不是腹部）；
  - 顺时针旋转胎儿 90°，直到左肩位于耻骨联合处；
  - 将手指滑至胎儿腋下，向胎儿肘前窝方向移动，娩出左臂；
  - 第一只手臂娩出后，抓住臀部，顺时针旋转胎儿 180°，直到右臂位于耻骨联合处；
  - 重复上述步骤，释放右臂；
  - 轻轻地旋转胎儿，使背部朝上（脐朝向母亲的臀部）；
  - 此时，使用胎头后出娩出手法进行头部分娩，同时医疗团队的另一名成员应用耻骨上加压法。

注意

一般来说，足牵引手法和胎头后出娩出手法应由专业的产科医生实施，很少由助产士实施，更别说 EMS 人员。EMS 人员必须接受教育，以识别在分娩过程中出现的并发症，以及如何处理这些并发症，其中包括能够提供适当治疗的专业知识。

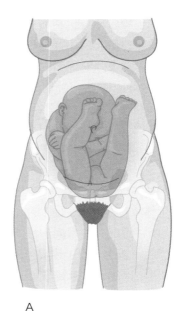
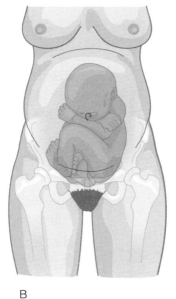
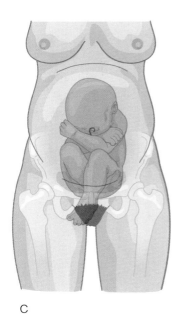

A   B   C

图 45-14 臀位的分类。A. 单臀位；B. 完全臀位；C. 不完全臀位

· 胎头后出娩出手法（保持胎儿头部屈曲以便分娩）（图 45-15）：
  · 将戴着手套的手插入阴道，示指和中指放在胎儿的上颌骨（不是下颌骨），使胎儿头部屈曲；
  · 将胎儿身体放在前臂上，将非惯用手放在胎儿肩膀上；
  · 鼓励母亲用力，同时向下牵引，直到看到后脑勺；
  · 抬高胎儿的下身，使其向产妇腹部倾斜，同

时医疗团队的另一名成员应用耻骨上加压法，使胎儿头部保持屈曲状态，直到分娩完成。
· 胎头复位手法（将胎儿头部推回产道）（图 45-16）：
  · 在转运过程中，如果在实施胎头后出娩出手法后，头部被卡住，作为最后的选择，医学指导可能会建议尝试将出生的胎儿部分推入子宫内。然后将产妇送到一个可以进行紧急剖宫产手术的机构。

肩先露（横产位）。肩先露是指胎体长轴与母体长轴相垂直的胎位。这种胎位通常导致胎儿的肩部位于骨盆入口上方。先娩出的部位可能是胎儿的手臂或手。肩先露这种异常胎位在所有生产中出现的概率只有 0.3%，但在生产双胞胎中的第二个孩子时发生的概率为 10%[5]。

肩先露正常生产是不可能的。救护员应该为母亲提供充足的氧气，给予通气和循环支持，然后迅速将她送往医院。

脐带脱垂。当羊膜破裂后，脐带同时或先于胎儿娩出穿过子宫颈时，就会发生脐带脱垂（如果羊膜是完整的，这种情况被称为脐带先露）。脐带脱垂时，脐带被挤压到胎儿的娩出部位，从而减少胎盘对胎儿的供氧。发生脐带脱垂的概率约为 1/10[27]。当出现胎儿窘迫时，救护员应怀疑是脐带

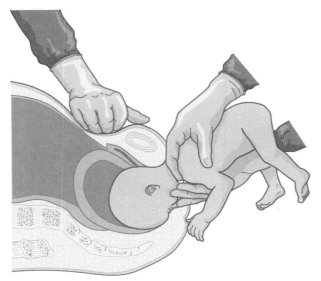

图 45-15 胎头后出娩出手法

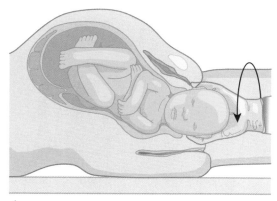

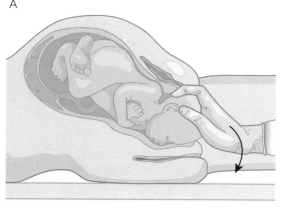

图 45-16 胎头复位手法。A. 胎头定位；B. 将胎儿推回产道

脱垂。诱发因素包括臀先露、缺乏产前检查、双胞胎、妊娠糖尿病伴巨大儿和早产[23]。

如果脐带的血液循环不能恢复并维持到分娩，胎儿很快就会发生窒息。如果救护员能看到或感觉到阴道内的脐带，应按以下步骤处理：

1. 戴上手套，轻轻地将婴儿往阴道里推。将婴儿已产出的部位抬高以减轻对脐带的压迫。脐带可能也会自发地回缩，但此时不要改变脐带的位置；

2. 在到达医院之前，保持手上的动作。最可靠的治疗方法就是剖宫产；

3. 把产妇的臀部尽量抬高一些。头低脚高位或膝胸位可以减小对脐带的压迫；

4. 给产妇提供氧气；

5. 如果有，给露出的脐带包上湿润的无菌敷料。这样可以使温度变化减到最小，以防出现脐动脉痉挛；

6. 指导产妇在每一次宫缩时学会哈气，以防腹压过高。

其他异常胎位。 其他异常胎位包括面先露或额先露和枕后位。这 3 种胎位胎儿的头部在娩出时面部是朝上而不是朝下的。由于分娩困难，面部朝上的胎位使胎儿的风险增加。因此，院前处理的目标就是尽早识别出潜在的并发症、支持安慰产妇和将产妇送到医院接受治疗。

早产

早产儿是指在妊娠 37 周之前出生的新生儿[28]（图 45-17）。低出生体重（少于 2.5 kg）也是早产的决定因素，尽管这两种情况并不等同。早产的概率约为 1/10[29]。早产后，新生儿由于体表与体重的高比值，体温过低的风险增加，并且由于心血管系统的过早发育，呼吸窘迫的风险增加（见第 46 章）。因此，这些新生儿需要特别的护理和观察。分娩后，早产儿的院前管理包括：

· 给新生儿保暖。擦干新生儿，用温暖的毯子

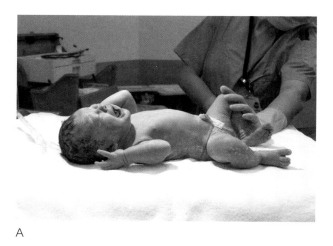

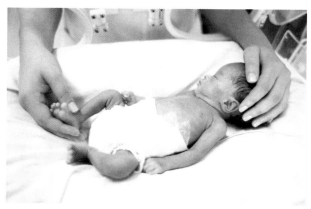

图 45-17 早产儿与足月儿对比。A. 健康的足月新生儿；B. 早产新生儿

包裹新生儿，将新生儿放在母亲的腹部，并覆盖母亲和新生儿。如果转运被延误，很小的新生儿（体重小于 1.5 kg）应该用食品级耐热塑料膜包裹起来，并置于辐射加热和其他加热方法下[22]；

- 如果分泌物阻塞新生儿的口腔和鼻孔，则吸痰；
- 仔细观察脐带的断头是否有渗液。如果有出血，按前面所述方法处理；
- 通过一个临时的氧气帐篷提供加湿的自由流动氧气。使氧气流向帐篷顶部，不要让它直接流向新生儿的面部；
- 保护新生儿不受污染。戴上口罩，穿上长袍，尽量减少家庭成员（母亲除外）和旁观者与新生儿的接触；
- 轻柔地将母亲和新生儿送往接收医院。

值得注意的是，抗宫缩药物（用于抑制分娩的药物）如今被一些有早产风险的母亲广泛使用。这些药物可以在家中使用，也可以在转院前或转运期间使用。它们包括硫酸镁、硝化甘油（贴剂、凝胶、注射液）、沙丁胺醇、钙通道阻滞药（硝苯地平）和非甾体抗炎药（吲哚美辛）[30]。救护员应询问产妇最近的用药情况，包括抗宫缩药物的使用情况。

多胎妊娠

多胎妊娠是指一次妊娠有 2 个或 2 个以上胚胎或胎儿同时存在的现象。以前，所有生产中双胞胎生产的概率只有 1%。但由于生育治疗增多，现在每 1000 起生产中有 30% 是多胎妊娠[31]（框 45–11）。多胎妊娠给母体系统带来了更大的压力，且出现并发症的概率也有所增加。多胎妊娠的并发症包括早产（30%～50% 的双胞胎生产是早产）、胎膜早破、胎盘早剥、产后出血和异常胎位。未接受产前检查的孕妇可能都不知道自己是多胎妊娠。

思考

你们的救护车上有用来处理多胎生产的设备设施吗？

分娩过程。 双胞胎中第一胎的产出过程和单胎生产时一样，胎位状况也一样。但 50% 以上的双胞胎生产时第二胎的胎位是不正常的。多胎生产出的胎儿比正常胎儿要小。

在生出第一胎后，救护员应当像之前描述的一样夹紧（或系紧）并剪断第一胎的脐带。生出第一胎后的 5～10 分钟，产程又开始了。接着第二胎通常会在 30～45 分钟娩出。医疗指导可能会建议在第二胎出生前就转运到医院。通常两胎都是在胎盘排出前出生的。

多胎生产出的新生儿通常会比足月单胎生产出的新生儿要小。救护员应像之前处理早产儿一样，给多胎生产出的新生儿做好保暖工作，提供充足的氧气并避免不必要的污染。多胎生产后，产后出血的状况可能比单胎生产更加严重。这时应进行液体复苏治疗、按摩宫底和注射催产素以控制出血状况。

子宫内翻

子宫内翻是分娩时罕见的并发症。据报道，这种情况在每 1200～57000 次分娩中就会发生一次[32]。子宫内翻是一种严重的疾病。由此产生的产后出血与产妇死亡率约为 15%[33]。

子宫内翻可能会因一次宫缩或咳嗽、打喷嚏引起腹部压力增大后突然发生。然而，仅次于过度拉扯脐带和宫底按摩，子宫内翻多是由医护人员和医疗流程造成的（医源性的）[34]。胎盘的位置在子宫较高的地方时，患子宫内翻的风险也增加。如果宫底没有超出子宫颈，就是不完全子宫内翻；如果宫底从子宫颈中伸出，就是完全子宫内翻；如果整个子宫都从阴道口突出来，就是子宫脱垂了。子宫内翻的征兆与症状包括产后出血和突发严重的下腹部疼痛。出血量可能会很大，可能会快速出现低血容量性休克。

处理方法。 对子宫内翻患者的院前救护包括提供呼吸道管理，给予通气和循环支持，并将患者迅

框 45–11 双胞胎术语

异卵双胞胎是由两个精子使两个卵细胞受精所致。异卵双胞胎各自都有一个胎盘，各自都有一个独立的羊膜。异卵双胞胎长得并不一样，并且性别也常常不一样。

同卵双胞胎是一个卵细胞受精的结果。同卵双胞胎可能分享着同一个胎盘和羊膜囊，也可能有着各自的胎盘结构。同卵双胞胎比异卵双胞胎更少见（同卵双胞胎占双胞胎案例的 1/3）。不同于异卵双胞胎，同卵双胞胎长得一样，性别相同，基因也相同。

速送到医院进行评估。医疗指导可能会建议救护员尝试对子宫进行手动复位，但这只适用于子宫颈还未收缩的情况。手动复位的步骤如下：

1. 将患者放置成仰卧位；
2. 如果胎盘尚未排出，不要试图取出胎盘。取出胎盘只会加重出血；
3. 用指尖和戴手套的手掌施加压力，通过子宫颈管将宫底往上推。如果还不行，用湿润的无菌敷料盖住所有突出的部分，将患者迅速送往医院。

对子宫进行手工复位的过程可能会很痛。医疗指导可能会建议使用镇痛药。此时救护员应向患者解释需要使用镇痛药的原因。

第 10 节　产后疾病

产后出血

产后出血的特点是娩出胎儿后，阴道流出血量超过 500 mL（实际出血量难以准确估计）。出血通常发生在产后 24 小时内（原发性出血）[23]。产后出血约占所有产妇的 5%，占产科死亡人数的 25%[5]。出血通常是由于交错的子宫肌纤维收缩不完全或无效引起的。其他产后出血的原因包括胎盘或子宫内膜残留，以及分娩时阴道或宫颈撕裂。与产后出血相关的危险因素包括子宫弛缓（子宫张力不足），原因是滞产、多产妇、双胎妊娠、前置胎盘和膀胱充盈。

注意

恶露是产后阴道排出的含有血液、黏液和胎盘组织的分泌物。这种分泌物是正常的，通常会在分娩后持续 2 ~ 4 周。恶露与月经出血相似，但起初较重，然后减少。开始时通常是明亮的红色，之后会变成粉红色或黄白色。

处理方式

产后出血可发生在院前现场分娩、家庭分娩或在独立分娩中心分娩后。评估和处理类似于晚期妊娠出血。此外，救护员应采取以下措施让子宫收缩。

1. **按摩子宫**。触诊子宫是否坚固或无力。如果子宫无力，继续按摩宫底直到子宫感觉牢固为止。每 10 分钟重新评估一次产妇；注意宫底的位置与脐水平，硬度和阴道流血的程度。
2. **鼓励新生儿母乳喂养**。如果母亲和新生儿的情况良好，且母亲同意，则将新生儿紧贴母亲，用嘴对着乳房，以鼓励母乳喂养。刺激乳房可促进子宫收缩。
3. **管理催产素**。根据医学指示，在确保子宫里没有第二个胎儿后，在 1000 mL 乳酸林格液中加入 10 单位的催产素。通过微滴管每分钟滴 20 ~ 30 滴（根据出血和子宫反应的严重程度或按医嘱）。根据产妇的生命体征继续进行液体复苏。

注意

救护员应该直接按压以控制会阴撕裂引起的外部出血。不应尝试阴道检查或阴道填塞以控制出血。这些产妇应该被迅速送往医院进行评估。

羊水栓塞

当羊水在分娩期间或分娩后立即进入母体循环时，就可能发生羊水栓塞。可能的进入途径包括宫颈扩张时宫颈内静脉的撕裂，子宫下段或胎盘部位及子宫外伤部位的子宫静脉的撕裂。羊水中的颗粒物质（如胎粪、绒毛、胎儿鳞状细胞）形成栓子并阻塞肺血管。羊水栓塞是罕见的，在初产妇中和经产妇中的发生概率分别为 6/10 万和 14.8/10 万[35]。这种情况最常见于第一产程晚期的经产妇。其他可能增加这种严重并发症发生率的情况是前置胎盘、胎盘早剥和宫内胎儿死亡。孕产妇死亡率很高。羊水栓塞的症状和体征与肺栓塞相同。

产后抑郁症

10% ~ 15% 的母亲会患有产后抑郁症[36]。抑郁症很可能是由突然的激素变化及心理和环境因素的综合作用引起的。产后抑郁症的几个特征是食欲或体重、睡眠或精神运动活动的变化；活力减少；感到无价值或内疚；难以思考、集中注意力或决策；以及反复出现的死亡或自杀的想法（无论是否有自杀计划或企图）[37]。产后抑郁症更容易发生在第一次妊娠之后。产后抑郁症的其他风险因素包括：

- 不利的社会经济环境；
- 孕期抑郁或产后抑郁史；
- 妊娠或分娩情况复杂；
- 围产儿并发症；
- 有抑郁、精神疾病或酗酒的家族史；
- 婚姻状况不良；
- 对妊娠感到愤怒或矛盾；
- 单亲或年轻的母亲；
- 缺乏社会或经济支持；
- 最近生活压力大。

注意

超过 75% 的新妈妈都患有产后抑郁症，其特征是分娩后出现轻度抑郁。在此期间，女性会经历焦虑、失眠、疲劳、流泪和情绪变化。产后抑郁从产后第 1 周开始，在 2 周内结束。这种情况与产后精神病不同——产后精神病都需要强化治疗以达到最佳恢复效果。

资料来源：Tepper NK, Boulet S, Whiteman M, et al. Postpartum venous thromboembolism. *Obstet Gynecol*. 2014; 123: 987–996.

识别和治疗产后抑郁症对儿童和产妇的健康都很重要。抑郁会影响母子之间的感情，还会严重影响母亲照顾新生儿的能力。许多患有产后抑郁症的女性担心她们会伤害到自己的孩子。他们常常为这些感觉感到羞愧和内疚。对抑郁可能性的敏感是成功诊断和治疗的必要条件（见第 34 章）。

第 11 节 妊娠期创伤

大约每 12 位孕妇中就有 1 位受到创伤的困扰[38]。当孕妇受重伤时，胎儿也会面临较高的死亡风险。妊娠期孕妇生理和结构上的变化可改变孕妇对创伤的反应，因而可能有必要调整评估标准、治疗措施和转运方式。

母体受伤

按照发生频率从大到小的顺序排列，引起母体受伤的因素有交通事故、暴力行为和跌倒[39]。创伤严重程度受多种因素的影响，并且会累及多器官系统。

妊娠期间，胎儿在子宫内受到较好的保护。羊水包围着胎儿，起到很好的减震缓冲作用。由于有了这层保护，胎儿很少会受到物理创伤，除非受到直接的贯通伤或孕妇腹部遭受大面积钝伤。虽然钝伤很少会对婴儿造成致命伤，但直接影响到胎儿的贯通伤会导致胎儿死亡，即使贯通伤未危及母体的性命。严重的腹部创伤可能会造成胎盘早剥、早产或早堕、子宫破裂和胎儿死亡。母体受伤导致胎儿死亡的原因包括母体死亡、胎盘剥离、产妇休克、子宫破裂和胎儿头部受伤。对胎儿来说，最致命的情况就是孕妇受伤或死亡，胎盘到胎儿之间的血流中断，这有可能导致胎儿窘迫甚至在宫内死亡。因此在救护受伤的孕妇时，救护员应当立刻对孕妇进行评估与干预。

评估与处理

评估与处理受伤孕妇时需要考虑的事项和评估与处理未怀孕的患者时一样，做好脊柱保护措施的同时提供呼吸道管理，给予通气与循环支持，控制出血；对患者进行快速评估，保持患者情况稳定，并将患者快速送往医疗机构。孕妇复苏是母婴生存的关键。因此在评估处理的最初阶段，救护员应当始终关注着孕妇的状况。不管创伤的严重程度如何，所有受伤的孕妇都应该要供给高浓度的氧气并送到医院进行诊断评估。

评估检查必须要彻底。救护员必须能够发现、识别并处理可能导致血容量不足或缺氧的伤情。由于妊娠期间血容量通常会增加，因此在出现休克的体征与症状之前，孕妇能够承受的失血量比常人要多。血容量减少 30% ~ 35% 时，血压几乎不会改变，但是子宫血流量会减少 10% ~ 20%[39]。因此，孕妇失血影响对胎儿的供血，但孕妇本身的血压仍保持正常。具体的失血量是很难检测出来的。胎儿监测是孕妇受伤后了解胎儿状况的最佳方法。然而，为了尽早检查胎心率，绝不能耽误转运时间。

注意

引起子宫失血的创伤导致的孕妇出血过程比普通伤者要快得多。如果伤后出现阴道出血的状况，应当立即进行处理。

胎心率升高到基线以上水平的现象通常与胎动和子宫收缩有关。然而，这种现象也有可能是胎儿窘迫的早期征兆。胎动减少、胎心率升高可能提示孕妇休克。

胎心率降低到基线以下的现象通常是由心输出

量减少和缺氧引起的。代谢环境中酸浓度过高，缺氧胎儿心率无法加快，最终变得心动过缓（心率低于 100 次 / 分）。持续性心动过缓（持续 10 分钟或更长）可能是由副交感神经作用增强引起的。胎儿只能承受短时间心动过缓，否则就会进展为酸中毒。胎儿心动过缓可能是母体低血压、缺氧或循环血量减少的晚期信号，也有可能是脐带受压或胎心率持续减慢引起的胎儿窘迫的征兆之一。

思考

受伤的孕妇可能会有哪些共同的感受？

处理时需要特别考虑的因素

处理受伤的孕妇时需要特别考虑的因素包括供氧、容量补充和出血控制。妊娠时受伤可能会促发分娩，因此救护员应当做好准备处理分娩或自发性流产。

供氧

- 母体的氧气供应和氧合状况对预防胎儿低氧血症至关重要。应使用脉搏血氧仪来监测血氧饱和度。应补充氧以保持母亲的血氧饱和度大于 95%[40]。
- 母亲分娩时补氧应用于母亲缺氧，而不应认为是胎儿窘迫的干预措施[41]。

容量置换

- 低血容量的体征和症状可能直到失血量过多才会显现出来。
- 为保持母体的血压水平，血液会优先从子宫分流出来。
- 子宫内部也有可能发生出血。胎盘剥离后，妊娠子宫流出的血流可达 2000 mL，但阴道却很少甚至不出血[5]。
- 建议补充晶体溶液，即使血压仍处于正常水平。
- 不建议使用血管升压素，因为它会减少子宫血流量和输送给胎儿的氧气。但有时对患有高血压的先兆子痫产妇可以使用血管扩张药。

控制出血

- 对孕妇外部出血的控制方法和未怀孕的患者一样。

- 阴道出血可能提示胎盘剥离、胎盘前置或子宫破裂。
- 避免进行阴道检查，阴道检查可能会使出血增多并引发分娩，尤其是在之前不确定有胎盘前置的情况下。
- 记录阴道出血的量和颜色。
- 收集孕妇排出的组织并送到医疗机构。

转运方法

转运时，妊娠超过 3 ~ 4 个月的孕妇不能采用仰卧位，以防可能发生的妊娠仰卧低血压。如果确定没有脊柱损伤，孕妇在转运时应采用左侧卧位。如果孕妇可能有脊柱损伤，应该按以下方法来做好转运孕妇的准备[42]：

1. 把孕妇完全固定在脊柱固定板上；
2. 固定完毕后，小心地把脊柱固定板向左侧倾斜，通过类似滚木头的方式使固定好的孕妇略微倾斜 10° ~ 15°。
3. 在脊柱固定板右侧放置一张毯子、一个枕头或一条毛巾，使孕妇的子宫向左侧偏。

转运目的地是一个重要考虑因素。由于母亲和胎儿的结局都依赖于母亲的充分复苏，研究表明，转运到创伤中心的结局会有所改善[43]。事实上，超过 20 周的妊娠被列入在美国 CDC 关于受伤患者战地分流指导方针中的"特别考虑"部分，该部分建议将这些患者送往创伤中心[44]。理想情况下，创伤中心还应具备产科能力。有重大创伤的孕妇，无论孕龄如何，都应被运送到创伤中心或急诊科，而不是产房[40]。

思考

你所在区域有哪些为处理高危分娩情况而准备的设施？

第 12 节　孕妇心脏停搏

孕妇心脏停搏

很多因素都可能造成孕妇心脏停搏（框 45-12）。然而，许多伴随妊娠产生的心血管问题其实与妊娠时引起静脉血回流减少的结构变化有关[45]。防止抢

框 45-12　妊娠时会引起心脏停搏的因素

分娩过程中的因素
- 羊水栓塞
- 药物中毒（如由硫酸镁或硬膜外麻醉引起的中毒）
- 子痫

妊娠期间复杂的生理变化相关的因素

可能有影响的因素
- 出血或弥散性血管内凝血
- 栓塞：肺栓塞、羊水栓塞
- 麻醉并发症
- 子宫弛缓
- 心脏疾病（心肌梗死、局部缺血、主动脉夹层、心肌病）
- 高血压、先兆子痫、子痫
- 其他：标准高级心脏生命支持的鉴别诊断
- 胎盘早剥或前置胎盘
- 脓毒症

救胎儿的关键就是要抢救孕妇。直到通向右心室的血流恢复，孕妇才有可能复苏。

产妇快速复苏是母婴生存的最佳机会。因此，应立即开始胸外心脏按压。虽然可以考虑手动子宫移位以加强静脉回流，但只有在不影响胸外心脏按压质量的情况下才应进行这种干预。应尽快对电击复律心律进行除颤。标准药物和除颤能量适用。

如果孕龄大于或等于 23 周，或宫高在脐以上两指宽或更多，患者应尽快行剖宫产手术。剖宫产的目的不仅仅是挽救胎儿的生命，还通过改善返回母体冠状循环的血流来挽救母亲的生命。转运目标是

在产妇脉搏停止后 4 分钟内进行剖宫产[40]。如果时间超过 30 分钟，存活率就很低[46]。救护员提醒急诊科医师可能需要进行紧急剖宫产，这对新生儿的生存至关重要。如果现场有外科医师，有可能会进行现场剖宫产手术，因为这可能在他或她的执业范围内[47]。

注意

剖宫产是指通过手术切开腹壁和子宫娩出新生儿的生产方式。当出现各种各样可能会使分娩状况恶化的胎儿和母体适应证时，可以实施剖宫产。剖宫产可能也是产妇更青睐的一种生产方式。在美国，32% 的产妇选择剖宫产。

资料来源：Centers for Disease Control and Prevention, National Center for Health Statistics. Births—method of delivery. Centers for Disease Control and Prevention website. https:// www.cdc.gov/nchs/fastats/ delivery.htm. Updated March 31, 2017. Accessed April 23, 2018.

注意

硫酸镁对妊娠患者的毒性作用可导致 PR 间期和 QT 间期延长、QRS 波群增宽、心脏传导阻滞、心动过缓、低血压和心脏停搏。如果发生毒性效应，应停止硫酸镁滴注，使用氯化钙。

资料来源：EMS physician-performed clinical interventions in the field position statement. National Association of EMS Physicians website. http://www.naemsp.org/Documents/Position%20Papers/ EMS%20Physician-Performed%20Clinical%20 Interventions%20 in%20the%20Field.pdf#search=position%20 statement. Published October 10, 2017. Accessed April 23, 2018.

总结

- 文化差异可能会影响女性对妊娠和生产的态度，救护员应该了解这些文化信仰。
- 精子使卵子受精。受精卵在通过输卵管时会经历几次分裂形成桑葚胚。桑葚胚细胞分化为内层细胞（囊胚细胞）和外层细胞（滋养层细胞）。滋养层细胞最终分化为各种为胚胎提供生命支持的结构（胎盘、羊膜囊和脐带）。囊胚细胞则发育成胚胎。

- 胎盘是连结胎儿和母体的组织的盘状器官，是实现母体与胎儿之间物质交换的器官。血液通过脐带中的两条脐动脉从胎儿流向胎盘。这两条脐动脉运输的是缺氧血。含氧血则是通过脐静脉流向胎儿。羊膜囊是充满液体的囊状结构，完全包围并保护着胚胎。
- 发育中的卵子在妊娠前 8 周叫作胚胎，在这

之后一直到出生前则叫作胎儿。妊娠期（胎儿发育期）从受精开始，到分娩出新生儿结束，一般长达 40 周。

- 出生后，正常新生儿的动静脉分流结构会迅速闭合。
- 孕次指的是女性过去到现在怀孕的总次数。胎次是指妊娠满 20 周后生下孩子的总个数。
- 妊娠期妇女会发生许多生理变化，这些变化会影响生殖道、乳房、胃肠道系统、心血管系统、呼吸系统和新陈代谢。
- 孕妇的病史信息应包括孕产史，疼痛状况，有无阴道出血、出血量及具体特征，阴道有无异常分泌物，分娩时是否出现过"见红"或胎膜破裂的情况，目前总体健康状况和产前护理情况，是否有变态反应和服用的药物，和孕妇是否有用力的冲动或要排便的感觉。
- 对孕妇进行身体检查的目的是快速、准确地识别可能危及生命的病症。还有部分目的是要判断临产的时间。如果孕妇即将临产，救护员应做好接生准备。除了常规的身体检查，救护员还应评估孕妇的腹部、子宫大小和监测胎心音。
- 如果还未临近分娩，救护员对健康产妇的护理局限于基本的治疗措施，并需将产妇送到医院进行专业评估。
- 妊娠剧吐的症状为恶心、呕吐、体重下降和电解质紊乱。如果有脱水的迹象应进行补液治疗。
- 当 Rh 阴性血的母亲怀有 Rh 阳性血的胎儿时就有可能出现 Rh 因子致敏，其可能引起贫血、黄疸、水肿、肝脾肿大和胎儿水肿。
- 妊娠高血压是指妊娠期间血压达到 140/90 mmHg 或更高，可能是先兆子痫的早期征兆。
- 先兆子痫在妊娠 20 周后发生。高血压合并其他一种异常（如蛋白尿、血小板减少、肝功能受损、肾功能不全、肺水肿、视觉或脑功能障碍即可确诊。子痫的症状与先兆子痫基本相同，但还有癫痫发作或昏迷症状。
- 妊娠期糖尿病是由妊娠引起的糖尿病。

- 妊娠期感染给孕妇和胎儿都会带来危险。TORCH 是一组病原微生物的首字母缩写词，这些病原微生物可以通过母体传播给胎儿，引起新生儿并发症或胎儿死亡。
- 自然流产、异位妊娠、胎盘早剥、前置胎盘、子宫破裂或产后出血都有可能引起妊娠期间的阴道出血。流产是指妊娠 20 周前未采用人工方法的情况下，胎儿与母体自然分离。异位妊娠是指受精卵在子宫体腔以外的部位植入的现象。胎盘早剥是指妊娠 20 周后正常植入的胎盘部分或全部剥离。前置胎盘指附着于子宫下段，部分或完全覆盖子宫颈口的胎盘。子宫破裂指子宫壁自发地或因创伤而破裂。
- 第一产程从子宫开始规则收缩开始到子宫颈口扩张至 10 cm。第二产程从子宫颈口完全打开开始到娩出新生儿结束。第三产程从娩出新生儿开始到胎盘排出结束，此时子宫收缩停止。
- 救护员的主要职责之一就是预防不受控制的分娩的发生。另一职责就是保护婴儿在出生后不受冻、受惊。
- Apgar 评分项目包括外观（皮肤颜色）、脉搏（心率）、反射（对刺激的反应）、肌张力和呼吸。
- 救护员要警惕可能导致异常分娩的因素。
- 头盆不称常常是指由于产妇骨盆过小、胎儿头部过大造成的无法正常分娩的情况。大多数胎儿是头部先娩出的（头先露或顶先露）。但有时会出现胎位异常的情况。出现臀先露时，胎儿的头部是最后才分娩出来的。肩难产是指胎儿的肩部卡在骨盆出口处，阻碍了肩部的娩出。肩先露（横产位）是指胎体长轴与母体长轴相垂直的胎位，先娩出的部位可能是胎儿的手臂或手。脐带先露（脐带脱垂）是指脐带下滑进入阴道或滑到阴道外的情况。
- 早产儿是在妊娠 37 周前出生的新生儿。
- 多胎妊娠是指一次妊娠有 2 个或 2 个以上胚胎或胎儿的现象。多胎妊娠出现并发症的概率较高。

- 子宫内翻是一种罕见的、严重的生产并发症。产妇分娩后子宫底部向宫腔内凹陷，甚至自子宫颈翻出。
- 产后出血是指娩出胎儿后阴道流出的血量超过 500 mL。它通常是由无效或不完全的子宫收缩引起。
- 分娩时或分娩后羊水进入母体循环后，就有可能发生羊水栓塞。

- 母体受伤导致胎儿死亡的原因包括母体死亡、胎盘剥离、产妇休克、子宫破裂和胎儿头部受伤。
- 救护员救护危重孕妇时，应给予高浓度氧气。让患者取左侧侧卧位。如果有休克的迹象，应给予静脉输液。积极地抢救母亲，试图挽救婴儿。
- 心脏停搏可由多种原因引起。出现心脏停搏可能需要尽快行剖宫产手术。

参考文献

［1］ Soma-Pillay P, Nelson-Piercy C, Tolppanen H, Mebazaa A. Physiological changes in pregnancy. *Cardiovasc J Afr*. 2016; 27（2）: 89–94.

［2］ Datta S, Kodali BS, Segal S. *Obstetric Anesthesia Handbook*. 5th ed. New York, NY: Springer; 2010.

［3］ Hirsch DJ. Physiology of pregnancy: EMS implications. In: Cone D, Brice JH, Delbridge TR, Myers JB, eds. *Emergency Medical Services: Clinical Practice and Systems Oversight*. 2nd ed. West Sussex, England: John Wiley & Sons; 2015: 307–311.

［4］ Hyperemesis gravidarum. National Organization of Rare Disorders website. https://rarediseases.org/rare-diseases/hyperemesis-gravidarum/. Accessed April 23, 2018.

［5］ Rosen P, Barkin R. *Emergency Medicine: Concepts and Clinical Practice*. 7th ed. St. Louis, MO: Mosby; 2010.

［6］ *Hypertension in Pregnancy*. Washington, DC: American College of Obstetricians and Gynecologists; 2013. https://www.acog.org/~/media/Task%20Force%20and%20Work%20Group%20Reports/public/HypertensioninPregnancy.pdf. Accessed April 23, 2018.

［7］ National Association of EMS Officials. *National Model EMS Clinical Guidelines*. Version 2.0. National Association of EMS Officials website. https://www.nasemso.org/documents/National-Model-EMS-Clinical-Guidelines-Version2-Sept2017.pdf. Published September 2017. Accessed April 23, 2018.

［8］ McKinney ES, James SR, Murray SS, Ashwill JW. *Maternal-Child Nursing*. 3rd ed. Philadelphia, PA: Saunders; 2008.

［9］ Centers for Disease Control and Prevention. Gestational diabetes. Centers for Disease Control and Prevention website. https://www.cdc.gov/diabetes/basics/gestational.html. Updated July 15, 2017. Accessed April 23, 2018.

［10］ Ware J, Yerkes A; Women's Health Consultants with the National Association of Chronic Disease Directors. *Gestational Diabetes Collaborative Better Data Better Care*. Department of Health and Human Resources website. https://dhhr.wv.gov/hpcd/FocusAreas/wvdiabetes/Documents/Gest%20Diab%20Mgt_Collaborative_Final_S.pdf. Published 2016. Accessed April 23, 2018.

［11］ Stegmann BJ, Carey JC. TORCH infections. Toxoplasmosis, Other（syphilis, varicella-zoster, parvovirus B19）, Rubella, Cytomegalovirus（CMV）, and Herpes infections. *Curr Womens Health Rep*. 2002; 2（4）: 253–258.

［12］ Murray SS, McKinney ES. *Foundations of Maternal-Newborn and Women's Health Nursing*. 6th ed. Philadelphia, PA: Saunders; 2018.

［13］ Gaufberg SV. Early pregnancy loss in emergency medicine. Medscape website. https://emedicine.medscape.com/article/795085-overview. Updated January 3, 2017. Accessed April 23, 2018.

［14］ Miscarriage. American Pregnancy Association website. American pregnancy.org/pregnancy-complications/miscarriage/. Accessed April 25, 2018.

［15］ Gilmore FS. Emergencies of pregnancy. In: Cone D, Brice JH, Delbridge TR, Myers JB, eds. *Emergency Medical Services: Clinical Practice and ystems Oversight*. 2nd ed. West Sussex, England: John Wiley & Sons; 2015: 312–317.

［16］ Argyropoulos Bachman E, Barnhard K. Medical management of ectopic pregnancy: a comparison of regimens. *Clin Obstet Gynecol*. 2012: 55（2）: 440–447.

［17］ Callahan T, Caughey A. *Blueprints Obstetrics and Gynecology*. 6th ed. New York, NY: Lippincott Williams & Wilkins; 2013.

［18］ Raisanen S, Kancherla V, Kramer MR, Gissler M, Heinonen S. Placenta previa and the risk of delivering a small-for-gestational-age newborn. *Obstet Gynecol*. 2014; 124（2 Pt 1）: 285–291.

［19］ Macones GA, Sehdev HM, Parry S, Morgan MA, Berlin JA. The association between maternal cocaine use and placenta previa. *Am J Obstet Gynecol*. 1997; 177（5）: 1097–1100.

［20］ Nahum GG. Uterine rupture in pregnancy. Medscape website. https://reference.medscape.com/article/275854-overview?pa=lCFhtK5CmNbtlB7ppO83SQ3anR19l6pHtpTgHonaHV4HkTWC4AvAwEUf36jX7etDX8MwC0EECwzp432Skuf9qw%3D%3D#a6. Updated March 25, 2016. Accessed April 23, 2018.

［21］ De Caen AR, Berg MD, Chameides L, et al. Part 12: pediatric advanced life support. 2015 American Heart Association guidelines update for cardiopulmonary resuscitation and emergency cardiovascular care. *Circulation*. 2015; 132: S526–S542.

[22] Weiner GM, Zaichkin J, eds. *Textbook of Neonatal Resuscitation* (*NRP*). 7th ed. Elk Grove Village, IL: American Academy of Pediatrics; 2016.

[23] Jameson AM, Campbell M. Childbirth emergencies. In: Cone D, Brice JH, Delbridge TR, Myers JB, eds. *Emergency Medical Services: Clinical Practice and Systems Oversight*. 2nd ed. West Sussex, England: John Wiley & Sons; 2015: 322–324.

[24] Silver DW, Sabatino F. Precipitous and difficult deliveries. *Emerg Med Clin*. 2012; 30 (4): 961–975.

[25] Fischer R. Breech presentation. Medscape website. https:// emedicine.medscape.com/article/262159–overview. Updated June 15, 2016. Accessed April 23, 2018.

[26] Robertson JF, Braude DA, Stonehocker J, Moreno J. Prehospital breech delivery with fetal head entrapment: a case report and review. *Prehosp Emerg Care*. 2015; 19 (3): 451–456.

[27] Umbilical cord prolapse. American Pregnancy Association website. http://americanpregnancy.org/pregnancy–complications/ umbilical–cord–prolapse/. Updated August 2015. Accessed April 23, 2018.

[28] Part 13: neonatal resuscitation. Web–based integrated 2010 and 2015 American Heart Association guidelines for cardiopulmonary resuscitation and emergency cardiovascular care. American Heart Association website. https://eccguidelines.heart.org/ index.php/circulation/cpr–ecc–uidelines–2/part–13–neonatal– resuscitation/. Accessed April 23, 2018.

[29] National Center for Chronic Disease Prevention and Health Promotion. CDC features: premature birth. Centers for Disease Control and Prevention website. https://www.cdc.gov/features/ prematurebirth/index.html. Updated November 6, 2017. Accessed April 23, 2018.

[30] McCubbin K, Moore S, MacDonald R, Vaillancourt C. Medical transfer of patients in preterm labor: treatments and tocolytics. *Prehosp Emerg Care*. 2015; 19 (1): 103–109.

[31] Centers for Disease Control and Prevention, National Center for Health Statistics. Multiple births. Centers for Disease Control and Prevention website. https://www.cdc.gov/nchs/fastats/multiple. htm. Updated March 31, 2017. Accessed April 23, 2018.

[32] Repke JT. Puerperal uterine inversion. UpToDate website. https:// www.uptodate.com/contents/puerperal–uterine–inversion#H3. Updated September 25, 2017. Accessed April 23, 2018.

[33] Coad SL, Dahlgren LS, Hutcheon JA. Risks and consequences of puerperal uterine inversion in the United States, 2004 through 2013. *Am J Obstet Gynecol*. 2017; 217 (3): 377.e1–377.e6.

[34] Dorr P, Khouw F, Chervenak A, et al. (eds). Pathology of labor and labor and delivery. In: *Obstetric Interventions*. Cambridge, England: Cambridge University Press; 2017: 79–224.

[35] Liao CY, Luo FJ. Amniotic fluid embolism with isolated coagulopathy: a report of two cases. *J Clin Diagn Res*. 2016; 10 (10): QD03–QD05.

[36] Murray SS, McKinney ES. *Foundations of Maternal-Newborn and Women's Health Nursing*. 6th ed. Philadelphia, PA: Saunders; 2018.

[37] Postpartum depression: what is postpartum depression and anxiety? American Psychological Association website. http://www. apa.org/pi/women/resources/reports/postpartum–depression.aspx. Accessed April 23, 2018.

[38] AAP Committee on Fetus and Newborn and ACOG Committee on Obstetric Practice. *Guidelines for Perinatal Care*. 8th ed. Washington, DC: American Academy of Pediatrics; 2017.

[39] Walls R, Hockberger R, Gausche-Hill M. *Rosen's Emergency Medicine: Concepts and Clinical Practice*. 9th ed. Philadelphia, PA: Elsevier; 2017.

[40] Jain V, Chari R, Maslovitz S, et al. Guidelines for the management of a pregnant trauma patient. *J Obstet Gynaecol Canada*. 2015; 37 (6): 553–571.

[41] Hamel MS, Anderson BL, Rouse DJ. Oxygen for intrauterine resuscitation: of unproved benefit and potentially harmful. *Am J Obstet Gynecol*. 2014; 211 (2): 124–127.

[42] Chang AK. Pregnancy trauma treatment and management. Medscape website. https://emedicine.medscape.com/ article/796979–treatment. Updated May 12, 2015. Accessed April 23, 2018.

[43] Distelhorst JT, Krishnamoorthy V, Schiff MA. Association between hospital trauma designation and maternal and neonatal outcomes after injury among pregnant women in Washington state. *J Am Coll Surg*. 2016; 222 (3): 296–302.

[44] Centers for Disease Control and Prevention. Guidelines for field triage of injured patients: recommendations of the National Expert Panel of Field Triage. *Morb Mortal Wkly Rep*. 2009; 58(RR–1). https://www.cdc.gov/mmwr/pdf/rr/rr5801.pdf. Accessed April 23, 2018.

[45] Jeejeebhoy FM, Zelop CM, Lipman S, et al. Cardiac arrest in pregnancy. *Circulation*. 2015; 132: 1747–1773.

[46] American Heart Association. 2010 American Heart Association guidelines for cardiopulmonary resuscitation and emergency cardiovascular care. *Circulation*. 2010; 122 (18 suppl): S639–S946.

[47] EMS physician–performed clinical interventions in the field position statement. National Association of EMS Physicians website. http://www.naemsp.org/Documents/Position%20 Papers/EMS%20Physician–Performed%20Clinical%20 Interventions%20in%20the%20Field.pdf#search=position%20 statement. Published October 10, 2017. Accessed April 23, 2018.

推荐书目

Cone D, Brice JH, Delbridge TR, Myers JB, eds. *Emergency Medical Services: Clinical Practice and Systems Oversight.* 2nd ed. West Sussex, England: John Wiley & Sons; 2015.

Cooney DR. *Cooney's EMS Medicine.* New York, NY: McGraw-Hill Education; 2016.

Girerd PH. Breech delivery treatment and management. Medscape website. https://reference.medscape.com/article/797690-treatment? pa=r6DZtK2YJEkggzL7bpPq59Zb47ahrqFuaOG4TKMAydTVwLA TgtXNleSoYEbU%2FIFPs7CF3wx2Tu1U792SxywYLg%3D%3D. Updated December 28, 2015. Accessed April 23, 2018.

Hodgson R. Legal and professional boundaries: a case study. *J Paramed Pract.* 2016; 8（2）. HTTPS: //DOI.ORG/10.12968/JPAR. 2016.8.2.90.

Lee M, Todd HM, Bowe A. The effects of magnesium sulfate infusion on blood pressure and vascular responsiveness during pregnancy. *Am J Obstet Gynecol.* 1984; 149（7）: 705-708.

McLelland G, McKenna L, Morgans A, Smith K. Antenatal emergency care provided by paramedics: a one-year clinical profile. *Prehosp Emerg Care.* 2016; 20（4）: 531-538.

Mowry M. Case study: obstetrical trauma with maternal death and fetal survival. *Crit Care Nurs Q.* 2017; 40（1）: 36-40.

National Institute for Health and Clinical Excellence. Ectopic pregnancy and miscarriage: diagnosis and initial management in early pregnancy of ectopic pregnancy and miscarriage. National Institute for Health and Care Excellence website. https://www.nice.org.uk/guidance/ cg154/resources/ectopic-pregnancy-and-miscarriage-diagnosis- and-initial-management-pdf-35109631301317. Published December 12, 2012. Accessed April 23, 2018.

New Guidelines in Preeclampsia Diagnosis and Care Include Revised Definition of Preeclampsia. Preeclampsia Foundation website. https:// www.preeclampsia.org/es/noticias/144-research-news/299-new- guidelines-in-preeclampsia-diagnosis-and-care-include-revised- definition-of-preeclampsia. Accessed April 25, 2018.

Robertson JF, Braude DA, Stonehocker J, Mareno J. Prehospital breech delivery with fetal head entrapment—a case report and review. Published February 9, 2015. Accessed June 28, 2018.

（宋珙，李胜男，郭静，陈星，译）

第 46 章

新生儿救护

美国 EMS 教育标准技能

特殊患者群体

将评估结果与病理生理学和社会学知识，为有特殊需要的患者形成一个现场印象，并制订、实施一个全面的治疗 / 处置计划。

新生儿救护

新生儿血液循环的解剖学和生理学（见第 45 章）
新生儿的评估
- 新生儿救护
- 新生儿复苏

学习目标

完成本章学习后，紧急救护员能够：
1. 确定与新生儿复苏需求相关的危险因素；
2. 描述出生时的生理适应；
3. 概述新生儿院前评估和管理；
4. 描述对危险新生儿的复苏；
5. 确定复苏后的处理和转运；
6. 描述对新生儿家庭的心理和情感支持；
7. 描述出现特殊情况、需要复苏的新生儿的体征、症状和院前救护；
8. 描述新生儿脓毒症的体征和症状；
9. 识别产伤；
10. 描述某些新生儿中出现的先天性缺陷的病理生理学。

关键词

产前：分娩和生产前的一段时间。

呼吸暂停：自主呼吸停止。

房间隔缺损：一种先天异常，左右心房之间有一个缺口。

中心性发绀：常见于舌头和黏膜的发绀，通常反映了动脉血氧饱和度降低。

鼻后孔闭锁：骨性或膜性组织闭塞、阻塞了鼻与咽之间的通路，可导致新生儿严重呼吸困难。

唇裂：婴儿的唇部未完全闭合，其原因是胚胎期一个或多个口腔突起未能相互融合。

腭裂：口腔顶部的硬腭部分不能完全闭合，中

部留有缝隙，其原因是胚胎期一个或多个口腔突起未能相互融合。

主动脉缩窄：一种先天性缺陷，即主动脉管腔不同程度的局部狭窄。

低温应激：当身体无法温暖自己时出现的现象。

先天畸形：胎儿发育过程中出现的出生缺陷。

膈疝：膈肌发育缺损或外力损伤导致的膈肌完整性被破坏，可使腹腔器官进入胸腔。

食管闭锁：食管发育异常，造成食管隔断，形成盲端。

腹裂：腹壁上的一种缺陷，其腹部不能正常闭

合，并有腹内器官脱出。

左心发育不良综合征： 包括主动脉、主动脉瓣、左心室和二尖瓣在内的心脏左侧发育不全。

肠旋转不良： 一种先天性缺陷，由胚胎期肠以肠系膜上动脉为轴的旋转障碍引起。

分娩期： 分娩和生产中的那段时间。

胎粪吸入： 胎儿或新生儿吸入胎粪。吸入的胎粪会阻塞呼吸道，导致肺不能扩张或引起其他肺疾病。

胎粪污染： 羊水被胎粪污染而呈绿色。

新生儿： 出生不足 28 天的婴儿。

新生儿黄疸： 新生儿因胆红素水平过高而引起的眼睛、皮肤和黏膜变黄。

脐膨出： 婴儿的肠或其他腹部器官通过脐环膨出体外，是由胚胎发育期腹壁肌肉发育不全导致的。

动脉导管未闭： 出生后主动脉与肺动脉之间特殊通道（动脉导管）未能闭合。此时，一些本应通过主动脉滋养身体的血液会回到肺部。

周围性发绀： 发生于四肢的发绀（在刚出生的前几分钟内很常见），又称手足发绀。

皮 - 罗综合征： 一种先天异常，表现为下颌小，舌头后坠，堵塞呼吸道，属于腭裂的一种。

早产儿： 胎龄小于 37 周的婴儿。

肺动脉瓣闭锁： 一种先天异常，患儿没有肺动脉瓣，血液无法从右心室流到肺动脉，也无法继续流到肺。

肺发育不全： 一种先天异常，表现为肺组织没有发育完全。

幽门狭窄： 一种先天缺陷，幽门（胃部通往小肠的开口）缩窄，可导致食物通过障碍。幽门狭窄是婴儿时期肠梗阻最为普遍的原因。

单心室： 一种罕见而复杂的缺陷，由胚胎期间其中一个心室发育不完全导致的。

脊柱裂： 一种神经管缺损（先天性的），伴有脊柱、脊髓和脊柱周围的神经膜不完全闭合。

法洛四联症： 一种先天心脏畸形，包括 4 种心脏缺陷：室间隔缺损、肺动脉瓣狭窄、主动脉骑跨及右心室肥厚。

全肺静脉回流异常： 一种先天心脏缺陷，4 条将富含氧的血液从肺引回心脏的肺静脉并未与左心房连接，而是与其他结构（如上腔静脉）相连。

气管食管瘘： 胚胎发育期食管气管脊分隔不全导致食管与气管间存在不正常的连接。

大动脉转位： 一种先天性缺陷，主动脉和肺动脉位置颠倒，主动脉自右心室出，肺动脉自左心室出。

三尖瓣闭锁： 三尖瓣缺失或发育不正常的先天缺陷。

永存动脉干： 一种罕见的先天性心脏疾病，特征是大面积室间膜缺损，心脏只发出一条大血管（即动脉干）。

室间隔缺损： 一种先天异常，左右两心室之间有一个缺口。

约有 10% 的新生儿在刚出生时需要一些协助才能开始呼吸，约有 1% 的新生儿需要复苏抢救[1]。本章列举了可能导致新生儿需要复苏的风险因素，也描述了新生儿可能需要的早期救护。

第 1 节 影响复苏需求的因素

大多数足月新生儿除了维持体温和轻度刺激外，不需要复苏[1]。然而，大约 4% ~ 10% 的新生儿需要正压通气才能在出生时开始呼吸[1]。很少有新生儿（1000 例中有 1~3 例）需要胸外心脏按压或复苏药物[1]。低体重新生儿和有产前或产中危险因素的母亲所生的新生儿需要复苏的可能性更大[1]。早产的婴儿复苏可能性也比较大。

产前（临产和分娩前）和分娩期（分娩和分娩期间）影响复苏需要的各种危险因素可能有很多（框 46-1）[1]。当产前或产中危险因素存在而分娩迫在眉睫时，救护员应准备新生儿复苏可能需要的设备和药物。应向医疗指导报告有关情况，以便确定适当的转运医院。此外，应向孕妇提出以下问题，以评估复苏的必要性：

1. 预产期是什么时候？（评估早产）

2. 如果胎膜破裂，羊水是否清澈？

3. 预计会有多少个婴儿？

4. 还有其他可能的风险因素吗？

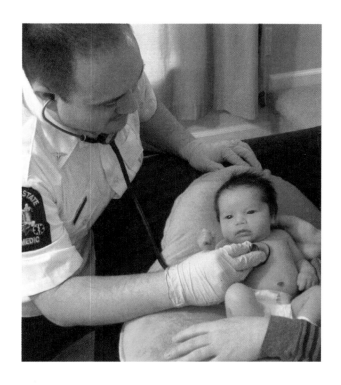

早产

早产是发生在妊娠 20～37 周的分娩。早产是一个令人担忧的问题，因为过早出生的婴儿可能没有发育完全，可能会有严重的和终身的健康问题。增加早产风险的因素包括[2-3]：

- 尿路感染；
- 性传播疾病；
- 某些阴道感染，如细菌性阴道病和滴虫病；
- 高血压；
- 阴道出血；
- 胎儿发育异常；
- 因体外人工授精而怀孕；
- 前置胎盘；
- 糖尿病和妊娠糖尿病；
- 凝血问题；

框 46-1　产前和产中危险因素

产前危险因素
- 孕龄不足 36 周或超出 41 周
- 多胎妊娠
- 产前护理不足
- 孕妇先兆子痫、子痫、高血压、糖尿病
- 羊水异常（羊水过少）或羊水过多
- 胎儿体重 >4 kg
- 宫内生长受限
- 胎儿贫血
- 胎儿积水
- 明显的胎儿畸形

产中危险因素
- 紧急剖宫产
- 分娩时使用产钳或负压吸引
- 胎粪污染羊水
- 分娩 4 小时内使用麻醉品
- 异常胎位（如臀位）
- 肩难产
- 胎儿心律异常
- 产妇使用麻醉药物或硫酸镁
- 绒毛膜羊毛膜炎（感染引起的胎膜炎症）
- 滞产或急产
- 脐带脱垂
- 出血（如胎盘早剥、子宫弛缓、生殖道撕裂伤）

- 产妇年龄（小于 18 岁或 35 岁以上）；
- 有早产病史；
- 子宫颈短小；
- 怀孕间隔时间短；
- 生活方式因素，如低体重或肥胖、妊娠期间吸烟、妊娠期间滥用药物。

早产的新生儿通常被称为早产儿。这些新生儿的体重通常是 0.5 ~ 2.2 kg。体重超过 1.7 kg 的健康早产儿的存活率和预后与足月新生儿相当。在胎儿存活率开始提高后（妊娠 23 ~ 24 周后）[4]，死亡率下降。早产新生儿呼吸抑制、体温过低和低氧血症造成脑损伤的风险增加。它们对血压变化、脑室出血和血清化学变化（如血糖和电解质水平的变化）尤其敏感。发育不成熟的程度决定了新生儿的身体状况（基于估计的预产期和胎龄大小）。然而，大多数早产儿的四肢较短，皮下脂肪比足月新生儿少，皮肤薄，无角化，半透明。他们的胸部肌肉很弱，肋骨也很柔软[5]。由于缺乏肺表面活性物质，使他们通气困难，并增加了正压通气并发症的风险。早产的新生儿有一些能说明问题的身体表现，包括胎毛（图 46-1）和耳朵的特征性变化（图 46-2）以及肌肉张力（图 46-3）[1]。

对早产儿的院前救护和对其他新生儿的救护是一样的，包括呼吸道管理和循环支持。必须特别注意保持新生儿的体温，防止体温过低。如用保鲜膜包裹婴儿，给予温暖的加湿的氧气和应用辐射热，但应避免温度大于 38℃[6]。可以把婴儿送到专门为低体重新生儿提供服务的医疗机构。

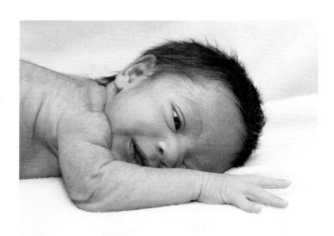

图 46-1　胎龄 20 ~ 28 周的新生儿全身都是被称为胎毛的细毛覆盖着

第 2 节　出生后的生理适应过程

新生儿在出生时会经历 3 个主要的生理适应变化，这是生存所必需的：① 从肺中排出液体并开始通气；② 改变循环模式；③ 维持体温[7]。当脐带被夹住时，婴儿开始自主呼吸。

在分娩过程中，肾上腺素激活钠通道，并使儿茶酚胺水平上升，从而触发肺液的清除[8]。分泌性氯离子通道关闭，钠吸收开始。水被钠重新吸收，大约 1/3 的胎儿肺液在分娩前被清除。进一步的清除发生在阴道分娩时，新生儿的胸部被压缩，这迫使液体从肺进入口腔和鼻子。新生儿第一次呼吸是为了应对化学变化（暴露在空气中）和温度的变化。当空气进入肺泡时，肺毛细血管随之扩张，使肺动

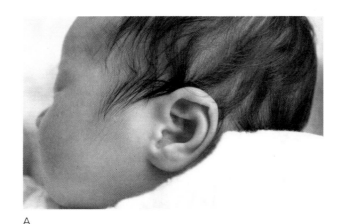

A

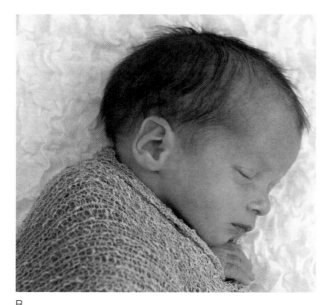

B

图 46-2　耳朵成熟。A. 足月新生儿；B. 早产新生儿

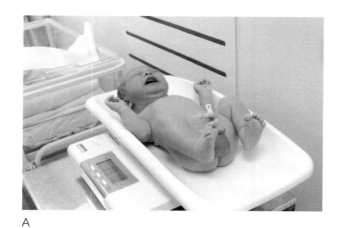

A

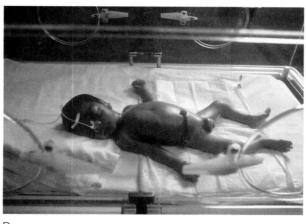

B

图46-3　肢体发育。A. 足月新生儿表现为四肢屈曲，注意手足发绀；B. 早产新生儿四肢伸展，暴露更多的体表面积，这有助于冷应力的发展和增加体温调节的困难

脉压下降，血液流入肺。循环过渡到正常途径，卵圆孔开始关闭。正常新生儿可能达不到脉搏血氧仪所测得的血氧饱和度水平，血氧饱和度90%持续10分钟[1]。完全吸收肺泡液可能需要几个小时，动脉导管和卵圆孔关闭可能需要几天。

注意

血氧饱和度通常在出生后的几分钟内保持在70%～80%范围内，因此在这段时间内新生儿会出现发绀。其他研究表明，医务人员可在新生儿初期对皮肤颜色进行临床评估，但皮肤颜色评估结果不能准确反映血氧饱和度。

资料来源：Weiner GM, Zaichkin J, eds. *Textbook of Neonatal Resuscitation.* 7th ed. Elk Grove, IL: American Academy of Pediatrics and American Heart Association; 2016.

新生儿对缺氧敏感。长期低氧血症可引起明显和不可逆的脑损伤。缺氧的原因包括脐带受压、分娩困难、产妇出血、产妇用药、呼吸道阻塞、低体温、新生儿失血和早产儿肺未成熟。心血管异常也可能导致缺氧。

新生儿面临体温过低迅速发展的风险。原因是其较大的体表面积、组织绝缘隔热性较差和体温调节机制不成熟的结果。新生儿的热量损失主要是通过蒸发损失掉的。应该把他们放在温暖的、干净的地方。如果有，可用温暖干燥的毛巾或毯子包裹身体，头部覆盖一个帽子。新生儿试图通过血管收缩和新陈代谢的增加来保存体温。这种反应使他们面临低氧血症、酸中毒、心动过缓和低血糖的风险。

第3节　评估与救护新生儿：黄金一分钟

为了顺利分娩，救护员应该准备一个标准的产科工具包及新生儿复苏设备。分娩后对任何新生儿的初步处理，特别是那些需要复苏的新生儿，应遵循美国心脏协会和美国儿科学会的建议。最初的救护目标是新生儿应该在60秒内呼吸良好或接受通气[1, 9]。注意：如有要求，60秒（"黄金一分钟"）应完成初步步骤、重新评估和开始通气（框46-2）。

框46-2　黄金一分钟

- 强调最初的60秒
- 完成初步处理
- 评估新生儿
- 开始通气（如果需要）。避免不必要的延迟；这是新生儿成功复苏的最重要步骤，而新生儿尚未对初步处理做出反应
- 在初步处理之后进一步操作的决定是基于对两个重要特征的同时评估：
- 呼吸（呼吸暂停、喘息、呼吸困难、用力或不费力的呼吸）
- 心率（小于100次/分）

分娩后立即对新生儿进行评估，应首先回答以下问题：新生儿是否足月？新生儿是否有响亮的哭声？新生儿是呼吸还是哭泣？如果以上3个问题的答案都是"是"，那么新生儿可能会留在母亲那里进行常规护理。常规护理是指将新生儿擦干，与母

亲进行肌肤接触，用干燥的亚麻布覆盖以保持正常温度。必须持续观察呼吸、活动和皮肤颜色[1]。

如果对任何评估问题的回答是"否"，那么新生儿应该按照顺序接受以下4种操作中的一种或多种[1]：

1. 进行初步处理：
   - 保持体温和体位正常，如果有大量分泌物阻塞呼吸道，还需要清理分泌物；
2. 通气和给氧；
3. 开始胸外心脏按压；
4. 给予肾上腺素和/或输入液体。

是否进行下一步操作的决定是基于对两个重要特征的同时评估：

- 呼吸（呼吸暂停、喘气、吃力或轻松呼吸）；
- 心率（小于100次/分）。

根据这些操作，救护员可以立即识别需要复苏的新生儿，从而能高效和有效地提供紧急救护（图46-4）[1, 10]。

注意

为新生儿接生时，建议采用标准预防措施。处理新生儿及被污染的设备时应佩戴手套及其他适宜的防护用具（包括防护服和护目镜）。

证据显示

美国俄勒冈州的研究人员进行了一项为期4年的回顾性图表研究，研究的对象是大城市中出生30天或30天以上的新生儿。他们的目的是量化和描述高危新生儿运输过程中的患者安全事件。研究纳入26例转运的新生儿进行分析。超过一半（53.8%）的新生儿出生不到24小时。最常见的是心脏停搏（30.8%）或呼吸窘迫（30.8%）。研究人员发现，75%（19例）由安全事件造成的，其中38%可能造成永久性伤害、伤害或死亡（严重）的安全事件。安全事件与以下因素有关：给药，90%（70%严重）；复苏，64.7%（47.1%严重）；操作，64.7%（35.3%严重）；液体给药，50%（25%严重）；临床评估或决策，50%（30.8%严重）；呼吸道管理，47.6%（28.6%严重）；使用设备，25.5%（10%严重）；系统进程，19.2%（7.7%严重）。安全事件包括未能给药，并有数10倍是肾上腺素过量的病例。研究人员得出结论，尽管这些呼叫在EMS系统中很少碰到，但它们与安全事件的高风险有关。

资料来源：Duby R, Hansen M, Meckler G, Skarica B, Lambert W, Guise JM. Safety events in high risk prehospital neonatal calls. *Prehosp Emerg Care*. 2018；22（1）：34–40.

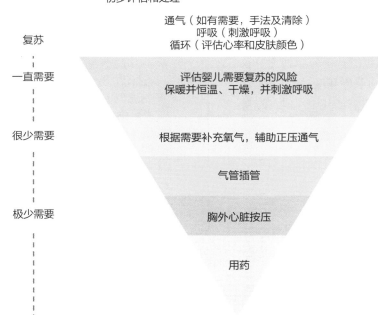

图46-4　评估和处理新生儿的步骤。大部分新生儿对简单措施有反应。这个倒立的"金字塔"反映了无羊水污染的新生儿需要复苏的概率

防止热量流失，避免体温过低

即使是健康的足月新生儿，在寒冷环境中保持体温的能力也是有限的，并且有发生体温过低的风险。因此，应该提高救护车内的温度。建议新生的、无窒息婴儿的环境温度为 36.5～37.5℃，早产儿的环境温度为 22.2～25.5℃[1]。另外，在分娩后应立即擦干新生儿的身体和头部，以防止蒸发热损失和低温应激（当身体不能温暖自己时）可能引起的代谢紊乱。干燥也能提供温和的刺激，引发呼吸。应小心取下新生儿身上的任何湿的覆盖物，并用干燥的保鲜膜和帽子盖住新生儿。覆盖新生儿头部（占新生儿体表面积的 20%）可防止大部分热量散失。

思考

你还能想到哪些让新生儿保持体温的方法？

清除呼吸道分泌物

在新生儿被擦干和包裹后，下一步是打开呼吸道：让新生儿仰卧位，防止过伸或屈曲，以避免损害气道。新生儿的头部相对于他们的躯干来说比较大。将毛毯或毛巾放在新生儿的肩膀下，将躯干抬高 2～2.5 cm，这样有助于保持正确的姿势（图 46-5）。

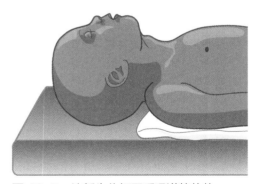

图 46-5 让新生儿打开呼吸道的体位

思考

婴儿是通过鼻还是口呼吸？

一旦新生儿的位置正确，大多数新生儿不会有呼吸困难。如果呼吸道被分泌物或透明的羊水阻塞，或者如果新生儿需要正压通气，可以使用吸耳球吸口后再吸鼻。如果新生儿在清鼻后呼吸急促，最好先吸口以防止误吸。抽吸过程不应超过 5 秒，以防止缺氧。抽吸时应监测新生儿的心率，并为新生儿自主通气提供时间。

注意

出生时抽吸呼吸道可刺激后咽，并可产生迷走神经反应，导致心动过缓、呼吸暂停或二者兼而有之。因此，对于自主呼吸受阻的新生儿和需要正压通气的新生儿，应继续抽吸。可以心电图和脉搏血氧仪测定结果为指导辅助给氧。

资料来源：Weiner GM, Zaichkin J, eds. *Textbook of Neonatal Resuscitation*. 7th ed. Elk Grove, IL: American Academy of Pediatrics and American Heart Association; 2016.

胎粪污染

胎粪污染是指在羊水中出现胎儿粪便。它发生在子宫内或生产时，约 12% 分娩会发生胎粪污染[11]。胎粪污染在足月后和小胎龄新生儿中更为常见，在那些分娩过程中出现胎儿窘迫的新生儿中也很常见。

胎粪污染可能增加围生期死亡率，导致低氧血症、细菌性肺炎、气胸和肺动脉高压。胎粪的外观取决于胎粪颗粒和羊水的数量。胎粪污染可能仅表现为浅黄色或浅绿色染色，稀薄且呈水样，也可能呈深绿色或黑色的浓密豌豆汤状外观（图 46-6）。

有胎粪污染的新生儿通常表现为肌张力差和呼吸困难。在完成初步处理后，如果新生儿没有呼吸或心率低于 100 次 / 分，应优先进行正压通气。气管抽吸不再建议常规插管。重点应该是在无呼吸或无有效呼吸的新生儿出生后的第一分钟内开始通气。然而，如果需要插管，应保证有插管设备和富有经验的救护员[1]。

你知道吗

胎粪可用于检测孕妇在怀孕期间使用的药物。与尿液相比，它具有更大的敏感性，阳性结果持续时间更长。

资料来源：Farst KJ, Valentine JL, Hall RW. Drug testing for newborn exposure to illicit substances in pregnancy: pitfalls and pearls. *Int J Pediatr*. 2011: 951616.

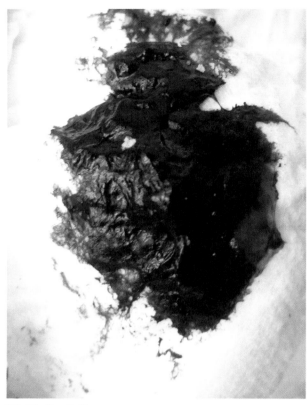

图 46-6　胎粪

注意

　　胎粪吸入是指胎儿或新生儿吸入胎粪。当发生吸入时，胎粪会阻塞呼吸道，导致肺无法扩张或引起其他肺功能疾病，如肺炎。死亡可由缺氧、高碳酸血症和酸中毒引起。

提供触觉刺激来启动呼吸

　　如果干燥过程没有刺激婴儿呼吸，应提供额外的触觉刺激[1]。拍打或轻拍婴儿足底和摩擦婴儿背部都是安全且适当的触觉刺激方法。

进一步评估婴儿

　　每名出生婴儿都需要擦干身体和摆正体位。这样可以打开呼吸道，使他们开始呼吸。为进一步评估婴儿，救护员应遵循以下步骤。

1. 观察和评估婴儿的呼吸。如婴儿正常（如哭泣），继续进行评估。如有条件，将新生儿脉搏血氧仪探头置于右上肢（通常是婴儿的手腕或手掌内侧）以监测氧饱和度。婴儿出生后 1~10 分钟的标准血氧饱和度读数不同

（框 46-3）。

2. 通过听诊器或在脐带基部触诊脉搏来评估婴儿的心率，如果超过 100 次 / 分，继续评估。
3. 评估婴儿皮肤的颜色。在出生后的最初几分钟，周围型发绀（手足发绀）是常见的，不代表婴儿患低氧血症。如果婴儿皮肤的颜色正常（逐渐变成粉红色），血氧饱和度增加，则通过 Apgar 评分继续评估。

注意

　　发绀可以分为中心型和周围型。中心型发绀（常见于舌头和黏膜发绀）通常反映了动脉血氧饱和度降低，最常见的原因是心脏或肺部疾病，也可能是由异常血红蛋白量增加引起的。周围型发绀仅限于四肢。周围型发绀说明周围组织从血红蛋白中提取多于正常量的氧。新生儿出现周围型发绀是很常见的。

资料来源：Eichenwald EC. Overview of cyanosis in the newborn. UpToDate website. https://www.uptodate.com/contents/overview-of-cyanosis-in-the-newborn. Updated February 28，2018. Accessed May 10, 2018.

框 46-3　婴儿出生后的标准血氧饱和度

　　如果可以，应使用空气（氧浓度 21%）或混合氧气（针对 < 妊娠 35 周的早产儿，氧含量 21%~30%）进行复苏。对于足月新生儿和早产儿，其目标都是滴定氧浓度，以达到下面所示的血氧饱和度目标范围。不建议用高浓度氧气（>65%）对早产儿进行复苏。

1 分钟	60%~65%
2 分钟	65%~70%
3 分钟	70%~75%
4 分钟	75%~80%
5 分钟	80%~85%
10 分钟	85%~95%

资料来源：Weiner GM, Zaichkin J, eds. *Textbook of Neonatal Resuscitation*. 7th ed. Elk Grove, IL: American Academy of Pediatrics and American Heart Association; 2016.

Apgar 评分

　　Apgar 评分（见第 45 章）要求在出生后的特定时间点快速评估新生儿的身体状况。它通常在 1 分钟和 5 分钟时进行评估。虽然 Apgar 评分是

评估新生儿的有用工具，但不应单独用于确定复苏的需要。Apgar评分项目包括外观、脉搏（心率）、反射、活动力和呼吸。评分为7~10分被认为是正常的，评分为4~6分被认为需要氧气和刺激，评分小于4分被认为需要复苏。

第4节 对危险婴儿实施的复苏术

足月新生儿，羊水清或没有感染的证据，有呼吸和哭泣、良好的肌张力通常不需要复苏。如前所述，这项评估应在60秒内完成。如果因呼吸不足或心率缓慢而需要复苏，可对新生儿依次采取以下一种或多种干预措施（图46-7）。[1]

重新评估初步处理

应该重新评估初步处理。救护员应确保新生儿干燥、温暖（低温应激会增加氧气消耗，阻碍有效呼吸）。体温过低可能与围生期呼吸抑制有关。可以用来给新生儿保暖的其他方法包括用保鲜膜（食品级的耐热塑料）包裹婴儿身体（不包括头部），

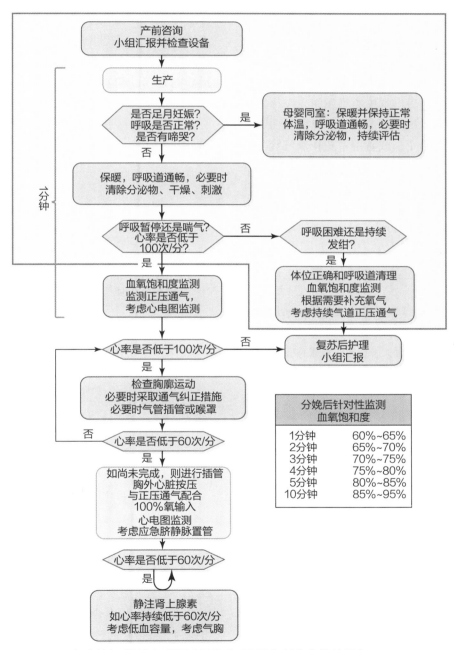

图 46-7 新生儿复苏计划／美国心脏协会 2015 年新生儿复苏程序

注意

必须强调建立适当通气的重要作用。新生儿应有正常的呼吸频率和良好的力气或哭泣，足以改善皮肤颜色，达到目标的动脉血氧饱和度范围，并保持心率大于 100 次 / 分。此外，推荐使用三导联心电图来快速准确地测量新生儿的心率。不能用心电图代替脉搏血氧仪来评估新生儿的氧合。

资料来源：Weiner GM, Zaichkin J, eds. *Textbook of Neonatal Resuscitation*. 7th ed. Elk Grove, IL：American Academy of Pediatrics and American Heart Association；2016.

将婴儿与母亲皮肤贴在一起，并用毛毯盖住婴儿。应避免体温过高。其目标是让新生儿达到并保持正常体温（36.5～37.5℃）。

新生儿的头部和颈部应保持适当的位置，以确保呼吸道畅通。此外，救护员可以尝试用其他刺激来启动呼吸。如果新生儿有呼吸，但出生后皮肤颜色和动脉血氧饱和度没有立即改善，或者如果在生命最初的 5～10 分钟后出现中心型发绀，应补充氧气。与空气混合的自由流动的氧气可以通过面罩和充气袋、氧气面罩给予，或者用手托住氧气管（距离新生儿的鼻子 5 cm）。氧疗应在脉搏血氧仪测量的结果为指导下持续进行，直到达到目标动脉血氧饱和度范围。如果在正压通气复苏 90 秒后，婴儿出现心动过缓（心率低于 60 次 / 分），则应增加氧气浓度，直到恢复正常心率为止[1]。

注意

早产儿和足月儿的正压通气都是从室内空气开始的。健康新生儿出生时的初始血氧饱和度小于 60%，达到 90% 以上需要 10 分钟以上。需要复苏的早产儿和足月新生儿可能需要更长的时间才能达到足够的血氧饱和度。重要的是提供足够的通气和根据框 46-3 给出的血氧饱和度目标调整给氧浓度。高浓度给氧对新生儿，特别是早产新生儿有毒性作用。

资料来源：Weiner GM, Zaichkin J, eds. *Textbook of Neona-tal Resuscitation*. 7th ed. Elk Grove, IL：American Academy of Pediatrics and American Heart Association；2016.

提供正压通气

如果呼吸不充分，呼吸暂停、喘息，或者在完成前面的初始处理后 30 秒内心率仍小于 100 次 / 分，则应启动正压通气。辅助通气应以 40～60 次 / 分的速度提供，以达到或保持心率大于 100 次 / 分[2-3]。辅助通风可以用流动充气袋、自充气袋或配置 T

型件（阀控机械装置，用于控制气流量和极限压力）。一般推荐 5 cmH₂O[1]。医学指导可能建议为新生儿提供持续气道正压通气，这些新生儿能自主呼吸的，但出生后呼吸困难（当早产儿需要正压通气时，能提供呼气末正压的装置更可取）。给予持续气道正压通气或呼气末正压应根据医学指导的建议。初步通气的主要指标是心率迅速提高[1]。新生儿的心率应在正压通气前 15 秒进行第一次评估，然后在正压通气 30 秒时再次进行评估（图 46-8）[12]。

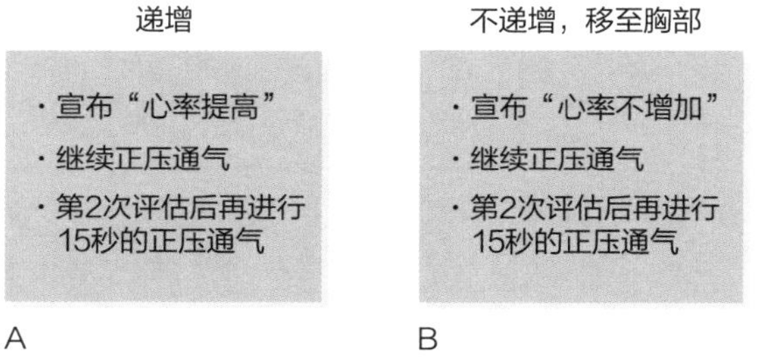

图 46-8　A. 第一次评估。正压通气 15 秒后的心率。B. 第二次评估。正压通气 30 秒后的心率

资料来源：From Gary M. Weiner, MD, FAAP and Jeanette Zaichkin, RN, MN, NNP-BC. Textbook of Neonatal Resuscitation（NRP）, 7th Ed. Elk Grove Village, IL：American Academy of Pediatrics；2016：1-328. Copyright © 2016. American Academy of Pediatrics. Reproduced with permission.

注意

缺氧几乎总会出现在需要复苏的新生儿中。

喉罩通气

喉罩气道可帮助妊娠 34 周及以上、体重 1.5 kg 以上的足月儿及早产儿实现有效通气。如果面罩通气不成功且大小有合适的喉罩气道可用，喉罩气道可作为气管插管的替代品[13]。当气管插管不成功或不可行时，喉罩气道也被推荐用于妊娠 34 周或以上的足月儿和早产新生儿的复苏（见第 15 章）。

注意

早产儿的肺部如果出生后立即大量充气，很容易受伤。因此，辅助早产儿呼吸时应避免高气压。如果充气压力过高，胸壁运动也可能会过大。应监测通气压力；初始通气压力为 20 cmH_2O 可能就有效，但在一些足月新生儿中，没有自主呼吸时可能需要 30~40 cmH_2O。

资料来源：Weiner GM, Zaichkin J, eds. *Textbook of Neonatal Resuscitation.* 7th ed. Elk Grove, IL: American Academy of Pediatrics and American Heart Association; 2016.

解决通气问题

当通气无效时，应采取若干纠正措施。这些措施可以用助记符（MR.SOPA）（框 46-4）概括。

框 46-4 使用 MR.SOPA 解决通气问题

- 面罩（mask）的调整：重新戴面罩。考虑使用双手调整。
- 重新摆正体位（reposition）：将头部置于中性或稍微伸展的位置。
  尝试正压通气和重新评估胸部运动。
- 抽吸 (suction) 嘴和鼻子：使用吸耳球或吸入导管。
- 张开（open）嘴：张开嘴，向前抬起下颚。
  尝试正压通气和重新评估胸部运动。
- 增加压力：以 5 cmH_2O 或 10 cmH_2O 的增量增加压力（最大 40 cmH_2O）。
- 替代气道：放置气管导管或喉罩。
  尝试正压通气，评估胸部活动和呼吸音。

资料来源：Reed C. *Neonatal Resuscitation Program,* 2015. 7th ed. Elk Grove, IL: American Academy of Pediatrics; 2015: 25.

气管插管

新生儿复苏可能需要气管插管。需要气管插管的情况包括[1]：

- 当需要气管中吸出胎粪时；
- 如果面罩通气无效或时间过长时；
- 进行胸外心脏按压时；

- 对于特殊的复苏情况，如先天性膈疝或超低出生体重（小于 1 kg）。

在救护员考虑插管或药物治疗之前，应先回顾解决通气问题的措施（MR.SOPA）。

救护员应在插管过程中，通过目测和主次确认的方法对插管位置进行确认（见第 15 章）。检测呼气末二氧化碳是有效的，是确定心输出量充足、新生儿气管导管正确放置最可靠的方法[1]（如果新生儿肺部灌注不良或缺失，则可能出现假阴性读数）。在气管插管和间歇正压通气后，心率迅速增加是正确置管的一个很好的指标。

提供胸外心脏按压

如果新生儿的心率不超过 60 次 / 分，即使有足够的通气，也应进行胸外心脏按压（救护员应确保在开始胸外心脏按压前辅助通气是有效的）。胸外心脏按压应与通气协调。放松时应允许胸部完全扩张，但救护者的拇指不能离开胸部。按压和呼吸的比率应为 3：1，速率为每分钟 120 次，也就是每分钟 90 次按压和 30 次呼吸。按压应持续 60 秒，然后重新评估心率（>60 次 / 分）。应避免频繁中断按压，因为它们将影响人工维持全身灌注和维持冠状动脉血流[1]。

双拇指环抱式按压是新生儿和足月大婴儿胸外心脏按压的首选技术。它能产生较高的血压和冠状动脉灌注压，减轻救护者的疲劳感。按压应在乳头线以下，拇指放在胸骨的下 1/3 处。压迫深度应约为胸部前后径的 1/3，以产生可触及的搏动[1]。

思考

为什么要在新生儿还有脉搏的时候开始按压？

使用肾上腺素和 / 或扩容药

在新生儿的复苏中很少使用药物。作为一个规则，只有当心率一直在 60 次 / 分以下时，才应该使用药物，尽管有足够的通气和 100% 的氧气及有效的胸外心脏按压。可能需要的药物治疗包括使用肾上腺素和扩容药（表 46-1）。其他药物很少有用到。

在给药或扩容时，救护员需要注意一些问题[1, 14]。

1. 如果可能，所有药物和液体都应通过静脉

表 46-1 用于新生儿复苏的药物

药物治疗	剂量 / 给药途径	浓 度	体重（kg）	总量（mL）	预防措施
肾上腺素 [a, b]	0.01 ~ 0.03 mg/ kg，静脉或骨髓腔输注	0.1 mg/mL	1 2 3 4	0.1 ~ 0.3 0.2 ~ 0.6 0.3 ~ 0.9 0.4 ~ 1.2	迅速补给。每次都重复3 ~ 5 分钟
扩容药、0.9%的氯化钠溶液、血液	10 mL/kg，静脉输注超过5 ~ 10 分钟		1 2 3 4	10 20 30 40	每次用药后评估

[a] 肾上腺素也可通过气管给予 0.05~0.1 mg / kg（不推荐）。[b] 通过气管导管给予剂量可能不会达到药物的有效血浆浓度，因此应尽快建立血管通路。通过气管导管给药的药物在注入前应稀释至 3 ~ 5 mL。通过气管导管给药的药物剂量需要比通过静脉或骨髓腔给药时更高。

注射进入。建议静脉给药剂量为每剂 0.01 ~ 0.03 mg/kg（首选途径），推荐给药剂量为每剂 0.05 ~ 0.1 mg/kg。两种途径给药的肾上腺素浓度应为 1 : 10000（0.1 mg/mL）。

注意

强烈建议在开始胸外心脏按压前插管。当进行胸外心脏按压时，氧浓度应提高到 100%。

资料来源：Weiner GM, Zaichkin J, eds. *Textbook of Neonatal Resuscitation*. 7th ed. Elk Grove, IL: American Academy of Pediatrics and American Heart Association；2016.

2. 当已知或怀疑有失血时，应考虑使用扩容药（0.9% 的氯化钠溶液）。如果新生儿出现休克（皮肤苍白、灌注不良、脉搏快速但微弱）和新生儿心率对其他复苏措施没有反应时，也应考虑使用这些药物（末端器官灌注应通过比较中央和外周脉搏的强度及毛细血管充盈试验进行评估）。在对早产新生儿进行复苏时，应缓慢谨慎地使用扩容药，推荐剂量为 10 mL/kg，可能需要重复使用。快速输注大量扩容药可能导致脑室出血。

注意

新生儿心动过缓通常是肺充气不足或低氧血症引起的。因此，保证充足的通气是纠正这一问题的最重要的一步。

第 5 节 新生儿给药途径

新生儿很少需要在院前环境中静脉通路。复苏主要集中在呼吸道管理和呼吸[15]。如果需要，静脉注射途径是新生儿药物治疗的首选途径。其他可考虑的方法包括气管内给药和骨髓腔内注射。在心肺复苏或治疗严重休克时，当静脉通路不能迅速建立时，应建立骨髓腔通路[1]。

注意

脐带静脉通路通常不推荐在院前环境中使用。与其他中央静脉通路手术一样，这种操作也有很大的风险，需要医学指导和经过特殊培训和训练才能使用。

资料来源：Tintinalli JE, Stapczynsk JS, Ma JO, Yealy DM, Meckler GD, Cline DM. *Tintinalli's Emergency Medicine：A Comprehensive Study Guide*. 8th ed. New York, NY：McGraw-Hill；2016.

第 6 节 复苏后救护

复苏后最常见的 3 种并发症是气管导管位移（包括脱落）、黏液或胎粪阻塞导管和气胸（框 46-5）[2-3]。存在下列情况应怀疑这些并发症：

- 胸壁运动减弱；
- 呼吸声减弱；
- 心动过缓复发；
- 单侧胸部扩张减少；
- 呼吸音的强度改变；
- 增加了人工通气的阻力。

对这些复苏后并发症的院前处理措施可能包括

<table>
<tr><td colspan="1">

框 46-5 复苏后并发症

位移（dislodgement）：气管导管放置错误；
右主支气管，食管

堵塞（obstruction）：分泌物堵塞导管

气胸（pneumothorax）：呼吸声微弱或消失

设备故障（equipment）：如通气设备失灵或连
接错误
</td></tr>
</table>

调整气管导管（推荐使用呼气末二氧化碳监测仪来确认气管插管位置）、再插管和吸引。穿刺减压可以用于治疗气胸（见第41章），但必须在医疗指导的指导下慎重进行。

思考

从新生儿体内拔出气管插管需要多少步骤？

低温诱导治疗

如果妊娠超过36周出生的新生儿出现中度至重度缺氧缺血性脑病，应根据明确规定的治疗方案提供治疗性低温[1]。在医师的监督下，在医院环境中建立诱导治疗性低温环境。

第7节 新生儿医疗转运

一旦建立了有效的通气和/或循环，新生儿和母亲应被运送到适当的医疗机构，在那里可以提供密切监护和及时救护。在转运过程中，保持新生儿体温和防止体温过低是很重要的。此外，维持氧气水平和支持新生儿通气也至关重要。院前救护开始时，转运策略通常仅限于提供一辆温暖的救护车，酌情给氧（如果有条件），覆盖婴儿的头部，并用温暖的毯子包裹身体以防止低温并发症。专门的保温设备，如保温箱和辐射加热装置，通常用于医院间转移，使用这些设备需要特殊培训。训练有素的新生儿转运团队由救护员、护士、呼吸治疗师和医师组成，是整个美国组织良好的区域转诊系统的一部分（图46-9）。

新生儿复苏、复苏后处理和稳定

新生儿的心脏通常是健康和强壮的。然而，心脏传导系统可能出现紊乱。最常见的疾病是由于低

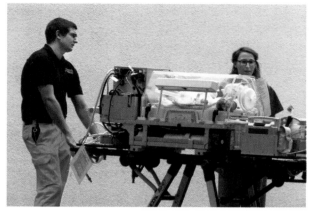

图 46-9 新生儿转运

氧血症和呼吸骤停引起的。如果不迅速采取干预措施，这些新生儿的结局很差。此外，在需要复苏的新生儿中，大脑和终末器官损伤的可能性增加。救护员应不断评估和监测，防止新生儿出现呼吸窘迫。

心脏停搏和无脉性心脏停搏在新生儿中比较常见。与心动过缓一样，它们通常也是缺氧导致的。心脏停搏也可能由原发性呼吸暂停和继发性呼吸暂停、未治疗的心动过缓和持续的胎循环（持续的肺动脉高血压）导致。评估发现包括周围型发绀、呼吸动力不足和心率不足或消失。与新生儿心脏停搏相关的风险因素包括：

注意

院前环境中，不予复苏或停止复苏的决定应在医疗指导下做出。复苏10分钟以上而仍无生命迹象（无脉搏或呼吸）有极大概率死亡或患严重的神经发育障碍。因此，经过10分钟持续且合乎需要的复苏之后，如婴儿仍无生命迹象，则可以停止复苏。10分钟后继续复苏的决定也应在医疗指导下做出。应考虑心脏停搏的可能原因、婴儿的胎龄、是否有并发症、有无可能进行低温治疗及婴儿父母的意愿。

资料来源：Weiner GM, Zaichkin J, eds. *Textbook of Neonatal Resuscitation.* 7th ed. Elk Grove, IL: American Academy of Pediatrics and American Heart Association; 2016; Preterm (premature) labor and birth. FAQ087. American College of Obstetricians and Gynecologists website. https://www.acog.org/Patients/FAQs/Preterm-Premature-Labor-and-Birth. Published November 2016. Accessed May 10, 2018; and What are the risk factors for preterm labor and birth? National Institutes of Health website. https://www.nichd.nih.gov/health/topics/preterm/conditioninfo/who_risk. Reviewed January 31, 2017. Accessed May 10, 2018.

- 先天性神经肌肉疾病；
- 先天畸形；
- 母亲服用的药物；
- 产时低氧血症；
- 宫内窒息。

针对心律失常或无脉性心脏停搏的新生儿的紧急救护见第 47 章。复苏包括呼吸道管理、通气和循环支持，药物治疗（肾上腺素），以及快速转运到适当的医疗机构。

思考

如果你接生了一名患有重病或死去的婴儿，你会是什么感受？

第 8 节　心理与情感支持

救护员在为患病或受伤儿童提供紧急救护时必须意识到父母、兄弟姐妹、其他家庭成员和照顾者的正常情绪与反应（这些时刻对于救护员而言也常常是十分紧张和情绪化的）。救护员应对所有要进行的步骤心中有数，并告知家属为何要进行这些步骤。

注意

分娩后，母亲仍然是一名患者。她仍然有生理和情感上的需求。

通常情况下，紧急救护员在任何情况下都不应与父母或其他家庭成员讨论婴儿存活的可能性。他们也不应让患儿家属抱有任何虚假的希望。救护员应向家属保证正在尽全力抢救婴儿。救护员还应向家属保证他们的孩子在去往医院的路上和医院中都会得到现有条件下最好的救护。医院会有专门人员来协助家属和与患者关系亲密的人。

第 9 节　特殊情况处理

有些情况可能需要为新生儿提供高级生命支持。这些情况包括呼吸暂停、心动过缓、呼吸窘迫和发绀、低血容量、癫痫发作、发热、体温过低、低血糖、呕吐和腹泻、新生儿黄疸、脓毒症和常见的产伤。在提供高级生命支持时，救护员必须考虑母亲

和家庭的情感需求。救护员应解释正在为新生儿做什么及为什么需要进行手术。

呼吸暂停

呼吸暂停是一种缺乏自主呼吸的现象。原发性呼吸暂停是一种由二氧化碳分压控制的自限性疾病。出生后立即发生呼吸暂停比较常见。继发性呼吸暂停被描述为呼吸暂停超过 20 秒而没有自主呼吸发生。这种情况会导致低氧血症和心动过缓。呼吸暂停在早产儿中很常见，常由缺氧或低温引起。继发性呼吸暂停也可能是由孕妇使用麻醉药物或中枢神经系统抑制剂、滞产、呼吸道和呼吸肌无力、败血症、代谢紊乱和中枢神经系统紊乱引起的[15]。继发性呼吸暂停需要启动正压通气和复苏，而不能被触觉刺激逆转。

新生儿长时间呼吸暂停的紧急救护始于刺激新生儿呼吸，如点击足底或摩擦背部来完成的。如果需要，应该使用袋罩装置，同时施加最小的压力，使胸部上升。救护员应根据需要从新生儿呼吸道抽吸分泌物，并保持新生儿体温，以防止体温过低。如果中心型发绀持续，即使有足够的通气也应该提供呼吸支持与喉罩气道或气管导管和循环支持[16]。早期积极治疗呼吸暂停是取得良好结局的关键[17]。

心动过缓

心动过缓是指心率小于 100 次 / 分。如前所述，新生儿心动过缓最常见的原因是通气不足。其他危险因素包括长时间抽吸和在复苏过程中使用人工气道或任何可能导致迷走神经刺激的侵入性操作。如果能快速纠正，心动过缓对新生儿生命的威胁极小。本章前面已经介绍了新生儿心动过缓的处理，可能包括胸外心脏按压和药物治疗。

注意

如果心肺复苏后心动过缓仍持续，则应考虑代谢性酸中毒。医学指导建议给予输液（10 mL/kg，0.9% 的氯化钠溶液）以改善灌注。治疗的目标是找出潜在的原因。目前不推荐使用碳酸氢钠治疗新生儿代谢性酸中毒。

资料来源：Weiner GM, Zaichkin J, eds. *Textbook of Neonatal Resuscitation*. 7th ed. Elk Grove, IL: American Academy of Pediatrics and American Heart Association; 2016.

呼吸窘迫和发绀

早产是新生儿呼吸窘迫和发绀的最常见原因[18]。这些情况最常见于体重小于 1.2 kg 和胎龄小于 30 周的新生儿[18]。这些问题可能与新生儿未成熟的肺和呼吸控制中枢有关。早产新生儿的呼吸中枢比足月新生儿更容易受到环境和代谢变化的影响。新生儿呼吸窘迫和发绀的其他风险因素包括多胎妊娠、产前产妇并发症和出生时有以下情况：

- 出生缺陷；
- 中枢神经系统紊乱；
- 膈疝；
- 食管闭锁；
- 肺疾病或心脏病；
- 胎粪或羊水吸入；
- 代谢性酸中毒；
- 黏膜阻塞鼻腔；
- 肺炎；
- 原发性肺动脉高压；
- 休克和脓毒症；
- 气管食管瘘。

呼吸窘迫和发绀可导致新生儿心脏停搏。这种情况需要立即采取措施改善呼吸和支持呼吸。评估结果可能包括呼吸急促、反常呼吸、肋间回缩、鼻煽、呼气短绌和中心发绀。如前所述，新生儿呼吸功能不全一般采用刺激、重新摆正体位、防止热损失和低温、氧合和正压通气等方法进行纠正。如果需要，抽吸和插管，给予通气支持。

低血容量

婴儿血容量不足可能由脱水、出血、创伤或脓毒症引起，也可能与心肌功能障碍有关。低血容量的症状包括皮肤冰凉、肤色苍白或斑驳、心动过速、外周脉搏减弱及正常血压下的毛细血管充盈缓慢。在发现代偿性休克的早期迹象时实施及时有效的治疗可以阻止低血压（失代偿性休克）的发展，降低与之相关的高发病率和死亡率。院前救护通常包括呼吸道管理、呼吸和循环支持（包括控制外出血），并迅速将患者送至合适的医疗机构。

当患者表现出低血容量症状时，救护员在获得静脉通路之后应立即推注液体（等渗溶液，剂量 10 mL/kg，持续 5～10 分钟），然后重新评估婴儿[1]。

如果休克症状仍然存在，救护员应再推注一次等渗溶液（剂量 10 mL/kg）。此后如有需要，应在医学指导下输注更多等渗溶液。

癫痫发作

癫痫在新生儿中发病率很低，它们通常是一种潜在异常的外部表现（框 46-6）。长期或频繁的癫痫可能导致代谢变化或心肺功能障碍。新生儿所患的癫痫通常是间歇性发作，而非持续发作。癫痫的发作方式被分为部分性发作、全面性发作和不能分类的发作。

框 46-6　新生儿癫痫的原因

- 发育异常
- 药物戒断反应
- 低血糖
- 缺氧缺血性脑病
- 颅内出血
- 脑膜炎或脑病变
- 代谢紊乱

新生儿癫痫发作的紧急救护包括提供呼吸道管理、通气和循环支持及维持新生儿体温。苯巴比妥是治疗新生儿癫痫发作的一线药物。如果癫痫持续发作，应添加苯妥英钠。持续的癫痫发作可能需要使用静脉苯二氮䓬类药物，如劳拉西泮或咪达唑仑[19]。葡萄糖也可由医学指导处方治疗低血糖。癫痫发作一般认为是病理的，需要快速送至医院由医师进行评估。

发热

新生儿发热是指直肠温度大于 38℃。新生儿的发热通常是一个值得关注的症状，通常是对急性病毒或细菌感染的反应，包括新生儿脓毒症[20]。发热也可能是由于新生儿调节体温的能力有限而发生的体温改变或脱水的影响。核心体温的升高增加了对氧气的需求，增加了葡萄糖代谢。这些增加可能导致代谢性酸中毒。新生儿评估发现可能包括皮疹和瘀斑，以及温暖或热的皮肤。在这些情况下，应获得产妇产前病史，并注意感染的风险。

新生儿发热的院前救护主要是支持性的。一般来说，冷却降温措施和退热药的使用将推迟到新生儿到达医院时。发热新生儿可能会出现热性癫痫发作。所有发热新生儿需要立即转运，以便在医院接受医师评估。

体温过低

体温过低是一种核心体温低于 35℃ 的症状。体温过低可能是由产生热量减少、散热增加（通过蒸发、传导、对流或辐射）或二者同时导致的。新生儿对体温过低十分敏感，因为他们的表面积和体积比较大。他们在潮湿时（如刚生下来时）对体温过低尤其敏感。维持体温的代谢需求的增加可能导致代谢性酸中毒、肺动脉高压和低氧血症[21]。体温过低也可能是脓毒症的症状[22]。体温过低症状包括：

- 肤色苍白；
- 皮肤冰凉（尤其是四肢皮肤）；
- 呼吸窘迫；
- 窒息；
- 心动过缓；
- 中心型发绀；
- 手足发绀；
- 易激惹（早期）；
- 无精打采（晚期）；
- 无寒战。

对这些新生儿的院前救护包括基础的和高级心脏生命支持（取决于体温过低的严重程度），还包括迅速将新生儿送至合适的医疗机构。其他治疗措施包括确保新生儿干燥和温暖，在接触新生儿之前温暖双手，或者使用葡萄糖治疗低血糖和使用温热液体静脉输注治疗。新生儿应该用加热的救护车运送。

低血糖

足月新生儿血糖水平低于 40 mg/dL 即为低血糖（见第 25 章）。确诊需要经过血糖筛查。低血糖的病因可能是葡萄糖摄入不足或葡萄糖消耗增大。与低血糖有关的风险因素包括窒息、毒血症、双胎妊娠中低体重的新生儿、母亲患有糖尿病或脓毒症。低血糖的症状包括：

- 抽搐或癫痫发作；
- 肌张力减退；
- 昏睡；

- 易激惹；
- 眼球转动；
- 尖声哭泣；
- 窒息；
- 呼吸不规律；
- 发绀（可能）。

注意

新生儿和患有慢性疾病的儿童肝糖原储存量有限，因而在应激反应时可能迅速耗尽。在新生儿中，长时间的低血糖会抑制心肌功能，并增加脑损伤的风险，而葡萄糖水平的增加可能具有保护性。复苏后应尽快考虑静脉输注葡萄糖，避免低血糖。

资料来源：Reed C. *Neonatal Resuscitation Program*, *2015*. 7th ed. Elk Grove, IL：American Academy of Pediatrics；2015.

院前救护包括呼吸道管理、呼吸和循环支持、保持体温、迅速运输，可能需静脉注射 10% 的葡萄糖溶液（每次注射前需要经医疗指导许可）。葡萄糖的剂量 0.2 g/kg，然后以每小时 5 mL/kg 的剂量静脉滴注；如果需要，可以在 30 分钟内重复一次[2-3]。所有低血糖新生儿应立即送往医疗机构。

呕吐与腹泻

偶尔呕吐或腹泻在新生儿中并不罕见。例如，在出生后最初几个小时里，带有血丝的黏液是很常见的。新生儿每天 5~6 次大便被认为是正常的，特别是如果新生儿是母乳喂养的。持续呕吐（胆汁性呕吐，呕吐物呈深绿色）可能表明小肠梗阻，是外科急症。持续性腹泻应被视为严重疾病的症状。

呕吐

出生 24 小时内持续呕吐可能提示上消化道阻塞或颅内压升高[23]。含有非胆汁染色液体或深绿色的胆汁性呕吐的呕吐物可能表明解剖结构或功能障碍，是外科急症。含有深色血液的呕吐物通常是危及生命的疾病的征兆。评估结果可能包括胃胀和感染、脱水和颅内压升高的迹象。救护员还应考虑呕吐可能是药物戒断引起的（如果母亲患有阿片剂滥用障碍）。

院前救护包括需要清理呼吸道中的呕吐物，保证足够的氧合。如果情况严重，医疗指导可能会建议转运之前就开始静脉注射。输液治疗可以改善脱水和可能由迷走神经刺激引发的心跳过缓。如有可能，婴儿应该在转运时保持侧卧位，以防吸入呕吐物。

腹泻

持续腹泻可能导致新生儿严重脱水和电解质失衡。腹泻通常与细菌和病毒感染相关。其他可能的原因包括：

- 细菌性肠炎（艰难梭菌、沙门菌、志贺菌属）；
- 囊性纤维化；
- 乳糖不耐受；
- 新生儿戒断综合征（药物戒断反应）；
- 甲状腺功能亢进；
- 病毒性胃肠炎（轮状病毒）。

腹泻的症状通常包括便溏、尿量减少和脱水迹象。院前救护包括支持婴儿的生命功能、静脉输液治疗（每次输液前需要经医疗指导许可）和迅速送至合适的医疗机构。

新生儿黄疸

新生儿黄疸由婴儿血液中胆红素水平较高引起。胆红素是在红细胞正常分解过程中生成的。它通常由肝脏处理，并随粪便排出体外。高胆红素血症会使婴儿的皮肤、黏膜和眼睛变黄。新生儿黄疸很常见，约 3/5 的新生儿会出现黄疸（生理性黄疸）[24]。黄疸通常随着肝脏成熟而在 2 周内消退。引起新生儿黄疸的其他原因包括 Rh 溶血病、脓毒症或其他感染、肝功能障碍（如肝炎、囊性纤维化）和葡萄糖 –6– 磷酸脱氢酶缺乏。

与新生儿黄疸相关的风险因素包括早产、分娩困难、瘀伤、之前分娩过有黄疸的孩子，以及东亚或地中海血统的婴儿[25]。新生儿黄疸需要医师评估和检查。不能纠正的黄疸可能需要光疗治疗、换血和静脉注射免疫球蛋白，以预防可能的神经系统并发症。院前救护主要是支持性的。

脓毒症

健康的新生儿易患几种需要住院治疗的疾病。例如，胆红素代谢的生理不成熟引起的黄疸，脱水可导致严重的电解质紊乱和脓毒症。此外，由于非特异性（炎症性）免疫和特异性（体液性）免疫减

你知道吗

新生儿戒断综合征（NAS）是新生儿在母体子宫内接触阿片类药物、酒精、苯二氮䓬类药物、巴比妥类药物和一些抗抑郁药物后出现的戒断综合征。停用芬太尼或吗啡等用于新生儿疼痛治疗的药物也可导致 NAS。症状的严重程度取决于母亲使用药物的种类和数量、用药时间及母亲对药物的代谢情况。新生儿的症状可能包括尖声喊叫、癫痫、发热、呕吐和腹泻。对患有严重 NAS 的新生儿的救护可能包括药物治疗（包括阿片类药物、苯巴比妥、美沙酮）。这些药物会让婴儿在停药期间进食、睡眠和增加体重。随着戒断得到控制，治疗用药逐渐减少。住院的时间长短各不相同。

不推荐纳洛酮用于纠正麻醉相关的呼吸抑制，因为它可能导致新生儿过敏。救护主要是通气和循环支持及快速转运。在心率和皮肤颜色恢复后，可考虑静脉或肌内注射纳洛酮。

资料来源：Hamdan AH. Neonatal abstinence syndrome. Medscape website. https://emedicine.medscape.com/arti-cle/978763-overview. Updated December 20, 2017. Accessed May 10, 2018; McQueen K, Murphy-Oikonen J. Neonatal abstinence syndrome. *N Engl J Med*. 2016；375：2468-2479；Preterm（premature）labor and birth. FAQ087. American Col-lege of Obstetricians and Gynecologists website. https://www.acog.org/Patients/FAQs/Preterm-Premature-Labor-and-Birth. Published November 2016. Accessed May 10, 2018; and What are the risk factors for preterm labor and birth? National Institutes of Health website. https://www.nichd.nih.gov/health/topics/preterm/conditioninfo/who_risk. Reviewed January 31, 2017. Accessed May 10, 2018.

少，新生儿极易感染。

新生儿脓毒症通常是由病毒（如巨细胞病毒、肝炎病毒、疱疹病毒）感染和细菌（如 B 族链球菌、大肠埃希菌、淋病奈瑟球菌、衣原体）感染引起的[26]。晚发性脓毒症发生在出生后 8～28 天。脓毒症的体征和症状可能是轻微的和非特异性的。新生儿脓毒症的体征和症状包括：

- 体温不稳定；
- 呼吸窘迫；
- 进食量减少或拒乳；
- 呼吸暂停；
- 发绀；
- 父母感觉孩子身体不适；
- 胃肠道变化（如呕吐、腹胀、腹泻、厌

食症）；

· 中枢神经系统症状（如易怒、嗜睡、吮吸无力）。

晚期脓毒症的危险因素包括早产和低出生体重。一般是在医师评估后通过阳性的血液、尿液或脑脊液培养来确诊。

常见产伤

在美国，大约 2% 的新生儿死亡和死胎发生了产伤[27]。产伤从一些小问题，如擦伤，到可能造成死亡的严重损伤。如果母体肥胖、胎儿表现异常和新生儿体重超过 4 kg 时，发生产伤的概率更高[28]。

颅骨损伤可能包括头部成型和顶骨覆盖、产钳导致的软组织损伤、结膜下和视网膜出血、骨膜下出血和颅骨骨折。颅内出血可发生于创伤或窒息。脊柱和脊髓损伤可由分娩时强力牵引或侧拉引起。其他产伤包括周围神经损伤、肝或脾损伤、肾上腺出血、锁骨或四肢骨折、缺氧缺血性脑病或软组织损伤。产伤表现因损伤性质而异，可能包括：

· 弥漫性（有时淤血）头皮软组织水肿；

· 鼻中隔脱位；

· 轻微的眼部损伤；

· 脊髓损伤平面以下瘫痪；

· 上臂瘫痪，前臂可能瘫痪或不瘫痪；

· 锁骨、肱骨、股骨骨折；

· 膈肌麻痹；

· 哭泣时只有一侧脸能动；

· 休克。

对产伤患儿的院前救护主要是支持患儿的生命功能，保证充足的供氧，给予呼吸和循环支持并输液或应用药物疗法（如果需要）。这些婴儿有极大的生命危险，应迅速送往合适的医疗机构。

第 10 节 先天畸形

先天畸形是在胎儿发育过程中发生的出生缺陷（大部分发生在妊娠前 3 个月）。先天畸形约占所有新生儿的 3%，而先天畸形造成的死亡占新生儿死亡总数的 20%[29]。因此，先天畸形的存在可能是需要新生儿复苏的一个因素。先天畸形可能是遗传的，也可能由孕妇感染或妊娠期间饮酒或使用其他药物引起的[30]。本节介绍的先天性缺陷包括呼吸道、心

脏、腰腹部的畸形。

注意

对先天畸形婴儿进行院前救护需要早期评估以控制和保护呼吸道；变换体位以改善呼吸，如果有阻塞，应及时抽吸和清理呼吸道；给氧，并通过脉搏血氧仪监测，以确保足够的通气。如果有，可使用先进的气道设备。

呼吸道异常

后鼻孔闭锁

后鼻孔闭锁是指骨性或膜性组织闭塞、阻塞鼻与咽之间的通道（图 46-10）（闭锁是体内的孔或通道被阻塞或缺失的情况）。该缺陷被认为是发生在胎儿发育过程中，分离鼻子和嘴的组织在出生后残留造成的。后鼻孔闭锁是新生儿最常见的鼻畸形，每 5000~7000 名活产婴儿就会发生 1 例[31]。常伴其他先天畸形。

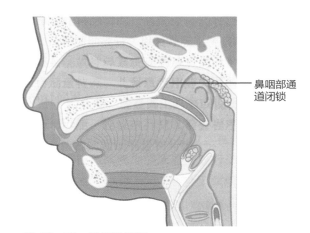

鼻咽部通道闭锁

图 46-10 后鼻孔闭锁

注意

新生儿通常通过鼻子呼吸，除非他们在哭泣时。因此，如果患有后鼻孔闭孔的没有哭声，就有呼吸困难，可能需要复苏，包括气管插管。

后鼻孔闭锁可能影响一侧或两侧鼻腔，因此可能需要手术修复。两侧鼻孔同时闭锁会导致严重的呼吸问题，根据阻塞的不同程度，症状包括：

· 胸壁凹陷（口呼吸或哭泣时除外）；

- 呼吸困难，可能导致发绀（哭泣时除外）；
- 无法一边吃奶一边呼吸；
- 一侧鼻孔持续堵塞或流涕。

到达医疗机构之前，可以插入口咽导气管，改善新生儿的呼吸状态[1]。

气管食管瘘

气管食管瘘是一种先天性疾病，大约每4300名活产婴儿中就有1例出现气管食管瘘[32]。它是由于胎儿发育过程中气管食管脊分隔不全而导致的食管与气管之间的异常连接。它常见于食管闭锁（图46-11）。如果不通过手术纠正，这两种缺陷都能导致食管中的食物和液体进入气管和肺。该缺陷还可能导致气管内的空气进入食道。这2种缺陷的体征和症状包括：

- 大量流涎；
- 呛噎；
- 咳嗽；
- 喂食时反流；
- 发绀。

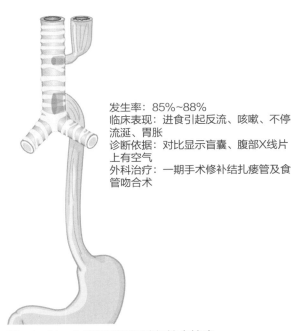

发生率：85%~88%
临床表现：进食引起反流、咳嗽、不停流涎、胃胀
诊断依据：对比显示盲囊、腹部X线片上有空气
外科治疗：一期手术修补结扎瘘管及食管吻合术

图 46-11 食管闭锁伴远端气管食管瘘

许多患有气管食管瘘和食管闭锁的婴儿也会有其他先天异常，包括心脏异常、肾脏异常和四肢畸形（常常同时出现）。这些婴儿无法正常喂食。一旦确诊，应及早进行手术。

唇裂和腭裂

唇裂是婴儿唇部未完全闭合。其原因是胚胎期一个或多个口腔突起未能相互融合。出生后，唇裂患儿的上唇部（通常偏离中心位置）会出现一道纵向裂纹，有时裂纹会延伸到鼻（图46-12）。腭裂是口腔顶部的硬腭沿中线走行的裂缝。这两种缺陷都可能与其他先天畸形一起发生。腭裂可能涉及口腔顶部的一侧或两侧，并可通过硬腭和软腭延伸到鼻腔。唇裂或腭裂可引起鼻畸形、喂养和言语困难，并与耳朵频繁感染有关。每年，美国大约有4440名婴儿出生的时候患有唇裂，伴或不伴腭裂[33]。唇裂或腭裂会导致牙齿发育不良、牙齿错位和言语困难。这种缺陷需要通过一次或多次手术来纠正的，通常从出生的第一年开始。

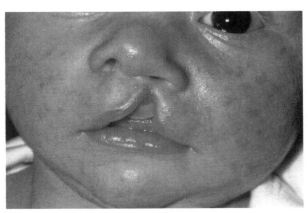

图 46-12 唇裂

皮－罗综合征

皮－罗综合征是一种罕见的先天畸形综合征，特征是下颌小、舌根后坠，是腭裂的一种。该综合征还有其他颅面畸形及眼睛和耳朵的缺陷（图46-13）。每8500～14000人中就有1例皮－罗综合征患者[34]。

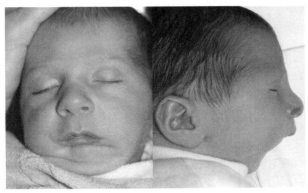

图 46-13 皮－罗综合征

与皮－罗综合征相关的并发症包括呼吸困难、早期喂养不良、脑灌注不足、肺动脉高压和心力衰竭。死亡可能是由呼吸道阻塞继发呼吸衰竭引起的。这种缺陷是通过手术修复腭裂和其他方法来管理的，以防止呼吸困难和窒息。随着下颌生长，舌头有了更多空间，患者的情况有所缓解。新生儿出现呼吸困难，应取仰卧位[35]。如果这种干预失败，可以将一个小（2.5 mm）气管导管插入鼻子，并在舌后咽推进，但不超过声带。在这种情况下，管子不在气管内。如果需要复苏，袋罩通气和插管往往非常困难。如果有适当大小的喉罩气道，它可以作为急救装置插入[1]。

心脏异常

先天性心脏异常是指心脏结构的缺陷（图46-14）。这些缺陷发生在胚胎发育过程中，并在出生时就存在（框46-7）。先天性心脏缺陷是最常见的出生缺陷。大约4万名新生儿有先天性心脏缺陷，其中25%的缺陷会因心脏功能改变而产生血流动力学效应。大约100万美国儿童和140万成年人患有先天性心脏异常[36]。

先天性心脏缺陷的原因往往是未知的。遗传学因素可能在一些心脏缺陷中起一定作用。例如，有先天性心脏缺陷的父母可能比一般人更有可能有一个患有这种疾病的孩子。在极少数的情况下，一个家庭中有一个以上的孩子出生时就有心脏缺陷。患有遗传性疾病的儿童往往有先天性心脏缺陷。有唐氏综合征的婴儿有一半有先天性心脏缺陷。妊娠期

间吸烟也与几种先天性心脏缺陷有关[37]，包括间隔缺损[36]。其他可能导致先天性心脏缺陷的原因包括母体风疹和母体饮酒或服用其他药物[38]。

先天性心脏缺陷可能累及心脏内壁、心脏瓣膜或动脉和静脉。这些缺陷可以从没有迹象或症状的"简单缺陷"到威胁生命的"复杂缺陷"。本节讨论的缺陷包括左向右分流异常、瓣膜缺损、单心室缺损、转位和先天性心律失常。对这些患者的院前救护可能仅限于提供让患者舒适的措施和转运到适当的医疗机构。在某些情况下，可能需要完全支持重要功能的措施。出生时患有先天性心脏缺陷的婴儿通常需要在出生后第一周内进行手术。成年后还可能需要额外的手术；还需要药物治疗和长期的护理[39]。

注意

先天性心脏缺陷的体征和症状取决于缺陷的数量、类型和严重程度。新生儿中，体征和症状可能包括呼吸过速、发绀、循环不良和易疲劳。有先天性心脏缺陷的大龄儿童在体育活动中可能容易疲劳或呼吸不足。在严重的情况下（及在成年人中），可能会出现心力衰竭的体征和症状。先天性心脏缺陷不会引起胸痛。心脏杂音可能存在也可能不存在，不具有诊断价值（许多健康的儿童也有心脏杂音）。

资料来源：Johnson WH Jr, Moller JH. *Pediatric Cardiology: The Essential Pocket Guide*. Hoboken, NJ: John Wiley and Sons; 2014.

左向右分流

先天性心脏病患者最常见的生理现象是左向右

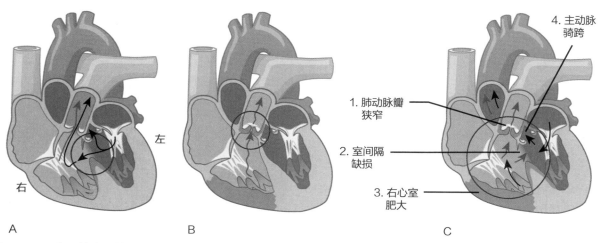

图46-14 先天性心脏缺陷。A. 室间隔缺损：左向右分流；B. 肺动脉瓣狭窄：进入肺动脉的血液较少；C. 法洛四联症：右向左分流

收缩）。狭窄可能是由于导管外组织延伸进入邻近的主动脉，导致主动脉缩小。狭窄也可能与其他心脏缺陷一起发生，通常累及心脏的左侧（如左间隔缺损）[41]。在主动脉狭窄的情况下，左心室必须更努力地工作，以迫使血液通过主动脉的狭窄段到身体的下部。

主动脉狭窄在患有染色体异常（如特纳综合征）的儿童中常见[42]。狭窄通常会在出生后一个月内显现症状。如果医师在婴儿的腹股沟或腿部感觉不到（或只能微弱地感觉到）血管跳动，或者婴儿的下半身出现发绀，那么婴儿就可能患有主动脉缩窄（心脏杂音也可能出现）。主动脉缩窄的患者患高血压、主动脉破裂、主动脉瘤、卒中等疾病的风险增加[43]。救护的目的是用药改善心室功能、改善血液在下肢的循环，有时会需要手术治疗。

间隔缺损。间隔缺损包括房间隔缺损和室间隔缺损。房间隔缺损是心房的两个腔室之间有一个缺口。左心房的一部分血液通过这一缺口流向右心房，而不是流经左心室后流出主动脉，再流向身体各部位。很多患有房间隔缺损的儿童极少有或没有症状[44]。童年时期通过手术修复缺口可以避免以后发生更加严重的问题。

室间隔缺损是心室的两个腔室之间有一个缺口，一部分从肺部流回并被泵入左心室的血液通过缺口流向右心室，而不是被泵入主动脉。由于心脏必须泵出流失的那部分血液，工作负荷过重，心脏的体积可能会增大。室间隔缺损还会造成肺动脉高压。如果缺口较大，患者需要外科手术来修复缺口。

框46-7　先天性心脏缺陷

先天性心脏缺陷可分为危重的和非危重的。

危重先天性心脏缺陷
- 主动脉缩窄
- 右心室双出口
- 三尖瓣下移
- 左心发育不良综合征
- 主动脉弓离断
- 肺动脉瓣闭锁
- 单心室
- 法洛四联症
- 全肺静脉回流异常
- 大动脉转位
- 三尖瓣闭锁
- 永存动脉干
- 其他需要在出生后第一年需要治疗的严重先天性心脏缺陷

非危重先天性心脏缺陷
- 血红蛋白病
- 体温过低
- 感染，包括脓毒症
- 肺疾病（先天性或后天性）
- 非危重先天性心脏缺损
- 持续性肺动脉高压
- 其他未说明的低氧疾病

资料来源：Division of Birth Defects and Developmental Disabilities, Centers for Disease Control and Prevention.Congenital heart defects（CHDs）: information for healthcare providers. Centers for Disease Control and Prevention website. https://www.cdc.gov/ncbddd/heartdefects/hcp.html. Updated January 8, 2018. Accessed May 11, 2018.

分流[40]。左向右分流的生理效应是，含氧血液从左（全身）侧分流到右（肺）侧再次氧合，形成冗余循环。这一过程导致从肺通过肺静脉到左心房和左心室的静脉血回流增加。左心室和肺循环的相关容积负荷使心输出量减少。左向右分流根据其血流动力学效应分以下4类。

主动脉缩窄。主动脉缩窄是指主动脉管腔不同程度的局部狭窄（图46-15），通常发生在主动脉的弯曲点，就在动脉分支到头部和手臂的地方，靠近动脉导管附着的地方（动脉导管是一种血管，存在于胎儿中，通常在出生后最初几个小时关闭或

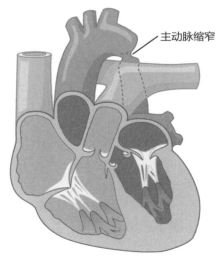

图46-15　主动脉缩窄

室间隔缺损的特征是心脏杂音很大[45]。

动脉导管未闭 动脉导管未闭允许血液在肺动脉和主动脉之间混合。如前所述，在出生前，这两条血管之间存在一个开放的通道（动脉导管）。动脉导管通常在出生后几小时内关闭。当不发生关闭时，一些本应该通过主动脉滋养身体的血液返回到肺。这种情况在早产儿中很常见，但在足月儿中却很少见[46]。如果动脉导管较大，儿童很容易疲劳，生长缓慢，并且容易发生肺部感染，特别是肺炎。如果动脉导管较小，孩子通常看起来很健康。有时需要手术关闭动脉导管，恢复正常循环。一些动脉导管可以通过非甾体抗炎药物或对乙酰氨基酚刺激关闭[47]。

永存动脉干 永存动脉干是一种罕见的先天性心脏疾病。特征表现为大面积室间隔缺损，缺损上方有一条大血管（即动脉干）。永存动脉干患者的左右两个心室只发出一条血管（即动脉干）而不是正常的两条（主动脉和肺动脉）[48]。这条巨大的血管把血液输送到身体和肺部。动脉干位于两个心室壁之间的开口。出生时外周血管阻力降低，导致左向右分流，并有早期心力衰竭的证据。这些儿童肺动脉高压和血管疾病的发病率很高[49]。有这种缺陷的儿童可能会有气短、运动耐力下降表现，有时会有头痛和头晕症状，需要手术修复。

心脏瓣膜疾病

有些儿童的心脏瓣膜在胚胎发育期出现缺陷。这些疾病可能在出生时显露症状，也可能在童年时期显露症状，还有可能到成年之后才显露症状。瓣膜疾病的特征是二尖瓣、主动脉瓣、三尖瓣和肺动脉瓣其中之一出现缺陷或损伤。

二尖瓣和三尖瓣控制着心房和心室之间的血液流动。肺瓣膜控制着从心脏到肺的血液流动。主动脉瓣控制着心脏和主动脉之间的血液流动。二尖瓣和主动脉瓣是最常见的心脏瓣膜疾病。功能正常的瓣膜可以确保血液在适当的时间、适当的压力下以适当的力度流动。患心脏瓣膜疾病的患者，瓣膜狭窄，使其不能完全打开或完全关闭（关闭不全）[50]。

狭窄的瓣膜迫使血液回流到邻近的心脏腔室内，而关闭不全的瓣膜则使血液回流到之前流出的心脏腔室内（图46-16）。为了弥补泵血不良，心肌增大和增厚，从而失去弹性进而影响泵血效率。此外，在某些病例，心脏腔室内的血液淤积更容易

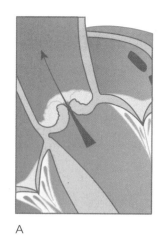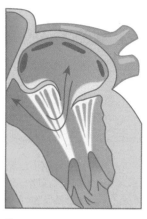

A   B

图46-16 瓣膜疾病类型。狭窄：瓣膜不能完全打开，没有足够的血液通过；反流：瓣膜没有完全关闭，血液向后泄漏

凝结，增加了卒中或肺栓塞的风险[51]。

心脏瓣膜疾病的严重程度各不相同。在轻度病例中可能没有症状，而在重度病例中，可能导致心力衰竭和其他并发症。症状可能是急性的，也可能发展缓慢，包括心悸、轻微胸痛、疲劳、头晕或昏厥、发热（细菌性心内膜炎）和体重快速增加。治疗取决于疾病的严重程度。院前救护主要是支持性的。转运至医院由医师进行评估是必要的。

单心室

单心室是一种罕见而复杂的疾病。它在胚胎发育期间其中一个心室发育不完全导致。最常见的单心室缺陷包括三尖瓣闭锁、肺动脉闭锁和左心发育不良综合征[52]。在院前环境中，应对单心室的婴儿或儿童实施标准复苏程序。然而需要注意的是，呼气末二氧化碳监测仪可能无法真实反映心肺复苏术的质量。因为单心室患儿的肺动脉血流量会迅速改变，因此不能始终反映实施心肺复苏术时的心输出量[2-3]。入院之后，针对此类患者的救护方案将调整。

三尖瓣闭锁 三尖瓣闭锁是指三尖瓣缺失或发育不良。三尖瓣闭锁阻断了血液从右心房到右心室的正常流动，导致右心室小且发育不良。最终，血液无法进入肺部进行氧合。此类患者能否存活取决于是否同时患有房间隔缺损（通常还会患有室间隔缺损）。因为心房和心室之间没有通路，就必须由房间隔缺损来维持血液流动。与此相似，因为右心室发育不全，就必须经由室间隔缺损将血液泵入肺

动脉[53]（通常患者动脉导管也会有开口，以增加肺部血流量）。在手术前，这些婴儿通常会出现发绀、气短的症状。手术需要修复动脉与身体、动脉与肺部之间的连接。

肺动脉闭锁。 肺动脉闭锁是指患者没有肺动脉瓣膜，血液无法从右心室流到肺动脉，再继续流到肺部。肺动脉闭锁患者的右心室和三尖瓣也经常发育不全。此类患者的房间隔有一缺口，使右心房的低氧血液流出，与左心房的高氧血液混合。左心室将这种含氧量相对降低了的混合血液泵入主动脉，输送到身体各部位，从而导致了新生儿出现发绀症状。通常，患者血液流入肺部的唯一途径就是未闭的动脉导管[54]，需手术修补。

左心发育不良综合征。 左心发育不良综合征是指心脏左侧（包括主动脉、主动脉瓣、左心室、二尖瓣）发育不良。从肺部流回的血液必须流经房间隔缺损。右心室将血液泵入肺动脉，随后血液经由未闭的动脉导管流入主动脉。患者需手术修补。

法洛四联症

法洛四联症是一种罕见的先天性心脏缺陷。在美国，每年 2518 名婴儿中，有 1 例法洛四联症患儿[36]。法洛四联症包括 4 个心脏缺陷：

1. 大面积室间隔缺损；
2. 肺动脉瓣狭窄；
3. 主动脉骑跨；
4. 右心室肥厚。

室间隔缺损使左心室的高氧血液与右心室的低氧血液混合。肺动脉瓣狭窄使心脏工作负荷高于正常水平，因为这样才能泵出血液并使其通过狭窄的肺动脉瓣，而这会导致右心室肥厚。法洛四联症患者的主动脉在左心室和右心室之间（主动脉骑跨），位于室间隔缺损的上方（正常情况下，主动脉应该直接与左心室相连）。这导致了右心室的低氧血液直接流入主动脉，而不是经肺动脉流入肺部。这 4 种心脏疾病阻碍了血液进入肺部进行氧合。因此，低氧血液流入身体，导致患者发绀。法洛四联症的其他症状包括心脏杂音、生长发育迟缓及杵状指。虽然此种疾病的病因通常未知，但以下几种因素可能导致胎儿在妊娠期间患此症[55]：

· 母体患风疹（德国麻疹）及其他病毒性疾病；
· 营养不良；
· 饮酒；
· 高龄（母亲年龄大于 40 岁）；
· 糖尿病。

遗传因素也可能在法洛四联症发展中发挥作用。有法洛四联症的成年人有更大的风险生一个有此病的婴儿。患有某些遗传性疾病的儿童，如唐氏综合征和迪格奥尔格综合征，常有先天性心脏缺陷，包括法洛四联症。这 4 种缺陷在生命早期需要手术修复。未修复法洛四联症的婴儿有时会有低氧表现（血氧突然下降）[56]。当血氧水平迅速下降时，患儿可能会有严重的发绀，通常出现在哭泣、喂食或排便等活动中。在急性缺氧发作时，婴儿可能有气短；也可能是软弱无力，对声音或触摸没有反应，或易怒；还可能失去意识。法洛四联症可能致命，结局不可预测[57]。

对于长时间发绀的治疗包括让父母抱着孩子试图让他或她平静下来。孩子应蹲立，以减少血管回流，增加全身血管阻力。如果孩子仰卧，膝盖应该向胸部弯曲。氧气不太可能有帮助，因为这个问题是由肺血流量减少引起的[58]。

大动脉转位

在健康的心脏中，主动脉和肺动脉位置适当，且与对应的心室对齐。但如果主动脉和肺动脉位置颠倒，即主动脉从右心室发出，肺动脉从左心室发出，就会造成大动脉转位。大动脉转位会导致体循环和肺循环同时进行，而非交替进行[59]。因此，含氧量低的血液从身体回到右心房和右心室，被泵入主动脉，然后再次进入身体。含氧量高的血液从肺部回到左心房和左心室，然后通过肺动脉回到肺部。与其他心脏缺陷一样，此症患者手术前需依靠房间隔缺损、室间隔缺损或未闭的动脉导管。如不治疗，一半以上的患儿将在出生一个月内死亡，90% 以上的患儿将在出生一年内死亡[60]。

全肺静脉回流异常

全肺静脉回流异常是一种先天性心脏病，此症患者体内 4 条将高氧血液从肺引回心脏的肺静脉并未正常地与左心房连接，而是与其他结构（通常是上腔静脉）连接。由于这种缺陷，本应流回左心房、流经左心室、主动脉，再流入身体的高氧血液与进入右心室的低含氧量血液混合。也就是说，血液只会在心肺间循环，不会流入身体。

在手术前，患者必须依靠体内的大面积房间隔缺损或开放性卵圆孔（左心房与右心房之间的通路）使含氧血液得以流入左心室和身体其他部位。全肺静脉回流异常的患儿常常出现以下症状[61]：

- 昏睡；
- 喂食困难；
- 呼吸过速；
- 生长迟缓；
- 频繁的呼吸道感染；
- 发绀。

先天性心律失常

许多先天性心脏病患儿无法健康地活到成年期。虽然以上患者都可能出现心律失常的症状，但患病严重程度中等及较高的患者心律失常的概率最大。

导致先天性心脏病的胚胎发育障碍会直接影响心脏传导系统的发育（尤其是房室结和房室束的错位）[62]。这使患者更容易出现各种心律失常，如心房颤动、心房扑动、折返性心动过速和心传导阻滞。对先天性心脏病导致的心律失常患者的救护应遵照与其他患儿相同的治疗指南（见第 47 章）。

腰腹部畸形

胚胎发育过程中会出现一些腰腹部畸形，包括肠旋转不良、幽门狭窄、膈疝、腹壁缺损和脊柱裂。

肠旋转不良

肠旋转不良由胚胎期中肠发育过程中以肠系膜上动脉为轴的旋转障碍引起。这是一种可以引起严重肠梗阻的先天缺陷。每 500 个存活下来的新生儿中就有 1 例肠旋转不良[63]。肠旋转不良通常伴随着其他先天缺陷（如脐膨出、膈疝、巨结肠）。肠旋转不良通常在婴儿出生一周内显露症状，90% 的病例在出生后 12 个月内被确诊[64]。肠旋转不良可能为急性或慢性的。急性旋转不良的主要表现为呕吐，且呕吐物中含有胆汁。慢性旋转不良的特征为腹部阵痛、腹泻（与便秘交替出现）、无法消化固体食物、黄疸、下消化道出血和胃食管反流。如症状持续，患儿可能出现休克（包括低灌注、低排尿量、低血压）。肠旋转不良需手术治疗。

幽门狭窄

幽门狭窄指幽门（胃部通往小肠的开口）缩窄，可导致食物通过障碍。它是婴儿时期肠梗阻最为普遍的原因[65]。狭窄的原因是幽门周围的肌肉增大（图 46-17）。幽门狭窄的诊断依据通常是婴儿持续剧烈地呕吐。呕吐通常在婴儿出生后 2～3 周开始。父母可能会抱怨婴儿"吐奶"。如果婴儿用配方奶喂养，他们通常会更改奶的配方，但发现并无作用。婴儿会表现出脱水症状，如黏膜干燥、毛细血管充盈缓慢、囟门凹陷和尿量减少（几小时后尿布仍然干燥）。确诊后将进行手术，扩张胃部幽门瓣膜四周的肌肉。

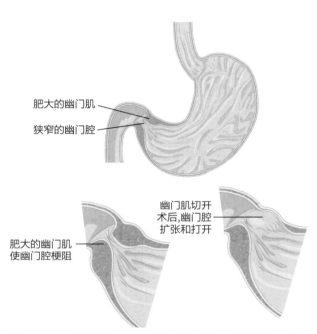

图 46-17　幽门狭窄时，幽门肌肉肥大，阻碍胃内容物通过肠道

膈疝

膈疝是胎儿发育过程中膈肌缺损所致。膈疝可能发生在右侧、左侧或两侧，但左侧最常见。它是由膈肌的缺陷（孔）引起的。该孔允许腹部器官，如胃、肠、肝和脾进入胸腔（图 46-18）。这可能导致患侧的肺发育不全，肺容量减少。其他器官也可能受损，包括心脏。产前纵隔明显移位可能表明对侧有一定程度的肺发育不全[66]。新生儿的头部和胸部应抬高，以协助腹部器官向下移位。立即插管

是为了防止充满空气的胃进一步压缩肺。

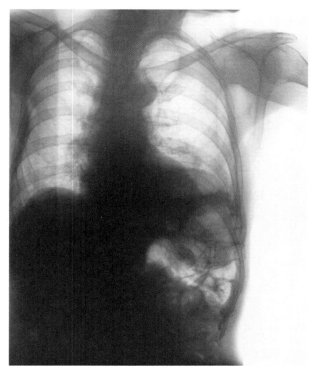

图46-18 左侧先天性膈疝（可见胸腔内的肠袢）

如果存在膈疝，通常在出生后不久出现呼吸窘迫。其他症状包括对通气无反应的发绀、呼吸过速和心动过速。在检查时，新生儿胸壁运动可能不规则，心音移位，患侧呼吸声减少，胸腔有肠鸣音[67]。此外，腹部可能是扁平的。医学指导可能建议放置胃管（见第47章），用低周期吸力，以减压和改善通气[68]。在大多数情况下，需要气管插管，不建议使用带有正压通气的袋罩装置，因为它可能导致胃胀和病情恶化[69]。如果可能，应尽快进行插管。需要手术修复疝气，并将腹部器官放置在正常位置。如果这种情况是在妊娠期间确诊，可能需要行胎儿手术。

腹壁缺陷

先天性腹壁缺损是新生儿手术中较为常见的疾病，包括腹裂和脐膨出。尽管这两种疾病被认为是相似的，有一些重叠和管理，但它们是不同的疾病[70]。

腹裂是一种相对少见的疾病，大约5000名活产婴儿中有1例[71]。这种缺陷发生在妊娠早期，以胎儿腹壁上的开口为特征。这个开口使肠和其他

腹部器官通过腹壁疝出，并溢出到胎儿周围的羊水中（图46-19）。这个开口通常被发现在肚脐的右边，在那里没有保护的肠受到刺激，发生肿胀和缩短。年轻母亲所生的婴儿更容易出现腹裂。由于未知的原因，腹裂病的发病率在世界范围内不断增加[72]。

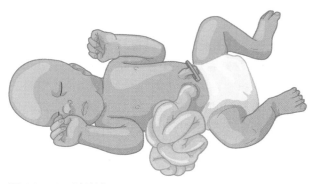

图46-19 脐膨出

脐膨出是由胎儿发育过程中腹壁肌肉发育不全引起的。肠没有退回腹部，而是通过脐环膨出体外（图46-20）。每10300名活产婴儿中约有2例脐膨出。25%～40%的脐膨出新生儿会有另一种先天性异常（通常更严重）[29]。脐膨出通常是在产前检查时通过超声检查首先发现的。

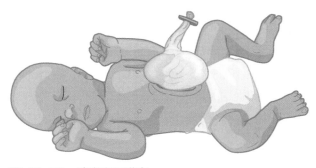

图46-20 脐膨出于膜囊

腹裂和脐膨出在出生时常可见。腹裂没有囊或羊膜覆盖内脏并保护其免受羊水的侵害（如脐膨出）。脐膨出在腹部位置的不同（上腹部、脐或下腹部），膨出大小也会不同。破裂的脐膨出很难与胃裂相鉴别。复苏时应使用无菌纱布和手套。新生儿应取侧卧位，以防止肠袢扭结[73]。暴露的组织应加以保护，并保持湿润（用温热的0.9%氯化钠溶液或无菌水浸泡），出生后立即用无菌纱布垫好，以防受伤和感染。

注意

如果婴儿脐带直径异常大，应用夹钳将其夹住、剪断之前检查是否有脐膨出。如果怀疑有脐膨出，不应夹住或剪断脐带。救护员应咨询医疗指导。

资料来源：Mirza B, Ali W. Distinct presentations of hernia of umbilical cord. *J Neonatal Surg.* 2016；5（4）：53.

单纯性腹壁缺损通常通过手术成功修复。复杂的缺陷有更高的发病率和死亡率。手术中[70]暴露的组织将被覆盖并用一个特殊的专用塑料袋固定，随着时间的推移，塑料袋会将暴露的组织挤压回新生儿的腹部；也可能需要手术修复新生儿腹部肌肉。组织最终会随着周围皮肤的生长被覆盖，之后可以通过手术美容效果。

脊柱裂

脊柱裂是一种先天性缺陷，其中一个或多个椎管未能完全闭合。这可能使部分脊髓暴露在外。这种情况可能发生在脊柱的任何地方。然而，它最常见的是在腰部。每年大约有 1500 名新生儿患有脊柱裂[74]。高龄产妇的新生儿更容易患脊柱裂。一名已生下一个患有脊柱裂的孩子的妇女生下另一个患有脊柱裂的孩子的可能性比普通产妇大 10 倍（这表明需要遗传咨询）。无脑儿、脊柱裂的发病率自 1990 年代以来下降了 20%～30%，美国公共卫生服务局建议育龄妇女和孕妇服用叶酸补充剂，美国 FDA 要求所有谷物产品贴上添加叶酸的标签[74]。

脊柱裂的严重程度取决于神经管闭合后神经组织暴露的程度。脊柱裂的 4 种类型是隐性脊柱裂、脑膜膨出、脊髓脊膜膨出和脑膨出。目前，这种情况无法治愈。治疗方法包括手术、药物治疗和物理治疗。大多数脊柱裂患儿都能活到成年。

第 1 种隐性脊柱裂是最常见和最不严重的形式，几乎没有症状。第 2 种脑膜膨出（图 46-21）是脊柱裂的一种，脊髓神经组织通常是完整的，并由被膜－皮囊袋覆盖。脑膜膨出通常不会引起功能问题。然而，它需要在生命早期进行手术修复。第 3 种脊髓脊膜膨出（图 46-21）是脊柱裂最严重的形式。患儿经常有严重的残疾。这种类型的脊柱裂的特征是脊柱上出现肿物和不正常形态的脊髓，这些脊髓可能包含或不包含在皮囊袋中。患儿的腿经常是畸形的。此外，这种情况会导致部分或完全瘫痪，以及缺损平面以下感觉丧失。脊髓脊膜膨出还伴有其他异常，包括脑积水（颅骨内脑脊液过多）伴脑损伤、脑性瘫痪、癫痫和发育迟缓。第 4 种是非常罕见的脊柱裂，即脑膨出，突出发生在颅骨上。脑膨出通常有严重的脑损伤。

分娩时，用浸过 0.9% 的氯化钠溶液的无菌纱布覆盖缺损处。新生儿应复苏和使用非乳胶无菌手套处理。

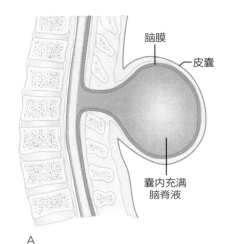

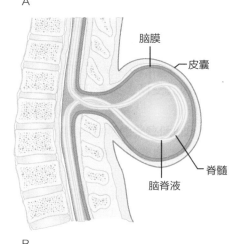

图 46-21 脊柱裂。A. 脑膜膨出；B. 脊髓脊膜膨出

总结

- 低出生体重、早产，以及各种产前和分娩期危险因素会影响复苏的需要。
- 出生时，新生儿会经历 3 个生理适应变化：① 从肺中排出液体并开始通气；② 改变循环模式；③ 维持体温。
- 新生儿复苏的最初步骤（羊水污染的除外）是防止热量损失，摆好体位和抽吸清理呼吸道，如果需要，提供触觉刺激启动呼吸；并进一步评估新生儿，以确保足够的通气。
- 如果新生儿需要复苏，护理人员应重新评估初步处理（保暖、体位、呼吸道、干燥、刺激、复位）。复苏方法包括正压通气、胸外心脏按压，以及在需要时给予肾上腺素或扩容药。
- 复苏后最常见的 3 种并发症是气管导管位移、黏液或胎粪阻塞导管和气胸。在新生儿转运过程中，保持体温、给氧和通气支持是非常重要的。
- 可能需要为新生儿提供高级生命支持的情况包括呼吸暂停、心动过缓、呼吸窘迫和发绀、低血容量、癫痫发作、发热、体温过低、低血糖、呕吐和腹泻、新生儿黄疸、脓毒症和常见的产伤。
- 原发性呼吸暂停多见于出生后立即发生，具有自限性，可以通过触觉刺激纠正。继发性呼吸暂停是呼吸暂停超过 20 秒而没有自主呼吸，这种情况需要通气支持。
- 心动过缓是指心率小于 100 次 / 分。新生儿心动过缓最常见的原因是通气不足。心动过缓必须启动正压通气和复苏。
- 早产是新生儿呼吸窘迫最常见的原因。
- 新生儿低血容量可能是由于脱水、出血、创伤或脓毒症造成的，也可能与心肌功能障碍有关。
- 新生儿癫痫是一种潜在异常的外部表现。
- 新生儿发热是指直肠温度大于 38℃，通常是病毒或细菌感染引起的。
- 体温过低是指核心体温低于 35℃。体温过低会增加代谢需求，可引起代谢性酸中毒、肺动脉高压、低氧血症。
- 新生儿血糖水平低于 40 mg/dL 即为低血糖。
- 产伤可能包括颅骨创伤、颅内出血或脑损伤、脊柱和脊髓损伤、周围神经损伤、肝或脾损伤、肾上腺出血、锁骨或四肢骨折、缺氧缺血症脑病或软组织损伤。
- 一些比较常见的先天性异常包括后鼻孔闭锁、气管食管瘘和食管闭锁、皮 – 罗综合征、唇裂和腭裂、先天性心脏异常、幽门狭窄、膈疝、脐膨出和脊柱裂等。

参考文献

[1] Weiner GM, Zaichkin J, eds. *Textbook of Neonatal Resuscitation*. 7th ed. Elk Grove, IL: American Academy of Pediatrics and American Heart Association; 2016.

[2] Preterm (Premature) Labor and Birth. FAQ087. American College of Obstetricians and Gynecologists website. https://www.acog.org/Patients/FAQs/Preterm-Premature-Labor-and-Birth. Published November 2016. Accessed May 10, 2018.

[3] What are the risk factors for preterm labor and birth? National Institutes of Health website. https://www.nichd.nih.gov/health/topics/preterm/conditioninfo/who_risk. Reviewed January 31, 2017. Accessed May 10, 2018.

[4] Glass HC, Costarino AT, Stayer SA, Brett C, Cladis F, Davis PJ. Outcomes for extremely premature infants. *Anesth Analg*. 2015; 120 (6): 1337–1351.

[5] Chiocca EM. *Advanced Pediatric Assessment*. Baltimore, Maryland: LWW Publishing; 2011.

[6] Wyckoff MH, Aziz K, Escobedo MB, et al. Part 13: Neonatal Resuscitation. 2015 American Heart Association Guidelines Update for Cardiopulmonary Resuscitation and Emergency Cardiovascular Care. *Circulation*. 2015; 132: S543–S560.

[7] Walls R, Hockberger R, Gausche–Hill M. *Rosen's Emergency Medicine: Concepts and Clinical Practice*. 9th ed. St. Louis, MO: Elsevier; 2017.

[8] Hooper SB, Polglase GR, Roehr CC. Cardiopulmonary changes with aeration of the newborn lung. *Paediatr Respir Rev*. 2015; 16 (3): 147–150.

[9] Helping Babies Breathe. American Academy of Pediatrics website. https://www.aap.org/en-us/advocacy-and-policy/aap-health-

initiatives/helping-babies-survive/Pages/Helping-Babies-Breathe.aspx. Accessed May 11, 2018.

[10] American Heart Association. *2015 Handbook of Emergency Cardiovascular Care for Healthcare Providers*. Dallas, TX: American Heart Association; 2015.

[11] Rodríguez-Fernandez V, Nicolas López C, Cajal R, Marin-Ortiz E, Couceiro-Naveira E. Intrapartum and perinatal results associated with different degrees of staining of meconium stained amniotic fluid. *Euro J Obstet Gynecol Reprod Biol*. 2018. https://doi.org/10.1016/j.ejogrb.2018.03.035.

[12] Reed C. *Neonatal Resuscitation Program, 2015*. 7th ed. Elk Grove, IL: American Academy of Pediatrics; 2015.

[13] Bansal SC, Dempsey E, Trevisanuto D, Roehr CC. The laryngeal mask airway and its use in neonatal resuscitation: a critical review of where we are in 2017/2018. *Neonatology*. 2018; 113 (2): 152-161.

[14] American Heart Association. *Pediatric Advanced Life Support*. Dallas, TX: American Heart Association; 2007.

[15] American Academy of Pediatrics. *Pediatric Education for Prehospital Professionals (PEPP)*. 3rd ed. Burlington, MA: Jones and Bartlett Learning; 2014.

[16] Rocker JA. Pediatric apnea. Medscape website. https://emedicine. medscape.com/article/800032-overview?pa=7E%2FcuUB0nk% 2BHE9%2Fa9CZSRJIUlZ1xl0TinLezUNCBYg3Xm6RdvO2OC kBb%2B%2BXhVb7XLCEJNCrbkqLWYvqLrhntWA%3D%3D. Updated February 13, 2018. Accessed May 11, 2018.

[17] Elzouki AY, Harfi HA. *Textbook of Clinical Pediatrics*. 2nd ed. Berlin, Germany: Springer; 2012.

[18] Reuter S, Moser C, Baack M. Respiratory distress in the newborn. *Pediatr Rev*. 2014; 35 (10): 417-428.

[19] Sheth RD. Neonatal seizures medication. Medscape website. https://emedicine.medscape.com/article/1177069-medication#1. Updated September 6, 2017. Accessed May 11, 2018.

[20] Simonsen KA, Anderson-Berry AL, Delair SF, Davies HD. Earlyonset neonatal sepsis. *Clin Microbiol Rev*. 2014; 27 (1): 21-47.

[21] Gleason CA, Devaskar S. *Avery's Diseases of the Newborn*. 9th ed. St. Louis, MO: Elsevier; 2012.

[22] Santhanam S. Pediatric sepsis. Medscape website. https://emedicine.medscape.com/article/972559-overview. Updated August 21, 2017. Accessed May 11, 2018.

[23] Parashette KR, Croffie J. Vomiting. *Pediatr Rev*. 2013; 34 (7): 307-319.

[24] Ullah S, Rahman K, Hedayati M. Hyperbilirubinemia in neonates: types, causes, clinical examinations, preventive measures and treatments: a narrative review article. *Iran J Public Health*. 2016; 45 (5): 558-568.

[25] Centers for Disease Control and Prevention. Facts about jaundice and kernicterus. Centers for Disease Control and Prevention website. https://www.cdc.gov/ncbddd/jaundice/facts.html.

Updated February 23, 2015. Accessed May 11, 2018.

[26] Murray SS, McKinney ES. *Foundations of Maternal-Newborn and Women's Health Nursing*. 6th ed. Philadelphia, PA: Saunders; 2018.

[27] McKee-Garrett TM. Neonatal birth injuries. UpToDate website. https://www.uptodate.com/contents/neonatal-birth-injuries. Updated October 31, 2017. Accessed May 11, 2018.

[28] Vinturache AE, McDonald S, Slater D, Tough S. Perinatal outcomes of maternal overweight and obesity in term infants: a population-based cohort study in Canada. *Sci Rep*. 2015; 5: 9334.

[29] Division of Birth Defects and Developmental Disabilities, NCBDDD, Centers for Disease Control and Prevention. Birth defects: data and statistics. Centers for Disease Control and Prevention website. https://www.cdc.gov/ncbddd/birthdefects/data.html. Updated April 30, 2018. Accessed May 11, 2018.

[30] Overview of birth defects. Stanford Children's Health website. http://www.stanfordchildrens.org/en/topic/default?id=overview-of-birth-defects-90-P02113. Accessed May 11, 2018.

[31] Hall BD. Factsheet about choanal atresia or stenosis. Charge Syndrome Foundation website. https://www.chargesyndrome. org/factsheet-about-choanal-atresia-or-stenosis/. Accessed May 11, 2018.

[32] Division of Birth Defects and Developmental Disabilities, NCBDDD, Centers for Disease Control and Prevention. Birth defects: facts about esophageal atresia. Centers for Disease Control and Prevention website. https://www.cdc.gov/ncbddd/birthdefects/esophagealatresia.html. Updated December 4, 2017. Accessed May 11, 2018.

[33] Cleft lip and palate. National Institute of Dental and Craniofacial Research website. https://www.nidcr.nih.gov/health-info/cleft-lip-palate/more-info. Reviewed February 2018. Accessed May 11, 2018.

[34] Isolated Pierre Robin sequence. Genetics Home Reference website. https://ghr.nlm.nih.gov/condition/isolated-pierre-robin-sequence#statistics. Reviewed December 2016. Accessed May 11, 2018.

[35] Kaiser G. *Symptoms and Signs in Pediatric Surgery*. Berlin, Germany: Springer; 2012.

[36] Division of Birth Defects and Developmental Disabilities, Centers for Disease Control and Prevention. Congenital heart defects (CHDs): information for healthcare providers. Centers for Disease Control and Prevention website. https://www.cdc.gov/ncbddd/heartdefects/hcp.html. Updated January 8, 2018. Accessed May 11, 2018.

[37] Bergstrom S, Carr H, Petersson G, et al. Trends in congenital heart defects in infants with Down syndrome. *Pediatrics*. 2016; 138 (1): e20160123.

[38] Congenital heart defects (CHDs). American Pregnancy Association website. http://americanpregnancy.org/birth-defects/

congenital-heart-defects/. Accessed May 11, 2018.

[39] Understanding congenital heart defects into adulthood. American College of Cardiology website. https://www.cardiosmart. org/ Heart-Conditions/Congenital-Heart-Defects/Content/Adult-CHD. Accessed May 15, 2018.

[40] Yun SW. Congenital heart disease in the newborn requiring early intervention. *Korean J Pediatr*. 2011; 54 (5): 183-191.

[41] Coarctation of the aorta. Cincinnati Children's website. https:// www.cincinnatichildrens.org/health/c/coarctation. Accessed May 15, 2018.

[42] Shankar RK, Backeljauw PF. Current best practice in the management of Turner syndrome. *Ther Adv Endocrinol Metab*. 2018; 9 (1): 33-40.

[43] Hockenberry M, Wilson D. *Wong's Nursing Care of Infants and Children*. 10th ed. New York, NY: Elsevier; 2015: 1251-1285.

[44] Atrial septal defect (ASD). American Heart Association website. http://www.heart.org/HEARTORG/Conditions/Congenital-HeartDefects/AboutCongenitalHeartDefects/Atrial-Septal-Defect-ASD_UCM_307021_Article.jsp. Accessed May 11, 2018.

[45] Ventricular septal defect (VSD). American Heart Association website. http://www.heart.org/HEARTORG/Conditions/ CongenitalHeartDefects/AboutCongenitalHeartDefects/ Ventricular-Septal-Defect-VSD_UCM_307041_Article.jsp. Accessed May 11, 2018.

[46] Artman M, Mahony L, Teitel DF. *Neonatal Cardiology*. 3rd ed. New York, NY: McGraw-Hill Education; 2017.

[47] Mehta SK, Younoszai A, Pietz J, Achanti BP. Pharmacological closure of the patent ductus arteriosus. *Paediatr Cardiol*. 2003; 5 (1): 1-15.

[48] Facts about truncus arteriosus. Centers for Disease Control and Prevention website. https://www.cdc.gov/ncbddd/heart defects/ truncusarteriosus.html. Accessed May 15, 2018.

[49] Dimopoulos K, Wort SJ, Gatzoulis MA. Pulmonary hypertension related to congenital heart disease: a call for action. *Eur Heart J*. 2014; 35 (11): 691-700.

[50] Heart and Vascular Institute. Valvular heart disease. Johns Hopkins Medicine website. https://www.hopkinsmedicine.org/ heart_vascular_institute/conditions_treatments/conditions/ valvular_heart_disease.html. Accessed May 11, 2018.

[51] Papadakis MA, McPhee SJ, Rabow MW. *Current Medical Diagnosis and Treatment*. New York, NY: McGraw-Hill; 2017.

[52] Critical congenital heart disease. Genetics Home Reference website. https://ghr.nlm.nih.gov/condition/critical-congenital-heart-disease. Accessed May 11, 2018.

[53] Butany J, Buja ML (eds). *Cardiovascular Pathology*. 4th ed. New York, NY: Elsevier; 2016.

[54] Pulmonary atresia/intact ventricular septum. American Heart Association website. http://www.heart.org/idc/groups/heart-public/@wcm/@hcm/documents/downloadable/ucm_307665.pdf. Accessed May 15, 2018.

[55] Tetralogy of Fallot. National Heart, Lung, and Blood Institute website. https://www.nhlbi.nih.gov/health-topics/tetralogy-fallot. Accessed May 11, 2018.

[56] Tetralogy of Fallot. University of California San Francisco website. https://pediatricct.surgery.ucsf.edu/conditions--procedures/ tetralogy-of-fallot.aspx. Accessed May 15, 2018.

[57] Bhimji S. Tetralogy of Fallot clinical presentation. Medscape website. https://emedicine.medscape.com/article/2035949-clinical. Updated December 21, 2017. Accessed May 11, 2018.

[58] Bhimji S. Tetralogy of Fallot treatment and management. Medscape website. https://emedicine.medscape.com/article/ 2035949-treatment#d11. Updated December 21, 2017. Accessed May 11, 2018.

[59] Frescura C, Thiene G. The spectrum of congenital heart disease with transposition of the great arteries from the Cardiac Registry of the University of Padua. *Front Pediatr*. 2016; 4: 84.

[60] Charpie JR. Transposition of the great arteries. Medscape website. https://emedicine.medscape.com/article/900574-overview. Updated April 11, 2017. Accessed May 11, 2018.

[61] Division of Birth Defects and Developmental Disabilities, Centers for Disease Control and Prevention. Facts about total anomalous pulmonary venous return or TAPVR. Centers for Disease Control and Prevention website. https://www.cdc.gov/ncbddd/heartdefects/ tapvr.html. Updated September 26, 2016. Accessed May 11, 2018.

[62] Fuster V, Walsh RA, Harrington RA. *Hurst's The Heart*. 13th ed. New York, NY: McGraw-Hill; 2011.

[63] Nath J, Corder A. Delayed presentation of familial intestinal malrotation with volvulus in two adult siblings. *Ann R Coll Surg Engl*. 2012; 94 (6): e191-e192.

[64] Husberg B, Salehi K, Peters T, et al. Congenital intestinal malrotation in adolescent and adult patients: a 12-year clinical and radiological survey. *SpringerPlus*. 2016; 5: 245.

[65] Subramaniam S. Pediatric pyloric stenosis. Medscape website. https://emedicine.medscape.com/article/803489-overview. Updated October 24, 2017. Accessed May 11, 2018.

[66] Hedrick HL, Adzick S. Congenital diaphragmatic hernia in the neonate. UpToDate website. https://www.uptodate. com/contents/congenital-diaphragmatic-hernia-in-the-neonate?search=diaphragmatic%20hernia&source=search_ result&selectedTitle=1-88&usage_type=default&display_ rank=1. Updated April 4, 2014. Accessed May 11, 2018.

[67] Vyas PK, Godbole C, Bindroo SK, Mathur RS, Akula B, Doctor N. Case-based discussion: an unusual manifestation of diaphragmatic hernia mimicking pneumothorax in an adult male. *Int J Emerg Med*. 2016; 9 (1): 11.

[68] Steinhorn RH. Pediatric congenital diaphragmatic hernia treatment and management. Medscape website. https://emedicine. medscape.com/article/978118-treatment. Updated April 25, 2014. Accessed May 11, 2018.

[69] Kumar VHS. Current concepts in the management of congenital diaphragmatic hernia in infants. *Indian J Surg.* 2015; 77（4）: 313-321.

[70] Islam S, Gollin G, Koehler S, Wagner AJ. Gastroschisis. Pediatric Surgery Library website. https://www.pedsurglibrary.com/apsa/view/Pediatric-Surgery-NaT/829060/all/Gastroschisis. Updated March 19, 2018. Accessed May 11, 2018.

[71] Gastroschisis. Children's Hospital of Philadelphia website. http://www.chop.edu/conditions-diseases/gastroschisis. Accessed May 11, 2018.

[72] Centers for Disease Control and Prevention. Increasing prevalence of gastroschisis—14 states, 1995 - 2012. *Morb Mortal Wkly Rep.* 2016; 65（2）: 23-26.

[73] Gardner S, Carter BS, Hines ME, Hernandez JA. *Merenstein and Gardner's Handbook of Neonatal Intensive Care.* 8th ed. St. Louis, MO: Elsevier; 2016.

[74] National Center on Birth Defects and Developmental Disabilities, Centers for Disease Control and Prevention. Spina bifida: data and statistics. Centers for Disease Control and Prevention website. https://www.cdc.gov/ncbddd/spinabifida/data.html.Updated December 21, 2017. Accessed May 11, 2018.

推荐书目

Bansal SC, Caoci S, Dempsey E, Trevisanuto D, Roehr CC. The laryngeal mask airway and its use in neonatal resuscitation: a critical review of where we are in 2017/2018. *Neonatology.* 2018; 113（2）: 152-161.

Children's Hospital and Medical Center. Neonatal emergencies and transport. Semantic Scholar website. https://pdfs.semanticscholar. org/presentation/785e/c791aeeb7bea40a17948cdf6b5e2f52bdf0b.pdf. Accessed May 11, 2018.

Cloherty JP, Eichenwald EC, Hansen AR, Stark AR. *Manual of Neonatal Care.* 7th ed. New York, NY: Lippincott; 2016.

Collopy KT. Prehospital stabilization of unstable neonates. EMS World website. https://www.emsworld.com/article/12088865/prehospital-stabilization-of-unstable-neonates. Published July 1, 2015. Accessed May 11, 2018.

Duby R, Hansen M, Meckler G, Skarica B, Lambert W, Guise J-M. Safety events in high risk prehospital neonatal calls. *Prehosp Emerg Care.* 2018; 22（1）. https://doi.org/10.1080/10903127.2017.1347222.

Liberman RF, Getz KD, Lin AE, et al. Delayed diagnosis of critical congenital heart defects: trends and associated factors. *Pediatrics.* 2014; 134（2）. http://pediatrics.aappublications.org/content/134/2/e373. Accessed May 11, 2018.

Payne E. A brief history of advances in neonatal care. Neonatal Intensive Care Unit Awareness website. https://www.nicuawareness .org/blog/a-brief-history-of-advances-in-neonatal-care. Published January 5, 2016. Accessed May 11, 2018.

Pierro M, Ciralli F, Colnaghi M, et al. Oxygen administration at birth in preterm infants: a retrospective analysis. *J Matern Fetal Neonatal Med.* 2016; 29（16）: 2675-2680.

Tappero EP, Honeyfield ME. *Physical Assessment of the Newborn: A Comprehensive Approach to the Art of Physical Examination.* 5th ed. Berlin, Germany: Springer; 2014.

（孙岩峰，田二云，王菡，焦艳波，译）

第 47 章

儿科

美国 EMS 教育标准技能

特殊患者群体

将评估结果与病理生理学和社会心理学知识结合，以形成现场印象，为患者制订实施全面的治疗 / 处置计划。

儿科

与年龄相关的评估结果、解剖学和生理变化，与年龄相关和发育阶段相关的评估和治疗

- 上、下呼吸道被异物阻塞
- 细菌性气管炎
- 哮喘
- 细支气管炎
  - 呼吸道合胞病毒
- 肺炎
- 哮吼
- 会厌炎
- 呼吸窘迫、呼吸衰竭、呼吸暂停
- 癫痫发作
- 婴儿猝死综合征
- 高血糖症
- 低血糖
- 百日咳
- 囊性纤维化（见第 50 章）
- 支气管肺发育不全（见第 51 章）
- 先天性心脏病（见第 46 章）
- 脑积水和分流术

有特殊困难的患者

识别和报告虐待和忽视（见第 49 章）

医疗保健的影响

- 虐待（见第 49 章）
- 忽视（见第 49 章）
- 无家可归（见第 50 章）
- 贫困（见第 50 章）
- 肥胖症（见第 50 章）
- 技术依赖（见第 51 章）
- 临终关怀 / 晚期疾病（见第 51 章）
- 气管造口术后护理 / 功能障碍（见第 51 章）
- 家庭保健（见第 51 章）
- 感觉缺失 / 丧失（见第 50 章）
- 发育性残疾（见第 50 章）

创伤

将评估结果与流行病学和病理生理学知识相结合，以形成现场印象，为患者制订、实施全面的治疗 / 处置计划。

对特定创伤的特别注意事项

创伤的病理生理学、评估和管理

- 孕妇（见第 45 章）
- 儿科患者
- 老年患者（见第 48 章）

学习目标

完成本章学习后，紧急救护员能够：

1. 了解美国儿童紧急医疗服务项目的作用；
2. 识别儿科患者中与年龄相关的疾病和损伤；
3. 确定有助于检查不同发育阶段患者的评估技术；
4. 概述儿科患者评估和管理的一般原则；
5. 描述儿童呼吸系统急症的病理生理学、体征和症状及处理；
6. 描述儿科患者休克的病理生理学、体征和症状及处理；
7. 描述儿童心律失常的病理生理学、体征和症状及处理；
8. 描述脑膜炎、血液病和胃肠道疾病的病理生理学、体征和症状及处理；
9. 描述儿童癫痫发作的病理生理学、体征和症状及处理；
10. 描述儿科患者低血糖和高血糖的病理生理学、体征和症状及处理；
11. 描述儿童感染的病理生理学、体征和症状及处理；
12. 确定儿科患者中毒和毒物暴露的常见原因；
13. 描述评估和管理儿童特定创伤的特别注意事项；
14. 概述婴儿猝死综合征的病理生理学和处理；
15. 描述因虐待和忽视儿童而导致的损伤或疾病的风险因素、主要体征和症状及处理；
16. 确定照护有特殊需求的儿童需要考虑的问题。

术语

哮喘： 一种慢性呼吸道炎症性疾病，可导致反复发作的喘息、呼吸困难、胸闷和咳嗽。哮喘的原因是炎症、支气管收缩和黏液分泌物阻塞下呼吸道。

细菌性气管炎： 上呼吸道和声门下气管细菌感染，特征是发热、咳嗽、喘鸣和呼吸窘迫。

快速解决的原因不明事件： 发生于婴儿的持续不到1分钟的事件，婴儿出现一种或多种症状，如发绀或苍白，无呼吸、呼吸减慢或呼吸不规则，肌张力明显变化（僵硬或松弛），意识水平的改变。

细支气管炎： 累及肺内细支气管的呼吸道炎症性疾病。

虐待儿童： 对儿童的身体虐待、性虐待或情感虐待。

哮吼： 上呼吸道病毒感染引起的疾病，常见于3个月到3岁的儿童，特征是声音嘶哑、吸气时喘鸣声犬吠样咳及不同程度的呼吸困难，也称喉气管支气管炎。

呕吐中枢： 位于脑干网状结构中的区域，被认为是呕吐控制中心。

会厌炎： 会厌的炎症，可能危及生命。特征是发热、咽喉疼痛、喘鸣、哮吼样咳嗽、流涎、呼吸窘迫和会厌红斑。

热性惊厥： 发热引发的抽搐。

脑积水： 脑脊液在脑室内或外异常积聚为特征的病理状况，可导致脑室扩张。

儿童创伤评分： 评估损伤严重程度的工具，对儿童创伤患者的体重、呼吸道、中枢神经系统（意识）、收缩压、开放性伤口和骨骼损伤（骨折）进行评估。

百日咳： 一种由百日咳鲍特菌引起急性呼吸道疾病，特征是阵发性的咳嗽，咳嗽末有鸡鸣样吸气吼声。

肺炎： 肺部（累及肺泡壁）的急性感染，通常由细菌和病毒引起。

分流器： 通过外科手术植入体内并将体液从一个腔或血管导流到另一腔或血管的导管或装置。

婴儿猝死综合征： 一个表现正常、健康的婴儿在睡眠状态下突然意外死亡，原因不明。

婴儿意外猝死： 1岁以下婴儿的猝死和意外死亡，死因在调查前不明显。

涉及儿科患者的急症占紧急医疗服务的比例不到 10%[1]。然而，对儿科患者的救护特别有挑战性。挑战源于患者较小的体型、生理和心理上的不成熟，以及新生儿、婴儿、儿童特有的疾病。本章列举了正常生长发育过程中儿童的解剖学和生理学变化、儿童常见的急症及对患儿的生存至关重要的初步评估和处理策略。

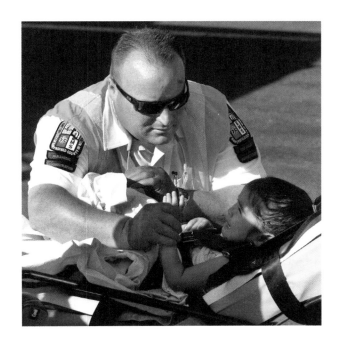

第1节 救护员在儿科患者救护中的作用

救护员在婴儿和儿童的救护中发挥着重要作用。他们的任务包括院前救护和机构间转运。救护员提供的服务还有助于减少儿童的发病率和死亡率。他们可以通过参与学校、社区和父母教育项目，在卫生保健和伤害预防中发挥关键作用。此外，他们还负责提供院前创伤登记资料、流行病研究和医疗监护状况（见第3章）。对于救护员来说，知识和临床技能的提高很重要。他们可以参加那些针对儿科患者救护的教育项目，包括：

- 新生儿复苏项目；
- 新生儿高级生命支持；
- 国际儿科创伤生命支持；
- 儿科高级生命支持；
- 对院前专业救护员的儿科护理教育；
- 儿科紧急救护；
- 院前儿科护理指导人员的教育资源。

其他促进继续教育和临床技能的办法包括阅读教科书与文献、参与网络研究项目、参加地区研讨会，以及在儿科急诊、儿科医院或儿科医生的办公室工作或做志愿者。

第2节 为儿童提供的紧急医疗服务

1985年，美国儿童紧急医疗服务（EMSC）示范项目建立，该项目由美国DHHS的妇幼健康局、美国交通部（DOT）下属的NHTSA拨款。该项目的目的是提高为急性患病、受伤儿童提供的紧急医疗服务的质量并扩大服务范围。该项目定义了高效的儿童紧急医疗服务应具备的12个要素[2]：

1. 系统方法；
2. 教育；
3. 数据搜集；
4. 质量的提高；
5. 伤害防护；
6. 接近伤者或患者；
7. 院前救护；
8. 紧急救护；
9. 最终治疗；
10. 康复；
11. 资金；
12. 从出生到成年早期的持续健康护理。

思考

您所在地区有儿童紧急医疗服务的儿童创伤预防项目吗？

EMSC基金及其所组织活动目的在于改善对儿童的紧急救护，他们已经建立了面向院前救护员的诸多项目。

如1991年美国妇幼健康教育中心发布的《国家儿童紧急医疗服务报告》所说，"许多婴幼儿、儿童和青壮年的生命……可以通过实施儿童急诊医疗服务来挽救。危重症和受伤儿童的结局可能受到卫生保健专业人员提供及时护理的影响，这些专业人员受过良好的培训，并有能力进行儿科紧急和危重护理。"[3]

第3节 儿童生长和发育

儿童具有独特的解剖学、生理学和心理特征，这些特征在其发展过程中会发生变化。以下将按年龄组对儿童的生长发育进行回顾。框47-1提供了在护理儿科患者时必须考虑的特殊情况和方法措施（见第19章）。

思考

你与"正常"儿童在一起时是什么感受？

新生儿（小于1个月）

大多数新生儿在出生时不需要任何干预，在宫外生活没有问题。新生儿的评估和护理见第46章。新生儿复苏（如果需要）应遵循美国心脏协会提供的建议，包括新生儿复苏项目的建议（表47-1）。

新生儿可能遇到的疾病包括呼吸系统疾病、心脏病、黄疸、呕吐、发热、败血症、脑膜炎和早产并发症。

婴儿（1～12个月）

到12个月大时，婴儿通常能够抬起头、爬行和咿呀学语。在1～12个月，婴儿生长发育较快。然而，婴儿不能用语言表达他们的需要或感觉。尊重照护者对婴儿身体状况的看法是很重要的。

婴儿常见的疾病通常包括呼吸系统、胃肠系统和中枢神经系统，有呼吸困难、恶心、呕吐、腹泻脱水和癫痫等症状。婴儿还可能发生败血症、脑膜炎和婴儿猝死综合征（SIDS）。此外，大龄婴儿（6～12个月）可能会有细支气管炎、哮吼、呼吸道异物阻塞和忽视、坠落、车祸造成的外伤等危险。

你知道吗

发育迟缓（体重下降）是婴儿生长发育异常缓慢。它是由干扰正常新陈代谢、食欲和活动的疾病引起的。病因包括染色体异常；导致功能缺乏或障碍的器官系统疾病；全身性疾病或急性病；与热量摄入不足、母乳不足、贫穷或缺乏营养知识有关的身体或营养剥夺；以及各种社会心理因素。发育迟缓会导致身体、精神或社会性发展的永久和不可逆转的延迟。任何怀疑发育迟缓的患儿都应该记录下来并报告给医学指导。

幼儿（1～2岁）

这个年龄段的儿童可能在对照护者的依赖和不断发展的独立性之间挣扎。他们也不具备推理能力。救护员在检查期间可能需要照护者的帮助，以避免分离焦虑。

幼儿常见的疾病可能导致呼吸窘迫（如哮喘、细支气管炎、异物吸入或哮吼）、呕吐和腹泻（伴有脱水）、热性惊厥、脓毒症和脑膜炎。学走路的幼儿容易摔倒。他们也可能发现自己处于危险的环境中，但没有适当的监督或障碍。意外摄入中毒、虐待、溺水和机动车碰撞也会造成幼儿身体伤害（表47-2）。

学龄前儿童（3～5岁）

在学龄前阶段，儿童在大运动、精细动作和语言发展方面有较大进步。这个年龄段的儿童能够理解他人用简单的语言对正在发生的事情的解释和对正在提供的治疗的描述。

学龄前儿童可能遇到的疾病和伤害包括之前提到的那些幼儿经常遇到的伤害。学龄前儿童更容易受到热烧伤和行人事故的伤害，也更容易发生溺水事故。他们好奇心重，经常有探索的冲动，但又没有关于危险的概念。

学龄期儿童（6～12岁）

在学龄期，儿童集中注意力和快速学习的能力增强，并经历青春期的开始。学校、受欢迎程度和同伴压力是学龄期儿童所要面对的重要问题。

学龄期儿童的大多数疾病是由病毒感染引起的。由于体力活动增加，创伤在这个年龄段变得更为常见。这些伤害包括自行车撞车造成的伤害、跌倒造成的骨折及与运动有关的伤害。

框 47-1 不同年龄段儿科患者的特点和应对措施

婴儿期

主要恐惧

分离和面对陌生人

应对措施

照护者尽量不要变更

减轻父母的焦虑，因为焦虑会传递给婴儿

将婴儿与父母分离的影响降至最低

幼儿期

主要恐惧

分离和失控

思维特点

早期的

无法察觉其他人的观点

对身体的完整性几乎没有概念

应对策略

给出简单的解释

谨慎用词

让幼儿玩医疗设备（听诊器）

将幼儿与父母分离的影响降至最低

学龄前

主要恐惧

身体创伤和残缺

失控

未知和黑暗

独自一人

思维特点

对词汇的理解高度字面化

无法进行抽象思维

对身体有了初步认识（如害怕绷带被移开时所有血液都会"漏出"）

应对策略

给出简单而精练的解释

谨慎用词

强调某一操作程序会让儿童更加健康

对儿童说实话

学龄期

主要恐惧

失控

身体创伤和残缺

无法达到他人的期望

死亡

思维特点

对生理疾病、身体结构和功能有模糊或错误的认知

能有意识地听人说话，但不总是理解

不愿询问他人自己认为应该知道的事

对重大疾病、治疗中的危险因素、创伤造成的永久性后果和死亡的意义有了更明确的认知

应对策略

要求儿童解释他们理解的事情

提供尽可能多的选择，增加儿童的掌控感

向儿童保证他/她没有做错任何事，治疗是必需的步骤，并非惩罚

参与和回答儿童关于长期后果的问题（例如，伤疤是什么样子？还有多久才能活动？）

青少年期

主要恐惧

失控

身体形象的改变

与同龄人分离

思维特点

有抽象思维能力

对疼痛反应过度的倾向（反应并不总是与事件成正比）

对身体的结构和工作原理知之甚少

应对策略

在适当的情况下，允许青少年参与医疗决策

敏感地提供信息

表达他们的依从性和合作对他们的治疗有多重要

诚实面对后果

使用或教授应对机制，如放松、深呼吸和自我安慰谈话

青少年（13～18岁）

在青春期，生长和发育进入最后阶段，会面临与独立性、身体形象、性取向和同伴压力等问题。青少年与朋友交往较多，与家人交往较少。探究和冒险行为发生。

救护员可能会遇到与饮酒或其他药物使用、饮食失调、抑郁、自杀和自杀倾向、性传播疾病、怀孕和性侵犯有关的行为。

年　龄	脉搏/（次/分）	呼吸/（次/分）	血压/mmHg	体温/℃
表 47-1　各年龄段正常的生命体征				
新生儿（0~1个月）	清醒：100~205 睡眠：90~160	30~60	收缩压：67~84 舒张期：35~53 平均动脉压：45~60	37~38
婴儿（1~12个月）	清醒：100~180 睡眠：90~160	30~53	收缩压：72~104 舒张期：37~56 平均动脉压：50~62	36~37.5
幼儿（1~2岁）	清醒：98~140 睡眠：80~120	22~37	收缩压：86~106 舒张期：42~63 平均动脉压：49~62	36~37.5
学龄前儿童 （3~5岁）	清醒：80~120 睡眠：65~100	20~28	收缩压：89~112 舒张期：46~72 平均动脉压：58~69	37
学龄期儿童 （6~12岁）	清醒：75~118 睡眠：58~90	18~25	收缩压：97~120 舒张期：57~80 平均动脉压：66~79	37
青少年 （12~18岁）	清醒：60~100 睡眠：50~90	12~20	收缩压：110~131 舒张期：64~83 平均动脉压：73~84	37
青年人 （19~40岁）	60~100	12~20	收缩压：90~140	37
中年人 （41~60岁）	60~100	12~20	收缩压：90~140	37
老年人 （≥61岁）	60~100	12~20	收缩压：90~140	37

资料来源：American Heart Association（AHA）. Vital signs in children. In：*Pediatric Advanced Life Support*. Dallas，TX：American Heart Association；2015.

注意

1~19岁死亡儿童中，约有1/3是意外伤害造成的。自杀在13~18岁的儿童中排名第二（仅次于意外伤害），在11岁和12岁的儿童中排名第三。在2岁和3岁儿童的死亡原因中，殴打位居第二（仅次于意外伤害），在1岁、6岁、15岁和18岁儿童中位居第三。

资料来源：National Safety Council. *Injury Facts*. Itasca, IL：National Safety Council；2017.

第4节　儿科患者的解剖学和生理学

儿科患者和成年患者的主要不同是生理差异。

头部

直到8岁，儿童的头部相对身体的比例都是较大的。新生儿的头部重量占总体重的25%。与成年人相比，儿童的枕骨较大、脸较小。因为这些解剖学特点，很大一部分儿童钝挫伤都会伤到头部和脸部。仰卧时，儿童突出的枕骨部会使颈部略微屈曲。为了防止此类现象，应在婴儿身体下方放置一毛毯或带有枕孔的脊柱固定装置，以避免颈部发生位移[4]。

为了适应大脑的生长，前囟在出生后9~18个月保持开放状态。前囟通常与颅骨表面持平或略低于颅骨表面。前囟紧闭或凸起会导致颅压升高（患脑膜炎或脑损伤时会升高）；前囟凹陷可能是脱水

表 47-2　2016 年美国按年龄组划分的十大主要死因

排序	<1岁	1~4岁	5~9岁	10~14岁	15~24岁
1	先天性异常 （4816 人）	意外伤害 （1261 人）	意外伤害 （787 人）	意外伤害 （847 人）	意外伤害 （13895 人）
2	妊娠时间短 （3927 人）	先天性异常 （433 人）	恶性肿瘤 （449 人）	自杀 （436 人）	自杀 （5723 人）
3	婴儿猝死综合征 （1500 人）	恶性肿瘤 （377 人）	先天性异常 （203 人）	恶性肿瘤 （431 人）	凶杀 （5172 人）
4	产妇妊娠 并发症 （1402 人）	凶杀 （339 人）	凶杀 （139 人）	凶杀 （147 人）	恶性肿瘤 （1431 人）
5	意外伤害 （1219 人）	心脏病 （118 人）	心脏病 （77 人）	先天性异常 （146 人）	心脏病 （949 人）
6	胎盘脐膜 （841 人）	流感和肺炎 （103 人）	慢性下呼吸道疾病 （68 人）	心脏病 （111 人）	先天性异常 （388 人）
7	细菌性脓毒症 （583 人）	败血症 （70 人）	流感和肺炎 （48 人）	慢性下呼吸道疾病 （75 人）	糖尿病 （211 人）
8	呼吸窘迫 （488 人）	围生期 （60 人）	败血症 （40 人）	脑血管疾病 （50 人）	慢性下呼吸道疾病 （206 人）
9	循环系统疾病 （460 人）	脑血管疾病 （55 人）	脑血管疾病 （38 人）	流感和肺炎 （39 人）	流感和肺炎 （189 人）
10	新生儿出血 （398 人）	慢性下呼吸道疾病 （51 人）	良性肿瘤 （31 人）	败血症 （31 人）	复杂妊娠 （184 人）

资料来源：Centers for Disease Control and Prevention. 10 Leading Causes of Death by Age Group, United States, 2016. https://www.cdc.gov/injury/wisqars/pdf/leading_causes_of_death_by_age_group_2016–508.pdf. Accessed May 9, 2018.

的表现。救护员应评估患病或受伤的婴儿或幼儿的前囟状况。儿童直立且未哭泣的时候是评估前囟的最佳时机。

呼吸道

儿童的呼吸道比成年人的窄，而且在各方面都更不稳定。这使儿科患者的呼吸道更容易被分泌物、异物堵塞、出现创伤或炎症。此外，儿科患者喉部位置更高（位于 C3 和 C4 水平）、位置更靠前，延伸至咽喉部。气管在更高的位置分叉，气管软骨更软、长度更短、直径更小。环状软骨是幼儿呼吸道中最窄的部分，而成年人最窄的部位是声带。儿童的颌部相对小，舌相对大。这增加了儿童无意识时呼吸道被舌堵塞的风险。婴儿的会厌部呈 "Ω" 形，以 45° 角延伸至气管。会厌部的软骨会更加柔软，可能会松软下垂，堵塞呼吸道。处理此类患者时应注意以下事项：

- 在幼儿的肩膀下方放置垫子，使呼吸道保持在水平位置；
- 勿使颈部过屈或过伸，以免呼吸道堵塞；
- 如呼吸道中有分泌物和异物，用抽吸的方法清理；
- 调整气管导管的位置，确保导管轻微触碰呼吸道中易受伤感染的软组织；使用直叶片支撑会厌部；选择合适型号的插管；持续用二氧化碳浓度检测仪监控呼吸道中气管导管的位置是否正确[5]。

救护员还应记住，婴儿出生后的前一个月主要通过鼻呼吸。如果婴儿的鼻孔被分泌物堵塞，很可能导致呼吸不畅。因此，必要时，应对婴儿鼻孔进行评估和抽吸，这对 6 个月以下的婴儿尤其重要。

呼吸系统

婴儿和幼儿的潮气量小于青少年和成年人。正常呼吸代谢所需的氧气是青少年或成年人的2倍。儿科患者的功能残气量也更低。因此，他们的氧储备能力更低。由于以上因素，婴儿和幼儿可能会快速出现缺氧症状。救护员应记住，胸壁的支撑主要是由肌肉完成的。呼吸困难时，这些肌肉会很容易疲倦，进而导致呼吸衰竭和完全停止。如患者出现以下体征，救护员应考虑是否为呼吸衰竭[4]：

- 呼吸频率增加，特别是伴有痛苦的迹象（如呼吸强度增加，包括鼻翕、用力收缩、"跷跷板"呼吸或呼噜声）；
- 呼吸频率低、用力不足或胸闷（如呼吸音或喘息声减弱），尤其是精神状态低落时；
- 末端无气体交换；
- 尽管补充了氧气，仍出现发绀或血氧饱和度低；
- 意识减退；
- 极度心动过速或心率迅速下降。

心血管系统

婴儿和幼儿的心输出量取决于心率：心率越高，心输出量越大。儿童不能像成年人一样提高心脏的收缩力和每搏输出量。他们的循环血容量比例大于成人，但总血量较少。儿童通过收缩来减小血管体积的能力使他们能够比成年人更长时间地保持血压。然而，为避免不可逆或去代偿性休克，应及早进行干预。处理这些患者时应特别考虑以下情况：

- 心血管系统储量大，但也是有限的；
- 少量体液或血液的流失可以导致休克；
- 即使血压正常，儿童也可能处于休克状态；
- 心动过缓通常是缺氧的表现。

儿童患者的低血压是休克的晚期信号。因此，必须以临床上的组织灌注表现（如意识水平、肤色、血氧饱和度和毛细血管充盈情况）为依据评估是否存在休克。如患病或受伤儿童心动过速或有低灌注表现，救护员应考虑其是否休克。

神经系统

儿童的神经系统不断发育，处于发育中的神经组织是脆弱的。然而，与成年人相比，儿童的神经组织周围的脑脊液空间更大，可缓冲钝器的力量。

他们的脊柱也更柔韧。因此，儿童很少发生脊髓损伤，仅出现在1%~2%的钝性损伤中[6]。

因为出生后前囟门和后囟门在一段时间内保持开放，头部的直接创伤会对幼儿造成毁灭性的脑损伤。

腹部

和胸壁一样，儿童腹部不成熟的肌肉为内脏器官提供的保护较少。此外，腹部器官之间的距离更近。肝和脾占腹部的空间更大，血管也更丰富。一旦腹部受伤，上述特征会让各种内脏器官更易发生创伤。与成年人相比，儿童的肝和脾受伤的频次更高。

胸部和肺部

婴幼儿胸部的肌肉发育还不成熟，很容易疲倦。与大龄儿童和成年人相比，婴幼儿使用这些肌肉进行呼吸时也需要更大的代谢量和更高的氧气消耗量。这使儿科患者的血液中更容易积蓄乳酸。儿童的肋骨更易弯曲，偏水平，纵隔也更容易移动。因此，胸壁能为内脏器官提供的保护作用更小。即使没有任何外伤，儿童的内脏也可能严重受伤。肋骨骨折在儿童中不太常见，但儿童虐待或其他原因造成的创伤中可能包含骨折。

儿科患者的肺组织非常脆弱，加之胸壁提供的保护有限，外伤造成的肺挫伤和气压伤引起的气胸在儿科患者中非常常见[7]。在评估经历了重大创伤的儿科患者时，救护员应记住，婴儿和儿童用膈呼吸，很容易发生胃胀。易移动的纵隔在张力性气胸的影响之下可能会有较大移位。较薄的胸壁让人很容易听见呼吸的声音，这可能使对气胸或气管插管位置的评估变得更复杂。因此，在腋窝部、前胸、后胸对呼吸声进行听诊是很有帮助的。

四肢

儿童的骨骼直到青春期都会比成年人更柔软。随着长骨发育成熟，激素作用在生长中的骨骼的软骨上，使软骨变成长骨。骨骺板（生长板）位于长骨的远端和近端，使骨骼生长变长。这些位置骨骼是相对薄弱处，很容易受伤。

因为儿科患者的骨骼具有软性成分，所有拉伤和扭伤都应先按骨折处理，将受伤肢体全部固定。此外，救护员应小心对待生长板受伤，因为此类创伤可能影响骨骼生长。骨髓腔内输液时必须小心操作，因为如误将注射液注入生长板，可能破坏以后的骨骼生长（见第14章）。

皮肤与体表

儿童皮肤比成年人更薄、更有弹性。此外，大多数2岁以下的儿童皮下脂肪含量极少。儿童体表面积和体积之比也更大。这些因素可能以不同方式给儿童带来疾病和创伤。例如，儿童皮肤更薄，暴露在冷或热的环境中时受到的伤害更大；皮下脂肪缺乏和体表面积和体积之比较大让婴儿的体温更容易过低或过高，也让他们更容易因汗液蒸发而脱水。

代谢差异（三级）

儿童与成年人消耗能量的方式在很多方面都是不同的。例如，婴儿和儿童的糖原储量极其有限。如患病或受伤，他们的血糖水平会降到很低。儿科患者如呕吐或腹泻，体形会变得十分消瘦。相对较大的体表面积也让儿童容易发生体温过低。新生儿没有通过寒战和流汗来维持体温的能力。由于这些原因，对患重病或受伤的儿童进行低血糖或低灌注评估、将热量散失降到最低、在治疗和转运过程中注意给儿童保持体温是很重要的。

思考
为什么了解各个年龄段常见的创伤和疾病很重要？

第5节 评估儿科患者的一般原则

评估儿科患者的一般原则与评估成人患者的原则非常相似。由于患者的年龄、成熟程度和生理发育状况不同，应对策略和应用医疗设备会有所不同。以下简要介绍评估儿科患者一般原则，包括现场评估、初步评估、生命体征、过渡期、重点病历、二次评估和重新评估，以及救护儿科患者和成人患者有哪些不同。

现场评估

像对所有患者一样，救护员应迅速用现场评估的方法对儿童进行身体检查，并应注意到任何潜在的危险因素。救护员还应该注意到任何可见的损伤机制或疾病成因，如药片、药瓶或出现了可能导致中毒的家用化学制品。如果儿童受伤，而现场情况与救护员被告知的受伤原因不一致，那么可能存在虐童。此外，救护员应注意到儿童的父母、引导者或照护者与儿童的关系，并判断他们的反应是否正常。例如，他们的反应表现出的是关心、愤怒还是冷漠？现场评估期间救护员还可以做出其他重要评估，如儿童的家中是否有序、清洁、安全，以及家中其他孩子的总体表现。

注意
对儿童患者的初步评估应包括为患者提供医疗服务，并让家长或监护人参与评估。父母或监护人通常可以帮助孩子在评估过程中感到更舒适，通常还可以提供有关孩子病史的关键细节。父母还可以知道孩子对疾病或伤害的行为或反应是正常的还是不正常的。

思考
在转运患者之前，你会告诉父母现场存在不安全因素吗？为什么？

初步评估

初步评估开始于救护员对患者的总体印象。该评估应侧重于最有价值的细节，以确定是否存在危及生命的情况。儿科"评估三角"（图47-1）是一种工具，可帮助救护员快速评估儿童并形成总体印象[8]。"评估三角"有3个组成部分：外观（精神状态和肌张力）、呼吸情况（呼吸频率和是否用力）和血液循环（皮肤体征和肤色）。如果儿童的情况紧急，救护员应进行呼吸道、呼吸状况和血液循环的快速评估、处置和快速转运。如果病史不详细，可以采集重点病史并进行仔细的体格检查。对儿科外观的评估内容可以用首字母缩写语TICLS概括[8]，便于记忆：

说话音调（tone）：孩子说话的音调是有力还是无力？

与人互动（interactiveness）：孩子是否处于警惕戒备状态？

可受安慰（consolability）：孩子能从救护中感受到安慰吗？

注视/凝视（look/gaze）：孩子是注视或凝视着救护员吗？

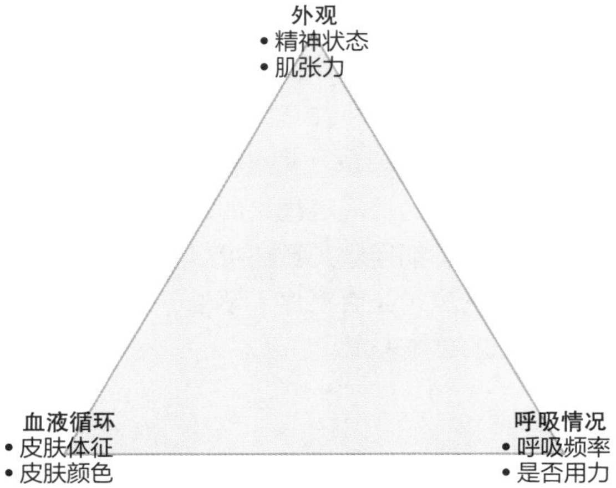

图 47-1 儿科"评估三角"

说话 / 哭泣（speech/cry）：孩子有强烈的哭喊声吗？

思考

在"评估三角"的每个区域都有一个异常发现。任何一个单独的发现会影响你的分类决定吗？

主要功能

AVPU 量表（唤醒和警觉、对语言刺激的反应、对疼痛刺激的反应、对其他刺激的反应）或修改后的格拉斯哥昏迷量表（表 47-3）能被用来评

估儿童的意识水平，判断是否出现了氧合不足的体征。

呼吸道与呼吸

儿童的呼吸道应该通畅，呼吸时也应伴随着明显的胸部上下起伏。呼吸困难通常有以下体征：

- 呼吸声异常；
- 呼吸无声；
- 窒息或呼吸过缓；
- 发出呼噜声；
- 快速点头；
- 呼吸不规律；
- 鼻煽；
- 呼吸过速；
- 使用辅助呼吸肌呼吸。

血液循环

救护员可通过比较中央和外周脉搏的强度和质量评估血液循环状况。3 岁以上儿童及所有受重伤或患病的儿童应用型号合适的袖带测量血压。应评估皮肤的颜色、温度、湿润程度、有无肿胀及毛细血管充盈情况（图 47-2）。救护员应注意任何可见的出血体征并谨慎处理。表 47-1 列举了不同年龄段人群的正常生命体征。

表 47-3 儿童格拉斯哥昏迷量表

项　　目	评分	婴幼儿行为	评分	儿童行为
睁眼反应	4	自然睁眼	4	自然睁眼
	3	呼唤会睁眼	3	呼唤会睁眼
	2	有刺激或疼痛会睁眼	2	刺激或疼痛会睁眼
	1	对刺激无反应	1	无刺激反应
语言反应	5	咿呀学语	5	能正常对话
	4	易哭	4	对话混乱
	3	痛哭	3	哭，不能对话
	2	痛苦呻吟	2	呻吟，对疼痛仅能发出无意义叫声
	1	无反应	1	无反应
肢体运动	6	正常的自发运动	6	听命令运动肢体
	5	因局部疼痛而活动	5	因局部疼痛而活动
	4	对疼痛刺激有反应，肢体会回缩	4	对疼痛刺激有反应，肢体会回缩
	3	去皮质强直	3	去皮质强直
	2	去大脑强直	2	去大脑强直
	1	无反应	1	无反应

资料来源：Davis RJ, et al. Head and spinal cord injury. In：Rogers MC, ed. *Textbook of Pediatric Intensive Care*. Baltimore, MD：Williams & Wilkins；1987；James H, Anas N, Perkin RM. *Brain Insults in Infants and Children*. New York, NY：Grune & Stratton；1985；and Morray JP, et al. Coma scale for use in brain-injured children. *Crit Care Med*. 1984；12：1018.

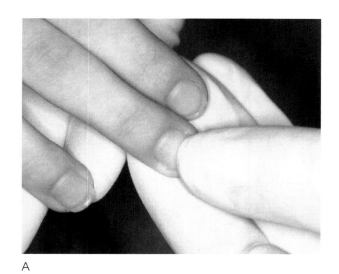

A

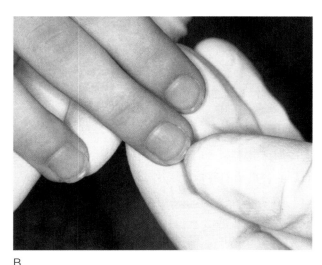

B

图47-2 毛细血管充盈情况。A. 评估毛细血管充盈情况时，使用中等压力压迫指尖5秒钟。B. 然后松开指尖，计算指甲床恢复到正常颜色所需的时间。如果患者皮肤黝黑，可能需要在指尖或手掌上评估毛细血管充盈时间

适应期

适应期贯穿于整个评估过程。这一阶段用来让儿童熟悉救护员和医疗设备（见第19章）。有无这一阶段取决于患者病情的严重程度，因为它只对未患急性疾病的、意识清醒的儿童适用。如果患者失去意识或患急性病，应尽快对其进行紧急救护并送往医院。

重点病史

获取婴儿、幼儿或学龄前儿童的病史时，救护员必须引导患儿的父母、照护者说出关键信息。学龄期和青春期患者可以自己提供信息。涉及性行为、怀孕、酗酒或其他药物使用、虐待儿童（如适合申诉）的情况，救护员应私下询问患者（确保父母家庭成员不在场）。

二次评估

第19章对二次评估进行了详细介绍。对年龄较大的儿童应从头到脚进行检查。对于年龄较小的儿童，救护员应首先评估关键部位，然后从脚到头评估[9]。患者的状况和受伤或疾病的严重程度将决定现场评估的全面性和深度。

> **注意**
> 在评估一名儿科患者时，必须注意其有无发热、恶心、呕吐、腹泻和尿频。

如果时间和患者状况允许，对生命体征的非侵入性检测可以获得更多信息。如用血氧脉搏仪评估灌注情况和血氧饱和度、血压计测量血压和体温计测量体温。此外，对所有患重病或受伤的儿童都应进行持续的心电图监测。测量工具（如血压袖带和电极）应选择合适儿童的型号（图47-3）。

重新评估

重新评估适合所有患者。重新评估的目的是监测患者呼吸情况、皮肤颜色和温度、精神状态和生命体征（包括脉搏血氧饱和度测量）。需要强调的是，儿童的身体状况会迅速变化。因此，对症状不严重的儿童，每15分钟就应评估一次生命体征；而对患重病或受伤的儿童，应每5分钟评估一次。

> **思考**
> 为什么救护幼儿时持续的评估非常重要？

第6节　处理儿科患者的基本原则

对儿科患者的处理方法与成人患者相似。

基本呼吸道管理（三级）

第15章对儿科患者的基本和进一步的呼吸道管理有详细讲解。这些方法可能包括手动将体位摆正、用背部拍击、胸外心脏按压法或腹部冲击法清除堵塞呼吸道的异物、从呼吸道中吸出分泌物、提供补充氧气、使用口咽或鼻咽导气管或使用袋罩装置帮助患者呼吸。

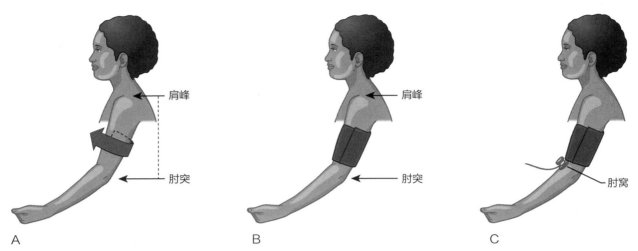

图 47-3 判断血压计袖带型号是否合适的方法。A. 血压袖带上的气囊宽度应占上臂臂围的 40%，在肩峰和肘突中部测量；B. 袖带的长度应上臂臂围的 80%~100%；C. 血压应在肘窝处测量，肘窝应与心脏在同一高度；手臂需要支撑；听诊器要放在肱动脉搏动处，靠近肘窝且在肘窝内侧，在袖带的边缘下方

高级气道管理

当照顾急病或重伤的儿童时，可能需要高级气道管理程序。这些技术包括用马吉尔钳在直接可视化下移除气道内异物阻塞，放置声门上气道，气管内插管（包括药物辅助插管），以及在其他维持气道通畅的方法或袋罩通气失败时进行环甲膜穿刺术。对于婴儿和儿童的呼吸道，应尽可能减少侵入性操作[10]。表 47-4 列出了用于小儿气管内插管的用品。

注意

带套管和脱套管的气管导管都可用于婴儿和儿童插管。带套管的气管导管可以降低误吸的风险。如果使用带套管的气管导管，应监控并根据制造商的说明限制袖口充气压力（通常小于 20~25 cmH_2O）。

资料来源：de Caen AR, Maconochie IK, Aickin R, et al.; Pediatric Basic Life Support and Pediatric Advanced Life Support Chapter Collaborators. Part 6: pediatric basic life support and pediatric advanced life support: 2015 International Consensus on Cardiopulmonary Resuscitation and Emergency Cardiovascular Care Science With Treatment Recommendations. *Circulation*. 2015; 132 (suppl 1): S177–S203.

循环支持

患病或受伤的儿童可能需要循环支持，除了心肺复苏和基本生命支持，药物治疗和液体复苏还要求建立血管通路。获得儿科患者血管通路的办法可能包括周围静脉插管和骨髓穿刺。

药物治疗

照顾儿科患者时，可能需要药物治疗，如疼痛管理、药物辅助插管，以及呼吸系统疾病、心脏病、内分泌系统或神经系统疾病患者的救护。儿科急症的药物剂量特殊。儿科患者用药失误的发生率非常高[11-14]。给药前，应查阅工具书或说明书以确认剂量。如果可能，建议执行交叉检查程序，让另一位救护员在给药前验证剂量和药物。

证据显示

一篇文献综述评估了估计儿童体重的方法。这篇综述评估了准确度（误差少于实际重量的 10%）、平均百分比误差和平均偏差的结果，包括 80 项研究。研究发现，父母对孩子实际体重的估计是最准确的。其次是根据体质调整的基于长度的估计方法（利用已发表的生长数据或上臂周长）。常规的基于长度的方法低估了肥胖儿童的体重，高估了营养不良儿童的体重。利用 Broselow 条带尺估计体重有 54% 的准确性（误差在 10% 以内）。基于年龄的公式往往低估了实际体重，对年龄较大、较重的儿童不那么准确。救护员的估计是不准确的。

资料来源：Young KD, Korotzer NC. Weight estimation methods in children: a systematic review. *Ann Emerg Med*. 2016; 68 (4): 441–451.e10.

表47-4　基于彩色编码复苏带的儿科复苏用品

设备	灰色 (3~5 kg)ᵃ	粉色，小婴儿 (6~7 kg)	红色，婴儿 (8~9 kg)	紫色，幼儿 (10~11 kg)	黄色，小童 (12~14 kg)	白色，儿童 (15~18 kg)	蓝色，儿童 (19~23 kg)	橙色，大童 (24~29 kg)	绿色，青少年 (30~36 kg)
复苏包	婴儿/儿童	婴儿/儿童	婴儿	儿童	儿童	儿童	儿童	儿童	青少年
氧气面罩	儿童	儿童	儿童	儿童	儿童	儿童	儿童	儿童	儿童/青少年
口腔导气管 (mm)	50	50	50	60	60	60	70	80	80
喉罩气道	1	1.5	1.5	1.5~2.0	2.0	2.0	2.0~2.5	2.5	3
喉镜刀片	1个直刀片	1个直刀片	1个直刀片	1个直刀片	2个直刀片	2个直刀片	2个直刀片或弯刀片	2个直刀片或弯刀片	3个直刀片或弯刀片
气管导管 (mm)ᵇ	3.5（无套管）3.0（套管）	3.5（无套管）3.0（套管）	3.5（无套管）3.0（套管）	4.0（无套管）3.5（套管）	4.5（无套管）4.0（套管）	5.0（无套管）4.5（套管）	5.5（无套管）5.0（套管）	6.0（套管）	6.5（套管）
气管导管插入深度 (cm)	3 kg 9~9.5 4 kg 9.5~10 5 kg 10~10.5	10.5~11	10.5~11	11~12	13.5	14~15	16.5	17~18	18.5~19.5
抽吸导管 (F)	8	8	8	10	10	10	10	10	10~12
血压计袖带	新生儿/婴儿	新生儿/婴儿	新生儿/婴儿	儿童	儿童	儿童	儿童	儿童	青少年
静脉注射导管 (G)	22~24	22~24	22~24	20~24	18~22	18~22	18~20	18~20	16~20
骨髓穿刺针 (G)	18/15	18/15	18/15	15	15	15	15	15	15
鼻胃管 (F)	5~8	5~8	5~8	8~10	10	10	12~14	14~18	16~18
导尿管 (F)	5	8	8	8~10	10	10~12	10~12	12	12
胸腔引流管 (F)	10~12	10~12	10~12	16~20	20~24	20~24	24~32	28~32	32~38
探针 (F)	6	6	6	6	6	6	6	14	14

ᵃ 对于灰色系列，如果没有给出尺寸，请使用用粉色或红色系列的尺寸。

ᵇ 2005年美国心脏协会的指南规定，在医院可使用带套管或无套管的导管。

其他治疗

有些类型的疾病或创伤可能需要其他治疗，包括对创伤患者的脊柱固定、止血、包扎和使用夹板及电击疗法。此外，用毯子、厚衣服维持体温也是需要的，因为婴儿和幼儿出现低体温的风险较高。

转送

一些儿科患者需要被送往专门的医疗机构，如儿科创伤中心、高风险新生儿护理机构和儿科烧伤中心。在现场，救护员必须考虑决定现场救护或转运，以及转运使用救护车还是直升机。

心理支持

救护员为儿科患者及其家人、照护者提供心理支持是很重要的。儿科紧急情况常常伴随着各种情绪。与儿科患者及其照护者进行沟通的方法和策略在第 16 章有介绍。

第 7 节　特定疾病的病理生理学、评估和处理

本节介绍的疾症是主要身体系统特有的病症。这些身体系统包括呼吸系统、心脏、内分泌系统、血液、神经系统、免疫系统和消化系统。此外，本节还会提及休克、中毒、虐待和忽视及婴儿猝死综合征。其他对护理有特殊要求的疾病（如患囊性纤维化、肌营养不良、大脑性瘫痪、唐氏综合征的儿童）将在第 50 章介绍。

呼吸障碍

呼吸窘迫可能由许多感染上下呼吸道的病症引起，包括上下呼吸道被异物堵塞、上呼吸道疾病（哮吼、会厌炎和细菌性气管炎）和下呼吸道疾病（哮喘和细支气管炎）。其他引起呼吸障碍的原因有肺炎、百日咳和囊性纤维化。多数儿童心脏停搏的情况是由于呼吸功能不全造成的（窒息性暂停）。因此，呼吸系统急症需要迅速评估和处理。呼吸障碍按照严重程度可以分为呼吸窘迫、呼吸衰竭和呼吸暂停。

呼吸窘迫是呼吸障碍中病情最轻的一种。呼吸窘迫表现为呼吸频率和深度的增加，呼吸时需要使用辅助呼吸肌辅助通气（图 47-4）。随着呼吸频率的增加，动脉血中二氧化碳水平轻微降低。当呼吸窘迫的症状逐渐加重时，患者会感到非常疲倦。PCO_2 逐渐升高，患者病情逐渐恶化。呼吸窘迫的体征和症状如下：

- 精神状态由正常变为易激惹、焦虑；
- 呼吸急促；
- 回缩（使用辅助呼吸肌）；
- 鼻煽；
- 肌张力弱；
- 心动过速；
- 快速点头；
- 发出呼噜声；
- 发绀补氧可改善。

如不进行治疗，呼吸窘迫可能进展为呼吸衰竭。

注意

救护员应设法让有呼吸障碍的儿童保持平静。重要的是不要刺激有意识的孩子或让儿童仰卧。这样可能加重呼吸道症状，导致危及生命的呼吸道堵塞。如果可能，允许父母或其他照护者陪伴儿童，应尽快告知接诊医院患者的病情，以便做好准备。

如第 23 章所述，呼吸衰竭是由通气不足或缺氧引起的。当心脏和肺交换的氧气和二氧化碳不足时，就会发生呼吸衰竭。它会导致 PO_2 的下降和 PCO_2 的上升（导致呼吸性酸中毒）。呼吸衰竭的体征和症状如下：

- 易激惹恶化成昏睡；
- 明显的呼吸过速恶化为呼吸过缓；
- 明显的回缩恶化为濒死期呼吸；
- 明显的心动过速恶化为心动过缓；
- 中心型发绀。

任何患者的呼吸衰竭都表明病情严重，如未得到及时干预，可能发生呼吸暂停。

呼吸暂停是指呼吸的中断。如能得到及时治疗，保护呼吸道并提供充足的通气，患者可能会得到好的结果。然而，如呼吸暂停治疗失败，则可能导致心肺骤停。

为呼吸窘迫的患者提供积极的呼吸和循环支持至关重要。对呼吸道的干预可能包括袋罩呼吸、气

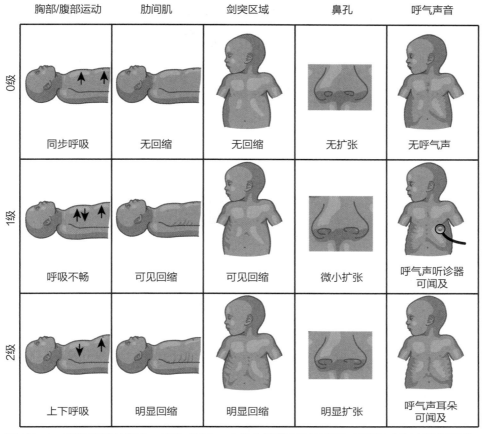

	胸部/腹部运动	肋间肌	剑突区域	鼻孔	呼气声音
0级	同步呼吸	无回缩	无回缩	无扩张	无呼气声
1级	呼吸不畅	可见回缩	可见回缩	微小扩张	呼气声听诊器可闻及
2级	上下呼吸	明显回缩	明显回缩	明显扩张	呼气声耳朵可闻及

图 47-4 呼吸窘迫的评估。西尔弗曼－安德森指数用于对婴儿呼吸困难程度进行评分。总分为10分，分数越高表示呼吸窘迫越严重

管插管、胃减压术（如果腹胀影响呼吸），以及对气胸患者进行穿刺减压，对上呼吸道完全堵塞、无法通过其他方法缓解症状的患者行环甲膜切开术。一般来说，如果呼吸窘迫的儿童不需要静脉给药或输液以纠正脱水，不建议使用血管通路。静脉输液治疗可进一步刺激儿童，并可能增加儿童的痛苦，从而导致呼吸道完全阻塞。框 47-2 是救护呼吸困难患儿时重要的评估信息。

上下呼吸道被异物阻塞

上下呼吸道被异物阻塞可能导致部分或完全阻塞。约80%的异物阻塞发生于3岁以下幼儿[15]。3岁儿童的呼吸道狭窄，才刚刚长出磨牙，但还不能很好地咀嚼。因此，类似热狗（最常见的引起阻塞的食物）、花生酱、硬糖、爆米花、葡萄和坚果等类的食物很容易引起呼吸道阻塞。上呼吸道阻塞的原因还有硬币、气球之类的小物件。如果一个其

他方面都很健康的儿童突然出现呼吸障碍的症状，救护员应考虑异物阻塞的可能性。

注意

提供救护服务时，应避免使用充气的气球或充气的检查手套来娱乐或分散幼儿的注意力。这种做法会给幼儿带来窒息的风险。此外，应建议家长和其他照护者将放气的气球和破碎的气球碎片远离儿童。

如果发生部分呼吸道阻塞，但患儿意识清醒，并且有足够的空气流动，救护员不应搬动儿童，以免将部分阻塞转化为完全阻塞。相反，救护员应对患儿进行连续的呼吸监测，并将患儿转运到医院，由医师评估。

如果用基本的清除方法不能解除完全的呼吸道阻塞，则应直接用喉镜检查识别阻塞，并用马吉尔钳清除阻塞物。

框 47-2 救护呼吸困难患儿时的评估内容

病史
- 年龄
- 先兆症状
- 症状发展变化（突然发作或缓慢进展）
- 窒息
- 基础疾病
- 近期与致病源的接触
- 与毒素的接触
- 早产
- 创伤

生理状况
- 精神状态
- 呼吸频率
- 呼吸做功情况
- 是否有喘鸣或哮鸣
- 肤色
- 心率
- 潮气量
- 脉搏血氧仪检测
- 二氧化碳描记图

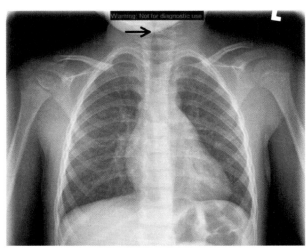

图 47-5 哮吼患儿颈部正位 X 线片。注意上呼吸道狭窄的地方有尖顶征

框 47-3 哮吼发展阶段

阶段 1：发热、声音嘶哑、哮吼性咳、吸气性喘鸣

阶段 2：持续喘鸣、肋间肌收缩、呼吸困难

阶段 3：出现低氧和高碳酸血症的体征，伴脸色苍白、出汗、呼吸过速

阶段 4：发绀、呼吸暂停

哮吼

哮吼（喉气管支气管炎）是一种由上呼吸道病毒感染引起的疾病，比较常见。它常常发生于 6 个月到 3 岁的儿童。该疾病高发期为秋末冬初。哮吼通常由副流感病毒引起，但呼吸道合胞体病毒、风疹病毒和腺病毒也能引起哮吼。哮吼可能累及整个呼吸道，声门下区域（从喉部延伸至环状软骨）出现炎症（图 47-5）。

哮吼患儿通常有近期上呼吸道感染和低热的病史。患儿可能有声音嘶哑、喘鸣（由声门下水肿引起）和犬吠样咳。喘鸣主要出现在吸气时，但如果累及呼吸道，则呼气时也可能有喘鸣。此类急症大多发生于儿童夜晚入睡后。被紧急送往医院后，病情严重的患儿可能会出现呼吸窘迫的典型症状。患儿可能取直立坐姿，向前倚靠以辅助呼吸（此类姿势有很多，可根据需要调节）。患儿还可能出现鼻煽、肋间肌收缩、发绀（呼吸功能不全的晚期体征）等症状。哮吼严重的患儿可能因呼吸道狭窄而有呼吸道严重堵塞的风险（框 47-3）。

院前对儿童哮吼的处理包括维持呼吸道通畅和以舒适的姿势转运患者。冷雾或湿化或雾化氧气可能有助于减少症状[16]。雾化消旋肾上腺素用于减少上呼吸道水肿（如果没有，肾上腺素雾化吸入）（框 47-4）。除非有脱水或需要静脉注射药物外，不主张建立静脉血管通路。救护员应尽一切努力使孩子感到舒适和自在。

注意

为什么沙丁胺醇对治疗哮吼无效？

会厌炎

会厌炎是指上呼吸道细菌感染造成的会厌炎症。会厌炎虽不常见，但可能迅速发展，危及生命。各年龄段人群都可能患会厌炎。它通常由 B 型流感嗜血杆菌引起，但其他流感嗜血杆菌、肺炎球菌、葡萄球菌也可能引起会厌炎[17]。细菌感染使会厌和声门上结构（咽、杓状会厌襞及杓状软骨）肿胀，从而引起水肿和闭塞。会厌炎为急症，需要迅速、专业的呼吸道管理[18]。

会厌炎通常是突然发病。儿童上床睡觉之前无任何症状，但醒来之后会感到喉咙痛或吞咽痛。儿童可能会发热、声音低沉（由覆盖在声带上的黏膜水肿引起）、因吞咽困难和疼痛而流涎（呼吸道阻塞的征兆）。院前环境中，常常难以区分会厌炎和哮吼。表 47-5 列出了这两种疾病的不同特征。

表 47-5	儿童哮吼症与会厌炎症比较	
特 点	**哮 吼**	**会厌炎**
易发年龄	6 个月到 4 年	儿童中位年龄 6～12 岁
发作	缓慢的；经常在晚上发作	快速发展
舒适的姿势	患儿可以躺下或坐直	患儿喜欢坐直
咳嗽	犬吠样咳；可能伴有吸气时喘鸣	无犬吠样咳；可能有吸气时喘鸣
流涎	不流涎	流涎，吞咽时疼痛
体温	<40℃	>40℃
发病原因	病毒	细菌

资料来源：Woods CR. Epiglottitis（supraglottitis）: clinical features and diagnosis. UpToDate website. https://www.uptodate.com/contents/epiglottitis-supraglottitis-clinical-features-and-diagnosis?source=see_link. Updated May 3，2017. Accessed March 30，2018.

到达现场后，救护员通常会发现会厌炎患儿直立而坐（图 47-6）。患儿通常还会身体前倾，同时头部用力伸展。这一姿势（三脚架位）有利于呼吸。患儿可能舌部外突，或有吸气性哮鸣，他们通常不会哭泣或挣扎，因为他们的注意力和力量都集中在呼吸上。带有特征性啰音的吸气性喘鸣通常会伴随出现。患儿还可能因缺氧而喘息或大口吸气，并出现呼吸窘迫的典型体征。会厌炎患者首选的、最终救护方法是院内插管和肠外给予抗生素。

注意

还有哪些儿童呼吸系统疾病（创伤性和非创伤性）有喘鸣？

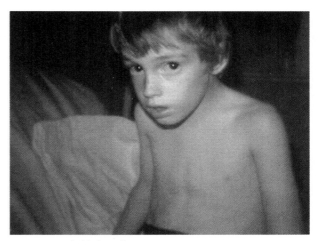

图 47-6 急性会厌炎

急性会厌炎患儿有呼吸道完全阻塞和呼吸骤停的风险。对喉部的微小刺激、压力或焦虑都可能使呼吸道突然阻塞。因此，护理会厌炎患儿时动作应格外轻柔。院前救护应遵循以下原则：

- 不要使患儿躺倒或改变舒适位；
- 如患儿仍能充分通气，不要尝试观察呼吸道；
- 向医疗指导提出患者患会厌炎的可能性，以调配合适的医务人员和医疗资源；
- 在不给患儿造成精神刺激的条件下，使用面罩给患儿补氧；
- 不要尝试建立血管通路；
- 准备大小合适的气道装置；
- 如果需要高级气道管理，请准备环甲膜切开术用品；
- 以舒适的体位将患儿送至医院。

插管术可能难以实施，因为声带很可能被肿胀的组织遮盖（医疗指导医师可能会建议使用比正常型号小 1~2 号、无套管的气管导管）。救护员应在水肿的杓状会厌襞和肿胀的会厌间的裂隙中寻找黏液型水泡，以确定喉部开口的位置（观察声门时进行胸外心脏按压可能会使气管开口处产生气泡）。在极少数情况下，插管术无法实施，无法利用袋罩装置为患儿提供充足的通气，此时医疗指导可能会建议实施环甲膜切开术。通常，使用袋罩通气装置并将面罩紧贴患儿面部可以使患儿的肺部通气，这一操作需要两人合作完成，一人固定面罩，另一人负责通气。

细菌性气管炎

细菌性气管炎是一种并不常见的上呼吸道及气管的感染症状（通常由葡萄球菌引起），可能发生在病毒性呼吸道疾病之后。患者通常为婴儿和幼儿（小于 6 岁），但也可能是年龄较大的儿童。细菌性气管炎可能导致呼吸道阻塞，其严重程度足以引起呼吸骤停。细菌性气管炎的体征和症状与呼吸窘迫或呼吸衰竭相同（取决于其严重程度），可能有以下表现：

- 呼吸窘迫；
- 咳嗽时咳出脓液或黏液；
- 高热；
- 声音嘶哑；
- 吸气时或呼气时喘鸣。

在对患者进行紧急救护的过程中，应提供呼吸道管理、通气和循环支持，并迅速送往医院，由医师进行病情评估。如果出现呼吸道阻塞、呼吸衰竭或呼吸停止，应用袋罩装置通气。可能需要气管插管，并进行抽吸，吸出黏液或脓液。院内治疗包括静脉注射针对病原菌的抗生素。这一治疗将在患儿呼吸道状况稳定后进行。

哮喘

哮喘是一种慢性呼吸道炎症性疾病，可导致反复发作的喘息、呼吸困难、胸闷和咳嗽。哮喘的特征是炎症、支气管收缩和黏液分泌物阻塞下呼吸道。它是由自主神经功能障碍或暴露于致敏物质引起的。哮喘在 2 岁以上的儿童中很常见，但很难诊断（儿童的其他呼吸系统疾病也会引起类似的症状和体

征）。约 8% 的 18 岁以下儿童会受到影响。2015 年，美国估计有 620 万哮喘儿童[20]。

哮喘急性加重的特征是焦虑、呼吸困难、呼吸过速和可听见的呼气时（当严重时，吸气时）喘鸣伴长呼气相（胸闷表明呼吸衰竭迫在眉睫）。急性加重可由感染、温度变化、体育锻炼、情绪反应和暴露于过敏原引起。运动诱发的哮喘只在儿童运动时产生支气管痉挛。儿童哮喘的危险因素包括变态反应、家族史、经常呼吸道感染、低出生体重、出生后二手烟暴露和生活在低收入城市环境[21]。

院前救护的目标包括辅助通气（如果需要）、给予加湿的氧气、用药逆转支气管痉挛及快速转运至医院以便评估和治疗。严重的哮喘可能危及生命，并可迅速发展为呼吸衰竭。救护员应准备好开始呼吸道管理及通气和循环支持。根据当地治疗方案和先前的药物使用情况，药物治疗可能包括雾化支气管扩张药（沙丁胺醇、异丙托品或左旋沙丁胺醇）、皮下注射肾上腺素（出现严重呼吸窘迫或衰竭时）和皮质类固醇（如甲泼尼龙、地塞米松）[22]。持续气道正压通气或双水平气道正压通气可用于严重呼吸窘迫患者。如果出现呼吸衰竭迹象，可给予硫酸镁或肾上腺素（0.01 mg/kg，浓度为 1 mg/mL 溶液，最多 0.3 mg），并考虑用袋罩装置通气[10]。如果患者需要气管插管，医学指导可能会建议低潮气量（5~8 mL/kg）和延长呼气时间，以减少气压伤的可能性。

思考

有哪些其他的体征或症状会让你认为一名哮喘患儿处于失代偿状态？

细支气管炎

细支气管炎表现为呼吸过速和喘鸣（与哮喘相同），是由能引发下呼吸道炎症的病毒（如呼吸道合胞病毒）感染引起。细支气管炎通常感染 2 岁以下儿童，常常在冬季发病，并与上呼吸道感染相关。有时缓解支气管痉挛的治疗对细支气管炎并无作用。表 47-6 列出了可能会对鉴别诊断有帮助的一些要点。

临床特征	细支气管炎	哮喘
发病年龄	通常在 18 个月以下	任何年龄
季节	冬季、春季	任何季节
家族哮喘病史	通常有	通常无
病因	病毒	变态反应、感染、运动、病毒
对药物的反应	β 受体激动药可使支气管痉挛得到缓解	支气管痉挛得到缓解

表 47-6　细支气管炎和哮喘的鉴别

注意

呼吸道合胞病毒具有高度传染性。大多数呼吸道合胞病毒感染者有轻微的上呼吸道感染症状。然而，也可能发生严重的细支气管炎和 / 或肺炎感染。严重感染最常见于 2 岁以下儿童，通常在冬季流行。

资料来源：Respiratory syncytial virus infection（RSV）. Centers for Disease Control and Prevention website. www.cdc.gov/rsv/index.html. Updated March 7, 2017.

细支气管炎一般不严重，多数患者能痊愈。然而，有时它可能会危及生命。由于细支气管直径较小，婴儿因细支气管炎发生呼吸衰竭的风险更大。院前救护包括补充氧气，根据需要从鼻插管升级到非再呼吸面罩，以维持正常的氧合。如果患者分泌物过多，应使用球形注射器、软头或硬头吸痰导管吸痰。当出现粗呼吸音且患者在吸氧和吸痰的情况下仍无改善时，应使用雾化肾上腺素（3 mg 溶于 3 mL，0.9％ 的氯化钠溶液水中）。持续气道正压通气或高流量鼻导管可用于治疗严重的呼吸窘迫。如果出现呼吸衰竭，患者应使用袋罩装置进行通气[9]。静脉注射治疗应该只用于临床上因脱水或静脉注射药物而出现呼吸窘迫的儿童[10]。

肺炎

肺炎是肺部（累及肺泡壁或肺泡）的急性感染。肺炎通常由细菌或病毒感染引起。肺炎患儿近期可能有呼吸道感染病史，如流行性感冒或百日咳。他们也可能有呼吸窘迫或呼吸衰竭（取决于病情严重程度）及以下任何症状：

- 感染部位呼吸音减小；
- 发热；
- 胸痛；
- 感染部位有湿啰音；
- 干啰音（局部的或弥漫的）；
- 呼吸过速。

大多数肺炎患儿的体征和症状都不严重，不需要立刻进行治疗或呼吸道支持。然而，当出现呼吸窘迫的症状时，必须优先保证呼吸道稳定和供氧。如果病情严重，可以使用支气管扩张药物，还有可能需要通过袋罩装置或气管插管来辅助通气。

百日咳

百日咳主要感染婴儿和幼儿。这是一种由百日咳鲍特菌感染引起的疾病，由空气飞沫中的黏膜分泌物传播。百日咳会引起整个呼吸道出现炎症，主要并发症包括肺炎（小于 6 个月的婴儿）和呼吸暂停（小于 2 个月的婴儿）。其他可能的并发症包括体重减轻、睡眠障碍和癫痫发作。并发症的发病率在 1 岁以下儿童中最高。

百日咳通常还伴随着一阵阵剧烈且有分泌物的咳嗽，以及吸气时的"呜呜"声或喘息。咳嗽时压力过大可能导致气胸、鼻衄、结膜下出血和肋骨骨折[23]。咳嗽的症状可能持续 1～2 个月。大多数儿童会接种百日咳疫苗，疫苗通常与白喉和破伤风疫苗一同注射。患儿和 EMS 系统的工作人员都应做好呼吸防护。

休克

休克是一种以组织灌注不足以满足组织代谢需要为特征的异常疾病。休克可能伴随着偏高、偏低或正常的血压。休克可分为代偿性的（不伴随低血压）和失代偿性的（伴随低血压），还可进一步分为心源性的和非心源性的。心源性休克的标志是血管内血流量充足，但心肌功能异常使每搏排血量和心输出量减少。非心源性休克可能是失血引起的低血容量性休克，还可能是分布性休克（脓毒性的、神经源性的或过敏性的）和梗阻性休克（如张力性气胸、肺栓塞）。

救护休克儿童时，救护员必须特别考虑一系列因素，包括循环血容量、体表面积和体温过低、心力储备、呼吸疲劳、生命体征和评估。

循环血容量

成年人体内的血液占体重的 5% ~ 6%，换言之，每千克体重约有 50 ~ 60 mL 血液。而对于儿童而言，这两个数据分别是 7% ~ 8% 和 70 ~ 80 mL[24]。虽然儿童的循环血容量占体重比例大于成年人，但儿童的实际血容量远少于成年人。因此，即使相对较小的失血量也可能导致严重的后果。例如，成年人失血 100 mL 会失去体内血液总量的 2%，但婴儿失去同等血量则会失去体内血液总量的 15% ~ 20%，导致休克。

血液或体液不足的儿童会保持正常血压，直到所有代偿机制失效（表 47-7）。代偿机制失效时，休克会迅速发生，并带来严重后果。这些有效的代偿机制可能会掩盖潜在的危及生命的病症。因此，救护员必须基于患者的陈述和临床表现保持最高程度的警惕。救护休克儿童时，及早识别病症、稳定病情（呼吸道管理和补液）以及迅速将患者转移至合适的医疗机构是至关重要的。治疗方法须集中于通气、输液和改善心脏泵血。

表 47-7	判定儿科患者低血压的收缩压标准
年 龄	**收缩压**
出生 28 天以内	<60 mmHg
1 ~ 12 个月	<70 mmHg
1 ~ 10 岁	<［70 mmHg +（年龄 ×2）］
10 岁以上	<90 mmHg

资料来源：Part 13：pediatric basic life support：2010 American Heart Association Guidelines for Cardiopulmonary Resuscitation and Emergency Cardiovascular Care. *Circulation.* 2010 Nov 2；122（18）（suppl 3）：S862–S875.

注意

为婴儿或幼儿进行静脉注射时，你感觉如何？

体表面积和体温过低

幼儿的体表面积和体重比是比较大的。他们的代偿机制（如寒战和排汗）也未发育成熟。休克儿童会因暴露在外并发代谢性酸中毒、血管阻力增加、呼吸抑制和心肌功能异常而出现体温过低症状。体温过低会影响复苏和药物治疗的效果。因此，救护员应用毛毯覆盖患儿身体，用毛巾覆盖患儿头部，加热静脉注射的液体的方法保持患者体温。

心力储备

婴儿和儿童有较高的代谢需要。因此，与成年人相比，他们用来应对应激事件（如休克）的心力储备较小。尽可能减少休克儿童对能量和供养需求是十分重要的步骤。而这通过提供通气支持、减少焦虑和保持适宜的周围温度来实现。

生命体征和评估

评估儿童生命体征时，救护员必须考虑多种因素。例如，不同年龄、体温和焦虑程度的儿童，血压和脉搏存在很大差异。救护员须将生命体征作为基线估计标准，尽管它们在评估休克儿童的血液循环状况方面的作用有限。最有效的评估手段是持续监测儿童的心理和生理状态及对治疗的反应。评估休克儿童时应注意 9 项指标。

1. 意识清醒程度：
- 能否进行眼神接触；
- 能否认出家庭成员；
- 精神是否激动；
- 是否焦虑。

2. 皮肤：
- 颜色；
- 湿润度；
- 温度；
- 肿胀。

3. 黏膜：
- 颜色；
- 湿润度。

4. 甲床：
- 毛细血管充盈时间（6 岁以下儿童）；
- 颜色。

5. 外周循环：
- 萎陷；
- 扩张。

6. 心脏：
- 心电图表现；
- 脉搏；
- 脉搏质量；
- 心率；
- 心律。

7. 呼吸：

· 呼吸深度；

· 呼吸频率。

8. 血压（3岁以上儿童）（用大小合适的袖带测量）。

9. 体温。

注意

持续性心动过速在没有明显的原因，如发烧、疼痛和躁动的情况下，可能是心血管损害的早期迹象。然而，心动过缓可能提示晚期休克的终末期心律，常伴有低血压。

资料来源：American Heart Association. *Pediatric Advanced Life Support*. Dallas, TX：American Heart Association；2016.

低血容量

儿童低血容量的一个常见原因是呕吐和腹泻引起的脱水。另一个原因是创伤和内出血引起的失血。烧伤的儿童也有血管内血容量不足的风险（见第38章）。

脱水。 呕吐、腹泻、液体摄入不足、发热和烧伤都会导致儿童水电解质失衡。当儿童失去相当于总体重5%或更多的液体时，心输出量和全身灌注就会受到影响。对于青少年而言，失去占总体重5%~7%的液体会影响灌注（图47-7）[25]。如果任其发展，脱水可能导致肾衰竭、休克和死亡。脱水的严重程度可以通过儿童体重的减少量和体格检查来评估。表47-8提供了不同程度脱水的体征和症状。

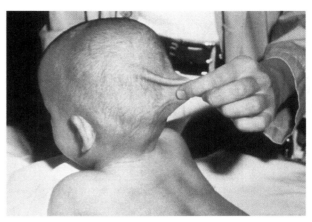

图 47-7 严重脱水

呼吸道和通气支持（如果需要）是治疗脱水患儿的最初步骤。第二步，治疗方向是通过置换维持血容量及灌注。实施静脉输液治疗法时应输注等渗溶液（如乳酸盐林格液或0.9%的氯化钠溶液）[26–27]。

思考

如何确定用来计算补给液体量和给药量的儿童体重？

失血。 如前所述，即使是少量失血也可能对患儿造成严重影响（表47-9）。当救护员控制了外出血（如果有），保护了患者的气道，并提供了高浓

表 47-8 脱水严重程度的评估标准			
临床指标	**轻　度**	**中　度**	**重　度**
体重减少	5%（50 mL/kg）	10%（100 mL/kg）	15%（150 mL/kg）
皮肤充盈度	轻微减少	中度减少	严重减少
囟门（婴儿）	可能扁平或凹陷	凹陷	严重凹陷
黏膜	干燥	非常干燥	干枯
皮肤灌注	温暖且颜色正常	冰凉（四肢）且苍白	冰冷（四肢）、有色斑或为灰色
心率	轻微心动过速	中度心动过速	严重心动过速
周围血管搏动	正常	减少	无
血压	正常	正常	降低
感觉	正常或易激惹	易激惹或嗜睡	无反应

表 47-9　根据系统体征对儿科外伤患者出血性休克进行的分类

系统	血容量轻度损失（＜30％）	血容量中度损失（30%～45%）	血容量重度损失（＞45%）
心血管系统	心率加快，周围脉搏细弱，收缩压正常（80～90 mmHg），脉压正常	心率明显加快，中心脉搏细弱，无外周脉搏，正常收缩压低（70～80 mmHg），脉压正常	心动过速伴心动过缓，周围脉搏非常微弱或消失，血压过低（<70 mmHg），无法检测到收缩压
中枢神经系统	焦虑、易怒、困惑	昏睡；对疼痛反应迟钝 a	昏迷
皮肤	冰凉，有色斑，毛细血管充盈时间长	发绀，毛细血管充盈缓慢	发白、发冷
尿量 b	少量	极少	无尿

a 儿童对这种程度的失血性疼痛反应迟钝（30%～45%），可能是由于静脉导管插入反应减少。
b 经尿管初次减压后。正常值低限为 2 mL/kg/h（婴儿），1.5 mL/kg/h（幼儿），1 mL/kg/h（幼儿），0.5 mL/kg/h（青少年）。静脉注射造影剂可以提高尿量，对尿量判断造成影响。
资料来源：*American Heart Association. 2015 Handbook of Emergency Cardiovascular Care for Healthcare Providers*. Dallas, TX:American Heart Association; 2015:91.

度的氧气后，患儿的循环状态可能需要静脉输液治疗的支持。

院前环境中液体复苏必须考虑患儿的精神状态。在医院可能需要输血，但儿科出血的院前救护目标是控制出血（如果可能），给予足够的晶体溶液以维持精神状态或灌注，并尽快转运到创伤中心[27-28]。

注意

即使在完全受控的条件下，在儿童身上通过周围血管建立静脉血管通路也可能很难。因此，医疗指导可能会建议救护员对休克儿童进行骨髓腔注射。

分布性休克

分布性休克指脓毒性休克、神经源性休克和过敏性休克。此类休克使血管紧力下降，从而导致周围血管淤血。血管舒张使血压下降，也使血浆从血管中渗出。

脓毒性休克通常由全身感染引起。病原体释放的毒素会影响小动脉、毛细血管和小静脉，改变了微循环压力和毛细血管通透性。患儿的病情看起来通常很严重，他们可能会出现失代偿性休克的体征和症状。脓毒性休克的典型表现是早期皮肤温暖、后期皮肤冰凉。

神经源性休克是由脊髓伤引起的周围血管突然扩张引起的。交感神经冲动的减少和由此而来的血管舒张增大了血管腔隙。正常的血管内血容量不足以填充增大后的血管腔隙，也不足以灌注组织。神经源性休克的典型表现是皮肤温暖、心动过缓和神经系统功能损伤。

过敏性休克发病的原因通常是患者接触了可能引起严重变态反应的物质（见第 26 章）。变态反应的常见原因包括抗生素、食物和昆虫叮咬。人体对抗原产生反应，释放组胺，引起周围血管舒张，血管内液渗入细胞间隙，造成血管内血容量减少。过敏性休克的典型表现包括迅速表现出的皮肤体征（荨麻疹、过敏性皮疹和红斑）、上呼吸道阻塞或呼吸困难、休克体征和胃肠道不适。

对分布性休克患者的紧急救护应通过呼吸道管理、通气和循环支持确保患者的生命体征，并迅速将患者送往合适的医疗机构。输液治疗可用于所有类型的分布性休克，在 5～20 分钟内推注等渗晶体溶液，剂量为 20 mL/kg。药物被用于治疗特定形式的分配性休克，如使用抗生素治疗脓毒性休克，给予肾上腺素治疗过敏性休克。如果输液不能改善脓毒症性或神经源性休克，则注入肾上腺素或去甲肾上腺素[4]。

心力衰竭。儿童心力衰竭可能是由心肌病、心肌炎和先天性心脏病引起的。心肌炎是心脏炎症。心肌病指的是心肌功能退化，造成心脏收缩力减小。这两种疾病都会削弱心脏的收缩力，减少循环到肺部和身体其他部位的血液量。儿童心脏病的病因通常是病毒感染或左右心室先天性异常。心力衰竭的症状包括疲劳、胸痛和心律失常。如果病情严重，患者还会出现心力衰竭和心源性休克的症状，包括：

- 湿啰音；
- 低血压；
- 颈静脉扩张（在幼儿中，难以确诊）；
- 外周性水肿；

- 心动过速；
- 呼吸过速。

对病情稳定的患者，主要给予支持性救护、给氧，以及转运至医院，由医师进行评估。心源性休克患儿应给予静脉输液治疗，每次 5~10 mL/kg，在 10~20 分钟内缓慢给药[4]。应仔细监测呼吸音。

心脏急症和复苏

大多数孩子天生就有健康的心脏。发生心律失常通常是由缺氧、酸中毒、低血压或结构性心脏病引起的。儿科患者最常见的心律失常是窦性心动过速、室上性心动过速、心动过缓和心脏停搏。5%~15% 的儿童心脏骤停前的心律是无脉冲性室性心动过速或心室颤动[4]。下面将介绍这些类型心律失常的推荐治疗方法。儿科生命支持药物见表 47-10。

注意

尽管婴儿和儿童心脏停搏后的短期初步复苏成功率有所提高，但出院生存率仍然很低，约为 8%。

资料来源：American Heart Association. *Pediatric Advanced Life Support*. Dallas, TX: American Heart Association; 2016.

你知道吗

许多重症监护病房使用诸如儿科早期预警评分（PEWS）这样的评分系统来早期识别有可能恶化并需要复苏的高危儿童。PEWS 评估患儿的 3 个方面：行为、心血管和呼吸系统症状。每个方面的分数为 0~3 分。此外，持续或每 15 分钟进行一次雾化器治疗加 2 分，术后持续呕吐加 2 分。总分 0~13，分数越高，说明儿童越有可能需要高级生命支持。美国心脏协会已经得出结论，使用评分系统可能有助于及早发现这类患者，从而进行有效的干预。然而，在儿科重症监护病房以外的地方使用 PEWS 能否降低医院死亡率还没有得到证实。

资料来源：Parshuram CS, Hutchinson J, Middaugh K. Development and initial validation of the Bedside Paediatric Early Warning System score. *Crit Care*. 2009；13：R135; DeVita MA, Hillman K, Bellomo R. *Textbook of Rapid Response Systems*：*Concept and Implementation*. 2nd ed. New York，NY：Springer；2017; and Web-based integrated guidelines for cardiopulmonary resuscitation and emergency cardiovascular care. Part 12：pediatric advanced life support. American Heart Association website. https://eccguidelines.heart.org/index.php/circulation/cpr-ecc-guidelines-2/part-12-pediatric-advanced-life-support/. Accessed April 2, 2018.

第 21 章已经介绍心律失常及基本和高级生命支持程序（包括心肺复苏）。下面将概述儿童心律失常的独特之处[4]。

心律不齐

临床上对于心动过缓的定义是心率小于每分钟 60 次（或心率迅速下降），并与全身组织低灌注相关。无论供氧和通气是否充足，这类心动过缓都会出现。原发性心动过缓与先天性心脏缺陷、手术损伤、心肌病或心肌炎有关。继发性心动过缓可由低氧血症、酸中毒、低血压、低血糖、中枢神经系统损伤、低体温、毒素或过度迷走神经刺激（如气管插管或咽部抽吸）引起。窦性心动过缓和房室传导阻滞是婴儿和儿童中最为常见的心动过缓。所有有症状的心动过缓都需要治疗。与此相关的重要心电图表现如下：

- 心率小于 60 次 / 分；
- P 波可见或不可见；
- QRS 波群的持续时间可能正常或延长；
- P 波和 QRS 波通常不相关。

对心动过缓的初步处理应确保通气充足、确保患者能补充氧气（图 47-8）（输氧的机械问题应在药物注射前评估完成）。如脉搏、灌注和通气足够，则患者不需要紧急救护。监测并持续评估，并随之调整治疗手段。如果需要药物治疗，应选择肾上腺素。由原发性房室传导阻滞或迷走神经张力增加（此两种现象在儿科患者中较罕见）造成的心动过缓应用阿托品治疗。如心动过缓是由窦房结功能障碍或完全性心脏传导阻滞引起的，那么外部心脏起搏可以拯救生命[4]。外部心脏起搏会引起不适。仅当儿童出现严重的症状性心动过缓，且基本高级生命支持都无效时，才能使用外部心脏起搏。

无脉性电活动。 无脉性电活动通常在心脏停搏之前出现，是由长期缺氧、缺血或高碳酸血症引起的。无脉性电活动的可逆病因可以用字母 "H" 和 "T" 概括。"H" 包括血容量过低、体温过低、高钾血症或低钾血症、氢离子过多（酸中毒）和低血糖。"T" 包括张力性气胸、心脏压塞、毒素和血栓形成（框 47-5）。与此相关的重要心电图表现如下：

- 心律缓慢，QRS 波群增宽；

表47-10	儿科心肺复苏和节律障碍用药	
药　物	**剂　量**	**备　注**
腺苷	0.1 mg/kg（最多6 mg）； 再次注射：0.2 mg/kg（最多12 mg）	监测心电活动； 静脉或骨髓腔内迅速推注
胺碘酮	5 mg/kg，静脉或骨髓腔内注射； 可重复2次，总剂量达到15 mg/kg，最大剂量300 mg	监测心电活动和血压； 根据紧急程度调整注射速率； 如出现灌注节律，在使用前强烈推荐专家会诊； 与其他延长QT间期的药物一同使用时需谨慎 （咨询专家意见）
阿托品	0.02 mg/kg，静脉或骨髓腔内注射； 0.04～0.06 mg/kg，气管插管 ᵃ，必要时重复一次； 最大剂量0.5 mg	有机磷中毒时需加大剂量
氯化钙（10%）	20 mg/kg，静脉或骨髓腔内注射（0.2 mL/kg），最大剂量2 g	缓慢注射
肾上腺素	0.1 mg/kg（0.1 mL/kg，1∶1000稀释），气管插管，最大剂量2.5 mg； 0.01 mg/kg（0.1 mL/kg，1∶10000稀释），静脉或骨髓腔内注射，最大剂量1 mg	每3～5分钟可重复一次
葡萄糖	0.5～1 g/kg，静脉或骨髓腔内注射	新生儿：10%的葡萄糖溶液5～10 mL/kg； 婴幼儿：25%的葡萄糖2～4 mL/kg； 青少年：50%的葡萄糖1～2 mL/kg
利多卡因	1 mg/kg，静脉或骨髓腔内推注； 输液：每分钟20～50 μg/kg	
硫酸镁	20～25 mg/kg，静脉或骨髓腔内注射，10～20分钟以上； 在尖端扭转时速度更快 最大剂量2 g	
纳洛酮	完全逆转： ＜5岁或≤20 kg：0.1 mg/kg静脉或骨髓腔内注射； ≥5岁或＞20 kg：2 mg静脉或骨髓腔内注射	使用较低的剂量来逆转与治疗性阿片类药物使用有关的呼吸抑制（1～5 μg/kg滴定至见效）
普鲁卡因胺	15 mg/kg，静脉或骨髓腔内注射	监测心电活动和血压； 缓慢给药30～60分钟；在同时使用其他延长QT间期的药物时要慎重（咨询专家意见）
碳酸氢钠	1 mEg/kg，静脉或骨髓腔内缓慢注射	保证足够的通气后给药

ᵃ 用5 mL的0.9%的氯化钠溶液冲洗，然后做5次通气

资料来源：Medications for pediatric resuscitation. American Heart Association website. https://eccguidelines.heart.org/index.php/tables/2010-medications-for-pediatric-resuscitation. Accessed May 14, 2018.

· 出现电活动（与室性心动过缓或室性颤动不同），无法检测到脉搏。

无脉性电活动的处理方法与心脏停搏相同（图47-9），使用药物治疗（肾上腺素）和心肺复苏。治疗无脉性电活动和心脏停搏时，除颤是无效的。如有可能，应找出此症的可逆病因并解决。对潜在病因的识别和处理是逆转无脉性电活动的唯一方法。尽早诊断并治疗、使脉搏恢复正常可以提高患者的存活概率。

室上性心动过速。室上性心动过速是儿童时期最常见的非骤停性心脏节律异常，也是造成婴儿期心血管不稳定的最常见因素[4]。区分室上性心动过速和窦性心动过速有2个依据，即病史（如与休克相关的脱水和出血）和心率。出现窦性心动过速时，婴儿心率一般低于220次/分，儿童心率通常低于180次/分，且通常高于室上性心动过速患儿。室上性心动过速患者心电图包括以下重要特征：

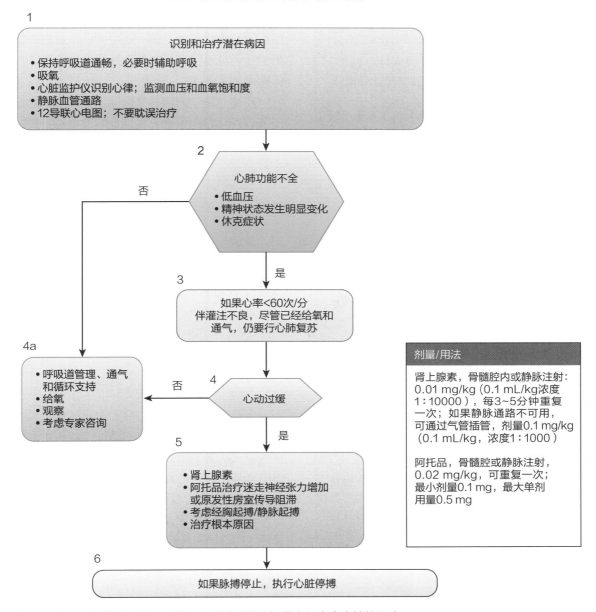

图 47-8 对有脉搏、灌注正常的心动过速患儿提供高级生命支持的程序

资料来源：Web-based Integrated 2015 American Heart Association Guidelines for CPR and ECC—Part 12: Pediatric Advanced Life Support © 2015 American Heart Association, Inc.

- 婴儿心率大于 220 次／分，儿童心率大于 180 次／分；
- 心律通常是规则的，因为相关的房室传导阻滞很少见；
- P 波可能无法识别，尤其是心室率高时；如果存在，导联Ⅱ、Ⅲ和 aVF 中的 P 波通常为阴性；
- 大多数儿童的 QRS 波群持续时间正常（小于 0.09 秒）[4]。伴传导异常的室上性心动过速

（宽 QRS 波群室上性心动过速）可能难以与室性心动过速区分（但宽 QRS 波群室上性心动过速在婴幼儿中少见）。

室上性心动过速的体征和症状受儿童年龄、室上性心动过速持续时间、既往心室功能和心室率的影响（图 47-10）。如果儿童血流动力学稳定且能配合，迷走神经动作（如给婴幼儿脸的上半部分敷冰／水）可能会成功终止异常节律，对年龄较大的儿童，

框 47-5 H 部与 T 部：PEA 潜在的可逆病因

H

低血容量：皮肤颜色暗淡，心率快，颈部静脉扁平。

　　干预方法：快速推注 20 mL/kg 的等渗晶体溶液。

低氧血：发绀，心率慢。

　　干预方法：给氧，确保呼吸道畅通（考虑气管插管移位、气管插管堵塞、气胸和设备故障，如心室功能异常或连接异常），如有需要，进行抽吸。

体温过低：皮肤冰凉，核心体温低。

　　干预方法：采用迅速升温措施；静脉注射温暖的液体。

高钾血症：T 波陡升，有肾脏病史，挤压综合征。

　　干预方法：碳酸氢钠、钙、沙丁胺醇。

低钾血症：T 波平。

　　干预方法：院内注射钾。

氢离子过多

　　代谢性酸中毒：QRS 波振幅小，可能有肾脏病史。

　　干预方法：院内纠正酸中毒的病因。

低血糖：意识清醒程度不断变化。

　　干预方法：检查血清葡萄糖水平，确诊后补充葡萄糖。

T

张力性气胸：气管偏离，颈部静脉膨胀，呼吸无声。

　　干预方法：针刺减压。

心脏压塞：颈部静脉扩张，心率快。

　　干预方法：液体推注；院内实施心包穿刺放液术。

毒素：药物使用过量，心动过缓，心动过速。

　　干预方法：特异性解毒药。

血栓形成：ST 段抬高心肌梗死（在儿童中罕见）或肺动脉栓塞。

资料来源：Clinical and Practice Guidelines: Guidelines for Care of Children in the Emergency Department. American College of Emergency Physicians website. https://www.acep.org/Clinical---Practice-Management/Guidelines-for-Care-of-Children-in-the-Emergency-Department/#sm.0000vyjqgsa95e2uwy91hykef6zea. Accessed March 28, 2018.

吹吸管、迷走神经动作或颈动脉窦按摩可能会有效[4]。不稳定型室上性心动过速最好采用同步电复律。病情稳定的患者可以用药物治疗。腺苷是首选药物。

伴有组织灌注受损和意识水平受损的宽 QRS 波群的心动过速需要立即治疗。救护员应该像对待室性心动过速一样对待这些心律失常。对于稳定、宽

QRS 波群的心动过速患儿，如果心律规则且呈单一形态，可以考虑使用腺苷。如果腺苷无效，则应使用胺碘酮或普鲁卡因胺。针对不稳定患者的紧急救护包括同步电复律（如果有脉搏）和除颤（如果没有脉搏）。

室性心动过速和心室颤动。室性心动过速和心室颤动在儿童中不常见。如出现这 2 种病症，救护员应考虑这些心律失常的病因，包括先天性心脏病、心肌病、心肌炎、可逆的病因（如药物中毒体温过低）、代谢问题（如低血糖）。它们的心电图特征如下：

1. 室性心动过速：

· 心室率不小于 120 次 / 分，有规律；

· QRS 波群宽；

· P 波通常不可辨认。

2. 心室颤动：

· P 波、QRS 波群、T 波不可辨认；

· 粗波型或细波型的心室颤动波。

有脉搏室性心动过速的治疗

血流动力学稳定的室性心动过速应在医学指导下谨慎处理。首先要确定心动过速的病因和掌握全面的病史。如果心律是规则和单一形态的，可以考虑腺苷。在医院内可考虑使用胺碘酮或普鲁卡因胺（这些药物不应同时服用）。室性心动过速会产生可触及的脉搏和休克迹象（心输出量低、灌注不足），需要立即行同步电复律。

注意

配备有剂量衰减器和儿科用电缆 / 衬垫的自动体外除颤器已获得食品和药物管理局的批准。它们可用于婴儿和 8 岁以下的儿童。对于 1 岁以下的婴儿，首选手动除颤器。如果没有手动除颤器，可以使用带有剂量衰减器的自动体外除颤器。如果既没有手动除颤器，也没有带剂量衰减器的自动体外除颤器，则可以使用不带剂量衰减器的自动体外除颤器。如果对没有血液循环迹象的儿童实施救护的人员只有一名，应在呼叫 EMS 或取回 AED 之前进行 2 分钟的心肺复苏。电击后，该名救护员应拨打急救电话或取回 AED，然后开始心肺复苏。

资料来源：American Heart Association. *Pediatric Advanced Life Support*. Dallas，TX：American Heart Association；2016.

患儿心脏停搏的处理程序——2015年更新版

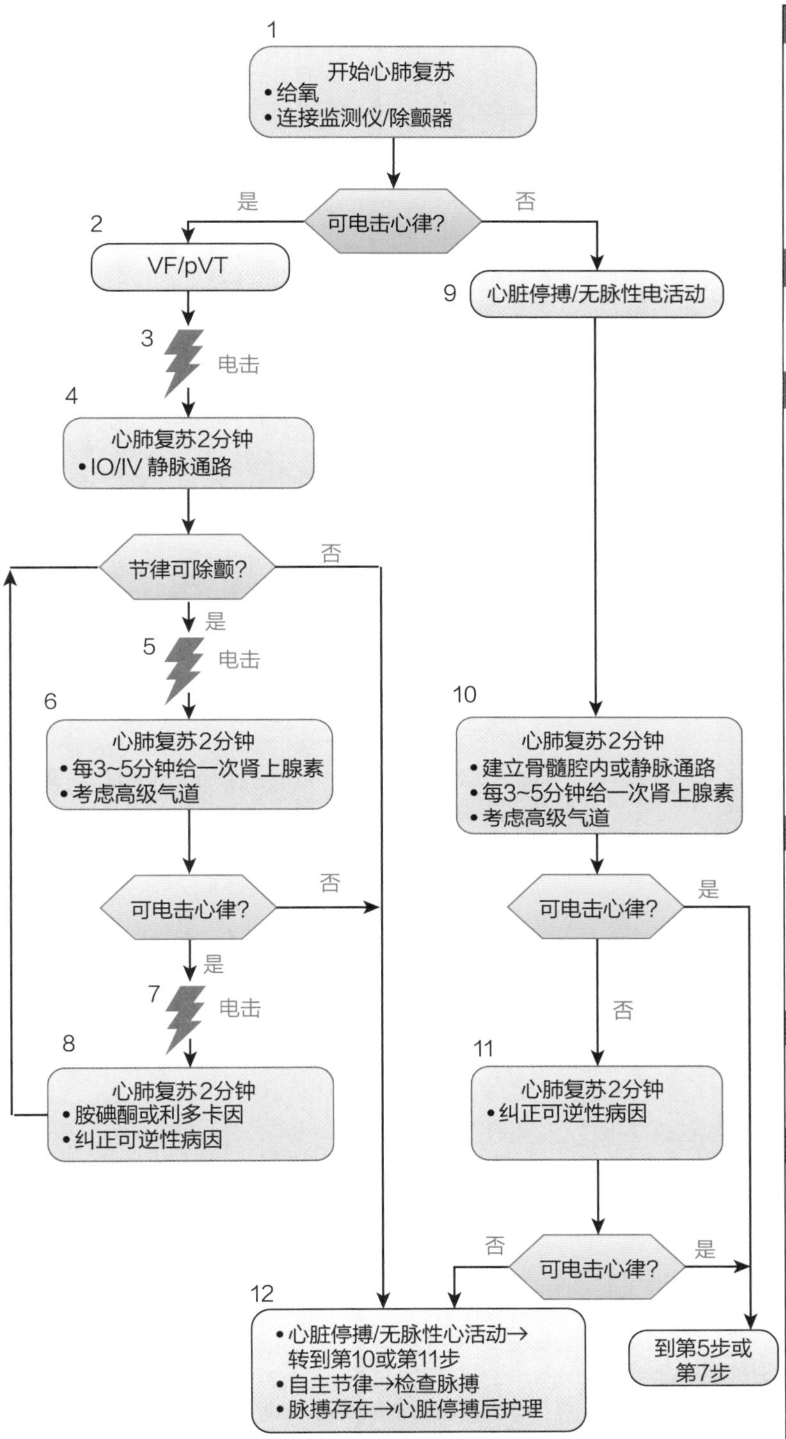

心肺复苏质量
• 用力按压（≥1/3胸凹陷）且快速（100~120次/分）并完全弹回； • 在按压过程中减少中断； • 避免过度通气； • 每2分钟换人按压，或疲劳时稍休息； • 如无高级气道，按压和通气比为15：2

1 开始心肺复苏
• 给氧
• 连接监测仪/除颤器

可电击心律？ 是 / 否

2 VF/pVT

3 电击

9 心脏停搏/无脉性电活动

除颤电击能量
第一次电击2 J/kg，第二次电击4 J/kg，随后电击≥4 J/kg，最大10 J/kg或成年人电击能量

4 心肺复苏2分钟
• IO/IV 静脉通路

节律可除颤？ 否 / 是

5 电击

6 心肺复苏2分钟
• 每3~5分钟给一次肾上腺素
• 考虑高级气道

可电击心律？ 否 / 是

7 电击

8 心肺复苏2分钟
• 胺碘酮或利多卡因
• 纠正可逆性病因

10 心肺复苏2分钟
• 建立骨髓腔内或静脉通路
• 每3~5分钟给一次肾上腺素
• 考虑高级气道

可电击心律？ 否 / 是

11 心肺复苏2分钟
• 纠正可逆性病因

可电击心律？ 否 / 是

12
• 心脏停搏/无脉性心活动→转到第10或第11步
• 自主节律→检查脉搏
• 脉搏存在→心脏停搏后护理

到第5步或第7步

药物治疗
• 肾上腺素，骨髓腔内或静脉注射，0.01 mg/kg（0.1 mL/kg，浓度为1：10000），每3~5分钟重复一次；或通过气管给药，0.1 mg/kg（0.1 mL/kg，浓度为1：1000）； • 胺碘酮，骨髓腔内或静脉推注（心脏停搏期间），5 mg/kg，对于难治性心室颤动/无脉搏心室颤动，最多可重复2次； • 利多卡因，骨髓腔内或静脉注射，初始剂量1 mg/kg，维持剂量20~25 mg/kg/min，输注（如果在初始推注治疗后超过15分钟开始输注，则重复推注剂量）

高级气道
• 气管插管或声门上气道 • 通过二氧化碳波形或呼气末二氧化碳测定来确定和监测气管导管的位置 • 一旦气道放置到位，每6秒钟通气1次并持续胸外心脏按压

恢复自主循环（ROSC）
• 脉搏和血压 • 动脉内血压监测出现自主动脉压波形

可逆性病因
• 血容量不足 • 低氧血症 • 氢离子（酸中毒） • 低血糖 • 低/高钾血症 • 低体温 • 张力性气胸 • 心脏压塞 • 毒素类 • 血栓形成（肺动脉） • 血栓形成（冠状动脉）

图 47-9 对儿童无脉性心脏停搏提供高级生命支持的程序

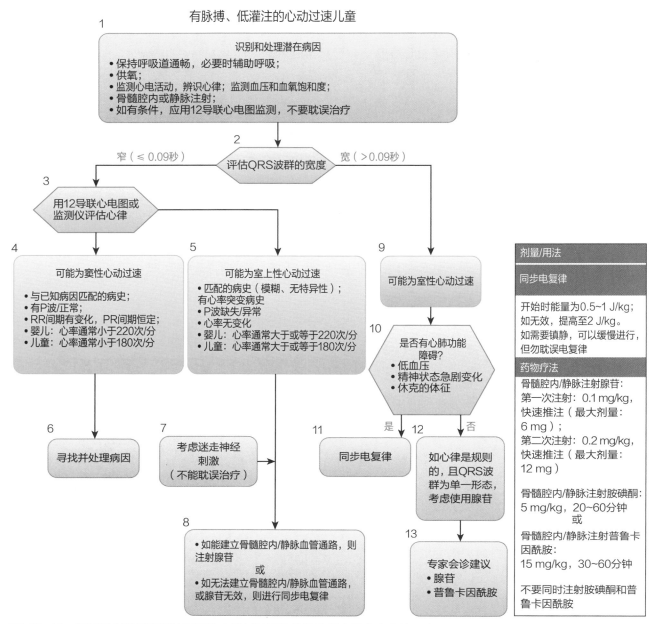

图 47-10 适用于有脉搏和灌注不足的心动过速婴幼儿的儿科高级生命支持程序

无脉搏室性心动过速和心室颤动的治疗

无脉性室性心动过速和心室颤动的治疗方法有立即除颤、心肺复苏、通过高级气道给予通气支持和药物治疗（如肾上腺素、胺碘酮或利多卡因）[29]。婴儿贴片一般应在婴儿（1岁或体重小于10 kg）除颤期间使用。成人贴片可用于所有其他儿童。

停止或终止对儿童患者的复苏

大多数发生心脏停搏的儿童都有严重的健康问题（如癌症、肺部疾病、心脏病、神经系统疾病）[30]。

即使短期恢复自主循环，许多患者也无法存活。与存活率相关的临床变量包括心肺复苏时间、肾上腺素剂量、年龄、目击与未目击的心脏停搏及第一次和随后的心律。然而，对于反复发作或难治性心室颤动或室性心动过速的婴儿和幼儿，或者由于接触具有毒性的药物或原发性低体温导致的心脏停搏，则需要延长复苏时间[4, 31]。

在决定停止或终止复苏时，救护员应考虑以下政策[31]。

1. 在下列任何一种情况下，对穿透性或钝性创伤的受害者停止复苏：

- 损伤（如断头）已表明无存活可能。
- 有证据表明，心脏停搏已有相当一段时间，包括尸斑、尸僵和腐烂。

2. 当损伤机制似乎与心脏停搏的创伤性原因不一致时，对创伤患者进行复苏（政策1中注明的除外）。

3. 为被雷击或溺水后低体温的患者实施复苏（政策1中注明的除外）。

4. 将在心脏停搏前观察到生命迹象的患者，以及在现场进行心肺复苏或在停搏5分钟内开始心肺复苏的患者立即转运到急诊室。在转运过程中应进行呼吸道管理和建立血管通路。

5. 对于钝性和穿透性创伤患者，在30分钟后终止复苏，前提是存在创伤性心肺骤停。这些患者可能会有较长时间的缺氧。应咨询医疗指导。

- 如果对创伤性心肺骤停的情况或时间有疑问，启动并继续复苏，直到到达适当的医疗机构。

应考虑将儿童纳入国家终止复苏方案，包括钝性或穿透性创伤的儿童，或有EMS人员目击的心肺骤停和至少30分钟的复苏未能成功的儿童，包括心肺复苏。

对于上述情况，当地医疗指导可能有具体的处置方案和要求。

稳定

复苏后阶段开始于休克或呼吸衰竭患者初步稳定后，或心脏骤停患者恢复自主循环后。复苏后稳定的目标如下[4]：

- 确定保护脑功能的措施；
- 保持血氧饱和度不低于94%，并支持通气和灌注；
- 避免继发器官损伤；
- 寻找并纠正病因；
- 确保患者在最佳生理状态下到达适当的医疗机构。

复苏后的稳定侧重于保留神经功能和避免多系统器官衰竭（表47-11），包括稳定呼吸道和支持氧合、通气和灌注；进行全面的二次评估；获取病史。家属应及时了解所采取的救护措施及患者的反应（框47-6），并经常向接收医院报告。

重要生命功能	干 预 方 法
表47-11 复苏后救护概要	
呼吸道	气管插管，确认置管位置正确，并在转运和移动过程中不断确认，转运前确保插管位置正确（呼气末二氧化碳水平监测）； 胃部减压
呼吸	使血氧饱和度≥94%； 提供机械通气，使患者通气水平正常（PCO_2为35~40 mm/Hg）
循环	确保足够的血管内血量：静脉或骨髓腔推注剂量为20 mL/kg的等渗晶体溶液治疗休克（如果怀疑心源性休克，剂量为10 mL/kg）； 推注药液（如肾上腺素、多巴胺、去甲肾上腺素输注）后，如果休克持续，则改善心肌功能和全身灌注； 监测毛细血管充盈情况、血压、连续心电图、尿量。如有条件，测量动脉血气和动脉血乳酸含量以评估酸中毒的严重程度； 理想情况下，保持2条功能性血管通路
功能障碍	进行二次评估，包括简单的神经系统评估； 避免低血糖，对低血糖状况进行治疗（输入葡萄糖）； 如果观察到癫痫发作，使用抗惊厥药； 用镇痛药（如芬太尼、吗啡）控制疼痛，用镇静药（如咪达唑仑、劳拉西泮）控制焦虑
暴露	避免和纠正体温过高（监测体温） 考虑治疗性低温

资料来源：American Heart Association. Pediatric Advanced Life Support. Dallas, TX：American Heart Association；2016；Frydland M，Kjaergaard J，Erlinge D，et al. Target temperature management of 33℃ and 36℃ in patients with out-of-hospital cardiac arrest with initial non-shockable rhythm——a TTM sub-study. *Resuscitation*. 2015；89：142-148；Mahmoud A，Elgendy IY，Bavry AA. Use of targeted temperature management after out-of-hospital cardiac arrest：a meta-analysis of randomized controlled trials. *Am J Med*. 2016；129（5）：522-527.e2；and Part 12：Pediatric Advanced Life Support：Web-Based Integrated Guidelines for Cardiopulmonary Resuscitation and Emergency Cardiovascular Care. American Heart Association website. https://eccguidelines.heart.org/index.php/circulation/cpr-ecc-guidelines-2/part-12-pediatric-advanced-life-support/. Accessed May 14, 2018.

框 47-6　复苏期间与家属互动

在儿童即将死亡或临近死亡的情况下，与家庭成员互动的有效措施包括：

1. 提供快速协调的救护；
2. 让家属见证复苏过程；
3. 就发生的事情和原因提供持续的沟通；

4. 给予具体形式的帮助，如给家属或其他照护人员打电话，让家属在孩子死后有时间陪伴孩子，给予情感上的支持。

如果复苏失败，重要的是向 EMS 人员提供咨询的选择。儿童死亡从来不是平常事。

资料来源：Fallat ME, Barbee AP, Forest R, et al. Family centered practice during pediatric death in an out of hospital setting. *PrehospEmerg Care*. 2016; 20（6）: 798-807.

脑膜炎

脑膜炎是软脑膜感染而发生的炎症。脑膜炎在正常情况下是细菌或病毒感染的并发症，可威胁生命（2003—2007 年有 500 人因脑膜炎死亡）[32]。脑膜炎能很快发展成永久脑损伤，损害听觉或视力，导致神经系统功能障碍和死亡。脑膜炎发病率最高的时期是 6 个月到 2 岁时。风险最高的时期是出生之后至 1 岁。第二个高发期出现在青春期[33]。脑膜炎的病程一般为 1~4 天，然而，原本健康的儿童可能在 1 天之内就发展为重症。

脑膜炎患儿的体征和症状取决于年龄，有时并不明显。3 岁以下婴儿的典型症状包括食欲减退、呕吐、易怒、疲倦、发热、囟门膨出和癫痫发作。年龄较大的儿童和成人患者的体征和症状包括恶心和呕吐、头痛、畏光、发热、精神状态改变、嗜睡、癫痫发作和颈部僵硬或疼痛。其他有助于诊断的典型症状有：

- **布鲁津斯基征**。具体表现为颈部向前弯曲时下肢自动屈曲，或下肢屈曲时感觉疼痛。
- **克尼格征**。具体表现为患者仰卧并屈髋、屈膝成直角，被动伸展膝关节时出现下肢疼痛、抵抗且膝关节伸展小于 135° 时。
- **皮疹**。如果病因为脑膜炎奈瑟菌，可能会出现暗或紫红色瘀点或瘀斑。

院前救护主要是支持性的。应采取飞沫预防措施。在提供救护和转运过程中，应为患者和 EMS 人员使用外科口罩。在某些情况下，需要控制癫痫发作或通过静脉进行液体置换。如果出现脓毒症，则输液，并遵循当地医院脓毒症处置指南。住院治疗将根据病原体选择治疗方法。

脑积水

脑积水是一种脑脊液在脑室内或外异常积聚的病理状况。脑脊液通常通过大脑顶部和中线附近的蛛网膜（蛛网膜绒毛）小突起吸收进入血流。然后，脑脊液被肾脏和肝脏吸收和过滤。如果这一正常过程失败，多余的脑脊液就无法排出，从而导致心室异常增宽，脑组织的压力增加。

脑积水可能是先天性的，也可能是后天性的。先天性脑积水在出生时就存在，可能是由胎儿发育期间的事件或基因异常引起的。据估计，每 1000 名新生儿中就有 1~2 名患有先天性脑积水[34]。后天性脑积水可在出生后任何时间发生。这种形式的脑积水可发生于各年龄段人群，可能由损伤或疾病（如头部损伤、中枢神经系统肿瘤、脑膜炎）引起。

先天性或后天性脑积水主要是通过神经系统评估、超声检查、计算机断层扫描、磁共振成像来诊断的。脑积水最常见的治疗方法是通过外科手术将分流器插入脑室排出多余的脑脊液液体。分流术利用导管和流量阀装置将脑脊液从中枢神经系统引到身体的其他部位（通常是腹腔），在那里脑脊液可以被吸收到血液中。分流术并发症包括机械故障、梗阻和感染。分流器很可能在几年后需要更换，需要经常监测和随访。

在婴儿期，脑积水最明显的表现通常是头围迅速增大或头部异常大（图 47-11）。其他症状包括呕吐、嗜睡、易怒、眼睛向下斜视和癫痫发作。年龄稍大的儿童和成年人有脑积水也可出现头痛、视力模糊或复视、记忆丧失、协调能力差、突然跌倒、步态障碍和尿失禁等症状；也可能发生人格或认知方面的变化。

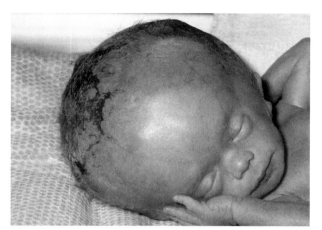

图 47-11 患有脑积水的婴儿

脑积水患者的院前救护主要是支持性的。分流器阻塞或移位可能导致颅内压增高（头痛、恶心、呕吐、视力障碍、癫痫发作）。库欣三联征（收缩压升高、呼吸不规则、心动过缓）提示脑干压力增高。救护员首先应确保这些患者呼吸道通畅，给予通气和循环系统支持。医疗指导可能建议通过气管插管和控制过度通气降低颅内压[35]。这些患者易发生呼吸骤停。他们需要立即被送到合适的医疗机构，由医师进行评估。如有可能，在转运过程中应抬高患者的头部。

分流器

分流器是通过外科手术植入体内并将体液从一个腔或血管导流到另一个腔或血管的导管或装置。分流器有时用于将多余的液体分流到腹部（脑室—腹腔分流或腰—腹腔分流）、肺（脑室—胸膜分流）和心脏（脑室—心房分流）。

脑室—腹腔分流术由两个导管、一个储液囊和一个防止回流的阀门组成（图 47-12）。第一根导管通过颅骨插入，从脑室排出液体。第二根导管通过颈静脉进入另一个体腔（通常是腹部、胸部或右心房），在那里多余的液体被吸收。两个导管通过储液囊和阀门连接，储液囊和阀门位于头皮下方。通常可以在乳突区上方（就在耳朵后面）摸到储液囊。

分流器既可以是可通过程序控制的，也可以是不可通过程序控制的[36]。可通过程序控制的阀门可以通过无创操作改变或自动调整（流量调节装置）。分流器可能引发的并发症包括凝血或液体阻塞和导管移位。

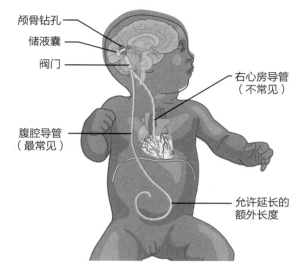

图 47-12 脑室—腹腔分流术引流症状性脑积水

癫痫发作

癫痫发作（见第25、第47章）是大脑内突然发生的异常电活动引起的。它会导致患者的动作、感觉和自主神经功能出现异常，从而出现异常的行为或意识水平的改变，也可能二者兼有（框 47-7）。成年人和儿童癫痫发作的原因包括不遵守治疗癫痫

框 47-7 儿童非热性惊厥发作的原因

特发性（50% 的病例）
　　儿童和青少年失神性癫痫
　　良性癫痫（儿童癫痫发作时面部或舌头抽搐、麻木或刺痛）
　　青少年肌阵挛性癫痫

症状或可能出现的症状（50% 的病例）
　　大脑发育的畸形
　　神经皮肤综合征（能引起皮肤表现的神经系统疾病）
　　血管畸形
　　先天性或获得性中枢神经系统感染
　　缺氧缺血性脑损伤
　　卒中
　　创伤性脑损伤
　　肿瘤
　　先天性新陈代谢异常（不能将食物正确地转化为能量）

Reproduced from the BC Medical Journal (Reprinted from BC Med J. 2011; 53[6]: 275).

的药物方案、头部创伤、颅内感染、脑肿瘤、代谢紊乱和中毒。儿童新发癫痫发作最常见的原因是发热。

热性惊厥

热性惊厥是一种与发热有关的惊厥，但没有颅内感染或其他明确原因的证据；这种惊厥通常发生于 6 个月到 5 岁的儿童[19]。2%~5% 的健康儿童经历过热性惊厥。其中，只有 2%~7% 的人会发展为癫痫。约 30% 的热性惊厥患者会复发[19]。热性惊厥的主要危险因素包括年龄小于 1 岁和持续时间短（<24 小时）的发热。热性惊厥最有可能发生在 38.9℃以上，但也可能发生在体温较低的情况下。这种惊厥通常与潜在的病毒感染（最常见于上呼吸道）、胃肠炎、玫瑰疹、中耳炎或其他发热性疾病有关。

热性惊厥通常表现为全身性强直 - 阵挛活动，但也可能有不明显的表现。一般来说，典型的热性惊厥持续时间短，通常不超过 5 分钟，最长不超过 15 分钟。持续超过 15 分钟的惊厥发作被认为是热性癫痫持续状态，需要仔细检查。这些癫痫发作决不能被认为是良性的。不管可疑原因是什么，癫痫发作的儿童都应该按照方案由医师进行评估。

评估与处理。在大多数病例中，在 EMS 人员到达前，惊厥就已经停止，儿童处于发作后状态。与所有紧急救护相同，救护员的首要任务是呼吸道管理和通气、循环支持，包括重新摆正体位、呼吸道抽吸和给氧。应重复评估通气是否充足，并特别注意呼吸速率和深度。如人工措施无法保证呼吸道畅通，则应使用气道辅助设备。

患者情况初步稳定之后，救护员应评估生命体征，获取病史。病史应包括：

- 以前是否有过惊厥；
- 本周期内惊厥发作次数；
- 惊厥持续时间和状态；
- 惊厥期间是否出现呕吐（误吸风险）；
- 惊厥期间肤色改变；
- 惊厥期间的眼球运动；
- 首次发现时的儿童状况；
- 最近的疾病；
- 摄入有毒物质的可能性；
- 潜在的头部损伤（主要原因或并发症）；
- 严重的疾病；
- 近期头痛或颈强直（提示脑膜炎）；

- 药物使用和抗惊厥药物依从性。

在送往医院途中，救护员应持续监测患儿，并警惕惊厥再次发作。救护员应注意发作后的状态（意识清醒程度、活动、言语、感觉或运动障碍）。如患者意识清醒，医疗指导可能会建议服用解热药。解热药可以在前往医院的途中减轻发热症状。救护员不应使用冰块或将患者身体浸没在冷水中。

癫痫持续状态

癫痫持续状态是指持续时间为 30 分钟或以上的癫痫发作，或与上一次癫痫发作之间无状态清醒的间隔期的复发癫痫。癫痫持续状态非常紧急，可能导致低血压、心血管衰竭、呼吸衰竭和肾衰竭，并造成永久脑损伤。持续癫痫状态患儿的紧急救护方法如下。

1. 提供呼吸道管理、通气支持。并通过脉搏血氧仪和呼气末二氧化碳水平来监测血氧饱和度。
2. 测量血糖水平，避免低血糖。如果血糖水平低于 60 mg/dL（婴儿低于 40 mg/dL），建立血管通路，注射 10% 的葡萄糖溶液或 25% 的葡萄糖溶液（遵医嘱）[37]。如无法建立静脉或骨髓腔内通路，还可以用肌内注射胰高血糖素的方式纠正低血糖。
3. 如果癫痫状态一直持续，给予咪达唑仑或劳拉西泮（肌内注射、静脉或骨髓腔内注射）、地西泮（静脉或骨髓腔内注射）。
4. 连接心脏监护仪，观察心律或心脏传导是否提示缺氧。

低血糖

低血糖是指血液中葡萄糖的浓度异常低下。儿童低血糖通常是对葡萄糖吸收反应过度、疾病、强体力活动或饮食摄入少导致的。儿童对胰岛素的需求会随着年龄的增长而变化，所以需要进行监测。糖尿病患儿低血糖通常是因为胰岛素剂量过大、进食延迟或未进食、剧烈的体育活动。低血糖最常见于 1 型糖尿病患儿中。约有 0.2% 的学龄儿童患 1 型糖尿病；美国每年约有 13.2 万名儿童被诊断患有 1 型糖尿病[38]。

低血糖的体征和症状可分为轻度、中度和重度。轻度症状包括饥饿、虚弱、呼吸过速、心动过速。中度症状包括出汗、颤抖、易怒、呕吐、情绪障碍、视力模糊、胃痛、头痛和晕眩。重度症状包括意识水平下降和惊厥。重度症状是急症，需要快速摄入葡萄糖以避免脑损伤。

院前救护应确保呼吸道畅通，给予通气支持。出现不明原因意识水平下降的儿童都应检测血糖。轻度低血糖、意识清醒的儿童口服葡萄糖溶液。失去意识的或中度、重度低血糖的儿童需要静脉或骨髓腔内注射葡萄糖，或肌内注射胰高血糖素。注射完成后，需在 10 ~ 15 分钟反复进行血糖检测。所有带有低血糖体征和症状的儿童都应被送到医师处进行评估。

高血糖

高血糖是指血液中葡萄糖浓度异常高，是由胰岛素缺乏或对胰岛素抵抗造成。低胰岛素水平使葡萄糖无法进入细胞，在血液内积聚。如不进行治疗，高血糖可能导致脱水、糖尿病酮症酸中毒、昏迷和死亡。糖尿病酮症酸中毒是 1 型糖尿病儿童死亡的主要原因。虽然不太常见，但它也发生在患有 2 型糖尿病的儿童中。对于 1 型糖尿病患儿来说，高血糖通常是因为与食物摄入相比过少的胰岛素剂量、无法注射胰岛素、疾病或胰岛素输送系统（如胰岛素泵）故障引起的。

高血糖的体征和症状被分为早期和晚期。早期体征和症状包括口渴程度增加（多饮）、饥饿程度增加（多食）和尿量增加（多尿）。体重减轻也是高血糖的早期体征之一。晚期体征和症状与脱水和早期酮症酸中毒相关，包括虚弱、腹痛、全身疼痛、无食欲、恶心、呕吐、脱水体征（除尿量外）、精神状态变化（疲倦）、呼气有烂苹果味、呼吸过速、通气过度和心动过速。如不进行治疗，可能会出现库斯莫尔呼吸和昏迷。

疑似高血糖儿童应接受呼吸道管理、通气和循环支持。血糖水平可能高于 200 mg/dL。如果出现脱水症状，则需要静脉输液治疗。液体复苏从 10 mL/kg 0.9% 的氯化钠溶液或乳酸林格液（最大 1000 mL）开始，持续补液 1 小时[40]。如果有严重的循环障碍的迹象，液体补充可以开始从 20 mL/kg 开始[39]。胰岛素通常在住院治疗时使用。

思考

1 型糖尿病直到儿童严重患病时才会被发现，你认为这是为什么？

血液病

许多疾病都可以导致儿童和成人的血液病。这些病症可能影响血红蛋白运输氧的能力、凝血功能、免疫功能和感染的风险。儿童常见的血液病包括镰状细胞贫血（表现为急性胸部综合征、脾隔离症、血管闭塞危象和阴茎异常勃起）、凝血障碍（如血小板减少、血友病、血管性血友病）、白血病、白细胞减少、淋巴瘤等。应获取完整详尽的病史（通常由患儿父母或照护者提供）。病史中以下内容对评估病情较为重要[41]：

- 经常发生或持续 10 分钟以上的鼻出血；
- 擦伤（暴露的皮肤上至少有 5 处大于 1 cm 的瘀伤）；
- 轻伤出血持续 10 分钟以上；
- 牙龈出血；
- 血尿；
- 休克症状；
- 胃肠道出血；
- 关节肿胀、疼痛；
- 腺体肿胀；
- 发热。

根据患者病情和疾病特性，院前救护可能包括给氧、液体复苏、出血控制、疼痛控制和送到医师处进行评估。

你知道吗

儿童白血病

儿童白血病通常分为急性和慢性两种。几乎所有儿童白血病都是急性的。两种主要的急性儿童白血病分别为急性淋巴细胞白血病和急性髓细胞白血病，二者都可以细分为亚型。在美国，每年约有 3500 名患白血病的儿童（0 ~ 14 岁不等），每 4 名儿童就有 3 名被诊断为急性淋巴细胞白血病。其余大多数病例为急性髓细胞性白血病。慢性白血病在儿童中罕见。

急性淋巴细胞白血病源于骨髓中的淋巴样细胞，在童年早期最为常见，2 ~ 4 岁时发病率达到峰值。急性髓细胞白血病在 2 岁以前和青少年时期最为常见。急性淋巴细胞白血病患儿患病后 5 年生存率大于 85%。急性髓细胞白血病患儿患病后 5 年生存率为 60% ~ 70%。

资料来源：What are the key statistics for childhood leukemia? American Cancer Society website.https://www.cancer.org/cancer/leukemia-in-children/about/key-statistics.html. Updated February 3, 2016. Accessed May 14, 2018.

胃肠道疾病

胃肠道异常可能会引发导致儿童呕吐和出血的疾病。这些异常可能是胎儿发育过程中胃肠道畸形导致的，也可能是疾病和感染导致的。胃肠道疾病患儿的病史中的重要内容包括：

- 胃肠道体征和症状的出现时间和持续时间；
- 呕吐物中有血液或胆汁；
- 鼻出血；
- 有无疼痛及疼痛的性质；
- 腹泻；
- 便秘；
- 发热；
- 药物使用；
- 早产；
- ABO 血型不合；
- 肝病。

根据不同的病因，患儿可能会表现出心率加快或减慢及血压的升高或下降、脱水体征（黏膜干燥、无泪水、尿量下降、毛细血管充盈延迟）、黄疸、腹胀或腹部硬块、肝大、肤色苍白。

你知道吗

发育过程中的胃肠道功能障碍

妊娠期的第 4 周，原肠发育形成中肠、前肠和后肠。中肠进一步发育为远端十二指肠、空肠、回肠、阑尾、升结肠和近端横结肠。中肠发育过程的异常包括脐膨出（肠在脐部隆起）、脐疝和腹裂（内脏脱出，但不影响脐部）。

前肠发育为咽部、下呼吸系统、食管、胃部、近端十二指肠、肝和胆道系统。前肠发育过程的异常包括食管闭锁和气管食管瘘。

后肠发育为远端横结肠、降结肠、乙状结肠、直肠和近端肛管。虽然较罕见，但后肠发育过程中最常见的异常是新生儿肠梗阻（先天性巨结肠），是由肠肌肉异常运动导致的。

引起呕吐的胃肠道疾病

呕吐是一种保护机制，通过呕吐将胃肠道中的有毒物质在被吸收之前将其清除。呕吐由位于脑干网状结构的呕吐中枢控制。呕吐中枢可受化学感受器、颅神经、迷走神经和肠道输入及中枢神经系统的刺激。不同年龄段儿童的呕吐原因各异。胃肠炎、胃食管反流病和感染会导致所有年龄段的儿童呕吐。在婴儿中，呕吐通常是因为过量喂养、梗阻、感染、百日咳或中耳炎。儿童可能因胃炎、中毒、百日咳、药物、鼻窦炎、中耳炎、梗阻或食管炎而呕吐。青少年呕吐的原因通常与中毒、胃炎、胃肠炎、鼻窦炎、炎症性肠病、阑尾炎、偏头痛、妊娠、药物、暴食症或脑震荡有关[19]。

胃肠炎是胃肠道的炎症，可伴有多种胃肠道疾病。在婴儿和儿童中，胃肠炎最常见的原因是病毒感染，可引起腹泻，伴有或不伴有呕吐。胃肠炎可导致危及生命的脱水，可能需要容量置换治疗，尤其是婴幼儿。镇吐药物治疗（如昂丹司琼、甲氧氯普胺）可用于缓解恶心和呕吐。

引起出血的胃肠道疾病

在所有年龄段的儿童中，上消化道和下消化道出血都可能发生，并且可能有多种病因（框 47-8）。儿童的病情、体征和症状与出血部位和原因有关。院前救护可能包括提供支持性护理和转运到医院由医师进行评估，以及为休克和低血容量患者提供高级生命支持。

感染

被感染的儿童可能有许多不同的体征和症状。这些症状取决于感染的种类和程度，以及患者暴露于病体的时间（框 47-9）。患儿父母或照护者通常会提供近期病史（可能包括发热、上呼吸道感染或中耳炎）。救护有传染性疾病的患者时，因感染原因未知，救护员应严格遵守物理隔离制度。

在转运至医院由医师处进行评估的过程中，大多数被感染的儿童只需要支持性护理。然而，如患儿病情严重，也可能需要呼吸道管理、通气和循环支持。如出现失代偿性休克症状，则可能需要静脉输液治疗。如患儿出现癫痫发作，则可能需要抗惊厥药。如有可能，应将状态稳定的儿童以舒适体位转运。转运过程中，父母或照护者应予以陪伴。

框 47-8　胃肠道出血原因

新生儿
　　吞咽母体或鼻咽中的血液
　　肛裂
　　坏死性小肠结肠炎
　　旋转异常
　　先天性巨结肠
　　凝血功能障碍

婴儿和幼儿
　　过敏性结肠炎
　　传染性肠炎
　　肠套叠
　　吞咽母体血液
　　淋巴结增生

学龄期儿童
　　传染性肠炎
　　肛裂
　　肠套叠
　　消化性溃疡
　　幼年息肉
　　脱垂性胃病（呕吐后食管腔胃黏膜发炎）
　　食管黏膜撕裂症

青少年
　　传染性腹泻
　　幼年息肉
　　消化性溃疡
　　脱垂性胃病（呕吐后食管腔胃黏膜发炎）
　　肛裂
　　炎性肠病

资料来源：Kliegman R, Stanton B, St. Geme JW, et al. *Nelson Textbook of Pediatrics*. 20th ed. Philadelphia, PA: Elsevier; 2016.

框 47-9　儿科患者感染的体征和症状

　　囟门凸出
　　寒战（婴儿）
　　冰凉或湿冷的皮肤
　　咳嗽
　　脱水
　　发热
　　低灌注
　　体温过低（新生儿）
　　易怒
　　疲倦
　　不适
　　鼻充血
　　进食少
　　呼吸窘迫
　　癫痫发作
　　严重头痛
　　喉咙痛
　　颈强直
　　心动过速
　　呼吸过速
　　呕吐或腹泻（或二者兼有）

中毒与毒物暴露

　　美国很多中毒事件中都有儿童，且中毒是造成5岁以下儿童可预防的死亡的主要原因，中毒致死在1~2岁儿童中发生率最高[42]。常见的毒物来源（故意和非故意）包括：

- 化妆品和个人护理产品；
- 清洁；
- 镇痛药；
- 异物，包括玩具和其他物体；
- 外用药；
- 维生素；
- 抗组胺药；
- 杀虫剂；
- 膳食补充剂。

2012—2016年，与6岁以下儿童死亡有关的十大物质如下[42]：

1. 烟雾/气体/蒸汽；
2. 镇痛药；
3. 不明药物；
4. 电池；
5. 心血管药物；
6. 抗组胺药；
7. 兴奋剂和街头毒品；
8. 抗抑郁药；
9. 清洁用品（家用）；
10. 镇静药/催眠药/抗精神病药。

　　中毒的迹象和症状各不相同，这取决于有毒物质的种类和暴露的时间。这些体征和症状可能包括心脏和呼吸抑制、中枢神经系统兴奋或抑制、癫痫发作、胃肠道刺激和行为改变。紧急救护应首先确保呼吸道通畅，并给予通气和循环支持。救护员应联系医疗指导和毒物控制中心，咨询具体治疗方法。所有与中毒事件有关的药片、物质和容器都应与儿童一起送到接收医院。在院前环境中不应试图催吐。

思考

有哪些重要的中毒体征或症状是应该格外注意的？

小儿创伤

钝性伤和穿透伤是儿童创伤和死亡的主要原因[43]。这些创伤和其他严重损伤通常由跌倒、机动车碰撞、行人与机动车碰撞、溺水/浸没事件、穿透伤、烧伤和虐待引起。以下常见损伤凸显了伤害预防计划的价值（见第3章）。

跌落。跌落是9岁以上儿童非致命性损伤的最常见原因，在10岁及以上儿童中排名第二。幸运的是，除非从一个致死的高度，否则无意坠落造成的严重伤害或死亡并不常见。

机动车碰撞。机动车碰撞是1~4岁和15岁以上儿童死亡的主要原因。在1岁以下的婴儿中，车祸死亡仅次于机械性窒息[43]。

行人与机动车碰撞。行人与机动车碰撞经常导致儿童重伤或死亡。车辆最常撞击儿童的四肢或躯干。儿童通常在第一次撞击时被甩出，在与其他物体的第二次撞击时造成更大损伤（如头部和脊柱）。这些物体可能包括地面、其他车辆或附近的物体（见第36章）。

溺水。溺水是1~14岁儿童死亡的第二大原因。1/5死于溺水的人年龄在14岁或以下[44]。

穿透伤。虽然钝性伤更为常见，但穿透伤是儿童创伤的主要原因。它们最有可能发生在青春期。故意的穿透伤（如暴力犯罪）在市中心较为常见；然而，在农村地区也会发生无意的穿透伤。刺伤和枪伤约占所有因创伤住院儿童的10%~15%。与成人穿透伤一样，不能用创伤的外观来判断儿童内伤的严重程度[45]。

烧伤。美国每天有300多名0~19岁的儿童烧伤，需要医疗救护[46]。这些烧伤主要与接触热物质有关，如食物或饮料烫伤、自来水烫伤；以及接触热物体，如熨斗或炉灶。烟花、汽油、香烟或其他烟草制品也会造成儿童烧伤[47]。烧伤患者的存活率取决于烧伤面积的大小和深度、是否吸入性损伤及事件期间可能发生的其他损伤的性质（见第38章）。

思考

家庭中哪些情况容易导致儿童烧伤？

虐待儿童。儿童创伤可能是由生理虐待、性虐待、情感虐待和忽视造成的。生理虐待常常与家庭内部问题、年轻的父母、精神性药物滥用和群体暴力有关。

对特定创伤的特别注意事项

处理儿童创伤时的特别注意事项在第9部分中有提及。以下总结回顾在评估和治疗头颈伤、外伤性脑损伤、胸伤、腹伤、肢体伤和烧伤患儿时的要点。

头颈伤

- 头部有较大质量、颈部肌肉无力加重加速度–减速度损伤。
- 低龄儿童的颈移动支点在C2~C3（70%的8岁以下儿童骨折位置在C1或C2）[48]。
- 头部创伤是遭受创伤的儿童最常见的死因[48]。
- 弥漫性颅脑损伤在儿童中常见；局灶性损伤不常见。
- 儿童的软组织、颅骨和脑组织比成年人的顺应性更强。
- 由于囟门和骨缝未闭，12~18个月的婴儿可能对颅内压升高更为耐受，因而体征可能会延迟出现。
- 婴儿硬膜下出血可能导致低血压（罕见）。
- 头皮裂伤时可能严重失血，此类失血应立刻控制。
- 应用修正后的格拉斯哥昏迷量表来评估婴儿和低龄儿童。

外伤性脑损伤

- 及早发现疾病并积极救治可以减少发病率和死亡率。
- 应用修正后的格拉斯哥昏迷量表来评估婴儿和低龄儿童。
- 颅内压升高的体征包括血压升高、心动过缓、呼吸不规律（库欣三联征），以及潮式呼吸和婴儿囟门凸出。

- 脑疝的体征包括瞳孔不对称和姿势异常。
- 救护措施如下：
  - 轻微和中度脑损伤（格拉斯哥昏迷量表评分9~15分）应补给高浓度的氧气。用脉搏血氧仪监测；
  - 严重脑损伤（格拉斯哥昏迷量表评分小于8分）应插管并用100%的氧气以正常的呼吸速率进行通气[4]；
  - 仅当出现颅内压升高体征时进行过度通气，目标是呼气末二氧化碳水平达到30~35 mmHg；
  - 一些机构推荐在插管治疗颅内压升高之前使用利多卡因。但这一做法存在争议。利多卡因应在医疗指导的指导下使用。

注意

儿童颅内压增加的早期表现有哪些？

胸部损伤

- 14岁以下儿童的胸部损伤通常是钝性伤导致的[49]。
- 由于胸壁有柔韧性，发生严重的胸内创伤（如严重肺挫伤）时可能没有肋骨骨折之类的外伤体征。
- 张力性气胸可立即危及生命。
- 连枷胸在儿童中不常见，如无明显致伤原因，则考虑儿童虐待的可能性。
- 许多心脏压塞患儿除低血压外无其他生理体征。

腹部损伤

- 腹部肌肉组织最少，几乎不能保护内脏。
- 最常受伤的器官有肝、肾和脾。
- 症状可能迅速出现，也可能缓慢出现。
- 每次对腹部的一个象限触诊。
- 如果患儿血流动力学不稳定，且无明显失血来源，确诊前应被假设存在腹部损伤。
- 大多数腹部损伤患儿有腹部挫伤或瘀斑。

肢体伤

- 与成年人相比，肢体伤在儿童中更常见。
- 骨骺板损伤很常见。
- 儿童骨筋膜室综合征属急症。

- 救护措施如下：
  - 控制活动性出血；
  - 使用夹板，防止创伤恶化和失血；
  - 使用盆骨固定带可能对伴有低血压的不稳定性骨盆骨折有所帮助（根据治疗方案）；
- 大多数股骨骨折是坠跌或其他意外伤害造成的，但儿童虐待也有可能。

烧伤

- 烧伤可能为热烧伤、化学烧伤或电烧伤。
- 救护措施如下：
  - 快速进行呼吸道管理，因为呼吸道肿胀形成极快[49]；
  - 如使用气管插管术，气管内插管应为常规型号的一半[50]；
  - 电烧伤患者可能有肌肉骨骼创伤，应进行脊柱固定（即使儿童脊椎无异常，脊髓也可能受伤）。

对儿科创伤的特别注意事项

除了对所有创伤患者都适用的救护原则外，救护创伤儿童时还特别需要注意呼吸道管理、固定装置、输液治疗和镇痛。

呼吸道控制。 创伤儿童的呼吸道应保持直线或中立位（大龄儿童和成年人应保持嗅物位）。有些儿童可能需要在肩膀下放置垫物，来帮助他们保持中立位。给所有患者提供高浓度氧气。可采用双手托颌位和抽吸法保持呼吸道畅通。必要时，放置声门上气道装置。如果通气仍然不足，应进行气管插管（随后插入胃管）。当需要气管插管时，应通过监测呼气末二氧化碳来确认置管位置。创伤导致的上呼吸道阻塞很少需要行环甲膜切开术。

脊柱运动的限制。 第40章已介绍了脊柱固定的方法。婴儿和儿童使用的脊椎固定装置的大小必须合适。儿童可能用到设备包括[51]：

- 儿童安全座椅；
- 长脊柱板；
- 垫物；
- 儿科固定装置；
- 硬式颈托；
- 肩带、三角巾绷带；
- 毛巾/卷起的毛毯/沙袋；
- 脊柱背心/短脊柱板。

注意

脊柱固定板是帮助救援人员移动患者的装置。作为一种独立的器械，脊柱固定板不能为脊柱提供足够的保护，也不能作为脊柱损伤的治疗手段。

当存在实质性的非穿透性损伤时或在以下情况下应用颈托。

- 患儿主诉颈部中线或脊柱疼痛。
- 颈部正中线或脊柱触诊有压痛。
- 患者"不可靠"：
  - 格拉斯哥昏迷量表评分低于 15 分；
  - 酗酒或药物中毒；
  - 其他疼痛或分散注意力的损伤；
  - 沟通障碍。
- 有局限性或神经功能缺损。
- 斜颈。

当婴儿或学步儿童被安全带束缚在汽车座椅内时，应将儿童从座椅内抽出。如果用脊柱固定板移动儿童，儿童应留在板上，板应固定在担架上[10]。

患者应仰卧（除非放置在婴儿载体中），并保持中立位（呈直线）。由于儿童的头部占比比成年人大，躯干下可能需要更多的垫物，以使头部在背板上保持中立位置。垫物应该牢固，应该从臀部延伸到肩部，以防止脊柱的移动和错位。除了提供增强的稳定性，垫物改善了患者在转运过程中的舒适度。也可以通过使用专门留有凹孔的脊柱固定板或适当大小的真空夹板来固定患者。

输液治疗。管理儿童的呼吸道和呼吸比管理儿童的血液循环更加重要。与成年人相比，循环衰竭在儿童中不常见。当需要建立血管通路时，救护员应注意以下事项[4]：

- 孔径较大的静脉导管应被注入直径更大的外周静脉中；
- 不应因为建立血管通路而耽误转运患者；
- 如无法建立静脉通路，可进行骨髓腔内注射；
- 应先推注 20 mL/kg 的乳酸林格液或 0.9% 的氯化钠溶液，这有助于缓解容量损耗[52]；
- 推注后应重新评估生命体征，如有需要应重复注射相同剂量的液体。如果第二次注射后仍无生命体征，则需要马上行外科手术干预。

注意

大剂量液体推注不再推荐用于治疗失血性休克，因为大剂量输液会导致病情恶化。潜在的并发症包括凝血因子稀释引起的凝血障碍、低温血症、可能加速出血的血压升高和酸中毒。目前小儿失血性休克的治疗建议是"允许性低血压"，推注小剂量液体，刚好能维持足够的灌注。

资料来源：Tosounidis TH, Giannoudis PV. Paediatric trauma resuscitation：an update. *Eur J Trauma Emerg Surg*. 2016；42：297-301；and Hawnwan PM. Evidence-based EMS：permissive hypotension in trauma. EMS World website. www.emsworld.com/article/12163910/evidence-based-ems-permissive-hypotension-in-trauma. Published January 29, 2016. Accessed April 4, 2018.

镇痛。一般来讲，创伤致人疼痛。救护受伤儿童时，应优先镇痛（框 47-10）。儿科中可以用来缓解某几种疼痛和改变情绪反应的药物有芬太尼、氯胺酮、酮咯酸、吗啡和一氧化二氮（用于无出血的病例）[53]。其他需要缓解儿童疼痛或使其镇静的情况包括一些呼吸道管理步骤（如药物辅助插管）、

框 47-10　疼痛管理

儿童并不总是能像成年人一样清楚地表达他们的痛苦。因此，他们不太可能在紧急情况下接受适当的疼痛治疗。因此，救护员应进行系统的疼痛评估。可以用首字母缩略词记忆疼痛评估的方法，即 QUESTT：

用与年龄相适应的语言来询问（question）孩子的疼痛。

使用（use）疼痛评定量表（例如，适用于幼儿的面部表情疼痛评定量表，适用于较大儿童的数字疼痛评量表）。

评估（evaluate）孩子的行为（如面部表情、僵硬、哭泣、焦虑行为）。

确保（secure）父母或照护者参与评估孩子的疼痛（父母之前会看到孩子疼痛或不适，会意识到细微的变化）。

把疼痛的原因考虑进去（take... in account）（如受伤的类型和预期的疼痛强度）。

采取行动（take action）减轻疼痛，让患者感觉舒适（例如，给予麻醉药物和非麻醉药物，舒适措施，如应用低温、抬高患处和分散注意力）。

资料来源：Wong D, Hess C. *Clinical Manual of Pediatric Nursing*. 5th ed. St. Louis, MO：Mosby；2000.

需要较长时间才能完成的解救、心脏复律及其他可能引起不适的操作。

儿童创伤评分

儿童创伤评分评估小儿创伤患者常见的 6 个特征：体重、呼吸道、中枢神经系统（意识）、收缩压、骨骼损伤（骨折）和开放性伤口（皮肤损伤）（表 47-12）。儿童创伤评分与病死率呈显著的线性负相关。儿童创伤评分低于 8 分的患儿应该在适当的儿童创伤中心接受治疗[54]。

- **体重**。患者的体重是首先要评估的指标之一。体重越轻，受到严重损伤的风险越大；因为儿童体表与体重的比例大，风险也更大；因为儿童的生理储备有限，风险也较大。
- **呼吸道**。孩子的呼吸道是根据潜在的管理难度来评分的。评分还根据确保充分通气和充氧所需的救护进行。呼吸衰竭是大多数儿科患者死亡的主要原因。需要注意的是，在儿童创伤患者救护过程中，应使用尽可能少的侵入性手段使儿童获得充分的通气和氧合。
- **意识**。对于成年患者来说，评估和记录意识水平的变化是非常重要的。意识水平的任何变化都会降低这个评分——不管持续时间有多短。
- **收缩压**。儿科患者的收缩压评估是非常重要的，因为他们的循环血量明显少于成年人。由于正常儿童的心脏健康和良好的储备能力，儿童通常在循环血量丧失约 25% 时才会表现出典型的休克症状。任何收缩压低于 50 mmHg

的儿童都有明显的危险[55]。
- **骨折**。儿童的骨骼比成年人的更柔韧，因此造成创伤的力量可通过身体传递到器官。因此，儿童骨折是严重损伤的标志。
- **皮肤损伤**。儿童患者的皮肤损伤可能是导致死亡和残疾的潜在因素，这取决于损伤程度。这些损伤包括开放性伤口和穿透伤。

一名头部受伤的 8 岁儿童，体重 34 kg（+2），有自发性呼吸（+2），无反应（−1），收缩压 86 mmHg，可触及股动脉搏动（+1），无可见骨折（+2），头部有擦伤，出血极少（+1）。这个患者的儿童创伤评分是 7 分。

婴儿意外猝死

婴儿意外猝死（SUID）是指 1 岁以下儿童猝死，调查前死因不明。婴儿意外猝死包括婴儿猝死综合征（SIDS），不明原因在睡眠状态突然、意外死亡。SIDS 是美国 1 岁以下儿童死亡的主要原因[56]。SIDS 是指一个看似健康的婴儿突然死亡，但却无法通过病史和尸检来解释。2015 年美国大约有 3700 例 SUID，其中 1600 例是由 SIDS 引起的，1200 例原因不明，900 例与床上意外窒息和勒死有关。SIDS 是无法预测或预防的。不过，睡觉姿势可能是一个因素（框 47-11）。

SIDS 发生在睡眠期间。SIDS 发生在 1 岁以下，但大多数 SIDS 发生在 2～4 个月[19]。猝死前 2 星期内，婴儿通常会患轻微疾病，如感冒。可能出现的体征有发绀、口吐白沫、口鼻分泌物带血和尸僵。

表 47-12	儿童创伤评分		
评分项目	**+2 分**	**+1 分**	**−1 分**
体重	儿童 / 青少年 >20 kg	幼儿 11～20 kg	婴儿 <10 kg
呼吸道	正常	辅助通气：氧气面罩、插管	插管：气管插管，环甲膜切开术
意识	清醒	反应迟钝，失去知觉	昏迷，无反应
收缩压	>90 mmHg 外周脉搏正常，灌注良好	50～90 mmHg 可触及颈动脉、股动脉搏动	<50 mmHg 脉搏微弱或无脉搏
骨折	无肉眼可见骨折或仅怀疑有骨折	单纯闭合型骨折	开放性或多发性骨折
皮肤损伤	无明显损伤	挫裂伤，擦伤，筋膜撕裂伤（<8 cm）	组织丢失，枪伤或刺穿筋膜

资料来源：National Association of Emergency Medical Technicians. *PHTLS*：*Prehospital Trauma Life Support*. 8th ed. Burlington，MA：Jones & Bartlett Learning；2014.

框 47-11 睡觉姿势及可能减少 SIDS 风险的其他原因

1994 年，婴儿猝死综合征和婴儿死亡率协会与美国公共卫生服务局、美国儿科协会、婴儿猝死综合征联合会及其他组织发起了名为"回去睡觉"的公共卫生运动，试图减轻婴儿猝死综合征（SIDS）的风险。这一运动的基础是澳大利亚、新西兰、英国、挪威和美国的研究报告，报告中的数据显示让健康的新生儿以仰卧位或侧卧位睡觉可以减少 SIDS 的风险。1996 年，这一提议被修改，"仰卧睡眠"被称为是婴儿的最佳睡眠位置。自这一运动开始以来，美国 SIDS 的发病率显著下降，并趋于平稳。基于目前的证据，美国儿科学会 2016 年的指南建议：

- 尽早按照医师建议开始产前保健；
- 尽量让婴儿平躺；

- 不要让婴儿睡过于柔软的床；
- 妊娠期和分娩后避免使用药物、酒精和吸烟；
- 不在婴儿周围吸烟；
- 尽量母乳喂养；
- 与婴儿同睡一个房间，但不要同睡一张床；
- 避免给婴儿穿过多的衣物；
- 保持规律的儿童保健；
- 按时进行免疫接种；
- 保持免疫力；
- 将婴儿放置在硬褥垫上睡觉，避免使用豆袋垫、水床、柔软松散的毯子、被子、羊皮、枕头、毛绒玩具或其他柔软的材料。

资料来源：AAP Task Force on Sudden Infant Death Syndrome. SIDS and other sleep-related infant deaths: updated 2016 recommendations for a safe infant sleeping environment. *Pediatrics*. 2016; 138（5）: e20162938.

注意

婴儿可能会经历一个称为快速解决的原因不明事件（BRUE）的事件。当婴儿（通常小于 12 个月）出现呼吸缺失、减慢或不规则、面色改变（发绀或苍白）、肌张力变化（僵硬或松弛）或反应性水平改变时，就会发生 BRUE。BRUE 是一种排除诊断。救护员应进行全面的病史评估和体格检查，以排除导致患者报告的体征和症状的其他潜在的危及生命的原因。

大约 11% 的 BRUE 婴儿被发现是虐待的受害者。建议将所有疑似 BRUE 的婴儿送往有儿科护理能力的医院。对于符合以下高风险的患儿，也应考虑将其送往具有儿科重症监护能力的机构：

- 2 个月以下；
- 早产史（妊娠 32 周或以下，或校正胎龄 45 周或以下）；
- 不止一次发生 BRUE。

资料来源：National Association of State EMS Officials. *National Model EMS Clinical Guidelines*. Version 2.0. www.nasemso.org/documents/National-Model-EMS-Clinical-Guidelines-Version2-Sept2017.pdf. Published September 18, 2017. Accessed April 5, 2018.

大多数 SIDS 找不到外部创伤的痕迹。通常情况下，现场证据表明婴儿猝死之前处于活跃状态（如睡衣被弄皱、在床上的位置与寻常不同）。

病理生理学

SIDS 的病因未知。研究无法确定导致 SIDS 的生理学、环境、基因或社会因素。但研究已经确定 SIDS 不是由窒息、呕吐物反流或误吸呕吐物、遗传因素或变态反应造成的（一小部分 SIDS 被认为与虐待相关[57]）。解释 SIDS 的生理机制包括产前发生意外导致中枢神经系统发育未成熟、原发性呼吸暂停、脑干异常、上呼吸道阻塞、上呼吸道反射过强、心脏传导障碍、对缺氧和高碳酸血症的异常反应、对体温过低的异常反应和脂肪代谢变化。虽然具体病因不明，但许多风险因素与此症相关，这些风险因素包括[19]：

- 母亲吸烟；
- 母亲年龄小（20 岁以下）和受教育程度有限；
- 宫内缺氧或胎儿生长受限；
- 产前护理不佳或没有产前护理的母亲的婴儿；
- 出生时 5- 羟色胺水平低的婴儿；
- 社会经济地位低；
- 早产和低出生体重儿；

- 男婴；
- 免疫接种不足；
- 床过于柔软；
- 与成年人或其他儿童同床共枕；
- 过热；
- 妊娠期间使用可卡因、美沙酮或海洛因的母亲的婴儿。

排除其他死亡原因可确诊SIDS。一些SIDS死亡病例的尸检结果发现肺、脑和激素变化。

处理方法

救护员几乎无法帮助SIDS患儿。救护员的主要任务是为父母或其他照护者、亲人提供情绪支持。如患儿仍有一线生机，应采用与抢救心脏骤停婴儿相同的方法进行紧急救护。即使复苏成功率极低，让患儿的父母看见救护员已经尽全力抢救患儿也是十分重要的[58]。救护员应遵循儿科复苏方案，并就启动或继续复苏咨询医疗指导。

目击这一场景的人（父母、家庭成员、邻居和照护者）可能会有一系列悲痛反应，如震惊与否认、愤怒、暴怒、自责。应安排一名亲属或邻居与婴儿的父母待在一起或陪同他们到医院，以确保他们不会独自面对。许多地区有SIDS资源服务。这些服务可以为SIDS死者的家人提供咨询和支持服务。

SIDS死者可能表现出曾遭受虐待或忽视的体征，这是由于SIDS死亡本身的不确定性及其死后有尸斑、口鼻有白沫的典型体征导致的。无论何种情形，救护员都应注意，不要提出怀疑婴儿没有被适当照顾的问题，也不要发出此类评论。确认死因并非EMS人员的责任（然而，细致观察死亡现场是十分重要的）。救护员应客观、准确、完整地记录所有发现。如怀疑有对婴儿照顾不当，应向医疗指导或其他机构（因情况而异）提出。

婴儿猝死后，EMS人员通常会有一系列的情绪反应。一些EMS系统与医疗指导和SIDS资源机构合作，提供咨询和任务重述。如果无法获取此类服务，EMS人员可以和其他当事人（如同事、执法人员）公开讨论此次事件，以缓解焦虑和压力。

思考

你认为有什么因素会影响每名EMS人员对猝死婴儿的反应？

虐待和忽视儿童

据报道，美国每年有300多万起涉嫌虐待儿童和忽视儿童的案件。2016年，估计有67.6万名美国儿童成为虐待的受害者[59]。在受到虐待的儿童中，约3/4被忽视，18.2%受到身体虐待，8.5%受到性侵犯[59]。在美国，虐待和忽视儿童每年造成约1750人死亡；几乎一半是3岁以下的儿童[59]。可能参与虐待或忽视儿童案件处理的机构包括州、地区和地方儿童保护服务机构，还包括以医院为基础的社会服务部门和儿童保护计划。

虐待或忽视儿童是一种罪行。在美国几乎所有的州，医护人员都有报告虐待或忽视儿童的法律义务[60]。在许多州，向接收疑似受虐待儿童的医院人员发出通知并不符合向州官员报告的强制性要求。医护人员在报告疑似虐待行为时应遵守当地规定。不报告这些案件可能招致刑事起诉，并可能被处以罚款或监禁或二者兼有。作为一项规则，善意报告可免除因报告而产生的法律责任。

儿童虐待的要素

儿童虐待和忽视是指来自父母、监护人或其他照护者的虐待。虐待的形式包括身体伤害（受虐儿童综合征、摇晃婴儿综合征）、性剥削、施加情绪上的痛苦和忽视（医疗忽视、安全忽视、营养和社会剥夺）。儿童虐待中有很多影响因素，包括照护者的虐待倾向、儿童是否具有易受虐待的特点和可能引起虐待的危机因素。

施虐者的特征。 虐待儿童通常反映出一种不稳定的行为模式。这通常不是单一的暴力行为。在许多情况下，施虐者是儿童的父母；也可能是其他照护者。例如，施虐者可能包括家庭成员、儿童母亲或父亲的男朋友或女朋友、无关的保姆或受虐待儿童的兄弟姐妹。

受虐儿童的特点。 受虐儿童往往有某些特征使他们比其他人更容易遭受虐待[61]。常见的特征包括需求性行为和难以相处的行为、低功能水平（如需要来自父母的更多照顾的残疾儿童或早产儿）、多动症或早熟（智力水平等同于或高于父母）。父母通常将这些受虐儿童看成是"特殊"的或与同龄人"不同"的。可能提高儿童受虐风险的因素还有年龄（受虐儿童通常小于5岁）、性别（男孩更容易受虐）

和非受虐者亲生。

可能引起虐待的危机因素。身体虐待或忽视可能会在儿童的生活中经常发生。但更为常见的情况是，虐待和忽视是间断发生的、不可预测的。虐待通常由照护者的应力引发，尤其是当照护者希望儿童能满足自己由压力引发的情感需要时。如果儿童不能按照照护者期待的那样给予回应，虐待就有可能发生。

有虐待嫌疑的既往创伤情况

是否存在身体虐待或忽视通常难以确定。医师往往是先对无合理解释的创伤、前后矛盾的病史、拖延就医及反复出现的可疑创伤产生怀疑，而后才能确诊。如果受伤儿童表示其创伤是成年人造成的，救护员应严肃对待，并通报给医疗指导，还应联系合适的机构。在许多案例中，儿童的指控往往是真实的。以下线索表明可能存在虐待[62]：

- 2 岁以下儿童身上明显的或疑似的骨折；
- 处于不同愈合阶段的不同创伤，尤其是烧伤和擦伤；
- 创伤数量多于同龄的其他儿童；
- 分布于全身各处的创伤；
- 看起来像是蓄意施加的擦伤或烧伤；
- 儿童疑似颅内压升高；
- 儿童疑似腹腔器官损伤；
- 任何与起因描述不符的损伤；
- 父母或其他监护人称儿童故意弄伤自己；
- 长期皮肤感染；
- 极度营养不良；
- 极度不清洁；
- 与场合不符的衣着打扮；
- 儿童从父母身边退开；
- 儿童不能恰当地对场景作出应答（如静默、心不在焉、离群）。

有虐待嫌疑的生理状况

一些生理状况，如种类多样、广泛分布的擦伤、肿块和烧伤说明可能存在虐待。救护员如发现以上现象，或者发现患儿病史模糊，监护人拖延就医，应警惕是否存在儿童虐待或忽视（图 47-13）。救护员必须对儿童进行仔细检查，以免帽子和发带在内的服装掩盖虐待的痕迹。

与身体虐待有关的损伤

硬脑膜下血肿。脑部创伤是受虐待儿童（2 岁以下）的主要死因[63]。其病理性伤害包括脑挫伤、脑实质内出血、硬脑膜下甚至硬膜外血肿。与故意对儿童施加的脑部创伤相关的最常见创伤就是硬脑膜下血肿。任何昏迷或惊厥的低龄儿童都可能患有硬脑膜下血肿，尤其是在该儿童没有癫痫发作病史时。很多时候，头骨骨折或头皮擦伤会导致血液流进脑组织。这类伤害由手掌直接拍击头部或将头部撞向墙壁和门造成。

硬脑膜下血肿也可能由强力摇晃儿童导致（摇晃婴儿综合征）。摇晃大脑产生加速度 - 减速度使大脑中的连接静脉撕裂，血液流入硬膜下隙。摇晃婴儿综合征的体征和症状包括视网膜出血、易怒、意识水平改变、呕吐和囟门凸出。

腹腔器官损伤。腹腔器官损伤是受虐待儿童的第二大常见死因[64]。此类创伤通常是由钝击导致，如用拳头或手掌击打腹部。腹腔器官损伤患儿通常会反复呕吐、腹胀、无肠鸣音并有局部压痛，腹部可能有擦伤，也可能没有。在这类情况下，照护者通常会否认儿童腹部曾有外伤。

骨伤。X 线检查发现，超过 20% 曾遭受身体虐待的儿童有骨创伤。只有通过 X 线检查才能发现的骨创伤包括肋骨、锁骨外侧、肩胛骨、胸骨和肢体骨折。处于不同愈合阶段的多种骨折有很大可能来源于身体虐待。

思考

为什么在疑似虐待的情况下，文件记录清晰、客观和完整是至关重要的？

性虐待创伤

性虐待造成的创伤可能是生理上或心理上的。性虐待可能包括阴道交、肛交、口交或猥亵（爱抚、自慰或暴露）。一半以上的受害者在初次受害时年龄小于 12 岁[65]。提示存在性虐待可能的生理特征如下：

- 12 岁及以下儿童怀孕或患性病；
- 排尿或排便时疼痛；
- 生殖器处触痛或有裂伤；
- 儿童生殖器处出现干涸的血迹、精液或阴毛。

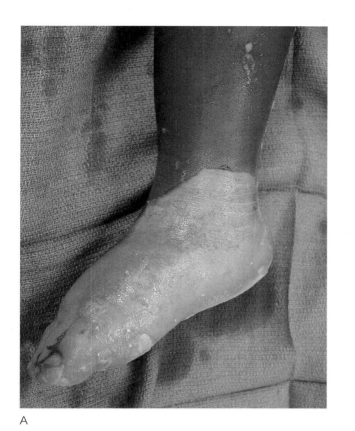

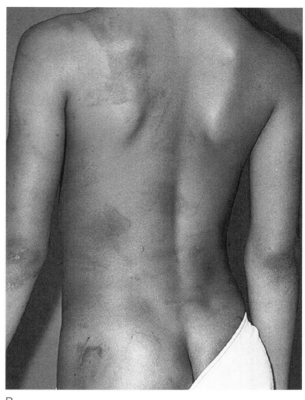

A

B

C

图 47-13 虐待儿童的皮肤表现。A. 脚部浸入热水烧伤；B. 电线造成的鞭痕和擦伤；C. 人咬伤

对遭受性虐待的儿童采取的救护措施仅限于处理对生命有威胁的创伤，并在转运过程中提供情感支持。急诊科的医师和其他人员会对这些儿童进行大量的会诊和检查。救护员应谨慎地记录患者、家庭成员或照护者所说的所有内容。所有发现都应汇报给医疗指导。绝对不能使遭受性虐待的儿童觉得自己应该对任何虐待事件负责，也不应给儿童留下"这一事件不适合讨论"的印象。如有可能，应让相同性别的救护员询问和照顾儿童。

第 8 节　有特殊需求的儿童

一些儿童先天具有或后天发展出一些有特殊需求的病症。这些儿童可能需要特殊的医疗器械来维持生命。例如，早产儿、先天性功能异常的儿童，以及患有慢性或急性肺疾病、心脏病或中枢神经系统疾病的儿童。由家人在家照顾的儿童数量已从 2001 年的 12.8% 增长到 2013 年的 15%[66]。他们中的许多人都要依赖特殊的医疗设备，如气管造口管、家用呼吸机、中心静脉导管、胃造口管和分流器（见第 51 章）。这些婴儿的父母和其他家庭成员通常擅长照顾儿童和操作这些特殊设备。他们的知识、技能和经验极有价值。处理这类儿童的紧急情况时，救护员应利用父母的技能和专业知识。

美国急诊医师学会建议为有特殊需求的儿童准备规范的接诊信息表格[67]，为救护员在家长或照护者不在场的情况下寻找关键信息提供了方便。到达现场后，救护员要索要表格。这些儿童通常也有一个"防走失背包"，内装应急期间需要的设备（如备用气管造口管、应急用药）。

> **思考**
> 在接到电话之前，EMS 机构如何安排人员照顾有特殊需求的儿童？

气管造口管

在实施了完全气管造口术的患者，气道会在气管水平绕过喉部。现代的气管造口管柔韧性强，会让患者感觉更加舒适，相关风险也比较小（图 47-14）。气管造口管可能带来的并发症包括堵塞、气体渗漏、流血、脱位和感染，这些都可能导致通气不足。气

管造口周围的流血通常发生在手术 24 小时后，在院前环境中不常见[49]。在对这些患者进行救护，无菌设备和呼吸支持是非常重要的。

> **注意**
> 位于美国密苏里州圣路易斯市的圣格伦农主教儿童医院建立了一个被称为特殊需求跟踪和意识响应（STARS）项目的系统，向当地的 EMS 机构传达有重大健康需求的儿童的需求。每个救护区都有一名 STARS 协调员。当一个新的"星号"被识别时，患者被分配一个星号。救护车协调员访问家属并收集健康信息，这些信息被输入标准化表格中并与派遣人员共享。当发生紧急情况时，家庭成员会通知调度人员孩子的星号。通过这种方式，救护员可在转运途中获得儿童的个性化的信息，这样他们就可以预期儿童需要的救护。在较小的社区，紧急救护员会安排家庭探访，在危机发生前观察儿童和他们的需求。该系统加上由儿科专家向 EMS 机构提供的培训，有助于为有特殊需求的儿童的最佳救护服务。

资料来源：STARS：Special Needs Tracking and Awareness Response. SSM Health website. https://www.ssmhealth.com/for-health-professionals/stars-for-special-needs-kids.Accessed April 6, 2018.

处理方法

气管造口管可能堵塞或移位。在这种情况下，救护员应首先尝试使用袋罩装置进行通气。如果气道不通，则抽吸导管。如果两次尝试均失败，则必

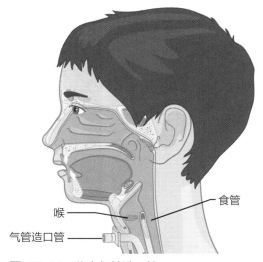

喉

食管

气管造口管

图 47-14　儿童气管造口管

须按照第 15 章和第 51 章中的说明移除并重新插入气管造口管。如果没有替代气管造口管可用，医学指导可能会建议气管造口管替换为气管导管。大多数患者在任何时候都备有替代气管造口管。

注意

网上有很多演示替换气管造口管过程的视频。救护员必须熟悉这一操作，并做好必要时立即实施的准备。因为这是一种不常使用的技能，所以定期复查是明智之举。

家用呼吸机

当儿童需要辅助呼吸时，可能需要戴上机械呼吸机，以模拟膈肌和胸廓的运动。家用呼吸机的种类取决于患者的需要。呼吸机按照功能分类。这种分类基于在呼吸循环的不同阶段呼吸机传输的空气量和施加的压力量。机器故障和警报的功能异常、气道阻塞和呼吸窘迫都会导致并发症（表 47-13）。

表 47-13 家用呼吸机并发症	
并发症	**可能引起并发症的原因**
气道阻塞	支气管痉挛、黏液或分泌物、气管造口或气管插管故障、患者咳嗽、恐惧、焦虑
气压伤	正压通气气压或流量过大
气胸	压力过大
肺不张	黏液堵塞、吸痰不畅、右主干插管
心血管损伤	胸内正压压迫肺循环引起的静脉回流减少
胃肠道并发症	吞咽空气、胃肠道出血、胃胀
气管损伤	气管气囊压力
呼吸道感染（肺炎、气管炎）	绕过上呼吸道自然防御系统，无菌技术差

资料来源：Mahmood NA, Chaudry FA, Azam H, et al. Frequency of hypoxic events in patients on a mechanical ventilator. *Int J Crit Illn Inj Sci*.2013；3（2）：124–129.

处理方法

由于人工呼吸机种类繁多，救护员绝对不要自行寻找呼吸器故障来源，也不应改变呼吸机的参数设定。救护员应将儿童从呼吸机中取出，并

手动给患者通气，直到问题解决。如果有合适的儿童运输呼吸机，应在转运过程中使用。

中心静脉导管

一些慢性病患者需要长时间和频繁地进行静脉输液治疗。通过专门的血管通路装置可以实现这种通路。这些设备经常出现在家中接受照护的儿童和成人患者的院前环境中。血管通路设备包括外科植入的药物递送设备（如 A 型导管）、外周血管通路设备（如外周插入的中心导管、内导管）和中心静脉通路设备（见第 14、第 51 章）。血管通路装置可能引起的并发症包括管线破裂、空气栓塞、出血、阻塞和局部感染。使用血管通路设备的患者通常患有癌症或获得性免疫缺陷综合征等严重疾病。这些疾病的存在可能使与中心静脉管线相关急症的评估和治疗复杂化。

胃管和胃造口管

胃管（图 47-15）是一种临时措施，为不能吞咽或吸收营养物质的患者提供液体喂养（通常用于喂养早产儿）。这些导管通过鼻或口腔插入胃中，会刺激鼻腔和黏膜，主要是短期使用。

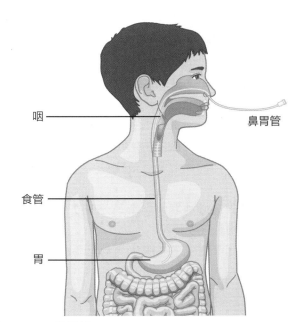

咽

鼻胃管

食管

胃

图 47-15　鼻胃管

胃造口管（图 47-16）为通常不能通过口腔进食的患者提供了永久的胃喂养途径。胃造口管通过手术植入胃内，通常可见于腹部左上象限。开口

（气孔）有一个灵活的硅胶"按钮"（上面盖着一个保护帽）。气孔允许有规律的进食（见第 51 章）。

注意

可能需要胃造口管的情况：

- 口腔、食管、胃或肠道的先天性缺陷；
- 吸吮和吞咽障碍，通常与早产、脑损伤、发育迟缓或某些神经肌肉状况（如严重的脑性瘫痪）有关；
- 发育停滞；
- 服药极度困难；
- 面部损伤或烧伤。

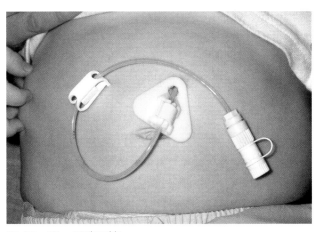

图 47-16　胃造口管

总结

- 美国儿童紧急医疗服务（EMSC）项目的目的是提高为急性患病或受伤儿童提供的紧急医疗服务。该项目提出，有效的儿童紧急医疗服务系统应具备 12 个要素。
- 儿童有独特的解剖学、生理学和心理学特征，这些特征会随着他们的生长发育不断变化。
- 儿童的呼吸道比成年人更窄、更不稳定，这增加了呼吸道发生阻塞、损伤和炎症的风险。
- 评估儿童的原则与评估成人患者类似，但应用的医疗设备有所不同。
- 不同年龄段儿童高发疾病也不同。
- 初步评估开始于救护员对患者的总体印象。儿童的父母或监护人也应参与初步评估。儿科评估的 3 个要点是外观、呼吸情况和血液循环。
- 救护员必须能够识别和分辨呼吸困难、呼吸衰竭和呼吸骤停。
- 上呼吸道或下呼吸道异物阻塞的情况通常发生在 3 岁以下幼儿中。阻塞可能是部分的，也可能是完全的。
- 哮吼是一种常见的上呼吸道病毒感染引起疾病。患者通常在 6 个月到 3 岁。症状的起因是声门下区域出现炎症。
- 会厌炎是细菌感染造成的会厌炎症，可迅速发展、威及生命。它使会厌和声门上结构肿胀。它属于急症，需要迅速、专业的呼吸道管理。
- 细菌性气管炎是上呼吸道或气管的感染。患者通常为 6 岁以下儿童。
- 哮喘是儿童的常见病，是由自主神经功能障碍或过敏物质暴露引起的炎症、支气管收缩和黏液分泌物阻塞下呼吸道。
- 细支气管炎是由呼吸道合胞病毒感染下呼吸道引起的一种病毒性疾病。通常影响 2 岁以下的孩子。
- 肺炎是指肺部（累及肺泡）的急性感染。
- 百日咳是一种由百日咳鲍特菌引起的呼吸道感染。患者剧烈咳嗽，吸气时伴有标志性"呜呜"声。百日咳可能持续 1~2 个月，并发症包括肺炎。
- 评估、救护休克患儿时应记住儿童的一些特殊之处，包括循环血容量、体表面积和体温过低、心力储备和生命体征。直到代偿机制失效之前，休克患儿都可能表现得正常、稳定。代偿机制失效时，休克会迅速发生，并带来严重后果。
- 儿童心律失常通常是缺氧、酸中毒、低血压或结构性心脏病引起的。
- 复苏后稳定的目标包括维持脑功能，维持血氧饱和度，支持通气和灌注，避免继发器官损伤，寻找并纠正病因，将患者送至合适的医疗机构。

- 脑膜炎是软脑膜感染而发生炎症，可能导致听觉或视力受损、神经系统功能障碍和死亡。
- 成年人和儿童患癫痫的最常见病因包括未遵守治癫痫的药物方案、头部创伤、颅内感染、代谢紊乱和中毒。儿童新发癫痫最常见的原因是发热。
- 如儿童意识水平发生变化，但原因不明，则可能是由于低血糖或高血糖。即使儿童无糖尿病史，也应考虑病因是否为糖尿病。
- 儿童常见的血液病包括镰状细胞贫血、凝血障碍、白血病白细胞减少、淋巴瘤及其他疾病。
- 儿童胃肠道疾病可能引发呕吐和出血，导致严重后果，包括危及生命的脱水及死亡。
- 被感染的儿童可能有许多不同的体征和症状。这些症状取决于感染的来源和程度，以及患者暴露于病原体的时间。
- 美国很多中毒事件中都有儿童，中毒的体征和症状各有不同，这取决于有毒物质的种类和暴露的时间。
- 钝性伤和穿透伤是儿童受伤和死亡的主要原因。颅脑损伤是导致昏迷的儿科患者死亡的最常见原因。及早发现并积极救治脑损伤可以减少发病率和死亡率。
- 由于胸壁有柔韧性，发生严重的胸内创伤时可能并没有外伤体征。腹部最常受伤的器官有肝、肾和脾。与成年人相比，肢体伤在儿童中更常见。
- 婴儿猝死综合征是美国 1 岁以下儿童死亡的主要原因。该综合征是指看起来健康的婴儿突然死亡，且无法从其病史和尸检中找到原因。
- 儿童虐待和忽视是指儿童遭受父母、监护人或其他照护者的虐待。虐待的形式包括身体伤害、性剥削、施加情绪上的痛苦和忽视。
- 一些婴幼儿先天具有或后天发展出一些有特殊需求的病症。通常，这些患儿在家中由家人照顾。他们中的许多人都要依赖特殊的医疗设备，如气管造口管、家庭呼吸机、中心静脉导管、胃造口管和分流器等。这类儿童出现急症可能与气道阻塞、肺不张或呼吸道感染有关。

参考文献

[1] Page D. EMS interventions and pediatric outcomes: studies examine outcomes of EMS response and treatment. JEMS website. http://www.jems.com/articles/print/volume-36/issue-10/patient-care/ems-interventions-pediatric-outcomes. html. Published September 30, 2011. Accessed May 22, 2018.

[2] Durch J, Lohr K, eds. *The Institute of Medicine Report, EMSC Report Summary*. Washington, DC: National Academy Press; 1993: 5.

[3] National Center for Education in Maternal and Child Health. *Emergency Medical Services for Children: A Report to the Nation*. Washington, DC: National Center for Education in Maternal and Child Health; 1991.

[4] American Heart Association. *Pediatric Advanced Life Support*. Dallas, TX: American Heart Association; 2016.

[5] de Caen AR, Maconochie IK, Aickin R, et al.; Pediatric Basic Life Support and Pediatric Advanced Life Support Chapter Collaborators. Part 6: pediatric basic life support and pediatric advanced life support: 2015 International Consensus on Cardiopulmonary Resuscitation and Emergency Cardiovascular Care Science With Treatment Recommendations. *Circulation*. 2015; 132（suppl 1）: S177-S203.

[6] Hannon M, Mannix R, Dorney K, et al. Pediatric cervical spine injury evaluation after blunt trauma: a clinical decision analysis. *Ann Emerg Med*. 2014; 65（3）: 239-247.

[7] Schafermeyer R, Tenenbein M, Macias CG, Sharieff GQ, Yamamoto LG. *Strange and Schafermeyer's Pediatric Emergency Medicine*. 4th ed. New York, NY: McGraw-Hill; 2015.

[8] Fuchs S, Klein BL, eds. *Pediatric Education for Prehospital Professionals*. Revised 3rd ed. Burlington, MA: Jones & Bartlett Learning; 2016: 6.

[9] Fuchs S. The special needs of children. In: Brice J, Delbridge TR, Myers JB, eds. *Emergency Services: Clinical Practice and Systems Oversight*. 2nd ed. West Sussex, England: John Wiley & Sons; 2015: 381-385.

[10] National Association of State EMS Officials. National Model EMS Clinical Guidelines, Version 2.0. https://www.nasemso.org/documents/National-Model-EMS-Clinical-Guidelines-Version2-Sept2017.pdf. Published September 2017. Accessed May 15, 2018.

[11] Bernius M, Thibodeau B, Jones A, et al. Prevention of pediatric drug calculation errors by prehospital care providers. *Prehosp Emerg Care*. 2008; 12（4）: 486-494.

［12］Hoyle JD Jr, Crowe RP, Bentley MA, et al. Pediatric prehospital medication dosing errors: a national survey of paramedics. *Prehosp Emerg Care*. 2017; 21（2）: 185–191.

［13］Hoyle JD Jr, Davis AT, Putman KK, et al. Medication dosing errors in pediatric patients treated by emergency medical services. *Prehosp Emerg Care*. 2012; 16: 59–66.

［14］Vilke GM, Tornabene SV, Stepanski B, et al. Paramedic self-reported medication errors. *Prehosp Emerg Care*. 2007; 11（1）: 80–84.

［15］Ruiz FE. Airway foreign bodies in children. UpToDate website. https://www.uptodate.com/contents/airway-foreign-bodies-in-children#H2. Updated May 31, 2017. Accessed May 15, 2018.

［16］Defendi GL. Croup treatment and management. Medscape website. https://emedicine.medscape.com/article/962972-treatment. Updated November 14, 2017. Accessed May 23, 2018.

［17］Owusu-Ansah S. Emergent management of pediatric epiglottitis. Medscape website. https://emedicine.medscape.com/article/801369-overview. Updated August 17, 2017. Accessed May 15, 2018.

［18］National Center for Immunization and Respiratory Diseases. Epidemiology and prevention of vaccine-preventable diseases: *Haemophilus influenzae* type b. Centers for Disease Control and Prevention website. https://www.cdc.gov/vaccines/pubs/pinkbook/hib.html. Updated September 29, 2015. Accessed May 15, 2018.

［19］Kliegman R, Stanton B, St. Geme JW, et al. *Nelson Textbook of Pediatrics*. 20th ed. Philadelphia, PA: Elsevier; 2016.

［20］National Center for Environmental Health. *Most recent asthma data*. Centers for Disease Control and Prevention website. https://www.cdc.gov/asthma/most_recent_data.htm. Updated February 13, 2018. Accessed May 15, 2018.

［21］*Childhood asthma*. American Academy of Allergy, Asthma, and Immunology website. https://www.aaaai.org/conditions-and-treatments/conditions-a-to-z-search/Childhood-（pediatric）-Asthma. Accessed May 15, 2018.

［22］Knapp B, Wood C. The prehospital administration of intravenous methylprednisolone lowers hospital admission rates for moderate to severe asthma. *Prehosp Emerg Care*. 2003; 7（4）: 423–426.

［23］National Center for Immunization and Respiratory Diseases, Division of Bacterial Diseases. Pertussis（whooping cough）: clinical complications. Centers for Disease Control and Prevention website. https://www.cdc.gov/pertussis/clinical/complications.html. Updated August 7, 2017. Accessed May 23, 2018.

［24］Thibodeau GA, Patton KT. *Anatomy and Physiology*. 8th ed. St. Louis, MO: Mosby Elsevier; 2013.

［25］Hazinski MF. *Nursing Care of the Critically Ill Child*. 3rd ed. St. Louis, MO: Elsevier; 2013.

［26］Revell M, Greaves I, Porter K. Endpoints for fluid resuscitation in hemorrhagic shock. *J Trauma Acute Care Surg*. 2003; 54（5）: S63–S67.

［27］Hawnwan PM. Evidence-based EMS: permissive hypotension in trauma. EMS World website. https://www.emsworld.com/article/12163910/evidence-based-ems-permissive-hypotension-in-trauma. Published January 29, 2016. Accessed May 15, 2017.

［28］Tosounidis TH, Giannoudis PV. Paediatric trauma resuscitation: an update. *Eur J Trauma Emerg Surg*. 2016; 42: 297–301.

［29］McBride ME, Marino BS, Webster G, et al. Amiodarone versus lidocaine for pediatric cardiac arrest due to ventricular arrhythmias: a systematic review. *Pediatr Crit Care Med*. 2017; 18（2）: 183–189.

［30］Tress EE, Kochanek PM, Saladino RA, Manole MD. Cardiac arrest in children. *J Emerg Trauma Shock*. 2010; 3（3）: 267–272.

［31］American College of Surgeons Committee on Trauma, American College of Emergency Physicians Pediatric Emergency Medicine Committee, National Association of EMS Physicians, et al. Withholding or termination of resuscitation in pediatric out-of-hospital traumatic cardiopulmonary arrest. *Pediatrics*. 2014; 133（4）: 504–515.

［32］National Center for Immunization and Respiratory Diseases. Bacterial meningitis. Centers for Disease Control and Prevention website. https://www.cdc.gov/meningitis/bacterial.html. Updated January 25, 2017. Accessed May 15, 2018.

［33］National Center for Immunization and Respiratory Diseases. Meningococcal disease: technical and clinical information. Centers for Disease Control and Prevention website. https://www.cdc.gov/meningococcal/clinical-info.html. Updated July 6, 2017. Accessed May 15, 2018.

［34］Facts and stats. Hydrocephalus Association website. https://www.hydroassoc.org/about-us/newsroom/facts-and-stats-2/. Accessed May 15, 2018.

［35］Freeman WD. Management of intracranial pressure. *Continuum（Minneap Minn）*. 2015 Oct; 21（5 Neurocritical Care）: 1299–1323.

［36］Dulebohn SC, Mesfin FB. Ventriculoperitoneal shunt. In: StatPearls [Internet]. https://www.ncbi.nlm.nih.gov/books/NBK459351/. Updated March 4, 2018. Accessed May 15, 2018.

［37］Kappy MS, Allen DB, Geffner ME. *Pediatric Practice: Endocrinology*. 2nd ed. New York, NY: McGraw-Hill; 2014.

［38］US Diabetes Surveillance System. National diabetes statistics report, 2017. CDC Publication CS279910-A. Centers for Disease Control and Prevention website. https://www.cdc.gov/diabetes/pdfs/data/statistics/national-diabetes-statistics-report.pdf. Accessed May 15, 2018.

［39］Haymond MW. Treatment and complications of diabetic ketoacidosis in children and adolescents. UpToDate website. https://www.uptodate.com/contents/treatment-and-complications-of-diabetic-ketoacidosis-in-children-and-adolescents.

Updated January 24, 2017. Accessed May 15, 2018.

[40] Long B, Koyfman A. Emergency medicine myths: cerebral edema in pediatric diabetic ketoacidosis and intravenous fluids. *J Emerg Med.* 2017; 53 (2): 212–221.

[41] Neutze D, Roque J. Clinical evaluation of bleeding and bruising in primary care. *Am Fam Physician.* 2016; 15 (93): 279–286.

[42] Poison statistics: national data 2016. National Capital Poison Center website. https://www.poison.org/poison–statistics–national. Accessed May 15, 2018.

[43] National Safety Council. *Injury Facts.* Itasca, IL: National Safety Council; 2017.

[44] Centers for Disease Control and Prevention, National Center for Injury Prevention and Control, Division of Unintentional Injury Prevention. Unintentional drowning: get the facts. Centers for Disease Control and Prevention website. https://www.cdc.gov/homeandrecreationalsafety/water–safety/waterinjuries–factsheet. html. Updated April 28, 2016. Accessed May 15, 2018.

[45] Sheehan B, Nigrovic LE, Dayan PS, Kuppermann N, et al. Informing the design of clinical decision support services for evaluation of children with minor blunt head trauma in the emergency department: a sociotechnical analysis. *J Biomed Informatics.* 2013; 46 (5): 905–913.

[46] Centers for Disease Control and Prevention, National Center for Injury Prevention and Control, Division of Unintentional Injury Prevention. Protect the ones you love: child injuries are preventable; burn prevention. Centers for Disease Control and Prevention website. Updated April 28, 2016. Accessed May 23, 2018.

[47] Pediatric burn fact sheet. Burn Foundation website. http://www.burnfoundation.org/programs/resource.cfm?c=1&a=12.Accessed May 15, 2018.

[48] Miller MD, Thompson SR. *Miller's Review of Orthopaedics.* 7th ed. St. Louis, MO: Elsevier; 2015: 655–705.

[49] Marx J, Hockberger R, Walls R. *Rosen's Emergency Medicine: Concepts and Clinical Practice.* 8th ed. St. Louis, MO: Elsevier; 2014.

[50] Lonie S, Prassas G. Anaesthetic management for burns in children. *JSM Burns Trauma.* 2017; 2 (3): 1022.

[51] Leonard J. Cervical spine injury. *Pediatr Clin N Am.* 2013; 60: 1123–1137.

[52] *Part 12: Pediatric Advanced Life Support: Web-Based Integrated 2010 and 2015 American Heart Association Guidelines for Cardiopulmonary Resuscitation and Emergency Cardiovascular Care.* American Heart Association website. https://eccguidelines. heart.org/wp-content/themes/eccstaging/dompdf–master/pdffiles/part–12–pediatric–advanced–life–support.pdf. Accessed May 15, 2018.

[53] Park JW, Piknova B, Nghiem K, et al. Inhibitory effect of nitrite on coagulation processes demonstrated by thrombelastography. *Nitric Oxide.* 2014; 40: 45–51.

[54] Brain Trauma Foundation. *Guidelines for the Management of Severe Traumatic Brain Injury.* 4th ed. Brain Trauma Foundation: New York, NY; 2016.

[55] National Association of Emergency Medical Technicians. *PHTLS: Prehospital Trauma Life Support.* 8th ed. Burlington, MA: Jones & Bartlett Learning; 2014.

[56] Division of Reproductive Health, National Center for Chronic Disease Prevention and Health Promotion. Sudden unexpected infant death and sudden infant death syndrome. Centers for Disease Control and Prevention website. https://www.cdc.gov/sids/index.htm. Updated January 10, 2018. Accessed May 15, 2018.

[57] Giardino AP, Lyn MA. *A Practical Guide to the Evaluation of Child Physical Abuse and Neglect.* 2nd ed. New York, NY: Springer; 2010.

[58] Smith MP, Kaji A, Young KD, et al. Presentation and survival of prehospital apparent sudden infant death syndrome. *Prehosp Emerg Care.* 2005; 9 (2): 181–185.

[59] Department of Health and Human Services. *Child Maltreatment 2016.* Washington, DC: Department of Health and Human Services; 2016.

[60] Child Welfare Information Gateway. *Mandatory Reporters of Child Abuse and Neglect.* Washington, DC: US Department of Health and Human Services, Children's Bureau; 2016.

[61] National Center for Injury Prevention and Control, Division of Unintentional Injury Prevention. Violence prevention: child abuse and neglect: risk and protective factors. Centers for Disease Control and Prevention website. https://www.cdc.gov/violenceprevention/childmaltreatment/riskprotectivefactors.html. Updated April 18, 2017. Accessed May 15, 2018.

[62] *Indications of child abuse and maltreatment.* Childabuse. com website. www.childabuse.com/help.htm. Accessed May 15, 2010.

[63] Colbourne M. Abusive head trauma: evolution of a diagnosis. *BC Med J.* 2015; 57 (8): 331–335.

[64] Kondolot M, Yağmur F, Yıkılmaz A, Turan C, Öztop DB, Oral R. A life–threatening presentation of child physical abuse: jejunal perforation. *Pediatr Emerg Care.* 2011 Nov; 27 (11): 1075–1077.

[65] Scope of the problem: statistics. RAINN website. https://www.rainn.org/statistics/scope–problem. Accessed May 15, 2018.

[66] Cone D, Brice JH, Delbridge TR, Myers B. *Emergency Medical Services: Clinical Practice and Systems Oversight.* 2nd ed. Hoboken, NJ: Wiley; 2015: 397–400.

[67] American College of Emergency Physicians. Policy statement: emergency form for children with special health care needs. *Ann Emerg Med.* 2010; 56: 4.

推荐书目

Berdan EA. Sato TT. Pediatric airway and esophageal foreign bodies. *Surg Clin North Am*. 2017; 97（1）: 85–91.

Committee on Pediatric Emergency Medicine, Council on Injury, Violence, and Poison Prevention, Section on Critical Care, et al. Management of pediatric trauma. *Pediatrics*. 2016; 138（2）: e20161569.

Giardino AP. Physical child abuse. Medscape website. https://emedicine.medscape.com/article/915664–overview. Updated April 24, 2017. Accessed May 15, 2018.

Lynne EG, Gifford EJ, Evans KE, et al. Barriers to reporting child maltreatment: do emergency medical services professionals fully understand their role as mandatory reporters? *N C Med J*. 2015; 76（1）: 13–18.

Marshall M. *Barriers to Asthma Education and Management Among Pediatric Respiratory Care Practitioners* [dissertation]. Capella University, ProQuest Dissertations Publishing; 2017: 10254567.

Sandhu N, Eppich W, Mikrogianakis A, et al. Postresuscitation debriefing in the pediatric emergency department: a national needs assessment. *Can J Emerg Med*. 2014; 16（5）: 383–392.

Silverman EC, Sporer KA, Lemieux JM, et al. Prehospital care for the adult and pediatric seizure patient: current evidence–based recommendations. *West J Emerg Med*. 2017; 18（3）: 419–436.

Tiyyagura GK, Gawel M, Alphonso A, et al. Barriers and facilitators to recognition and reporting of child abuse by prehospital providers. *Prehosp Emerg Care*. 2017; 21（1）: 46–53.

Walsh EE. Respiratory syncytial virus infection. *Clin Chest Med*. 2017; 38（1）: 29–36.

Zanello E, Calugi S, Sanders LM, et al. Care coordination for children with special health care needs: a cohort study. *Ital J Pediatr*. 2017; 43: 18.

（孙岩峰，宋慧娜，高相楠，高辉，译）

第 48 章

老年医学

美国 EMS 标准教育技能

特殊患者群体

将评估结果与病理生理学和社会心理学知识结合，形成现场印象，为患者制订、实施全面的治疗 / 处置计划。

老年病学

年龄相关变化对评估和救护的影响

与衰老相关的变化，衰老相关的社会心理问题，以及主要或常见老年疾病和 / 或急症的评估和治疗方案调整

- 心血管系统疾病
- 呼吸系统疾病
- 神经系统疾病
- 内分泌系统疾病
- 阿尔茨海默病
- 痴呆症
- 老年人的液体复苏

与衰老相关的正常和异常生理变化、药物代谢动力学变化、衰老的社会心理和经济问题、多重用药、主要或常见老年疾病和 / 或急症的治疗和治疗方案调整

- 心血管系统疾病
- 呼吸系统疾病
- 神经系统疾病
- 内分泌系统疾病
- 阿尔茨海默病
- 痴呆症
- 液体复苏的老年人
- 带状疱疹（见第 27 章）
- 炎症性关节炎

学习目标

完成本章学习后，紧急救护员能够：

1. 解释衰老过程的生理学变化，对主要身体系统和人体稳态的影响；
2. 描述评估老年患者的基本原则；
3. 描述某些影响老年患者的特定疾病的病理生理学、评估和治疗；
4. 识别老年患者感觉功能缺失问题；
5. 讨论药物滥用和饮酒对老年人的影响；
6. 识别会导致老年患者出现与环境有关急症的因素；
7. 讨论院前对老人抑郁和自杀的评估和治疗；
8. 描述老年人创伤的流行病学、评估和治疗；
9. 描述虐待老人的表现。

关键词

药物不良事件：药物治疗过程中发生的不良医学事件。

阿尔茨海默病：以思维混乱、记忆障碍、定向力丧失、语言障碍及执行功能障碍为特征的疾病。

胆道疾病：由胆汁组分、胆道解剖结构或功能异常引起的肝胆疾病。

白内障：由眼球晶状体蛋白变性引起的晶状体混浊。

脑萎缩：脑组织体积随着年龄增长而缩小。

虚构症：一种记忆障碍，患者虚构事实以填补某一段记忆的缺失。

控便：控制膀胱与肠道功能的能力。

谵妄：急性起病，表现为对时间和地点的定向障碍，通常伴随有错觉和幻觉。

痴呆症：进行性认知功能减退，患者通常无法学习新事物或回忆最近发生的事件。

虐待老人：对老人施加暴力、人身伤害、心灵创伤、不合理的囚禁，或是监护人故意剥夺该老年人必需的以维持身心健康的服务。

粪便嵌塞：粪便在肠道停留过久、水分过度吸收，形成坚硬的粪团引起排便困难。

衰弱：一种生理症状，表现为体力下降、应激反应降低，源于多种生理系统功能日积月累地下降，会导致患者易发生不良结果。

老年学：一门研究衰老相关问题的学科。

青光眼：眼压异常升高而导致的视功能障碍。

甲状腺功能亢进：甲状腺激素合成和分泌过多引起的甲状腺毒性症状。

甲状腺功能减退：甲状腺激素合成和分泌减少，导致基础代谢和交感神经兴奋性减弱的一组疾病。

失禁：失去控制膀胱与肠道的功能。

脊柱后凸：脊柱畸形，表现为从侧面看脊柱的某一部分向后偏离中线。

路易体病痴呆：由 α- 突触核蛋白在大脑中异常沉积引起的痴呆。

器质性脑功能障碍：主要由生理功能障碍引起的认知异常。

骨关节炎：一种退行性病变，由软骨退变、关节磨损引起。

骨质疏松：一种骨密度和骨质量降低的疾病，常见于绝经后妇女。

帕金森病：由大脑基底核内神经元退化或（原因不明的）损伤导致的脑功能障碍。

帕金森病痴呆：帕金森病发展为痴呆症。

多重用药：一名患者同时使用多种药物进行治疗。

压疮：由于局部组织长时间受压，血液循环障碍，局部持续缺血、缺氧、营养不良而导致的软组织溃烂和坏死的病理现象。

视网膜病变：一非炎症眼部疾病，常由糖尿病、高血压、动脉粥样硬化引起。

耳鸣：无外界声音刺激的情况下，主观听到持续声响的症状。

血管性痴呆：由大脑血液循环受阻或减少而导致的认知功能减退。

随着美国社会"老龄化"，可以预见到，老年人的医疗卫生需求也将持续增大，其中就包括紧急医疗服务。到 2030 年，大约 25% 的美国人会进入 65 岁以上人群，他们会占各类救护车服务人群的 49%[1]*。本章将讨论衰老过程中解剖结构变化和生理变化，对老年患者进行评估和治疗时需要特别注意的事项，以及可能由正常衰老或慢性疾病引起的常见急症。*

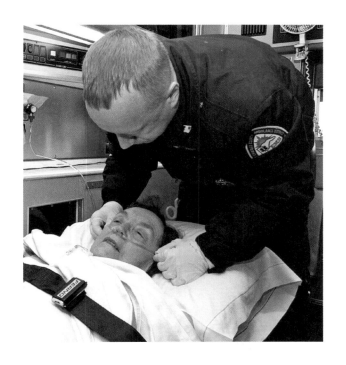

第1节 人口统计学、流行病学和社会问题

2015年，超过4700万美国人（占美国人口的14.5%）年龄在65岁或以上[2]。这一数字正在迅速增长，预计到2060年将达到9800万[2]。到2050年，预计9280万名美国人将参加医疗保险[3]。这种快速增长带来了许多挑战。社会需要提供高质量、具有成本效益的保健服务，支持老年人日益增加的保健需求和生活费用。为了满足这一老龄化人口的需求，社会必须做到以下几点[4]：

- 公众必须更好地了解老年人的需求，因为照顾老年人往往成为家人和朋友的责任；
- 必须对现有的和新的卫生保健专业人员进行关于老龄化人口特殊需要的教育；
- 美国人口老龄化发展要求继续加大对影响老年人及其家庭的慢性疾病的研究力度；
- 卫生保健专业人员需要改革卫生保健的融资、提供和管理，以适应老年人口中慢性疾病占主导地位的情况；
- 卫生保健专业人员必须为日益增长的老龄化人口的长期护理需求制定解决方案。这些解决办法必须满足老年人及其家庭的情感和经济需要，还必须解决长期护理对美国经济的影响。

在照顾老年人口时需要考虑的其他关键问题还包括法律问题，如预先指示、永久授权书、不予复苏指令和生命维持治疗医嘱。在照顾老年人时，自主权和自主决定的伦理原则也常常发挥作用（见第6章）。在照顾老年人时，实践以人为本的照顾是关键。美国老年医学会将以人为中心的护理定义为："提供尊重并响应患者个体偏好、需求和价值观的护理，并确保患者价值观指导所有临床决策。"[5]

对美国EMS数据的研究表明，40%的成年人EMS响应是针对老年人的[6]。在这一人群中，最常见的主诉为晕厥、心脏停搏或心律失常、卒中和休克。老年人口需要大量的EMS技能和资源来满足他们的需求。据报道，65岁或65岁以上的成年人在之前的应急响应后30天内再次要求EMS转运者占比高达17%[7]。EMS调度报告显示，与再次转运可能性增加相关的主诉有精神问题、背痛、呼吸问题、糖尿病相关问题和跌倒。

第2节 生活环境和转诊来源

很多美国的老年人喜欢独居生活。他们能享受这种生活方式，是因为有配偶或家人的支持，再加上家庭保健计划。其他老年人则在护理机构、辅助生活机构、养老院享受非独居生活。无论是在什么生活环境中，老年人经常会受到帮助。向他们提供帮助的有地区、州和联邦的相关计划及其他有相关资源的机构（框48-1）。救护员需要熟悉社区向老人提供的援助计划。

框48-1 一些向老年病患提供支持与援助的项目

- 社区服务
- 家庭保健服务
- 临终关怀项目
- 家庭服务
- 机构服务
- 老年综合活动中心
- 营养服务
- 宗教服务及牧区公共服务
- 州咨询委员会
- 州及联邦老年组织
- 志愿者组织

第3节 人体衰老的生理变化

老年学是一门研究衰老相关问题的学科。衰老的速度因人而异，而且同一个人的各器官系统衰老的速度也不同。然而，在某些方面，所有人的人体功能都会随衰老而发生可预见的衰退。一般来说，人过了 30 岁以后，这些生理变化会以每 10 年 5%~10% 的速率发生[8]。衰老会影响所有的身体系统。然而，衰老对老年人器官系统的影响主要发生在呼吸系统、心血管系统、肾脏、神经系统及肌肉骨骼系统（表 48-1）。

思考

想一下您身边 60 多岁、70 多岁或 80 多岁的家人和朋友。随着年龄的增长，他们有哪些与年龄相关的变化？

注意

衰弱是一种生理症状，表现为体力下降、应激反应降低，源于多个生理系统功能日积月累地下降，会导致患者易发生不良结果。这一概念将衰弱与衰老带来的生理障碍区分开来。

衰弱的特点包括体力活动不足、肌肉无力、行动迟缓、疲劳或耐力差及体重无意识地减轻。大部分衰弱的老人是女性（部分原因在于女性寿命长于男性），年龄在 80 岁以上，并且常常需要成年子女的照顾。由于 65 岁以上人口的飞速增长，衰弱老人的数量也在逐年增加。

资料来源：Morley JE, Vellas B, van Kan GA, et al. Frailty consensus: a call to action. *J Am Med Dir Assoc.* 2013; 14（6）: 392–397; Freid LP, Tangen CM, Walston J, et al. Frailty in older adults: evidence of a phenotype. *J Gerontol A Biol Sci Med Sci.* 2001; 56（3）: M146–M156; Mauk K. *Gerontological Nursing.* 4th ed. Burlington, MA: Jones & Bartlett Learning; 2018; and Knickman JR, Snell EK. The 2030 problem: caring for aging baby boomers. *Health Serv Res.* 2002; 37（4）: 849–884.

表 48-1 衰老带来的生理变化

结 构 变 化	功 能 变 化
整体外貌	
皮肤	
失去弹性	皮肤变薄，起皱纹
胶原蛋白减少	损伤易感性增加
表皮角质形成细胞更替率的降低减缓了死细胞的脱落替换速度，黑素细胞减少 汗腺和皮肤血管减少	皮肤癌和感染风险增加，伤口修复较慢 干燥，损伤风险增加，不能适应温度变化，出汗少
心血管系统	
心肌细胞减少（包括起搏细胞），心肌细胞体积增大，动脉僵硬，血管张力下降，左心室厚度增加，弹性蛋白和胶原含量增加，左心房增大	高血压（收缩期），舒张期充盈减少，对 β 肾上腺素刺激反应减弱，较长的肌肉收缩期和舒张期，卒中或心脏病发作、心律失常的风险增加
射血分数、每搏输出量、整体收缩功能无变化	
肺部系统	
弹性减弱、呼吸肌力下降，膈肌减弱，肌肉质量减少	呼吸量下降（潮气量、补吸气量、补呼气量、用力呼气量及肺活量下降），余气量和功能余气量增加
肺顺应性降低及肺泡表面积减少	最大摄氧量减少
纤毛活性降低	感染或中毒风险增加
肺总量无变化	

续表

结 构 变 化	功 能 变 化
胃肠道	
胃酸分泌减少（1/3 的老年人）	维生素 D、锌和钙的吸收减少
肠道蠕动慢	结肠转运时间较长
味觉、嗅觉下降	食欲下降、食物中毒风险增加
食管壁硬化	吞咽困难
牙缺失，颌骨和口腔的肌肉和骨骼萎缩，无咽反射	呛咳风险增加
肝脏缩小和灌注减少	部分老年人因药物清除时间增加而产生药物中毒风险
胆囊排空率下降	胆结石的风险增加
胃肠道免疫功能减退	胃肠道感染的风险增加
中枢神经系统	
皮质细胞总量减少，大脑体积缩小和重量减轻	容易出现硬膜下血肿
脑血流量减少	认知功能减退
由于髓鞘降解，神经传导速度降低	精神运动技能变迟缓，反射时间增加导致跌倒风险
出现神经原纤维缠结、β 淀粉样斑块、自由基	阿尔茨海默病的风险
某些神经递质（乙酰胆碱、多巴胺、血清素）减少	可能的认知或运动改变，抑郁
脊髓细胞减少	运动和 / 或感觉功能减退
内分泌系统	
生长激素减少	肌肉质量下降，骨形成减少，蛋白质合成减少，组织修复减少，免疫功能减退
褪黑素减少	睡眠障碍
醛固酮减少	钠调节功能受影响
肾上腺髓质功能受损	肾上腺素分泌能力下降不足以应对压力
胰岛素分泌增加	容易发生低血糖
雌激素和孕酮的改变	更年期
视觉	
胶原纤维增厚，肌肉丢失，眼内房水及玻璃体房水流失	聚焦能力减弱，颜色和深度知觉下降，周边视觉下降；近视（远视），夜视力下降
白内障沉积	视物模糊浑浊
平衡和本体感觉	
触觉受体数量减少和结构改变	感觉和本体感觉丧失，跌倒风险增加
听觉	
听小骨退化变性，耳蜗毛细胞与听觉神经元萎缩（收缩），耳道萎缩	高频听力下降，敏锐性与音调识别能力下降，平衡感减弱

续表

结 构 变 化	功 能 变 化
肾功能	
肾萎缩，肾小球功能减退	在受到压力之前，功能通常不变；调节身体的水、钠和钾更难
肾血流量减少	因肾脏内药物及毒素发生中毒风险增加
泌尿生殖系统	
膀胱充盈能力和排尿能力下降	排尿功能障碍，包括夜尿
前列腺肥大（50% 男性）	尿潴留，感染风险增加
肌肉骨骼系统	
肌肉质量下降	肌无力
关节／肌腱断裂增加	关节炎，四肢僵硬，柔韧度降低，跌倒风险增加
骨质疏松	骨折风险增加
免疫系统	
T 细胞免疫功能减退	感染率增加

资料来源：Mauk K. *Gerontological Nursing.* 4th ed. Burlington, MA: Jones & Bartlett Learning; 2018.

呼吸系统变化

老年人的呼吸功能一般随肺组织老化而下降。肺功能的降低是由肺和胸壁顺应性改变，肺的弹性反冲力减少，以及呼吸肌力量的减弱引起[9]。随着年龄的增长，胸壁变得更加僵硬，肺的弹性反冲力也随之减小。尽管弹性损失会增加肺总量，但由于胸壁顺应性下降和呼吸肌减弱，肺总量保持不变。肺泡变平变浅，表面积减小。呼气时远端呼吸道塌陷[9]。这些变化导致残气量增加和肺活量减少。因此，到 75 岁时，肺活量可能会下降 50%[10]。

PaO_2 也会随年龄增长而缓慢下降，但 $PaCO_2$ 保持不变。30 岁时，健康人在海平面呼吸环境空气时的 PaO_2 水平约为 90 mmHg。随着年龄增加，PaO_2 值的变化可能很大。对于一位 85 岁的老年人来说，PaO_2 值可能在 63~84 mmHg 变化[10]。这些变化，加上化学感受器功能的减退，导致老年人对缺氧和高碳酸血症的通气反应减弱。

其他影响呼吸道系统的因素包括呼吸道纤毛减少、咳嗽反射减弱和呕吐反射受损。这些变化会损害机体对吸入的病菌和颗粒物质的防御能力，导致老年人更容易患传染性肺疾病，同时也让感染问题很难解决。

心血管系统变化

老年人非缺血性生理改变和动脉粥样硬化性冠状动脉疾病高发，心脏功能随年龄的增长而下降。冠状动脉疾病在老年人中非常普遍，因此很难区分单独由衰老引起的变化与那些与缺血有关的变化。然而，即使是衰老引起心血管系统的结构和生理变化也会影响心脏功能。这些变化包括在运动或压力下加快心率的能力减弱，心室顺应性降低，收缩持续时间延长，以及对儿茶酚胺刺激的反应性降低。心肌肥厚、冠状动脉疾病和血流动力学改变使老年患者在遇到意外情况时容易患心律失常、心力衰竭和心脏停搏。

心脏的电传导通路也会发生变化。当窦房结和房室结的细胞及传导系统的其他部分失去功能时，就会发生这些变化。这些生理变化经常导致心律失常，包括慢性心房颤动、病态窦性综合征和各种类型的心动过缓和心脏传导阻滞。所有这些病症都可能导致心输出量减少。

思考

哪些生活方式能延缓衰老带来的生理变化？

肾功能变化

在人衰老的过程中，肾脏的结构和功能会发生变化。例如，从20岁开始，肾血流量每10年平均减少10%[9]。肾血流的减少与肾小球滤过率成比例下降相关[9]。肾脏质量从30岁时的150~200 g减少到90岁时的110~150 g。肾功能持续减退使老年患者因外伤、梗阻、感染和血管阻塞而发生肾功能衰竭的风险增大。

随着患者年龄的增长，肾脏的浓缩能力、钠的保留、游离水的清除（利尿）、肾小球滤过率和肾血流量均显著下降。肝脏血流减少，影响了肝脏代谢的有效性。肾功能和肝功能减退及肌肉和机体水分的损失使老年患者更容易出现电解质紊乱。它们也使老年患者更有可能遇到药物方面的问题。

老年人的药物不良事件

药物不良事件包括药物反应和相互作用，是老年人入院治疗的一大常见原因，也是致病致死的一大重要原因。即使排除、不遵医嘱用药、过量用药、滥用药物、治疗失败和潜在的药物不良事件，美国住院患者中严重药品不良事件发生率高达10%[11]。研究表明，导致患者入院或在医院内发生的超过80%的药物不良事件都与用药剂量有关。因而，很多药物不良事件是可预料的，其中一部分是可以避免的。针对心血管疾病用药，除了利尿药外，镇痛药、降血糖药和抗凝血药也是可预防类药物不良事件中最常见的几种药物类别。最常见的几种药物不良事件有胃肠道疾病、心血管事物、代谢和内分泌相关并发症。最常见的几种可预防的药物不良事件包括电解质或肾脏相关、胃肠道相关、出血相关、代谢或内分泌相关和神经精神病学相关的事件[12]。

救护员在给老年人用药时，要认识到需要减少特定药物（如咪达唑仑）的剂量，有时需要减少50%。其他药物（如氢吗啡酮）在老年人中应谨慎使用，因为这些药物可能会引起不良反应[13]。

你知道吗

比尔斯标准

在1993年，一个叫默克·H.比尔斯的老年病学家为药剂师和医师拟写了一份国家指导方针和参考指南，以优化对老人的用药。这份指南就是比尔斯标准。比尔斯标准包括几个表，其中确定了老年患者应避免或在规定剂量和时间范围内使用的个别药物或药物类别。这份清单可帮助临床医师避免开具可能导致老年人跌倒或精神错乱等并发症的药物。应用比尔斯标准来识别潜在不适当用药有助于医师和药剂师来计划干预治疗措施，降低药品相关成本和总成本，最大限度地减少用药问题。

资料来源：American Geriatrics Society 2015 updated Beers criteria for potentially inappropriate medication use in older adults. *J Am Geriatr Soc.* 2015; 63（11）; 2227-2246.

神经系统变化

尽管曾经有很长一段时间，医学界一直误认为老年患者的精神障碍完全是由衰老引起的。但现在众所周知的是，智力功能是选择性退化的，并且有可能是源于各种器质性改变[14]。例如，从大概55岁开始起，特定皮层区域的神经元总数会逐渐减少，因此到了70岁，大脑质量会减少11%[9]。这些因素，以及脑血流量减少和特定神经递质位置、数量的变化，可能导致了神经中枢系统的变化。周围神经系统内的神经传导速率也会随着衰老而下降，进而可能导致运动神经和本体感觉变化、反应和运动反应迟缓。患者神经系统的其他变化会导致视力和听力的下降，以及睡眠规律变化。

会影响精神功能的毒性因子和代谢因素包括用药（如抗胆碱能药、抗高血压药、抗心律失常药和镇痛药），电解质紊乱，低血糖，酸中毒，碱中毒，缺氧，肝、肾和肺衰竭，肺炎，心力衰竭，心律失常，感染，良性或恶性肿瘤。

骨骼肌肉系统变化

随着年龄的增长，肌肉萎缩，肌肉和韧带钙化，椎间盘变薄，骨质疏松。这些现象在老年患者（尤其是女性）中很常见。许多老年患者表现出一定程度的后凸（图48-1）。这些肌肉骨骼的变化会导致肌肉质量减少，身高降低5~8 cm，某些骨骼变宽和变弱，出现一种削弱活动能力和改变身体平衡的姿势。因此，跌倒很常见。

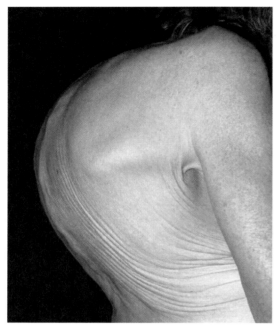

图48-1　脊柱后凸

思考

如果有一个脊柱严重后凸的患者，你需要调整哪些方面的护理来固定该患者的脊柱？

其他生理变化

其他伴随衰老发生的生理变化包括体重减轻、体脂增加、总体水减少、维持内稳态的能力下降、免疫机制功能下降、营养失调，以及听力和视力下降。

当人达到65岁，瘦体重将减少25%，而脂肪组织将增加大约35%[15]。这些变化会影响脂溶性药物的给药剂量和频率。这是因为每单位质量代谢活性组织可代谢更多的药物，药物的储存量也会变大。同样地，总体水的减少也很有可能增加体内水溶性药物的浓度。

人体通过体温调节机制维持正常体温的能力会随衰老减退。这种减退大约从30岁开始。因此，老年患者患上低温或高温相关疾病的风险更大。这类疾病有体温过低、热衰竭和体温过高。多种因素会增加体温调节功能障碍的风险，包括交感神经系统功能受损，引起外周血管收缩能力下降、代谢率下降、外周循环不良及罹患慢性疾病。由于很多机体功能的下降，包括血压、心输出量和体温调节，老年人常常处于患上某种疾病或损伤的边缘，而他们没有代偿机理来应对这个问题。

衰老会导致原发性抗体应答和细胞免疫性下降、异常免疫球蛋白和免疫复合物的数量增加[16]。这些生理变化增加了感染、自身免疫性疾病，甚至癌症的风险。另外，患者可能不会出现感染常见的体征和症状。

注意

老年人免疫系统的变化让他们更易被感染，慢性疾病也更易恶化。随着胸腺的老化，T细胞的生成会减少，白细胞也不会被激活。因此，老年人感染后可能不会出现发热症状，而年轻患者在感染了病毒、细菌或隐匿性感染后通常会出现发热症状。

年龄是癌症的最大风险因素，60%的癌症患者年龄在65岁或以上[17]。年轻患者中，癌症常常是他们主要或唯一患的病。然而，老年患者常常患有1种以上疾病和障碍。因而诸如排便习惯改变、直肠出血、不适、疲劳、体重减轻、厌食症等体征和症状可能是其他疾病引起的。化学疗法常常会导致免疫抑制。这增加了感染的风险并常常掩盖住感染的典型症状。

很多老年患者绝大部分维生素的摄入量都低于每日最低需要量，这可能是因为孤独和抑郁、味觉敏感度下降、食欲下降、经济困难、身体虚弱、视力衰退。所有这些因素可能会导致老人购买和准备新鲜食物的动力减退。其他与营养不良有关的因素包括牙科问题和咀嚼减少、食管动力减少、胃酸经常性过少（胃酸分泌少）及肠分泌的酶减少，酶减少会导致患者吸收能力变差。老年患者很容易发生营养不良。反过来，营养不良又会导致脱水、低血糖和很多其他并发症。

思考

营养不良会对人体功能产生什么影响？

第4节　评估老年患者的基本原则

正常的生理变化和潜在的急性或慢性疾病会让

评估诊断一位患病或受伤的老年患者变得困难。除正常健康评估所包括的项目外（见第20章），救护员应该考虑老年患者可能使临床评估复杂化的特点：

- 老年患者有可能同时患有 2 种以上疾病；
- 慢性疾病会让对急性疾病的诊断变得困难；
- 慢性疾病的体征或症状可能会和急性疾病的体征混淆；
- 衰老可能影响患者对疾病和损伤的反应；
- 疼痛可能很轻微或不存在；
- 患者或救护员可能低估某个症状的严重性；
- 和任何其他年龄群相比，社会因素和情绪因素对老年患者健康的影响更大；
- 患者害怕失去自主权；
- 患者害怕医院的环境；
- 患者对医疗服务有经济上的顾虑。

病史

收集老年患者的病史所需时间通常要比收集年轻患者病史长（见第 18 章）。除了患者的年龄、慢性疾病和用药导致老年患者的病史更长，老年患者还可能存在诸如听力减退和视力障碍等物理障碍。询问一位疲劳或注意力容易分散的患者也可能会延长访谈时间。在和老年患者交流时，救护员应该应用以下方法：

- 一定要介绍自己；
- 和患者交谈时保持平视状态以确保患者能看到你；
- 准备好助听器、眼镜和假牙（可能需要）；
- 开灯；
- 语速要放慢，说话要清晰，态度恭敬；
- 礼貌称呼；
- 仔细听；
- 要耐心；
- 维护患者的尊严；
- 态度要温和。

思考

为什么你应该让老年患者把所有服用的药都带到医院？

体格检查

当对老年患者进行体格检查时，救护员应该考虑以下 6 点：

1. 患者很容易感到疲惫；
2. 老年患者常常会穿很多层衣服来保暖，这可能会妨碍检查；
3. 尊重患者保护隐私的需要，除非它妨碍了救护服务；
4. 在对所有老年患者进行检查之前先解释清楚所有的操作。这对视力减退的患者来说尤其重要；
5. 要注意：患者可能会轻描淡写地描述或否认其症状。否认可能源于对卧床不起、失去自理能力的恐惧；
6. 努力将慢性疾病的症状和急性疾病区分开来。

如果时间允许，救护员应该评估老年患者周围的环境，寻找老年人饮酒或用药的线索（如胰岛素注射器、急救药物或用药警告信息）、存在的食物、房屋的总体情况和个人卫生情况。对上述和其他情况进行观察可帮助医师了解患者整体健康水平和出院后自理能力。

救护员应该向在场的患者朋友或家人询问患者当前的表现和反应能力，与患者正常情况下的表现、反应能力和其他特点做比较。救护员也需要就预先医疗指示和实施救护仔细询问患者（见第 6 章）。如果有相关文件，救护员应该取得该文件并将此信息告知医疗指导。最后，如果需要转运患者，救护员应轻柔地为患者翻身并准备垫物，以保证患者舒适。

第 5 节 系统病理生理学评估和治疗

本节将介绍与认知功能、呼吸系统、心血管系统、神经系统、内分泌系统、消化系统、表皮系统、骨骼肌肉系统和感觉功能相关的特定疾病的病理生理学、评估和治疗。毒理学、环境因素、行为和精神障碍、创伤和老年人虐待也将在这一节进行讨论。

认知功能

10% 的老年人存在认知障碍[18]。在检查评估一开始确定患者的认知能力是很重要的。六项筛查是识别认知障碍的可靠工具，在院前环境下比较容易实施（框 48-2）。

框 48-2 认知障碍的六项筛查

救护员对患者说："我要问你一些问题，你要使用你的记忆。我要对你说 3 个物体。等我说完这 3 个物体的名字后，你再重复一遍。你要记住它们是什么，因为我会让你在几分钟后再说出它们的名字。请跟我重复这些话：苹果，桌子，佩妮。"（救护员最多可以重复 3 次）。如果患者不能正确重复单词，测试就不能继续。

问题	每题 1 分 正确的答案
1. 今年是何年？	_____
2. 这个月是几月？	_____
3. 今天星期几？	_____

我让你记住的 3 个物体是什么？
- 苹果
- 桌子
- 佩妮

总分： _____

患者每答对一题得 1 分。3 个或 3 个以上的错误提示可能是痴呆。

资料来源：Callahan CM, Unverzagt FW, Hui SL, Perkins AJ, Hendrie HC. Six-item screener to identify cognitive impairment among potential subjects for clinical research. Med Care. 2002;40(9):771-781.

呼吸系统

老年患者常见的呼吸系统疾病包括细菌性肺炎、慢性阻塞性肺疾病（见第 23 章）。

细菌性肺炎

约 85% 的肺炎和流感死亡发生在 65 岁及以上的患者中[19]。这一年龄组因肺炎死亡的风险比年轻人高 5~10 倍[9]。他们也更容易感染几种呼吸道病原体（如革兰氏阴性杆菌）。这种易感性，与慢性疾病的存在有关，损害呼吸道的清除率，允许细菌在喉部生长，然后进入肺部。由于肺功能减退，肺炎常与需要呼吸机支持的呼吸衰竭、败血症和较长的治疗时间有关。细菌性肺炎的危险因素包括环境、饲管、慢性疾病和免疫系统的损害。

与年轻的细菌性肺炎患者不同，老年患者通常没有发热、干咳、呼吸困难、胸膜炎、胸痛、出汗和肺充血的症状。精神错乱或谵妄可能是肺炎的唯一早期指标[9]。这种不典型的表现是导致诊断延误最常见的原因。

老年肺炎患者可能太虚弱，不能咳嗽或咳痰。他们也可能无法深呼吸。因此，呼吸声可能会因为先前存在的肺气肿或慢性心力衰竭而被误导。在院前环境中，心动过速和呼吸过速通常是细菌性肺炎最可靠的指标。

老年肺炎患者紧急救护的重点在于消除生命威胁、维持氧合和转运以供医师评估。肺炎通常需要用抗生素治疗。

思考

为什么流感季节是老年人肺炎高发期？

慢性阻塞性肺疾病

在美国，慢性阻塞性肺疾病是威胁老年患者健康的一个主要疾病。慢性阻塞性肺疾病在有吸烟史的老年病患中非常常见。这种疾病通常与其他很多导致呼气气流减少的疾病（如哮喘、肺气肿和慢性支气管炎）相关。急性呼吸道感染会导致呼吸道水肿、支气管平滑肌过敏、黏液分泌增加，会导致慢性阻塞性肺疾病加重。这些呼吸道异常可能会导致以下情况，进而引起急性呼吸困难：

- 呼吸气流减少；
- 呼吸功增加；
- 呼吸困难；
- 通气血流比例失调；
- 低氧血症；
- 呼吸性酸中毒；
- 血流动力学障碍。

患有慢性阻塞性肺病的老年人经常难以从事日常生活活动。他们可能会变得被社会孤立。戒烟、使用清洁能源、特定的运动和肺炎疫苗可以降低他们患病的风险，提高他们的生活质量。慢性阻塞性肺病患者紧急救护见第 23 章。

心血管系统

本节将介绍老年人常见的心血管疾病，包括心肌梗死、心力衰竭、心律失常、腹主动脉瘤和胸腔动脉瘤及高血压。

心肌梗死

到了 70 岁，作为心肌梗死的症状之一，胸痛出现的频率会降低。85 岁以上的心肌梗死患者中，只有 45% 会出现胸痛的症状。老年患者没有心肌梗死典型的胸痛症状，这让老年患者的心肌梗死问题常被忽视[20]。救护员在诊断患者是否患心肌梗死时，需要评估以下 6 种主要危险因素：

1. 心肌梗死病史；
2. 心绞痛；
3. 糖尿病；
4. 高血压；
5. 高胆固醇水平；
6. 吸烟。

部分老年患者会出现胸痛或不适症状。然而，很多人只会出现一些轻微症状，如呼吸困难（85 岁以上患者最常出现的）、腹痛或消化不良、上腹部不适和疲劳[9]。

85 岁以上患者心肌梗死的症状不典型是意料之中的[21]。对很多老年患者来说，这种病发完全是"悄无声息"的。这可能是老年人的内脏感觉功能下降或是他们精神衰退的结果。悄无声息的心肌梗死几乎都会出现不典型的症状，如疲劳、呼吸过速、恶心或腹痛。因此，对于出现反常预警体征或症状的老年病患，救护员必须高度怀疑心肌梗死的可能性。如果患者出现上述症状，救护员需要考虑应用十二导联心电监测仪。

思考

老年女性体内哪些激素变化增加了她们患心脏病的风险？

心力衰竭

心力衰竭是 65 岁及以上老年人住院的主要原因[22]。这种情况在老年人中很常见，占所有急诊住院患者的 5%[23]。当一个或两个心室不能有效泵血时，就会发生心力衰竭。在血压超过 160/90 mmHg 的老年人中，心力衰竭的风险加倍[24]。其他主要危险因素是糖尿病和心肌梗死。心力衰竭的最佳救护

是每天服药。老年人可能会因为记忆障碍、视力不良或无力支付药物费用而无法坚持该治疗方案。频繁的气短通常表明心力衰竭没有得到有效控制。管理老年心力衰竭患者可参考第 23 章介绍的标准治疗方法。

注意

呼吸困难是心力衰竭的一个典型症状。然而，许多心力衰竭患者并没有这种症状。老年心力衰竭患者和焦虑程度较低的患者较少报告呼吸困难。救护员必须学会根据呼吸困难以外的症状评估心力衰竭的严重程度。

资料来源：Jurgens CY, Masterson Creber RM, Lee CS. Abstract 17942: identifying heart failure patients less likely to report dyspnea. *Circulation*. 2016; 134: A17942.

思考

持续气道正压、硝酸甘油和吗啡是如何缓解心力衰竭的体征和症状的？

心律失常

老年患者心律失常的一大常见病因是高压性心脏病[25]。但任何减少流向心脏的血流的疾病都可能会导致心律失常。当诊断老年患者的心律失常时，救护员需要考虑以下几点：

- 室性期前收缩在大部分 80 岁以上人群中非常常见；
- 心房颤动是最常见的一种心律失常；
- 心律失常可能是源于电解质失衡。

除了一些心律失常的严重影响，相关并发症还可能包括由脑灌注不足引起的跌倒造成的创伤性损伤、短暂性脑缺血发作和心力衰竭。对严重心律失常应按照第 21 章介绍的方法进行处理。

腹主动脉瘤和胸主动脉瘤

动脉粥样硬化病是腹主动脉瘤和胸主动脉瘤的常见病因。在美国 50 岁以上男性群体中，2%~4% 的人有腹主动脉瘤[26]。急性主动脉夹层动脉瘤比腹部动脉瘤更常见，并且死亡率更高。根据肿瘤不同的破裂位置和对血管的影响，患者的体征和症状也不同（框 48-3）。

框48-3	腹主动脉瘤和胸主动脉瘤的 体征和症状

- 无脉搏或脉搏减少
- 急性心肌梗死
- 胸痛
- 远端脉搏消失
- 心力衰竭
- 低血压
- 腰痛或肋痛
- 心脏压塞
- 搏动性触痛肿块
- 卒中
- 腹痛或背痛突然发作
- 晕厥
- 不明原因的低血压

院前救护的目标是温和的处理，控制血压，减轻疼痛，并立即送往医院。可能需要呼吸道管理、通气和循环支持（见第21章）。

高血压

患有动脉粥样硬化的老年患者也经常患有高血压（图48-2）。高血压的相关危险因素包括高龄、糖尿病和肥胖。高血压的定义为静息血压持续高于130/80 mmHg[27]。血压超过180/120 mmHg 时发生高血压危象。慢性高血压与很多疾病有关，包括：

- 动脉瘤的形成；
- 视力障碍；
- 心脏肥厚和左心衰竭；
- 肾衰竭；
- 心肌缺血和心肌梗死；
- 周围血管疾病；
- 卒中。

救护员在发现老年人出现非紧急的高血压时，应向他说明风险，并建议寻求治疗。经医师评估后，慢性高血压患者通常通过口服药物、饮食减钠、减体重和运动来控制血压。

神经系统

许多神经系统疾病会导致老年人认知障碍，显著影响老年人的生活质量和独立生存能力。据估计，被医疗急救转运的老年患者中，大约13% 有一定程

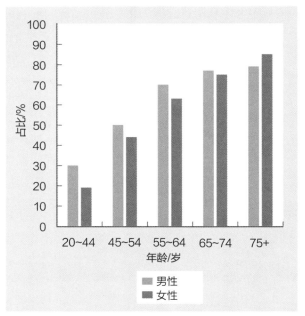

图48-2　美国不同年龄段人群被确诊高血压人口的占比

注意

新的血压指南于2017年秋季发布，将高血压定义为血压高于120/80 mmHg。新的指南让人们意识到，几乎一半（46%）的成年人患有高血压。有人担心，按照新指南用药可能增加老年人用药后低血压引起的跌倒风险。研究表明，风险与获益是平衡的，那些不住在养老院且能自由行动的老年人，能从治疗后较低的血压中获得很大的好处。按照新的血压标准用药，这些老年人心脏病发作、心力衰竭、卒中或心血管疾病死亡的发生率几乎减少了1/3。

资料来源：Whelton PK, Carey RM, Aronow WS, et al. 2017 ACC/AHA/AAPA/ABC/ACPM/AGS/APhA/ASH/ASPC/NMA/PCNA guideline for the prevention, detection, evaluation, and management of high blood pressure in adults. Executive summary: a report of the American College of Cardiology/American Heart Association Task Force on Clinical Practice Guidelines. *Hypertension*. 2017 Nov 13.

度的认知障碍[28]。本节介绍老年人常见的神经系统疾病，包括脑血管疾病、精神错乱、痴呆症、阿尔茨海默病和帕金森病。各类神经功能障碍患者常有一些特征性表现（框48-4）。

脑血管疾病

在美国，卒中是导致死亡的主要原因[29]。神经功能障碍是由于脑部血液供应的缺血性或出血性中断而引起的。老年人脑血管疾病的相关危险因素包

框 48-4 在对神经系统疾病患者评估时可能发现的情况
· 外周灌注、核心灌注和神经血管灌注的变化 · 瞳孔反应的变化 · 对运动测试反应的变化 · 心律失常 · 偶发的异常呼吸声

框 48-5 卒中的可能并发症
· 半身无知觉 · 半身无运动 · 视觉和知觉缺陷 · 语言或言语缺陷 · 情绪改变 · 吞咽功能障碍 · 排便和排尿功能障碍 · 吞咽无力

资料来源：Mauk K. *Gerontological Nursing*. 4th ed. Burlington, MA: Jones & Bartlett Learning; 2018.

括高血压、糖尿病、动脉粥样硬化、高脂血症、红细胞增多症和心脏病。超过 3/4 的卒中患者血压超过 140/90 mmHg，而大量吸烟会使风险增加一倍[9]。几乎每 10 名卒中患者中就有 4 个人会在 10 年内再次发生卒中[30]。第 24 章讨论过卒中的症状和治疗。卒中的后遗症差别很大。卒中后留下的缺陷会极大地影响患者的生活，可能是永久性的，导致社会孤立和抑郁。框 48-5 描述了卒中可能的并发症。

思考

为什么已经发生过一次卒中的人，如果他（她）再次发生卒中，他（她）可能不急于拨打急救电话？

谵妄

谵妄是一种突然出现的思维混乱、注意力不集中、思维异常和心理状态的改变，可能是由一种疾病引起的[9]。谵妄通常包括幻想和幻觉。过度兴奋的谵妄患者的头脑可能"执拗徘徊"，言语可能不连贯，幻觉和激越可能存在，患者可能处于精神混乱状态。有些患者则表现为活动能力低下，意识水平改变或昏迷。老年人面临更大的风险，先前存在痴呆症、感觉或功能障碍、疾病或酗酒的人更是如此。体征和症状可因个人情况、环境和病情严重程度不同而不同。谵妄的原因与器质性脑功能障碍有关，即主要是由心理功能障碍（而非心理障碍）引起的异常认知。可能导致谵妄的病症可以用首字母缩写 IWATCHDEATH 表示，方便鉴别诊断[31]：

I：感染（脑炎、脑膜炎、尿路感染、肺炎）；

W：停药戒断反应（酒精、巴比妥类药物、镇静催眠药）；

A：急性代谢性疾病（酸中毒、碱中毒、电解质紊乱、肝或肾功能衰竭）；

T：外伤（头部损伤、中暑、严重烧伤）；

C：中枢神经系统疾病（脓肿、出血、脑积水、硬膜下血肿、感染、癫痫、卒中、肿瘤、癌转移、脑炎、脑膜炎、梅毒）；

H：缺氧（贫血、一氧化碳中毒、肺或心力衰竭）；

D：维生素缺乏（维生素 B_{12}、叶酸、烟酸、维生素 B_1 缺乏）；

E：内分泌疾病（肾上腺皮质功能亢进或减退、高血糖或低血糖、黏液性水肿、甲状旁腺功能亢进）；

A：急性血管疾病（高血压脑病、卒中、心律失常、休克）；

T：毒素 / 药物中毒（处方药或非法药物、农药、溶剂）；

H：重金属中毒（铅、锰、汞）。

谵妄可能危及生命，需要进行紧急救护。如果能尽早诊断出谵妄，患者的病情可能逆转。但谵妄可能进一步发展为慢性精神障碍。院前紧急救护方法包括以下几种。

1. 确保呼吸道通畅，给予呼吸和循环支持，包括评估血糖水平。

2. 如果可能，识别和纠正潜在的原因。

3. 减少患者躁动和焦虑：

· 疼痛管理；

· 尽量减少对患者的视觉和听觉刺激。

4. 避免患者受伤，确保人身安全：

· 如果需要，按治疗方案对患者进行约束；

· 与医疗指导协商，给患者镇静；

· 务必记住老年人通常需要减少用药剂量。

5. 将患者转运到医院，交由医师进行评估。

痴呆症

痴呆症是指智力功能（如思考、记忆和推理）的丧失，其严重程度足以影响一个人的日常生活功能[32]。这种疾病通常进展缓慢，导致患者记忆力、注意力、语言、推理及识别物体间的视觉和空间关系的能力受损。患者通常包括无法学习新事物或回忆最近发生的事情。痴呆症可能伴随某些疾病，如下面讨论的，而且不止一种类型的痴呆可能同时发生（混合性痴呆）。痴呆症通常被认为是不可逆的。这不是衰老的正常结果。由于认知功能逐渐丧失，最终导致患者完全依赖他人。在疾病过程中，患者常常试图通过虚构来"掩盖"他们的记忆缺失（虚构故事来填补记忆空白）。突然的情绪爆发或令人尴尬的行为可能是痴呆症的第一个明显迹象。有些患者最终会退回到"第二个童年时代"。在这一阶段，他们需要全职照顾，如喂饭、如厕和体力活动。65 岁及以上的人中约有 9% 患有痴呆症，85 岁以上的人中约有 38% 患有痴呆症[33, 34]。

在院前环境中，很难将痴呆症与谵妄区分。二者的关键区别在于谵妄发病迅速，而痴呆是进行性的（表 48-2）。因此，可靠的目击者（如朋友或家庭成员）是了解事件历史的最好的信息来源，患者提供的病史可能不可靠。如果没有可靠的证人，救护员应处理可能危及生命的谵妄。

表 48-2 谵妄与痴呆症的鉴别诊断		
项目	**谵妄**	**痴呆症**
发病	急性的	逐步的
	注意力持续时间缩短	短期记忆能力受损
特点	思维混乱	退化
	幻觉	判断能力差

资料来源：Mauk K. *Gerontological Nursing.* 4th ed. Burlington, MA: Jones & Bartlett Learning; 2018.

阿尔茨海默病

阿尔茨海默病是指大脑皮质内神经元死亡、脑实质萎缩的疾病（见第 24 章）。该病是痴呆症最常见的病因，1/3 的 85 岁以上痴呆症都是因为阿尔茨海默病[34]。阿尔茨海默病不会直接导致死亡；患者最终会停止进食，营养不良并长期卧床，然后他们很容易感染其他病菌。

阿尔茨海默病的确切病因仍不清楚。危险因素包括年龄、家族史、头部创伤、血管疾病和某些脑部感染。显微镜下可以在阿尔茨海默病患者的大脑观察到 β - 淀粉样斑块和神经原纤维缠结[9]。原发疾病发生在神经元中，而不是血管中。

注意

痴呆症本身不是一种疾病，而是某些疾病的一系列症候群中症状之一。一些比较常见的导致痴呆的疾病包括阿尔茨海默病、帕金森病、弥漫性路易氏体病、额颞叶痴呆、血管性（多梗死）痴呆和抑郁。其他疾病包括正常压力脑积水、亨廷顿病和克罗伊茨费尔特 - 雅各布病。可能导致痴呆症的疾病包括抑郁症、脑肿瘤、营养缺乏、头部受伤、脑积水、感染（HIV、脑膜炎、梅毒），以及药物反应和甲状腺疾病。

资料来源：Dementia. Alzheimer's Community Care website. https://www.alzcare.org/dementia.Accessed April 11, 2018; Mauk K. *Gerontological Nursing.* 4th ed. Burlington, MA: Jones & Bartlett Learning; 2018.

阿尔茨海默病的早期症状主要与记忆丧失有关，尤其是形成新记忆和回忆短期事件的能力退化（框 48-6）。随着病情的恶化，患者会出现情绪激动、暴力行为和抽象思维能力的减退；判断和认知能力开始影响患者的工作和社会交往。在阿尔茨海默病晚期，患者常常会卧床不起，并且对外界没有意识。一旦患者卧床不起，就会出现压疮（褥疮）、进食困难和肺炎，导致患者寿命缩短。

目前还没有对阿尔茨海默病的特效治疗。一些药物，如胆碱酯酶抑制药、抗精神病药和抗抑郁药可能会有助于缓解该病并减少相关症状。治疗主要包括对患者及其家属的护理和社会关怀。

血管性痴呆

血管性痴呆是由于大脑血液循环受阻或减少而导致认知功能减退。它可能是在主要血管卒中后突然发生的。另外，血管性痴呆可能是与多次轻度卒中相关的认知能力逐步减退有关。这种变化从轻微到严重取决于因低血流而受损的脑组织的数量。记

框48-6 阿尔茨海默病10个早期征兆

1. 干扰日常活动的记忆丧失（如忘记最近学过的信息）
2. 难以计划或解决问题（如难以听从指令或支付账单）
3. 在家里、工作中或闲暇时难以完成日常任务（如找不到熟悉的地方）
4. 时间或地点的混淆（如忘记自己在哪里或如何到达那里的）
5. 难以理解视觉图像和空间关系（如难以阅读或确定颜色）
6. 言语或书写有困难（如参与谈话有困难，叫错东西的名字）
7. 丢东西和不能找回东西（如把东西放在不寻常的地方，指责别人偷了）
8. 判断力下降或较差（如不太注意卫生，容易被骗）
9. 从工作或社交活动中退出（如不再从事业余爱好或参加体育活动）
10. 情绪或性格的变化（如思维混乱、偏执、恐惧、焦虑）

资料来源: Ten early signs and symptoms of Alzheimer's. Alzheimer's Association website. https://www.alz.org/10-signs-symptoms-alzheimers-dementia.asp. Accessed April 11, 2018.

忆丧失可能是一个显著的症状，也可能不是。广泛的小血管疾病的早期症状包括计划和判断能力受损、哭笑失控、注意力下降、社交功能受损以及难以找到恰当的词语表达。血管性痴呆被广泛认为是仅次于阿尔茨海默病的第二大痴呆原因，占病例的10%[35]。

帕金森病

帕金森病发病到发生痴呆（帕金森病痴呆）的平均时间约为10年[36]。帕金森病是一种由大脑基底核内神经元退化或损伤引起的脑功能障碍[36]。帕金森病会导致静止性震颤、肌强直运动迟缓和姿势平衡障碍。这会增加患者跌倒的风险。帕金森病其他迹象和症状包括：

- 吞咽和咀嚼困难；
- 语言障碍；
- 认知障碍；
- 排尿障碍；
- 出汗过多；
- 抑郁；
- 睡眠障碍；
- 面部表情僵硬。

每年大约有6万美国人被诊断患有帕金森病[37]。1%的60岁以上人口、5%的85岁以上人口患有帕金森病[38]。如果不进行治疗，10~15年后，患者会发展到极度虚弱和丧失能力。帕金森病痴呆患者在执行任务的过程中，会通过记忆、注意力、判断力和计划步骤努力完成任务。

注意

一些帕金森病患者在试图行走、从坐姿站起来或走过门口时，尤其是当门口很窄时，会"僵"在那里。当协助患者行走时，照护者可以让患者左右轻晃来开始运动，或者让患者计数来开始运动。

路易体病痴呆

路易体病痴呆是由大脑中 α 突触核蛋白异常沉积引起的。这些患者最初经常被误诊为帕金森病；然而，此病患者对用于治疗帕金森病的多巴胺能药物没有反应。

路易体痴呆与阿尔茨海默病的区别在于早期运动症状和幻觉及精神状态的波动。

额颞叶痴呆

额颞叶痴呆是指大脑额叶神经细胞病变而引起的一组紊乱。额颞叶痴呆的患者通常记忆相当完整，但很难制订计划或做出决定。该病通常开始于50岁或60岁左右，但可能要到80多岁才会显现。额颞叶痴呆有3种主要类型：在第一种类型中，患者的性格发生改变，行为能力、判断力、同理心和洞察力减退；第二种类型中，患者的语言技能、说、写和理解能力减退；第三种类型中，患者的运动能力减退。这些患者可能会感到虚弱、行走困难、跌倒和不协调[9, 39]。

内分泌系统

两种内分泌失调症在老年病患群体中十分常见，分别是2型糖尿病和甲状腺疾病（见第25章）。

糖尿病

25% 的 60 岁以上老年人患有糖尿病[40]。大约 90% 的老年糖尿病患者患有 2 型糖尿病，特别是当患者超重时[9]。但是被诊断为 1 型糖尿病的人现在的寿命更长。

老年糖尿病的诊断往往是在血液检查中发现的。老年患者并不总是有典型的高血糖症状，如口渴增加，排尿增加或体重减轻。最初的表现可能与跌倒、思维混乱、疲劳或尿失禁有关[9]。

结合饮食措施，减轻体重，口服降血糖药，以及在某些情况下应用胰岛素，往往可以使 2 型糖尿病得到控制。然而，如果不加以控制，糖尿病会导致并发症。这些并发症可能包括视网膜病变（由血管疾病引起的视网膜紊乱）、周围神经病变（如足部溃疡）、引起胃肠道症状的自主神经病变、泌尿生殖系统症状、心血管症状、性功能障碍和肾脏损害。低血糖的早期预警信号，如震颤、出汗和心动过速。因为与年龄相关的交感神经系统的变化，这些表现在老年人中可能不那么可靠。关于糖尿病患者的紧急救护可参考第 25 章。

高血糖高渗性非酮症综合征（HHNS）是一种严重的并发症，主要发生在 2 型糖尿病老年患者中。它表现出许多与糖尿病酮症酸中毒相同的体征和症状。HHNS 的患者通常有较高的血糖水平，而且呼吸中没有丙酮气味。如果怀疑 HHNS，救护员应确保患者呼吸道通畅，给予通气和循环支持，努力寻找潜在原因，开始静脉输液治疗以纠正脱水，并迅速将患者转运到医院，由医师进行评估。

注意

根据定义，高血糖即为血糖水平高于 200 mg/dL，或者是空腹血糖水平高于 126 mg/dL。

资料来源：Diagnosing diabetes and learning about prediabetes. American Diabetes Association website. http://www.diabetes.org/diabetes-basics/diagnosis/. Updated November 21, 2016. Accessed April 11, 2018.

思考

哪些症状是糖尿病酮症酸中毒患者会出现而高渗性非酮症糖尿病昏迷患者不会出现的？

注意

高血糖高渗性非酮症昏迷是 2 型糖尿病老年病患者会出现的一种并发症。与糖尿病酮症酸中毒不同，高血糖高渗性非酮症昏迷带来的血糖水平升高不会导致酮症。相反，它会导致渗透性利尿，让体液转移到血管内部，引起脱水。

甲状腺功能减退

甲状腺疾病在老年患者中非常常见，这可能与衰老有关[41]。老年患者通常不会出现甲状腺疾病的典型体征和症状（如颈部肿块、甲状腺肿、肌肉或关节痛）。因此，救护员应该对主诉疲劳和虚弱的老年患者是否患有甲状腺疾病保持高度怀疑。

思考

甲状腺功能亢进（见第 25 章）在老年人中较少见，仅占总人口的 0.5%~4%。格雷夫斯病是最常见的原因。

甲状腺功能减退是由于甲状腺组织随时间推移而被破坏。这种病会导致血液中甲状腺激素不够。老年患者常常会把甲状腺功能减退的体征和症状归因于"衰老"。患者通常会自述出现病因不明确的骨骼肌肉问题和思维混乱等症状。与之相关的更严重的疾病包括心力衰竭、贫血、低钠血症、抑郁、痴呆症、癫痫发作和昏迷。其他甲状腺功能减退的体征和症状包括：

- 寒冷耐受不良；
- 疲劳；
- 体重增加；
- 认知功能差；
- 皮肤鳞状干燥并脱发；
- 外周性水肿和面部浮肿；
- 抑郁；
- 呼吸或吞咽困难。

对该病的紧急救护主要是支持性的，以确保生理功能。医师需评估甲状腺疾病患者的病情，通过各种甲状腺药物、放射性碘治疗，有时还需要外科手术治疗。甲状腺疾病引起的严重并发症有黏液性水肿昏迷（见第 25 章）。

消化系统

胃肠道急症（见第 28 章）在老年人中很常见。救护员应始终认为腹部疼痛是老年患者的一种严重的主诉。老年人常见的胃肠道主诉与胃食管反流病、消化性溃疡、憩室炎和癌症有关。可危及老年人生命的腹痛原因包括腹主动脉瘤、阑尾炎、消化道出血、内脏破裂或肠缺血及急性肠梗阻。本节讨论老年人常见的胃肠道疾病，包括胃肠道出血、肠梗阻、失禁和排泄困难。框 48-7 提供了胃肠道疾病患者可能出现的症状。

框 48-7　胃肠道疾病的患者可能出现的症状

- 胃灼热或消化不良
- 吞咽时疼痛
- 饱腹或嗳气
- 恶心或呕吐
- 呕血
- 血便
- 腹部弥漫性压痛、胀痛、腹壁肌肉紧张或肿块
- 直立性血压变化
- 低血容量
- 黄疸
- 发热
- 心动过速
- 呼吸困难

你知道吗

老年人阑尾炎的症状通常不典型，导致诊断困难和治疗延误。发热、厌食、白细胞计数升高和右下腹部疼痛或压痛的典型症状可能不存在。因此，阑尾炎在老年患者中可能更难诊断，导致较高的发病率和死亡率。

资料来源：Tazkarji MB. Abdominal pain among older adults. *Geriatr Aging*. 2008; 11（7）: 410–415.

消化道出血

消化道出血最常发生于 60 岁以上老年人[42]。消化道出血的可能原因包括消化性溃疡、食管静脉曲张、胃癌和食道癌、憩室炎、肠梗阻和肝硬化。患者年龄越大，死亡的风险越高。85 岁以上消化道出血患者的病死率约为 20%。这一高风险的原因如下[43]:

- 老年患者对急性失血的补偿能力较差；
- 他们不太可能感觉到症状，因此往往在疾病的后期寻求治疗；
- 他们更有可能服用阿司匹林或非甾体抗炎药，这使他们面临更高的溃疡疾病和出血风险；
- 他们患结肠癌、血管病变和憩室炎的风险较高；
- 他们更有可能服用抗凝血药，如华法林。

消化道出血的症状和体征包括呕血或咖啡渣呕吐、带血的或黑色柏油样的大便、乏力、晕厥、疼痛、黄疸、便秘或腹泻。如果救护员怀疑或确认有休克迹象和症状的患者有出血，应确保患者呼吸道通畅，给予通气和循环支持。救护员还应迅速将患者送至医院进行最终治疗。

肠梗阻

肠梗阻通常发生曾有过腹部外科手术或疝气患者。梗阻在结肠癌患者中同样存在。大多数患者抱怨便秘、腹部绞痛和无法放屁。其他症状包括呕吐食物或胆汁，有可能还会呕吐粪便样物质。患者的心率和血压测量值通常在正常范围内。腹部 4 个象限也可轻度膨胀和压痛（腹痛是可变的）。

院前救护主要是支持性的，以确保重要的生理功能。在医师评估后，治疗方法可能包括肠休息、鼻胃管抽吸和容积置换。一些患者可能需要手术来松解致病的粘连。手术可能导致新的疤痕和阻塞血液循环。患者也可能需要疝修补术（通常是男性）。

注意

胆道疾病是指肝脏和胆囊的紊乱，包括胆汁组分、胆道解剖结构或功能异常引起的各种疾病。该病可由原发性肝病、心力衰竭、胆结石、胆囊炎和对肝脏有不利影响的药物引起。与其他胃肠道疾病一样，胆道疾病通常有黄疸、发热和呕吐，并伴右上腹部疼痛，可辐射到上背部和肩膀。

失禁

控便是控制膀胱或肠道功能的能力。它需要解剖学正常的胃肠道和泌尿生殖道、有效的括约肌机制、认知和生理功能，以及动力。一些与失禁有关的因素与年龄有关。这些因素包括膀胱容量减少、

膀胱不自主收缩、推迟排尿能力下降,以及影响膀胱和肠道控制的药物。尿失禁或大便失禁是不正常的。二者都会引起并发症并对患者的生活产生负面影响。

尿失禁的严重程度不同,可以是轻微的尿失禁(少量的尿逸出),或者是完全失禁,膀胱完全失去控制。尿失禁的原因包括尿道损伤或疾病、子宫脱垂、尿道周围括约肌控制能力下降(常见于老年人)、中枢神经系统损伤或疾病、骨盆骨折、前列腺癌和痴呆。

老年患者大便失禁通常是由于粪便嵌塞引起的。粪便嵌塞,滞留在直肠内的粪便会刺激肠壁并使肠壁发炎,使排泄物和小粪便不自觉地排出。大便失禁的其他原因包括严重腹泻、肛门肌肉损伤(分娩或手术)、中枢神经系统损伤或疾病,以及痴呆。

大小便失禁对患者来说很尴尬。如果尿失禁是慢性的,它会导致皮肤刺激、组织破坏和尿路感染(框 48-8)。有些病例通过手术恢复括约肌功能。轻症患者常穿纸尿裤以缓解不适和尴尬。

框 48-8　尿路感染的可能原因

- 膀胱膨出(女性膀胱下降)
- 糖尿病
- 留置导尿管
- 尿路梗阻
- 药物治疗(免疫抑制药物和化疗)
- 前列腺炎
- 尿道膨出(女性尿道脱垂)

排泄困难

老年患者排尿困难的原因通常是前列腺肥大(男性)、尿道感染、尿道狭窄和急性或慢性肾功能衰竭。排便困难常与药物治疗、憩室疾病、便秘和结直肠癌有关。排泄困难可引起老年患者急性疼痛和焦虑。救护员应该认真对待他们的主诉,请医师进行评估,以确定原因和选择适当的治疗。

思考

以大小便失禁患者为例。怎样才能尽量缓解患者的尴尬和不适?

注意

慢性肾脏疾病包括肾脏无法排泄废物、浓缩尿液或控制体内电解质平衡(见第 29 章)。慢性肾脏疾病可由糖尿病、先天性疾病、肾盂肾炎、高血压、自身免疫性疾病、肾小球肾炎或对肾脏有不良影响的药物(如抗生素、非甾体抗炎药、抗癌药物)引起。

表皮系统

随着年龄的增长,皮肤会逐渐变干燥、透明并长出皱纹。这些表皮系统的变化与弹性的消失、色素沉着不均和良性或恶性病变有关。另外,衰老会导致表皮细胞总量逐渐减少及指甲和头发生长速度减缓。同时伴随发生的深层真皮血管和毛细血管循环的减少会导致患者出现皮肤干燥、发痒,体温调节功能改变,以及皮肤方面的并发症。并发症包括:

- 愈合缓慢;
- 继发性感染风险增大;
- 真菌或病毒感染风险增大;
- 皮肤更易擦伤和撕裂。

救护员护理老年患者的皮肤时要轻柔。例如,处理伤口时,救护员需要使用无菌技术,轻轻地放置和移走心电电极,在固定好静脉注射导管或输液管的前提下小心地进行包扎。

思考

以一位老年烧伤患者为例,皮肤的这些变化是如何影响人的康复的?

压疮

压疮在老年患者中很常见(图 48-3)。压疮常常会出现在长期卧床或无法移动的患者的皮肤上。

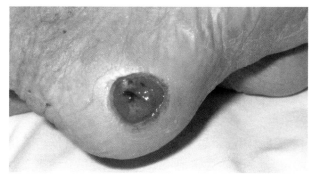

图 48-3　压疮

大部分压疮出现在患者的小腿、背部、臀部，以及诸如大转子或骶骨的骨性区域。压疮常见于患有脑损伤或脊髓损伤、卒中或其他会引起痛觉下降或变化等疾病的患者。皮肤潮湿（如失禁引起的）、营养不良、摩擦和剪切也可能会导致压疮的形成。其他导致老年人出现压疮的病因包括血管疾病和代谢障碍（如静脉淤血和糖尿病）、创伤和癌症。

压疮是由与压力有关的组织缺氧引起的，可以在原发伤后1~24小时发生。损伤的严重程度取决于施加压力的程度、持续时间及皮肤抵抗损伤的能力[9]。压疮一般起始于红色、疼痛的区域，然后出现水疱或溃疡，随后暴露脂肪组织，最后全层皮肤损伤。在某些病例中，骨髓、肌肉或肌腱可见[44]。一旦皮肤的完整性被破坏，伤口就会被感染，愈合缓慢（图48-4）。压疮应该用无菌敷料覆盖。应将患者转运至医院由医师进行评估和伤口处理，以促进愈合。还应评估患者的疼痛程度；如有必要，应使用镇痛药。

骨骼肌肉系统

骨骼肌肉系统变化也是衰老过程的一部分。老年患者常见的两种骨骼肌肉系统疾病是骨关节炎和骨质疏松（见第32章）。

骨关节炎

骨关节炎是老年人所患关节炎的一种常见形式。这是一种退行性疾病，由软骨退变和关节磨损引起（图48-5）。关节表面的疼痛，有时会发展成关节表面的骨性关节炎。这种情况会导致疼痛、僵硬，有时还会导致受累关节丧失功能。通常，受累关节处肿大和骨赘往往在关节表面的边缘出现。骨关节炎从中年期开始发展。几乎所有65岁以上的人都有这种情况。然而，有些人没有症状，经医师评估，治疗可能包括镇痛药、非甾体抗炎药、皮质类固醇药物、物理疗法，有时还包括关节置换手术。新药（环氧合酶-2抑制剂）可缓解关节炎引起的炎症和

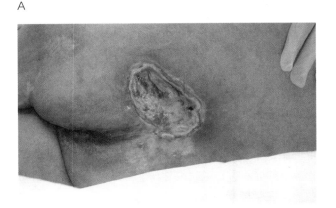

A

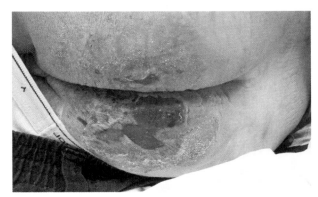

B

C

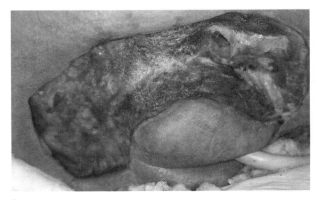

D

图48-4 当压力影响组织区域的血液供应和氧合时，就会出现压疮。A. 第一阶段，还没有开放的伤口；只有局部疼痛，皮肤出现发红或扭曲。B. 第二阶段，皮肤裂开，看起来像刮擦造成的伤口；在这个阶段，皮肤可能会永久受损。C. 第三阶段，损伤已经深入皮肤下面。D. 第四阶段，损伤已经延伸到肌肉、肌腱

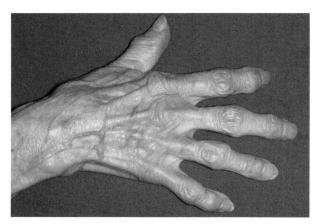

图48-5 骨关节炎

疼痛（偶尔使用），这些新药比传统药物如阿司匹林、非甾体抗炎药（如布洛芬）或塞来昔布（西乐葆）对胃的刺激更小。然而，老年患者长期或经常使用这些药物可能会导致严重的胃肠道并发症[45]。

骨质疏松

骨质疏松是一种骨密度和骨质量下降的疾病，这是衰老的一种表现，在绝经后老年妇女中尤为常见。这是因为维持骨质的雌性激素减少。大部分70岁以上的人都有骨质疏松，到那时人们的骨密度已经减少了1/3。大部分患有骨质疏松的人也有一种程度的脊柱后凸。可能会影响病情发展的危险因素包括遗传因素、吸烟、锻炼习惯及钙与维生素D摄入不足的饮食。

骨密度的下降会导致骨骼变脆。脆弱的骨骼很容易发生骨折，这通常也是骨质疏松的首发症状。骨折通常会发生在手腕上方、股骨的头部和几处椎骨之一（通常是自发性骨折）。对骨质疏松应采用预防措施，包括摄入钙含量高的饮食、补钙、锻炼及在绝经后接受激素代替疗法（因存在乳腺癌、心脏病和卒中的风险而有争议）[46]。

感觉功能缺失

随着年龄的增长，人们还会出现视力、听力和言语能力退化的问题。

视力问题

人们40岁左右开始出现视力变化。视力问题会随着时间逐渐严重。视力问题会严重影响日常生活活动，可能会导致老年患者失去自理能力。衰老对视力的一些影响包括：

- 阅读困难；
- 深度知觉不良；
- 眼睛对距离变化的调整不良；
- 色觉改变；
- 对光敏感；
- 视力下降。

老年人常见的两种眼科疾病是白内障和青光眼。白内障表现为晶状体浑浊，这是由眼球晶状体蛋白变性引起的（图48-6）。白内障不会完全致盲，但是患者视物的清晰度和精确度会逐渐下降。患者的双目通常会同时患白内障，但大部分情况下，有一只眼睛比另一只眼睛病情更严重。在65岁以上的老年人中，几乎一半都患有某种程度的白内障[9]；而且，大部分75岁以上的老年人的视力会因为白内障出现轻微下降。消除白内障的手术在美国很常见。

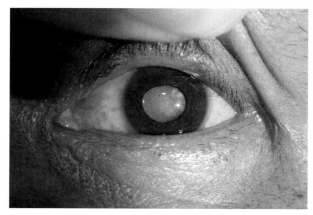

图48-6 患白内障的眼睛

青光眼是一种眼球内压上升的疾病，这种内压会损害视神经，最终导致神经纤维被破坏、周边视觉和中央视觉部分或完全丧失。青光眼可能是由衰老（40岁以前很少见）、先天性异常或眼外伤引起的。60岁以上人群中，青光眼是最常见的一种严重的眼部疾病，也是美国第二大失明原因[9]。急性青光眼的症状包括眼睛内部与上部出现钝痛、剧痛和酸痛，视觉模糊，以及晚上看灯光会出现"彩虹环"（光晕）。青光眼检查是大部分成年人眼科检查的一部分。如果发现较早，可以通过服用药物和滴眼液来释放眼内压力。

思考

假设有一位青光眼患者。在院前紧急救护时，不能对他施用什么心脏病药物呢？

听力问题

并非所有老年病患都会出现听力衰退，但是，整体而言，听力一般会随着衰老而衰退。这是因为听觉机制的退化（感觉神经性耳聋）导致的。梅尼埃病（膜迷路积水）、某些药物（如非甾体抗炎药、抗生素、利尿药）、肿瘤及一些病毒感染也会导致听力问题。听力衰退会影响人们的交流能力。助听设备和外科植入物有时能够恢复或改善听力。

耳鸣是指无外界声音刺激的情况下，主观听到持续声响的症状。耳鸣可能作为很多耳科疾病的一种症状出现。耳中声响的性质和强度有时可能会改变。但是，大部分患者会断断续续地感受到耳鸣的存在。耳鸣几乎总是与听力衰退有关，尤其是衰老引起的听力衰退。

思考

过量服用哪种常见的镇痛药会导致耳鸣？

言语能力

言语是交流最常使用的方式。老年患者经常出现的言语能力问题通常与词汇检索困难、说话流利度下降、语速变慢和声音质量下降有关。这些病症可能是由大脑语言中枢的损伤（如卒中、帕金森、颅脑损伤或脑瘤）、神经系统的退行性变化、听力衰退、喉部疾病和义齿不合适导致的。

毒理学

老年患者出现药物不良反应的风险会增加。这是因为衰老引起了人体组分、药物吸收作用、药物分布、新陈代谢和排泄等方面的变化。

由衰老引起的、会影响吸收的变化包括胃的 pH 值增大和胃肠蠕动减弱。这两种变化都会或增加或减少各种药物的吸收（这取决于药物的化学性质）。药物分布可能会受到心输出量减少（如心力衰竭的症状）、总体水减少、瘦体重与脂肪的比率变化及体脂增加的影响。新陈代谢变化可能由肝血流量减少，甲状腺疾病、心力衰竭、癌症等疾病，吸烟，以及药物相互作用引起。药物引起的代谢变化对老年人

来说尤其重要，因为他们常常会服用多种治疗不同疾病、症状的药物，这增加了他们发生药物不良反应的风险。大部分成年人的肾功能会随着衰老减退，这会导致原本正常情况下会被肾过滤掉的药物累积在体内。另外，药物对老年人的中枢神经系统（如苯二氮䓬类药物、麻醉药）和心血管系统（如 β 受体阻断药、钙通道阻滞剂和利尿药）的影响作用常常不同。因为这些变化，药物可能就不能够达到预期的效果，甚至可能会给老年患者带来严重的药物毒性。会给老年患者带来药物毒性的药物包括：

- 镇痛药；
- 血管紧张素转化酶抑制药；
- 抗抑郁药；
- 抗高血压药；
- β 受体阻断药；
- 洋地黄；
- 利尿药；
- 精神药物。

与这些药物和其他药物相关的不良反应往往是由处方药物方案中的"意外"或"误操作"引起的。老年患者因药物而出现疾病的其他常见原因包括配药错误、不遵医嘱、健忘、视力障碍和自行用药。饮酒、饮食和运动习惯的改变也会影响药物代谢，增加药物不良反应的风险。

老年人通常服用一种或多种处方药，除了新开的处方，还有不适当地恢复使用旧处方药，或者与可能具有协同作用或累积作用的非处方药一起服用处方药。这种同时使用多种药物的现象被称为多重用药。多重用药会导致严重的药物相关问题，特别是独居或有认知障碍和多种慢性疾病的老年人。随着药物的数量和提供药物的医护人员和药房的数量增加，这种风险更加严重。缺乏协调的用药可能导致不必要的处方和老年人的药物不良事件增加。

对老年人药物不良反应的紧急救护各不相同，可能从只需要提供转运到需要心脏复苏与高级生命支持。在转运老年患者时，他的所有药物都应一起送到医院急诊科或由家庭成员带着[47]。框48-9列出了可能发生于老年患者的药物毒性作用和不良反应的症状。

药物滥用

在老年人口中，药物滥用（包括酒精和其他药物）很常见。据估计，2014 年 65 岁及以上的美国老

框 48-9   老年人药物中毒和药物不良反应的症状

- 急性谵妄
- 静坐不能
- 视觉改变
- 心动过缓
- 心律失常
- 舞蹈症
- 昏迷
- 思维混乱
- 便秘
- 疲劳
- 青光眼
- 低钾血症
- 直立性低血压
- 感觉异常
- 心理问题
- 肺水肿
- 严重出血
- 迟发性运动障碍
- 排尿延迟

框 48-10   药物滥用的征象

酒精滥用
- 厌食症
- 思维混乱
- 抵赖
- 频繁晕倒
- 敌意
- 失眠
- 情绪不稳

注：老年患者摄入少量酒精会导致中毒。

其他药物滥用
- 意识水平改变
- 跌倒
- 幻觉
- 记忆改变
- 直立性低血压
- 协调性差
- 焦躁不安
- 体重下降

注：人们经常有酗酒和其他药物滥用的历史。

年人口中，超过 100 万人有药物上瘾，其中包括超过 90 万人患有酒精依赖，15 万人患有非法药物依赖[48]。

老年人滥用药物通常因为面临严重的压力。这种压力可能来自衰老引起的健康或外貌上的变化、失业、失去配偶或生活伴侣、疾病、营养不良、孤独、无法独立生活及其他生活变化。框 48-10 列出了物质滥用的迹象。

如果怀疑患者滥用药物，应就患者饮酒或其他药物使用情况向现场的亲属或朋友进行访谈。这些患者的治疗基础是识别问题并转诊给医师治疗。第 33 章介绍了对急性中毒患者的救护措施，包括复苏措施，以管理患者的呼吸道、给予通气和循环支持。此外，当出现酒精或其他药物中毒的体征和症状时，救护员应仔细评估老年患者，以防隐匿性创伤和任何潜在的病症。这些病症可能包括低血糖、心肌病和心律失常（如心房颤动）、胃肠道出血、多重用药（特别是巴比妥类药物和镇静药），以及乙二醇或甲醇摄入。

环境因素

老年患者有因极端环境患病的风险，这是因为衰老过程和其他因素（见第 44 章）。在老年患者中，有两种与环境有关的急症最为常见：一个是体温过低，另一个是体温过高。

体温过低

较年轻的患者常常会因极端环境出现体温过低的症状，相反，老年患者在室内也可能出现体温过低的症状。这可能是由于周围环境温度低和／或一种改变患者产热或蓄热能力的疾病。一部分原因源于老年患者的特点：

- 他们代偿环境热损失的能力差；
- 他们感觉温度变化的能力下降；
- 他们体内用以储热的总体水少；
- 他们不太可能出现心动过速来增加心输出量以应对冷应激；
- 他们通过寒战以增加体温的能力下降。

除了这些生理变化，老年患者也更容易因为社会经济因素而出现体温过低。不再工作的老年人可能无力支付供暖费用。营养不良会引起脂肪储存量减少，最终可能会导致独居的老年患者出现体温过低。其他一些导致老年患者出现体温过低的疾病如下：

- 关节炎；

· 药物过量；
· 肝衰竭；
· 低血糖；
· 感染；
· 帕金森病；
· 卒中；
· 甲状腺疾病；
· 尿毒症。

体温过低的体征和症状可能很轻微，可能包括精神状态改变、言语不清、共济失调及心律失常。如果病情严重，患者可能会出现没有生命迹象的昏迷。低温过低的老年患者的死亡率很高。救护员应该按照第44章介绍的方法照顾好这类患者。

体温过高

相比体温过低而言，老年人体温过高并不那么常见，但是体温过高的死亡率非常高。体温过高最有可能由患者暴露于高温环境引起。和体温过低一样，老年患者无法调节体温，即便是适度的高温下也不行。体温过高也可能来自下丘脑功能障碍和脊髓损伤等疾病。酒精及某些药物（如安非他明、抗胆碱能药、抗组胺药、β受体阻断药和利尿药）可能导致体温过高。这些药物改变人对热的感知、抑制人体散热、增加运动和损害患者的心血管功能，从而导致体温过高。

体温过高可能表现为热痉挛、热衰竭或中暑。紧急救护措施包括将患者从高温环境中转移走，对其进行降温，提供呼吸道管理，给予通气循环支持，确保患者的生命机能。同时，救护员应该迅速将患者送至医院，由医生评估并解决由热相关疾病带来的问题。

行为和精神失常

据估计，55 岁以上的人中约有 1/5 有某种类型的心理健康问题[49]。除了神经系统疾病，如痴呆症和阿尔茨海默病，焦虑、抑郁和自杀在老年患者中也很常见。

抑郁症

抑郁症是一种严重的疾病，患者需要由医师进行评估。老年病患的抑郁症可由生理和心理因素引起。研究表明，呼叫 EMS 的老年患者中大约有 15%

患有中度或重度抑郁症[50]。例如，由生理原因（如痴呆症）引起的认知障碍、精神分裂症的各种人格障碍（见第 34 章）。框 48-11 列出了其他一些导致老年患者患上抑郁症的生理与心理病因。抑郁症的体征和症状因人而异，可能包括：

· 性欲减退；
· 深深的无价值感和罪恶感；
· 极端孤独感；
· 绝望感；
· 易被激怒；
· 食欲缺乏；
· 无力（疲劳）；
· 经常想到死亡；
· 体重明显减轻；
· 失眠；
· 企图自杀。

思考

哪种内分泌疾病会出现与抑郁症相似的体征和症状？

对抑郁症患者救护的主要目标是识别出可能患有抑郁症的患者，这些患者需要接受医师的评估。医师会排除其他疾病——尤其是甲状腺疾病、卒中、

框 48-11　老年患者患抑郁症的常见原因

生理学原因
· 脱水
· 电解质失衡
· 发烧
· 低钠血症
· 缺氧
· 药物治疗
· 代谢紊乱
· 器质性脑疾病
· 心输出量减少
· 甲状腺疾病

心理学原因
· 害怕死亡
· 财政不安全
· 失去配偶
· 失去独立性
· 严重的疾病

恶性肿瘤和痴呆症——或者是因为用药（如 β 受体阻断药）导致患者抑郁的可能。在确定不存在危及生命的生理后，救护员应该努力与抑郁症患者建立和谐的关系，鼓励患者不讳言地谈论自己的感受，尤其是任何一丝自杀的想法。如果可能，救护员应该就患者的心理状态与患者家属进行交流，并就患者有无抑郁病史询问患者家属。

自杀

在美国，65 岁以上的患者约占所有自杀人数的 18%[51]。老年患者的自杀率高于一般人群，其中大多数人在自杀前一个月去看了初级保健医师[52]。大多数患者均是因为首次发作的重度抑郁症，仅为中重度，但抑郁症状没有被识别和治疗。因此，当评估抑郁的老年患者时，救护员应该意识到自杀风险的增加。老年患者的自杀线索和迹象，可以通过患者病史或由朋友和家人观察获得。这些线索和迹象包括[53]：

- 谈论或看起来沉浸于死亡和"料理后事"的话题；
- 把珍贵的物品（如传家宝、照片和纪念品）送出；
- 冒不必要的风险（如一个人走在不安全的区域或开车时未系安全带）；
- 饮酒和用药增加；
- 不遵医嘱（如未服用处方药）；
- 购入武器，尤其是枪支。

对于自杀的想法和感觉会增加自杀概率这一点，并没有反面证据。很多抑郁症患者愿意讨论他们自杀的想法。因此，如果救护员怀疑患者有很高的自杀风险，应该询问患者他们自杀的想法。救护员可问患者的问题如下：

1. 你有没有想过自杀？
2. 你有没有试过自杀？
3. 你有没有想过你会如何自杀？

大部分老年病患自杀会用枪[54]。因此，在面对一个有自杀倾向的患者时，确保在场的人和 EMS 人员的安全是当务之急。必要时，现场应有执法人员。在评估完者自杀的风险后，需要将患者送至医院。

创伤

对 65 岁以上人群来说，创伤是第六大主要死因。65~74 岁人群中，25% 的创伤性死亡是由机动车碰撞导致的，33% 是由跌倒造成的。在 67 岁以上人群中，跌倒是造成意外伤害和意外死亡的主要原因[55]。烧伤同样也是导致老年患者伤残和死亡的主要原因。增加老年病患创伤严重性的因素包括：

- 骨质疏松和肌无力增加跌倒和骨折可能性；
- 心力储备减少导致代偿失血的能力下降；
- 呼吸功能下降导致呼吸窘迫综合征的可能性增加；
- 肾功能受损导致适应流体变化的能力减弱。

跌倒

65 岁以上的美国人中，每年有 1/4 的人跌倒[56]。除了造成死亡外，跌倒还导致每年需要紧急救护的患者达 280 万例[56]。大多数跌倒是可以预防的。跌倒不仅仅是身体上的伤害。跌倒后，老年患者可能会感到恐惧和功能退化，在某些情况下，这些影响可能导致患者住院[18]。功能的减退导致患者活动和社会互动的减少，进而导致抑郁、社会孤立和无助感。

证据显示

从 2013 年起，加拿大安大略省伦敦市的研究人员调查了 804 个呼救电话，这些呼叫仅仅是需要搬运服务，而不是转运到医院。他们评估了这些患者 14 天的发病率和病死率。研究发现，116 例患者（28%）不止一次呼叫搬运服务。患者平均年龄是 74.8 岁。呼叫 14 天内，这些患者到医院急诊科就诊 169 次（21%），住院 93 例（11.6%），死亡 9 例（1.1%）。入院治疗的原因是感染（33%）、跌倒（12%）、癌症并发症有关或新诊断（9.7%）、骨折（8.6%）和其他（36.6%）。患者年龄（$P=0.006$）预测入院。他们得出结论，搬运呼叫与短期发病率和病死率呈正相关关系。

资料来源：Leggatt L, Van Aarsen K, Columbus M, et al. Morbidity and mortality associated with prehospital "lift-assist" calls. *Prehosp Emerg Care*. 2017;21（5）:556-562.

骨折是老年人最常见的与跌倒相关的损伤，髋部骨折常导致老年人住院治疗。髋部骨折 1 年后，死亡率为 20%~30%[57]。在那些髋部骨折存活下来的患者中，大多数人在行走和活动方面都有明显的问题。他们可能变得更加依赖他人的帮助，无法继续独立生活。没有导致身体受伤的跌倒也可能使患者由于害怕再次跌倒而不敢活动。制动时间长可导致关节挛缩、压疮、尿道感染、肌肉萎缩、抑郁和功能减退。

美国老龄化委员会和疾病控制和预防中心已经制定了一项以证据为基础的计划,以减少老年人跌倒的发生率。一些 EMS 系统已经把他们的 STEADI(阻止老年人死亡和受伤)计划整合到社区教育计划中[58]。STEADI 项目描述了如何识别老年人跌倒的危险因素,如何进行跌倒风险评估,以及减少跌倒的策略。

跌倒评估从以下 3 个问题开始。

1. 你在过去的一年里跌倒了吗?

2. 站立或行走时是否感到不稳?

3. 你担心掉下去吗?

对上述任何一个问题的回答是肯定的都表明跌倒的风险增加。

一些跌倒的危险因素很容易识别。这些因素包括下肢无力、步态和平衡问题、体位性头晕、有跌倒史、家庭安全隐患或环境危害。其他的跌倒危险因素可能更难以检测。其中包括视力不良、脚或鞋的问题、最近的主要生活变化、心理健康问题、慢性疾病(关节炎、卒中、失禁、糖尿病、帕金森病、痴呆症)或高风险药物治疗(表 48-3)。

干预措施包括分发有关减少跌倒的教育材料、安全检查表、直立性低血压的手册和锻炼指导。

可减少与跌倒有关的损伤的措施(见第 3 章)包括:

· 使用辅助设备(如助行器或手杖);

· 清除散落的地毯,固定松掉的地毯;

· 清除可能导致绊倒的物品;

· 提供和使用扶手;

· 确保充足的照明,包括夜间照明;

· 清除环境中的杂物;

· 家具摆放要方便行走;

· 在浴缸或淋浴间贴防滑贴纸;

· 为浴缸、淋浴器和马桶提供扶手。

建议患者在服用会增加跌倒风险的药物时,应咨询医师。

车祸导致的创伤

在美国,超过 4000 万有驾照者年龄在 65 岁以上。2015 年,这个年龄组有 6800 多人死于车祸[59]。

表48-3 　与跌倒有关的药物
精神类药物
抗惊厥药
抗抑郁药
抗精神病药
苯二氮䓬类药物
阿片类药物
催眠药
与头晕、镇静、意识不清、视力模糊或直立性低血压有关的药物
抗胆碱能药物
抗组胺药
抗高血压药
骨骼肌松弛药

资料来源: Medications linked to falls. Centers for Disease Control and Prevention website. https://stacks.cdc.gov/view//cdc/50341/cdc_50341_DS1.pdf. Accessed April 15, 2018.

致命车祸在 70~74 岁驾驶员中增加,在 85 岁及以上人群中最多。大多数的死亡与受伤风险增加与老龄化带来的疾病和并发症有关。一些老年人的驾驶能力受到认知功能受损、视力变化和身体变化的负面影响[59]。许多老年人在行驶的车辆中作为驾驶员或乘客受伤。2015 年,美国发生了 1021 起老年人行人死亡事故,占所有行人创伤死亡总数的 19%[60]。

由于共病和衰老的独立影响,老年创伤患者的发病率和病死率均高于年轻人,并比年轻人遭受更严重的损伤[61]。同时,老年患者也缺乏适当的、保护性的生理反应能力。及时发现损伤和出血的来源对任何创伤患者都是至关重要的,对老年患者尤其重要。老年患者的心力储备少,休克会发生得更快。

烧伤

在美国,每年有 1200 多名老年人死于火灾和烧伤[62]。老年人因烧伤造成的发病率和病死率的增加是由先前存在的疾病、导致烧伤深度增加的皮肤变化、营养受损和抗感染能力下降引起的。第 38 章介绍了老年热损伤患者的初期救护和复苏。老年烧伤患者需要特殊的液体治疗方法,以防止对肾脏造成损害。在烧伤后的最初几个小时内,需要通过监测脉搏和血压来评估患者的体液状况，并努力保持尿量不低于 50~60 mL/h。

头部创伤

头部创伤并失去意识对老年患者来说结果常常是很不利的。脑体积会随着衰老变小（**脑萎缩**），这种萎缩会导致脑表面和颅骨之间的距离增加。静脉在这片区域走行，更容易被撕裂，因此会引起硬膜下血肿。颅内的额外空间常常会导致患者在出现颅内压上升的体征和症状前就发生大出血。

因为衰老带来的关节炎变化和退化性变化，老年病患出现颈椎损伤的风险也很高。这些结构改变会导致脊柱硬度增大、灵活性降低，椎管变窄。即便只有轻微的创伤，脊髓损伤的风险也很大。

思考

假设老年患者有头部创伤，哪些家庭用药也会导致他们脑出血的风险增加？

胸部损伤

任何一种会导致老年人胸部创伤的损伤机制都可能是致命的。衰老后的胸部弹性更弱，因此更容易发生损伤。肺储备量也会因为肺泡表面积、小气道通畅性、化学感受器反应的减少而变小。

心脏、主动脉和大血管的损伤对老年患者的危险性要比对年轻患者的危险性大。这同样是因为老年人功能储备减小，同时也是因为人体的结构变化导致这些区域的损伤更显著。心肌挫伤可能是胸部钝性伤的并发症。如果病情严重，心肌挫伤可能会导致心脏泵功能衰竭或危及生命的心律失常。胸部钝性伤后很少会出现急性心脏压塞的情况。严重胸部钝性伤后，患者也可能会出现心脏破裂、瓣膜损伤和主动脉夹层。前两种情况很少发生，但一旦发生很快致死。当损伤机制为极速减慢时，救护员需要始终考虑主动脉夹层动脉瘤的可能性。主动脉夹层的形成通常不会马上导致死亡。正确的诊断和治疗可以挽救患者的生命（见第 21 章）。

思考

假设有一名患者长有一个主动脉夹层动脉瘤，救护员会看到哪些体征和症状呢？

老年人的心脏不能像年轻人的心脏那样有效地对需氧量增加做出反应。当老年患者出现严重创伤时，缺氧和心脏电传导缓慢会导致局部缺血和心律失常。即使患者的心脏没有直接被创伤损害，这些问题也可能会出现。救护员必须密切监测患者的氧合和血液循环状态。

腹部创伤

腹部创伤会给老年患者造成严重的后果。腹部创伤通常不那么明显。因此，发现腹部创伤需要更高的警觉。老年患者不太能够接受腹部外科手术。手术后，患者可能会出现肺部并发症及感染。

肌肉骨骼创伤

患有骨质疏松老年人发生骨折的风险很大，哪怕只是面临轻微的创伤。骨盆骨折对这个年龄段的患者来说非常致命，即使大出血和软组织损伤。当检查患者是否有骨骼创伤时，救护员应该要想到老年患者的疼痛感可能已经减弱了。通常这些患者对大骨折只感到轻微的压痛。即使得到了恰当的救护，发生肌肉骨骼创伤的老年患者的病死率还是会因为呼吸窘迫综合征、败血症、肾衰竭和肺栓塞等迟发性并发症而增加。

创伤治疗的注意事项

对老年创伤患者救护的当务之急和对所有创伤患者的救护类似（见第 9 部分）。但是，救护员应该对这些患者转运和患者的心血管系统、呼吸系统和肾系统给予特别关注。

心血管系统

对心血管疾病的特别注意事项包括：

- 如果患者最近或过去有心肌梗死病史，心律失常和心力衰竭的风险会增加；
- 心率和每搏输出量可能会因血容量减少而减弱；
- 比起年轻的患者，老年患者可能会需要更高的动脉压以保证重要生命器官的灌注，这是因为动脉粥样硬化性周围血管病；
- 向老年患者快速静脉输液可能导致容量超负荷。救护员必须注意，不要给这些患者补水过多。老年人群体更容易心力衰竭。然而，低血容量和低血压的耐受性也很差。救护员应该考虑收缩压低于 120 mmHg 的老年患者是否存在低血容量。如果患者服用 β 受体阻断药，心动过速可能会减弱或根本不会发生。在输液过程中，救护员应经常仔细监测肺音和生命体征。

呼吸系统

对呼吸系统疾病的特别注意事项包括：

- 生理变化会导致胸壁的顺应性降低和运动减少，进而导致肺活量减少；
- PaO_2 会随衰老而减小；
- 每 10 年，相同的氧浓度分数下的 PO_2 会降低；
- 所有器官系统对缺氧的耐受性都会变差；
- 慢性阻塞性肺疾病（在老年病患中很常见）需要救护员小心地对患者的呼吸道进行管理和给予通气支持，以确保患者有适当的氧合作用和二氧化碳清除率。高浓度的氧气可能会抑制某些患者的低氧驱动。然而，救护员一定要给临床上出现发绀症状的患者供氧。救护员可能需要摘下患者的义齿以确保呼吸道管理和足够通气。

泌尿系统

对泌尿系统疾病的特别注意事项包括：

- 肾脏维持正常的酸碱平衡的能力减退，肾脏代偿流体变化的能力也有下降；
- 肾脏疾病可能会进一步削弱肾脏代偿的能力；
- 肾功能减弱（再加上心力储备的减少）使受伤的老年患者在静脉注射治疗之后存在液体过剩和肺水肿的风险。

转运

对转运老年患者的特别注意事项包括：

- 对老年患者的体位、固定和运送可能需要调整以适应患者的生理缺陷（如关节炎或脊柱畸形）；
- 捆扎时需要用较多的填充物来帮助患者并提高患者的舒适度；
- 救护员可以通过采取保暖措施防止患者体温过低。

虐待老人

虐待老人是指对老人施加生理上的疼痛、伤害、使人衰弱的精神痛苦、不合理的囚禁，或者监护人故意剥夺该老人必需的以维持身心健康的服务。在美国，虐待老人作为一个日益严重的问题已经得到越来越多人的关注。据估计，10 位老人中就有一位遭到虐待[63]。

虐待老人有很多种形式，包括身体虐待、性虐待、情感和精神虐待、忽视、遗弃、经济或物质上的剥削和自我忽视。虐待可能发生在家里或照护机构。框 48-12 列出了美国受虐老人中心定义的各种虐待老人行为的表现。

美国 50 个州都有虐待老人的法律。同时，在大部分州，报告疑似虐待老人的案件是法律强制规定的。如果救护员怀疑某位老人遭到虐待或忽视，需

框 48-12　各类虐待和忽视老年人

身体虐待
造成身体疼痛或伤害

经济剥削
另一人滥用或扣留老年人的生活费

性虐待
与无法理解、不同意、受到威胁或强迫的老年人发生接触、抚摸、性交或任何性行为

感情虐待
言语攻击、威胁伤害、骚扰或恐吓

被动忽视
不向老年人提供食物、衣服、住所或医疗等基本需求

故意剥夺
拒绝老年人的药物、住所、食物、医疗或其他援助，使人遭受生理、精神或情感伤害（除非老年人表示愿意放弃）

禁闭
限制或隔离老年人（医疗原因除外）

资料来源：Elder abuse facts: what is elder abuse. National Council on Aging website. https://www.ncoa.org/public-policy-action/elder-justice/elder-abuse-facts/. Accessed April 12, 2018.

要通知医疗指导。而且救护员应该遵循当地规定的程序。紧急救护的目的是处理危及患者生命的损伤并将患者送至医院就诊。第 49 章将对虐待和忽视进行深入探讨。

总结

- 不同人的衰老速度不同。
- 随着年龄增长而发生的正常生理变化和潜在的急性或慢性疾病会使患病或受伤的老年患者的评估成为一个挑战。
- 肺炎是老年人死亡的主要原因。老年人因肺炎死亡的风险比年轻人高 3~5 倍。
- 慢性阻塞性肺疾病是有吸烟史的老年患者的常见疾病。这种疾病通常与导致呼气气流减少的疾病有关。
- 未出现典型的胸痛症状会使老年患者的心肌梗死很难识别。心力衰竭在老年患者群体中很常见，非心脏原因也很有可能引起心力衰竭。老年病发生心律失常最常见的病因是高血压性心脏病。
- 美国 50 岁以上男性群体中，2%～4% 的人有腹主动脉瘤。
- 老年人患脑血管疾病的危险因素包括吸烟、高血压、糖尿病、动脉粥样硬化、高血脂、红细胞增多症和心脏病。
- 谵妄是一种对时空的急性定向障碍，通常是由生理疾病引起的。
- 痴呆症是指进行性认知功能减退。患者通常无法学习新事物或无法回忆最近发生的事件。阿尔茨海默病是痴呆症最常见的病因。阿尔茨海默病是指大脑皮质内神经元死亡、脑实质萎缩的疾病。
- 帕金森病是一种脑功能障碍。该病会导致静止性震颤、肌强直运动迟缓和姿势平衡障碍。
- 25% 的 60 岁以上老年人患有糖尿病。大约 90% 的老年糖尿病患者患有 2 型糖尿病。高血糖高渗性非酮症昏迷是 2 型糖尿病老年病患会出现的一种严重的并发症。甲状腺疾病在老年患者中很常见，但他们可能不会出现典型症状。
- 胃肠道出血最常发生于 60 岁以上老年人，85 岁以上消化道出血患者的病死率约为 20%。肠梗阻一般发生于曾有过腹部外科手术或疝气的患者，以及患有结肠癌的患者。一些老年患者可能会出现大小便失禁和排便困难的问题。
- 衰老会导致表皮细胞总量逐渐减少，同时也会导致深层真皮血管减少。毛细血管循环的减少会导致体温调节功能改变和皮肤方面的并发症。
- 骨关节炎是老年人所患关节炎的一种常见形式。骨关节炎是一种由软骨退变和关节磨损引起的病变。骨密度和骨质量下降会导致骨骼变脆，脆弱的骨骼很容易发生骨折。
- 随着年龄的增长，人们还会出现视力、听力和言语能力退化的问题。老年患者出现药物不良反应的风险会增加，这是因为衰老引起人体组分变化、药物分布变化，以及新陈代谢和排泄等方面的变化。另外，药物不良反应的风险也来自老年患者多种用药。
- 老年患者在室内也可能出现体温过低的症状，这可能是由于周围环境温度低和／或一种改变患者产热或蓄热能力的疾病。体温过高最有可能由患者暴露于高温环境引起。
- 抑郁症在老年病患中很常见，可由生理和心理因素引起。老年患者的自杀率要高于一般人群。
- 65～74 岁人群中，1/3 的创伤性死亡是由机动车碰撞导致的，25% 源于跌倒。67 岁以上人群中，跌倒是意外伤害和意外死亡的主要原因。
- 虐待老人有多种形式，包括身体虐待、性虐待、情感和精神虐待、忽视、遗弃、经济或物质上的剥削和自我忽视。

参考文献

[1] Platts-Mills TF, Leacock B, Cabanas JG, Shofer FS, McLean SA. Emergency medical services use by the elderly: analysis of a statewide database. *Prehosp Emerg Care*. 2010; 14（3）: 329–333.

[2] Facts for features: older Americans month: May 2017. Release Number: CB17-FF.08. US Census Bureau website. https://www.census.gov/newsroom/facts-for-features/2017/cb17-ff08.html. Published April 10, 2017. Accessed April 12, 2018.

[3] Tips for selecting Medicare and Social Security. Aging in Place, National Council for Aging Care, website. http://www.aginginplace.org/how-to-select-medicare-social-security/. Published March 22, 2017. Accessed April 12, 2018.

[4] American Geriatrics Society Foundation for Health in Aging. Health and aging facts. American Geriatrics Society website. http://www.healthinagingfoundation.org/. Accessed April 12, 2018.

[5] The American Geriatrics Society Expert Panel on Person-Centered Care. Person-centered care: a definition and essential elements. *J Am Geriatr Soc*. 2016; 64（1）: 15–18.

[6] Duong HV, Herrera LN, Moore JX, et al. National characteristics of emergency medical services responses for older adults in the United States. *Prehosp Emerg Care*. 2018; 22（1）: 7–14.

[7] Evans CS, Platts-Mills TF, Fernandez AR, et al. Repeated emergency medical services use by older adults: analysis of a comprehensive statewide database. *Ann Emerg Med*. 2017; 70（4）: 506–515.e3.

[8] Perceptions of aging during each decade of life after 30. Westhealth Institute, NORC at the University of Chicago, website. http://www.norc.org/PDFs/WHI-NORC-Aging-Survey/Brief_WestHealth_A_2017-03_DTPv2.pdf. Published March 2017. Accessed April 12, 2018.

[9] Mauk K. *Gerontological Nursing*. 4th ed. Burlington, MA: Jones & Bartlett Learning; 2018.

[10] Beachey W. *Respiratory Care Anatomy and Physiology*. 4th ed. St. Louis, MO: Elsevier; 2018.

[11] Lavan AH, Gallagher P. Predicting risk of adverse drug reactions in older adults. *Ther Adv Drug Saf*. 2016; 7（1）: 11–22.

[12] Parameswaran Nair N, Chalmers L, Peterson GM, Bereznicki B, Castelino RL, Bereznicki L. Hospitalization in older patients due to adverse drug reactions—the need for a prediction tool. *Clin Interv Aging*. 2016; 11: 497–505.

[13] National Association of EMS Officials. *National Model EMS Clinical Guidelines*. Version 2.0. National Association of EMS Officials website. https://www.nasemso.org/documents/National-Model-EMS-Clinical-Guidelines-Version2-Sept2017. pdf. Published September 2017. Accessed April 12, 2018.

[14] Rosen P, Barkin R. *Emergency Medicine: Concepts and Clinical Practice*. 8th ed. St. Louis, MO: Elsevier; 2014.

[15] Pathy M, Sinclair A, Morley J. *Principles and Practice of Geriatric Medicine*. 5th ed. Hoboken, NJ: Wiley Blackwell; 2012.

[16] Bosker G, Schwartz GR, Jones JS, et al. *Geriatric Emergency Medicine*. St. Louis, MO: Mosby; 1990.

[17] Aging and cancer. Cancer.net website. https://www.cancer.net/navigating-cancer-care/older-adults/aging-and-cancer. Published September 2016. Accessed April 12, 2018.

[18] Caprio TV, Shah MA. Approach to the geriatric patient. In: Brice J, Delbridge TR, Meyers JB, eds. *Emergency Services: Clinical Practice and Systems Oversight*. 2nd ed. West Sussex, England: John Wiley & Sons; 2015.

[19] American Lung Association, Epidemiology and Statistics Unit Research and Health Education Division. *Trends in Pneumonia and Influenza Morbidity and Mortality*. American Lung Association website. Published November 2015. Accessed April 12, 2018.

[20] Ochiai ME, Lopes NH, Buzo CG, Pierri H. Atypical manifestation of myocardial ischemia in the elderly. *Arquivos brasileiros de cardiologia*. 2014; 102（3）: 31–33.

[21] Engberding N, Wenger NK. Acute coronary syndromes in the elderly. *F1000Res*. 2017; 6: 1791.

[22] Azad N, Lemay G. Management of chronic heart failure in the older population. *J Geriatr Cardiol*. 2014; 11（4）: 329–337.

[23] Cowie MR, Anker SD, Cleland JGF, et al. Improving care for patients with acute heart failure: before, during and after hospitalization. *ESC Heart Fail*. 2014; 1（2）: 110–145.

[24] Marín-García J. *Heart Failure: Bench to Bedside*. Berlin, Germany: Springer Science+Business Media; 2010.

[25] Ham RJ, Sloane PD, Warshaw GA, Potter JF, Flaherty E. *Ham's Primary Care Geriatrics: A Case-Based Approach*. 6th ed. Philadelphia, PA: Elsevier; 2013.

[26] Dalman RL, Mell M. Overview of abdominal aortic aneurysm. UpToDate website. https://www.uptodate.com/contents/overview-of-abdominal-aortic-aneurysm. Updated July 24, 2017. Accessed April 12, 2018.

[27] Whelton PK, Carey RM, Aronow WS, et al. 2017 ACC/AHA/AAPA/ABC/ACPM/AGS/APhA/ASH/ASPC/NMA/PCNA guideline for the prevention, detection, evaluation, and management of high blood pressure in adults. Executive summary: a report of the American College of Cardiology/American Heart Association Task Force on Clinical Practice Guidelines. *Hypertension*. 2017 Nov 13.

[28] Shah MN, Jones CMC, Richardson TM, Conwell Y, Katz P, Schneider SM. Prevalence of depression and cognitive impairment in older adult emergency medical services patients. *Prehosp Emerg Care*. 2011; 15（1）: 4–11.

[29] American Heart Association. *Advanced Cardiac Life Support*. Dallas, TX: American Heart Association; 2016.

[30] Preventing a second stroke. Stroke Foundation website. https://strokefoundation.org.au/About-Stroke/Preventing-stroke/Preventing-a-second-stroke. Accessed April 12, 2018.

[31] Terminology and mnemonics. ICU Delirium website. http://www.icudelirium.org/terminology.html. Accessed April 12, 2018.

[32] Dementia. Alzheimer's Community Care website. https://www.alzcare.org/dementia. Accessed April 12, 2018.

[33] Langa KM, Larson EB, Crimmins EM, et al. A comparison of the prevalence of dementia in the United States in 2000 and 2012. *JAMA Intern Med*. 2017; 177（1）: 51–58.

[34] 2017 Alzheimer's statistics. Alzheimers.net website. https://www.alzheimers.net/resources/alzheimers–statistics/. Accessed April 12, 2018.

[35] Alzheimer's and dementia: vascular dementia. Alzheimer's Association website. https://www.alz.org/dementia/vascular–dementia–symptoms.asp. Accessed April 12, 2018.

[36] Alzheimer's and dementia: Parkinson's disease dementia. Alzheimer's Association website. https://www.alz.org/dementia/parkinsons–disease–symptoms.asp. Accessed April 12, 2018.

[37] Statistics. Parkinson' Foundation website. http://parkinson.org/Understanding–Parkinsons/Causes–and–Statistics/Statistics. Accessed April 12, 2018.

[38] Reeve A, Simxoc E, Turnbull D. Ageing and Parkinson's disease: why is advancing age the biggest risk factor? *Aging Res Rev*. 2014; 14: 19–30.

[39] Alzheimer's and dementia: frontotemporal dementia（FTD）. Alzheimer's Association website. https://www.alz.org/dementia/fronto–temporal–dementia–ftd–symptoms.asp. Accessed April 12, 2018.

[40] Older adults. American Diabetes Association. http://www.diabetes.org/in–my–community/awareness–programs/older–adults/. Updated November 21, 2017. Accessed April 12, 2018.

[41] Kim MI. Hypothyroidism in the elderly. In: De Groot LJ, Chrousos G, Dungan K, et al., eds. *Endotext* [Internet]. South Dartmouth, MA: MDText.com; 2000. https://www.ncbi.nlm.nih.gov/books/NBK279005/. Accessed April 12, 2018.

[42] Yeo CJ, McFadden DW, Pemberton JH, Peters JH, Matthews JB. *Shackelford's Surgery of the Alimentary Tract*. 7th ed. Philadelphia, PA: Elsevier; 2013.

[43] Kozieł D, Matykiewicz J, Głuszek S. Gastrointestinal bleeding in patients aged 85 years and older. *Pol Przegl Chir*. 2011; 83(11): 606–613.

[44] Snyder DR, Shah MA, eds. *Geriatric Education for Emergency Services*. 2nd ed. Burlington, MA: Jones & Bartlett Learning; 2016.

[45] Celebrex® celecoxib capsules. Pfizer. https://www.accessdata.fda.gov/drugsatfda_docs/label/2008/020998s026lbl.pdf. LAB–0036–11. Revised January 2008. Accessed May 30, 2018.

[46] Sood R, Faubion SS, Kuhle CL, Thielen JM, Shuster LT. Prescribing menopausal hormone therapy: an evidence–based approach. *Int J Womens Health*. 2014; 6: 47–57.

[47] Chan EW, Taylor SE, Marriott J, Barger B. An intervention to encourage ambulance paramedics to bring patients' own medications to the ED: impact on medications brought in and prescribing errors. *Emerg Med Australas*. 2010; 22（2）: 151–158.

[48] Center for Behavioral Health Statistics and Quality. *Results From the 2014 National Survey on Drug Use and Health: Detailed Tables*. Rockville, MD: Substance Abuse and Mental Health Services Administration; 2015.

[49] Centers for Disease Control and Prevention, National Association of Chronic Disease Directors. *The State of Mental Health and Aging in America: Issue Brief 1: What Do the Data Tell Us?* Atlanta, GA: Centers for Disease Control and Prevention; 2008. https://www.cdc.gov/aging/agingdata/data–portal/mental–health.html. Accessed April 12, 2018.

[50] Shah MN, Jones CMC, Richardson TM, Conwell Y, Katz P, Schneider SM. Prevalence of depression and cognitive impairment in older adult emergency medical services patients. *Prehosp Emerg Care*. 2011; 15（1）: 4–11.

[51] Caruso K. Elderly suicide. Suicide.org website. http://www.suicide.org/elderly–suicide.html. Accessed April 12, 2018.

[52] US Department of Health and Human Services, Substance Abuse and Mental Health Services Administration. Depression and older adults: key issues. Substance Abuse and Mental Health Services Administration website. https://store.samhsa.gov/shin/content/SMA11–4631CD–DVD/SMA11–4631CD–DVD–KeyIssues.pdf. Published 2011. Accessed April 12, 2018.

[53] Evans GD, Radunovich HL. *Suicide and the Elderly: Warning Signs and How to Help*. Gainesville, FL: Department of Family, Youth and Community Sciences, UF/IFAS Extension; September 2017. Doc FCS2184.

[54] Cohen D, Eisdorfer C. *Integrated Textbook of Geriatric Mental Health*. Baltimore, MD: John Hopkins University Press; 2011.

[55] Garwe T, Stewart K, Stoner J, et al. Out–of–hospital and inter–hospital under–triage to designated tertiary trauma centers among injured older adults: a 10–year statewide geospatial–adjusted analysis. *Prehosp Emerg Care*. 2017; 21（6）: 734–743.

[56] Falls prevention facts. National Council on Aging website. https://www.ncoa.org/news/resources–for–reporters/get–the–facts/falls–prevention–facts/. Accessed April 12, 2018.

[57] Panula J, Pihlajamäki H, Mattila VM, et al. Mortality and cause of death in hip fracture patients aged 65 or older: a population–based study. *BMC Musculoskelet Disord*. 2011（May 20）; 12: 105.

[58] Snooks HA, Carter BL, Dale J, et al. Support and assessment for fall emergency referrals（SAFER 1）: cluster randomised trial of computerised clinical decision support for paramedics. *PLoS One*. 2014; 9（9）: e106436.

[59] Centers for Disease Control and Prevention, National Center for Injury Prevention and Control, Division of Unintentional Injury Prevention. Older adult drivers. Centers for Disease Control and Prevention website. https://www.cdc.gov/motorvehiclesafety/

older_adult_drivers/. Updated November 30, 2017. Accessed April 12, 2018.

[60] Centers for Disease Control and Prevention, National Center for Injury Prevention and Control, Division of Unintentional Injury Prevention. Pedestrian safety. Centers for Disease Control and Prevention website. https://www.cdc.gov/motor vehiclesafety/pedestrian_safety/index.html. Updated August 9, 2017. Accessed April 12, 2018.

[61] Marx J, Hockberger R, Walls R. *Rosen's Emergency Medicine: Concepts and Clinical Practice*. 8th ed. Philadelphia, PA: Elsevier; 2014.

[62] Collins J. Preventing burn trauma. *Today Geriatr Med*. 2015; 8（5）: 28.

[63] Elder abuse facts. National Council on Aging website. https://www.ncoa.org/public-policy-action/elder-justice/elder-abuse-facts/. Accessed April 12, 2018.

推荐书目

Aoyama M, Suzuki Y, Kuzuya M. Muscle strength of lower extremities related to incident falls in community-dwelling older adults. *J Gerontol Geriatr Res*. 2015; 4: 2.

Basu R, Zeber JE, Copeland LA, Stevens AB. Role of co-existence of multiple chronic conditions on the longitudinal decline in cognitive performance among older adults in the US. *J Gerontol Geriatr Res*. 2015.

Murdoch I, Turpin S, Johnson B, MacLullich A, Losman E. *Geriatric Emergencies*. Hoboken, NJ: Wiley Blackwell; 2015.

Paolo D. Neurological illnesses and older people: what are the effects? *J Gerontol Geriatr Res*. 2015: 247.

Récoché I, Lebaudy C, Cool C, et al. Potentially inappropriate prescribing in a population of frail elderly people. *Int J Clin Pharm*. 2017; 39（1）: 113-119.

Sylvester J. Delirium screening in emergency department admission: a comparison with nice guidelines. *J Gerontol Geriatr Res*. 2016.

Weber JM, Jabolonski RA, Penrod J. Missed opportunities: under-detection of trauma in elderly adults involved in motor vehicle crashes. *J Emerg Nurs*. 2010; 36（1）: 6-9.

Wei F, Hester AL. Gender difference in fall among adults treated in emergency departments and outpatient clinics. *J Gerontol Geriatr Res*. 2014: 152.

（张永青，白香玲，李胜男，喻慧敏，译）

第 49 章

虐待与忽视

美国 EMS 教育标准技能

特殊患者群体

将评估结果与病理生理学原理和社会心理学知识学知识结合，形成现场印象，为患者制订、实施全面的治疗 / 处置计划。

有特殊困难的患者

识别和报告虐待和忽视
对健康护理的影响
- 忽视
- 无家可归（见第 50 章）
- 贫困（见第 50 章）
- 肥胖症（见第 50 章）
- 技术依赖（见第 51 章）
- 临终关怀 / 晚期疾病（见第 50 章）
- 气管造口术后护理 / 功能障碍（见第 51 章）
- 家庭保健（见第 51 章）
- 感觉缺失 / 丧失（见第 50 章）
- 发育性残疾（见第 50 章）

创伤

将评估结果与病理生理学知识结合，形成现场印象，对急性受伤的患者实施全面的治疗 / 处置计划。

创伤的特别注意事项

创伤的病理生理学、评估和处理
- 妊娠患者（见第 45 章）
- 小儿患者（见第 47 章）
- 老年患者（见第 48 章）
- 认知障碍患者（见第 50 章）

学习目标

完成本章学习后，紧急救护员能够：
1. 定义亲密伴侣暴力；
2. 描述虐待关系的特点；
3. 概述表明患者遭到亲密伴侣暴力的因素；
4. 描述院前环境中护理遭到亲密伴侣暴力的患者时需要考虑的因素；
5. 识别虐待老人的类型；
6. 讨论与各种形式的虐待相关的法律问题；
7. 描述受虐儿童其施虐者的特点；
8. 概述对受虐儿童的体格检查；
9. 描述性侵犯的特点；
10. 概述院前环境中对遭到性侵犯的患者进行护理时需要考虑的因素。

重点术语

经济虐待：通过完全控制金钱来源，试图让某人在经济上依赖他人，或者拒绝让某人获取金钱，禁止对方上学或工作。

虐待老人：包括对老人施加暴力、身体伤害、精神伤害、不合理的囚禁，或是监护人故意剥夺该老人所需要的以维持身心健康的护理服务。

情感虐待：通过言语或非言语贬损受虐者的自我价值感和自尊心，使受虐者感到痛苦、苦恼或悲伤。

亲密伴侣暴力：发生在具有亲密关系的两个人之间的一种暴力类型，无论是异性伴侣还是同性伴侣。

忽视：监护人拒绝或没能履行对某个人的义务或责任。

身体虐待：动用武力，可能导致身体创伤、身体疼痛或功能损害。

身体伤害：施虐者故意的伤害性或攻击性的行为。

自我忽视：虐待老人的一种，老年人有意地损害自身健康或安全的一种行为。

性虐待：通过胁迫方式对受虐者进行非自愿性的性接触或性行为。

摇晃婴儿综合征：一种严重的虐待儿童的形式，指婴儿在被猛烈摇动后发生的损伤。

精神虐待：阻止一个人信仰他或她的宗教或强迫他或她信仰另一种宗教的行为。

跟踪：一再令人厌烦地关注、骚扰、联系或任何其他针对某个特定的人实施的行为，这种行为会让正常人感到恐惧。

言语虐待：辱骂攻击他人的自尊。

虐待伴侣、虐待老人和虐待儿童是美国日益严重的问题。救护员在其职业生涯中会遇到受虐待的患者。虐待和忽视会导致精神和身体上的疾病或伤害，甚至死亡。针对救护员的教育课程必须包括这些暴力犯罪的信息。这些信息包括被虐待患者的身份、救护时特别注意事项、现场安全和救护报告的要求。本章讨论了虐待和忽视的类型、虐待者的人格特征及提供紧急救护时需要考虑的法律问题。

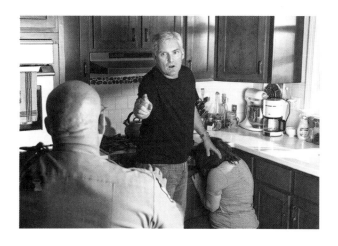

第 1 节　虐待

"虐待"一词广泛地描述了照护人或处于权力地位的人对患者造成伤害、潜在伤害或威胁伤害的一系列行为[1]。虐待包括亲密伴侣暴力、虐待老人、虐待儿童、性侵犯和人口贩卖。上述每一种虐待都

有不同的要素，但它们都有与权力和控制相关的共同特征（图 49-1）。

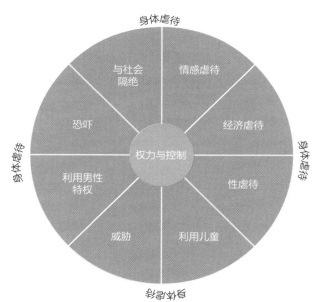

图 49-1 暴力与权力和控制的关系

第2节 亲密伴侣暴力

亲密伴侣暴力（IPV）有很多术语，包括家庭暴力。这种类型的暴力发生在具有亲密关系的两个人之间，包括异性和同性伴侣。它涉及有意识地使用策略来获得和维持对亲密伴侣的思想、信仰和行为的控制[2]。大约20%的凶杀案是由亲密伴侣所为。每一周期家庭暴力分为3个阶段（图49-2）[2]。第1阶段为争吵和言语攻击；第2阶段进展为身体虐待和性虐待；第3阶段包括否认和道歉（蜜月阶段）。在第2或第3阶段，救护员的干预效果最好。在没有干预的情况下，循环周期会重复出现，而且频率和严重程度增加。了解这一暴力循环周期将有助于救护员评估并对患者进行护理。

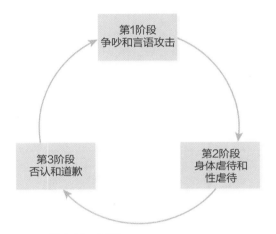

图49-2 暴力循环周期

救护员可能会遇到各种类型的事故，包括以下几种。

- **身体虐待**。身体虐待包括打、摔、推、抓、掐、咬和拉头发，还包括拒绝为伴侣提供医疗护理，或者强迫伴侣饮酒和／或用药。
- **言语虐待**。言语虐待就是通过辱骂攻击他人的自尊。
- **性虐待**。性虐待是指通过胁迫方式对受虐者进行非自愿性的性接触或性行为。
- **情感虐待**。情感虐待是指贬损某人的自我价值感和自尊心，可能包括但不限于不断地批评、贬低他人的能力，辱骂，或者破坏对方和孩子之间的关系。
- **精神虐待**。精神虐待是指阻止一个人信仰他或她的宗教或强迫他或她信仰另一种宗教。
- **经济虐待**。经济虐待是指通过完全控制经济来源，试图使某人在经济上依赖他人，或者拒绝让某人获取金钱，禁止对方上学或工作。

与IPV相关的暴力可能不经常发生，但是反复的身体和精神虐待（也称为殴打）在某些关系中是一个隐藏的和持续的恐怖因素。随着时间的推移，殴打通常会变得更加严重和频繁，而且经常发生在没有任何挑衅的情况下。如果有孩子在婚姻关系中，通常暴力最终会转向他们。卷入虐待关系的人往往感到无力改变现状。

注意

尽管跟踪通常不被认为是虐待的一种，但跟踪可以被定义为一再令人厌烦地关注、骚扰、联系或任何其他针对某个特定的人实施的行为，这种行为会让正常人感到恐惧。和家庭暴力一样，跟踪也是利用权力和控制犯罪。在美国，每年有660万人被跟踪。

资料来源：Stalking. Network of Victim Assistance website. http://www. novabucks.org/otherinformation/stalking/. Accessed April 13, 2018; Centers for Disease Control and Prevention, Division of Violence Prevention. *National Intimate Partner and Sexual Violence Survey*: *2010 Summary Report*. Atlanta, GA: Centers for Disease Control and Prevention; 2011. https://www.cdc.gov/violenceprevention/pdf/ nisvs_executive_summary-a.pdf. Accessed April 13, 2018.

被殴打的女性

据统计，因家庭暴力就诊的女性占女性急诊就诊的4%~15%。在受暴力伤害的女性中，77%的女性并非由于外伤原因就诊。到急诊科提出各种主诉的有外伤之外的其他家庭暴力相关症状妇女占22%~35%[3]。大约1/4的妇女在一个或多个场合遭受过伴侣的身体暴力（许多妇女因以下原因而未报告）[2]：

1. 为自己或她的孩子担心；
2. 相信罪犯的行为会改变（施虐者往往在家庭暴力行为之后显得充满关心和充满爱意）；
3. 缺乏经济和／或情感支持；
4. 相信她自己是暴力行为的原因；
5. 认为反复的暴力是婚姻的一部分，必须忍受才能保持一家人在一起。

各种文化、种族、职业、收入水平和年龄的妇女都遭受过去和现在的丈夫、男朋友和亲密伴侣的反复暴力。由于妇女离开虐待关系可能是危险的，因此必须提供有效的帮助，使其安全地离开施虐者。约75%施虐者杀害的妇女在试图离开时或离开虐待关系后被杀害。因此，重要的是提供有效帮助，使其能安全离开施虐者（图49-3）[4]。

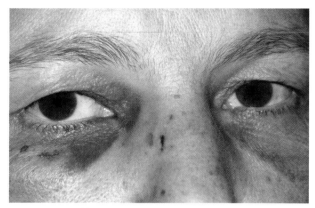

图49-3 女性面部被击

被殴打的男性

在美国，1/9的男性经历过亲密伴侣严重的身体暴力[5]，1/71的男性在一生中经历过强奸。大约8%的男性在某个阶段经历过亲密伴侣的性暴力，而不是强奸（强迫接触某人，性胁迫，非自愿的性接触，非自愿的性经历）（图49-4）[6]。男性报告遭到配偶或伴侣肢体暴力的频率低于女性，这可能是因为羞于或害怕承认自己失去控制权。另外，比起对被殴打的女性，社会对被殴打的男性似乎不那么能够感同身受。总体来说，社会对被殴打的男性提供支持的更少。

受虐关系中人的特征

IPV存在于所有社会群体中，发生在所有环境中[7]。然而，某些人格叛逆可能会使人陷入虐待关系。以下是处于虐待关系中的一个或两个人的特征[8]：

1. 酒精依赖或其他药物依赖；
2. 低收入和失业；
3. 身体、情感或性虐待的经历；
4. 属于好斗的同龄人的社会团体；
5. 早年的攻击性、反社会和敌意行为；
6. 属于少数群体的一员。

值得注意的是，男性和女性同样有可能发生IPV，但男性更可能使用更多的身体攻击，导致需

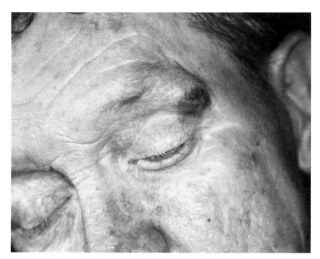

图49-4 击打对面部和颈部造成的软组织损伤

要治疗的损伤[8]。

注意

2010年，IPV在美国导致241名男性和1095名女性被谋杀。IPV的其他后果包括哮喘、心血管疾病、胃肠道疾病、中枢神经系统疾病和生殖疾病等健康状况。IPV与焦虑、抑郁、自卑和自杀行为等心理疾病有很强的相关性。

资料来源：National Center for Injury Prevention and Control, Division of Violence Prevention. Violence prevention: intimate partner violence: consequences. Centers for Disease Control and Prevention website. https://www.cdc.gov/violenceprevention/intimatepartnerviolence/consequences. Updated August 22, 2017. Accessed April 13, 2018.

识别IPV

救护员在识别患者是否被殴打时可能会遇到困难。通常被殴打患者对自己伤势的描述可能不正确、不精准或故意遮掩。无意中导致的创伤通常发生在四肢和躯干边缘，而家庭暴力导致的外伤通常会导致面部、头部、颈部、胸部和腹部的挫伤和撕裂伤。挫伤和撕裂伤的伤口看起来可能处于不同愈合阶段。这是因为很多受虐者持续遭受虐待，并且不总是为自己所受创伤寻求救治。其他家庭暴力的线索包括：

· 受伤后拖延很长时间才寻求救治；
· 反复请求EMS；
· 孕期受伤；

・物质滥用；
・频繁出现自杀行为。

现场安全

在面对家庭暴力事件时，救护员必须确保现场安全以及个人人身安全。如果调度员发现现场涉及家庭暴力，应呼叫执法人员。在安全检查完毕之前，救护员不能进入现场。如在到达现场后才怀疑有家庭暴力，应尽快将患者搬离现场。有时暴力行为可能是针对救护员的，他们应该避免面对施虐者。任何时候都应保持态势感知。

对受虐者的救护

所有创伤都应按照标准治疗方案进行处理。救护员应该特别关注受虐者的情感需求。施虐者通常不愿意让受虐者描述病史，也不愿意让受虐者和救护员独处。因此，如果可能，救护员应该私下询问该患者有关情况。

思考

如果你怀疑有家庭暴力，你能说些什么来鼓励受虐者谈谈家暴的情况？

救护员需要通过直接的问题获知导致创伤发生的事件历史。通常患者会逃避眼神接触，并且在描述受伤的细节时犹豫不决或含糊其词。有些人可能会通过"最近情况不太好"或"家里出现了一些状况"等说法提供线索（框49-1）。救护员应该向患者表明自己怀疑患者遭到殴打。患者可能会因此感到宽慰，因为他得知还有别人也意识到了家庭暴力情况。

在与患者访谈时，重要的是要保持冷静，避免发表诸如"太糟糕了！"或"你为什么不离开？"等意见。救护员应仔细听取患者的意见，并提供帮助。应大力鼓励患者转运。不应让这些患者独自留在现场：如果转运拒绝，应通知执法部门，并向患者提供社会救助资源。这些资源包括儿童和家庭管理局家庭暴力预防和服务方案、美国妇女健康信息中心、美国司法部犯罪受害者办公室和美国司法部暴力侵害妇女办公室，以及地方相关资源（框49-2）[9]。

框49-1　鼓励披露 IPV

首先提出如下问题：
・我担心这种伤害可能是有人伤害了你。有人伤害了你吗？
・"我注意到你的伴侣不喜欢留下你一个，你自己是怎样的感受？"
・"对妇女的暴力行为已成为一个医疗问题；因此，我询问我的所有女性患者，她们是否在儿童、青少年时期或成年后遭受过虐待/暴力。"
如果患者回答"是"，可以继续询问。问题应该包括：
・"你现在安全了吗？"
・"你想谈谈吗？"
・"你和其他人谈过这件事吗？"
・"你现在需要什么？"

资料来源：Norris P. Intimate partner violence. In: Brice J, Delbridge TR, Meyers JB, eds. *Emergency Services Clinical Practice and Systems Oversight*. West Sussex, England: John Wiley & Sons, Ltd.; 2015: 423-429.

框49-2　美国家庭暴力热线

1994年，美国通过了《针对妇女暴力法案》。1996年，美国联邦政府在全国范围内建立了24小时免费的家庭暴力热线。该热线全年365天无休，在美国全境、波多黎各和维尔京群岛都运行。该热线工作人员均为接受相关训练的律师，这些律师会提供危机介入、帮助并将致电者送交致电者所处社区接受服务。

该法案还包括设立基金以培训检察官和警察、维护收容所和在学校及社区内提供相关教育项目。这些项目和家庭暴力热线开展合作，把家庭暴力视为一种严重的罪行，有助于预防家庭暴力的发生。

思考

如果你接到一个电话，一个女人遭受了家庭暴力，你会怎么做？

一些遭到虐待的患者最终会离开这段虐待关系。这通常是紧急救护员和援助机构工作人员努力的结果：

・体贴地、同情地照顾受虐者；
・让受虐者确信自己并没有错，并不应该遭到虐待；

·保证受虐者的人身安全；

·提供给受虐者离开虐待环境所需要的帮助。

法律问题

身体伤害是指一人故意的伤害性或攻击性行为。身体伤害这种罪或轻或重，量刑取决于各州法律、身体伤害的程度及施虐者在施暴过程中使用的凶器。通常施虐者会遭到逮捕，但在其缴纳保证金后几小时内会得到释放。如果施虐者有困难被提早释放，救护员需要通知受虐者，并鼓励受虐者采取个人安全预防措施。

大部分州都有对家庭暴力行为进行报告的要求。救护员应该要清楚自己所在州的法律要求。救护员必须把自己对暴力行为的怀疑和观察结果告知医疗指导。

报告文件是关键，文件需包括对伤情准确的描述、对损伤机制的描述，以及对受虐者与涉嫌施虐者各自行为的描绘。在患者的救护报告中应用人体示意图可能会很有帮助。如果可能，救护员需要在报告中记录下受虐者的自述，并记录下现场警官和目击者的名字，这些细节信息在诉讼中非常重要（见第4章）。

注意

救护员应尽可能客观地记录事件。这可以通过引用患者或目击者的话来实现，而不是泛泛地陈述。

第3节 虐待老年人和易受伤害的成年人

第18章介绍过虐待老人（虐待、忽视、剥削老年人）。老年人在美国是一个普遍的医学和社会问题。虽然很难估计有多少美国老年人受到虐待、被忽视或被剥削，但研究表明，在60岁及以上的成年人中，每10人就有1人曾遭受过某种类型的虐待，但大多数从未报告过[10]。与社会隔绝的老年人、康复期或残疾人士更容易受到虐待[11]。几乎一半的痴呆症患者遭受过某种虐待。施虐者包括儿童、其他家庭成员和配偶，以及养老院、辅助生活设施和其他设施的工作人员。相关的风险因素包括[12]：

·幼年照顾不充分；

·应对能力不足；

·儿童时期经历过虐待。

思考

在您的救护生涯中，您认为虐待老人的问题会增加还是减少？为什么？

易受伤害的成年人

易受伤害的成年人是指18岁以上的人，他们保护自己，免受虐待或忽视受到损害。有很多人符合这一定义，包括有生理、情感或智力障碍的人和有脑损伤的人。易受伤害的成年人包括生活在护理机构或通过医疗机构、临终关怀机构或个人护理人员接受家庭服务的任何人。他们依赖他人，而且在某些情况下缺乏决策能力，故面临着与老年人类似的虐待的风险。

虐待老人的类型

根据美国受虐老人中心，虐待老人分为身体虐待（图49-5）、性虐待、情感/精神虐待、忽视、遗弃、经济或物质剥削，以及自我忽视（框49-3）[13]（自我忽视是指老年人有意地损害自身健康或安全的行为。如摄入营养不足和不按照医嘱服用处方药）。虐待老人还可以以发生地点进行分类，分为家庭环境内和机构内。

虽然身体虐待可能包括瘀伤，但许多老年人经常有意外瘀伤。因此，救护员应该注意一些关键特

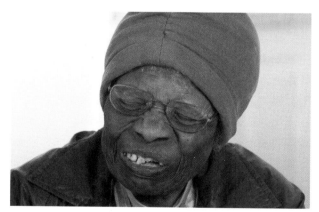

图49-5 卫生状况堪忧、口腔卫生不良和营养不良提示自我忽视

框 49-3 虐待老人的迹象和症状

身体虐待的迹象
　　挫伤、骨折、烧伤、擦伤
　　压伤
　　关于受伤的奇怪解释

忽视的迹象
　　脏衣服、脏尿布、压疮
　　不正常的体重减轻
　　居住环境异常凌乱，尤其是在缺少必要的医疗辅助
设备，如助听器、拐杖、眼镜

言语或情感虐待的迹象
　　退缩和冷漠
　　不正常的行为，如咬人或摇晃
　　紧张或恐惧的行为，尤指在照护者在场时
　　照护者与老人之间关系紧张
　　对老人厉声喊叫的照护者
　　被家庭成员或照护者强行隔绝

性虐待的迹象
　　乳房周围的瘀伤
　　生殖器周围的瘀伤
　　性病的迹象
　　阴道或直肠出血
　　行走或站立困难
　　情绪低落或退缩
　　照护者的挑逗或接触

经济剥削的迹象
　　未支付的账单
　　钱不见了，下落不明
　　照护者用钱购买的东西未送达
　　非正常购买
　　信用卡使用增加
　　提现更频繁
　　向银行账户或信用卡中添加新的收款人

资料来源：Speicher J. Five signs of elder abuse: five red flags that could signal neglect, mistreatment, or abuse. Caring. com website. https://www.caring.com/articles/signs-of-elder-abuse. Accessed April 13, 2018.

征，这些特征有助于区分老年人的意外和故意损伤。至于意外的瘀伤，颜色并不代表受伤时间长短，大约90%的意外瘀伤出现在四肢。不到1/4的老年人能回忆起他们是如何意外受伤的。当成年人服用抗凝血药，如达比加群或华法林时，可能会有更多的瘀伤。老年人与身体虐待有关的瘀伤通常直径为5 cm或更大，可以出现在身体的任何地方，但瘀伤发生在脸的侧面、手臂的前表面或背部时需要特别检查。如果可能，私下询问老年人他们是如何受伤的。如果存在虐待，90%的老年人，包括那些有记忆问题和患有痴呆症的人，能够报告他们是如何受伤的[14]。

家庭环境

　　在家庭环境中，受虐待的老年人的平均年龄为78岁。美国虐待老人中心提供关于家庭环境中虐待老年人的数据[15]。受虐待老年人通常有多种慢性疾病，使他或她依赖他人护理。75岁以上的丧偶女性遭受虐待的风险最大。忽视是家庭环境中最常见的虐待老年人的形式；不明原因的创伤是最常见的表现。证据表明，虐待老年人更多地与施虐者的个性有关，而不是与照顾生病的、依赖他人这一负担有关。近60%的虐待老年人的行为是由家庭成员实施的，其中2/3是成年子女或配偶[16]。由于这种家庭关系，许多老年人不报告虐待，也不寻求医疗救助。

　　研究人员对现有的一些人际暴力理论进行了修正，以补充对老年人虐待的研究，并提出了一系列的解释[17]。

1. 施虐者从周围其他人的行为中了解到，暴力是解决问题或获得预期结果的一种方式。
2. 施虐者认为他们没有从与老年人的关系中获得足够的利益或认可，所以他们诉诸暴力，试图获得公平的待遇。
3. 背景和当前因素的结合，如最近的冲突和通过暴力解决问题的家族史，影响了这种关系。
4. 施虐者使用强制策略的模式来获得和维持关系中的权力和控制。
5. 虐待老年人的许多因素是通过个人、关系、社区和社会影响产生的。
6. 老年人虐待可以归因于老年人和施虐者的社会和生物医学特征、他们之间关系的性质及他们在家庭和朋友的共同环境中的权力动态。

你知道吗

大约有 150 万 65 岁以上的成年人是女同性恋、男同性恋、双性恋或变性人。这个群体更容易受到虐待，而他们不太可能寻求或接受帮助。在一项对年长的女同性恋、男同性恋或双性恋的调查中，65% 的人表示受到骚扰，29% 的人遭受过身体攻击。一些老年人没有透露自己的性别身份，这使他们面临被敲诈和经济剥削的风险。据报道，在一项研究中，与照护者恐同症有关的虐待占了 8.3%。在双性恋患者中，这种风险似乎更高。

资料来源：National Center on Elder Abuse. *Mistreatment of Lesbian, Gay, Bisexual, and Transgender (LGBT) Elders*. Alhambra, CA: National Center on Elder Abuse; 2013. http://ncea.acl.gov/resources/docs/Mistreatment–LGBT–NCEA–2013.pdf. Accessed April 13, 2018.

机构环境

2014 年，美国估计有 140 万名居民生活在养老院。另有 83.52 万人居家养老。随着婴儿潮一代人口的老龄化，老年人口预计将大幅上升。在养老院环境中生活的居民有故意伤害、身体暴力、言语攻击或其他居民和付费照护者、工作人员和专业人员的忽视。据报道，美国每 3 家养老院中就有 1 家被指控有虐待行为，其中 2500 人对居民造成了伤害[18]。可能提示机构虐待的线索列于**表 49-1**。

法律思考

美国 50 个州都颁布了关于虐待老人的法律。在大部分州，报告疑似虐待老人的案件是法律强制规定的。如果救护员怀疑老人遭受到任何一种形式的虐待，必须仔细记录所有发现，同时通知医疗指导，并遵循当地规定的程序。

第 4 节 虐待儿童

据估计，2016 年美国有 1750 名儿童死于虐待或忽视[19]。同年，儿童保护服务机构调查了大约 350 万份指控虐待儿童的报告，估计有 67.6 万份报告得到证实，大约 3/4 的儿童被忽视，18.2% 的儿童遭受过身体虐待，8.5% 的人受到性虐待。美国联邦法律将虐待和忽视儿童定义为"父母或照护人最

表 49-1	发生在长期医疗照护机构中虐待和忽视事件特点
类 别	**具体特点**
生理疾病与护理质量	·伤害记录在案但未进行治疗 ·无记录下来的伤害 ·压疮多发，未进行治疗或无记录 ·未遵守医嘱 ·口腔护理差，卫生条件差，居民清洁卫生不良 ·营养不良 ·患者身上出现异常瘀伤或瘀伤出现在不寻常的部位 ·家庭陈述和有关护理不良的事实 ·患者因家庭成员漠不关心而未受到应有的护理
机构特点	·不换床单 ·强烈的臭味（如尿液或粪便） ·未清空垃圾桶 ·食物问题（如餐厅在任何时候都有气味或食物留在托盘上） ·过去的问题不解决 ·对患者过度使用约束手段（系在轮椅上） ·把患者锁在房间里
言行不一致	·医疗记录、工作人员的陈述或调查员的观察之间不一致 ·不同群体的陈述不一致 ·报告死亡时间和身体状况不一致
工作人员行为	·工作人员不必要地密切监督调查员 ·对住户缺乏了解或体恤 ·回避提问，非故意的或有目的，口头的或非口头的 ·不愿意公布医疗记录

资料来源：Potential markers for elder mistreatment. National Institute of Justice website. http://nij.gov/topics/crime/elder-abuse /pages/potential–markers.aspx. Published January 8, 2008. Accessed April 13, 2018.

近的任何行为或不采取行动，导致死亡、严重的身体或精神伤害性虐待或性剥削；或者具有立即造成严重伤害风险的行为或不作为"[18]。

忽视是虐待儿童最常见的一种形式。但是，很多儿童遭受的虐待都不止一种。忽视是指监护人未能提供身体照顾（如医疗护理、营养、居所和衣物）或情感上的关怀（如漠不关心或漠视）。大部分经证实的虐待或忽视儿童的案件中，施虐者都来自专业机构（教育工作者、社会服务工作者、执法人员和医护人员）。

注意

幼儿最容易受到虐待。美国 DHHS 报告说，大多数受虐待的儿童年龄小于 3 岁；1 岁以下儿童遭受虐待的占比最高。

资料来源：Child maltreatment 2016. US Department of Health and Human Services, Administration for Children and Families, Administration on Children, Youth and Families, Children's Bureau website. https://www.acf.hhs.gov/cb/research-data-technology/statistics-research/child-maltreatment. Accessed April 16, 2018.

施虐者的特点

施虐者的特征与社会阶层或教育水平无关。超过 90% 的虐待儿童事件施虐者为儿童的父母、亲属、父母的伴侣（男性伴侣最常见）、家庭朋友或照护者[19-20]。大多数施虐者年龄在 18～44 岁。一半以上是女性（通常是孩子的母亲）。忽视犯罪往往是由女性犯罪者造成的，而性虐待往往是男性造成的[21]。几乎一半的犯罪者是白种人（49.8%），大约 20% 是非裔美国人，20% 是西班牙裔[18]。框 49-4 提供了虐待儿童事件的其他特征。

思考

当你看到一则虐待儿童的新闻时，你会有什么感受？当你在现场面对一个受到虐待的儿童时，想想你要怎么控制好自己的情绪。

框 49-4　虐待儿童事件的特点

- 父母教育技能差
- 家庭有虐待儿童的历史
- 父母有精神健康问题
- 父母年龄小、收入低、单亲、待抚养子女多
- 家中出现无生物关系的临时照护人员（如母亲的男性伴侣）
- 父母的错误思想观念助长了虐待
- 父母属社会隔绝人员

资料来源：National Center for Injury Prevention and Control, Division of Violence Prevention. Violence prevention: child abuse and neglect: risk and protective factors. Centers for Disease Control and Prevention website. http://www.cdc.gov/violenceprevention/childmaltreatment/riskprotectivefactors.html. Updated April 18, 2017. Accessed April 13, 2018.

由于许多施虐者小时候曾受到父母的严厉惩罚和殴打，他们往往更喜欢对子女采取其他形式的管教。但是抚养孩子的压力最终会导致一些父母回归到他们孩提时代所经历的管教模式。敏感的成年人有时会意识到这种情况，并可能试图寻求帮助，以防止对子女的虐待行为。在这种虐待前状态中，经常出现以下行为。

1. 在 24 小时内，这个成年人会给警察局或相关保护机构打几次求助电话；
2. 成年人经常因为一些不相关的症状而打电话给 EMS；
3. 成年人开始表现出无法处理迫在眉睫的危机的行为。

虐待前状态对于确定虐待的可能性很重要。这种状态常常反复出现，导致频繁地呼叫请求 EMS。救护员应该记住，这种行为表明成人已经意识到儿童虐待很可能发生。这也意味着成年人正在积极寻求帮助，以防止虐待儿童的行为。

证据显示

美国康涅狄格州的研究人员让 28 名紧急医疗服务提供者（16 名紧急医疗技术人员和 12 名紧急救护员）参加了一项模拟练习，其中涉及一名耳朵和背部有瘀伤的癫痫婴儿。模拟练习结束后，参与者接受了采访。研究人员的目标是探索识别和报告虐待和忽视儿童的影响因素和促进因素。紧急医疗服务提供者描述了在照顾他们怀疑受到虐待的儿童时的 3 个主要任务：①提供医疗管理；②评估现场和家庭互动是否存在虐待或忽视儿童的迹象；③制订安全计划（包括举报滥用嫌疑）。

影响因素包括照顾孩子时感觉不适，难以区分意外伤害和虐待儿童，害怕犯错误，害怕照顾者的反应，以及在快节奏的环境中工作。那些更愿意举报涉嫌虐待和忽视儿童的行为的人，是那些理解自己相关角色、能够与同伴谈论这件事，并且得到主管支持的人。

资料来源：Tiyyagura GK, Gawel M, Alphonso A, Koziel J, Bilodeau K, Bechtel K. Barriers and facilitators to recognition and reporting of child abuse by prehospital providers. *Prehosp Emerg Care*. 2017；21（1）：46-53.

受虐儿童的特点

受虐儿童的行为通常会提供有关虐待和忽视的

重要线索（框 49-5）。尽管这种行为可能与年龄有关，救护员需要仔细观察：6 岁以下过分消极的儿童，6 岁以上攻击性过强的儿童，以及所有出现下列特点的儿童：

- 不介意自己的家长离开房间；
- 在治疗期间哭得非常绝望或很少哭；
- 不会向父母求安慰；
- 提防肢体接触；
- 极端恐惧；
- 始终警惕着危险发生；
- 始终在寻求帮助、食物或令人感到安慰的物品（如毯子和玩具）。

框 49-5 哪些儿童遭到了虐待？

- 大多数受虐待的儿童不到 4 岁；
- 就年龄而言，1 岁以下的婴儿受虐待率最高；
- 从种族或民族来看，美国印第安人或阿拉斯加土著儿童受虐待率最高；
- 因残疾、精神健康问题或慢性生理疾病等而有特殊需要的儿童，很有可能被虐待。

资料来源: Department of Health and Human Services. *Child Maltreatment 2016*. Washington, DC: Department of Health and Human Services; 2018. https://www.acf.hhs.gov/sites/default/files/cb/cm2016.pdf. Accessed April 13, 2018; and National Center for Injury Prevention and Control, Division of Violence Prevention. Violence prevention: child abuse and neglect: risk and protective factors. Centers for Disease Control and Prevention website. https://www.cdc.gov/violenceprevention/childmaltreatment/riskprotectivefactors.html. Updated April 18, 2017. Accessed April 13, 2018.

体格检查

儿童时期受伤是很常见的。大多数损伤都是无意造成的，而不是虐待的结果。区分有意和无意的损伤对救护员来说是一项挑战。通过观察儿童及其与父母或照护者的关系，并将事件的历史与损伤情况进行比对，可以获得最重要的线索。如果孩子毫不犹豫地自愿说出事件的过程，并与父母提供的信息相符（而且这些信息提示损伤），那么虐待儿童的可能性就不大了。

注意

隐性虐待包括常见于好动儿童身上的瘀伤（常与疾病本身或源于特殊文化习俗的医疗实践有关，如用硬币擦或刮、拔罐和用勺子刮），常见的由尿布疹引起组织症状，以及疑似儿童性虐待的表现，如儿童脓疱病和肛周链球菌感染。

资料来源：Block RW. Child abuse–controversies and im-posters. *Curr Probl Pediatr.* 1999 Oct；29（9）：249-272.

如果脱去或撩起婴儿的衣服，可以看到所有的皮肤，婴儿虐待更容易被发现。此外，进行一次彻底的从头到脚的检查是必要的。

法律问题

如果可能，救护员在为涉嫌遭受虐待的儿童进行检查时，应与另一名同事合作。这种方法将确保所记录的内容是客观的，假设和个人看法不会影响调查结果。报告必须简洁易读。救护员应记录所有相关的调查结果和观察结果，包括现场其他人——特别是其他儿童——所做的与情况相关的任何陈述。在美国 50 个州中，虐待儿童是一种可以报告的犯罪行为。救护员应该按照当地的规定报告疑似虐待儿童的情况。医疗机构移交的报告可能不能满足报告的要求。照顾该儿童的救护员可能被要求联系国家虐待热线，报告相关虐待行为。救护员的行为和举止可能会受到审查和提交证据。因此，对事件的记录必须清晰、客观、无偏见。

常见的损伤类型

与虐待儿童案件有关的常见损伤包括以下几种。

- **软组织损伤**。软组织损伤是虐待儿童最常见的损伤，常出现在虐待早期。它们可能以不同的形式出现，如多发性瘀伤和瘀斑，特别是如果瘀伤是广泛的，并且是不同愈合阶段的混合瘀伤。防御性的伤口可能在身体表面多处被发现。通常有可识别的物体造成的痕迹（如咬伤、绳子或皮带的环痕、香烟烫伤或梳子的鬃毛痕迹）（图 49-6）。此外，烫伤在年轻人和老年人中是一种常见的虐待形式（图 49-7）。
- **骨折**。骨折是虐待儿童案件中第二常见的损

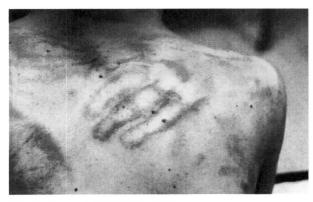

图49-6 一个孩子背部的伤痕

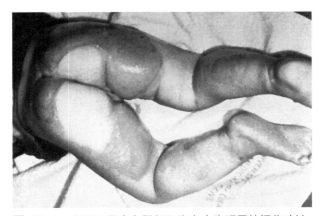

图49-7 泡澡通常会在臀部和脚上产生明显的烫伤痕迹

伤。它通常是由扭转和猛拉造成的，可能发生在不同年龄时（新生和愈合），表明是反复损伤。常见肋骨骨折和多发骨折。

· **头部损伤**。头部损伤在虐待儿童案件中，头部损伤是最常见的死亡原因，而头部受伤后幸存的儿童往往有永久性残疾。通常这种损伤的发展比较明显，开始于儿童的躯干和四肢，并向头部移动。相关损伤包括头皮伤口、颅骨骨折、硬膜下或帽状腱膜下血肿和反复脑震荡。隐藏的损伤，如耳后或口腔的淤青，容易被忽视。

· **腹部损伤**。在虐待儿童的案件中，腹部损伤比上面描述的损伤少见；然而，腹部损伤通常比较严重。腹部钝性伤可导致肝脏、脾脏和肾脏破裂，以及肠道和肠系膜损伤。

死于虐待和忽视的儿童

在美国，每年有超过1750名儿童死于虐待和忽视[19]。虐待导致的致死性损伤会带来不同的后果，包括：

注意

摇晃婴儿综合征（SBS）是一种严重的虐待儿童的形式，描述了婴儿被猛烈摇晃5秒后所发生的损伤。快速晃动会导致脑出血、脑损伤、失明、瘫痪和死亡。SBS最常发生在6个月前，但在5岁前都有可能发生。在美国，每年大约发生1300例SBS。这些儿童中约25%死亡，80%终身残疾。

资料来源：Carbaugh SF. Understanding shaken baby syndrome. *Adv Neonatal Care*. 2004；4（2）：105–114；National Center on Shaken Baby Syndrome website. https://www.dontshake.org/learn-more. Accessed April 13, 2018.

· 严重的头部外伤；
· 摇晃婴儿综合征；
· 腹部损伤；
· 烫伤；
· 淹溺；
· 窒息；
· 中毒；
· 饥饿和脱水。

导致儿童死亡的虐待类型包括以下几种：

1. **监管忽视的情况**。这种情况包括关键时刻导致的死亡，即关键时刻家长或监护人缺席，儿童死于突发的风险隐患（如把孩子独自留在浴缸里无人看管）。
2. **长期忽视的情况**。这种情况包括由慢性发展性问题导致的死亡（如营养不良）。
3. **儿童身体虐待**。这种情况包括父母或照护者对患者和儿童的致命攻击。这些攻击是由一些事件引起的，如不安的哭闹、喂食困难、如厕训练失败、对不服从行为的苛求，以及对该年龄段儿童行为的不切实际的期望。

另一个增加儿童死亡风险的因素是生活在一个发生配偶或伴侣虐待的家庭中，针对成年人的家庭暴力行为往往转移到家庭中的儿童身上。研究表明，经常虐待孩子的父母与所有施虐者有着相似的特征。

思考

在处理完一个被虐杀的儿童之后，你要怎么让自己冷静下来，写一份很有可能作为法律证据的患者救护报告？

第 5 节 性侵犯

性侵犯（性暴力）是一种严重的犯罪。它是指未经同意强行与他人发生性接触的行为[22]。在最近的几年里，性侵犯的报告数量下降了 50% 以上。即使如此，2015 年有 32.45 万名年龄在 12 岁或 12 岁以上的患者报告了性侵犯。据估计，美国每 98 秒就有人遭到性侵犯[23]。大约 60% 的侵犯没有向执法人员报告[24]。性侵犯可能导致精神或身体伤害和死亡。

性侵犯的法律问题

美国各州对性侵犯有不同的解释。这一术语通常指在未经当事人同意的情况下，以武力的方式通过生殖器、肛门、口腔或用手侵入人的身体。未经

你现在知道了吗？

谁是性侵犯的受害者？

- 在美国，每 6 名妇女中就有 1 名在一生中经历过强奸或强奸未遂。
- 在美国，有 1770 万名妇女经历过强奸未遂或强奸。
- 约有 3% 的男子遭到性侵犯。
- 超过一半的患者年龄为 18 ~ 34 岁。
- 男性大学生遭受强奸或性侵犯的可能性是同龄非大学生的 5 倍。
- 性少数群体大学生的性侵犯发生率高于男性或女性异性恋大学生。
- 与所有其他种族相比，美洲印第安人遭受强奸或性侵犯的风险翻倍。
- 2014 年，18900 名军队人员遭遇了非自愿性接触。

强奸的影响

性侵犯对人们的长期影响包括：

- 经历性侵犯的人出现抑郁症的概率是正常人的 3 倍；
- 在被强奸的妇女中，有 94% 在强奸后 2 周内有急性应激障碍的症状；强奸后 9 个月，有 30% 女性持续存在症状；
- 在被强奸的妇女中，13% 企图自杀；
- 经历性侵犯的女性更有可能滥用药物；
- 在遭受过性侵犯的人中，38% 经历过工作或学校问题。

资料来源：About sexual assault. RAINN（Rape，Abuse & Incest National Network）website. https://www.rainn.org/about –sexual–assault. Accessed April 13, 2018.

同意包括无法同意，这可能是由于酒精和其他药物、睡眠或无意识造成的精神功能受损。这类案件称为药物辅助性犯罪。如果有人报告了性侵犯事件，救护员应该接受这个人的说法，并鼓励患者就医。理想情况下，患者应被送往有专门人员（性侵犯护士检查人员）的医疗机构，以便收集性侵犯的证据。此外，如果可能，患者应由当地相关组织的代表陪同。性侵犯是一种重罪，但必须有证据证明。侵犯实施的地点和患者的身体都是犯罪现场的一部分。为遭受性侵犯的患者提供救护需要注意的法律问题如下：

1. 采取措施保存证据；
2. 劝阻患者排尿、消毒、冲洗、刷牙或洗澡；
3. 不要给患者任何东西吃或喝；
4. 除非需要提供紧急救护，否则不要从遭受性接触的身体部位移走证据；
5. 如果衣物或其他证据被拿走，将每件物品放在一个单独的纸袋中，移交给执法部门；
6. 如果患者同意，尽快通知执法人员；
7. 要注意，将会有一系列的证据与特定的证明要求；
8. 在报告这些病例时应遵循当地和州的要求。咨询医学指导并遵循既定的协议。

注意

在大部分州，是否将性侵犯案件上报是受害者自己的权利（除非案件中涉及枪）。如果受害者不希望警方介入，而救护员召唤了执法人员，则侵犯了美国《健康保险携带和责任法案》所规定的患者的权利（见第 6 章）。

性侵犯的特点

任何人在任何年龄都可能遭到性侵犯。这个人通常认识袭击者，有时会感到羞耻和对侵犯负有个人责任。性侵者用来控制一个人的方法包括诱捕、恐吓和武力。男性在其他男性的性侵犯比女性更容易遭受严重的身体创伤。

性侵犯导致的常见创伤包括：

- 上肢、头部和脖子上有擦伤和瘀伤；
- 有遭到约束的痕迹；
- 窒息导致面部和结膜瘀点；

- 被人咬伤；
- 因面部被拳击或掌掴导致牙齿被打断、下颌或颧骨肿胀及眼部外伤；
- 生殖器外伤（瘀伤、擦伤、裂伤）；
- 性侵犯为进行性侵入行为将受害者摆放成限制行动的姿势，从而导致受害者肩颈、膝关节、髋关节或背部的肌肉酸痛或僵硬。

思考

如果有人说"那个女的被强奸是自找的"，你会有什么感受？

社会心理学方面的护理

性侵犯的创伤会导致受害者身心痛苦。受害者可能会有各种不同的表现。有些人可能会表现得惊人的冷静，似乎是控制住了自己的情绪。相反，有些人会很激动、恐惧、心烦意乱或痛哭流涕。在解除人身威胁后，救护员应该以向受害者提供情绪支持的方式继续对受害者进行护理。正如第30章所述，在院前环境中，救护员不应该询问受害者性侵犯的细节。救护员应该在记录患者病史时只记录提供救护所需的部分。在最初与受害者接触时，救护员应该做到：

- 非评判性和支持性态度；
- 富有同情心的评论；
- 说话要平和；
- 动作要缓慢；
- 体贴关心的姿势（保护隐私和表示尊重）。

救护员应该把患者转移到安全、安静的环境中，这样有助于避免患者进一步的曝光和尴尬。如果可能，应该由同性别救护员提供护理，否则需有一名监护人在场。患者不应该被单独留下，无人看管。救护员需要征求患者的同意，再联系患者的朋友、家人或性侵案件的辩护律师。如果患者存在对怀孕和感染 HIV 及其他性传播疾病的顾虑，救护员需要将其转达给医疗指导。在患者从人身伤害中恢复过来后，护理的目标是让患者重新获得对生活的掌控，通常这需要长期的心理咨询和支持。

儿童受害者

儿童特别容易受到性侵犯的危害，并且通常受害儿童和性侵者有着频繁的接触。通常性侵犯发生在一个受到信任的人家里。大部分性侵模式均为男性性侵者和女性受害者。大约 30% 的熟人性侵犯案件发生时，受害者年龄为 11 ～ 17 岁[25]。很多年幼的受害者并不觉得自己的经历属于性侵犯，因为他们经常无性交，只是被爱抚或被探索身体。因此，他们很少会把性侵案上报，并且通常觉得他们自己也有错（很多时候，儿童会出于对惩罚的恐惧而隐瞒遭到性侵犯的事实）。被同性侵犯的受害者出于困窘和尴尬，也不太可能会把性侵犯案件上报。因为这些原因，很多受害儿童没有得到适当的治疗，包括预防和咨询。

评估和护理方面的考虑

对遭到性侵犯的儿童的评估与上述其他受害人群一样。对受害儿童的评估需要考虑与年龄相关的因素。救护员在护理任何儿童时都需要注意下列症状，这些症状可能暗示着性侵犯后儿童的行为和身体表现：

- 突然行为改变；
- 难以入睡，睡眠障碍和噩梦；
- 面对朋友和家人时会退缩、逃避；
- 看不起自己或是希望别人看不见自己；
- 与性侵犯有关的恐惧；
- 敌意；
- 自残行为；
- 情绪波动、抑郁及焦虑；
- 行为退化（如尿床）；
- 逃学；
- 进食障碍；
- 饮酒或用药。

成年人的态度和行为，其中也包括医护人员，会极大地影响儿童对性侵犯的看法。救护员应该通过安慰儿童，让儿童知道遭到性侵犯自己没有责任，以减少性侵对儿童的影响。救护员也应该安慰儿童，告诉儿童他并没有做错什么。救护员应该鼓励儿童把性侵犯案件及儿童所有的任何顾虑都说出来。

法律问题

如果性侵犯被怀疑或证实，救护员必须遵循相关法律。地方和州法律影响儿童隐私的保护。救护员应了解社区的规定，并咨询医疗指导。值得注意的是，救护员极有可能被传唤作为事件的证人。因为救护员通常是第一个评估患者的医疗服务提供者之一，他的证词可能会非常有影响力。

人口贩卖

人口贩卖是对一个人的非法剥削。它被认为是现代奴隶制。当一个人被武力、欺诈或胁迫时，就会发生人口贩卖，人们被迫发生性行为、强迫劳动和家庭奴役。人口贩卖可以发生在城市、郊区和农村地区，涉及不同性别、年龄或国籍的人。救护员发现可疑的人口贩卖案件时，不应与有嫌疑的贩卖者进行直接对抗，应通知执法部门。

人口贩卖的迹象是微妙的，可能包括[26]：

- 最近与家人或社交网络失去联系的人；
- 多日未去上学的儿童；
- 涉及商业性性行为的儿童；
- 精神或身体虐待的迹象；
- 看起来害怕、胆怯或顺从的儿童；
- 身体或医疗忽视的迹象。

救护员在评估疑似参与人口贩卖的人时需要考虑的问题包括：

- 这个人看起来被另一个人控制了吗？
- 这个人似乎被他人要求说什么吗？
- 居住条件是否不合适？
- 这个人是否没有个人物品？
- 这个人是否看起来不能自由移动或离开（如存在监视设备或不寻常的锁或安全措施）？

美国 DHS 已经通过它的"蓝色运动"提高人们对这一问题的认识，并分发教育材料。它还提供了支持热线，受害者或发现者可以拨打电话或发送求助信息以寻求帮助。

总结

- 虐待是指看护人或处于权力地位的人的作为或不作为，从而对患者造成伤害、潜在伤害或威胁伤害。虐待包括亲密伴侣暴力、虐待老人、虐待儿童、性侵犯和贩卖人口。
- 亲密伴侣暴力（也称为家庭暴力）每个周期分 3 个阶段：第一阶段包括争吵和言语攻击；第二阶段发展为身体虐待和性虐待；第三阶段包括否认和道歉。某些个性特征可能使人容易产生虐待关系。
- 救护员可能很难识别曾遭受过家庭暴力伤害的患者。家庭暴力导致的创伤通常包括脸部、颈部、胸部和腹部的挫伤和撕裂伤。如果发生家庭暴力事件，救护员必须确保现场和人身安全。
- 涉及家庭暴力的现场，救护员应呼叫执法人员，在现场安全前不得进入现场；在家庭暴力事件后，救护员不得在施虐者在场的情况下询问患者。救护员应特别注意患者的情感需求。
- 虐待老人分为身体虐待、性虐待、情感 / 心理虐待、忽视、遗弃、经济或物质剥削和自我忽视。
- 美国 50 个州都有关于虐待老人的法律。在大

多数州，报告疑似虐待老年人的案件是法律强制规定的。

- 90% 的虐待儿童案件施虐者为父母、亲属、父母的伴侣、家庭朋友或照护者。受虐儿童经常表现出提供虐待和忽视的关键线索的行为。救护员应仔细观察 6 岁以下消极的儿童或 6 岁以上有攻击性的儿童。
- 如果孩子毫不犹豫地自愿说出事件的过程，并且与父母提供的信息相符（并且这些信息提示损伤），那么虐待儿童的可能性不大。
- 损伤可能包括软组织损伤、骨折、头部损伤和腹部损伤。
- 性侵犯一般是指未经当事人同意，以武力方式通过生殖器官、肛门、口腔或用手进入人的身体。
- 在消除了所有生命威胁之后，救护员应为患者提供情感支持。救护员应该注意保存证据。
- 当一个人受到武力、欺诈或胁迫时，人口贩卖就发生了。人口贩卖涉及不同性别、年龄或国籍的人。当发现人口贩卖时，救护员应通知执法部门。
- 记录对救护员是必不可少的，因为他们可能在法庭上作证。

参考文献

［1］National Association of EMS Officials. *National Model EMS Clinical Guidelines.* Version 2.0. National Association of EMS Officials website. https://www.nasemso.org/documents/National-Model-EMS-Clinical-Guidelines-Version2-Sept2017. pdf. Published September 2017. Accessed April 13, 2018.

［2］Norris P. Intimate partner violence. In: Brice J, Delbridge TR, Meyers JB, eds. *Emergency Services Clinical Practice and Systems Oversight.* West Sussex, England: John Wiley & Sons; 2015; 423–429.

［3］Barkley Burnett L. Domestic violence. Medscape website. http://www.emedicine.medscape.com/article/805546-overview. Updated June 28, 2017. Accessed April 16, 2018.

［4］Domestic violence 101. Building Futures website. http://www.bfwc.org/pdf/DV%20101.pdf. Accessed April 13, 2018.

［5］National Center for Injury Prevention and Control, Division of Violence Prevention. Violence prevention: facts everyone should know about intimate partner violence, sexual violence, and stalking. Centers for Disease Control and Prevention website. https://www.cdc.gov/violenceprevention/nisvs/infographic.html. Updated April 28, 2017.

［6］Male victims of intimate partner violence. National Coalition Against Domestic Violence website. https://www.speakcdn .com/assets/2497/male_victims_of_intimate_partner_violence.pdf. Accessed April 16, 2018.

［7］Understanding and addressing violence against women: Intimate Partner Violence. World Health Organization. http://apps.who.int/iris/bitstream/handle/10665/77432/WHO_RHR_12.36_eng.pdf;jsessionid=A0767951D98A74EDEE2741C78C9D50BD?sequence=1. 2012. WHO/RHR/12.36. Accessed May 30, 2018.

［8］Capaldi DM, Knoble NB, Shortt JW, Kim HK. A systematic review of risk factors for intimate partner violence. *Partner Abuse.* 2012; 3（2）: 231–280.

［9］National Center for Injury Prevention and Control, Division of Violence Prevention. Violence prevention: intimate partner violence: additional resources. Centers for Disease Control and revention website. https://www.cdc.gov/violenceprevention/intimatepartnerviolence/resources.html. Updated January 9,2018. Accessed April 13, 2018.

［10］Elder abuse facts: what is elder abuse? National Council on Aging website. https://www.ncoa.org/public-policy-action/elder-justice/elder-abuse-facts/. Accessed April 13, 2018.

［11］Research: statistics/data. National Center on Elder Abuse website. https://ncea.acl.gov/whatwedo/research/statistics .html. Accessed April 13, 2018.

［12］National Center for Injury Prevention and Control, Division of Violence Prevention. Violence prevention: elder abuse: risk and protective factors. Centers for Disease Control and Chapter 49 Abuse and Neglect 17619781284560435_CH49_1745_1762.

indd 1761 19/07/18 8: 40 AM Prevention website. https://www.cdc.gov/violenceprevention/elderabuse/riskprotectivefactors.html. Updated June 8, 2017. Accessed April 13, 2018.

［13］Frequently asked questions: types of elder abuse. National Center on Elder Abuse website. https://ncea.acl.gov/faq/abusetypes.html. Accessed April 13, 2018.

［14］National Center on Elder Abuse. *Research to Practice Translation: Bruising on Older Adults: Accidental Bruising and Bruising From Physical Abuse.* Alhambra, CA: National Center on Elder Abuse; 2014. https://ncea.acl.gov/resources/docs/Research-Translation-bruising-NCEA-2014.pdf. Accessed April 13, 2018.

［15］National Center on Elder Abuse. *Types of Elder Abuse in Domestic Settings.* Alhambra, CA: National Center on Elder Abuse; 1999. https://ncea.acl.gov/whatwedo/research/statistics.html#impact. Accessed April 13, 2018.

［16］Elder abuse facts: what is elder abuse? National Council on Aging website. https://www.ncoa.org/public-policy-action /elder-justice/elder-abuse-facts/. Accessed April 13, 2018.

［17］Causes and characteristics of elder abuse. National Institute of Justice website. https://www.nij.gov/topics/crime/elder-abuse/Pages/understanding-causes.aspx. Published January 7, 2013. Accessed April 13, 2018.

［18］Carroll R, American Society for Healthcare Risk Management. *Risk Management Handbook for Health Care Organizations.* Hoboken, NJ: John Wiley & Sons; 2011.

［19］Department of Health and Human Services. *Child Maltreatment 2016.* Washington, DC: Department of Health and Human Services; 2016. https://www.acf.hhs.gov/sites/default/files/cb/cm2016.pdf. Accessed April 13, 2018.

［20］Centers for Disease Control and Prevention. *Child Maltreatment: Facts at a Glance.* Atlanta, GA: Centers for Disease Control and Prevention; 2014. https://www.cdc.gov/violence prevention/pdf/childmaltreatment-facts-at-a-glance.pdf. Accessed April 13, 2018.

［21］Alexander LL, LaRosa JH, Bader H, Garfield S. *New Dimensions in Women's Health.* 5th ed. Burlington, MA: Jones & Bartlett Learning; 2010.

［22］National Center for Injury Prevention and Control, Division of Violence Prevention. Violence prevention: sexual violence. Centers for Disease Control and Prevention website. https://www.cdc.gov/violenceprevention/sexualviolence/index.html. Updated April 10, 2018. Accessed April 13, 2018.

［23］Scope of the problem: statistics. Rape, Abuse & Incest National Network（RAINN）website. https://www.rainn.org/statistics/scope-problem. Accessed April 13, 2018.

［24］Rape and sexual assault. Bureau of Justice Statistics website. https://www.bjs.gov/index.cfm?ty=tp&tid=317. Accessed April

13, 2018.

[25] National Sexual Violence Resource Center. *Statistics About Sexual Violence*. Harrisburg, PA: National Sexual Violence Resource Center; 2015. https://www.nsvrc.org/sites/default/files/publications_nsvrc_factsheet_media–packet_statistics–about–

sexual–violence_0.pdf. Accessed April 13, 2018.

[26] About the Blue Campaign. US Department of Homeland Security website. https://www.dhs.gov/blue–campaign/about–blue–campaign. Accessed April 13, 2018.

推荐书目

Breckman R, Burnes D, Ross S, et al. When helping hurts: nonabusing family, friends, and neighbors in the lives of elder mistreatment victims. *Gerontologist.* 2017.

Burnes D, Lachs MS, Burnette D, Pillemer K. Varying appraisals of elder mistreatment among victims: findings from a population–based study. *J Gerontol Ser B.* 2017.

Campbell JC, Messing JT. *Assessing Dangerousness*: *Domestic Violence Offenders and Child Abusers*. 3rd ed. New York, NY: Springer Publishing; 2017.

Clark JR. Reporting abuse. *Air Med J.* 2017; 36（6）: 287–289.

Harning AT.（2015）Provide emotional first aid when responding to sexually assaulted patients. *JEMS* website. http://www.jems.com/articles/print/volume–40/issue–10/features/provide–emotional–first–aid–when–responding–to–sexually–assaulted–patients.html. Published September 28, 2015. Accessed April 13, 2018.

McGregor MJ, Wiebe E, Marion SA, Livingstone C. Why don't more women report sexual assault to the police? *CMAJ.* 2000; 162（5）: 659–660.

Patten SB, Gatz YK, Jones B, Thomas DL. Posttraumatic stress disorder and the treatment of sexual abuse, social work. *McGill J Med.* 1989; 34（3）: 111–118.

Rosen T, Lien C, Stern ME, et al. Emergency medical services perspectives on identifying and reporting victims of elder abuse, neglect, and self–neglect. *J Emerg Med.* 2017 Oct; 53（4）: 573–582.

Stevens AL, Herrenhohl TI, Mason WA, Smith GL, Klevens J, Merrick MT. Developmental effects of childhood household adversity, transitions, and relationship quality on adult outcomes of socioeconomic status: effects of substantiated child maltreatment. *Child Abuse Negl.* 2018; 79: 42–50.

（张永青，申凤兰，邓霜霜，赵红丹，译）

第 50 章

救护员面对有特殊问题的患者

美国 EMS 教育标准技能

特殊患者群体

将评估结果与病理生理学和社会心理学知识结合，形成现场印象，为有特殊需要的患者制订、实施一个全面的治疗 / 处置计划。

有特殊困难的患者

识别和报告虐待和忽视（见第 49 章）
对健康护理的影响
- 虐待（见第 49 章）
- 忽视（见第 49 章）
- 无家可归
- 贫困症
- 肥胖症
- 技术依赖（见第 51 章）
- 临终关怀 / 晚期疾病（见第 51 章）
- 气管造口术后护理 / 功能障碍（见第 51 章）
- 家庭保健（见第 51 章）
- 感觉缺失 / 丧失
- 发育性残疾

创伤

- 将评估结果与生理学和病理生理学知识结合，形成现场现象，为急性损伤患者制订、实施综合治疗 / 处置计划。

创伤的特别注意事项

创伤的病理生理学、评估和处理
- 妊娠患者（见第 45 章）
- 儿科患者（见第 47 章）
- 老年患者（见第 48 章）
- 认知障碍患者

学习目标

完成本章学习后，紧急救护员能够：
1. 在院前对患者进行紧急救护时，面对患者有听力、视力和言语障碍，肥胖，截瘫或瘫痪等身体不便情况，说出需要考虑哪些特别注意事项；
2. 在院前对患者进行紧急救护时，面对有情感障碍、心理疾病、发育性疾病或智力障碍患者，说出需要考虑哪些特别注意事项；
3. 在院前对患者进行紧急救护时，面对几种特殊疾病的患者，说出需要考虑哪些注意事项；
4. 概述在对不同文化背景的患者进行紧急救护时需要考虑哪些注意事项；
5. 概述对有经济问题的患者进行院前紧急救护时需要考虑哪些注意事项；
6. 概述高频 EMS 利用者的特点及干预措施。

重点术语

弱视：在视觉发育期间，由各种原因造成视觉细胞的有效刺激不足，即使矫正后其视力仍低于正常水平的视觉现象。

失语症：由脑损伤所致的语言交流能力障碍，即后天获得性的对各种语言符号（包括口语、文字、手语等）的表达和理解能力受损或丧失。

散光：眼球两个经线的屈光度不等，因此不能同时在视网膜上成像的屈光状态。

共济失调：由小脑病变、本体感觉障碍及前庭功能障碍等引起的运动不协调，表现为姿势、步态和构音障碍。

手足徐动症：一种神经肌肉疾病，主要症状为手足缓慢不自主的扭动运动。

肥胖病学：关注肥胖的治疗和控制及肥胖相关疾病的医学研究领域。

白内障：因年龄增长、糖尿病等因素，导致晶体蛋白变性混浊，从而影响视力的眼病。

中枢性听力损失：由中枢神经系统损伤引起的听力损伤。

脑性瘫痪：各种原因导致的非进行性脑损伤和发育缺陷所引起的脑功能异常，表现为中枢性的运动障碍及姿势异常。

舞蹈症：肢体及头面部迅速、粗大、不规则、无节律的不自主运动。表现为转颈、耸肩、摆手、伸臂等舞蹈样动作，步态不稳或不规则。

传导性听力损失：声波未能从外耳传入内耳。这种听力损失通常是可以治愈的。

皮质盲：由双侧枕叶皮质视中枢病变所致的视觉障碍。患者视觉丧失，但光反射存在，眼底检查正常。

囊性纤维化：一种遗传性外分泌腺疾病，主要累及胃肠道和呼吸系统。

耳聋：严重的听力障碍，即使提高音量也听不见。

多样性：任何形式的差异，包括种族、阶级、宗教、性别、性取向、个人生活环境和身体功能。

唐氏综合征：由染色体异常（多了一条 21 号染色体）导致的疾病，患者的典型特征是智力发育迟缓、特殊面容。

青光眼：一组以视神经萎缩和视野缺损为共同特征的疾病，病理性眼压增高是其主要危险因素。最终导致视力丧失。

听力障碍：听觉系统的损伤和功能异常导致的不同程度的听力损失。

高频 EMS 使用者：经常呼叫 EMS 的患者。

远视：一种眼科疾病，以视远物较视近物清楚为主要表现。

智力障碍：在发育期间（<18 岁）出现的、构成智力整体水平（如认知、语言、运动和社交能力）的技能损害为特征的精神发育受阻或不全现象。

心理疾病：任何一种精神障碍。

混合性听力损失：外耳（和中耳）系统和内耳（或听神经）同时受损，导致感音神经性听力损失和传导性听力损失同时出现。

近视：一种眼科疾病，以视近物清楚、视远物模糊为主要表现。

肥胖：体重超过理想体重 30% 的疾病。

视神经萎缩：其他疾病引起视网膜神经节细胞和其轴突发生病变，致使视神经全部变细的一种形态学改变。视神经萎缩是视神经病损的最终结果，表现为视神经纤维的变性和消失，传导功能障碍，出现视野变化，视力减退并丧失。

视神经发育不全：一种先天疾病，视神经没有正常发育完全，视神经太小。

截瘫：脊髓损伤后，损伤的脊髓平面以下出现的双侧肢体瘫痪。

四肢瘫痪：四肢和躯干同时无力或瘫痪。

视网膜病：泛指眼球视网膜的某些形式的非炎性疾病，视网膜疾病的一种形式。

感音神经性听力损失：传到内耳的声波没能传输到大脑，可能是耳内结构损伤或听神经损伤引起。这种听力损失通常是不可治愈的。

痉挛：由兴奋性过高的牵张反射所致的、运动速度依赖的、紧张性牵张反射增强伴腱反射亢进为特征的运动障碍。

斜视：双眼协调运动大脑皮质中枢控制失调，眼外肌力量不平衡，不能同时注视目标，视轴呈分离状态的现象。

21 三体：一种基因疾病，正常人有 2 条 21 号染色体，然而该病患者有 3 条 21 号染色体，是唐氏综合征的病因。

　　救护员经常会遇到向有特殊问题的患者提供救护的情况。有特殊问题的患者包括有生理缺陷、情感障碍或特殊疾病的患者，文化背景不同、身处疾病晚期和身患传染病的患者，以及经济困难的患者。

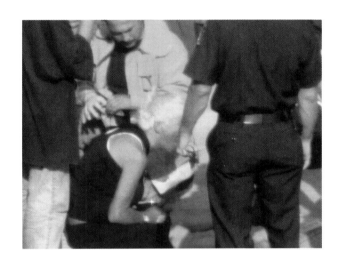

第1节　生理缺陷

　　对于有生理缺陷的患者，救护员应该特殊注意。本章涉及的生理缺陷包括听力障碍、视力障碍和言语障碍、肥胖、截瘫。

听力障碍

　　听力障碍是指听觉系统的损伤或功能异常造成的不同程度的听力损失[1]。听力障碍的严重程度因会影响感知声音的音量和清晰度。耳聋是一种严重的听力损失，即使提高讲话声量也听不见。全聋是罕见的，通常是先天性的。部分听力损失可能从轻度到严重的。最常见的原因是耳部疾病，听力损伤或听觉机制退化随年龄增长而发生。听力损失分4种类型：传导性听力损失、感音神经性听力损失、混合性听力损失和中枢性听力损失[2]。

　　传导性听力损失是指声波未能从外界传入内耳。这种听力障碍通常是可以治愈的。成年患者的传导性耳聋通常是由耵聍堆积堵塞外耳道导致的，也可能是因为异物、肿瘤感染（如中耳炎）和鼓膜或中耳的损伤（如气压损伤）。

　　感音神经性听力损失通常是不可治愈的。这种听力损失是指传到内耳的声波没能传输到大脑。这可能是耳内结构损伤或连接内耳和大脑的听神经损伤引起的。在患者早年出现的感觉神经性听力损失

可能是先天性的。这种听力损失也可能是由产伤或胎儿在发育过程中受伤（因为早产或母亲在妊娠期间患上梅毒）而导致的。如果患者在晚年出现感音神经性听力损失，则可能是因为患者长期暴露于噪声、疾病（如梅尼埃病）、肿瘤、药物、病毒感染或患者耳蜗或内耳迷路的自然退化。

你知道吗

- 20% 的美国人报告了一定程度的听力损失。
- 65 岁的人群中，每 3 人中就有 1 人有听力下降。
- 60% 的听力损失者发生于工作或教育环境。
- 与听力正常的同龄人相比，有较微听力损失的人的工作收入几乎没有下降；但随着听力损失的增加，报酬的减少也会减少。
- 美国每 1000 名儿童中有 2～3 人出生时就有听力损失，可在单耳或双耳中检出。
- 近 15% 的 6～19 岁儿童有一定程度的听力损失。

　　混合性听力损失是指外耳（和中耳）系统和内耳（或听神经）同时受损，导致感音神经性听力损失和传导性听力损失同时出现。感觉神经成分是永久性的，而传导成分可以是永久性的，也可以是暂时性的。例如，当老年性聋患者同时患有耳部感染时，混合性听力损失就会发生。

注意

　　听神经病会造成一小部分患者听力损失和言语困难，与他们的听力损失不成比例。耳朵能检测到声音但不能将声音发送到大脑。听神经病的确切原因尚不清楚。理论分析包括听觉神经轴突损伤、内耳感觉毛细胞损伤或遗传异常。听神经病在儿童中最常见，但在成年人中也有诊断。在儿童中，听神经病可能导致发育性言语和语言延迟（听觉处理缺陷），这可能影响到所有层次的学习。

资料来源：Auditory neuropathy. National Institute on Deafness and Other Communication Disorders website. https://www.nidcd.nih.gov/health/auditory-neuropathy. Updated January 26, 2018. Accessed May 3, 2018.

中枢性听力损失是由中枢神经系统受损而引起的。脑创伤和卒中等疾病可能导致中枢性听力丧失。

救护时特别注意事项

救护员可以利用几种方法来识别听力受损的患者。这些方法包括观察有无助听器，观察患者是否发音不清或在没有直接眼神接触的情况下无法回答问题。协助沟通所需的辅助用品包括患者的助听器或其他扩音器，以及纸和笔。

听力辅助设备。 助听器有放大声音、处理语音信号、降低噪声等功能。有几种款式可供选择，包括那些适合或环绕单耳或双耳的款式。一些患者可通过外科手术来改善听力（如耳蜗植入物）。所有的助听器都包括4个部件：探测声音的麦克风、放大声音的放大器、将声音传输到耳朵的接收器和电池。如果可能，患者的助听器应该随患者一起转运。其他辅助设备包括电话或无线电放大器、电信显示设备（TDDs）和有线收听设备（收听广播或电视）。

唇读法。 一些有听力障碍的人利用唇读法来改善交流。他们通过观察说话者的嘴唇动作和面部表情等非语言线索来理解讲话内容。但在英语中，只有大约1/3的单词可以通过嘴唇的运动来识别[3]。救护一名能够读懂唇语的患者时，为了最大限度地促进理解，救护员应该做到以下几点：

- 确保良好的照明；
- 面对患者；
- 要离得足够近，保证患者能清楚地看到救护员的嘴唇；
- 使用自然说话的声音和表达（避免夸张）；
- 用正常的语速和音量说话；
- 如果可能，请一位不留胡子的救护员与患者交流；
- 避免分散注意力的动作；
- 讲话时避免嚼任何东西，包括口香糖；
- 确保在救护员开始说话之前，患者正在看着救护员。

手语。 手语是指用手来表达思想、进行交流。有听力障碍者可能会使用几种类型的手语来表达思想。美国手语没有书面形式，它传达的是概念而不是具体的词语。手语英语使用与英语相同结构的手势。当一个人做手势时，他或她说出相应的词语，暗示语音与手语传达同样的意思。没有一种手语是通用的，不同的国家和地区使用不同的手语[4]。

如果发现患者有严重的听力损失，救护员必须尽快通知医院，需要呼叫经过特殊培训的人员（如认证手语翻译）协助患者救护。为了保护患者的隐私，最好是请训练有素的专业人员协助，而不是家人或朋友。

视力障碍

据估计，在美国有超过130万名年龄超过40岁以上的人被法律认定为盲人，另有420万人被认定为视力障碍，即使他们的视力已经达到最佳矫正视力[5]。正常的视力需要光从眼睛前部到后面感光的视网膜的传播过程不被阻断，任何一种阻碍光传播到视网膜的疾病都可能导致视力丧失。视力障碍可能会因为某种先天性疾病而在患者一出生时就存在，也有可能由很多其他原因引起，包括以下几种：

- 白内障；
- 眼球、视神经或神经通路退化；
- 糖尿病和高血压等疾病；
- 眼部或脑部损伤（如创伤、化学灼伤和卒中）；
- 由巨细胞病毒、单纯疱疹病毒等引起的感染和细菌性溃疡；
- 缺乏维生素A。

有视力障碍的患者或完全失明或只是部分失明。部分失明可能是中央视觉受影响，也可能是周边视觉受影响，还可能二者都受到影响（框50-1）。中央视觉丧失的患者通常知道自己有视力障碍的问题，但周边视觉丧失的患者可能很难发现。这是因为患者通常要到周边视觉的丧失发展到晚期才会注意到这个问题。

救护时特别注意事项

第16章描述了对视力丧失患者的评估和治疗的方法，以下进行简单回顾。在救护这类患者时，可能需要帮患者找到视觉辅助设备，在进行所有医疗操作前先为患者描述操作内容，并为患者提供需要的感觉信息（如障碍物的位置）。救护员在指引能够走动的患者时，应该靠"引领"，而不是"推"。如果可能并且合适，应该允许患者的导盲犬陪伴患者来医院。如果患者有特殊需求，救护员应该通知医疗指导，以便安排工作人员帮助救护。

框 50-1 视力障碍的种类

弱视：在视觉发育期间，由各种原因造成视觉细胞的有效刺激不足，即使矫正后其视力仍低于正常水平的视觉现象。

散光：眼球两个经线的屈光度不等，因此不能同时在视网膜上成像的屈光状态。

白内障：因年龄增长、糖尿病等因素，导致晶体蛋白变性混浊，从而影响视力的眼病。

皮质盲：由双侧枕叶皮质视中枢病变所致的视觉障碍。患者视觉丧失，但光反射存在，眼底检查正常。

青光眼：一组以视神经萎缩和视野缺损为共同特征的疾病，病理性眼压增高是其主要危险因素。青光眼是主要的致盲眼病之一。

远视：以视远物较视近物清楚为主要表现的眼病。

近视：以视近物清楚、视远物模糊为主要表现。

视神经萎缩：其他疾病引起视网膜神经节细胞和其轴突发生病变，致使视神经全部变细的一种形态学改变。视神经萎缩是视神经病损的最终结果，表现为视神经纤维的变性和消失，传导功能障碍，出现视野变化，视力减退并丧失。

视神经发育不全：一种先天疾病，视神经没有正常发育完全，视神经太小。

视网膜病：泛指眼球视网膜的某些形式的非炎性疾病，视网膜疾病的一种形式。

斜视：双眼协调运动大脑皮质中枢控制失调，眼外肌力量不平衡，不能同时注视目标，视轴呈分离状态的现象。

资料来源：Eye and vision problems. American Optometric Association website. https://www.aoa.org/patients-and-public/eye-and-vision-problems. Accessed May 3, 2018.

言语障碍

言语障碍包括语言障碍、发音障碍、发声障碍、言语不流利（言语阻滞）。这些问题都会导致患者无法进行良好的沟通（框 50-2）。

语言障碍是因为大脑的语言中枢遭到损伤（这通常是由卒中、脑部外伤和脑肿瘤引起的）。这类患者通常都会表现出失语症（失去说话能力），且理解言语速度变慢，在词汇和句型结构方面也有障碍。失语症可能会影响患者表达和理解书面文字或口语内容的能力。儿童出现言语能力发育迟缓，可能是因为听力丧失、缺乏刺激或心理问题，也可能

是因为语用语言障碍。语用语言障碍是一种与孤独症和阿斯佩格综合征有关的发育障碍（见第 34 章）。

发音障碍是不能发出语音。这种疾病有时被称为构音障碍或运动性言语障碍。这些疾病是由于从大脑到喉部、嘴部或嘴唇肌肉的神经通路受到损害而引起的。通常患者说话含糊不清，语速慢或有鼻音。发音障碍可由脑损伤或多发性硬化症和帕金森病等疾病引起。在儿童中，发音障碍通常是由听力问题导致的发育迟缓造成的。

思考

什么情况可能导致救护员在照顾患有关节紊乱的患者时变得不耐烦？

发声障碍的特征是嘶哑、刺耳、不合适的音调和不正常的鼻共鸣。它们通常是由影响声带闭合的疾病引起的。有些疾病是由激素或精神失常和严重的听力损失引起的。

言语不流利的特点是说话时单个声音或整个单词的重复和讲话的阻塞。流畅性障碍的一个例子是口吃。

框 50-2 言语障碍的几种类型

语言障碍
　　脑肿瘤
　　发育迟缓
　　心理问题
　　脑部创伤
　　听力丧失
　　缺少刺激
　　卒中

发音障碍
　　从大脑到喉、嘴或嘴唇的肌肉的神经通路受损
　　听力问题引起发育迟缓
　　神经系统疾病

发声障碍
　　影响声带闭合的疾病
　　内分泌失调或精神病学障碍
　　严重的听力丧失

言语不流利
　　口吃（举例来说）
　　患者没有完全理解

救护时特别注意事项

一旦救护员确认患者有言语障碍，就需要调整询问患者病史和评估患者病情的方法，包括给患者更多的时间来回应救护员提出的问题。如果救护员没有听懂患者的回答，可以把患者说的话清楚地复述一遍或是让患者自己把刚才的回答重复一遍，并提供适当的辅助用具（如笔和纸）来辅助交流。如果患者通过观唇语来辨意，救护员应该平视患者，然后说得缓慢而清晰。如果患者有严重的言语障碍，救护员也应该通知医院，以便安排适当的工作人员（如听力师或语言专家）协助救护。

肥胖

肥胖是指体重超过理想体重 30% 的疾病。美国将近 1/3 的成年人有肥胖症。肥胖相关心脏病、卒中、糖尿病、癌症是导致死亡的主要原因之一[6]。另外，在美国学龄前儿童到青少年肥胖症的发生率从 9% 到 17% 不等[7]。我们一般用体重指数（BMI）来定义理想的体重、超重和肥胖范围。体重指数在 25~29.9 的成年人被认为超重；体重指数在 30 或以上的人被认为肥胖[8]。

肥胖是指体内脂肪成分过多到体重明显超出正常范围的状态。脂肪增加主要发生在内脏和皮下组织。尽管某些患者肥胖的原因还不明，已知会导致肥胖的原因包括：

- 热量的摄入超过热量的消耗；
- 基础代谢率低；
- 有肥胖的遗传倾向。

肥胖会导致多种并发症（框 50-3），也会增加一个人患重病的可能性。例如，肥胖会导致高血压、卒中、心脏病、糖尿病等疾病的风险上升。骨关节炎也会因体重上升而恶化。治疗肥胖的方法有减肥计划、锻炼和用药，有时还可以进行手术。

思考

如果工作人员在患者或患者家属的听力范围内对患者的肥胖做出不敏感的评论，你会怎么回应？

治疗的目标是获得持久的减肥效果。专注于肥胖治疗和控制及肥胖相关疾病的医学研究被称为肥胖病学。

框 50-3　肥胖可能导致的并发症

- 低密度脂蛋白胆固醇高，高密度脂蛋白胆固醇低，或甘油三酯高
- 癌症，包括子宫内膜癌、乳腺癌、结肠癌、肾癌、胆囊和肝癌
- 抑郁和焦虑
- 胆囊疾病
- 心脏病
- 高血压
- 骨关节炎
- 皮肤问题，如伤口发炎和创伤迁延不愈
- 睡眠呼吸暂停
- 卒中
- 2 型糖尿病

资料来源：Division of Nutrition, Physical Activity, and Obesity, National Center for Chronic Disease Prevention and Health Promotion. The health effects of overweight and obesity. Centers for Disease Control and Prevention website. https://www.cdc.gov/healthyweight/effects/index.html. Updated June 5, 2015. Accessed May 3, 2018.

减肥手术

各种外科手术和胃内气囊装置可以帮助肥胖患者减轻体重（图 50-1）。这种减肥方法可以减少或消除大量与病态肥胖相关的健康问题。每种方法各有优缺点（表 50-1）。术后患者常因一些症状，如疼痛、呕吐或脱水、电解质紊乱、胃梗阻、反流或胃胀、伤口感染、败血症、出血、肺栓塞、呼吸衰竭或肺炎有关而呼叫 EMS[9-11]。在这些患者中，胆囊炎的发生率较高，骨折的风险也较高。

救护时特别注意事项

救护员在照顾肥胖症患者时需要特别注意几点，其中包括救护员需要了解患者完整病史。因为肥胖相关的健康问题，患者的病史一般较长。救护员应该要清楚，患者可能归因于肥胖的一些症状（如疲劳、静息时或进行体力活动时呼吸过速）可能是某种急性疾病（如心力衰竭或心肌梗死）的表现。

对肥胖患者进行体检时也需要做一些调整，包括用大号的血压计袖带，把患者摆放成更适合听肺音

的体位，并且把心电图导联放在患者脂肪较少的部位（如患者的手臂和大腿与患者的胸壁相比脂肪较少）。当建立血管或骨髓腔通路时，可能需要更长的导管或穿刺针；使用高级人工气道也可能有一定困难的[12]。另外，在转运患者时，可能需要更多的工作人员和特殊设备（图 50-2）（如能够容纳重量更大、宽度

更宽的担架，装有绞盘系统的救护车，以及用来安全加载和卸载患者的活动坡道）。肥胖症患者通常会意识到自己的体重问题。他们可能会担心自己给救护员和其他救援者带来困难。在遇到这类患者时，救护员必须保持专业。

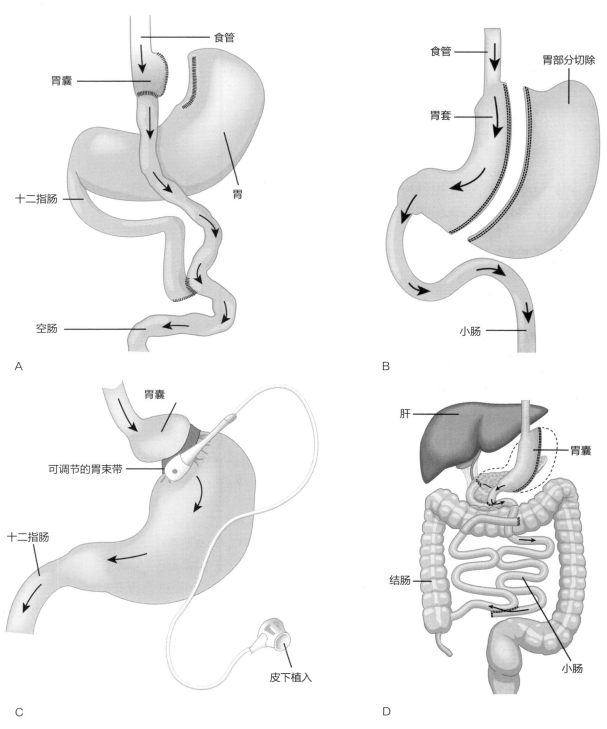

图 50-1 各种减肥手术。A. 胃旁路手术；B. 袖状胃切除术；C. 可调节胃束带；D. 十二指肠转位术

类　型	方　法	优　点	缺　点
表 50-1　减肥手术的优点和缺点			
胃旁路手术	将患者的胃分成上下两部分，然后在小胃的切口处开一条"岔路"，接上截取的一段小肠，重新排列小肠的位置，改变食物经过消化道的途径，减缓胃排空速度，缩短小肠，减少吸收	减掉 60%~80% 的多余体重；限制食物摄入、减少食欲、增加饱腹感；通常可减掉 > 50% 的多余体重	手术复杂；并发症多；维生素、矿物质（B$_{12}$、铁、钙、叶酸）缺乏
袖状胃切除术	切除大约 80% 的胃，形成香蕉胃	减少胃能容纳食物量；减少饥饿感，增加饱腹感；减掉 50% 的多余体重；住院时间短	长期维生素缺乏不可逆；早期并发症发生率可能高于可调节胃束带手术
可调节胃束带	将一条低压的柔软的束带环绕于胃体的上部，把胃分隔成两个部分，两部分之间有一个小开口，仅允许少量食物通过	减少食物摄入量；减掉 40%~50% 的多余体重；不切胃或肠；住院时间短；可逆转、可调整；术后早期并发症和死亡率最低；维生素、矿物质缺乏最低	体重减轻比其他方法慢；风险少；食管可能扩大；需要严格遵守饮食限制；再手术率高
胰胆转流并十二指肠转位术	切除 80% 的胃，然后闭合肠道中段，将肠道末端直接与十二指肠相连，使食物绕过大部分小肠，限制热量和营养物质的吸收	减掉多余体重的 60%~70%；最终可以吃"接近正常"的食物；减少 70% 的脂肪吸收；减少食欲，改善饱腹感；对糖尿病最有效	并发症发生率最高；住院时间长；蛋白质、铁、钙、锌及脂溶性维生素（如维生素 D）缺乏；随访对减少并发症至关重要

资料来源：Edwards ED, Jacob BP, Gagner, M, et al. Presentation and management of common post-weight loss surgery problems in the emergency department. *Ann Emerg Med.* 2006; 47（2）: 160–166.

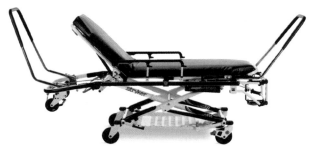

图 50-2　肥胖人士专用担架

截瘫 / 四肢瘫痪患者

截瘫是指脊髓损伤后，损伤的脊髓平面以下出现的双侧肢体瘫痪。四肢瘫痪是指四肢和躯干同时无力或瘫痪。这些症状通常由车祸、运动损伤、跌倒、枪击或刺伤导致的大脑和 / 或脊髓的神经损伤引起的。医学上的疾病，如红斑狼疮、多发性硬化症

注意

需要注意的一点是，不同直升机对重量的限制存在很大不同。在申请救护直升机出勤时，如果患者有肥胖问题，救护员需要通知调度员。这会有助于确定患者能否安全地用直升机转运。

和卒中也会导致暂时或永久的无力和瘫痪。截瘫和四肢瘫痪常伴有感觉丧失和大小便控制能力的丧失。更严重的损伤可能会引起呼吸困难。某些男性患者可能存在阴茎异常勃起。这些患者需要转运的并发症包括：

- 尿道感染导致败血症；
- 长时间不活动导致的压疮；
- 深静脉血栓形成和肺栓塞；
- 呼吸系统急症，如肺炎或其他呼吸道感染；
- 自主神经反射障碍，如心动过缓、出汗、头痛和极度高血压（与疼痛、膀胱充盈等刺激相关，刺激解除后消失）；
- 肌肉痉挛状态；
- 无法识别的损伤（因为失去反应）。

注意

在进行评估时，普通患者所能感受的压力，虚弱或瘫痪的患者可能感受不到。

救护时特别注意事项

在四肢或躯干瘫痪的患者进行救护时，可能

会需要对操作进行调整。例如，可能需要头环背心（Halo 支架）来固定患者脊柱（图 50-3），或者可能依靠家用呼吸器来辅助患者呼吸。这两种情况都会使对患者的呼吸道管理变得复杂，同时这也会让转运患者变得更困难。一些瘫痪患者通常都有特殊设备（如扶车或轮椅），人工气道、膀胱或结肠造口管，以及用电或装有电池的医疗器械（见第 51 章）。可能会需要额外的工作人员来协助移动特殊设备，并为患者准备救护车转运。

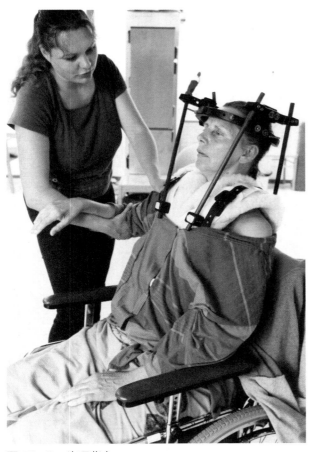

图 50-3　头环背心

第 2 节　情绪或心理健康与发育问题

有发育问题、情绪问题、行为问题、心理与精神问题的患者对健康的需求增加。本节将讨论情绪障碍患者、心理疾病患者、发育性疾病患者、智力障碍患者。

情绪障碍

有情感障碍的人通常患有焦虑症。情感障碍可以导致一系列归因于精神压力引起的身体或精神症状。

救护时特别注意事项

评估情绪障碍患者时，很难区分压力引起的症状和那些表明严重疾病的症状。如第 34 章所述，情绪障碍可能导致的体征和症状包括躯体症状，如胸部不适、心动过速、呼吸困难、窒息和晕厥。因此，救护员必须收集患者的完整病史。彻底检查对排除严重疾病是非常重要的。在院前环境中，对这些患者的救护（在没有重病的情况下）主要是支持性的，包括镇静措施和转运至医院进行评估。

心理疾病

心理疾病是指任何一种精神障碍。如第 35 章所述，大部分心理疾病都是由生理原因、社会心理学原因或社会文化原因导致的。导致一个人患上心理疾病的病因可能不止上述一种因素。导致心理疾病的生理原因包括生化失调，以及外伤、疾病和痴呆症等器质性病因。导致心理疾病的社会心理学原因包括童年创伤、虐待或忽视儿童、家庭结构不正常或其他导致患者无法解决生活中的各种情境冲突的问题。导致心理疾病的社会文化原因包括人际关系、家庭稳定情况、经济状况及其他会导致情境压力的因素。

救护时特别注意事项

确认患者是否有心理疾病可能会很困难，尤其是当患者的症状非常轻微时。其他病情更严重的患者可能会表现出与心理疾病一致的迹象和症状（如精神分裂症患者会出现偏执妄想的行为）。在收集患者病史时，救护员应该毫不犹豫地询问患者以下几点：

- 精神疾病病史；
- 所服用的处方药；
- 服药依从性；
- 非处方中草药服用情况；
- 同时饮酒或使用其他药物。

如果患者表现出焦虑，在对患者进行评估或任何形式的操作时，救护员应该先征求患者的同意。这样有助于在救护过程中建立和谐互信的医患关系。除非救护需求主要与心理疾病有关，否则救护员在对患者救护时应和对待其他患者一样。患有心理疾病的患者会和其他患者一样患病和受伤[13]。如果患者表现出攻击性或对抗性，救护员应该从现场撤离，并要求执法人员保护现场。

发育性疾病

发育性疾病患者存在大脑发育受损或发育不足的情况。这会导致患者无法以正常的速度学习（发育迟缓），无法发展语言技能，无法发展适合年龄的生理变化或行为。发育迟缓有很多原因，包括以下：

- 母亲在妊娠期间饮酒或使用药物[14]；
- 缺少刺激；
- 子宫内或出生后的感染；
- 遗传和染色体缺陷；
- 出生后黄疸未进行治疗；
- 出生前、分娩时或出生后的脑损伤。

部分发育迟缓患者在日常活动、工作和独立生活（或与家人一起生活，或在养护院里生活）方面通常表现正常。但是，也有一部分患者的发育迟缓情况非常严重，并且可能会影响到重要领域，如直立行走，精细的眼手协调能力，听力、语言和言语，社会互动。在美国，每6名3~17岁的儿童中就有1名患有一种或多种发育性残疾，包括[14]：

- 注意缺陷/多动症；
- 孤独症谱系障碍；
- 脑性瘫痪；
- 听力损失；
- 智力障碍；
- 学习障碍；
- 视力障碍；
- 其他发育性迟缓。

救护这些患者的措施可能因残疾的严重程度而有所不同。救护员应留出额外的时间来获取病史和进行检查，还应留出额外的时间准备转运患者。如果可能，患者的家属或救护员应在救护期间始终陪伴患者。

唐氏综合征

唐氏综合征是染色体异常（多了一条21号染色体）导致的疾病。这种异常会导致患者出现从轻微到严重的智力落后，并且患者通常有典型的外貌特征（图50-4），包括：

- 外眼角上斜；
- 有内眦赘皮；
- 脸小，面部五官小；
- 舌头大而突出；
- 后脑扁平；
- 手短而宽。

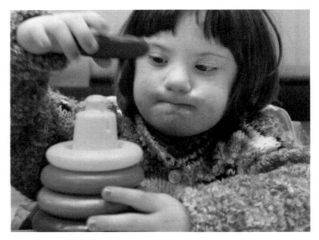

图50-4 唐氏综合征患儿

在大部病例中，唐氏综合征是因为一个母细胞中的两条21号染色体在精子或卵细胞形成的第一阶段期间没能进入单独的子细胞中，导致胚胎体细胞中多了一条21号染色体（21三体），而不是正常人的2条21号染色体。21三体导致唐氏综合征。唐氏综合征发病率随着母亲的年龄增长而增长（35岁以上孕妇）。有唐氏综合征家族史的患者风险也更大[15]。

唐氏综合征患者现在的预期寿命是60岁或60岁以上。唐氏综合征患者成年后患痴呆、皮肤和头发变化、早发性更年期、视力和听力障碍、发作性癫痫、甲状腺功能障碍、糖尿病、肥胖、睡眠呼吸暂停和肌肉骨骼问题的风险随年龄增长而增加[16]。许多人在家接受照护，还有一些人住在辅助护理机构中。大约50%的唐氏综合征患者在出生时就有心脏缺陷。许多人有先天性肠道疾病、听力缺陷和其他疾病。智力障碍的程度各不相同，智商在35~70[17]。救护员可能需要额外的时间来确定病史，实施评估和救护。大约15%的唐氏综合征患者有寰枢椎不稳，这增加了创伤后颈髓损伤的风险[18]。

注意

在普通人群中，大约每700名安全出生的婴儿中，只有一名婴儿会出现21三体的情况。它是最常见的染色体疾病。由于孕妇年龄较大会增加生下唐氏综合征婴儿的风险，年龄大于35岁的孕妇通常会接受检查，预估唐氏综合征的风险。

资料来源：Division of Birth Defects and Developmental Disabilities, National Center on Birth Defects and Developmental Disabilities, Centers for Disease Control and Prevention. Birth defects: data and statistics. Centers for Disease Control and Prevention website. https://www.cdc.gov/ncbddd/birthdefects/downsyndrome/data.html. Updated June 27, 2017. Accessed May 3, 2018.

唐氏综合征患者的呼吸道较窄，虽然脸部较小，但舌头较大。这些特点使插管更加困难。如果准备给唐氏综合征患者插管，救护员应进行以下操作[19]：

1. 预加氧，由于功能残气量较小，患者更容易出现缺氧；
2. 如果可能，考虑反向的特伦德伦堡位（头低足高位），特别是患者肥胖的情况下；
3. 保持颈椎直线稳定（寰枢椎不稳时如果可能）；
4. 使用比无唐氏综合征者所用气管导管小两号的气管导管。唐氏综合征患者的呼吸道和气管较小；
5. 观察心动过缓情况。

智力障碍

智力障碍是指在发育期间（<18岁）出现的、构成智力整体水平（如认知、语言、运动和社交能力）的技能损害为特征的精神发育受阻或不全现象[20]。根据智商评估，智力障碍被进一步划分为轻度（智商55~70）、中度（智商40~54）、重度（智商25~39）和超低（智商低于25）[21]。更严重的智力障碍通常有特定的生理原因（如脑损伤、唐氏综合征）。相比之下，轻度智力障碍通常没有特定的原因。然而，贫穷、营养不良和遗传可能起了一定作用（框50-4）。

美国有1%的人口有智力残疾，其中85%为轻度智力残疾。[22]

你知道吗

2010年10月，美国国会通过了"罗莎法"，将联邦法律中的"智力迟钝"改为"智力障碍"，将"智力迟钝的个人"改为"智力障碍的个人"。根据这项法律，"智力迟钝"这个词被从联邦卫生、教育和劳工政策中删除。

资料来源：Colvin CW. Change in terminology: "mental retardation" to "intellectual disability." Federal Register website. https://www.federalregister.gov/documents/2013/08/01/2013−18552/change−in−terminology−mental−retardation−to−intellectual−disability. Published July 26, 2013. Accessed May 3, 2018.

框50-4　智力残疾的原因

遗传疾病

苯丙酮尿症（一种单基因疾病，会导致酶缺陷）

染色体疾病（如唐氏综合征）

脆性X染色体综合征（一种y染色体上的单基因遗传障碍；智力障碍的最主要遗传病因）

孕期的问题

母亲饮酒或服用其他药物

吸烟

疾病和感染（弓形虫病、巨细胞病毒、风疹、梅毒、HIV感染）

出生时的问题

难产缺氧

脑损伤

早产

低出生体重

贫困与文化

营养不良

儿科疾病

医疗救护条件不足

环境健康危害

缺乏刺激

产后的问题

儿科疾病（百日咳、水痘、麻疹、感染流感嗜血杆菌B型）

损伤（头部损伤、近淹溺）

暴露于铅、汞及其他环境毒素中

资料来源：Causes and prevention of intellectual disability. The Arc website. https://www.thearc.org/what-we-do/resources/fact-sheets/causes-and-prevention. Revised March 1, 2011. Accessed May 3, 2018.

对患者救护要根据患者智力障碍程度而有所不同。许多有轻度智力障碍的人除了在执行智力任务时行动迟缓，没有其他症状。有中度到重度智力障碍的患者可能只是言语障碍。神经系统疾病很常见。这些患者可能需要额外的时间和专业的人员来评估、处理和转运。

第 3 节 病理性疾病

某些病理性疾病可能需要特殊的评估和治疗方法。本节介绍的病理性疾病包括癌症、脑性瘫痪、囊性纤维化、多发性硬化症和既往脑损伤。

癌症

癌症泛指恶性肿瘤。癌症患者体内的一个或多个器官或组织内细胞恶性增生（见第 31 章）。恶性肿瘤常出现在重要器官中，包括肺、乳房、肠道、皮肤、胃和胰腺。但是，肿瘤也可能出现在骨髓的细胞形成组织中，以及淋巴系统、肌肉或骨骼中。

救护时特别注意事项

癌症患者的病情通常很重，他们的体征和症状取决于癌症起源的部位（框 50-5）。通常癌症患者没有明显症状，但是很多治疗癌症的手段（如化学疗法或放射疗法）都会带来明显的症状及多种疾病，导致患者寻求紧急救护（同时转移癌患者发生肺栓塞的风险也更高[23]）。化学疗法和放射疗法导致的症状包括：

- 食欲缺乏；
- 抑郁；
- 疲劳；
- 呼吸困难；
- 肠胃不适；
- 全身不适；
- 失去胃口；
- 掉发（脱发）；
- 发热；
- 疼痛。

晚期癌症患者寻求紧急救护服务主要与疼痛相关的。例如，患者的疼痛靠药物已经无法再缓

解；或者患者误服了过量的镇痛药，导致患者的意识水平变化和呼吸抑制。如果患者的疼痛得不到缓解，救护员需要和医疗指导商量（救护员可能需要给患者服用超过正常剂量的镇痛药，来缓解患者的疼痛）。如果救护员怀疑患者服用了过量的镇痛药，需要针对镇痛药过量进行标准化救护。

救护员应获得患者完整的病史，包括所有药物的清单。许多癌症患者通过含有镇痛药的经皮皮肤贴片和外科植入装置（如 MediPorts）应用抗癌药物和镇痛药。如果需要静脉治疗，应安排额外的时间来进入患者的周围静脉或药物端口。当治疗这些患者时，严格的无菌技术和专门的训练是重要的。由于对疾病的治疗，他们往往免疫功能低下。如第 14 章所述，在使用外科植入装置进行液体或药物治疗前，救护员应咨询医学指导并遵循治疗方案。

癌症的病程和医疗救护会给癌症患者及患者家属带来毁灭性的打击。救护员必须对他们给予情感上的支持。另外，确保患者的舒适度也很重要。最后，如果可能，救护员需要把患者送到医院接受癌症治疗。

脑性瘫痪

脑性瘫痪是指各种原因导致的非进行性脑损伤和发育缺陷所引起的脑功能异常，表现为中枢性的运动障碍及姿势异常。该病是因为胎儿大脑在妊娠后期、生产时、新生儿期或是儿童早期时受到损伤，运动障碍常伴有感觉、知觉、认知、沟通和行为问题，以及癫痫和继发性运动障碍（框 50-6）。脑性瘫痪最常见的病因是脑发育障碍（大脑发育不全）或脑畸形[24]。其他不太常见的病因包括胎儿缺氧、

框 50-6 脑性瘫痪的病因

妊娠期间可能导致脑性瘫痪的疾病
1. 暴露在有毒化学品中
2. 感染性疾病
3. 母亲与胎儿之间 Rh 或 ABO 血型不合
4. 胎儿出生前大脑缺氧（脐带绕颈、胎盘脱落或产程延长）
5. 低出生体重
6. 早产

出生时或出生后不久可能导致脑性瘫痪的疾病
1. 婴儿头骨受伤
2. 胎儿缺氧

出生后可能导致脑性瘫痪的疾病
1. 感染，如脑膜炎和脑炎
2. 暴露于有毒化学物质
3. 跌倒、车祸或虐待后头部受伤
4. 与溺水或一氧化碳相关的缺氧

资料来源：Falvo D, Holland BE. *Medical and Psychosocial Aspects of Chronic Illness and Disability*. Burlington, MA: Jones & Bartlett Learning; 2018.

框 50-7 脑性瘫痪的类型

痉挛在脑性瘫痪患者中常见，会导致肌肉群异常僵硬和收缩。它会非常痛苦。这种类型的脑性瘫痪患儿可分为双侧瘫、偏瘫或四肢瘫痪。双侧瘫患者，四肢均受影响。下肢受到的影响比上肢更严重。偏瘫只影响身体一侧的肢体。上肢通常比下肢更严重。四肢瘫者，所有的四肢都受到严重的影响，不一定是对称的。

手足徐动症会导致手足不自主的扭动和失去协调和平衡。该疾病常伴有听力缺陷、癫痫和其他中枢神经系统疾病。虽然有些手足徐动症和双侧瘫患者智商很高，但脑性瘫痪患者中有 30%～50% 存在智力障碍。大多数伴四肢瘫痪的患者有严重的智力障碍。

脑性瘫痪患者共济失调会引起平衡感和深度知觉的紊乱。这些患者通常肌肉张力差（低张力），走路踉跄，手不稳。共济失调是由小脑受损引起的，小脑是平衡和协调的主要中枢。舞蹈病是一种无意识的、不可预知的身体运动。肌张力障碍是一种不自主的、持续性肌肉收缩引起的扭曲、重复运动或姿势异常综合征。

资料来源：Odding E, Roebroeck ME, Stam HJ. The epidemiology of cerebral palsy: incidence, impairments and risk factors. *Disabil Rehabil*. 2006; 28 (4): 183-191.

产伤、母体感染、核黄疸（胎儿胆红素过多，与溶血性疾病有关），以及产后脑炎、脑膜炎或头部损伤[24]。通常脑性瘫痪会在孩子 1 岁前得到诊断，家长会发现孩子被抱着时肌肉异常紧张，有时家长会发现孩子存在喂食困难。目前还不存在治愈脑性瘫痪的疗法，但是轻微脑性瘫痪的患者还是可能相对独立地生活的，他们的寿命也与正常人接近[25]。

脑性瘫痪的分类

脑性瘫痪分为几种类型，包括严重程度、运动功能等。严重程度描述了患者的功能水平。轻症患者可在没有帮助的情况下移动，并且没有日常生活、活动的限制；重症患者须坐在轮椅上，在生活活动中面临重大挑战。重度脑性瘫痪患者也更容易出现认知障碍和四肢瘫痪。按照运动功能，脑性瘫痪分为痉挛型或非痉挛型。几种类型的异常运动与脑性瘫痪有关：痉挛、共济失调和其他（手足徐动症和舞蹈病）（框 50-7）。

思考

你如何确定患者的正常功能水平？

救护时特别注意事项

无力、瘫痪和发育迟缓的情况因人而异，取决于患者脑性瘫痪的种类和严重程度。举例来说，一些轻微脑性瘫痪的孩子可以上普通学校，而另一些脑性瘫痪程度更严重的患者永远也学不会走路，也无法正常交流，并且终身需要专业的照护。在对这类患者进行救护时，可能需要进行一些调整，如留出额外的时间体格检查，以及安排更多的资源和工作人员来协助转运。

囊性纤维化

囊性纤维化（黏液黏稠病）是一种遗传性外分泌腺疾病，主要累及胃肠道和呼吸系统，在儿童时期就会有所表现。这种疾病是由遗传自父母双方的有缺陷的隐性基因导致的，该缺陷基因会导致支气管内壁的腺体分泌出过多的黏液，这会让患者更容易感染慢性肺病。另外，患者囊性纤维化的胰腺无法分泌出分解脂肪和从肠道吸收所必需的酶。新陈代谢的改变会导致患者出现一些囊性纤维化的典型症状，包括粪便苍白、油性、发出恶臭味（通常婴儿出生后不久就能发现）；持续咳嗽，呼吸过速；肺部感染，常常会进展为肺炎、支气管扩张和支气管炎。囊性纤维化的其他特点包括发育迟缓和汗腺分泌出异常咸的汗液[26]。在某些情况下，有囊肿性纤维化的儿童会无法健康成长；但是很多患者还是长大成人了，只是他们的健康状况通常较差。

注意

在美国，囊性纤维化在白种人人群中更为常见，每 2500 ~ 3500 名新生儿中就有 1 名。在非裔美国人中，发病率约为 1 / 17000；在亚裔美国人中，发病率为 1/31000。如果只有一个缺陷基因被遗传，那么这个人将是疾病的携带者，不会有任何症状。通常，人们并不知道自己携带缺陷基因。遗传咨询和检测适合有囊性纤维化家族史的人。

资料来源：Cystic fibrosis. Genetics Home Reference web- site. https:// ghr.nlm.nih.gov/condition/cystic-fibrosis#statistics. Published May 1, 2018. Accessed May 3, 2018.

救护时特别注意事项

患有囊性纤维化的老年患者（也是孩子的父母）通常是知道自己有这种病的。部分人可能会有氧依赖的情况，他们可能会需要呼吸支持，以及抽吸术来清除呼吸道的黏液和分泌物。很多患者会使用吸入药物。考虑到囊性纤维化的性质和相关医疗问题，救护员询问患者病史和体检时间都会较长。有些患者会移植入心脏和肺，可能会需要被转运到专业的医疗机构接受治疗。如果患者出现了上述症状，但不知道自己患有囊性纤维化，救护员可以把自己的怀疑告诉医院的医师。

既往脑损伤

创伤性脑损伤可能是由多种创伤引起的（见第 40 章）。这些创伤可能影响患者认知、生理和心理方面的功能。生理上的缺陷可能涉及步行、平衡和协调能力、精细运动、力量和耐力等方面。语言和交流方面、信息处理方面、记忆方面和感知能力方面的认知缺陷也很常见。患者的心理状态通常也会发生改变（表 50-2）。

表 50-2	脑损伤导致的缺陷
损伤区域	**损伤导致的缺陷**
大脑皮质	
额叶	多个身体部分出现瘫痪
	无法计划一系列复杂的运动
	无法专注于任务
	情绪变化
	性格变化
	无法用言语表达自己
	无法叫出某物体的名字
	阅读和写字存在困难
顶叶	难以分清左右
	计算存在困难
	眼手协调困难
	视力缺陷
	产生幻觉
枕叶	视觉性错觉
	无法识字
	阅读和写字存在困难
	认脸存在困难
	理解口语存在困难
颞叶	短期记忆丧失
	干扰长期记忆
	持续讲话
	攻击性行为
	肺活量减少
	难以吞咽食物和水
	安排能力减退
脑干	平衡和行动能力障碍
	眩晕和恶心
	睡眠困难
	失去协调精细动作的能力
	失去行走的能力
小脑	震颤
	眩晕
	言语不清

资料来源：Lehr RP. Brain function. Centre for Neuro Skills website. https://www.neuroskills.com/brain-injury/brain-function.php. Accessed May 3, 2018.

救护时特别注意事项

脑损伤的区域不能确定，获取患者病史、进行评估和救护可能很困难（图50-5）。有些患者可能需要限制活动。家庭和其他救护员应参与照护患者（适当时）。救护员还应询问他们，以确定患者的行为和反应是"正常"还是"基线"。应在现场安排时间为这些患者提供救护。

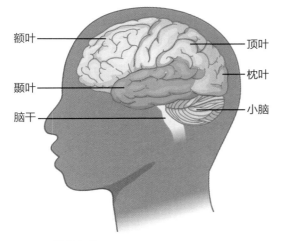

额叶
颞叶
脑干
顶叶
枕叶
小脑

图50-5 损伤部位

第4节 不同文化背景的患者

正如第16章所述，不同个体在很多方面都有不同，在不同的文化群体中存在着更大的多样性。多样性是指任何形式的差异，包括年龄、种族、阶级、宗教、性别、性取向、个人生活环境和身体功能。良好的医疗救护取决于救护员对这些多样性的观察。

思考

你的身边有什么样的多样性？你怎么看待这种多样性？

患者的信仰、行为和过去的经历不同，对健康和疾病的体验也会有很大不同。这些体验可能会与救护员学习的医疗实践存在冲突。通过表明对文化问题的意识，救护员能表现出兴趣、关心和尊敬。在面对不同文化背景的患者时，救护员需要记住以下8个要点[27]。

1. 患者是"前景"，患者的文化是"背景"。
2. 同一个家庭中的几代人和不同个体可能会有不同的信仰。
3. 不是所有的患者都会认同自己的民族文化背景。
4. 所有人都会遇到一些相同的问题和情况。
5. 要尊重患者文化信仰的完整性。
6. 要意识到患者可能并不会认同救护员给出的病因或解释，但是可能会接受常规治疗。
7. 要为患者提供有效的、体恤患者文化的医疗救护服务，而不必认同患者的文化背景的各个方面，反之亦然。
8. 认清哪些是你自己的文化假设、偏见和信仰。不要让这些想法干扰患者救护。

救护时特别注意事项

无论患者的文化背景、教育程度、职业或英语能力如何，大部分患者在面对紧急事件时都会很焦虑。如果救护员不会说患者的语言，应该先使用英语进行交流。患者可能能理解或说一些英语单词或短语（可能会有旁观者、同事或家属辅助）。在某些地区，可能有为不说英语的患者提供翻译服务的特殊翻译设备。如果患者不能说也不能理解英语，救护员应该试着用符号或手势与他进行交流，并尽快通知医院，以便医院联系安排口译员。

如果时间允许，救护员可以在征得患者同意的情况下，慢慢地进行所有评估。救护员需要注意，不同文化对"私人空间"的定义不同（见第16章），因此救护员最好在触碰患者之前指向患者需要检查的部位。在急救现场和转运途中，救护员必须尊重患者保护隐私的需要。在某些文化中，女性和男性对被触碰的恰当性方面有严格的宗教信条，尤其是当被陌生人触碰时。如果可能，救护员需要尽一切努力，来满足患者的愿望、保护患者的隐私并且保证患者舒适。

第5节 经济问题

截至2016年年底，约有2800多万美国人没有医疗保险[28]。这比2013年的4400万无保险人数有所下降。数以百万计的贫困成年人口处于覆盖缺口，无法获得保险。失业和储蓄的耗尽会迅速造成卫生保健相关的经济问题。需要不间断治疗的疾病（如癌症、结核病、艾滋病毒 / 艾滋病、糖尿病、高血压、精神障碍）或突发疾病或损伤导致的经济问题，都可能剥夺患者享受基本保健的权利。大多数医护人员和保健机构认识到他们应在紧急情况下立即提供服务而不考虑是否付款。

贫穷

贫穷是指物质财富或金钱的缺乏。贫穷是一个多方面的概念，可能包括社会、经济和政治因素。2016 年，美国有超过 4000 万人生活在贫困线以下。其中 1330 万是儿童[29]。贫困对教育、儿童发展、犯罪、社会流动性和社会支出有负面影响[30]。减少贫穷的措施主要是通过公共政策干预来改善社会和经济条件[31]。

无家可归

无家可归与健康状况不良和多种疾病密切相关。无家可归者呼叫 EMS 服务的频率较高[32]。慢性疾病、冻伤、腿部溃疡和呼吸道感染在无家可归者中常见，而且往往是无家可归者的直接结果。无家可归者也更容易受到抢劫、殴打和强奸。无家可归妨碍了良好的营养、良好的个人卫生和基本的紧急救护。有时候，无家可归寻求紧急救护主要是由于饥饿、担心安全或缺少住所[32-33]。一些有精神障碍的无家可归者可能饮酒或使用其他药物。患有成瘾障碍的人往往面临感染艾滋病毒和其他传染病的风险。救护员应该熟悉他们社区为无家可归者提供的服务，应该知道哪里可以给无家可归者提供食物和住所。

证据显示

加利福尼亚州研究人员将超过 88000 个 EMS 呼叫电话与社区贫困数据联系起来，以确定患者病情严重程度与救护车呼叫频率之间是否存在关联。他们发现贫穷与救护车呼叫存在显著的正相关关系。追踪贫困水平（集中贫困地区）增加 10 个百分点与救护车接诊人数增加 45% 有关。在病情严重程度与 EMS 呼叫存在显著的正相关关系。

资料来源：Seim J, English J, Sporer K. Neighborhood poverty and 9-1-1 ambulance contacts. Prehosp Emerg Care. 2017; 21(6): 722-728.

注意

据估计，2017 年美国大约有 50 万人无家可归。纽约和洛杉矶是美国无家可归人口最多的城市。

资料来源：McCarthy N. The US cities with the most homeless people. Statista website. https://www.statista.com/chart/6949/the-us-cities-with-the-most-homeless-people/. January 26, 2018. Accessed May 3, 2018.

思考

对于那些没有保险的慢性病患者，您认为经济压力如何影响他们的服药依从性？

救护时特别注意事项

有经济困难的人经常对寻求医疗救护感到焦虑。根据《EMS 未来议程》，"公众获得医疗服务的重点是，无论社会经济地位、年龄或特殊需要如何，都能获得及时和适当的紧急医疗服务。对于所有感觉有救护需求的紧急医疗服务人员，后续的反应和提供的救护水平必须与情况相称"[34]。在面对对接受所需保健服务的费用感到担忧的经济困难患者时，救护员应解释如下：

1. 患者的支付能力不应成为获得紧急救护的一个因素；
2. 联邦法律要求提供医疗服务，而不考虑患者的支付能力；
3. 大多数医院都有医疗保健服务的支付方案；
4. 政府服务可以帮助患者支付医疗保健费用；
5. 有一些免费（或接近免费）的医疗保健服务可以通过地方、州和美联储资助的组织获得。

如果患者因为没有保险而拒绝转运，并担心住院费用太高，救护员应建议患者选择适当的替代医疗机构。例如，救护员应提供一份经批准的可提供医疗服务的备选医疗服务机构（如小型急救中心或保健诊所）清单，这些医疗服务的费用远低于医院急诊科的收费。然而，对于有严重疾病或损伤的患者，应鼓励转运到医院急诊科进行评估。如有需要，应鼓励拒绝转运的患者再次呼叫紧急医疗救护。

第6节　高频 EMS 使用者

在几乎每一个 EMS 系统中，一小群患者呼叫频率较高。对 EMS 的过度使用往往与缺乏获取其他卫生保健资源的途径有关。获得充分的卫生保健方面的障碍仍然存在，特别是与心理健康有关的障碍[35-36]。如果这些患者经常使用 EMS，就会给系统带来负担而无法满足患者基本的健康需求。

高频 EMS 使用者往往有短期的保健或社会服务需求。这些患者可能包括在家中勉强独立生活的老年人、最近出院的患者或尚未获得适当的短期家庭保健或社会服务资源的临终患者。这些患者的需求都是典型的对时间有要求的急性疾病。救护员可以帮助这些患者找到合适的资源，减少他们对 EMS 的需要。

长期高频 EMS 使用者（明星用户、超级用户、经常用户）的定义因系统而异，可以从每年 10 次或更多的呼叫到每月 4～5 次呼叫。与高频 EMS 使用相关的因素包括男性、年龄 40～60 岁、无家可归、行为疾病和酗酒[37-38]。每次呼叫患者投诉各不相同，通常涉及酗酒或药物滥用、腹痛、胸痛、癫痫发作、头部或颈部创伤、呼吸窘迫和与糖尿病相关的精神状态改变及其他原因。减少这一人群呼叫 EMS 是一个难题，需要多方面共同努力。

目前采取的各种干预措施已显著减少了呼叫次数；然而，总有患者对干预措施产生抵触[39]。这些干预措施包括专门的反应小组指导患者前往其他替代机构，总结针对特定患者的病例管理，以及提供稳定住所的方案（框50-8）[32, 38, 40]，这些小组可能是移动综合医疗保健计划的一部分。另外，针对高频 EMS 利用者方案可能包括社区伙伴关系，包括当地的 EMS、火灾、心理健康、公共健康、公众住房和卫生保健机构。

美国 AHRQ 已将减少非紧急情况下使用 EMS 列为高度优先事项。AHRQ 确定了实现这一目标的三个目标[41]：

1. 确定非紧急高频 EMS 使用者；
2. 加强应急服务、应急部门、初级保健、行为卫生和社会服务之间的协调；
3. 通过探索个性化服务提供模式，以满足目标人群的需求，适当减少非紧急 EMS 使用率。

框50-8　正在进行的减少非紧急 EMS 使用率的项目

• 2013 年，密歇根州英厄姆、马斯基根县和萨吉诺三县与当地医疗服务提供者合作，将患者介绍到密歇根"改善健康之路"，这是一个社区卫生项目，将患者与适当的资源联系起来。

• 2009 年，得克萨斯州沃斯堡地区大都会救护车管理局实施了移动医疗护理人员去拜访高频 EMS 使用者的措施，减少了他们的 EMS 呼叫。

• 2008 年，圣迭戈市 EMS 系统实施了资源访问计划，以在呼叫接收点识别频繁的呼叫者。辅助护理协调员与社区利益攸关方合作，解决呼叫者的健康需求。

总结

- 对有听力障碍的患者，救护员可能需要帮助患者使用助听器、提供纸和笔以辅助交流，还要面对患者用正常的语速和音量说明，以及面对患者，让患者在能清楚地看到自己的情况下说话。
- 在救护有视力障碍的患者时，救护员应该帮患者使用眼镜或其他视觉辅助设备，并在进行所有医疗操作前先向患者描述操作内容。
- 对于有言语障碍的患者来说，救护员应该给患者更多的时间来回答救护员的提问。救护员还应该向患者提供辅助用品（如笔和纸）来辅助交流。
- 在救护肥胖患者的过程中，救护员需要使用大小合适的评估检查工作。如果转运患者可能需要有额外的工作人员和特殊设备。

- 在转运截瘫或四肢瘫痪的患者时，可能会需要额外的工作人员帮忙移动特殊设备。
- 评估情绪障碍患者时，救护员很难区分由压力产生的症状和那些由严重的疾病引起的症状。
- 唐氏综合征患者呼吸道更窄，舌头更大，插管更困难。此外，还有寰枢椎不稳，这增加了创伤后颈髓损伤的风险。
- 智力障碍是在发育期间（<18 岁）出现的、构成智力整体水平（如认知、语言、运动和社交能力）的技能损害为特征的精神发育受阻或不全现象。
- 救护一个发育或智力障碍的患者时，救护员应留出足够的时间来收集病史、进行评估、提供救护和转运。
- 癌症、脑性瘫痪、囊性纤维化和既有脑损伤

患者可能需要特殊的评估和管理技能。救护员应询问当前使用的药物和患者的正常功能水平，其中一些患者可能需要额外的资源和人员来协助转运。

- 多样性是指任何形式的差异，包括年龄、种族、阶级、宗教、性别、性取向、个人生活环境和身体功能。良好的医疗救护取决于救护对这些差异的敏感度。
- 经济问题可能会剥夺患者享受基本医疗服务的权利。这些患者可能因为生病或受伤而不愿去寻求医疗服务。患者的支付能力不应成为提供紧急救护的一个影响因素。
- 高频 EMS 利用者是经常呼叫 EMS 的患者。高频使用可能与这些患者缺乏其他保健资源有关。解决这一人群的健康救护需求需要多方面共同努力。

参考文献

［1］Basic facts about hearing loss. Hearing Loss Association of America website. http://www.hearingloss.org/content/basic-facts-about-hearing-loss. Accessed May 4, 2018.

［2］Centers for Disease Control and Prevention, National Center on Birth Defects and Developmental Disabilities. Types of hearing loss. Centers for Disease Control and Prevention website. https://www.cdc.gov/ncbddd/hearingloss/types. html. Updated February 18, 2015. Accessed May 4, 2018.

［3］Auditory neuropathy. National Institute on Deafness and Other Communication Disorders website. https://www.nidcd.nih.gov/health/auditory-neuropathy. Updated January 26, 2018. Accessed May 4, 2018.

［4］American Sign Language. National Institute on Deafness and Other Communication Disorders website. https://www.nidcd.nih.gov/health/american-sign-language. Updated April 25, 2017. Accessed May 4, 2018.

［5］Eye health statistics. American Academy of Ophthalmology website. https://www.aao.org/newsroom/eye-health-statistics. Accessed May 4, 2018.

［6］Adult Obesity Facts. Centers for Disease Control and Prevention website. https://www.cdc.gov/obesity/data/adult.html. Updated March 5, 2018. Accessed May 4, 2018.

［7］Division of Nutrition, Physical Activity, and Obesity, National Center for Chronic Disease Prevention and Health Promotion. Childhood obesity facts. Centers for Disease Control and Prevention website. https://www.cdc.gov/obesity/data/childhood. html. Updated April 10, 2017. Accessed May 4, 2018.

［8］Division of Nutrition, Physical Activity, and Obesity, National Center for Chronic Disease Prevention and Health Promotion. Defining adult overweight and obesity. Centers for Disease Control and Prevention website. https://www.cdc.gov/obesity/adult/defining. html. Updated June 16, 2016. Accessed May 4, 2018.

［9］Kiebel W, Hawkins D, Meyers L, et al. 98: Management of the bariatric surgery patient in the emergency department. *Ann Emerg Med*. 2009; 54（3）: S32.

［10］Bariatric surgery and devices（obesity, severe obesity）. Obesity Action Coalition website. http://www.obesityaction.org /obesity-treatments/bariatric-surgery. Accessed May 4, 2018.

［11］Edwards ED, Jacob BP, Gagner M, et al. Presentation and management of common post-weight loss surgery problems in the emergency department. *Ann Emerg Med*. 2006; 47（2）: 160-166.

［12］Myatt J, Haire K. Airway management in obese patients. *Curr Anaesth Crit Care*. 2010; 21: 9-15.

［13］De Hert M, Correll CU, Bobes J, et al. Physical illness in patients with severe mental disorders. I. Prevalence, impact of medications and disparities in health care. *World Psychiatry*. 2011; 10（1）: 52-77.

［14］National Center on Birth Defects and Developmental Disabilities, Centers for Disease Control and Prevention. Facts about developmental disabilities. Centers for Disease Control and Prevention website. https://www.cdc.gov/ncbddd/developmentaldisabilities/facts.html. Updated April 17, 2018. Accessed May 4, 2018.

［15］Down syndrome. National Down Syndrome Society website. https://www.ndss.org/about-down-syndrome/down-syndrome/. Accessed May 4, 2018.

［16］Esbensen AJ. Health conditions associated with aging and end of life of adults with Down syndrome. *Int Rev Res Ment Retard.* 2010; 39（C）: 107-126.

［17］Weijerman ME, de Winter JP. Clinical practice: the care of children with Down syndrome. *Eur J Pediatr.* 2010; 169（12）: 1445-1452.

［18］Altlantoaxial instability and Down syndrome. National Down Syndrome Society website. https://www.ndss.org/resources/atlantoaxial-instability-syndrome/. Accessed May 4, 2018.

［19］Fox S. Down syndrome airway. Pediatric EM Morsels website. http://pedemmorsels.com/down-syndrome-airway/. Updated February 7, 2017. Accessed May 4, 2018.

［20］Definition of intellectual disability. American Association on Intellectual and Developmental Disabilities website. http://aaidd.org/intellectual-disability/definition. Accessed May 4, 2018.

［21］American Psychiatric Association. *Diagnostic and Statistical Manual of Mental Disorders.* 5th ed. Washington, DC: American Psychiatric Association; 2013.

［22］Parekh R. What is intellectual disability? American Psychiatric Association website. https://www.psychiatry.org/patients-families/intellectual-disability/what-is-intellectual-disability. Reviewed July 2017. Accessed May 4, 2018.

［23］Chapter 50 Patients With Special Challenges 1783 9781284560435_CH50_1763_1784.indd 1783 19/07/18 2: 40 PM Abdel-Razeq HN, Mansour AH, Ismael YM. Incidental pulmonary embolism in cancer patients: clinical characteristics and outcome—a comprehensive cancer center experience. *Vasc Health Risk Manag.* 2011; 7: 153-158.

［24］Cerebral palsy: hope through research. NIH Publication 13-159. National Institute of Neurological Disorders and Stroke website. https://www.ninds.nih.gov/Disorders/Patient-Caregiver-Education/Hope-Through-Research/Cerebral-Palsy-Hope-Through-Research. Updated February 12, 2018. Accessed May 4, 2018.

［25］Cremer N, Hurvitz EA, Peterson MD. Multimorbidity in middleaged adults with cerebral palsy. *Am J Med.* 2017; 130(6): 744.e9-744.e15.

［26］Cystic fibrosis. National Heart, Lung, and Blood Institute website. https://www.nhlbi.nih.gov/health-topics/cystic-fibrosis. Accessed May 20, 2018.

［27］US Department of Transportation, National Highway Traffic Safety Administration. *National Emergency Medical Services Education Standards.* DOT HS 811 077E. 2009: 24-25. EMS.gov website. www.ems.gov/pdf/811077a.pdf. Accessed May 4, 2018.

［28］Key facts about the uninsured population. Henry J Kaiser Family Foundation website. https://www.kff.org/uninsured /fact-sheet/key-facts-about-the-uninsured-population/. Updated November 29, 2017. Accessed May 4, 2018.

［29］Proctor BD, Semega JL, Kollar MA. Income and poverty in the United States: 2015. United States Census Bureau website. Report Number P60-256. 2016: 50-55, Table B-2. https://www.census.gov/library/publications/2016/demo/p60-256.html. Published September 13, 2016. Accessed May 4, 2018.

［30］Seim J, English J, Sporer K. Neighborhood poverty and 9-1-1 ambulance contacts. *Prehosp Emerg Care.* 2017; 21（6）: 722-728.

［31］Cosgrove S, Curtis B. *Understanding Global Poverty: Causes, Capabilities and Human Development.* New York, NY: Taylor & Francis; 2018.

［32］Mackelprang JL, Collins SE, Clifasefi SL. Housing first is associated with reduced use of emergency medical services. *Prehosp Emerg Care.* 2014; 18（4）: 476-482.

［33］Rodriguez RM, Fortman J, Chee C, et al. Food, shelter and safety needs motivating homeless persons' visits to an urban emergency department. *Ann Emerg Med.* 2008; 53（5）: 598-602.

［34］US Department of Transportation, National Highway Traffic Safety Administration, US Department of Health and Human Services. *Emergency Medical Services: Agenda for the Future.* Washington, DC: US Department of Transportation; 1996.

［35］National Center for Health Statistics. Chapter III: overview of midcourse progress and health disparities. In: *Healthy People 2020 Midcourse Review.* Hyattsville, MD: National Center for Health Statistics; 2016.

［36］Tangherlini N, Villar J, Brown J, et al. The HOME team: Evaluating the effect of an EMS-based outreach team to decrease the frequency of 911 use among high utilizers of EMS. *Prehosp Disaster Med.* 2016; 31（6）: 603-607.

［37］Sanko SG, Eckstein M. Characteristics of the most frequent "super-users" of emergency medical services. *Ann Emerg Med.* 2013; 62（4）: S145.

［38］Villar J, Tangherlini N, Friedman B, et al. Targeted intervention reduces use in frequent users of emergency medical services. *Ann Emerg Med.* 2013; 62（4）: S48.

［39］Tadros AS, Castillo EM, Chan TC, et al. Effects of an emergency medical services-based resource access program on frequent users of health services. *Prehosp Emerg Care.* 2012; 16（4）: 541-547.

［40］Bronsky ES, McGraw C, Johnson R, et al. CARES: a community-wide collaboration identifies super-utilizers and reduces their 9-1-1 call, emergency department, and hospital visit rates. *Prehosp Emerg Care.* 2017; 21（6）: 693-699.

［41］Reducing non-urgent emergency services: an innovations exchange learning community. Agency for Healthcare Research and Quality website. https://innovations.ahrq.gov/learning-communities/reducing-non-urgent-emergency-services. Accessed May 4, 2018.

推荐书目

Beebe R. Treating and transporting bariatric patients. *JEMS* website. www.jems.com/article/patient–care/treating–and–transporting–bari. Published January 1, 2010. Accessed May 4, 2018.

Communicating comfortably. American Foundation for the Blind website. http://www.afb.org/info/friends–and–family/etiquette/communicating–comfortably/235. Accessed May 4, 2018.

Corrigan PW, Kraus DL, Pickett SA, et al. Using peer navigators to address the integrated health care needs of homeless African Americans with serious mental illness. American Psychiatric Association Publishing website. https://ps.psychiatryonline.org/doi/abs/10.1176/appi.ps.201600134. Published January 17, 2017. Accessed May 4, 2018.

Harvey A. Being deaf in EMS. EMS World website. https://www.emsworld.com/article/218355/being–deaf–ems. August 2, 2017. Accessed May 4, 2018.

Johnson TL, Rinehart DJ, Durfee J, et al. For many patients who use large amounts of health care services, the need is intense yet temporary. *Health Affairs.* 2015; 34（8）: Variety Issue. https://www.healthaffairs.org/doi/abs/10.1377/hlthaff.2014.1186. Accessed May 4, 2018.

Lim A, Mazurek A, Updike A, et al. Hearing–impaired patients require special consideration during a disaster. *JEMS* website. http://www.jems.com/articles/print/volume–39/issue–9/features/hearing–impaired–patients–require–specia.html. Published September 15,2014. Accessed May 4, 2018.

Long W, McGary B, Jauch EC. EMS challenges with bariatric patients. *Carolina Fire Rescue EMS Journal* website. http://www.carolinafirejournal.com/Articles/Article–Detail/articleid/1586/ems–challenges–with–bariatric–patients. Published July 5, 2011. Accessed May 4, 2018.

Ohio Coalition for the Education of Children With Disabilities. *A Guide for Parents and Educators of Deaf or Hearing Impaired Children.* Ohio Coalition for the Education of Children with Disabilities website. https://www.ocecd.org/Downloads/A%20Guide%20for%20Parents%20Educ%20Deaf%20or%20HI%20Book%20Rev%2012%202015.pdf. Revised December 2015. Accessed May 4, 2018.

（张永青，白香玲，潘振静，赵红丹，译）

第 51 章

对家庭保健的紧急干预

美国 EMS 教育标准技能

特殊患者群体

将评估结果与病理生理学和社会心理学知识结合起来，形成现场印象，为有特殊需求的患者制订实施全面的治疗 / 处置计划。

有特殊挑战的患者

识别和报告虐待和忽视（见第 49 章）

- 虐待（见第 49 章）
- 忽视（见第 49 章）
- 无家可归（见第 50 章）
- 贫困（见第 50 章）
- 肥胖症（见第 50 章）
- 技术依赖
- 临终关怀 / 晚期疾病
- 气管造口术后护理 / 功能障碍·家庭保健
- 感觉缺陷 / 丧失（见第 50 章）

- 发育性残疾（见第 50 章）

学习目标

完成本章学习后，紧急救护员能够：

1. 讨论与家庭保健患者有关的一般问题；
2. 概述家庭保健患者的评估和管理的一般原则；
3. 描述对呼吸支持不足的家庭健康护理患者的评估和管理；
4. 描述家庭保健环境中血管通路装置相关问题评估和紧急干预措施；
5. 描述家庭保健环境中胃肠道或泌尿系统并发症患者的评估和管理；
6. 确定家庭保健中伤口的评估和声音护理管理原则；
7. 描述了在家庭医疗环境中与临终关怀和舒适护理相关的医疗治疗。

重点术语

膀胱导尿：将导尿管（通过尿道）插入膀胱，引流出尿液。

结肠造口：通过外科手术形成的通向大肠的开口。

胃管：一种插入胃或肠道的装置作用是通过抽吸清除液体和气体，或者利用重力注入灌洗液或药物和进行肠道喂养。

临终关怀：对生存时间有限或临终患者提供全

面护理，包括对患者及其家属的支持性的社会服务、情感服务和精神服务。

回肠造口：通过外科手术形成的通向小肠的开口。

造口：尿道、胃肠道或气管腔内通过外科手术形成开口。

姑息治疗：护理的一种特殊形式，主要通过症状管理和疼痛管理来给予绝症患者宽慰，也可以和积极治疗同时进行。

睡眠呼吸暂停：一种疾病，主要表现为睡眠时呼吸异常停滞或呼吸异常缓慢。

尿脓毒血症：泌尿生殖系统感染导致的脓毒症。

血管通路装置：用来给需要长期血管通路的患者提供营养支持和给药的装置。

成本驱动的保健资源分配和技术进步导致住院时间缩短。这些趋势也使许多患者能够在家里接受治疗。据估计，美国有 1200 万人因急性疾病、长期健康状况、个人偏好、终身残疾或绝症而需要家庭保健服务[1]。救护员可在为这些患者提供急性干预方面发挥关键作用。

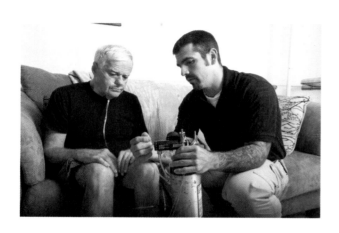

第1节　家庭保健概述

　　美国的家庭保健始于 19 世纪末，这是城市人口增长和进入大城市的人数增加的直接结果[2]。在这个时代，家庭保健的重点是个人卫生和预防保健。这些保健服务是由来访的护士提供的，他们经常在公寓里帮助穷人；这些护士也为富有和中产阶级家庭提供服务。很少有医师与这些成长中的家庭保健团体有联系。

　　直到 20 世纪 60 年代中期，美国的家庭保健仍然以穷人为中心，其他人在医院和医师办公室接受治疗。随着 1965 年《社会保障法》修正案（该修正案确立了医疗补助和医疗保险计划）的通过，家庭医疗保健成为老年患者的一项福利，这一趋势大大加快了这一行业的发展。1973 年，家庭医疗保健服务的覆盖范围扩大到某些残疾的美国人；1983年，增加了临终关怀福利。2015 年，医疗保险覆盖了 5500 万人[3]；截至 2018 年 1 月，医疗补助计划覆盖了 6800 万人[4]。2016 年 350 万医疗保险接受者接受了超过 1.1 亿次的家庭医疗访问[5]。这些医疗保健计划由医疗保险、医疗补助、根据《美国老年人法案》的社会服务固定拨款、退伍军人管理局、

TRICARE（以前称为军警服务的平民健康和医疗计划）、私人保险和护理管理组织提供经费。

　　救护员可能是第一个认识到患者家庭护理需求的提供者。EMS 机构应该提供一份资源清单，以适合转诊患者。转诊到家庭护理服务明显减少了 EMS 呼叫和转运至急诊部的救护车服务[6]。

　　目前，家庭保健包括各种各样的保健和社会服务，提供给正在家中康复、残疾、慢性疾病或疾病晚期患者。家庭保健服务包括：

- 熟练的护理服务。
- 物理和作业疗法。
- 医疗社会服务。
- 协助日常生活活动：
  - 家政服务；
  - 饮食指导。
- 静脉注射或营养疗法：
  - 伤口护理；
  - 患者或照护者教育；
  - 注射；
  - 慢性疾病监测。

居家医疗

　　一个被称为"居家医疗"的新概念正在成为一种管理具有复杂健康需求的患者的手段，其中包括初级和专业护理服务的协作和协调。居家医疗的服务宗旨如下[7]：

- 利用照护者团队，提供全面的身心护理；
- 基于文化、价值观和偏好，提供患者为中心的护理，满足患者的个性化需求；
- 协调家庭护理和从住院到家庭过渡期间的护理；
- 提供无障碍服务，消除在获得紧急救护服务方面的障碍和延误；

注意

有特殊需要的儿童，包括那些依赖技术的儿童的数量正在增加（见第47章）。这些孩子经常住院，当他们从医院回家时，几乎一半的孩子依赖某种技术。儿童经常在家中使用的医疗器械包括胃造口或肠造口、中心静脉导管、药物雾化器、脑室腹腔脑脊液分流器和气管导管。虽然大多数针对这些儿童的家庭干预措施主要涉及基础生命支持，但救护员必须做好准备，提供高级生命支持措施，并在出现设备问题时排除故障。

使用现场的资源，如询问照护者和索要任何纸质的紧急情况信息表是必不可少的。虽然大多数照护者非常熟悉儿童的病史和医疗需求，但对一系列病例研究发现，近30%的照护者不了解儿童的药物。无论儿童的病情如何，当这些儿童被转运时，他们的病历和所用医疗设备或"造口袋"都应与他们一起转运。

资料来源：Kaziny BD, Shah MA. Technology-dependent children. In：Brice J, Delbridge TR, Myers JB, eds. *Emergency Medical Services*：*Clinical Practice and Systems Oversight*. Vol 1. 2nd ed. West Sussex, UK：John Wiley & Sons；2015：397-400.

- 通过循证实践和临床决策工具来管理患者护理，确保高质量和安全。

美国急诊医师学会（ACEP）支持居家医疗这一服务模式，前提是患者有一名初级医生来协调护理，并能够选择专家，并在需要时获得紧急救护。具体来说，ACEP希望确保"医疗之家"的患者在认为他们有紧急情况时可以寻求紧急救护，并确保急诊科包括在医疗之家的网络中，以便在紧急情况下能够调阅患者的电子病历[8]。居家医疗的患者管理得当可减少寻求紧急救护的频次[9]。如果患者的病情允许，救护员可以联系患者的协调员确定医疗之家内的护理计划。

家庭保健患者对基本生命支持的需求

接受家庭保健服务的患者中，大约21%的初步诊断发现了与循环系统相关的疾病[10]，包括心力衰竭在内的心脏疾患者占这一人群的50%。接受家庭保健治疗的患者其他常见的诊断结果包括癌症、糖尿病、慢性肺病、肾衰竭、肾透析和高血压。因此，EMS机构很有可能为家庭保健患者提供紧急措施。常见的紧急情况可能包括呼吸衰竭、心脏失代偿、感染性并发症、设备故障及其他在家庭保健治疗过程中恶化的病症（框51-1）。

框51-1　家庭保健相关问题

需要一名家庭保健从业者或医师介入的家庭护理服务

心肺护理
导管处理／静脉输液治疗
皮肤和伤口护理
胃肠道与造口护理
临终关怀
器官移植
骨科护理
疼痛管理
康复护理
样本收集
泌尿系统和肾脏护理

需要紧急干预的家庭护理场景

突发心脏事件
急性感染
突发呼吸事件
胃肠道／生殖泌尿系统疾病
临终关怀／舒适护理
呼吸支持不足
母婴问题
血管通路并发症

家庭保健治疗中的伤害控制和预防

预防疾病和受伤的科学方法，可以尽可能减少发病率和病死率（见第3章）。

与所有其他患者接触时一样，救护员应在家庭卫生保健环境中采取感染控制措施，包括标准预防措施和身体物质隔离或针对传播途径的预防措施（见第2章）。在家庭保健环境中可能发现医疗废物容器、造口袋、气管导管、锐器、可能被患者体液污染的脏衣物和其他设备（如呕吐盆、轮椅）。除了个人预防措施，EMS人员还应确保在家中发现的任何有感染性的废物都得到妥善处置。

美国OSHA、CDC和EPA建议对家庭保健患者采取与紧急救护患者相同的感染控制标准。这些机构提出的在家庭中控制感染的物品包括：

- 口罩；
- 防护服；
- 护目镜、眼镜或面罩；
- 复苏面罩；
- 标本袋；

- EPA 认可的、能够有效杀死 HBV、HIV 和结核病毒的杀菌剂；
- 肥皂水或洗手液；
- 一次性纸巾；
- 防渗垃圾袋和标签。

紧急事件的性质和患者的情况将决定救护员采用何种防护措施。

思考

与医院环境相比，哪些因素降低了家庭保健环境中传播感染的风险？

接受家庭保健的患者类型

降低卫生保健成本的需要和医学科学技术的进步让很多类患者得以享受家庭保健服务。很多 EMS 机构都让社区要求某位患者需要某一复杂家庭保健项目时通知自己，在紧急情况发生之前便会登门拜访该家庭。这样做方便这些机构熟悉患者的情况和患者所使用的特殊医疗器械。

接受家庭保健的患者有很多，包括有下列疾病的患者：

- 导致肺部清除不够或肺泡通气量、氧合作用不足的呼吸系统疾病；
- 导致中央循环改变（如心力衰竭）或外周循环改变（如压疮、迁延不愈或感染）的血液循环系统疾病；
- 诸如卒中、创伤性脑损伤和脊髓损伤的神经系统疾病；
- 需要康复的骨科创伤或骨科手术（如髋部骨折、髋关节置换或膝关节置换术）；
- 需要手术造口、胃管及家庭透析仪等特殊器械的胃肠道、生殖泌尿系统疾病；
- 感染蜂窝织炎或全身性疾病（如脓毒症）；
- 需要护理的伤口（如手术伤口闭合、压疮和外科引流）。

救护员还可能遇到其他一些接受家庭保健的患者，包括接受临终关怀的患者、待产孕妇或新生儿母亲、患有痴呆症或是其他需要心理支持的疾病患者、接受化学疗法或慢性疾病的患者，以及接受了器官移植的患者或是等待接受器官移植的患者。

第 2 节 一般原则和管理

现场评估

救护员来到家庭保健现场后需要进行现场估计，包括现场安全和患者所处环境的评估。

现场安全

每当 EMS 对一个人的家庭做出响应时，救护员应评估现场是否有危险的宠物、火器和其他家庭保护装置，以及任何与家庭有关的危险（如照明不足、结冰的人行道、陡峭的楼梯间）。为了保证 EMS 人员、患者和现场其他人的安全，必须控制或补救在家中发现的所有潜在危险。例如，可能有必要要求执法人员约束不守规矩或敌对的旁观者。此外，可能需要额外的人员和设备来协助患者转运。如果救护员到家中探视患者，作为移动医疗计划或部门随访的一部分，最好建立一个程序，在到达和离开现场时通知调度员。

周围环境

救护员应该根据周围环境来评估患者保持环境健康的能力。例如，家庭的清洁程度，基本营养支持的证据，供暖、供水、住房和供电方面的情况。EMS 小组还需要留意一切容易被忽视的迹象及所有医疗设备的清洁程度和情况，如干净的供氧和通气设备、维修良好的轮椅和病床。

患者评估

初步评估的重点是识别危及生命的疾病或伤害，救护员需要根据情况采取恰当的措施（见第 18 章）。在初步评估之后，需要收集患者相关的病史并进行二次评估。救护员需要利用患者家中找到的一切医疗文件（如由家庭保健服务提供者保管的患者的病历及不予复苏的预先指示）。另外，救护员需要从现场患者家属和卫生保健人员处收集更多信息。

救护员在发现一些危急情况后需要放弃详细的评估，马上对患者进行复苏并快速将患者送入医院接受医师的诊断。如果并没有危急情况，救护员需要对精神状态改变的患者进行检查，该检查需要考虑是否存在药物相互作用的可能性、患者对治疗方案的依从性问题及失智症或代谢紊乱的可能性。

治疗方案

根据患者的病情，可能需要采取高级生命支持措施。这些措施可能包括呼吸道管理、通气和循环支持，以及药物治疗和非药物治疗（如电疗法）。

一些突发病或损伤的患者需要被送入医院接受诊断。如果需要转运，救护员必须妥善固定、保护患者所用的器械和设备并同患者一起转运，例如，正确地固定静脉导管、导尿管和胃管，确保有工作人员协助患者移动呼吸机等护理设备。在场的患者家属通常很熟悉患者的医疗设备，并且在被救护员询问时都会热切希望能帮忙。如果现场没有患者家属，救护员需要联系患者家属或监护人，并告知其病情及医院地址。

其他患者不需要转运，只需要家庭保健服务提供者回访或转介到其他社会服务机构。救护员需要遵循相关的规定，并与医疗指导商量转运事务，以及是否有必要通知患者的私人医师或家庭保健服务机构。不管是否有紧急转运的需要，救护员需要在患者救护报告中全面地记录下所有发现和所提供的一切护理服务。

请注意，一些使用医疗设备的家庭护理患者会有一个紧急电话号码，以防出现问题。如果没有生命威胁，救护员应拨打紧急电话，尝试解决患者的问题是否能得到解决，从而免于转运。

思考

如果患者的病情恶化，患者的家庭成员（或照护者）在家庭环境中会有什么感受？

第3节 家庭保健的紧急干预措施

家庭保健中的紧急情况可能是由设备故障或失灵、药物反应、家庭保健导致的并发症和疾病恶化引起。本节将讨论对呼吸支持、心血管支持、血管通路装置、胃肠道／生殖泌尿疾病、急性感染、母婴疾病及临终关怀／姑息治疗的干预。

呼吸支持

每年都有呼吸道系统疾病的患者出院接受家庭保健服务，这类患者呼吸道感染的风险持续上升。

一些呼吸道系统疾病的发展也可能会导致呼吸需求增加，以致目前的呼吸支持不足。需要家庭呼吸支持的慢性疾病包括：

- 哮喘；
- 等待肺移植；
- 支气管发育异常；
- 慢性肺病；
- 囊性纤维化；
- 导致病情恶化的感染；
- 睡眠呼吸暂停。

这类患者可能会需要紧急干预。对于所有有呼吸窘迫的患者，救护重点都是给予高浓度的、脉搏血氧饱和度和呼气末二氧化碳监测及通气支持。可能导致患者呼叫 EMS 的问题包括呼吸需求增加、支气管痉挛加重、分泌物增加、呼吸机阻塞或故障及辅助呼吸的医疗设备使用不当。

你知道吗

睡眠呼吸暂停是一种疾病，主要特征为睡眠时呼吸异常停滞或呼吸异常缓慢。呼吸暂停通常每小时发生 5～30 次，甚至更多。这种疾病很常见，大约有 1200 万名美国人都有这种疾病。如果不接受治疗，睡眠呼吸暂停会导致患者高血压、卒中、心肌梗死、心力衰竭恶化及心律失常的风险上升。睡眠呼吸暂停还与肥胖和糖尿病相关。

一旦得到确诊，对成年患者经常使用的治疗手段是在睡眠期间使用 CPAP。其他治疗方法包括改变生活方式（减重、戒烟、限制饮酒）、改变睡眠姿势及在睡觉期间使用专门为保持呼吸道开放设计的吹嘴。对于部分患者，建议通过手术改变呼吸道软组织。

资料来源：Sleep apnea. National Sleep Foundation website.https://sleepfoundation.org/sleep–disorders–problems/sleep–apnea. Accessed May 9, 2018.

注意

从新生儿重症病房出院回家的早产儿往往有复杂的医疗问题，包括心脏和呼吸问题（支气管肺发育不良很常见）、脑室内出血、体温调节功能差、贫血和新生儿黄疸，以及与代谢和感染相关的问题。早产婴儿有特殊的健康需求和对技术的依赖，往往需要家庭保健服务。这些儿童及其家庭往往需要来自多个医疗、康复、心理和社会服务等专业的人员的参与。

家中吸氧

家庭使用的氧源通常由压缩气体、液氧或氧气浓缩器提供。如第 15 章所述，压缩气体是在压力下储存的氧气，储存在装有控制流量的调节器的氧气瓶中。液态氧是冷的，储存在一个类似于热水瓶的容器中。当释放时，液体被转化为气体，然后可以像压缩气体一样使用。氧气浓缩器是一种电力装置，它将氧气从空气中分离出来、浓缩并储存（图 51-1）。这个供氧系统不需要再补给，也不像液氧那么昂贵。然而，在停电的情况下，必须有备用的氧气瓶。有了这些供氧系统，氧气最终通过鼻套管、氧气面罩、气管造口套环（向呼吸道外科手术患者提供高湿度和氧气的设备）或家用呼吸机传递给患者。

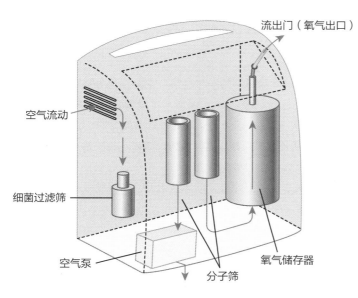

图 51-1　氧气浓缩器

流出门（氧气出口）

空气流动

细菌过滤筛

空气泵

分子筛

氧气储存器

思考

在家庭保健服务中，在对患者输氧时，需要采取哪些安全预防措施？

一些患者可能会需要通气支持系统通过正压面罩、经鼻正压通气或双向气道正压通气（BiPAP）进行持续气道正压通气（CPAP）。正如第 23 章所述，双向气道正压通气的通气支持系统（为家庭应用面罩的通气支持而设计的）能够输送 2 种不同水平的正压气道压力，能在预设的吸气气道正压和呼气气道正压间自发地循环。双向气道正压通气的通

气支持系统只能用来增加患者的呼吸，并不能满足总通气要求，使用人群为有睡眠呼吸暂停或慢性阻塞性肺疾病的患者。

与连续供氧系统不同，按需供氧输送装置在患者吸气时使用流量传感器触发氧气输送。这种氧气输送方法产生的血氧饱和度水平与传统的连续供氧装置（如鼻套管）的血氧饱和度水平相等。按需供氧装置使用的氧气比连续供氧装置的少 60%，因此适合家庭使用。不利的一面是，按需供氧装置很大，需要电池，而且比连续供氧装置更昂贵。患者在选择家用氧气设备时必须权衡这些利弊[11]。

家庭通气支持。需要家庭通气支持的患者通常分为以下 3 类[11]。

1. 无法长期保持足够通气的患者。这些患者通常有神经肌肉和胸壁疾病（如多发性硬化症、胸壁畸形、膈肌麻痹、重症肌无力），他们可能只需要夜间通气支持。
2. 需要持续呼吸机支持才能生存的患者。如高水平脊髓损伤、无脑性脑病、重症慢性阻塞性肺疾病或严重肌营养不良患者；
3. 晚期疾病，如肺癌、终末期慢性阻塞性肺疾病和囊性纤维化。

家庭通气支持可以是无创或有创的。家庭环境中的有创通气通常需要行气管切开术。

表 51-1 描述了家用呼吸机的要求。大多数家用呼吸机都有许多控制设置，它们是电控的，但应该有电池备份，可维持呼吸机几个小时的正常工作。当将患者自己的呼吸机一同转运时，连接到救护车的电源上，同时带上患者的备用电池。不要改变患者的原有设置，除非需要调整以改善氧合或通气。

呼吸机的种类。家用呼吸机主要有压力型呼吸机和容积型呼吸机。压力型呼吸机是一种压力循环装置，当达到预设的压力时，吸气就会停止。达到预设压力时，气体流动停止，患者被动呼气。这些呼吸机最常用于通气阻力不可能改变的患者。

容积型呼吸机在每个呼吸循环中提供预定体积的气体，达到设定值后，不管气道阻力或肺部和胸部顺应性的变化，吸气停止。这些类型的呼吸机提供恒定的潮气量。容积保持不变，除非达到气道压力的峰值，此时安全阀会释放气体。

负压型呼吸使胸腔产生负压力，使空气流入肺部。目前，这类呼吸机已很少使用。

表 51-1	家用呼吸机的要求
要 求	**细 节**
氧浓度	<0.40
呼气正压	≤ 10 cmH₂O
气管造口术	造口术后状态
护理计划	注明： • 呼吸机设置 • 设备功能和设置
监测	检查： • 检查呼吸机设置和通气类型是否被更改 • 移动患者后检查 • 在护理计划中规定的间隔时间内检查
备用呼吸机	适用于以下情况： • 患者不能自主呼吸 4 小时或以上 • 更换呼吸机不能在 2 小时内提供服务 • 患者转运时需要呼吸机

呼吸机报警。呼吸机配有警报器，如果有问题，可以提醒患者或照护者（表 51-2），如断电警报、频率警报（指示呼吸频率的变化）、气量警报（指示呼出量低或每分通气量异常），以及低压和高压警报。呼吸机故障的可能原因包括管道移位、管道阻塞、气胸和设备故障。

如果呼吸机报警，救护员应该咨询医疗指导。医疗指导规定的紧急干预措施包括用袋罩装置提供临时通气辅助，重新定位气管导管，纠正呼吸机和导管连接不良，排出导管或存水弯中的水，抽吸呼

吸道，对胸部减压，尽可能地镇静患者。

注意

救护员必须始终确保电动的导气装置正常工作，氧气在流动，并且设备被连接到电源（电池或电流）上。如果设备正常连接但依然无法工作，这可能是因为家里停电（如保险丝烧断或短路）。

评估结果

护理需要吸氧的患者时，救护员应评估患者的呼吸作功、潮气量、峰流速、血氧饱和度和呼吸音。可通过视诊（胸部起伏）峰流速仪、脉搏血氧仪和听诊（见第 15、第 23 章）进行评估。救护员应警惕缺氧的迹象和症状，应监测血氧饱和度和呼气末二氧化碳水平（如果患者有呼吸机支持）。

管理

对接受氧气治疗、需要紧急干预的患者的管理目标在于保证呼吸道通畅，改善通气和氧合。

确保呼吸道通畅。要使患者的呼吸道更通畅，救护员首先需要复位气道装置，来确保这些气道装置在正确的位置并且与患者相关部位吻合。一切阻塞呼吸气流的分泌物都需要通过抽吸清除，并且用消毒水清洗气道装置。如果需要，应该更换新的家用气道装置。如果气管造口管被堵住并且堵塞物无法清除，那么可能需要换另一个气管造口管，来确保充分的通气（图 51-2），或者暂时用气管导管代

表 51-2	呼吸器警报	
警报类型	**原 因**	**干预措施**
高压	分泌物增加	抽吸分泌物
高压	导管弯曲	放松导管
高压	导管中有水	断开导管并排水
高压	焦虑	提供平静的环境，缓解患者的焦虑
低压	导管断开	再次连接导管
低压	气囊漏气	每次在气管造管口的导管气囊增加 1 mL 空气
低压	气管造口管漏出	重新插入新的气管造口管
氧气输送	氧气供应不足	手动为患者的肺部通气并准备转运
呼吸器不工作	电源故障	手动为患者的肺部通气并准备转运

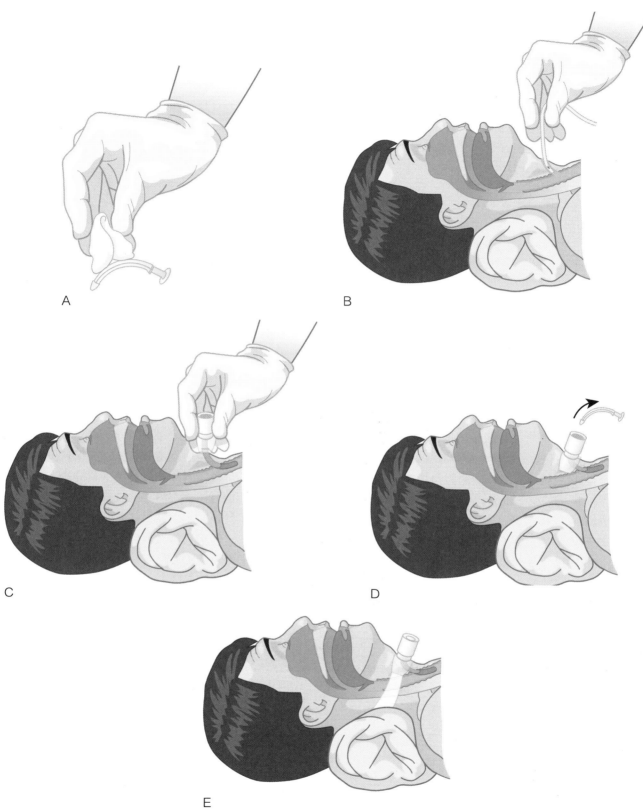

图 51-2 更换气管造口管。A. 选择一个相同大小或小于一个被移除造口管的造口管，并用无菌的水溶性润滑剂润湿它；B. 在插入新造口管之前抽吸造口和导管；C. 将造口管轻轻插入气管，曲面向下；D. 如果管上有闭孔器，则将其拆下；如果是袖管，则将袖口充气；E. 评估造口管位置正确，然后固定

替（见第14章）。

改善患者的通气和氧合。如果患者呼吸道通畅，但通气情况还是没有改善，救护员需要移走家用呼吸机，然后用正压型呼吸机通过面罩装置和辅助供氧来协助患者通气，用脉搏血氧仪检测患者的血氧饱和度。救护员还应该根据需要对患者补充供氧，使血氧饱和度保持在90%以上。医疗指导可能会建议对家用呼吸机的设置进行调整，或者改变氧气输送的流速，来改善通气和氧合。可能会需要额外的工作人员协助把呼吸机与患者搬到救护车上转运。

心理支持与交流策略

呼吸困难对于患者来说可能是非常恐怖的体验，尤其是对依赖呼吸机的患者来说。救护员应设法让患者及其家属冷静下来。在现场和转运过程中，救护员应该向患者及其家属保证，会用其他手段给予患者足够的呼吸支持。

一些气管切开术患者的气管造口管上有一些特殊的阀门，这些阀门能够改变气管造口管周围呼出空气的流向，让这些空气流过声带，从口腔和鼻子流出，这样患者就可以正常讲话了。抽吸和正压通气装置，应取掉这些阀门。失去口头交流的能力是导致气管切开术患者焦虑的一个主要原因。和这类患者的交流取决于患者的认知、意识水平、语言及精细和粗大运动技能。交流的手段可能包括使用手势和在便笺上写字。救护员需要争取患者家属和其他监护人的帮助，以便与患者沟通。

心血管支持

将近500万名美国人患有心脏病[12]。这种疾病每年需要数十亿美元的医疗保健支出[13]，而且这种状况预计将在未来20年内持续增长。

被诊断心力衰竭、出院后接受家庭护理的患者可能需要一个植入的装置来监测心血管功能。这些患者可能还需要其他技术设备，以帮助护理或预防生命威胁。植入的治疗性设备，如起搏器或植入式心脏复律除颤器，通常也具有监测和传输患者数据的功能（表51-3）。

注意

护理人员很可能会遇到带有左心室辅助装置的患者。这些患者通常是心脏移植候选者、康复期间的心脏手术患者和严重心力衰竭患者。

当患者的心血管支持装置出现问题时，救护员应联系它所提供的紧急号码。其他外部装置或其他附件也应与患者一起送往医院。除了检查设备故障，救护员还应观察心力衰竭恶化的迹象，如体重增加、呼吸困难、湿啰音或颈静脉扩张。

许多患者的家庭护理设备有留置血管通路装置。这种装置主要用于提供营养支持或给药。此外，血管通路装置还用于需要长期血管通路的患者，如接受透析或化学治疗的患者。有留置血管通路装置的患者可能会遇到以下问题：

- 与经皮或植入装置相关的抗凝；
- 与留置装置有关的栓子形成，以及瘀点和不活动；
- 与中央血管通路装置相关的空气栓子；
- 阻塞或故障的血管通路装置；
- 进入部位发生的感染；
- 浸润和外渗；

表51-3 心血管支持装置	
装 置	**目 的**
永久性起搏器	保持足够的心率
植入式自动复律除颤器	检测和纠正危及生命的心动过速
心脏再同步治疗装置	一种双心室起搏器，用于确保当束支传导阻滞引起异步收缩时心室一致搏动
除颤背心	一种用来检测致命心电活动节律和用于心脏复律的背心，它是一种临时措施，用于等待植入自动复律除颤器的低射血分数的患者
左心室辅助装置	通常植入左心室以改善射血分数的机械支持装置（图51-3）

- 透析引流不畅；
- 导管撕裂引起的出血。

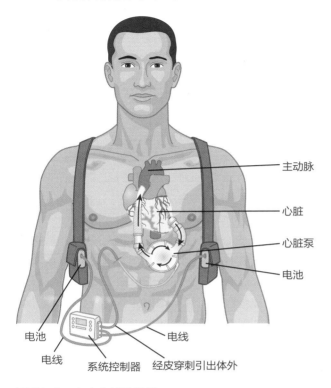

图 51-3 左心室辅助装置

注意

　　心力衰竭是患者住院的常见原因。救护员可能会遇到心力衰竭患者，他们正在接受药物（如多巴胺、多巴酚丁胺、米力农），通过家庭环境中的血管通路装置静脉注射。

血管通路装置的类型

　　如第 14 章所述，有多种血管通路设备，包括给药装置（如门静脉导管、医用导管）、外周插入中心静脉导管、中线导管、中心静脉隧道导管和透析引流管（图 51-4）。

评估结果与紧急干预措施

　　某些评估结果可能需要对血管通路设备患者进行紧急干预，这些发现包括感染、出血、循环系统超负荷或栓子（如化疗药物）引起的血流动力学损害、血管通路装置阻塞、导管破裂和药物泄漏（表 51-4）。

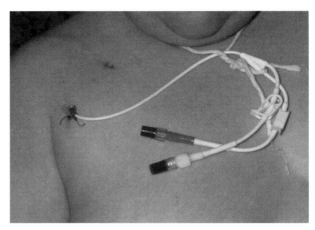

图 51-4 外静脉导管

　　感染。一般接受家庭保健并装有血管通路装置的患者都应依照指示定期检查装置区域看是否有感染情况，并经常更换设备周围的敷料。通常，更换敷料是由患者家属和家庭保健服务提供者完成的。任何敷料一旦变湿、变脏、被污染或闭合不严，必须马上更换。

　　装有血管通路装置的家庭保健患者通常被要求定期检查感染区域。他们还被指示根据敷料类型更换敷料，每 24 小时更换一次干燥敷料，每 7 天更换一次封闭敷料（除非弄脏）[14]。一般来说，更换敷料是由家庭成员和家庭保健服务提供完成的。

　　与设备有关的一个常见问题是入口、管道或端口附近的感染。局部感染的体征和症状包括感染部位疼痛、发红、温暖和胀痛。全身感染的体征和症状包括发热、心动过速、全身无力、不适、精神状态改变、身体疼痛和可能的败血症。如果患者有任何全身感染的迹象，他或她应该被送往医院。

　　管理感染部位的一般原则如下：

1. 洗手；
2. 戴上非无菌手套，拿走旧敷料；
3. 丢弃旧敷料和手套；
4. 打开换药包，戴上无菌手套；
5. 检查周围是否有肿胀、发红或其他并发症的迹象；
6. 从一侧到对侧，大力清洁感染部位。葡萄糖酸氯己定溶于 70% 的酒精是首选的防腐剂；如果特定导管不允许使用酒精，则考虑使用葡萄糖酸氯己定水溶液[14]；
7. 除非你正在拔除导管，否则不要涂抹药膏；
8. 用透明敷料覆盖。

表 51-4	血管通路装置常见问题及干预措施	
并发症	**体征和症状**	**院前干预措施**
机械问题		
静脉导管阻塞	流速缓慢或中断，冲洗无效和回血	改变患者体位，让患者咳嗽，抬起患者的手臂；尝试吸出血块，尝试抽吸凝结物；如果仍然无效，联系医疗指导
导管破裂	流体从导管中渗漏	在插入部位附近应用止血器，以防止空气进入，并更换导管（根据医疗指导的建议）；用无菌纱布覆盖孔内
导管断开	导管移位，从静脉中漏出	用无菌纱布垫对该区域施加压力
输液过快	潮红、红斑、瘙痒、气短；有时出现低血压，万古霉素输注时可见	调整输液速度；如果必要，检查输液泵；联系医疗指导，确认是否需要转运
其他问题		
空气栓塞	恐惧、胸痛、心动过速、低血压、发绀、癫痫发作、意识丧失和心脏停搏	吸入空气和液体。如果渗漏仍然存在，夹紧导管。让患者呈左侧头低足高位。遵医嘱给氧
渗漏	插入部位周围肿胀、灼热或疼痛	停止输液；评估患者心肺异常情况；根据输液情况应用热敷或冷敷；医疗指导进一步咨询
静脉炎	疼痛、压痛、红肿、温暖	对相关部位施加温和的热量；如果可能，抬高插入部位
气胸和胸腔积液	呼吸困难、胸痛、发绀、呼吸音减弱	如果出现张力性气胸的体征和症状，请在咨询医疗指导后考虑穿刺减压术
败血症	相关部位红肿、寒战、发热	遵循脓毒症治疗方案，转运到医院接受医师评估
血栓形成	插入部位红斑和水肿，同侧手臂、颈部、面部和上胸部肿胀，插入部位和沿静脉的疼痛，不适，发热，心动过速	在插入部位施加温热敷；抬高患肢；转运至医院
出血	血管通路装置插入部位或破裂的地方出血	对伤口施加压力；夹闭血管通路装置；治疗休克

ªPerry AG, Potter P, Ostendorf WR, Laplante N. Clinical Nursing Skills and Techniques. 9th ed. St. Louis, MO：Elsevier；2018.

出血。对于血管通路装置部位的出血，应在无菌的条件下施加温和、直接的压力。血管通路装置破碎或部件脱落极有可能失血。由于出血量大，医疗指导可能建议直接夹闭受损的输液导管。如果失血严重，应治疗失血性休克。所有出血患者都需要转运到医院接受医师评估。

思考

当装有血管通路装置的患者发生血流动力学损害时，医生会指示用哪些药物？

血流动力学损害。循环超负荷或栓子可能导致血流动力学改变。过量的静脉输液过快会导致循环系统负荷过重。循环负荷过重的症状包括血压升高、颈部静脉扩张、肺充血（湿啰音和哮鸣）和呼吸困

难。如果怀疑循环系统负荷过重，救护员应该：

1. 减慢输液速度；
2. 提供高浓度氧气，监测血氧饱和度；
3. 抬高患者的头；
4. 保持身体温暖，这有利于外周循环，减轻中央静脉的压力；
5. 监测生命体征；
6. 咨询医疗指导，以便患者管理和处置。

思考

在装有血管通路装置的患者发生血流动力学损害时，医生可以使用哪种药物？

手术植入的导管或端口的移位罕见，但可能与空气、血栓及塑料或导管尖端进入循环而形成的栓

子有关（框 51-2）。栓子的体征和症状包括呼吸困难、缺氧、低血压、发绀、微弱和快速的脉搏和失去意识。对怀疑有栓塞的患者，应按表 51-4 和第 14 章所述进行管理。

注意

进入血管通路装置需要特殊的针头和适配器。只有经过特殊培训并得到医疗指导授权的救护员才能尝试使用这些装置。

框 51-2　形成栓子的原因

空气栓塞
　　静脉输液容器变干
　　静脉输液管有空气
　　导管连接松动
　　导管破损和断裂

血栓
　　因淤滞而形成血块

塑料或导管尖端进入血液循环
　　因为拉拽或剪切力导致塑料或导管断裂
　　中央静脉置管

冲洗和灌洗。血管通路装置和药物端口需要定期用 0.9% 的氯化钠溶液或肝素冲洗无菌导管。使用的冲洗液取决于装置的类型，灌洗的频率取决于特定的装置和给药的频率。冲洗装置，救护员应咨询医疗指导，并按以下步骤操作[15]：

1. 对患者解释操作步骤；
2. 建立无菌环境，采取严格的无菌操作技术；
3. 准备规定的灌洗液（0.9% 的氯化钠溶液或肝素）；
4. 用消毒剂擦拭干净注射帽，然后让其风干；
5. 松开导管的卡口（如果有）；
6. 用 10 mL 注射器抽取适量冲管液冲洗管腔（速度不得超过 0.5 mL/s）。如果始终存在阻力，停止灌洗，否则导管可能会破裂。注意：救护员绝对不能强行清除或取出血凝块或其他阻塞物。可能会需要用到纤维蛋白溶解药。如果使用强力，可能会导致阻塞物脱落

进入血液循环系统；
7. 把血吸回注射器，这样能够清除血栓或纤维蛋白鞘；
8. 用普通生理盐水（10 ~ 20 mL）清洗管路；
9. 如果必要，使用肝素封管[16]；
10. 必要时夹闭导管；
11. 导管帽向上，并用敷料固定；
12. 分类处理用物；

抗凝疗法。有时候，给药端口或其他血管器械可能会需要用纤维蛋白溶解剂（如组织纤维蛋白溶酶原激活剂）来清除血凝块。用纤维蛋白溶解剂冲洗需要由专业人员来进行。在使用这类溶解剂之前可能需要先拍一次 X 线片。

其他并发症。如果你无法从血管通路装置中抽出回血，或者患者及家属报告导管可视长度改变了，那么不要用该装置输液或给药。患者需要入院接受进一步的评估。

如果可见导管长度缩短并且患者突然出现心动过速，可能提示导管已经进入了右心房。如果在冲洗导管时听到有气泡声，或者插入导管的身体一侧突然出现耳痛，导管可能已经进入颈静脉。遇到以上这些情况需要通过 X 线检查来确定导管位置。

导管破损。导管破损（如破裂或撕裂）会导致液体或药物渗入周围的组织，并导致空气栓塞。导管破损的症状包括液体渗漏、有灼热感，或者插入部位皮肤肿胀、有压痛。如果怀疑导管破损，需要立即停止输液，并在导管破裂或撕裂处和患者之间夹住导管。对于这种情况，应该供给高浓度的氧和监测脉搏、血氧饱和度，通过外周静脉注射，并将患者送到医院由医师评估。意识水平发生改变（提示可能有空气栓塞）的患者需要左侧卧位，头部位置略低，防止栓子进入脑部[17]。

胃肠道 / 泌尿系统并发症

每年有许多消化系统或胃肠道疾病患者出院后接受家庭保健。这些患者中的一部分会使用医疗器械，如导尿管或尿路造口袋、留置的营养支持装置（如经皮内镜下胃造口管或空肠造口管）、结肠造口管及鼻胃管（框 51-3）。这类患者可能因尿道感染、尿脓毒血症、尿潴留及胃排空或胃内喂养方面的问题而需要紧急干预。

病因不容易消除，患者可能需要住院治疗。

留置导尿管

一些尿潴留患者可能需要使用留置福莱导尿管进行膀胱导尿。此外，使用福莱导尿管的膀胱导尿可用于取代不起作用的留置尿管或需要测量尿量的危重患者。这种侵入性操作带来了一些风险：如细菌侵入，导致尿道感染；血尿；尿道假性通道形成，可能导致明显失血，需要外科手术。

插入福莱导尿管前，救护员应准备操作所需的设备（如尿管插入装置）。救护员必须严格遵循制造商的操作建议（框 51-4）。大多数患者会对导尿操作感到焦虑和恐惧。救护员应充分解释操作过程，安抚患者，并尽一切努力保护患者隐私。

框 51-3　在家庭环境中发现的胃肠道 / 泌尿生殖系统疾病患者的治疗

胃 / 肠排空或胃内喂养装置
　　结肠造口袋
　　胃造口管或空肠造口管
　　鼻胃管

尿路设备
　　外导尿管
　　留置尿管
　　外科导尿管（如耻骨上导管）
　　尿路造口袋

尿道感染、尿脓毒血症、尿潴留

尿道感染很常见，男女老少都可能会发生尿道感染（见第 29 章）。最常导致尿道感染的微生物是革兰氏阴性菌，常见于胃肠道中。这类细菌包括大肠埃希菌、克雷伯菌属、变形杆菌、肠杆菌及假单胞菌。这些细菌通常是在膀胱导尿时引入的[17]。大约 75% 的尿道感染是由泌尿导管导致的[18]。因此无菌操作技术非常重要。其他可能增加尿道感染风险的因素包括：

- 阻塞（如前列腺肥大、尿道狭窄、结石、肿瘤或血块）；
- 创伤（如腹部损伤、膀胱破裂或性行为引起的局部损伤）；
- 先天性畸形（如多囊肾、马蹄肾或脊柱裂）；
- 腹部外科手术或妇科手术；
- 急性或慢性肾衰竭；
- 免疫功能低的状态（如感染 HIV 的患者或老年病患）；
- 产后状态；
- 衰老带来的变化，尤其是女性；
- 活动减少。

如果尿道感染恶化，可能会导致感染性并发症（尿脓毒血症），这种疾病需要用抗生素治疗。

尿潴留可能是因为尿道狭窄、发炎、前列腺肥大、中枢神经系统功能障碍、异物阻塞及使用某些诸如副交感神经阻断药或抗胆碱能药物。这类患者需要接受医师的评估，以确定尿潴留的病因。如果

框 51-4　用于膀胱导尿管导尿的用物

- 个人防护设备。
- 导尿装置包括：
  - 无菌手套；
  - 消毒液；
  - 无菌清洁海绵；
  - 无菌洞巾或毛巾；
  - 含 5 mL 无菌水的注射器；
  - 连接导管和收集袋；
  - 水溶性无菌润滑剂。
- 带有容量为 5 mL 的球囊的导尿管：
  - 导管型号，通常是男性 16F，女性 14F。
- 标准长度为 46 cm。

男性留置导尿管（图 51-5）

1. 向患者解释操作流程。
2. 请患者取仰卧位，脱下患者的裤子和内衣。
3. 洗手。
4. 使用无菌技术打开导尿装置。
5. 戴上无菌手套。
6. 将一个无菌巾放置在患者的阴茎下，另一个放置在阴茎上方，以覆盖腹部。
7. 打开一包消毒液，将无菌纱布（或棉球）充分浸湿。
8. 将注射器连接到导管上，并测试球囊，以确保其膨胀。

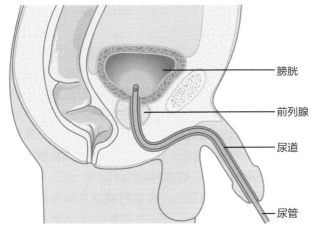

图 51-5 男性膀胱导尿

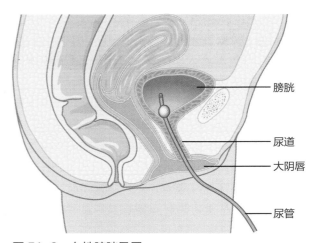

图 51-6 女性膀胱导尿

9. 打开一包水溶性无菌润滑剂，润滑导管前面一小段。

10. 用一只手握住患者的阴茎，收回包皮（如果有）。

11. 用另一只手，用无菌棉球清洁尿道口，然后丢弃棉球，重复这个程序。

12. 将阴茎直立起来，使阴茎尿道垂直，并用导管的尖端穿过阴茎。

13. 插入导管动作轻柔，推进导管 18 ~ 23 cm 直到尿液从导管末端流出。一旦尿液出现，再推进导管 5 cm。如果在外部括约肌处感觉到轻微的阻力，则稍微增加阴茎的牵引力，并继续轻柔插入导管。如果在尿液流出导管之前遇到明显的阻力，应撤回导管并咨询医师。

14. 将注射器连接到导管上，将 3~5 mL 的 0.9% 氯化钠溶液充入球囊。

15. 轻轻拉回导管，直到球囊靠在前列腺尿道（遇到阻力），协助患者恢复包皮，将引流袋连接在尿管上。

16. 将尿管固定在患者的腿上，防止患者活动时牵拉尿管。

17. 将收集袋固定在床或担架上，水平低于患者的水平高度，以防止反流。

女性留置导尿管（图 51-6）

1. 用物及患者准备同男性导尿程序。女性患者的体位应该是两腿屈膝稍外展，能够显露整个外阴。在患者的臀部下面应铺无菌巾，将洞巾放置在会阴部，露出阴唇。

2. 用一只手，分开患者的阴唇，露出尿道。

3. 用无菌海绵或棉球（保持手无菌）从前向后向下清洁周围区域。丢弃海绵。重复这一过程。

4. 使用无菌技术将润滑良好的导管尖端插入尿道。继续插入 5~8 cm，动作轻柔，直到尿液流出尿管。一旦尿液流出，再插入 5 cm。

5. 将注射器连接到尿管上，将 3~5 mL 的 0.9% 氯化钠溶液充入球囊。

6. 轻拉导管，直到遇到阻力。

7. 将收集袋连接到尿管上，并将尿管固定在患者的大腿上；按男性导管操作步骤 17 所述方法固定收集袋，方便排尿。

思考

　　在患者家中把导管插入患者体内时，你能采取哪些措施从法律层面上保护自己？

胃排空、胃内喂养的相关问题

　　家庭保健环境中使用的胃管是插入胃或肠道的装置（图 51-7），作用是通过抽吸清除液体和气体，或者利用重力注入灌洗液或药物和进行肠道喂养（表 51-5）。胃管的两种常见问题是胃内容物误吸及胃部装置故障。

　　胃内容物误吸。家庭保健患者误吸胃内容物可能是由胃管不通畅、喂养管营养支持不当或患者使用这些医疗器械时体位不当所致。患者误吸管内容物的最大风险是具有以下特征的患者：

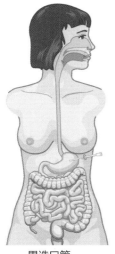
胃造口管

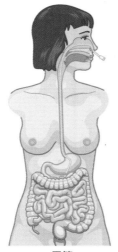
胃管

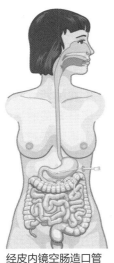
经皮内镜空肠造口管

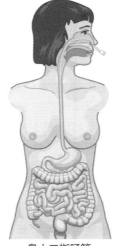
鼻十二指肠管

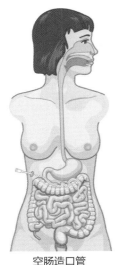
空肠造口管

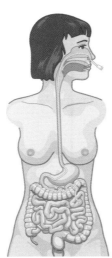
鼻空肠管

图51-7　胃管位置

注意

柔韧的胃管（例如鼻饲管）通常用于无法通过口摄取营养物的患者。胃管可能从口部或鼻腔插入，导管尖端则置于胃或十二指肠中。胃管管尖通常加重且为钨制，并且胃管有导丝，用来防止在患者咽喉后部卷起来。

- 无意识；
- 糊涂的；
- 严重衰弱；
- 老年人；
- 有气管造口管或大口径给药管；
- 有不良反应；
- 不能坐直。

表51-5　喂养：类型和位置	
类　型	**位　置**
鼻胃管	通过鼻子进入胃
鼻肠管	通过鼻子进入肠道
食管造口	通过外科手术在颈前部形成的开口进入食道
胃造口	通过腹壁上形成的开口直接进入胃
空肠造口，经皮内镜下胃造口	通过腹壁上形成的开口进入空肠

救护员应密切监测使用胃管的患者呼吸活动增加的迹象。听诊时肺音应清晰。呼吸困难或呼吸过速可能表明发生吸入性肺炎。其他与喂养管相关的问题包括腹泻、窒息、肠易激综合征和肠梗阻。患者的喂养管应直起至少30°，最好是45°[15]，除非另有禁忌。

胃管阻塞或故障。 胃管可能因不同的原因阻塞或失灵。例如，导管可能扭结、堵塞，或者外科植入的胃管可能会移位。可能解决上述问题的紧急干预措施包括根据医疗指示，断开导管连接，冲洗堵塞的导管或更换胃管（表51-6）。

出现胃管并发症时应立即将患者转运至医院。在救护有胃管的患者时，救护员必须确保患者的舒适，胃管的位置应便于胃内容物排出并防止回流。

如果胃管脱出，有资质的救护员可以立即更换胃管[19]。如果有新胃管，救护员应该更换新管。如

表 51-6　管理胃管并发症	
并发症	**干预措施**
误吸胃内容物	立即停止喂养，抬高床头； 对误吸的胃内容物进行抽吸； 通知医师； 为了防止这种并发症，在喂食前检查导管放置是否正确
导管阻塞	检查导管位置，协助患者取半卧位； 用温水冲洗管路，必要时更换导管； 每次喂食后用 30 mL 的水冲洗管路，以去除残余的液体，防止堵塞管道
鼻、咽刺激或坏死	给予患者口腔护理，使用 0.12% 的氯己定冲洗或用 1.5% 的过氧化氢擦拭细菌感染处； 在破裂的嘴唇、鼻腔上涂抹凡士林； 改变管路的位置，必要时更换导管
呕吐、腹胀、腹泻或胃痉挛	缓慢注入； 评估感染迹象； 适当加热注入物； 通知医师； 医生可以减少每次喂食时的营养配方的量

果没有，救护员应在温和的溶液中清洗使用过的胃管并重复使用。应按照以下步骤更换胃管：

1. 检查相关部位，开放造口，并注意有无撕裂伤；
2. 清理相关部位分泌物或杂物；
3. 检查胃造口管球囊是否完好，有无充气；
4. 用水溶性凝胶润滑管道；
5. 轻柔地将胃造口管插入造口。如果遇到阻力应停止插入；
6. 插入后将 3~5 mL 的 0.9% 氯化钠溶液充入球囊；
7. 通过抽吸胃内容物或注入空气，用听诊器听是否有气过水声来判断胃管放置位置是否正确。

造口。造口是一种在尿道、胃肠道或气管腔内的人工开口。造口术可以是暂时性的，也可以是永久性的。造口术包括回肠造口和结肠造口。回肠造口是通向小肠的开口，结肠造口是通向大肠的开口。通过这些类型的造口，肠道通常每天将液体或固体粪便排入造口袋中 1~2 次，但有尿道造口的患者不能自行控制排尿。

通常，接受家庭保健服务的患者的结肠造口管灌洗、造口护理及更换造口袋是由患者自己、家属或家庭保健服务提供者完成的。这些操作都需要特殊训练。通常这些操作并不是紧急干预措施。

肠穿孔和水电解质失衡可能发生在患者或救护员进行造口灌洗的过程中。其他与造口有关的潜在并发症也有可能发生，如感染、出血、阻塞和造口问题（如坏死、收缩、狭窄、脱垂）。

对胃肠道、生殖泌尿系统疾病患者的评估和管理

在评估胃肠道、生殖泌尿疾病患者的病情时，救护员需要采集相关病史以确定是否需要立即将患者送入医院。评估项目取决于患者的主诉症状，可能包括：

- 腹胀；
- 腹痛；
- 误吸；
- 发热；
- 肠梗阻；
- 腹膜炎；
- 尿道感染；
- 尿潴留。

急性感染

慢性疾病、营养不良或无法进行自我护理的患者发生感染和愈合受损的风险增加。急性感染的家庭保健患者因脓毒症和严重外周感染的死亡率增加。

他们感知疼痛或进行自我护理的能力也可能下降。

在家庭保健期间，大约有 3.5% 的患者发生过严重感染，需要紧急救护或入院治疗[20]。患者需要接受紧急治疗的情况包括[21]：

- 免疫功能低下的患者出现呼吸道感染；
- 因外周灌注不良而出现迁延不愈和周围组织感染的情况增加；
- 因缺少活动或久坐不动的生活方式而出现压疮和周围组织感染；
- 因植入的医疗器械而出现感染和脓毒症；
- 伤口和手术切口；
- 脓肿；
- 蜂窝织炎。

开放性创伤

出院接受家庭保健的有开放性创伤的患者可能会用到各种敷料、绷带和引流或排气的导管，以及各种伤口缝合装置（框 51-5）。敷料、绷带和伤口缝合装置可能会被污染；导管可能会堵塞或移位。

伤口愈合情况在很大程度上取决于伤口的管

框 51-5 家庭保健患者会使用的几种伤口护理用物

敷料和伤口包扎材料
　　组合敷料
　　棉制敷料（纱布）
　　渗出物吸收敷料
　　负压伤口引流海绵
　　水胶体敷料
　　水凝胶敷料
　　浸渍棉敷料
　　海藻酸钠（吸收性强）
　　透明薄膜（有黏性或无黏性）

引流管
　　Jackson-Pratt 引流管
　　Penrose 引流管

伤口缝合装置
　　皮肤黏合剂
　　缝合钉
　　缝线
　　胶带
　　金属丝

理。 必须使患者意识到服用所有处方药物，特别是抗生素的重要性。还应告知患者完成所有伤口护理程序的重要性。促进伤口愈合的条件包括：

- 潮湿的环境；
- 没有坏死组织、焦痂和环境污染及感染的伤口；
- 满足组织再生新陈代谢需求的足够的血液供应；
- 满足细胞代谢和组织再生需求的足够的氧气和营养。

伤口护理的一般原则

伤口护理需要对伤口及周围组织进行评估，并预估感染和败血症的可能性。伤口护理一般要对以下方面进行评估[22]。

1. **伤口的位置和大小。**
2. **伤口床的颜色。** 如果伤口床呈红色或粉色的颗粒状，表示伤口正在愈合；如果伤口床呈绿色、黄色或黑色，则表示感染或组织死亡。
3. **排出物。** 如果伤口正在愈合，通常会见到澄清或微带血的排出物。若排出物为绿色或黄色，则表明感染。
4. **伤口的气味。** 甜味可能表明腐烂，臭味可能表明感染。
5. **周围的皮肤。** 救护员应该评估患者伤口周围的皮肤，看是否有发红、发炎或组织坏死的迹象。如果敷料潮湿或被污染，救护员应该在评估伤口后更换敷料。医疗指导可能会建议在更换敷料之前先用普通的 0.9% 的氯化钠溶液或消毒液清理伤口，可能还需要对坏死组织行清创术。机械清创术是通过轻柔地用沾了 0.9% 的氯化钠溶液的纱布垫摩擦坏死组织。如果怀疑一些患者存在严重的感染或脓毒症，可能会需要转运至医院。
6. **疼痛。** 使用疼痛量表评估患者伤口相关的疼痛。

临终关怀和姑息治疗

临终关怀和姑息治疗是针对疾病晚期患者和临终患者的护理方案。 临终关怀和姑息治疗要依靠专业人员团队的知识和技能，包括医师、护士、医务社工、治疗师、辅导员和志愿者。

临终关怀

每年，美国各地 160 多万患者享受临终关怀服务。临终关怀服务包括支持性的社会服务、情感服务和精神服务。患者在接受临终关怀时，如果他们得到的诊断是在 6 个月内死亡，寻求临终关怀服务就意味着患者和家属同意停止通过治疗维持生命。

临终关怀可以在患者家中、临终关怀机构、医院中提供。接受临终关怀的患者可能正在接受缓解疼痛的药物治疗（框 51-6）[23]。患者可能有医疗和法律文件，如不予复苏的预先指示、生命维持治疗医嘱（POLST）（见第 6 章），但并不是所有接受临终关怀的患者都会有不予复苏的预先指示。救护员应与医疗指导讨论疼痛管理、过度用药或解释医疗、法律文件等临终关怀相关的问题。

框 51-6　死亡者的权利法案

1. 我有权被当作活人对待直到我死。
2. 我有权保持一种希望的感觉，无论它的焦点是否改变。
3. 我有权得到那些能保持希望的人的照顾，尽管这可能会改变。
4. 我有权用我自己的方式表达我对即将死亡的感受和情感。
5. 我有权参与有关我的救护的决定。
6. 我有权期待持续的医疗和护理，即使"治愈"目标必须改为"舒适"目标。
7. 我有权不放弃求生。
8. 我有权摆脱痛苦。
9. 我有权让我的问题得到诚实的回答。
10. 我有权不被欺骗。
11. 我有权得到家人的帮助，接受我的死亡。
12. 我有权在平和和尊严中死去。
13. 我有权保留我的个性，而不因我的决定而受批评，这可能与他人的信念背道而驰。
14. 我有权讨论我的宗教信仰和 / 或精神经历，无论这些对其他人意味着什么。
15. 我有权期待人体的神圣性在死后得到尊重。
16. 我有权得到关心、敏感、知识渊博的人的照顾，他们将试图理解我的需求，并将能够在帮助我面对死亡时获得一些满足感。

资料来源：Created at a workshop, "The Terminally Ill Patient and the Helping Person," in Lansing, Michigan, sponsored by the Southwestern Michigan Inservice Education Council and conducted by Amelia Barbus（1975），Associate Professor of Nursing, Wayne State University, Detroit. In: Whitman HH, Lukes S. Behavior modification for terminally ill patients. *Am J Nurs.* 1975；75（1）：99.

证据显示

一项研究对美国佐治亚州亚特兰大市 EMS 提供者进行了调查，以评估他们对接受临终关怀患者的知识、态度和经验。共有 182 人完成问卷。其中，84.1% 的人曾照料过临终患者。只有 29% 的人表示接受过正规医院的相关教育。超过 1/3 的人认为临终患者需要签署不予复苏的指示，救护员与家属沟通的主要问题和矛盾就是是否签署拒绝心肺复苏的文件。

资料来源：Barnette Donnelly C, Armstrong KA, Perkins MM, Moulia D, Quest TE, Yancey AH. Emergency medical servicesprovider experiences of hospice care. *Prehosp Emerg Care.* 2018；22（2）：237–243.

患者和家属了解疾病的终末性质，临终关怀人员可 24 小时提供服务，但这些患者或家属经常呼叫 EMS。如果患者出现呼吸困难、疼痛、口腔分泌物、呕血或咯血等相关情况，他们的家属通常会打电话呼叫 EMS。

EMS 人员报告说，接到这类呼叫时，他们感到很难与患者家属沟通，安慰垂死的患者和家属也会有情绪困扰和无助感，主要是因为他们对临终关怀缺乏了解。不予复苏或缺乏不予复苏的预先指示往往是冲突的根源，例如，当家庭不同意患者不复苏的愿望，或者当家庭声明有不予复苏的预先指示，但它无法找到时，尽管通过适当的培训和提供解决这些问题的指南可以帮助 EMS 人员处理这些困难的局面。

姑息治疗

姑息治疗是一种独特的医疗保健形式，主要是通过症状和疼痛管理向临终患者提供帮助，是临终关怀的组成部分（图 51-8）。在患者接受治疗时，姑息治疗也可以是一个单独的医疗实践领域，不受任何时间限制，不需要终末期疾病诊断。姑息治疗可以持续一周、几个月甚至几年的时间，并且可以与长期治疗计划一起进行。这种护理是通过症状管理和疼痛管理提高重症患者的生活质量（舒适护理），从患者诊断出危及生命的疾病（如癌症）开始，直到死亡或治愈[23]。与临终关怀一样，姑息治疗主要关注患者和家庭的精神、心理和社会需求。姑息治疗的主要目标是提高患者的生活质量。

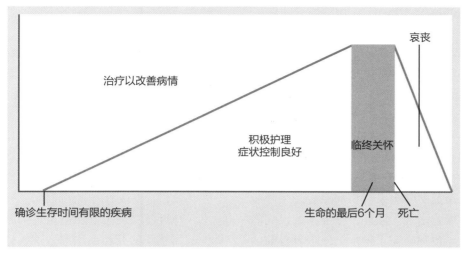

图51-8 对患有生存时间有限的疾病的患者的连续护理

姑息治疗可以在临终关怀机构（框51-7）、家中和医院中实施。医疗需求因疾病而异。因此，针对常见疾病，如癌症、心力衰竭和严重的呼吸道症状，有专门的姑息治疗方案[24]。

EMS机构和医疗指导应与接受姑息治疗的绝症患者的家属和医师密切合作，以便他们能够更好地利用EMS。例如，确保他们知道何时拨打急救电话，很少有EMS机构有姑息治疗方案。即使不需要复苏，救护员也需要帮助患者镇痛、处置突发疾病或创伤，提供交通工具到医院。如果患者不接受医疗干预以延长生命，救护员应向患者提供安慰措施，并向家属提供情感支持（见第2章）。

框51-7 临终关怀方案的基本要素

姑息治疗被公认为是医学和护理中的一个单独的专业，专门针对绝症的患者提供全面护理。姑息治疗是医疗卫生服务的一部分，它的发展说明我们承认了死亡是生命的正常结果。姑息治疗的原则如下：

1. 每个人都有作为一个自主者的内在价值；
2. 生命是宝贵的，死亡是一个自然的过程，生与死都为成长和自我实现提供了机会；

3. 必须解决患者和家属的痛苦、期望、需求、希望和恐惧；
4. 必须在患者与家属做好准备时提供服务；
5. 护理以提高患者的生活质量为目标；
6. 维护患者及家属的尊严；
7. 对痛苦的统一反应可以增强患者及家属的信任。

资料来源：Canadian Hospice Palliative Care Association. *Applying* A Model to Guide Hospice Palliative Care: *An Essential Companion Toolkit for Planners*, *Policy Makers*, *Caregivers*, *Educators*, *Managers*, *Administrators and Researchers*. Ontario, Canada: Canadian Hospice Palliative Care Association; 2005. http://www.chpca.net/media/7458/Applying_a-Model-to-Guide-Hospice-Palliative-Care-Toolkit.pdf. Accessed May 9, 2018.

总结

- 居家医疗模式正在成为一种管理具有复杂健康需求的患者的手段，以支持他们在家中享受医疗服务。它涉及初级和专业护理服务的协作和协调。

- 大约21%的家庭保健患者以循环系统疾病作为他们的主要诊断。接受家庭保健的患者的其他常见诊断包括癌症、糖尿病、慢性肺病、肾功能衰竭、肾透析和高血压。呼叫EMS的家庭保健患者的紧急情况可能包括呼吸衰竭、心脏失代偿、感染性并发症、设备故障和其他恶化的病症。

- 到达家庭保健患者现场后，现场评估应包括现场安全要素和患者所处的环境。初步评估重点是识别对生命构成威胁的疾病或伤害。救护员应根据情况采取适当措施。
- 接受家庭保健的呼吸系统疾病患者发生呼吸道感染的风险增加。此外，呼吸系统疾病的发展可能导致呼吸需求增加，使患者目前的呼吸支持变得不足。任何呼吸窘迫患者应接受高浓度氧气、脉搏血氧饱和度监测和呼气末二氧化碳监测，并提供通气支持。
- 在装有血管通路装置患者中，可能需要紧急干预的评估结果包括感染、出血、循环超负荷或栓子引起的血流动力学损害、血管通路装置阻塞、导管破裂与药物泄漏。

- 胃肠道或泌尿系统疾病的患者出院后接受家庭保健服务。他们经常用到一些医疗器械，如导尿管或尿路造口袋、留置营养支持装置（如经皮内镜下胃造口管或空肠造口管），结肠造口袋及鼻胃管。这些患者需要紧急干预可能是因为尿道感染、尿脓毒血症、尿潴留及胃排空或胃内喂养问题。
- 急性感染的家庭保健患者因脓毒症和严重外周感染的死亡率增加。这些患者感知疼痛或进行自我护理的能力也可能下降。
- 临终关怀服务包括对临终患者的支持性的社会服务、情感服务和精神服务。姑息治疗主要是为患有晚期疾病患者或临终患者提供帮助，侧重于症状和疼痛管理。

参考文献

[1] National Association for Home Care and Hospice. Basic statistics about home care. Washington, DC: National Association for Home Care and Hospice; 2010. http://www.nahc.org/wp-content/uploads/2017/10/10hc_stats.pdf. Accessed May 9, 2018.

[2] Humphrey CJ, Milone-Nuzzo P. *Orientation to Home Care Nursing*. New York, NY: Aspen; 1996.

[3] Boards of Trustees, Federal Hospital Insurance, Federal Supplementary Medical Insurance Trust Funds. *2016 Annual Report of the Boards of Trustees of the Federal Hospital Insurance and Federal Supplementary Medical Insurance Trust Funds*. Centers for Medicare and Medicaid Services website. https://www.cms.gov/Research-Statistics-Data-and-Systems/Statistics-Trends-and-Reports/ReportsTrustFunds/Downloads/TR2016.pdf. Published June 22, 2016. Accessed May 10, 2018.

[4] Medicaid. Medicaid.gov website. https://www.medicaid.gov/medicaid/index.html. Published January 2018. Accessed May 10, 2018.

[5] Home health quality initiative. Centers for Medicare and Medicaid Services website. https://www.cms.gov/Medicare/Quality-Initiatives-Patient-Assessment-Instruments/HomeHealthQualityInits/index.html. Updated January 10, 2018. Accessed May 10, 2018.

[6] Verma AA, Klich J, Thurston A, et al. Paramedic-initiated home care referrals and use of home care and emergency medical services. *Prehosp Emerg Care*. 2018; 22（3）: 379-384.

[7] Defining the PCMH. Agency for Healthcare Research and Quality website. https://pcmh.ahrq.gov/page/defining-pcmh. Accessed May 10, 2018.

[8] American College of Emergency Physicians. The patient-centered medical home model. *Ann Emerg Med*. 2009; 53（2）: 289-291.

[9] Pines JM, Keyes V, van Hasselt M, McCall N. Emergency department and inpatient hospital use by Medicare beneficiaries in patient-centered medical homes. *Ann Emerg Med*.2015; 65（6）: 652-660.

[10] Roger VL, Go AS, Lloyd-Jones DM, et al.; American Heart Association Statistics Committee and Stroke Statistics Subcommittee. Heart disease and stroke statistics—2012 update. *Circulation*. 2012; 125: e2-e220.

[11] Kacmarek RM, Stoller JK, Heuer AJ. *Egan's Fundamentals of Respiratory Care*. 11th ed. St. Louis, MO: Elsevier; 2017.

[12] National Center for Chronic Disease Prevention and Health Promotion, Division for Heart Disease and Stroke Prevention. Heart failure fact sheet. Centers for Disease Control and Prevention website. https://www.cdc.gov/dhdsp/data_statistics/fact_sheets/fs_heart_failure.htm. Updated June 16, 2016. Accessed May 10, 2018.

[13] Good heart failure care follows patients home. Institute for Healthcare Improvement website. http://www.ihi.org/resources/Pages/ImprovementStories/GoodHeartFailureCareFollowsPatientsHome.aspx. Accessed May 10, 2018.

[14] National Clinical Guideline Centre. *Infection: Prevention and Control of Healthcare-Associated Infections in Primary and Community Care: Partial Update of NICE Clinical Guideline 2. NICE Clinical Guidelines, No. 139*. London, UK: Royal College of Physicians; March 2012. https://www.ncbi.nlm.nih.gov/books/

NBK115270/. Accessed May 10, 2018.

［15］Perry AG, Potter P, Ostendorf WR, Laplante N. *Clinical Nursing Skills and Techniques*. 9th ed. St. Louis, MO: Elsevier; 2018.

［16］Goossens GA. Flushing and locking of venous catheters: available evidence and evidence deficit. *Nurs Res Pract*. 2015; 985686. http://doi.org/10.1155/2015/985686.

［17］Marx J, Hockberger R, Walls R. *Rosen's Emergency Medicine*. 8th ed. St. Louis, MO: Saunders; 2014.

［18］Centers for Disease Control and Prevention, National Center for Emerging and Zoonotic Infectious Diseases, Division of Healthcare Quality Promotion. Catheter–associated urinary tract infections（CAUTI）. Centers for Disease Control and Prevention website. https://www.cdc.gov/HAI/ca_uti/uti.html. Updated July 19, 2017. Accessed May 10, 2018.

［19］Kaziny BD, Shah MA. Technology–dependent children. In: Brice J, Delbridge TR, Myers JB, eds. *Emergency Medical Services: Clinical Practice and Systems Oversight*. Vol 1. 2nd ed. West Sussex, UK: John Wiley & Sons; 2015: 397–400.

［20］Shang J, Larson E, Liu J, Stone P. Infection in home health care: results from national Outcome and Assessment Information Set data. *Am J Infect Control*. 2015; 43（5）: 454–459.

［21］US Department of Transportation, National Highway Traffic Safety Administration. *The National EMS Education Standards*. Washington, DC: US Department of Transportation, National Highway Traffic Safety Administration; 2009.

［22］Swezey L. Wound assessment: wound drainage and odor. WoundEducators.com website. https://woundeducators.com/wound–drainage–and–odor/. Published October 14, 2014. Accessed May 10, 2018.

［23］Barnette Donnelly C, Armstrong KA, Perkins MM, Moulia D, Quest TE, Yancey AH. Emergency medical services provider experiences of hospice care. *Prehosp Emerg Care*. 2018; 22（2）: 237–243.

［24］Smith AK, Thai JN, Bakitas MA, et al. The diverse landscape of palliative care clinics. *J Palliat Med*. 2013; 16（6）: 661–668.

推荐书目

Beck E, Craig A, Beeson J, et al. Mobile integrated healthcare practice: a healthcare delivery strategy to improve access, outcomes, and value. American College of Emergency Physicians website. https://www.acep.org/uploadedFiles/ACEP/Practice_Resources/disater_and_EMS/MIHP_whitepaper%20FINAL1.pdf. Accessed May 10, 2018.

Carron P–N, Dami F, Diawara F, Hurst S, Hugli O. Palliative care and prehospital emergency medicine: analysis of a case series. Eroglu A, ed. *Medicine*. 2014; 93（25）: e128.

Harris–Kojetin L, Sengupta M, Park–Lee E, et al. Long–term care providers and services users in the United States: data from the National Study of Long–Term Care Providers, 2013－2014. National Center for Health Statistics. *Vital Health* Stat. 2016; 3（38）: x–xii, 1–105.

Improving palliative care in emergency services（IPAL–EM）. Center to Advance Palliative Care website. https://www.capc.org/ipal/ipal– emergency–medicine/. Accessed May 10, 2018.

Marrelli TM. Update on home health care: how it's changing. *Am Nurs Today*. 2014; 9（6）. https://www.americannursetoday.com/update–on–home–health–care–how–its–changing/. Accessed May 10, 2018.

Punchik B, Komarov R, Gavrikov D, et al. Can home care for homebound patients with chronic heart failure reduce hospitalizations and costs? *PLoS One*. July 28, 2017. https://doi.org/10.1371/journal.pone.0182148.

Taigman M. Rescuing hospice patients. California Health Care Foundation website. https://www.chcf.org/blog/rescuing–hospice–patients/. Updated December 20, 2016. Accessed May 10, 2018.

Werdin F, Tennenhaus M, Schaller H–E, Rennekampff H–O. Evidence–based management strategies for treatment of chronic wounds. *Eplasty*. 2009; 9: e19. https://www.ncbi.nlm.nih.gov/pmc/articles/PMC2691645/. Accessed May 10, 2018.

（张永青，张伟丽，赵亮，梁雅静，译）

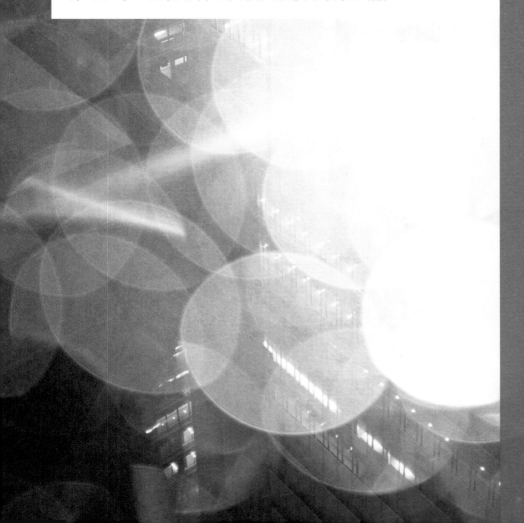

紧急医疗服务作业

第十一部分

第 52 章

地面和空中救护行动

美国 EMS 教育标准技能

EMS

了解 EMS 人员在救援行动中的角色和职责，以确保患者、公众和工作人员的安全。

安全操作地面应急车辆的原则

- 应急响应的风险和责任
- 转运的风险和责任

空中医疗

- 确保空中医疗操作安全

- 利用空中医疗响应的标准
- 医疗风险 / 需要 / 优势

学习目标

完成本章学习后，紧急救护员能够：

1. 确定有关救护车性能和规格的标准；
2. 讨论救护车上设备、物品的检查和车辆的维修；
3. 概述救护车布点的策略；
4. 概述影响救护车安全运行的因素；
5. 确定航空医疗机组人员组成和培训；
6. 描述在院前环境中对航空医疗服务的合理使用。

重点术语

救护车：EMS 人员所使用的各种路面应急车辆的总称，包括基础和高级生命支持装置、救护人员、移动重症监护病房及其他。

封堵位置：出于安全考虑把救护车停放在紧急救护现场前约 15 m 处，引导车辆转向或避让。

着陆区域：准备降落飞机的区域，一般为 30 m ×

30 m。

Ⅰ型救护车：以轻型小货车的底盘驾驶室为设计基础的一类救护车设计。

Ⅱ型救护车：以现代客运 / 货运车为设计基础的一类救护车设计。

Ⅲ型救护车：以轻型厢式货车的底盘驾驶室为设计基础的一类救护车设计。

现代救护车不仅仅是运送患者到医院的交通工具，也是一辆装备先进通信装备，可组织有效的车辆或飞机，为紧急救护现场带来所需的医疗用品、专业人员和高级生命支持。

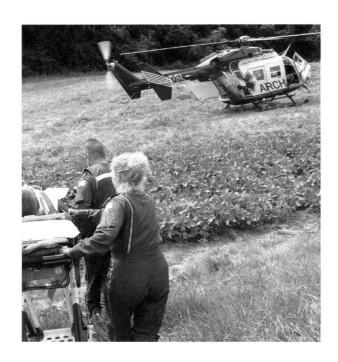

第1节 救护车标准

1968年，美国国家科学院国家研究委员会（NAS-NRC）推荐了包括尺寸、形状、颜色、电气系统和应急设备在内的救护车设计标准。这些标准最终引导了美国联邦规范的发展，目前许多州都将其作为一种辅助标准。由NAS-NRC和NHTSA共同制定的国家标准被称为美国联邦标准。这些标准及其修订版为救护车车辆设计的统一性提供了基础。它们涵盖了3种基本的救护车设计：Ⅰ型、Ⅱ型和Ⅲ型（图52-1）。此外，由于救援和紧急救护所用设备的额外重量和该设备所需的空间，标准中还包括附加值勤（AD）车辆，即Ⅰ-AD型和Ⅲ-AD型（安装在大底盘上的救护车）（框52-1）。消防车（加压喷水车、救援车、消防车）也携带EMS设备。

从2016年10月开始，美国联邦标准被其他救护车车辆设计和性能的国家标准取代[1-3]，如汽车救护车标准（NFPA，1917）[4]和救护车地面车辆标准（GVS v 1.0）[5]。各州可能会要求地面救护服务遵循这些标准中的一个或多个。有些州对这些影响救护车设计设备和人员配备的标准进行了扩充。这些附加要求包括：

- 空中救护标准；
- 操作人员配备标准；
- 驾驶人员标准；
- 驾驶操作标准；
- 操作设备标准。

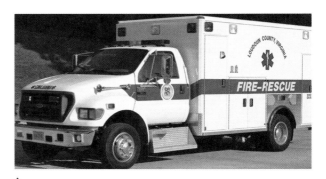

A

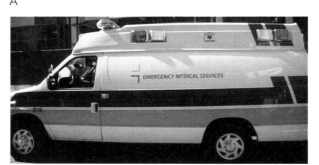

B

C

图52-1 基本的救护车设计类型。A. Ⅰ型救护车；B. Ⅱ型救护车；C. Ⅲ型救护车

思考

想一想你在地区的救护车标准。这些标准对救护车的设计、性能和设备提出了什么要求？

框 52-1 救护车类型

- **Ⅰ型救护车** 以轻型小货车的底盘驾驶室为设计基础的救护车设计。
- **Ⅱ型救护车** 以现代客运/货运车为设计基础的救护车设计。
- **Ⅲ型救护车** 以轻型厢式货车的底盘驾驶室为设计基础的救护车设计。

此外，Ⅰ型救护车和Ⅲ型救护车还有额外负载的设计类型，其中包括大型底盘类。这类救护车容量更大，有效负载能力也更大。

第2节 检查救护车

在每个轮班开始时填写设备检查和供应表对于安全管理和患者护理至关重要。这也有助于确保计划药物的正确处理和保管。无论是纸质检查单还是专用计算机系统都可用于此目的。某些设备（如血糖仪、除颤器）需要进行日常维护、测试和清洁，以确保其安全有效地运行（框 52-2）。一些一次性物品，如药物、心电图电板贴片、除颤垫和血糖检查试纸等，会随着时间的推移而失

框 52-2 救护车上装备清查

普通装备
  人工气道装置（基础的和高级的）
  烧伤处理用品
  药物库存
  解救与救援用品
  感染控制用品
  固定装置
  产科/分娩用品
  患者评估设备
  担架和相关装置
  车辆安全和操作指南
  伤口护理用品

特殊医疗设备
  转运呼吸机
  心电监测仪/除颤器
  血糖仪/乳酸监测仪
  脉搏血氧仪和呼气末二氧化碳监测仪
  远程医疗设备

效，应每月检查一次，以确保它们仍在保质期内。

车辆维修程序因 EMS 机构而异，但目的都是提高车辆的可靠性并延长其使用寿命。EMS 人员应遵循机构制定的指南和程序检查车辆、设备和配件。

第3节 救护车布点

20 世纪 70 年代，评估救护车服务需求及考虑救护车社区布点位置的方法主要建立在救护车的可获得性、到达急救现场的平均响应时间的基础上。现在，评估救护车服务的需求的方法已经改变了，转为确定在满足美国联邦政府指导方针要求的时间内提供 EMS 的合格率（可靠性标准）。以下因素可能影响 EMS 系统的可靠性标准：

- 地理区域；
- 人口和患者需求；
- 交通情况；
- 当日时间；
- 救护车的配置。

救护车布点通常考虑的是哪些地区呼叫电话最多（最大负荷），也会考虑到呼叫在星期几和实时时间。计算机、全球定位系统和其他技术可以用于救护车战略化部署，减少响应时间。

不同 EMS 机构的部署策略也不同，可能只是简单地在一个区域内配置一辆救护车，也可能针对每周、每天、每小时的全面部署计划。这类全面的部署计划包括每小时"迷你部署"计划，取决于该 EMS 系统内剩余的救护车数量（系统状态管理）。最佳部署计划通常在这两种极端之间[6]。

第4节 安全的救护行动

据估计，美国每年发生 4500 起涉及救护车的车祸。2015 年，有 28 人在涉及救护车的车祸中死亡[7]。其中 11 人（39%）是救护车驾驶员，17 人（61%）是其他车辆的乘客、骑车人或行人。这些数字与 NHTSA 的调查结果一致，即平均每年有 29 起致命的救护车事故导致 33 人死亡[7-9]。美国 EMS 人员和紧急医疗技术人员（EMT）的工作相关死亡率高于所有职业的全国平均水平。2003—2007 年，共有 59 名 EMS 人员死亡。在这些死亡

病例中，51例（86%）与交通事故有关[10]。

救护车的安全操作对于患者、救护员和附近的其他救援人员的安全至关重要。大多数EMS机构要求其人员参加应急驾驶课程，许多EMS机构还要求这些人员定期参加应急驾驶技能和知识评估（框52-3）。除了救护车的尺寸和重量及驾驶员的经验，还有许多因素影响救护车的安全运行，包括：

- 合理使用个人座椅安全带；
- 合理安排陪同；
- 环境条件；
- 合理使用警告装置；
- 安全地驶过交叉路口；
- 在紧急救护现场正确停车；
- 作业时适当考虑他人的安全；
- 安全地把患者移进和移出救护车。

框52-3 安全驾驶救护车的原则

1. 首先，不要造成伤害。
2. 宽容对待并仔细观察其他驾驶员和行人。
3. 始终使用乘员（包括驾驶员和乘客）安全装置。
4. 熟悉救护车的特点。
5. 对天气和路况的变化保持警觉。
6. 小心谨慎地使用声光警报装置。
7. 除非法律允许，否则行驶速度一定要在道路最高车速限制以内。
8. 选择最快最适合的路径去往和离开紧急救护现场。
9. 保持安全的行车距离。
10. 驾驶时适当考虑所有他人的安全。
11. 驾驶时保持与可接受风险水平一致的方式。

思考

如果您在驾驶一辆救护车时撞上另一辆车，您觉得自己会有什么感觉？

保证救护车的安全是一个涉及多因素的复杂过程。2010年，EMS和安全专家利用矩阵（见第3章）分析了事前、事中和事后导致伤害的宿主、车辆、物理环境和社会环境因素（表52-1）。

你知道吗

影响救护车运行安全的一个主要因素是过度使用灯光和警报器。随着紧急救护调度技术的进步，调度通信工作人员通常可以获得足够的医疗信息，以确定医疗呼叫是否需要紧急响应。研究表明，使用灯光和警报器的有效性和必要性是非常有限的。据估计，在5%或更少的救护车响应中，患者因灯光和警报器使用获救。这些都是对时间敏感的情况，如心脏停搏或呼吸停止、呼吸道问题、昏迷、严重创伤并休克和产科急诊。灯光和警报器的使用不仅增加了救护员的风险，也增加了患者、行人或骑自行车的人的风险。

尽管在这项研究中，美国EMS信息系统通过2015年的数据发现，74%的应答者使用了灯光和警报器——与2010年的数据几乎相同。然而，从现场到患者目的地途中灯光和警报器使用率从2010年的27%下降到2015年的21.6%。有趣的是，14%的EMS机构在100%的时间里都会用灯光和警报器。救护员在决定是否使用灯光和警报器时，应考虑风险与获益。

资料来源：Kupas DF. *Lights and Siren Use by Emergency Medical Services（EMS）: Above All Do No Harm*. Washington, DC: National Highway Traffic Safety Administration; 2017. Contract DTNB2-14-F-00579.

合理使用个人座椅安全带

根据NHTSA的数据，在救护车事故中，医疗舱内84%的EMS提供者没有系安全带约束[8-9]。在没有系安全带的EMS提供者中，创伤严重程度和死亡率明显较高。许多这样的伤害可以通过适当的个人约束装置避免。许多EMS机构在其标准程序中纳入了以下指南，以在转运过程中保护患者、乘客和EMS人员的安全：

- 当车辆行驶时，所有操作员和前座乘客必须系好安全带；
- 当车辆移动或担架移动时，担架上的任何患者必须始终固定；
- 救护车上的所有设备都必须进行维修，以防止其在坠机时成为"导弹"；
- 当不照顾患者和车辆行驶时，医疗舱内的所有EMS人员必须系好安全带；
- 当不照顾患者和车辆行驶时，医疗舱内的所有非EMS人员必须系上安全带；

表 52-1	哈登矩阵分析 EMS 人员和患者在响应和转运中的安全			
阶段	主体	因素	物理环境	社会环境
事前	身体素质 工作时长 物质滥用 教育 知识 技巧 熟练程度 能力 风险 阈值	车辆设计 设备设计 车辆测试 设备测试 人体工程学考虑因素 车辆维修 设备维修	免提设备 人体工程学设计 车辆内部	公众对响应时间的期望 优先次序 驾驶员培训 安全带使用的文化 强调速度 强调灯光和警笛的使用 有或缺乏关于车辆设计标准的 共识 驾驶员的可用性（缺少） 培训标准
事中	分散注意力 疲劳 安全带使用 冒险行为	行驶速度 灯光和警报器使用 车辆的稳定性	天气 激动或暴力的患者 内表面特征 道路状况 交通状况 好奇的旁观者	安全带使用 驾驶习惯 愿意认识错误
事后	原有疾病 身体素质	防止火灾风险 机舱的性能 碰撞信息采集 撞车后车辆的稳定性	事后分析事件 根本原因分析 应急响应人员的可用性 （针对救护车坠毁）	错误识别 错误报告 行为改变 人的因素分析

资料来源：Brice JH, Studnek JR, Bigham BL, et al. EMS provider and patient safety during response and transport: proceedings of an Ambulance Safety Conference. *Prehosp Emerg Care*. 2012; 16（1）: 3–19.

- 如有可能，用非紧急地面救护车以外的车辆运送未受伤或生病的儿童（即不是患者而是患者的儿童），并应使用尺寸合适的儿童约束装置[11]；
- 如果患者是儿童，但不需要持续或密集的医疗监护或干预，则应使用符合 NHTSA 制定的标准的尺寸合适的儿童约束装置将其适当固定在担架上[11-12]；
- 如果儿童病情危急或需要集中监测或干预，且无法达到其他建议的约束条件，则可以先用 3 个水平约束装置横跨躯干和一个垂直约束装置将儿童固定在婴儿床头部；

从美国 DOT 和 NHTSA 编制的《工作组关于紧急地面救护车儿童安全转运最佳实践建议》中可以找到与儿童约束有关的更详细的建议[11]。

在驾驶员、EMS 人员和所有乘客安全就座并系好安全带之前，不得启动救护车（救护车上的每个乘客都必须系好安全带）。此外，在任何人解开安全带并离开救护车之前，救护车应完全停止。

合理使用护送者

在应急响应期间的警察护送可能会非常危险，

需要谨慎使用。当该区域内的驾驶员错误地以为路上只有一辆救护车辆时，可能会发生车祸。通常，只有紧急救护现场是 EMS 人员不熟悉的区域时，EMS 人员才需要护送。即便是这种情况下，救护车驾驶员也应该保持救护车和护送车辆之间的安全车距。护送期间使用声光警报装置需要遵守当地的规定。如果救护车使用声光警报装置，那么护送的警车需要使用音调不同的警报器，从而提醒其他驾驶员该区域内有第二辆应急车辆。

一些社区使用的是分级响应系统，这种系统中，一些单位——有时也会有一些机构——会响应紧急呼叫。分级响应系统让应急响应能够更安全，并且有助于确保紧急事件期间有恰当的资源和工作人员。例如，配置有 EMT 人员的消防单位能够充分利用声光警报装置响应车祸事故。EMT 人员判断患者受轻伤后，只需要基础生命支持救护车（无论是公用的还是私人的），以非紧急模式（正常速度且不用警报装置）前往事件现场。基础生命支持救护车能够承担护理责任并可将患者送往医院。

环境条件

EMS 人员响应呼救时，恶劣的天气状况可能导致重大威胁。可能影响救护车安全作业的因素包括路况和天气状况，如会降低能见度的雾和大雨，以及因冰、雪、泥、油或水而导致路面湿滑。当出现恶劣的环境条件时，救护车的驾驶员应该以安全速度前进，车速需要与路况和天气状况相称。每次响应时，驾驶员应使用近光灯，这能为 EMS 人员提高能见度，并让其他驾驶员更容易辨认出救护车。

然而，干燥的路面和晴朗的天气也不能确保安全的响应。所有救护车事故中，大约 69% 发生在干燥的路面上，大约 77% 发生在晴朗的天气中[13]。

注意

对于 EMS 人员来说，安全到达现场是很重要的，这样他们就可以帮助需要帮助的患者。在前往现场的途中发生交通事故，不仅会耽误了患者的救护，而且还会造成另一个事故，需要增派 EMS 人员进行处理。

合理使用警报装置

在应急响应和转运患者的过程中，应根据 EMS 机构的规定和所属州的机动车法律使用灯光和警报器。驾驶员负责根据本地策略、调度类别和从调度员处获得的信息来确定对场景的响应模式。转运患者时，接受过最高级别培训的 EMS 人员将确定是否使用灯光和警报器。这一决定应根据患者的情况及使用灯光和警报器可能节省的时间所带来的益处做出[14]。在这种情况下，灯和警报器应同时使用。在患者转运过程中，这些警告装置通常用于那些危及肢体或生命的疾病或损伤的患者，这些患者可以从较短的转运时间中获益。

使用灯光和警报器时，EMS 人员应记住，那些关起车窗或使用音频设备、空调或加热系统的驾驶员可能听不到警报声或喇叭声。因此，EMS 人员应始终谨慎行事。他们不应认为车辆的灯光、警报器和喇叭提供了绝对的通行权或特权；相反，使用这些设备只是表示请求允许继续行驶。

使用灯光和警报器的 EMS 机构应避免在行驶畅通无阻和不要求救护车特权时连续使用警报器。

无论是否决定使用灯光和警报器，使用其他照明装置也可以提高安全性。日间行车灯可增加车辆的能见度，应在救护车移动时手动（如果不是救护车上的自动灯）。EMS 人员应避免在天黑后使用闪烁的白光灯，因为他们可能会使对面车辆的驾驶员"失明"。

在大多数州，无论患者情况如何或使用灯光和警报器，救护车都没有通行特权。例如，经过学校或在学校内，救护车一般不允许超过规定的限速。在这种情况下，对被运送的患者的潜在好处不能凌驾于儿童的安全之上。

铁路交叉口是另一种情况，救护车应急响应不授予通行特权。出现这种情况主要是有现实的问题——火车因重量大需要很长的停车距离。救护车应该完全停下来[15]。

思考

您认为在哪些情况下救护车驾驶员会忍不住开得过快？

安全地驶过交叉路口

据报告估计，美国 43%~53% 的救护车撞车事故发生在救护车遇到红灯的交叉路口[16]。鉴于这种明显的危险，救护车驾驶员必须在所有受控的交叉路口停车。在通过交叉路口之前，驾驶员应尽量与所有驾驶者进行眼神交流。确保安全通过交叉路口的另一项措施是交替使用警报器的"尖叫"和"哀号"模式，以提醒附近的车辆救护车的存在[14]。一些救护车现在装有交通信号抢占装置，可以将交叉路口的红灯变为绿色（在救护车行驶方向）。尽管这些装置在救护车响应期间提供了额外的保护，但它们不能替代其他交叉路口安全措施。

在逆车流行驶时，应采用类似的策略。在这种情况下，建议将救护车行驶速度限制在每小时 32 km 以下。

在紧急救护现场正确停车

当在紧急救护现场停放救护车时，EMS 人员需要确保车辆停放的位置允许车辆在该区域开动。如果执法人员和消防人员已经保护好了现场，护理人员需要把救护车停在距离现场大约 30 m 处，需要停放在路的同一边。救护车需要停放在上坡（大约 60 m）。如果怀疑现场有有害物质，需要把救护车停放在逆风处。如果执法人员和消防人员并没有保护好现场，护理人员需要把救护车停在现场前大约

注意

在 2010 年举行的为期 2 天的救护车安全会议上，美国 EMS 和安全专家开会讨论了救护车安全问题的性质。会议的目标是引出一个框架来描述问题，征求专家意见，并制订一个行动计划来解决他们所确定的安全问题。他们的部分建议如下：

- 规范所有救护车事故的统一报告；
- 让关键利益相关者（员工和政府领导）参与制定有关救护车安全设计的法规；
- 实施驾驶员实时监控和反馈系统；
- 实施免提技术（无线电广播、电话）；
- 资助安全救护车工程研究；
- 制定严格的招聘标准；
- 需要驾驶员培训计划；
- 加强对他人安全"适当注意"的理念；
- 确认降低驾驶员风险（疲劳、药物）的措施；
- 减少灯光和警报器的使用；
- 培养安全文化。

资料来源：Brice JH, Studnek JR, Bigham BL, et al. EMS provider and patient safety during response and transport: proceedings of an Ambulance Safety Conference. *Prehosp Emerg Care.* 2012; 16（1）: 3–19.

15 m 处，这就是围堵位置（图 52-2）。把救护车停放在这个位置，救护车就能让其他车辆自觉转向或避让，不让其他车辆进入现场，以免撞到救护车或 EMS 人员。

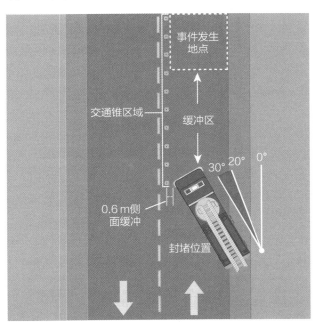

图 52-2　封堵位置

在紧急救护现场停放救护车时，EMS 人员还可以采取其他安全预防措施，包括[14]：

- 当车辆阻塞交通时，使用应急照明灯，以引起注意，但不要使其他驾驶员"失明"。不要使用前照灯或闪烁的白光灯。如果救护车不是用来封堵现场的，可以考虑关掉应急照明灯；
- 考虑使用琥珀色方向信号引导车辆远离现场或危险；
- 使用现场泛光灯照亮现场和救护车周围的工作区域；
- 设置驻车制动器（在将变速器置于"驻车"位置之前设置驻车制动器，使紧急制动器和变速器分担车辆的全部重量）；
- 倒车时，请另一个人帮助引导车辆。当救护车缓慢倒车时，车辆后视镜中应始终能看到此人；
- 在道路附近工作时，请穿戴反光背心或反光服。

在为救护车选择停车场时，还应考虑建筑物倒塌、火灾、爆炸和电线坠落的可能性。

作业时适当考虑他人的安全

大部分州都赋予救护车驾驶员特权。例如，救护车被允许可以稍微超速一点，还可以在应急响应时穿过管制的交叉路口。然而，在使用这些特权时，必须考虑其他行人、驾驶员的安全。具体要求包括保持安全距离,以避免追尾碰撞(框52-4)。这种"适当考虑他人的安全"是法律责任。如果没能遵守这个原则并导致伤亡,EMS 人员和 EMS 机构可能需要承担法律责任(见第6章)。EMS 人员需要清楚当地和州涉及救护车作业的法律和条例。

注意

涉及救护车的事故占 EMS 系统保险公司支付索赔额的一半以上。

资料来源: Cone D, Brice JH, Delbridge TR, Myers JB, eds. *Emergency Medical Services: Clinical Practice and Systems Oversight.* 2nd ed. Hoboken, NJ: John Wiley & Sons; 2015.

安全地把患者转运

在现场初步稳定后,必须将患者包扎好并安全地放置在救护车中等待转运。EMS 人员需要使用安全的方法将患者搬起(见第2章),防止损伤,并能确保患者被安全固定在担架上。救护车的医疗舱配备有锁紧装置,这些锁紧装置能够防止担架在救护车行驶过程中发生移动。

未使用的设备需要在救护员行驶之前妥善放置好。另外,监测仪一类的物体需要锁紧固定好,以减小碰撞导致受伤的风险。

注意

如果可能,转运儿童时,应将其固定在适当尺寸的儿童安全座椅上。当儿童受到这种方式的约束时,可以有效地提供护理,除非在最危急的情况下。

救护车上所有人员(除了提供救护服务的救护员)需要牢牢地系紧自己的安全带。在救护车离开现场之前,需要向救护车驾驶员发送信号,告诉他能够安全地开车了。

框52-4　二秒法则和制动距离图

大多数追尾碰撞是由于驾驶员跟随前车太近。因此,为了避免碰撞,最重要的是与前车保持足够的距离(跟随距离),以防前车突然刹车时后车碰撞前车。

推荐一种快速测量距离的方法,即2秒法则。原理:

1. 你(救护车驾驶员)盯住路边一个物体(如树或标志),你面前的车辆很快经过这一物体。
2. 数"一千零一,一千零二"。如果你在读数完成之前到达物体,你就太靠近前面的车辆了。
3. 此规则适用于良好的道路和天气条件。如果存在夜间、能见度差或路面潮湿等情况,则应在停车距离中增加1~3秒钟。

制动距离是根据平均反应时间、平均车辆重量、平均道路条件和平均制动器性能共同制定出来的。道路潮湿、刹车不良、轮胎不好、车辆重量大,以及反应时间长,均有可能延长制动距离。右图显示了不同速度下的车辆制动距离。

图中的停车距离是警车的。请注意,救护车,特别是较大的车辆(如安装在货运班轮式底盘上的车辆)具有不同的运行特性,与传统的Ⅰ、Ⅱ或Ⅲ型救护车相比,制动和停止距离更长。

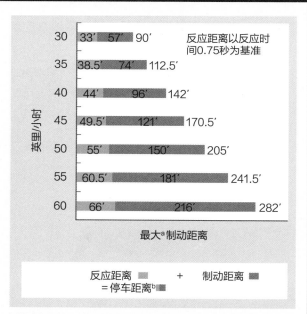

最大[a]制动距离

反应距离　+　制动距离
= 停车距离[b]

[a] 联邦汽车安全标准(FMVSS)#105-76 要求所有新的机动车在以不同的速度行进时的制动距离,不得大于以上的距离。

[b] 总停车距离 = 感知距离 + 反应距离 + 制动距离。正常有警觉并保持清醒的司机,平均感知距离是 0.25~0.5 秒。

资料来源: Los Angeles Unified School District Police Department: Braking Distance Chart. Los Angeles, CA: Los Angeles Police Department; 1999.

资料来源: New Yukon driver's basic handbook. Yukon Government website. http://www.hpw.gov.yk.ca/mv/newhandbook.html. Accessed April 19, 2018.

在转运过程中，需要密切监测患者状况有无变化。如果在救护车行驶过程中需要进行紧急救护操作（如插管、除颤），需要通知救护车驾驶员减速。如果可能，可以停车，以便顺利、安全地完成以上操作。

在到达医院以后，救护车应该完全停止。到那时就可以解除安全带装置并将救护车开走。在担架从锁紧装置中松开时，所有救护设备（如固定装置、静脉注射导管和气道辅助部件）都必须固定。需要使用安全的起重技术将患者的担架从救护车上搬下来。需要将患者移交给医院的医护人员。

第5节 航空医学运输

像院前紧急救护的许多其他方面一样，空运后送植根于军事战争。1870年，普鲁士围攻巴黎期间，法国人用热气球将人和信件送出包围圈。1928年，尼加拉瓜一名海军陆战队飞行员使用发动机驱动的飞机疏散伤员[17]。然而，第一次全面使用飞机进行医疗运送，出现在1950年朝鲜战争期间。美国在韩国获得的经验为在越南开展直升机救援奠定了基础。在越南，近100万名的伤亡之人是通过空运的[18]。在近年涉及美国的军事冲突中，大规模先进的航空医疗支援能力和计划在冲突开始前就已经就位。在阿富汗战争和伊拉克战争中美国也使用了空运后送[19]。

目前，美国各地已经建立了包括300多个使用固定翼飞机（图52-3）和/或旋翼飞机（直升机）（图52-4）的空中医疗服务项目[20]。固定翼飞机

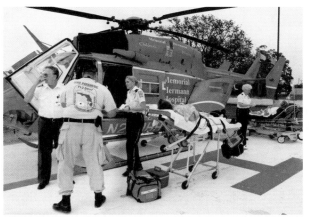

图52-4 旋翼飞机（直升机）

服务通常不像直升机那样普遍。它们通常用于距离超过160 km的医院间的患者转移和器官移植。

航空医疗机组人员和培训

救护飞机的人员配备包括一名飞行员和各种保健专业人员，如EMS人员、EMT人员、呼吸治疗师、护士、医师和其他人员。空中救护人员接受飞行生理学及先进医疗设备和操作方面的专业培训。美国外科医师学会创伤委员会和空中医疗服务协会已经制定了人员资格的指导方针。美国DOT和NHTSA于1988年资助了航空医疗机组美国标准课程（AMC）的开发。许多飞行项目都使用该课程和空中医疗机组核心课程（AMCCC）教授飞行生理学、飞机部件和结构、安全规则、航空和导航术语及操作安全。很多相关协会（框52-5）参与了航空医疗机组人员和培训方面的工作。

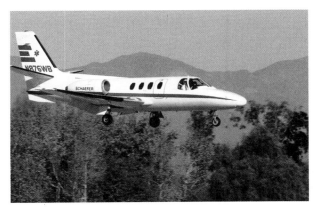

图52-3 固定翼飞机

框 52-5 部分与航空医疗行业有关的组织

美国航空航天医学协会（AsMA）
航空医疗运营商协会（AMOA）
航空医师协会（AMPA）
空中和水陆转运护士协会（ASTNA）
航空医疗服务协会（AAMS）
医疗运输服务认证委员会（CAMTS）
国际飞行和危重病紧急救护员协会（IAFCCP）
国际医疗运输通信专家协会（IAMTCS）
美国EMS飞行员协会（NEMSPA）

注意

据美国国家运输安全委员会统计，2015 年，美国发生了 7 起与 EMS 相关的航空致命事故。报告称："许多此类事故都可以通过简单的措施加以预防，包括监督、飞行风险评估、改进调度程序和采用现有技术。"2006—2015 年，美国共发生 92 起航空医疗事故，造成 90 人死亡。

资料来源：US HEMS accident rates 2006 - 2015. Aerossurance website. http://aerossurance.com/helicopters/us-hems-accident-2006-2015/. Accessed April 19, 2018.

航空医疗服务的应用

地区 EMS 系统开发了请求使用航空医学服务的标准。在决定是否使用航空医疗资源时，应通过对现场进行适当的分类和评估。如第 36 章所述，当情况涉及以下一个或多个因素时，EMS 人员一般应考虑空运：

- 将患者从地面运送到适当的医疗机构耗时太长，将对患者的生存和康复构成威胁；
- 天气、道路或交通状况会严重耽搁患者获得高级生命支持的时间；
- 转运过程中需要足够的危重症护理人员和专门设备来救治患者（框 52-6）。

航空医疗服务通知

大多数航空医疗服务的提供者会接受来自医师、EMS 人员与消防人员或其他在现场的公共服务机构工作人员的医疗服务请求。各地区和各州的指导方针均涉及航空医学服务的触发。在呼叫航空医学服务时，EMS 人员需要与医疗指导商量，并遵循所有州立法律、行政法规，以及市、县、区的法规和标准。

当被通知可能需要航空医疗服务响应时，提供某些服务的飞行人员需要登上飞机，准备飞行（他们应处于待命状态）。如果 EMS 人员判断目前的情况不需要航空医疗服务响应，则需要尽快通知相关的机构，以便机组成员能参与其他飞行任务。

如果遇到医疗、创伤或搜寻与救援事件请求航空服务，EMS 人员需要告知机组成员应急响应的类型、患者数量、着陆区域的位置及一切明显的地标和障碍物。必须保证着陆区域的指定负责人

| 框 52-6 | 航空医疗服务的优点和缺点 |

优点

- 转运速度快，并通常很顺利
- 很快能够到达事故地点
- 能够避开车辆、火车、山峰、河道及其他障碍物
- 当路面状况较差时依然能够完成转运
- 可以使用先进的通信设备
- 在一些只有基础生命支持的农村地区，护理质量得到了改善

缺点

- 在城市，约 48 km 以内的范围内，地面救护车通常更快捷
- 如果直升机正在执行另一项飞行任务，可能没有其他飞机可供使用
- 恶劣天气可能影响飞机飞行
- 空间和载重方面的局限可能会限制对患者的接纳，并限制可登机的成员、患者和设备
- 直升机运输比地面救护车运输更贵。一旦直升机发生空难，幸存者更少

资料来源：Thomas SH, Arthur AO. Helicopter EMS: research endpoints and potential benefits. *Emerg Med Int*. 2012; 698562.

和救护飞机上的航空医疗人员之间能够进行直接的地对空通信。如果可能，需要派遣消防队去往着陆区域提供灭火支持，同时还需要执法人员来保护现场。

着陆地点准备

直升机的着陆区域的空间要求一般为 30 m × 30 m [21]。理想的着陆区域应该不存在任何可能妨碍飞机起飞或着陆的垂直结构，应该是相对平坦并且不存在高草、庄稼或其他掩盖不平坦地面或妨碍着陆的因素。着陆区域还应该不存在可能对人员造成伤害或破坏直升机结构的废弃物。如果患者离着陆区域很近，EMS 人员应该通过遮住患者伤口和眼睛的方式提供保护。离着陆地点很近的救援人员需要穿戴反光服、全护式头盔及防护眼镜等防护装备。

如果是在夜间着陆，应将救护车停在着陆区域边缘，并打开警示灯。如果使用的是白灯，需要将

白灯灯光作为聚光灯直接向下指向着陆区域的中心，因为如果将白灯（聚光灯或前照灯）指向飞机会导致飞行员暂时"失明"。有荧光标志的交通锥有助于飞行员认出着陆区域。不应该使用照明弹，因为直升机的旋翼下洗流可能会把火焰从着陆地点吹开而引发火灾。消防人员需要把灰尘覆盖的着陆区域泼湿，尤其是当该地区有车辆行驶的情况下，这样能防止飞行员和汽车司机因为灰尘暂时"失明"。

与飞行员进行无线电通信，告知风向和任何可能的障碍物或危险。风向可通过扔草或泥土、湿润手指或观察烟筒的烟雾方向来确定。如果存在危险物质，飞行员应告知飞行机组有害物质的位置和患者被污染的可能性。除非另有要求，患者状态和临床信息在他们着陆并与地面人员取得联系之前，不应将其传送给空中医疗队。

一般情况下，在火灾或爆炸危险消除之后（飞行员有最终决定权使用另一个着陆地点），飞机才着陆。在飞机即将着陆时，一名应急响应人员应面

向着落区域站立，以便飞行员看到着落区域。着陆手势信号对飞机非常有用（图52-5）。

安全保障措施

在飞机起飞和降落期间，所有人都应远离着陆区域，30~60 m 的距离最佳（图52-6）。另外，地面人员应该采取下列预防措施[22]：

- 绝对不要接近直升机，除非飞行员或机组成员要求地面人员这么做；
- 只允许必要的人员帮忙装载或卸载患者；
- 固定一切可能被旋翼下洗流吹掉的不牢固的物体或衣物（如担架、床单或毯子）；
- 不允许吸烟；
- 在飞机停好后，与飞行员进行眼神交流，移动到飞机转动叶片边缘外前部位置，等待飞行员发出靠近信号；
- 用下蹲姿势靠近直升机，确保在飞行员或其他机组人员的视线范围内；

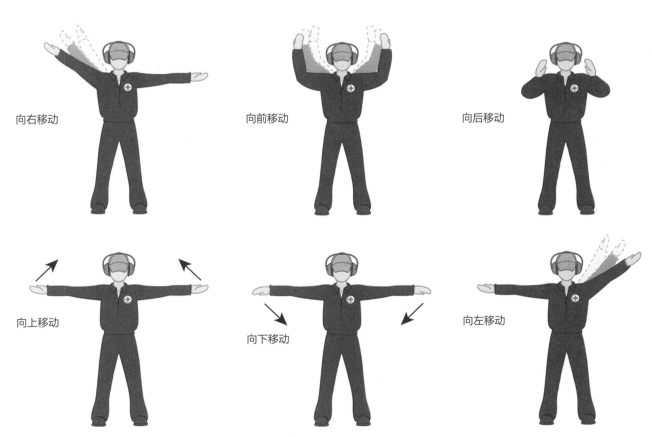

图 52-5　着陆区域手势信号

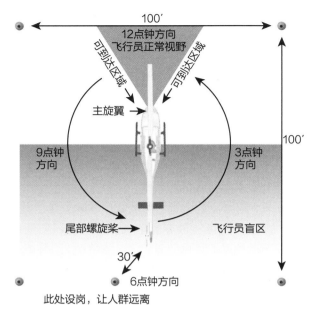

图 52-6　安全接近区域

· 不要从任何方向靠近飞机后部。大部分飞机的尾部螺旋桨都靠近地面，每分钟旋转 3400

周。这使它们几乎不可见（而尾部螺旋桨造成的伤害通常是致命的）；
· 水平搬动长的物体，并且不要高于腰部；
· 从飞机前部离开直升机，并且保持在飞行员视线范围内。

患者准备

空中转运患者需要采取特殊措施。一些医疗操作必须在患者被装上飞机之前就完成。例如，应在装载前建立并固定气道，并应用牵引夹板。特殊设备必须根据飞机的配置进行配置。大多数航空医疗人员在升空前都会对患者进行简短的评估，以确认患者的病情。对于有攻击性的患者可能需要在起飞前做好身体约束或化学约束。

思考

你认为一名高度紧张的患者在等待直升机转运时会有什么感受?

总结

· 美国联邦标准统一了救护车的设计。
· 在每个轮班开始时填写设备检查和供应清单对于安全管理和患者护理至关重要。它也有助于确保药物在保质期。
· 估计社区救护车服务需求和安置的方法通常基于在符合美国联邦政府制定的标准的时间范围内提供 EMS 服务的合规性。
· 影响救护车安全运行的因素包括：合理使用护送者、环境条件、合理使用警报装置、安全通过交叉路口、在紧急救护现场正确停车

及在适当考虑他人安全的情况下操作。将患者安全转运也是至关重要的。
· 空中救护车的人员配备包括一名飞行员和各种保健专业人员。这些机组成员接受飞行生理学及先进医疗设备和操作方面的专门培训。
· 当 EMS 人员请求航空医疗服务时，应告知机组应急响应的类型、患者数量、着陆区域的位置及是否存在任何显著的地标和障碍物。地面人员在直升机降落时应始终遵守严格的安全措施，以防止造成损伤。

参考文献

[1] Ludwig G. EMS: understanding ambulance safety specs. Firehouse website. https://www.firehouse.com/safety-health/article/12186423/ems-understanding-ambulance-safety-specs. Published May 1, 2016. Accessed April 19, 2018.
[2] Hampson J. Federal specification for the star-of-life ambulance KKK-A-1822F. Change notice 10GSA. Kentucky Board of Emergency Medical Services website. https://kbems.kctcs.edu/media/news-and-events/2018-event-folder/KKK-A-1822F%20change%20notice%2010%201July2017%20DRAFT%205-10.pdf. Published August 1, 2007. Accessed April 19, 2018.
[3] SAE International (Society of Automotive Engineers). Safe-Ambulances.org website. http://www.safeambulances.org/organizations/sae/. Accessed April 19, 2018.
[4] National Fire Protection Association. *NFPA 1917: Standard for*

Automotive Ambulances. Quincy, MA: National Fire Protection Association; 2016. https://www.nfpa.org/codes-and-standards/all-codes-and-standards/list-of-codes-and-standards/detail?code=1917. Accessed April 19, 2018.

[5] CAAS releases ground vehicle standard for ambulances. Commission on Accreditation of Ambulance Services web-site. http://www.caas.org/2016/03/28/caas-releases-ground-vehicle-standard-for-ambulances/. Published March 28, 2016. Accessed April 19, 2018.

[6] Penner J, Studnek JR. Debunking the myths of system status management. EMS World website. https://www.emsworld.com/article/219000/debunking-myths-system-status-management. Published October 30, 2017. Accessed April 19, 2018.

[7] National Highway Traffic Safety Administration, National Center for Statistics and Analysis. *Traffic Safety Facts 2015*. Washington, DC: US Department of Transportation; 2015. DOT HS 812 384. https://crashstats.nhtsa.dot.gov/Api/Public/Publication/812384. Published 2015. Accessed April 19, 2018.

[8] National Highway Traffic Safety Administration. When ambulances crash: EMS provider and patient safety. EMS.gov website. https://www.ems.gov/pdf/NHTSAOEMSAmbulance Infographic.pdf. Accessed April 19, 2018.

[9] Fatality Analysis Reporting System（FARS）. 2013 annual report file（ARF）. National Highway Traffic Safety Adminis-tration website. https://www.nhtsa.gov/research-data/fatality-analysis-reporting-system-fars. Accessed April 19, 2018.

[10] Maguire BJ, Smith S. Injuries and fatalities among emergency medical technicians and paramedics in the United States. *Prehosp Disaster Med*. 2013; 28（4）: 376-382.

[11] National Highway Traffic Safety Administration. *Working Group Best-Practice Recommendations for the Safe Transportation of Children in Emergency Ground Ambulances*. Washington, DC: US Department of Transportation; 2012. DOH HS 811 677. https://www.nhtsa.gov/staticfiles/nti/pdf/811677.pdf. Accessed April 19, 2018.

[12] Huntley M. Federal Motor Vehicle Safety Standard No. 213: child restraint systems. National Highway Traffic Safety Administration website. https://www.nhtsa.gov/sites/nhtsa.dot.gov/files/mhuntley_sae2k2.pdf. Published May 15, 2002. Accessed April 19, 2018.

[13] National Safety Council. *Injury Facts*. Itasca, IL: National Safety Council; 2010.

[14] Kupas DF. *Lights and Siren Use by Emergency Medical Services（EMS）: Above All Do No Harm*. Washington, DC: Na-tional Highway Traffic Safety Administration; 2017. Contract DTNB2-14-F-00579. https://www.ems.gov/pdf/Lights_and_Sirens_Use_by_EMS_May_2017.pdf. Accessed April 19, 2018.

[15] Boone CM, Malone TB. *A Research Study of Ambulance Operations and Best Practice Considerations for Emergency Medical Services Personnel*. Washington, DC: US Department of Homeland Security; March 2015. https://www.naemt.org/docs/default-source/ems-health-and-safety-documents/health-safety-grid/ambulance-driver-（operator）-best-practices-report.pdf?sfvrsn=2. Accessed April 19, 2018.

[16] allam E. Ambulance crash roundup: a review of emergency vehicle crashes during 2010. *EMS World*. 2011; 40（3）: 74-75.

[17] Hurd WW, Thompson NJ, Jernigan JG, et al. *Aeromedical Evacuation: Management of Acute and Stabilized Patients*. New York, NY: Springer Verlag; 2003.

[18] Frame C. Modern EMS practices have their roots in Vietnam medical rescues. American Homefront Project website. http://americanhomefront.wunc.org/post/modern-ems-practices-have-their-roots-vietnam-medical-rescues. Published September 25, 2017. Accessed April 19, 2018.

[19] Robert J, Tourtier JP, Vitalis V, Coste S, Gaspard W, Bourrilhon C. Air medical-evacuated battle injuries: french army 2001 to 2014 in Afghanistan. *Air Med J*. 2017; 36（6）: 327-331.

[20] CUBRC, Public Safety and Transportation Group. *Atlas and Database of Air Medical Services*. 15th ed. ADAMS website. http://www.adamsairmed.org/pubs/atlas_2017.pdf. Published September 2017. Accessed April 19, 2018.

[21] Landing zone guidelines. https://www.uwmedicine.org/air lift-nw/Documents/v220170925LandingZone_final.pdf. Airlift Northwest website. Accessed April 19, 2018.

[22] Federal Aviation Administration. *Rotorcraft Flying Handbook*. Washington, DC: US Department of Transportation; 2010. FAA-H-8083-21. https://www.faa.gov/regulations_policies/handbooks_manuals/aircraft/media/faa-h-8083-21.pdf. Accessed April 19, 2018.

推荐书目

Boone CM, Malone TB. *A Research Study of Ambulance Operations and Best Practice Considerations for Emergency Medical Services Personnel*. Washington, DC: US Department of Homeland Security; March 2015. https://www.naemt.org/docs/default-source/ems-health-and-safety-documents/health-safety-grid/ambulance-driver-（operator）-best-practices-report.pdf?sfvrsn=2. Accessed April 19, 2018.

Division of Occupational Health, Safety, and Medicine; International Association of Fire Fighters, AFL-CIO, CLC. *Best Practices for Emergency Vehicle and Roadway Operations Safety in the Emergency Services*. Washington, DC: US Department of Homeland Security; 2010. http://www.iaff.org/hs/evsp/best%20practices.pdf. Accessed April 19, 2018.

Emergency vehicle and roadway operations safety. US Fire Administration website. https: //www.usfa.fema.gov/operations/ops_vehicle. html. Published May 25, 2017. Accessed April 19, 2018.

Federal Aviation Administration. *Advisory Circular: Helicopter Air Ambulance Operations*. Washington, DC: US Department of Transportation; March 26, 2015. AC No. 135–14B. https: //www.faa. gov/documentLibrary/media/Advisory_Circular/AC_135–14B.pdf. Accessed April 19, 2018.

Federal Aviation Administration. *Helicopter Flying Handbook*. Washington, DC: US Department of Transportation; 2014. FAA–H– 8083–21A. https: //www.faa.gov/regulations_policies/handbooks_ manuals/aviation/helicopter_flying_handbook/media/helicopter_ flying_hand book.pdf. Accessed April 19, 2018.

Federal Emergency Management Agency. *US Fire Administration Emergency Vehicle Safety Initiative*. Washington, DC: US Depart- ment of Homeland Security; February 2014. FA–336. https: //www.

usfa.fema.gov/downloads/pdf/publications/fa_336.pdf. Accessed April 19, 2018.

LeCroix B. A profound impact. EMS World website. https: //www. emsworld.com/article/12095290/a–profound–impact. Published July 3, 2015. Accessed April 19, 2018.

Reichard AA, Marsh SM, Tonozzi TR, et al. Occupational injuries and exposures among emergency medical services workers. *Prehosp Emerg Care*. 2017; 21（4）: 420–431.

Smith N. A national perspective on ambulance crashes and safety: guidance from the National Highway Traffic Safety Adminis- tration on ambulance safety for patients and providers. EMS World website. https: //www.emsworld.com/article/12110600/a–national– perspective–on–ambulance–crashes–and–safety. Published September 3, 2015. Accessed April 19, 2018.

（杨贵荣，杨钧，陈星，赵欣，译）

第 53 章

医疗事故指挥部

美国 EMS 教育标准技能

EMS

　　了解 EMS 人员在救援行动中的角色和职责，以确保患者、公众和工作人员的安全。

事件管理

　　事件管理系统的建立和运作。

多起伤亡事件

- 检伤分类原则
- 资源管理
- 检伤分类
- 分类方法
  - 确定接收医院
  - 创伤后应激和累积压力

学习目标

完成本章学习后，紧急救护员能够：

1. 确定可能被归类为重大事件的情况；
2. 识别事故指挥系统的组成；
3. 罗列重大事件响应期间指挥官的职责；
4. 描述建立和运行事件指挥系统的步骤；
5. 描述事件指挥系统中各部门的职责；
6. 概述定义重大事故的要素；
7. 概述制订预案、现场管理和灾后跟进等 3 个阶段的活动；
8. 如果发生重大伤亡事件，请说明如何分组或分区，以及它们的职责和每个部门的责任；
9. 罗列与事故指挥系统和重大伤亡事件中经常出现的问题；
10. 概述检伤分类的原则和方法；
11. 确定管理突发事件压力的资源。

重点术语

　　伤员集结区：将患者或伤员集中起来进行分诊、治疗或转运的区域。

　　指挥：通过明确的、法定的、监管的或授权的方式给予指示、命令或进行控制的行为。

　　指挥部：指挥和管理现场救援行为的组织的物理位置。

　　灾害：包括人为事故和自然灾害，会造成大面积受灾或基础设施受损。

　　灾害管理：调动各种资源、采用多种方法来满足灾害救援的需求。

　　分区：事故指挥系统划分的地理区域，便于执行指挥官的命令和监督执行情况。

　　应急指挥中心：应急响应机构、政府机构和私营组织（有时）的代表聚集在一起，协调组织应对突发事件的主要通信中心。

　　分组：将包括人员、设备在内的资源组合以完成特定的职能，而不考虑地理区域。

事故行动计划： 一种关于事件管理的总体目标和总体战略的口头或书面计划。

事故指挥系统： 是一个通用的框架，旨在改进应急救援行动和资源调配和使用。

事故指挥官： 负责管理现在所有救援行动的人，包括制定策略和战术，以及资源调配和发放。

基础设施： 服务于国家、城市或地区的基础设施系统，如通信系统、电力供应、用水系统、下水道系统及道路和运输系统。

情报/调查职能： 确定事件的起因，以控制其影响或防止其再次发生。

互通性： 多部门有效通信的能力。

救生干预： 通过快速评估和干预以阻止死亡过程，如控制大出血、保持呼吸道通畅、进行人工呼吸、胸部减压和自动注射解毒药等救生治疗措施。

地方/地区上限： 当地可为重大伤亡事故救援提供的可利用资源最大量。

重大事故： 情况复杂，可利用资源不足以做出充分应对处理的事故。

重大伤亡事故： 造成伤亡众多，可用资源不足以提供充分救治的事故。

互助： 与邻近应急响应机构达成协议，必要时交换所需设备和人员。

灾后跟进： 灾后回顾，包括从事故中汲取的"经验教训"以及得出的改进方法。

预案： 对可能发生的重大事故救援进行预先规划，明确各行动组的共同目标和具体职责。

初级检伤分类： 根据患者损伤的严重程度和治疗所需的资源快速对患者进行分类，又称为分组分类。

休整区： 是众多消防机构和 EMS 执行的重大事故行动计划中的一部分内容。通常这一区域建立

在救援现场外，供救援人员放松身心。

SALT 检伤分类： 一种检伤分类方法，通过排序、评估、救生干预、治疗和/或转运管理患者和部署资源。

现场管理： 制定策略以管理事故现场。

二次检伤分类： 根据患者疾病或损伤的严重程度及其生存潜力，对患者进行更详细和具体的优先级排序，即个体评估。

部门： 事故指挥系统的一个广泛的组织层次，通常包括计划、执行、后勤和财务/行政部门。

单一指挥： 一种事件协调模式，由一个人负责整个救援行动。

评估： 收集事件信息并根据事件管理目标和可用资源对其进行评估的系统过程。

SMART 标记系统： 采用 4 种颜色的分类编码卡片，内含追踪伤员的军事条形码的检伤分类方法。

控制范围： 一名部门主管可以有效协调管理的人员数目，通常是 5~7 人，但如果行动特别具有挑战性，则应该减少到 3 人。

集结待命区： 应急车辆停放的区域。

标准操作： 某一个工作环节或问题的标准化的处理方法。

支援科： 负责在重大事故救援行动中收集并分发设备和物资的部门。

追踪日志： 对患者身份信息、转运分组、患者接受治疗的优先级及接收医院等信息进行日志记录的系统。

检伤分类： 一种根据损伤严重程度治疗所需资源对患者进行分类和确定救护优先级的方法。

统一指挥： 当有一个以上具有事件管辖权的机构时采用的事件指挥系统管理模式。各机构指定代表通过统一指挥共同努力，制定一套共同的目标和战略及单一的救援行动计划。

重大事故是指事故伤亡众多、事故情况复杂，可利用资源不足以充分应对的事故。重大事故包括车祸、空难、重大火灾、火车脱轨、建筑倒塌、暴力恐怖行动、搜救行动、危险物质泄漏及自然灾害等。上述事故一旦发生，受灾现场或事故所在地区、所属州乃至全国和国际的医疗资源都将不足以应对，甚至有可能倾尽全力也只能疲于应付。

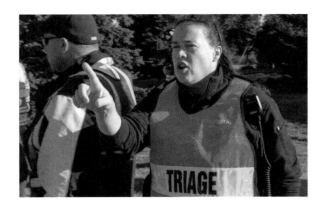

思考

你认为在一场重大事故中缺少组织协调，会对救援行动、现场安全、患者救护及交通运输等带来怎样的影响？

第1节　事故指挥系统

历史经验证明，要对一次重大事故进行应急处置往往需要很多不同部门（EMS 机构、消防机构、救援组织、执法部门等部门）协调行动。通常每个部门都是独自作业，很少或完全不会在跨部门间的组织协调下行动。这样就很难确定哪个部门负责现场指挥，同时也令人很难确定需要或正在提供哪些应急服务。有时候，不同机构重复工作，浪费资源。而有时候，不同机构努力的方向甚至是相反的。

事故指挥系统是 20 世纪 70 年代在美国加利福尼亚州发生一系列灾难性火灾后发展起来的。这次火灾造成数百万美元的财产损失和巨大的生命损失。对这些火灾的应急响应的评估表明，协调和管

注意

灾害包括人为事故和自然灾害，通常会造成大面积受灾或基础设施受损（基础设施可能包括道路、电力设施、通信设施或房屋建筑等）。重大伤亡事故是灾害中的一种，它造成的死伤人数很多。资源调动和救灾所用的方法组成了灾害管理。

理不善造成的问题比任何其他原因都多。事故指挥系统组织和协调应急响应职能和职责。2004 年，事故指挥系统被纳入 DHS 的国家突发事件管理系统（NIMS）（框 53-1）。各级政府的应急响应机构都被要求在所有事件中建立事故指挥系统，无论事件类型、规模或复杂性如何[1]。

事故指挥系统提供了一些部署方案：① 单一辖区和单一部门参与；② 单一辖区和多部门参与；③ 多个辖区和多部门参与。这使事故指挥系统可以适应任何部门的需要，同时也可以在需要应急管理的特定事故中适应其特定规模、事故性质及其地理位置的需要。事故指挥系统还必须有能力有条不紊地，应对非重大事故向重大事故的演变。将事故指挥系统作为小型事故的标准操作程序，可以在重大事故发生时完成从小型事故处理到重大事故应急的平稳过渡。事故指挥系统的其他组成成分还包括组织协调、术语（框 53-2）以及各项流程。在小事件上使用事故指挥系统有助于形成必要的应急响应程序，以改进对重大事故和灾害的响应。

在一场小型事故中，当派遣到现场的机构足以应对局面时，事故指挥系统极易发挥作用。当小型事故升级为重大事故而需要更多机构参与救援时，

框 53-1　国家突发事件管理系统（NIMS）

国家突发事件管理系统提供了一套组织有序的，具有可扩展性和标准化的运作结构，这对不同组织和机构按照预想、协调一致地作业非常关键。总之，国家突发事件管理系统就是：

- 定义了一种全面的、综合的、全国性的突发事件管理系统方法。
- 适用所有危害管理的一套学说、概念、原则、术

语和组织流程等，而非详细的运作计划和资源计划。

- 具有可扩展性、灵活性和适应性，因此适用于所有事故类型（包括日常事故和重大事故）。
- 定义了通信和信息管理的基本原则。
- 标准化的资源管理流程，促进不同管辖范围和不同机构的协调一致。

资料来源: Federal Emergency Management Agency. *National Incident Management System*. 3rd ed. Washington, DC: US Department of Homeland Security; 2017.

框 53-2 医疗事故指挥系统的重要术语

- 消防车
- 指挥
- 指挥部
- 通信中心
- 分区
- 分组
- 医疗指导
- 互助
- 集结待命区

事故指挥系统所发挥的作用可以得到显现。当现场救援资源在短时间内供不应求时（如涉及许多患者的事件、涉及多个地理区域或多个管辖区的事件，或者可能持续几个小时到几天的事件），事故指挥系统的作用非常关键。

目前，美国联邦法律要求，不论对何种事故实施救援都要应用事故指挥系统。事故指挥系统是一个灵活的系统。在公共机构还是私营机构的所有事故中都有应用。事故指挥系统的成功在很大程度上源自通用组织结构和核心原则的标准化应用。

事故指挥系统主要包括以下 5 个部分（图53-1）[1]：

1. 指挥部；
2. 财政 / 行政部门；
3. 后勤部门；
4. 执行部门；
5. 计划部门。

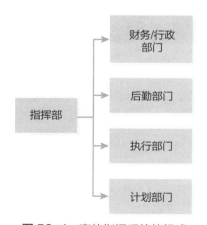

图 53-1 事故指挥系统的组成

指挥官的职责

事故发生后必须立即建立指挥部。在大多数事件中，指挥权应属于承担事故指挥官职责的人。指挥官的身份必须明确，现场的其他人必须知道谁在指挥。

最初的指挥权由最先到达现场的应急响应机构和人员（如第一、二批到达现场的 EMS 机构，消防机构或执法机构等）确定。掌握指挥权的人是事故指挥官。事故指挥官必须对事故指挥系统的构成了如指掌。事故指挥官还必须熟悉其他应急响应机构的运作流程。事故指挥官不一定是等级最高或医疗经验最为丰富的人（虽然事实通常就是如此）。事故指挥官应该是最有能力有效管理事故现场的人。

当有更具指挥资格的人到达了现场，指挥权可以根据标准操作程序移交给这个人，这种指挥权的移交通常是面对面的，并通过无线电传达到所有应急响应机构。一旦确定下来，指挥要采取以下步骤：

- 对现场进行评估；
- 确定有效的指挥模式和指挥部的位置；
- 通过无线电发送简短的初步报告，包括现场的关键问题和指挥部的位置；
- 制定事故行动计划；
- 根据需要分配任务和请求更多资源。

如果可能，指挥还应采取以下措施：

- 贯彻落实个人问责与安全机制；
- 根据需要（应当与事故、标准操作系统或灾害应急计划一致）分区和 / 或分组，任务分配，并提出行动目标；
- 持续发布有效指令，报告进度；
- 通过给下属授权来完善指挥管理（有助于满足突发事件的需要及实现应急救援目标）；
- 视察现场救援情况并对其进行评估，根据需要改进救援措施。
- 在适当的时候下达结束救援的命令。

指挥类型

指挥可以采取单一指挥或统一指挥模式（框53-3）。在单一指挥模式中，一个人负责整个救援行动。这种指挥模式适用于涉及有限管辖权和有限责任的事件。在持续时间较短的小型事件中，这种模式也能发挥较好的效果。

统一指挥模式适用于大型事故的救援行动，或进一步发展扩大的小型事故。在统一指挥模式中，各专业组织（如 EMS 机构、消防机构、警察、卫生部门、美国红十字会等）协调一致，合作完成救援任务。这种指挥模式促进了合作，也使决策相对客观。在应急救援部门使用多种不同通信频率和通信设备的情况下，它还有利于提高互通性（多部门有效通信的能力）。统一指挥这一概念使具有不同法定权力、辖区、功能职责的部门能有效协作。这项工作是在不影响单独部门权力、责任或义务的情况下进行的（图 53-2）[2]。统一指挥适用于下列事故：

框 53-3　单一指挥模式和统一指挥模式
・在单一指挥模式中，确立救援目标和制定事故总体管理战略全权由唯一的一位事故指挥官负责（在权限以内）。事故指挥官要直接负责跟进直至完成救援工作。事故指挥官必须确保所有行动都朝着达成该项战略目标的方向而努力。具体贯彻落实这项总体战略是一个人（部门主管）。这个人直接向事故指挥官报告情况。 ・在统一指挥模式中，由负责不同辖区的个体（或是同一辖区内负责不同部门的个体）必须共同制定行动目标、策略及工作重心。和单一指挥模式一样，部门主管要负责方案的实施。

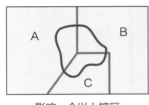
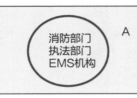
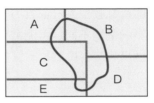

影响一个以上辖区的事件　　涉及同一辖区内多个部门的事件　　影响多个辖区和职能部门的事件

图 53-2　统一指挥的应用

・事故对一个以上辖区造成了影响；
・事故发生在同一辖区内但牵涉了多个部门；
・事故对不同职能部门和多个辖区同时造成了影响。

在单一指挥模式或统一指挥模式，事故指挥官可能会通过协调其他部门（执行、计划、后勤或财政/行政等部门）来开展特定行动，将自己的权力下放。这些部门的设置有助于满足形势需要。事故指挥官对事故指挥系统的组成规模做出扩大（或收缩）的决定，都建立在事故救援的 3 项首要任务的基础之上[3]：

1. **保证生命安全**。事故指挥官的首要任务是优先保证救援人员和公众的安全。
2. **稳定事态发展**。事故指挥官负有制定策略以将事故对灾区的影响降到最低的责任。这些策略还应该在高效利用资源的同时最大限度地进行抢险救灾。
3. **保护财产**。事故指挥官负责在实现救灾目标的同时，将财产损失降到最低。

当需要扩大事故的指挥范围时，事故指挥官则另外设立指挥部人员岗位（图 53-3）。

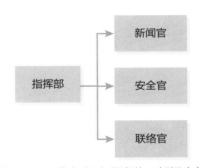

图 53-3　指挥部人员岗位。新闻官与应急行动中心的公共事务干事一起处理媒体询问，协调向媒体发布信息；安全官监控安全状况，制定措施，确保所有工作人员的安全；联络官是被派往事件的其他机构的现场联系人

思考
　　当一次重大事故仅发生在某一地域范围以内时，你觉得指挥部应该设在哪里？

部门职责

在事故指挥系统中，控制范围（一位部门主管可以有效管理的人员数目）在3~7人比较容易管理。在整个事故指挥系统组织中保持合理的控制范围是有效和高效事故管理的关键。

在某些情况下，控制范围表明必须扩大事故救援组织的规模，以便有效控制事态发展。在这种情况下，事故指挥官将总务部（计划、执行、后勤和/或财政/行政）的一名或多名成员任命为部门主管。部门主管必须有过硬的监督和管理能力。他们在事故指挥系统中的主要任务是"使任务取得进展"。他们负责执行事故指挥官的计划和策略。他们还要确保所在部门内的所有救援人员都致力于一个共同的目标。事故的影响范围不同，可能需要这4个部门中不同的部门做出响应。事故指挥官需要对此做出决定（图53-4）。

部门主管不必亲自参与具体的救援行动（如搬运垃圾或是操作救援设备等）。这有利于他们始终保持对部门工作的掌控和监管。部门主管的职责包括：

- 完成指挥部制定的各项目标；
- 监督工作进度；
- 必要改变行动；
- 与其他部门在相关行动上协调一致；
- 根据需要为所在部门要求更多的资源支持；
- 对各部门员工福利进行监督；
- 不定期指挥部汇报情况；
- 内部进行资源再分配。

在分配工作、完成工作或无法完成工作时，部门主管应该向指挥部报告。

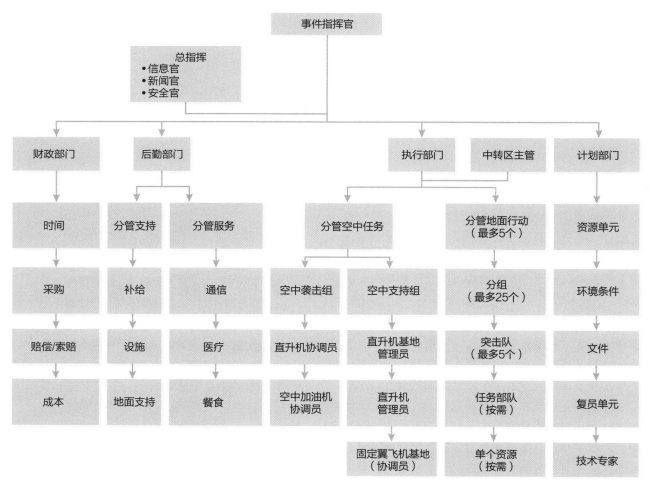

图53-4 指挥部组织方案

财政 / 行政部

财政 / 行政部（图 53-1）负责管理成本费用和处理赔偿事宜。这一部门很少在小规模事故中发挥作用。然而，如果事故升级、开支加大，该部门的作用得以凸显。在重大事故中财政 / 行政部的职能大致包括核算、采购、理赔和成本估算。

后勤部

后勤部（图 53-1）负责提供物资设备（包括操作设备的人员）、设施、服务、食品及通信保障。该部门的主要职能是为救援人员提供装备和支援。医疗事故救援需要的基本设备包括气管、呼吸机，以及止血、烧伤处理、伤员包扎和固定等所需用品的供给。此外，还有可能会用到一些搬动和转运患者所需的资源（人力、救护车、公交车等）。

执行部

执行部（图 53-1）指导并协调现场所有的救援行动，同时还要确保全部救援人员的安全。一般来说，EMS 归此部门管辖。运作部主管负责事故中的具体救援行动，包括：

- 完成战略目标；
- 指导前期行动；
- 参与行动规划；
- 根据实际需要调整行动计划；
- 维持纪律；
- 对工作人员负责；
- 在行动取得进展抑或是缺乏进展时及时更新指令。

计划部

计划部（图 53-1）职能是提供事前、事中、事后相关信息及资源保障情况。该部门还要履行拟订事故行动计划的职责，计划以书面或口头的形式呈现（对事故行动计划的具体需求由事故指挥官决定）。事故行动计划对特定时期内的救援行动及资源的配置做出了规定。救援期在时间长短上可能会有所不同，但通常救援期时长不得超过24 小时。在下列情况中可能会用到事故行动计划：① 要动用几个不同部门的资源；② 涉及几个不同的辖区；③ 事故情形复杂（如有些事故形势危急，需要轮班或更多人员支援）；④ 事故救援时间需要更长时间时。

注意

在一些事件中，如疾病暴发、火灾、攻击或网络事件，可能需要一个负责情报 / 调查的人员。他的任务是寻找事件的起因，控制其影响或防止其再次发生。情报 / 调查职能通常由计划部承担执行，也可能由执行部或指挥人员负责，还可能一个独立的部门承担，视事故的性质和规模而定。

重大事故声明

重大事故声明是事故救援极为关键的一个阶段。如果急救医疗队被派遣到一处有可能升级为重大事故的现场进行救援时，队员们应该会接到上级通知，或者主动向上级申报（根据既定协议）他们所救援的可能是一场重大事故或重大伤亡事故并在他们到达现场确认。通过这一声明可以与其他部门取得联系，从而使他们处于待命状态。这也为确认到底有多少其他可利用的资源争取了时间。医疗指导团队和地区医院同样也应该接到预警。接收医院需要提前了解伤员数量及伤情的严重程度，从而为患者的到来做好准备。在下列情况下要发布重大事故声明：

- 为充分满足对事故患者的治疗需求，需要派遣两个以上的救护车队，特别是乡村地区一些社区可能只有一辆救护车时更需要如此；
- 事故存在有大量的危险性、放射性材料或化学物质；
- 重大伤亡事故导致伤亡者数目庞大，需要特殊的急救医疗资源，如直升机、救援小组以及多支救援或搜救队伍。

重大事故准备工作

重大事故准备工作包括 3 个阶段：制订预案、现场管理、灾后跟进（或事后回顾）[3]。

阶段 1：制订预案。 重大事故准备工作的第一阶段是制订预案。各部门团结一致、制订预案对于管理重大事故起着非常关键的作用。所有在事故中接到召集命令的部门都必须要接受预案的安排。预案还必须要明确各行动组的共同目标和具体职责。多次协商会议、实践或演练（实操演习或"桌面"演习）是多部门合作取得成功的原因所在。预先规划应该考虑护理分类或优先排序、治疗及患者转运等问题。

注意

备灾计划的细节可以通过所在社区的地方应急灾害规划委员会找到。

社区中的危险识别（风险评估）也是备灾计划的一个组成部分。社区中危险可能包括危险品的制造、储存和运输，火灾威胁，暴力因素及其他潜在的社会问题。一次重大事故中可能需要的资源包括：

- 避难所和灾民食物赈济；
- 空运后送；
- 医疗设备和物资；
- 重型设备、发电机和照明设备；
- 通信设备；
- 执法人员；
- 专业救援服务。

阶段2：现场管理。 准备工作的第二阶段是制定策略以管理事故现场（现场管理）。有些重大事故凭借地方资源及人员（封闭的或可控的事故）就可以得到有效管理。然而有些事故会波及大片管辖区（开放或不可控的事故），还会涉及联邦、各州及地方的许多部门。不论事故规模大小或所涉及的部门有多少，现场管理都需要协调努力，以确保采取有效的应对措施，充分和安全地使用资源。

阶段3：灾后跟进。 第三阶段的主要内容是灾后跟进（也叫作灾后回顾）。它包括从事故中汲取的"经验教训"，也包括提出的改进方法，如关于应急响应、规划及社区预防等的改进措施。在这一阶段中，还应该对应急响应人员因压力造成的焦虑和疾病进行评估。

第2节　重大伤亡事故

在一次重大伤亡事故中，如果伤亡惨重或事故性质升级，以至于可获取的救援资源（地方/地区

上限）不足以应对事故现场的危急状况时，事故指挥系统规模会得到相应的扩大。社区地方准入门槛较低，促使事故指挥系统在实践中得到频繁应用。例如，当事故中有不止一人受伤时就可以应用事故指挥系统。当已经确定为重大伤亡事故时，指挥部必须迅速明确怎样做才能最好地提升事故指挥系统效能，进而满足事故救援需要。换句话说，各部门、各组别及各区都必须根据事故的规模和影响范围而迅速就位。

通常，重大伤亡事故的应急指挥系统的扩展首先需要建立医疗组、运输组和解救/救援组，用于将患者从危险区域撤离。如果超过5个小组（或分区），通常需要建立一个执行部（图53-5）。

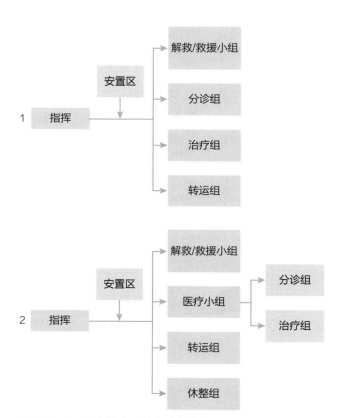

图53-5　重大伤亡事故中事故指挥系统的两种组织模式

注意

NIMS重点强调了牵涉多个部门、地跨多个辖区重大事故的管理流程。地方也应该采用这一管理流程。

现场评估

到达事故现场的第一支急救医疗队应该立刻且

迅速地对现场情况进行评估。如果到达现场的队伍是两位医护人员组成的小组，其中一位要担当指挥；另一位则开始对伤员进行检伤分类。如果现场安全状况或时间允许，就应该尽快进行更精确、全面的现场评估，包括：

- 事故类型及事故可能的持续时间；
- 是否需要诱捕或特殊救援资源支持；
- 每类伤情患者的数量；
- 初步为后来的分队指派任务；
- 评估事故管理所需的额外资源。

注意

现场评估必须不断进行更新。这有助于及时发现事故的特定需要或不断变化的新需要。

通信

指挥部必须尽快取得与主通信中心或应急指挥中心的无线电联络。大部分辖区仍将应急指挥中心视作其社区备灾计划的一部分。应急指挥中心是各部门领导、政府官员及各级公务员和志愿机构等聚集起来、协商应对紧急事故的地方。指挥部和应急指挥中心二者有着相似的目标，然而它们所履行的职责却不尽相同。事故指挥官负责的是现场行动。而应急指挥中心负责的是整个社区对事故的救援行动。无线电通信很容易使人分心，因此，事故救援人员必须严格遵守无线电和/或电话通信的规定。此外他们还应该使用明确、通俗的语言。所有通信联系都要简明扼要。

注意

当无法进行无线电通信（如发生大规模灾难）时，往往会通过信差（信使）、手机和卫星电话（SAT电话）进行通信。在重大事故中通信问题往往被视为头号难题。

获取资源

一旦确认或估计到现场救援的具体需要，就要求更多的救援人员赶赴现场（通信中心应该有一套附签名的标准操作程序以便请求互助）。通过互助可以为受灾者提供食物、避难所和衣物等资源。事故指挥官要部署资源调度。在接到命令前救援人员不得离开所在车辆。为有效进行资源调度，所有资源应处于待命状态，具体要求几点：

- 让现场车辆列队以便出发；
- 集结待命不要驶往限制通行的公路；
- 与负责中转的人员确认中转区。

调配资源的战略管理工具箱理论是可行的。它包括明确事故所需的具体资源（工具）、仅利用所需资源，以及发布调配资源的指令。

分组或分区的职能

不同重大医疗事故中所需的救援组或涉及的分区数目不同。一般救援组的职能有解救/救援、治疗及转运等。集结待命区、休整区和支援科同样也是事故救援组织的重要组成部分。

解救/救援组

解救/救援组负责管理被困或需要解救的伤员。具体职责包括在将患者移交治疗组前，对患者进行搜寻、解救、初步检伤分类并治疗等作业。解救/救援组对所负责伤员的处置仅限于判定伤情是否会危及性命，并对重伤者进行救治，如根据需要打开伤者气道、控制严重出血、封闭开放性胸壁伤口等。此外解救/救援组还要负责现场安全及搜救人员安全（如提供自给式呼吸器和防护服；如果怀疑处在易爆或缺氧的环境中，则进行必要的大气监测）。同时也要对解救和救援所需的资源进行评估，指挥资源部署。解救/救援组的职责包括：

- 决定检伤分类和初步处置是否要在现场或治疗组区域进行；
- 为伤员系上不同的分类标签；
- 评估解救被困人员并将其送往治疗组所需资源；
- 确保现场安全；
- 对伤员进行检伤分类和初步处置；
- 向指挥部报告资源需求；
- 分配资源；
- 监管分派来人员与资源的使用；
- 搜寻、召集、评估受伤后尚能行走的伤势较轻的伤员；
- 向指挥部报告进展；
- 当所有伤员都被救出并送往治疗组时向指挥

部报告"清理完毕";
- 配合其他组行动。

治疗组

治疗组在伤员救护的过程中与解救/救援组紧密配合。当伤员被转移到治疗组后,根据就医需求的不同他们会被重新分类。治疗组在伤员被转移至医疗机构前,要对伤员进行进一步处置并将患者固定稳妥。大部分医护人员和医院工作人员都被安排在这一组。

鉴于伤员众多,治疗区通常会进一步细分为即时治疗区和延迟治疗区。这种划分有助于根据伤情缓急明确伤员转运的优先顺序。需要即时治疗的伤员通常有致命伤。

延迟治疗的伤员包括受伤后尚能行走的伤势较轻的人,以及在不得已情况下可以暂缓处置、容后转移的人。需要注意的是,所有与伤病员接触的组织都要履行对伤员进行检伤分类监测的职责。治疗组的职责包含:

- 尽量避开危险物质(危险品)隐患,选定合适的治疗区域,(如位于上坡/迎风区/上游区),并将选定的位置报告给解救/救援组和指挥部;
- 对治疗患者所需资源进行评估并将需求汇报给指挥部;
- 对到达治疗区的患者做进一步的检伤分类;如果还没有为患者做分类标记则需要治疗组对其进行标记;
- 开辟出适合的区域作为即时治疗区和延迟治疗区;
- 分配资源;
- 指派、监管、协调组内工作人员;
- 向指挥部报告进展;
- 配合其他分区和分组的行动。

现场医师　在重大伤亡事故中位于现场的医师能提供非常重要的帮助。这些医师可提供现场医疗指导、对难以决断的伤情做进一步检伤分类,有时还需要实施手术以帮助解救或为患者做更专业的侵入性治疗,以及进行更详细的病情评估。此外医师还可以对超出普通救护员执业要求的特定疗法进行指导。

死者安置　根据事故规模大小不同,一些急救人员或许会被派去安置死者。这些安置死者的人员负有以下职责:

- 配合法医、验尸官、执法人员的工作,并与其他有关部门协同安置死者;
- 如果需要,找一处适当且安全的区域帮助搭建一间停尸房。

如果可能的情况下,应将死者留在找到他们的地点,直到制订了转移和储存尸体的方案。

思考

在对重大伤亡事故进行伤员检伤分类的过程中,你可能会面临怎样的困境?

转运组

转运组与接收医院、救护车及空中医疗服务相互通信,以便转运患者。转运组必须与治疗组密切配合,这样有助于为伤员选定合适的接收医院以便治疗。负责转运的车辆必须与集结待命区的行动协调一致,不论是到达该区还是从该区出发。转运组的职责如下:

- 明确患者有无转运需求并协调适当的运输工具;
- 对转运患者所需的资源进行评估;
- 设立救护车集结待命区(如果指挥部还未设立该区域的话)和患者装载区;
- 设立并使用直升机着陆区;
- 与医院进行通信联系,查明医院所能接纳的患者数目和诊治特殊患者的能力;
- 依照治疗组和医院的实际情况对患者转运做具体分配;
- 用日志记录追踪离开现场的患者的情况(包括患者身份、运输队及要接收医院);
- 向指挥部报告资源需求;
- 配合其他分区或分组的行动;
- 当全部患者都得以安全转运时及时告知指挥部。

集结待命区

大型事故救援需要设立集结待命区,有助于避免应急响应时发生交通堵塞和车辆延误的状况。所有应急车辆（消防车、执法车辆、救护车）都应该向集结待命区报告，听从该区指挥。而类似于救灾服务和新闻媒体这样的机构也可能要服从集结待命区总管的监管。集结待命区总管的职责包括：

- 配合执法人员封锁街道、交叉路口及其他区域，以便设立集结待命区；
- 确保所有设备和车辆都合理停放；
- 时刻记录集结待命区的所有设备并不断整理所需全部专业设备和医疗设备的详细清单；
- 复查必须保持待命状态的资源有哪些，并与调度中心协调资源；
- 将集结待命区设立在显眼的位置，保证设备和车辆可以迅速就位（如车辆打开应急灯，工作人员身穿标识服）；
- 配合其他分区或分组的行动。

休整区

休整区是众多消防机构和 EMS 机构执行的重大事故行动计划中的一部分内容。通常这一区域建立在救援现场外，供救援人员放松身心并监测他们的身体状况。在小型事故中，休整区分责人通常直接向指挥部汇报情况。不论何时只要后勤部已经建立，或事故类型为大型事故，那么休整区分责人要向后勤主管报告情况。大型事故中或许需要设立不止一个休整区。

思考

你认为休整区重要吗？为什么？

休整区负责的一个职责就是确保救援人员获得所需的医疗护理和治疗。另一项职责是保持对出入休整区人员的准确记录。要记录每名进入休整区的人员所接受的医疗护理和治疗情况（见第 56 章）。

支援科

支援科主管收集并分发设备和物资，包括从地方医院获取医疗物资、救援物资及事故救援所需的其他设备等。支援科的职责如下：

- 查明其他分区和分组的医疗物资需求；
- 选定合适的地点作为物资供应点；
- 和转运组一起，协调向医院采购医疗物资的工作；

- 协调无法从医院获取的医疗物资的采购工作；
- 向指挥部汇报额外的资源需求；
- 根据需要分配物资和设备；
- 向指挥部报告工作进展；
- 配合其他分区或分组的行动。

注意

通常发生事故时，后勤部中能派上用场的只有那么两支特殊的队伍，一个是休整区，另一个是支援科。根据管控范围的规定，这两支队伍可以在不设立后勤部主管的情况下开展工作，他们直接向指挥部汇报工作。

标志和通信

当事故指挥系统就位，所有应急响应人员都必须了解其组织结构和无线电通信线路。尽管不同的系统的服装和标志不尽相同，但都应遵循下述指导方针：

- 不同颜色编码的制服标示着不同救援人员的身份。例如，指挥官穿白色制服；急救医疗组长穿蓝制服，消防组长制服为红色，执法组长制服为绿色等；
- 除指挥部和分区／分组的通信方式外，大部分通信都是面对面进行的。无线电是用来指挥救援行动的；
- 无线电通信采用的是操作名称而非人名或单位名。例如，响应者可以说"治疗组接指挥部"或"解救／救援组接治疗组"。该系统确保所有参与者都可以根据一个无线电指令到达指定的位置（岗位）。在持续时间较长的事件中，人可能会改变，但岗位保持稳定。

无线电通信

通信在重大事故救援行动中起着极为关键的作用。识别重大事故救援行动中使用的无线电频率是预先规划中的重要内容。预先规划还包括使用这些无线电频率的方法。例如，所有救援单位都应该有共用同一频率的多信道无线电台。在这一频率范围内，又划分不同频率用于 EMS、消防等其他救援行动。分区和分组的官员都应该将便携式无线电台调到一个专门用于直接与指挥部通信的频道。这些通信频道可能事先就被分配好了，也可能在事故发生时由调度中心即时分配。此外，各州、各区和地方通信系统应该接受定期检查。检查内容包括对激活通信、系统频率及便携和移动无线电设备的管控。其他有关通信的注意事项如下：

- 无线电通信必须要清晰、简洁、语言通俗；
- 在通信前要准备好所要传递信息的内容；
- 通信员应该讲清楚发信队伍编号或所在区号或组号；
- 应尽量减少无线电通信量；
- 鼓励面对面交流。

重大伤亡事故救援中的常见问题

除了事故指挥系统的常见失误（框53-4）外，重大伤亡事故还存在一些常见问题，包括[3]：

- 未能将事故发生的消息全面、广泛地通知到各处；
- 不能在第一时间内迅速稳定伤员的伤情；
- 未能在治疗区内迅速地组织和管理伤员；
- 未能对伤员进行正确的检伤分类；
- 医疗救护过于耗时；
- 过早转移、转运伤员；

- 未能合理利用现场勤务人员；
- 未能将伤员分配到合适的医疗机构；
- 未能针对患者流量和医院容量问题与地方医院进行沟通；
- 缺乏对全体人员的合理规划和充分培训。

第3节 检伤分类的原则和方法

检伤分类是根据对损伤严重程度与救护患者所需资源的评估，对患者进行分类的方法（框53-5）。这一过程通常包括对患者精神状态的评估，包括遵循指令的能力、患者的行走能力和异常的生理体征。需要强调的是，检伤分类在重大事故救援中是一个持续的过程。随着对患者状况的连续监测，最初对患者的分类及安排救治的优先顺序可能需要调整。检伤分类的标准由事故规模、伤员数量及可支配的救援人员数量决定。美国已经出台了有关现场检伤分类的指导方针（SALT检伤分类）[4]。目前还有许多检伤分类模式，但没有一种被证明优于其他分类模式。救护员必须熟悉当地的检伤分类方法。

框53-4 事故指挥系统的常见失误

事故指挥方面的失误
- 没有建立单一指挥或统一指挥的机制
- 没有设立集结待命区
- 申请额外资源过早
- 下放权力

调度方面的失误
- 没有协调好当班和休班的救援人员对事故现场的救援工作

通信方面的失误
- 没有指定一个专门用于救援行动的无线电频道
- 在事故救援行动中，没有采用限制无线电通信的标准操作流程

集结待命方面的失误
- 没有设立一个中心集结待命区（指挥部）
- 没有选定一处较大且交通便利的集结待命区
- 没有时刻对专业设备和人员情况做详细记录

分区/分组的普遍失误
- 没有向指挥部全面报告工作进展
- 负责人参与具体的救援行动，如搬运垃圾或操作救援设备等
- 没能控制事故周边区域

- 没有告知指挥部有多少可支配人员

解救/救援组失误
- 没有对伤员进行检伤分类，也没有为其做分类标记
- 没有在发现伤员的地方就地对其进行治疗（这与稳定伤情并转移至治疗区的规定不符）
- 没有采取充分安全措施

治疗组失误
- 没有将患者集中到统一组织的治疗区
- 治疗区建得还不够大
- 没有组织统筹治疗区且没有监测伤员伤情
- 没有有效地与转运组协调转运工作

转运组失误
- 没有为进出车辆开辟足够的通道
- 协助转运的人员不足
- 没有向医院提供预警消息或最新消息
- 在全部患者都转移完毕后却没有告知医院

支援科失误
- 未能为重大伤亡事故规划所需的医疗物资
- 未能迅速向现场运送物资

一位有钉子穿过脚的患者）。整体排序的目的是识别和分组应首先接受评估和挽救生命的干预措施。这种排序不涉及在患者身上放置任何类型的标签或标志。

步骤 2：评估

个人评估的第一步是有限的快速救生干预治疗：

- 通过直接按压、使用止血带或其他装置来控制大出血；
- 通过调整体位或借助基本的气道装置使患者呼吸道畅通（不能使用高级气道装置）；
- 如果伤者是儿童，考虑对其进行两次人工呼吸；
- 胸部减压；
- 自动注射器解毒药；

步骤 3：救生干预

救生干预只能在救护员的执业范围内进行，并且开展救生干预的前提是设备必须马上就位。救护员马上取来更多的设备或用品。

步骤 4：治疗和 / 或转运

患者最初分为 5 类：死亡、立即转运、等待转运、延迟转运或最后转运，并用适当的颜色标记。

死亡（标记为黑色）。 首先，救护员应评估如下：
- 如果是成年人，打开气道后患者能否呼吸？
- 如果是儿童，在打开气道并给予两次人工呼吸后患者能否呼吸？

如果答案是否定的，那么患者应该被标记为死亡。在重大伤亡时，如果有一名救护员要为呼吸暂停的患者持续通气，将影响其他患者的救护。

立即转运（标记为红色）。 接下来，救护员应迅速评估以下情况：
- 患者能否听从命令或做有目的的动作？
- 患者有外周脉搏吗？
- 患者没有呼吸窘迫症状吗？
- 出血控制住了吗？

如果答案是否定的，而且救护员认为，在现有的资源条件下，患者很可能存活下来，那么患者应该立即贴上标签。即刻患者得到优先照顾，优先转运。

检伤分类过程往往会有多个阶段。

初级检伤分类在 SALT（分类、评估、救生干预、治疗和 / 或转运）检伤分类系统中称为分组分诊，用于根据患者伤情的严重程度和治疗所需资源快速分类患者。初级检伤分类还用于快速评估和报告患者的数量及伤情的严重程度。

二级检伤分类在 SALT 检伤分类系统中被称为个体评估，用在治疗区域，在那里患者再次被分类。他们被贴上标签（通常用纸标签），以表示救护的优先次序。小规模事件往往不需要二级分类。

SALT 检伤分类

SALT 检伤分类（分类、评估、救生干预、治疗和 / 或转运）是适用于所有患者（包括成年人、儿童和特殊人群）的全美各类重大伤亡灾害事故的初级检伤分类标准[5]。SALT 检伤分类是由主要的 EMS 协会批准的，其中包括美国急诊医师学会、美国 EMS 医师协会和美国外科医师学会创伤委员会。SALT 检伤分类的目的是让 EMS 提供者能够优先考虑患者的护理，迅速采取拯救生命的干预措施，快速地对患者进行准确的分组[6]。

步骤 1：排序

SALT 检伤分类系统首先要求对所有伤员进行分类，排列伤员个人评估的优先顺序。例如，救援人员说："如果你需要帮助，请跟随我的声音来指定区域。"患者应该按要求走向指定区域，而这样可以行走的伤员会靠后接受个人评估。而留下的伤员应该按要求挥手（即遵照指令）或接受专人对他们有目的性运动的观察。那些不能动的人及那些明显有生命危险的人应该最先得到伤情评估，因为他们是最有可能需要救生干预治疗的人。这种排序过程确定了以下患者优先排序：

- 第 1 优先：静止不动 / 有明显生命危险
- 第 2 优先：挥手 / 有目的性运动
- 第 3 优先：能行走

这些排序承认一些患者可能没有受伤，但可能选择与另一名不能移动的患者（例如，一位母亲有一个受伤的孩子）分在一起。同样，一些患者也不能独自行走，即使他们伤情不会危及生命（例如，等待转运（标记为灰色、白色或蓝色）。如果对前面关于脉搏、呼吸、出血和精神状态的任何问题的答案都是否定的，而且救护员认为，在现有的资源条件下，患者不太可能存活下来，那么患者就会被标记为等待转运。这些患者不应该获得更有可能拯救那些需要立即转运的患者的资源，但在需要立即转运的患者都转运后，可能会接受治疗。

延迟转运（标记为黄色）。严重受伤的患者，将需要最终的明确治疗，但不需要立即转运和救护，被标记为延迟转运。在将患者归入这一类时，救护员应考虑以下因素：

- 患者有外周脉搏吗？
- 患者没有呼吸窘迫吗？
- 出血控制住了吗？
- 患者是否听从命令或做有目的的动作？

如果答案都是肯定的，但损伤显著，那么患者就会被标记为延迟转运。

最后转运（标记为绿色）。如果对前面关于脉搏、呼吸、出血和精神状态的问题的答案都是肯定的，而且损伤似乎很小，那么患者应该被标记为最后转运。最后转运的患者通常是最后一个被评估的患者，因为他们可以行走，还可以帮助照顾或搬动其他患者。

使用标签。在标注立即转运患者接受救护后，应尽快重新评估指定为等待转运、延迟转运或最后转运的患者，一些患者会有所改善，另一些患者会失代偿。一般来说，应该首先治疗和／或转移需要立即转运的患者，随后是延迟转运的患者，然后才是最后转运的患者。如果医疗资源允许，要对等待转运的患者进行治疗和／或转移。高效利用交通工具有时需要混合运输不同类别的患者并且使用替代交通工具。有些患者可能只需要现场处置而不需要转运（图 53-6）。

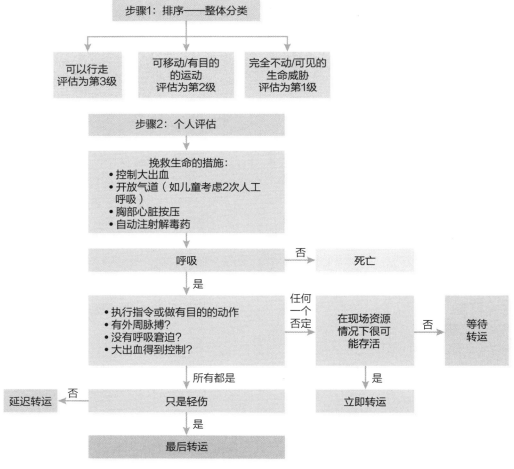

图 53-6 SALT 检伤分类方法

注意

　　在一些重大伤亡事故中，建立了伤员集结区。这种集结区比较安全，远离危险。在那里，伤病或受伤的患者可以集中在一起进行分类、处置或转运；或者临时安置于此，直到确立下一步的行动，如治疗。

START 检伤分类法

　　简单分类和快速治疗（START 检伤分类法）是由美国加利福尼亚州霍格长老会纪念医院研究制定的。它是一种 60 秒伤情评估的方法。这一评估方法重点关注患者的行走能力、呼吸作功、脉搏 / 灌注情况及精神状况（图 53-7）。这种评估方法用来对患者状况进行分类，根据不同伤情和所需治疗不同，主要分为轻伤、延迟治疗、立即治疗和死亡。START 检伤分类法能帮助救援人员快速识别哪些患者随时有生命危险。

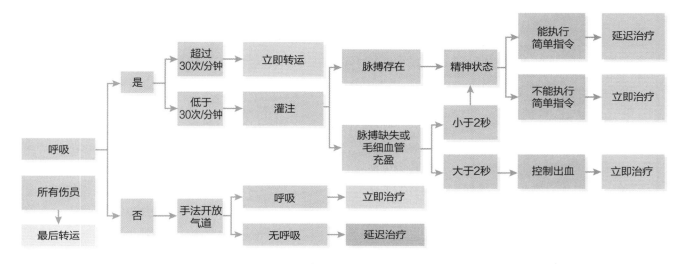

图 53-7　START 分类法将患者分为危重或延迟类别。患者根据其分诊组迅速脱离现场

　　救护员应首先评估患者的行走能力。能够行走和理解基本指令的患者被归类为轻伤。随着更多的救援人员到达，他们将被进一步分类和标记。未成年患者应该照指示留在其所在地点等待帮助，或者步行到治疗区或转运点。最初的 START 分类是针对不能行走的患者。

　　符合 30-2-can-do（框 53-6）标准但不能行走的患者被归类为延迟治疗。失去知觉、呼吸过速、毛细血管充盈延迟或缺失或桡动脉脉搏缺失的患者

被归类为立即治疗。没有呼吸并在气道打开后恢复自主呼吸的患者被认为需要立即治疗（标记为红色）。如果在打开气道后没有恢复呼吸，患者被归类为死亡。

思考

　　如果呼吸频率小于 10 次 / 分或超过 30 次 / 分，患者可能会有什么紧急情况？

检伤分类标签 / 标志

　　各种标签、胶带、丝带和标志等的标记方法都用来表示伤员的检伤分类结果（分类标记系统）。两种常用的标记方法是 METTAG 系统和 SMART 标记系统。

　　METTAG（医疗急症分类标签）系统采用关于颜色编码和优先级的国际协议，向紧急救护员和接收医院工作人员发出预警，提前告知伤员检伤分类

框 53-6　30-2-can-do

　　助记符号 "30-2-can-do" 是 START 检伤分类的提示符。30 是指患者的呼吸频率；2 是指毛细血管充盈时间；can-do 是指患者遵从指令的能力。呼吸频率低于 30 次 / 分、毛细血管充盈时间少于 2 秒并且能行走和遵从指令的患者被视为轻伤患者。

证据显示

  研究人员试图通过将 SALT 检伤分类法和 START 检伤分类法与公布的参考标准进行比较来评估这两种分类法的准确性。在使用已公布的参考标准分类的模拟现场中，发现 SALT 提供了与参考标准相比更准确的总体分类（r=0.860，P<0.001）。SALT 和 START 对黑色和绿色的患者类别的划分完全相同。在 SALT 组分类不足率 9%（95%CI：2~15）时，显著低于 START 的 20%（95%CI：11~28）。超检率无显著差异。研究人员得出结论，SALT 检伤分类是一种更准确的分类方法。

资料来源：Silvestri S, Field A, Mangalat N, et al. Comparison of START and SALT triage methodologies to reference standard definitions and to a field mass casualty simulation. *Am J Disaster Med.* 2017; 12（1）：27–33.

的情况（表 53-1）。红色标志着伤情最为严重；黄色标志着伤情不算特别严重；绿色标志着伤情不危及生命；黑色标志着患者已经死亡或伤情严重以至于患者没有存活的可能性。

表 53-1 国际颜色编码和优先事项 [a]		
患者状况	**颜色代码**	**优先级**
伤情严重	红色	第 1 优先级
伤情不很严重	黄色	第 2 优先级
伤情稳定	绿色	第 3 优先级
已亡	黑色	—

[a] 这项由美国外科医师学会创伤委员会制定的现场检伤分类系统，由一个代表 EMS、急诊医学、创伤外科和公共卫生的专家小组修订。

  SMART 标记系统采用 4 种颜色的分类编码卡片，内含追踪伤员的军事条形码（图 53-8）：

  1. 第 1 优先级（红色卡片）表示立即治疗。

  2. 第 2 优先级（黄色卡片）表示紧急治疗。

  3. 第 3 优先级（绿色卡片）表示延迟治疗。

  4. 黑色卡片表示死亡。

  在不考虑标记系统的情况下，检伤分类必须要分清伤员病情的轻重缓急，避免对同一患者进行重复分类，在治疗和转运时还要起到追踪系统的作用。因此所有标签和标记都应该具备下述特征：

  ·方便使用；

  ·迅速确定患者治疗的优先顺序；

  ·方便追踪；

  ·留出空白以便进行信息记录；

  ·避免再次对患者进行检伤分类。

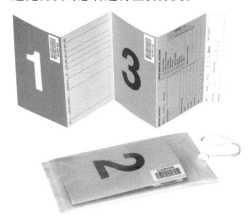

图 53-8 SMART 分类标签与条形码

  无论使用何种标记系统，分类都必须确定患者病情的优先次序，防止同一患者的重复检伤，并服务作为治疗和运输过程中的跟踪系统。由于这些原因，所有标签和标记都应具有以下特点：

  ·易于使用；

  ·迅速确定患者的优先次序；

  ·容易跟踪；

  ·为一些文件留出空间；

  ·防止患者自行分类评估。

患者追踪系统

  转运组必须坚持给患者记录追踪日志。日志应用了检伤分类标记系统，还应该记录患者的姓名和分类标签识别编码。追踪日志与航运清单类似，必须含有下列信息：

  ·患者身份信息；

  ·转运分组；

  ·患者优先级；

  ·接收医院。

转运患者

  患者的转运方式取决于患者检伤分类的优先级和伤情。通常会用救护车转运患者，然而有时也会用公交车转运大批伤情稳定的患者。救护直升机通常是用于转运伤情危急的患者。

第 4 节　突发事件压力管理

突发事件压力是救援人员面临的潜在危险。因此，应该提供支持服务以帮助救援人员管理创伤事件的压力。根据事件的性质和规模，这些服务可能包括结构化压力报告、员工援助计划、心理咨询、配偶支持计划、家庭生活计划、牧师服务和定期压力评估[7]。

总结

- 重大事故是情况复杂，可利用资源不足以做出充分应对的事件。
- 事故指挥系统是一个通用的框架，旨在改进应急救援行动和资源调配和使用。
- 事故指挥系统包括主要组成部分：指挥部、计划部、执行部、后勤部和财务 / 行政部。
- 指挥权应该属于一个承担事故指挥官职责的人。指挥官应对现场情况进行评估，确定有效的指挥模式和指挥部位置，通过无线电发送简短的初步报告，制定事故行动计划，分配任务，并根据需要请求更多的资源。
- 统一指挥模式适用于跨辖区、跨职能部门的事故的救援行动。
- 财务 / 行政负责管理成本费用和处理赔偿事宜。后勤部门负责提供物资和设备（包括操作设备的人员）、设施、服务、食品和通信保障。执行指挥和协调现场所有的救援行动。计划部应提供事前、事中、事后相关信息和资源保障情况。
- 所有参与的响应机构必须有预案（重大事故准备工作的第一阶段）。预案必须明确每个行动组的共同目标和具体职责。第二阶段主要是制定策略以管理事故现场（现场管理）。第三阶段包括灾后跟进，包括从事故中汲取的"经验教训"，也包括提出的改进方法。
- 扩大事故指挥系统与伤亡人数和事故性质升级有关。
- 第一个到达现场的急救医疗队应迅速对现场情况进行评估。指挥官必须立即与主通信中心或应急指挥中心建立无线电联系。如果需要，应立即请求增加救援人员。

- 可能需要建立的部门或分组包括解救 / 救援组、治疗组和转运组。解救 / 救援组负责管理被困或需要解救的患者。治疗组提供救护和稳定伤情，直到患者被送到医院。运输组要与接收医院联系，了解医院接收能力。
- 集结待命、休整区和支援科也是救援组织的重要组成部分。在大型事件中设立集结待命区，以防止车辆拥堵和延误。休整区供救援人员放松身心，并监测他们的身体状况。支援科负责收集和分发设备和物资。
- 重大伤亡事故救援中的常见问题与通信、资源分配和授权有关。
- 检伤分类是一种根据损伤严重程度和救护所需资源对患者进行分类的方法。SALT 检伤分类主要通过排序、评估、救生干预、治疗和 / 或运输管理患者部署资源。START 检伤分类法关注患者的行走能力、呼吸作功、脉搏 / 灌注情况和精神状况，以快速识别死亡风险最大的患者。
- 各种标签、磁带、丝带和标志，用于表示伤员的检伤分类结果。METTAG 系统采用关于颜色编码和优先级的国际协议，提醒紧急救护员和接收医院的工作人员注意伤员的类别。SMART 标签系统使用 4 种颜色的分类编码卡，内有用于跟踪伤员的军事条形码。
- 应该向救援人员提供支持服务以帮助他们管理创伤事件的压力。根据事件的性质和规模，这些服务可能包括结构化的压力报告、员工援助计划、心理咨询、配偶支持计划、家庭生活计划、牧师服务和定期压力评估。

参考文献

［1］Federal Emergency Management Agency. *National Incident Management System*. 3rd ed. Washington, DC: US Department of Homeland Security; 2017.

［2］Pennsylvania Emergency Management Agency. *ICS-400-Advanced ICS Student Manual*. Harrisburg, PA: Pennsylvania Emergency Management Agency; 2013.

［3］US Department of Homeland Security. *National Incident Management System*. Washington, DC: US Department of Homeland Security; 2008.

［4］McCoy CE, Chakravarthy B, Lotfipour S. Guidelines for field triage of injured patients: in conjunction with the *Morbidity and Mortality Weekly Report* published by the Centers for Disease Control and Prevention. *West J Emerg Med*. 2013; 14（1）: 69–76.

［5］SALT mass casualty triage: concept endorsed by the American College of Emergency Physicians, American College of Surgeons Committee on Trauma, American Trauma Society, National Association of EMS Physicians, National Disaster Life Support Education Consortium, and State and Territorial Injury Prevention Directors Association. *Disaster Med Public Health Prep*. 2008; 2（4）: 245–246.

［6］Lerner EB, Schwartz RB, Coule PL, et al. Mass casualty triage: an evaluation of the data and development of a proposed national guideline. *Disaster Med Public Health Prep*. 2008; 2（S1）: S25–S34.

［7］Mitchell JT, Bray GP. *Emergency Services Stress*. Englewood Cliffs, NJ: Brady Publishing; 1990.

推荐书目

Biddinger PD, Baggish A, Harrington L, et al. Be prepared–the Boston Marathon and mass–casualty events. *N Engl J Med*. 2013; 368: 1958–1960.

Culley JM, Svendsen E. A review of the literature on the validity of mass casualty triage systems with a focus on chemical exposures. *Am J Disaster Med*. 2014; 9（2）: 137–150.

Donofrio JJ, Kaji AH, Claudius IA, et al. Development of a pediatric mass casualty triage algorithm validation tool. *Prehosp Emerg Care*. 2016 May–Jun; 20（3）: 343–353.

Edgerly D. The basics of mass casualty triage. *JEMS website*. http: // www.jems.com/articles/print/volume–41/issue–5/departments– columns/back–to–basics/the–basics–of–mass–casualty–triage.html. Published May 1, 2016. Accessed March 29, 2018.

Gore TA. Posttraumatic stress disorder treatment and management. Medscape website. https: //emedicine.medscape.com/article/288154– treatment. Updated March 7, 2018. Accessed March 29, 2018.

Russo C. Healing first responders through critical incident stress management interventions: critical incident stress management is a short–term, psychological first–aid intervention strategy that can help mitigate long–term mental health issues. EMS1.com website. https:// www.ems1.com/ems–products/fitness–health/articles/225253048– Healing–first–responders–through–critical–incident–stress– management–interventions/. Published March 27, 2017. Accessed March 29, 2018.

Silvestri S, Field A, Mangalat N, et al. Comparison of START and SALT triage methodologies to reference standard definitions and to a field mass casualty simulation. *Am J Disaster Med*. 2017 Winter; 12（1）: 27–33.

（王建平，杨贵荣，陈星，赵婉廷，李岩，译）

第 54 章

救援意识和救援行动

美国 EMS 教育标准技能

EMS

了解 EMS 人员在救援行动中的角色和职责，以确保患者、公众和工作人员的安全。

车辆扩展

· 安全从车辆中撤离
· 使用简单的手工工具

学习目标

完成本章学习后，紧急救护员能够：

1. 描述救援过程实施医疗救护和采用机械方法必须考虑的因素；
2. 概述救援行动各阶段的要求；
3. 确定合适的个人防护设备，以保证救援行动的安全；
4. 描述 EMS 人员在水面救援中需要注意的问题；
5. 讨论 EMS 人员在与危险空气有关的救援中需要注意的问题，包括密闭空间和沟槽或洞穴情况；
6. 描述公路 EMS 作业中可能存在的危险；
7. 描述 EMS 人员在涉及危险地形的救援中需要注意的问题；
8. 描述在救援期间评估和管理需要注意的问题。

重点术语

篮式担架：线状、网状或塑料制成的具有刚性结构的救援用担架。

密闭空间：进出口有限且不适合人类生存和居住的空间。

经过交叉训练的救援人员：经过一种以上救援项目培训（如消防、紧急救护或执法培训等）的救援人员。

解困：在事故残骸中开辟一条通道，并将患者身上的残片取出。

动力绳：通常用来向锚点攀登或攀过锚点的救援绳索。

出路：一条外出通路。

塌方：自然坍塌将人掩埋在了密闭空间内。

平坦地形救援：在平坦地形中开展的一种救援，进行时可能会受到各种阻碍，如有较大石块、土质疏松或有河床和溪流，增加救援的难度。

危险气体环境：在密闭空间内可能会出现的缺氧环境。

高角度救援：一种救援方式，需要救援者用双手（如攀绳下滑时）保持平衡以救回伤者的一种救援。

锁定过程：停用并关闭电子设备，以防人们在未经允许的情况下进入事故现场并启用处于关闭状态的控件。

低角度救援：一种在陡峭山坡开展的救援。这种山坡均 35°。

缺氧环境：氧气浓度过低的密闭空间。

患者绑缚固定：将患者从现场转移到救护车上的紧急救护程序。

个人漂浮装置：一种在水中穿戴的安全防护装备，用来降低溺水风险。

动力输出装置（PTO）：一种花链传动轴，通常装配在拖拉机或其他农业机械设备上，用于向机器配件或独立机器提供电力。

攀绳下滑：利用绳索控制身体下降。

救援：帮助人们脱离危险或受困环境的行为。

救援与身体恢复：救援旨在救人性命而身体恢复却不以救命为目标。

风险效益分析：在试图救援之前权衡安全和获益的分析。

静力绳：救援行动中使用的延伸系数较低的绳索。

大角度救援：一种救援方式，伤者处在 35°～65° 的斜坡上。救援者的重量分布在绳子和地面之间。

辅助约束装置：车辆配置的安全防护装置，如安全气囊、碰撞传感器、安全带预紧器，用以防止驾驶员 / 乘车员受伤。

供气式呼吸器：一种由密闭空间外的空气源提供的几乎无限量空气供应的装备。

水面救援：对漂浮在水体表面的患者进行的救援。

交通事故管理：在保护现场救援人员安全的同时，协调多个不同合作机构和私营机构的资源，尽快检测、响应和处理交通事故，以减少事故造成拥堵和对安全的影响。

救援被定义为"帮助人们脱离危险或受困环境的行为"。EMS 人员和其他公共服务部门在突发事故中对受伤或被困的患者开展的很多常规救援行动，在上述定义中都有体现。适时将专业医疗技术和机械技术应用到事故作业中，这正是开展救援所需要的。

注意

救援技术已经高度专业化。美国 NFPA 制定的《技术救援人员专业资格标准》列出了 19 个不同的救援专业，包括车辆、受限空间、沟渠、塔架、矿山和隧道、直升机、冰面、洪水和荒野搜索和救援。每一个救援专业都有 3 个方面的能力水平要求：① 意识——对安全的基本了解和对专业救援人员的需要；② 作业——基本救援服务和对救援技术人员的支持；③ 技术人员——救援知识和技能的最高水平。本章将重点介绍各种救援行动。

资料来源：National Fire Protection Association.*NFPA 1006: Standard for Technical Rescue Personnel Professional Qualifications.* Quincy, MA: National Fire Protection Association; 2017.https://www.nfpa.org/codes-and-standards/all-codes-and-standards/list-of-codes-and-standards/detail?code=1006.Accessed April 15, 2018.

第 1 节 对救援作业的适当培训

救援作业要求人员经过训练且具备专业技术，从而确保患者能得到有效治疗和及时脱困。不论是医疗救援还是非医疗救援工作，都必须根据患者的需要开展。任何救援作业取得成功都依靠医疗救护和专业救援作业协调一致的努力。协调行动有利于实现以下几点：

· 接近患者，评估患者的治疗需要；

· 启动现场救护；

· 将患者从受困环境中解救出来；

· 在事故救援全过程中提供持续的医疗救护。

救护员在救援作业中的作用

在美国，大多数救援行动都是由消防机构、专业救援机构完成的。患者救护是救护员的职责。在另一种类型的救援系统中，救援服务由消防机构、紧急救护机构或执法机构提供，这些机构有经过交叉培训的救援人员。在这个系统中，救援和患者救护的职责不是分开的。

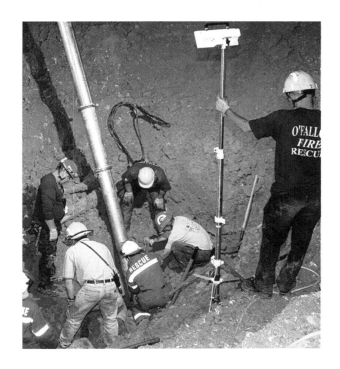

险、有毒气体、不稳定结构、重型设备、道路危险及锋利边缘和碎片等的威胁。初级现场评估对危险因素的识别，采取个人防护措施并在事故救援全过程持续监督救援作业对于所有救援行动而言都是必不可少的。

救援行动中需要保障安全的事项优先顺序是救援人员的安全、团队的安全、旁观者的安全及受困和受伤人员的安全。这样排序的理由如下：

· 训练有素、装备严整的救护员如果按规定作业，且始终保持着对危险的警惕性，就能降低自己受伤和使现场局面复杂化的风险。

· 团队是救护员的支援队伍。因此，团队成员安全对于有效救援而言至关重要。作业时不顾团队成员的安全会增加受伤的风险，还会使救援工作复杂化。

· 必须疏散无关人员，使他们远离危险。旁观者或未受训的"帮手"只会增加额外人员受伤的风险，也会为救援作业增加不必要的麻烦。

· 最后需要保障的是被困或受伤人员的安全，他们在救援开展前已经被困或受伤。将前三个优先事项的安全落实到位能使救援成功的可能性最大化。

救护员在救援行动中的主要作用是接受适当的培训后，配备适当的个人防护装备，以便在事故现场和整个事故救援行动期间安全接近患者并进行救治。救护员往往是许多需要救援的场景的第一响应者。因此，他们应该具备以下能力：

· 了解与各种环境相关的危险；
· 了解何时可以安全靠近或尝试救援；
· 具备在安全和必要时进行救援的技能；
· 了解救援过程，知道何时宜用或不宜用某些技术；
· 熟练掌握患者绑缚固定技术，以实现安全有效的解困和医疗救护。

思考

是否存在为了实施救援而危及救援服务人员安全的情况？

注意

对现场其他救援人员进行医疗监测并助其康复也是救护员的重要职责（见第56章）。

安全问题

安全问题在任何救援作业中都是第一位的，因为随时可能出现各种危险。例如，救援中可能会受到危险物质、恶劣天气、极端温度、火灾、触电危

救援行动各阶段

救援行动分为7个阶段：① 到达现场并进行现场评估；② 危险控制；③ 接近患者；④ 医疗救护；⑤ 解困；⑥ 患者绑缚固定；⑦ 转运患者。正如本文一直强调的那样，在训练有素的救援人员确保现场安全前救护员不能进入现场。个人安全永远是第一位的。

到达现场并进行现场评估

救援的第一阶段就是到达现场并进行现场评估。这一阶段要求救护员查清此特定紧急事故的救护需求，包括迅速了解现场情况、分析问题并选定适当的响应方式。在这一阶段中，救护员必须做到：

· 了解所处环境和潜在风险；
· 建立指挥部并进行现场评估；
· 查清伤员人数并在必要情况下进行检伤分类；
· 查清现场是在搜索、救援还是在身体恢复；
· 在实施救援前对个人安全进行风险与获益分析；
· 请求提供更多信息；
· 对搜救和评估现场患者及其他人员的实际时

间进行估计。

现场评估是对突发事件现场的持续评估。当接到求救电话和调度中心传来的信息时，现场评估就开始了。救护员必须时刻警惕，把握可能随之发生变化的特定事故需求。例如，如果救援过程中电线发生垂坠现象，可能就需要寻求公共电力服务的帮助。评估阶段有 3 要素，它们分别是应急响应、其他因素和资源。

应急响应。在对现场呼叫做出最初应急响应时，救护员所了解的通常都是有限的。在前往现场的路上，救护员和调度员应该尽可能地搜集有关事故的具体信息，包括事故发生的准确位置、用地类型（工业区、商业区还是居住区）、受伤者数量、事故类型和存在的危险。天气状况（如极端炎热或寒冷、水位上升、降雨、强风等）也会影响救援作业、患者状况和加速作业的需要。

正如第 18 章所介绍的，标准调度协议对最初应急响应起指导作用。这一调度系统建立在上报突发事件的等级的基础之上。例如，如果发生的是单车撞车事故，那么消防机构和 EMS 机构可能会被最先要求前去救援。如果车祸涉及公共汽车且有很多人受伤，那么就需要多家消防机构和 EMS 机构参与救援。调度中心在接收有关事故严重程度的信息时，调度协议会根据实际需要对应急救援进行升级或降级的调整。调度中心会向应急救援队伍提供最新的信息。

思考

习惯性地向事故现场输送过多救援物资有什么不利影响吗？

其他因素。在确定应急救援类型时需要考虑的其他因素是对现场情况的描述和事故发生的具体时刻。在人口高度密集的区域突发的事故可能需要特殊车辆和设备支持，以便开展解救和灭火行动。这种区域有高层公寓、学校或购物中心等。在乡下或野外突发的事故可能会需要直升机救援或其他资源的支持。如果事故中存在危险物质，那么可能需要向旁观者、患者和救援人员提供特殊救援和消毒设备。

事故发生的具体时刻可能会影响事故现场救援的需要。例如，拥堵的交通和拥挤的人群可能会成为一个问题；在凌晨、晚上或深夜执行救援任务时

可能还需要额外的灯光照明。上述因素决定着救援人员的要求及现场管理的作业方式。

资源。要迅速并准确地对紧急事故做出评估就需要进行提前计划，还需要制定一套系统方法来开展应急救援。可用资源是任何应急救援行动的关键。应急救援团队可能缺乏专业人员、没有经过培训或不具备相应的专业技能来处理特定的事故。事故救援中可能会用到的资源包括：

- 伤员数目较多时需要更多的救护；
- 评估地区医院接收患者的能力；
- 专科医院能力评估；
- 航空医疗服务；
- 执法人员；
- 车辆救援、灭火或照明等任务时所需的消防服务；
- 水中搜救队、装备自给式水下呼吸器的救援队伍和其他专业救援队；
- 危险物质管控队；
- 城市搜查和救援队。

危险控制

危险控制是救援行动的一个阶段，由最先到达事故现场的救援团队快速查明并管控现场危险，包括将遭受不可控的危险降到最低、尽可能确保现场的安全并保证为所有救援人员都配置了相应的个人防护装备。现场可能遇到的危险情况有火灾、不稳定结构、密闭空间、急流、有毒物质、危险动物及失控的人群等。

接近患者

迅速接近亟待救援的伤病员，对于伤病员最终的结局至关重要。对于受到多系统创伤的患者而言，评估、稳定伤情及开展救援的速度一定要快。但前提是将保证患者和救援人员的安全放在第一位。为了安全地接近患者，救护员必须选定接近患者的最佳方式，部署合适的救援人员并维持患者位置的稳固与安全。

专用救援工具和设备（图 54-1）可能会造成伤害。为了减少风险，救护员应该使用所需的最小的力量，并疏散不必要的人员。指定的安全员应随时警惕救援人员的作业压力及旁观者和受困者的潜在安全隐患。

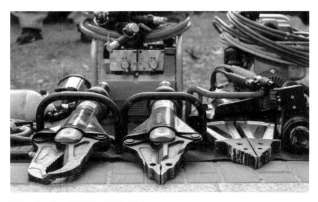

图 54-1　救援工具和设备

虽然救护员可能不会直接参与解救患者，但他们对患者的救护负有主要责任。此外，他们可以作为危险操作的观察员发挥关键作用。团队理念是任何救援系统或行动中最重要的元素。团队合作可最大限度地提高安全性、效率和有效性。作为院前护理的一个基本要素，团队合作对救援人员的安全也有很大的影响。

医疗救护

在救援团队接近患者所在位置后，就可以开展医疗救护了。救护员应该快速对现场进行初步评估，确定患者是否有致命危险并对此进行处置。提供的救护措施可能受到现场环境和实际工作区域的限制。救护员可以采取一些稳定措施，如脊柱固定、呼吸道管理、供给氧气、静脉输液治疗等。如果救护员察觉患者生命垂危或濒临死亡时，就必须立即转运。遇到上述情况时搜救与转运速度要快。

在完成初步评估并对有致命危险的患者进行处理后，应该进行体格检查。在不中断初步评估和紧急救护的情况下，救援团队其他成员应该同时对患者进行体格检查。

解困

解困包括在事故的残骸中开辟一条通道，并从患者身上移除残骸。在帮助伤病员解困时，救护员的主要职责是让患者摆脱困境，并通过"风险是否大于益处？"这一问题进行风险效益分析。这种分析应该考虑到人身安全。这一阶段的救援是由患者的需要驱动的。因为可能需要专业的救援人员和设备才能脱离，救护员应该了解他们所在地区的可用

资源，并知道如何调动他们。解困通常是耗时的，因此 EMS 团队应该准备好在现场待更长的时间。

> **思考**
>
> 你所在的社区周边有哪些救援队伍？

患者绑缚固定

固定患者身体并为转运做准备的过程称为患者绑缚固定。这一阶段的救援可能会需要特殊救援能力的支持。例如，患者在转移时可能需要穿过危险地带或被绳索提升到直升机上。和救援其他方面的工作类似，各部门协作并共担患者救护的职责，救援成功的概率会更大。

救护员要负责确保让患者做好从现场转移的准备。他们还要在解救和转运患者的出路（外出通路）上防止患者遭受其他伤害。应该为患者盖上毯子或防水帆布，给他们佩戴护耳、护目装备。另外还应该给患者戴上补充氧气或空气的面罩，在存在有毒气体时可以保护患者免受伤害。

可以简化转运前的患者绑缚固定的工作，但必须对患者的气道和颈椎进行固定，对静脉导管和输氧管进行固定。如果需要，还必须将患者固定在长脊柱固定板上。如果时间允许，应该对四肢骨折处进行固定，将消毒纱布覆盖在开放性伤口上并用绷带进行包扎。对于需要快速稳定伤情和转运的患者而言，如果现场救援被耽误，那么患者的存活希望就可能会变小。

当患者从被困区域解救出来后，应该考虑使用其他医疗护理设备。在这一过程中，救护员必须保持和其他救援人员的通信与协作。必须清理出路，确保出路的通畅与安全。在转运患者阶段，必须保证患者和救护员不再遭受其他任何危险。

在解救患者和患者绑缚固定的过程中，救护员应考虑患者的情感需要。患者往往会对救援过程感到焦虑或恐惧。如果可以，救护员应该和患者保持良好沟通，应该确保患者受到良好的医疗护理；帮助患者做好心理准备，以防一些意外变动或操作给患者带来不适；对所有的救援作业进行解释。

转运患者

如果需要把患者立刻转移到救护车上，那么就

应该准备好相应的轮式担架、篮式担架、铲式担架或长脊柱固定板等。当患者被送到急救车上时，应该考虑地形、设备及运输人员要求等转运患者时需要注意的问题。根据患者的特殊需要及救援环境，应该适当地调节救护车内的温度。

当患者已经在送往医院的途中，救援任务就算是完成了。和其他患者转运的过程类似，EMS 团队要继续提供紧急救护并根据患者状况咨询医疗指导。

第 2 节 救援人员个人防护装备

EMS 人员所穿着的个人防护装备最初是由其他行业（如消防服务）的服装改制而成的。NFPA[1]

和 OSHA[2] 共同制定了防护服和个人防护装备的标准，该标准已经被全美范围内的众多消防机构和 EMS 机构采纳。人们普遍认为，参与救援 EMS 人员应该配备以下个人防护装备：

- 带有护耳和下颌系带的抗冲击防护头盔；
- 护目镜带有松紧带和防止镜片起雾的透气孔；
- 轻便、防刺穿的外套和裤子或连身裤；
- 防滑、防水手套；
- 带有钢制鞋垫和钢制脚趾等保护装置的靴子。

不是同一种个人防护装备适用所有的情况。救援人员参与的程度和事故性质决定着救援人员能否得到充分的安全保障。其他个人防护装备可能在另一些事故救援行动（框 54-1）中比较适用。

框 54-1 辅助个人防护装备

符合相应用途安全标准的头部护具
- 符合 NFPA 标准的小型消防员头盔，适用于大部分车辆 / 构造的救援
- 符合美国国家标准学会（ANSI）标准的适用于密闭空间和技术救援用途头盔
- 适合水中救援的带有内衬的漂流 / 皮划艇头盔

护目用具
- 全脸面罩（大多数消防头盔都是半脸面罩）
- ANSI 认证的带有硬面罩的护目眼镜或护目镜

听力护具
- 高噪声环境下所必需的
- 带有耳塞或耳罩

护手用具
- 防割伤和穿刺伤且指关节能灵活活动的手套

护足用具
- 带有护踝、能限制足部活动范围的防护装备
- 能增大摩擦力并防滑的鞋底
- 隔绝外部极端环境影响的绝缘层
- 满足安全要求的钢制脚趾

火焰 / 火星防护（如果可能起火）
- 能有限进行火焰 / 火星防护的服装（注：这些服装不能完全防止穿刺伤和割伤，而它们提供的热保护可能会增加热应力）

救生衣（当在水面或水域附近开展救援时）
- 符合海岸警卫队有关水面漂浮的标准
- Ⅱ 类或 Ⅲ 类救生衣（大多数水面救援作业人员的首选）
- 绑在救生衣上的口哨和闪光报警器
- 绑在救生衣上用于切割的刀

能见度
- 所有外衣都要贴有反光饰条
- 在实施道路救援时要穿的橘黄色服装或安全背心

扩大保护、远程保护或野外保护
- 如有需要，在非常见的恶劣天气环境（如寒冷、降雨、降雪或刮风等天气）中开展救援时额外穿的或不同的个人防护装备
  - 个人饮用水及零食
  - 可能会需要遮蔽物

保护个人免受血源性病原体侵害

OSHA 已经制定了工作场所防护标准，防止血液和空气传播疾病[3-4]。无论何时，只要有可能接触患者体液或传染病，就应遵守个人防护标准（见第2章）。

第3节 水面救援

水面救援是对漂浮在水体表面的患者进行救援。人们经常在娱乐时被卷入水流中。包括救援人员在内的很多人都低估了水的威力和危险性。流体压力会受到水深、流速及水流障碍物等不同变量的影响。水中救援非常危险，需要救援人员经过特殊培训且具备专业技能。单个的救援人员或未经培训的个人是绝对不能尝试进行水中救援的。

水流障碍物

当水流经一处表面平坦的障碍物时会形成环流（"溺水机器"）（图54-2）。环流会困住受困者并加大救援难度。环流通常会出现在河流中或低水头坝处，往往不会造成伤害（水坝高度并不代表危险程度）。水流的力量极具欺骗性，容易给救援人员造成危险。受困者往往会死于疲劳、体温过低或溺水。

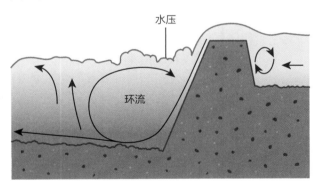

图54-2 低水头坝高度从1.8至3m不等，会产生可怕的水压

水中还有一些允许水流通过却会困住船只或人等的障碍物（如树枝、栅栏线或网等）。水对受困者的冲击力会加大救援难度。救援人员必须要小心靠近滤网以免自身受困。

足部或肢端被卡住

通常认为在水位没过膝盖的湍急水流中行走是不安全的。这样可能会使脚陷进泥潭或水草里，从而将受害者拖入水下。如果足或肢端被卡住，关键是要记住它是怎么陷进去的，你就要怎样把它挣脱出来。

静水

每年大约有3500人在平缓的（静）水（湖泊、池塘和沼泽）中溺死[5]。导致死亡的因素有饮酒或吸食毒品。另一个因素就是水温低造成溺水者因体温过低而死。上述因素会致使溺水者很快丧失反抗能力并最终溺水。

大多数溺水者从来没有计划过在水里游泳。在水上或附近时，经常戴上一个适当紧固的个人漂浮装置，可以减少溺水的可能性。对于所有的响应者，在水上救援行动中都需要个人漂浮装置。水上救援人员首选Ⅰ型或Ⅱ型个人漂浮装置，而特殊类型Ⅲ型、Ⅳ型（响应者不佩戴，但应用于救援行动中）和Ⅴ型适用于某些应急救援情况。

水温

正如第44章所介绍的，浸没在温度低于37℃的水中会导致人体温度过低。当水温低于33℃时，人无法维持正常体温。在相同温度下，人在水中热量散失的速度比在空气中的散失速度要快25倍（水温越低，热量散失的速度就越快）。如果一个人在冷水中浸泡30~60分钟，体温过低将成为其死亡的重要原因[6]。

> **注意**
>
> **不同类型漂浮装置的用途**
>
> Ⅰ型：海上救生衣
>
> Ⅱ型：近岸救生衣
>
> Ⅲ型：漂浮辅助装置
>
> Ⅳ型：可抛掷的漂浮装置
>
> Ⅴ型：特殊用途装置

突然进入冷水中可能会导致喉痉挛，进而导致水灌吸进入体内、缺氧甚至失去知觉。在寒冷到足以产生称为冷休克（10~16℃）的水中，手的协调性可能在60秒内丧失，而使用手臂的能力则可能在5分钟内丧失。如果体温过低，人通常无法按照指示（例如，抓住救生设备）帮助自己脱离险境。个人漂浮装置可减少热损失和漂浮所需的能量。在突然浸水的情况下，一人应采取胎儿姿势（HELP 姿势）。多人则应该聚拢在一起以减少热量损失（图54-3）。

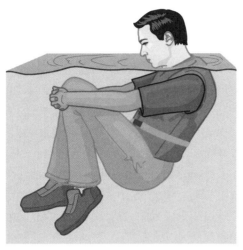

A

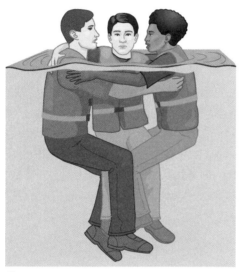

B

图54-3 减少热量散失的姿势。A. 如果只有一人，应采取胎儿姿势；B. 如果有多人，则应该聚拢在一起以减少热量损失

防寒反应

防寒反应属于哺乳动物潜水反射（见第44章）。这一反应增加了人类在冷水中存活的机会。这种保护性反应包括面部浸入冷水中对副交感神经产生的刺激，这会导致心动过缓、末梢血管收缩将血液挤至中心及低血压等。这一保护性反应的效应是由年龄、水中姿势、肺活量及水温决定的。

当人长时间浸没在水中时，体温骤降有时对脑组织有保护作用。因此，体温过低者还有抢救的希望。在对其进行精准评估前必须先在医院帮助其复温。

救援与身体恢复

救援与身体恢复是指救援旨在救人性命而身体恢复却不以救命为目标。除了温度，其他因素也会对浸没水中的伤者的最终结局产生影响，这些因素包括在水中浸没的时间、已知或潜在创伤、环境状况、伤者年龄和身体状况及整个救援和转移过程所持续的时间[7]。因为在长时间浸泡于极冷的水中的伤者当中，确实有神经功能完全恢复并苏醒过来的成功案例，所以救护员应该在现场就开展复苏治疗，除非伤者的死亡体征非常明显。

水中脊柱固定

常规脊柱固定方法适用于已知或可能的损伤机制（如潜水事件、酒精相关损伤）的患者[8]。只有接受过水上救援训练的救援人员才能下水实施水下救援。一般指导原则包括用手支撑患者的头部并保持中立位，限制有角度的运动；如果有需要，提供人工呼吸；如果需要尽快将患者从水中运出，在患者下方放置一个可浮起的背板，用背带固定患者，迅速将患者从水中救出[9]。解救后，患者应被覆盖以防止体温过低（见第40章）。如果需要，应启动通气和循环支持[10]。不应试图清除呼吸道中的水[10]。对于需要积极呼吸道管理的严重呼吸窘迫患者，脊柱固定不应优先于初次复苏[11]。

证据显示

在一项人体模型交叉研究中，研究人员让21名专业救生员和21名非专业救援人员在室内游泳池进行两次抢救，以确定水中复苏的有效性和安全性。一次是同时在水下通气，另一次没有。两组比较，水中复苏与较长的抢救时间有关。两组被救者的水吸入量和体力消耗量在进行水中复苏时都较大。救生员比普通人更快，负面影响更少。研究人员得出结论，即使在最佳条件下，水中复苏延迟了抢救并导致大量误吸。他们建议非专业救援人员不要尝试水中复苏。

资料来源：Winkler BE, Eff AM, Ehrmann U, et al. Effectiveness and safety of in-water resuscitation performed by lifeguards and laypersons: a crossover manikin study. *Prehosp Emerg Care*. 2013; 17（3）: 409–415.

救援技术概览

如前文所述，救援人员永远都不要低估流水的威力，在不具备高水平专业化技能的前提下绝不能实施水中救援。我们推荐的水中救援模式是伸—扔—划—走。

- **伸**。如果落水者所在位置靠近岸边，救援人员应该想办法把手伸向落水者。桨、大树枝、杆子或其他救援设备等都可以被用来帮助落水者。在实施救援前，救援人员应该先穿上救生衣，还应该确保自己已经站稳，以防被落水者拽入水中。
- **扔**。救援人员应该留在岸上，同时把漂浮装置扔给落水者。通过这种方式把落水者拉到岸边。
- **划**。如果伸或扔的方法都行不通或落水者已经失去了意识，训练有素的救援人员就应该在有船只可用的情况下划向落水者。
- **走**。如果现场没有可用的船只且伸和扔的方法都不可行时，训练有素的救援人员应该通过涉水或游泳的方式靠近落水者。

救援人员在岸上实施救援、指导落水者进行自救或采用伸和扔的方式实施救援都可以。船上救援需要经过专门的培训。

自救技术

如果救护员意外进入了危险水域，他们应该用下述方法开展自救：

1. 在入水时掩住口鼻；
2. 保护头部并将脸露出水面；
3. 如果是在静水中要摆成胎儿姿势；
4. 如果是在流水中不要试图站立；
5. 仰面浮在水上，脚朝下游方向，头以 45° 角方向指向最近的岸边。

第 4 节　危险气体环境

危险气体环境是指在密闭空间内可能会出现的缺氧环境（密闭空间指进出口有限且不适合人类生存和居住的空间）。据 NIOSH 报道，在密闭空间死亡的人中约 60% 是试图抢救受困者的救援人员[12]。密闭空间包括以下几种：

- 谷仓和粮仓；
- 水井和蓄水池；
- 储油槽；
- 下水道和抽水站；
- 排水涵洞；
- 地下室；
- 沟渠或塌方环境。

密闭空间中可能遇到的危险

据 NIOSH 表示，密闭空间中可能遇到的危险主要有 6 种，包括缺氧环境、化学／有毒物质暴露或爆炸、塌方、机械卡夹、电力及结构问题。

缺氧环境

缺氧环境的危险是不可见的，因此救援人员不能根据气体的外观推断环境是安全的。氧气可能被其他中性或有毒气体取代，这些气体也是无色的，通常无气味，因此人类的感官无法检测到（框 54-2）。进入密闭空间前，必须由经过培训的人员在密闭空间的顶部、中部和底部进行监测，以确认有无可用氧气。任何氧气浓度低于 19.5% 的密闭空间视为缺氧[13]。密闭空间内氧含量极高（大于 22%）可能会促进快速燃烧，因此也是一个严重的安全隐患。

> **注意**
>
> 一个人在氧气不足的大气中会感觉到一种绝望的呼吸冲动。不幸的是，救援人员在感觉到危险并做出反应之前，他们会因为缺氧而变得虚弱。

框 54-2　在密闭空间中可能出现的有毒气体
硫化氢 二氧化碳 一氧化碳 氯气 低或高浓度氧气 甲烷 氨气 二氧化氮

化学／毒性暴露或爆炸

氧气可以通过某些化学反应从大气中除去。例如，钢结构生锈和浇筑混凝土时发生的反应，以及通过产生危险气体（如甲烷）置换氧气的自然衰变过程。此外，某些化学物质和气体的存在会导致有毒物质的暴露（见第 56 章）（框 54-3）。它们也可能增加爆炸的风险。在粮仓、筒仓和储粮罐中发现的一些粉尘和颗粒物与空气混合时可能具有高度爆炸性。许多气体比空气重，因此它们在储存容器底部的浓度更高。与含氧量一样，受过培训的人员应使用适当的测试设备监测密闭空间中的有毒气体或爆炸性气体。

框 54-3　密闭空间中可能发现的有毒气体

氨

二氧化碳

一氧化碳

氯

硫化氢

低或高浓度氧气

甲烷

二氧化氮

思考

为什么在可能接触到有毒气体的环境下，工作人员极易丧失工作能力？

注意

有些粮仓专门设计成限氧环境以促进发酵过程。这些粮仓通常可以通过它们的蓝色外表辨识出来。

塌方

泥土、谷粒、煤炭或其他干燥物滑落并将人掩埋在密闭空间内，这就是机械卡夹的过程。塌方会造成环境缺氧并进而导致窒息。此外，困于塌方中的人可能会受到身体伤害（挤压伤），爆炸的风险也会增高。

机械卡夹

一些类似于谷仓、粮仓的建筑往往使用螺旋钻、螺丝钉、传送带等机器来传送所存储的货物。上述或其他机械设备可以将人困住，需要得到别人的救援才能脱险。在开展救援前，训练有素且经验丰富的工作人员应该检查并关闭所有这类机器。

电力

在某些情况下，电动机和物资管理设备供电的系统可能会存在触电危险。与处理机器的方法类似，有经验的工作人员必须检查并关闭所有的电力设备（这些设备包括电箱和开关）。这样可确保救援人员的安全。这一锁定过程必须要防止人们在未经允许的情况下进入事故现场并启用处于关闭状态的控件。电动机及其他电力设备能够"储存"电力，可能会导致人们受困或受伤。在所有的救援行动中，工作人员还必须要关闭或阻断化工管道、蒸汽管道和供水管道等。

结构问题

在进入密闭空间安全地开展搜救行动前，必须首先确认该密闭空间的支撑结构。举例来说，大部分的圆柱结构都是由中央 I 字梁支撑的。这种房梁相对便于操作，然而非圆柱结构的空间构造可能呈现的是 L 形、T 形或 X 形。不同结构会影响救援人员进入并实施救援的效果，还可能会让搜救通道变得曲折复杂。

你知道吗

动力输出装置（PTO）

动力输出装置（PTO）是一种花链传动轴，通常装配在拖拉机或其他农业机械设备上，用于向机器配件或独立机器提供电力。连接在动力输出装置上的电力传送轴可能会对现场的农场工人和救援人员的安全构成威胁。在关停机器、断开动力输出装置前，救援人员绝对不能靠近动力输出轴。此外还有很重要的一点，那就是绝对不能从旋转运行中的动力输出轴上跨过，而应该绕行。

动力输出轴是造成很多人在农场作业时受伤的原因。衬衫长袖、长裤腿或长头发极易被卷入动力输出轴中，进而使人受重伤或致死。造成的典型损伤包括截肢、严重撕裂、多处骨折、脊椎和颈部受伤或全身毁坏。断臂、断腿和严重的面部裂伤很常见。

资料来源：Power take off safety. National Ag Safety Database website. http://nasdonline.org/49/d001617/power-take-off-safety.html. Accessed April 16, 2018.

继发于塌方的挤压综合征

如第 37 章所述，骨筋膜室综合征可由挤压机制引起，从而导致缺血性肌肉损伤、组织坏死和挤压综合征。这些损伤通常伴有内部器官破裂、严重骨折和失血性休克。挤压造成的损伤的严重程度取决于 4 个因素：① 施加在身体上的压力大小；② 受压或受力的表面区域；③ 施加在身体上的压力的持续时间；④ 发生伤害的特定身体区域。对重要器官的严重挤压伤可能会导致立即死亡。

挤压会导致受压部位长时间缺氧。如果受压部位持续受压，患者可能会在数小时或数天内保持稳定。然而，当患者从卡压中脱离时，受压部位的组织的再灌注可能导致损伤过程，例如，肌红蛋白、乳酸和其他毒素释放到循环中。如第 37 章所述，这些事件会同时发生，并可能最终导致死亡。如果患者的伤情或损伤机制怀疑为骨筋膜室综合征或挤压伤，救护员应咨询医疗指导。院前救护必须由熟悉该病理过程的医疗指导监督。

狭小空间紧急事故

OSHA 要求工人进入封闭式空间须符合标准[13]。这个标准已经迫使工业、市政和政府的应急响应小组做好准备应对密闭空间事故。获得许可证的要求是，该区域必须安全或工人必须穿戴个人防护装置，防坠落装置和回收装置必须到位，进入现场前必须进行环境监测。在没有许可证的地点，通常未进行大气情况监测。在这些地点，救援人员经常会遇到缺氧的环境。密闭空间可能发生的其他类型的紧急情况包括：

- 坠落；
- 医疗紧急事故；
- 爆炸；
- 塌方；
- 有毒气体和化学物质暴露。

救援人员安全进入事故现场

正如前文所说，救援人员要想安全地进入密闭空间作业现场需要经过专业培训。在救援队确保现场安全前，任何救援人员都不能进入密闭空间内。安全进入事故现场，需满足以下条件[14]：

- 有关密闭空间救援的正规且系统的训练；

- 进行气体监测以查明氧气浓度、硫化氢浓度、一氧化碳浓度、爆炸极限、易燃环境，以及是否存在有毒空气污染物；
- 适当通风；
- 关闭电力系统；
- 逸散储存能量；
- 断开（堵塞/封堵）所有管道以防止危险物质或气体流入事故现场；
- 适当的呼吸防护。

供气式呼吸器。 在近距离接触和脱离密闭空间困难的情况下，使用典型的"背瓶式"自给式呼吸器是不实际的。这样的装置只提供有限的空气供应，可能必须将其取下才能接近被困者。相反，在密闭空间作业（图 54-4）时，供气式呼吸器更合适。这些轻量级呼吸器可以由密闭空间之外的设备提供几乎无限的空气供应，以及一个类似于常规自给式呼吸器装置的"逃生瓶"，只是要小得多。

供气式呼吸器的潜在并发症包括设备故障、损坏或空气管道缠绕，以及空气软管长度的限制。

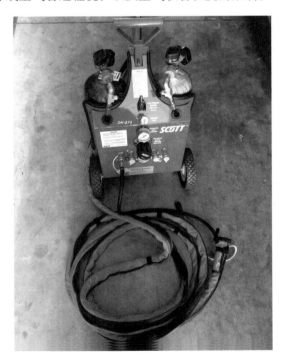

图 54-4 供气式（供气管式）呼吸器

到达现场

到达密闭空间现场的 EMS 团队应该按照下述步骤推进救援行动：

1. 向安全认证负责人／作业负责人申请一份符合 OSHA 标准的现场安全许可证后，进行现场评估并确定该紧急事故类型。确定密闭空间内工作人员（受困者）人数；

2. 寻求专业救援队伍的帮助；

3. 在远离事故现场的外围区域拉警戒线，只允许救援队员入内；

4. 向现场救援人员提供任何他们可能会用到的远程救生设备。

现场安全对于所有参与救援的人来说是至关重要的。只有专门的救援人员才能直接进行救援活动。没有经过专门救援培训的 EMS 人员，只有在不进入密闭空间的情况下，安全地协助救援行动。

沟渠或塌方环境救援

大多数沟渠坍塌发生在深度小于 4 m、宽度小于 2 m 的沟渠中。美国联邦法律要求在 3 m 或更深时设立支撑或沟槽以备解救[15]。但当有些承包商因提供安全措施的成本增加而放弃时，就容易发生此类坍塌。导致坍塌的因素包括：

- 沟渠一侧或两侧沟壁坍塌；
- 墙体侵蚀或坍塌；
- 掘土堆积太过靠近沟渠边缘导致坍塌；
- 沟渠交叉；
- 地面震动；
- 渗水。

注意

0.03 m³ 的土壤重 45 kg；一个人胸部或背部堆积 0.6 m³ 的土壤相当于承受 318~454 kg 的压力，这可能导致掩埋，并迅速导致窒息。

资料来源：OSHA sites [sic] company following trench death. ROCO Rescue website.http://www.rocorescue.com/roco-rescue-blog/osha-sites-company-following-trench-death.Published August 13, 2010. Accessed April 16, 2018.

到达现场

在到达已导致掩埋的塌陷现场时，救护员应记住，第二次塌方很可能发生，不应靠近。除非沟渠不到齐腰深，否则救护员不得尝试救援。相反，他们应该保护现场，建立指挥系统，并确保安全的周边环境；关闭可能引起振动的非必要设备；请求专业救援队；防止进入沟渠或塌陷区。

只有加固后，才能由训练有素的救援人员接近患者。加固和挖掘过程可能会比较费力且耗时。但现场安全对成功的营救或恢复是必不可少的。

思考

如果出于安全原因，您无法进入密闭空间进行救援，还有什么其他选择？

第 5 节 公路作业

在公路 EMS 作业中，往来车流是主要危险。与公路危险相关的因素包括对限制与非限制出入公路的应急响应、紧急车辆碰撞及阻碍车辆进出现场等。因为考虑到往来车流可能会导致的问题，所以 EMS 人员必须密切配合执法人员的行动以确保安全救援。协调警察、消防和应急响应人员之间的交通事故管理至关重要，这样能为人们提供安全的交通，并为应急响应人员提供安全的作业区域。救援员可以采取下述措施以减少交通危险：

- 将设备（消防车、救援或其他急救车辆）横向摆放在行车路中，正好挡住车流，从而保护现场免于交通危险；

- 将不必要的设备搬离公路（在限制出入的公路上这样做非常必要）；在远离现场的地方设立集结待命区；

- 安放设备以减少车流量，并且便于开辟一块安全的救护车搭载区；

- 为避免司机分心或影响司机视线，只能使用必要的警示灯（考虑使用琥珀色场景照明灯）。为避免因开车大灯而晃到附近汽车司机的眼睛，使之不能视路，应该关闭车大灯；

- 使用交通锥及闪光信号疏导车辆远离救援作业现场，从而开辟一块安全区域（在接近现场的位置安全地使用闪光信号，一旦开起就不要随便熄灭）；

- 确保所有救援人员都身穿高能见度服装（如橘色公路工作服或贴有反光饰条的服饰）。

公路救援作业现场可能遇到的其他危险有燃料或火灾危险、电力、不稳定车辆、安全气囊和辅助约束系统及危险货物等。

燃料和火灾危险

车祸造成的汽油泄漏是 EMS 机构经常遇到的火灾危险。碰到这种情况，应关闭车辆点火开关，禁止吸烟，并避免在泄漏物附近使用照明弹，降低易燃液体点燃的可能性。救援人员应携带灭火器接近现场，并在整个救援过程中随时准备灭火器（框54-4）。理想情况下，应在现场配备带有充液软管的消防设备。

框 54-4 灭火器

手提式灭火器的分类是基于以下 5 种火型的预期扑灭效果确定的，这 5 种火型分别是：

- A 类：普通易燃物；
- B 类：易燃液体；
- C 类：通电的电气设备；
- D 类：易燃金属；
- K 类：厨房火灾（可燃烹饪液）。

急救人员应携带 ABC 多功能灭火器，该灭火器适用于一种以上的火灾。这些干粉灭火器可用于扑灭普通可燃材料、易燃液体和电气设备的火灾。D 类灭火器用于易燃金属。K 类灭火器是专为厨房火灾设计的干式和湿式灭火器。

除字母外，A 类和 B 类灭火器还有数字代表的等级，表示灭火器预期能抑制的火灾大小。一个20-B 灭火器能扑灭的燃料是 1-B 灭火器的 20 倍。

灭火剂通过降低热量和消除维持燃烧所需的氧气来工作。但消除氧气可能会对救援人员和患者造成危险。因此，救护员必须在密闭空间内小心工作。此外，救护员和患者应避免过度暴露于灭火剂的烟雾。所有救援人员应使用适当的呼吸器。

资料来源: US Department of Labor, Occupational Safety and Health Administration.Evacuation plans and procedures eTool: portable fire extinguishers: extinguisher basics.Occupational Safety and Health Administration website.https://www.osha.gov/SLTC/etools/evacuation/portable_about.html.Accessed April 16, 2018.

发生事故的车辆应停车，关停发动机。碰撞车辆的蓄电池通常应该保持连接，这样仍可以操作电动门锁、车窗、座椅和行李箱。但是，如果要停用蓄电池，应首先断开接地电缆，以减少产生火花的可能性。火花可能点燃溢出的燃油或泄漏的蓄电池气体。大多数新的美国汽车都有正极接地电缆，可

以通过电池标记或定位连接到车架、发动机或车身的接地线来识别。蓄电池电缆可用钢丝钳切断或用蓄电池钳断开。断开的电缆应折回原处，然后用胶带固定，使其与任何可能重新建立系统接地的裸露金属接触绝缘。两根电缆都应断开并固定。

通常车辆起火是由油箱破损或车辆相撞时油管着火造成的（催化转化器能够点燃溢出的燃料）。护理人员只有在接受过相关培训且装配齐全的前提下才能全面参与车辆起火救援。如果消防员还未到达现场但乘员却被困在起火车辆中，EMS 人员应该迅速判断能否安全实施解救。如果人员被困车内而车辆还未完全被火苗吞没，应该尝试使用灭火器阻止火势扩大。

起火车辆可能非常危险，随时都有可能发生爆炸，带来致命危险。所有行动都必须立足于救援人员的安全。当 EMS 人员必须要靠近起火车辆时，他们应该低下身体，从一侧接近车辆，同时还应该远离保险杠位置以防其被炸飞。EMS 人员应该穿个人防护装备以抵御危险的腐蚀性烟雾的侵害。

替代燃料系统

有些车辆使用替代燃料系统。例如，以天然气、高压电储能电池、乙醇和弹性燃料、生物柴油和二甲酯为动力的汽车。混合动力汽车使用多种燃料来源。所有这些替代燃料源都有引发火灾的风险，并因高压气瓶和蓄电池爆炸而受伤。电动汽车的电压也足以造成严重烧伤、电击和死亡。混合动力汽车通常可以通过混合动力标签和覆盖发动机罩下、后部和车下部件的橙色线套来识别。

每种车辆的制造商都有特定的救援指南，供应急人员在涉及使用替代燃料的碰撞车辆的现场救援时遵循。以下是救援的一般指南[16-17]：

- 如果车辆起火，要保持与该车的安全距离；
- 在车辆熄火前一定要打开车窗、打开车锁和门闩并移动电动座椅。将车停好，尽快挡住车轮以防司机在无意间踩踏油门；
- 检查车辆以确保其完全断电。即使没有听见发动机的声音也应该假定车辆处在启动状态。关闭汽车就能关掉混合系统、切断燃油泵、阻止安全气囊通电、使高压电流和电池组隔离。（很多传统汽车和混合动力汽车使用的是无钥门禁系统/起动点火系统）即使车已经熄

火，高压电容器可以储存近 10 分钟的高压电流。在这段时间里，汽车是不安全的；

- 绝不要碰触、切断或拆开任何橙色电缆或橙色线套保护下的电路元件。应该时刻想着高压电缆可能还在工作着或者还是热的。

注意

替代燃料是替代传统燃料的各种动力源的统称。每种替代燃料都会对救援人员造成不同的危害。车辆制造商制定了针对这些紧急情况的应对方案和策略。

电力

垂坠的电线很危险。现代变压器主要用于在一定时间间隔内对断路重新进行检测，因此断掉的线路会突然冒出致命的电流。救援人员必须熟悉当地的电力系统，应该向地方电力公司询问有关情况并商议能否为应急救援人员提供培训课程。只有电器工人和经过培训的救援人员在使用适当设备的前提下才能处理垂坠的电线。

在现场安全之前，救援人员决不能接近患者。当救援人员进入一个区域时，如果感觉到脚底、腿、或胸部有刺痛感的，则不应继续前进，而应撤离该区域。应建议与坠落电线接触的车辆内的人员留在车内，除非他们有其他风险（如爆炸、火灾）。离开车辆是危险的，并且可能造成严重的电气伤害。

当患者与电源相接触，要是救护员必须触碰该患者时，经过培训的救护员可以使用类似于皮革手套、木杆、聚丙烯绳等的绝缘设备及其他特制装备。但上述方法没有一种能让人完全避免电击伤害。

不稳定的车辆

不稳定的车辆是救援作业中常见的危险因素。在进入之前，所有不稳定的车辆必须稳定下来。在评估车辆稳定性时，必须考虑碰撞机制、车辆位置和数量及现场环境。

有些车辆明显不稳定，例如，位于侧翻或翻倒的车辆。然而，即使是一辆车轮看起来很稳定的汽车，也可能因为轮胎的移动和车辆悬挂系统的晃动而变得不稳定。因此，所有失事车辆应谨慎处理。

稳定车辆的标准方法包括用木垛式支架、轮楔和安全气囊支撑车辆，用绳索、电缆和链条将车辆固定在电线杆、树木和其他车辆和结构上（图 54-5）。图 54-6 显示了一些用于稳定车辆的设备。需要对参与救援管理的救护员进行专门培训。

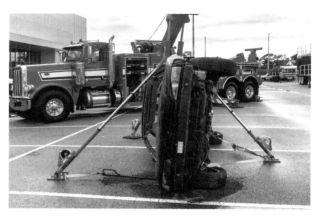

图 54-5　带支柱的车辆稳定装置

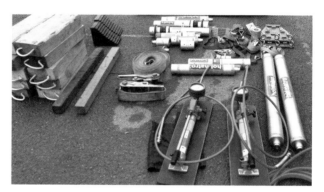

图 54-6　用于稳定车辆的设备

安全气囊和辅助约束系统

在美国制造的所有汽车中，作为辅助约束系统的安全气囊是必需的安全装置。安全气囊的 3 种主要类型是正面防护、侧面防护和顶部防护安全气囊。这些装置可以安装在车内的许多地方。安全气囊通常被认为是碰撞事故中有效的安全装置，然而对于坐在乘客座位上的儿童和体格较小的成年人而言，安全气囊弹出后却会使他们受到致命伤[18]。

注意

当温度达到 149~204℃时，大多数安全气囊都能在车辆发生火灾时自动展开。此安全功能有助于确保这种温度不会导致气囊模块内的充气单元爆炸。

资料来源：What you need to know about airbags? Canadian Express Card website. http://www.licensingoffice.com/RoadSafety/Airbags.html.Accessed April 16, 2018.

安全气囊一旦弹出，就不会有危险，尽管它们会产生残留物，可能会导致轻微的、暂时的皮肤或眼睛刺激。通过戴上手套和护目镜，清除眼睛和伤口处的残留物，并在接触后彻底清洗，可以避免这种刺激。

应急响应人员应接受辅助约束系统检测和现场管理方面的培训。美国 NHTSA、车辆和安全气囊制造商与美国消防局合作，提供了配备安全气囊的汽车的救援指南（框 54-5）。

框 54-5　配备安全气囊的车辆的救援指南

弹出的安全气囊是没有危险的，也不可能再次弹出。此外，安全气囊是独立运行，可能不会同时弹出的。救援人员应该遵守保持安全距离的 5-10-20 规则，以避免安全气囊意外弹出时受伤。5-10-20 规则的内容如下：
- 侧面窗帘式气囊或安全气囊——保持至少 15 cm（5 英寸）的安全距离；
- 驾驶员正面安全气囊——保持至少 25 cm（10 英寸）以上的安全距离；
- 乘客正面安全气囊——保持至少 51 cm（20 英寸）以上的安全距离。

此外，救援人员不能在安全气囊和乘员或救援人员之间放置硬板或其他设备。一旦安全气囊弹出后就不会再弹第二次。

事故中安全气囊未弹出

在救援行动中，事故中未弹出的安全气囊可能会突然弹出，这会释放出大量能量，不论是对乘员还是救援人员而言都非常危险。如果乘员被压在未弹出的安全气囊后部，应该尽快关闭汽车电池。在断开电池电源前，救援人员应该判断是否需要移动电动座椅、打开电动门或电动窗。需按以下步骤关闭电源。
1. 关闭所有的电路元件且闭合点火开关。谨慎地断开两极电线（先断开负极电线）。
2. 应该把需要断开的电线切断两次，确保线路端口接触不到电弧。确保电池两极不会与金属部位接触，以防重启电路。不要试图用打开点火开关的方式检验电池连接状态；应通过开灯来验证电池连通与否。
3. 为了更加安全起见，在未弹出安全气囊附近要遵守 5-10-20 规则。

如果事故中车辆起火，应该采取一般的灭火流程。高温可能会使先前未弹出的安全气囊弹出，但却不会使启动部件爆炸。

资料来源：Shaw R.New auto safety technology, part 2.Fire Engineering website.http://www.fireengineering.com/articles/print/volu-me-157/issue-7/departments/extraction-tactics/new-auto-safety-technology-part-2.html.Published July 1, 2004.Accessed April 16, 2018.

危险货物

在美国，大多数危险物质都是通过公路运输的，所以医护人员应该对涉及货运车辆的车祸保持警惕（见第 56 章）。

汽车解剖结构

要开展针对车辆的救援作业，就需要对汽车解剖结构有基本的了解（图 54-7）。以下介绍汽车的几项重要结构。
- **构造、车顶和立柱。** 大多数车辆车身结构是一体式的，而非框架结构。立柱（A、B、C 和 D 柱）、底盘防火墙和后备厢是一体式车身结构的一部分。切断立柱将影响车辆稳定性。
- **防火墙和发动机舱。** 防火墙将汽车引擎和汽

车乘员舱分隔开来。当汽车高速迎面相撞时，防火墙常常会折叠在乘员的腿上。汽车蓄电池通常安装于发动机舱的位置。
- **玻璃。** 安全玻璃是由玻璃纤维增强塑料和夹层玻璃组成的，通常用作挡风玻璃。在设计上，这种玻璃在破损或破碎时也能保持完整（它会裂成长条纹状）。钢化玻璃的抗张强度大，当破损或破碎时可能无法保持完整（它会裂成碎片）。
- **车门。** 大多数车门内置钢筋，这些钢筋可保持车辆的结构完整并在与其他汽车发生正面或侧面碰撞时保护乘客。车门上还安装了表面硬化钢制"内德"门销或门闩，用以防止车辆发生碰撞时车门打开。如果车门拴上门销，车门

就很难被撬开，所以必须先打开门锁。

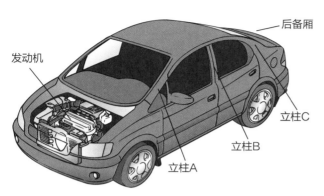

图 54-7　汽车结构

发动机
后备厢
立柱C
立柱B
立柱A

救援策略

在对车祸现场进行初步评估时，就应该着手制定救援策略。在到达事故现场前，救援策略有时是根据调度中心提供的信息而制定的。到达现场后，EMS团队就应该开始控制危险、设立指挥部并寻求适当的支援。现场评估的内容包括：

· 现场安全（包括保护现场免于交通事故）；
· 车祸地点；
· 车辆稳定性；
· 电气危险；
· 火灾危险；
· 危险物质；
· 特殊救援需要；
· 患者数量与所在位置。

在完成对现场的初步评估并确保现场安全后，应急救援人员应该评定患者被困的程度并确定最快的解救方法。救护员应该先试着打开全部车门，想办法接近被困的乘员。如果患者或救援人员均无法轻松地打开车门，另一个方法就是试着打开侧窗。在这一阶段和其他阶段，应注意保护被困在车辆中的人员。在把患者解救出来之前可以对其进行初步护理。训练有素的救援人员借助工具，撬开车门、移开车顶、敲开前后挡风玻璃，接近受困者。

参与救援行动的救护员或其他事故现场附近人员都应该穿个人防护装备，充分保护双手、眼睛及身体的其他部位（在解救过程中被困于车辆的人员也应该得到相应的安全防护）。带有反光条纹的服装提高了白天和夜间作业的安全性（图 54-8）。

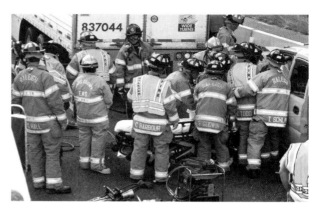

图 54-8　患者救护应与脱困同时进行

第 6 节　危险地形

危险的地形可能会给应急救援行动带来很大困难。一个例子是坠落在路堤上的车辆。其他的例子是营救体育爱好者，如攀岩者、滑雪者和山地自行车手，这可能需要在不适宜的地形下进行营救。

危险地形的 3 种常见的分类是低角度地形、高角度地形和有障碍物的平坦地形（框 54-6）。在低角度（由地面负重）和高角度（由绳索负重）地形环境中实施救援需要专门的培训和专业化的设备。

框 54-6　危险地形救援相关术语及定义

锚定：将高角度绳索系在锚点上。

固定绳索：一种系安全绳并控制绳索的方法，从而在人员或装载物坠落时，防止其坠落。

高角度救援：一种救援，受困者上下移动超过60°。救援需要专门的培训，高水平的技术和专业化的设备。

低角度救援：一种救援，受困者上下移动约35°。救援需要专门的培训，高水平的技术和专业化的设备。

攀绳下滑：借助绳子降低身体从而下降到低处的方法。

攀登：在地势不太陡峭的崎岖地形上运动，无须借助绳索。

低角度地形是指不用手就能在上面行走的地形。然而，在陡峭的山坡上很难站稳脚跟，这使携带担架很危险，即使有几个救援人员。在这些情况下，采用低角度救援方法来防止坠落和翻滚，在搬运担架时使用绳索抵消重力（图 54-9）。

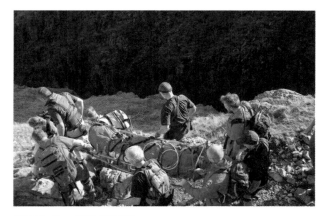

图 54-9　低角度救援

高角度地形通常描述的地形非常陡峭，必须用手来保持平衡（如悬崖、建筑物的侧面）；该地形的坡度超过 60°。在这种情况下，救援人员完全依靠绳索移动担架。高角度救援可能需要训练有素的人员攀绳下滑，以救回伤者。在这种环境中，坠落很可能导致严重的伤害或死亡（图 54-10）。框 54-7 和图 54-11 讨论了救援中使用的绳索和基本绳结。

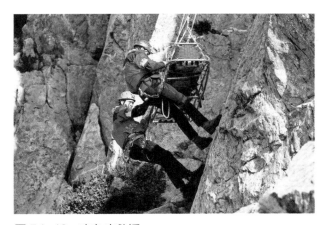

图 54-10　高角度救援

思考

环境中的哪些因素会增加大角度救援的危险？

平坦地形救援可能会受到各种阻碍，从而加大救援难度。这种地势包括石块较大、土质（碎石）疏松或分布有河床和溪流的平地等。在上述情况下，要想安全地搜救受害者并确保能安全搬运担架，可能会需要寻求额外急救人员和资源的帮助。

框 54-7　绳索和绳结

通常有 2 种类型的绳子可以用作救援绳：静力绳和动力绳。在救援作业中首选的绳子是静力绳。动力绳是一种通常用来向锚点攀登或攀过锚点的绳索。静力绳较为不易拉伸（延伸系数低），而动力绳则可延伸（延伸系数较高）。所有用于救援作业的绳索都应该符合美国 NFPA 颁布的安全绳最低标准。负载两人重量的绳索其最低安全系数为 15 : 1。

救援作业中经常用绳结来系绳子或固定绳索。尽管救援作业中用到的绳结有很多种，但常见的绳结往往都属 8 字结一类，包括（图 54-11）：

- 8 字结；
- 双股 8 字结；
- 8 字紧结；
- 双环 8 字结；
- 8 字曲结；
- 内联 8 字结。

注：在学习打绳结时，救援人员一定要多打多练！

资料来源：Fran J, ed.*Rope Rescue Manual.* 5th ed.Goleta, CA: CMC Rescue; 2017; National Fire Protection Association.*NFPA 1983: Standard on Life Safety Rope and Equipment for Emergency Services.*Quincy, MA: National Fire Protection Association; 2017. https://www.nfpa.org/codes-and-standards/all-codes-and-standards/list-of-codes-and-standards/detail?code=1983. Accessed April 16, 2013.

用担架固定搬运患者

篮式担架是在崎岖地形中开展救援使用的标准担架。其刚性框架可以保护躺在上面的伤者。在人手足够的情况下搬运该担架相对比较容易。通常情况下会将患者固定在长脊柱固定板上，围在篮内。代用脊柱固定装置（如固定背心）也可以配合篮式担架一起使用。

篮式担架有 2 种基本类型：金属网式和塑料式。金属网篮式担架比较坚硬，相对也比较便宜，可以让空气和水流通。在水面救援时，这种担架配合辅助漂浮救生装置进行的救援效果会比较理想。塑料篮式担架通常没有钢丝网担架那么坚硬。然而这种担架可以更好地保护患者（刚性担架结构的塑料底板在设计上要更胜一筹）。大部分篮式担架都装有足够的约束装置。然而光有这些还不够，另外还需要绑带或系带来防止患者身体移动。从崎岖地势解救伤员还要备好衬垫。现场救援还要备好塑料头盔或担架护罩。

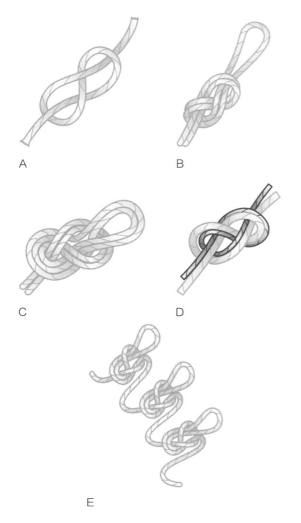

图 54-11　绳结。A. 8 字绳结；B. 双股 8 字结；C. 8 字紧结；D. 双环 8 字结；E. 8 字曲结

患者搬运

在崎岖地形中搬运患者的方法可能也会适用于在平坦地势解救伤员、搬运担架的情况。然而低角度或高角度救援可能会用到特殊的救援设备，如吊带、锚点、降绳和拖绳等。此外，在某些高角度救援作业中还可能用到云梯消防车。在低角度或高角度救援中搬运患者需要专业的知识和技能。

担架搬运顺序

在崎岖或平坦的地形上搬运担架至少需要 6 名救援人员：4 名负责搬运担架，2 名负责观察或"侦察"潜在危险（如松动的岩石、洞穴、树枝）。搬运小组成员的身高应匹配，从而确保负重相等，担架保持水平。有时会使用负载提升带将负载的重量分散到救援人员身体的其他部位（如救援人员的肩膀和背部周围）。如第 2 章所述，应使用适当的提升技术来保护和支撑救援人员的背部。图 54-12 显示了基本的担架搬运顺序。

在危险地段救援中直升机的应用

如第 52 章所述，直升机可用于转运和救援。当直升机用于救援时，直升机小组（民用和军用）的目标是执行救援，而不是提供医疗和运输。救援直升机队拥有在狭窄的地方盘旋、降落及运送人员和设备所需的专业知识和技能。这些直升机使用的特殊救援技术可能包括将人员从地面上救出的缆绳吊运，以及允许人员和设备作为外部负载在直升机下方进行的短途拖运（吊索负载）操作。救援直升机具有医疗运输相同的安全问题和限制。现场所有人员应熟悉现场安全、危险和直升机使用限制的要素。

第 7 节　救援期间的评估流程

救援作业中对患者进行评估往往会因为类似于天气、极端气温、可用通路、设备限制、患者受困及影响救援人员行动的笨重防护服等因素而变得更为复杂。其他因素可能影响救护员进行彻底评估的能力，且有可能导致体格检查不合格，这些因素包括：

- 难以让患者伤处完全暴露；
- 为保障个人安全而需要穿的紧身衣或个人防护装备；
- 在狭窄空间工作；
- 照明条件有限；
- 难以向现场运送医疗设备。

具体评估和管理的注意事项

在救援过程中，救护员可能需要缩小他们携带的医疗设备，因为他们可能无法携带正常的袋子。理想情况下，救护员应该既能搬运设备又能释放双手。除了确保有足够的照明进行评估和治疗外，救护员还应配备框 54-8 中列出的设备。

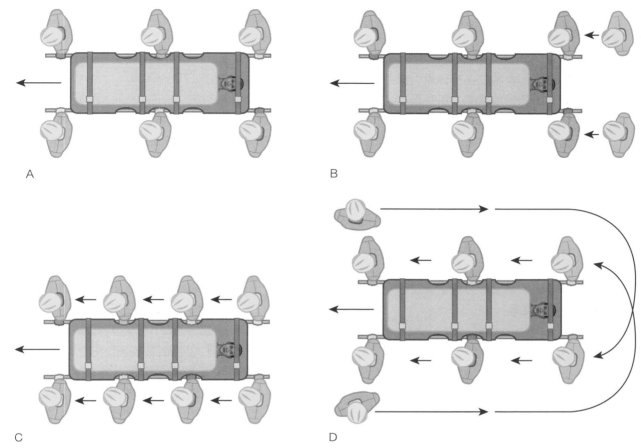

图 54-12 担架搬运顺序。A. 通常搬运担架需要 6 名救援人员；他们在长距离搬运途中可能会需要支援。B. 在搬运担架的过程中，替补人员可以轮换上岗，从后部靠近担架并跟随在队伍后方前进。当替补人员向前移位时，其他救援人员也逐步向前移位。C. 直到最前面的救援人员能松开担架（迅速离开）并移到最后方为止。D. 后方的救援人员可以左右互换以便交替搬运担架的胳膊。也可以用背带（织带）将承重分散到救援人员的双肩上。大多数情况下，应该先抬起担架的尾部，救护员站在担架的头部位置对患者的呼吸道、呼吸状况、意识水平等进行监测

框 54-8 辅助设备	
气道 　　口腔和鼻腔气道 　　手动抽吸装置 　　插管用具	**残疾** 　　救援颈托
呼吸 　　胸腔减压装置 　　小型氧气瓶和调节阀 　　面罩和套管 　　口罩和袋罩装置	**体表暴露** 　　剪刀 **其他** 　　头灯和手电筒 　　太空毯 　　气动夹板
循环 　　绷带和敷料 　　三角绷带 　　封闭敷料 　　静脉给药装置 　　血压计和听诊器	**个人防护装备** 　　皮革手套 　　乳胶手套 　　眼罩 　　其他设备

患者暴露

需要抢救的患者出现体温过低的风险可能很高。应该给他们盖上衣物以保持体温。此外，也可以使用防护罩（如背板或毯子）保护患者，以防在解救过程中受到设备和碎片的伤害。

进一步生命支持措施

只有在必要时才提供高级生命支持措施。相反，良好的基本生命支持技术是必不可少的。通常情况下，高级生命支持设备如静脉输液导管、气管插管和心电图导联会使解救过程复杂化。然而，在某些情况下，进一步的呼吸道支持和容量替代是必不可少的。通过辅助供氧的方式来保持呼吸道通畅始终是救援的重中之重。

患者监测

在救援的整个过程中，对患者的生命体征和意识水平进行监测是非常必要的。在噪声很大且狭窄的环境中，需要用触诊的方法来评估患者血压，同时还必须使用类似于脉搏血氧仪的小型设备。

救护员应该与患者建立并保持融洽的关系，向患者解释操作流程及这些操作的必要性。在救援过程中给予患者情感支持是至关重要的。

临场作业

由于空间狭窄、设备有限，救援时很多救援作业都是需要临场发挥的。举例来说，将骨折的上肢和患者躯干绑在一起可以暂时固定伤处；可以将骨折的下肢和患者未受伤的腿（夹板固定）绑在一起。成型夹板对于固定四肢骨折或脱臼也非常实用。

疼痛控制

对于需要救援的患者，疼痛控制可包括药物治疗（镇静药、抗焦虑药、镇痛药、镇吐药）和其他方法。非药物治疗疼痛的方法包括夹板固定和改变体位、分散注意力（与患者交谈并提出问题），以及在执行产生痛苦的操作或动作时给予感官刺激（如轻轻地抓挠患者）等方法。镇痛药可以改变患者的意识水平，因此救护员应遵循既定的药物治疗方案。

总结

- 救援是帮助人员脱离危险或受困环境的行为，需要专业的医疗技术和机械技术。救护员必须接受过正规训练并穿戴相应的个人防护装备，这样才能安全地接近患者，并在现场或整个事故救援过程中开展救护。
- 救援作业分为 7 个阶段，它们分别是到达现场并进行现场评估、危险控制、接近患者、医疗救护、解困、患者绑扎固定以及患者转运。
- NFPA 和 OSHA 制定的防护服和个人防护装备标准已经被众多消防机构和 EMS 机构采纳。选择个人防护装备要考虑救援人员的参与程度及事故性质。
- 单个的救援人员或未经培训的个人是绝对不能尝试进行水中救援的。
- 水中危险包括水流障碍物和足部或肢端被卡住。导致在静水中溺水的因素有饮酒或服用其

他药物。此外，水温过低也会导致静水溺水。
- 危险气体环境是指缺氧环境，可能会出现在密闭空间内。密闭空间中可能遇到的危险主要有 6 种，包括缺氧环境、化学 / 有毒物质暴露或爆炸、塌方、机械卡夹、电力和结构问题。
- 在公路 EMS 作业中，往来车流是主要危险。其他与公路相关的危险包括燃油或火灾危险、电力、不稳定车辆、安全气囊和辅助约束系统及危险货物。
- 危险地形会在救援过程中造成重大困难。危险地形常见 3 种分类：低角度地形、高角度地形和有障碍物的平坦地形。
- 救护员必须在救援过程中持续对患者进行评估，通常会面临极端天气和温度、接近患者困难、设备限制、患者被困及笨重的个人防护装备等影响救援人员行动能力的问题。

参考文献

[1] National Fire Protection Association. *NFPA 1999: Standard on Protective Clothing and Ensembles for Medical Operations.* Quincy, MA: National Fire Protection Association; 2018. https://www.nfpa.org/codes-and-standards/all-codes-and-standards/list-of-codes-and-standards/detail?code=1999. Accessed April 17, 2018.

[2] US Department of Labor, Occupational Safety and Health Administration. Hazardous waste operations and emergency response (HAZWOPER), Standard 1910.120. Occupational Safety and Health Administration website. https://www.osha.gov/pls/oshaweb/owadisp.show_document?p_table=standards&p_id=976. Published 2003. Revised 2013. Accessed April 17, 2018.

[3] US Department of Labor, Occupational Safety and Health Administration. Occupational exposure to bloodborne pathogens. 29 CFR 1910.1030. Occupational Safety and Health Administration website. https://www.osha.gov/pls/oshaweb/owadisp.show_document?p_table=standards&p_id=10051. Published 2001. Revised 2012. Accessed April 17, 2018.

[4] US Department of Labor, Occupational Safety and Health Administration. Enforcement policy and procedures for occupational exposure to tuberculosis. Occupational Safety and Health Administration website. https://www.osha.gov/pls/oshaweb/owadisp.show_document?p_table=DIRECTIVES&p_id=1586. Published 1995. Revised 2004. Accessed April 17, 2018.

[5] Centers for Disease Control and Prevention, National Center for Injury Prevention and Control, Division of Unintentional Injury Prevention. Home recreational safety: unintentional drowning: get the facts. Centers for Disease Control and Prevention website. https://www.cdc.gov/homeandrecreationalsafety/water-safety/waterinjuries-factsheet.html. Updated April 28, 2016. Accessed April 17, 2018.

[6] Auerbach P. *Auerbach's Wilderness Medicine.* 7th ed. St. Louis, MO: Elsevier-Mosby; 2016.

[7] American Heart Association. *Advanced Cardiac Life Support.* Dallas, TX: American Heart Association; 2015.

[8] National Association of Emergency Medical Technicians. *PHTLS: Prehospital Trauma Life Support.* 8th ed. Burlington, MA: Jones & Bartlett Learning; 2016.

[9] Changes to an important lifesaving technique. Royal Life Saving website. https://royallifesavingwa.com.au/news/lifesaving/changes-to-an-important-lifesaving-technique. Published May 11, 2016. Accessed April 17, 2018.

[10] American Heart Association, American Red Cross. Part 15: first aid. Web-based integrated 2010 and 2015 American Heart Association and American Red Cross guidelines for first aid. American Heart Association website. https://eccguidelines.heart.org/wp-content/themes/eccstaging/dompdf-master /pdffiles/part-15-first-aid.pdf. Accessed April 17, 2018.

[11] Schmidt AC, Sempsrot JR, Hawkins SC, Auerbach PS. Wilderness Medical Society practice guidelines for the prevention and treatment of drowning. *Wilderness Environ Med.* 2016; 27 (2): 236-251.

[12] National Institute for Occupational Safety and Health, Education and Information Division. Preventing occupational fatalities in confined spaces. Centers for Disease Control and Prevention website. https://www.cdc.gov/niosh/docs/86-110/default.html. Updated June 6, 2014. Accessed April 17, 2018.

[13] US Department of Labor, Occupational Safety and Health Administration. Permit-required confined spaces for general industry. 29 CFR 1910.146. Occupational Safety and Health Administration website. https://www.osha.gov/pls/oshaweb/owadisp.show_document?p_table=standards&p_id=979. Published 1998. Revised 2011. Accessed April 17, 2018.

[14] US Department of Labor, Occupational Safety and Health Administration. Protecting construction workers in confined spaces: small entity compliance guide. OSHA 3825-09. Occupational Safety and Health Administration website. https://www.osha.gov/Publications/OSHA3825.pdf. Published 2015. Accessed April 17, 2018.

[15] US Department of Labor, Occupational Safety and Health Administration. OSHA fact sheet: trenching and excavation safety. Occupational Safety and Health Administration website. https://www.osha.gov/Publications/trench_excavation_fs.html. Accessed April 17, 2018.

[16] First responder guides, rescue sheets, and quick reference sheets. Service Technical College website. https://www.gmstc.com/FirstResponder.aspx. Updated December 1, 2016. Accessed April 17, 2018.

[17] 17. Electric vehicle safety training for emergency responders. National Fire Protection Association website. https://energy.gov/sites/prod/files/2014/03/f11/arravt036_ti_klock_2011_p.pdf. Published May 11, 2011. Accessed April 17, 2018.

[18] US Department of Transportation, National Highway Traffic Safety Administration. Air bags and on-off switches: information for an informed decision. DOT HS 811 264. SaferCar.gov website. www.safercar.gov/staticfiles/safercar/pdf/811264.pdf. Accessed April 17, 2018.

推荐书目

Hunter J. *Swiftwater and Flood Rescue Field Guide.* Burlington, MA: Jones and Bartlett Learning; 2012.

International Fire Service Training Association. *Principles of Vehicle Extrication.* 4th ed. Stillwater, OK: International Fire Service

Training Association, Fire Protection Publications; 2017.

LaBelle T. Firefighter survival: 10 ways to stay safe: Houston's "Rules of Survival" offer take-home messages for every firefighter. Fire Rescue 1 website. https://www.firerescue1.com/columnists/Tom-LaBelle/articles/763410-Firefighter-survival-10-ways-to-stay-safe/. Published February 22, 2010. Accessed April 17, 2018.

Merrell G. A swift water primer for EMS providers. *JEMS* website. http://www.jems.com/articles/print/volume-42/issue-6/features/a-swift-water-rescue-primer-for-ems-providers.html. Published May 31, 2017. Accessed April 17, 2018.

National Institute for Occupational Safety and Health, Office of the Director. Emergency response resources: guidance for supervisors at disaster rescue sites. Centers for Disease Control and Prevention website. https://www.cdc.gov/niosh/topics/emres/emhaz.html.

Updated October 12, 2016. Accessed April 17, 2018.

Osvaldova LM, Petho M. Occupational safety and health during rescue activities. *Procedia Manufacturing*. 2015; 3: 4287–4293.

Richardson S. *Technical Rescue: Trench Levels I and II*. Boston, MA: Cengage Learning; 2009.

Sullivan J. Ten tips for firefighter safety at highway incidents. Firehouse website. http://www.firehouse.com/article/12249789/tips-for-firefighter-safety-at-highway-and-roadway-incidents-firefighter-training. Published August 29, 2016. Accessed April 17, 2018.

Treinish S. *Water Rescue: Principles and Practice to NFPA 1006 and 1670: Surface, Swiftwater, Dive, Ice, Surf, and Flood*. 2nd ed. Quincy, MA: National Fire Protection Association; 2017.

Zimmerman D. *Firefighter Safety and Survival*. Boston, MA: Delmar Cengage Learning; 2012.

（曲昊浩，杨贵荣，陈星，牛春梅，马雪，译）

第 55 章

犯罪现场识别

美国 EMS 教育标准技能

EMS

了解 EMS 人员在救援行动中的角色和职责，以确保患者、公众和工作人员安全。

学习目标

完成本章学习后，紧急救护员能够：

1. 描述如何判断现场是否为暴力骚动，EMS 人员如何应对暴力现场；
2. 概述如何识别住所危险情况，以及 EMS 人员的应对技巧；
3. 概述如何识别公路上可能遭遇的危险，以及 EMS 人员的应对技巧；
4. 描述如何识别街头暴力事件，以及 EMS 人员的应对技巧；
5. 识别黑帮行动、秘密毒品实验室和家庭暴力等现场的特征，以及相应的应对技巧；
6. 概述 EMS 人员发现自己身处险境时可以采用的安全策略；
7. 描述为患者提供战术性救护时有哪些注意事项；
8. 探讨在犯罪现场如何记录患者救护过程与保存证据。

重点术语

声光警报装置：用于应急救援的安全装置，警告人们有车辆驶过。这种警报装置有警灯、汽笛和喇叭等。

回避：远离危险境地，或避免危险局面恶化的行为。

逆光照明：一种照明方式；在这种照明方式中，看不到人或物体的受光面，只能看到人或物体的轮廓；这是一种在存在敌对威胁的情况下的安全隐患。

秘密毒品实验室：非法制造毒品的场所。

隐藏：一种隐蔽身体、脱离敌方视野的方法，却不能防弹。

接触者：直接为患者实施救护的人。

掩护：通过一种可以防弹的装置或结构保护身体。

掩护者：在与伤者直接接触的救护员实施医疗救护时，负责为他们提供安全掩护。

犯罪现场：有犯罪行为发生或发现犯罪证据的地方。

转移视线：一种自我防卫的方法，通过转移目标来吸引别人的注意力。

规避策略：一种自我防卫方法，对挑衅者的移动和动作有所预料，为个人安全起见而选择非常规路径撤退。

黑帮：由扰乱社会秩序或实施犯罪行为的一群人集结形成的。

涂鸦：表示领地范围的帮派标志。

热区： 现场及周边存在直接威胁的区域

软质防弹衣： 能保护人体免受钝性伤和穿透性创伤的防护服，也称防弹衣。

特种武器和战术行动： 由接受过专业训练的人员针对暴力或危险事故开展的救援，战术医护人员参与医疗救护。

待命： 在战术救援行动中，相应部门未确保现场安全之前，为了避免危险而在与现场保持安全距离的外围待命。

战术应急医疗保障： 拥有在战术环境下对患者进行院前救护的专业培训经验且装备齐全的 EMS 人员提供的紧急医疗支援服务。

战术性患者救护： 在有直接或间接威胁的现场及周边实施患者救护。

战术撤退： 在观察到存在危险或暴力行动，或者有发生暴力冲突的迹象时撤离现场。

地盘： 黑帮划定的领地范围。

暖区： 在战术应急响应中，没有直接威胁但仍有危险的区域。

许多暴力犯罪需要得到 EMS 响应，往往 EMS 人员会比执法人员先一步到达现场。因此，识别危险并加以避免，是 EMS 人员需要关注的问题。对 EMS 人员的暴力行为是一种重大的职业风险，它会导致身体伤害、工作满意度下降、焦虑、回避行为、对个人关系的不利影响和死亡[1-2]。每次在应对此类有危险性质的求救信号时，必须将保障个人安全和保持对犯罪现场的警惕意识摆在首要位置。

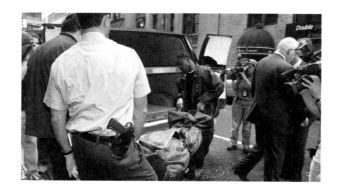

思考

为什么在到达现场之前并不总是能够识别事件危险？

思考

为什么有时候非得置身现场才能察觉到危险的存在呢？

第 1 节　接近现场

对于救护员和其他应急响应人员来说，确保人身安全是现场评估的基本内容。这早在救护员接收到调度中心提供的信息，到达现场之前就开始了。

在暴力分子对人们造成威胁前，辨识潜在危险并及时采取应对措施，是确保现场安全的关键。调度中心可以提供相关信息，预警以提醒救护员注意可能发生的危险，包括：

- 人群拥堵；
- 酗酒或吸毒的人；
- 现场暴力行为；
- 武器。

在前往现场的途中，救护员可以通过救援团队成员、调度员及其他负责监听求救电话的救援人员获得。他们之前有过在特定地区或事发地救援的经验。救护员还应该意识到现场可能会存在其他潜在的危险，如现场可能出现电线垂坠、交通拥堵的情况，可能存在有毒物质，也可能起火，还可能有危险的宠物、交通事故风险及其他危险。如果现场不安全，救护员应该先撤离。救护团队应该待在安全的地方等待执法人员和／或者其他救援人员的到来。

当在对有潜在危险的地方开展应急救援时，救护员应该在距现场几米之外的地方就开始留心观察。他们还应该使用适于应急救援的声光报警装置。使用声光报警装置或许会引来成群的旁观者。在高速公路事故现场开展救援需要灯光照明。消防、EMS、执法的联合救援在预案中应该体现。

在整个 EMS 响应过程中必须时刻考虑现场安全

问题以警惕各种危险的发生。即使警察在场确保安全的地方也可能变得危险起来。这种情形会在人们再度开始暴动、人群蜂拥而上或群情激愤，或是其他人涌入现场的情况下发生。当 EMS 人员被误认为是警察或从配有声光报警装置的急救车上下来时，也可能会受到暴力侵害。救护员在介入暴力事件时必须熟悉当地相关的规定。他们还必须拟订一套战略逃生计划。

已知的暴力现场

如果已知现场是暴乱骚动，EMS 人员应该在一个安全且远离攻击者视野范围的地方集结，直到确保安全为止。在远离暴力现场的安全集结区域待命是非常重要的，原因包括：

- 人们如果看到救护员，有可能冲上去；
- 贸然闯入不安全的现场可能让更多的人受害；
- 救护员可能受伤或被杀害；
- 救护员可能被挟持；
- 在已然伤亡惨重的事故中，救护员或许会沦为新的患者。

必须强调的是，现场还不安全的时候 EMS 人员是不能进入现场的。相反，他们应该退回集结待命区，等待救援员来能确保现场安全。

注意

有研究人员采用多种方法在加拿大的两个省进行了一项横断面研究，以描述地面救护员在过去 12 个月中遭受的暴力。言语暴力最常见（67%），其次是恐吓（41%）、身体攻击（26%）、性骚扰（14%）和性侵犯（3%）。患者是最常见的暴力肇事者。女性救护员比男性更经常遭受身体攻击和性骚扰。救护员认为这些行为影响了他们的情绪，降低了他们的同理心。

资料来源：Bigham BL, Jensen JL, Tavares W, et al. Paramedic self-reported exposure to violence in the emergency medical services（EMS）workplace: a mixed-methods cross-sectional survey. *Prehosp Emerg Care*. 2014;18（4）:489-494.

现场有武器

如果已知现场有武器，救护员应该远离现场。所有武器应由执法人员监管。如果执法人员不在现场，且不存在紧急情况，救护员应要求将现场的武器收起来，最好放在患者的家中或车辆内。如果无法做到这一点，救护员应根据相关政策和程序管理武器。该要求是对 EMS 人员、患者和旁观者的附加安全措施（见第 18 章）。

第 2 节 危险的住所

对大多数 EMS 人员来说，进入住所实施紧急救护每天都在发生。然而就是这样看似"常规"的应急救援，也需要 EMS 团队在离开救护车之前对现场进行评估。在进入住所实施救援时需要注意提示存在危险的信号包括：

- 存在问题记录或暴力史；
- 人们熟知的毒品或黑帮地带；
- 噪声（如尖叫声、打碎物品的声音甚至有可能会有枪声）；
- 目睹暴力行为或听见了打斗的声音；
- 酗酒或吸毒；
- 化学品的气味或空的化学容器；
- 危险动物的存在（如毒蛇或有毒类爬行动物、驯养的凶狗）；
- 不寻常的沉寂或漆黑的房屋。

如果出现了上述信号，EMS 人员应该从现场撤离并寻求执法人员的帮助。

当靠近危险的住所时，EMS 人员应该适当的策略来应对危险或现场情况。他们需要考虑的安全措施包括避免使用声光报警装置、走非常规路径（如不走人行道）、不要站在救护车车灯和房屋之间（逆光照明）等。此外，救护员在自报家门或进入住所前应该先听听有没有哪些声音可能预示着发生了危险，应该站在门口处与门轴相对的一侧（门把手一侧）。如果里面有危险，救护员应该立刻从现场撤退。

第 3 节 公路遭遇危险

和住所应急救援一样，绝对不要对交通事故救援掉以轻心。交通事故救援可能需要处理与往来车流和应急车辆定位和搜救任务相关的危险。在这个过程中，救护员也可能会遇到很多潜在危险。例如，乘车人员可能携带了武器，或者是通缉犯或逃犯；酗酒或吸毒导致精神异常而变得有暴力倾向或具有攻击性（框 55-1）。

当需要探察一辆车时，建议先让一个人上前察看。这样便于让其搭档待在救护车内告知调度可疑车辆情况、位置、车牌号以登记信息等，因为救护车比较高，观察可疑车辆会更加清楚。夜晚，应该打开救护车车灯，为可疑车辆内部和周围环境照明。

救护员应该从副驾驶一侧上前到车边探察，以避免交通事故。而且这与司机看向执法人员的方向相反。不应该在救护车和其他车辆中间行走，以防倒车的时候被困或受伤。此外，救护员应该先绕着救护车后部走，然后再靠近副驾驶一侧。

汽车的立柱 A、B 和 C 可能比车窗和车门的防弹效果更好。救护员应该观察车辆后排座的异常举动，且在现场威胁解除前不应该靠近离危险最近的位置。救护员应该从立柱 B 后观察前排座位，并且只有当确保安全时才能上前去（图 55-1）。如果发

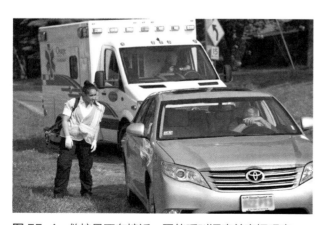

图 55-1 救护员正在接近，同伴呼叫调度并密切观察

现危险迹象（如车内有武器、车内有可疑举动、乘客间发生争执或打斗等），救护员应该立刻撤退到安全处待命。如果执法人员尚未到达现场，救护员应该在待命区向执法人员寻求帮助。

第 4 节　街头暴力事件

谋杀、攻击和抢劫在美国是很常见的事。这些犯罪行为中很多都用到了危险武器。现场的罪犯（或返回现场的罪犯）可能会对救护员施暴。甚至是普通伤员或抓狂的患者都有可能向救护员施暴。此外，危险人群和旁观者能在很短时间内大量聚集，致使场面不稳。这些暴动的人群可能会向附近的任何人或物施暴。预警街头暴力事件潜在危险的信号包括：

- 声音变大、语调升高；
- 推推搡搡；
- 对在场人员（如罪犯、警察或伤者）有敌意；
- 毁坏财物；
- 人群规模迅速壮大；
- 人们在现场饮酒或吸食毒品；
- 执法人员的能力不足以控制暴动的人群。

救护员应该一直监测人群的状况，并在必要的情况下撤离现场。合理选取停车位置并仔细将救护车停放好对保障人员安全而言非常重要。救护车应该停放在不受其他车辆阻碍的地方（便于轻松撤离现场）。如果可以，在确保安全的前提下，救护员撤离时也应该将患者从现场转移，以避免需要再次回到现场。

思考

你所在的社区里一般哪种 EMS 呼叫需要动用执法人员前来救援？

第 5 节　暴力团伙和暴力情形

根据美国联邦调查局的数据，在美国和波多黎各，目前有 140 多万帮派成员属于 3.3 万多个暴力团伙（框 55-2）[3]。大多数帮派和其他暴力团体通过恐吓和勒索来运行的。

　　现代黑帮最早出现于美国 20 世纪 60 年代末。两个最有名的帮派分别是克里普斯和"血腥组织"，始于加利福尼亚州康普顿，当时两所中学开始渲染他们的学校色彩。"血腥组织"穿红色以表示他们的帮派关系；克里普斯则穿着蓝色的衣服。其他帮派起源于监狱系统。其中黑帮弟子（现为人所知）最值得注意。这个团伙是从芝加哥监狱系统发展起来的，在那个城市争夺毒品市场。最近这些年来，帮派已经发展到包括所有种族的起源背景（如亚裔、西班牙裔、拉丁裔、白人组）。大多数帮派都是秘密行动，而且是暴力行动。

资料来源：Howell JC, Moore JP.*History of Street Gangs in the United States*.Washington, DC: Institute for Intergovernmental Research on behalf of the National Gang Center; 2010;National Gang Intelligence Center. *2015 National Gang Report*.Federal Bureau of Investigation website.https://www.fbi.gov /file-repository/national–gang–report–2015.pdf/view. Accessed April 18, 2018.

思考

　　除了向警方了解情况及熟认帮派标识、服饰、颜色外，你怎样获取有关你所在社区内黑帮活动的信息呢？

帮派特征

　　扰乱社会秩序和具有犯罪行为的一群人集结起来就叫黑帮。黑帮往往都是有各自地盘的，但不总是只局限于同一性别的人。帮派往往会在社区中营造一种恐惧气氛。黑帮可能会有自己的名字、标识、特殊的代表颜色或穿衣方式，以此来区分敌我（框 55-3）。

涂鸦和服饰

　　涂鸦可能是黑帮犯罪活动最明显的标志。在附近的公园，商店的后墙、侧壁，栅栏，挡土墙及任何可涂画的显眼建筑上，你可以看到这样的涂鸦（图 55-2）。黑帮涂鸦通常标志着各自的领地范围，这就是人们所熟知的地盘，团体的帮派服饰往往是独一无二的特定服饰。穿帮派服饰是为了明确帮派关系和等级，帮派相关的服装和风格在全国各地，甚至在地区内差异很大[4]。

- **珠子**。珠子可以在项链、钥匙链、念珠和任何其他珠宝上找到。在这些物品上发现的珠子颜色可能提示某一帮派。珠子的顺序可以指示该人在团体中的地位和 / 或他或她所从事的活动。
- **文身 / 标记**。一个人的文身可能和帮派的名字一样简单，也可能是与帮派相关的符号（如皇冠、数字、沥青叉、点）。标记可以使用钢笔，以便于清除，并防止执法部门的检查。
- **服装**。颜色用来表明与帮派的联系。服装上可能有与群体相关的数字或缩略语（在运动服装上常见）。帮派成员可以穿一条彩色织物带，可能戴一个带帮派名称的扣。
- **个人外貌 / 打扮**。发型和眉毛可能有隐蔽的数字或符号（如眉毛或头发上剃掉的线条或符号）。一条腿上有磨损的裤子，帽子倾斜到一定的角度，不常见的手势也可以使用。

资料来源：Armstrong K, Phillips T.Street gangs in our schools: what to look for and what you can do to address them.Region One ESC website.www.esc1.net/cms/lib/TX21000366/Centricity/Domain/89/Gangspowrpt.pdf. Published June 2008.Accessed April 18, 2018.

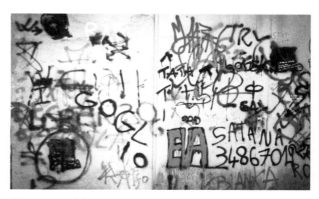

图 55-2　洛杉矶市墙上的涂鸦

黑帮地带安全问题

　　常见的黑帮活动包括打架、破坏公物、持械抢劫、武器进攻、盗窃汽车、斗殴、人口贩运、偷运外国人、卖淫和贩毒或运输（并非所有的黑帮分子都参与这些非法活动）。许多帮派与国内极端分子有联系[5]。对黑帮整体或其个体成员而言，从事犯罪活动通常都是为了巩固地位或赢得经济收益。当救护员在黑帮地带工作时，因为该地可能经常发生暴力行动且救护员往往和执法人员"长得很像"，所以应该格外注意保护个人安全。

秘密毒品实验室

正如第 33 章所介绍，非法制毒能对应急响应人员构成极大威胁。一些秘密毒品实验室从事的活动包括将化学物质研制成毒品（如麦角酸二乙酰胺、甲基苯丙胺等），或者改变毒品的形式（转化）。毒品合成和转化的过程可能会形成缺氧环境，还有可能会制成极具爆炸性的和有毒的气体（如光气）。这些气体极易透过人体肌肤而被大量吸入体内，可能会致命。制毒过程中使用的有毒溶剂也可能会导致实验室爆炸或使人无可避免地接触危险化学品。

你知道吗

奶昔冰毒

一种流行的制造少量冰毒的方法被称为摇动 – 烘焙或"一个锅"的方法。该方法使用一个密封容器，如软饮料瓶。容器通常是颠倒的，以引起将成分转化为冰毒的化学反应。化学反应使容器内的压力过高。这是生产这种药物最危险的方法之一，因为压力会引起大爆炸。这种方法简便易行。在制造冰毒的同时开车，会将化学过程中产生的烟雾排放到空气中。一旦药物产生，容器就会被从车里扔出来。在接近汽车或汽车后备厢时，EMS 人员必须认识到这种生产冰毒方法的爆炸性危险。爆炸也对儿童构成危害，他们喜欢探索他们在地上发现的东西。EMS 人员不应打开这些容器，如果发现，应提醒执法人员。

资料来源：National Drug Intelligence Center.Methamphetamine laboratory identification and hazards: fast facts.US Department of Justice website. https://www.justice.gov/archive/ndic/pubs7/7341/7341p.pdf.Accessed April 19, 2018.

与秘密药物实验室相关的其他安全隐患包括诱杀陷阱。此外，操作这些实验室的人有时携带武器或使用其他暴力手段。秘密实验室通常位于一个确保隐私的区域。它们通常通风良好，有水、电和天然气设施，这是毒品制造所需的。现场可以观察到可疑人员、活动和交货活动。

当对可能是非法药物制造、储存或运输现场做出响应时，EMS 人员应该对出现的可疑线索保持警惕。这些线索可能包括化学异味或摆放在现场的化学设备（如玻璃器皿、化学容器、加热罩或燃烧器）。如果确定现场是毒品实验室，EMS 人员应该：

1. 立刻离开现场；
2. 通知执法人员并寻求相关部门或人员（如危险物质处理组、消防人员及化学专家等）的帮助；
3. 启动事故指挥及制定危险品处置流程；
4. 帮助执法人员有序疏散四周人群，以确保公众安全。

注意

EMS 人员不要接触在秘密毒品实验室或周围发现的任何东西。只有经过专门培训的人员才应尝试改变毒品制造设备或停止药物实验室的化学反应。

家庭暴力

正如第 49 章所介绍的，家庭暴力是发生在亲密伴侣间的暴力行为。施暴者可能是男方，也可能是女方。双方可能是异性恋或是同性恋。家庭暴力会使人遭受身体、情感、性、言语或经济上的虐待，有时还有可能同时遭受上述几种虐待。

表明家庭暴力和虐待的迹象包括：

- 明显惧怕家人；
- 现场双方说辞不同或相互矛盾；
- 一方阻止另一方说话；
- 受害者不愿讲话；
- 伤情与报告表明的受伤原因不匹配；
- 生活环境异常或不卫生，个人卫生较差。

应对家庭暴力现场的 EMS 人员应该意识到，施暴者可能会向 EMS 人员发起攻击，因此他们应该采取安全预防措施。如果现场是安全的，救护员应该给患者治疗伤处，还应该根据标准操作流程和规定通知医疗指导和其他权力机关（可能需要进行强制报告）。为确保 EMS 团队和受虐者的安全，救护员不应该妄加判断家暴双方的关系，不应该控诉施虐者或受害者。在适当的时机下，救护员应该把家庭暴力热线、社区帮扶项目和可供居住的庇护所的电话号码告诉受害者。

第 6 节　安全策略

有助于确保人员安全的策略有回避、战术撤

退、掩护和隐藏、转移视线以及规避。美国很多项目都在教授安全策略和救护策略。一些 EMS 人员会接受专业培训且装备齐全，在需要执法人员的环境下开展救护（框 55-4）。

框 55-4　战术应急医疗保障

战术应急医疗保障是经过专业培训且装配齐全的 EMS 人员，在需要执法人员的环境下开展院前紧急救护的行动。需要执法人员环境可能包括用人质作路障的情形、具有高风险的搜查行动及其他有执法人员参与的危险情况和 / 或可能不适合让普通 EMS 团队参与的救援作业等。

在战术应急医疗保障的范畴内，紧急医疗技术人员（EMT）和救护员培训的概念最早出现于 20 世纪 80 年代末，此后在全美范围内得到了扩展。有远见的执法部门已经采纳了战术应急医疗保障计划，并以此来加大对特种武器和战术部队成员、无辜人质或旁观者的安全保护力度。该计划也是应对责任风险的一项措施。在 EMS 人员处于危险情境时，对 EMS 人员进行的培训也可以被视为是保障个人安全的有效手段。

很多战术应急医疗保障计划将打击毒品和恐怖主义行动医疗支持项目用于开展 EMS 人员培训。打击毒品和恐怖主义行动医疗支持项目是由美国 DHHS、DHS 和美国公园警察局联合赞助，在司法部和众多州和地方执法部门的帮助下开展的联合项目。打击毒品和恐怖主义行动医疗支持项目可以使 EMS 人员获得相关资格认证。培训着眼于整合特定的技能，以作为各部门标准操作流程的补充内容。这些特定的技能包括：

- 在持续作业中对所需预防性用药进行评估并规划；
- 在持续作业中开展预防性医疗救护；
- 能识别并处理人们打架斗殴所造成的伤口；
- 在恶劣和严峻的形势下使用适当的医疗救护技能开展紧急救护；
- 对造成功能衰退的疾病和生理变化进行解释，并实施相关方案将功能衰退等的影响降到最低；
- 制定并应用伤害控制策略；
- 评估并分析医疗信息，进行医疗风险评估；
- 将特殊的执法原则应用到紧急救护中。

资料来源：Rinnert KJ, Hall WL.Tactical emergency medical support.*Emerg Med Clin N Am*.2002;20:929-952; United States Park Police: CONTOMS.National Park Service website.https://www.nps.gov/subjects/uspp/contoms.htm. Accessed April 17, 2018; and Counter Narcotics and Terrorism Operational Medical Support website.https://contoms. chepinc.org.Accessed April 17, 2018.

回避

回避是远离危险境地或避免危险局面恶化的行为。回避总比对抗好。为了实践回避策略，救护员必须一直保持对现场的警惕。他们需要保持敏锐的观察力或熟知暗示危险情形的预警信号。此外，他们还必须充分了解战术救援的基本内容，知道如何避免危险或如何应对不可避免的危险。待命就是回避的一个范例。在待命期间，调度中心了解了危险情况，并建议 EMS 人员在相关部门确保现场安全前不要靠近现场。

战术撤退

战术撤退指的是观察到存在危险或暴力行动，或者有发生暴力冲突迹象时离开现场。战术撤退要求立刻、果断地开展行动。步行或乘车（镇定且安全地）撤退需要选择危险性最低的撤退方式和路线。在战术撤退的过程中，EMS 人员应该意识到他们面对的危险现在就发生在他们身后，所以他们必须对相关危险保持警惕。当然，事故性质的不同决定了战术安全撤退与危险地带保持的安全距离可以不同。总之，安全距离必须满足以下条件：

- 保护 EMS 人员免受潜在危险的威胁；
- 远离攻击方的视线范围；
- 避开炮火打击；
- 尽量远离现场，使他们能在再次发生危险的情况下有时间做出反应。

思考

如果 EMS 人员进行战术撤退并离开患者，他们会被指控放弃吗？

一旦完成战术撤退，EMS 团队必须通知参与联合救援行动的其他应急单位和机构危险。

在发生伤亡事故时，文件记录对于减少责任也是必不可少的。详尽的文件应包括对现场危险的观察、危险人员的姓名、现场情况及撤退或返回现场的准确时间。大多数法律机构不认为在适当情况下的战术撤退是不负责任的放弃。

掩护和隐藏

掩护和隐藏能避免让人受伤。掩护能防弹，掩体往往构造大而重。这些构造包括大树、电线杆和汽车发动机缸体等。隐藏则能掩藏身体，但该方式的防弹效果很差或不能防弹。能帮助隐藏的物体有灌木丛、墙板及车门。

当 EMS 人员受到"压制"（受到炮火牵制时）或被困于其他危险环境时，应该在战术撤退的过程中采用掩护和隐藏的手段。当有掩护和隐藏的需要时，救护员应该：

- 时刻对周围环境保持警惕；
- 要意识到"远离"掩体实际上要比"贴近"掩体的保护效果更佳（图 55-3）；
- 不断寻求更好的保护和优势位置；
- 要意识到反光服饰（如反光饰品或徽章）可能会引人注意，或者有可能成为别人进攻的目标。

思考

救护车的哪些部分可以为你提供掩护？

转移视线和规避策略

转移视线和规避策略在撤退时，可以被用作自卫手段。当撤退、掩护和隐藏手段不可行时，也可以使用转移视线和规避策略（框 55-5）。例如，可能会用一些医疗器材来形成干扰（如将担架挡在门口阻止攻击者入内）或将医疗器材扔出去以绊倒或

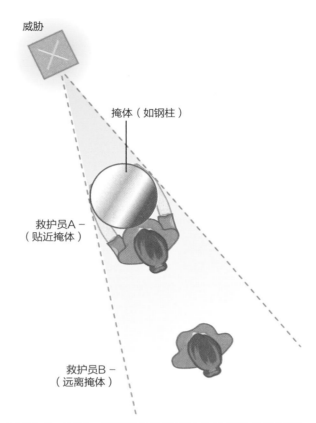

图 55-3　有时，远离掩体比贴近掩体的保护效果更好。和救护员 A 相比，救护员 B 相对暴露得较少，而且暴露得更少才能看得见危险

减缓追击者的脚步。这些办法有利于 EMS 人员安全撤退或者得到充分的掩护，成功隐藏起来。规避策略包括预测攻击者的行动（框 55-6）和在撤退时走非常规路径。

接受过战术应急医疗保障培训的 EMS 人员通常会履行预先分派的职责，包括转移对方视线和避险行动。救护员往往就是直接接触者，他们直接为患者实施并提供救护。直接接触者要对患者进行评估，同时还承担了现场人际接触的大部分任务。其他 EMS 人员可担任掩护者。在战术背景下，掩护者的主要职责是在接触者为患者进行救护时，确保他们的安全。掩护者要监控现场以防危险发生，还要在现场负责保管设备、药品和物资等。

应该事先确定接触者和掩护者之间的通信方法。这样他们可以在不惊动攻击者的情况下告知队员潜在的危险情况。他们的通信方式通常包括轻声说话和发送非语言信号，如用编码语言对话、挠脖子或摸鼻子等。在这种情况下，与调度中心保持无线电联络至关重要。EMS 人员在预警危险信号的过

程中，也需要得到调度员的帮助。例如，如果调度员听到了预示着危险的编码语言，那么他就会通知相关责任人做出响应。

框 55-5　自卫措施

自卫培训可能对所有的应急救援人员都适用。回避总比对抗好，但是有些暴力情形可能需要自卫。这些暴力情形包括遭遇无法避开的身体攻击、武装对抗或持枪抢劫、人质被挟持或遇到危险动物等。可以通过身体束缚或化学手段控制他人（见第34章）。可以用医疗器材（如金属夹板、担架）或其他物品（如家具）来拦截攻击者。除了上述技巧，自卫措施还包括使用辣椒喷雾或其他具有威慑作用的物质，以及用于逃生的身体防御措施等。

有时在无法逃生的情况下，救护员可能会身陷险境（如被挟持为人质）。在这种情况下，救护员应该：

· 尽可能地保持冷静；

· 避免任何形式的对抗；

· 在与绑架者协调解决事件的过程中发挥积极作用；

· 力争和平解决事件并逃生。

框 55-6　可能发生暴力侵害的预警信号

人在将要发动暴力时，往往会表现出微妙的迹象，他们可能会：

· 明显不把救护员放在眼里；

· 使用污言秽语；

· 侵入救护员的私人空间；

· 有暴力前科或背景；

· 将身体重心从一侧压向另一侧或在两脚之间转移（拳击姿势）；

· 攥紧拳头；

· 绷紧肌肉（如手臂和/或肩膀僵硬）；

· 进行身体或言语恐吓；向鹦鹉一样（重复）救护员提出的问题，而不是回答他们；

· 一直盯着对方。

第7节　战术性患者救护

战术性患者救护是指在有直接或间接威胁的现场及周边实施的患者救护活动。存在直接威胁的区域称为热区。几乎没有在热区进行的医疗救护。如果有，那是因为执法部门解决了直接危险，从而允许救护员将患者转移到相对安全的区域。在那里，

危险是间接的，可能会恢复或启动医疗干预。这个没有直接威胁但仍有危险的区域被称为暖区。在外围提供战术患者救护需要特殊训练和授权、防弹衣和战术制服、紧凑和实用的装备，在某些行动中还需要个人防御武器。战术 EMS 通常要求在标准 EMS 情况下实施而不承担风险。战术医护人员在特种武器和战术行动中为受伤人员提供即时医疗救护。这些医疗人员在现场治疗伤员或使他们稳定下来并将他们从现场撤出。战术医护人员通常和执法人员一起工作。他们接受过专业训练，具有特殊的技能（表 55-1）。

一些机构使用经过执法和战术 EMS 交叉培训的人员（图 55-4）。

表 55-1　战术应急医疗保障人员的知识和作用	
战术应急医学保障提供者的知识	**战术应急医学保障提供者的职责**
· 战术行动 · 使用武器和威慑装置的战术团队的风险和影响 · 犯罪现场常见的危险 · 识别、收集和保存证据 · 确定在长时间救援期间可能导致团队成员患病或受伤的情况 · 战术装备的使用和拆除 · 敌对情况下患者救护的原则	· 就健康危害向战术指挥官提出建议 · 评估当地医疗资源 · 远距离评估无法接近的伤者 · 用战术装备评估/治疗团队成员 · 提供战斗（热区）救护、战术野战救护（暖区）和战斗伤员后送救护（冷区） · 进行大面积消毒

资料来源：Tan DK, Bozeman W, FitzGerald D. Tactical EMS. In: Brice J, Delbridge TR, Meyers JB, eds. *Emergency Services: Clinical Practice and Systems Oversight.* 2nd ed. West Sussex, England: John Wiley & Sons; 2015:355-362.

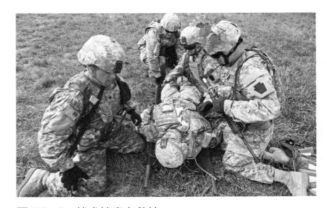

图 55-4　战术性患者救护

2011 年，美国国家战术官员协会与美国外科医师学会战术应急医学部合作，编写了一份关于应急医学保障的共识文件。这些文件进一步定义了应急

医学保障人员、医护人员、团队指挥官和医疗指导的职责[6]。

防弹衣

正如第 36 章所介绍的，软质防弹衣（也称防弹背心）能保护人体免受一些钝性伤和穿透性创伤。它能吸收或分散流弹或穿透性物质的冲击力，还能有效抵挡大部分手枪的子弹。该设备不能抵御刀或尖锐物、高的步枪子弹或薄而锐利的武器（如碎冰锥）等的攻击[7]。不同等级的防弹衣提供不同等级的保护。和其他防护服类似，只有正确穿戴，防弹衣才能发挥效力。使用前要确保其状态是完好无损的，因为有些防弹衣会随着时间推移而破损。这种防护服有失效日期，因此救护员应该遵照时间期限穿戴该装备。湿的或破损的防弹衣无法提供最佳保护。通常推荐战术应急医疗保障人员穿第 Ⅲ 类或更高级别的防护服。

穿防弹衣时需要注意的是，不要误以为这样就安全了。此外，防弹衣无法覆盖整个身体。即使正确穿戴了防弹衣，救护员还是有可能会受到钝击所造成的严重外伤（在没有被穿透的情况下）。

注意
呼救

一些 EMS 和消防便携式收音机（对讲机）上有一个应急按钮。在大多数情况下，这个按钮必须被按下并保持几秒钟，以通知调度员有一个单位处于困境。应急信号应触发当地执法部门和其他相关机构的应急反应。应在政策中建立这一进程，以确保在这些情况下自动分配适当的资源。

战术环境下的紧急医疗救护

正如前文所说，在战术环境下进行紧急医疗救护需要经过专业培训和授权。培训内容包括[8]：

- 团队健康与管理；
- 火灾下实施救护；
- 医疗救护预案和医疗情报；
- 应对无特定目标的枪手；
- 战术救援所需特殊医疗设备；
- 个人防护装备；
- 作业规模扩大产生的特殊需求；

- 预防用药；
- 管理大规模杀伤性武器和毒性危害。

大部分紧急医疗救护项目都有实操练习，具体内容包括：

- 在感觉被剥夺 / 超负荷的状态下进行体格检查；
- 医疗危险评估；
- 先进战术医疗技术；
- 野战应急消毒；
- 安全搜救新技术；
- 牙齿损伤管理；
- 救援和搜救伤亡人员；
- 航空医疗后送；
- 对秘密毒品实验室进行医疗管理；
- 远程身体评估。

危险环境下的患者救护涉及许多特殊的问题，包括安全地将患者从该地区转移，救护创伤患者，调整患者救护方案，以及与事件指挥官协调医疗和转运行动。通常战术医疗救护根据不同于常规 EMS 实践和长期医嘱工作。这些与患者救护有关的医疗问题取决于事件的性质，还取决于提供紧急救护的现场的情况。对于那些负责监督或管理战术小组的人，可以接受提高认识的教育项目。医师（和其他人）也可以利用这些教育项目，为与战术执法队合作的救援人员提供医疗指导。建议在地方一级实施质量保证方案和吸纳医师直接参与。

注意

在美国北卡罗来纳州的 110 个 EMS 系统中，33% 有战术应急医疗保障计划，他们为州内约 2/3 的人口服务。只有少数战术应急医疗保障人员（12%）是宣誓执法人员。

资料来源：Bozeman WP, Morel BM, Black TD, Winslow JE. Tactical emergency medical support programs: a comprehensive statewide survey. *Prehosp Emerg Care*.2012; 16（3）: 361–365.

第 8 节　犯罪现场紧急救护

犯罪现场是指有犯罪行为发生或发现犯罪证据的地方。在犯罪现场可能发现的重要物证有指纹、脚印、血液及其他体液等。每个人的指纹和脚印都是独一无二的，任何两个人不可能有相同的指纹和脚印。指纹或脚印特征往往会残留在接触物表面。此外，表面还残留有皮肤渗出的油脂和水分。血液和其他体液可以用于检测脱氧核糖核酸（DNA），还可以用于测定 ABO 血型；它们可能也有一些某个人特有的特征。此外，一些特殊证据（如头发、毛毯、衣物纤维等）也能提供有效信息，是犯罪现场的有用物证。

救护员对犯罪现场进行的观察也很重要，应该仔细将其记录在患者的救护报告中，或者用其他方式记录下来。受害者所处的位置、伤势和现场状况等信息都可能为执法人员破案带来帮助。救护员还应该把患者或其他人在现场所说的话及临终遗言全部记录下来。救护员应该注意：①客观记录观察内容；②在记录时引用患者或旁观者的话；③避免表露与患者救护不相关的个人观点。救护员要始终牢记患者救护报告可以作为法律文件，可能会被用作证据。救护员应该避免将子弹伤标记为"入口伤"或"出口伤"；相反，应该在患者救护报告中对伤口及其特征进行描述和记录。

注意

临终遗言是觉得自己会死的人说的话。在这些话中，说话人可能会交代自己濒死的原因及所遭遇的境况。例如，一位受害者可能在临终遗言中指出是谁侵害了她。

保存证据

救护员最紧要的任务就是对患者进行救护，即使在犯罪现场也是如此。然而在救护患者的同时，还要注意保护证据。注意勿在不必要的情况下扰乱现场或破坏证据。救护员应该对现场和周围环境保持敏锐的观察力；只能碰触救护所需的东西；他们

还应该戴上医用手套以防感染，避免在现场留下多余的指纹。框 55-7 列出了有助于保护犯罪现场的其他措施。

框 55-7 犯罪现场保护的注意事项

当救护员前往众所周知的犯罪现场，或者一处可能是犯罪现场的地方开展紧急救护时，应该遵守下述规则：

1. 在确保安全前，不要靠近任何一处犯罪现场；
2. 在方便的情况下，把应急车辆停得越远越好，从而保护刹车痕迹、轮胎印迹或者是其他证据；
3. 在靠近受害者前，先对现场进行调查和评估；
4. 在靠近受害者时，避开攻击者可能走的路线；
5. 靠近和离开受害者身边时要走同一条路；
6. 如果可以的话，避免踩到血迹或血渍；
7. 在进行评估或者是治疗的过程中，尽可能少地打扰受害者或弄乱受害者的衣物；
8. 在从受害者身上提取衣物时，试着保护伤处；
9. 向犯罪现场侦查员报告你采取的行动及你对现场造成的干扰；
10. 请无关人员远离受害者；
11. 别在犯罪现场吸烟或吃东西；
12. 如果可能，不要触碰现场的任何证据；
13. 勿和旁观者们谈论现场情况；
14. 将受害者衣物和个人物品放进纸袋里。应该给纸袋贴标签，密封后转交给执法人员；
15. 留意患者的任何临终遗言；
16. 记录要精确、详细；
17. 要牢记执法人员负责犯罪现场，而你负责的是患者。

资料来源：Vollrath R.Crime scene preservation: it's everybody's concern.*J Emerg Med Serv*. 1995; 20（1）：53.

思考

如果主要目标是照顾患者，为什么救护员要关心保存证据？

总结

- 确保现场安全的一个关键点是在危险发生之前识别和应对危险。如果已知现场是暴乱躁

动，EMS 人员应在安全且远离攻击者视野范围的地方待命，直到执法人员确认现场安全。

- EMS 人员应在对住所做出响应时留意提示存在危险的信号。如果危险变得明显，EMS 人员应该从现场撤离。
- 对公路交通事故的响应可能会带来与往来车流和应急车辆定位和搜救任务有关的危险。车辆的乘员可能持有武器，并受到执法部门的通缉，或由于饮酒或吸毒而发生精神状态改变。
- 救护员应注意暴力事件中的危险迹象。如有必要，他或她应撤离现场。
- 帮派是扰乱社会秩序或具有犯罪行为的一群人集结起来。一些帮派参与暴力犯罪活动。EMS 人员看起来像执法人员，因此他们在帮派地区工作时应格外注意人身安全。
- 秘密毒品实验室在制毒过程中可以产生具有爆炸性的和有毒的气体。其他风险包括诱杀陷阱，以及携带武装或使用暴力的操控者。
- 对家庭暴力现场做出响应的 EMS 人员应意识到，施暴者可能针对他们发起攻击，他们应该采取安全预防措施。
- 安全策略包括回避、战术撤退、掩护和隐蔽、转移视线和躲避。
- 战术性患者救护是指在有直接或间接威胁现场及周边实施的救护活动。现场及周边的情况是动态变化的，救护员必须始终保持警惕。在危险领域提供救护需要特殊训练和授权、防弹衣和战术制服、紧凑和实用的装备；在某些行动中还需要个人防御武器。
- 医护人员对犯罪现场的观察是很重要，应认真记录下来。在救护患者的同时，应注意保护证据，以避免不必要地破坏证据。

参考文献

［1］Maguire BJ, O'Meara P, O'Neill B, Brightwell R. Violence against emergency medical services personnel: a systematic review of the literature. *Am J Ind Med*. 2017; 61（2）: 167–180.

［2］Reichard AA, Marsh SM, Tonozzi TR, Konda S, Gormley MA. Occupational injuries and exposures among emergency medical services workers. *Prehosp Emerg Care*. 2017; 21（4）: 420–431.

［3］What we investigate: gangs. Federal Bureau of Investigation website. https://www.fbi.gov/investigate/violent–crime/gangs. Accessed April 18, 2018.

［4］Armstrong K, Phillips T. Street gangs in our schools: what to look for and what you can do to address them. Region One ESC website. www.esc1.net/cms/lib/TX21000366/Centricity /Domain/89/Gangspowrpt.pdf. Published June 2008. Ac–cessed April 18, 2018.

［5］National Gang Intelligence Center. *2015 National Gang Report*. Federal Bureau of Investigation website. https://www.fbi.gov /file–repository/national–gang–report–2015.pdf/view. Accessed April 18, 2018.

［6］Schwartz RB, McManus JG, Croushorn J, et al. Tactical medicine— competency–based guidelines. *Prehosp Emerg Care*. 2011; 15（1）: 67–82.

［7］Mukasey MB, Sedgwick JL, Hagy DW. *Ballistic Resistance of Body Armor*. Washington, DC: US Department of Justice, Office of Justice Programs; 2008. NIJ Standard–0101.06.

［8］Counter Narcotics and Terrorism Operational Medical Support website [homepage]. https://contoms.chepinc.org. Accessed April 18, 2018.

推荐书目

Carhart E. Developing protocols for tactical EMS care. EMS World website. https://www.emsworld.com/article/10615988/developing–protocols–tactical–ems–care. Published January 19, 2012. Ac–cessed April 18, 2018.

Grubbs TC. Preserving crime scene evidence when treating patients at an MCI. *JEMS* website. http://www.jems.com/articles/print/volume–39/issue–5/features/preserving–crime–scene–evidence–when–tre.html. Published May 5, 2014. Accessed April 18, 2018.

Karels SR. *Legal Considerations for Tactical Medical Officers*. High Mark website. https://highmarkblog.com/wp-content/uploads/2016/04/Legal–Considerations–for–Tactical–Medical–Officers–Article–Format.pdf. Published 2015. Accessed April 18, 2018.

Llewellyn CH. The symbiotic relationship between operational military medicine, tactical medicine, and wilderness medicine: a view through a personal lens. *Wilderness Environ Med*. 2017; 28（2S）: S6–S11.

Marino M, Delaney J, Atwater P, Smith R. To save lives and property: high threat response. Homeland Security Affairs website. https://www.hsaj.org/articles/4530. Published June 2015. Accessed April 18, 2018.

Protecting the protectors. Officer.com website. https://www.officer.com/tactical/swat/article/12231650/from–the–battlefield–to–special–operations–tactical–medics–save–lives. Published July 13, 2016.

Accessed April 18, 2018.

Tan DK, Bozeman W, FitzGerald D. Tactical EMS. In: Brice J, Delbridge TR, Meyers JB, eds. *Emergency Services*: *Clinical Practice and Systems Oversight*. 2nd ed. West Sussex, England: John Wiley & Sons; 2015: 355–362.

Waldman M, Shapira SC, Richman A, Haughton BP, Mechem CC. Tactical medicine: a joint forces field algorithm. *Milit Med*. 2014; 179（10）: 1056–1061.

Wolfsburg D. Pro bono: violence against EMS providers. *JEMS* website. http://www.jems.com/articles/print/volume–42/issue–8 /departments/ pro–bono/pro–bono–violence–against–ems–providers.html. Published August 1, 2017. Accessed April 18, 2018.

（何露斯，杨贵荣，陈星，李小杰，王晓菁，译）

第 56 章

警惕危险物质

美国 EMS 教育标准技能

EMS

了解 EMS 人员在救援行动中的角色和职责，以确保患者、公众和工作人员的安全。

危险物质意识

危险物质或其他特殊事件中，在冷区作业的风险和责任。

学习目标

完成本章学习后，紧急救护员能够：

1. 定义危险物质（危险品）；
2. 确定影响紧急救护人员的危险物质相关立法；
3. 描述有助于识别和管理危险物质事件的资源；
4. 确定应对特定危险化学物质事件所需的防护服和设备；
5. 描述特定的危险物质暴露引起内部损伤的病理生理学、体征和症状；
6. 描述特定危险物质暴露引起外部损伤的病理生理学、体征和症状，以及院前处理；
7. 概述危险物质事件的应急响应；
8. 描述对危险物质事件中救援人员的医疗监测和康复治疗；
9. 描述对被危险物质污染的患者的净化去污和管理；
10. 概述在危险物质事件中对救援人员和设备进行净化去污的 8 个步骤。

重点术语

窒息性气体：取代空气中氧气，阻碍细胞呼吸作用的气体。

致癌物：可以导致癌症的物质。

心脏毒素：会导致心肌缺血和心律失常的有害物质。

冷区：在危险物质事故救援中热区最外围的安全地区；通常认定为安全区域，仅需穿最低级别的防护服。

腐蚀性物质：强酸类或强碱类物质。

冷冻剂：接触时可冷冻人体组织的制冷物质。

净化去污：通过清除有害物质从而确保患者、救援人员、设备和物资安全的过程。

剂量反应：化学物质对人体的效应化学物质的浓度。

正式化学品甄别方法：参照书面的文字说明、图例和标志等对危险物质进行甄别。

危险评估和风险评估：对化学物质暴露后造成危险的可能性及后果进行分析。

危险物质：给人的健康、安全和财产带来极大风险的物质或材料。

血毒素： 破坏红细胞的有害物质。

肝毒素： 损伤肝脏的有害物质。

热区： 危险物质事故救援中存在危险物质的危险区域。

非正式化学品甄别方法： 并非依照书面的文字说明、图例和标志等对危险物质进行甄别。

液化： 实体组织转变为流体或半流体组织的过程。

医疗监测： 对事故救援作业中有受伤或患病风险的救援人员进行的持续的健康评估。

肾毒素： 对肾有特殊危害的物质。

神经毒剂： 军事领域发展起来的，作用于神经系统的有毒物质。

神经毒素： 影响神经系统的有毒物质。

标牌： 贴于盛放危险物质容器表面的菱形标志，通常为黄色、橙色、白色或绿色。上有 4 位数联合国危险物质编号和指示容器内物质的图例。

原发性污染： 只有暴露于危险物质环境中的人才会受到危险物质影响，而其他人被污染的风险很小。

康复： 事故救援行动中开展的旨在维持救援人员体能、提高效能并降低现场救援人员受伤或死亡风险的活动。

防暴 / 催泪剂： 能够产生强烈的感官刺激或让人失去反抗能力的化学物质，在短时间内消失。

安全距离： 能保障人员安全的最小距离。

安全数据表： 危险化学品生产或销售企业按法规要求向客户提供的一份关于化学品组分信息、理化参数、燃爆性能、毒性、环境危害，以及安全使用方式、存储条件、泄漏应急处理、运输法规要求等内容信息的综合性说明文件。

二次污染： 有害物质污染了其他液体或颗粒物，接触这些液体或颗粒物的人进而被污染。

自给式呼吸器： 通过密闭气体系统提供呼吸保护的装置。

货运文件： 对危险物质进行描述的文件，内容包括物质名称、分类和联合国 / 北美危险物质编号。

供气式呼吸器： 从密闭空间外部空气源源不断地向内输送空气的设备。

协同作用： 两种药物联合使用时的效果大于两种药物单独使用时的效果总和。

温区： 在危险物质事故救援中，连接热区和冷区的通道，是环绕在热区外围的缓冲地带。

EMS 人员在危险物质事故中负担的责任更为繁重。大型危险物质事故可能波及多个管辖区。此外，大规模人员疏散和净化去污需要协同进行。EMS 人员需要履行的特殊职责还包括识别危险物质、保障现场安全、在主要事故现场集结待命、清除危险物质、对被污染人员进行解救和净化去污、提供紧急救护并对参与事故救援的人员进行持续的医疗监测。

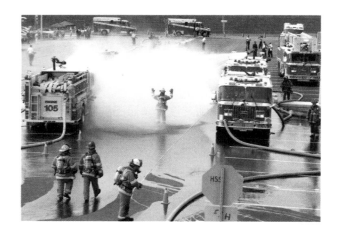

第 1 节 危险物质所涉范围

危险物质是指给人的健康、安全和财产带来极大风险的任何物质或材料[1]。美国每年制造超过500 亿吨危险物质。约 25 亿吨在美国境内发运[1]。美国交通部（DOT）报告说，2017 年报告了近17000 起危险物质事件[2]。他们造成 138 人受伤，3 人死亡。大多数受伤和所有死亡都与公路交通事故有关。因此，在对车祸的应急响应中接触危险物质的可能性很大。危险物质事件的其他可能原因包括材料储存和制造作业中的事故、非法药物制造（如冰毒实验室）和恐怖主义行为（见第 57 章）。

思考

你是否了解你所在地区的工业情况？有哪些工业可能存在使人感染危险物质的风险？

如第 33 章所述，接触家庭化学品、杀虫剂和工业毒素也会导致伤害。大多数学校、商店和家庭都有少量的化学物质，它们本身是稳定的；然而，如果这些化学物质混合在一起，就可能导致危险物质事件。例如，漂白剂或其他清洁剂会产生有毒蒸汽。2016 年，美国毒物控制中心报告了 39807 起化学物质暴露事件[3]。

第 2 节　法律和法规

随着生产和使用的化学品越来越多，人们对这些有害物质的处理也越来越重视。一些重大事件引起了政府部门和社会的广泛关注。其中包括位于印度博帕尔市的美国联合碳化物公司的毒气泄漏事件（1984 年）、苏联的切尔诺贝利核事故（1986 年）、美国的三里岛核事故（1979 年）、日本福岛第一核电站核泄漏事故（2011 年）[4]。这种关注促使政府部门出台更多的法律法规，以加强对危险物质的控制。

1986 年颁布的《超级基金修正案和重新授权法》（简称《超级基金法》）就应急规划和涉及危险物质事故的报告，对联邦、各州和地方政府及产业提出了要求[5]。该法案旨在帮助社会更好地处理发生的化学品紧急事故。《超级基金法》增进了广大民众对危险物质的了解，同时也拓宽了民众获取相关信息的渠道。法案规定，使用或贮藏有任何经 EPA 认定为极端危险物质的设施，其所有者和运营商需要向地方消防部门、地方应急规划委员会和州应急响应委员会报备。

1989 年，OSHA 和 EPA 发布了一些规定，针对在不受管控的有害废物现场工作的工人及那些负责应对危险化学品释放或泄漏事件的工人提出了培训要求、应急方案、体格检查和其他安全预防措施[6]。《超级基金法》要求各州遵守这些规则。OSHA 的培训要求，通常称为危险废物处理和应急响应（HAZWOPERS）标准，适用于可能对涉及危险物质的紧急情况做出响应的 5 类人员（框 56-1），EMS 人员和所有第一响应人员的最低培训要求为第一响应者意识水平。

在意识层面，响应者必须能够做到以下几点[7]：

- 评估事件并确定存在危险品或大规模杀伤性武器事件；
- 申请相应的资源；
- 确认危险品的名称、联合国 / 北美危险物质编号、标牌类型或其他识别标记；
- 根据美国 DOT 的《应急响应指南》收集危险相关的信息；
- 开始采取措施，维持事故周围的安全。

除了 OSHA 概述的这些培训水平外，美国 NFPA 还发布了有关 EMS 人员应对危险物质现场情况的能力标准[8]。根据《环境管理体系人员应对危险物质 / 大规模杀伤性武器事件的能力标准》，危险品现场的救护员应能够做到以下几点：

1. 分析现场每个人的潜在健康风险；
2. 为患者提供高级生命支持；
3. 对暴露过的患者实施院前治疗计划，并在适当的净化后开始。

除要求额外资源和安全保障外，救护员还应接受额外培训。这种培训主要面向希望采取积极措施以减轻危险品事故的影响或涉及化学、生物、放射性、核或爆炸性物质操作的技术人员。培训包括长达 80 小时的强化培训。

救护员在发生危险事件时提供的高级生命支持取决于有管辖权的当局的医疗指导提供的医疗方案，以及安全数据表或美国 DOT 的《应急响应指南》提出的有害物质暴露应急响应的普遍做法。

第 3 节　危险物质识别

应对处理危险物质的中心任务是识别危险物质。用于识别危险物质的方法有非正式化学品甄别方法和正式化学品甄别方法。

非正式化学品甄别方法

已到达现场的救护员需确定现场是否存在危险物质及危险物质的类型。甄别危险物质的非正式方法包括[9]：

- 用望远镜目视检查现场后方可进入现场；
- 听旁观者或其他责任人口头描述；

框 56-1 根据 OSHA 和 EPA 的规定，应对有害物质事件的 EMS 人员的培训要求

1. 第一响应人员的意识

这类人员可能目睹或发现危险物质的泄漏，但其工作职能中没有紧急处理危险物质的职责。他们必须接受过足够的训练，从而具备以下能力：

- 了解什么是危险物质，以及在事故中它们带来的风险；
- 了解危险物质存在时与紧急情况有关的潜在后果；
- 在紧急情况下识别危险物质存在的能力；
- 识别危险物质的能力（如果可能）；
- 了解应急计划中的第一响应者的作用，包括现场安全和控制，以及美国 DOT 的《应急响应指南》；
- 获得额外资源的能力，以及向通信中心发送通知的能力。

2. 第一响应人员的行动

人们对危险物质事件作出响应，应该是首先保护附近的人、财产或环境，而不是试图阻止危险释放。消防人员和 EMS 人员属于这一类。除了第一响应人员的意识外，这些响应者还必须接受以下培训：

- 实施危险和风险评估的技术；
- 选择和使用在第一响应人员适用的个人防护装备；
- 了解基本的危险品术语；
- 在现有的资源条件下和个人防护装备的能力范围内进行基本的控制、遏制操作；
- 执行基本清污程序；
- 了解相关标准操作规程和终止程序。

3. 危险物质技术人员

此类人员需对危险物质紧急情况做出响应，目的是阻止危险物质的释放。危险物质技术人员通常被认为是危险物质应急响应小组的成员。这些技术人员需要接受额外的培训，从而能够胜任以下工作：

- 知道如何执行当地的应急计划；
- 了解如何利用现场测量仪器设备对已知和未知材料进行分类、识别和验证；
- 事件指挥系统中指定角色内的函数；
- 选择和使用适合危险物质技术人员的使用的化学个人防护装备；
- 了解危险和风险评估的技术；
- 在现有的资源条件下和个人防护装备的能力范围内进行控制、遏制操作；
- 了解并执行去污程序；
- 了解终止程序；
- 了解基本的化学和毒理学术语和反应。

4. 危险物质专家

这类人员应对各种危险物质有具体的了解。危险物质专家为危险物质技术人员提供技术支持，并充当与联邦、州和地方政府的现场联络员。除危险物质技术人员

的知识库外，危险物质专家还接受培训，从而胜任以下工作：

- 落实当地应急预案；
- 了解如何使用先进的测量仪器和设备对已知和未知材料进行分类、识别和验证；
- 了解联邦政府的应急预案；
- 选择和使用适合危险物质专家的化学个人防护装备；
- 实施深入的危险和风险控制技术；
- 在现有资源条件下和防护设备能力范围内进行控制、遏制操作；
- 确定并执行去污程序；
- 制定现场安全管控方案；
- 了解化学、放射学和毒理学术语和反应。

5. 现场事故指挥官

现场事故指挥官受过训练，能够控制危险物质事故。除了第一响应人员意识水平的培养，现场事故指挥官的职责包括以下：

- 了解并能够运行事故指挥系统；
- 知道如何执行应急救援计划；
- 了解与身穿化学防护服工作的员工相关的危险和风险；
- 了解各州的应急预案，熟悉联邦应急救援小组；
- 了解和理解去污程序的重要性。注：美国 NFPA 还规定了 EMS 人员应对危险物质 / 大规模毁灭性武器事件的能力。这些标准旨在为危险物质和大规模毁灭性武器事件中的基本生命支持和高级生命支持提供指导，并认识到这些事件对 EMS 带来的挑战。

简而言之，NFPA 提出的基本生命支持响应级别的能力的目标是确定在危险物质 / 大规模毁灭性武器事件中安全提供基本生命支持所需的知识和技能，包括：

- 分析危险物质或大规模杀伤性武器事件，以确定潜在的健康危害；
- 制定一项计划，在实践范围内向任何暴露的患者提供基本生命支持；
- 通过确定危险物质或大规模杀伤性武器事件的性质，在实践范围内实施院前治疗计划。

高级生命支持响应者的能力包括基本生命支持响应者所需的能力及以下内容：

- 对危险物质或大规模杀伤性武器事件进行更详细的分析，以确定潜在的健康危害，包括评估健康风险和确定可能需要高级生命支持的患者；
- 制定一项计划，在实践范围内向任何暴露的患者提供高级生命支持，包括确定补充的区域和国家资源；

· 分装类型（特定结构的预定用途，如燃料储存或农药装置）；
· 事故地点（可能存在危险物质的地点）；
· 建筑物内的位置；
· 可视的标志（蒸气云、烟雾、泄漏）；
· 车辆类型（命名为承运人或公司）；
· 容器特性（大小、形状、颜色或可变形）；
· 感官（旁观者报告的异味）；
· 暴露者的体征和症状。

这些识别非正规产品的方法应作为确定是否存在危险物质的快速手段。救护员在采取任何可能对所有应急响应人员的安全构成威胁的行动之前，应首先确定危险品类别。

注意

在对危险物质事故进行救援时，人员安全是第一位的。如果事故现场很危险，EMS 人员则应该撤离，等训练有素的工作人员确保现场安全后再进入现场。

正式化学品甄别方法

按照惯例，危险物质一般会贴有下列六大标记系统中一个或一个以上的标记[10]：

1. 美国国家标准协会采用一种标签对特定的有害物质进行标识（如爆炸物、易燃液体和放射性物质）而并非标明特定化学品；
2. 美国 DOT 采用了众多配有插图并印有危险物质种类的标志和标牌。此外，美国 DOT 还规定航运舱单上要注明有关货品的详细信息；
3. 与美国 DOT 的方法相类似，由联合国危险物质分类系统使用图例、标志或二者对特定危险物质进行标识，而非指明化学品名称；

4. 国际航空运输协会采用了联合国所用图例，同时还对防止事故发生的紧急预防措施进行了书面标识；
5. 美国 NFPA 用颜色和数值评定量表对健康危害程度、火灾严重程度和物质活性进行标识。很多州和地方的防火规范中都要求在固定设备上贴菱形识别标志（图 56-1）。该编号系统将各类危险物质划分为一（危害性最低）到四（危害性最高）4 个不同的等级；

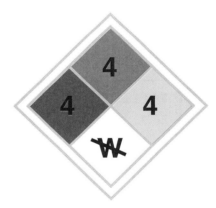

图 56-1　美国 NFPA 的标牌。该标牌整体呈菱形，内里又有 4 个小菱形组成。红色菱形（易燃性）位于标牌的 12 点钟方向；黄色菱形（不稳定性）位于 3 点钟方向；白色菱形（特殊危害类）位于 6 点钟方向；蓝色菱形（危害健康）位于 9 点钟方向。该标牌用数值表示物质的危害程度。数值从 0 到 4，最大的 4 表示危害最大，最小的 0 表示危害性为零。特殊危险物质用白色块表示，是指那些会与水（W）和其他氧化剂（OX）反应的化学品

6. 美国 OSHA 的《危险沟通标准》要求在工作场所储存、处理或使用危险化学品（图 56-2）时应有安全数据表。

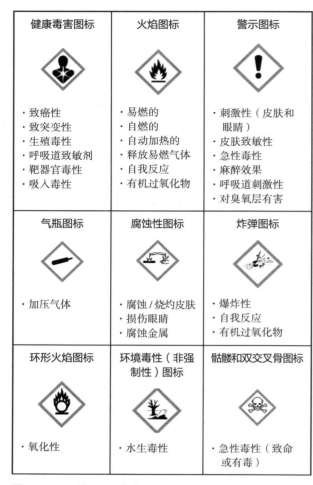

健康毒害图标	火焰图标	警示图标
·致癌性 ·致突变性 ·生殖毒性 ·呼吸道致敏剂 ·靶器官毒性 ·吸入毒性	·易燃的 ·自燃的 ·自动加热的 ·释放易燃气体 ·自我反应 ·有机过氧化物	·刺激性（皮肤和眼睛） ·皮肤致敏性 ·急性毒性 ·麻醉效果 ·呼吸道刺激性 ·对臭氧层有害
气瓶图标	腐蚀性图标	炸弹图标
·加压气体	·腐蚀/烧灼皮肤 ·损伤眼睛 ·腐蚀金属	·爆炸性 ·自我反应 ·有机过氧化物
环形火焰图标	环境毒性（非强制性）图标	骷髅和双交叉骨图标
·氧化性	·水生毒性	·急性毒性（致命或有毒）

图56-2　图标和毒物类别或性质

思考

下次你在公路上时，看看是否能很容易就发现大型卡车上贴的安全标牌？

标牌和货运文件

危险物质通常是通过标牌（图56-3）和货运文件来识别的。联合国/北美危险物质编号通常显示在标牌的底部，也可以在货运清单上（货物名称之后）显示该编号。在特定情形下填写货运文件时，甚至可以用这种分类或划分编码来代替危险物质类别的学名。表56-1显示的是不同分类编码对应的含义。

记录危险物质情况的书面材料在车中的具体放置位置和材料类型要根据运输方式来确定。大部分货运文件都被放在车辆、飞机、火车或轮船驾驶员（如司机、飞行员或船长）身边。一些化学试剂的联合国/北美危险物质编号编码可能是一样的。因此，除对照上述编码外，应参考具体的化学品名称查阅危险物质识别指南。

注意

承运人要负责对货运途中的危险品进行追踪定位。如果很难提供货运文件或因货品危险而无法收回，执法人员或调度部门可以电话联系承运人以了解车辆的具体信息（如卡车或汽车数量和车牌号），这将有助于找出危险物质。

安全数据表

美国OSHA规定，所有美国生产、贮藏或使用的化学品都必须有安全数据表。生产商负责提供物质安全数据表。表中注明了如何安全正确地处理和储存危险物质的信息，同时还介绍了不幸接触危险物质后需要采取的紧急救护措施等相关内容。安全数据表还根据危险物质暴露后对健康造成严重危害的可能性大小，对危险物质进行了分类。

一种物质对人体健康的潜在危害性大小可以用不同的方法定义，但主要取决于物质自身的固有毒性和人体暴露于危险物质的方式。安全数据表提供了很有用的信息。然而该表并不是获取化学品信息、健康风险有关信息或治疗建议等相关内容的唯一渠道。救护员还可以向医疗指导、毒物控制中心或其他有关部门咨询。

其他危险物质信息来源

关于危险物质，有许多参考信息来源，包括书籍、紧急危险物质处理机构通过电话提供的支持、计算机数据库、手机应用程序和互联网资源。处理危险位置应查阅多个信息来源（如果有且时间允许，最好参考3种信息来源）。一个常用参考资料是由美国DOT、加拿大运输部及墨西哥通信和运输秘书处出版的《应急响应指南》。该指南收录了1000多种危险物质，列出了这些物质暴露后紧急救护的基本程序。这一免费参考资料在EMS机构、消防机构和其他公共服务机构的应急车辆都能找到。应该注意的是，应急响应指南旨在协助第一响应者采取最初的撤离行动和危险处置行动。该指南还明确了危险物质紧急事件中的隔离和防护距离或区域。该指南不是处理危险物质紧急情况的唯一指南。

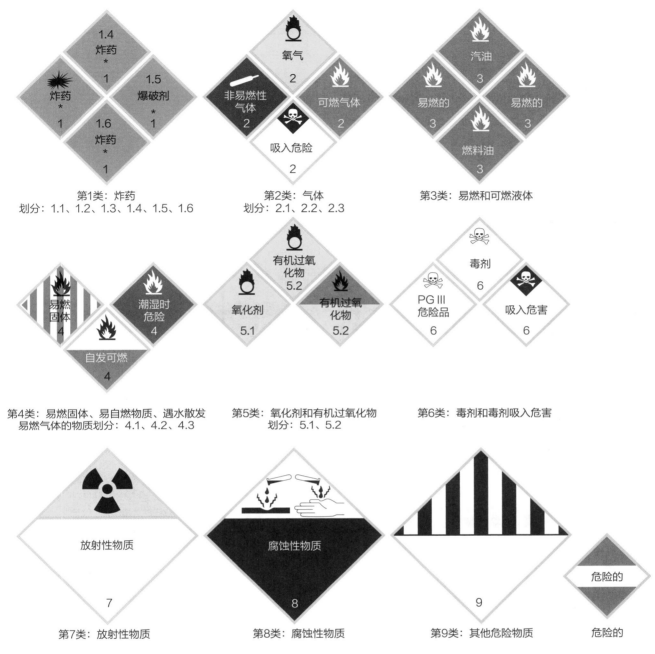

图56-3 危险物质警告牌和标签

注意

　　当危险物质无法准确识别时，训练有素的人员可以使用精密的仪器设备来确保现场安全，并帮助进行危险品识别。这些仪器设备包括空气和气体监测设备及用于 pH 测试、化学测试、水检测和比色管测试的专用设备。

　　美国大部分地区都建立了区域毒物控制中心。许多中心 24 小时开放。它们配备了专家，提供信息、咨询服务、治疗建议、患者随访和数据收集。毒物控制中心与许多处理有毒物质的机构有联系，与所有地区医院也有密切联系。这些中心维护着包括 35 万多种药物、有毒物质和其他化学品的数据系统。

　　化学品运输应急中心（CHEMTREC）是美国化学理事会的公共服务机构。该中心就已知或未知危险物质的管理向现场人员提供即时咨询。该机构还在需要时与危险物质的托运人联系，以获得更多的信息或提供帮助。化学品运输应急中心每周 7 天，

表 56-1	危险物质国际分类系统
第 1 类 [a]	**爆炸物**
1.1	具有大规模爆炸危险的爆炸物
1.2	具有迸射危险但不具有大规模爆炸危险的爆炸物
1.3	主要有火灾危险和轻微爆炸或迸射危险的爆炸物
1.4	没有重大爆炸危险的爆炸物
1.5	具有大规模爆炸危险的非常不敏感的炸药
1.6	极不敏感的爆炸物（不具有群体性爆炸危险）
第 2 类	**气体**
2.1	易燃气体
2.2	不易燃、无毒气体
2.3	有毒气体
第 3 类	**易燃和可燃液体**
3.1	闪点 <-18℃
3.2	闪点 ≥ -18℃，但 <23℃
3.3	闪点 ≥ 23℃，但 <61℃
第 4 类	**易燃固体、易自燃物质、遇水散发易燃气体的物质**
4.1	易燃固体，自反应物质和固体脱敏炸药
4.2	容易自燃的物质
4.3	遇水散发易燃气体的物质
第 5 类	**氧化剂和有机过氧化物**
5.1	氧化剂
5.2	有机过氧化物
第 6 类	**有毒和感染性物质**
6.1	有毒（有毒）物质
6.2	感染性物质
第 7 类	**放射性物质**
第 8 类	**腐蚀性物质**
第 9 类	**其他危险物质**

a 类别编号可以显示在标牌的底部，也可以显示在货运文件上的危险物质描述中。在某些情况下，类号可以取代货运清单危险类别的书面名称。

资料来源：US Department of Transportation.*Emergency Response Guidebook*.Washington, DC: Department of Transportation; 2016; and Environmental health and safety.Carnegie Mellon University website.https://www.cmu.edu/ehs/Laboratory-Safety/chemical-safety /shipping-dangerous-goods.html.Accessed April 30, 2018.

每天 24 小时均可通过紧急免费电话为美国和维尔京群岛提供服务。出现危险物质事件时，救护员应尽快与 CHEMTREC 联系，向中心提供该物质的名称、编号和事件性质。让 CHEMTREC 参与危险物质事件的管理通常是任何应急响应小组的标准操作程序。

ChemTel 是一个应急响应通信中心，它在美国和加拿大提供服务。运输危险材料的承运人必须有 24 小时热线，以便在危险货物发运时提供信息。办公室可以提供特定产品的信息。它还可将涉及危险物质的事件提交相应的州和联邦政府有关部门。ChemTel 可通过免费电话，一天 24 小时，一周 7 天提供服务。

计算机辅助应急行动管理（CAMEO）系统的设计是为了辅助应急响应人员在危险物质事件中迅速采取行动。这些系统使用计算机建模来预测烟雾中释放的化学溢出物和毒素的影响，并利用地图上的地理空间信息，以确定这些危害是否会影响社区的特定地点。这些系统可供市政有关部门使用，帮助社区制定应急计划。CAMEO 目前提供了关于数千种化学品的信息，包含了 80000 多个化学品同义词和编号，可以在事件中快速搜索以识别未知物质。框 56-2 列出了可能协助危险物质事件处置的其他政府和私营部门机构。

许多互联网资源可用于危险物质的识别和管理。这些来源包括美国联邦、州和地方政府机构，学院和大学，企业和工业，行业协会，以及建立易于访问的网站的非营利组织。此外，几个免费应用程序可以下载到便携式电子设备中，供紧急情况下参考。**表 56-2** 列出了可免费申请的危险物质参考信息来源。

框 56-2	协助处置危险物质事故的部门[a]

联邦机构
　　美国 CDC
　　DOT
　　美国 EPA
　　联邦航空管理局
　　美国国家响应中心
　　· 武装部队（陆军、海军、空军、海军陆战队）
　　· 海岸警卫队
　　· 美国能源部

区域和州机构
　　国民警卫队
　　州应急管理机构
　　州环境保护机构
　　州卫生部门
　　国家警察

地方机构
　　应急管理机构
　　消防机构（危险品处理）
　　执法机关
　　毒物控制中心
　　公用事业部门
　　污水处理机构

商业机构
　　美国石油研究所
　　美国铁路和危险物质系统协会
　　化学制造商协会
　　联合碳化物公司应急响应系统（HELP）
　　当地工业
　　当地承包商
　　· 承运人和运输商
　　· 铁路行业

[a] 此框只列出各类型机构的抽样，并不全面。

表 56-2	免费申请危险物质参考	
申　请		**说　明**
应急响应指南（https://www.phmsa.dot.gov/hazmat/erg/erg2016-mobileapp）		帮助识别危险物质 列出危险物质的主要危害 定义毒素相关的健康威胁 明确疏散距离
应急响应者无线信息系统物质清单（https://wiser.nlm.nih.gov/substances.html）		帮助识别危险物质 描述有害物质的物理特性 提供与危险物质有关的人类健康信息 提供控制建议

第 4 节　个人防护装备

接触危险物质可能造成的伤害与特定物质的毒性、易燃性和活性有关。采取正确的保护措施对任何处理危险品的工作人员都至关重要。其中特别关键的是穿戴合适的个人防护装备。

呼吸防护装置

呼吸系统暴露于危险物质的可能性对应急响应人员的工作影响较大。呼吸系统可通过空气净化装置和提供清洁空气的设备（大气供应装置）进行保护。

空气净化需要借助防毒面罩或过滤装置。这些装置可以将大气中的颗粒物质、其他气体或水蒸气过滤掉。这些装置无需单独的供气设备，不过需要持续监测污染物质和氧气含量，一般不建议将其用于危险物质泄漏事故；若要使用则必须适合佩戴者。过滤装置是针对特定物质进行过滤的（即必须与气体相匹配）。当环境中存在多种化学物质时，过滤装置则无法发挥作用。这些装置不能在氧气浓度低的环境中使用。

大气供应装置依靠一个单独的正压源来供应空气。它们可提供最高水平的呼吸保护。有2种基本类型：自给式呼吸器（SCBA）和供气式呼吸器（SABA）或空气管路。使用这两种方法都需要培训、重新认证和测试，以符合 OSHA 的规定。

SCBA 在缺氧和有毒环境中提供呼吸保护。在处理危险品时，只能使用吸入和呼气过程中保持面罩正压的 SCBA。SCBA 在危险环境中有很好的保护作用。但是救援人员应该注意有些有毒物质可以穿透面罩，如甲基溴化物和亚乙基亚胺。

SABA 通过远离现场的空气管道向救援人员提供空气。当需要延长工作时间时，这些装置通常用于危险场所。使用 SABA 必须具备逃生能力，以便在对生命和健康造成直接危害的大气中作业。但是由于 SCBA 依赖于管道供气，限制了救援人员深入污染区域（热区）的距离。

防护服分类

防护服分2种：一次性的和可重复利用的。防护服由各式各样的材料制成，分别用于阻隔不同类别的化学物质。在紧急事故现场使用该防护服，应该先在安全环境中就此类防护服的使用方法对救援人员进行培训。制作防护服的材料包括丁腈橡胶、聚四氟乙烯、氟橡胶等。但没有任何一种材料能防范所有的化学物质（框 56-3）。因此，必须要遵照制造商提供的指导意见使用防护服。防护服有很多不同的分类标准，以下是美国 OSHA 和 EPA 对防护服的具体分类[11]：

A级。A级防护服能对人体皮肤、呼吸系统和眼睛提供最高级别的防护（图 56-4）。通常危险物质事故救援队在进入事故现场时会穿 A级防护服。A级防护服是由正压（增压式）全面罩 SCBA 或正压 SABA（配备逃生型 SCBA），上述呼吸器须获得

框 56-3　化学品侵蚀形式

- **降解**。因化学品暴露、频繁使用或周围环境条件暴露而造成的服装面料破损或分解的现象。
- **渗漏**。有害化学液体顺着拉链、衣缝接口、衣孔或其他衣料缝隙渗漏的现象。
- **渗透**。有害化学液体分子渗透穿过另一种物质的过程。

NIOSH 的批准。该等级防护服是全封闭式（不漏气）化学防护服，式样为连体服，配有工作服、内外双层防化手套、冷却装置（可选）、安全帽（可选）和穿在整套全封闭防护服外面的一次性防护服（包括手套和钢头靴）等（如果制造商没有明确规定，在易燃环境下不能穿着一次性防护服）。

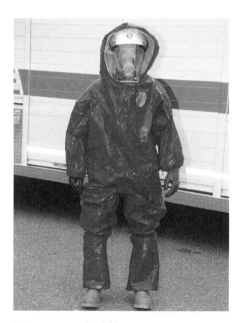

图 56-4　A级防护服

B级。B级防护服能最大限度地保护呼吸系统，但其对皮肤的保护效果相对欠佳（图 56-5）。通常承担净化去污的救援人员会穿戴 B级防护服。B级防护服的配套装备包括正压全面罩 SCBA 或正压 SABA（配备逃生型 SCBA，经 NIOSH 批准的）；同时也配有带帽防化服（工装裤、长袖夹克、连体裤、一件套或两件套防溅式防化服、一次性防化工作服）；连体裤（可选）；内外两层防化手套；带钢头和钢勾心的防化靴；外罩防化鞋套（可选）；可供选择的安全帽和防护面罩。

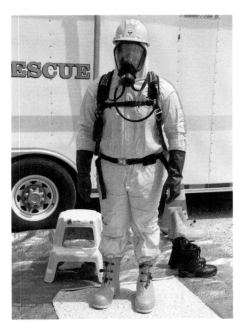

图 56-5 B 级防护服。B 级防护服能最大限度地保护呼吸系统，且相较于 C 级防护服而言，B 级防护服能较好地保护人体皮肤

C 级。 在运送被污染的患者的过程中，救援人员应穿戴 C 级防护服。在已经确定事故现场空气中物质（一种或多种物质）的类型和浓度后，且满足使用空气净化呼吸器的条件时，穿戴 C 级防护服。C 级防护服所包含的设备有全面罩或半面罩式空气净化呼吸器（经 NIOSH 批准的）；带帽防化服（工装裤、两件套防溅式防化服、一次性防化工作服）；连体裤（可选）；内外双层防化手套；外穿带钢头和钢勾心的防化靴（可选）；一次性外穿防化鞋套（可选）；以及可供选择的逃生口罩和防护面罩。

D 级。 D 级防护服是一种工作制服，其保护效果最差（只在应对公害污染时穿）（图 56-6）。D 级防护服一般公认为是消防员的消防"战斗"服（对一些即使皮肤触摸到或摄入也对身体无害的化学物质，穿戴配有 SCBA 的消防战斗服相当于提供 B 级防护）。D 级防护服所配装备包括连体裤；可供选择的手套、带钢头和钢勾心的防化靴或防化鞋；一次性外穿防化靴（可选）；护目镜或化学防溅护目镜；以及可供选择的安全帽、逃生口罩和防护面罩、带钢头和钢鞋帮的鞋；一次性外穿防化靴（可选）；安全眼镜或化学防溅护目镜；可选安全帽、逃生面罩和普通面罩。

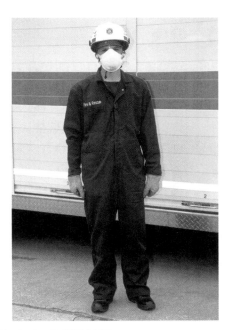

图 56-6 D 级防护服

思考

当你穿着不同级别危险物质防护装备时，你觉得你能为患者提供哪种类型的医疗救护？

无论危险物质事件中使用哪一级别的防护服，都必须对危险物质进入人体的所有途径进行保护。任何参与危险物质事故救援的救援人员都应格外注意以下几点：

- 防护服不应受到所涉危险物质的不利影响；
- 防护服应将所有暴露的皮肤密封；
- 尽管缩短与危险物质的接触的持续时间；
- 防护服和防护设备使用后应进行去污处理或丢弃；
- 应严格遵守清洁和处置衣物和设备的安全标准和方法；
- 被污染的患者衣物应留在现场妥善安全处置。不应与患者一起转运。这种方法将减少救护车的污染。

注意

无论救援人员穿哪一级别的防护服，都存在一些限制和健康问题。通常，穿戴个人防护装置的应急响应人员会因周边视觉受影响而容易跌倒。在较高的环境温度中，穿戴 A 级和 B 级防护服的应急响应人员容易中暑。在这些情况下，负责康复的救护员应做好液体流失和与中暑有关的紧急情况的准备。

第 5 节 健康危害

正如第 33 章所描述的，有害物质可能通过人体呼吸、摄食、注射和吸收等渠道侵入人体。无论危险物质通过上述哪种渠道进入人体，都会让救援人员遭受内伤外痛。暴露于危险物质后会从几个方面对人体造成影响，进而诱发众多伤痛或疾病。

暴露于有毒物质会导致急性中毒、慢性中毒，对人体产生局部和全身毒性作用。具体会产生什么样的反应，要取决于所接触化学物质的浓度（剂量反应）。救护员应警惕药物治疗可能导致的协同效应（两种药物联合使用时的效果大于两种药物单独使用时的效果总和）。因此，采取任何治疗方法必须经过医疗指导、毒物控制中心或其他相应机构的同意。

内部损伤

因危险物质暴露而受到的内部损伤包括呼吸道损伤、中枢神经系统损伤或其他内脏器官损伤。一些危险物质暴露后会使所有细胞受损，而其他危险物质暴露后则只对特定器官（靶器官）产生直接影响，如使肾或肝脏受损。

不同危险物质导致身体受损的程度不同，程度较轻时会给身体带来轻微刺激，程度较重时则会诱发严重的并发症，如心肺受损或死亡。此外，还有可能诱发一些慢性疾病（如慢性阻塞性肺疾病）和各种癌症。有些危险物质甚至会导致胎儿发育异常、改变人体的基因结构。例如，贯穿辐射（见第 38 章）会导致细胞和染色体变异，进而导致基因变化、细胞死亡和不孕不育。

刺激物

对呼吸系统有影响的刺激物是暴露于危险物质的救援人员和患者常见的主诉。他们接触到有害物质化学刺激物释放出的蒸汽，影响人体黏膜，包括眼睛、鼻子、嘴和咽喉。当这些刺激物遇水，可能会发生酸性或碱性反应。接触这些刺激物可能导致上呼吸道、下呼吸道和深部呼吸道受损。这些化学刺激物有盐酸、卤素和臭氧。

一些居民和执法人员经常使用一些用于自卫的化学喷雾剂。这些喷雾剂是刺激性物质，会导致眼睛流泪。喷雾剂包括氯苯乙酮、邻氯苯亚甲基丙二腈和辣椒油树脂（胡椒喷雾）。

窒息性气体

窒息性气体是指取代空气中的氧气，阻碍细胞呼吸作用。简单的窒息性气体有二氧化碳、甲烷和丙烷等。其他构造较为复杂的窒息性气体不仅会取代空气中的氧气，还会妨碍细胞水平上的组织氧合。此类复杂窒息性气体也被称为血液毒素或化学窒息性气体，它们会中断组织细胞输送或利用氧气的过程。这些有毒气体通过多种机制作用能夺走机体组织所需的氧气，如氰化氢、一氧化碳和硫化氢等（框 56-4）。

框 56-4　硫化氢

硫化氢被认为是一种毒物，影响身体的多个系统，主要是神经系统。硫化氢是一种无色、易燃、极危险的气体，有臭鸡蛋的气味。硫化氢与氰化物相似，是仅次于一氧化碳的吸入性死亡的原因。暴露在硫化氢气体中几分钟内就可能致命。

将普通家用化学品结合起来，可以很容易地制造出硫化氢。它有时被用作自杀的方法（洗涤剂或化学自杀）。在美国大多数涉及年轻人的自杀事件中，自杀者在壁橱、浴室或汽车等密闭空间制造硫化氢。自杀者常使用的另一种化学物质是氰化氢。救援人员在密闭空间工作就会面临死亡风险。

在密闭空间（如汽车、壁橱）救援应采取适当的预防措施：

- 注意有毒气体的可能性；
- 记住，硫化氢有一种刺激性气味，有类似于臭鸡蛋的气味；
- 撤退到安全区域；如果怀疑有硫化氢，使用个人防护装备和 SCBA；
- 注意密闭空间会暂时继续排放有害气体；
- 知道一个人和他或她的衣物会释放气体一段时间；
- 评估对溢出的化学品进行净化的需求；
- 请求氰化物解毒药支援。

资料来源：Jiang J, Chan A, Ali S, et al. Hydrogen sulfide—mechanisms of toxicity and development of an antidote. *Sci Rep*. 2016; 6: 20831; and US Department of Health and Human Services. Chemical suicides: the risk to emergency responders. Chemical Hazards Emergency Medical Management website. https://chemm.nlm.nih.gov/chemicalsuicide.htm. Updated November 10, 2017. Accessed April 30, 2018.

你知道吗

防暴／催泪剂是一种固体化学物质，具有较低的蒸气压，以细小颗粒的形态分散在空气中。它们会产生强烈的感官刺激，让人失去反抗能力，并且在短时间内消失。防暴剂（如胡椒喷雾剂）通常被称为"催泪瓦斯"，一般用于军事演习、执法人员进行人群控制和一般公众进行个人保护。救护员和其他救援人员在职业生涯中很可能会接触到这些制剂。需要个人防护装备来防范这些制剂的影响。

最常见的防暴剂有氯苯乙酮等。防暴剂在暴露后几秒钟内对暴露的部位（如眼睛、皮肤、鼻子）造成刺激。暴露者体征和症状各不相同，取决于发生暴露的位置（开放或密闭空间）和暴露持续时间，并可能包括以下部分或全部：

眼睛：多泪、灼热感、视力模糊、发红；

鼻子：流涕、灼热、肿胀；

口：灼热感、刺激、吞咽困难、流口水；

肺部：胸闷、咳嗽、呛咳感、喘鸣、气短；

胃肠系统：恶心呕吐；

皮肤：烧伤、皮疹。

虽然防暴剂暴露的影响很小，仅持续 15~30 分钟，但大剂量暴露或暴露发生在密闭空间时也可能导致失明、青光眼、呼吸道结构严重烧伤和危及生命的呼吸衰竭。紧急救护包括将人们从污染区域转移到安全区域，并在可能的情况下脱去受污染的衣物；如果眼睛受到污染，患者应摘下隐形眼镜，用水或 0.9% 氯化钠溶液冲洗眼睛，这样可缓解皮肤和眼部症状；如果患者喘鸣，遵循指南来治疗支气管痉挛。

资料来源：National Center for Emerging and Zoonotic Infectious Diseases.Riot control agents/tear gas: facts about riot control agents.Centers for Disease Control and Prevention website.https://emergency.cdc.gov/agent/riotcontrol/factsheet.asp.Updated March 21, 2013.Accessed April 30, 2018; and National Association of EMS Officials.*National Model EMS Clinical Guideline.*Version 2.0.National Association of EMS Officials website.https://www.nasemso.org/documents/National–Model–EMS–Clinical–Guidelines–Version2–Sept2017.pdf.Published September 2017.Accessed April 30, 2018.

神经毒剂、麻醉剂和麻醉药

神经毒剂、麻醉剂和麻醉药主要作用于神经系统。这些药物能阻断神经冲动的传导。

神经毒剂是从军事领域发展起来的，常常被称为军用毒气、神经毒气（见第 57 章）。固体杀虫剂中也有类似的物质。接触此类化学物质可能会诱发致命的并发症。氨基甲酸盐、有机磷酸盐、对硫磷和马拉硫磷等都属于此类有毒物质。麻醉剂和麻醉药的危害程度比神经毒剂轻，但长期接触高浓度的麻醉剂和麻醉药可能会导致昏迷甚至是死亡。此类药剂包括环氧乙烷、一氧化二氮和乙醇等。

肝毒素

肝毒素是指会对肝脏造成损伤的有害物质。肝毒素在体内蓄积会破坏肝脏功能。此类毒素包括氯化烃和卤代烃等。

心脏毒素

心脏毒素是指会导致心肌缺血和心律失常的有害物质，包括一些硝酸盐类物质和乙二醇等。有报道证实，身体健康的年轻人因暴露于上述物质而发生急性心肌梗死，甚至猝死。短时间接触碳氟化合物和其他卤代烃也会导致心脏异常。

肾毒素

肾毒素是指对肾有特殊危害的物质，包括二硫化碳、铅、高浓度有机溶剂和无机汞等。用于干洗或用作灭火剂的四氯化碳就是此类物质。暴露于四氯化碳会使肾受损。

神经毒素

神经毒素是影响神经系统的有毒物质。暴露于砒霜、铅、水银和有机溶剂等有害物质会导致人体产生神经毒性作用并诱发行为毒性。有时候，血液中氧含量降低还可能导致脑组织缺氧。

血毒素

血毒素是一种有害物质，能破坏红细胞，进而造成溶血性贫血（见第 32 章）。苯胺、萘酚、苯醌、铅、水银、砒霜和铜等有害物质都能导致溶血性贫血。此外，血毒素暴露也可能诱发肺水肿、心脏和肝脏损伤。

致癌物

致癌物指的是可以导致癌症的物质。很多有害物质都是致癌物质或疑似致癌物质。目前仍然不清楚具体多大剂量的有害物质会引发癌症。然而众所周知的是，短时间暴露于特定的致癌物势必对人体产生长期的影响。有报道称，有人因先前暴露于有害物质，30 年后患病并出现并发症[12]。

参与消防的救援人员特别关注的是，所有化石和有机燃料在燃烧时都会产生二噁英。二噁英是一类化学物质的总称，它们在环境中很难自然降解。这些化学物质是许多工业过程（如垃圾焚烧、杀菌剂制造）中产生的副产物。许多二噁英都是致癌物。例如，燃烧木材会产生致癌物甲醛。二噁英和其他毒素（如石棉）与消防员呼吸系统和其他一些癌症的发病率增加有关[13]。即使有合适的消防设备，有毒烟雾也会被皮肤吸收。高温会增加这种风险，据报道，体温每升高 5℃，皮肤吸收量就会增加 400%。正压 SCBA 是防止这些致癌蒸汽和呼吸毒素最重要的防护设备。减少致癌物暴露风险的措施包括在离开消防作业现场时进行全面净化，取下装备后立即用湿毛巾擦去皮肤上的烟灰，在事故处理后尽快进行淋浴，在事故发生后立即清洗衣物，尽快清洗装备，不要把被污染的装备放在生活区、睡眠区或家中[14]。

注意

多人同时呈现同样的病症，是预示已出现严重暴露事件的一个重要迹象。无论何时，一旦有 2 名或 2 名以上救援人员报告称他们出现相似的症状，都应怀疑有毒气体或毒剂暴露。救援人员应立刻将该情况告知全体救援人员和其他现场应急响应人员。

暴露后的基本症状

暴露于有害物质对人体健康造成的危害因人而异。此外化学物质类型、浓度、暴露时长、暴露次数及暴露途径（吸入、摄食、注射或吸收等）都对健康危害有一定影响。年龄、性别、身体状况、变态反应、吸烟与否、饮酒量和用药情况等都会影响到感染后的最终效果。

暴露于有害物质引起的症状很多，有些症状延迟出现，有些则被流感等常见病症掩盖。如果救援人员或患者在接触有害物质后呈现以下症状，都应该及时就医：

- 肤色变化、潮红；
- 胸闷；
- 思绪混乱、头晕目眩、焦虑和晕眩；
- 咳嗽或呼吸有痛感；
- 腹泻、小便失禁、大便失禁（或大小便失禁）；
- 视线不清、视力模糊或视物重影，畏光；
- 丧失协调能力；
- 恶心、呕吐、腹部绞痛；
- 流涎、流涕；
- 癫痫；
- 气短、上呼吸道有灼烧感；
- 四肢刺痛或麻木；
- 昏厥。

思考

救援现场的 2 名救援员反映出现相同症状，则意味着现场可能存在着有害物质。那么应该立刻采取什么措施呢？

体表伤害

危险物质可能会造成体表组织损伤。很多物质具有腐蚀特性，或者遇水后具有腐蚀性。接触上述物质可能会导致化学烧伤和严重的组织损伤。此类物质包括盐酸、氢氟酸和氢氧化钠等。

软组织损伤

腐蚀性物质是指强酸类或强碱类（碱性）物质。接触任何一种腐蚀性都会使接触部位疼痛难耐。人体组织一旦接触到类似碱液一样的碱性腐蚀性物质会出现组织液化现象（脂肪组织分解），使皮肤油腻、光滑。救援人员应对上述迹象保持警惕，一旦发现类似症状则应该立刻进行净化去污并及时就医。若还未查明污染物是何种物质，净化去污时应首先掸掉干燥粉末，然后用大量的水冲洗皮肤表面有毒物质（不同皮肤部位吸收化学物质的速率不同）。救护员绝不能尝试中和酸性或碱性物质，这样做会释放更多热量并进一步灼烧皮肤。应用大量的水冲洗伤处，并将患者及时运送就医。救援人员在对伤处净化去污时，要注意提防潜在的废气或有毒气体，采取适当的保护措施。

冷冻剂是指在接触时可以冷冻人体组织的液态的制冷物质。这些液体在从容器中被释放出来的瞬间会立刻蒸发，可能会造成组织损伤。因此，在靠近任何冷冻液时，应保持高度警惕。此类物质会造成皮肤冻伤、冻疮和其他因寒冷导致的创伤等。常见的冷冻剂包括氟利昂、液氧和液化氮等。

眼睛沾染化学物质

眼睛沾染化学物质（见第 38 章）带来的危害程度不一，轻者造成浅表炎症，重者导致严重烧伤。患者眼睛沾染化学物质后，往往会产生局部疼痛、视力障碍、流泪、水肿和周围组织发红等症状。基本的处理方法是立刻用清水冲洗眼睛，冲洗时可以采用水管缓流冲洗、静脉导管滴水、从容器中向外倒水或灌溉管口淋水等方式（根据具体情况而定）。迅速进行视觉敏锐度评估是非常重要的，但是不能因评估而耽误了冲洗或冲淋眼睛的最佳时机。

第 6 节 危险物质事件的应急响应

当 EMS 人员被派往可能存在危险物质的事故现场开展救援时，要首先保证救援人员的安全，识别潜在危险物质的类型和危险程度，确认是否有其他部门参与救援及保障公众安全。正如第 53 章所述，在此类重大事故中制订预案和早期协同行动具有非常重要的作用。此外，应尽早将事故情况通知医疗指导，以便安排人员和医院。当然，并非所有的危险物质事故都是大规模事故，有时仅有一人受伤的小规模事故也需要对其进行完整的危害事故救援程序。

第一批到达危险物质事故现场的救援人员，可能救援经验算不上是最丰富的，装备也并非最齐全的，但社会普遍期待着第一批应急响应者立即提供安全指导。因此，EMS 人员必须掌握对危险物质事故进行初步处置的基本方法。

危险和风险评估

在前往事故现场的途中，EMS 人员应该着手搜索危险物质的有关资料，同时也应开展危险和风险评估。在危险物质事件中，危险是可能造成危险的物质的化学性质（框 56-5）。风险是指遭受损伤的

框 56-5 危险物质术语和定义

用于定义化合物毒性的毒理学术语

- **立即威胁生命和健康浓度（IDLH）：** 立即危及性命或对人体健康造成直接的不可逆伤害。
- **半数致死剂量（LD_{50}）：** 在将一定量的药物施用于实验动物身上时，能导致一半实验动物死亡的剂量。
- **允许接触限值（PEL）：** 在该浓度条件下，健康成年人一周工作 40 小时，有 95% 的人不会出现不良反应。
- **阈限值－上限值（TLV-C）：** 最大浓度上限，即工作环境有害物质浓度瞬间也不能超过的阈限值。
- **阈限值－短时间接触阈限值（TLV-STEL）：** 任何情况下短时间（15 分钟）接触的物质浓度不能超过阈限值，且一天中重复暴露次数不能超过 4 次，每次需要间隔 60 分钟。

医疗危害物质作业所涉及的专业术语

- **α 辐射：** α 粒子形成的辐射，穿透力较差。

- **β 辐射：** β 粒子形成的辐射，可以穿透皮下组织，一般通过受损皮肤、摄食或呼吸过程侵入人体。
- **沸点：** 液体转变为蒸汽或气体的温度条件；液体压强与大气压相等时的温度。
- **可燃范围：** 如果存在火源，气体或蒸汽就会燃烧或爆炸的浓度范围。
- **闪点：** 液体挥发大量蒸汽继而被点燃并闪出火花的最低温度。在此温度下，如果热量不足，无法继续燃烧。
- **γ 辐射：** 最危险的一种穿透性辐射，会对人体造成持久的内照射伤害。
- **燃点：** 在没有火星或火焰的情况下，点燃气体或蒸汽所需的最低温度。
- **比重：** 一种物质的重量与等体积水的重量的比值。
- **蒸汽密度：** 在同等温度和气压条件下，纯蒸汽或气体的重量与等体积干燥空气的重量的比值。
- **蒸汽压：** 容器内部蒸汽对容器四壁施加的压力。

资料来源：Schnepp R. *Hazardous Materials: Awareness and Operations.* 2nd ed. Burlington, MA: Jones & Bartlett Learning; 2016.

可能性。受多种因素影响，危害物质的风险等级不同。其影响因素包括（图56-7）[15]：

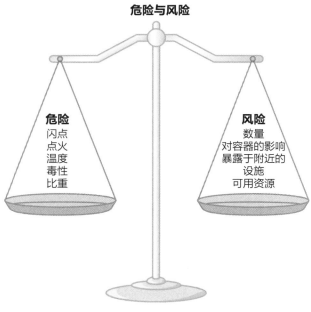

危险与风险

危险
闪点
点火
温度
毒性
比重

风险
数量
对容器的影响
暴露于附近的设施
可用资源

图56-7　危险和风险

- 事故现场存在物质的危害性；
- 最不利的现场情形；
- 危险物质的数量；
- 天气状况可能对现场产生不利影响；
- 密封系统及容器所受压力；
- 现场附近的设施（如学校、养老院和购物中心等）；
- 可用资源的等级；
- 实现互助需要的时间。

开展危险和风险评估时还需要考虑事故对公众和环境的潜在危险、患者遭受原发性污染的风险，以及救援人员遭受二次污染的风险（框56-6）。

框56-6　污染类型
原发性污染 　　物质暴露 　　物质只会对暴露于它的人产生危害 　　鲜有机会通过接触污染其他人 **二次污染** 　　物质暴露 　　通过接触，液体和颗粒物质极易转移给其他人

对于通过参考有关资料就可以查明的危险物质，EMS人员就应该借助参考资料了解一些可能对健康带来危害的物质、推荐穿着的个人防护装备、初步处理措施和安全距离（保障人员安全的最小距离）等方面的信息。大部分应急响应指南只会告知基本的事故处理方法。在正式对物质进行甄别后，处理危险物质的有关部门（如CHEMTREC和毒物控制中心等）会提供更为详细的信息。

靠近现场

救护员应该从上坡方向、逆风前行，小心谨慎地靠近事故现场，并注意观察周围环境中的蛛丝马迹，如风向、异味、渗漏的物质和蒸汽云等。能够提示事故中存在危险物质的其他环境线索还包括被波及的野生动植物（如死鸟、枯萎或褪色的植物等）。救护员可以用望远镜在安全距离范围外初步观察事故现场的情况。救护车绝不可以在有危险物质渗漏、蒸汽云或烟雾的环境中穿行。此外，在未经证实安全的情况下，救护员不应该进入事故区域。救护员除了要遵循以上指导方针，还应该依照《应急响应指南》的建议做到如下几点[9]：

- **谨慎靠近。** 克制冲动，不要急于进入事故现场。只有在充分了解现场情况后才能真正开展援助。
- **识别危险物质。** 现场的标牌、容器标签、货运文件和一些在现场且了解相关知识的人等，都是救护员获取信息的有效途径。在冒险进入现场前，先对上述内容进行评估查验，同时还应查阅相关指南。如果CHEMTREC专家提供的最新消息与指南所述侧重点有所不同，或者将指南警示的内容细节进行了调整，也请不必惊慌。必须要记住的是，指南只能提供对一类或一种危害物质进行初步应急救援所需的最重要的信息。随着了解的信息更准确、更详细，你就可以更有针对性地对事故开展救援。
- **保障现场安全。** 在进入最危险的区域前，先竭尽所能地隔离现场并确保人员和环境安全。将人员撤离并保护在远离现场和现场周边的区域。留有充足空间来搬运和移动装备。
- **评估现场情况。** 注意现场是否涉及火灾或泄漏。考虑一下天气，尤其是风。观察地形，尝试确定在这种情况下会有什么危险。考虑可能还需要什么资源。

- **请求援助**。建议调度中心通知有关责任部门并向 CHEMTREC 和国家应急响应中心请求经验丰富专家的支援。
- **根据现有能力做出响应**。您为拯救生命或保护财产或环境所做的任何努力，都必须与您可能陷入麻烦进行权衡。使用合适的防护装备进入该区域。如果您是第一个进入该区域的，开始指挥。请不要踩踏或触摸溢出的材料。避免吸入烟雾、雾气和蒸汽，即使已知不存在有害物质。不要以为无味的气体或蒸汽就是无害的。

思考

在上述指导方针中，第一批到达现场的救援人员比较容易忽略哪一点？

现场管控

最先到达现场的部门肩负着几项重要职责。该部门人员必须对现场存在的物质进行侦查和识别；评估救援人员和其他人接触危害物质的风险；判断可能发生火灾或爆炸的风险；向现场有关人员或通过其他渠道收集信息；封闭并管控现场等。此外，应根据预定的事故指挥系统建立指挥所，根据《应急响应指南》划定安全距离和安全区域。

安全区域

在证实具体存在哪些危害物质后，事故现场应被划分为 3 个不同区域，分别为热区、温区和冷区（图 56-8）。在上述区域之间应设有进出口通道。事故发生后应及早设立安全区域（框 56-7）。应将热区的位置通知调度中心和救援队，并指导其安全靠近现场的方法。

热区是危险物质事故救援中存在危险物质的区域，同时也包括周边任何被有害气体、蒸汽、雾气、灰尘等物质或残留有冲淋过有害物质的液体的区域。所有救援人员和车辆都应该在热区以外驻扎。任何进入此区域的救援人员必须穿戴防护级别较高的个人防护装备。只有经过特殊培训的 EMS 人员才能在此区域对患者进行救护。一些 EMS 机

构和事故指挥系统将热区称为禁区、限制区或红色地带。

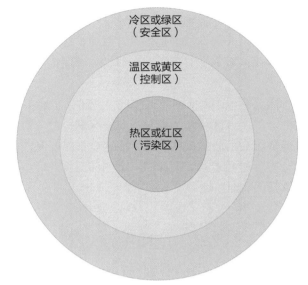

热区或红区（污染区）

- 实际存在污染
- 救援人员必须佩戴合适的防护装备
- 救援人数仅限于绝对必要的人数
- 不允许旁观或围观

温区或黄区（控制区）

- 污染区周边区域
- 对防止污染扩散至关重要
- 救援人员必须佩戴合适的防护装备
- 实施紧急救护和去污

冷区或绿区（安全区）

- 正常的分诊、稳定病情和治疗
- 救援人员必须在进入这一区域前脱下受污染的装备

图 56-8　事故现场的区域划分

框 56-7　危险区域

热区

遭受污染

事发地点

进入需穿戴高级个人防护装备

进入人数有限

温区

热区外的缓冲区

连接热区和冷区的净化去污通道

冷区

安全区域

救援人员和设备集结待命区

医疗监测点

温区是连接热区和冷区的通道，是环绕在热区外围的大片缓冲地带。此区域比热区安全，但进入该区时尽管需要穿戴防护服。因为如果热区不稳定时，温区很有可能被有害物质污染。部分 EMS 作业会在此区域开展，如净化去污、医疗护理等。一些机构将此区域称为有限访问区域、去污通道或黄色地带。

冷区是包围温区的外部区域，大部分 EMS 作业在此开展。该区域通常被视为安全区域，进入时只穿最低级别的防护服就可以。冷区有指挥所和其他处理事故所必需的支援部门。有些部门将此区域作支持区或绿色地带。

第 7 节 康复治疗和医疗监测

在任何紧急事故中，救援人员的安全永远都是第一位的。鉴于救援人员可能会因参与救援而遭受生理和心理的双重压力，因此不论发生任何事故，都应将康复治疗和医疗监测作为事故应急响应的一部分。此外，USFA 和美国 NFPA 还提出建议，要求在所有救援压力过大、超出救援人员身心承受安全范围的事故现场开展康复治疗和医疗监测[16-17]。

康复

康复的目的是维持救援人员体能、提高效能并降低现场受伤或死亡的风险。正如第 53 章所述，康复治疗是事故应急救援的部分内容。康复区（一处或几处康复区）一般都设立在事故现场附近，但要远离作业区。康复区所处位置必须要确保安全且能供救援人员休息和调养身体。根据天气状况和事故性质的不同，康复区有可能在户外、室内或设置在专门设计的康复车辆上。康复区的功能包括[17]：

- 免受极端恶劣环境的影响（主动或被动制冷或加热）；
- 休息和恢复体能；
- 补充热量和电解质；
- 补液；
- 医疗监护；
- EMS 治疗；
- 事后康复。

注意

在大多数应急响应行动中，康复区一般不进行紧急救护任务。如果救援人员需要紧急护理，那么由 EMS 人员在远离康复区或康复区内单独的治疗区开展紧急救护。

医疗监测

医疗监测是指对事故救援作业中有受伤或患病风险的救援人员进行的持续的健康评估。医疗监测与治疗有所区别。康复区开展医疗监测的目的是识别哪些人员可能需要治疗（在治疗区进行）或转运到他处。在危险物质事故救援作业中，医疗监测可能还负责开展纠察问责、医疗记录和对监管系统进行定期评估等。

注意

美国 OSHA 规定，在紧急事故中可能受到危险物质污染的危险物质紧急救援人员需要接受医学检查。

医疗监测还包括救援人员进入危险区域前对其进行"穿防护服前"的检查。检查是为任何将会暴露于有害物质的救援人员进行健康史和基本生命体征等信息的记录。"穿防护服前"的检查应该在救援人员进入危险区域开展救援前进行，告知其患病或暴露于有害物质的预期症状有哪些。除因暴露而受伤外，穿戴防护服或防护装备的救援人员还可能脱水或中暑。防护服可以保护救援人员，同时也会阻止通过汗液蒸发、热传导、空气对流或热辐射等方式散热。热应力因素会受到救援人员预水合、身体健康程度、周围气温及身体活动程度和持续时长等方面的影响。"穿防护服前"的检查需要测量的项目包括以下：

- 体温、脉搏、呼吸和血压值；
- 心律；
- 体重；
- 认知技能和运动技能；
- 水合作用；
- 近期重大病史（如用药记录或患病记录）。

在进入危险区域后，医疗监测需要记录救援人员穿着防护服的时长，还要观察救援人员是否出现了中暑或感染症状（见第 44 章）。对暴露于烟雾中的救援人员，还应评估碳氧血红蛋白，以确认是否一氧化碳暴露。一旦有救援人员受伤或患病，整个救援队伍都应从热区撤离以接受治疗。后备部队要时刻准备着为进入热区救援的队伍提供援助。

危险物质事故救援结束后，救援人员应该在"康复区"接受复查，检查项目与"穿防护服前"的检查相同，以判断救援人员能否在必要情况下再度参与作业。一般来说，在生命体征和水合恢复正常前，救援人员不能重新回到事故现场。检测体重一般用于估计体液流失量，并判断是否需要采取口服或静脉注射方法来补充体液（图56-9）。

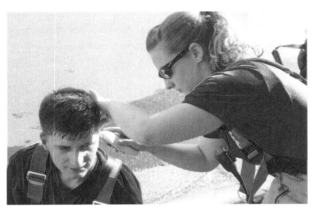

图56-9 康复小队

思考

在缺乏严格的操作程序来保证对救援人员的密切监测时，什么因素会使救援人员不愿向 EMS 机构寻求医疗监测？

证据显示

一组研究人员对消防员和危险物质操作员的冷却技术和做法进行了系统评价，以描述证据并为火场修复提供建议。他们检索了 5 个数据库，发现 72 篇符合纳入标准的论文。两位研究人员阅读了这些论文，以寻找问题的答案。他们的结论是，如果环境温度和湿度接近室温，并且可以拆卸保护装置，则不需要常规的冷却装置。然而，在炎热或潮湿的条件下，则需要主动冷却装置。在这种情况下，将手/前臂浸入冷水似乎是主动冷却的最佳方法。它相对便宜且易于实现。这种方法似乎得到了证据的支持，成为炎热和潮湿的环境中最实用、最有效的冷却方法。

资料来源：McEntire SJ, Suyama J, Hostler D.Mitigation and prevention of exertional heat stress in firefighters: a review of cooling strategies for structural firefighting and hazardous materials responders. *Prehosp Emerg Care*. 2013; 17（2）: 241–260.

记录

危险物质事故医疗监测和康复治疗过程中，进行详细记录是必不可少的。记录至少应包括以下内容：

· 危险物质名称；

· 二次污染的毒性和危害；

· 个人防护装备的使用情况和危险物质渗透（穿透）防护装备的情况；

· 已经实施或所需净化去污作业的等级；

· 解毒药和其他药物的使用情况；

· 转运方式和接收医院或目的地。

此外，还应对进入救援前后各项检查的数据进行记录。

第8节 对被污染者的紧急处理

根据预案要求，患者救护、初步检伤分类和人员疏散都是事故指挥系统运作内容的一部分。因为识别危险物质需要花费一定的时间，所以救援工作、净化去污、人员疏散行动和有毒物质暴露后的及时治疗等都显得尤为重要。净化去污最主要的目标是减少患者摄入的有害物质的剂量、降低二次污染风险及降低救援人员受伤的风险。危险物质不同和污染途径不同，所采用的检伤分类和净化去污方法也应不同。下列开展净化去污作业的指导方针相对比较笼统，在对具体的危害物质事故进行现场管理时，不能因这些指导方针而无视具体的作业方法和有关化学物质感染的治疗建议。

1. 在未穿戴相应的个人防护装备、做好充分防护的条件下，救护员不应该贸然进入污染区域或对患者进行救护。救护员还必须接受针对特定事故的专门培训。要鼓励尚能行走的患者实施自救，离开现场，还应建议他们集中一处以便接受治疗，或者等待救护员陪同，逐个接受净化去污。

2. 无法行走的患者应该由训练有素的救援人员带离热区。通常撤离行动是由消防人员、专业危险物质紧急处理队或二者协同完成的。热区所能开展的救护仅限于初步呼吸道管理、脊柱固定和止血。净化去污和进一步的患者救护应在温区开展，由装配完备的净化去污队承担。

3. 所有暴露于热区的患者都应被认定为受到了污染。在经过正式评估、初步检伤分类和净化去污之前，应按照治疗被污染者的标准对上述患者进行治疗。

4. 在条件允许的情况下，一旦可以接近患者就应立刻对其进行救护，提供呼吸道、呼吸和血液循环等方面的医疗支持。在实施基本生命支持的同时，还应参考危险物质应急处理部门提供的救援人员安全信息。

5. 只有在医师指导下才可以采用静脉注射治疗。静脉注射治疗和其他侵入性治疗可能会使危险物质侵入人体。

6. 救援人员在开展净化去污时应避免与危险物质产生任何不必要的接触。协助参与净化去污的 EMS 人员应做好安全防护，戴 2~3 层手套、头套、携带正压 SCBA 并穿着适当的防护服。净化去污队或其他在温区工作的救援人员应穿戴与热区工作人员同样的个人防护装备（或低于一个级别的防护水平）。

7. 如果危险物质是干燥粉剂，就轻轻地将其从患者体表掸掉，但要小心不让患者将其吸入呼吸道内。划开或脱掉衣物往往能去除大部分的污染物。在去除干燥粉剂后，应按照下列方法继续净化去污过程：

- 用大量清水和温和型肥皂洗涤剂冲洗患者体表。要确保全部用水和冲淋后液体都留在温区。由于危险物质暴露的具体情形不同，采用其他方式对患者进行净化去污也是非常有必要的。要重点冲洗眼睛、头发、耳朵、腋下和阴部等区域，并对颈部、腹股沟、肘关节和膝关节等有皱褶的部位进行彻底清洗。当心不要磨破皮肤，否则会加快危险物质的吸收速度；

- 将所有患者和救援人员的衣物和去污设备都留在净化去污区域。将患者安全转移至冷区，以便进一步进行检伤分类、开展治疗和转运。

上述现场去污程序仅作为总体净化程序，现场往往缺少净化所需的资源。因此，应将患者与环境隔离，防止操作过程中出现污染。隔离是通过将患者放入尸袋（或类似的容器）中并盖住患者的头发。在没有尸袋的情况下，可通过用床单包裹患者。必

注意

人们通常把水看作通用的净化去污液，用于稀释物质浓度。一般来说，水不会改变化合物的化学性质。对某些有害物质，也可以使用降解液来处理，包括水和温和型肥皂、异丙醇和植物油等。只有在医疗指导或其他有关部门的指导下才能使用上述溶剂。上述溶剂不能直接接触皮肤，如果不慎接触到会与水产生反应的危险物质时不可以使用此类溶剂。化学暴露的最佳通用液体去污剂是 0.5% 的次氯酸盐溶液。

资料来源：Kumar V, Goel R, Chawla R, Silambarasan M, Sharma RK.Chemical, biological, radiological, and nuclear decontamination: recent trends and future perspective.*J Pharm Bioallied Sci.* 2010; 2(3): 220-238.

要时可将患者的手臂暴露出来，以便进行生命体征评估和补液、给药。

注意

快速净化去污分 2 个步骤：第一步，将患者从危险环境中转移出来；第二步，进行简单的净化去污。

净化去污决策

危险物质事故往往是"突然爆发"的，因此需要迅速决策。例如，身处热区但还能行走的被污染者可能会想办法找救援人员寻求帮助；其他自救的人可能会自作主张地走出热区；还有些人在等待救援人员到达现场的过程中会逐渐失去耐心，从而也离开热区。遇到上述情形时，所有的救护员必须准备好迅速给患者进行简单的净化去污和基本治疗、迅速穿好个人防护装备以及尽快转运和隔离患者。

如果患者生命垂危（尚不确定是否接触到致命物质的情况下），救护员应该同时为患者进行净化去污和治疗。在此过程中需要除去患者衣物、通过治疗解除患者的生命危险、用大量清水冲洗患者、隔离并转运患者。也可以用同样的方式来处理情况不是特别危急的患者，不过可以处理得更加仔细一些，尤其是在已查明危险物质的情况下。

若已对危险物质事故进行了较好的控制（并非突发性事故），则救援不急于一时。在这种情况下，救护员不应在热区对患者开展救援，而应等候危险物质紧急处理小组的到来和净化去污通道的建成（图 56-10）。事故救援持续的时间较长，更有利于

彻底地净化去污、做好个人防护、降低二次污染的风险，同时还能更好地保护环境。

思考
你所在的社区能提供哪些类型危险物质救援资源？

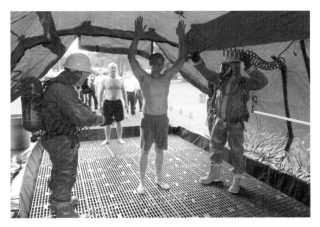

图 56-10　净化去污通道

为转运患者准备救护车

在经初步净化去污的患者运离危险区域前，事先要对救护车进行处理，将救护车及设备被污染的风险降到最低。准备救护车时，尽可能使用一次性设备，同时还应把医药柜内所有患者不需要的物品取出。理想条件下，应把患者完全隔离在一个洗消担架中。在第一时间把即将接诊被污染患者的消息通知医院，以便给急救科一定的时间来做准备，更高效地对患者进行救治。

到达医院后，EMS 人员应该继续跟进医院的净化去污操作。在对所有救援人员、救护车及设备进行污染物检查后，EMS 人员才可返回事故现场开展常规作业。在对设备净化去污时，应该按照地方、各州和联邦机构提供的建议或医疗指导提供的标准操作流程来进行。在特定有害物质进行处理时可能需要用到特定的溶剂。不过大部分的设备只需要用肥皂和清水就可以彻底清理干净并再次投入使用。

第 9 节　救援人员和设备净化去污

不同部门的救援人员所采用的净化去污的流程不尽相同。一般来说，净化去污共有 8 个步骤，通常从净化去污通道开始（图 56-11）。这 8 个步骤内容具体如下[18]。

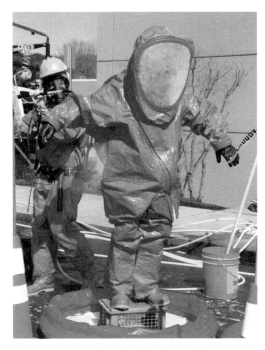

图 56-11　救护员在净化去污通道

1. 在热区与净化去污通道连接处设立一处入口，与此同时，救援人员和设备在净化去污通道就位，着手开展净化去污作业；
2. 按照规定放下工具，脱去外层手套和靴子并将其放在置物箱中；
3. 大致清除表面污染物，通常需要用大量水冲洗表面来清除污染物，确保能完全脱去个人防护装备；
4. 按照规定脱下防护服并进行适当处理（收起来或对防护服进行净化去污）；
5. 脱下防护服后，救援人员才可以摘下 SCBA 或面罩；
6. 脱去其他衣物，是否需要脱去其他衣物，取决于所接触有害物质的危险程度；
7. 救护员要用淋浴冲洗身体，并使用洗涤液。擦干身体后，救护员会换上一身新的或未经污染的干净衣物；
8. 经过一系列净化去污操作后，救护员还需要接受医疗评估。

此外，所有被有害物质污染的救援人员都应该采取以下安全预防措施：

- 在进行全身净化去污前，不要触碰你的脸部、嘴巴、鼻子或生殖部位；
- 先用冷水淋浴身体（不要擦洗身体），以便在毛孔未张开前洗掉可能附在身上的有害物质，随后再用热水、药皂、海绵和软刷彻底清洗身体；需要格外注意清洗毛发、体窍（特别是耳朵）和那些会与邻近部位相互摩擦的部位（双臂和胸部、大腿、手指、足趾和臀部等）。重复淋浴和冲洗多次；
- 用洗发露多清洗几遍头发并彻底冲洗干净。

思考

您认为为什么要制定详细的预案、进行大量的演练？

照看并保管衣物和设备

在危险物质事故救援结束后，救援人员应该采取下列预防措施：

- 妥善处理所有被扯烂或磨损的防护服；
- 采用正确方式对所有衣物和设备进行彻底清洗，以降低其在未来事故中发生化学反应的

风险。这样做还可以减小衣物和设备中残留物质慢慢发生反应的可能性。一些危险物质可以损毁或穿透防护服及设备，因此在净化去污作业的过程中，应该仔细核对物品材质兼容性表单。净化去污并不能确保防护服彻底被清理干净，也无法确保化学物质不再渗透衣物；

- 不要在家清洗或处理被污染衣物和所用设备，这样可以避免家庭成员被污染，同时也可以防止对家居用品造成污染；
- 在处理或对设备、衣物净化去污时要遵循当地的法律法规；
- 悉心保管个人的 SCBA。

事故救援结束后，所有现场作业的工作人员（不论担任何种职务）都要进行汇报。在总结会议上，需要报告说明如何甄别危险物质并给出具体的解释，对有关事故可能引发的急性和慢性健康问题及其出现的相关体征或症状等信息进行汇报。对于人员在事故中所遭受长期影响的后续应对措施，也需要在汇报中提及。在对工作中发生的可能引发的污染事件进行记录时，要遵照部门 / 公司政策规定的标准要求。

总结

- 危害物质是指给人的健康、安全和财产带来极大风险的物质或材料。
- 1986 年颁布的《超级基金修正案和重新授权法》就应急规划和涉及危险物质事故的报告，对联邦、各州和地方政府及产业提出了要求。1989 年美国 OSHA 和 EPA 出台了新规定，对培训要求、应急方案、体格检查及其他安全预防措施等进行管理。这些安全预防措施针对的是在不受管控的有害废物现场工作的工人和应对危险化学品释放和泄漏事件的工人。此外，美国 NFPA 也出台了相关标准，对在危险物质事故现场的救援人员的能力提出了相应要求。
- 用于识别危险物质的方法有两种，一种是非正式化学品甄别方法（包括听到的、闻到的

和一些听到的等），另一种是正式化学品甄别方法（包括借助标牌、货运文件等）。获取危险物质参考信息可通过应急响应指南、地方毒物控制中心、化学品运输应急中心和计算机辅助应急行动管理系统等。
- 任何处理危险物质的人都能采取适当的安全防护措施。其中最关键的就是穿戴合适的个人防护装备。防护服的材质有很多种，不同的防护服专门用来处理特定的化学物质，因此必须要遵照制造商提供的指导意见。
- 有害物质可通过吸入、摄入、注射和吸收进入人体。因危险物质暴露而受到的内伤包括呼吸道损伤、中枢神经系统损伤或其他内脏器官损伤。会导致人体受内伤的化学物质包括刺激物、窒息性气体、神经毒剂、麻醉剂、

麻醉药、肝毒素、心脏毒素、肾毒素、神经毒素、血毒素和致癌物等。

- 接触具有腐蚀性的物质可能会导致烧伤或严重的软组织损伤。
- 最先到达现场的救援团队必须对现场存在的物质进行甄别、评估救援人员和其他人暴露于危险物质的风险、判断可能发生火灾或爆炸的风险、向现场工作人员或借助其他渠道收集信息、封闭并管控现场等。

- 在开展危险物质事故救援的过程中，需要对危险物质事故应急响应人员进行体检和医疗护理，做好医疗记录并对监管系统进行定期评估等。
- 净化去污最主要的目标是减少患者摄入物质的剂量、降低二次污染风险及降低救援人员受伤的风险。
- 救护员应该严格按照医疗指南，正确对身体、所穿衣物和所有被污染的设备进行净化去污。

参考文献

[1] Hazardous materials fatalities, injuries, accidents, and property damage data. Bureau of Transportation Statistics website. https://www.bts.dot.gov/content/hazardous-materials-fatalities-injuries-accidents-and-property-damage-data. Accessed May 1, 2018.

[2] Hazmat intelligence portal: 10-year incident summary reports. US Department of Transportation website. https://hip.phmsa.dot.gov/analyticsSOAP/saw.dll?Dashboard. Accessed May 1, 2018.

[3] Gummin DD, Mowry JB, Spyker DA, Brooks DE, Fraser MO, Banner W. 2016 Annual Report of the American Association of Poison Control Centers' National Poison Data System (NPDS): 34th Annual Report. *Clin Toxicol (Phila)*. 2017; 55 (10): 1072-1254.

[4] Kaszeta D. *CBRN and Hazmat Incidents at Major Public Events: Planning and Response*. Hoboken, NJ: John Wiley & Sons; 2013.

[5] The Superfund Amendments and Reauthorization Act (SARA). Environmental Protection Agency website. https://www.epa.gov/superfund/superfund-amendments-and-reauthorization-act-sara. Accessed May 1, 2018.

[6] Regulations (Standards—29 CFR)—table of contents. Occupational Safety and Health Administration website. https://www.osha.gov/pls/oshaweb/owadisp.show_document?p_table=STANDARDS&p_id=9765. Accessed May 1, 2018.

[7] Schnepp R. *Hazardous Materials: Awareness and Operations*. 2nd ed. Burlington, MA: Jones & Bartlett Learning; 2016.

[8] National Fire Protection Association. *NFPA 473: Standard for Competencies for EMS Personnel Responding to Hazardous Materials/Weapons of Mass Destruction Incidents*. Quincy, MA: National Fire Protection Association; 2018.

[9] US Department of Transportation. *Emergency Response Guidebook (ERG)*. Washington, DC: Department of Transportation; 2016.

[10] How to comply with federal hazardous materials regulations. Federal Motor Carrier Safety Administration website. https://www.fmcsa.dot.gov/regulations/hazardous-materials/how-comply-federal-hazardous-materials-regulations. Updated April 18, 2018. Accessed May 1, 2018.

[11] US Department of Health and Human Services, Occupational Safety and Health Administration. *General Description and Discussion of the Levels of Protection and Protective Gear*. Washington, DC: Occupational Safety and Health Administration; 2004. 20 CFR, 1910.120, Appendix B.

[12] Dikshith TS. *Hazardous Chemicals: Safety Management and Global Regulations*. Boca Raton, FL: CRC Press; 2013.

[13] Daniels RD, Kubale TL, Yiin JH. Mortality and cancer incidence in a pooled cohort of US firefighters from San Francisco, Chicago and Philadelphia (1950 - 2009). *Occup Environ Med*. 2014; 71 (6): 388-397.

[14] Fire Service Occupational Cancer Alliance. *The Fire Service Cancer Toolkit*. National Fire Protection Administration website. https://www.nfpa.org/-/media/Files/News-and-Research/Resources/Fire-service/CancerToolkitv6.ashx?la=en. Published September 2017. Accessed May 1, 2018.

[15] Noll G, Hildebrand M, Schnepp R. *Hazardous Materials: Managing the Incident*. 4th ed. Burlington, MA: Jones & Bartlett Learning; 2012.

[16] US Fire Administration. *Emergency Incident Rehabilitation*. Washington, DC: US Department of Homeland Security; February 2008. www.usfa.dhs.gov/downloads/pdf/publications/fa_314.pdf. Accessed May 1, 2018.

[17] National Fire Protection Association. *NFPA 1584: Standard on the Rehabilitation Process for Members During Emergency Operations and Training Exercises*. Quincy, MA: National Fire Protection Association; 2015.

[18] Decontamination. Occupational Safety and Health Administration website. https://www.osha.gov/SLTC/hazardouswaste/training/decon.html. Accessed May 1, 2018.

推荐书目

Calams S. Fact or fiction: transdermal fentanyl exposure. For opioid

toxicity to occur the drug must enter the blood and brain from the environment. EMS1.com website. https://www.ems1.com/opioids/articles/291433048–Fact–or–fiction–Transdermal–fentanyl–exposure/. Published July 16, 2017. Accessed May 1, 2018.

Califano F. EMS and hazmat: when your ambulance becomes the hot zone. Fire Engineering website. http://www.fireengineering.com/articles/print/volume–166/issue–8/departments/fireems/ems–and–hazmat–when–your–ambulance–becomes–the–hot–zone.html. Published August 6, 2013. Accessed May 1, 2018.

Haar RJ, Iacopino V, Ranadive N, Weiser SD, Dandu M. Health impacts of chemical irritants used for crowd control: a systematic review of the injuries and deaths caused by tear gas and pepper spray. BMC Public Health website. https://bmcpublichealth.biomedcentral.com/articles/10.1186/s12889–017–4814–6. Published October 19, 2017. Accessed May 1, 2018.

Hostler D, McEntire SJ, Rittenberger JC. Emergency incident rehabilitation: resource document to the position statement of the National Association of EMS Physicians. *Prehosp Emerg Care.* 2016; 20（2）：300–306.

Jagminas L. CBRNE—chemical decontamination. Medscape website. https://emedicine.medscape.com/article/831175–overview?pa =7uXkkbS0E30nGO8feeMBYDu58BJGcrq5pUKkxkWejs8R%2BYHjkNKwC%2FEUuMrkHsngcFrqow%2Bf2%2F37XuRaZT6JAA%3D%3D. Updated August 26, 2015. Accessed May 1, 2018.

Occupational Safety and Health Administration. *Best Practices for Protecting EMS Responders During Treatment and Transport of Victims of Hazardous Substance Releases.* Washington, DC: Occupational Safety and Health Administration; 2009. OSHA 3370–11.

Purvis MV, Rooks H, Young Lee J, Longerich S, Kahn SA. Prehospital hydroxocobalamin for inhalation injury and cyanide toxicity in the United States—analysis of a database and survey of EMS providers. *Ann Burns Fire Disaster.* 2017; 30（2）：126–128.

Radiation Emergency Assistance Center/Training Site（REAC/TS）. Oak Ridge Institute for Science and Education website. https://orise.orau.gov/reacts/index.html. Accessed May 1, 2018.

（李晋，杨贵荣，陈星，刘丹，李岩，译）

第57章

生物恐怖主义和大规模杀伤性武器

美国 EMS 教育标准技能

EMS

了解救护员在救援行动中的角色和职责,以确保患者、公众和工作人员的安全。

恐怖主义和灾难造成的大规模伤亡事件

在自然灾害或人为灾难事故现场作业的风险和责任。

学习目标

完成本章学习后,紧急救护员能够:

1. 能列举出 5 种大规模杀伤性武器;
2. 识别生物武器的作用机制、导致的体征和症状,以及散播方式和治疗方法;
3. 识别化学武器的作用机制、导致的体征和症状,以及散播方式和治疗方法;
4. 识别核武器的作用机制、导致的体征和症状,以及散播方式和治疗方法;
5. 对美国国土安全部的反恐预警进行描述;
6. 对参与大规模杀伤性武器事件救援的 EMS 人员应采取的措施进行描述。

重点术语

炭疽:由炭疽杆菌导致的急性传染病。

生物恐怖主义:通过蓄意释放细菌、病毒或其他病原体,引发人群、动物、植物疾病或死亡,引起社会广泛恐慌或影响社会安定以达到政治或信仰目的的行为。

肉毒中毒:摄入含有肉毒梭菌产生的外毒素的食物而引起的急性中毒。

CBREN:是化学、生物、放射性、爆炸物、核等英文单词首字母缩略词,用于标识化学武器、生物武器、放射性武器、爆炸物和核武器。

氯气:一种黄绿色有毒气体,有强烈刺激性气味。

皮肤炭疽:由破损的皮肤接触炭疽杆菌芽孢造成皮肤感染的疾病。

埃博拉出血热:由埃博拉病毒引起的急性传染病。

爆炸物:用多种危险物质制造的炸弹。

食源性肉毒中毒:由于食用含有肉毒梭菌的食物导致的疾病。

简易爆炸装置:装有炸药且与一根雷管相连的"自制"炸弹。

燃烧装置:燃烧弹。

婴儿型肉毒中毒:因摄入肉毒梭菌孢子而导致的疾病,该孢子随后会在肠道内继续生长并释放毒素。

吸入性炭疽:由吸入的炭疽杆菌的孢子导致的炭疽病。

肠炭疽:由于食用被炭疽杆菌感染的肉产品而导致的炭疽病。

马尔堡病毒病：马尔堡病毒引起的急性出血性传染病。

神经毒剂：干扰中枢神经系统和周围神经系统神经传导的化学物质。

光气：呈灰白色云气状，带有新收割的干草的味道的有毒气体。

鼠疫：由鼠疫耶尔森菌引起的传染病。世界各地的啮齿类动物（如花栗鼠、草原犬鼠、地松鼠和老鼠等）及其身上的跳蚤都有可能携带此种致病菌。

肺鼠疫：因感染鼠疫耶尔森菌导致的一种鼠疫，主要损害呼吸系统。

放射性布散装置：一种核爆炸装置，也叫"脏核"或"脏弹"。

蓖麻毒素：从蓖麻籽中提取的一种毒性极强的毒蛋白。

沙林：一种无色无味的透明液体，可以被用作神经毒剂。

天花：由天花病毒导致的具有高度传染性的病毒性疾病，特征是流感样症状及各种皮疹。

索曼：一种无色透明液体带有少许樟脑味，可以被用作神经毒剂。

塔崩：一种无色透明液体，带有淡淡的水果气味，可以用作神经毒剂。

土拉菌病：由土拉热弗朗西斯菌导致的传染病，致病菌主要出现在动物（特别是啮齿类动物、家兔和野兔等）身上。

糜烂性毒剂：有严重刺激性的化学物质，会刺激皮肤起脓疱，对眼睛、肺部及其他黏膜等也会造成损伤。

病毒性出血热：由几种隶属不同病毒家族的病毒所导致的一组疾病的总称，这些病毒包括沙粒病毒、丝状病毒、布尼亚病毒、副黏病毒和黄病毒属等。

维埃克斯：一种琥珀色的无味黏稠液体，形似车用机油，是毒性最强的神经毒剂。

大规模杀伤性武器：生物武器、核武器、燃烧弹、化学武器或爆炸物等大型武器的统称。

伤口型肉毒中毒：因感染肉毒梭菌的伤口释放毒素而导致的肉毒中毒。

长期以来，国际公约一直禁止在战争期间使用化学武器和生物制剂，禁止任何国家制造或获取生物武器[1]。然而，一些国家和恐怖主义团体仍持有生化武器。本章概述生物恐怖主义和大规模杀伤性武器。生物恐怖主义是指故意释放生物制剂引发疾病或导致死亡。大规模杀伤性武器是能够杀死或伤害大批人的武器。本章还提供了应对生化武器的一般准则。

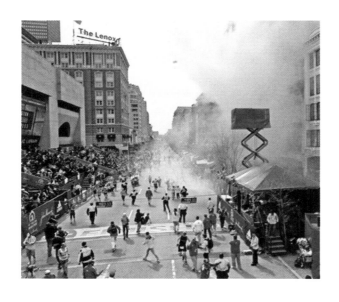

第1节 生物武器史

生物制剂作为武器的使用由来已久，至少可以追溯到公元前184年。当时汉尼拔（Hannibal）下令将装满毒蛇的罐子扔到敌舰甲板上（框57-1）[2]。1972年，许多国家同意停止生物武器的研究和开发，其中包括美国、苏联、加拿大和英国。然而，一些国家继续实施生物战方案，最近"非国家行为者"在恐怖主义行为中使用大规模杀伤性武器（WMD）。"非国家行为者"是一个政治、社会或宗教非政府团体，试图促进一项活动[3]。2001年，美国纽约市、新泽西州和华盛顿特区发生炭疽案件，这表明了生物恐怖主义的严重性。

框 57-1　怀疑或报道使用生物武器的大事记

早期

- 1346 年，蒙古帝国分裂形成的金帐汗国围攻卡法城，将瘟疫患者的尸体弹射进了卡法城内。
- 1763 年，英国军队把天花患者用过的毛毯提供给了特拉华州印第安人。

第二次世界大战前

- 第一次世界大战期间，德国人在欧洲发动了细菌战，将各种人类和动物病原体用作打细菌战的生物制剂。据报道，德国人将注射有炭疽杆菌和类鼻疽假单胞菌的马、羊和牛等动物运送到了美国等其他国家。
- 1915 年，德国涉嫌在意大利传播霍乱，在俄罗斯传播鼠疫。

第二次世界大战期间

- 日本对中国和苏联发动细菌战，用飞机向地面散播被鼠疫耶尔森菌污染的大米和跳蚤，进而使这些地区爆发了腺鼠疫。
- 日本人用战俘做实验，致使其身患炭疽、肉毒中毒、布鲁氏菌病、霍乱、痢疾、气性坏疽、脑膜炎双球菌感染和鼠疫等病症。因实验而丧生的战俘超过 1000 名。
- 英格兰人在苏格兰沿海地区用炭疽杆菌做实验。
- 1942 年，美国在马里兰州德特里克堡准备了约 5000 枚炭疽炸弹（尽管在战争中一颗都没有使用）。

第二次世界大战后

- 1949—1968 年，美国将气溶胶散布在美国城市周围的大部分地区，以模拟细菌战。
- 1953 年，美国对基督复临安息日会志愿成员（反战宗教人士）使用土拉热弗朗西斯菌和贝纳柯克斯体喷雾（无人死亡，全部治愈）。

- 1979 年，苏联一处生物武器设施无意泄漏了炭疽孢子，使 66 人因患吸入性炭疽病而死亡。

海湾战争

- 伊拉克政府承认曾研究炭疽杆菌、肉毒梭菌毒素和产气荚膜梭菌用作攻击性武器的方法，也曾在弹头内填充生物制剂。

奥姆真理教

- 1995 年，奥姆真理教信徒故意向东京地铁释放沙林毒气，致使 10 余人死亡、5500 人接受了健康护理。
- 东京周边地区曾多次险些发生密谋释放炭疽或肉毒毒素的事故，不过终未得逞。

近期恐怖组织活动

- 1984 年，一个宗教团体故意将鼠伤寒沙门菌投放到美国社区内多处沙拉吧中，导致逾 750 人患病。
- 2001 年，被炭疽污染的信封经美国邮寄分发到了美国各地，共引发了 11 起吸入性炭疽病案例（其中有 5 人死亡）及 12 起皮肤炭疽案例。

最近的恐怖分子袭击活动

- 在近年发生的恐怖袭击中，超过 90% 发生在参与暴力冲突的国家中。在 2014 年，全球共发生了 13463 起恐怖袭击事件。大多数恐怖主义行为都发生在伊拉克、阿富汗和巴基斯坦等中东国家。
- 2015 年，4 个组织应对 74% 的因恐怖袭击死亡的人数负责，它们是伊拉克和黎凡特伊斯兰国（ISIL）、博科圣地、塔利班和基地组织。
- 2016 年，伊拉克是世界上发生恐怖袭击次数和死亡人数最多的国家，据报道，当年有 9764 人死于伊拉克的恐怖袭击。同年，阿富汗共发生了 1340 起恐怖袭击事件。

资料来源：Darling RG, Eitzen EM, Mothershead JL, Waeckerie JF, eds.*Bioterrorism: The May 2002 Issue of the Emergency Medicine Clinics of North America.*Philadelphia, PA: Saunders; 2002; *Global Terrorism Index 2016.*Institute for Economics and Peace website.http://economicsandpeace.org/wp-content/uploads/2016/11/Global-Terrorism-Index-2016.2.pdf. Published 2016.Accessed April 27, 2018; and Terrorism—statistics and facts.Statista website.https://www.statista.com/topics/2267/terrorism/.Accessed April 27, 2018.

注意

　　恐怖主义行动会给广大民众带来极大威胁。如果在一个晴朗有风的夜晚，飞机从高空向城市下方播撒生化制剂，成千上万甚至是数百万的民众会因此丧命。举例来说，如果向内布拉斯加州奥马哈市大小的一座城市撒下 91 kg 的炭疽杆菌，会导致近 250 万人死亡；如果向美国明尼苏达州购物中心大小的一片区域投放 91 kg 的肉毒梭菌毒素，则会导致 4 万人死亡；而如果向美国加利福尼亚州迪士尼乐园大小的一片区域排放 91 kg 的 VX 神经毒剂，则会导致约 12500 人死亡。

资料来源：van der Steeg J.Bioterrorism and weapons of mass destruction. StudyLib website.https://studylib.net doc/15411799/bio-terrorism-and-wmd.Accessed April 28, 2018.

第 2 节 危险生物制剂和应急响应数据库

美国 CDC 公布了一份生物制剂清单[4]。清单将生物制剂分为 A 类、B 类和 C 类（框 57-2）。

A 类制剂危险程度最高，会对国家安全造成威胁。该类制剂可以很容易地通过人际接触进行传播，感染该类制剂的死亡率极高且极有可能会导致重大公共卫生问题，还可能会引发社会恐慌和动乱。A 类制剂需要采取特殊行动以做好公共卫生应急准备。炭疽杆菌（炭疽）就是一种 A 类制剂。

B 类制剂危险程度排第二位。B 类制剂比较容易传播，导致的疾病不是非常严重且致死率比 A 类制剂较低。应对此类制剂需要着重提高诊断能力、改善疾病监测。贝纳柯克斯体就是一种 B 类制剂。

C 类制剂的危险程度排列第三，其中包括一些新型病原体。此类制剂的制造和传播都较为容易，可能致人死亡或患病的概率较高。尼帕病毒就是一种 C 类制剂。

框 57-2　危险生物制剂

A 类
- 炭疽杆菌
- 肉毒梭菌
- 鼠疫耶尔森菌
- 重型天花
- 土拉热弗朗西斯菌
- 丝状病毒（如埃博拉病毒和马尔堡病毒）和沙粒病毒（如拉沙病毒和马秋波病毒）

B 类
- 布鲁氏菌
- 产气荚膜梭菌
- 沙门菌、大肠埃希菌和志贺菌
- 鼻疽伯克霍尔德菌

- 类鼻疽伯克霍尔德菌
- 鹦鹉热衣原体
- 贝纳柯克斯体
- 蓖麻籽
- 金黄色葡萄球菌肠毒素 B
- 普氏立克次体
- 甲病毒属（如委内瑞拉马脑炎、东方马型脑炎和西方马型脑炎）
- 霍乱弧菌和隐孢子虫

C 类
- 尼帕病毒
- 汉坦病毒

资料来源：NIAID emerging infectious diseases/pathogens.National Institute of Allergy and Infectious Diseases website. https:// www.niaid.nih.gov/research/emerging-infectious-diseases-pathogens.Accessed April 28, 2018.

注意

生物监测是一个收集、整合、解释和交流可能与疾病活动和对人类、动物或植物健康的威胁有关的基本信息的过程。生物监测由地方、州和联邦政府实施。这种监测的目标是改善卫生保健系统和政府机构之间的信息共享，以迅速发现并应对生物、化学和农业威胁。在美国，DHS 与 CDC 一道，通过国家生物监测一体化中心（NBIC）负责这一项工作。NBIC 包括以下项目：

- 加强被动监测方案，以查明牲畜的地方性的、跨地域的和新出现的疾病暴发；
- 生物威胁感知 APEX 项目，开发负担得起、有效和快速的检测系统和体系结构，为室内、室外和国家安全事件的生物攻击提供预警；
- 生物监测信息和知识整合项目，开发一个实践社区平台原型，集成多个数据流，以支持生物事件中的决策和临床实践指南。

资料来源：Biosurveillance.National Association of County and City Health Officials website.http://archived.naccho.org/topics/emergency/biosurveillance/index.cfm.Accessed April 28, 2018; and CBD focus areas—biosurveillance.US Department of Homeland Security website.https://www.dhs.gov/science–and–technology/biosurveillance.Accessed April 28, 2018.

CBRNE 科学数据库

CBRNE 是大规模杀伤性武器类别的首字母缩写，代表化学武器、生物武器、放射性武器、爆炸物和核武器。美国 DHHS 主管预防与应对事务助理秘书办公室（ASPR）提出了一个名为"ASPR CBRNE 科学"的项目，将基于经验的循证科学和医学引入 CBRNE 事件的准备和应对过程中。该项目建立小团队、工作组和任务组，不断努力实现以下目标[5]：

- 为各级医疗响应提供协调的战略、技术和业务领导、咨询和指导，重点关注与 CBRNE 事件有关的医疗和公共健康影响和干预；
- 通过建立有准备、有响应和有复原力的系统，以控制 CBRNE 紧急情况对健康的不利影响，改善总体公共卫生应急准备；
- 将基于证据的决策方法应用于 CBRNE 事件的准备规划、响应和恢复中。

CBRNE 科学网站提供资源，以加强国家准备和"及时"响应，重点是医疗管理，针对的是下列事件：

- 辐射紧急情况；
- 化学紧急情况；
- 核爆炸。

第3节 生物武器播散方式

大部分生物恐怖主义所用生物制剂通过 3 种方式中的某一种侵入人体。这 3 种方式分别为：一是将细小颗粒物吸入肺部；二是摄取被污染的食物和水；三是皮肤吸收毒素[6]。由于所有的 A 类制剂，包括武器化肉毒梭菌都可以通过雾化作用进行散布，因此最值得关注的是吸入渠道。

气溶胶可以在封闭或开放的空间以湿或干的形式传播。可用于传播气溶胶的设备包括用于开放空间的作物除尘飞机、用于封闭区域（如地铁、封闭商场）的气雾生成装置、建筑物内的通风系统及环境中在破坏时很容易被气雾化的被污染的细粉末状物质。2001 年美国炭疽事件中炭疽杆菌的散布就是因为打开了受污染的邮件。

思考

为什么大规模杀伤性气雾剂会对第一批到达现场的响应者造成极大威胁？

第4节 特定生物威胁

可以用于生物恐怖主义袭击的生物和化学制剂有成百上千种。本节将对其中一些制剂进行简要概述，这些制剂最有可能对普通民众构成威胁。最常见的生物性因素导致的疾病是炭疽病、肉毒中毒、鼠疫、蓖麻毒素中毒、土拉菌病、天花和病毒性出血热等[7]。

注意

与其他危险物质事故救援类似，在理想状态下，救援人员都会身穿适宜的个人防护装备，同时还会在现场救援和患者救护期间做好全面的预防措施。在有关人员确保现场安全前，EMS 人员不能进入存在已知或疑似生化危险物质的现场实施救援。

炭疽病

炭疽病是一种由炭疽杆菌引起的急性传染病。炭疽病最常发生于温血动物。然而，它也会感染人类。患者的症状各不相同。但通常在暴露后 7 天内出现症状。炭疽病最常见的形式是皮肤炭疽。它是与孢子或杆菌直接接触的结果（接触受污染的土壤也会产生皮肤炭疽，不一定与大规模杀伤性武器事件有关）。皮肤炭疽可引起局部瘙痒。这种症状之后是丘疹病变，在最初病变的 7~10 天内，先形成水疱，最后发展为黑色焦痂（图 57-1）。吸入性炭疽的早期症状与普通感冒相似，后期会出现严重的呼吸窘迫和脓毒症（图 57-2）。吸入性炭疽有很高的死亡率[8]。其他不太常见的炭疽形式包括食用被污染的肉类引起的肠炭疽和口咽炭疽（罕见）。

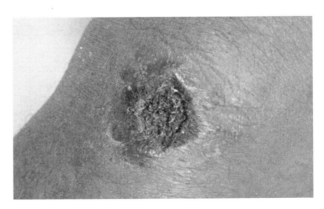

图 57-1 皮肤炭疽

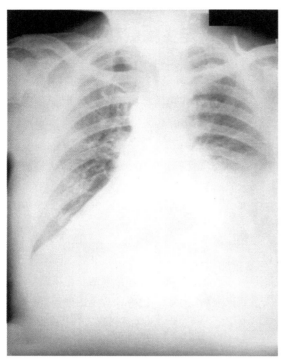

图 57-2 炭疽导致的呼吸窘迫和脓毒症

治疗

炭疽杆菌通常不通过人与人的直接接触传播。只有罕见的人与人之间的传播病例报告，而且仅出现在暴露于开放的皮肤炭疽排放的病菌时[9]。因此，对与患者接触的人（如家庭成员、朋友、同事）进行免疫接种或治疗是不必要的。这些人不需要治疗，除非他们也暴露在气溶胶中。通过从血液、皮肤病变或呼吸道分泌物中分离炭疽杆菌或通过测量疑似病例血液中的特异性抗体来诊断本病。应用抗生素治疗应及早进行；如果不治疗，这种疾病可能是致命的。已有人类炭疽疫苗（有争议）。据报道，93% 人群对皮肤炭疽疫苗有效[6]。建议为高危人群接种预防炭疽的疫苗[10]。高危人群包括一些军事人员、一些处理动物或动物制品的人员及通常处理炭疽杆菌的研究实验室的工作人员[11]。

肉毒中毒

正如第 33 章所述，**肉毒中毒**是一种罕见但极为严重的中毒性疾病，可引起各种麻痹症状。肉毒梭菌所释放的神经毒素致人麻痹。肉毒毒素是目前人类已知威力强且致命的化学物质之一。肉毒中毒分 3 种主要类型，一是**食源性肉毒中毒**，由食用含有肉毒毒素的食物导致；二是**伤口型肉毒中毒**（图

57-3），由感染肉毒梭菌的伤口释放的毒素导致；三是**婴儿型肉毒中毒**，由摄入肉毒梭菌孢子导致，该孢子随后会在肠道内继续生长并释放毒素。所有形式的肉毒中毒都是致命的，一般被视为急症，需要紧急救护。

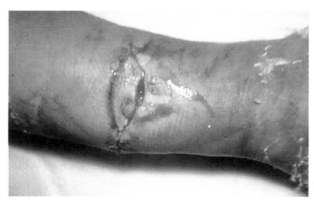

图 57-3 伤口型肉毒中毒

在将肉毒毒素用作攻击武器的生物恐怖袭击中，吸入含有肉毒毒素的气雾剂或摄食被肉毒毒素污染的食物和水，是感染肉毒毒素最可能的 2 种途径。食源性肉毒中毒具有极高的危险性，即使所摄入食物中肉毒毒素的量极少，也可能造成很多人因此而中毒。一般在肉毒毒素暴露后几个小时到几天时间内，可能会产生如恶心、口干、视线模糊、吞咽困难、疲劳和呼吸困难等体征或症状。

治疗

肉毒中毒并非通过人与人接触传播。若能及早确诊，就可以利用肉毒抗毒素对食源性肉毒中毒和伤口型肉毒中毒进行治疗，中和肉毒毒素。肉毒中毒后一般要经过几周的时间才能康复。肉毒中毒会导致患者麻痹和呼吸衰竭，可能需要借助呼吸机来维持呼吸。

思考

你所在的社区需要配备怎样的设施资源，才能满足成百上千名需要呼吸机的患者的需要？

鼠疫

鼠疫是一种由鼠疫耶尔森菌导致的疾病。世界各地的啮齿目动物（如花栗鼠、草原土拨鼠、地松鼠和老鼠等）及其身上的跳蚤都有可能携带此种致

病菌。此种细菌可以大量繁殖，在生物恐怖主义袭击中通过气溶胶广泛传播，可能会导致**肺鼠疫**传染病并诱发二次污染。感染鼠疫病菌后，患者可能会呈现如下体征或症状，包括发热、身体极度衰弱、呼吸过速、胸痛、咳嗽和痰中带血等。此外，消化系统也会出现症状，如恶心、呕吐、腹痛和腹泻等。感染鼠疫病菌后可能会在 2~4 天导致脓毒性休克。若不治疗[12]，鼠疫患者死亡率极高。

注意

肺鼠疫是感染鼠疫耶尔森菌所导致 3 种疾病中的一种。腺鼠疫是由腹股沟淋巴结炎引发的一种疫病。败血性鼠疫则是由血液感染鼠疫病菌导致的。

与这种细菌有关的生物恐怖袭击的特征是人们会同时感染肺鼠疫，并且与被感染者密切接触会由于呼吸道飞沫传播引起继发性疾病暴发。

治疗

这种疾病是通过对细菌的检测来诊断的。鼠疫应尽早（24 小时内）用抗生素或抗菌药物治疗。应确定与患者有密切接触的人。这些人必须接受暴露后药物治疗的评估。肺鼠疫通过感染者的呼吸道飞沫传播。因此，应该隔离肺鼠疫患者。标准预防措施和个人呼吸保护对所有救护员都非常重要。

思考

如果你在提供医疗服务时注意到，出现严重呼吸窘迫症状的患者数量激增，并且他们都呈现出了类似肺炎的体征或症状。你是否会认为上述现象是由生物恐怖主义袭击导致的？

蓖麻毒素

蓖麻毒素是一种毒性极强的毒蛋白，是从蓖麻籽中提取的（图 57-4）。蓖麻籽在世界各地随处可见，且从中提取毒素也比较容易。蓖麻毒素可以被制成喷雾、粉末或颗粒。

当吸入蓖麻毒素气雾剂时，呼吸道会在短短 8 小时内出现严重反应，导致肺中毒。在之后的 36~72 小时，患者会出现急性低氧性呼吸衰竭症状[13]。大量患者出现体虚、发热、呕吐、咳嗽、血氧不足、体温过低和低血压等症状，则意味着很有可能接触到了几种不同的呼吸道病原体。若不慎摄入了蓖麻毒素，患者会在短时间出现较为严重的消化道症状，如恶心、呕吐、腹部绞痛和严重腹泻等，严重时甚至还可能造成血管塌陷和死亡。

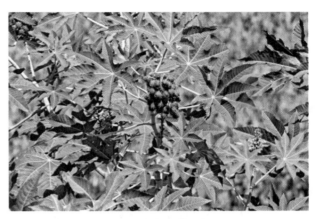

图 57-4　用于制造蓖麻毒素的蓖麻籽

治疗

蓖麻毒素中毒尚无解毒药。治疗的重点是避免继续接触毒素和尽快排除体内毒素。吸入蓖麻毒素的患者应转移到空气新鲜的地方，脱掉被毒素污染的衣服，并对患者进行消毒（见第 56 章）。院前救护包括呼吸、通气和循环支持。应当预测到会出现癫痫发作、低血压和呼吸衰竭。

天花病毒

由于抗天花疫苗的普及，1980 年世界卫生组织宣布已消灭**天花**。然而天花病毒还可以被用作生物武器。诱发天花的天花病毒相当稳定，即使感染少量的天花病毒也会导致患病，此外，该病毒可通过气溶胶传播，传播范围非常广。天花的潜伏期约为暴露后 12 天。病毒通常是由被感染者将唾液从口腔释放到空气中传播的。与被感染者密切接触或长期接触的人吸入病毒，从而患病。天花还可以通过直接接触被感染者的体液或用过的物品，如床上用品或衣服传播。患者的体征和症状包括高热、乏力、头痛和背痛。随后在 2~3 天出现天花疹和皮肤病变。这些病变最终结痂。在愈合时，病变留下凹陷的、褪色的瘢痕（图 57-5）。患者愈后可能出现永久性关节畸形和失明。在未接种疫苗的人群中，死亡率约为 30% [14]。

疫苗免疫可以预防或改变疾病。但美国联邦政府不建议为卫生保健工作者或一般公众接种预防性疫苗，因为可能会出现严重的不良反应[15]。如果已知或即将发生攻击，已接种疫苗的天花疫情响应小组将向其他人接种疫苗。他们还将照顾病毒暴露者。目前，美国有足够的天花疫苗，可在紧急情况为有需要的人接种疫苗[16]。

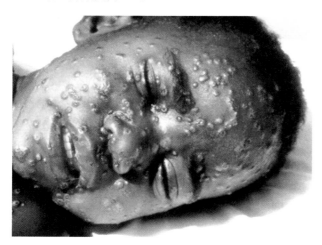

图 57-5　天花症状

治疗

目前对天花尚无有效的治疗方法。然而，一些抗病毒药物还在研究中。天花患者应接受已接种疫苗人员提供的支持性护理。医护人员必须使用适当的防护措施，包括呼吸防护。患者接触过的物体，如床上用品、衣服、救护车和设备，需要消毒。这种消毒必须用火、蒸汽或亚氯酸钠溶液。

思考

在恐怖袭击导致天花暴发后，如果您的雇主要求您接种天花疫苗，您可以通过什么渠道获取有关天花疫苗不良反应或接种风险的信息呢？

土拉菌病

土拉菌病是由土拉热弗朗西斯菌导致的一种严重疾病。该细菌主要存在于动物（特别是啮齿类动物、家兔和野兔等）身上（在给刚死的患有土拉菌病的兔子剥皮时，土拉热弗朗西斯菌会经由破损皮肤侵入人体进而使人患病。因而对可能携带有该类细菌的动物进行处理时需要佩戴橡胶手套）。土拉

菌病传染性极强，而且一些菌株对抗生素具有耐药性。在生物恐怖主义袭击中，可以通过喷射气雾剂的方式将诱发土拉菌病的细菌散播开来。人体的皮肤、黏膜、呼吸道或胃肠道（通过接触被污染的土壤、水、食物或动物）接触到上述病毒也会导致患病。土拉菌病不会通过人与人之间的接触传播。不同菌株危害强度和感染途径不同，土拉菌病患者出现体征或症状的时间也不同（在感染后 1~2 周）。在生物恐怖主义事件中被上述气雾剂攻击，可能会突发急性发热性疾病（如头痛、寒战或全身不适等）或胃肠道疾病（如恶心、呕吐和腹泻等）。如果不治疗，败血病性土拉菌病会引发血管内凝血功能障碍，进而导致出血、急性呼吸衰竭甚至死亡。

治疗

土拉菌病需要用抗生素治疗。患者可能需要呼吸道管理、通气和循环支持。直到最近，实验室工作人员才获得了一种土拉菌病疫苗。疫苗的安全性正在审查中，目前还没有结果[17]。

病毒性出血热

病毒性出血热是由几种隶属不同病毒家族的病毒所导致的一组疾病的总称，这些病毒包括沙粒病毒、丝状病毒、布尼亚病毒、副黏病毒和黄病毒等。病毒性出血热的地理分布范围较为有限，大多分布于非洲东部和南部、南美洲和一些太平洋岛屿上[18]。2014—2015 年非洲西部地区爆发埃博拉病毒出血热，报告了近 2.9 万例病例，造成约 1.1 万人死亡。2014 年，美国报告了 4 例埃博拉病毒病例，其中 1 例患者死亡[19]。如果大多数出血热是通过气溶胶传播的，则传染性很强。此类病毒多寄生于动物（如棉鼠和鹿鼠等）或节肢动物（如蜱和蚊虫等）等活体宿主身上，完全依赖它们以获得繁殖与生存。一般情况下，人类接触感染上述病毒的啮齿类动物排出的尿液、粪便、唾液或其他体内分泌物，或是被感染病毒的蚊虫或蜱叮咬，就会感染能诱发出血热的病毒。一些病毒性出血热（如埃博拉出血热和马尔堡病毒病）也可以通过初次感染的患者向其他人传播。此种类型的传播多是由近距离接触患者的身体组织或体液等造成的。

病毒性出血热引起多系统综合征。该综合征以出血和危及生命的疾病为特征。体征和症状因病毒

性出血热类型而异，但通常包括发热、头晕、肌肉酸痛、浑身乏力和精疲力竭等。病情较为严重的病毒性出血热患者可能会出现黏膜、内脏器官、眼耳口出血的症状（上述出血现象很少致人死亡）。如果是重度感染，则可能导致休克、肾衰竭、中枢神经系统功能障碍、昏厥或癫痫发作等有致命危险的疾病。

你知道吗

有些以地域命名的疾病是大写。例如，埃博拉病毒以扎伊尔的埃博拉河命名。马尔堡病毒则是以德国的一个城市命名的。

资料来源：Centers for Disease Control and Prevention, National Center for Emerging and Zoonotic Infectious Diseases, Division of High-Consequence Pathogens and Pathology, Viral Special Pathogens Branch.Marburg hemorrhagic fever（Marburg HF）.Centers for Disease Control and Prevention website. https:// www.cdc.gov/vhf/marburg/index.html.Updated December 1, 2014.Accessed April 28, 2018

治疗

对病毒性出血热患者进行的治疗是支持性的。除了黄热病、阿根廷出血热、登革热及裂谷热已研制出相应的疫苗外，没有任何疫苗可以预防这些疾病[20-21]。一种安全有效的埃博拉疫苗的临床试验仍在继续。治疗的目的是维持重要的功能，这样可能使一部分患者得以康复。

第5节　核威胁与放射性威胁

核爆炸通过发出刺眼光芒、高温高热（热辐射）、初始核辐射、爆炸和火灾等会给人带来诸多致命影响。**放射性布散装置**也叫"脏核"或"脏弹"。比起真正的核装置，放射性布散装置用作恐怖主义武器的可能性要大得多（真正的核装置要用到武器级的铀或钚[22]）。这些脏弹对恐怖分子极具吸引力。与真正的核装置相比，安装和部署"脏弹"对技术知识没有过高的要求。上述放射性物质被广泛应用于医药、农业、工业和研究领域，现成可用且易于获取。

注意

放射性袭击会对人类造成巨大的威胁，与需要经过裂变的重型核武器相比，上述放射性袭击虽然没有致数十万人死亡的威力，但是放射性袭击会给邻近地区民众带来严重疾病危害、污染众多城市街区，往往清理时花费较大（如果还有可能）。因此，它们有时被称为"大规模杀伤性武器"。

放射性布散装置主要是由类似炸药的爆炸物与放射性物质结合而成的，其污染范围大小受多种因素制约，如炸药规模、使用放射性物质的量和类型及天气状况（如风）等。放射性布散装置爆炸会释放出放射性沉降物，这可能导致辐射病、严重烧伤，长期影响还有癌症的风险。大多数情况下，常规炸药比放射性物质所导致的死亡人数更多[23]。另一种放射性布散装置藏匿在公共场所内的强放射源，如藏在拥挤火车或繁忙地铁站的垃圾箱里的放射性物质。靠近放射性物质藏匿点的人会遭受严重辐射。

思考

如果发生"脏弹"爆炸，你该考虑组建哪些 EMS 小组？

紧急救护

正如第38章所介绍，在保护自身和他人安全时要考虑时间、距离和遮挡等问题。

1. 限制在含有放射性物质现场开展救援的时间。放射性沉降物的辐射强度衰减速度很快。此外，还应使用或佩戴辐射探测器。如果暴露于具有放射性的尘土或沙尘，救援行动结束要脱下身上的衣服并洗澡。
2. 尽量远离事故现场。
3. 穿戴合适的个人防护装备、利用地形地势或建筑结构材料等保护自己。阻隔放射性沉降物的材料越厚重、越致密，你所受的保护力度越大。

在处理了最初的爆炸后，最重要的任务是治疗辐射病、控制并监测放射性沉降物、疏散人群和净化去污等。

第6节 燃烧弹威胁

燃烧装置是通过易燃物质的化学反应产生热量和火灾的武器[24]。它们通常被称为燃烧弹。小到简易的瓶装汽油弹，大到含有凝固汽油、铝热剂或三氟化氯的更大、更复杂的装置都属于此类。恐怖分子可能会选择使用简易燃烧装置，因为大多数比较便宜，而且很容易地用从五金店或杂货店购买的材料制成[25]。它们在恐怖主义中的主要用途是制造恐慌（大规模杀伤性的武器）。然而，它们也有可能因火灾造成生命和财产损失。根据攻击的严重程度，可能需要关注以下方面的问题：

- 大量烧伤受害者、吸入性损伤和死亡的可能性；
- 对一个社区的建筑物和基础设施造成重大破坏；
- 当地资源不足（应急响应机构、医院、精神卫生服务机构）；
- 由于事件可能具有犯罪性质，需要地方、州甚至联邦一级的执法人员的参与；
- 工作场所和学校关闭；
- 国内和国际旅行暂停；
- 疏散民众和扩大清理范围的需要；
- 公众的恐慌可能会持续很长时间。

白磷

用白磷制造的燃烧装置特别值得关注。当白磷暴露于温度高于 30℃ 的氧气中时会自燃，并产生浓烟。白磷极易在人体脂肪中溶解。暴露会造成组织深部的热灼伤和化学灼伤。如果有残留的化学物质，它们会在拆开绷带时因暴露在氧气中而重新燃起。

紧急救护

紧急救护取决于攻击的性质。具体措施可能包括在小规模事件中对烧伤或吸入性损伤进行处理。然而，救护员也可能碰到在大型事件中处理多名患者的情况（见第53章）。与任何应急响应一样，救护员不应接近现场，直到合适的人员已确认现场安全。在第一个装置爆炸后，第二个装置可能爆炸。第二个装置可能被设计成伤害或杀死应急响应人员或旁观者。此外，爆炸物中可能有生物、化学或核材料，因此，在确定现场安全之前，不得进入现场，这对人身安全至关重要。

第7节 特定化学物质威胁

能用于战争和恐怖主义行动的特定化学品有神经毒剂、有毒气体和糜烂性毒剂等。这些化学物质以气体、液体或固体形式释放，会对人体或环境造成毒害。

神经毒剂

早在 20 世纪 80 年代，发生于波斯湾的一些军事冲突中就使用过**神经毒剂**。1995 年，日本东京市发生的恐怖袭击事件和 2017 年叙利亚发生的炸弹袭击中也用到了神经毒剂。神经毒剂是目前已知化学战剂中毒性最强、起效最快的毒剂[26]。从其作用机制和所导致的危害类型来看，神经毒剂和有机磷酸盐很像（但是神经毒剂的毒性更强，见第 33 章）。神经毒剂会抑制乙酰胆碱酯酶的效用，致使乙酰胆碱"过量"（胆碱能危象），从而破坏中枢神经系统和周围神经系统的神经冲动传导。由于神经毒剂暴露的剂量、途径和时长不同，暴露后中毒程度也不尽相同。一般少量剂量神经毒剂暴露的患者有望痊愈，而严重暴露的患者存活的概率很渺茫。本节介绍的神经毒剂是沙林（BG）、索曼（GD）、塔崩（GA）和 VX。

注意

第二次世界大战中反法西斯同盟国将上述神经毒剂称为 G 系毒剂。之所以会如此命名，是因为上述毒剂是在第二次世界大战期间由德国科学家研发的。

资料来源：Nerve agents.Organisation for the Prohibition of Chemical Weapons website. https://www.opcw.org/about-chemical-weapons/types-of-chemical-agent/nerve-agents/.Accessed April 28, 2018.

思考

如果患者接触过神经毒剂，你认为他的心率是会加快还是减慢？

沙林（BG）是一种无色透明的液体，纯净的沙林没有任何异味。然而沙林可以蒸发为蒸汽（气体）并在环境中传播。沙林也易溶于水，因此人们接触或饮用水时可能会被沙林污染。人们一般会在暴露于沙林后的几分钟到几小时内出现症状，包括头痛、垂涎、胸痛、腹部绞痛、气喘、肌肉痉挛、惊厥和呼吸衰竭等，进而死亡。

索曼（GD）是一种无色透明液体，带有少许樟脑味，与某些止咳药或腐烂水果的气味很像。索曼加热后会发生汽化。与其他神经毒剂相比，索曼的挥发性比 VX 要强，但略弱于沙林（化学物质的挥发性越强，越容易蒸发并传播到环境中）。即使人并未接触索曼液体，也可能暴露于索曼蒸汽。在索曼暴露后的几秒钟到几小时内，可能会出现症状，如头痛、垂涎、胸痛、腹部绞痛、气喘、肌肉痉挛、惊厥和呼吸衰竭等，进而死亡。

塔崩（GA）是一种无色透明液体，带有淡淡的水果气味。塔崩加热后会发生汽化，因此通过皮肤、眼睛接触或吸入塔崩蒸汽。塔崩也较易溶于水，故而通过接触染毒的水会导致人体皮肤暴露，摄食染毒的食物或水会导致胃肠道暴露。在此过程中，被塔崩蒸汽感染的衣物或其他个人物品还有可能诱发二次污染。一般人们会在塔崩蒸汽暴露后几秒之内，或液态塔崩暴露后 18 小时内出现相应症状，如流泪、视线模糊、头痛、体虚、咳嗽、垂涎、多尿、多汗、肌肉痉挛、低血压或高血压及心脏畸形等。严重暴露时，患者可能会出现昏迷、惊厥和心脏停搏、呼吸停止等症状。重症患者存活概率很低[27]。

维埃克斯（VX）是一种琥珀色的无味黏稠液体，形似车用机油，是毒性最强的神经毒剂。当通过皮肤吸收时，维埃克斯比其他神经毒剂毒性更大，吸入时毒性更大。维埃克斯主要以液态形式存在，通过液体暴露造成危害。如果温度较高时，少量维埃克斯会变为蒸汽释放到空中，人们通过皮肤、眼睛接触或吸入维埃克斯蒸汽就会被污染。此外，维埃克斯也可以在水中传播，摄入被污染的水时也可以造成暴露。在接触维埃克斯蒸汽后几秒钟之内会出现相应的症状，而接触维埃克斯液体后会在几分钟到 18 小时内出现症状。维埃克斯暴露后产生的体征和症状与其他神经毒剂相同。

治疗

神经毒剂暴露的治疗包括迅速将药物移除，并支持患者的重要功能。如果发生蒸汽暴露，患者应迅速转移到有新鲜空气的环境中。如果暴露发生在露天环境中，患者应从污染地点向高处和迎风转移。许多神经毒剂比空气重，并将积聚在低洼地区。应脱掉患者的衣服，并由训练有素的人员给患者去污。一个人的衣服和其他受污染的表面会在暴露后释放

神经毒剂约 30 分钟[28]。因此，二次污染是可能的。

阿托品和氯解磷定是神经毒剂的解毒药（**表 57-1**）。它们通过阻断乙酰胆碱的效应而发挥作用（见第 33 章）。这些药物可能需要大剂量和反复使用。如果有惊厥，可能需要使用咪达唑仑、地西泮或劳拉西泮。如果出现肌肉痉挛，救护员应该考虑给予其中一种药物。地西泮自动注射器可用于这些紧急情况。一旦出现惊厥，几乎不可能停止。救护摄入神经毒剂的患者，应遵循医疗指导、毒物控制中心或其他有关部门的建议。

注意

美国 CDC 实施 CHEMPACK 计划，旨在装有神经毒剂解毒药的防化包分发到全国各地的社区，以支持对神经毒剂攻击的快速反应。EMS 防化包中装有足够数量的自动注射器，可以治疗大约 450 位患者。每个防化包均含有自动注射器套件、硫酸阿托品、解磷定、阿托品、地西泮（溶液和自动注射器）和无菌水。必要时，指定的 EMS 人员或执法人员会将防化包运至事故现场。

资料来源：National Association of EMS Officials.National *Model EMS Clinical Guidelines*.Version 2.0.National Association of EMS Officials website.https://www.nasemso.org/documents/National–Model–EMS–Clinical–Guidelines–Version2–Sept2017.pdf. Published September 2017. Accessed April 12, 2018.

证据显示

研究人员假设，与标准肌内注射相比，将解毒药注入猪骨髓腔提供了一种更快速的治疗神经毒剂暴露患者的方法。他们在猪正常血氧和低血氧状态下，通过肌内注射和骨髓腔注射给药氯解磷定；以及在正常血氧期间联合给药。他们通过肌内注射或骨髓腔注射途径随机给 10 头正常血氧量的猪和 8 头低血氧量猪随机注射 2 mL，660 mg 的氯解磷定。肌内注射在 2 分钟内达到治疗水平（4 μg/mL），而骨髓腔注射在不到 15 秒内达到这些水平。在低血氧量的猪中，肌内注射在 4 分钟内达到治疗水平，而骨髓腔注射组则不到 15 秒。研究人员得出结论，骨髓腔注射氯解磷定可以提供更好的初始治疗效果。

资料来源：Uwaydah NI, Hoskins SL, Bruttig SP, et al.Intramuscular versus intraosseous delivery of nerve agent antidote pralidoxime chloride in swine. *Prehosp Emerg Care*. 2016; 20（4）：485–492.

表57-1　院前神经毒剂治疗的推荐方案			
	解毒药 [a]		
患者年龄	轻度/中度症状 [b]	重度症状 [c]	注意事项
婴儿（出生至2岁）	阿托品：0.05 mg/kg，肌内注射； 氯解磷定：15 mg/kg，肌内注射	阿托品：0.1 mg/kg，肌内注射； 氯解磷定：45 mg/kg，肌内注射	对于严重暴露，应在使用解毒药后开始辅助通气；过量使用氯解磷定可引起儿童神经肌肉无力和呼吸抑制
儿童（3~7岁）	阿托品：1 mg/kg，肌内注射； 氯解磷定：15 mg/kg，肌内注射	阿托品：1 mg/kg，肌内注射； 或2 mg，肌内注射； 氯解磷定：45 mg/kg，肌内注射	可以使用自动注射器
儿童（8~14岁） （26~50kg）	阿托品：2 mg，肌内注射； 氯解磷定：15 mg/kg，肌内注射	阿托品：4 mg，肌内注射； 氯解磷定：45 mg/kg，肌内注射	重复给药阿托品，直到分泌物减少，呼吸基本正常或呼吸道阻力恢复到接近正常水平
青少年（15岁以上）， 成年人，孕妇	阿托品：2~4 mg，肌内注射； 氯解磷定：600 mg，肌内注射， 或一个自动注射试剂盒 （600 mg），肌内注射	阿托品：6 mg，肌内注射； 氯解磷定：1800 mg，肌内注射， 或3个自动注射试剂盒 （1800 mg），肌内注射	成年人（特别是老年人）过量服用解磷定可能会导致严重的高血压、虚弱、头痛、心动过速和视力障碍
体弱的老年人	阿托品：1 mg，肌内注射； 氯解磷定：10 mg，肌内注射	阿托品：2~4 mg，肌内注射 氯解磷定：25 mg/kg，肌内注射	如果老年人有基础疾病（肾功能损害或高血压），应考虑低剂量的解磷定

[a] 将1 g干燥的氯解磷定加入安瓿中制备氯解磷定溶液：救护员将3 mL的0.9%氯化钠溶液或蒸馏水、无菌注射用水加入瓶中摇匀，得到的氯解磷定溶液3.3 mL，浓度为300 mg/mL。

[b] 轻度至中度中毒症状包括局部出汗、肌束震颤、恶心、呕吐、虚弱和呼吸困难。

[c] 严重中毒症状包括失去意识、惊厥、呼吸暂停和弛缓性麻痹。

资料来源：Agency for Toxic Substances and Disease Registry.Toxic substances portal: medical management guidelines（MMGs）.Agency for Toxic Substances and Disease Registry website.https://www.atsdr.cdc.gov/mmg/index.asp.Updated March 3, 2011.Accessed April 27, 2018; and National Association of EMS Officials.*National Model EMS Clinical Guidelines*.Version 2.0.National Association of EMS Officials website.https://www.nasemso.org/documents/National-Model-EMS-Clinical-Guidelines-Version2-Sept2017.pdf.Published September 2017.Accessed April 27, 2018.

有毒气体

　　毒气是第一次世界大战期间流行的化学武器。这些有毒气体在世界范围内大量生产，供工业部门使用，并广泛供应 [29]。因此，有可能将这些气体用于恐怖主义行动。窒息性毒剂，如氯气和光气，就属于这类毒剂 [30]。

　　氯气是一种黄绿色气体，有强烈刺激性气味。氯气可以加压液化，从而可以装运和储存。当液态氯释放时，它会迅速蒸发成气体，靠近地面蔓延。如果氯气被释放到空气中，人们可能会通过皮肤或眼睛接触或吸入氯气。如果氯液被释放到水中，人们可能通过接触或饮用受污染的水，或通过摄入用被污染的水配制的食物中毒。和其他化学制剂一样，中毒的程度取决于氯气暴露的剂量、途径和持续时间。体征和症状可能包括咳嗽，胸痛，鼻子、眼睛或咽喉有烧灼感，眼睛流泪，视力模糊，胃肠道紊乱，因皮肤接触引起的皮肤灼伤，呼吸过速和呼吸困难。吸入氯气后2~4小时可发生肺水肿 [31]。

　　光气（CG）也是一种有毒气体，它看上去像一朵灰白色的云，闻起来像新收割的干草。冷却和加压后，光气就可以液化，从而可以装运和储存。当液态光气被释放时，它会很快蒸发成气体，在接近地面的

注意

　　从1915年12月到1916年8月，第一次世界大战期间4.1%的光气暴露部队发生了人员伤亡，死亡人数占0.7%。在这场战争中，光气经常与充液壳中的氯结合。化学气体暴露造成120万名士兵伤亡，其中10万人死亡。光气导致的伤亡占80%。

资料来源：Gresham C, LoVecchio F.Industrial toxins.Tintinalli JE, Stapc zynski JS, Cline DM, Ma OJ, Cydulka RK, Meckler GD, eds. *Tintinalli's Emergency Medicine: A Comprehensive Guide*.7th ed.New York, NY: McGraw-Hill; 2011.

地方迅速扩散。吸入光气会损害肺部，产生烧灼感，引起咳嗽和呼吸困难。可以出现肺水肿并产生泡沫痰。皮肤暴露在光气中会导致皮肤或眼睛损伤。接触或饮用被气体污染的水或摄入用被污染的水制备的食物也可引起中毒。除了与氯气暴露相似的体征和症状外，光气中毒还可能导致低血压和心力衰竭。如果达到致命剂量，死亡可在 48 小时内发生[32]。

治疗

氯气或光气中毒还没有解毒药。这些毒气暴露后的治疗包括尽快将它们从体内清除，提供支持性医疗救护。所有患者都应该转移到一个空气新鲜的环境和尽可能高的地方（如果暴露发生在露天环境）。应将患者的衣服脱掉，然后由训练有素的人员对患者进行去污。如果症状比较严重，可能需要支气管扩张药、大剂量类固醇、雾化碳酸氢钠，以及通气和循环支持。

糜烂性毒剂

糜烂性毒剂是有强烈刺激性的化学物质，会刺激皮肤起脓疱，对眼睛、肺部及其他黏膜等也会造成损伤。在糜烂性毒剂暴露后，除皮肤受损外，还会出现视力衰退、惊厥和呼吸衰竭等症状。机体组织对糜烂性毒剂的吸收还会对胃肠道系统、中枢神经系统和骨髓等带来不利影响。糜烂性毒剂暴露几小时后才会呈现出相应症状。糜烂性毒剂主要有以下几种：硫芥子气、氮芥子气和刘易氏毒气等。然而，光气肟会在不起泡的情况下产生瘙痒感和刺激性，不过它仍是一种糜烂性毒剂。

芥子气（硫芥子气和氮芥子气）是颜色各异的油状液体，颜色从棕色到黄色不等，带有大蒜、洋葱、辣根或芥末的味道。刘易氏毒气是一种无味的油状液体，挥发性比芥子气强且气态的刘易氏毒气带有天竺葵的气味（与芥子气不同的是，刘易氏毒气暴露后会立即引起疼痛和刺激）。光气肟是一种无色固体或黄褐色液体，可能会带有辣椒味或其他刺激性气味。与刘易氏毒气相类似，皮肤或黏膜暴露于光气肟时会立刻产生痛感和刺激反应。

治疗

在确保人员安全后（包括使用合适的个人防护

装备），救援人员要根据需要，对患者进行初步评估，为患者提供呼吸道管理、通气和循环支持。即刻开展净化去污能降低糜烂性毒剂对人体组织造成的损伤。一旦皮肤接触了糜烂性毒剂，都应接受标准烧伤处理。在救护有心脏问题或呼吸系统疾病的患者时，应该遵循高级心脏生命支持方案。救护创伤患者时则须遵循高级创伤生命支持方案。糜烂性毒剂暴露后的几个小时内，有些人可能不会出现相应体征或症状。因此，应该由医师来负责对严重暴露的患者进行评估。建议有轻微中毒症状的患者在症状恶化时找医师进行伤情评估。

第8节 爆炸物威胁

爆炸物即为炸弹，可由多种危险物质制造而成，规格大小不一。爆炸物可以分为以下几种类型[33-34]。

- 低阶炸药
  - 以低于每秒 1000 m 的速度爆炸；
  - 例如，火药、烟花、天然气、可燃气体和空气混合物。
- 高阶炸药
  - 以每秒 3000~9000 m 的速度爆炸；
  - 例如，塑料炸药（C4 和 Semtex）、铵油炸药（硝酸铵 / 燃油）、TNT（三硝基甲苯）、军用炸弹。
- 简易爆炸装置
  - 低阶或高阶炸药；
  - 含有燃料、氧化剂（如铵油炸药）和弹丸；
  - 例如，管道炸弹、信件炸弹、背包炸弹、背心炸弹、汽车炸弹。

美国 CDC 发布了必要的资源指导方针和建议，供 EMS 系统应对恐怖爆炸袭击（框 57-3）。

枪手袭击事件

2000—2016 年，美国共发生 220 起枪手袭击事件，造成 1486 人伤亡。其中 661 人死亡，825 人受伤[35]。几乎 70% 的事件在 5 分钟或更短时间内结束。尽管它们发生在不同的地点，但几乎每次都是由一名枪手完成（表 57-3）[36]。截至撰写本文时，美国只有 2 次大规模伤亡袭击是由多名枪手造成的：1999 年在科罗拉多州利特尔顿镇发生的哥伦拜恩中

框 57-3　恐怖袭击应急响应所需的资源指南和建议

- 人员必须
  1. 经过培训，配备个人防护装备并具有爆炸装置和个人防护方面的知识；
  2. 建立事故指挥系统并进行初步的检伤分类（如有必要）；
  3. 接受所有年龄段爆炸相关损伤的管理培训。

- 人员必须准备
  1. 建立能与其他应急响应人员（指挥官、消防人员、执法人员、其他应急响应人员）及接收医院进行有效通信的系统；
  2. 快速获得足够的医疗设备和救护车来处置大量重伤患者；
  3. 实施康复计划，包括与心理专业人员进行沟通。

资料来源：Hunt RC, Kapil V, Basavaraju SV, et al.Updated: in a moment's notice: surge capacity for terrorist bombings. Centers for Disease Control and Prevention.2010:21-22.CDCINFO Pub ID 220190.https://stacks.cdc.gov/view/cdc/5713.Accessed June 12, 2018.

学大屠杀及 2015 年 12 月在加利福尼亚州圣贝纳迪诺市"内陆"社区中心发生的枪击事件[37]。另外，巴黎市、孟买市和莫斯科市发生过同步袭击案件，并造成医护人员丧生。

注意

简易爆炸装置一词起源于伊拉克战争。这些装置是"自制"炸弹，由附在雷管上的炸药构成。简易爆炸装置可用于恐怖活动、犯罪活动或故意破坏活动，或者用于非常规战争。2007 年，这些装置造成了美国在伊拉克战斗死亡人数占总死亡人数的近 2/3。简易爆炸装置造成的损伤和损伤的程度取决于爆炸装置的大小和爆炸能力、装置中弹丸的性质及引爆的地点（**表 57-2**）。狭窄空间和室外区域的爆炸损伤机制和伤亡人数不同。

表 57-2　不同类型炸弹的破坏半径

爆炸物类型	爆炸当量 /kg	建筑物内疏散距离 /m	户外疏散距离 /m
小包装或信封	0.5	12	274
雷管	2	21	366
快递包裹	5	27	329
炸药包	9	30	518
邮包	23	46	564
小型汽车	228	98	579
大型汽车或小货车	454	122	732
厢式货车，SUV，或皮卡车	1814	195	1158
大型运输货车	4536	262	1554

资料来源：Virginia Department of Emergency Management.Terrorism information index chart.Terrorism information: the facts—how to prepare—how to respond.Scribd website.https://www.scribd.com/document/45194236/Terrorism-Information-Chart.Accessed April 28, 2018.

表 57-3　2000/2016 年在美国发生的 220 起枪手袭击事件的场所

场　　所	数量（占比 /%）
商场	95（42.3%）
学校	48（21.8%）
政府所在地	23（10.5%）
开放区域	29（13.2%）
住宅	11（10.5%）
教堂	8（3.6%）
医疗机构	6（2.7%）

注意

一些团体和组织主张用"大规模杀伤性袭击者"一词代替"袭击枪手"一词。这一变化表明，越来越多的恐怖袭击事件涉及枪支以外的武器（如刀、汽车、公共汽车）。

资料来源：Mass casualty attacker（active shooter）prevention, preparedness, and response.Violence Prevention Agency website. https://www.violencepreventionagency.com/activeshooterpreparedness.Accessed April 28, 2018.

紧急救护

《哈特福德共识》使用首字母缩写词 THREAT 来描述大规模枪击事件和其他故意的大规模伤亡事件中的护理措施。THREAT 代表控制威胁、出血控制、快速解救、患者评估和转运到医院（图 57-6）。共识提出建议，将传统的治疗区域压缩为 3 个区域，包括红色区域（热区—直接风险）、黄色区域（温区—间接风险）和绿色区域（冷区—无风险）。这一建议是基于过去事件中的数据得出的。这些数据表明，如果能够控制直接风险，救援人员可以在最终和反复清除所有危险之前，前往黄色区域提供救护。该共识还介绍了教导公众成为立即响应者（传统上称为旁观者）的策略。如果可行，经过适当培训且装备齐全的紧急响应人员应当尽快将患者从执法人员保护的通道中转移到伤员集合点，或者直接送到救护车上以进行进一步评估和救护，并转运到医院进行最终救护[38]。

在碰到简易爆炸装置或大规模伤亡袭击时，救护员应注意应用第 55 章讨论的掩护和隐藏策略。如果有战术应急医疗保障小组，则应与执法部门一起行动。由于许多地区没有这些资源，因此在不完全安全的区域（黄色区域）提供救护时，EMS 团队应采取额外的防护措施。防护措施包括穿戴防弹衣和头盔（如果有），避免受某些武器，简易爆炸装置碎片和冲击波的伤害（尽管大多数非军事战术背心和头盔不提供爆炸防护）。机构间应根据国家事件管理系统（NIMS）的原则进行有效的合作和协调。

就像前面描述的燃烧装置一样，对爆炸受害者的救护也可能有所不同。虽然有时候只需要对几个人的小伤口进行处理，但是在大规模伤亡事件中，

注意

哈特福德共识

2012 年 12 月 14 日，美国康涅狄格州桑迪·胡克小学发生枪击案，造成包括枪手在内的 28 人丧生，其中 20 人是儿童。2013 年 4 月，美国外科医师学会和联邦调查局成立了联合委员会，制定一项国家政策，以提高公众在故意的大规模伤亡和枪手射击事件中的应对能力。他们的任务是提高枪手射击和大规模伤亡事件中遇险公民（如波士顿马拉松爆炸）的生存率。在康涅狄格州哈特福德市举行的 4 次会议上，他们得出的结论：这些事件中大多数可预防的死亡是由于无法控制的出血造成的。他们与医疗保健、军队和紧急响应机构的利益相关者一起编写了报告，其中包括对有关公民和紧急响应人员培训的建议，以加强出血控制和紧急响应人员之间的协调。

资料来源：The Joint Committee to Create a National Policy to Enhance Survivability From Intentional Mass Casualty and Active Shooter Events.Hartford Consensus.Strategies to enhance survival in active shooter and intentional mass casualty events: a compendium.*Bull Am Coll Surg*. 2015; 100（15）: 1–88.

接受治疗的人员可能会很多。而且这类事件可能涉及二次爆炸及化学和生物武器威胁。第 36 章描述了一级、二级、三级和四级爆炸伤。

在枪击或爆炸事件中，应从控制出血开始救护。美国 DHS 建议发生简易爆炸装置或枪击事件后采取以下干预措施[39]：

1. 用止血带控制出血；
2. 当现场无法通过止血带控制出血时，可使用止血纱布；
3. 如果不存在面部创伤，可采用鼻咽导气管；

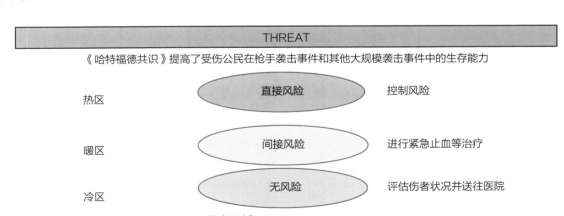

图 57-6 首字母缩写词 THREAT 代表区域

4. 如果由于面部创伤导致血液进入呼吸道，则尽可能将呼吸道清理干净；

5. 如果可行，对钝性创伤患者采取脊柱保护措施；

6. 如果是有资质的专业人员，可以对伤者进行静脉注射治疗（在救护初期，通常伤者不需要进行静脉注射）；

7. 对于面部或颈部受伤的患者，如果无法坐起并前倾，则应对呼吸道进行手术；

8. 如果伤者无法进行静脉注射，可以通过骨髓腔输注药物或液体；

9. 静脉注射吗啡、口服柠檬酸芬太尼锭剂和氯胺酮以镇痛。

你知道吗

美国联邦应急预案和恐怖主义事故附件

1995 年 6 月，美国白宫颁布了 39 号总统决策指令（PDD-39），即"美国反恐政策"。39 号总统决策指令有针对性地采取了大量有关措施，以降低美国遭受恐怖主义袭击的风险、遏制并打击恐怖主义行动，同时增强对恐怖袭击中各类杀伤性武器所带来后果的预防和管理能力，此类武器包括大规模杀伤性武器在内的核武器、生物武器、化学武器等。39 号总统决策指令为危机管理和事后管理提供了支持。

开展危机管理需要预估、获取所需资源，并对资源的使用进行规划，以预防和 / 或解决恐怖主义威胁或行动。危机管理以执法响应为主。由于现场具体情况的不同，联邦危机管理响应行动可能需要技术支持和联邦事后管理活动的支持（图 57-7）。

实施事后管理需要保护公共卫生和安全、恢复基本的政府服务职能并向受恐怖主义袭击影响的政府机构、企业和个人等提供紧急救助。美国法律授权各州政府应对恐怖袭击的后续影响；联邦政府则根据规定提供支援。

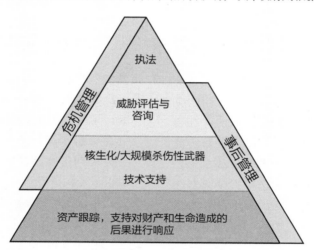

图 57-7　危机与事后管理之间的关系

打击恐怖主义：第 62 号总统决定指示

1998 年 5 月 22 日，比尔·克林顿总统签署了题为"打击恐怖主义"的第 62 号总统决策指令（PDD-62）。该指令为反恐提供了一个更清晰的框架，并将打击恐怖主义列为联邦政府的安全优先事项。第 62 号总统决策指令第 3 节规定：

我们将有能力迅速和果断地对发生在任何地方的针对我们的恐怖主义作出响应，保护美国人，逮捕或击败犯罪分子，以一切适当的手段对付发起组织和政府，并在法律允许的情况下向受害者提供恢复救济。

第 62 号总统决策指令设立了国家安全、基础设施保护和反恐协调员办公室。该办公室旨在促进跨部门活动、政策和方案，以提高反恐能力。

资料来源：Federal Emergency Management Agency.Terrorism incident annex.Air University website.http://www.au.af.mil/au/awc /awcgate/frp/frpterr.htm. Updated June 3, 1999.Accessed April 28, 2018; and White House, Office of the Press Secretary.Combatting terrorism: Presidential Decision Directive 62.Wayback Machine website. https://web.archive.org/web/20161125235012/http://www.au.af.mil/au/awc/awcgate/ciao/62factsheet.htm.Published May 22, 1998.Accessed April 28, 2018.

第9节　国土安全部

2001 年 9 月 11 日，美国纽约市世界贸易中心遭到恐怖袭击后，美国根据 2002 年《国土安全法》成立了国土安全部（DHS）[40]。DHS 的任务是：① 防止恐怖主义和加强安全；② 确保抗灾能力；③ 执行和管理移民法；④ 保护和安全网络空间；⑤ 保护和管理边界[41]。为了实现这些目标，DHS 开发了国土安全咨询系统，向联邦机构、州和地方官员及企业通报恐怖主义威胁和适当的保护行动。2011 年，为更有效地传递有关恐怖主义威胁的信息，美国反恐咨询系统（反恐咨询系统）取代了国土安全咨询系统的彩色编码警报向美国公众提供及时、详细的信息[41]，包括：

美国反恐咨询系统发布 2 类资讯：公告和警报。美国反恐战略公报允许 DHS 部长传达重要的恐怖主义信息，这些信息虽然不一定表明对美国有直接威胁，但可以迅速送达与 DHS 有联系的部门或公众，提醒他们采取必要的保护措施。只有存在针对美国的恐怖主义威胁相关具体、可信的信息时，才发出反恐警报。警报提供了潜在威胁的简明摘要、为确保公共安全正在采取的行动的信息，并对民众、社会、企业和政府可以采取的预防措施提出建议。在某些情况下，反恐警报直接发送给执法部门或受影响地区；而在另一些情况下，反恐警报通过官方和媒体渠道更广泛地传递给美国民众[42]。反恐警报中包含警报有效期信息。如果威胁信息有变化，DHS 部长可能会宣布更新的警报。所有更改，包括取消警报的通知，都以与原始警报相同的方式分发（框 57-4）。

框 57-4　美国反恐咨询系统

- **紧急警报**。警告美国将面临可信、具体和即将到来的恐怖主义威胁。
- **高度戒备**。警告对美国的恐怖主义威胁是可信的。
- **公告**。描述当前与恐怖主义威胁有关的趋势或进展。

资料来源: National terrorism advisory system: NTAS frequently asked questions.US Department of Homeland Security website.https://www.dhs.gov/ntas-frequently-asked-questions.Published January 25, 2018.Accessed April 28, 2018.

第10节　应急响应一般准则

第 56 章已对危险物质事故现场救援的总体原则进行了阐释。涉及使用大规模杀伤性武器的事故救援的诸多方面与其他医疗、创伤和危险物质事故等相差无几，但却也存在着一些显著的不同。① 已知恐怖分子会在特定时间发动二次袭击（如安装诡雷、额外炸弹和武装抵抗等）以创伤应急响应人员。② 恐怖主义行动是一项犯罪活动，这意味着事故现场是一处犯罪活动现场，现场的任何事物都可以被视为犯罪证据。在恐怖主义袭击中，公众、患者和应急响应员很有可能会产生害怕和恐慌情绪，因此维持现场安全、采取安保措施及控制现场人群是需要解决的主要难题。③ 在现场和接收医院的急救人员需要落实应急响应方案，包括安抚众多伤员和患者，平抚他们沮丧、过激、恐慌的情绪。大型事故救援可能还需要地方、各州和联邦有关部门的介入。

思考

在大规模杀伤性武器事件期间，为什么向媒体正确及时地传递信息是至关重要的？

EMS 人员指南

美国司法部国内应急办公室制定了应急响应指南，以准备和应对国内恐怖主义事件。这些事件可能涉及化学和生物制剂，以及核武器、放射性武器和爆炸装置。针对 EMS 机构的指南如下[43]。

- 识别危险物质事件。
- 了解用于探测潜在存在的大规模毁灭性武器制剂或材料的议定书。
- 了解和遵循大规模毁灭性武器事件和危险物质事件中的自我保护措施。
- 了解保护事件现场安全的程序。
- 了解和遵守机构 / 组织针对大规模毁灭性武器和危险物质事件的现场安全和控制程序。
- 拥有并知道如何正确使用设备，与调度员或上级部门联系，报告现场收集的信息，并要求额外增加应急响应人员。知道如何描述大规模毁灭性武器事件的特征，并能够确定受影响的区域内可用的资源。

应急响应人员的职能分为以下几类：信息收集、评估和传递，现场管理，拯救和保护生命，以及获得其他专业人员的支持。对这些职能进行有效管理需要一个谨慎、完善的预案，以确保在事件发生期间准备、协调所有的资源[44]。

最后，EMS 机构必须做好事故现场救护的准备，提供人员和公共安全措施，进行净化去污，并针对事件提供紧急救护。

总结

- 大规模杀伤性武器有 5 类：化学武器、生物武器、放射性武器、核武器和爆炸物。
- 生物制剂包括炭疽杆菌、肉毒梭菌、鼠疫耶尔森菌、蓖麻毒素、土拉菌和天花病毒。
- 在感染鼠疫或天花的患者中，人与人之间的传播是可能的。
- 神经毒剂包括沙林、索曼、塔崩和维埃克斯。暴露于这些物质会导致胆碱能危象。神经毒剂暴露的解毒药是阿托品和氯解磷定。
- 有毒气体，如氯气和光气，会引起严重的呼吸问题。它们还会引起皮肤和眼睛损伤。救护员必须将暴露的患者转移到安全的地方，脱掉他们的衣服，并由训练有素的人员对患者进行去污。
- 放射性布散装置会导致严重烧伤、辐射病和癌症。
- 美国反恐咨询系统负责向公众、社会、企业和政府机构等传达关于恐怖主义威胁的信息，提供有关预防措施的建议。
- 大规模杀伤性武器事件中，EMS 人员应识别危险物质事件，了解探测大规模毁灭性武器的议定书，使用个人防护设备，了解保护事件现场安全的程序，知道如何调用更多资源，并提供紧急救护服务。

参考文献

[1] Bureau of International Security and Nonproliferation. Convention on the Prohibition of the Development, Production and Stockpiling of Bacteriological (Biological) and Toxin Weapons and on Their Destruction (BWC). US Department of State website. https://www.state.gov/t/isn/4718.htm. Accessed April 29, 2018.

[2] Osterholm MT, Schwartz J. *Living Terrors: What America Needs to Know to Survive the Coming Bioterrorist Catastrophe.* New York, NY: Delacorte Press; 2000.

[3] Burstein JL. Weapons of mass destruction. In: Brice J, Delbridge TR, Myers JB, eds. *Emergency Services: Clinical Practice and Systems Oversight.* 2nd ed. West Sussex, UK: John Wiley & Sons; 2015: 349–354.

[4] NIAID Emerging Infectious Diseases/Pathogens. National Institute of Allergy and Infectious Diseases website. https://www.niaid.nih.gov/research/emerging-infectious-diseases-pathogens. Accessed April 29, 2018.

[5] ASPR CBRNE Science. Public Health Emergency website. https://www.phe.gov/about/aspr/Pages/CBRNE-Science.aspx. Accessed April 29, 2018.

[6] Centers for Disease Control and Prevention, National Center for Emerging and Zoonotic Infectious Diseases. Anthrax. Centers for Disease Control and Prevention website. https://www.cdc.gov/anthrax/index.html. Updated January 31, 2017. Accessed April 29, 2018.

[7] Kortepeter MG, Parker GW; Centers for Disease Control and Prevention, National Center for Emerging and Zoonotic Infectious Diseases, Office of the Director. Potential biological weapons threats. https://wwwnc.cdc.gov/eid/article/5/4/99-0411_article. Centers for Disease Control and Prevention website. Updated December 13, 2010. Accessed April 29, 2018.

[8] Frieden TR, Jaffe HW, Cono J, Richards CI, Iademarco MF. Clinical framework and medial countermeasure use during an anthrax mass-casualty incident. *MMWR Recomm Rep.* 2015; 64 (4): 1–22. https://www.cdc.gov/mmwr/pdf/rr/rr6404. pdf. Accessed April 29, 2018.

[9] Centers for Disease Control and Prevention, National Center for Emerging and Zoonotic Infectious Diseases. How people are infected. Centers for Disease Control and Prevention website. https://www.cdc.gov/anthrax/basics/how-people-are-infected.html. Updated September 1, 2015. Accessed April 29, 2018.

[10] Centers for Disease Control and Prevention. Use of anthrax vaccine in response to terrorism: supplemental recommenda-tions of the Advisory Committee on Immunization Practices. *MMWR.* 2002; 51 (45): 1024–1026.

[11] Centers for Disease Control and Prevention, National Center for Emerging and Zoonotic Infectious Diseases. Antibiotics. Centers for Disease Control and Prevention website. https://www.cdc.gov/anthrax/medical-care/prevention.html. Updated February 14, 2018. Accessed April 29, 2018.

[12] Centers for Disease Control and Prevention, National Center for

Emerging and Zoonotic Infectious Diseases, Division of Vector-Borne Diseases. Frequently asked questions: what is plague? Centers for Disease Control and Prevention website. https://www.cdc.gov/plague/faq/index.html. Accessed April 29, 2018.

[13] National Center for Emerging and Zoonotic Infectious Diseases. Ricin toxin from *Ricinus communis* (castor beans). Centers for Disease Control and Prevention website. https://emergency.cdc.gov/agent/ricin/facts.asp. Updated November 18, 2015. Accessed April 29, 2018.

[14] Centers for Disease Control and Prevention, National Center for Emerging and Zoonotic Infectious Diseases, Division of High-Consequence Pathogens and Pathology. Clinical disease: ordinary smallpox (variola major). Centers for Disease Control and Prevention website. https://www.cdc.gov/smallpox /clinicians/clinical-disease.html. Updated December 5, 2016. Accessed April 29, 2018.

[15] Centers for Disease Control and Prevention, National Center for Emerging and Zoonotic Infectious Diseases, Division of High-Consequence Pathogens and Pathology. Smallpox: vaccine basics. Centers for Disease Control and Prevention website. https://www.cdc.gov/smallpox/vaccine-basics /index.html. Updated July 12, 2017. Accessed April 29, 2018.

[16] Centers for Disease Control and Prevention, National Center for Emerging and Zoonotic Infectious Diseases, Division of High-Consequence Pathogens and Pathology. Prevention and treatment: smallpox vaccine. Centers for Disease Control and Prevention website. https://www.cdc.gov/smallpox/prevention-treatment/index.html. Updated June 7, 2016. Accessed April 29, 2018.

[17] Centers for Disease Control and Prevention, National Center for Emerging and Zoonotic Infectious Diseases, Division of Vector-Borne Diseases. Tularemia: prevention. Centers for Disease Control and Prevention website. https://www.cdc.gov/tularemia/prevention/index.html. Updated October 26, 2015. Accessed April 29, 2018.

[18] Schmidt-Chanasit J, Schmiedel S, Fleischer B, Burchard GD. Viruses acquired abroad: what does the primary care physician need to know? *Dtsch Ärztebl Int*. 2012; 109 (41): 681–692.

[19] Centers for Disease Control and Prevention, National Center for Emerging and Zoonotic Infectious Diseases, Division of High-Consequence Pathogens and Pathology, Viral Special Pathogens Branch. 2014 Ebola outbreak in West Africa: case counts. Disease Control and Prevention website. https://www.cdc.gov/vhf/ebola/outbreaks/2014-west-africa/case-counts. html. Updated April 14, 2016. Accessed April 29, 2018.

[20] Centers for Disease Control and Prevention. Viral hemorrhagic fevers: fact sheet. Centers for Disease Control and Prevention website. https://www.cdc.gov/ncidod/dvrd/spb/mnpages /dispages/fact_sheets/viral_hemorrhagic_fevers_fact_sheet.pdf. Accessed April 29, 2018.

[21] Falzarano D, Feldmann H. Vaccines for viral hemorrhagic fevers-progress and shortcomings. *Curr Opin Virol*. 2013; 3 (3): 343–351.

[22] National Center for Environmental Health (NCEH)/Agency for Toxic Substances and Disease Registry (ATSDR), National Center for Injury Prevention and Control (NCIPC). Radiation emergencies. Centers for Disease Control and Prevention website. https://emergency.cdc.gov/radiation/. Updated February 5, 2018. Accessed April 29, 2018.

[23] Fact sheet on dirty bombs. US Nuclear Regulatory Commission website. https://www.nrc.gov/reading-rm/doc-collections /fact-sheets/fs-dirty-bombs.html. Updated December 12, 2014. Accessed April 29, 2018.

[24] An overdue review: addressing incendiary weapons in the contemporary context. Human Rights Watch website. https://www.hrw.org/news/2017/11/20/overdue-review-addressing-incendiary-weapons-contemporary-context. Published November 20, 2017. Accessed April 29, 2018.

[25] Department of Homeland Security. Terrorist use of improvised incendiary devices and attack methods. Public Intelligence website. https://publicintelligence.net/ufouo-dhs-terrorist-use-of-improvised-incendiary-devices-and-attack-methods/. Published March 16, 2010. Accessed April 29, 2018.

[26] National Center for Emerging and Zoonotic Infectious Dis-eases. Sarin (GB): facts about Sarin. Centers for Disease Control and Prevention website. https://emergency.cdc.gov /agent/sarin/basics/facts.asp. Updated November 18, 2015. Accessed April 29, 2018.

[27] National Center for Emerging and Zoonotic Infectious Diseases. Nerve agents: tabun (GA). Centers for Disease Control and Prevention website. https://emergency.cdc.gov/agent/tabun /index.asp. Updated February 12, 2013. Accessed April 29, 2018.

[28] National Center for Emerging and Zoonotic Infectious Diseases. VX: facts about VX. Centers for Disease Control and Prevention website. https://emergency.cdc.gov/agent/vx/basics/facts.asp. Updated November 18, 2015. Accessed April 29, 2018.

[29] Urbanetti JS. Medical aspects of chemical and biological warfare. In: *Textbook of Military Medicine*. New Haven, CT: Yale University of Medicine; 1997: 247–270.

[30] Brief description of chemical weapons. Organisation for the Prohibition of Chemical Weapons website. https://www.opcw.org/about-chemical-weapons/what-is-a-chemical-weapon/. Accessed April 29, 2018.

[31] Chlorine—emergency department/hospital management: acute management overview. Chemical Hazards Emergency Medical Management website. https://chemm.nlm.nih.gov /chlorine_hospital_mmg.htm. Updated September 29, 2017. Accessed April 29, 2018.

[32] National Center for Emerging and Zoonotic Infectious Diseases. Phosgene (CG): facts about phosgene. Centers for Disease Control and Prevention website. https://emergency.cdc.gov/agent/phosgene/basics/facts.asp. Accessed April 29, 2018.

[33] Westrol MS, Donovan CM, Kapitanyan R. Blast physics and pathophysiology of explosive injuries. *Ann Emerg Med.* 2017; 69（1）: S4–S9.

[34] Virginia Department of Emergency Management. Terrorism information index chart. Terrorism information: the facts—how to prepare—how to respond. Scribd website. https://www.scribd.com/document/45194236/Terrorism–Information–Chart. Accessed April 28, 2018.

[35] Quick look: 220 active shooter incidents in the United States between 2000–2016. Federal Bureau of Investigation website. https://www.fbi.gov/about/partnerships/office–of–partner–engagement/active–shooter–incidents–graphics. Accessed April 29, 2018.

[36] Blair JP, Schweit K. *A Study of Active Shooter Incidents Between 2000 and 2013.* Washington, DC: Texas State University, Federal Bureau of Investigation, US Department of Justice; 2014. https://www.fbi.gov/file–repository/active–shooter–study–2000–2013–1.pdf. Accessed April 29, 2018.

[37] Mass casualty shootings. *2017 National Crime Victims' Rights Week Resource Guide: Crime and Victimization Fact Sheets.* Office for Victims of Crime website. https://ovc.ncjrs.gov/ncvrw2017/images/en_artwork/Fact_Sheets/2017NCVRW_MassShootings_508.pdf. Accessed April 29, 2018.

[38] The Joint Committee to Create a National Policy to Enhance Survivability from Intentional Mass Casualty and Active Shooter Events. Hartford Consensus. Strategies to enhance survival in active shooter and intentional mass casualty events: a compendium. *Am Coll Surg.* 2015; 100（15）: 1–88.

[39] Department of Homeland Security, Office of Health Affairs. *First Responder Guide for Improving Survivability in Improvised Explosive Device and/or Active Shooter Incidents.* Department of Homeland Security website. https://www.dhs.gov/sites/default/files/publications/First%20Responder%20Guid–ance%20June%202015%20FINAL%202.pdf. Published June 2015. Accessed April 29, 2018.

[40] HR 5005, 107th Cong, 2nd Sess（2002）.

[41] Mission. US Department of Homeland Security website. https://www.dhs.gov/mission. Published August 29, 2016. Accessed April 29, 2018.

[42] NTAS guide: National Terrorism Advisory System public guide. US Department of Homeland Security website. https://www.dhs.gov/xlibrary/assets/ntas/ntas–public–guide.pdf. Published April 2011. Accessed April 29, 2018.

[43] US Department of Homeland Security, Office of Domestic Preparedness. *Emergency Responder Guidelines.* Washington, DC: Office of Domestic Preparedness; August 2002.

[44] NATO Civil Emergency Planning, Civil Protection Group. Guidelines for first responders to a CBRN incident. North Atlantic Treaty Organization website. https://www.nato.int/nato_static_fl2014/assets/pdf/pdf_2016_08/20160802_140801–cep–first–responders–CBRN–eng.pdf. Updated August 1, 2014. Accessed April 29, 2018.

推荐书目

Britton S. EMS preparation and response to complex coordinated attacks. *JEMS* website. http://www.jems.com/articles/print/volume–42/issue–9/features/ems–preparation–and–response–to–complex–coordinated–attacks.html. Published September 1, 2017. Accessed April 29, 2018.

Champion HR, Holcomb JB, Young LA. Injuries from explosions: physics, biophysics, pathology, and required research focus. *J Trauma.* 2009; 66（5）: 1468–1477.

National strategy for chemical, biological, radiological, nuclear, and explosives（CBRNE）standards. US Department of Homeland Security website. https://www.dhs.gov/national–strategy–chemical–biological–radiological–nuclear–and–explosives–cbrne–standards. Published June 22, 2017. Accessed April 29, 2018.

Thompson J, Rehn M, Lossius HM, Lockey D. Risks to emergency medical responders at terrorist incidents: a narrative review of the medical literature. *Crit Care.* 2014; 18（5）: 521.

Westrol MS, Donovan C, Kapitanyan R. Blast physics and pathophysiology of explosive injuries. *Ann Emerg Med.* 2017; 69（1）: S4–S9.

（张娣，杨贵荣，陈星，刘丹，刘万芳，译）

附录
用于危重患者的高级救护

一些危重患者或严重伤员需要的救护超出了普通救护员的正常工作范围。例如，患者可能有特殊需要，需要由一名或多名卫生专业人员进行持续的医疗监护。这些救护任务通常由护理、急诊医学、呼吸护理和心血管护理的专业人员提供。对患者的监护也可以由具有高级培训水平的救护员提供。本附录讨论了危重患者救护要求救护员掌握的一些先进技术和患者护理操作。

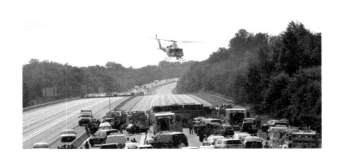

第1节　危重患者救护和转运

　　危重患者救护是医疗保健的一个专科分支，它处理危及生命的严重疾病或严重损伤。以前，这种救护主要由医师、医师助理、受过专门培训的注册护士、呼吸治疗师、临床专科护理专家和执业护士提供。然而，近年来，包括救护员在内的其他医疗保健专业人员也开始提供危重患者救护服务。对危重患者展开救护，包括危重救护转运（CCT），往往需要经过特殊培训和高级认证。这些救护员也有服务危重患者的经验。通过这种培训，这些救护员学会了识别危重症和高级救护操作，而大多数院前救护员很少执行这些操作。

　　美国医疗保险和医疗补助服务中心将CCT定义为"由地面救护车辆提供的超出紧急医疗技术人员执业范围的服务，对危重患者在有医疗监护条件下进行转运，包括提供必要的医疗用品和服务[1]"。大多数救护员是CCT团队的成员，他们已经完成了培训并

通过了考试，获得了高级认证。这些认证旨在证明救护员具备将危重或专科患者从社区医院运送到医院所需的能力。本附录介绍承担这一任务的救护员所需的知识和技能。经常承担这一任务的救护员应接受危重患者救护培训和认证。

第2节　医疗转运和高级救护程序

　　没有接受CCT培训的救护员也经常被要求进行一些危重症患者的医疗转运。与野外紧急救护响应不同，在不同的医疗机构之间转移患者并非总是紧急情况。他们有时会提前接到通知或了解一些情况，包括所需的设备、患者的诊断和转运的原因。有了如此多的信息，似乎不太可能出现意外情况。然而，CCT仍然面临许多风险如接受超过EMS人员能力范围的患者进行转运，未能预测到和预防转运过程中的并发症，以及在出现问题时（在转运之前或期间）联系不到医疗指导。美国急诊医师学会关于准许在医疗机构间转送患者的政策声明[2]及美国EMS医师协会关于医疗机构与医疗指导的立场文件[3]确定了这类转运的关键考虑因素：

- 转运的主要目标是为了实现患者的最佳健康和福祉；
- 医院在转运前应在其能力范围内为患者做好必要的检查和稳定病情的治疗；
- 转出医疗机构应告知患者或责任方转院存在风险和益处，并在可能的情况下征得患者同意；
- 应该指派专人对患者进行检查。这些人员将

决定如何转运患者；

·接收医院必须同意接收患者；

·患者记录应随患者移交或尽快以电子方式传递；

·应与专科医疗中心签订书面转院协议。

转运流程安排

在紧急护理中心、导管室、医生办公室、诊所或其他医疗机构的患者已经处在医疗保健环境中。因此，虽然他们的转运可能还需要时间，但时间因素不应是导致救护员接受不稳定的患者或不必要地匆忙移动患者的借口。应留出足够的时间包扎固定患者，做好转运送危重患者的各项准备。

在到达转出医院之前，救护员应该已经理解了转运时所需设备、患者诊断和转院原因等信息。负责转运的人员应注意到达接收医院的路线，同时记住过多的医疗监护设备有可能会妨碍患者搬运。

如果由 2 人组成的 EMS 团队提供转运，一人应该从主管护士或医师那里得到关于患者状况的报告，审查相关的实验室检查和放射学报告，并准备所需的设备和担架。另一人应仔细检查正在使用或连接到患者的起搏器或其他医疗仪器，评估患者，并检查和标记所有侵入性管路。如果任何一人认为患者的病情不稳定，或者所需的救护超出了救护员的执业范围或当地相关规定，则必须立即与在场医疗指导进行协商，解决问题或顾虑。在某些情况下，转移的风险大于获益，则应放弃转运[4]。

一旦完成这些程序，就可以将患者搬到运输担架上。当患者能舒适地躺在担架上时，转运工作就开始了。大多数 EMS 人员首先将患者从医院的呼吸机转移到救护车上呼吸机，然后将静脉输液从医院的输液泵切换到救护车上输液泵。在这些操作完成后，应该再次进行快速的评估，让患者放心，并让家属确认他们知道目的地。除了评估患者目前的状况，负责转运的 EMS 人员还应该预测可能发生的常见问题，以确定他们是否有条件来管控并发症。例如，需要适当的设备和技能来管理呼吸道、呼吸或循环问题；失去电力或电池电源怎么应对；设备故障或脱线怎么处理；患者出现低血压或高血压、激动、疼痛、恶心或呕吐怎么处理；以及温度变化时如何应对。此外，这些 EMS 人员应确保他们有足够的药物供应，能维持到达接收医院前患者的需求。

如果患者的呼吸道不安全或预计情况会恶化，则应在出发前进行管理[4]。对于插管的患者，应该使用专用的装置来防止气道装置的移位。连续二氧化碳波形是所有高级气道患者的护理标准。抽吸装置应随时可用。

如果临时静脉起搏器正在使用，救护员应确认何时和为什么插入起搏器，基本节律是什么，患者的血流动力学是否依赖起搏器，以及起搏器的设置（如电流、速率、灵敏度、模式）。临时起搏器的所有电线和连接器都应贴上胶带，以防止它们断开，经皮垫应放置在患者身上作为预防措施，并应从转出医院获得备用起搏器电池。

证据显示

为了收集开展教育和指导临床实践所需的数据，研究人员随机调查了 1991 名从事重症监护的救护员（30.6% 的应答率）。610 名接受调查的救护员报告自己是儿科转运组长（75.2%）；负责解读十二导联心电图（66.3%）；负责管理静脉输液泵（77%）；负责管理机械呼吸机（66.9%）；负责监测中心管线（63.1%）、胸腔引流管（71.8%）、主动脉内球囊反搏泵（79.2%）和颅内压监测仪（64.9%）。在某些情况下，有些操作是在没有经过额外的培训或教育的情况下实施的。这一比例因操作方式而异，但受访者报告没有进行以下方面的有组织的培训：胸腔引流管管理（11.8%）、中央静脉管线管理（8.6%）、主动脉内球囊反搏泵管理（9%）、颅内压监测（11%）、新生儿保温箱（14.3%）和血液或血液制品（11.7%）。研究人员的结论是，应该鼓励发展标准化教育和危重症专科护理认证。

资料来源：Raynovich W, Hums J, Stuhlmiller DF, et al. Critical care transportation by paramedics: a cross-sectional survey. *Air Med J*. 2013；32（5）：280–288.

第 3 节　危重患者高级救护操作

大多数危重患者救护教育项目包括身体系统（如心脏、呼吸系统、胃肠系统、泌尿生殖系统、肾脏和神经系统）护理、外科呼吸道管理和药物治疗的流程和技能的高级培训。本附录中对高级救护程序的描述只是一个概述。所有操作可能带来重大并发症和风险。此外，所有操作都需要高级培训和项目医疗主管的授权。执行的任何高级操作都应该有书面文件。

这里介绍的高级救护操作包括以下：

- 中心静脉插管；
- 脐静脉插管；
- 现场快速采样检测；
- 有创血流动力学监测；
- 循环支持装置的监测；
- 颅内压监测；
- 输血管理；
- 静脉输液泵的使用；
- 胸腔引流术；
- 心包穿刺术；
- 超声波检查。

中心静脉插管

　　在一些危重患者救护培训项目中，中心静脉插管可能在救护员的执业范围内。中心静脉插管的部位包括股静脉、颈内静脉和锁骨下静脉（图1、图2和图3）。虽然股静脉不是真正的中心静脉，因为导管插入膈肌下的区域，所以它包括在本节中。

　　中心静脉插管的准备类似于外周静脉（见第14章）；然而，在插管过程中保持无菌操作特别重要。有几个因素影响中心静脉插管的成功，包括患者的体位、救护员的解剖学知识和对插管操作的熟悉程度。

注意

　　在院前环境中，中心静脉插管不是常规操作。该操作的并发症包括气胸、动脉损伤、空气栓塞和导管移位。负责转运危重患者的救护员应经常需要中心静脉插管，应熟悉这些设备。

　　除了常见的并发症外，所有静脉输液还会带来某些危险。救护员必须警惕这些危险，因为如果未能及时发现，它们可能致命。在护理有中央静脉导管的患者时，必须排出导管中的所有空气，以减少空气栓塞的风险。

颈内静脉和锁骨下静脉插管并发症

局部并发症

- 血肿可能发生，无论是从静脉本身还是从邻近的动脉。
- 损伤可能发生于邻近的动脉、神经或淋巴管。在颈静脉插管时，意外穿刺损伤颈动脉并不少见。
- 如果颈部一侧发生血肿，再尝试在另一侧穿刺是危险的，因为这样可能导致双侧血肿，严重损害呼吸道。

全身并发症

- 气胸很常见。
- 可能发生血胸。
- 可能发生空气栓塞。
- 液体可能因导管受挤压渗入纵隔或胸膜腔。

股静脉插管并发症

局部并发症

- 血肿可能发生，无论是从静脉本身还是从邻近的股动脉。
- 血栓可能延伸到深静脉，导致下肢水肿。
- 静脉炎可延伸至深静脉。
- 股静脉的使用通常影响以后使用隐静脉。

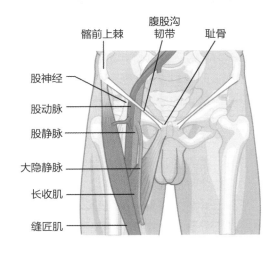

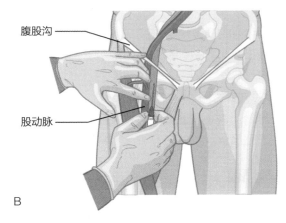

图1　A.股静脉解剖结构；B.股静脉穿刺

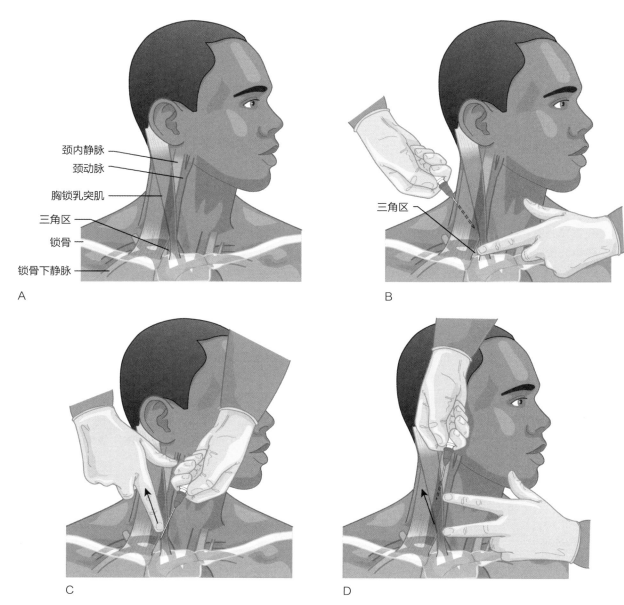

颈内静脉
颈动脉
胸锁乳突肌
三角区
锁骨
锁骨下静脉

A

三角区

B

C

D

图2 A.颈内静脉解剖结构；B.颈内静脉穿刺后入路；C.颈内静脉穿刺的中央入路；D.颈内静脉穿刺前入路（箭头代表皮肤牵引的方向）

• 不慎动脉穿刺可能导致出血过多（包括腹膜后出血），并可导致迟发性动脉瘤或假性动脉瘤形成。

全身并发症

• 可能出现血栓或静脉炎并延伸至髂静脉甚至下腔静脉。

脐静脉插管

如第45章所述，脐带包含3条血管：两条动脉和一条静脉。脐静脉壁薄，管腔比脐动脉大。脐动脉壁厚，通常是成对的。

为了进入脐静脉，经医疗指导授权的救护员应按照以下步骤进行插管（图4）：

1. 准备静脉输液袋（根据指南）和有三通旋塞的输液管。

2. 选择一个3.5 F（早产儿）或5 F（足月新生儿）脐导管。

3. 将导管连接到三通旋塞上，用静脉输液填充导管，将管内空气全部排出。关闭旋塞直到导管进入静脉。

4. 用抗菌溶液清洁脐带残端和周围皮肤（根据指南）。

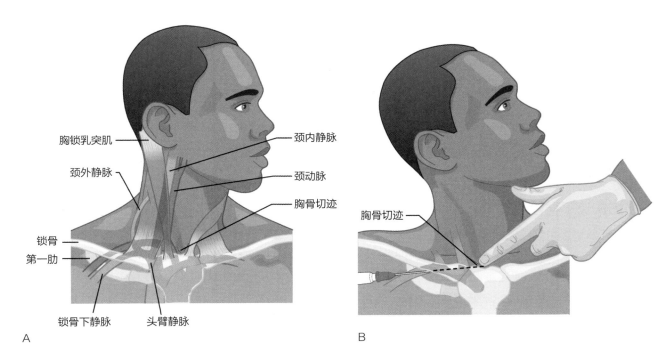

图3 A.锁骨下静脉解剖结构；B.锁骨下静脉穿刺

5. 在靠近身体的脐带周围松绑脐带胶带，这样就可以通过施压来控制出血。

6. 紧紧握住脐带残端，（用手术刀）将脐带修剪到距腹部几厘米处。

7. 固定脐静脉，插入导管，直到血液自由获得。不要将导管插入超过获得良好血液回流 1~2

厘米的位置。在足月新生儿中插入大约 5 cm。如果导管插入更远，则存在直接将溶液注入肝脏而不是全身血液循环的风险。应注意避免空气栓子引入脐静脉。如果遇到阻力，松开脐带或改变入路角度可能会有帮助，但绝不能强行推进。

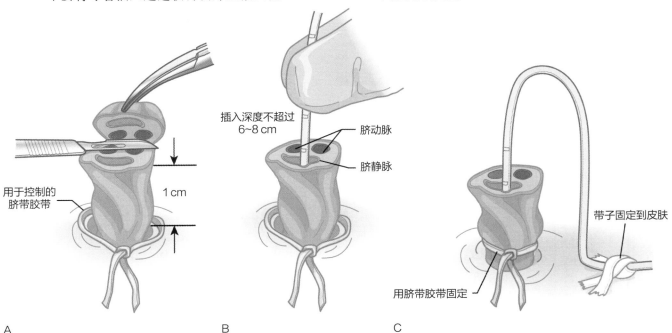

图4 脐静脉插管程序。A.修剪脐带后识别脐静脉；B.将脐带导管插入静脉；C.固定脐带的底部，将导管固定到位，并用胶带稳定导管

8. 如果需要，抽取血液样本。

9. 开始输液，按医嘱调节液体流量。

10. 用胶带固定导管，并用无菌敷料覆盖。

11. 把操作程序记录下来。

脐带也可以通过使用典型的静脉导管插管。将套管针穿过脐带近端一侧插入静脉，并通过半透明壁向上推进。开始输液，按医嘱调整液体流量，用胶带将导管固定到位。

现场快速采样检测

现场快速采样检测是指在传统实验室外进行血液和尿液样本检验，通常在患者接受护理的地方附近，检验结果被用于决定患者的护理。虽然有许多种现场采血装置，从简单的血糖测量仪到复杂的血气、化学和血液检测仪器，但现场快速采样检测仪器的使用受到医疗保险和医疗补助服务中心通过临床实验室改进修正案（CLIA）的严格监管[5]。此外，用于患者救护的仪器必须经过美国 FDA 的批准方可使用。如果现场采血与检验方法不正确，导致结果不准确，这些规定可保护患者免于这种情况带来的伤害。

救护员应该只使用现场快速采样检测仪器，他们已经接受了相关培训，并有资格操作，同时牢记现场快速采样检测的结果会影响患者的护理。大多数 EMS 机构只允许已被授予许可证的操作人员进行现场采集标本与测度（表 1）。

表 1 临床实验室改进修正案所允许的某些现场采样检测	
检查项目	**物质名称**
血液化学物质（仅特定装置）	· 血钙 · 二氧化碳 · 氯化物 · 肌酐 · 葡萄糖 · 血红蛋白 / 血细胞比容 · 血钾 · 血清乳酸 · 血钠
尿液常规检查	· 血红蛋白 · 酮体 · 白细胞 · 亚硝酸盐 · pH 值 · 蛋白质
尿妊娠试验	绒毛膜促性腺激素

资料来源：Clinical Laboratory Improvement Amendments: categorization of tests. Centers for Medicare and Medicaid Services website. https://www.cms.gov/Regulations-and-Guidance/Legislation/CLIA/Categorization_of_Tests.html. Updated April 8, 2013. Accessed April 24, 2018.

血流动力学监测

血流动力学监测是测量和解释血流动力学参数，以评估血液灌注或向身体组织输送氧气和营养的情况。常规的生命体征、肤色、精神状态和尿量的物理评估有助于发现灌注不良的线索。然而，如果没有更进一步的监测，这些评估可能导致救护员错误地认为灌注是足够的。

传统上，血流动力学监测是侵入性的。也就是说，它需要在静脉、动脉或心腔中放置导管（中心静脉管线、动脉管线）。侵入性血流动力学监测与重大风险有关（框 1）。因此，微创和无创血流动力学监测技术开始取代过去的侵入性仪器。

血流动力学监测被认为是评估和管理严重高血压急症、严重休克、难治性肺水肿、血管紧张素耐药脓毒症和多器官衰竭患者的有效方法。通过肺动脉导管进行监测，则有助于区分不同类型的休克（心源性、低血容量性和分布性休克）。侵入性血流动力学监测需要特殊设备在压力监测仪上产生可见波形（图 5 和框 2）。这些波形反映了心动周期的各个阶段，可用于监测动脉压、中心静脉压又称右心房压、左心房压和肺动脉压（图 6）。

压力监测是通过使用连接到需要监测压力的区域的传感器来完成的。压力传感器受到 2 个因素的影响：来自压力监测管中的流体和大气压力。在换能器连接到动脉管线或中心静脉管线时，传感器和身体之间的管道中的液体可能会导致测量压力的虚增或虚

框 1 与侵入性血流动力学监测有关的可能并发症和风险

· 空气栓塞
· 动脉痉挛
· 出血
· 心律失常（心腔置管术）
· 血肿
· 气胸（胸部插入部位）
· 全身感染
· 血栓形成
· 组织和血管损伤

资料来源：Stathers CL, McEvoy M, Murphy M, et al., eds. *Critical* Care Transport. Burlington, MA: Jones & BartlettLearning; 2011.

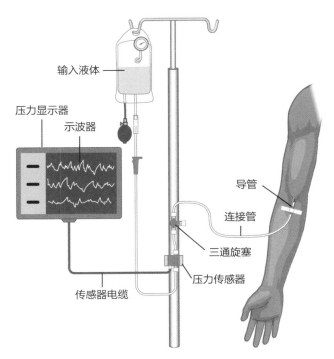

图5　血流动力学监测设备

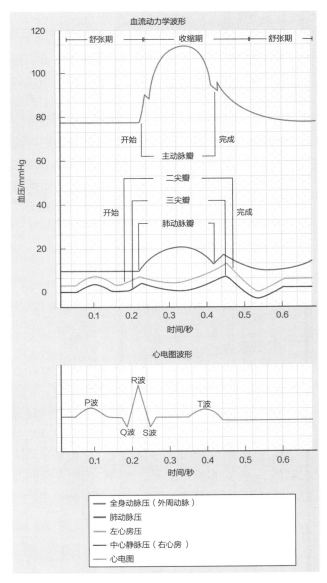

图6　血流动力学波形如何反映心脏周期

框2	故障排除显示器

　　所有的患者监测显示器都有各种用户可配置的和强制性的警报，以提醒临床医师患者病情的恶化。排除警报的方法是先从患者检查开始，然后查看设备：
1. 检查患者；
2. 检查插入部位；
3. 检查管线或导线；
4. 检查与显示器的连接；
5. 检查监视器；
6. 检查电气连接或电源。

减。将传感器调到静脉静力轴水平（相当于右心房水平），可以消除这种影响。静脉静力轴位点位于第四肋间隙与腋中线的交点处[6-7]。当患者移动时，静脉静力轴位点也会变化。因此，每当患者运动发生时，就需要重新调整。如果不在同一水平，就有可能产生误差：传感器在静脉静力轴位点下方 2.5 cm，观察到的读数将比实际压力高 1.86 mmHg[8]。

　　海平面大气压力通常为 760 mmHg。血流动力学监测设备在使用前必须"归零"，方法是将传感器打开与大气相通，同时按下监视器上的"零"按钮，迫使测量的压力等于零。"归零"后，监测管可以被重定向以测量患者的血液压力，先前测量的大气压力不会干扰所获得的读数。在系统第一次组装时，当从传

感器到监视器的电缆断开和重新连接时，以及对获得的读数有重大疑问时，都需要进行一次归零校正。

动脉压监测

　　动脉压监测旨在测量体循环血压。这种监测通过在动脉中放置动脉管线提供持续、准确的动脉压力显示。它适用于任何初始治疗没有反应的休克患者，包括严重低血压患者、高血压患者，或者需要多次药物输注与频繁滴定以维持血压的患者。

　　留置动脉导管可插入桡动脉、股动脉、肱动脉、腋窝或足背动脉（很少）。桡动脉和肱动脉最常用于持续血压监测。

右心房压监测

中心静脉压监测可用于评估危重患者右心室前负荷。中心静脉压监测允许直接测量右心房的压力并反映右心室的压力。它还用于监测血容量、右心室功能和中心静脉回流情况。用于监测的血管通路装置也可用于静脉输液、给药，以及获取血液样本。虽然监测中心静脉压测量的是右心房的压力，但这些信息被用来间接地评估右心房的血容量，进而确定右心室前负荷。颈内静脉和锁骨下静脉是右心房压力监测常见的插管部位。

注意

中心静脉压监测可能反映左心室前负荷，但可能具有误导性，特别是在右心房或右心室功能障碍患者中。

左心房压监测

左心房压监测血液返回心脏左侧时产生的压力。通常使用肺毛细血管楔压间接测量左心房压力。肺毛细血管楔压是左心室舒张末期压力的可靠指标，因此也是左心室功能的可靠指标（如果使用肺毛细血管楔压获得左心房压力，则严重二尖瓣狭窄的情况除外）。在大多数情况下，使用肺动脉导管肺毛细血管楔压是间歇性监测肺毛细血管楔压。

肺动脉压监测

肺动脉压监测提供了间接测量左心室功能的方法。用于监测的导管有 4 个管腔（有时还有第 5 个近端输液口），包括一个球囊充气口、近端和远端注射口，以及一个用于测量心输出量的热敏电阻管腔（图 7）。一些肺动脉压装置也被设计用于经静脉起搏，评估肺动脉血氧饱和度和 / 或连续测量心输出量（图 7）。

一些肺动脉压装置也是导管，通常插入锁骨下静脉或颈内静脉，通过右心房和右心室进入肺动脉。肺动脉压监测用于血流动力学不稳定的患者，通常用于心脏手术期间和之后的监测患者。肺动脉压反映肺内静脉压、心脏左侧的平均充盈压和左心室舒张末期压力（在没有二尖瓣疾病的情况下）。除了测量肺动脉压外，肺动脉压监测还可提供插入期间中心静脉压、肺毛细血管楔压、心输出量和混合静脉血氧饱和度的测量。

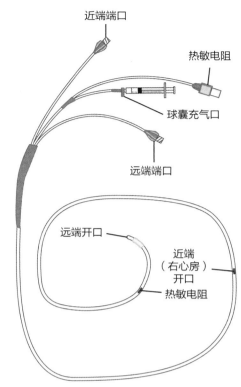

图 7 法氏四腔管，热稀释型肺动脉压检测导管

资料来源：Darovic GO. Hemodynamic Monitoring, Invasive and Noninvasive Clinical Application. 3rd ed. Philadelphia, PA: Saunders; 2003.

肺毛细血管楔压。肺毛细血管楔压又称肺动脉楔压，可反映左心室功能。它是在肺动脉导管球囊充气并阻塞肺动脉分支时测量的，允许球囊前面的远端管腔记录左心压力。一旦完成测量，球囊被放气，导管漂浮回肺动脉（球囊只在读取肺毛细血管楔压时充气；在持续的肺动脉压监测和患者转运过程中，球囊仍然充气）。通常每 2～4 小时测量一次肺毛细血管楔压。

心输出量。热敏电阻腔是肺动脉导管上的一个腔，通过温度热敏电阻估计心输出量。它通过测量注入导管的液体的温度变化来评估心输出量。它还有助于评估左心室功能和心脏瓣膜的功能。心输出量是通过在已知温度（冷冻或室温）下注射一种称为注射液的溶液来估计的。注射液进入肺动脉导管的近端端口，与右心房的血液混合，从而降低心脏内血液的温度。热敏电阻检测温度随时间的变化，并通过计算机分析这种变化来计算心输出量。连续心输出量测量是通过特殊的导管获得的。这种导管在没有注射液的情况下，在特定的间隔内发送编码的温度信号，以连续的方式计算心输出量。

混合静脉血氧饱和度。混合静脉血氧饱和度测量混合静脉血液（来自下腔静脉和上腔静脉）的血氧饱和度，通常从肺动脉取样。它反映了组织中氧传输和消耗之间的平衡，可以作为低心输出量的早期指标。当来自器官和组织的混合静脉血回流到肺部时，混合静脉血氧饱和度可以通过肺动脉导管测量出来。这种测量是通过从肺动脉导管的肺动脉端口抽取血液，或使用光纤导管，血氧饱和度测量系统在床边监视器上连续显示饱和度。混合静脉血氧饱和度的正常值是 60% ~ 80%。

混合中心静脉血氧饱和度是混合静脉血氧饱和度的替代指标，适用于肺动脉导管不到位但患者有中心静脉插管（单腔或多腔中心静脉导管）的情况。从中心静脉提取的血液的血氧饱和度也提供了有关吸氧要求的信息。但与混合静脉血氧饱和度不同，它排除从身体下部返回的血液。混合中心静脉血氧饱和度的正常值是 70% ~ 90%。

无创性血流动力学监测。作为使用微创技术趋势的一部分，许多血流动力学平台被引入危重症监护环境中，使用各种方法来评估液体容量、心输出量、前负荷、后负荷及灌注。床旁超声也经常被用来评估患者心脏功能和液体容量。这些监测平台应用广泛，已超出了本书讨论的范围。此外，虽然在医院环境中实用和有用，但大多数新的微创和无创血流动力学监测设备都不是便携式的，也没有为患者转运配备必要的电池电源。

循环支持

循环支持装置旨在增加心力衰竭患者的心输出量。这些维持生命的医疗设备应该由有丰富经验的、受过专门训练的和有证书的人员操作。这个操作通常会同救护员一起转运患者。

在 CCT 中通常遇到 4 种循环支持设备：

- 主动脉内球囊反搏泵；
- 连续流泵；
- 体外膜肺氧合；
- 心室辅助装置。

主动脉内球囊反搏泵

主动脉内球囊反搏泵是一种机械的心脏辅助装置，适用有危及生命的呼吸循环问题的患者。适应证包括：

- 心源性休克，作为再灌注治疗的桥梁；
- 伴室间隔缺损及急性二尖瓣反流；
- 等待心脏移植的患者；
- 高危手术患者；
- 高危患者，正在接受血管造影或血管成形术；
- 有难治性室性心律失常合并急性心肌梗死者；
- 有复发性梗死后心绞痛者。

带球囊的导管通常插入患者的股动脉，并被推进，直到导管位于主动脉，就在左锁骨下动脉的远端。球囊位于导管的远端；当通过计算机控制泵充气时，球囊在患者的降主动脉膨胀。球囊在舒张期膨胀，导致主动脉中的血液被迫从近端回到冠状动脉，并向远端进入肾动脉，从而增加冠状动脉和肾动脉的血流量。这有助于增加心肌灌注，减轻心肌缺血。在收缩之前，球囊放气，导致主动脉压降低，使左心室在收缩期间更容易排出血液。这导致左心室负荷减少，并增加心输出量和重要器官的灌注。

通常，主动脉内球囊反搏泵最初被设置为每次心搏反搏 1 次（1 : 1），然后根据患者的病情逐渐减少反搏频次（1 : 2、1 : 3）。大多数主动脉内球囊反搏泵在心室异位或其他心律失常的情况下自动适应收缩。

现代主动脉内球囊反搏泵控制台是完全自动的，很少需要操作员调整。然而，了解主动脉内球囊反搏泵的时间设置和发生的生理变化很重要（表 2 和图 8）。

表 2　主动脉内球囊反搏泵定时误差	
计时误差	**效　　果**
早期充气	主动脉瓣过早关闭，引起主动脉瓣反流
晚期充气	未达到最优冠状动脉灌注
早期放气	逆行冠状动脉血流
晚期放气	球囊泵对泵出的阻力（后负荷）增加

资料来源：Weigand DL, ed. *AACN Procedure Manual for High Acuity*, *Progressive*, *and Critical Care*. 7th ed. St. Louis, MO: Elsevier; 2017.

对于使用主动脉内球囊反搏泵的患者，转运时要特别注意以下几点：

- 转运前仔细检查插入部位，确保主动脉内球囊反搏泵导管固定到位。注意导管在插入部位的深度，这样你就容易发现转运过程中可能发生的任何移位。

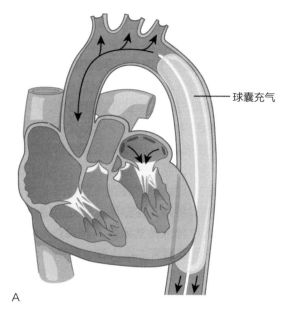

球囊充气

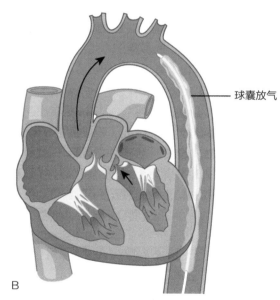

球囊放气

图 8　主动脉内球囊反搏泵的作用机制。A. 舒张期球囊膨胀增加冠状动脉血流量；B. 收缩期球囊紧缩后负荷减少

- 对出血的插入部位进行定期评估，以检查有无出血。将主动脉内球囊反搏泵导管插入动脉；因此，插入部位出血可能是严重问题。直接按压控制任何此类出血。
- 评估插入部位远端是否存在脉搏。
- 在转运前在插入腿上应用膝部夹板。膝部夹板可提醒患者不要弯曲受累的下肢。下肢屈曲可导致主动脉内球囊反搏泵的导管位移和 / 或插入部位的出血。
- 确保主动脉内球囊反搏泵控制台已插入交流

电源，并在转运前完全充电。虽然大多数救护车都有逆变电源，但典型的完全充电的主动脉内球囊反搏泵控制台往往用不到 3 小时。
- 如果在转运过程中需要心肺复苏，则应将主动脉内球囊反搏泵切换到压力触发模式。

注意

　　一些制造商提供适配器。在转运团队的泵与接收医院使用的泵的型号不同的情况下，这些适配器为不同的泵提供了接口。

连续流泵

　　连续流泵使用连接到床边控制台的导管的轴流泵提供临时循环支持。导管的插入方式类似于主动脉内球囊反搏泵导管（股骨），但当用于支持左心时，实际上是向上移动到主动脉，穿过主动脉瓣，进入左心室。在那里，流入口将血液吸入导管，并推动血流通过流出口进入升主动脉。美国最常用的连续流泵是 Impella 心脏泵。目前有 Impella 模型，旨在提供小到 2.5 L/min，大到 5 L/min 的流量。右心 Impella 导管也可用。转运使用 Impella 连续流泵的患者时需要特别注意[9]：

- 在转运车辆中固定 Impella 控制台是具有挑战性的。虽然这个控制台的设计与底板安装在其外壳的背面，这个安装是不足以确保控制台的安全运输。控制器必须是安全的，以便救护员可以看到屏幕，检查警报，并在转运过程中根据需要进行调整。
- 患者的体位对 Impella 装置的操作至关重要。患者移动，特别是担架头部的向上和向下运动，会导致 Impella 导管位移。一旦患者舒适地躺在运输担架上，为了 Impella 装置正常工作，担架的头部就不应该移动。
- 超声心动图可以评估在转运过程中 Impella 装置的位置。带有探针和凝胶的便携式超声机可保证 Impella 的运输安全。
- 完全充电的 Impella 控制台的电池寿命不超过 60 分钟。控制台必须在转运前完全充电，并在转运途中连接到救护车的电源上。
- 与主动脉内球囊反搏泵一样，应对插入部位进行定期评估，以确定出血情况，并对任何出血进行按压处理。

体外膜肺氧合器

体外膜肺氧合器（ECMO）是通过部分体外循环（高达 75% 的心输出量）暂时支持患者的心肺功能。常用于肺、心脏或其他疾病引起可逆性心肺功能衰竭的患者，常用于婴幼儿。有几种便携式 ECMO 系统设计用于转运（图 9），尽管它们都有相同的原理。

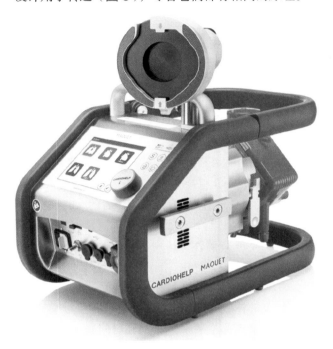

图 9　便携式体外膜式氧合系统，可用于通过部分体外循环为患者的心肺功能提供临时支持

ECMO 系统能够提供血液流动，以及输送氧气和消除二氧化碳。循环功能依靠离心泵，而肺功能则依靠人工肺。泵推动血液通过膜气体交换器（用于氧合和二氧化碳去除）和加温器，然后血液返回患者的循环。ECMO 要求给患者应用普通肝素抗凝，并反复测量活化凝血时间。

有 3 种常见的 ECMO 转流模式。

- 静脉–动脉 ECMO（VA-ECMO）模式中，血液绕过心脏和肺。VA-ECMO 可以是中央的，血液从右心房（通过右颈内静脉导管）排出，并返回胸主动脉（通过右颈动脉导管）。它也可能是外周的，血液从股动脉排出，并通过股静脉进入下腔静脉。VA-ECMO 提供循环和气体交换支持。
- 静脉–静脉 ECMO（VV-ECMO）模式中，静脉血在返回肺部之前部分进行气体交换。不

需要循环支持。它也可以是中央的或外周的。在中央 VV-ECMO 中，血液从右心房（通过双腔导管的侧孔）排出，并通过导管的末端孔返回右心房，该导管指向三尖瓣。外周 VV-ECMO 可能涉及股动脉到股静脉入路，股静脉到股静脉入路，或股静脉到颈内静脉入路（如果循环完好）。VV-ECMO 需要良好的心脏功能，避免颈动脉插管。随着 ECMO 技术的改进，如果可能，首选侵入性较小的方法。

- 动脉–静脉 ECMO（AV-ECMO）模式中，患者利用自己的动脉压使血液通过人工肺循环。

ECMO 支持的适应证在各机构之间差别很大。体外生命支持组织是关于 ECMO 的使用和运输的权威的信息来源。一般来说，ECMO 适用于那些对常规治疗没有反应但病情似乎是可逆的患者[10]：

- 严重低氧性呼吸衰竭，难以改善通气；
- 高碳酸血症型呼吸衰竭（pH < 7.20），（尽管有呼吸机的支持）；
- 难治性心源性休克；
- 难治性脓毒性休克（儿科患者和新生儿）；
- 心脏停搏；
- 无法摆脱体外循环；
- 心脏移植或心室辅助装置置入。

出血（胃肠道、颅内）是 ECMO 最常见的并发症，因为 ECMO 套管放置在大血管中，接受这种治疗的患者明显抗凝。其他潜在并发症包括血栓栓塞、空气栓塞、肢体缺血、急性肾衰竭和氧合器衰竭。使用 ECMO 系统的患者的转运应由经过专门培训的转运小组承担，列出清单，旨在确保所有必需的设备和用品都随患者转运[7]。

心室辅助装置

心室辅助装置和左心室辅助装置（见第 21 章）可以给心输出量不足的患者提供长期支持。对于晚期心力衰竭患者，可手术植入心室辅助装置，他们可能适合也可能不适合心脏移植；他们需要人工循环支持。

颅内压监测

如第 39 章所述，颅内压升高可降低脑灌注。颅内压监测常用于脑损伤、头部创伤伴出血或水肿、脑积水、脑炎和脑脊液分泌过多和 / 或吸收不足的患者。可以使用脑室内导管（最常见的方法）、硬膜外

导管、硬膜下或蛛网膜下腔监测装置或光纤传感器探头来监测颅内压（图10）。这些装置必须由医师放置，所有监测系统都需要校准（框3）。

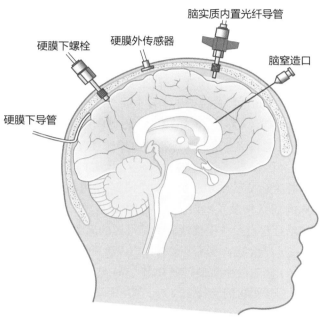

图10 颅内压监测位置

脑实质内置光纤导管
硬膜下螺栓 硬膜外传感器
脑室造口
硬膜下导管

框3 颅内压监测中的特别注意事项

·保持无菌操作。

·保持所有的旋塞端口加盖，除非必须打开，以排出空气或平衡传感器。

·在将管路连接到患者之前，从导管或旋塞口排出所有空气。

·不要将任何液体冲洗到患者的颅腔中。这样做会增加颅内压并引起感染。

成年人颅内压的正常范围为5~15 mmHg或更低，但这可能因患者体位变化和活动水平而有所不同。例如，头部向右或向左旋转和头部向下可以显著增加普通患者及头部损伤或卒中患者的颅内压[11]。对于头部创伤患者，最佳体位不明确，因患者而异[11]。控制颅内压增加可能需要的治疗方法包括：

·保持氧合，改善气体交换；

·避免缺氧及低碳酸血症和高碳酸血症；

·避免可能增加胸内或腹内压力的动作（如咳嗽、瓦尔萨尔瓦动作、患者运动、髋关节屈曲）；

·防止体循环血压的突然变化；

·使用渗透利尿药和／或类固醇来减轻脑水肿和

炎症；

·限制静脉输液治疗；

·提供镇静药，防止激动；

·保持正常体温；

·避免癫痫发作。

输血管理

如第11章和第31章所述，血液替代疗法适用于急性失血和有症状性贫血或其他疾病的患者。通常用于危重患者的血液产品包括浓缩红细胞、新鲜的冷冻血浆和血小板（全血不常见，但仍偶尔使用）。由于输血反应的风险和传染病的可能传播，只有在特别注明时才应给予血液制品。以下步骤有助于确保输血时的安全：

1. 患者和血液产品必须由2名卫生保健专业人员识别。

2. 含有红细胞的血液必须与患者的ABO血型和Rh血型进行比较。在极端紧急情况下，特定类型或O阴性（通用供体）血液可能被用于输血[11]。

3. 患者腕带上的姓名和身份证号码必须与血袋上的标签进行比较。

4. 血液产品上的过期日期和时间必须确认。血袋应倒置，轻轻混合，并检查其内容物的颜色和一致性。

5. 标签必须一直贴在血液产品上，直到输血完成。

血液和血液产品可以安全地通过外周静脉输液管路（首选18号或更大导管）、骨髓腔穿刺途径和大多数中心静脉管输注。最理想的情况是，输血管路直接连接到接入线路不与现有静脉管路液体相混（这可能增加污染的风险）。外周静脉通路必须足以维持足够的输血流量。直接型血液给药装置的输液管中有标准过滤器，足以给大多数血液产品进行过滤（图11）。Y型血液／溶液给药装置的输液管中有一个标准过滤器，过滤器上方有一段"Y"形管，允许血液成分（如红细胞）和0.9%的氯化钠溶液互相混合。

注意

正在考虑输血的救护员应确保输注血液制品在他们国家属于执业范围。在一些州，救护员被允许监测已经开始的输血过程而不是启动新的输血过程。

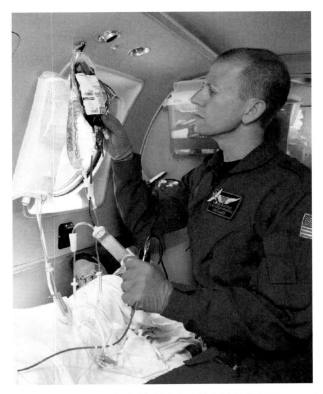

图 11　用 0.9% 的氯化钠溶液启动的血液给药装置

静脉输液泵

　　在转运期间持续给药要求使用静脉输液泵。与重力输液系统相比，输液泵在提供液体和药物治疗时保持更准确的流量。有许多种静脉输液泵，因此需要救护员熟悉操作说明（图 12）。大多数型号的静脉输液泵可以通过电池或电流供电。它们集成警告和警报功能，提示泵送压力低或高、导管内有空气、输液完成或电池电量低。所有输液泵都需要经常监测，以确保它们被校准。在输液过程中，定期评估应包括确保流量与静脉输液泵上显示的速率对应，并确保输液部位未被阻塞。如果在静脉输液治疗过程中出现任何问题，救护员应检查所有警报（根据制造商提供的说明），并在必要时停止静脉输液。

　　如果转出医院的静脉输液泵输液管与救护车上的泵不兼容，则可能需要将转出医院的药物转移到注射器（用于注射器泵）或将转出医院的静脉输注的药袋与救护车上的泵的导管重新连接。使用静脉输液泵时，两个最大的误差来源如下：

- 未能检查药物浓度、剂量和输注速率，以确保给患者使用了他所需要的剂量；
- 未能确认有足够的药物来完成运输。

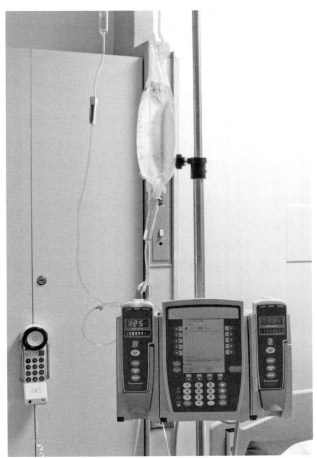

A

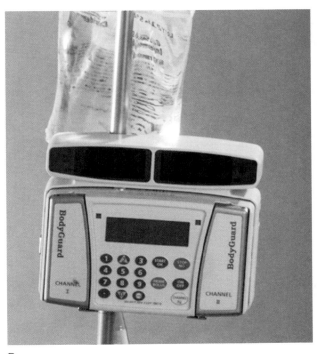

B

图 12　A. 电子输液泵；B. 动态输液泵

在离开转出医院之前，必须注意这两个问题。

胸腔闭式引流管

如第 41 章所述，胸部创伤、胸壁损伤可导致气胸、血胸或血气胸。这些危及生命的病症可能需要用胸腔穿刺减压来纠正，这可以通过胸腔穿刺术或通过胸腔闭式引流术来实现。

胸腔穿刺术包括将一根管子穿过胸壁插入胸膜腔。管子通常用缝合线固定在胸壁上，并用封闭的敷料和胶带进一步固定。然后将其连在抽吸装置上，以帮助排水。

有各种胸壁排水系统，但工作原理与原来的三瓶引流系统相同（图 13）。带有三个腔室的现代矩形塑料容器在很大程度上取代了三瓶引流系统（图 14）。第一个瓶子或腔室通过胸管收集患者胸膜腔内的空气、血液或其他液体。第二个瓶子或腔室是具有单向阀的水封瓶，防止空气或流体向后进入第一个瓶子中。第三个瓶子装水，连接抽吸装置。它通过控制阀或通过水面以下的管道控制抽吸量。第三个瓶子中水位越高，吸力越强（有些系统是无水的，含有机械阀门，而不是水，可以排出血液或空气）。

胸管保持原位，直到所有或大部分空气或液体从胸膜腔排出（通常需要几天）。胸腔造口术也有助

于收集细菌感染或结核病患者在胸膜间隙积累的感染液体（如脓液）。胸腔闭式引流系统的组成和应用见框 4。

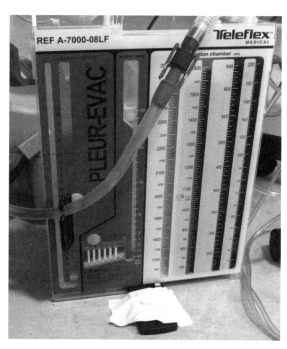

图 14 胸腔引流系统有 3 个腔室：①积液收集室；②水封室；③抽吸控制室。抽吸控制室需要连接到高于规定吸力的吸收器，以便持续维持吸力

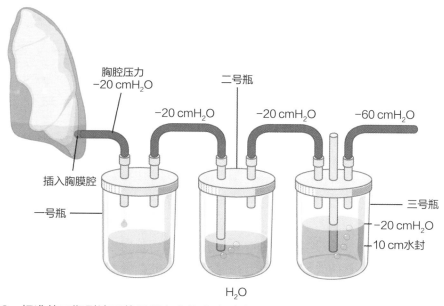

图 13 标准的三瓶引流系统是所有市售胸腔引流系统的基础。胸膜腔内液体和空气进入一号瓶。一号瓶作为液体收集容器，使二号瓶中的水封液体不会上升，并对从胸部逸出的空气产生阻力。由于二号瓶里的水封空气不能逆流入胸腔，室内空气通过浸没管单向流入，将三号瓶的负压（−60 cmH₂O）调节至 −20 cmH₂O 传导至胸腔

框4 胸腔引流系统

液体收集瓶

液体从患者通过长管引流到收集瓶，标记为引流评估。

水封瓶

空气可通过气泡从腔室底部排出。它通常被校准用于测量胸膜腔内压，并且可能有一个浮阀来保护患者免受高负压的影响。在水封室，自主呼吸吸入时水位应上升，呼气时水位应下降。这种现象被称为潮汐，是胸膜胸管是否通畅的一个指标。

抽吸控制瓶

这个控制瓶可改善排水，有助于克服空气泄漏。抽吸控制瓶压力应为 −20~−10 cmH$_2$O。干吸控制系统具有许多优点：可以达到较高的吸入压力水平，设置简单，无连续冒泡，无液体蒸发，这将减少对患者的抽吸量。干吸装置由自补偿调节器控制，而不是靠水柱调节抽吸水平。吸力可以设置在 −10，−15，−20，−30 或 −40 cmH$_2$O。该装置预设在 −20 cmH$_2$O。患者可能需要更高的抽吸力，如 −30 或 −40 cmH$_2$O，这些患者可能有肺表面的大漏气、脓胸、肺顺应性降低或预期肺组织扩张困难等情况。

救护员的责任

转运前，用胶带粘贴固定所有的部件。监控导管，防止扭结。监测排水输出。评估空气泄漏情况。保持水封瓶直立位。

评估有无空气泄漏

查看水封。泄漏可能源自患者或引流系统。（检查病史。你认为空气泄漏源自患者吗？）对于接受机械通气并呼气末正压的患者，泄漏会导致连续冒泡。注意冒泡的状态。如果它随着呼吸的变化而波动（即在患者自主呼吸时呼气时发生），问题最有可能出现在肺部。立即用无齿/衬垫夹钳夹住敷料部位的胸管。将夹钳逐渐移动到引流装置：当夹钳放置在空气泄漏处和水封/空气泄漏的瓶子之间时，冒泡将停止。如果第一次夹紧胸管时冒泡停止，漏气肯定在胸管插入部位或肺部。如果冒泡继续，泄漏发生在夹钳的远端。如果冒泡在导管结束前停止，泄漏发生在导管里，所以必须更换。如果导管的两端被夹紧时，引流瓶仍然冒泡，说明该装置有泄漏，应更改。如果泄漏在插入部位，取出胸管敷料并检查现场。确保导管小孔没有拉出胸壁。更换敷料。通知医师这些未被纠正的任何新的、增加的、或意外的空气泄漏。

通畅迹象

水封内水位应随呼吸波动，吸气时上升，随呼气时下降。这是胸管通畅的指标。如果患者是在机械通气，这种模式是相反的，因为呼吸是在正压下进行的。当肺完全扩张或导管扭结或压缩时，波动停止。

挤压引流管

挤压引流管会产生危险的高负压，使患者面临纵隔损伤的风险。

是否夹闭引流管？

不要在患者转运过程中夹住胸腔引流管，除非在患者移动过程中胸腔引流系统被破坏，即使没有空气泄漏。夹闭胸管会造成张力性气胸。

资料来源：Weigand DL, ed. *AACN Procedure Manual for High Acuity, Progressive, and Critical Care*. 7th ed. St. Louis, MO: Elsevier; 2017.

胸腔引流管护理注意事项

插入胸管后，所有导管连接都应贴上胶带，以减少断开的风险。封闭凡士林纱布经常放置在插入部位，以减少漏气的风险。移动患者时胸腔引流装置应保持在胸部水平以下，水封瓶则应始终保持直立位。必须监测，防止导管意外扭结。初始胸管引流应超过 1500 mL。

在转运过程中，应评估所有装置是否有空气泄漏和管道是否通畅（框5）。空气泄漏可能与胸腔引流系统、肺损伤、食管或支气管损伤或胸管放置不当有关。如果观察到水封瓶中不断冒泡，则应怀疑持续的空气泄漏。

注意

如果胸管引流突然停止，有可能形成血块。如果发生这种情况，应该从近端轻轻挤压胸管到远端。避免在转运过程中夹闭胸管：如果有损伤，这种做法可能导致张力性气胸。在某些情况下，胸管引流很少，可以将单向阀连接到导管上。

资料来源：Weigand DL, ed. *AACN Procedure Manual for High Acuity, Progressive, and Critical Care*. 7th ed. St. Louis, MO: Elsevier; 2017.

框 5 检查胸部引流系统中的空气泄漏

1. 间歇地阻塞胸管或引流管。
2. 加固胸部敷料和所有连接。
3. 如果冒泡消失时，夹闭的引流管接近引流瓶，这表明空气泄漏仍然存在；如果可能，考虑更换引流瓶。

心包穿刺术

心包穿刺术是一种侵入性的手术，向心包囊中插入针头以抽吸血液或液体。心包穿刺术的主要适应证是心脏压塞。心包穿刺术有很大的风险，包括穿透心脏的表面。其他潜在的并发症包括冠状动脉撕裂伤、肺或肝脏撕裂伤、心律失常和填塞物增多。

目前常用超声引导下心包穿刺，因为它可以降低并发症的发生率。

无超声引导的心包穿刺术操作过程如下（图 15）：

1. 使用无菌技术，在剑突软骨和第 7 肋夹角，插入 16G 或 18G 针头（附在 50 mL 注射器上）；
2. 以 45° 的角度将针头向左侧锁骨中线推进，同时负压抽吸注射器。如果针头推进得太远，手能通过针头和注射器感觉到搏动；

3. 抽吸尽可能多的液体。通常在 3～4 cm 的深处可遇到液体（从扩张的心包抽吸 20～25 mL 的血液可能会产生剧烈的血压反应）；
4. 如果从心包囊取出血液后，在皮肤水平位置用手术夹固定针头，以避免针头意外推进；
5. 如果再次发生填塞，必要时再次吸血。

超声波

在过去的 10 年中，超声波或高频声波被广泛用于对体内的结构和液体成像，在医学领域发挥了越来越重要的作用。便携式手持超声波装置可供转运人员使用，用于导管放置、确认导管位置、评估心脏功能和液体容量，以及确定是否存在气胸（图 16）。超声波装置的使用要求救护员接收高级培训和在实践中反复练习。考虑到超声波装置在危重患者救护和急诊医学环境中的诸多应用，超声波装置很可能成为未来常见的院前检查工具。

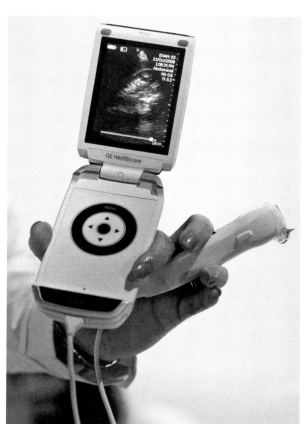

图 16 便携式手持超声波装置可供转运人员使用，用于导管放置、确认导管位置、评估心脏功能和液体容量，以及确定是否存在气胸

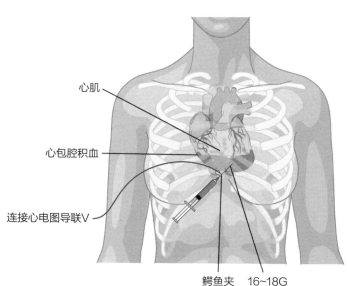

心肌
心包腔积血
连接心电图导联 V
鳄鱼夹 16~18G 粗针头

图 15 心包穿刺术

第4节　危重患者转运的特别注意事项

转运危重患者可能给救护员带来特殊的挑战，特别是危重患者的救护需要一些特殊设备，而救护员对这些设备并不熟悉。本节讨论的具体问题是静脉滴注给药、加压注射器的使用和转运呼吸机的使用。

注意

在 CCT 中常见的技术事故包括意外拔管、呼吸机断开、心电监测仪断电、血管活性药物中断、静脉浸润或断开。

第5节　管理静脉滴注药物

一些药物是通过静脉持续输注给危重患者的，如地尔硫䓬、多巴酚丁胺、多巴胺、芬太尼、呋塞米、咪达唑仑、去甲肾上腺素和血管升压素等（框6）。当准备转运接受正在静脉输液的患者时，救护员应采取以下步骤：

1. 在转运前向患者的主管医师、护士咨询；
2. 确保规定的滴速记录在案，并清楚了解；
3. 操作输液设备，确保患者舒适，了解设备警报的意义和处理方法；
4. 询问与任何可疑并发症或药物相关的不良反应；
5. 确认有足够数量的剩余药物，以满足患者在转运过程中的需要。

如果医护人员不熟悉被转运患者所用药物，应及时索要输液滴漏图或电子药物剂量信息。

接受持续镇静的插管患者需要救护员的特别关注。虽然神经肌肉阻断药（麻痹药）被用来辅助插管，但除了最危重的患者，它们很少被用作连续输注。任何接受麻痹药的患者也必须接受镇静药和／或镇痛药。目前，为促进持续机械通气而需要镇静的患者通常会注射一种短效镇静药，如异丙酚、右美托咪啶或咪达唑仑，以及一种麻醉镇痛药，如芬太尼或吗啡。这两种药物的协同作用意味着，与单独使用任何一种药物相比，所需的药物较少。救护员特别需要注意的是镇静药的作用时间极短。异丙酚和右美托咪啶的作用在停止或减少输注后几分钟内减弱。如果在转运过程中点滴停止或药液耗尽，患者可能很快苏醒，进而产生不良影响。

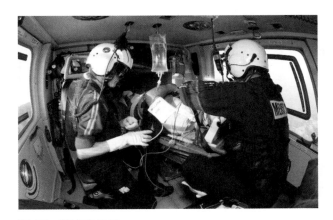

图 17　航空救护员

镇静也会干扰患者在疼痛时的交流能力。救护员应注意呼吸频率加快、心动过速、高血压和躁动等症状，这些症状可能表明疼痛的情况，而不是需要增加镇静。如果可能，询问一个清醒到足以互动的患者的疼痛水平这有助于进行镇痛和镇静滴定决策。

第6节　加压注射器

多年来，麻醉师一直在使用加压注射器，在加压注射器里面装满了可用的药物，通过它可以定量给药[12]。目前加压注射器广泛应用于危重救护、急诊医学和一些 EMS 系统。2 种最常用的加压注射药物是肾上腺素和去氧肾上腺素。

加压注射器的适应证包括对液体输注没有反应的严重低血压患者，要么尚未混合和注入血管升压素，要么未能产生血压升高的效果。需要加压注射器的患者可能包括异丙酚诱导的低血压、拔管后低血

框6	静脉给药用于危重护理的药物 [a]
阿昔单抗	英夫利昔单抗
阿尔替普酶	胰岛素
氨茶碱	氯胺酮
胺碘酮	拉贝洛尔
阿加曲班	来匹卢定
阿曲库铵	利多卡因
比伐卢定	劳拉西泮
布美他尼	硫酸镁
顺式阿曲库铵	咪达唑仑
氯维地平	米力农
右美托咪定	尼卡地平
地尔硫䓬	硝酸甘油
多巴酚丁胺	硝普钠
多巴胺	去甲肾上腺素
肾上腺素	奥曲肽
依前列醇	泮托拉唑
依替巴肽	去氧肾上腺素
艾司洛尔	氯化钾
呋塞米	普鲁卡因胺
氟哌啶醇	丙泊酚
肝素	瑞替普酶
氢吗啡酮	替奈普酶
伊布利特	盐酸替罗非班
免疫球蛋白	血管升压素

[a] 所有的输液都必须通过医疗指导的同意或获得书面协议。
资料来源: Algozzine G, Lilly DJ, Algozzine R. *Critical Care Infusion Drug Handbook*. 3rd ed. St. Louis, MO: Mosby Elsevier; 2009.

压、快速心律失常引起的低血压或严重的血管麻痹。

加压注射器内需要稀释的溶液。应用肾上腺素时，将 0.1 mg（0.1 mg/mL 溶液 1 mL）与 9 mL 的 0.9% 氯化钠溶液混合，制成 10 mL 溶液，浓度为 10 μg/mL [12]。如果起效时间为 1 分钟，推注剂量 0.5～2 mL（5～20 μg）将适合每 1～5 分钟给药。

去氧肾上腺素不像肾上腺素，没有 β 效应。它用于血管收缩，通常混合在 100 μg/mL 溶液中。起效时间约为 1 分钟，推注剂量 0.5～2 mL（50～200 μg）适合每 1~5 分钟给药。

血管升压素的输注需要救护员的额外关注。只要有可能，血管升压素应该注入一条中心静脉，以避免外周静脉输液可能发生的外渗风险。如果血管升压素是通过周围静脉通路注入的，救护员应在转运过程中初步和定期评估该部位是否有浸润迹象。必须注意输液的速度，并准备足够的药物，从而保证在整个转运过程中可持续输液。救护员还应考虑增加输液速率的潜在需要及可能需要补充多少药物。在理想情况下，接受加压输液的患者应该用动脉线监测血压。如果没有，每 5 分钟用电子血压计测量 1 次；当滴定任何血管活性输液时，每隔 1 分钟测量 1 次。

第 7 节 转运途中通气设备管理

在医疗机构之间转运患者的过程中，建议使用转运呼吸机。证据表明，人工通气不可靠，因为难以保持一致的通气深度和容积[13]。将患者从医院呼吸机转接到转运呼吸机（反之亦然）是一个复杂的过程，这可能是患者和救护员感到头疼的一个问题。住院期间和院前救护中会用到各种呼吸机，但应始终遵循相同的呼吸机转接指南[14]：

1. 将患者移至担架；
2. 准备好所有必要的设备和用品；
3. 检查所有设备是否正常运行。通过计算流量及容量消耗与可用氧气的量，确保在转运过程中有足够的氧气可用；
4. 确保紧急气道装置随时可用；
5. 在担架头附近组装所有设备；
6. 复制转出医院呼吸机上设置到转运呼吸机上；
7. 将患者与转出医院的呼吸机断开，将患者连接到转运呼吸机上，并将转出医院的呼吸机作为备用呼吸机。
8. 转接期间，保证机械通风继续。机械通风的速率和深度应与转出医院的呼吸机提供的速率和深度相似。
9. 密切观察患者对通气方式变化的耐受性。

呼吸机警报

呼吸机警报可对机械或生理问题发出警告。相应地，持续监测患者和报警参数也很重要。在转运过程中，呼吸机警报可能很难听到。呼吸机音量应设置为最大，呼吸机的位置应使闪烁的警告灯是可见的。框 7 提供了常见呼吸机报警故障排除指南。

框 7　排除呼吸机故障报警

1. 初步评估
   - 呼吸道。气管插管是否在正确的位置？检查气管插入深度，呼气末二氧化碳浓度和呼吸音；
   - 呼吸。检查呼吸声，检查胸部导管是否偏移，检查脉搏血氧饱和度，测定呼气末二氧化碳，检查患者脸色；
   - 循环。检查脉搏、心电图、血压。
2. 将患者从呼吸机上撤下，如果发现任何不适，手动捏压呼吸气囊。检查以下情况：
   - 报警；
   - 原因；
   - 管理；
   - 呼吸暂停；
   - 非插管患者在持续气道正压或压力支持模式下自主呼吸不足。
3. 将呼吸机模式切换到提供设定通气率的模式。检查以下情况：
   - 气道高压；
   - 气管阻塞：有痰、扭结、被咬住；
   - 依从性下降或阻力增加；
   - 切口周围损伤；
   - 支气管痉挛、肺塌陷、气胸、支气管内插管、肺部恶化；
   - 患者焦虑、恐惧、疼痛、与呼吸机对抗；
   - 需要抽吸通道。
4. 纠正产生阻力的原因：
   - 调整模式或设置；
   - 治疗躁动前排除缺氧和高碳酸血症；
   - 改变呼吸机模式，让患者能更好地耐受，或者提供镇静／镇痛；
   - 检查和纠正低气道压力；
   - 检查和纠正呼吸机断开；
   - 检查和纠正呼吸机系统的泄漏；
   - 检查并纠正接口泄漏；
   - 检查并纠正意外拔管；
   - 确保所有连接完好、严密；
   - 排除插管接口故障；
   - 如果插管脱落，使用袋罩装置进行通气；
   - 检查氧气压力是否过低；
   - 检查氧气瓶是否已空；
   - 检查钢瓶阀门是否关闭；
   - 检查并连接没有连接到墙壁终端的设备；
   - 确保飞机／救护车的氧流量不在关闭位置；
   - 检查墙壁和汽缸的连接；
   - 用面罩装置给患者通气直到问题解决。

资料来源：Holleran R, ed. *ASTNA Patient Transport: Principles and Practice.* 4th ed. St. Louis, MO: Mosby Elsevier; 2010.

参考文献

[1] Department of Health and Human Services, Centers for Medicare and Medicaid Services. *CMS Manual System.* Pub 100-02. Medicare Benefit Policy, Transmittal 130. Centers for Medicare and Medicaid Services website. https://wwwcms.gov/Regulations-and-Guidance/Guidance/Transmittals /downloads/R130BP.pdf. Published July 29, 2010. Accessed April 25, 2018.

[2] Clinical practice and management: appropriate interfacility transfer. American College of Emergency Physicians website. https://www.acep.org/Clinical---Practice-Management/Appropriate-Interfacility-Patient-Transfer/#sm.00017ocpq4y7lcrguyk1mzjca2nE. Published January 2016. Accessed April 25, 2018.

[3] Shelton SL, Swor RA, Domeier RM, Lucas R. Position paper: medical direction of interfacility transports. *Prehosp Emerg Care.* October/December 2000; 4（4）: 361-364. National Association of EMS Physicians website. http://www.naemsp.org/Documents /Position%20Papers/POSITION%20MedDirofInterfacilityTransports.pdf. Accessed April 25, 2018.

[4] Keeperman JB. Interfacility transportation. In: Brice J, Delbridge TR, Meyers JB, eds. *Emergency Services: Clinical Practice and Systems Oversight.* Vol 2. 2nd ed. West Sussex, UK: John Wiley & Sons; 2015: 29-35.

[5] Collopy KT. What's the point of point-of-care testing? *EMS World* website. https://www.emsworld.com/article/11289724/whats-point-point-care-testing. Published January 6, 2014. Accessed April 17, 2018.

[6] *Principles of Invasive Hemodynamics.* RN.com website. https://lms.rn.com/getpdf.php/1866.pdf. Updated December 18, 2016. Accessed April 25, 2018.

[7] Weigand DL, ed. *AACN Procedure Manual for High Acuity, Progressive, and Critical Care.* 7th ed. St. Louis, MO: Elsevier; 2017. Appendix B Advanced Practice Procedures for Critical Care Paramedics 2029 9781284560435_APPB_2006_2030.indd 2029 20/07/18 7: 34 PM.

[8] American Academy of Orthopaedic Surgeons. *Critical Care*

Transport. 2nd ed. Burlington, MA: Jones & Bartlett Learning; 2017.

[9] *Patient Transport With the Automated Impella Controller.* Abiomed website. https://s3-us-west-2.amazonaws.com/abiomed-private/assets/files/Abiomed.com/IMP-1255-16+Patient+Transport+with+AIC+Brochure.pdf. Accessed April 17, 2018.

[10] Lequier L, Lorusso R, MacLaren G, et al. *Extracorporeal Life Support: The ELSO Red Book.* Ann Arbor, MI: Extracorporeal Life Support Organization; 2017.

[11] Sole ML, Klein DG, Moseley MJ. *Introduction to Critical Care Nursing.* 7th ed. St. Louis, MO: Elsevier; 2017.

[12] Weingart S. Push-dose pressors for immediate blood pressure control. *Clin Exper Emerg Med.* 2015; 2（2）: 131-132.

[13] Blakeman TC, Branson RD. Inter- and intra-hospital transport of the critically ill. *Resp Care.* 2013; 58（6）: 1008-1023.

[14] Branson RD. Intrahospital transport of critically ill, mechanically ventilated patients. *Resp Care.* 1992; 37: 775-793.

推荐书目

Aguiar Carneiro T, da Paixao D, Tayse T, et al. Critical patient transport: a challenge for the 21st century. *J Nurs.* 2017; 11（1）: 70-76.

Alabdali A, Trivedy C, Aljerian N, et al. Incidence and predictors of adverse events and outcomes for adult critically ill patients transferred by paramedics to a tertiary care medical facility. *J Health Specialties.* 2017; 5（4）: 206-211.

Bergman LM, Pettersson ME, Chaboyer WP, et al. Safety hazards during intrahospital transport: a prospective observational study. *Crit Care Med.* 2017; 45（10）: e1043-e1049.

Biscotti M, Agerstrand C, Abrams D. One hundred transports on extracorporeal support to an extracorporeal membrane oxygenation center. *Ann Thorac Surg.* 2015; 100（1）: 34-39; discussion 39-40.

Doyle GR, McCutcheon JA. Clinical procedures for safer patient care. British Columbia Institute of Technology website. 2015. https://open.

bccampus.ca/find-open-textbooks/?uuid=fbbb4840-eda5-4265-9f1c-d6d8008402a9&contributor=&keyword=&subject=. Accessed April 17, 2018.

Francielli MPG, de Camargo WHB, Gomes ACB, et al. Analysis of adverse events during intrahospital transportation of critically ill patients. *Crit Care Res Pract.* 2017; 2017: 6847124.

Schartel SA, Yeh EL. Transport of critically ill patients. In: Criner G, Barnette R, D'Alonzo G, eds. *Critical Care Study Guide.* New York, NY: Springer; 2010.

Singh JM, MacDonald RD, Ahghari M. Critical events during landbased interfacility transport. *Ann Emerg Med.* 2014; 64（1）: 9-15.

Wilcox SR, Saia MS, Waden H, et al. Mechanical ventilation in critical care transport. *Air Med J.* 2016; 35（3）: 161-165.

（刘亚华，汪茜，李胜易，郭静，译）